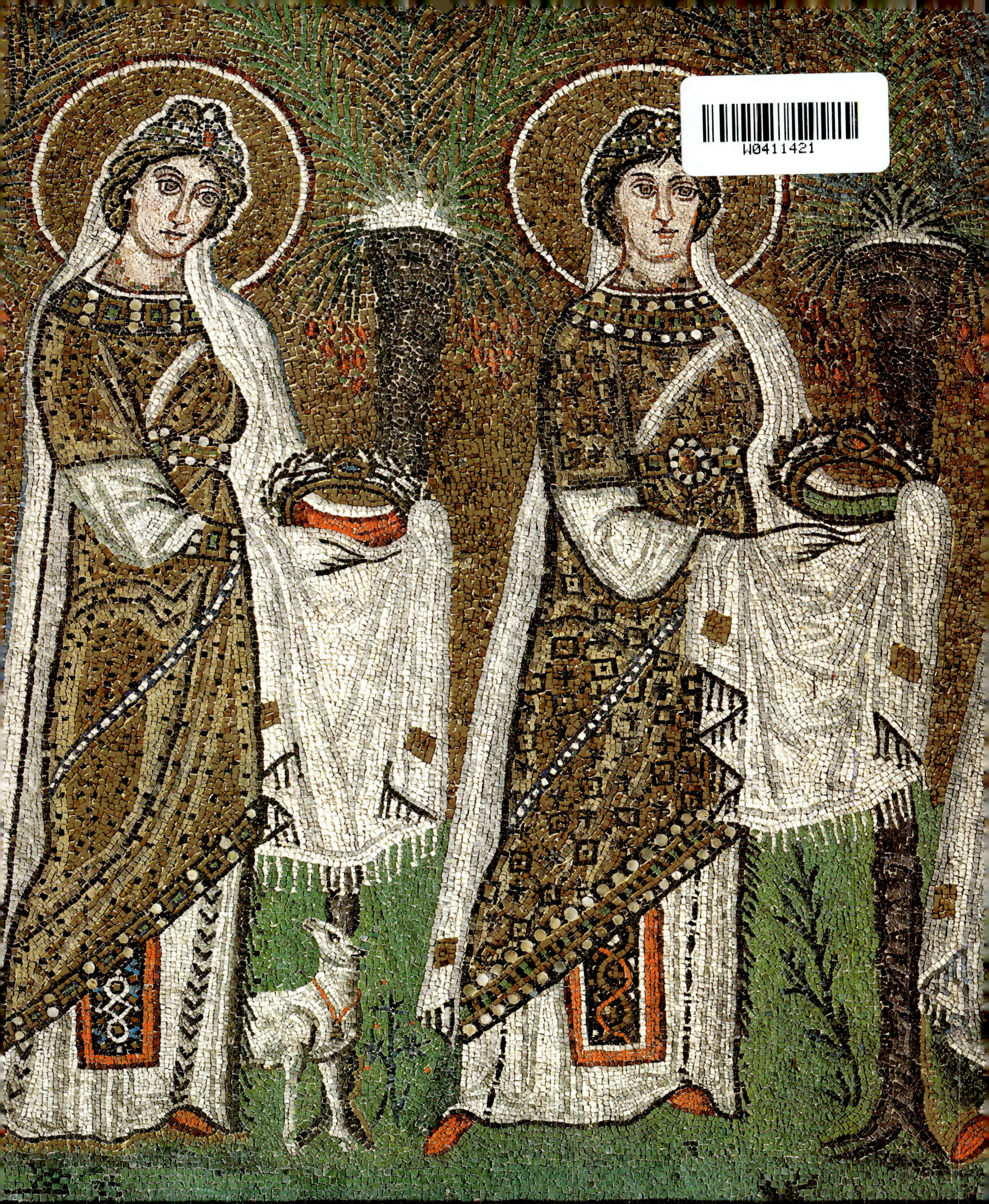

Große Epochen der Weltkunst

ARS ANTIQUA

BYZANTI

HERDER
FREIBURG · BASEL · WIEN

ÉTIENNE
COCHE DE LA FERTÉ

NISCHE KUNST

MIT ÜBER 1000 ILLUSTRATIONEN
DARUNTER
168 VIERFARBIGE ABBILDUNGEN
AUF KUNSTDRUCKTAFELN

Die französische Originalausgabe erschien unter dem Titel:
L'ART DE BYZANCE
in der Reihe: „L'art et les grandes civilisations" – Collection créée et dirigée par
LUCIEN MAZENOD

Ins Deutsche übertragen von
MARGARETA STAUB-GIEROW

Die Baudenkmäler der Text-Dokumentation wurden ausgewählt von
É. COCHE DE LA FERTÉ
und bearbeitet von
GIUSTINA OSTUNI

Verantwortlich für das Bildprogramm des vorliegenden Bandes ist
JEAN MAZENOD

JEAN MAZENOD
photographierte die Farbbilder: 1, 2, 6, 7, 13, 14, 20, 24, 25, 27, 28, 30–40, 49a–b, 50, 63, 64, 66a, 67, 82–85, 94, 100, 128, 146–148, 151–155, 157
Folgende Farbaufnahmen stammen von Alain Mahuzier 4, 10, 15–19, 22, 61, 68, 72, 77, 78, 88–91, 95, 105, 107, 108, 113, 118 – Dominique Genet und Alain Mahuzier 8, 23, 41, 42, 62, 65, 69, 71, 73, 75, 76, 96, 106, 109–112, 117, 119, 130, 137, 150, 159, 163 – Dominique Genet 43, 58–60, 93, 115, 132–134, 138 – Scala 3, 5, 12, 26, 44, 45, 47, 48, 51, 52, 56, 66b, 80, 81, 86, 87, 92, 99, 101–103, 116, 136, 139, 140, 145, 165 – Metropolitan Museum of Art, New York 9, 149 – Bibliothèque Nationale, Paris 11, 53, 54, 97, 120–126, 142 – Meyer 21, 46 – Antonis 29 – Nationalbibliothek, Wien 55 – Enzo Crea 57 – Hinz 70, 74, 79 – Toso 98, 156 – Ara Güler 104 – Dusan Ogrin 114 – Bodleian Library, Oxford 127 – Uneschtorgisdat, Moskau 129, 144, 158, 164 – Lauros-Giraudon 131, 168 – Bulloz 135 – Dumbarton Oaks, Washington 141 – Réunion des Musées Nationaux, Paris 143, 167 – Procuratoria di San Marco, Venedig 160, 162

EINBANDPRÄGUNG:

DAVID TÖTET EINEN LÖWEN
Silberteller aus dem Zypernschatz
Anfang 7. Jahrhundert
New York, Metropolitan Museum of Art
(Schenkung J. Pierpont Morgan)

Reproduktion und Druck der Farbtafeln mit Gold: Imprimerie Compo-Photo, Paris
Druck der Farbtafeln und der schwarzweißen Bilddokumentation:
Imprimerie Déchaux, Paris
Druck des Textteils und buchbinderische Verarbeitung:
Freiburger Graphische Betriebe 1982
ISBN 3-451-19401-5

INHALT

1 PROZESSION DER JUNGFRAUEN
Mosaik im Mittelschiff, Nordwand, unterer Streifen. 6. Jh. Ravenna, S. Apollinare Nuovo.

2 DER GUTE HIRTE UND DER GESTIRNTE HIMMEL
Mosaik einer Lünette und im Gewölbe. 5. Jh. Ravenna, Mausoleum der Galla Placidia.

3 VERKÜNDIGUNG
Seide. 7.–8. Jh. Rom, Vatikanische Museen.

4 KIND, EINEN ESEL FÜTTERND
Fußbodenmosaik. 5. Jh. (?). Konstantinopel, Großer Palast.

5 KAISERIN ARIADNE
Elfenbein-Diptychon (Ausschnitt). Konstantinopel (?), um 500. Venedig, S. Marco, Schatzkammer.

6 DER HEILIGE LAURENTIUS
Mosaik einer Lünette (Ausschnitt). 5. Jh. Ravenna, Mausoleum der Galla Placidia.

7 HEILIGENBILDER
Kelchschmuck. Brauner Chalzedon und Email. 10. Jh. Venedig, S. Marco, Schatzkammer.

8 GORGOEPIKOOS-KIRCHE
(Kleine Metropolis) Giebelfeld (Ausschnitt). Ende 12. Jh. Athen.

9 RELIQUIAR
Ausschnitt. Silber, vergoldet, und Zellenschmelz. 8.–9. Jh. New York, The Metropolitan Museum of Art.

10 DER WUNDERBARE FISCHFANG
Fresko. 11. Jh. Göreme, Kirche Tokali Kilise.

11 GELDVERTEILUNG
Ms. grec 74. Ende 11. Jh. Paris, Bibliothèque Nationale.

12 „THRENOS“
oder die Beweinung Christi. Fresko (Ausschnitt). 1164. Nerezi, Panteleimon-Kloster.

13 KOPF EINER KAISERIN
(Ariadne?) Marmor (die Nase ist ergänzt). Italien (?), um 500 oder etwas später. Paris, Louvre.

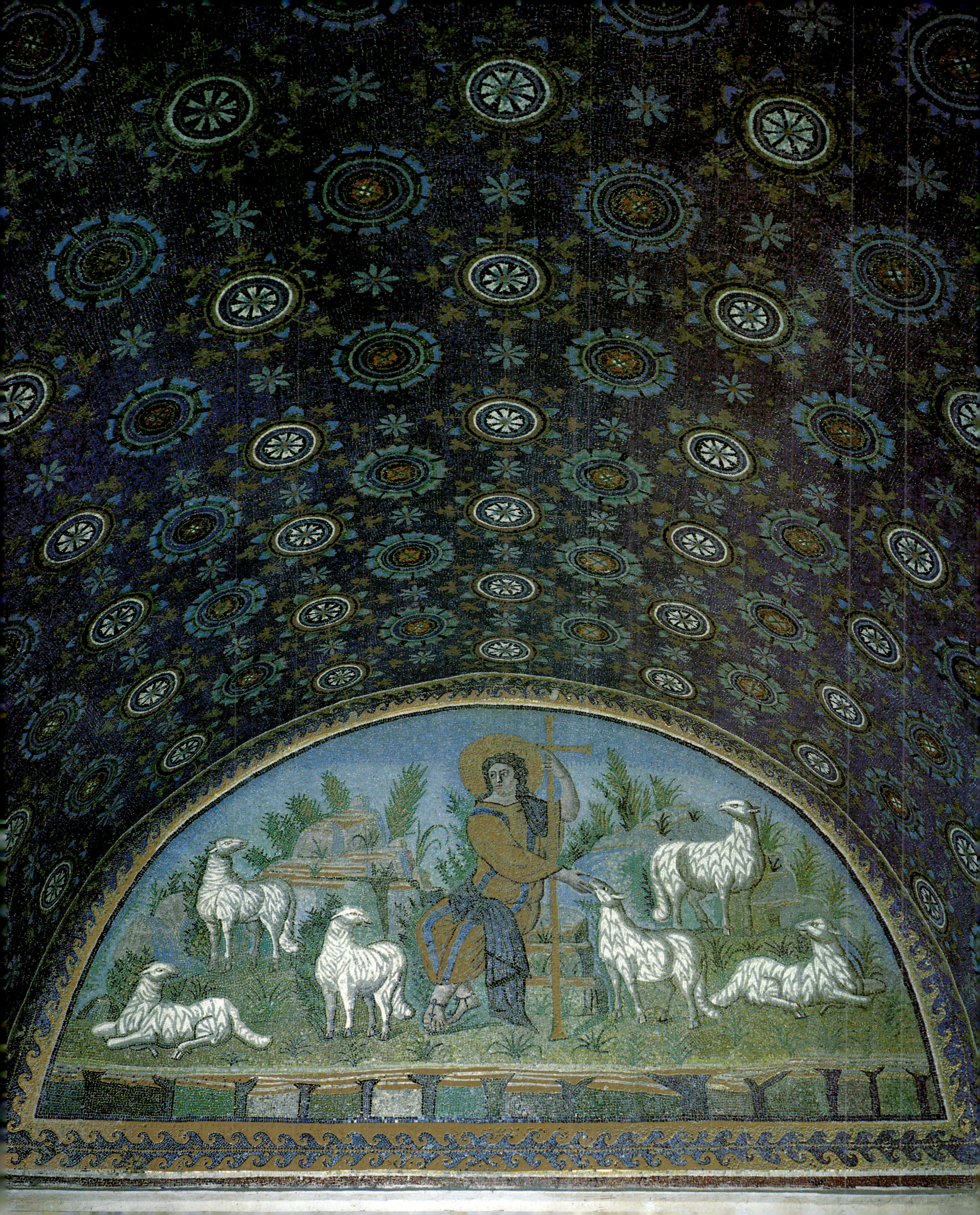

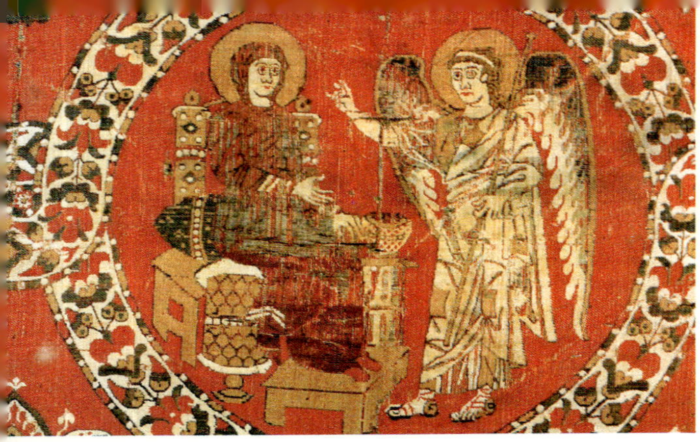
3

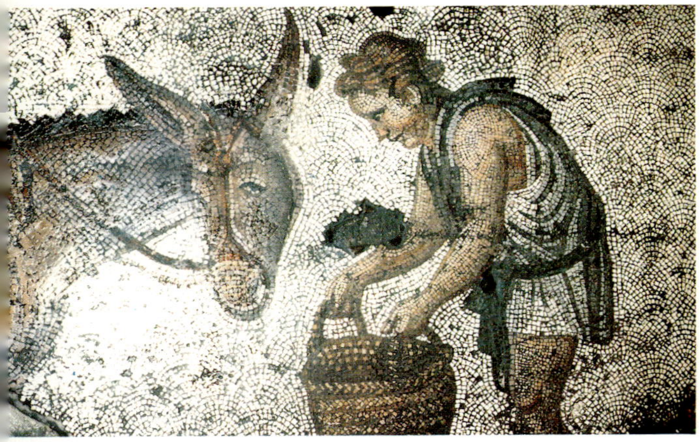
4

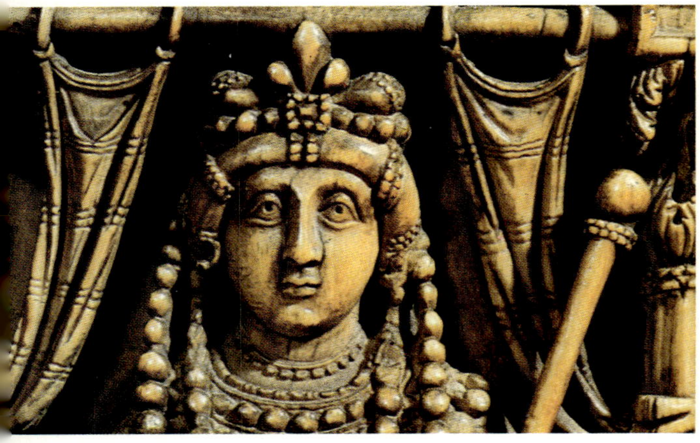
5

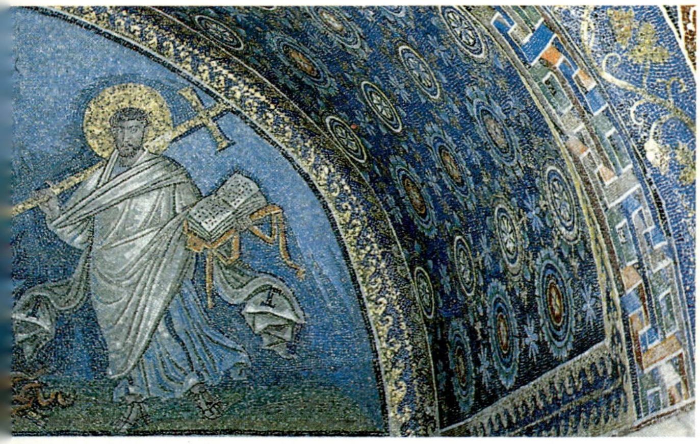
6

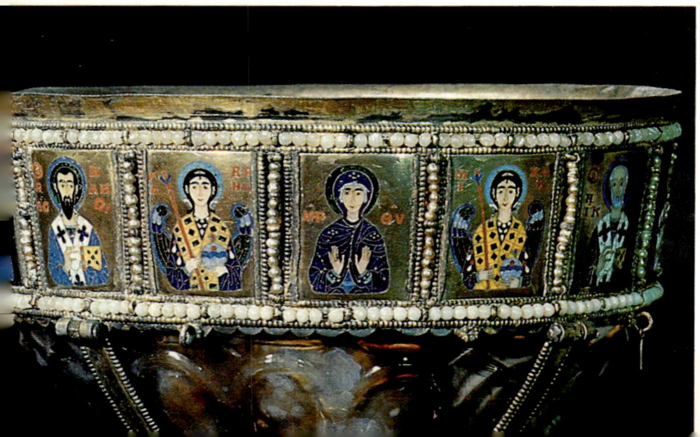
7

8

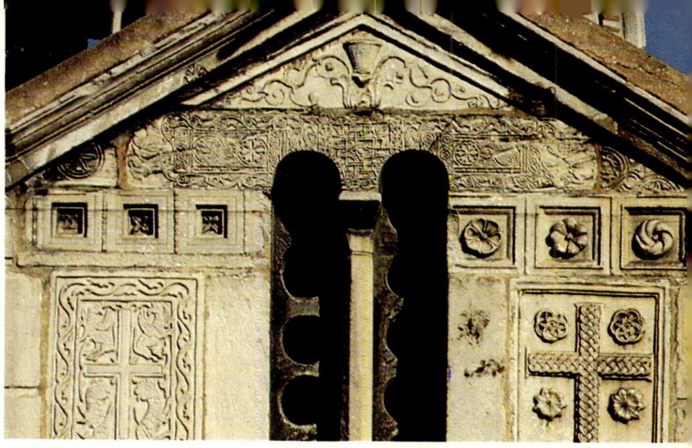

9

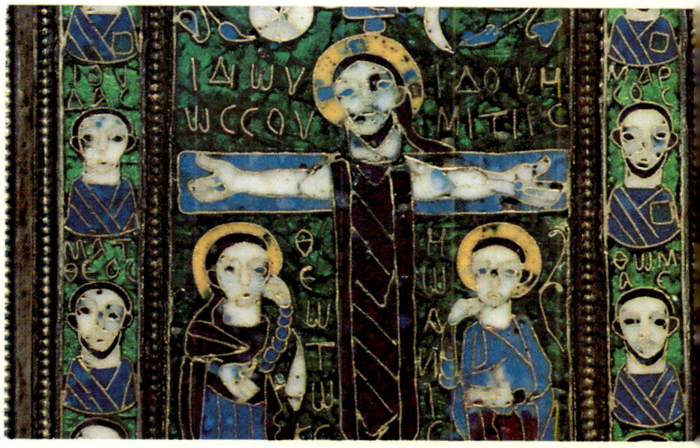

10

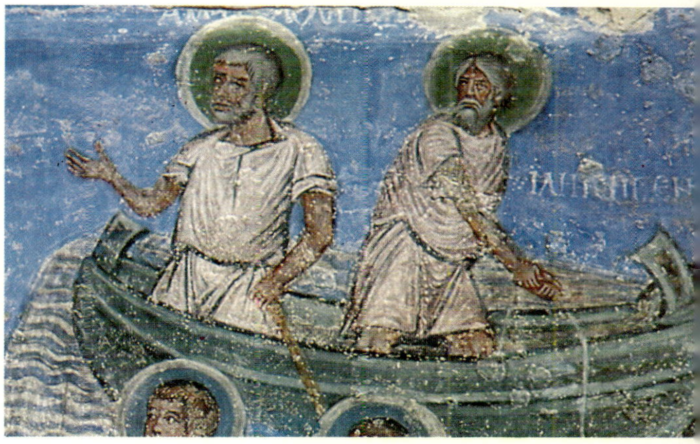

11

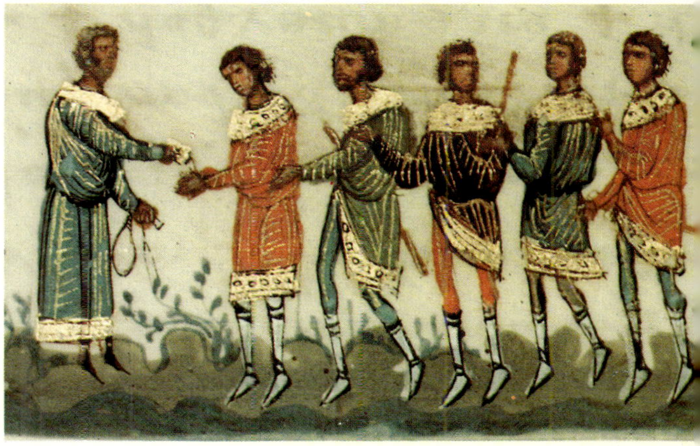

12

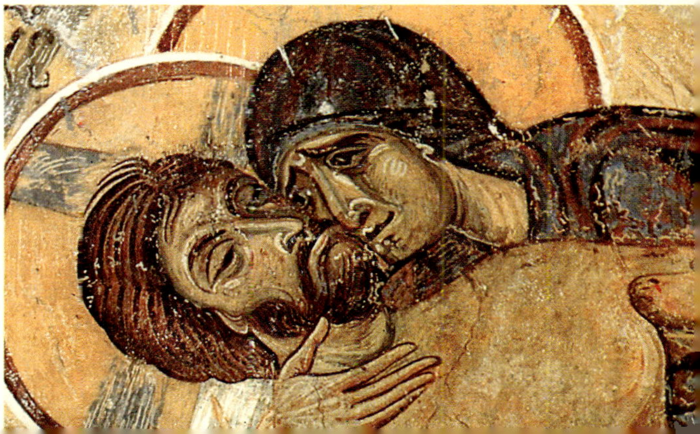

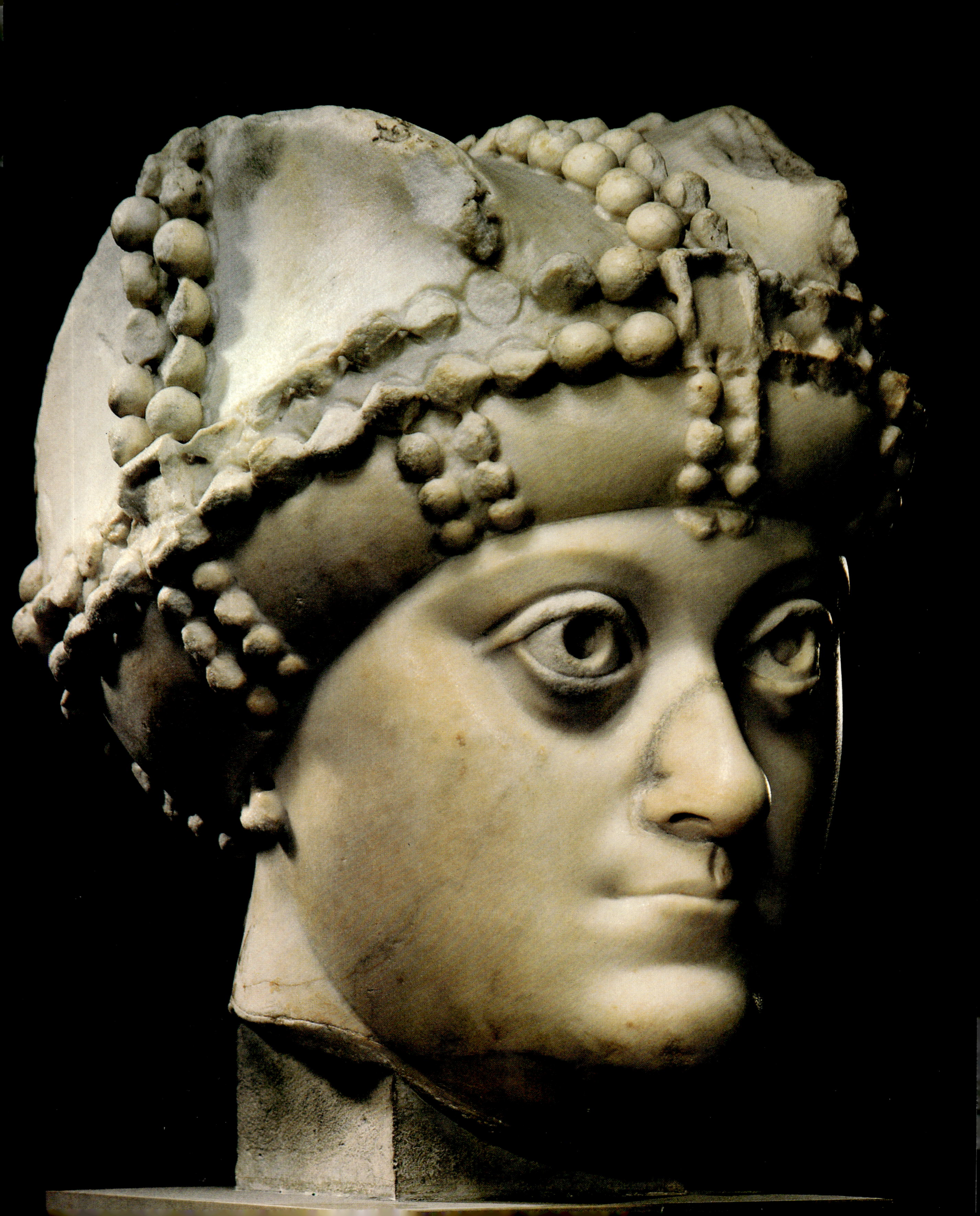

VERSUCH EINER EINGRENZUNG DER BYZANTINISCHEN KUNST

Will man sich eine Vorstellung davon machen, welches Interesse der byzantinischen Kultur entgegengebracht wurde – ohne eine methodische Darstellung ihrer Erforschung zur Hand zu haben –, so müßte man bis auf venezianische Autoren des Mittelalters zurückgehen. Auch Charles Du Cange wäre hier zu nennen, dessen Verdienste zu seiner Zeit (während der Regierung Ludwigs XIV.) aber noch keine Anerkennung fanden; sie blieben ganz im Schatten der Leistungen der Dichter, Künstler, Gartenarchitekten und Generäle. Die immense Arbeit dieses Gelehrten konnte noch nicht einmal den Grund legen für eine Geschichte der byzantinischen Kunst, von der man noch keine Vorstellung hatte. Auch Johann Joachim Winckelmann, der Begründer der klassischen Archäologie und Kunstwissenschaft, vermochte nicht, der byzantinischen Kunst den ihr gebührenden Platz zu verschaffen. Er ist vielmehr mit Voltaire, Montesquieu und mit dem englischen Historiker Edward Gibbon für die enge Verbindung der Begriffe „byzantinische Kultur" und „Dekadenz" verantwortlich, die mindestens ein Jahrhundert lang gültig bleiben sollte. Denn im Verständnis dieser Wissenschaftler konnte auf das griechische „Wunder", das im Einflußbereich der römischen Macht seine Fortsetzung fand, nichts anderes folgen als der Verfall von Kunst und Politik. Sehr anschaulich ist das wachsende Interesse für die an den Ufern des Bosporus entstandene Kunst an den seit Beginn unseres Jahrhunderts in großer Zahl herausgegebenen Reiseführern von Griechenland abzulesen. Beschäftigten sie sich zunächst fast ausschließlich mit den klassischen antiken Stätten, so wandten sie ihr Interesse zunehmend auch dem griechischen Mittelalter zu, dem sie seitdem einen ehrenvollen, wenn nicht sogar vorrangigen Platz einräumen. Heute kann man es nicht mehr verstehen, daß man lange Zeit in Konstantinopel eine ausschließlich türkische Stadt gesehen hat. Bahnbrechend für die Erforschung der byzantinischen Kultur wurden Historiker wie die Franzosen Gustave Schlumberger, Charles Diehl oder Gabriel Millet, denen bald zahlreiche andere hervorragende europäische, später auch amerikanische Wissenschaftler folgten. Sie alle haben dazu beigetragen, einen Irrtum im historischen Denken zu korrigieren und einen Mangel an Verständnis zu beheben: beides erscheint heute nicht mehr begreiflich.

Die byzantinische Welt ist geographisch dem großen Raum des Balkans und des Mittelmeers zuzuordnen, der – wenn auch anders – durchaus dem Raum des Römischen Reiches vergleichbar ist. Die politischen Grenzen veränderten sich im Gefolge von militärischen Aktionen, und die Kunst folgte mehr oder weniger dem Auf und Ab dieser Ereignisse. So zweckmäßig es aber ist, geographische Grenzen festzulegen, so gilt es doch zu bedenken, daß diese in bezug auf die Kunst und ihre Ausstrahlung – und darauf konzentriert sich ja unser Interesse – fließend sind.

Die byzantinische Kunst läßt sich auch zeitlich verfolgen: in ihrer schrittweisen Entwicklung und in ihrem sich lange hinziehenden Verfall (postbyzantinische Kunst). Es ist aber schwierig, ihren Anfang und ihr Ende zu bestimmen. Unter verschiedenen Möglichkeiten gilt es dabei eine Wahl zu treffen, die notwendigerweise etwas willkürlich sein wird, die wir aber im folgenden zu rechtfertigen versuchen.

Als Zeitpunkt für den Beginn der Geschichte der byzantinischen Kunst empfiehlt sich vor allem das Gründungsdatum der nach ihrem Gründer benannten neuen Stadt Konstantinupolis: mit dem Tag ihrer Einweihung am 11. Mai 330 beginnt für Charles Diehl das Byzantinische Reich. Charles Delvoye legt dessen Beginn bereits in den November 324, als Konstantin das damalige Byzantion, seine spätere Hauptstadt Konstantinupolis, eroberte. Über die Kunst des 4. Jh. in Konstantinopel wissen wir jedoch fast nichts. Man kann nur Hypothesen bezüglich einzelner Kunstgegenstände aufstellen, die an andere Orte gebracht worden und so den Zerstörungen entgangen sind: z. B. das Missorium Theodosius' I., eine liturgische Silberplatte, die in Madrid aufbewahrt wird, oder die Kamee Konstantins' II. Im Archäologischen Museum von Istanbul befinden sich einige konstantinopolitanische Plastiken aus jener Zeit, aber die zeitgenössische Ausschmückung der Kirchen ist unbekannt. Andere Historiker sehen in der Herrschaft Theodosius' I. ein entscheidendes Kriterium, vor allem in seinem Verbot (393) jeden heidnischen Kultes. Daher lassen sie die Geschichte, auch die der Kunst von Byzanz, mit dem Tod dieses Kaisers im Jahre 395 beginnen.

Abb. 561
Abb. 551

Die Teilung des Reiches in eine *Pars occidentalis* und eine *Pars orientalis,* die an seine beiden Söhne Arkadios und Honorius als Erben fielen, machte die Trennung endgültig. Für die Kunst bedeutete dieser Einschnitt jedoch wenig. Ähnlich verhält es sich auch mit dem Datum, in dem Henri-Irénée Marrou den Beginn der byzantinischen Geschichte sieht: dem 12. Juli des Jahres 400, als die Einwohner von Konstantinopel die Goten vertrieben. Auch dieser Vorschlag basiert auf politischen und ideologischen, nicht aber auf ästhetischen Überlegungen. Oftmals geht man auch auf das 6. Jh. und die Herrschaft Justinians I. (527–565) zurück und sieht darin den Anfang einer Kultur, die bereits in jener Zeit eine unvergleichliche Ausstrahlung besaß und die ersten unbestrittenen Meisterwerke hervorbrachte. Für diese Datierung haben auch wir uns entschieden, ohne uns jedoch sklavisch an diese untere Zeitgrenze gebunden zu fühlen. Im 7. Jh. verlagerte sich nach dem Rückgang, der auf die Herrschaft Justinians folgte, der Schwerpunkt des in seiner Ausdehnung verkleinerten Reiches nach Osten. Diese Zeit empfiehlt sich allerdings nicht als Ausgangspunkt für eine Untersuchung über die Kunst, die gerade damals verarmte und sich auf der Schwelle zur ikonoklastischen Krise befand.

Während dieser Krise (726–843) setzt André Grabar den Beginn der byzantinischen Kunst an. Wenngleich nur wenige aussagekräftige Denkmäler aus jener wirren Zeit erhalten sind, ist Grabar doch der Auffassung, daß es sich dabei um rein byzantinische Kunstwerke handele, die endgültig vom Einfluß der antiken Tradition befreit seien. Schließlich wurde auch vorgeschlagen, erst die auf diese Krise folgende neue Blüte der byzantinischen Kunst in die Datierungsfrage einzubeziehen, mit dem Argument, die byzantinische Kunst sei in Wirklichkeit erst am Ausgang des

9. Jh. entstanden, d. h. mit der Rückkehr zur Bilderkunst und mit dem Beginn jener im Osten besonders glanzvollen Epoche des Mittelalters. Diese Ansicht vertritt auch Antoine Bon, weil Byzanz erst seit dem 9. Jh. seine künstlerische Eigenart voll entwickelt zum Ausdruck gebracht habe. Es besteht also hinsichtlich der Datierung eine große Unsicherheit. Wenn wir uns für das Jahrhundert Justinians entschieden haben, dann auch deshalb, weil diese Zäsur es unschwer erlaubt, die frühchristliche Zeit aus unserer Darstellung auszuklammern; andererseits sind aus dieser Anfangsphase trotz zahlreicher Zerstörungen noch viele Baudenkmäler und Kunstgegenstände erhalten. Selbstverständlich werden wir auch die wesentlichen historischen Bedingungen und künstlerischen Entwicklungsphasen, die zur Entfaltung der byzantinischen Kunst geführt haben, in unserer Darstellung berücksichtigen.

Ein Blick auf das geographische Umfeld, in dem die byzantinische Kunst direkt oder indirekt ihren Einfluß ausübte, wirft ein weiteres Problem auf.

Justinians Herrschaft erstreckte sich auf fast alle Küstengebiete des Mittelmeers. Wollten wir dem aber im Bereich der Kunst Rechnung tragen, dann wären wir gezwungen, die gesamte westliche Kunst jener Epoche einzubeziehen, was zwar viele Autoren tun, was aber nicht Absicht dieser Darstellung ist. Sonst müßte man auch die – unlösbare – Frage nach der Rolle und Bedeutung Alexandreias stellen und auch die koptische Kunst in die byzantinische Kunst integrieren. Beide Kunstbereiche sind aber gleichermaßen voneinander unterschieden wie sie miteinander verwandt sind. Wir werden uns also damit begnügen, Italien, und zwar den byzantinischen Exarchat Ravenna, zu streifen und daneben einige Denkmäler in Rom zu behandeln. Der Einfluß dieser Stadt – so grundlegend er für die Entstehung und Entwicklung der christlichen Kunst gewesen ist – ist hinsichtlich der byzantinischen Denkmäler des 6. und 7. Jh. weniger gesichert. Außerdem ist die Kunst Roms durch eine ausgesprochen lokale Färbung gekennzeichnet, ein Grund mehr dafür, warum wir uns – abgesehen von der Ikonenmalerei – nur am Rande mit ihr beschäftigen. Für den Vorderen Orient (Syrien-Palästina) stellt sich die Frage des Einflusses wesentlich differenzierter, denn wenn auch die Impulse, die vom Heiligen Grab ausgingen, der Ikonographie ganz unbestritten neue Anregungen gegeben haben, so wird doch die syrische Herkunft mancher Buchmalereien und anderer Kunstgegenstände immer wieder in Frage gestellt. Diese Überlegungen werden wir mitberücksichtigen, ohne dabei eine systematische Darstellung der überlieferten Denkmäler zu beabsichtigen. In einigen Fällen soll jedoch auf besondere Aspekte ihrer Architektur aufmerksam gemacht werden.

Antiocheia, das im allgemeinen weniger bekannt ist, wird besonders im Zusammenhang mit einigen Funden von Schmuckstücken zu nennen sein, deren Herkunft man der Stadt zuschreiben kann. Unsere Aufmerksamkeit wird sich vor allem auf das richten, was direkt von der griechisch-byzantinischen Kunst herzuleiten ist, selbst wenn wir auf der Suche nach Beweisen bis zum Sinai gehen müssen. Die kunstgeographisch zu ziehenden Grenzen werden daher nur selten mit den politischen Grenzen des Reiches übereinstimmen, die ja ohnedies nach dem Tod Justinians enger gezogen wurden.

Aus der ikonoklastischen Zeit (726–843) sind nur wenige Kunstwerke erhalten. Wir müssen daher mehrere Moscheen auf islamischem Boden mit in die Betrachtung einbeziehen. Deren byzantinische oder byzantinisierende Mosaiken können bei dem

Abb. 63, 223 Versuch hilfreich sein, die Ausschmückungspraxis jener Zeit annähernd zu rekonstruieren. Wir entfernen uns also geographisch und politisch vom Kaiserreich, folgen dabei aber nur den byzantinischen Künstlern selbst.

Während der makedonischen Herrschaft konzentrierte sich die ausgesprochen byzantinisch geprägte Kunst auf Kleinasien, auf den Balkan (Makedonien und Griechenland) und auf Süditalien. So fallen für diese ziemlich begrenzte Zeit (9.–11. Jh.) die kunstgeographischen und die politischen Grenzen einigermaßen zusammen (wenn man einmal von Bulgarien absieht). Die engen Beziehungen zwischen Byzanz und Venedig erklären den Bau der Markuskirche und ihre Ausschmückung nach byzantinischen Vorbildern. Griechische Mönche, die die adriatische Küste besiedelten, hinterließen dort ihre Spuren. In Mittelitalien war das Kloster Montecassino bis zum 12. Jh. Zentrum einer hellenisierenden Kultur, deren künstlerische Auswirkungen in dem Gebiet zum Teil noch sichtbar sind.

Als die Komnenen im ausgehenden 11. Jh. an die Macht kamen und besonders im 12. Jh. änderte sich die Lage. Kleinasien geriet allmählich unter seldschukische Herrschaft, die kappadokische Kunst starb langsam aus. Auf Sizilien aber, das für kurze Zeit zum byzantinischen Kaiserreich gehört hatte, verhielt es sich anders. Obwohl die Insel unter normannischer Herrschaft stand, wurde sie so stark vom byzantinischen Einfluß geprägt, daß im 12. Jh. hier am deutlichsten ein zwar provinzieller, aber bedeutender Zweig der konstantinopolitanischen Kunst erkennbar ist. Er läßt sich damit erklären, daß die Altavilla/Hautville Künstler vom Bosporus kommen ließen.

Als Beispiel für die Ausstrahlung der byzantinischen Kunst außerhalb der politischen Einflußsphäre des Kaiserreichs – was eng mit der christlichen Missionstätigkeit zusammenhängt – läßt sich das weite slawische Gebiet anführen, wobei es genügt, nur an Kiew als direkten Sproß der byzantinischen Kunst zu erinnern, die dann mit dem orthodoxen Kult bis in die nördlichen Steppen vordrang.

Gleich zu Anfang des 13. Jh. trat eine einschneidende Änderung ein, als der 4. Kreuzzug Konstantinopel erreichte. Das kleiner gewordene, aber immer noch bedeutende byzantinische Kaiserreich brach endgültig zusammen: während der lateinischen Herrschaft bis zum Jahre 1261 war Konstantinopel nicht mehr künstlerisches Zentrum. Spuren der Kunst, die sich nun auflöste, ohne jedoch ganz unterzugehen, sind im Reich von Trapezunt, in Makedonien und ganz besonders in Serbien zu finden, denn das slawische Gebiet gehörte jetzt während einer kurzen Zeitspanne zum Einflußbereich der Kunst von Byzanz, das selbst in den Hintergrund getreten war. Wie eine kleine, vorübergehend von Christen beherrschte Enklave auf islamischem Boden bewahrte das Sinaikloster die orthodoxe Tradition. Italien war nicht nur politisch, sondern, von einigen Ikonenmalern abgesehen, auch hinsichtlich der byzantinischen Kunst bedeutungslos geworden. Die byzantinische Tradition ging sowohl auf Sizilien wie in Venedig (hier allerdings nicht ohne einen gewissen Widerstand) in der abendländischen Kunst des Mittelalters auf. Es dauerte bis zur Rückeroberung der Hauptstadt, bis die ursprüngliche konstantinopolitanische Tradition gleichsam wie ein Phönix aus der Asche erstand.

Nach der Rückkehr des Basileus nach Konstantinopel, das Michael VIII. Palaiologos von seinem nikenischen Reich aus zurückeroberte, sind die Verhältnisse jedoch nicht mehr mit den früheren zu vergleichen. Die byzantinische Kunst hatte sich zwar auf dem Balkan durchgesetzt und in mehreren osteuropäischen Regionen (auch noch unter der türkischen Herrschaft) ausgebreitet, sie verlor dabei aber auch etwas von ihrem ursprünglichen Reiz. In Griechenland brachten sogar die Klöster auf dem Berg Athos, die sich in voller Entwicklung befanden, fast nichts an Qualität hervor. Wohl aber wurden dort reiche Bibliotheken aufgebaut, denen es zu verdanken ist, daß Handschriften in beachtlicher Zahl aus dieser Zeit erhalten sind. Trapezunt bestand zwar noch, blieb aber provienziell; über Nikaia wissen wir nichts. In Serbien und Makedonien gibt es sicherlich noch einige interessante Denkmäler; um aber die eleganten und subtilen Züge – die besondere Authentizität der byzantinischen Kunst der Renaissance vom ausgehenden 13. bis zum 15. Jh. – wiederzufinden, müssen wir uns im wesentlichen der Achse Konstantinopel-Mistra zuwenden. Mistra, die Hauptstadt der Despoten von Morea, war nämlich auf dem Gebiet der Kunst eng mit Konstantinopel verbunden und in gewisser Hinsicht sogar dessen Rivalin. Doch von der Mitte des 14. Jh. an wirkten sich die immer ungünstiger werdenden politischen Verhältnisse leider auch auf das künstlerische Schaffen aus. Überall waren feindliche Kräfte am Werk: im Inneren des Reiches, wo Bürgerkrieg herrschte, und von außen durch die Armee des Sultans, die die Hauptstadt eingeschlossen hatte, trotz kühner, aber erfolgloser Vorstöße der Belagerten nach Griechenland.

War es schon schwierig, den Beginn der byzantinischen Kunst näher zu bestimmen, so ergeben sich Probleme auch bei dem Versuch, deren Ende festzulegen: Thessaloniki fiel im Jahre 1430, Konstantinopel 1453, Mistra 1460, Trapezunt 1461; die byzantinische Kunst aber lebte fort. Ihre Ikonographie wurde sogar durch eine Fülle hagiographischer Literatur und durch volkstümliche Traditionen, die gepflegt und weiter ausgestaltet wurden, bereichert. Die orthodoxe Kirche behielt unter der ziemlich toleranten Herrschaft des Islam eine gewisse Widerstandskraft und vermochte sich lange Zeit in der Kunst der fremden Einflüsse zu erwehren. In einigen Bereichen, z. B. in der Ikonen- und sogar in der Freskomalerei, wurde Hervorragendes geleistet, und man spricht, besonders auf Kreta, lobend von berühmten Ikonenmalern.

Konstantinopel, die Stadt der Kaiser, aber war wie tot. Die würdige Repräsentantin des himmlischen Jerusalem auf Erden war in die Hände der Ungläubigen gefallen. Aber gerade von dort waren mächtige Impulse zur Erneuerung der byzantinischen Kunst ausgegangen. Hierin liegt unserer Meinung nach die Rechtfertigung unserer Datierung: wir gehen nicht über diese tragische Periode des 15. Jh. hinaus und nehmen damit nicht mehr an dem mutigen, aber immer wieder durch schädliche und lähmende Kräfte bedrohten Überleben der byzantinischen Kunst teil.

DER ANFANG

DAS RÖMISCHE VERMÄCHTNIS, ORIENTALISCHE BEITRÄGE, CHRISTLICHE NEUERUNGEN

Im 3. Jh. n. Chr. kam es im Römischen Reich zu Umwälzungen, die zu einer der größten Veränderungen in der Geschichte führen sollten: zum Ende der antiken Kultur und zum Anbruch des Mittelalters. Auch die Kunst begann eine tiefgreifende Wandlung durchzumachen, die von den politischen Ereignissen bestimmt wurde und die in unterschiedlichen Ausprägungen oder zeitlich unterschiedlich in den verschiedenen Teilen des Reiches ihren Ausdruck fand. Das Eindringen der Barbaren, die wachsende wirtschaftliche Bedeutung der orientalischen Provinzen, der allmähliche Verfall der politischen Autorität, die neuen Quellen der christlichen Lehre: alles das waren Faktoren, die – bescheiden zunächst, dann aber immer stärker – eine Bewegung erzeugten und erweiterten, die nicht uniform war, die Veränderungen und Rückschritte, durch lokale Verhältnisse bedingte Abweichungen und durch verschiedene kaiserliche Initiativen hervorgerufene Beschleunigungen mit sich brachte. Im ganzen gesehen, bestimmt aber der Eindruck der Einheit der Kunst diese wechselhafte Welt, in der der Osten und der Westen eine Zeitlang den gleichen Weg einschlugen. Es war zwar nur eine relative Einheit, die aber auffallend ist, wenn man sie mit dem seit dem frühen Mittelalter sich allmählich durchsetzenden Auseinanderbrechen der Kunst des Byzantinischen Reiches und der des Westens vergleicht, der mehr oder weniger zu Verhaltensweisen der barbarischen Völker zurückgekehrt ist.

Die frühchristliche Kunst, die sich zwischen dem 3. und dem 5. Jh. durchsetzte, entstand aus dieser Metamorphose. Sie herrschte während zweier Jahrhunderte mit solcher Einheitlichkeit vor, daß es äußerst schwierig ist, die Entstehungsorte der einzelnen Werke innerhalb des Reiches festzustellen, wenn deren Herkunft nicht durch präzise Hinweise gesichert ist.

Für Byzanz finden wir in dieser Kunst den Ursprung und die Erklärung seiner eigenen späteren künstlerischen Entwicklung, während sie für den Westen auf nichts oder fast nichts von dem, was hier im Entstehen ist, hindeutet. Im Osten entwickelte die frühchristliche Kunst einen Stil, der mehr als tausend Jahre beibehalten wurde, im Westen aber entstand eine Kunst, die alles andere als einheitlich war, die vielmehr von Einflüssen der Barbaren und darauffolgenden klassizistischen Strömungen (karolingische, ottonische Renaissance usw.) geprägt wurde.

Georg Ostrogorsky beginnt das erste Kapitel seiner „Geschichte des byzantinischen Staates“ folgendermaßen: „Römisches Staatswesen, griechische Kultur und christlicher Glaube sind die Hauptquellen der byzantinischen Entwicklung." Im Hinblick auf die Entstehung der byzantinischen Kunst sind diese Gedanken durchaus richtig, für ihre Entwicklung müssen sie aber neu gefaßt und ergänzt werden. Die frühchristliche Kunst ging nicht von der klassischen, antoninischen Kunst aus, sondern von der Kultur der späten Kaiserzeit; sie zeigt daher auch römische Merkmale dieser Zeit: Neigung zum Naturalismus, Durchdringung von Themen und Schemata aus dem Orient, Anklänge an den Hellenismus. Im griechischen Osten war der hellenistische Anteil von größerer Bedeutung als in Rom, und die Nachbarschaft zu Anatolien und Persien übte auf Byzanz eine Faszination aus, die durch Fakten nachweisbar ist. Der einzige kulturell hoch entwickelte Staat neben Byzanz war das Reich der Sassaniden mit der Hauptstadt Ktesiphon. Das führte zu Konflikten, aber auch zu fruchtbarem Austausch. Der prägende Einfluß des Christentums, das zwar nicht die einzige Quelle der Inspiration, aber doch dominierend war, wurde immer stärker. Auch die nichtsakrale Kunst spielte eine ganz wesentliche Rolle, die man heute aber nicht mehr genau abgrenzen kann, da die profanen Bauten und ihre Dekors fast vollständig zerstört worden sind.

Vom 3. Jh. an verlagerten sich, wie bereits gesagt, die wirtschaftlichen Schwerpunkte zunehmend in Richtung auf die großen griechisch-orientalischen oder zumindest stark hellenisierten Städte, wie Antiocheia und Alexandreia. Diokletian beschleunigte diese Entwicklung dadurch, daß er seine Residenz an der dalmatinischen Küste errichtete und dann Nikomedeia in Bithynien in Kleinasien zu seiner Hauptstadt machte. Dadurch wurde diese Stadt zugleich Hauptstadt der *Pars orientalis,* da Diokletian als erster Augustus der Tetrarchie diesen Reichsteil administrativ und politisch zugleich leitete. Als Konstantin, erst Cäsar, dann Augustus einer neuen Tetrarchie, nach der Unterwerfung des Westens im Jahre 324 die kleine griechische Stadt Byzantion, die von seinem Rivalen Licinius verteidigt wurde, in seine Gewalt gebracht hatte, begann eine neue Ära. Im folgenden Jahr berief Konstantin ein Konzil nach Nikaia, das u. a. bestimmte, daß das Kreuz das Symbol Christi sei und daher nicht mehr von den Anhängern des Sonnengottes in Anspruch genommen werden dürfe. Das im Julier-Mausoleum unter der Peterskirche unweit der Confessio des hl. Petrus gefundene Mosaik (Mitte des 3. Jh.) mit einer seltenen Darstellung des Christus-Helios führt uns heute noch diesen geistigen Sieg vor Augen. Seit diesem Zeitpunkt ist die Frage, ob Konstantin persönlich vom christlichen Glauben ergriffen war, insofern zweitrangig, als er jedenfalls unter dem Eindruck der Kreuzesvision in der siegreichen Schlacht an der Milvischen Brücke im Jahre 312 im Bürgerkrieg gegen Maxentius von da an das Christentum ständig förderte. Konstantin war ein großer Stratege und Verwalter des Reiches: als Herrscher über Byzanz erkannte er sehr bald die außerordentlich günstige geographische, wirtschaftliche und militärische Lage dieser kleinen Siedlung am Ende einer felsigen Halbinsel. Im Jahre 330 entschloß er sich, sie zu seiner Hauptstadt zu machen: ein derartiger Entschluß erscheint im politisch-historischen Zusammenhang des 4. Jh. weniger revolutionär als aus heutiger Sicht. Es war nicht der erste Versuch dieser Art, und sogar Rom, einstmals der Ort, auf den sich die Blicke aller richteten und auf den sich alle wichtigen Angelegenheiten des Reiches konzentrierten, war im Begriff, Trier, der günstiger gelegenen Residenzstadt im Westen, künftig seinen eigenen Platz zu überlassen, um den Germanen wirksamer begegnen zu können. Danach ging die Tendenz dahin, Mailand und später, als dieser Teil des Römischen Reiches, die *Pars occidentalis,* die seit langem Sorgen bereitet hatte, immer mehr beschnitten wurde, Ravenna diese

Rolle zu übertragen – beides Residenzstädte nur für kurze Zeit, die aber wirkungsvoll waren in der Abwehr der Barbaren. Rom behielt jedoch seine symbolhafte Stellung. Es blieb auch der Schauplatz vieler antichristlicher Bewegungen. (Als Beispiel nennen wir nur den Streit um den Altar der Siegesgöttin am Ende des 4. Jh., in dem sich die Patrizierfamilie der Symmachi als Anführer der konservativen Partei und Ambrosius, der Bischof von Mailand, gegenüberstanden.)

In Byzantion dagegen, dieser unbedeutenden griechisch-heidnischen Siedlung, gab es keine lokale Tradition, keine belastende historische Vergangenheit, die eine kühne, auf Neuerungen bedachte Politik hätte beeinträchtigen können. Der Schwerpunkt sollte also verlagert, die römische Tradition aber (wie auch der Name *Imperium Romanum*) sollte gewahrt und die lateinische Sprache, die bei Hofe sowie von den Juristen und den Militärs gesprochen wurde, beibehalten werden. Man hielt an dem politischen und technischen Erbe fest, gab aber alles auf, was an Veraltetem in einer Hauptstadt noch vorhanden war, die ihre Rolle zu Ende gespielt hatte. Der Erfolg der neuen Gründung ließ nicht lange auf sich warten: mehr noch als bei der Kreuzesvision Konstantins ist man versucht, hier von einem „Wunder" zu sprechen. Die von Konstantin errichtete Befestigungsmauer um die Siedlung am Bosporus zwischen dem Marmarameer (Propontis) und dem „Goldenen Horn" (Chrysokeras) erwies sich bald als zu eng, so rasch entwickelte sich die Stadt. Nach späteren Verstärkungen und Instandsetzungen wurde sie unter Theodosios II. (408–450) etwa 1200 m weiter westlich neu aufgebaut; dadurch wurde die Fläche der Stadt verdoppelt. Seit Theodosius I. dem Großen (379–395) war Byzanz feste Residenzstadt – eine Sonderstellung, die sie bis dahin mit der berühmten Stadt Antiocheia geteilt hatte. Unter diesem Kaiser war die Abtrennung des Ostreiches endgültig geworden. So konnte auch das theoretische Verschwinden des Westreiches (tatsächlich gab es ja kein Weltreich mehr) im Jahre 476 unter Romulus Augustulus die Entwicklung der Rivalin am Bosporus nicht mehr stören: von jetzt an war sie die einzige offizielle Hüterin der antiken Tradition und des Fortbestandes der kaiserlichen Macht.

Diese wenigen historischen Fakten waren notwendig, um die Voraussetzungen für die Entwicklung darzulegen, die zum Aufblühen der Kunst des 6. Jh. führten. Nachdem Konstantin die christliche Religion offiziell anerkannt hatte, wollte er die Ausbreitung des Christentums auch nach außen sichtbar machen. Er machte eine große Zahl von Stiftungen im ganzen Reich, im Westen wie im Osten. Fast an jedem Ort ließ er Basiliken mit drei oder fünf Schiffen errichten. Diese waren durch Säulenreihen abgeteilt, über denen Architrave lagen; darüber befand sich das Gebälk, das im Orient durch Gewölbe und später durch Kuppeln ersetzt wurde. Der Typus der *Basilika* war in mehreren Varianten schon in heidnischer Zeit bekannt, und wurde für verschiedene Zwecke in Anspruch genommen. Es besteht aber noch keine Klarheit darüber, ob die christliche Basilika nach bestimmten Vorbildern entwickelt wurde. Es ist auch keine eindeutige Klärung dieser Frage zu erwarten, da die konstantinischen Basiliken zerstört oder umgestaltet worden sind: wir kennen kaum mehr als ihren Grundriß und schon gar nicht ihre Ausschmückung. Die Grabeskirche in Jerusalem, die Basilika in Antiocheia, die Peterskirche in Rom, die Geburtskirche in Betlehem sind, da der jeweilige ursprüngliche konstantinische Bau in den meisten Fällen durch einen neuen Bau ersetzt wurde, nur noch berühmte Namen unter vielen anderen. Wir kennen wohl die Namen, aber nicht mehr die Bauwerke selbst. Dieser für die weitere Entwicklung des westlichen Kirchenbaus nicht wegzudenkende Architekturtypus, der auch im östlichen Mittelmeerraum wiederaufgenommen wurde, kann nur noch durch Wissenschaft und Vorstellungskraft, die notwendigerweise dazu gehört, wiedererstehen.

Am besten kann man heute wohl noch in S. Paolo fuori le mura in Rom eine Vorstellung davon gewinnen, was diese Bauten einst gewesen sind: Zeugen der Großzügigkeit, der Weitsicht und auch der Größe Konstantins. Auch diese Kirche wurde (im Jahre 386) neu aufgebaut und anders orientiert. 1823 wurde sie durch einen Brand verwüstet, jedoch vollständig wiederhergestellt. Das majestätische Kirchenschiff, seine harmonischen Proportionen und der insgesamt antike Eindruck rufen im höchsten Maße Erinnerungen an die Vergangenheit wach. Der Architrav wurde bald durch von Säulen getragene Bögen ersetzt – eine Neuerung von großer Bedeutung. Einen Architrav gibt es aber auch noch in Konstantinopel in der im Jahre 463 geweihten Basilika des Studios-Klosters. Wie bei den großen heidnischen Tempeln hatte die Basilika oft ein *Atrium* vor dem Haupteingang, d. h. eine von Portiken gesäumte Vorhalle. Dort konnten sich die Gläubigen vor dem Betreten des Heiligtums reinigen, sich vor dem Gottesdienst innerlich sammeln oder sich danach mit Freunden und Bekannten unterhalten, wie das noch heute oft geschieht. Das Atrium wurde später in den griechischen Regionen auf den *Narthex* (eine Art Vestibül) reduziert, der manchmal durch eine äußere Vorhalle oder Exonarthex verdoppelt wurde. Dieser Typus hat sich in mehreren Kirchen in Konstantinopel erhalten. Die Ostung (oder die ungefähre Ostung) des Heiligtums, ein mehr oder weniger unbewußtes Relikt heidnischer Sonnenkulte, in denen die aufgehende Sonne eine Rolle spielte, setzte sich mit einigen Ausnahmen in der Zeit nach Konstantin durch. Eine gewölbte Apsis (gelegentlich auch drei Apsiden) wurde der Rückwand angefügt: ein typisches, aber nicht ausschließlich byzantinisches Merkmal.

Abb. 697, 698

Anders als die Katakomben war die Basilika ein Ort der Versammlung, des Gebetes und der Feier des Gottesdienstes. Sie ist also eher aus den Bauten hervorgegangen, die in der Antike für Handelsgeschäfte und sonstige profane Zwecke benützt wurde, als aus den Tempelbauten, die vor allem zur Aufbewahrung des Kultbildes dienten und Ort des Dienstes der Priesterschaft waren. Auch die Synagoge wurde seit dem 3. Jh. zu einem Ort der Versammlung und der Anbetung, aber weder jüdische noch christliche Historiker sind sich darüber einig, wo die allgemeine Zulassung der Gläubigen zuerst eingeführt wurde. Diese Zulassung war jedoch zunächst nur bedingt: sie blieb den Eingeweihten des neuen Mysterienkultes, des Christuskultes, vorbehalten. Erst nach dem Sieg des Christentums wurde der Masse der Gläubigen der Zugang zur Kirche gewährt. Die unterirdische Basilika bei der Porta Maggiore in Rom (ein ziemlich kleines heidnisches Gebäude) war im 1. Jh. sicher auch ein Versammlungsort der Eingeweihten gewesen; im übrigen war an diesem Bauwerk alles ungewöhnlich, so daß man daraus keine allgemeinen Schlüsse ziehen kann.

Das *Querschiff* (Transept), über dessen Ursprung und Funktion wir nichts mit Bestimmtheit sagen können und das später im Westen große Bedeutung erlangte, trat im Osten an manchen Kirchen auf, z. B. an der im 5. Jh. von Theodosios II. erbauten Johanneskirche in Ephesos. Vielleicht war diese Gliederung an Basiliken, in denen eine Heiligenreliquie verehrt wurde, ursprünglich von praktischer Bedeutung: die Gläubigen zogen in Prozessionen um die Reliquie, die sich unter dem von einem Baldachin überdachten Altar befand. Der Baldachin – das *Ciborium* – scheint aus Asien gekommen zu sein, wo er als Zeichen der kaiserlichen Würde über dem Thron ausgespannt wurde; dabei hatte auch der Thron selbst eine symbolische Bedeutung, auf die wir später zurückkommen werden. Im Zusammenhang mit dem Querschiff ist auf eine Tatsache hinzuweisen, die für die genannte Deutung spricht: in Qal'at Sim'ān in Syrien wurde um die Säule des hl. Simeon Stylites, auf der er lebte, ein Oktogon gebaut, von dem in der Form eines Kreuzes vier dreischiffige Basiliken ausge-

Abb. 754

hen – ähnlich wie im Martyrion des hl. Babylas in Antiocheia. Diese kreuzförmige Bauweise erinnert an diejenige des Transepts und steht eindeutig mit dem Kult des Heiligen in Verbindung. A. Grabar hat darauf hingewiesen, daß der Reliquienkult besonders im Osten erheblichen Einfluß auf die Architektur ausgeübt hat, vor allem auf die Gestaltung der *Martyrien,* den auch kultischen Zwecken dienenden Memorialbauten, die über der Grabstätte eines Martyrers errichtet wurden.

Im byzantinischen Bereich aber fand der Transept noch weniger als die Basilika, jedenfalls als die konstantinische Basilika, keine weitere Verbreitung. Hier setzte sich ein durch Kuppeln und durch einen quadratischen oder rechteckigen Grundriß weitgehend umgestalteter Bautypus durch, den wir später in zahlreichen Varianten wieder antreffen werden. Der am häufigsten verwendete Baustoff war der Backstein; das Mauerwerk wurde entweder verkleidet oder blieb roh; die Backsteine wurden auch mit Naturstein gemischt verwendet. Hier besteht ein Zusammenhang mit den örtlichen Gegebenheiten: sobald den Architekten ein Steinbruch zur Verfügung stand, wurden die Bauten eher aus Naturstein als aus Backstein errichtet.

Schon vor dem Auftreten des Tonnengewölbes in der Basilika zu Beginn des 5. Jh. hatte der Backstein bei Zentralbauten (ebenfalls eine Schöpfung der frühchristlichen Zeit) Verwendung gefunden. Die Form des Zentralbaus, die mit großer Wahrscheinlichkeit im Westen entstanden ist, ist wohl direkt von antiken Mausoleen, wie dem Hadrians-Mausoleum in Rom, abzuleiten. S. Costanza in Rom, eine Rundkirche ohne vorspringende Apsis und damit eines der ältesten Beispiele dieses Bautypus, war ebenfalls ein Mausoleum, das etwa vor der Mitte des 4. Jh. für eine Tochter Konstantins errichtet wurde. Das bekannteste Bauwerk dieses Typus ist die *Anastasis* (Auferstehung) genannte *Rotunde,* die Konstantin der Große oder einer seiner unmittelbaren Nachfolger 324–337 in Jerusalem am Westende der fünfschiffigen Basilika und des anschließenden Atriums über dem Felsengrab, in dem Joseph von Arimathaia den Leichnam Jesu beisetzte, errichten ließ. Nach der Zerstörung im Jahre 614 durch die Perser wurde die Rotunde unter Patriarch Modestos wiederaufgebaut, im Jahre 1009 aber von Sultan El-Hakim mit der Grabeskirche vollständig vernichtet. Die heutige Anastasis stammt aus der Zeit der Kreuzzüge; sie steht noch auf den Grundmauern des ursprünglichen Baus. Dieses Vorbild wurde nach Konstantinopel übertragen, vielleicht von Konstantin; aber die alten, nach diesem neuen Bautypus in der Hauptstadt errichteten Gebäude sind verlorengegangen, und wir treffen hier nur noch auf Beispiele aus späterer Zeit. Dagegen besitzen wir in Thessaloniki in der Kirche Hagios Georgios ein hervorragendes Beispiel (der Bau wurde ursprünglich von Galerius als Mausoleum errichtet und von Theodosius I. um 390 in eine Kirche umgewandelt). Die Rundbauten ermöglichten eine abwechslungsreiche, oft polygonale (sechs- oder achteckige) Grundrißgestaltung. Die Funktion der antiken Mausoleen als Grabstätten machte sie als Bautypus besonders geeignet für den christlichen Reliquienkult, der in der Umgebung einer Grabstätte ausgeübt wurde: die Anastasis war das berühmteste Beispiel dafür. In der Folge wurde eine große Zahl solcher Rundbauten auch über anderen, weniger bedeutenden Grabstätten errichtet. Man kann diesen Grundriß aber nicht immer mit der Verehrung eines Heiligengrabes, d. h. mit der Errichtung eines Martyrions, in Verbindung bringen: die architektonischen Probleme sind hinsichtlich der Frage des Ursprungs oftmals derart verwickelt, daß eine eindeutige allgemeine Aussage fast immer unmöglich ist.

Die Ausschmückung dieser Bauten war, unabhängig von der Grundrißgestaltung, figürlich, d.h., die menschliche Gestalt war wichtiger Bestandteil. Diese uns ganz einfach erscheinende Feststellung ist aber für die Geschichte der christlichen Kunst im allgemeinen und für die der byzantinischen Kunst im besonderen von ungeheurer Bedeutung. Vor allem handelt es sich dabei nicht um eine selbstverständliche Gegebenheit, wenn uns das aus großem zeitlichen Abstand auch so vorkommen mag. Die Tatsache allein, daß die antike Kunst unzählige hervorragende figürliche Darstellungen hervorgebracht hatte, machte die Christen in dieser Hinsicht sehr zurückhaltend. Im übrigen enthielt ja das Mosaische Gesetz ein strenges Bilderverbot. Die ängstlichen christlichen Vorstellungen führten immer wieder dazu, nicht nur im Orient, die Kultbauten ohne jeglichen Bildschmuck zu lassen. Es war ein großes Glück für die erfolgreiche Ausbreitung des Christentums und es ist eine Freude für die Ästheten, daß die humanistische, griechisch-lateinische Tradition die theologischen Skrupel jener Zeit überwunden hat. Man könnte geradezu sagen, es sei ein Sieg der geistigen Umwelt über das religiöse Denken gewesen, das jedoch auch seine Vorteile daraus zog. Denn sobald die Kirche offiziell anerkannt war, bemühten sich die Theologen eifrig, die Rückkehr zu bildlichen Darstellungen zu rechtfertigen. Es scheint, daß nur das Hochrelief von diesem unschlüssigen Hin und Her betroffen wurde, da es nach dem 6. Jh. beinahe vollständig verschwand, während das figürliche Flachrelief weiterhin Verwendung fand.

Es ist notwendig, auf die figürliche Ausschmückung näher einzugehen, um die Entwicklung der folgenden Zeit zu verstehen. Eine Besonderheit der gesamten Kunst, der Malerei wie der Plastik, war die häufige Verwendung der En-face-Darstellung der Personen, die einen Bruch mit der realistischen Tradition bedeutete. Man könnte vermuten, sie sei eine Art der Darstellung, die dem orientalischen Geist besonders entsprach, der danach strebte, eine Figur so vollständig wie möglich wiederzugeben, und zwar in einem Geiste, der seinen Ursprung im magischen Denken längst vergangener Zeiten hatte. Wenn auch diese Form der figürlichen Darstellung sowohl in Palmyra als auch bei den Sassaniden vorherrschend war, so konnte in jüngster Zeit doch nachgewiesen werden, daß sie im Westen entstanden ist oder wiederentdeckt wurde, daß man sie daher nicht der orientalischen Kunst, die an den Profildarstellungen des Flachreliefs festhielt, zuschreiben darf. Dieser Sachverhalt wird besonders deutlich an einigen plastisch ausgeschmückten Bauwerken, z. B. dem Konstantinsbogen in Rom: an den Flachreliefs mit historischen Themen aus der Zeit Konstantins (die nicht zu verwechseln sind mit einigen älteren, hier wiederverwendeten Reliefs), auf denen die Rede des Kaisers *(oratio)* und die Verteilung der Geschenke durch den Kaiser *(congiarium)* um das Jahr 315 dargestellt sind. Den gleichen Sachverhalt findet man noch einmal – und vielleicht noch ausgeprägter – auf dem Sockel, den Theodosius I. im Hippodrom in Konstantinopel für den aus Ägypten herbeigeschafften Obelisken Thutmosis' III. aufstellen ließ. Die Flachreliefs zeigen Persönlichkeiten des Hofes auf übereinandergelagerten, nicht perspektivisch
Abb. 169–171
dargestellten Tribünen in wohlgeordneten Reihen; alle Personen sind frontal abgebildet. Eine solche Schöpfung (das Wort ist berechtigt) ist in der klassischen Kunst unvorstellbar; sie zeigt den Weg, den diese am Ende des 4. Jh. zurückgelegt hat. Mancher Sarkophag ist von der gleichen Ästhetik – vielleicht mit mehr Nuancen – geprägt oder von griechischer Eleganz umgeben, wie etwa das Fragment eines Sarkophags aus Psamatia in Kleinasien (Staatliche Museen, Berlin). Die Mosaikdarstellungen des hl. Demetrios und seiner Begleiter in der dem Heiligen geweihten Basilika in Thessaloniki (Votivmosaik aus dem 5. Jh.) sind ein weiteres Beispiel, an dem diese Besonderheit sehr auffallend ist.
Abb. 41, 234–236

Eine ähnliche, aber weniger streng eingehaltene Bildgliederung gab es schon früher bei bestimmten Gruppen am Triumphbogen in S. Maria Maggiore in Rom. Dies alles findet sich später in Ravenna und an anderen Orten wieder. *Abb. 225–230*

Ein anderes, sehr verbreitetes Merkmal, das von der byzantinischen Kunst aufgenommen wurde, ist die Stilisierung, die aber nur als Ergebnis eines intimen Konfliktes zwischen dem neuen und dem hellenisierenden Stil (den die Fachleute in einem besonderen terminologischen Sinn hellenistisch nennen) in Erscheinung tritt.

Der Umriß wurde bis zur schematischen Darstellung vereinfacht, wobei der traditionelle Realismus manchmal noch mehr oder weniger beibehalten wurde (wie bei den Kaiserporträts von Konstantin bis Honorius am Ende des 5. Jh.). Das Kapitell, besonders das sogenannte theodosische Kapitell, zeigt bei unendlichem Variationsreichtum das nachlassende Gefühl für die Natur, das beim korinthischen Kapitell noch so lebendig war. Diese Entwicklung geht bis zur Einführung abstrakter Dekorationselemente und erreicht eine geometrische Harmonie durch die Linienführung und die mehr oder weniger strenge Symmetrie der Motive. Bei den Schmuckgegenständen wurde wie bei der Ausschmückung der Bauten (Kapitelle und Schranken) der gleiche neue Weg eingeschlagen. *Abb. 982–1004*

Diese Tendenz scheint uns besonders aufschlußreich in der Malerei zum Ausdruck zu kommen, denn sie ist mehr noch als die Plastik der bevorzugte Ort der Wiedergabe der Außenwelt, der Illusion, der bildlichen Umsetzung der Poesie der Natur. Jene Offenheit für Synthese, für die Aufnahme eines abstrakten Idealismus – sei er dekorativ oder symbolisch – fällt hier wegen ihrer besonderen Eigenart durch eine verfeinerte Bemühung um eine neue Ästhetik noch stärker auf. In dieser Hinsicht profitieren wir von den Schlußfolgerungen der Prähistoriker, die aus chronologischen Gründen die Nachahmung beinahe immer früher als die Synthese ansetzen (d. h., der Naturalismus geht in die Stilisierung über und führt von dort zur Abstraktion). Beispiele hierfür liefert die Katakombenmalerei, deren frühes Entstehen jedoch nicht gesichert ist. Dagegen finden sich beachtliche Merkmale dafür bei einem Produkt der Provinzkunst: den Enkaustik-Grabbildnissen in Ägypten aus römischer Zeit, die dank dem trockenen Klima wundervoll erhalten geblieben sind (bezeichnend für einen Bereich, in dem die Nachahmung des Modells ein Hauptanliegen war, wie es in gewisser Weise bis heute noch der Fall ist). Das Porträt in Gold auf Glas, das vielleicht besonders in Rom üblich war und wovon einige Exemplare erhalten sind, blieb dagegen nur der rührenden Subtilität der lebendigen menschlichen Gesichtszüge treu. Ähnlich entwickelte sich der Stil in einem Bereich, der sich der Christianisierung naturgemäß widersetzte, nämlich in der Illustration klassischer Texte, die von jetzt an auf Pergament geschrieben wurden (der Papyrus verschwand allmählich beim Übergang zum *Codex,* d. h. zum Buch). In dieser Hinsicht ist der Vergleich zwischen den Bildern des *Vergilius Vaticanus* und denjenigen des *Vergilius Romanus* besonders aufschlußreich, die beide im Vatikan aufbewahrt werden, deren Entstehungszeit, Ende des 4.–5. Jh., aber sehr umstritten ist. Die Stilisierung fällt beim letzteren viel stärker auf als beim ersteren. Die Mosaikkunst hat aus technischen Gründen, d. h. wegen der gröberen Linienführung der Umrisse, die durch die Verwendung von Mosaiksteinchen statt der Pinselstriche bedingt ist, die Tendenz, diese Entwicklung noch stärker zu betonen, wie dies in S. Maria Maggiore in Rom und in den Schöpfungen des 5. Jh. in Ravenna, z. B. im sogenannten Baptisterium der Arianer, zu sehen ist. Auch hier verlief jedoch die Entwicklung ungleichmäßig: die Ausschmückung des Mausoleums der Galla Placidia (eigentlich eine Palastka- *Abb. 14* *Abb. 242* *Abb. 27, 30* pelle) erscheint mehr vom Naturalismus geprägt, obwohl sie um einige Jahrzehnte früher zu datieren ist als die Kuppel des Baptisteriums der Arianer.

Weiter im Osten finden wir in der Georgskirche in Thessaloniki bei den Heiligen, die in den Interkolumnien der unteren Kuppelzonen dargestellt sind, weich drapierte Stoffe und feine Gesichter; sie sind von der Stilisierung völlig unbeeinflußt, die bei dem schon erwähnten Votivmosaik des hl. Demetrios bedeutend auffälliger ist. In Konstantinopel kann man als einziges heute hier noch existierendes Beispiel *Abb. 15–19* eines Mosaikdekors aus jener Zeit ein Fußbodenmosaik im Großen Palast sehen, das bei britischen Ausgrabungen gefunden wurde: die genrehafte Präzision der dargestellten anekdotischen Szenen erinnert noch stärker an die sogenannte alexandrinische Landschaftskunst als an christliche Bildprogramme (5. Jh.). Es handelt sich hier jedoch um einen Bodenbelag, und wenn auch ein Übergreifen des Mosaiks vom *Abb. 41, 231–255* Boden zur Wand über die Nischen und die Brunnen als Zwischenstufen aufgezeigt hat, so bleibt dieses Gebiet doch, soweit wir es beurteilen können, besonderen Regeln unterworfen.

Versucht man nun eine vorläufige Schlußfolgerung zu ziehen, die später vielleicht ihre Bestätigung findet, dann scheint es so, als ob durch die Entfernung der Provinz die Stilisierung oft begünstigt wurde, während die Prägung durch die griechische Kultur die Sensibilität des Künstlers öfter zu einer eher naturalistischen Darstellungsweise anregte. Auch diese Regel, wenn sie überhaupt eine ist, nimmt jedoch wie jede andere für sich das Recht in Anspruch, Ausnahmen zuzulassen. Jedenfalls ist die schwer zu analysierende, aber nachweisbare Stilisierung der christlichen Kunst ein fundamentaler, wenn auch veränderlicher Bestandteil der byzantinischen Werke. Im Widerstand oder im zeitweiligen Zurückweichen gegenüber der Verlockung einer „Rückkehr zur Antike" blieb der Grad der Stilisierung dauernden Schwankungen unterworfen. Dieses Phänomen ist nur mit Blick auf die Wandlungen der römischen Kunst vom 3. Jh. an verständlich.

An dieser Stelle geht es darum, die formalen Voraussetzungen einer neuen Kunst zu skizzieren; wir stellen den Versuch, ihre Merkmale zu analysieren, für ein späteres Kapitel zurück. Von den Neuerungen, die gegen Ende der Antike auftreten und von denen schon einige besprochen wurden, betrifft die wichtigste und tiefgreifendste die *Ikonographie.* Dies gilt für den ganzen Mittelmeerraum. Wir geben hier nur einen kurzen Überblick, da die Materie weitreichend und komplex und in mancher Hinsicht lückenhaft und ungeklärt ist. Die christliche Ikonographie fand natürlich erst allmählich zu ihren Normen. Die byzantinische Kunst ist aber im Gegensatz zur westlichen Kunst so fest in den weit zurückliegenden Ursprüngen dieser Normen verankert, daß es in Hinsicht darauf notwendig ist festzustellen, wie sich zunächst die verschiedenen Themenkreise und dann die unterschiedlichen Formen des ikonographischen Programms durchsetzten, die erst im Mittelalter voll und endgültig ausgebildet wurden. In bezug auf Byzanz selbst wissen wir gar nichts über das gesamte Problem in seiner Entstehungszeit. Man kann sich jedoch einen gewissen Überblick verschaffen, wenn man die Spuren, die an einigen Ufern des Mittelmeers erhalten geblieben sind, miteinander in Verbindung bringt. Es wäre sehr hilfreich, wenn man die auf einigen Grabmälern angebrachten Symbole, die italienische Wissenschaftler in Jerusalem, Nazaret und Hebron gefunden haben und die von Kardinal Daniélou näher untersucht worden sind, mit Sicherheit deuten könnte. Daniélou datiert diese Symbole etwa in das ausgehende 1. Jh. und schreibt sie der untergegangenen jüdisch-christlichen Gemeinde zu, von der man so gut wie nichts weiß; Palme, Eliaswagen, Stern usw. wären dann für uns die ersten greifbaren Zeichen der neutestamentlichen Lehre und das Auftreten dieser Symbole wäre um ein Jahrhundert früher zu datieren. Man könnte somit zum Teil die Lücke schließen, die zwischen dem Wirken der Apostel und den ersten schriftlichen und künstlerischen Äußerungen, die vom Erfolg ihrer Sendung Zeugnis geben, besteht. Da die Wissenschaftler in diesem Fall jedoch mit ihrem Urteil zurückhalten, bleibt immer noch etwa das zweite Drittel des 3. Jh., das man als Entstehungszeit der christlichen Kunst ansehen kann, die in den Katakomben und an den Ufern des Euphrat, im Haus der Christen von Dura Europos, faßbar ist. Kryptische (Anker an Stelle des Kreuzes, Rebe für die Eucharistie usw.) oder auch nichtkryptische Symbole, einige antikisierende Verzierungen, deren Bedeutung mehr oder weniger sicher ist, aber auch historische Ereignisse aus gerade vergangener Zeit sind hier dargestellt (in Dura Europos die Frauen am Grab, die Heilung des Lahmen usw.). Sie finden sich neben biblischen Gestalten (Elias, Daniel, verschiedene Patriarchen und Propheten), aber auch neben allegorischen heidnischen Figuren, die christologisch umgedeutet wurden, z. B. Orpheus als Guter Hirte, ohne daß für diese Geheimhaltung ein Grund bestand (zumal die christliche Religion immer lange Perioden der Toleranz ihr gegenüber erlebt hat, die aber durch schwere Verfolgungen unterbrochen worden sind). Themen aus dem Alten Testament sind viel häufiger anzutreffen als aus dem Neuen Testament und haben beinahe immer eine besondere Bedeutung: ihre durch die Kirchenväter bestätigte Historizität wird um eine neue Dimension bereichert. Sie erhebt sich auf einer geistigen und überzeitlichen Ebene zu einer Bedeutungsstufe, bei der sämtliche Elemente auf die Ankunft Christi hinweisen und sich nur auf sie beziehen. (Jeder Historizitätsbegriff im modernen Sinne des Wortes steht hier außer Betracht.) Jonas im Bauche des Walfisches, Daniel in der Löwengrube, Abrahams Opfer z. B. sind nichts anderes als Vor-Bilder der Passion und der Auferstehung Christi. Das von den Theologen verkündigte Heilsprogramm beherrschte also die Entwicklung der christlichen Kunst seit ihren Anfängen.

Die Vergangenheit wird erst in Verbindung mit dieser endzeitlichen Gewißheit wahr, und die Zukunft selbst wird ausschließlich von der Erwartung der Wiederkunft Christi beherrscht. Ihre ikonographische Übertragung ist vielleicht etwas späteren Datums und führt sehr bald zur Darstellung der Thronbereitung für die Wiederkunft Christi (Etimasia) und schließlich zum Jüngsten Gericht. Themen des Alten und des Neuen Testaments wurden also bald miteinander vermischt, z. B. auf Wanddarstellungen in S. Maria Maggiore und zweifelsohne auch in den untergegangenen konstantinischen Bauten. Die Ampullen aus dem Heiligen Land (frühestens 6. Jh.) – kleine, mit heiliger Erde gefüllte Behälter –, die von den Pilgern mitgebracht wurden und in Bobbio und in Monza aufbewahrt werden, geben einige unzusammenhängende, fragmentarische Elemente der Grabeskirche und ihrer Ausschmückung wieder. Die Fresken der Katakomben stellten die Allegorie der Glückseligkeit der Seele (Gestalt des Oranten), eine Episode aus dem Leben Jesu (Taufe Jesu, in SS. Pietro e Marcellino), mehrere Wunder (Brotvermehrung, Heilung der Blutflüssigen), eine Mutter und ihr Kind, die bald mit Maria und dem Jesuskind identifiziert wurden, dar. Die *Traditio legis* (die Übergabe der Botschaft Jesu an die Apostel) setzte sich als Thema auf den skulptierten Sarkophagen durch. Erst im 5. Jh. wurde an den Türen von S. Sabina in Rom eine allerdings noch unvollständige Darstellung der Kreuzigung geschaffen.

Abb. 225–230

Ebenfalls ins 5. Jh. gehören die Darstellungen Christi mit den Attributen der himmlischen Königswürde oder der Jungfrau Maria mit denjenigen der Mutterschaft. Sie erhielten den Ehrenplatz im Gewölbe der Apsis. Manchmal nahmen auch Heilige diesen bevorzugten Platz ein, wie Demetrios in Thessaloniki oder Apollinaris in Ravenna, was jedoch eine Ausnahme blieb, die bald wieder verschwand. Die Martyrer, die ja Zeugen für die Wahrheit der übersinnlichen Wirklichkeit sind, bereicherten bald die ikonographische Thematik. Heiligenbildnisse, z. B. Laurentius mit dem Rost, Simeon auf der Säule, erweiterten die am Anfang spärlichen Bildmotive durch unzählige neue Darstellungen im Anschluß an die kleine Gruppe der Apostel und Propheten. Dabei blieb die ursprüngliche Darstellung eines Heiligen, die als wirkliches Kultbild diente und für das Martyrion über seiner Grabstätte ausgeführt worden war, eine Zeitlang festes Vorbild für die weiteren Darstellungen. So meinen *Abb. 27* wir, daß die Darstellung des hl. Laurentius im Mausoleum der Galla Placidia zweifellos die getreue Reproduktion eines solchen „Prototyps einer Reihe" ist, der in Rom oder eher vielleicht in Mailand entstanden ist, vorausgesetzt, die Laurentiuskirche der Stadt als Ort der hauptsächlichen Verehrung des Martyrers ist auch das Martyrion, wie es manchmal von wissenschaftlicher Seite angenommen wird.

Sind nun diese Schöpfungen ganz neu entstanden oder entstammen sie zum Teil der jüdischen Kunst, soweit sie sich auf das Alte Testament beziehen? Dieses Problem betrifft uns hier zwar nicht, kann aber auch nicht ganz ausgeklammert werden. Die Fresken in der Synagoge von Dura Europos scheinen für die Hypothese von der jüdischen Herkunft zu sprechen, doch ihre sehr römische Manier und ihr hinsichtlich des jüdischen Gesetzes außergewöhnlicher und abweichender Charakter lassen Zweifel aufkommen, ob die Fresken wirklich jüdischer Herkunft sind oder wie weit sie unmittelbar weiter gewirkt haben. Eher ist man geneigt, darin ein Produkt aus griechisch-römischem und persischem Einfluß zu sehen. Es ist aber noch nicht untersucht worden, wie es sich mit der mutmaßlichen Existenz der jüdischen *Skriptorien* in Alexandreia verhält, in denen biblische *Rotuli* illustriert worden sein sollen (die Juden blieben dieser Form der Schriftrollen treu, die in der Thora bis heute beibehalten ist). Man hat jedoch geglaubt, den Einfluß einiger nichtfigürlicher Reliefs aus antiken Syngogen auf christliche Dekors nachweisen zu können. Das Problem bleibt letztlich offen.

Andererseits hat die kaiserliche Ikonographie sicher den Anstoß zu bestimmten christologischen Darstellungen gegeben, z. B. der *Traditio legis.* Die kaiserliche Würde und ihre Attribute – Szepter und Globus – passen ganz selbstverständlich mit der Vorstellung zusammen, die man sich von der himmlischen Herrschaft bildete. Der *Kosmokrator* wurde so ohne Schwierigkeit zum *Pantokrator.* Von Gottvater gibt es indessen keine Darstellungen; sie wurden durch eine aus dem Himmelsgewölbe heraus ausgestreckte Hand ersetzt.

Die Mythologie und ihre reizvollen Darstellungen, die es weiterhin gab, wurden allmählich zum Instrument der Propaganda bei den konservativen Heiden, oder sie wurden von reichen Kunstliebhabern zu eleganten Dekorationen benutzt, dabei ihrer ursprünglichen Bedeutung – manchmal auch ihres inneren Zusammenhangs – beraubt. In der letzteren Form wurde die mythologische Darstellung bei den Byzantinern fortgesetzt.

Ein großer Teil der frühen christlichen Bildtypen wurde aufgegeben, aber Byzanz hielt ihnen größere Treue als der Westen. Daher konnten wir sie auch nicht übergehen. Man sieht also, wie das Kaiserreich im Osten als offizielle Hüterin der antiken Tradition über ein ikonographisches Repertoire verfügte, das in einem der neuen

Aufgabenstellungen gegenüber offenen Stil zum Teil bereits ausgebildet war. Dies war die Situation zu Beginn der Justinianischen Glanzzeit. Die weitverbreitete, aber gemeinsame Schöpfung der ganzen Christenheit des Mittelmeerraums übernahmen von jetzt an besonders Konstantinopel und seine Provinzen als Erbe.

In jener Zeit wurde der östliche Mittelmeerraum von einer geistigen Strömung bestimmt: einer vom griechischen Intellekt abzuleitenden, leicht anarchistisch gefärbten Begeisterung für Neues, die die Kirche in dogmatische Konflikte verwickelte, in denen Rom zum unerschütterlichen Verteidiger der Rechtgläubigkeit wurde. Nestorianismus, Arianismus, Monophysitismus, die in Konstantinopel und Alexandreia, also im griechischen Kulturkreis entstanden, schieden die Geister bezüglich der gottmenschlichen Natur Christi. Man hat in der Kunst nach sichtbaren Spuren dieser Bewegung gesucht, ohne Erfolg. Die Konzile bemühten sich, die Einheit des Glaubens wiederherzustellen, und die daraus entstandene Reaktion bestätigte die Kraft und den Zusammenhalt der Kirche – aber nicht endgültig und nicht überall. Das Konzil von Ephesos, das im Jahre 431 zusammentrat, bekräftigte die Lehre von der Gottesmutterschaft (Theotokos) der Jungfrau Maria. Es ist möglich, daß die Darstellung auf dem Triumphbogen in S. Maria Maggiore der allein neben Christus majestätisch auf einem eigenen Thron sitzenden Jungfrau Maria bei den Gläubigen den Stellenwert einer Illustration des durch das Konzil neu bestätigten Glaubenssatzes hatte und dafür als eindeutiger Beweis diente. Die Darstellung ist in dieser Hinsicht eine Antwort auf den Arianismus, der die Göttlichkeit Christi leugnete. Sollten *Abb. 29* solche künstlerischen Übertragungen christlicher Dogmen auch in Konstantinopel geschaffen worden sein oder umgekehrt im Dienst der Irrlehren z. B. in Alexandreia, wo sich der Monophysitismus lange halten konnte, so ist uns davon leider nichts erhalten. Kürzlich hat ein ungarischer Wissenschaftler aus einem Fund in Pannonien die in einen römischen Dachziegel geritzte Karikatur des Areios vorgelegt: dieser *Abb. 554* Fund kommt zwar unserer Neugier entgegen und befriedigt sie teilweise auf der anekdotischen Ebene, schließt aber nicht die Lücke bezüglich der Frage, wie das ketzerische Denken sich in der Kunst ausgedrückt hat. Beim Lesen dieser summarischen und unvermeidlicherweise unvollständigen Überlegungen hat man vielleicht doch erkennen können, daß die durch das Christentum um neue Aspekte bereicherte Kunst – sie sei klösterlich, kirchlich oder kaiserlich –, die auf griechischem Boden allmählich ihre Form fand, von einer tief eingeprägten metaphysischen Begeisterung erfüllt war.

14 WEIBLICHES PORTRÄT
Enkaustische Malerei auf Holz.
Höhe 55 cm.
Fayyum (Ägypten), 4. Jh.
Paris, Louvre.

15 ADLER, EINE SCHLANGE FRESSEND
Fußbodenmosaik.
5. Jh. (?).
Konstantinopel, Großer Palast.

16 TIERKAMPF
Fußbodenmosaik.
5. Jh. (?).
Konstantinopel, Großer Palast.

17 KINDER, AUF EINEM KAMEL REITEND
Fußbodenmosaik.
5. Jh. (?).
Konstantinopel, Großer Palast.

18 KINDER, GÄNSE HÜTEND
Fußbodenmosaik.
5. Jh. (?).
Konstantinopel, Großer Palast.

19 KIND, EINEN ESEL FÜTTERND
Fußbodenmosaik
5. Jh. (?).
Konstantinopel, Großer Palast.

20 MÄNNLICHER KOPF
Marmor. Höhe 30 cm.
Tortosa (heute Tartus, Syrien),
um 350–425.
Paris, Louvre.

21 ROMA UND KONSTANTINOPOLIS
Elfenbein-Diptychon.
Höhe 27,4 cm.
Westlicher Ursprung, 2. Hälfte des
5. Jh.
Wien, Kunsthistorisches Museum.

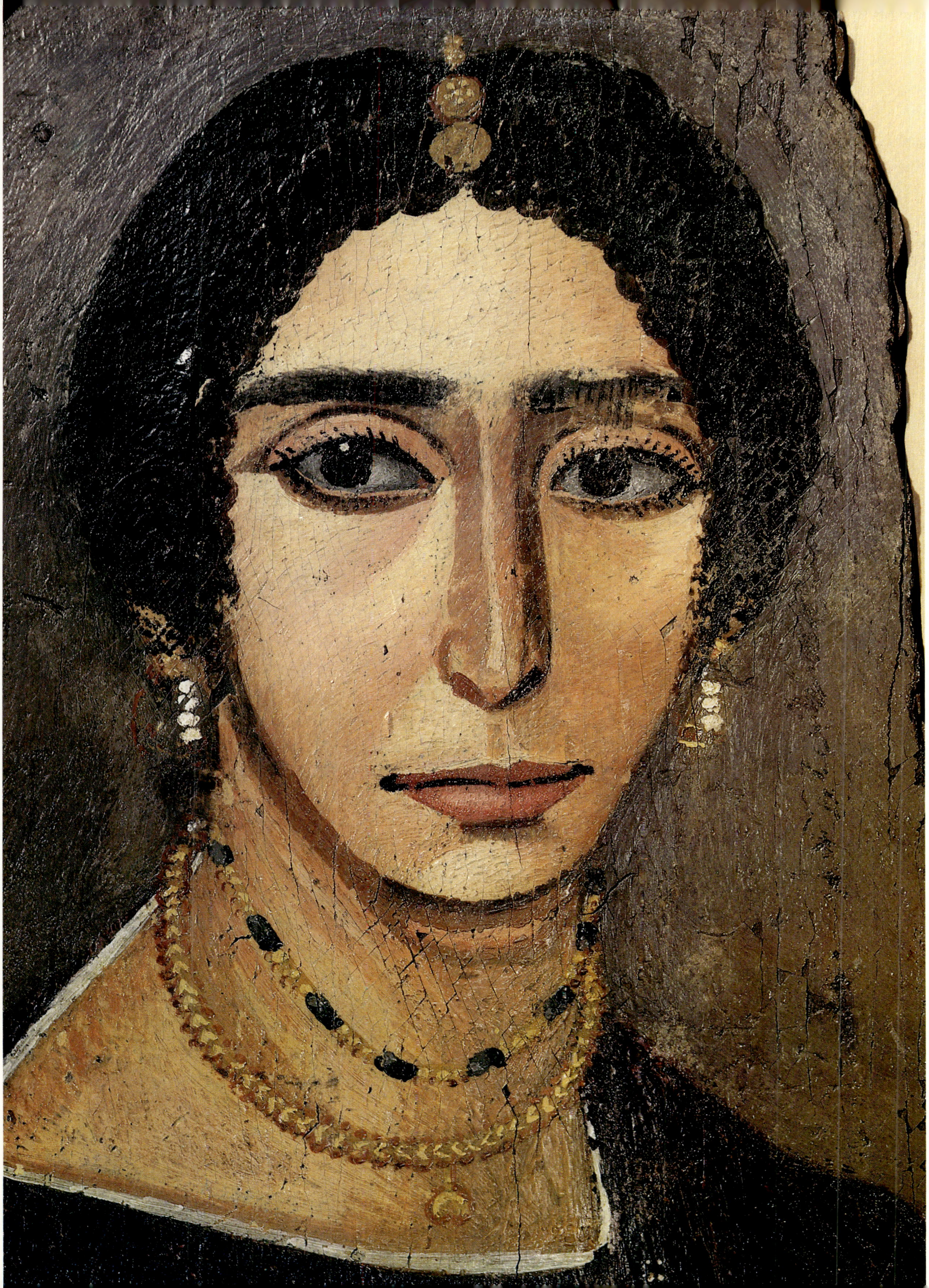

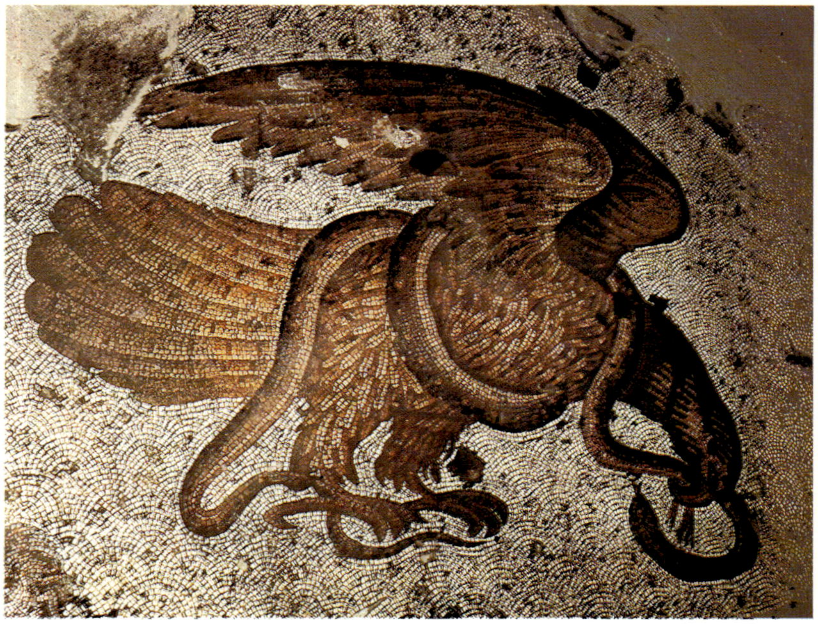

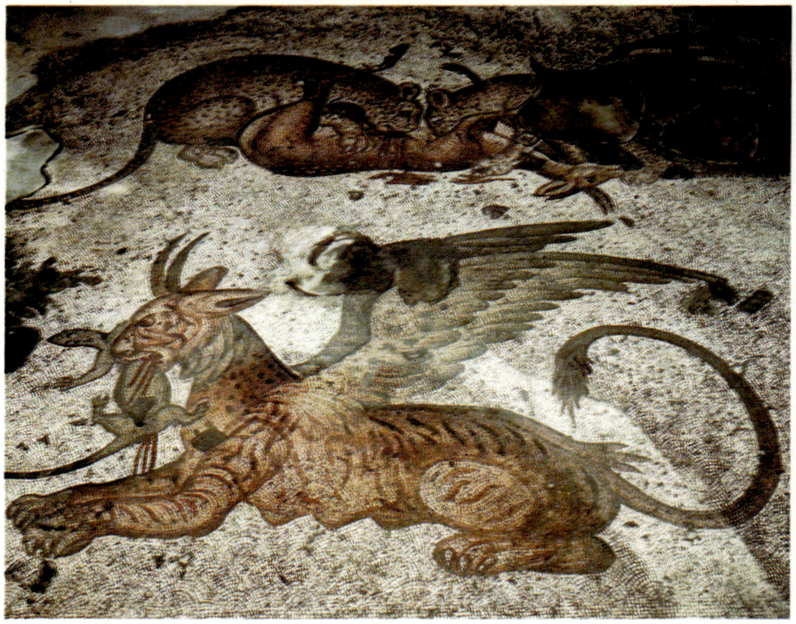

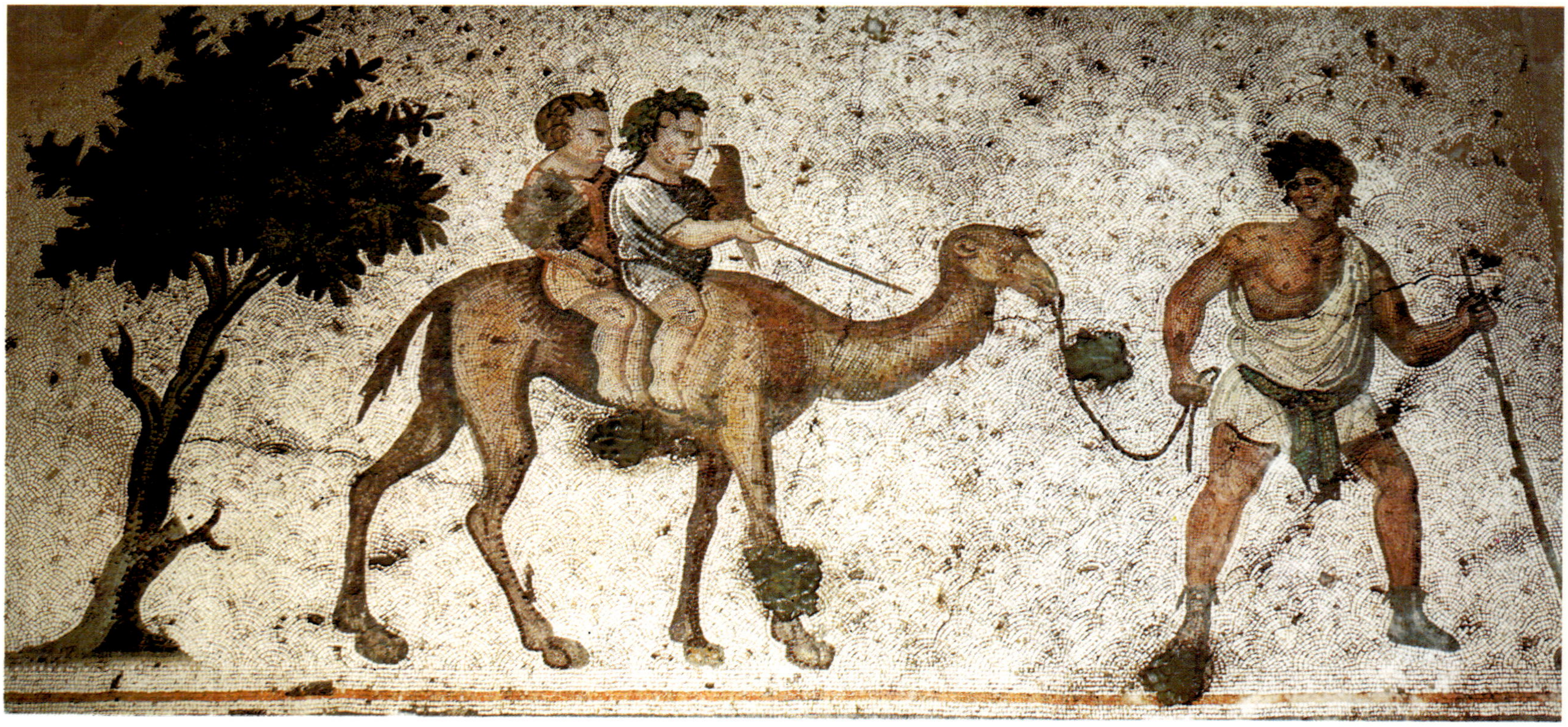

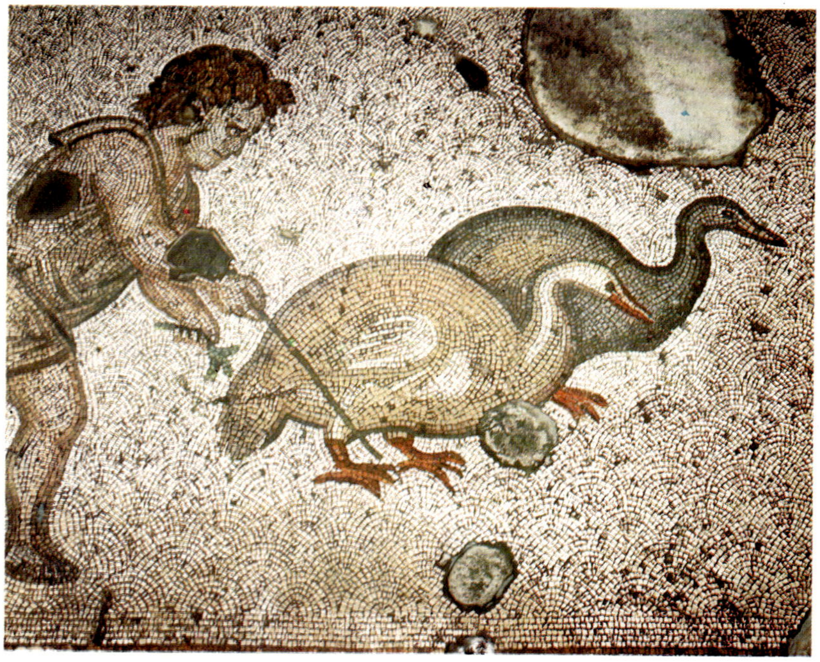

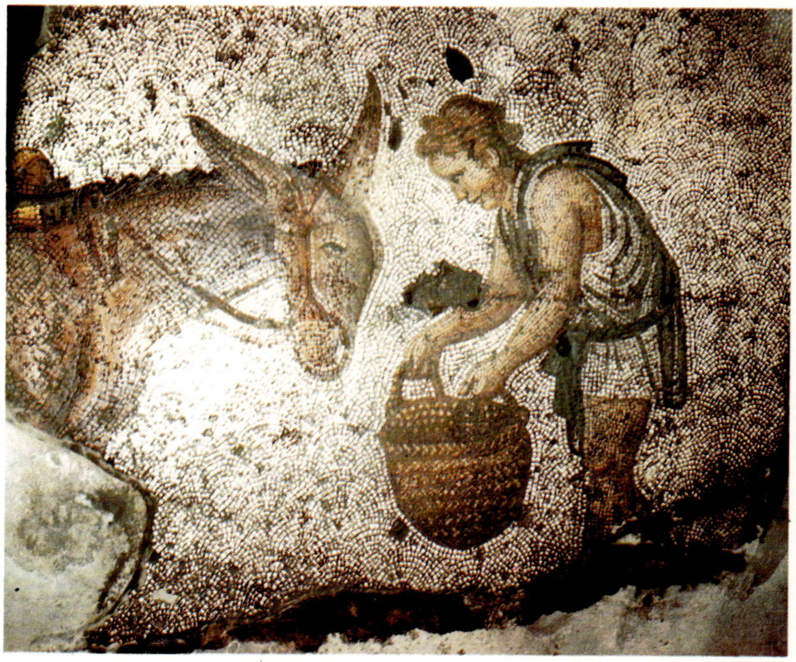

15-19

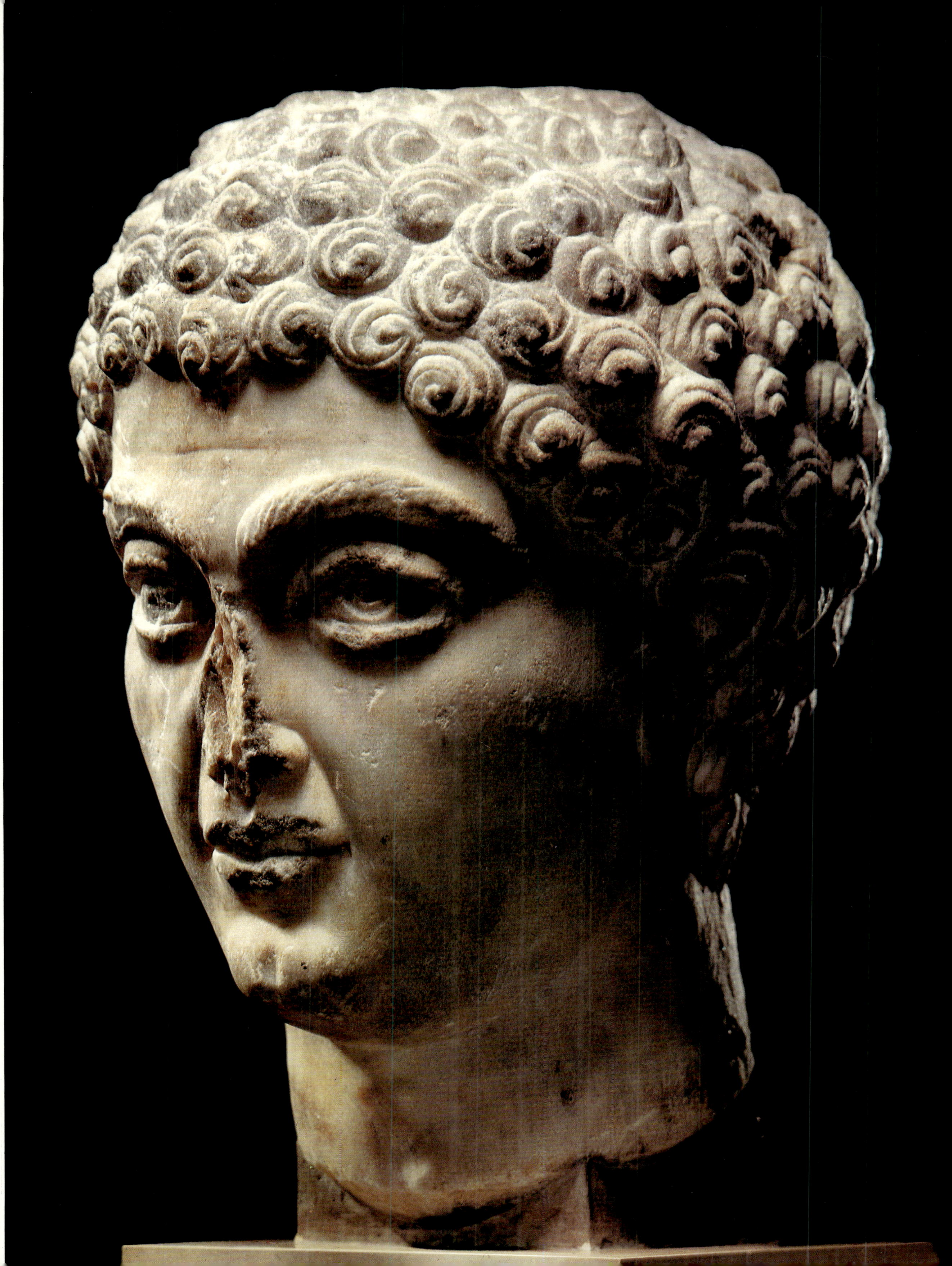

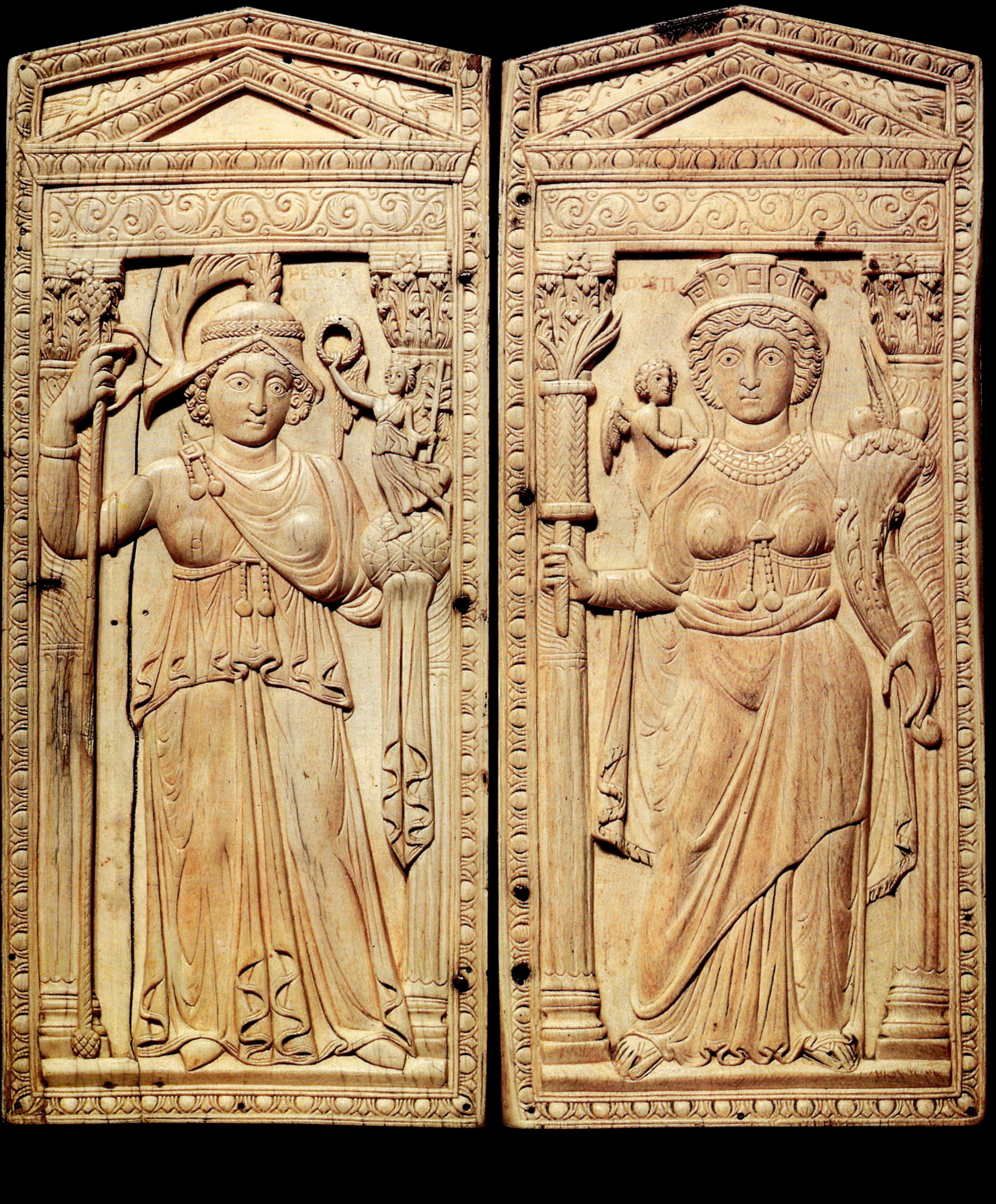

2

DIE ERSTE BLÜTEZEIT
DER BYZANTINISCHEN KUNST

KURZER HISTORISCHER ÜBERBLICK

Nach dem Verfall des westlichen Kaiserreichs lebte die Idee der Universalität des Römischen Reichs in Konstantinopel fort. Sie fand konkreten Ausdruck im Gebrauch des Lateins als Behördensprache neben dem Griechischen, obwohl die Bevölkerung hauptsächlich griechisch war. Die Territorien, die früher das Römische Reich gebildet hatten, zählten immer noch zum kaiserlichen Erbe. Darüber hinaus erkannten die germanischen Könige noch während hundert oder zweihundert Jahren die Herrschaft des Kaisers an. Daher sehen einige Historiker in der Zeit unmittelbar vor Justinian und seiner Regierungszeit das Ende der späten Kaiserzeit. Diese Ansicht trifft jedoch nicht auf die Kunst zu, weshalb sie hier auch unberücksichtigt bleibt.

Die Idee einer universalen Oberherrschaft blieb keine abstrakte Vorstellung. Sie hatte vielmehr zur Folge, daß Justinian (527–565, leitete aber die Politik seines Onkels Justin schon seit 518) sich dazu entschloß, die verlorenen Gebiete mit Hilfe seiner Generäle Belisar und Narses zurückzuerobern: ein bedauernswertes Vorgehen, und unserer Meinung nach gibt es kaum ein treffenderes Beispiel für die Sinnlosigkeit von Eroberungs- und Rückeroberungskriegen. Justinian vereinigte Italien, Nordafrika und einen Teil Spaniens wieder mit dem Kaiserreich. Die politischen Wirkungen waren jedoch nur von kurzer Dauer, die Folgen für die Kunst im Westen dagegen einschneidend. Hinzu kommt, daß Justinian aus mangelndem Interesse für den Osten den Balkan den Awaren und Slawen, Syrien und den Nahen Osten den Persern überließ. Sogar Kleinasien geriet in Bedrängnis, der Kaiser mußte für dieses Gebiet Tribut zahlen. So blieb der militärische Ruhm Justinians illusorisch, nicht aber seine politische Rolle in bezug auf die Wiederherstellung des Staats und dessen Autorität, Einfluß und Kultur. Darüber hinaus hat Justinian mit dem Begriff *Imperium,* dem er mit ganzer Kraft den alten Klang zurückgab, die Vorstellung der christlichen *Ökumene* verknüpft. Beide Begriffe blieben unauflöslich miteinander verbunden, solange Byzanz bestand. Es gab keinen Platz mehr für eine heidnische, neuplatonische Akademie in Athen; 529 wurde sie aufgehoben. Justinians Nachfolger jedoch erbten ein Reich, das wegen der großen Zersplitterung der militärischen Kräfte in Verfall geraten war. Die Balkanländer waren endgültig slawisiert, Italien von den Langobarden besetzt. Herakleios (610–641) rettete die Situation und trug – realistischer als Justinian – der Tatsache Rechnung, daß der Schwerpunkt des Reiches in seiner neuen Form nun im Osten lag, der um jeden Preis geschützt werden mußte. Das gelang ihm auch dank der Siege über die Perser und die Awaren. Er konnte jedoch nicht verhindern, daß die arabische Eroberung weiterging, der die afrikanischen und orientalischen Provinzen zum Opfer fielen. Das Reich war von neuem bedroht, und es entging der Gefahr, die ihm vom Islam drohte, erst durch den Seesieg im Jahre 678, den Konstantin IV. dank dem „griechischen Feuer" über den Kalifen errang. Unmittelbar vor dem ikonoklastischen Streit war das Überleben des Kaiserreichs in einer zwar nicht mehr „universalen", aber angemessenen Form gesichert. Die Hellenisierung machte Fortschritte, nachdem Herakleios das Latein als offizielle Sprache abgeschafft hatte. Die Kunst nahm, wie man wohl trotz der Unklarheit, die bezüglich des 7. Jh. herrscht, feststellen kann, einen derartigen Aufschwung und gewann einen so ausgeprägten Charakter, daß sie trotz der freilich nur teilweisen und Episode bleibenden Bilderstürmerei ihre Entwicklung im Mittelalter in den gleichen Bahnen fortsetzen konnte, die sie in der justinianischen Zeit eingeschlagen hatte.

Erst in justinianischer Zeit erlangte ein grundlegendes, bereits im 4.–6. Jh. in Erscheinung getretenes Phänomen seine volle Bedeutung, das die ganze byzantinische Kultur und Kunst entscheidend prägte: gemeint ist die Rolle, die Konstantinopel als Hauptstadt zufiel. Die Wissenschaftler sind sich zunehmend darüber einig (ohne völlig darin übereinzustimmen), daß Konstantinopel eine ausschlaggebende, vielleicht einmalige Rolle für die Entfaltung und Verbreitung der Kunst gespielt hat. Gewiß konnte sich die Stadt nicht gleich durchsetzen: Antiocheia erstrahlte bis zum 6. Jh. in hellem Glanz, wie Alexandreia bis zum 7. Jahrhundert. Die feindliche Stadt Ktesiphon hätte sich als Beherrscherin des Ostens unter Chosrau I. und Chosrau II. durchsetzen können; ihr Einfluß blieb jedoch auf das im übrigen riesige Persien beschränkt (abgesehen von gelegentlichem Eindringen in den griechischen Kulturraum), und vom Islam wurde sie wie von einem reißenden Strom erfaßt. So kam es, daß Byzanz mit seiner antiken Vergangenheit und seinen dunklen Beziehungen zu Megara eine beherrschende Stellung als Hauptanziehungspunkt gewann. Die Lage auf dem hügeligen Landvorsprung, die starken Befestigungsmauern und das Meer machten es uneinnehmbar. Die Stadt entwickelte sich zu einem blühenden Handelszentrum zwischen dem Osten und dem Westen und importierte Produkte aus China, das sie aber in der Seidenraupenzucht bald verdrängte. Sie war Sitz einer christlichen Akademie, welche die zu Ende gegangene geistige Bedeutung Athens vergessen ließ – nicht aber die seiner wichtigsten Autoren, z. B. Platons oder Plotins; sie diente mit ihren Denkmälern und Handwerksbetrieben als Vorbild für die wichtigsten Schöpfungen auch in den weniger bedeutenden Städten. Nur die Welt der Klöster entzog sich wenigstens teilweise ihrem direkten Einfluß. Die Stadt war ferner Sitz des Patriarchen, und als solche verteidigte sie die wahre Lehre gegen die weiterbestehenden Irrlehren des Monophysitismus und des Nestorianismus. Geistig widersetzte sie sich Rom unzählige Male, wenn sie auch immer noch in der römischen Tradition verankert blieb. Von der politischen Bedeutung der einstigen Hauptstadt Rom war nichts mehr als ein glanzvoller Name geblieben, dessen sich Byzanz schon längst bemächtigt hatte: als *hoi Rhomaioi* wurden ihre Einwohner weiterhin bezeichnet. Byzanz war wahrhaftig das irdische Abbild des himmlischen Jerusalem geworden, die augenscheinlichste und überzeugendste Verwirklichung des göttlichen Willens – und blieb es bis zu seinem Fall. So ist es auch zu verstehen, daß unter diesen Voraussetzungen der geistliche Vorrang des Stuhles Petri nicht mehr so ohne weiteres hingenommen und nach verschiedenen Wechselfällen endgültig abgelehnt wurde.

Die Machtkonzentration ging nicht ohne Risiken vor sich, mit denen sich die jeweilige Regierung abfinden und gegen die sie wirksame Mittel finden mußte. Dies berührt uns jedoch kaum, und wir wollen hier auch nicht die Palastintrigen zur Sprache bringen. Doch muß an den *Nika*-Aufstand erinnert werden, der von den Zirkusspielen und den rivalisierenden Sportlergruppen ausging, die sich dieses eine Mal gegen die Regierung einig waren. Er brachte auf dem Höhepunkt der justinianischen Herrschaft im Jahre 532 sogar die Regierung in Gefahr und scheiterte nur an der Geistesgegenwart der Kaiserin Theodora und des Feldherrn Belisar. Den Wagenrennen im Hippodrom wurde besonders während der Zeit, die hier behandelt wird, außerordentliche Bedeutung zugemessen. Das Volk geriet dabei in fanatische Begeisterung und setzte sich, in Anhängergruppen aufgeteilt, leidenschaftlich für den Sieg dieses oder jenes Wagenlenkers ein. Der Kaiser selbst präsidierte den Spielen. Die *Abb. 169* Wagenrennen fanden bis zur Eroberung durch die Lateiner im Jahre 1204 statt. Die *Abb. 507* ungestüme Begeisterung hatte gewiß Rückwirkungen im öffentlichen Leben, sie fand ihren Niederschlag aber auch in der Kunst, z. B. auf manchem Denkmal, das zu Ehren eines Wagenlenkers errichtet wurde, auf Elfenbeingegenständen oder auf ein- *Abb. 187, 188* zelnen Stücken aus Bronze. Es handelt sich dabei um eines der wenigen uns bekannten profanen Themen (obgleich der Kaiser vor dem Startzeichen den Segen erteilte und religiöse Zeichen oft mit den beim Rennen verwendeten Gegenständen verbunden und auch an den Pferdegeschirren befestigt waren). Ohne Zweifel verbarg sich hinter dieser Zurschaustellung prunkvollen sportlichen Aufwandes auch eine gewisse Symbolik: sieben Runden auf der Rennbahn entsprachen den sieben Tagen der Woche, vier Wagen den vier Jahreszeiten, diesen wiederum die Farben der Anhängergruppen. Die Veranstaltungen zogen wegen solcher Anspielungen und wegen der Vorliebe für den einen oder anderen Star unter den Wagenlenkern viele Zuschauer an. Die Anwesenheit des Kaisers verlieh den Spielen eine gewisse universale Bedeu- *Abb. 514–516* tung, denn seine Rolle war in Byzanz von so besonderer Art, daß diejenige westlicher Herrscher davon nur eine blasse Vorstellung geben kann.

Es ist notwendig, diese Rolle, von der ein Teil der byzantinischen Ikonographie bestimmt wurde, näher zu beschreiben. Gewiß hatte sich in Rom schon etwas Ähnliches angekündigt, und während der späten Kaiserzeit wurde der *Imperator* gelegentlich Gegenstand eines regelrechten Kults. Was aber in Byzanz, dieser christlichen Stadt, vor sich ging, war im Grunde etwas anderes. Die Überzeugung, daß das Kaiserreich das wahre Abbild des himmlischen Königreiches sei, verlieh dem Kaiser sakralen Charakter: er ist der *Isapostolos,* der den Aposteln Ebenbürtige. Auf politischer Ebene ist er gar der Vertreter Gottes auf Erden, und zwar in einer viel realeren Art als selbst der Herrscher des späteren Heiligen Römischen Reiches. Seine Autorität über den Staat und auch über die Kirche ist im Prinzip absolut (in Wirklichkeit jedoch nicht uneingeschränkt). Senat und Volk haben ihm diese Macht anvertraut, die nie absoluter war als unter Justinian, der sich auch als verantwortlicher oberster Herr der Kirche fühlte. Er scheint jedoch *Imperium* und *Sacerdotium* nicht vermischt, vielmehr die Meinung vertreten zu haben, der Kaiser solle eine harmonische Beziehung zur Kirche pflegen. Ihr irdisches Oberhaupt blieb der Bischof von Konstantinopel, der bald zum Patriarchen erhoben wurde in der Erwartung, daß er den Vorrang des römischen Pontifex maximus zurückweise. Um diese außergewöhnliche Situation zu verstehen, muß darauf hingewiesen werden, daß Konstantin, der Gründer des christlichen Reiches, schon jetzt als Heiliger angesehen wurde und daß es sein Biograph Eusebios von Kaisareia war, der die Herrschaftsdoktrin aufgestellt hatte, die sich in der folgenden Zeit durchsetzt. Der Kaiser sprach nicht mehr im

Namen des Volks wie sein römischer Vorgänger, sondern im Namen Gottes. Er war Gesetzgeber für alle kirchlichen und klösterlichen Belange. Seine Entscheidungen waren bindend und hatten, unterstützt durch eine solide Verwaltung, Bestand bis ins Mittelalter – über alle plötzlichen Regierungswechsel hinweg. Sogar die Kunst spürte die Folgen davon: es gab übrigens eine kaiserliche Symbolik, und bei der Entstehung der byzantinischen Kunst verschmolzen das Bild Christi, des himmlischen Herrschers, und das Bild des Kaisers, des irdischen, universalen Herrschers. Durch diese geistige Verknüpfung wurde die zeitliche Herrschaft bestätigt. Die Nachfolger Justinians ließen ihre Söhne an der Herrschaft teilnehmen, damit deren Kontinuität gesichert würde. Es ist festzustellen, daß – trotz unzähliger Verbrechen und Staatsstreiche, die der byzantinischen Herrschaft anzulasten sind, so daß man darüber fast deren kulturfördernden Charakter verkennen könnte – die Dynastien sich tatsächlich über beachtliche Zeiträume hinweg halten konnten, jedenfalls über Zeiträume, die sich mit den im Westen bekannten vergleichen lassen.

Diese Anhäufung von Macht auf eine einzige Person, die dem Hof und dem Volk durch eine strenge Etikette vor Augen geführt wurde, ebenso die transzendentale Natur seiner Legitimität und seiner Macht trugen nicht wenig dazu bei, aus dem griechischen Kaiserreich einen zentralistischen Staat zu machen – ungeachtet der Tatsache, daß einige Provinzen ihre Selbständigkeit errangen und autonome Staaten gründeten. Ein weiteres Ergebnis war, daß sich die Hauptstadt zu einem unvergleichlichen Kulturzentrum entwickelte, dem man geneigt ist den größten Teil der Kunstwerke zuzuschreiben.

Kaiser Konstantius II. erscheint wie eine Ausnahme. Er ging nach Italien, um von dort, wie es scheint, den Kriegsschauplatz gegen die Langobarden zu überwachen und verlegte seine Residenz nach Syrakus, wo er im Jahre 668 ermordet wurde. Im Gegensatz dazu könnte man auf Arkadios hinweisen, der während seiner ganzen Regierungszeit den Großen Palast nicht verlassen haben soll. Ganz allgemein gesehen, sind der Kaiser und die Hauptstadt durch die Ausstrahlung ihres autokratischen und kulturfördernden Prestiges und durch den Einfluß ihrer mystischen Rolle miteinander verbunden.

DIE ARCHITEKTUR

Über die Architektur in Konstantinopel vor Justinian wissen wir nicht viel, können jedoch mit Sicherheit sagen, daß die drei- oder fünfschiffige Basilika im ganzen 5. Jh. bis zum Anfang des 6. Jh. in der gesamten christlichen Welt, in Konstantinopel wie in Rom, ihre Blütezeit erlebte. Die Basilika, die große Schöpfung der sakralen Architektur, entwickelte sich durch die Verbindung mit anderen Formen weiter. So kann man, was eigentlich widersprüchlich ist, feststellen, daß die Architektur dieser Zeit grundlegend für die mittelalterliche Architektur im Byzantinischen Reich war, andererseits zugleich behaupten, daß – wie ein Vergleich der Grundrisse ergibt – während der klassischen Zeit von Byzanz (9.–12. Jh.) und am Ende des Mittelalters die neuen oder durch orientalische, islamische oder andere Einflüsse geprägten Schöpfungen überwogen. Dabei darf aber neben dem basilikalen Grundriß jener der Zentralbauten nicht übersehen werden, der oft in den bald verschwindenden *Martyrien* Verwendung fand. Man muß sich ferner vergegenwärtigen, daß der Grundriß des Zentralbaus in vielen Varianten auftritt und – wie bei der Hagia Sophia – mit Elementen verbunden sein kann, die dem basilikalen Grundriß entstammen. Es ist also nicht ganz leicht, einen Überblick zu geben.

Im christlichen Syrien wurden zahlreiche Kirchen teils mit basilikalem (manchmal einschiffig wie in Qalb Lōze) und teils mit kreuzförmigem Grundriß gebaut, wobei die letztere Form vielleicht von den Martyrien übernommen wurde: z. B. in Antiocheia, wo die Verwandtschaft mit der Johanneskirche in Ephesos, die unter Justinian völlig umgebaut wurde, auffällt. In Konstantinopel ist die berühmte Apostelkirche zu nennen, über die man aber nur wenig weiß. Ebenfalls in Konstantinopel beweist heute noch die Johannes dem Täufer geweihte Kirche des Studios-Klosters, das im Jahre 463 von dem Konsul Studios gegründet und später (nach 798) zum Muster des gesamten Mönchtums des byzantinischen Kulturkreises wurde, wie hoch der basilikale Grundriß dort im 5. Jh. geschätzt wurde. Zeugnisse für Kirchen mit basilikalem Grundriß sind in Thessaloniki die Demetrios-Kirche, in Ravenna die Basilika des Bischofs Ursus und die von Theoderich gebaute Palastkirche, die um 500 entstand, heute aber durch Restaurationen verunstaltet ist.

Es ist das besondere Kennzeichen byzantinischer Kirchen mit basilikalem Grundriß, daß sie von jetzt an meist mit einer Kuppel überwölbt wurden. Des leichteren Gewichtes wegen wurden diese manchmal aus Holz, meist jedoch aus Ziegelsteinen gebaut. Die über quadratischem oder rechteckigem Grundriß errichtete Kuppel stellt ein heikleres technisches Problem dar als die über einem Zentralgrundriß errichtete Kuppel, bei dem es leichter ist, die Zahl der tragenden Säulen nach Bedarf zu erhöhen. Bei der Kirche Hagia Eirene in Konstantinopel, die im 7. Jh. wiederaufgebaut wurde, erhob sich die Kuppel über dem Ostteil des Kirchenschiffs, bei der Hagia Sophia über dem Mittelteil. In der Apostelkirche, die zwischen 530 und 540 gebaut wurde, soll es entsprechend dem Grundriß des Gebäudes fünf kreuzförmig angeordnete Kuppeln gegeben haben, wenn man den Angaben bei Schriftstellern wie Konstantin von Rhodos und Nikolaos Mesarites Glauben schenken darf. Trompen oder Pendentifs leiten von der kreisrunden Fußlinie der Kuppel über zu den Ecken des sie tragenden Mauerwerks. Diese Konstruktion läßt den Eindruck von Leichtigkeit entstehen, wie es schon Prokop im 6. Jh. bemerkt hatte, es mangelt ihr aber an Solidität, wenn der Grundriß allzu kompliziert angelegt ist, wie sich bei der Hagia Sophia noch zeigen wird.

Der Zentralbau war im Osten besonders beliebt, aber auch im Westen nicht ganz unbekannt, wo außer den Baptisterien auch andere Beispiele zu nennen sind, wie die *Daurade*, d. h. die vergoldete Kirche, in Toulouse. Während der basilikale Grundriß ohne Zweifel von römischen Profanbauten stammt und von Konstantin in die christliche Welt übernommen wurde, ist der Zentralbau über die *Martyrien* und die Anastasis-Kirche in Jerusalem direkt von den antiken Mausoleen herzuleiten. Er setzte sich mit einigen Varianten bei den byzantinischen Architekten durch. Die Kirche Hagios Georgios in Thessaloniki war ursprünglich ein antikes Mausoleum, das in eine Kirche umgewandelt wurde: nur die Ausschmückung ist byzantinisch. Ebenfalls in Thessaloniki begegnen wir in der kleinen Kuppelkirche Hosios David zum ersten Male einem Grundriß, der aus einem in ein Quadrat einbeschriebenen Kreuz besteht, der sich später im Mittelalter durchsetzte. Dies ist originell und kühn zugleich; bei dem genannten Bauwerk handelt es sich jedoch nur um eines von bescheidenen Proportionen.

Justinian, der nach dem Beispiel Konstantins viele Sakralbauten errichten ließ, entschloß sich bereits im Jahr seiner offiziellen Regierungsübernahme (527), eine *Zentralkirche* zu bauen, und zwar in der Form eines in ein Quadrat einbeschriebenen Oktogons, das von einer Kuppel überwölbt sein sollte. Es ist dies die Kirche der Heiligen Sergios und Bakchos, die nicht weit westlich vom Großen Palast entstand. Man muß aber feststellen, daß der Architekt damit eine recht unbeholfene Arbeit geliefert hat, denn es gibt keinerlei Symmetrie zwischen dem Oktogon und dem äußeren Rahmen. Der Besucher merkt dies aber nicht; er empfindet vielmehr nur die Harmonie, die den Gesamteindruck im Inneren der Kirche bestimmt. Die Kuppel ruht auf acht Pfeilern, zwischen denen je zwei Säulen stehen. Die klassischen Architrave im Untergeschoß erscheinen wie eine feste, ausgewogene Stütze für die durch Bögen verbundene Säulenreihe des Obergeschosses. Wenn dies ein Versuch war, so ist er gelungen: die Türken haben der Kirche den Beinamen „Kleine Hagia Sophia" gegeben. In diesem Bauwerk kann man aber wohl nicht den ersten Entwurf für die Hagia Sophia sehen, denn ihre Grundrisse sind verschieden; es weist allenfalls in diese Richtung. Drei Jahre später und noch vor Beginn der militärischen Rückeroberung wurde unter Justinians Einfluß in Ravenna mit dem Bau von S. Vitale begonnen. Anregungen dazu gab zweifellos die Kirche der Heiligen Sergios und Bakchos. Wenn auch nicht die gleichen Proportionen – die Höhe wurde stärker betont –, findet man dort doch die acht Pfeiler wieder. Der Architrav ist bezeichnenderweise verschwunden; er wurde durch Bögen, die von Säulen getragen werden, ersetzt.

Abb. 701–705

Abb. 912, 913, 917

Abgesehen von der Pfalzkapelle in Aachen, war in der folgenden Zeit der direkte Einfluß dieser Rund- oder *Oktogonalkirchen* nicht sehr groß. Sogar die Hagia Sophia wurde nur von türkischen Architekten imitiert. Es gibt jedoch einen Bereich, in dem der Zentralgrundriß vorherrschend blieb: bei den Baptisterien, die in Italien häufig gebaut wurden, z. B. das Baptisterium der Orthodoxen in Ravenna, das 458 nach diesem Plan neben der Palastkirche gebaut wurde, und – als ein späteres Beispiel – das Baptisterium der Arianer, das von den Goten gegen Anfang des 6. Jh. errichtet wurde und das, von außen gesehen, oktogonal ist. Man nimmt an, daß die byzantinischen Architekten beim Bau des Felsendoms in Jerusalem, der am Ende des 7. Jh. von dem Kalifen Abd al-Malik errichtet wurde, die oktogonale Form wieder-aufgenommen haben. Die Hauptschöpfung dieser Zeit aber ist die *Hagia Sophia* in Konstantinopel. Ihr Grundriß bildet eine Ausnahme, sie läßt sich deshalb nicht einordnen. Wir müssen uns daher etwas eingehender mit ihr beschäftigen.

Abb. 899

Abb. 706–713, 715

Kunsthistoriker suchen stets nach Ursprüngen und Einflüssen; zweifellos machen die Schwierigkeiten, die mit der Lösung dieses Problems verbunden waren, es aber besonders interessant. Justinian beauftragte zwei Architekten, Anthemios von Tralleis und Isidoros von Milet, mit dem Neubau, der im Jahre 532 begonnen wurde. Bereits im Jahre 537 wurde die Kirche geweiht. Da dies nach so kurzer Zeit geschah, war sicher noch vieles unvollendet. So wurde z. B. die Ausstattung von Justinians Nachfolger, Justin II., vervollständigt. Unter anderen zeitgenössischen Dichtern äußerte sich Paulos Silentiarios, der besonders einige dekorative Elemente beschreibt, rühmend darüber. Die schöpferischen Einfälle flossen den beiden Architekten, wie wir glauben, aus ihrer eigenen Erfindungskraft zu. Es ist kein antikes Denkmal bekannt, das als direktes Vorbild hätte dienen können. Bei ihrer Arbeit konnten sie zunächst von der Kuppelbasilika ausgehen, und wir werden noch sehen, daß die Hagia Sophia dieser Definition entspricht, wenn es auf den ersten Blick auch nicht so erkennbar ist. Weiter stand ihnen die kleine Kirche der Heiligen Sergios und Bakchos zur Verfügung: der Grundriß ist hier zwar zentral, in der Gesamtanlage aber vergleichbar.

Die Hagia Sophia ist eine dreischiffige Basilika, wie der seit dem 6. Jh. unverändert gebliebene Grundriß zeigt. Der Bau ist 77 m lang und 71 m breit, ist also beinahe quadratisch und unterscheidet sich insofern vom üblichen Grundriß einer Basilika. Er wird von der großen Hauptkuppel beherrscht, die, auf vier gewaltigen Pfeilern ruhend, den ebenfalls fast quadratischen zentralen Raum überwölbt. Die Scheitelhöhe der Kuppel beträgt 55 m, ihr Durchmesser 31 m. Da die erste Konstruktion der Kuppel sich als zu schwach erwies, stürzte sie bereits im Jahre 558 nach zwei Erdbeben ein und wurde durch eine höhere Rippenkuppel ersetzt. Teile dieser Kuppel stürzten in den Jahren 989 und 1346 ein. Das Hauptschiff ist gegen Osten und Westen durch halbkreisförmige Räume erweitert, deren Halbkuppeln von je drei Exedren getragen werden: dies betont die Abweichung von der basilikalen Anlage noch stärker und rückt das Gebäude in größere Nähe zum Zentralgrundriß. Die Hauptkuppel wird an den beiden Langseiten von großen Bögen getragen. Hinter den oberen seitlichen Säulenreihen liegen die für die Frauen bestimmten Emporen. Ein geräumiger Narthex bildet den westlichen Eingang. Alle Säulen sind durch Bögen miteinander verbunden. Das Licht fällt durch die Fenster, die um die ganze Basis der Kuppel angeordnet sind, sowie durch Fensterreihen, die die Seitenwände zwischen den die Kuppel tragenden Bögen und den Emporen durchbrechen. Andere Fensteröffnungen beleuchten die Exedren. Das einfallende Licht wurde durch dünne Alabasterplatten, später vielleicht durch farbige Glasscheiben, gedämpft.

Das Äußere erscheint wie eine Masse schwerer Strebepfeiler, über die die Halbkuppeln und die Zentralkuppel nur wenig hinausragen. Das einzige, was diesem schwerfällig wirkenden Komplex einen gewissen Schwung verleiht, sind die eleganten Minarette, die aber aus türkischer Zeit stammen.

Der gewaltige Innenraum begründete die Berühmtheit der Kirche. In der Horizontalen bildet er ein Oval, weshalb man das Vorbild auch in römischen Bauten wie der *Domus augustana* gesucht hat. Die Gliederung dieser Gebäude ist jedoch so einfach, daß eine solche Hypothese kaum zu vertreten ist. In der Vertikalen rufen die aufeinandergetürmten kleinen Halbkuppeln und die Zentralkuppel sowie die Breite und die außerordentliche Höhe des Kirchenschiffs eine einzigartige, ganz unvergleichliche Wirkung hervor. Diese Wirkung, die der Kühnheit der Architekten zu verdanken ist, besteht heute noch. Obwohl bereits Prokop auf die zu leichte Konstruktion hingewiesen hat, hat der Bau immerhin die Jahrhunderte überstanden. Durch ihre harmonisch abgerundeten, übereinandergestaffelten Räume, die sich trennen und in fast himmlischer Höhe wiedervereinigen, vermag die Kirche in eindringlicher Weise den Sinn auf das Göttliche zu lenken, das in diesem Raum schwebt, der Symbol und zugleich Abbild des Himmelsgewölbes ist. Prokop schreibt in seinem Werk über die Bauten Justinians: *Abb. 23*

„Man könnte nämlich meinen, der Platz werde nicht von außen her durch die Sonne erleuchtet, sondern empfange seine Helligkeit von sich aus, eine solche Lichtfülle ist über das Heiligtum ausgegossen ... Sie (die Kuppel) scheint nicht auf dem festen Bau zu ruhen, sondern als goldene Kugel am Himmel zu hängen und so den ganzen Raum zu bedecken ... Rasch wandert unausgesetzt das Auge hin und her, da sich der Betrachter nicht im Stande fühlt auszuwählen, was er mehr von all dem anderen bewundern soll ...; sein Sinn aber erhebt sich zu Gott und wandelt in der Höhe ...“. (De aedificiis I 1).

Der anscheinend von Anthemios gestaltete Dekor war prachtvoll und einfach zugleich. Mosaiken auf Goldgrund (vielleicht wollte man damit an den Glanz der Sterne erinnern?) mit eingelegten Kreuzen bedeckten die Wände des Obergeschosses. Das Untergeschoß ist noch mit verschiedenfarbigen Marmorplatten geschmückt, die ehemals die Wände ganz bedeckten und eine bunte, schillernde Atmosphäre erzeugten. Die erzählenden Mosaiken, die einige Schriftsteller beschrieben haben, sind zweifellos späteren Datums; diejenigen jedenfalls, die erhalten sind, stammen aus dem Mittelalter. Die Kanzel war mit Elfenbein und Silber verziert. Anscheinend zeichnete sich der Vorhang des Ciboriums durch die Vielfältigkeit des darauf behandelten Themas aus, und wenn man Paulos Silentiarios glauben darf, waren hier Christus und die Apostel dargestellt. Die Strenge des Dekors und sein außergewöhnliches Spiel mit Formen und Räumen sind nach Meinung des britischen Gelehrten Steven Runciman (er geht unter den heutigen Gelehrten, die sich mit der byzantinischen Kunst auseinandergesetzt haben, zweifellos am meisten auf deren geistigen Gehalt ein) mit den Theorien griechischer Geometriker und Mathematiker und mit Plotins idealistischer Ästhetik in Verbindung zu bringen. „Wenn einer das Heiligtum zum Beten betritt", schreibt Prokop, „so wird ihm alsbald bewußt, daß nicht menschliche Kraft oder Kunst, sondern Gottes Hilfe dieses Werk gestaltet hat."

Dies alles war indessen von Justinian beabsichtigt, entsprechend entworfen, organisiert und geregelt worden. Man hat berechnet, daß für die Ausführung dieses großartigen Bauwerks auch für die damalige Zeit gewaltige Summen aufgewendet worden sind. Der Vertreter Gottes auf Erden hat auf diese Weise die kaiserliche Gewalt und die göttliche Macht in die Wirklichkeit umgesetzt und beide gleichsam miteinander verschmelzen lassen. Sein Werk beeindruckt auch die Nichtchristen, ja es kommt ihm eine gewissermaßen universelle Bedeutung zu.

Die Hagia Sophia stellte für die Byzantiner einen Mikrokosmos dar, die Zusammenfassung des Universums, zugleich aber auch das Abbild des Reiches Gottes. Es scheint, daß diese Vorstellung etwa in jener Zeit oder kurz vorher entstanden ist. Die Kirche des hl. Maximos Confessor aus dem 7. Jh. bringt diese Idee klar zum Ausdruck: sie wurde in Form eines von einer Kuppel überwölbten Kubus gebaut, fast nach dem Plan der Hagia Sophia. Man hält es für möglich, daß sie nach dem Vorbild der heute nicht mehr vorhandenen Hagia Sophia in Edessa (Urfa) im nördlichen Mesopotamien entstand, die vielleicht etwas später als die gleichnamige Kirche in Konstantinopel entworfen und vom gleichen Kaiser gebaut wurde. Ein anonymer Hymnus in syrischer Sprache scheint dies zu bestätigen: seine Beschreibung der Kirche von Edessa und ihrer Mosaiken ist für uns von Interesse wegen der darin enthaltenen symbolischen Anspielungen auf die byzantinische Kirche im allgemeinen, die uns auch helfen könnten, den einmaligen Fall der Hagia Sophia, von einigen Details abgesehen, besser zu verstehen.

Und wer genau zuschaut, wird mit Verwunderung erfüllt
bei seiner Betrachtung.
Zum Verwundern ist's in Wahrheit,
daß wie eine weite Welt er ist in seiner Kleinheit,
nicht dem Maße, sondern dem Typus nach, und wie ein Meer
umgeben ihn die Wasser.
Siehe seine Decke ist ausgespannt wie der Himmel und ohne Säulen,
gewölbt und geschlossen;
und geschmückt mit vergoldeten Kassetten
wie das Firmament mit glänzenden Sternen.
Und seine Kuppel ist hochragend,
zu vergleichen dem Himmel der Himmel ...

(Übersetzung von A. M. Schneider)

Abb. 116, 117, 250–260

Ohne daß man sie direkt hätte kopieren oder imitieren können, hatte die Hagia Sophia die kosmische Bedeutung der byzantinischen Kirche in der symbolischen Form des von einer Kuppel überwölbten Kubus in auffallender Weise sichtbar festgelegt. Der griechische Osten vergaß diese grundlegende Struktur nicht, er bereicherte sie vielmehr durch Varianten, die alle von der Metapher ausgehen, daß die Kuppel das Kirchenschiff überwölbt, wie der Himmel die Erde. Der griechische Geist, der von seinen letzten Philosophen neue Anregungen erhalten hatte, verband sich hier mit der neutestamentlichen Hoffnung.

Wir haben nicht die Absicht, dort noch strenger zu differenzieren, wo bedeutende Gelehrte bereits nachgewiesen haben, daß nur schwer aufzulösende Beziehungen bestehen, d.h., wenn es auch sicher eine profane Kunst in Byzanz gegeben hat, so kann man sie doch nicht zu einer Erscheinung machen, die vollkommen unbeeinflußt von der religiösen Kunst gewesen wäre. Hinsichtlich der dekorativen Künste sollte man aber eine gewisse Eigenständigkeit gegenüber der sakralen Kunst nicht übersehen, und wir möchten ihre verschiedenen Elemente aufzeigen, von denen zwar wenig erhalten, das Erhaltene aber wichtig genug ist, um nicht der Versuchung zu erliegen, in einer Kultur nur ihre religiöse Ausstrahlung zu sehen, so eng sie auch mit den geistigen Werten oder gar mit dem volkstümlichen Aberglauben zusammenhängen mag.

Die profane Architektur der ersten byzantinischen Blütezeit können wir leider nicht hinreichend würdigen, weil wir nicht genügend Zeugnisse dafür haben. Einige Autoren, wie D. Talbot Rice, der sich auf den Grundriß des übrigens wenig bekannten Großen Palastes stützt, behaupten, daß die profane Architektur im Vergleich mit der sakralen keine eigenen Lösungen gefunden habe. Andere Kunsthistoriker, die sich mit der byzantinischen Architektur beschäftigen, z.B. J. A. Hamilton, erwähnen die profane Architektur nicht einmal. Pläne und Rekonstruktionen danach vermitteln den Eindruck, daß der Große Palast aus Kapellen, Portiken, basikalen oder runden Sälen und aus Gängen bestanden hat, die nach dem, was wir bis heute darüber wissen, schwer zu beschreiben sind. Es besteht auch wenig Aussicht, viel mehr darüber zu erfahren, da es beinahe unmöglich ist, in einer modernen Stadt Ausgrabungen durchzuführen. Dieser Palast, wegen der engen Verbindung des Kaisers mit dem Göttlichen auch Heiliger Palast genannt, wurde von Konstantin auf der Spitze der von der Stadt eingenommenen Landzunge erbaut und von seinen Nachfolgern umgestaltet. Schon in justinianischer Zeit standen dem Hof große Säle zur Verfügung: die Chalké (der Bronzesaal; was war dabei aber aus Bronze?), anscheinend ein großer Durchgangssaal; das Tribunal (der Gerichtssaal) mit neunzehn Klinen (Liegenischen), das vielleicht ein Speisesaal nach römischer Sitte war; der *Chrysotriklinos,* ein von einer wahrscheinlich mit Goldgrundmosaik verzierten Kuppel überwölbter und von kleinen Apsiden umgebener Thronsaal, und noch weitere Säle. Vor allem die Schriftsteller berichten darüber. Durch britische Ausgrabungen haben wir genauere Kenntnisse über eine Art Vestibül erhalten, das mit prachtvollen Mosaiken geschmückt ist; im Zusammenhang des Kapitels über die profane Kunst werden wir darauf noch zu sprechen kommen. Mehrere andere Paläste dienten den Kaisern als Residenz, sogar in der Innenstadt, besonders seit um 900 der Große Palast verlassen wurde. Der Lexikograph Suidas berichtet, daß der in der Nähe der Stadtmauer gelegene Blachernen-Palast, wenigstens in seiner ältesten Form, von Kaiser Anastasios, d.h. an der Wende zum 6. Jh., gebaut wurde. Bedeutung erlangte er jedoch erst viel später. Der Hippodrom, eine Anlage echt römischer Art, ist ein Werk des Septimius *Abb. 658*

Severus, das von den byzantinischen Kaisern nur noch weiter verschönert wurde. *Abb. 650–652* Soweit wir es durch Augenschein beurteilen können, sind die unterirdischen Zisternen mit ihren zahllosen Säulen die originellsten Profanbauten dieser Zeit. Zwei der wichtigsten scheinen aus justinianischer Zeit zu stammen. Die Ausschmückung der Bauten ermöglicht es, mehr über die nichtsakrale Kunst der Byzantiner zu erfahren. *Abb. 658–660* Nach allem, was man über den Großen Palast weiß, kann man eine interessante Feststellung treffen: der Mangel an Symmetrie im Grundriß, das Gewirr von Gängen, die zahlreichen Anbauten (wobei anscheinend keinerlei Ordnung geherrscht hat), weisen Merkmale auf, die die Nachbarschaft des Orients verraten. Im übrigen findet man bei der Anlage Konstantinopels nichts, was an einen in Wohnviertel eingeteilten hellenistischen Stadtplan erinnern könnte; die unebene, bergige Lage war dafür aber auch wohl nicht geeignet. In Aachen kann man noch teilweise Ansätze zur Symmetrie erkennen, die an einigen Stellen anscheinend den Grundriß des Palastes Karls des Großen bestimmt hat. Für die byzantinischen Kaiser dagegen scheint sie keine Rolle gespielt zu haben. Man spürt eher das leicht Chaotische, die verschwenderi- *Abb. 663* sche Pracht, das Gewirr von Räumen, die in der Residenz des Sultans sichtbar werden und wovon der alte Serail noch schöne Spuren zeigt.

DER FARBIGE DEKOR

Die griechische Wandmalerei, die herrlichen Mosaiken, Malereien und Stukkaturen römischer Bauten (die römische und vor allem die spätrömische Kunst war ein wichtiges Glied in der Entwicklung, die nach Byzanz führte) – diese ganze Tradition brachte auch die Byzantiner zur farbigen und reichen Ausschmückung ihrer Sakral- und Profanbauten. Die Freskomalerei wurde sicher sehr bald von den Byzantinern wiedereingeführt, wobei sie sich von den Christen im Westen anregen ließen, die so schöne Fresken in den Katakomben, in S. Maria Antiqua in Rom und in koptischen Kirchen hinterlassen haben. Aus dem eigentlichen byzantinischen Raum, auf den sich diese Darstellung konzentriert, ist jedoch aus der hier behandelten Zeit beinahe nichts erhalten. Einzige Ausnahme bildet der in der Spätphase entstandene Baukomplex von Castelseprio, auf den wir aus chronologischen Gründen später eingehen werden.

Anders verhält es sich mit den Wandmosaiken, von denen noch genügend Zeugnisse vorhanden sind, um sich eine allgemeine und umfassende Vorstellung davon machen zu können.

Die Inbrunst und die schöpferische Kraft, die in der christlichen Architektur zum Ausdruck kommen, haben auch den schon den Römern bekannten Wandmosaiken ihre Bedeutung und Pracht verliehen. Das Fußbodenmosaik hatte schon im 4. Jh. in Piazza Armerina auf Sizilien und nachher bis ins 6. Jh. hinein, unter anderem in Antiocheia, reiche erzählerische Darstellungen fast immer mit profanem Inhalt hervorgebracht. In der Folge herrschte aber der von religiösen Themen bestimmte erzählende Stil vor.

Wie die Darstellungen aus dem Leben des hl. Stephanos des Jüngeren beweisen, wurden auch Szenen rein malerischen Charakters zumindest in einigen Kirchen Konstantinopels geschaffen. Theologen wie Neilos, Gregorios von Nazianz und Gregorios von Nyssa setzten sich aber dafür ein, das Kreuz und Szenen aus dem Alten und dem Neuen Testament darzustellen, „damit die Analphabeten, welche die Heilige Schrift nicht lesen können, durch Anschauung lernen" (Neilos). Diese Auffassung stimmt mit der grundsätzlichen Einstellung zum Bild überein, worauf wir im Zusammenhang mit dem Ikonoklasmus zurückkommen werden. Das Mosaik, das ja zu einer gewissen Schematisierung der Darstellung zwingt, weil das Material des Künstlers Kobaltglas, Glas, Stein und Marmor ist, eignete sich besonders für den erzählenden byzantinischen Stil. Erste Zeugnisse wurden bei den Ausgrabungen unter der Peterskirche in Rom gefunden. Das Mosaik paßte sich an, trug aber seinerseits dazu bei, den Charakter des byzantinischen Stils des 6. Jh. umzugestalten und auszuprägen. Das Großartige dieser Technik bestand darin, daß sie den Bildern Monumentalität und Würde verlieh – sie stand dadurch vollkommen in Einklang mit der Architektur –, wenn auch Tiefenwirkung und Perspektive notwendigerweise darunter litten. Später, in der Zeit der Klassik, führte die Verfeinerung in der Mosaikkunst dazu, daß sie mit der Malerei auf deren eigenem Gebiet konkurrieren konnte. Soweit sind wir jedoch noch nicht. Jedenfalls beeinflußte diese Errungenschaft auch den Westen, einmal während der Westgotenzeit (z. B. in der schon erwähnten Daurade von Toulouse) und dann während der Karolingerzeit, aus der es in Germigny des Prés noch ein Zeugnis gibt.

Da in Konstantinopel keine Mosaikdekors erhalten sind, wenden wir uns zunächst *Thessaloniki* zu, der zweitgrößten Stadt des Kaiserreichs, in der sich der kulturelle und künstlerische Einfluß der Hauptstadt getreu spiegelte. Gerade in der Georgskirche zu Thessaloniki, deren Entstehungsdatum nicht festliegt (4.–5. Jh.?, 6. Jh.?), findet man in der Kuppel ein Beispiel, das den erzählenden und malerischen Stil miteinander verbindet. Christus und die Apostel, die dort dargestellt waren, sind nicht mehr zu sehen. In einer Art umlaufender unterer Zone ist noch ein großer Teil einer Landschaft voller Phantasiearchitektur erhalten, die vom pompejanischen Stil übernommen wurde; auf ihr sind sehr schöne Heiligengestalten der Ostkirche in Orantenhaltung dargestellt. Ihr ist die Verwandtschaft zum Baptisterium der Orthodoxen in Ravenna anzumerken. Es scheint also folgerichtig, die Georgskirche nicht allzu spät zu datieren, da das Baptisterium in der Mitte des 5. Jh. oder etwas später anzusetzen ist. Die Unsicherheit, die in bezug auf dieses Jahrhundert herrscht, ist aber noch größer als für das folgende, aus dem wir einige Anhaltspunkte besitzen. Bei einer Stilanalyse fällt der ganz in der griechischen Tradition stehende idealisierte Charakter der Gesichter auf. Andererseits sind auch ziemlich ausgeprägte individuelle Züge erkennbar, und man hat zum ersten Male im Laufe der Entwicklung, die wir hier nachzuzeichnen versuchen, das Gefühl, einer subtilen und stets etwas wechselnden Mischung dieser beiden Tendenzen gegenüberzustehen, die so bezeichnend für Griechenland sind.

Abb. 859–861

In den gewölbten Bauteilen finden sich immer noch ornamentale Kassettenmotive. Stellen sie eine Erinnerung an den Fußbodendekor dar? Wenn ja, würde dies die Theorie A. Grabars bestätigen, nach der der Deckendekor zunächst den Dekor der Fußböden reproduziert hat. Dies ist jedoch nicht nachweisbar. Man darf vielmehr vermuten, daß entsprechende Motive bemalte Holzdecken imitierten, die nicht mehr vorhanden sind. Ebenfalls dem 5. Jh. gehört auch ein Thema an, das auf spätere Kompositionen hinweist: der auf einem Regenbogen thronende Christus im Ap-

Abb. 42, 231

sismosaik der Hosios-David-Kirche des Latormu-Klosters. Hier läßt sich eine Verwandtschaft mit dem Apsismosaik in S. Pudenziana in Rom feststellen, und man könnte in diesem Zusammenhang sogar den Christus der *Traditio-legis*-Darstellung in einer Nischenapsis in S. Costanza, ebenfalls in Rom, nennen. Der Stil ist gewiß unterschiedlich, doch wurde nach den gleichen Vorstellungen gearbeitet. Christus als die die Apsis beherrschende Figur behauptete sich nicht lange als Thema, sondern wurde durch die Darstellung der Jungfrau Maria ersetzt. In der Kirche Hosios David ist schlecht zu erkennen, wen die beiden Figuren rechts und links darstellen, die aber mit Sicherheit dem Alten Testament angehören: sie werden meist als Ezechiel und Habakuk gedeutet. Keine Probleme bieten dagegen die Symbole der vier Evangelisten, die um die helle Zone mit der Christusdarstellung gruppiert sind, die ihrerseits auf die spätere Mandorla vorausweist.

Wenn auch gewisse Affinitäten zwischen dem hellenisierenden Stil einiger Mosaiken in Thessaloniki und den Stilarten, die später für Konstantinopel typisch wurden, festgestellt werden können, so finden sich doch die wichtigsten der aus dem 5. und 6. Jh. erhaltenen byzantinischen Mosaiken in *Ravenna.* Obwohl die Stadt im Westen liegt, wurde sie doch sehr von dem Prestige, das von Byzanz ausging, beeinflußt, und dies bereits vor der Eroberung durch Justinian. Trotzdem ist der Stil, der sich in Ravenna entwickelte, weder rein byzantinisch noch griechisch: in ihm verschmelzen vielmehr verschiedene Elemente, die wir versuchen wollen auseinanderzuhalten. Im ikonographischen Bereich kommt in einer Hinsicht die Autorität der Hauptstadt deutlich zum Ausdruck: man findet in Ravenna, das in seiner politischen Bedeutung im 5. Jh. mit Rom rivalisieren konnte, den zugleich einheitlichsten und umfassendsten Komplex von Mosaikdekors.

Galla Placidia, die Schwester des Honorius und Regentin des Reiches, ließ in Ravenna neben S. Croce um die Mitte des 5. Jh. ein *Mausoleum* errichten, in dem sich zwar Sarkophage befinden, das aber doch eher eine Gebetskapelle (vielleicht für die weitverbreitete Verehrung des hl. Laurentius) gewesen sein dürfte. Es ist ein kreuzförmiger Ziegelbau mit einer Kuppel über der Vierung. Die Gewölbe sind mit goldgelben Motiven auf dunkelblauem Grund geschmückt. Darin hat man eine Anspielung auf den Sternenhimmel sehen wollen, und dies würde sehr gut zu der von einigen byzantinischen Schriftstellern festgelegten Symbolik passen, der wir wiederbegegnen werden. Allerdings sehen diese Motive in den meisten Fällen keineswegs wie Sterne, sondern eher wie Blüten oder Blumenkronen aus. Auf der nördlichen Lünette über dem Eingang ist der Gute Hirte in einer rein hellenistischen, an das Paradies erinnernden Landschaft dargestellt. Hier wird der Einfluß der Antike spürbar, und wer Gelegenheit hatte, diesen Guten Hirten mit dem David des Psalters 139 in der Bibliothèque Nationale in Paris zu vergleichen, kann feststellen, daß dieser, obwohl erst aus dem 9. Jh. stammend, in der gleichen Tradition steht. Auf der südlichen Lünette scheint sich der hl. Laurentius, eher schwebend als gehend, siegessicher auf den glühenden Rost, sein Attribut, zuzubewegen; links daneben sieht man einen Schrank mit geöffneten Türen, in dem die vier Evangelien aufbewahrt sind. Der Sinn des Bildes ist klar: *Evangelium Christi unde martyres fiunt* – um des Evangeliums Christi willen gibt es Martyrer. Eine solche Darstellung könnte sich zuerst an der Stelle befunden haben, an der die Reliquien des Heiligen beigesetzt wurden, d. h. in Rom. Im Grunde könnte es also ein Kultbild gewesen sein, das sich direkt – oder auf dem Umweg über Mailand, wo der hl. Laurentius ebenfalls verehrt wurde – von dem Bild in seinem Martyrion herleiten ließe. Dies ist eine Hypothese, die aber glaubhaft erscheint. Vielleicht wurde die Komposition neu ausgeführt und dabei verändert, was das Evangelienbuch erklären würde, das der Heilige in der Hand hält und das einigermaßen unerwartet zu den vier anderen kommt. Diese Bilder sind von einem ganz eigentümlichen, ungewöhnlichen Stil. Wäre es verfrüht, darin bereits einen Einfluß von Byzanz erkennen zu wollen?

Die zentrale Kalotte, ein kleines Gewölbe auf einem viereckigen Tambour, stellt den Himmel mit seinen unzähligen Sternen dar. Die schon angesprochene Symbolik, die die Kuppel mit dem Himmel in Verbindung bringt, ist also auch hier gegenwärtig. Am Tambour sind acht Apostel in der Haltung römischer Redner mit erhobenem Arm abgebildet. Ein lateinisches Kreuz in der Mitte der Kalotte ist unterschiedlich interpretiert worden: einige sehen darin ein Symbol der Auferstehung, andere einen Hinweis auf die Kreuzauffindung in Jerusalem oder vielleicht auf die Kreuzesvision an der Milvischen Brücke. Das gleiche Motiv kehrt auch auf einem mit Sternen übersäten Grund in der Apsis der Erzbischöflichen Kapelle (Anfang des 6. Jh.) wieder.

Es gibt also in dem Mausoleum eine Verbindung von frühchristlichen Elementen mit Zügen, die später typisch für die byzantinische Kunst wurden. In diesem Zusammenhang sind auch die frühchristlichen Motive der Lünetten zu erwähnen: in einem prächtigen Rankenwerk sieht man Hirsche, die ihren Durst an der Quelle (des Lebens) löschen. Dieses Thema steht durchaus in der Tradition der römischen Kunst, wurde aber ein bevorzugtes Motiv der anikonischen byzantinischen Kunst. Es findet sich wieder in den Ecken und zwischen den Fenstern der Kuppel des Felsendoms zu Jerusalem, der von byzantinischen Künstlern am Ende des 7. Jh. ausgestaltet wurde.

Abb. 2, 30, 904, 905

Der gleiche Geist, noch von klassischen Einflüssen, aber auch schon von neuen Ideen durchdrungen, prägt auch das *Baptisterium der Orthodoxen* (S. Giovanni in Fonte), gelegentlich auch Baptisterium der Kathedrale genannt, das von Bischof Ursus erbaut und im Jahre 458 von Bischof Neon Johannes dem Täufer geweiht wurde. Der Dekor muß jedoch mindestens teilweise vor der Mitte des 5. Jh. entstanden sein. Er ist außergewöhnlich reich, und zum Glück ist ziemlich viel davon erhalten (ausgenommen die Verzierungen, mit denen die äußeren Apsidiolen am Oktogon geschmückt waren). Er ist in mehrere, übereinander angeordnete Zonen eingeteilt. Die unterste besteht aus farbigem Marmor, der von Rankenornamenten gerahmt ist. Darüber folgt eine Zone mit stuckverzierten Nischen, in denen Heilige in Flachrelief dargestellt sind. Oberhalb dieser Zone sind die Arkadenbögen, die die Kuppel tragen, mit Rankenornamenten und mit frühchristlichen Motiven wie Vasen und Pfauen, beides Symbole des ewigen Lebens, ausgeschmückt. Die vollständig mit Mosaiken dekorierte Kuppel ist ebenfalls in drei Zonen gegliedert, die vielleicht als Beispiele der erzählenden Perspektive zu verstehen sind; jedenfalls bewegt sich die Prozession der zwölf Apostel eindeutig auf Christus zu, der von Johannes im Jordan getauft wird. Der Fluß ist einerseits als durchsichtiges Wasser dargestellt, andererseits aber auch als allegorische Figur in der Nachahmung antiker Vorbilder. Um die Apostelprozession läuft eine Zone mit Phantasiearchitektur, ähnlich jener, die bei der Georgskirche in Thessaloniki bereits erwähnt wurde. Hier wurden jedoch vier Altäre hinzugefügt, auf denen die Evangelien liegen, sowie vier Throne, ferner leere Sessel. An den Thronen erkennt man die Symbole der vier Patriarchen (von Rom, Konstantinopel, Alexandreia, Antiocheia) – die Sessel warten ohne Zweifel auf die Auserwählten. Diese Szene ist ein Hinweis auf die Bereitung des Thrones für die Wiederkunft Christi (Etimasia), die bald als Motiv in die Ikonographie eingeführt wurde.

Abb. 34

Die Herrschaft Odoakars, die Ankunft der Ostgoten in Italien und die Herrschaft Theoderichs in Ravenna boten Anlässe zu neuen Schöpfungen. Die Bedeutung der Gold- und Silberschmiedekunst bei den Barbaren scheint wenigstens im Westen überall die vorhandenen Techniken beeinflußt zu haben. Dagegen verfügten die Barbaren, die sich weit entfernt von ihrem Ursprungsort niederließen, über kein Dekorationsrepertoire, das sich für die Architektur verwenden ließ. Der spezifische Charakter ihrer Kunst macht sich in den erhaltenen Mosaiken nicht bemerkbar. Sie scheinen sich im Gegenteil sehr schnell ihrer Umgebung angepaßt zu haben. Ähnlich verhielt es sich mit den Westgoten in Frankreich und in Spanien. Das *Baptisterium der Arianer* (S. Maria in Cosmedin), das Theoderich für die arianische Kathedrale gegen Ende des 5. oder Anfang des 6. Jh. errichten ließ, weist nicht nur im Dekor der Kuppel keinerlei Besonderheiten auf, die man dem Arianismus zuschreiben könnte, sondern unterscheidet sich insgesamt nicht von dem orthodoxen Vorgängerbau. Die Baugliederung ist ähnlich. Der für die Taufszene verwendete Bildtypus dagegen ist etwas verschieden (es wurde daher die Ansicht vertreten, darin die Auswirkung aus Jerusalem stammender Darstellungen zu sehen). Die allegorische Figur des Jordans hat sich durchgesetzt und bildet jetzt ein Gegengewicht zur Gestalt des Täufers. Vor allem aber hat sich der Stil in den Zonen geändert, wenn auch die Hauptszene mit der Apostelprozession hier ebenfalls vorhanden ist. Die Gewandung ist schematischer, die Gestalten sind steifer geworden, wie es dem Entwicklungsstand der byzantinischen Kunst entspricht. Man darf sich davon aber nicht irreführen lassen: diese Vereinfachung der Linienführung ist nicht endgültig, denn an anderen Stellen und in späteren Zeiten gab es in dieser Hinsicht eine Rückkehr zum antiken Realismus. Andererseits kann man sagen, daß der Stil denjenigen der Prozessionen in S. Apollinare Nuovo ankündigt, ohne jedoch mit ihm vergleichbar zu sein. Kurzum, soweit wir es anhand des Dekors der Kuppel, der als einziger erhalten ist, beurteilen können, wurde bei den Themen und beim Dekor gespart: die Zone der Phantasiearchitektur mit den Thronen und den Sesseln ist weggelassen. Statt dessen bildet ein einzelner Thron, nämlich der für die Wiederkunft Christi bereitete, den zentralen Punkt, auf den sich die Apostel zubewegen. Dies ist innerhalb der byzantinischen Ikonographie eine bezeichnende Entwicklung des Themas der Etimasia.

Die aus konzentrischen Bildzonen bestehende Dekoration, wie sie in den beiden Baptisterien von Ravenna, ganz besonders jedoch im Baptisterium der Orthodoxen, angewendet wurde, ist für eine Kuppel besonders geeignet; abgesehen vom ikonographischen Thema, das sich von der Taufinitiation inspirieren ließ, stimmt die Form der Komposition mit den gewölbten Formen der Architektur überein. Außerhalb der Baptisterien wurde dieses System jedoch nicht nachgebildet. Es ließ sich mit der Symbolik des Gewölbes, wie sie anscheinend im 6. Jh. aufgefaßt wurde, nicht vereinbaren. In der am Anfang des 6. Jh. von Bischof Petrus II. (494–519) errichteten *Erzbischöflichen Kapelle,* die zugleich Teil seines Palastes war, ist das Kreuzgewölbe des Hauptraumes durch Engel diagonal aufgeteilt, die in den Zwickeln auf grünen Bodenzonen stehen, sich emporrecken und mit erhobenen Armen und Händen im Scheitel des Gewölbes einen blauen Clipeus mit dem Christusmonogramm halten, von dem nur noch geringe Reste zu sehen sind. Diese Konzeption unterscheidet sich von der im Mittelalter, und es scheint auch nicht, als ob das System der konzentrischen Bildzonen wiederaufgegriffen worden wäre. Gleichwohl findet man neben der Zentralfigur des Pantokrators, um die in der Kuppel verschiedene Personen gruppiert wurden, gelegentlich Anklänge daran. Man kann der Auffassung sein, daß in der Strenge der Taufkompositionen in Ravenna etwas Archaisches zum Ausdruck kommt.

Der Freigebigkeit Theoderichs des Großen (493–526) ist der größte Teil des Dekors von *S. Apollinare Nuovo,* seiner Palastkirche, zu verdanken. Einige Autoren datieren den Dekor eher etwas später als denjenigen des Baptisteriums der Arianer, was sich aber nicht beweisen läßt. Die Kirche wurde teilweise von Justinian umgestaltet. Dem Lokalheiligen wurde sie erst im 9. Jh. als Reliquienkirche geweiht, als die Reliquien von Classis, der von den Sarazenen bedrohten Hafenstadt Ravennas, dorthin übertragen wurden. Vorher war sie Christus geweiht gewesen, der in der zu jener Zeit üblichen Manier in einem Mosaik des Apsisgewölbes dargestellt war (dieses Mosaik ging bei der Zerstörung der Chorhaube im 16. Jh. verloren). Die Tatsache, daß die Kirche ursprünglich Christus geweiht war, ist vielleicht nicht ohne Einfluß auf die Ikonographie figürlicher Szenen gewesen, wie auch die Weihe an den hl. Apollinaris eine Rolle in anderen Heiligtümern gleichen Namens gespielt hat.

Eine Bildfolge von je dreizehn Szenen, die 12 m über dem Boden im oberen Teil der Nord- und der Südwand des Kirchenschiffs eingelassen sind, ist hier zum ersten Male dem Leben Christi gewidmet. Dies stellt etwas ganz Neues dar und kündigt die ikonographischen Themen des Mittelalters an. Die Szenen sind einzelne, in sich abgeschlossene Bilder, die genau untersucht werden konnten, als sie vor einigen Jahren restauriert wurden. Es lassen sich daran gewisse Überarbeitungen feststellen. Auf der Nordwand wurden die Wunder und verschiedene andere Szenen aus dem Leben Christi als Themen gewählt, die man bis dahin nur isoliert dargestellt hatte. Ein schöner, bartloser jugendlicher Christus ist in allen Szenen die zentrale Gestalt. Die Bildfolge beginnt vom Altarraum aus mit der Hochzeit zu Kana und mit der Speisung der Fünftausend. Weitere Szenen sind die Heilung der Blinden von Jericho, die Auferweckung des Lazarus (der in seiner traditionellen Ädikula dargestellt ist, während der Evangelist Johannes doch von einer Höhle spricht), andere geben historische Ereignisse wieder, die keine Wunder sind, z. B. das Scherflein der Witwe oder die Berufung des Petrus und des Andreas. Die Darstellungen der Wunder überwiegen jedoch bei weitem. Auf der Südwand ist die Passion Christi fortlaufend dargestellt: sie beginnt wiederum vom Altarraum aus mit dem Letzten Abendmahl und endet mit der Erscheinung vor den Aposteln mit der Szene des ungläubigen Thomas. Man darf sich nicht darüber wundern, daß hier keine Kreuzigung zu sehen ist, denn die frühen Christen empfanden eine solche Darstellung immer noch als Provokation. Das Tragen des Kreuzes ist dagegen dargestellt. Es ist gewiß kein Zufall, daß, vom Altar aus gesehen, die Bildfolge auf der linken Seite mit der Hochzeit zu Kana und mit der Speisung der Fünftausend, auf der gegenüberliegenden rechten Seite mit dem Letzten Abendmahl beginnt, da diese Geschehnisse ja in engstem Zusammenhang mit der täglichen Eucharistiefeier auf dem Altar stehen. Zur Deutung der Übereinstimmung dieser Szenen wurden die unterschiedlichsten Interpretationen vorgebracht, von denen letztlich keine überzeugen kann. Beide Bildfolgen auf der Nord- wie auf der Südwand stimmen im Stil überein; in den Passionsszenen erscheint Christus jedoch als erwachsener Mann mit Bart. Diese doppelte Darstellung Christi – als jugendlicher und als erwachsener Mann – entspricht einer doppelten Tradition, die auf die ersten christlichen Bilder zurückgeht. Man kann sich jedoch fragen, ob diese verschiedenen Darstellungstypen auf den beiden Wänden nicht bewußt so gewählt wurden, und wenn ja, welche Absicht dann dahinter stand. Wegen der Ähnlichkeit im Stil kann man sich nur schlecht zwei verschiedene Quellen vorstellen. Eine dazwischen verlaufende Zone zeigt Apostel und Propheten in Gewändern der antiken Weisen.

Der unterste Bildstreifen ist ganz ungewöhnlich und weckt in besonderem Maße die Aufmerksamkeit des Betrachters: in seinem noch ursprünglichen Zustand zeigt er Theoderich und seine Würdenträger, die aus dem Palast des Ostgotenkönigs ausziehen, um Christus Geschenke darzubringen. Eine entsprechende Szene wiederholt sich auf der Südseite, hier aber mit der Königin und mit Maria. Diese Szenen weisen auf die später entstandene berühmte Darstellung in S. Vitale hin, auf der Justinian und Theodora Christus Opfergaben darbringen. Die politische Intention ist in beiden Fällen die gleiche, wenn auch die Bildgliederung verschieden ist, und dies gilt ohne Zweifel auch für die Inspirationsquelle. Diese Szenen waren nicht mehr tragbar, als sich die kaiserliche Herrschaft in Ravenna wieder etabliert hatte. Im Jahre 560, d. h. gegen Ende der Regierungszeit Justinians und während des Episkopats des Bischofs Agnellus, ließ man von ihnen nur noch den Palast Justinians und den Hafen von Classis bestehen (vielleicht ein Hinweis auf den hl. Apollinaris, der ja an dieser Stätte bestattet wurde).

Die Prozessionen, die nun an die Stelle der früheren Aufreihungen von Personen traten, haben rein religiösen Inhalt: auf der Nordseite gehen, von den drei Weisen geleitet, mit Kronen geschmückte junge Mädchen auf Maria zu, die von vier Engeln *Abb. 31, 239* umgeben auf einem Thron sitzt und mit dem roten Maphorion bekleidet ist. Übrigens ist dies die einzige Darstellung der thronenden Maria in Ravenna. Die jungen Mädchen sind in ein weißes Gewand, die übliche Hoftracht, und in eine Dalmatika gekleidet. Ihre Hände sind mit einem weißen Schleier bedeckt; sie tragen außerdem viel kostbaren Schmuck und bewegen sich in einem blühenden paradiesischen Garten. *Abb. 32* Gegenüber ist in symmetrischer Anordnung eine Prozession kronentragender Heiliger dargestellt, die Christus, der ebenfalls von (heute teilweise zerstörten) Engeln umgeben ist, entgegengehen. Sie sind in Weiß gekleidet, im Unterschied zum hl. Martin, der vorangeht und ein Purpurgewand trägt, und dem hl. Laurentius, der mit goldenen Gewändern angetan ist. Es sind alte und junge Gestalten, ihre Namen sind überall in lateinischer Sprache beigefügt. Es gibt in Ravenna wohl kaum etwas Berühmteres als diese Friese, aber auch nichts, was größere Schwierigkeiten bereitet, wenn es um ihre Einordnung geht. Was als direkte Anregung dazu gedient haben mag, ist nicht bekannt; vielleicht kommen der Panathenäenfries des Parthenon oder die zeitlich noch früheren Prozessionen der Ehrenwachen an den Wänden assyrischer oder achämenidischer Paläste als ferne Vorläufer in Betracht. Die Personen sind nicht im Profil dargestellt, sondern eher im Dreiviertelprofil, d. h. nicht ganz frontal wie später bei Reihen byzantinischer Heiliger. In der majestätischen, starren Huldigung liegt etwas sehr Orientalisches und etwas von jenen magischen Vorstellungen, von denen früher solche Bildkompositionen inspiriert worden sein könnten.

Unter den großartigen Baudenkmälern in Ravenna finden sich auch solche, die direkt mit der Regierungszeit und dem Einfluß Justinians in Zusammenhang stehen. An erster Stelle gilt dies für *S. Vitale,* wenn die Kirche auch auf Anregung Amalasuinthas, der Tochter Theoderichs, in Angriff genommen wurde. Die Regierungszeit Amalasuinthas endete im Jahre 536. Die Kirche wurde jedoch 547 geweiht und ihre Ausschmückung um diese Zeit, d. h. während des Episkopats des Maximianus, vollendet. Ein reicher Bankier von Ravenna, Julianus Argentarius, trug zu ihrer Errichtung bei. Der katholische Kult hatte sich gegenüber dem Arianismus durchgesetzt. Hinter dem Handeln des Bankiers, der zu dieser Zeit als Initiator der von der Regierung gewünschten Institutionen und Bauten auftrat, stand sicherlich der Wille des Kaisers. S. Vitale, als Zentralbau errichtet, hat einen Chor oder ein Presbyterium, in dem ein bedeutender Mosaikkomplex erhalten ist. Die Fresken, die den mittleren Teil des Erdgeschosses und die beiden Umgänge im ersten Obergeschoß schmückten, sind verlorengegangen.

In der Apsis sehen wir einen jugendlichen Christus als Kosmokrator auf der Weltkugel sitzend, umgeben von zwei Engeln, neben dem einen den Schutzpatron der

Kirche, neben dem anderen den Bischof Ecclesius (521–532). Dieser ist als Stifterfigur mit dem Modell der Kirche dargestellt. Der Bezug zur Eucharistie wird besonders deutlich im Gewölbe des Presbyteriums, in der Darstellung des mystischen Lammes in einem von vier Engeln gehaltenen zentralen Medaillon. Das Lamm als mystisches Bild des Erlösers, dessen Lob schon im 14. Kapitel der Apokalypse gesungen wird, ist – wie übrigens die ganze dort entwickelte Bilderwelt – seit urchristlicher Zeit Gegenstand der Verehrung. Eines der ältesten christlichen Gebete lautete im Anschluß an Apk. 5,12: „Würdig ist das Lamm, das geschlachtet ward, zu empfangen Macht und Reichtum und Weisheit und Kraft und Ehre und Herrlichkeit und Lobpreis." So ist der Ehrenplatz des Lammes im Gewölbe des Presbyteriums von S. Vitale begründet. *Abb. 36*

Delphine, die auf dem Triumphbogen zu sehen sind, rufen das „Meer von Glas, gleich Kristall" (Apk. 4,6), d.h. den himmlischen Ozean, ins Gedächtnis. Sie tragen die in Medaillons abgebildeten Heiligen zur ewigen Herrlichkeit. Am Apsisbogen finden sich die Bilder der heiligen Städte Jerusalem und Betlehem. Um die Verehrung des eucharistischen Opfers noch stärker zum Ausdruck zu bringen, wurden in den Tympana oberhalb der Arkaden des Erdgeschosses auf der einen Seite das Opfer Abrahams, auf der anderen dasjenige des Abel und des Melchisedek dargestellt, die noch in Übereinstimmung mit den frühchristlichen Auffassungen Präfigurationen Christi und seines Opfers bedeuten. An den Widerlagern der Arkaden sind die vier Evangelisten dargestellt. Die Subtilität der Ausschmückung, die sich streng an das theologische Denken anlehnt, führt den aufmerksamen Betrachter hin zur Verehrung des eucharistischen Opfers, dargestellt im Gewölbe, das übermäßig hoch ist und im Verhältnis zur Breite des Presbyteriums beinahe disproportioniert wirkt. Die Ausschmückung läßt gewisse naturalistische Tendenzen erkennen: z.B. sind die Rippen des Gewölbes bis zum Medaillon im Scheitel mit reichen Blütenornamenten bedeckt, oder biblische Szenen sind von Tieren umgeben. An anderen Stellen dagegen, so an den Kämpfern oder in den Nischengewölben, die einzelne Arkaden schmücken, fällt im Vergleich mit der Üppigkeit der pflanzlichen Ornamente die Kargheit des Dekors auf. Rein geometrische Motive aus Marmor schmücken die Wände oberhalb der Sitzbank, die rund um das Kirchenschiff führt.

Man kann diese variierenden Stile auf unterschiedlich ausgebildete Künstler, manchmal auch auf die verschiedenen angewandten Techniken zurückführen. Sie beeinträchtigen jedoch weder das Gesamtgefüge des Baukomplexes noch die Vielfalt der Eindrücke, die durch ihre scheinbare Komplexität vermittelt werden und doch vom gleichen Leitgedanken beherrscht sind: vom Alten und Neuen Testament, von der Theologie und von der bildlichen Darstellung. Alles ist hingeordnet auf die zentrale Vorstellung von der Erlösung durch ein Opfer, und zwar durch das Opfer Jesu am Kreuz wie auch auf dessen Gegenwärtigsetzung auf dem Altar. Dies bringt jedoch den Grundgedanken der gesamten Mosaikdarstellungen noch nicht vollständig zum Ausdruck: auch die beiden großen, rechteckigen Bildfelder, die sich an den Seiten der Apsis befinden und ohne Zweifel den originellsten Teil des gesamten Dekors bilden, sind in die Betrachtung mit einzubeziehen. Sie müssen kurz vor 548, dem Todesjahr Theodoras, ausgeführt worden sein und sind innerhalb des eben beschriebenen geistlichen Zusammenhangs sowohl Ausdruck kaiserlicher Macht als auch Zeichen für die Untrennbarkeit von weltlicher und geistlicher Macht. Diese Bilder veranschaulichten die Ehrung (und prägten sie zugleich dem Gedächtnis des Volkes ein), die der Kaiser durch Geschenke – vielleicht eine Patene und einen mit Edelsteinen geschmückten Goldkelch – der Kirche anläßlich ihrer Weihe erwiesen hatte. Der Kaiser und seine Gemahlin sind jedoch nie nach Ravenna gekommen. Dadurch erhält ihre bildliche Darstellung noch höheren symbolischen Wert: sie garantiert ihre geistige Gegenwart.

Abb. 37, 248 Der Kaiser ist mit einer weißen Tunika und mit dem Purpurmantel (Chlamys) bekleidet, der mit einer gestickten Binde, dem Tablion, geschmückt ist. Auf den Armen hält er die Patene. Sein Haupt ist bekrönt und von einem Nimbus umgeben. Neben ihm stehen Bischof Maximianus, der durch die Inschrift seines Namens gekennzeichnet ist, und andere Würdenträger, unter denen man rechts im Bild gerne den Feldherrn Belisar erkennen möchte. Wachen halten einen Schild mit dem Christusmonogramm. Alle Personen sind frontal dargestellt, ihre Haltung ist steif und vermittelt den Eindruck würdevoller Starrheit, die fast an eine bedrohliche Wachsamkeit grenzt. Sie bleiben unbeteiligt. Abb. 38, 245 Das Bild der Kaiserin ist in den Farben und in der Stimmung etwas froher. Theodora ist vor einem Baldachin auf der Frauenempore dargestellt. Sie trägt einen Purpurmantel mit Stickereien am unteren Rand, welche die Heiligen Drei Könige mit ihren Geschenken abbilden (eine mystische Wiederholung der kaiserlichen Geschenke) und hält den goldenen Kelch in den ausgestreckten Händen. Von ihrer Krone hängen Perlenschnüre, die *Praependulia,* herab, die in bescheideneren Formen auch zu den in geringer Zahl erhaltenen byzantinischen Schmuckstücken gehören. Man nimmt an, daß unter den Theodora begleitenden Frauen auch ihre Favoritin Antonina, Belisars Gemahlin, dargestellt ist. Die Porträts, wenn es sich überhaupt um solche handelt, weisen kaum individuelle Züge auf. Die Stilisierung mit ihren kraftvollen abstrakten Merkmalen ist vorherrschend. P. Lemerle verwies im Zusammenhang mit diesen einzigartigen Mosaiken auf die profanen historischen Werke der Chalké im Großen Palast. Aber wenn die Darstellungen hier einen politischen Sinn beinhalten, so ist die Bewegung in einem Augenblick festgehalten, dessen übernatürlicher Bezug und dessen kaum näher zu bestimmende Verbindung zwischen Macht und Glauben noch heute einen unvorbereiteten Zuschauer ergreift.

Es gibt noch eine andere zusammenhängende Mosaikgruppe, die etwa aus der gleichen Zeit stammt wie die in S. Vitale. Es handelt sich um die in *S. Apollinare in Classe,* der Kirche, die nahe beim Grabe des Lokalheiligen errichtet wurde. Auch diesen Bau, der im Jahre 549 geweiht wurde, hat der Bankier Julianus Argentarius finanziert. Der Dekor der weiträumigen Basilika konzentriert sich hauptsächlich auf die Apsis und hat die lokale Hagiographie zum Inhalt: über den Fensterpfeilern mit den Gestalten von vier ravennatischen Bischöfen zeigt die Apsiskonche eine ganz besondere, ziemlich schwer verständliche Szene, für die keine vergleichbaren Beispiele bekannt sind. Abb. 35, 244 Die obere Hälfte ist von einem großen Medaillon mit einem Kreuz auf gestirntem Himmel beherrscht. Der breite Rand ist mit kleinen, weißen Kreisen in der Art von Ziernägeln dekoriert. Über dem Medaillon erscheint aus den Wolken die Hand Gottes, links, ebenfalls aus Wolken, die Halbfigur des Moses, rechts die des Elias, die das Gesetz und die Propheten verkörpern. Im Schnittpunkt der Kreuzbalken befindet sich ein kleines Medaillon mit dem Bild des bärtigen Christus. Es ist dies eine archaische Form der Darstellung der Kreuzigung. Gemmen schmücken die Kreuzesarme, und darin könnte man eine Anspielung auf das von Konstantin in Jerusalem aufgestellte goldene Kreuz sehen. Jedenfalls ist sicher, daß die Goldschmiede ähnlich kunstvolle Kreuze geschaffen haben. Der Louvre besitzt ein ebenfalls vom Schnittpunkt eines Kreuzes stammendes vergoldetes Silbermedaillon, das, wenn auch in sehr viel kleinerem Format, trotz des jugendlichen Gesichtes Christi an die Darstellung im Apsisgewölbe von S. Apollinare in Classe denken läßt. Die Ampullen von Monza verbinden manchmal in ähnlicher Weise das Kreuz mit einem Christusmedaillon. Die Bedeutung des Mosaikkreuzes ist weniger geläufig; sie wird erst klar durch die drei Schafe, eines auf der linken, zwei auf der rechten Seite, die unter ihm abgebildet sind und die symbolisch die Apostel Petrus, Jakobus und Johannes bei der Verklärung Christi auf dem Berg Tabor darstellen. Der Künstler hat dieses Ereignis also in einer weniger klassischen Weise (das Kreuz versinnbildlicht Christus, die Schafe die Apostel) darstellen wollen, als es die entsprechende Szene tut, die etwas später im Katharinenkloster auf dem Sinai zu finden ist und die schon eher dem sich später endgültig durchsetzenden Typus entspricht. Aber die Darstellung nimmt, wie gesagt, nur die obere Hälfte der Apsis ein. In der Mitte der unteren Hälfte steht der hl. Apollinaris in Orantenhaltung, sicher auch als Fürsprecher, der die Gläubigen in die himmlische Glückseligkeit führen will. Neben ihm dehnt sich nach rechts und links der Paradiesgarten mit Gras, Blumen, Bäumen und Vögeln aus. Zwölf Schafe am unteren Rand zu beiden Seiten der Mittelfigur symbolisieren die Scharen der Gläubigen – die *Ecclesia.* Man fragt sich, ob sich auch hier die Gestalt des Heiligen mit der Himmelfahrt Christi, nach einem Vorbild aus dem Heiligen Land, in Verbindung bringen läßt, wie es A. Grabar vorschlägt. Dies ist wahrscheinlich, wenn auch nicht sicher. Jedenfalls kann man wohl folgende Bedeutung herauslesen: die Verbindung des fürbittenden Heiligen und des durch seinen Opfertod verklärten Christus führt zu Gott. Die Stellung des Heiligen, der so in den Vordergrund gerückt wird, ist selten und läßt an Bilder, die aus den Martyrien stammen, denken. Die Erklärung liegt darin, daß die Reliquien des hl. Apollinaris in dieser Kirche aufbewahrt wurden, und zwar bis ins 9. Jahrhundert. Man kann darin eine Art Ergänzung zur Szene über dem Triumphbogen sehen, wo ein Medaillon mit dem Brustbild Christi zwischen den Symbolfiguren der vier Evangelisten den oberen Streifen einnimmt. Auf dem unteren Streifen steigen je sechs Schafe, die hier die Apostel versinnbildlichen, zu dem Christusmedaillon in der Mitte auf. Auffallend ist die Häufigkeit, mit der in diesen Mosaiken das Motiv des Schafes auftritt, das sich auch auf den mit Skulpturen versehenen Sarkophagen wiederfindet, die ebenfalls in Ravenna erhalten sind. Die Einheitlichkeit des Dekors der Apsis in S. Apollinare in Classe unterscheidet sich sehr von derjenigen in S. Vitale. Gleichwohl behält das Kreuz seinen ursprünglichen Platz und erinnert an jenes Kreuz, das sich in der ebenfalls mit Mosaiken geschmückten Apsis der Hagia Sophia einsam erhob, was sicher auch in anderen konstantinopolitanischen Bauwerken dieser oder der unmittelbar folgenden Zeit der Fall war, z. B. in der Hagia Eirene. In Ravenna spielt es in seiner doppelsinnigen Darstellung jedoch eine besonders subtile Rolle und ist, wenn auch nicht unverständlich, so doch auf den ersten Blick wenig eindeutig und zunächst fast unerklärbar.

Nach dieser Betrachtung der wichtigsten Schätze der byzantinischen Mosaikkunst in Ravenna lassen sich einige Schlußfolgerungen ziehen: es gibt zwar zahlreiche Beziehungen zur voraufgehenden Zeit, in der die christliche Kunst entstanden ist, besonders bei den Denkmälern des 5. Jh., doch scheinen das Schöpferische und die Neuerungen die weitaus größere Rolle gespielt zu haben. Tatsächlich verhält es sich so, daß sich, abgesehen von der Einfügung bestimmter Details oder von einzelnen Bemühungen, keine Vorbilder für das anbieten, was in Ravenna zu sehen ist – auch nicht in S. Maria Maggiore in Rom oder in S. Lorenzo in Mailand. Allerdings darf auch nicht vergessen werden, daß nur wenige Denkmäler erhalten sind und wir uns schon deshalb keine genaue und vollständige Vorstellung von den Ursprüngen der Kunst Ravennas machen können. Man kann aber wohl angesichts dieser neuen ikonographischen Überfülle – das Leben Jesu, die Heiligenprozessionen usw. – und angesichts des gelungenen künstlerischen Wurfs voller Originalität feststellen, daß es sich hier um einen neuen Stil handelt, bei dem sich die Unterschiede zur Kunst der

Spätantike, so wie wir sie kennen, machtvoll durchsetzen. Das trifft nicht im gleichen Maße auf andere Bereiche zu; aber gerade bei den Wandmosaiken scheint uns die Bedeutung der antiken Tradition im Verhältnis zu den Neuerungen nur von untergeordneter Bedeutung zu sein.

Von wenigen Ausnahmen abgesehen, wurde in der Malerei auf die Tiefenperspektive verzichtet – eine davon ist die Darstellung Justinians, auf der eine Staffelung der Figuren zu erkennen ist. Statt dessen breiten sich alle Flächen in gleicher Entfernung vor dem Betrachter aus. Dem menschlichen Körper wird keine besondere Aufmerksamkeit geschenkt, selbst nicht im Vergleich zur Katakombenmalerei. Ohne die Analyse hier weiter auszuführen, kann man aber schon jetzt feststellen, daß ein neuer Stil entstanden ist, der sich sehr stark nicht nur von der antiken römischen Kunst, sondern auch von der Kunst der Katakomben unterscheidet. Es läßt sich nicht exakt feststellen, was dieser neue Stil Justinian I. selbst zu verdanken hat; vielleicht war sein Einfluß auf die Malerei aber auch nicht von entscheidender Bedeutung.

Die Gestalt Christi und die Autorität des Kaisers treten vor dem vielfältigen Hintergrund der sich entwickelnden byzantinischen Ikonographie besonders stark hervor; die Verehrung der Jungfrau Maria tritt hingegen stärker zurück. Nur auf einer Wand in S. Apollinare Nuovo gibt es eine thronende Jungfrau. Sie wird auch nicht mehr an zentraler Stelle in der Apsis auf dem Thron dargestellt, wie es früher in Parenzo (Poreč) schon der Fall war und wie man es noch ein Jahrhundert später auf Zypern in den Kirchen von Lythrankomi und Kiti sehen kann. Natürlich wurden auch Bilder zerstört. So war die (heute nicht mehr vorhandene) Darstellung der Jungfrau Maria das Hauptthema in der Apsis von S. Maria Maggiore in Ravenna.

Schließlich ist noch die Frage zu klären, wer in Ravenna die Arbeiten ausgeführt hat. Die orientalische Farbenpracht, die kaiserlichen Motive, die kühnen Neuerungen deuten darauf hin, daß die Inspiration zum großen Teil aus dem Osten und besonders aus Konstantinopel gekommen ist. Ein Vergleich mit den noch vorhandenen Überresten in den Kirchen von Thessaloniki und sogar im Katharinenkloster auf dem Sinai führt jedoch zu der interessanten Feststellung, daß die dort anzutreffende griechische Feinheit des Stils und eine gewisse Eleganz in der Linienführung sich in der Stadt an der Adria nicht wiederfinden. Wir möchten die Hypothese aufstellen, daß die Kunst von Ravenna in ihren wesentlichen Zügen die byzantinische Kunst spiegelt. Sie hat dabei zweifellos von Modellen und Zeichnungsvorlagen profitiert, wie sie später in Malereihandbüchern geboten wurden. Die Künstler waren jedoch einheimische und behandelten die ihnen vorgegebenen Themen mit einem Schematismus, der sich vielleicht in Rom hätte entwickeln können, nicht aber der Kunst des Byzantinischen Reiches so entsprach – zumindest nicht oft. Bei all ihrer überraschenden Pracht haftet der Mosaikkunst in Ravenna eine gewisse provinzielle Ungeschliffenheit an.

Der Zusammenbruch der Herrschaft Justinians fällt – was sicherlich kein reiner Zufall war – mit einem Rückgang der großen Stiftungen und einer Verarmung der Ausschmückungen zusammen. Obwohl bekannt ist, daß wohl schon Justin II. (565–578) die Apsis der Hagia Sophia mit einer Mariendarstellung ausschmücken und den Großen Palast erweitern ließ, sind davon keinerlei Spuren mehr erhalten.

Wir können in Ravenna sehen, daß die Mosaiken, die im 7. Jh. der vorhandenen Ausschmückung in S. Apollinare in Classe hinzugefügt wurden, nur mittelmäßig sind. Wir kennen aber nicht genügend Denkmäler, um uns eine genaue Vorstellung von der in Gang befindlichen Entwicklung machen zu können. Eine noch ausgeprägtere Schematisierung, eine besonders auffallende Steifheit in der Zeichnung
Abb. 234–236 charakterisieren die Votivtafeln und die Bildnisse des hl. Demetrios und der Stifter in der Basilika Hagios Demetrios in Thessaloniki. Die Darstellung der Maria – de-

ren Verehrung nun größere Bedeutung gewann – in der Apsis der Koimesis-Kirche in Nikaia, die nach dem Bilderstreit wiederaufgebaut oder nach dem alten Vorbild restauriert wurde, weist die gleichen charakteristischen Merkmale auf. Man kennt sie allerdings nur anhand von Photos, da die Kirche 1922 zerstört wurde. In diesen Zusammenhang gehört auch ein Fragment, das in der Kalenderhane Camii, der ehemaligen Kirche des Akataleptos-Klosters in Konstantinopel, gefunden wurde, ferner die wichtige Darstellung der thronenden Maria von Kiti auf Zypern, wo die Behandlung des Themas nichts von der konventionellen Steifheit zeigt, auf die schon mehrfach hingewiesen wurde. Mit der auffallenden, zur Stilisierung neigenden Entwicklung (die von E. Kitzinger und anderen maßgeblichen Wissenschaftlern, die ihm darin folgen, Abstraktion genannt wird, was wir jedoch für eine Vermischung von Terminologie und Gattungen halten) paarte sich in anderen Kunstbereichen, z. B. in der Buchmalerei oder in der Goldschmiedekunst, der weiterwirkende Einfluß des klassischen Naturalismus. Wie man sieht, sind in der byzantinischen Kunst zwei Tendenzen wirksam, die nicht voneinander getrennt werden können: eine, die entsprechend antiker Auffassung durch den Zug der Natur, die andere, die durch die abgeklärte, entpersönlichte Vision einer strengeren, nur in der Vorstellung vorhandenen Welt geprägt wird.

Zwischen den Zeitabschnitt, den wir soeben untersucht haben, und der klassischen Renaissance, die auf die ikonoklastische Krise folgt, läßt sich ein Freskenzyklus von hoher malerischer Qualität einfügen, dessen einziger „Fehler" darin liegt, ihn nicht sicher datieren zu können. Es handelt sich um die Wandmalerei im Chor von *S. Maria foris portas* zu Castelseprio, nicht weit von Varese in Norditalien. Die Datierungen schwanken zwischen dem 7. und dem Anfang des 10. Jahrhunderts. In diesem Zyklus sind Episoden aus dem Leben Jesu und seiner Mutter dargestellt. Die elegante Zeichnung, die Natürlichkeit und die Lebhaftigkeit in der Haltung der Personen, z. B. bei der Erscheinung des Engels vor Joseph oder bei der Reise nach Betlehem, machen das Ganze zu einem Werk, das innerhalb der byzantinischen Kunst eine Sonderstellung einnimmt und das auch nicht mit der karolingischen Kunst in Verbindung gebracht werden kann, von der es sich deutlich unterscheidet. Zeugt dieses Werk von den Neuerungsbestrebungen des frühen 7. Jh., der Regierungszeit des Herakleios? Oder ist es (trotz der Verbote, die insbesondere bei der großen Entfernung vom Zentrum der kaiserlichen Macht nicht immer respektiert wurden) eine griechische Schöpfung der ikonoklastischen Zeit, d. h. des 8. oder 9. Jahrhunderts? Oder stellt es gar ein Zeichen der hellenisierenden Erneuerung der Bilderkunst nach dieser Krise dar? Wenn er sich auch nicht mit letzter Sicherheit datieren läßt, so ist der Gemäldezyklus auf jeden Fall aber ein Hinweis auf die Kontinuität innerhalb der am stärksten „hellenistischen" Form der byzantinischen Vorstellungen, die sich mit der vielfältigen Illustration der Lebensgeschichte Jesu und seiner Mutter befaßten.

Aus den bisherigen Untersuchungen ergibt sich, daß der große Reichtum des Dekors im Inneren im Kontrast zur äußeren Nüchternheit und Bescheidenheit der Kultgebäude steht, ein Kontrast, der eines der auffallendsten Merkmale der byzantinischen Kunst ist.

DER PLASTISCHE DEKOR

Die Behauptung, die Byzantiner hätten die Plastik aufgegeben, ist ein Irrtum, dem man nur allzuleicht unterliegt; dies ist nicht richtig. Abgelehnt haben sie nur die Vollplastik, d.h. die dreidimensionale Plastik. Diese Ablehnung beruht sicher auf dem Mißtrauen, das sich in den ersten Jahrhunderten gegen alles richtete, was an den Kult der heidnischen Götter erinnerte. Dagegen haben die Byzantiner nie aufgehört, Kapitelle, Kämpfer, Friese oder die Kirchenausstattung mit Reliefs zu schmükken. Seltener brachten sie auch an den Außenseiten der Sakralbauten plastischen Dekor an, besonders im Mittelalter. Vielleicht waren auch die Profanbauten ähnlich dekoriert, aber darüber ist fast nichts bekannt. Vom Palast in Ravenna, dessen Fassade mit kleinen Säulen geschmückt war, sind nur noch Reste erhalten; zudem ist er so stark restauriert worden, daß sich daraus keine Schlüsse ziehen lassen. In den östlichen Teilen des Imperiums hat die armenische Kunst die Fassaden reicher, als dies in Byzanz der Fall war, plastisch geschmückt. Die Blüte, die die Plastik im Westen erlebte, kannte sie hier jedoch nie.

Wir wollen die profane Kunst nicht weiter untersuchen; die Überreste sind zu spärlich. Zunächst ist festzustellen, daß zu Beginn der christlichen Zeit die römische Tradition des plastischen Bildnisses des Kaisers und anderer vornehmer Persönlichkeiten noch eine Zeitlang beibehalten wird. Jedenfalls sind von Konstantin bis zu Honorius (395–408) Porträts erhalten, die man aber trotz der Hilfe von Münzbildern oft nicht identifizieren kann, da sie zu wenig individuelle Züge aufweisen. Ein berühmtes Beispiel ist der sogenannte Koloß von Barletta in Süditalien, die ca. 4,50 m hohe Bronzestatue eines oströmischen Kaisers, die 1204 von Konstantinopel nach Barletta gelangte. Der Dargestellte wird mit Kaisern des 4., 5., ja sogar des 6. Jh. in Verbindung gebracht. Obwohl keine Zeugnisse erhalten sind, weiß man doch, daß in Konstantinopel weiterhin Kaiserbildnisse aufgestellt wurden, sogar eine Reiterstatue Justinians scheint es gegeben zu haben. Was noch in Museen vor-
Abb. 45, 183 handen ist und sich in diese Zeit datieren läßt, sind ein Frauenkopf im Castello Sforzesco in Mailand, der zwar eine erstaunliche Ähnlichkeit mit der Theodora aus S. Vitale zeigt, aber nicht mit Sicherheit identifiziert werden kann, und ein Männer-
Abb. 46, 180 kopf aus Ephesos vom Ende des 5. Jh. (?), der sich heute in Wien befindet. Zu dieser
Abb. 13, 182 kleinen Gruppe gehört auch der sogenannte Kopf der Ariadne, der Gattin Kaiser Zenons (474–491) und nach dessen Tod Gattin des Anastasios (491–518). Demnach wäre dieses Bildnis ins letzte Viertel des 5. Jh. oder in den Anfang des 6. Jh. zu datieren. Es sind davon noch drei Exemplare vorhanden, was für eine ehemals weite Verbreitung und für die Bedeutung der Dargestellten zeugt. Auch Elfenbeindiptychen sprechen für diesen Sachverhalt. In der Diskussion über ihre Identität wurden jedoch auch Vermutungen geäußert, daß es sich eher entweder um Amalasuintha, die Tochter Theoderichs und von 526 bis 535 Regentin in Ravenna, oder um Euphemia, die Gemahlin Justins I. (518–527), handele. Der Frauenkopf trägt eine charakteristische Kopfbedeckung mit kompliziert zusammengefügten Perlenreihen als Schmuck; man kann darin eine erste Andeutung des Kopfschmucks der byzantinischen Kaiserinnen, des *Kamelaukions* (einer Verbindung von Mütze und Diadem), sehen. Die Gesichter aller genannten Bildnisse zeigen einen weniger subtilen Realismus als die der römischen Zeit, sind jedoch von großer Ausdruckskraft mit oft deutlich hervortretenden Zügen, Furchen, die manchmal tief sein können, bringen das Alter zum Ausdruck, und ganz neu ist die starke Betonung der Augen im Verhältnis zum ganzen Gesicht. Der Stilwandel ist auffallend, wenn es auch viel zu wenige Objekte gibt, an denen er ablesbar ist.

Die wirklichen künstlerischen Neuerungen dieser Zeit zeigen sich jedoch nicht so sehr in der Vollplastik, sondern in der Bau- oder, wenn man so will, der *Dekorationsplastik.* Der Gebrauch des in Rom bereits im 3. Jh. bekannten Bohrmeißels, mit dem stärker in die Tiefe gearbeitet werden konnte, verbreitete sich immer mehr. Die durchbrochenen Schranken sehen, wie übrigens die Schmuckstücke seit dem 4. Jh., zunehmend wie mit geometrischen Mustern oder mit ineinander verschlungenen Mäandern dekorierte Netze aus, die zusätzlich mit Symbolen wie Kreuzen, Tauben oder Monogrammen versehen wurden. Zu Palmetten stilisiertes Blattwerk und kaum erkennbare Akanthusblätter bedecken die Kapitelle, Kämpfer, Ecksteine und die Arkaden. Die vollkommensten Beispiele dieser Art der Ausschmückung bietet die Hagia Sophia. Die Kapitelle in der Kirche der Heiligen Sergios und Bakchos, in S. Vitale, in Hagios Demetrios in Thessaloniki und in den Kirchen in Philippoi in Makedonien und in Antiocheia weisen den gleichen reichen ornamentalen, fast geometrischen Schmuck auf, der manchmal, z. B. in S. Vitale, am Doppelkapitell oder am Kämpfer noch um Motive aus dem Tierreich erweitert ist. Die Verwandtschaft mit kunstvoll gearbeitetem römischem Goldschmuck einerseits, mit dem Flechtwerk und den Arabesken der Barbaren wie auch mit späteren arabischen Verzierungen zeigt, daß bei dieser Art Ornamentierung verschiedene Strömungen zusammentreffen. Gleichwohl bleibt sie typisch byzantinisch, d. h., sie könnte nie ganz mit einer anderen künstlerischen Ausdrucksweise verwechselt werden. Andererseits verschwindet das korinthische Kapitell in seiner antiken Einfachheit nicht ganz; man findet es z. B. auf den Säulen in den Zisternen von Istanbul, die aus justinianischer Zeit stammen, in etwas abgewandelter, aber gut erkennbarer Form wieder. Möglicherweise wurden hier aber einige antike Kapitelle wiederverwendet. *Abb. 987–993*

Der plastische Dekor beschränkt sich indessen nicht auf abstrakte, geometrische oder angedeutete pflanzliche Formen. Er besteht oft auch aus figürlicher Darstellung, die aber während der hier behandelten Zeit nicht für die Wände bestimmt war, sondern vor allem für die Kirchenausstattung in Frage kam. Im Museum in Ravenna wird aus der Zeit um 500 oder sogar noch früher ein Relief aufbewahrt, das einen nackten Herkules darstellt, der einen Hirsch niederstreckt, möglicherweise die kerynitische Hirschkuh, eine Anspielung auf eine der Taten des Herkules. Das Werk verdient deshalb Erwähnung, weil die Darstellung des nackten Körpers auf Christen anstößig wirkte und darum in der Kunst streng vermieden wurde oder in den Fällen, in denen sie sich nicht vermeiden ließ, wie bei Adam und Eva, die Geschlechtsteile weggelassen oder geschickt verdeckt wurden. Der menschliche Körper stand als Gegenstand der Kunst nicht mehr so hoch in Ehren wie bei den alten Griechen oder Römern; er wurde in Kleider gehüllt, und das Gefühl der Sündhaftigkeit verbot es, ihn gerade durch das Material (übrigens auch durch kein anderes) zu verherrlichen, durch das er ohne Zweifel am schönsten zur Geltung gekommen wäre, durch den Marmor, von Darstellungen mit heidnischer Tendenz abgesehen.

Was die *profane Plastik* betrifft, so wurde vor kurzem ein Teil des Sockels vom Denkmal des Wagenlenkers Porphyrios entdeckt, das unter Kaiser Anastasios (491–518) zu seinen Ehren errichtet worden war. Zwei Seiten des Sockels sind erhalten; man sieht darauf den Wagenlenker als Sieger mit seinem Viergespann. Die Tatsache, daß man dieses Motiv später als kaiserliche Darstellung wiederfindet, zeigt das große Ansehen, das die Wagenrennen und ihre berühmten Wettkämpfer in Konstantinopel genossen. Diese und ähnliche Motive leiten sich vom Sonnenwagen der Antike ab, und man scheute auch nicht davor zurück, einem Wagenlenker auf diese Weise eine göttliche Verehrung zuteil werden zu lassen, wie sie der Sonne oder dem Kaiser gegenüber üblich war. Man kann von diesen in Stein gearbeiteten Reliefs einige Gegenstände eher handwerklicher Art nicht trennen, die auch zum Bereich der Plastik gehören und ebenfalls Motive aus der Rennbahn zum Inhalt haben: das soge- *Abb. 187–188*

Abb. 507 nannte Lampadii-Diptychon (Museo Civico dell'Età Cristiana in Brescia, 5. Jh.), eine Elfenbeinarbeit, die ein Rennen im Hippodrom darstellt, bei dem die Wagen gerade um die Kurve am Ende der Rennbahn jagen, oder ein im Louvre aufbewahrtes *Abb. 147* Weihwassergefäß aus Bronze (etwa 6. Jh.), das in der Form eines Pferdes, dieses mit einem Kreuz auf dem Brustblatt, gestaltet ist und sich sehr wahrscheinlich ebenfalls mit dem Hippodrom in Verbindung bringen läßt.

Wie nicht anders zu erwarten, verdankte der beste Teil der figürlichen Plastik (zumindest das, was uns davon erhalten ist), die bis dahin dem Kult der heidnischen Götter gewidmet war, ihre Entstehung der christlichen Religion. Wenn auch der statuarische *Abb. 176* Typus des Guten Hirten im Laufe des 5. Jh. aufgegeben wurde, so kannte man um diese Zeit aber noch Relief-Medaillons mit Darstellungen der Evangelisten (heute im Archäologischen Museum in Istanbul). Im Studios-Kloster des hl. Johannes wurde ein Flachrelief, dessen Verwendungszweck unbekannt ist, mit der Darstellung *Abb. 193* des Einzugs Jesu in Jerusalem entdeckt, ein zunächst kaum behandeltes Thema, das sich aber im weiteren Verlauf durchsetzte. Es handelt sich hierbei um ein wirklich erzählendes Relief, das daher besonders erwähnt zu werden verdient.

Andere Fragmente lassen vermuten, daß im 5. Jh. noch einige figürliche Reliefs als Bauplastik geschaffen wurden. Als Beweis hierfür mag das Portal einer Kirche in Isaurien (Kleinasien) dienen, das sich noch an der ursprünglichen Stelle befindet. Es zeigt ein von zwei Engeln gehaltenes Christusmedaillon, auf dem trotz seines beschädigten Zustandes u. a. noch zwei Apostel zu erkennen sind. Es läßt sich aber nicht beweisen, daß die Kirchen der Hauptstadt in ähnlicher Weise geschmückt worden sind.

Anknüpfend an den stark hellenisierenden Stil des bereits früher erwähnten Sarkophagfragments *Abb. 196* aus Psamatia (Staatliche Museen, Berlin), nennen wir hier das wichtigste Zeugnis für Kirchenausstattungen: eine Marmorkanzel aus dem Ende des 5. Jh., die in Resten in Thessaloniki gefunden wurde (Archäologisches Museum, Istanbul) und sowohl die Kunst der Hauptstadt wie diejenige einer wahrscheinlich in Thessaloniki ansässigen Werkstatt spiegeln muß. Auf der Kanzel ist die majestätisch *Abb. 190* gekleidete Jungfrau Maria sitzend mit dem Jesuskind auf dem Schoß dargestellt. Das Motiv wiederholt sich auf beiden erhalten gebliebenen Fragmenten. Auf dem einen *Abb. 189* ist einer der Heiligen Drei Könige dargestellt, auf dem anderen ist noch ein Teil von einem Hirten zu sehen. Vertiefungen, die mit Hilfe des Bohrmeißels ausgeführt wurden, betonen den Dekor. Fast alle Personen befinden sich in Nischen. Darf man *Abb. 47, 48, 198* darin eine Verwandtschaft mit der Grabreliefkunst sehen, wie sie seit den Anfängen der christlichen Kunst ausgesehen hat und wie sie auf den Sarkophagen zur Ausführung gelangte?

Schließlich dürfen wir eine Technik nicht übergehen, die eigenartig, ja sogar raffiniert ist: das *gravierte Flachrelief*. Soweit bekannt ist – und dafür sprechen besonders auch die Ergebnisse der Ausgrabungen in Antiocheia –, scheint diese Technik um das 6. oder das 7. Jh. in Syrien entstanden zu sein. Das Interessante daran ist, daß sie später in der byzantinischen Kunst wiederaufgegriffen wurde. Auch die Elfenbeinschnitzer haben davon Gebrauch gemacht. Der Louvre besitzt ein graviertes Flachrelief *Abb. 195* aus Syrien, das die Etimasia oder Thronbereitung für die Wiederkunft Christi darstellt. Als Beispiel für die gleiche Technik kann man auch ein Fragment erwähnen, das sich neben anderen im Art Museum in Princeton befindet und auf dem in einer Szene mit Joseph im Gefängnis mehrere Personen dargestellt sind. Beide Fragmente stammen vielleicht von einer Chorschranke (dem sogenannten *Templon*), die im 6. Jh. aber noch nicht die spätere Höhe und Bedeutung hatte.

Gegenüber dem, was man gewöhnlich als Kirchenausstattung bezeichnet, scheint von heute aus gesehen die *Grabplastik* besonders reichhaltig und aussagekräftig zu sein. Wenn auch die Sarkophage aus dem eigentlichen Griechenland und aus Kleinasien (z. B. ein Sarkophag aus Sarigüzel im Archäologischen Museum in Istanbul) selten sind, so sind ihrem Dekor doch aufgelockerte klassizistische Merkmale gemeinsam, die sie eindeutig von ähnlichen frühchristlichen Werken römischen oder gallo-römischen Ursprungs unterscheiden. Indessen besitzen wir in Ravenna mehrere gut erhaltene Sarkophage, die uns ein Urteil darüber erlauben, wie die Kunst des figürlichen Reliefs von der zweiten Hälfte des 5. Jh. an bis ins 6. oder 7. Jh. hinein in einer Provinz des Reiches, deren Bedeutung wir bereits hervorgehoben haben, gehandhabt wurde.

Abb. 198, 201

Abb. 200

Abb. 197, 199

Während die kaiserlichen Porphyrsarkophage in Konstantinopel nicht über die Mitte des 5. Jh. hinausgehen, also noch aus frühchristlicher Zeit stammen, gibt es in Ravenna noch eine beträchtliche Anzahl sehr schöner Grabmonumente aus späterer Zeit (dies ist jedenfalls die Ansicht der meisten Gelehrten), die offensichtlich alle lokaler Herkunft sind. Die Sarkophage aus Ravenna unterscheiden sich in der Form von früheren christlichen Sarkophagen. Sie sind eher mit einigen antiken Sarkophagen, die in Kleinasien gefunden wurden, verwandt, mit denen sie vielleicht in näherem Zusammenhang stehen, ohne daß ganz klar ersichtlich wäre, über welches Verbindungsglied. Die rechteckigen Wannen sind groß, ruhen auf vier Füßen und sind mit einem Deckel verschlossen, der entweder gewölbt oder dachförmig abgeschrägt ist. Die Themen sind im allgemeinen nicht historisch, d. h., sie sind nicht christologischen oder hagiographischen Geschehnissen gewidmet, sondern haben rein theologische Darstellungen – Unsterblichkeitssymbole und Erscheinungen Christi (Theophanien) – zum Inhalt: einmal (auf einem Sarkophag in S. Apollinare in Classe), wie Christus seinen Aposteln, ein anderes Mal (in S. Maria in Porto Fuori), wie er allein dem hl. Paulus das Gesetz übergibt. Geschah dies aus dem Streben Ravennas nach Unabhängigkeit gegenüber dem Heiligen Stuhl, wenn Christus hier dem Paulus statt dem Petrus das Gesetz übergibt? Manchmal stehen die Apostel, der Tradition entsprechend, in Nischen zwischen kleinen Säulen (S. Francesco). Häufiger – und dies ist einer der originellsten Züge dieser Sarkophage – stehen die Personen aber vor glattem Hintergrund, der mit Palmen, anderen Pflanzen und mit Bächen (Symbolen des Paradieses) geschmückt ist, z. B. auf einem Sarkophag in S. Francesco. In S. Vitale zeigt ein Sarkophag als Ausnahme eine sehr lebendige Szene: die Heiligen Drei Könige, wie sie anscheinend in großer Eile und mit ganz konventionell im Winde flatternden Mänteln Maria, die mit Christus auf dem Thron sitzt, Geschenke zu Füßen legen. Den Deckel ziert ein einfaches Kreuz.

In den meisten Fällen findet man aber statt einer figürlichen Szene rein symbolische Darstellungen, so auf dem sogenannten Honorius-Sarkophag im Mausoleum der Galla Placidia das Lamm auf dem Paradiesberg und Kreuze, ferner Tauben als Symbole der menschlichen Seele. Der Sarkophag des Bischofs Theodosius in S. Apollinare in Classe ist sehr schön mit Rankenornamenten und Pfauen, den Symbolen der Ewigkeit, dekoriert. Auf einem anderen Sarkophag besteht der Dekor hauptsächlich aus drei Lämmern. Vielleicht stammen diese Sarkophage aus späterer Zeit als die Gruppe der figürlich dekorierten Sarkophage. In diesen Symbolen zeigen sich Anklänge an die frühchristliche Zeit; andererseits sind die figürlichen Szenen nicht ohne die römische Tradition vorstellbar. Wegen ihrer handwerklichen Qualität – die bei späteren Stücken allerdings nachläßt – und wegen der Originalität der Gestaltung stellen diese plastischen Arbeiten jedoch bedeutende Werke dar. Sie sind aus einer ortsansässigen Künstlerschule hervorgegangen, die an der Wende vom 7. zum 8. Jh. und mit der Ankunft der Langobarden zu bestehen aufhörte.

Wir beschließen diesen Überblick über die Plastik der Kirchenausstattung und der Grabkunst mit den beiden Ambonen oder Kanzeln, die sich in der Kathedrale bzw. im Museo Nazionale in Ravenna befinden. Es sind dies keine Meisterwerke, aber ihr Dekor, der aus Hirschen, Fischen, Lämmern und Pfauen in quadratischen Feldern besteht, weist keine Ähnlichkeiten mit anderen ravennatischen Plastiken auf. Der Ambo in der Kathedrale stammt aus der Zeit des Bischofs Agnellus (556–569). Er ist von der gleichen Symbolik bestimmt wie die nichtfigürlichen Sarkophage, die Komposition des Dekors ist jedoch mit Vorbildern aus dem Bereich der Mosaikkunst fast identisch. Dort hat der Dekor wahrscheinlich auch seinen Ursprung. So ist die Ähnlichkeit mit einem Mosaikdekor auffallend, der heute noch im Gewölbe einer der Nischen in der Georgskirche in Thessaloniki zu sehen ist.

Ohne die Höhe der byzantinischen Kunst insgesamt zu erreichen, hat die Plastik etwas von der antiken Tradition bewahrt und zugleich neu gestaltet, was auch in späteren Zeiten nicht verlorenging. Sie hat auch in angemessener Weise, meistens in nichtfigürlicher Form, zur Ausstattung der Sakralbauten beigetragen.

DIE IKONEN

Die Ikonen haben für die Ostkirche eine ungleich größere Bedeutung als selbst die berühmtesten religiösen Darstellungen für die Westkirche. Hier sollen nur die Ikonen selbst behandelt werden, nicht aber die ganzen dogmatischen Diskussionen, zu denen sie Anlaß gegeben haben. Die Ikonen sind mit Wachs- oder mit Temperafarben und fast immer auf Holz gemalt. Sie sind entweder für die häusliche Andacht bestimmt und dann in kleinerem Format ausgeführt, oder für den öffentlichen Gottesdienst geschaffen. Anfänglich scheinen sie vor allem als private Andachtsbilder weit verbreitet gewesen zu sein.

Die Ikonen sind aus dem antiken Bildnis entstanden, das auf Holz, manchmal auch auf Glas gemalt oder als Flachrelief ausgeführt war, z. B. Kaiserporträts, aber auch Bildnisse verstorbener Familienmitglieder. Verbreitet wurden die Bilder durch den Kleinkunsthandel. Darunter befanden sich auch viele Heiligenbilder, die meist aus dem Ort stammten, an dem die Reliquien des betreffenden Heiligen aufbewahrt wurden. In der griechischen Kirche war die Reliquienverehrung mindestens noch im 6. Jh. sehr ausgeprägt, wie der Geschichtsschreiber Malalas mit Blick auf Antiocheia zu bestätigen scheint: „Der Schutz unserer Stadt ist durch Reliquien besser als durch Mauern gewährleistet.“ Der Reliquienkult verlor dann allmählich zugunsten der Ikonenverehrung an Bedeutung. In unserer vom Rationalismus geprägten Zeit ist es sicher schwer, sich vorzustellen, wieviel gläubiges Vertrauen in die Ikonenverehrung gesetzt wurde, und zwar in allen Gesellschaftsschichten, angefangen von dem Mönch am Beginn des 7. Jh., von dem Johannes Moschos erzählt, daß er seine Zelle nie verlassen habe, ohne eine Kerze vor dem Bild der Gottesmutter angezündet zu haben, bis hinauf zum Kaiser. Der Geschichtsschreiber Michael Psellos (1018 – um 1078) berichtet über Kaiser Romanos III. (1028–1034) anläßlich der Rettung einer Marienikone, die bei einer militärischen Niederlage beinahe in die Hände der Barbaren gefallen wäre:

„Als der Kaiser diesen lieblichen Anblick gewahrte (denn er verehrte die Ikone mit besonderer Hingabe), faßte er wieder Mut, und indem er sie küßte – es ist nicht möglich, zum Ausdruck zu bringen, wie fest er sie in seine Arme drückte –, benetzte er sie mit seinen Tränen und sprach mit der ganzen Inbrunst seines Herzens zu ihr. Er erinnerte sie an ihre Wohltaten und all die zahlreichen Bündnisse, mit deren Hilfe sie das Römische (d.h. Byzantinische) Reich beschützt und gerettet hatte, wenn es sich in Gefahr befand."

Die Ikone besaß etwas vom göttlichen Wesen, einen Widerschein des Heiligen, der sich bis in ihre bescheidensten Wiederholungen fortpflanzte und ihr in den Augen der Gläubigen übernatürliche Kraft verlieh. Ein Fresko aus dem 13. Jh. in SS. Quattro Coronati in Rom erinnert daran, daß Papst Silvester I. den pestkranken Konstantin geheilt hatte, indem er ihm eine Ikone brachte, auf der die Brustbilder des hl. Petrus und des hl. Paulus dargestellt waren.

Trotz des im Alten Testament im Buch Exodus ausgesprochenen Verbotes, trotz der Ablehnung der heidnischen Tradition der Verehrung von Götterbildern als Götzendienst, und trotz der Feindseligkeit, die einige Kirchenväter den Ikonen gegenüber hegten, setzte sich die Ikonenverehrung durch, und der Theologe Johannes von Damaskus erklärte im 8. Jh., daß Gott, der nicht Erkennbare, zwar nicht dargestellt werden könne, daß er aber, da er durch Jesus Christus in menschlicher Gestalt erschienen sei, in dieser Form abgebildet werden könne. Ohne schon jetzt auf den Bilderstreit einzugehen, ist bereits erkennbar, mit welcher Inbrunst die Ikonen von der ganzen östlichen Christenheit geliebt und deshalb verteidigt wurden. So dekretierte denn auch das zur Beilegung des Bilderstreits einberufene 2. Konzil von Nikaia im Jahre 787, daß, wer ein Bildnis verehre, darin die abgebildete Person verehre.

Die ältesten überkommenen Ikonen lassen sich nur schwer genau datieren; einige mögen bis ins 5. Jh. zurückgehen. Zweifellos sind die ehrwürdigsten Ikonen diejenigen, die aus Ägypten stammen, wie die Ikone des Bischofs Abraham aus dem Apollon-Kloster bei Bawit (Frühchristlich-byzantinische Sammlung der Staatlichen Museen, Berlin) und die Ikone einer unbekannten Heiligen mit Nimbus (Bibliothèque Nationale, Paris), die beide der koptischen Kunst angehören. Es handelt sich um kleine, mit Temperafarben bemalte Holztafeln, die sich aufgrund ihrer Maltechnik direkt von den Mumienporträts aus der römischen Zeit Ägyptens herleiten lassen. Da die Ikonen während des Bilderstreits zerstört wurden, müssen wir in den Randgebieten des Byzantinischen Reiches und der kaiserlichen Macht nach solchen Ikonen suchen, die vor der im 8. Jh. beginnenden Krise gemalt worden sind.

Abb. 461
Abb. 460

So kommt es, daß wir die ältesten Ikonentypen der Gottesmutter in Rom finden, die durch spätere Übermalungen zweifellos verunstaltet wurden, in einigen Fällen aber durch Restaurierungen wiederhergestellt werden konnten. Da alle Ikonen aus Konstantinopel verlorengegangen sind, kennen wir die dort geschaffenen Grundtypen nicht: z.B. die Ikone der Maria als Orantin, die als ein echtes *Palladion,* d.h. Schutz und Schirm der Stadt, galt. Dieses Gnadenbild wurde ehemals in der Marienkirche im Blachernen-Viertel aufbewahrt (daher auch Blacherniotissa genannt). Ein Medaillon auf Marias Brust enthielt das Bild des Kindes, des Christus-Emanuel. Der Typus der Maria in der Chalkoprateia-Kirche, in der einige ihrer Reliquien, z.B. ihr Gürtel, aufbewahrt wurden, findet sich nach Meinung einiger Autoren in der sehr fragmentarischen Ikone wieder, die im Kloster S. Maria del Rosario auf dem Monte Mario aufbewahrt und S. Maria Avvocata (die Fürbittende) genannt wird. Jedenfalls entdeckt man darin, wie in dem viel größeren Bild in S. Francesca Romana, die Verwandtschaft, die diese ersten Ikonen mit der Porträtmalerei bewahrt haben. Auf dem vielleicht aus dem 7. Jh. stammenden Bild im Pantheon (S. Maria ad Martyres) hält die Mutter das Kind auf dem linken Arm. Mit diesem Bild kündigt sich der Typus der Hodegetria an: Maria, die den Gläubigen den Weg weist, ein Typus, der später im Byzantinischen Reich weit verbreitet war. Nach der Legende wurde die Ikone von Kaiserin Eudokia, der Gemahlin Theodosios' II., aus Palästina mitgebracht. Sie läßt sich auf jeden Fall mit einem sehr alten Typus in Zusammenhang bringen, der auch durch die in Kiew aufbewahrte und aus dem Sinaikloster stammende Marienikone bekannt ist. Ein anderer Grundtyp ist die stehende Maria, die Nikopoia oder die den Sieg erwirkende, mit dem Kind vor der Brust, das sie kaum hält, sondern meist nur leicht berührt.

Abb. 56 Aus ganz anderem Geist geschaffen ist die Madonna della Clemenza in S. Maria in Trastevere; sie kann durch eine Inschrift mit ziemlicher Wahrscheinlichkeit auf die Zeit um 700 datiert werden (vor der Restaurierung hatte man sie dem 13. Jh. zugewiesen). Hier sitzt die Himmelskönigin auf dem Thron; sie ist mit dem durch herabhängende Perlenschnüre reich geschmückten kaiserlichen Diadem gekrönt, das, wie auch die Kleidung, byzantinischen Einfluß erkennen läßt, obgleich diese Details auf griechischen Marienbildern späterer Zeit nicht wiederkehren. Begleitet von zwei Engeln, stellt Maria hier das majestätische und offizielle Abbild dar, dem die Gläubigen kultische Verehrung entgegenbrachten. Das Bild ist mit einer Höhe von ca. 2 m außergewöhnlich groß. Vergleicht man diese Maria aber mit der ebenfalls thro-
Abb. 60 nenden Maria aus dem Katharinenkloster auf dem Sinai, so stellt man trotz der Ähnlichkeit in der enkaustischen Technik doch große Unterschiede fest. Die Ikone vom Sinai zeigt, obwohl sie aus dem Osten stammt, einen stärker hellenistischen Stil, ist also zweifellos einem griechischen Künstler zuzuschreiben, der jedoch höchstwahrscheinlich nicht aus Konstantinopel kam. Das Kind sitzt nicht mehr steif mitten auf dem Schoß seiner Mutter, sondern auf dem linken Arm; das Gesicht Marias ist menschlicher, alltäglicher, möchte man sagen; ihre Blicke richten sich nach der rechten Seite dem Betrachter zu, was wie ein Zeichen der Vertrautheit erscheint. Außer von zwei Engeln ist Maria von zwei Soldaten umgeben, dem hl. Theodoros Stratelates und dem hl. Georg. Das Bild steht dem antiken Realismus näher und eine etwas frühere Datierung vielleicht auf das 6. Jh. (andere weisen es dem 7. Jh. zu) erscheint gerechtfertigt. Vergleicht man die verschiedenen Bildnisse, dann kommt man zu dem Ergebnis, daß die Typen sehr bald völlig voneinander abweichen, was an sich nicht überrascht, denn aus zahlreichen literarischen Quellen ist bekannt, daß sich die Kirche mit Ikonen füllten, und dieser Überfluß führte notwendigerweise zu Variationen.

Bei der Fülle von Ikonen, deren Prototypen aber kaum bekannt sind, spielt die Mariendarstellung eine überaus wichtige Rolle. Kaiser Herakleios hatte ein Marienbild an der Mauer der Hauptstadt angebracht, bevor er zu einer seiner Expeditionen nach dem Osten aufbrach; auf diese Weise empfahl er die Stadt dem Schutz der Gottesmutter während seiner Abwesenheit. Der Legende nach soll der hl. Lukas die ersten Bildnisse der Gottesmutter gemalt haben. So glaubte man denn auch, die in der eigenen Zeit verehrten Bilder seien Kopien zeitgenössischer Porträts der Dargestellten. Dies kann vielleicht verständlicher machen, warum diese Art von Bildern so beliebt war.

Lange Zeit hat man angenommen, keine sehr alten Christusikonen zu besitzen. Bei Schriftstellern finden wir aber Hinweise, daß die Inkarnation des Gottessohnes indessen ein sehr starkes Argument dafür war, sein Antlitz zu malen. Das wunderwirkende heilige Antlitz (Mandylion) hatte die Stadt Edessa im Jahre 544 vor dem Ansturm der Perser gerettet. Bei Restaurierungsarbeiten an den Ikonen des Sinaiklosters wurde kürzlich eine Ikone mit dem Brustbild Christi entdeckt, auf der er segnend und mit dem Evangelium in der Hand dargestellt ist. Die Ikone entstand vielleicht schon im 6. Jh.; K. Weizmann hält sie jedenfalls für die älteste des Klosters. Die Malerei ist von hoher Qualität. Stammt sie aus Konstantinopel, was sehr wahrscheinlich ist, oder wurde sie von einem von dort gekommenen Künstler ausgeführt (die Invasion der Araber hat den Sinai erst im Jahre 640 von seinen unmittelbaren Verbindungen zur griechischen Welt abgeschnitten), dann würde daran offenkundig, welche Überraschungen eine nähere Kenntnis des konstantinopolitanischen Stils jener Zeit böte: das sehr menschliche Antlitz, dessen Ausdruck durch die unregelmäßigen, bogenförmigen Augenbrauen stark betont wird, und ein recht wenig klassischer Bart zeigen einen bisher nicht bekannten Typus, bei dem die geistige Ausstrahlung jede Stilisierung ausschließt und der sanfte Ausdruck die strenge göttliche Autorität zu mildern scheint. Vielleicht waren es Gemälde von dieser Art und Qualität, welche die Christen jener Zeit glauben ließen, daß bestimmte Ikonen nicht von menschlicher Hand geschaffen worden seien (sogenannte Acheiropoieten).

Wie es Kaiserbildnisse gab, die verehrt worden sind, so gab es bei den Christen auch Bilder der großen Kirchenlehrer, z. B. des hl. Gregorios von Nazianz, aller Lokalheiligen und der mit dem Leben Jesu in enger Verbindung stehenden Personen. Am Fest eines Heiligen wurde dessen Ikone besonders verehrt; dabei war die *Proskynesis* (der Kniefall) allgemein üblich. Syrische Händler in Rom stellten ihre Häuser unter den Schutz des hl. Simeon Stylites (des Säulenstehers) – eines jener Einsiedler, die auf der Spitze einer Säule lebten und starben – indem sie sein Bild an ihren Häusern anbrachten. Heilige Bischöfe und Mönche wurden ebenso dargestellt. Von dem wenigen, was erhalten ist, nennen wir zunächst eine Doppelikone, ein stilisiertes „Porträt" der Heiligen Sergios und Bakchos, denn solche Ikonen sind charakteristisch für den Typus der Porträtikone. Jene Ikone stammt vom Sinai und wurde im 19. Jh. nach Rußland gebracht (sie wird jetzt im Museum in Kiew aufbewahrt). Sie ist ein Beispiel für rechteckige Ikonen mit zwei Brustbildern, ganz in der Art der Ikone, die Bischof Silvester von Rom auf dem schon genannten römischen Fresko Kaiser Konstantin bringt, um ihn zu heilen.

Ein weitaus bedeutenderes Werk ist die Ikone des hl. Petrus, die im Sinaikloster *Abb. 58* aufbewahrt wird. Sie ist in höchster Qualität im byzantinischen Stil gemalt und läßt sich eigentlich mit keiner anderen vergleichen. Dokumentiert sich darin, wie E. Kitzinger vorschlägt, eine Rückkehr zum Realismus (zu einem „hellenisierenden Impressionismus", wie er mit Blick auf eine Ikone der thronenden Madonna im gleichen Kloster sagt), wenn man an den Anfang des 7. Jh. denkt? Dies ist sehr wahrscheinlich; es sind aber zu wenige Werke aus jener Zeit erhalten, und die Künstler besaßen zu unterschiedliches Talent, um darüber Gewißheit zu erlangen. Der hl. Petrus hält seine Attribute – die Schlüssel und ein Kreuz – in Händen; mit seinem leicht ergrauten Haar ist er von einer erstaunlichen Würde und Wahrhaftigkeit. In den oberen Teil des Bildes sind drei Medaillons eingefügt. Sie erinnern an die gleiche Bildkomposition, wie man sie auf einigen Konsulardiptychen findet; an Stelle des Kaisers und seiner Konsuln sind Christus, die Jungfrau Maria und ein Heiliger, vielleicht (wegen des jugendlichen Aussehens) der Evangelist Johannes dargestellt.

Es ist unzweifelhaft, daß besonders die Heiligenikonen viel dazu beigetragen haben, die Ikonenmalerei und die damit verbundene Frömmigkeit zu verbreiten. Sie eigneten sich ganz besonders, vielleicht mit einer Vertrautheit, wie sie gegenüber Maria oder Christus nicht möglich war, für jenes intime, geistige Zwiegespräch, für jene verhaltene Inbrunst, die den Ikonen in der ostchristlichen Welt eine so bevorzugte Rolle eingeräumt hat, die aber auch Ursache so heftiger Auseinandersetzungen geworden ist.

DIE BUCHMALEREI

Wie die Ikonenmalerei innerhalb der Malerei einen Bereich umfaßt, der sich mit dem der Ausschmückung der Kirchen kaum vergleichen und der sich wegen der weiten Streuung der Ikonen auch schwer überblicken läßt, so wird auch die ebenfalls von ihrem Ursprungsort aus weitverstreute Buchmalerei, besonders die der frühbyzantinischen Zeit, von besonderen Kriterien bestimmt.

Die Buchmalerei wurde in Werkstätten, sogenannten *Skriptorien* ausgeübt, in denen Laien und Mönche arbeiten konnten. Diese Werkstätten waren wahrscheinlich über das ganze Byzantinische Reich verstreut, blühten aber besonders in den großen Städten und in der Hauptstadt. Die Entstehungsorte der einzelnen Handschriften lassen sich daher bis zum 6. Jh. nur schwer bestimmen und sind bei den Fachleuten heftig umstritten.

Die klassische Tradition, auf die wir mit Blick auf die frühchristliche Zeit hingewiesen haben und die in der Illustration von Werken berühmter antiker Autoren besteht, lebte noch einige Zeit weiter. Ein sehr schönes Beispiel dafür bietet die *Ilias* der Biblioteca Ambrosiana in Mailand, wenn auch die einzelnen Illustrationen von unterschiedlicher Qualität sind – was auf die Mitarbeit verschiedener Künstler zurückzuführen ist. Man kann sich keine großartigere künstlerische Bestätigung für das Festhalten der christlich gewordenen Griechen des Reiches an dem vorstellen, was ihre heidnische Tradition an Hervorragendem gezeitigt hatte. Der unlängst verstorbene italienische Wissenschaftler Bianchi-Bandinelli datierte die Handschrift um 500 und schrieb sie einer Werkstatt der Hauptstadt zu. Es sind darin zahlreiche, oft sehr bewegte Kampfszenen dargestellt, und A. Grabar sieht in der Tatsache, daß ähnliche Darstellungen in der byzantinischen Kunst nicht bekannt sind, ein Argument, die konstantinopolitanische Herkunft zu bezweifeln. Da wir aber wissen, daß es im Großen Palast Wandgemälde mit historischen Szenen gegeben hat (die aber alle verlorengegangen sind), kann man sich ähnliche Szenen, die auf den Palastwänden die kaiserlichen Siege verherrlichten, durchaus vorstellen. Nach dieser Hypothese würde die Ilias von Mailand zu einer Gruppe von Kunstwerken gehören, die sich auf die Hauptstadt konzentrierte und von der wir sonst nichts besitzen. Die Unsicherheit ist, wie man sieht groß.

Die klassische Tradition findet sich auch in einer berühmten pharmakologischen Abhandlung – eher einer Anweisung für die Verwendung von Pflanzen –, die im 1. Jh. von dem griechischen Arzt Dioskurides für Juliana Anicia, die Gattin des Konsuls Areobindos, verfaßt, jedoch erst zu Beginn des 6. Jh. (um 512, wie ein Hinweis im Text besagt) illustriert wurde. Vor allem das Titelbild ist interessant, denn es ist mehr noch als die Pflanzenzeichnungen vom byzantinischen Stil geprägt. Es hat die zarten und weichen Farben, die man manchmal mit dem hellenistischen Stil verbindet. Die Darstellung der sitzenden Kaisertochter zwischen zwei allegorischen Gestalten, der Phantasie und der Aufmerksamkeit, läßt an die Kompositionen denken, auf denen Maria zwischen zwei Engeln thront. Der Text enthält auch ein schönes Bildnis des Autors, der neben einer allegorischen Figur sitzt, die den Erfindungsgeist verkörpert. Heute zögert man weniger, dieses Werk, das sich in der Nationalbibliothek in Wien befindet, Konstantinopel zuzuordnen, zum Teil auch wegen der verwandtschaftlichen Bande zwischen Juliana Anicia und Galla Placidia, ihrer Urgroßmutter.

Abb. 423–424

In diesem Bereich der Buchmalerei können wir auf mehrere Beispiele aus der profanen Kunst zurückgreifen. Diese hat auch noch nach ihrer Blütezeit während des späten heidnischen Reiches weitergelebt, und der Respekt vor den Autoren hat einige Handschriften erhalten, was leider nicht für die Wandmalerei gilt.

Dennoch hat die Religion den ergiebigsten und vielleicht auch originellsten Teil der Buchmalerei entstehen lassen. Die Hauptgruppe aus der Zeit um das 6. Jh. besteht aus drei *Handschriften.* Sie sind in goldenen Buchstaben auf Purpurgrund geschrieben. Die Illustrationen sind bisweilen in zwei Zonen eingeteilt, aber eine Illustration füllt nie eine ganze Seite. Die Purpurfarbe legt einen Bezug zum Kaiser nahe, denn sie war in Byzanz dessen charakteristische Farbe. Sind diese Handschriften nun als Geschenke für den Kaiser, oder sind sie in einer seiner Werkstätten entstanden? Im ersten Fall kann man an einen beliebigen Herstellungsort im Osten des Reiches denken, im anderen Fall muß das Werk in Konstantinopel entstanden sein. Die Frage wurde oft erörtert, konnte bisher aber nicht entschieden werden. Im übrigen weisen die drei Handschriften Unterschiede auf. Die erste Handschrift, die in Wien aufbewahrt wird, enthält das Alte Testament, und zwar die Genesis. Sie steht der antiken Tradition am nächsten. *Abb. 55, 420* Achtet man auf gewisse Details, z. B. auf eine allegorische Figur oder darauf, wie die Söhne Jakobs um ihren Vater gruppiert sind, wobei man an eine etwas erweiterte Versammlung der Sieben Weisen denken könnte, dann spürt man darin das griechisch-römische und vielleicht auch das jüdische Vorbild (wenn man die durchaus glaubwürdige Hypothese anerkennt, jüdische Maler aus Werkstätten zwischen Alexandreia und Jerusalem hätten die Heilige Schrift illustriert). Gleichwohl ist die Handschrift reich an Neuerungen. Die Szene, in der Abraham durch seinen Boten Rebecca Geschenke überbringen läßt, oder die Darstellung einer mit Mauern umgebenen Stadt (bei dem Thema Rebecca am Brunnen) weisen in einigen Zügen auf die kommende Entwicklung der Buchmalerei und auf die mittelalterliche Kunst hin. Die Darstellung des Todes Jakobs zeigt einen wahren Gefühlsausbruch bei den Frauen, der durch erhobene Arme, ängstliche Blicke und verstörte Gesichter zum Ausdruck kommt. Dies alles macht deutlich, daß wir hier von der Wandmalerei weit entfernt sind. Dieser Eindruck wird durch die beiden anderen Handschriften dieser „Purpurgruppe", die ziemlich nahe verwandt sind, noch bestätigt. Es handelt sich dabei um Fragmente des Matthäusevangeliums, die ein französischer Offizier im 19. Jh. in Sinope in Kleinasien erworben hat (die bald danach in die Bibliothèque Nationale in Paris gekommen sind), und um Evangelien, die im Erzbischöflichen Museum von Rossano in Kalabrien aufbewahrt werden. Man ist hier Zeuge der Entwicklung einer selbständigen, sehr selbstbewußten Kunst, die stilistisch der Strenge, wenn nicht gar der Abgewogenheit der byzantinischen Kunst nahesteht, zugleich aber belebt wirkt durch das Mienenspiel, durch die lebhaften Gebärden und durch die Glaubwürdigkeit der Haltungen. Es ist das für die Vielfalt der Kunst jener Zeit äußerst aufschlußreich und zugleich eine Warnung vor allzu verallgemeinernden Definitionen. Die genannten Merkmale haben den Forschern als Argumente für den orientalischen Ursprung beider Werke gedient.

Die Personen sind in der *Evangelienhandschrift von Sinope* sehr klein dargestellt. *Abb. 53, 54* Die Illustrationen sind dem Leben Jesu gewidmet. Sie erinnern in der Darstellung des Festmahls des Herodes auch an den, der ihn angekündet hatte, den Prodromos bzw. Johannes den Täufer. An dieser Szene fällt auf, wie Salome, der eine Schüssel mit dem abgeschlagenen Haupt des Johannes gebracht wird, den makabren Gegenstand voller Grausen anstarrt, zugleich aber ihre Arme danach ausstreckt, um ihn entgegenzunehmen. Die Darstellung der Wunder, etwa der Brotvermehrung, der

Heilung der beiden Blinden aus Jericho, zeigen Personen mit Gebärden, die Sehnsucht, Respekt und Verwunderung ausdrücken, was in den entsprechenden Episoden in S. Apollinare Nuovo nicht zu erkennen war. Gewiß, die Mosaiktechnik trägt dort ein wenig zur starreren Haltung bei, dennoch entfalten sich in dieser Buchmalerei die Bewegungen der Menschen tatsächlich sehr viel freier.

Abb. 52, 416, 417 418, 419 Die Illustrationen des *Codex Rossanensis,* der das Matthäus- und das Markusevangelium enthält, sind zahlreicher. Sie stehen den Illustrationen von Sinope näher als denen der Wiener Genesis, weisen aber doch Unterschiede auf, die zwar nicht leicht zu präzisieren sind, die aber in einer gewissen Monumentalität, in einer Würde der Personen – zumindest vieler Personen – ihren Ausdruck finden. Kann man darin vielleicht, wie D. Talbot Rice meint, Anklänge an Mosaikkompositionen von Konstantinopel sehen? Wir bezweifeln es. Wir haben vielmehr bei dieser Handschrift das Gefühl, noch tiefer in die Geheimnisse der byzantinischen Kultur einzudringen, in eine Kunst, die zugleich raffiniert und vertraut ist, wobei der Künstler mit Leidenschaft arbeitet, aber seinen Pinsel dennoch vollkommen beherrscht. Unter den erhaltenen Handschriften aus jener Zeit scheint uns diese die größte Leistung zu sein. Die Auswahl der Illustrationen ist nicht so systematisch getroffen wie bei den Szenen aus dem Leben und der Passion Jesu in den Mosaiken von Ravenna: die Auferweckung des Lazarus, der Einzug Jesu in Jerusalem (aufgebaut nach einem Muster, das sich kaum noch verändern wird), die Vertreibung der Händler aus dem Tempel, die klugen und die törichten Jungfrauen, das Abendmahl und die Fußwaschung (auf gleicher Höhe nebeneinander gestellt), die Apostelkommunion, die Ölbergszene usw. Dabei wurde die Abfolge der Bilder gegenüber der biblischen Vorlage verändert. Sie verteilen sich auf eine oder zwei Zonen; befindet sich nur ein Bild auf einer Seite, dann sind Heilige oder Apostel in der üblichen Haltung antiker Redner über den Textkolumnen dargestellt. Zum ersten Mal finden wir hier auch Szenen – Jesus vor Pilatus, Judas, der die dreißig Silberlinge zurückbringt –, die nicht zum klassischen Bestand der Darstellungen aus dem Leben Jesu gehören werden, gelegentlich aber doch wieder vorkommen. Andererseits fehlen heute ganz wesentliche Ereignisse, wie die Kreuzigung und die Himmelfahrt, die aber vielleicht im vollständigen, alle vier Evangelien umfassenden Codex enthalten waren.

Man kann die griechischen und byzantinischen Stilmerkmale der Handschrift von Rossano leicht beurteilen (ohne die Handschrift damit geographisch einordnen zu können), wenn man sie mit den Merkmalen der von dem Mönch Rabula im Jahre 586 geschaffenen Handschrift vergleicht, einem Evangeliar, das die vier Evangelien *Abb. 421, 422, 425* in syrischer Sprache enthält. Die *Rabula-Handschrift* gehört zu den wenigen illuminierten Handschriften, die den Bildersturm überstanden haben und ist ein einmaliges Dokument frühchristlicher Buchmalerei. Sie wird seit 1497 in der Biblioteca Laurenziana in Florenz aufbewahrt. Man findet hier Darstellungen, die später geläufig wurden (die Kreuzigung, die Himmelfahrt, das Pfingstwunder) und von denen man annimmt, daß sie von der palästinensischen Ikonographie inspiriert wurden, da sie in einigen Merkmalen mit den aus Palästina stammenden Ampullen von Monza und mit einigen prächtig geschmückten Kanon- oder Konkordanztafeln übereinstimmen. Dennoch ist der Stil ganz anders und auch weniger sorgfältig; die Personen sind hier kaum individuell dargestellt. Abgesehen von den in den beiden Handschriften sich ausdrückenden unterschiedlichen Temperamenten der daran beteiligten Künstler sieht man auch, wie sich sehr ausgeprägte kulturelle Spaltungen abzeichnen, wobei der unwiderlegbare Beweis für die verschiedenen Ursprünge dieser Handschriften darin liegt, daß sie nicht in der gleichen Sprache geschrieben wurden. Wir glauben, daß diese unmittelbare Gegenüberstellung der Rabula-Handschrift und der von Rossano deswegen so interessant ist, weil ja in so vielen anderen Fällen die Zweifel hinsichtlich der Ursprünge nicht überwunden werden können.

DIE ELFENBEINARBEITEN

War das Material, das für unsere Untersuchungen der illuminierten Handschriften zur Verfügung stand, äußerst knapp, so verhält es sich bei den Elfenbeinarbeiten anders. Wir haben es hier mit einer Technik zu tun, die schon von den Römern ausgeübt wurde und die auch danach beliebt blieb. Sie wurde im 5. und 6. Jh. sogar hoch geschätzt, ja ein intimer Kenner wie W. F. Volbach versichert uns, es sei möglich, allein mit Hilfe der Elfenbeinkunst die ganze Kunstgeschichte jener Zeit nachzuzeichnen. Diese Äußerung ist nicht nur als launischer Einfall zu verstehen, denn tatsächlich haben sich sehr verschiedene Stilarten in den Elfenbeinarbeiten niedergeschlagen, und viele Zeugnisse sind erhalten geblieben.

Sieht man fein ausgearbeitete Elfenbeingegenstände vor sich, könnte man den Eindruck gewinnen, es handele sich ausschließlich um eine sehr aufwendige Technik. Es gab aber auch Kästchen oder andere Stücke mit Platten aus Elfenbein oder Knochen, die nur großflächig geschnitzt oder bemalt waren. Auch davon sind einige Beispiele erhalten, z. B. ein Kästchen aus dem 5.–6. Jh. in der Walters Art Gallery in Baltimore. Elfenbein wurde auch zur Verzierung von Möbeln verwendet. Davon ist aber nur ein einziges Stück erhalten geblieben. Sonst aber stehen uns viele Gegenstände aus Elfenbein zur Verfügung. Darunter befinden sich auch die Diptychen, die sich mit Hilfe der Angaben in den Konsularfasten in die Jahre zwischen 406 und 540 datieren lassen und deren Herkunft ebenfalls gesichert ist: nämlich Rom oder Byzanz. Anläßlich ihrer Amtsübernahme schenkten die Konsuln Freunden diese kostbaren, sehr geschätzten Gegenstände, die anscheinend besser als alle anderen der Zerstörung entgingen. Wir wollen versuchen, von diesen Elfenbeindiptychen diejenigen zu ermitteln, die aus den östlichen Teilen des Reiches und besonders aus der Hauptstadt zu stammen scheinen. Tatsächlich kann es sich ja nicht immer um Konstantinopel handeln; der byzantinische Osten und Ravenna kommen ebenso in Frage, wenigstens in den Fällen, in denen es sich nicht um Werke handelt, die direkt von einem in der Hauptstadt residierenden Konsul angeregt wurden.

Einige Arbeiten wie das Musen-Diptychon (Louvre, Paris), das Diptychon der Nikomachi und Symmachi (Victoria and Albert Museum, London und Musée de Cluny, Paris) zeigen, was diese Kunst an Eleganz und an naturalistisch getreuen Zügen der griechisch-römischen Tradition zu verdanken hat. Diese Werke sind jedoch im Westen entstanden und stammen aus dem 5. Jh., wahrscheinlich aus dessen Anfängen. Man muß bis zum 6. Jh. warten, um konstantinopolitanische Werke zu finden, an denen sich die Merkmale des byzantinischen Stils durchsetzen. Sie zeigen das Bild einer Persönlichkeit des öffentlichen Lebens, d. h. entweder eines Konsuls oder des Kaisers, oder sie haben rein religiösen Charakter. Der Konsul wird auf seinem Amtssitz dargestellt, so z. B. auf dem Anastasios-Diptychon (Museum Rietberg, Zürich). Dieser Anastasios ist aber nicht mit dem Kaiser gleichen Namens zu verwechseln; er war vielmehr dessen Neffe, der 517 zum Konsul ernannt wurde. Auf dem Diptychon im Cabinet des Médailles (Paris) sieht man ihn, wie er den Zirkusspielen (die unten auf dem gleichen Stück dargestellt sind) präsidiert. Er ist, in eine gestickte Tunika und die zeremonielle purpurfarbene *Trabea* gekleidet, im Begriff, die *Mappa,* eine Art Taschentuch, zu werfen, um das Zeichen zum Beginn der Spiele zu geben. Die streng frontale Ansicht, die Füllung aller übrigen Flächen mit Ornamenten, die drei Medaillons oberhalb der Gestalt des Konsuls mit Bildnissen kaiserlicher Familienmitglieder (man beachte dabei die Ähnlichkeit mit den drei Medaillons im oberen Teil der Petrus-Ikone!), das sind Merkmale, die bei diesem Diptychon besonders auffallen. Die beiden Seiten sind einander sehr ähnlich (die Zirkus-

Abb. 506

Abb. 514

szenen im unteren Teil sind jedoch jeweils unterschiedlich dargestellt). Die Inschriften sind wie bei allen offiziellen Dokumenten in lateinischer Sprache abgefaßt; gelegentlich kommt auch ein griechisches Wort vor. Es sind mehrere Diptychen mit Abbildungen des Konsuls Anastasios erhalten. Mit ihnen könnte man das Magnus-Diptychon in der Bibliothèque Nationale in Paris vergleichen, auf dem der Konsul die gleiche würdevolle und etwas steife Haltung einnimmt. Gelegentlich ist die Amtsperson aber auch nur als Brustbild in einem von stark stilisierten Blattornamenten umrahmten Medaillon abgebildet, z. B. auf einem der Diptychen des Areobindus, das sich im Louvre in Paris befindet. Als Gegenbeispiel könnte man den Stil einer Elfenbeintafel mit dem Bildnis der Kaiserin Ariadne (?) nennen, des einzigen erhaltenen Teils eines um 500 entstandenen kaiserlichen Diptychons (Museo del Bargello, Florenz). Das Relief ist viel stärker herausgearbeitet als an einigen Stellen der Elfenbein-Kathedra des Erzbischofs Maximianus in Ravenna. Man kann daraus nur den naheliegenden Schluß ziehen, daß es in Konstantinopel mehrere Werkstätten gegeben haben muß. Die Zuschreibungen zu bestimmten Gruppen bleiben jedoch problematisch und fragwürdig. Die abgebildete Frau ist mit der gleichen Frisur und ähnlich geschmückt wie der Kopf im Louvre, der ebenfalls für ein Bildnis der Kaiserin Ariadne gehalten wird. Allerdings muß man auch gestehen, daß in den Gesichtszügen beider Bildnisse kaum Ähnlichkeiten vorhanden sind. Dies veranlaßt uns zu der Feststellung, daß die individuellen Züge in der Elfenbeinkunst weniger ausgeprägt sind als bei der Marmorplastik – was ja auch ganz normal ist.

Abb. 515 *Abb. 516* *Abb. 139, 140* *Abb. 510, 511*

Bei einer anderen, allerdings fünfteiligen Elfenbeinplatte, die ebenfalls ein Kaiserbildnis zeigt, handelt es sich zweifellos um das Meisterwerk der byzantinischen Elfenbeinkunst: gemeint ist das sogenannte *Barberini-Diptychon* im Louvre. Ein Flügel, auf dem möglicherweise die Kaiserin dargestellt war, fehlt, was auch den Gedanken nahelegt, daß es sich hier nicht unbedingt um ein Diptychon handelt. Es unterscheidet sich von den üblichen Diptychen auch dadurch, daß der Kaiser, als Reiter dargestellt, beinahe als Freiplastik herausgearbeitet ist, fast so, als sei die Figur ganz vom Reliefgrund gelöst. Das Werk ist bezeichnend für die kaiserliche Macht und ihr Streben nach weltlicher Herrschaft wie nach himmlischem Schutz. Im oberen Bildteil halten zwei Engel ein Medaillon mit dem segnenden Christus zwischen Sonne und Mond, den Symbolen der Herrschaft über das himmlische Reich. Das Mittelfeld zeigt den Kaiser zu Pferde; er richtet seine Lanze, die ein ihm folgender Barbarenhäuptling berührt, gegen die Erde. In der rechten oberen Ecke schickt sich eine schwebende Siegesgöttin an, ihn zu krönen. Eine allegorische Figur der Erde und ihrer Reichtümer (die Göttin Tellus) sitzt unter dem Pferd und stützt einen Fuß des Kaisers. Auf dem linken Bildteil steht ein Soldat oder – wie auch behauptet wird – ein Konsul, der ihm eine Statuette der Siegesgöttin darbringt. Der untere Bildteil zeigt Vertreter der Barbaren, die dem Kaiser Geschenke (wilde Tiere, Elephantenstoßzähne und andere Gegenstände) als Zeichen der Verehrung bringen.

Abb. 503

Nach verschiedenen anderen Identifizierungsvorschlägen wollte man in der dargestellten Persönlichkeit mit den regelmäßigen, aber unpersönlichen Gesichtszügen schließlich Kaiser Anastasios erkennen, der im Jahre 496 eine Botschaft aus Indien (worauf der Elephant im unteren Bildfeld hinweisen würde) empfangen und im Jahre 498 die Goten besiegt hatte. Diese von Ch. Delvoye aufgestellte Hypothese ist bestechend. Wir möchten uns dieser Auffassung jedoch nicht ohne weiteres anschließen, da wir den Gedanken an Justinian nicht gerade aufgeben, der ebenfalls oft über die Identifizierung vorgeschlagen wurde und dessen zahlreiche Siege in Afrika und in anderen Ländern die Darstellung der unterworfenen Völker vollauf rechtfertigen würden. Hinzu kommt, daß der harmonische, klassizistische und ausgewogene Stil des Diptychons der Persönlichkeit Justinians durchaus angemessen ist. Wie so oft, kann der Kaiser aber auch hier nicht einwandfrei identifiziert werden. Merkwürdig an dieser Figur ist die Tatsache, daß man sie, wenn auch in einem viel plumperen Stil, den man ohne rechte Begründung in Alexandreia beheimaten wollte, im Dekor der von Kaiser Heinrich II. (1002–1024) dem Aachener Münster gestifteten Kanzel wiederfindet. Die sehr charakteristische Haltung des Reiters läßt jedenfalls keinen Zweifel an der Verwandtschaft beider Elfenbeinarbeiten aufkommen. Da sie sich jedoch in der Qualität stark voneinander unterscheiden, können sie nicht vom gleichen Künstler geschaffen worden sein und sicher auch nicht aus der gleichen Werkstatt stammen. Ebenso kann man die Elfenbeinstatuette der Göttin Ariadne im Musée de Cluny mit einigen Figuren an der Kanzel in Beziehung bringen, die mit großer Wahrscheinlichkeit kurz nach dem Barberini-Diptychon als Verzierung für ein Möbelstück, vielleicht für einen Prunksessel, entstanden sind. Beim Vergleich der beiden männlichen Figuren läßt sich feststellen, daß die kraftvolle Bewegung und die Darstellung der weltlichen Macht des Kaisers auf dem Barberini-Diptychon an der Kanzel wie verschwommen und verblaßt erscheinen. Daran läßt sich das Talent der verschiedenen Künstler ablesen. Aus der Nähe betrachtet (wir hatten diese Möglichkeit), zeigt der fein ausgearbeitete Dekor an der Kanzel Heinrichs II. in der Tat einen wenig eleganten Stil. Dies ist nicht unbedingt ein Beweis für eine koptische (trotz des Isis-Bildes) oder provinzielle Herkunft, sondern spricht eher für die Arbeit nicht sehr talentierter Kopisten, die in einer Schule mit byzantinischer Tradition ausgebildet worden waren.

Abb. 540

Abb. 504

Elfenbeinarbeiten, besonders die in der Form eines Diptychons geschaffenen Tafeln (auch die Pyxiden, kleine Behältnisse), waren natürlich in vielen Fällen zu religiösen Zwecken bestimmt; wozu genau, ist nicht recht klar. Die Tafeln enthielten Verzeichnisse von Heiligen oder von Stiftern, die sich dem Gebet der Gläubigen empfahlen, gelegentlich auch Gebete. Beim Boethius-Diptychon (Museo Civico dell'Età Cristiana in Brescia) wurden auf die Rückseite des einen Flügels oben die Auferwekkung des Lazarus, auf die des anderen drei Kirchenväter sogar gemalt. Derartige Praktiken rechtfertigen nicht ganz die kostbare Ausführung der fein geschnitzten Seite. Der eigentliche Verwendungszweck war, so meinen wir (und so hat es auch wohl K. Weitzmann gesehen, der eines dieser Diptychen in sein Werk über die Ikonen aufgenommen hat), der gleiche wie derjenige der gemalten Bilder, obwohl sie nie so berühmt wurden wie z. B. eine Hodegetria oder eine Hagiosoritissa. Sie dürften aber bei der privaten Andacht wohlhabender Gläubiger eine wichtige Rolle gespielt haben. Bei den Pyxiden oder bei den Kathedren bedarf es hinsichtlich ihres Verwendungszwecks keiner weiteren Erklärungen. Das gleiche gilt für Elfenbeinarbeiten, die ein größeres Format haben und fünfteilig sind: sie wurden als Buchdeckel für Einbände der Heiligen Schrift verwendet (Elfenbeintafel von St-Lupicin, Bibliothèque Nationale in Paris, und im Museum in Etschmiadzin).

Abb. 512

Abb. 508

Die antike Tradition ist noch deutlich bei dem Diptychon im Museo del Bargello spürbar, auf dem Adam und Eva inmitten von Tieren im Paradies abgebildet sind – die Darstellung des nackten menschlichen Körpers wird hier fast zum Selbstzweck. Byzanz ist noch weit entfernt. Das Diptychon in den Staatlichen Museen in Berlin jedoch erreicht bereits die Fülle des konstantinopolitanischen Stils des 6. Jahrhunderts. Die eindrucksvollste Gestalt ist die des erwachsenen Jesus, der wie ein Patriarch aussieht (so, wie er auch auf der Tafel von St-Lupicin dargestellt ist). Der Stil ist hier aber von einer Vornehmheit, die die Elfenbeinarbeiten sonst nur selten erreichen. Jesus sitzt, ähnlich wie die Konsuln, auf einem Klappstuhl, der *Sella curulis*, hält die Bibel und macht eine segnende Gebärde; zwei Heilige, Petrus und Paulus, assistieren dabei. In den Ecken sind Sonne und Mond dargestellt. Die Darstellung

Abb. 139

Abb. 513

der Maria ist weniger gut gelungen: sie ist von rundlicher Gestalt und verschwindet fast in den üppigen Gewandfalten. Die Komposition mit den beiden Erzengeln erinnert an die Ikone des Sinaiklosters und an andere Marienbildnisse; der Stil ist aber erhabener und das Gesicht weniger individualisiert. In dem Rest eines Monogramms hat man einen Hinweis auf Erzbischof Maximianus von Ravenna sehen wollen, dem um die Mitte des 6. Jh. die berühmte Bischofskathedra zum Geschenk gemacht wurde. Versucht man, Denkmäler in Gruppen einzuteilen, dann kann man es bei diesem Werk unserer Meinung nach unzweifelhaft tun – selten läßt sich ein Gegenstand mit solcher Sicherheit einordnen. Den Christus auf dem Diptychon kann man mit einer Tafel mit dem Bild des Paulus (die manchmal für ein syrisches Werk gehalten wird) aus dem Musée de Cluny und mit den Figuren auf der Vorderseite der Kathedra des Maximianus vergleichen. Ein solcher Vergleich verweist wegen der Qualität und der Verwandtschaft der Darstellungen auf Konstantinopel. Ein anderes Werk von seltener Qualität ist eine Diptychontafel im British Museum in London mit der Darstellung des Erzengels Michael: ihr Stil unterscheidet sich von anderen, ist sehr hellenisierend, sehr unpersönlich, von auffallender Harmonie und mit für die Zeit sehr realistischen Stoffdrapierungen. Die Inschrift ist ganz in griechischer Sprache abgefaßt – ein einmaliger Fall. Das Diptychon stammt zweifellos aus der Hauptstadt, aber aus einer anderen Werkstatt.

Abb. 51, 511

Das unbestritten bedeutendste und großartigste Stück unter den religiösen byzantinischen Elfenbeinarbeiten aber ist die *Bischofskathedra des Maximianus* (heute im Erzbischöflichen Museum in Ravenna). Sie trägt das Monogramm des Erzbischofs und läßt sich somit in die Zeit um 545, die Zeit seines Episkopats, datieren. Das Monogramm ist in der Mitte des oberen Bandes auf der Vorderseite der Kathedra eingeschnitten. Bis auf einige Teile, die an der Rückenlehne fehlen, ist die Kathedra unbeschädigt. Was zuerst in die Augen fällt, sind die fünf majestätischen Figuren auf der Vorderseite, von denen zwei besonders plastisch herausgearbeitet sind. Ihr Stil ist völlig konstantinopolitanisch, zugleich das beste Argument dafür, das Werk als Ganzes der Hauptstadt zuzuschreiben. In der Mitte erkennt man Johannes den Täufer, der in einem Medaillon das Osterlamm hält; zu beiden Seiten stehen je zwei Evangelisten. Es lassen sich hier verwandte Züge zu der Christusdarstellung auf dem Berliner Diptychon feststellen. Auf den Tafeln der Seitenflächen der Kathedra sind in einem ganz anderen, gröberen und oberflächlicheren Stil, den man mit dem einiger Elfenbein-Pyxiden unbekannter Herkunft vergleichen könnte, Szenen aus dem Leben des Erzvaters Joseph dargestellt, die vielleicht, was seltener ist, östlich inspiriert sind: Joseph im Brunnen, Joseph wird von seinen Brüdern verkauft, seine Ankunft im Hause des Potiphar, die Verteilung des Getreides während der Hungersnot, die Begegnung Josephs mit seinem Vater Jakob, der Traum des Pharao usw. Die bildliche Darstellung ist sehr dicht, manchmal sind auf der gleichen Tafel zwei Szenen übereinander wiedergegeben. Die Rückenlehne zeigt Szenen aus dem Leben Jesu: die Verkündigung, die Reise nach Betlehem, die Taufe Jesu, den Einzug in Jerusalem, die Brotvermehrung, die Hochzeit zu Kana, die Heilung der Blinden, Jesus und die Samariterin. Diese Szenen sind von den obenerwähnten Lücken betroffen. Der Stil unterscheidet sich nicht völlig von dem der Szenen aus dem Leben Josephs, wenn er auch etwas eleganter ist. Die Pfosten der Kathedra und alle Bänder an den Kanten und zwischen den verschiedenen Szenen sind mit sehr schönen belebten Rankenornamenten, d. h. Blattgirlanden mit Pfauen, Löwen, Vögeln und anderen Tieren, verziert. Die Evangelisten, die nur durch schmale Leisten voneinander getrennt sind, bilden gewissermaßen eine einzige Szene.

Hier stellt sich die Frage nach dem Herstellungsort dieses außergewöhnlichen Kunstwerks. Sehr verlockend ist der Gedanke, darin ein von Justinian gleichzeitig mit dem Kelch und der Patene übersandtes Geschenk zu sehen. Die Qualitätsunterschiede im Stil beweisen nur, daß nicht genügend geschickte Elfenbeinschnitzer zur Verfügung standen und daß auch weniger bedeutende Künstler herangezogen werden mußten, um das Werk zu vorgesehenen Zeitpunkt fertigstellen zu können. Andere Argumente sprechen für eine Herstellung am Ort: ein Bischof von Ravenna, Petrus Chrysologus, d.h. der „Goldredner", hatte im 5. Jh. in einer Predigt mit Nachdruck auf die Übereinstimmung zwischen Joseph als Vorläufer Jesu und Jesus selbst hingewiesen. Im übrigen war die Josephsgeschichte in der frühchristlichen Welt nicht unbekannt. Es bleibt also sehr schwierig, in der Frage der Herkunft zu einer Entscheidung zu kommen, da es an genügend Vergleichselementen fehlt. Wenn wir uns entscheiden müßten, würden wir uns für Konstantinopel entscheiden, denn es gibt keine Beweise für die Existenz von Elfenbeinwerkstätten von solcher Bedeutung in Ravenna, die dort ein ähnliches Kunstwerk hätten ausführen können.

Wir ordnen also diese Elfenbeinarbeiten mit biblischen Themen etwas zögernd Werkstätten der Hauptstadt zu. Im Vergleich dazu scheinen die fünfteiligen Elfenbeinarbeiten mit Szenen aus dem Leben Jesu, d.h. die Platten im Museum von Ravenna, in der Bibliothèque Nationale in Paris und im Museum in Etschmiadzin, so unterschiedliche Merkmale aufzuweisen, daß sie je nach Auffassung der Fachleute der einen oder anderen Provinz im Osten des Reiches zugeschrieben werden können. Diese Unterschiede sind selbstverständlich relativ, und sie widersprechen keineswegs einer allgemeinen Beurteilung, die den byzantinischen Elfenbeinarbeiten eine gewisse grundlegende Einheitlichkeit zuerkennt und dazu beiträgt, sie von anderen Arbeiten unterscheiden zu können.

DIE GOLDSCHMIEDEKUNST UND DIE PRUNKGEGENSTÄNDE

Die Edelmetalle waren bei den Byzantinern wie bei ihren römischen Vorgängern und bei ihren sassanidischen Nachbarn hoch geschätzt. Die Beschreibungen der Ausstattung der Hagia Sophia von Paulos Silentiarios (563) und des Geschichtsschreibers Kedrenos (11. Jh.) berichten auch von einer Altartafel aus Gold mit eingelegten Edelsteinen, von Patriarchenthronen, die mit Blattgold oder -silber überzogen waren, und von goldenen Kandelabern; ein ähnlicher Luxus wird auch im Großen Palast geherrscht haben. Übertreiben diese Berichte möglicherweise? Gegenstände, die als aus Gold bezeichnet werden, waren wahrscheinlich oft nur vergoldet. Es läßt sich schlecht beurteilen, wieviel massives Gold für diesen Prunk aufgewendet wurde, denn von dem, was an Geschirr, Reliquienbehältern und was überhaupt an profanen oder religiösen Gegenständen erhalten ist, besteht alles aus Silber, das manchmal teilweise vergoldet ist. Wir verfügen aber über einige Schmuckstücke aus massivem Gold. Die Goldschmiedekunst ist einer der Bereiche, in dem der Stil am wenigsten einheitlich zu sein scheint. Bei den profanen Werken herrscht der sich an klassische Formen anlehnende Stil vor, der sich in Rom bei dem auf dem Esquilin gefundenen Silberschatz schon im 4. Jh. durchgesetzt hatte. W. F. Volbach sieht darin eine antikisierende Reaktion, die zu Beginn der neuen Epoche aufgrund kaiserlicher Initiative einsetzte; E. Kitzinger dagegen hält diesen Stil für einen durchgehenden Zug byzantinischer Geisteshaltung. Kaiserliche Prägestempel geben gelegentlich Daten an, z. B. die Regierungszeiten der Kaiser Anastasios, Justinian, Herakleios. Die behandelten Themen sind ausschließlich mythologischer Art. Die konstantinopolitanische Herkunft ist oft wahrscheinlich, aber durch die Prägestempel nicht zwingend bewiesen, da diese manchmal auch auf aus den Provinzen stammenden Gegenständen eingeprägt sein konnten. In Syrien scheinen ziemlich viele Silbergegenstände geschaffen worden zu sein, vor allem solche religiösen Charakters. Wir werden später darauf zurückkommen.

Abb. 566 Die Amphora aus Concesti (Moldau, Rumänien) in der Eremitage in Leningrad, die bislang dem 5. Jh. zugeschrieben wurde, kürzlich aber ins 7. Jh. datiert worden ist, ist ein typisches Beispiel für die schlichte Übertragung eines griechischen Frieses auf einen Silbergegenstand. Der Dekor zeigt einen in schwungvollem Stil, aber ohne größere Feinheit dargestellten Kampf zwischen den Amazonen und den Griechen. Die Amphora ist in Treibtechnik ausgeführt, die am häufigsten angewendet wurde; sie ist durch Gravierungen ergänzt. Es besteht ein deutlicher Unterschied zu der
Abb. 562 Technik, die bei der Platte Konstantius' II. (um 350), die sich heute in der Staatlichen Eremitage in Leningrad befindet, angewendet wurde, die nämlich ganz mit Gravierungen verziert ist und eher byzantinisierende Merkmale zeigt. Zur antikisierenden Serie gehören auch die Platte mit dem Satyr und der Mänade in der Eremitage in
Abb. 563 Leningrad, die Platte mit Venus und Adonis im Cabinet des Médailles in Paris, die großartige Platte mit Meleager (aus einer deutschen Privatsammlung, jetzt als Leihgabe im Bayerischen Nationalmuseum in München), der neben dem getöteten kalydonischen Eber steht: er hat den Körper eines griechischen Epheben, sein Kopf weist jedoch eine auffallende Verwandtschaft mit dem „neuen Stil" auf, der in anderen Bereichen in Byzanz vorherrschte. Im allgemeinen weisen diese mythologischen Darstellungen nicht die schwungvolle und präzise Zeichnung ihrer antiken Vorbilder auf. Zur gleichen mythologischen Serie gehört ein Teller in Istanbul, der jedoch ein eigenständigeres Gepräge zeigt; er wurde in Lapseki, dem antiken Lampsakos, am Hellespont gefunden und zeigt Indien als allegorische Figur, die auf einem von den Stoßzähnen eines Elephanten getragenen Thron sitzt und von Tieren und Tierbändigern umgeben ist. So durcheilen wir das 6. Jh. und überschreiten vielleicht schon seine Grenze. Die ungeschickte anatomische Zeichnung der Darstellungen verrät manchmal mehr als die Prägestempel, wie weit wir hier von der griechischen Perfektion und sogar von der römischen Kunstauffassung entfernt sind, z. B. bei der Platte
Abb. 572 im Cabinet des Médailles, auf der der Kampf des Herakles mit dem nemäischen Löwen dargestellt ist. Wir verbleiben in den Spuren einer heidnischen Reaktion, die im Rom des 4. Jh. noch eine Existenzberechtigung hatte, jetzt aber nicht mehr, und die durch keine spontane Inspiration mehr erneuert wurde. Tiefere Einblicke verdanken wir dem religiösen Bereich. Die Eremitage in Leningrad besitzt eine herrliche Schale
Abb. 570 aus der späten Regierungszeit des Kaisers Anastasios (um 518), die dem Bischof Paternus gehörte. Sie zeigt ein altes, frühchristliches Thema, das einen erhabenen, bisher unbekannten Charakter erhält: das Christusmonogramm in Verbindung mit Alpha und Omega. Eine Inschrift umrahmt das Motiv, und der Rand ist mit belebten Rankenornamenten verziert.

Die sakrale Goldschmiedekunst greift aber weitaus häufiger auf figürliche Kunst als auf Symbole zurück. Für das 6. Jh. verfügen wir über mehrere Fundstücke aus Syrien, die höchtwahrscheinlich lokalen Ursprungs sind. In bezug auf den Schatz von Antiocheia, dessen berühmtestes Stück ein im Museum The Cloisters in New York aufbewahrter Kelch ist, gibt es keinen Grund mehr für irgendeinen Zweifel. *Abb. 564* Inmitten von Weinreben – hier liegt der Gedanke an einen Bezug zur Eucharistie nahe – ist Christus zweimal dargestellt. Der Dekor ist in Relief gearbeitet und läßt eher an provinzielle Kunst denken. Verschiedene andere Stücke scheinen aus dem gleichen Fund zu stammen: der Einband eines Evangeliars mit zwei Heiligen, die das Kreuz stützen (im Metropolitan Museum in New York), und ein Medaillon mit dem Brustbild des bartlosen Christus (im Louvre in Paris) vom Schnittpunkt der Balken *Abb. 608* eines Kreuzes, das an ein großes Kreuz in der gleichen Art wie jenes in der Apsis von S. Apollinare in Classe denken läßt. Das von zwei Engeln gestützte Kreuz findet sich *Abb. 571* auf einer Platte (Eremitage in Leningrad) wieder, die man der Kunst der Hauptstadt zuschreiben könnte. Dagegen ist die Reliquienplatte im Louvre mit dem hl. Symeon *Abb. 148* Stylites dem Jüngeren vom Ende des 6. oder aus dem Anfang des 7. Jh. eindeutig als syrisches Werk einzuordnen. Die riesige Schlange, die sich an der Säule emporwindet, und die man als Symbol des Bösen zu interpretieren versucht ist, könnte sich auch auf eine Episode in der Legende des Heiligen beziehen, der eine Schlange geheilt hat. Die Patenen – kleine Teller für die Hostie –, die in zwei Exemplaren in Riha in Syrien gefunden wurden und sich im Dumbarton Oaks Museum in Washington *Abb. 568* und im Archäologischen Museum in Istanbul befinden, sind mit dem Stempel *Abb. 569* Kaiser Justins II. versehen und stammen demnach aus dem Ende des 6. Jahrhunderts. Es sind typische Beispiele für Gegenstände, bei denen der Stempel Zweifel hinsichtlich des Urspungs aufkommen läßt, denn die Darstellungen (der Apostelkommunion, Christus ist dabei zweimal abgebildet) sind ziemlich nachlässig ausgeführt. Die Vase aus Emesa in Syrien (heute im Louvre) hingegen ist zwar ohne Stem- *Abb. 565* pel, weist aber trotz ihrer wenig harmonischen Form einen Stil von so hoher Qualität in den getriebenen Medaillons auf, daß man sie Konstantinopel zugeschrieben hat.

Eine Serie von Platten aus der Regierungszeit des Kaisers Herakleios (610-641) zeigt neue Merkmale. Sie wurden in Lambusa auf Zypern gefunden und befinden sich jetzt zum Teil im Museum in Nikosia und zum Teil im Metropolitan Museum *Abb. 573–579* of Art in New York. Dargestellt sind darauf Szenen aus dem Leben Davids: David und der Bote Samuels, David im Kampf mit dem Löwen, Davids Kampf gegen Goliath, Davids Vermählung usw. – alles Szenen, durch die jene Wissenschaftler, die in dieser Epoche eine klassizistische Renaissance sehen, bestärkt werden. Die eleganten Umrißlinien sprechen ebenfalls für diese Annahme, und die Themen stehen, obwohl sie im religiösen Bereich verbleiben, in Nachbarschaft zu bestimmten mythologischen Darstellungen. Diese Schilderungen sollen vielleicht an die Rückgewinnung Jerusalems im Jahre 628 oder an den triumphalen Einzug von Kaiser Herakleios in die Stadt im Jahre 630 erinnern.

Der antikisierende Einfluß spielt also im Bereich der Silbergegenstände (Platten, Kästchen) eine wichtige Rolle. Doch auf den religiösen Gegenständen finden sich daneben auch andere Elemente, wodurch, stilistisch gesehen, eine zweifache Tendenz entsteht. Die profanen Gegenstände dagegen greifen gerne auf Themen aus der heidnischen Mythologie zurück. Hier besteht eine gewisse Neigung, an konventionellen Mustern festzuhalten, die sich im Mittelalter bei einigen Elfenbeinarbeiten wiederfindet.

Bei einer Reihe von Objekten zögert man sehr, sie wegen ihrer mittelmäßigen künstlerischen Qualität und ihrer kommerziellen Bestimmung mit der Kunstgeschichte in Verbindung zu bringen: es sind dies die *Ampullen* aus getriebenem Silber, in denen Pilger Öl von den heiligen Stätten in Jerusalem mitgebracht haben. Die meisten von ihnen werden im Domschatz von Monza und in S. Colombano in Bobbio aufbewahrt. Ihre kunsthistorische Bedeutung liegt in den ikonographischen Themen ihres Dekors: die Anbetung der Könige und der Hirten, die Kreuzigung in einer das Grauen mildernden Darstellungsweise, die Auferstehung, die Himmelfahrt usw. – alles Themen aus dem Leben Christi, bei denen man mit gutem Grund vermuten kann, daß sie von den wichtigsten Denkmälern Jerusalems, darunter vielleicht von konstantinischen Bauten, übernommen wurden. Dennoch: die oberflächliche Ausführung des Dekors zeigt keinerlei Beziehung zum Forschungsobjekt der eigentlichen Goldschmiedekunst.

Will man andererseits, soweit heute noch möglich, eine umfassende Vorstellung von den verschiedenen Formen der Goldschmiedekunst während des hier behandelten Zeitraums gewinnen, dann müßte man dazu die Bronzegegenstände mit einbeziehen, die in zahlreichen Museen aufbewahrt werden, darunter Lampen, Lampenständer, Kandelaber, Leuchter (Polykandelon), Weihrauchgefäße usw. Ihre Formen und Dekors ahmen zweifellos oft, wenn auch weniger elegant, entsprechende Gegenstände aus Edelmetall nach, die aber nicht mehr erhalten sind. Die Bronzekunst führt uns zu einer Technik des Kunsthandwerks, die uns wichtig erscheint, obwohl sie von vielen Kunsthistorikern vernachlässigt wird und auch schwer zu bestimmen ist: wir meinen die Inkrustation, bei der Kupfer oder Silber, manchmal durch Niello (eine Masse u. a. aus Blei, Kupfer und Schwefel) ergänzt, in Bronze eingelegt wird.

Eher als der Stil oder das dargestellte Thema macht gerade diese Technik – obwohl nicht neu – die Originalität dieser kleinen Gruppe aus. Man findet hier Jagdszenen wie oft auch auf Mosaikfußböden. Beispiele für solche Darstellungen sind die Platten im Louvre, im Dumbarton Oaks Museum in Washington und die Vase in den Staatlichen Museen in Berlin, die von einem bemerkenswerten Sinn für Dekoratives zeugt. Auf einer Platte in der Universität von Princeton ist auch eine mythologische Szene dargestellt (Herakles im Kampf mit der lernäischen Hydra), auf einer anderen Platte im Louvre ein Wagenlenker im Hippodrom. Die Datierungen dieser Objekte schwanken zwischen dem 4. und dem 6. Jh., aber auch bezüglich ihrer römischen oder byzantinischen Herkunft gehen die Meinungen auseinander. Wir schlagen, wenigstens für einige von ihnen, Byzanz mit folgender Begründung vor:

Abb. 146

Eine Bronzetür mit Silberinkrustation in Monte S. Angelo in Süditalien aus dem 11. Jh. ist unbestritten konstantinopolitanischen Ursprungs. Gewöhnlich wird diese Technik auf den Einfluß der in der islamischen Kunst hochentwickelten Metalleinlegetechnik (Tauschierung) zurückgeführt. Ist es aber nicht viel einleuchtender, hier die Auswirkung einer alten Technik zu sehen, die umgekehrt die Muslimen von den Byzantinern übernommen hatten, und die sich auch in Byzanz bis ins Mittelalter erhalten hat?

Wenn auch der größte Teil des Goldschmucks verlorengegangen ist, so geben doch die erhaltenen Stücke eine Vorstellung von dem luxuriösen Schmuck der Frauen. Zugleich kann man auch feststellen, wie die Religion, gelegentlich auch die Staatsgewalt, sich hier auf ein Gebiet, das man eher der menschlichen Eitelkeit zurechnen könnte, ausgewirkt hat. Wir kennen von der Münzkunst inspirierte Medaillons, die manchmal geprägt, oft aber auch als Goldplättchen gegossen wurden und sich auf Kaiser oder Konsuln zu beziehen scheinen. Die meisten stammen ohne Zweifel aus

Konstantinopel, bei anderen kann es sich aber um syrische Nachahmungen handeln. Das bedeutendste war ein Medaillon mit dem Bild Justinians (es wurde im 19. Jh. aus dem Cabinet des Médailles in Paris gestohlen und ist nur noch als Abguß bekannt). Die Mode dieser Medaillons hielt sich bis ins 7. Jh.; ein Edikt Justinians, mit dem ihr Gebrauch auf die Konsuln eingeschränkt werden sollte, setzte sich nicht durch.

Einige Medaillons stammen aus dem gleichen Schatz von Lambusa wie die Platten
mit den Davidsdarstellungen; sie lassen an Konstantinopel denken. Mit diesem
Schatz wurde auch ein Gürtel gefunden, der aus lauter Medaillons besteht: auf eini- *Abb. 595*
gen ist der Triumphzug des Kaisers Maurikios (582-602) auf seiner Quadriga dargestellt. Maurikios hatte in den Jahren 583 und 602 das Konsulat bekleidet. Die Medaillons, die sich heute im Metropolitan Museum of Art befinden, müssen also aus jenen Anlässen geprägt worden sein. Der Louvre besitzt aus der Sammlung de Clercq ein Medaillon wahrscheinlich syrischer Herkunft (das aber vielleicht aus Konstantinopel nach Syrien importiert worden war) mit dem Brustbild Justinians und mit der Inschrift *Securitas Reipublicae,* die wohl auf ein politisches oder militärisches Ereignis seiner Regierungszeit anspielt, vielleicht auf einen Adventus, einen Einzug, in eine bestimmte Stadt. Auf der Rückseite ist der Kaiser mit den Insignien seiner Würde abgebildet. Es gibt noch andere ähnliche Beispiele. Ohne das Gebiet der Medaillons zu verlassen, sei auf zwei Gürtel (im Louvre und im Dumbarton Oaks Museum in Washington) hingewiesen, die wahrscheinlich anläßlich einer Hochzeit hergestellt wurden, anscheinend aber keinen offiziellen Charakter haben:
auf den mittleren Medaillons segnet Christus die Ehegatten – eine Ikonographie, die *Abb. 596*
sicher von Münzen und Darstellungen des Kaisers inspiriert wurde. Der Gürtel in der Sammlung de Clercq im Louvre enthält in Griechisch die Inschrift: „Die Gnade Gottes erhalte bei guter Gesundheit (diejenige, die diesen Gürtel trägt“). Die übrigen Medaillons stellen heidnischen Themen dar: Tychen oder Bacchantinnen. Der Stil beider Gürtel ist nicht völlig identisch. Der Katalog der Sammlung de Clerq gibt als Herkunftsland Syrien an. Man darf aber annehmen, daß der Gürtel im Dumbarton Oaks Museum byzantinisch ist und als Muster nach Syrien gebracht worden ist. Beide Gürtel können ins 6. Jh. datiert werden. Der kaiserliche Triumphzug mit einer Quadriga, ähnlich dem oben erwähnten Triumphzug des Kaisers Maurikios, ein
Thema, das häufig vorkommt, findet sich auch auf dem Medaillon eines Armbandes *Abb. 599–601*
im Dumbarton Oaks Museum. Hierbei handelt es sich zweifellos um eine *Liberalitas,* ein Geschenk des Kaisers an einen Günstling. Ähnliche Medaillons mit einem Rand aus Flechtmustern – manchmal auch mit einem Rand in Filigranarbeit, z. B.
beim Medaillon des Justinian im Louvre –, sind gelegentlich mit religiösen Szenen *Abb. 609*
geschmückt. Eines der wichtigsten ist das Medaillon im Dumbarton Oaks Museum, das von Marvin Ross mit größter Sorgfalt untersucht worden ist. Es gehört zu dem
erwähnten Fund von Lambusa. Auf der Vorderseite ist die thronende Maria zwi- *Abb. 597, 598*
schen zwei Engeln über einer ziemlich undeutlichen, zudem winzig kleinen Szene zu sehen, in der die Anbetung der Könige und der Hirten zu erkennen ist. Die Rückseite zeigt die Taufe Christi im Jordan mit zwei Engeln: der Fluß ist gleichzeitig als allegorische Figur, die sich mit zwei Najaden im Wasser bewegt, dargestellt. A. Graber meint, dieses Medaillon sei für das Fest der Erscheinung (6. Jan.) geprägt worden. Es stammt aus dem 6. Jahrhundert.

Manchmal ist das Medaillon statt an einer Kette an einem festen Stil befestigt und mit Münzen eingefaßt; so bei einem Stück (Staatliche Museen in Berlin), das in Ägypten gefunden wurde, aber sicher aus Byzanz stammt. Die Hauptszene stellt die Verkündigung dar.

Bekannt sind auch Halsbänder aus zugeschnittenen und ineinandergefügten
Goldplatten, die manchmal mit rundgeschliffenen Edelsteinen besetzt sind, wie das *Abb. 603*
prächtige Exemplar in den Staatlichen Museen in Berlin. Es wurde in Ägypten ge-

funden, kann aber mit ziemlicher Sicherheit als konstantinopolitanische Arbeit des 7. Jh. angesehen werden. Auch der Louvre besitzt (in der Sammlung islamischer Antiquitäten) ein solches Halsband – allerdings ohne Edelsteine –, das höchstwahrscheinlich von gleicher Herkunft ist. Die Verwendung rundgeschliffener Edelsteine, die bereits den Römern bekannt waren, entwickelte sich unter dem Einfluß der Barbaren und hielt sich auch in Byzanz, erreichte hier jedoch nicht die gleiche Beliebtheit wie während des Mittelalters im Westen. Perlen und rundgeschliffene Saphire
Abb. 612, 613 finden sich auch auf einem Armband, das ausschließlich mit diesen Edelsteinen geschmückt ist und sonst weder ziselierten noch gegossenen Dekor aufweist. Es stammt sicher auch aus Konstantinopel und gehört ins 7. Jahrhundert. Rundge-
Abb. 145 schliffene Edelsteine schmücken auch die Vorderseite des Reliquiarkreuzes, das Justin II. (565–578) gemäß der lateinischen Inschrift dem Papst geschenkt hat, und das heute im Museo Sacro der Vatikanischen Bibliothek in Rom aufbewahrt wird. Die Rückseite besteht aus getriebenem Gold: sie ist mit Pflanzendekor und mit einem Medaillon mit dem Osterlamm im Schnittpunkt der Kreuzbalken geschmückt; Medaillons mit Brustbildern Christi und von Oranten schmücken die Enden der Kreuzarme. Das Kreuz ist unter Pius IX. stark restauriert worden. Daneben gibt es auch mehrere bescheidenere Kreuze aus Gold, die Privatpersonen wie ein Amulett an einer Kette um den Hals trugen, mit Flecht- oder Filigrandekor, manchmal auch mit
Abb. 602, 615, 616 einer Segensinschrift. Auch der Ohrschmuck verdient Erwähnung. Er war verschiedenartig gestaltet: mal schlauchförmig, mit kunstvoll ausgeschnittenem Dekor, mal ringförmig mit Filigrandekor, konnte aber auch aus einer rechteckigen oder trapezförmigen, mit Edelsteinen besetzten Goldplatte bestehen. Im Archäologischen Museum in Istanbul u. a. finden sich dafür schöne Beispiele.

Es ist schwer zu sagen, wann genau sich das Cloisonné, der Zellenschmelz, dem später eine so bedeutende Rolle zukam, in Byzanz entwickelte. Das Reliquiar mit einer Partikel vom Kreuz Christi, das nach der Überlieferung Justin II. an die Abtei Ste-Radegonde in Poitiers gesandt hatte, ist mit einer blauen Masse bedeckt, auf der sich Weinranken hochwinden. Das Reliquiar wurde in dieser Form wahrscheinlich in Konstantinopel hergestellt; ob es sich dabei aber um Zellenschmelz handelt, ist nicht ganz sicher. Bei dem Medaillon in der Sammlung de Clercq im Louvre dagegen handelt es sich um eine echte Zellenschmelzarbeit. Es ist ein Amulett mit der Darstellung eines Vogels auf der einen Seite und eines Auges zur Abwehr böser Geister auf der anderen Seite. Die Frage ist, woher das Medaillon stammt; vielleicht aus Ägypten, wo diese Technik schon bekannt war. Es ist auch nicht möglich, die Entstehungszeit genau zu bestimmen. In höchster Vollendeung begegnen wir der Zellen-
Abb. 149 schmelzkunst in dem kleinen Reliquienbehälter mit der Darstellung der Kreuzigung und mit Brustbildern von Aposteln im Metropolitan Museum of Art in New York; es wurde jüngst als ein Werk des frühen 8. Jh. bestimmt. Ein Gesandter Papst Innozenz' IV. soll es im 13. Jh. aus Konstantinopel mitgebracht haben. In der Tat begegnet man dieser Kunstart in Byzanz eindeutig erst nach dem Bilderstreit.

An dieser Stelle müßte auch über die Gegenstände aus Glas gesprochen werden. Aber die wenigen Stücke, die man ungefähr ins 5. Jh. datieren kann, z. B. die zwei berühmten Glasgefäße aus dem venezianischen Schatz, zeigen technisch wie ikonographisch genau die gleichen Merkmale wie die römischen Glaswaren, weisen also noch keineswegs auf das hin, was dann im Mittelalter entstanden ist.

In der Textilkunst hingegen läßt sich eine Entwicklung feststellen, und auch hier sind einige Themen der byzantinischen Kunst dargestellt: eine Siegerquadriga – diesmal allerdings keine kaiserliche – in einem Medaillon auf einem Seidenstoff (Musée de Cluny in Paris), die Verkündigung auf einem anderen Stoff (Vatikanisches Museum), beides Stücke aus dem 7. und 8. Jahrhundert. Wir wissen durch Prokop, daß es zur Zeit Justinians im kaiserlichen Palast Webstühle gegeben hat, und mit der Einführung der Seidenraupenzucht gewann auch der Export bald an Bedeutung, auf den Konstantinopel eine Art Monopol hatte. Große Wandteppiche wurden für die Hagia Sophia gewebt, und Paulos Silentiarios berichtet gar, daß die von Justinian gestifteten Bauwerke auf dem Vorhang, mit dem der Chor abgetrennt wurde, abgebildet waren. Von alledem sind meist nur kleine Fragmente erhalten, die in westlichen Kirchen dazu benutzt wurden, Reliquien darin einzuschlagen.

Abb. 167

Abb. 165

Diese Epoche zwischen dem Ende des 5. und dem Anfang des 8. Jh. war also eine im höchsten Grade schöpferische. Kann man darin, wie E. Kitzinger meint, eine geradlinige Entwicklung von einem gewissen maßvollen Realismus unter Justinian zu einer dürftigeren und mehr schematischen Kunst am Ende des 6. Jh. und schließlich zu einer Rückkehr des Klassizismus im 7. Jh. erkennen? Wegen der äußerst unsicheren Datierungen, auf die sich diese Argumentation teilweise stützt, z. B. bei den Ikonen des Sinaiklosters, glauben wir, daß man vorsichtiger davon auszugehen hat, daß es mehrere mehr oder weniger klassizistische oder stilisierende Strömungen gegeben hat, die parallel oder alternierend und von Technik zu Technik unterschiedlich gewirkt haben. Dies würde im übrigen der grundsätzlichen Einheitlichkeit des Stils nicht widersprechen. Mit Sicherheit läßt sich sagen, daß aus der zweiten Hälfte des 6. Jh. nur dürftige Denkmäler erhalten sind. Die großen Regierungszeiten sind aus der Sicht der Kunst gewiß die der Kaiser Justinian und Herakleios. Eine neue Geistigkeit ist aber fast überall bemerkbar, in vielen Fällen eine Feinheit in der Zeichnung, eine besondere Ausstrahlung beim religiösen Bild, das allgemein voll und ganz anerkannt wird, manchmal auch beim profanen Bild, wobei wir hier an die großen Epochen der griechischen Kunst erinnert werden. Wenn die römische Kunst der direkte Vermittler gewesen ist, dann scheint im Verhältnis dazu die byzantinische Kunst in ihrer frühesten Form andersartig, gleichsam von einem neuen Idealismus geprägt zu sein. Es scheint, daß die Künstler dieser Zeit in ihrem Bereich manchmal die Lehre in die Wirklichkeit umzusetzen versuchten, die der neuplatonische Bischof Synesios von Kyrene (Ende 4. Jh.) unter Berufung auf Porphyrios Plotin als letzte Worte in den Mund legte: „Bemüht euch darum, das Göttliche, das in euch ist, dem Göttlichen, das im Universum waltet, zurückzubringen.“

22 HAGIA SOPHIA
Außenansicht.
6. Jh.
Istanbul.

23 HAGIA SOPHIA
Innenansicht.
532–537.
Istanbul.

24 SAN VITALE
Außenansicht.
6. Jh.
Ravenna.

25 SAN VITALE
Innenansicht, mit einem Teil des Presbyteriums.
6. Jh.
Ravenna.

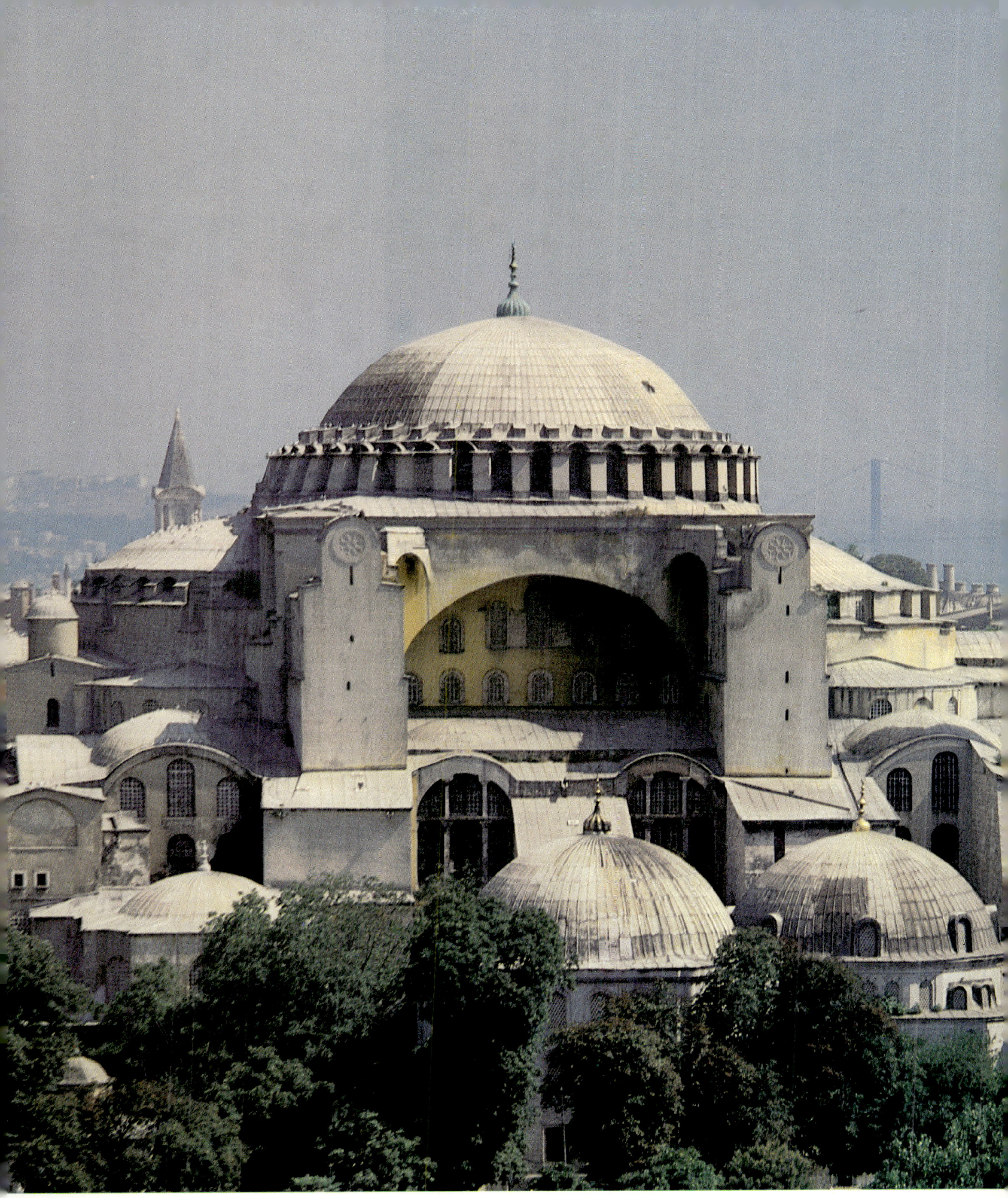

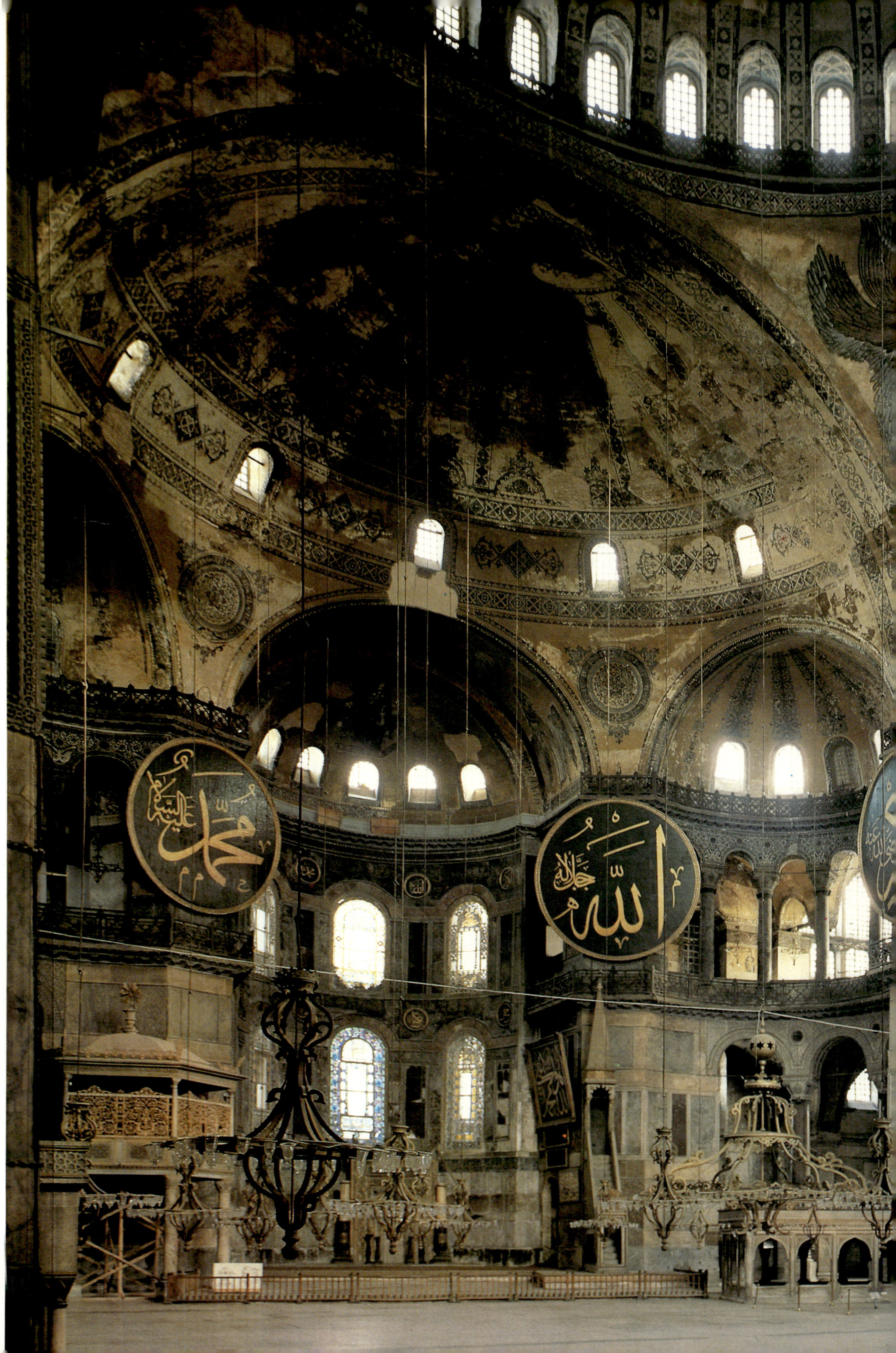

23

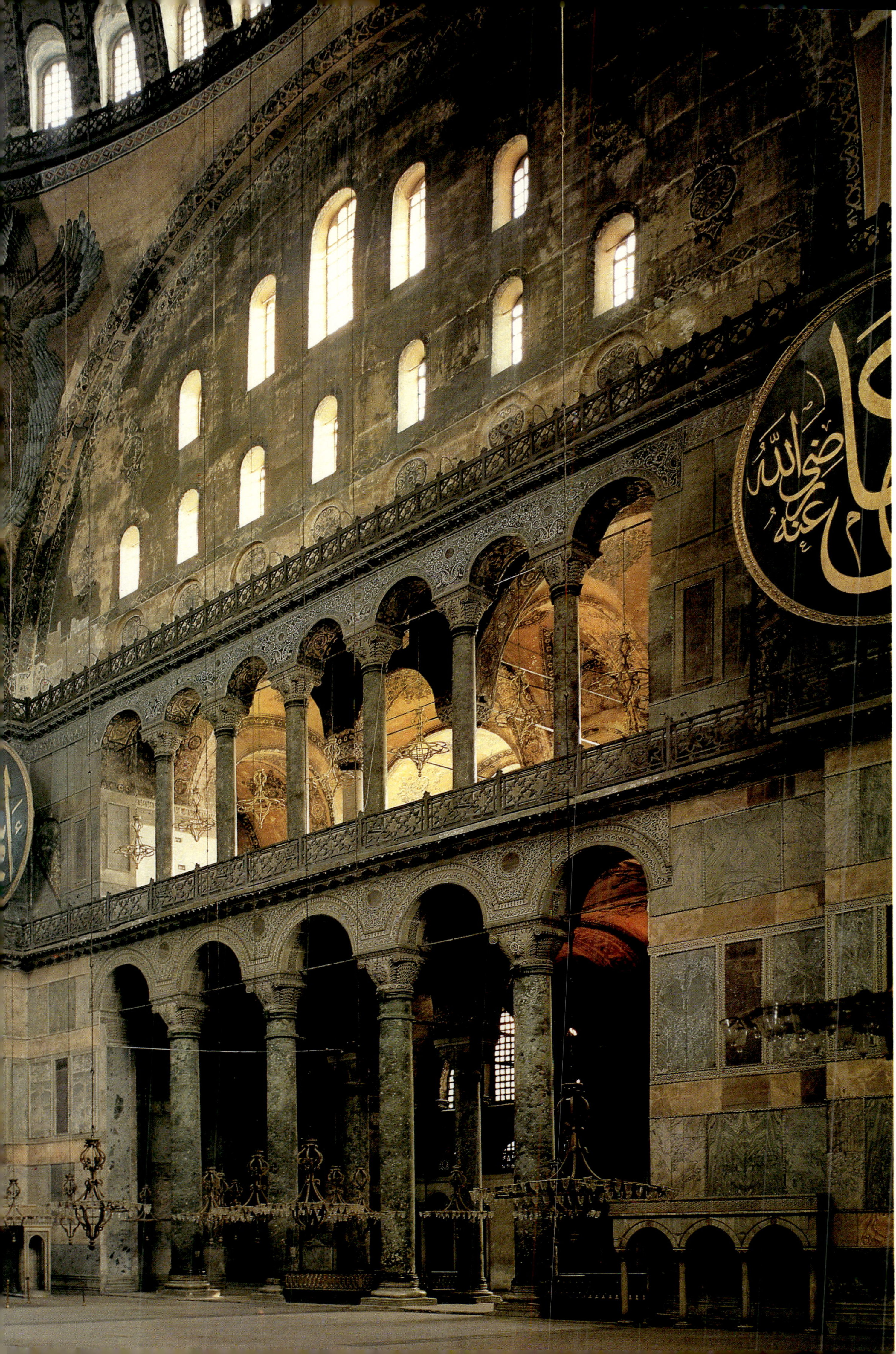

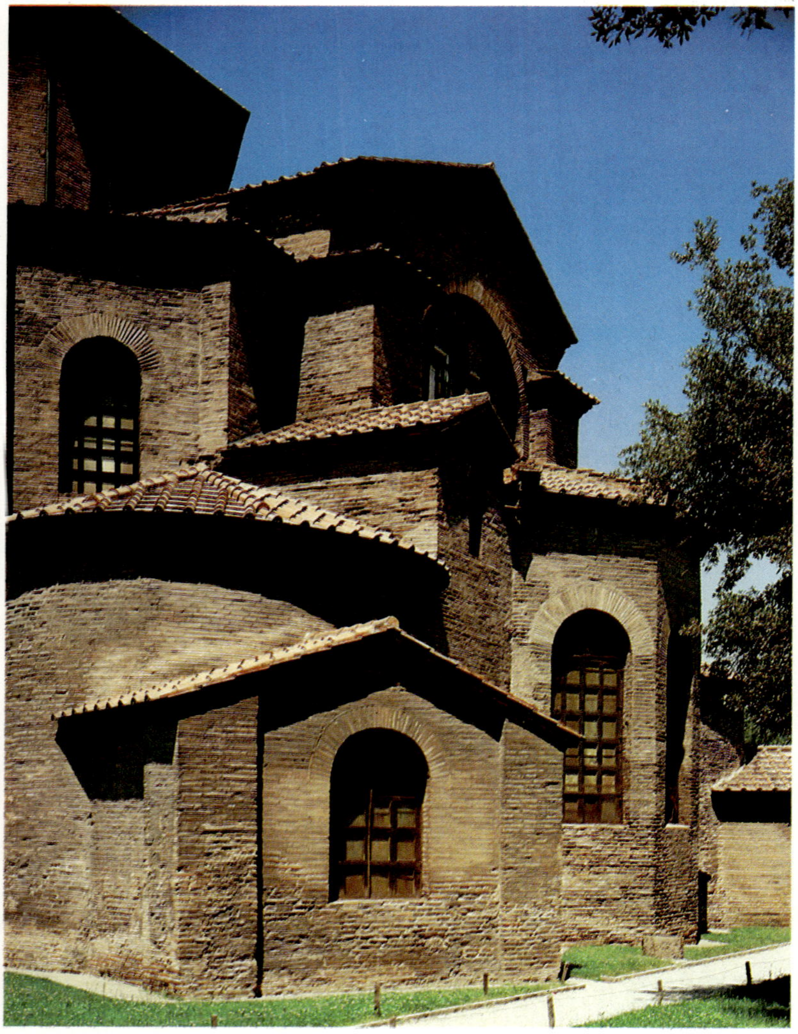

24

25

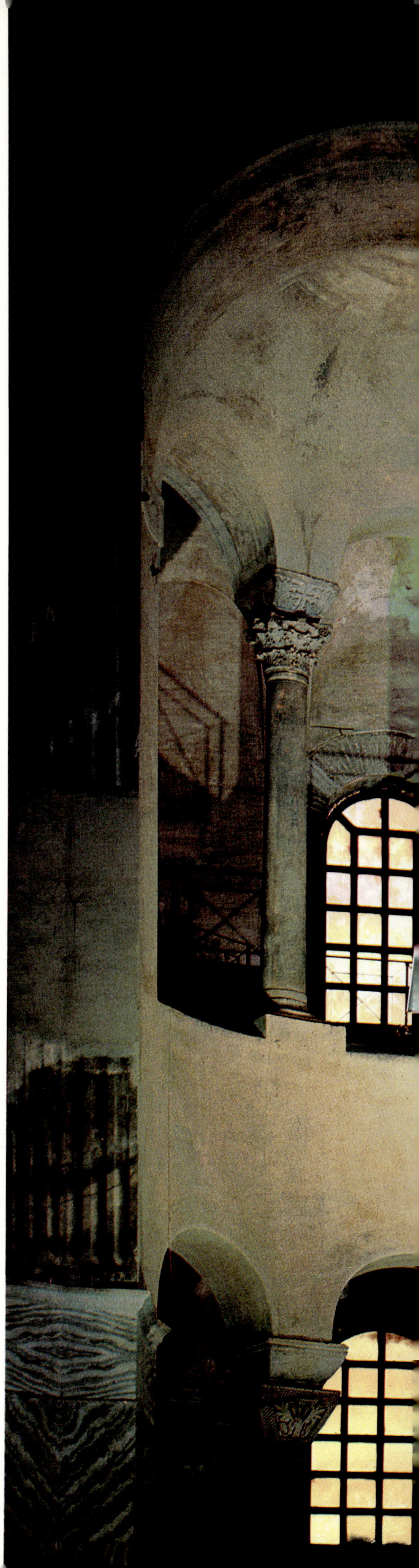

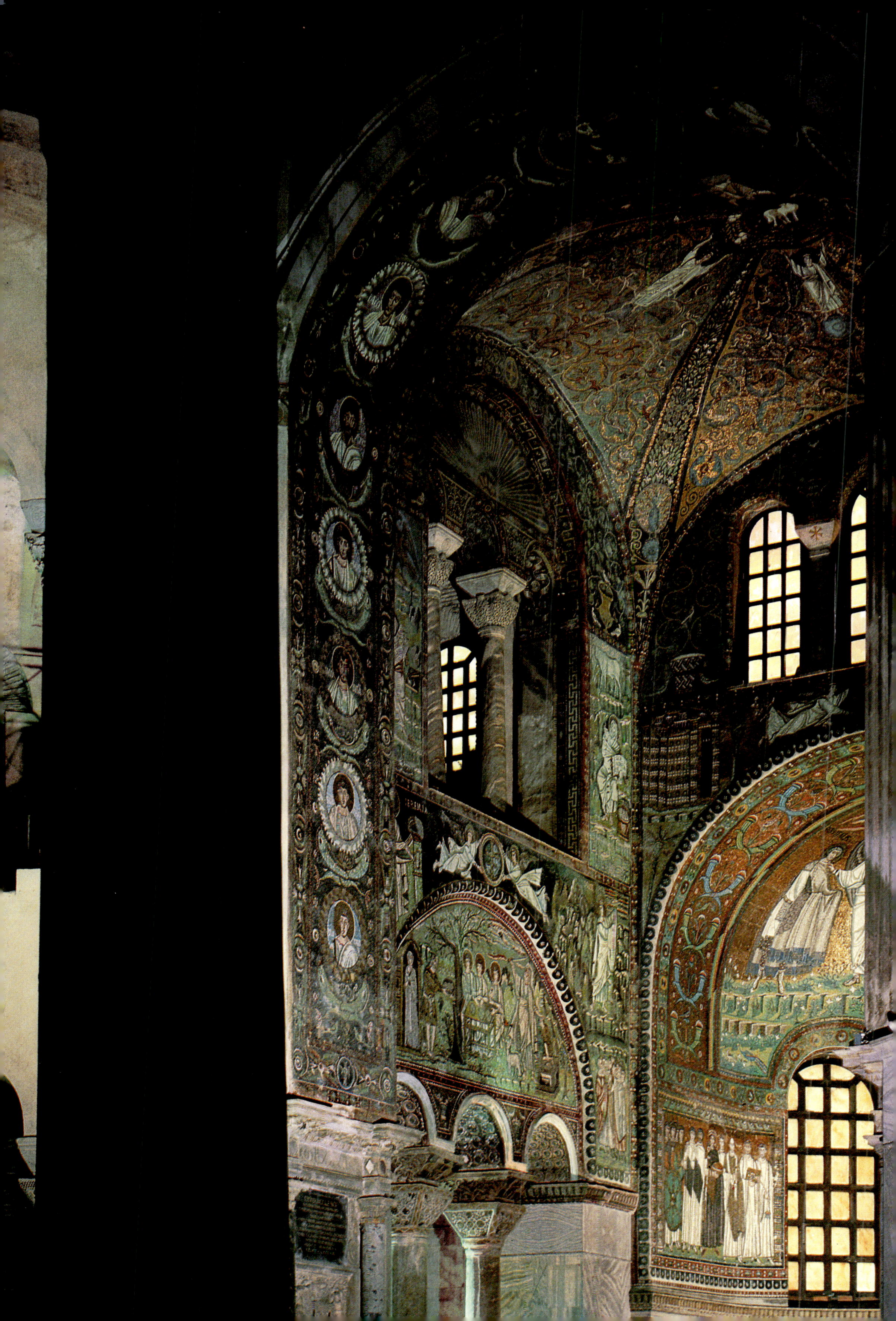

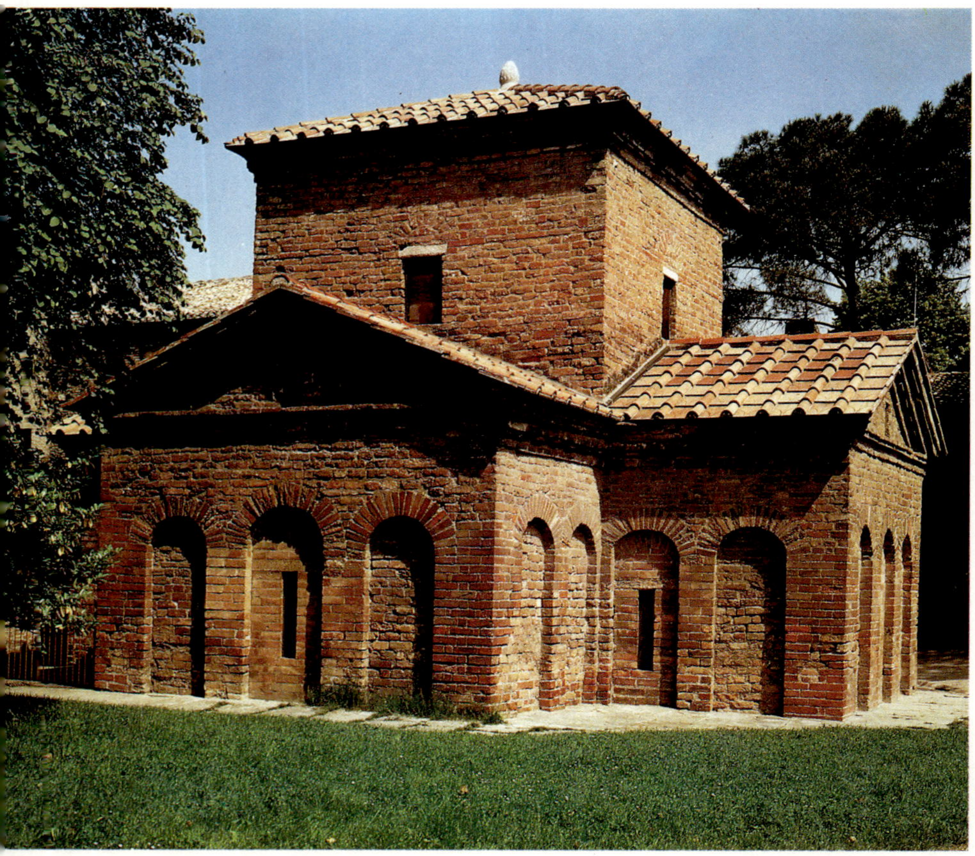

26 27

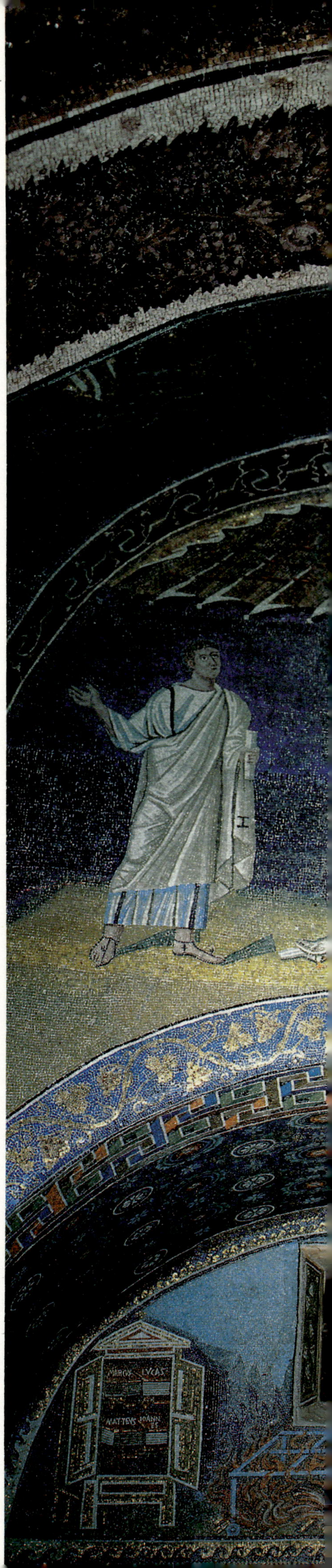

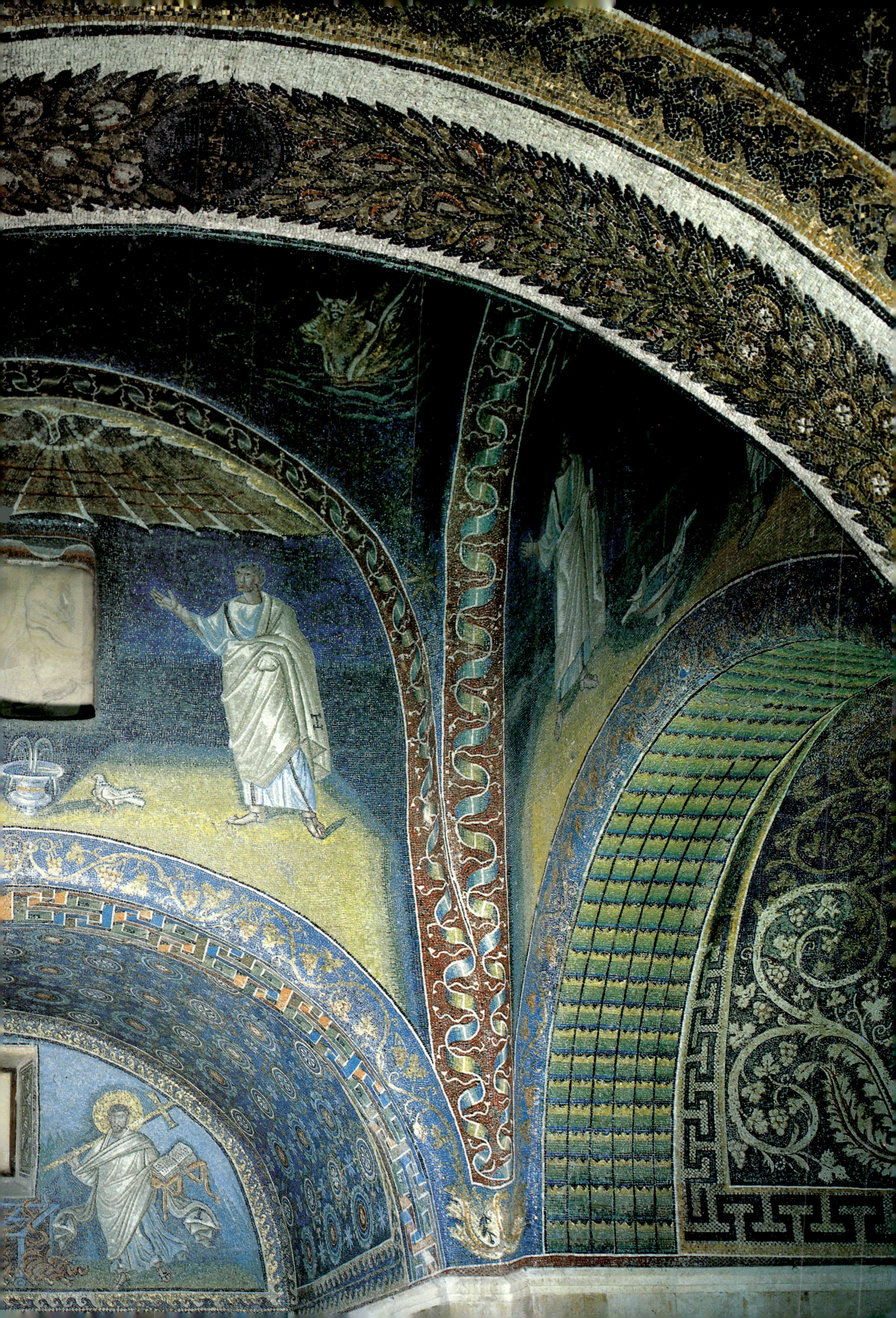

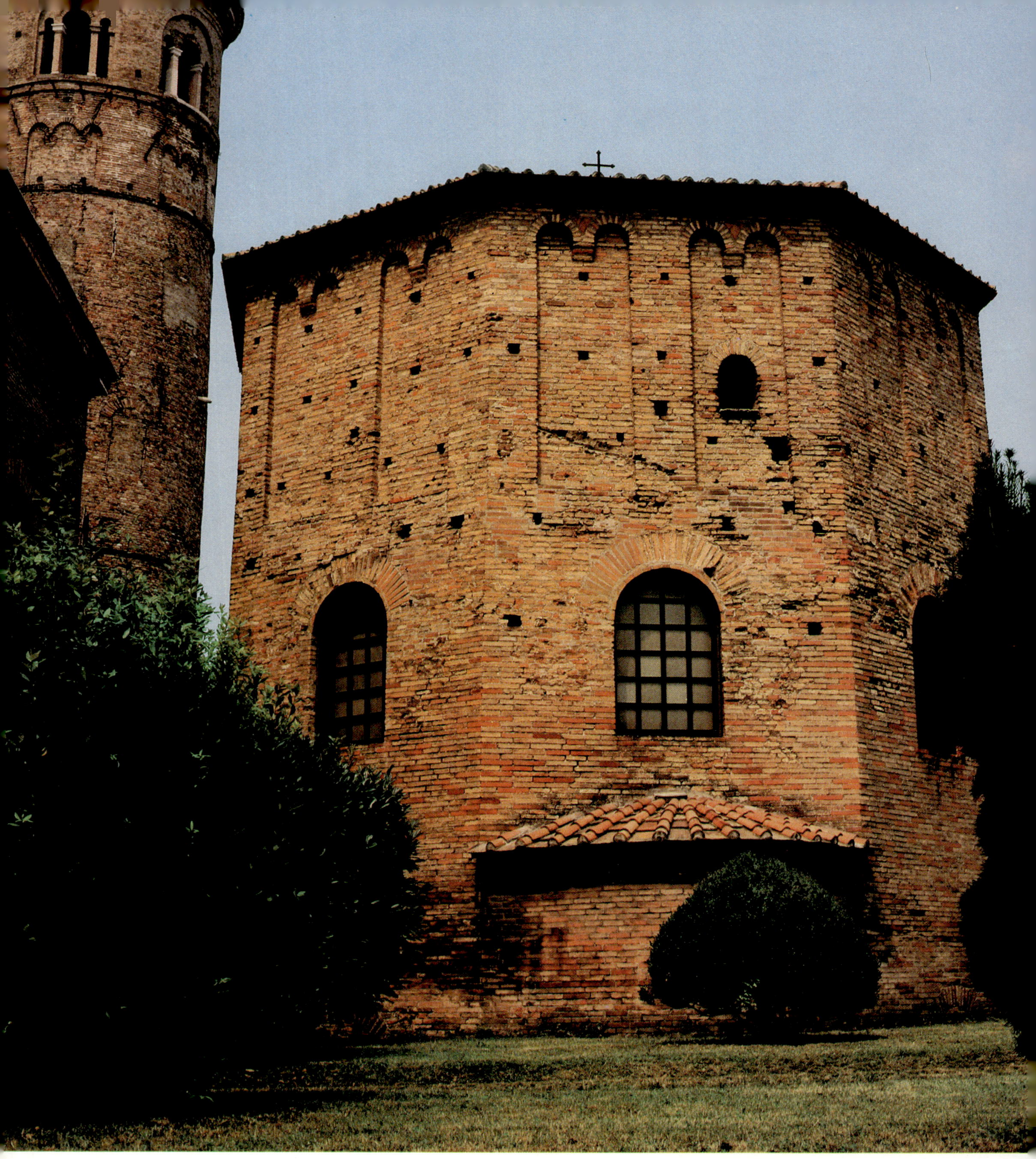

26 MAUSOLEUM DER GALLA PLACIDIA
Außenansicht.
5. Jh.
Ravenna.

27 DIE HEILIGEN PETRUS UND PAULUS
UND DAS MARTYRIUM
DES HEILIGEN LAURENTIUS
Mosaiken der Lünetten.
5. Jh.
Ravenna, Mausoleum der Galla Placidia.

28 BAPTISTERIUM DER ORTHODOXEN
Außenansicht.
5. Jh.
Ravenna.

29 MARIÄ VERKÜNDIGUNG
von Engeln umgeben.
Mosaik am Triumphbogen.
432–440.
Rom, S. Maria Maggiore.

30 DER GUTE HIRTE
Mosaik einer Lünette (Ausschnitt).
5. Jh.
Ravenna, Mausoleum der Galla Placidia.

31 THRONENDE MARIA MIT DEM KIND
Mosaik an der nördlichen Langhauswand.
6. Jh.
Ravenna, S. Apollinare Nuovo.

32 PROZESSION DER MARTYRER
Mosaik an der südlichen Langhauswand, unterer Streifen.
6. Jh.
Ravenna, S. Apollinare Nuovo.

33 PROPHET
Mosaik.
5. Jh.
Ravenna, Baptisterium der Orthodoxen.

34 TAUFE CHRISTI
Mosaik.
5. Jh.
Ravenna, Baptisterium der Orthodoxen.

35 VERKLÄRUNG CHRISTI
in symbolischer Form, darunter der hl. Apollinaris in Orantenhaltung.
Apsismosaik.
6. Jh.
Ravenna, S. Apollinare in Classe.

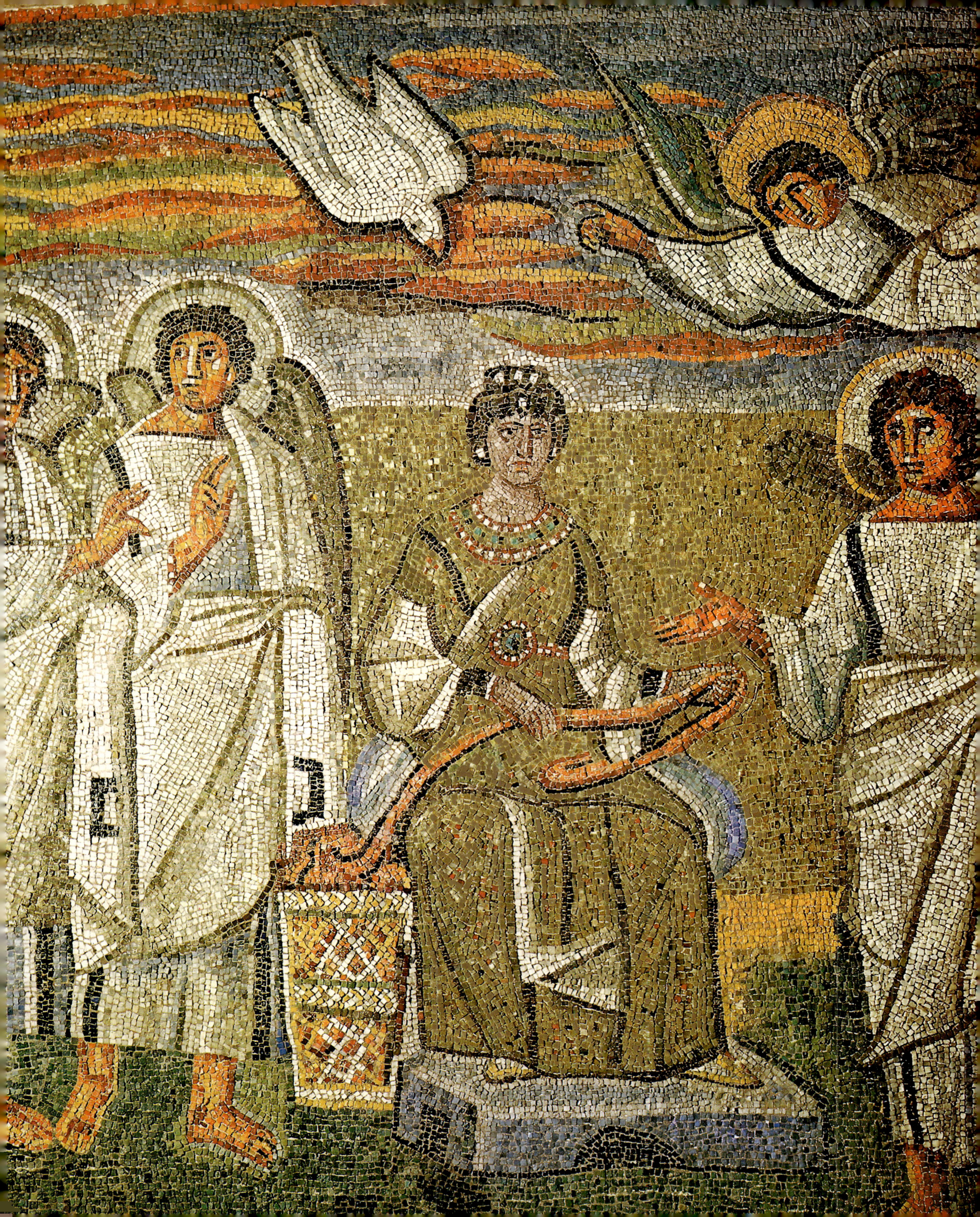

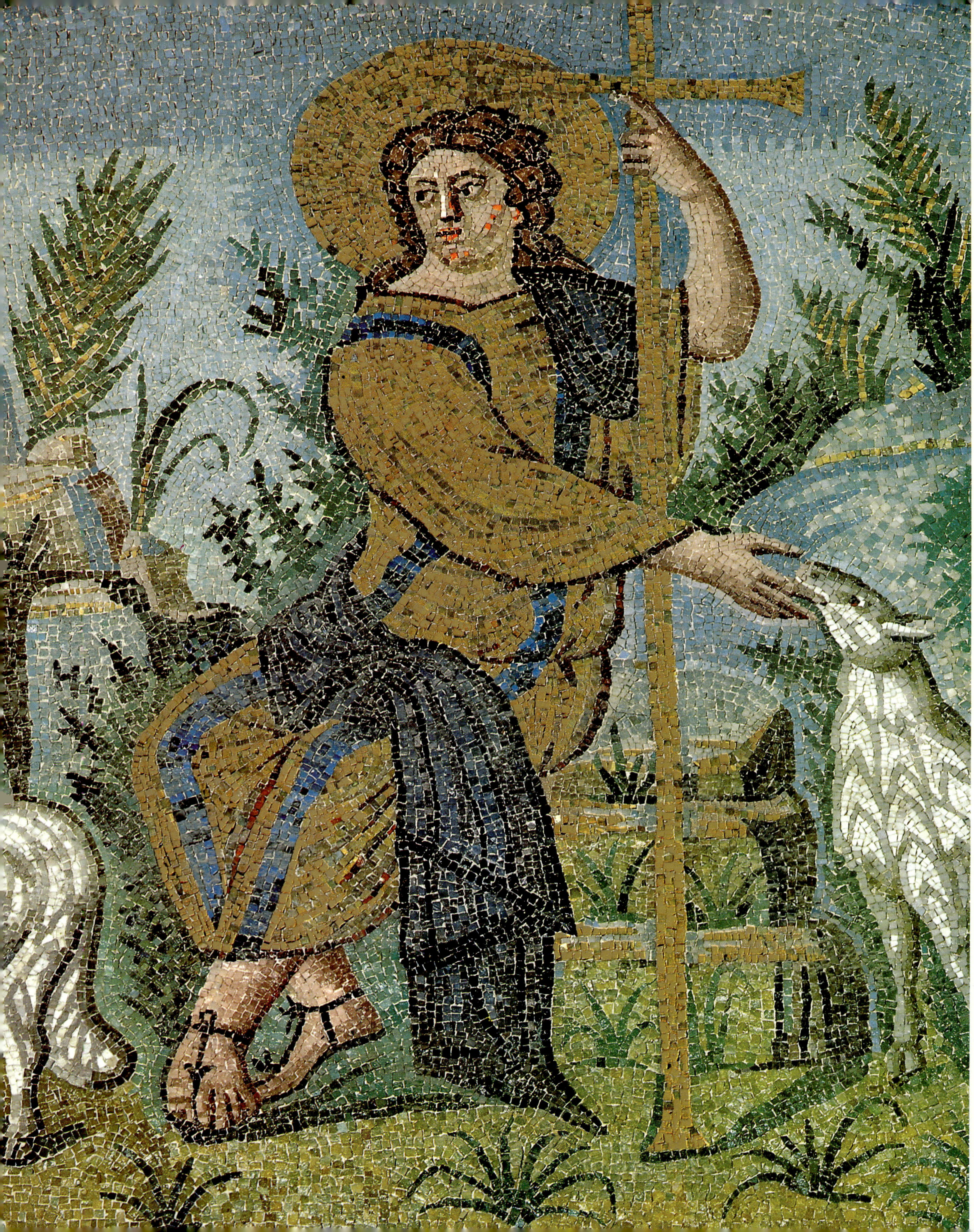

30

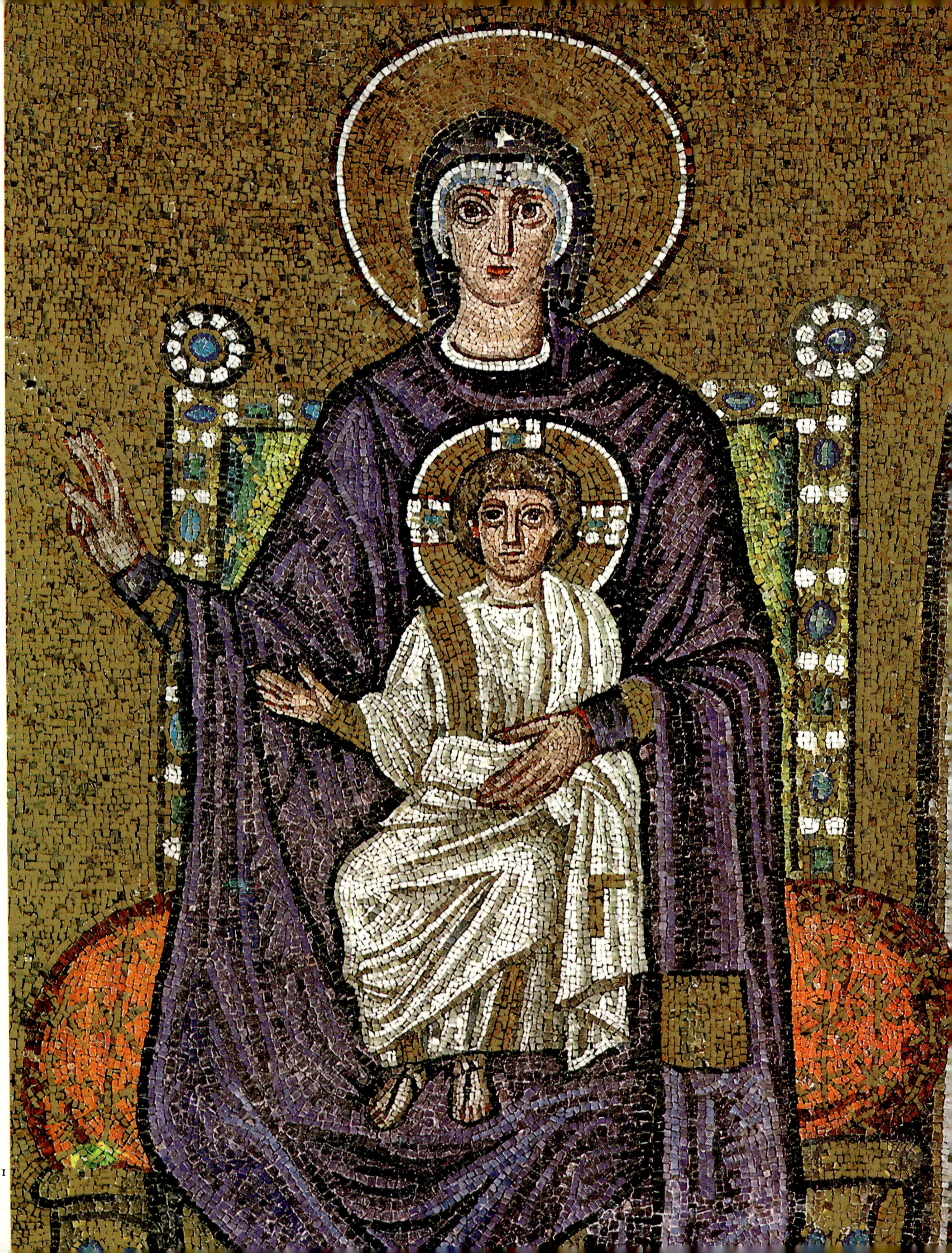

31

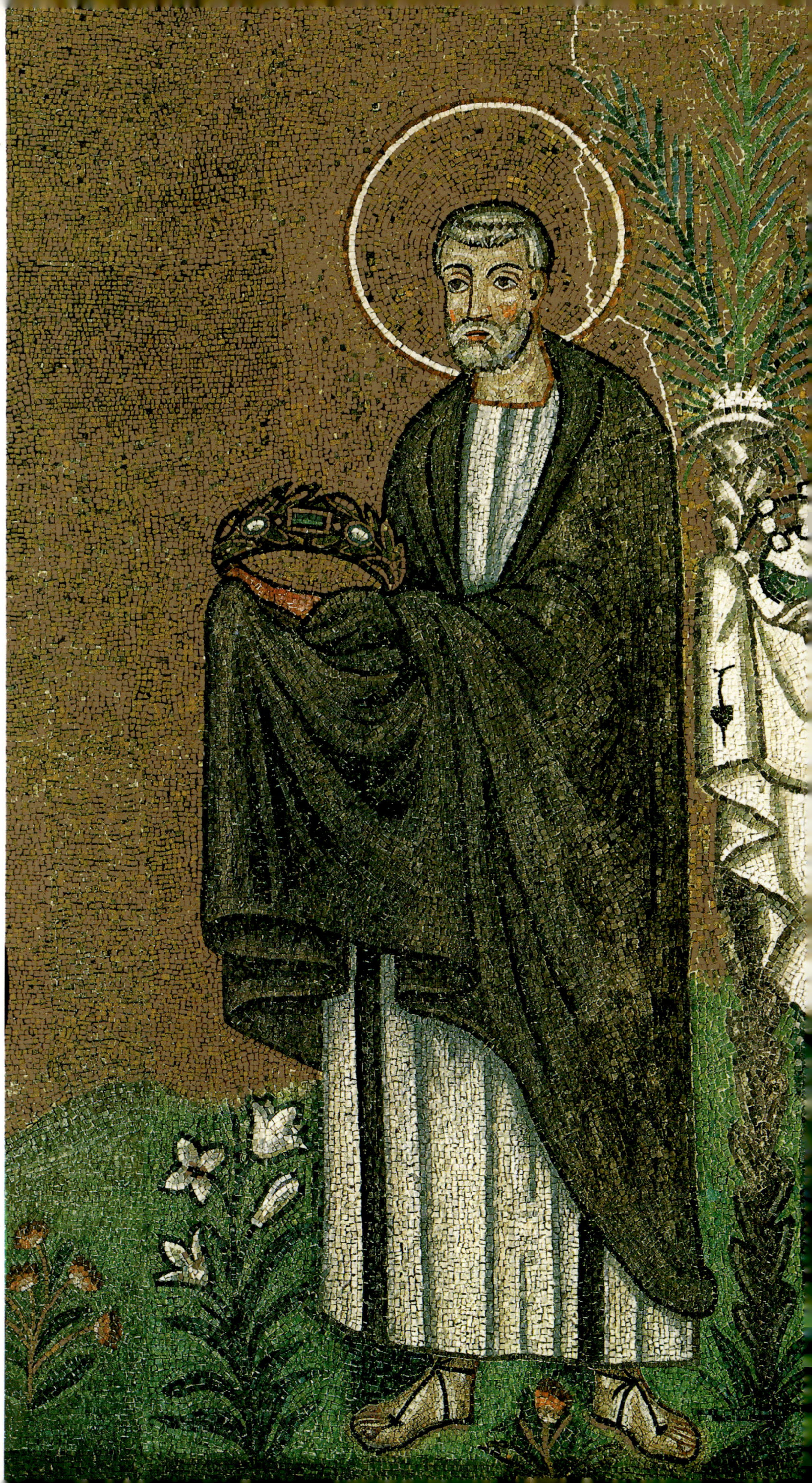

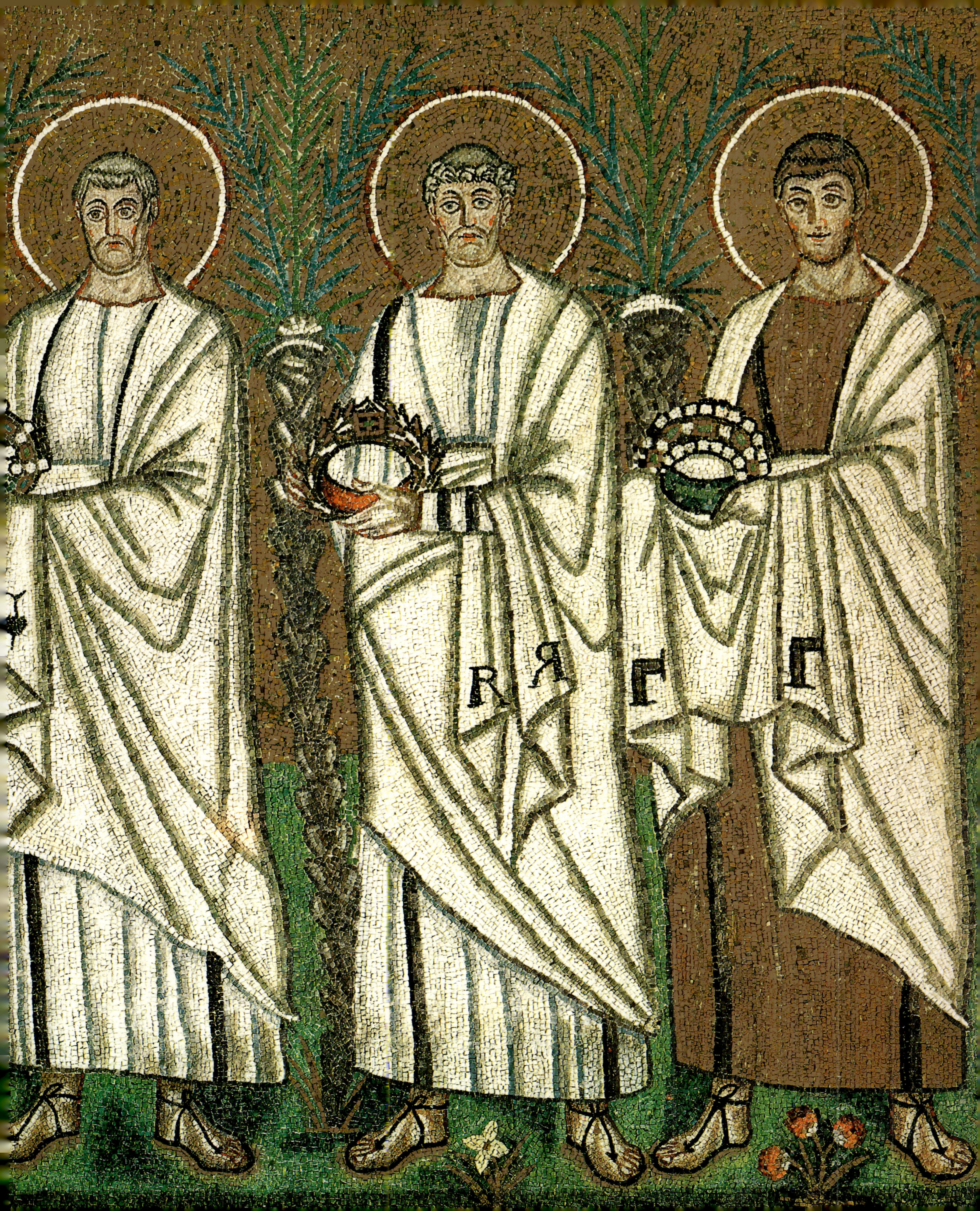

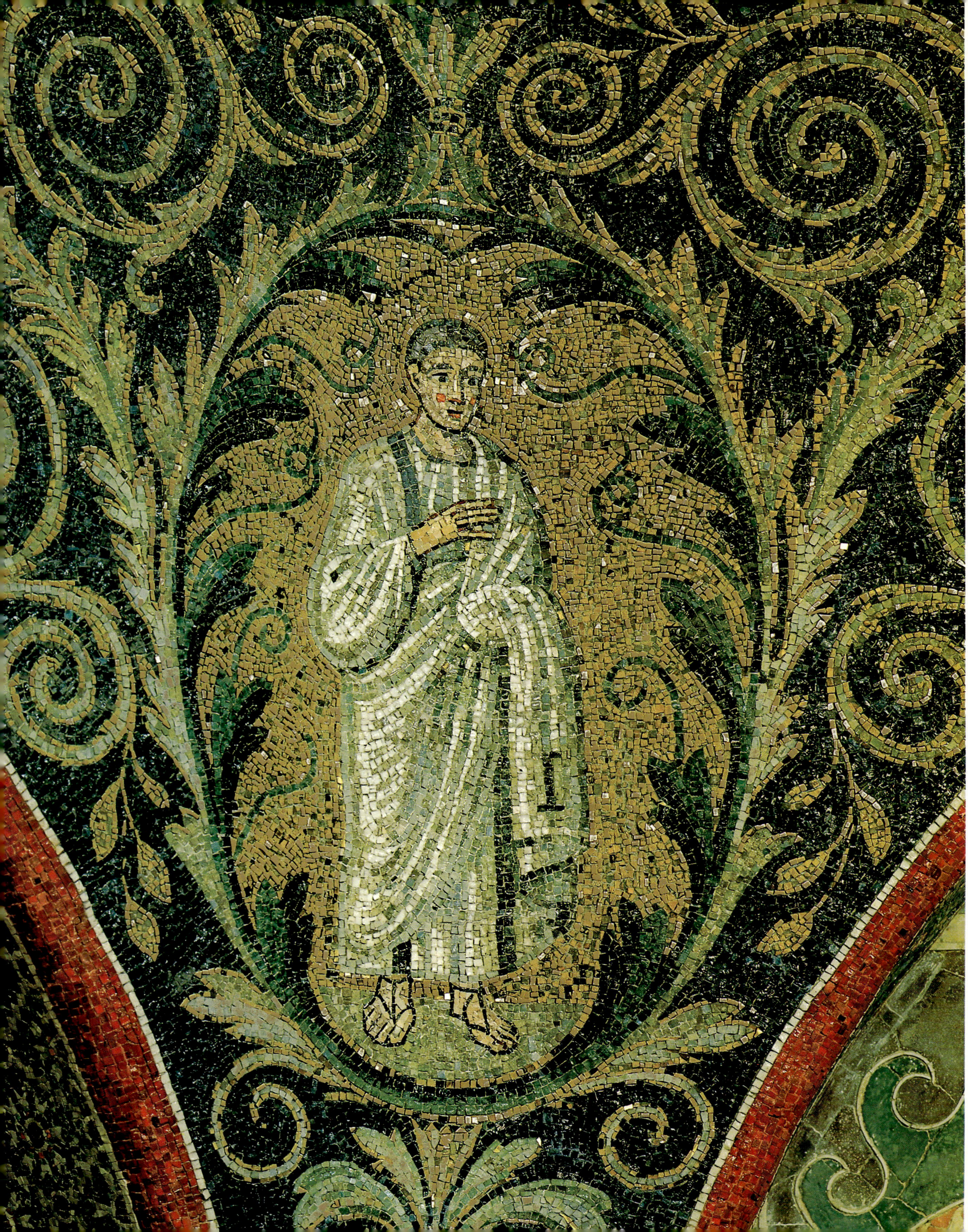

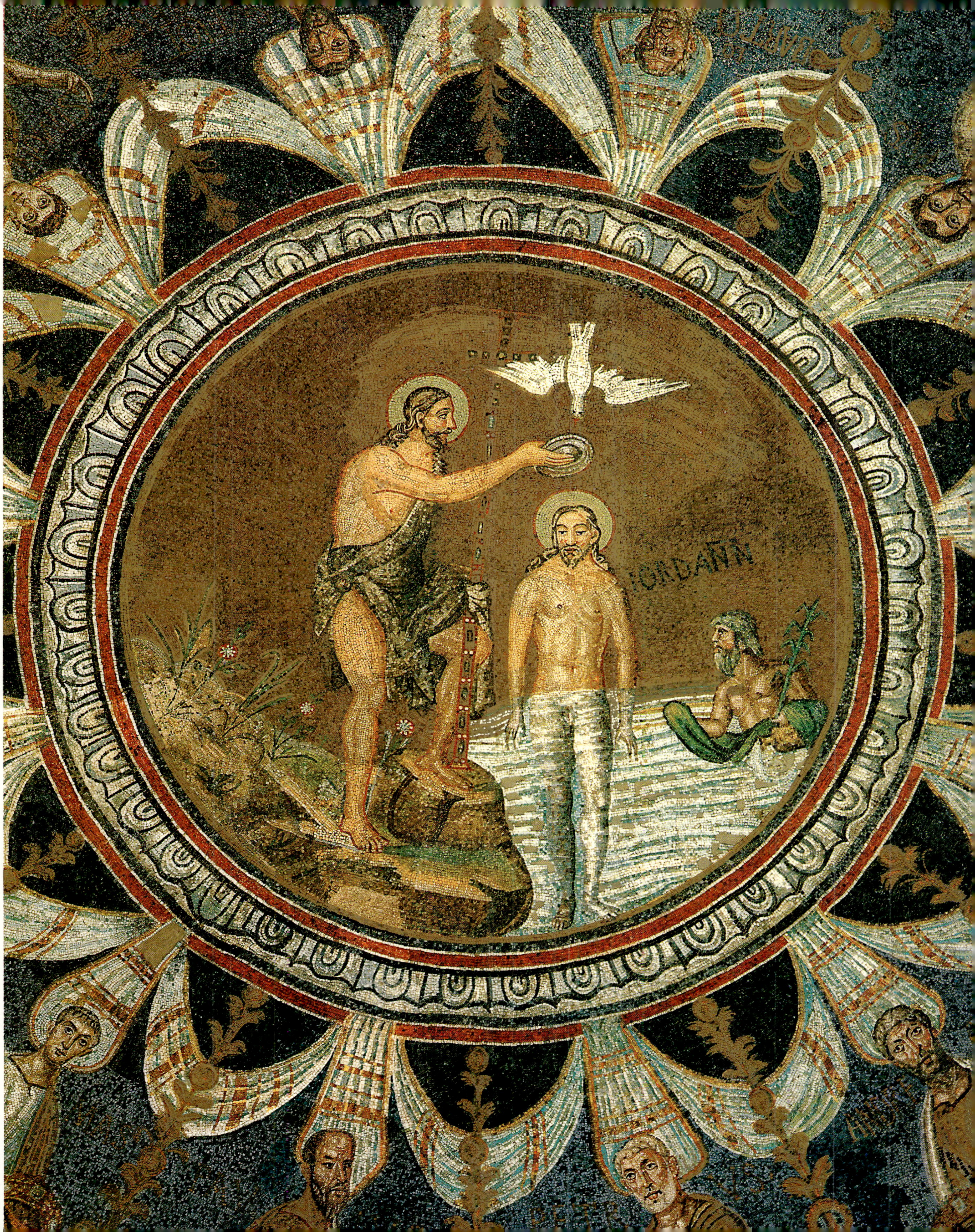
IORDANN

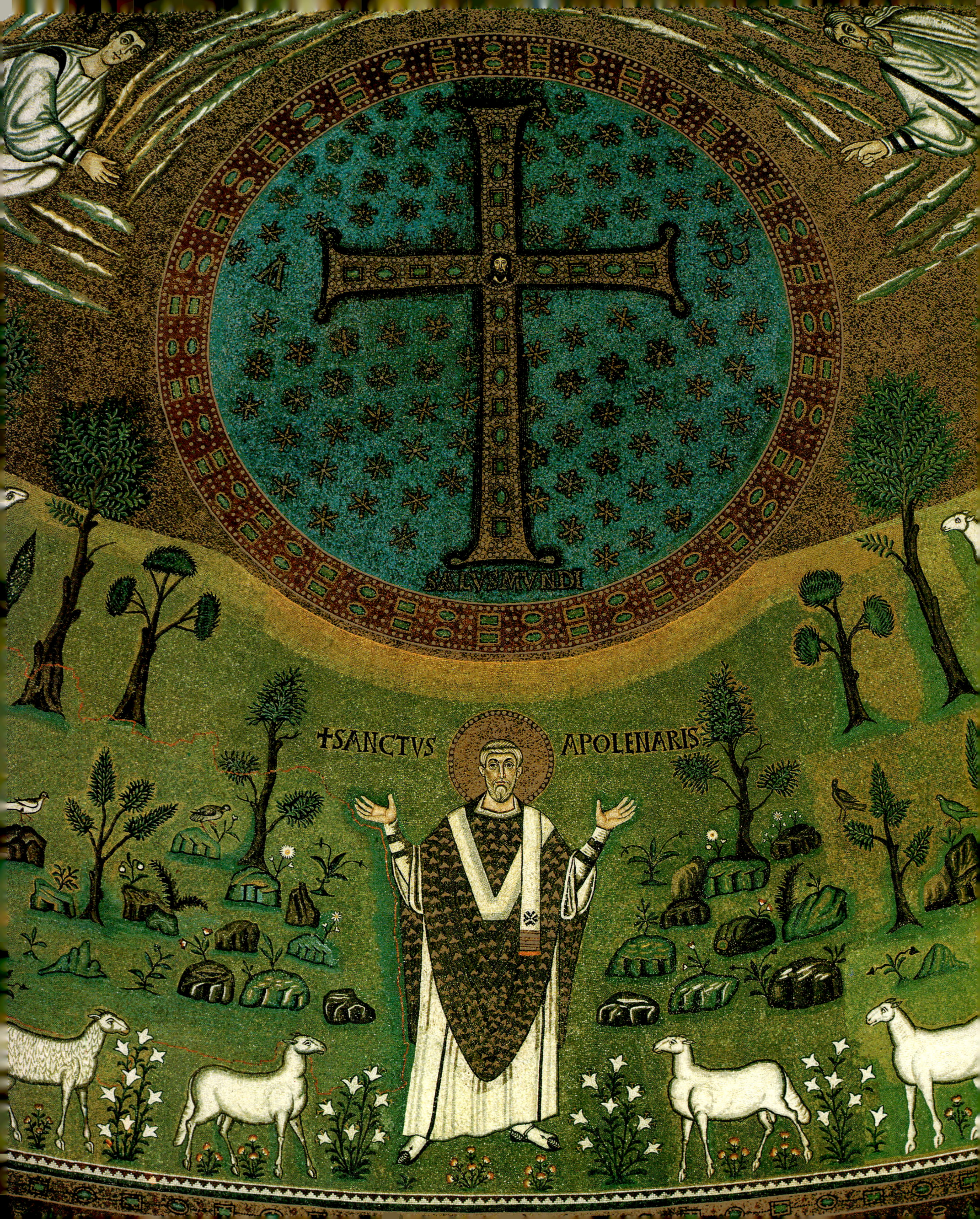
SALVS MVNDI
+SANCTVS
APOLENARIS

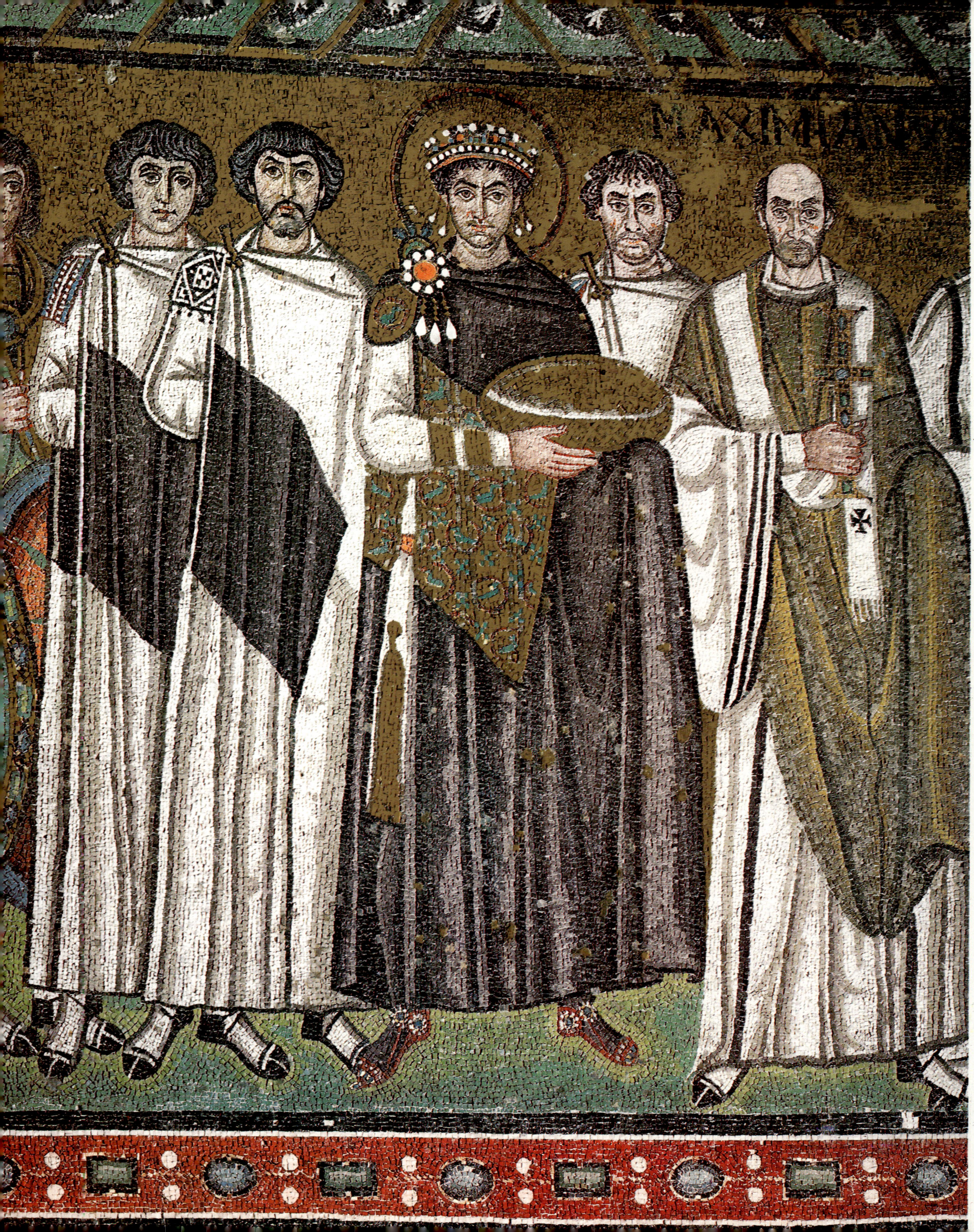

3

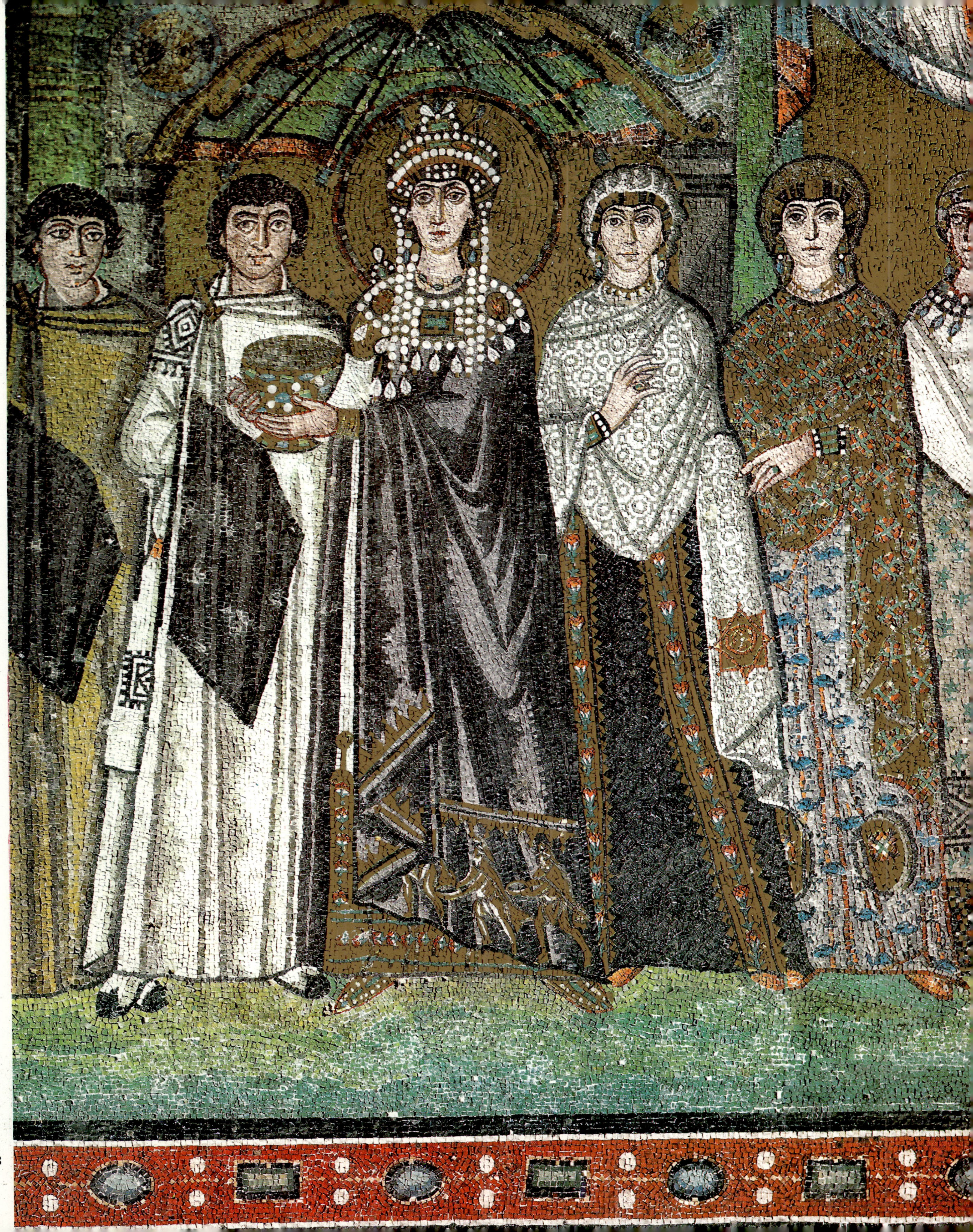

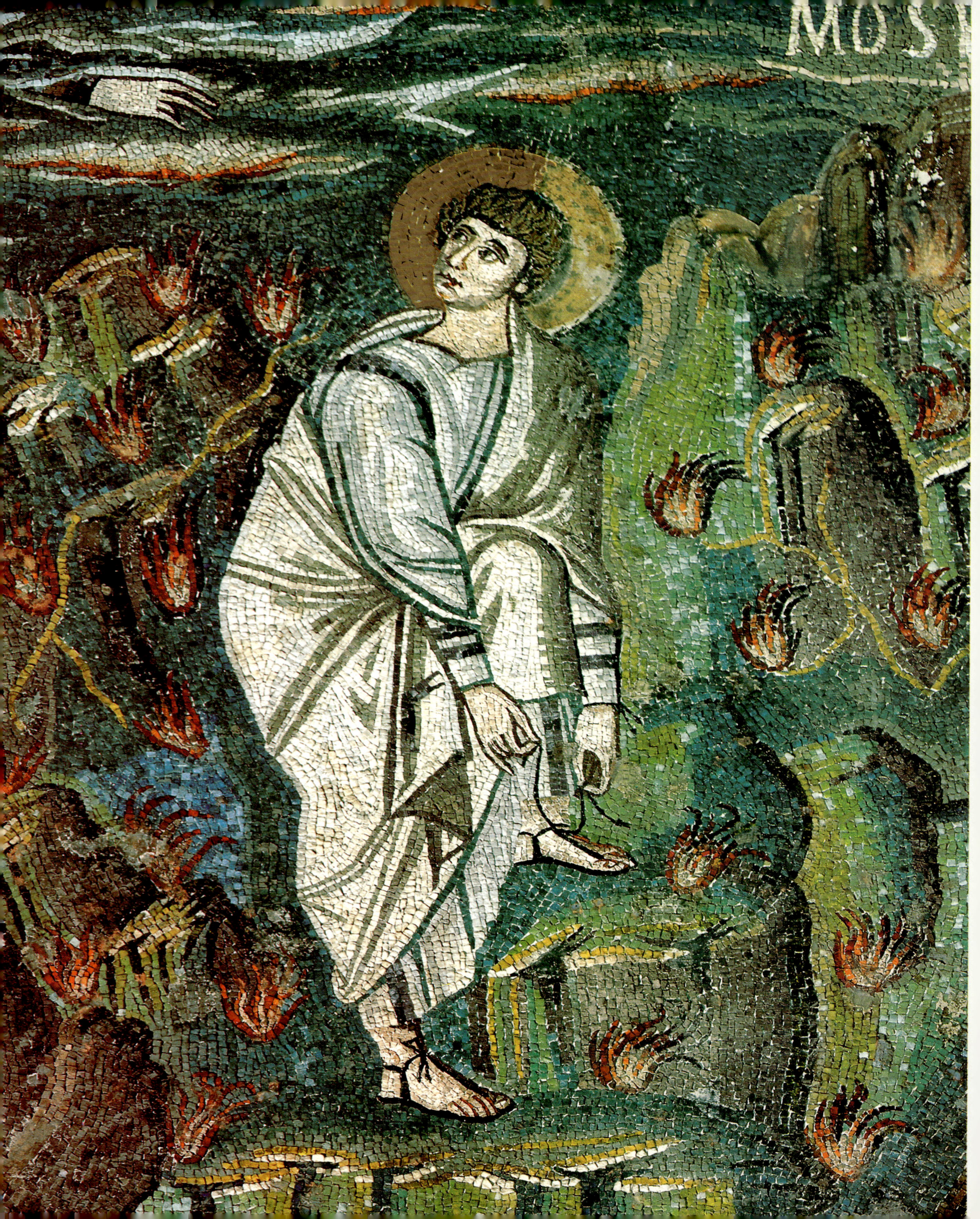
MOS

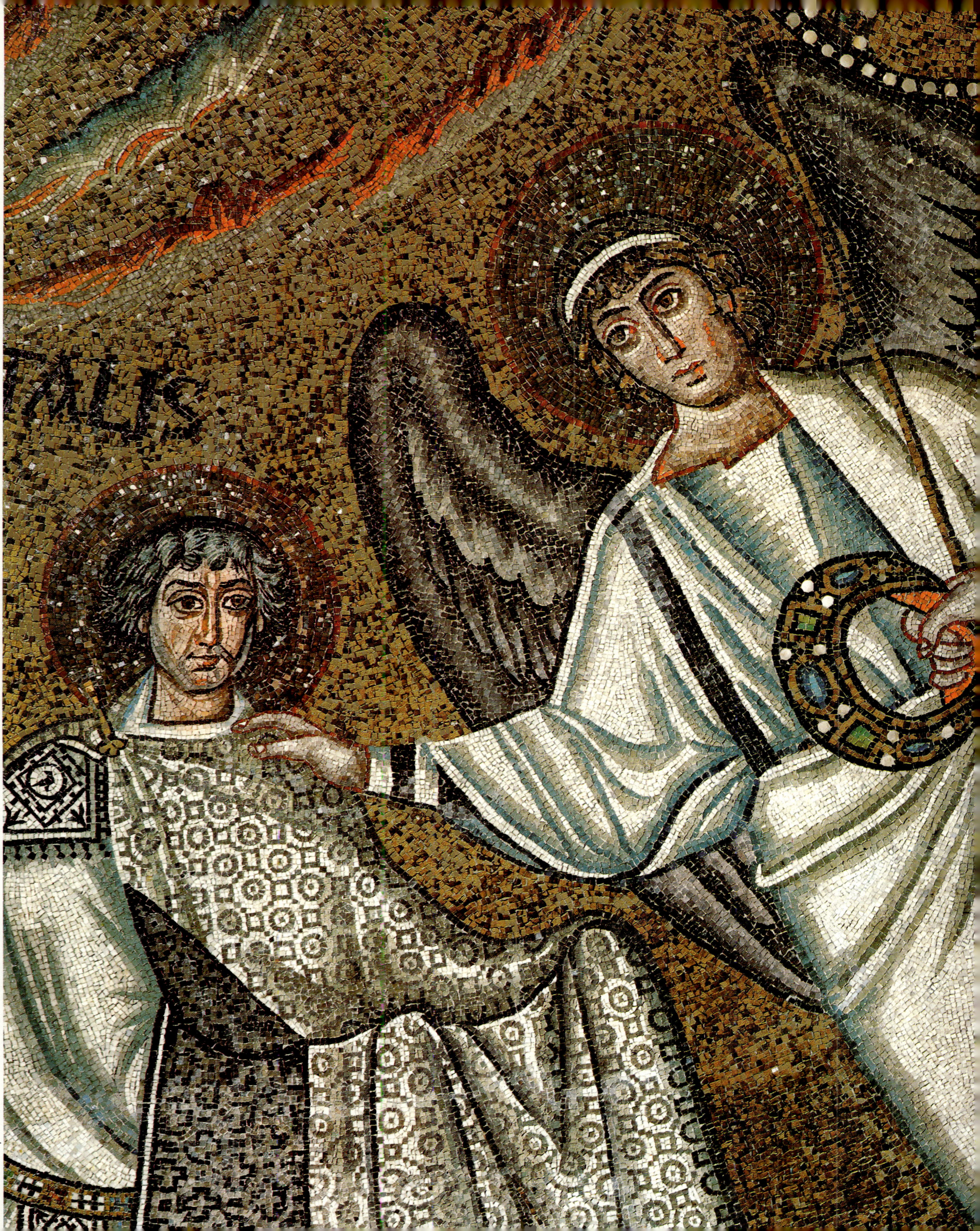
TALIS

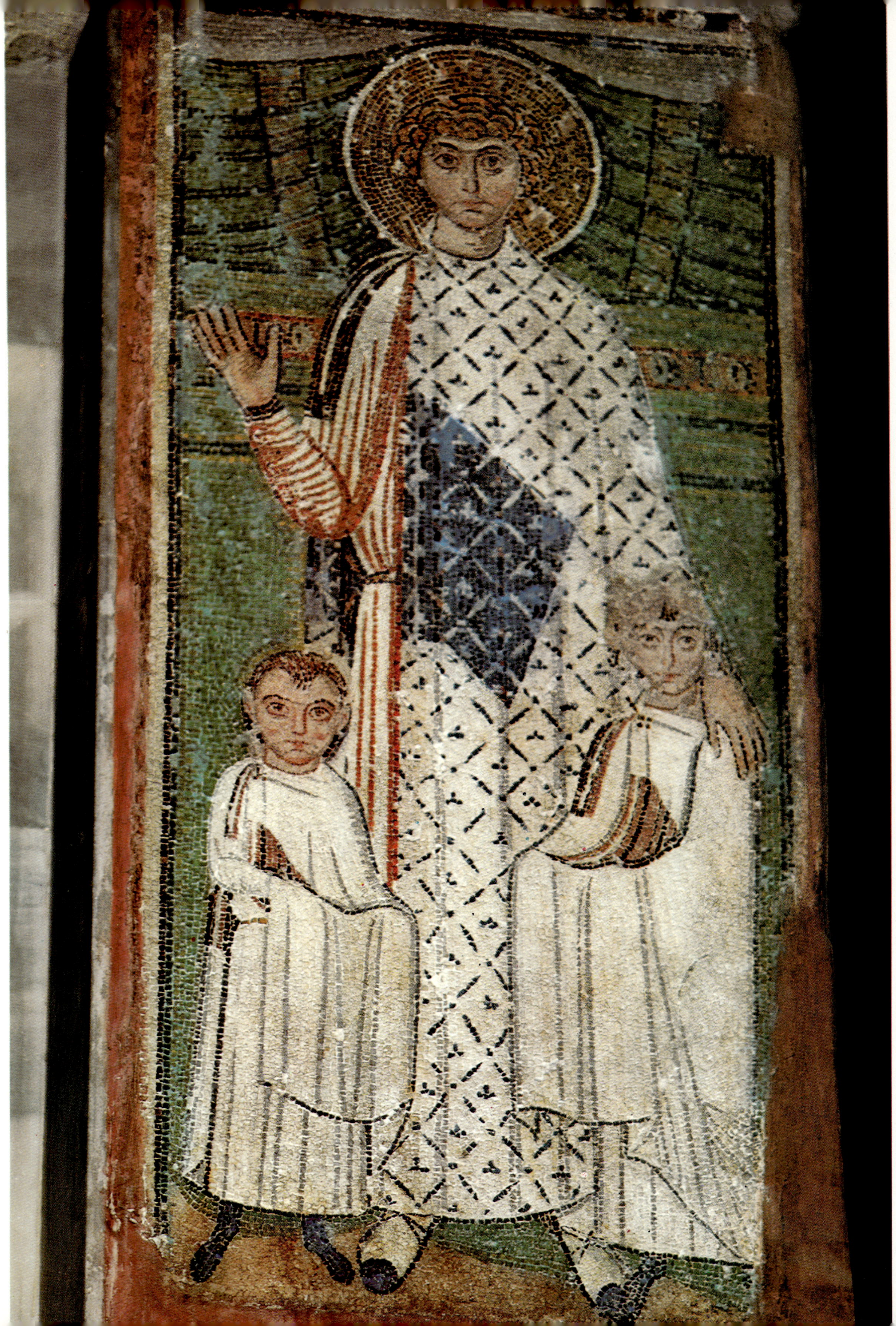

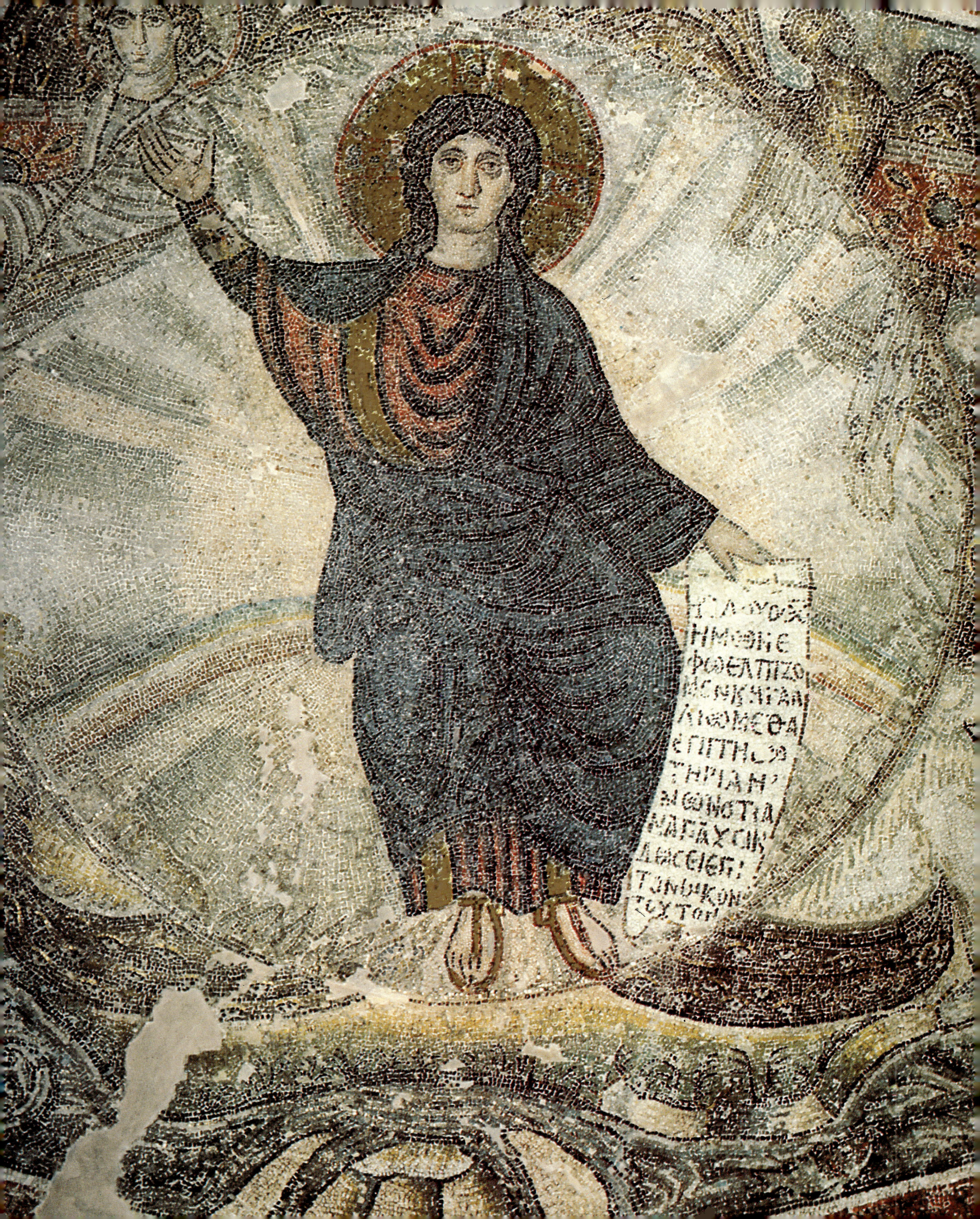

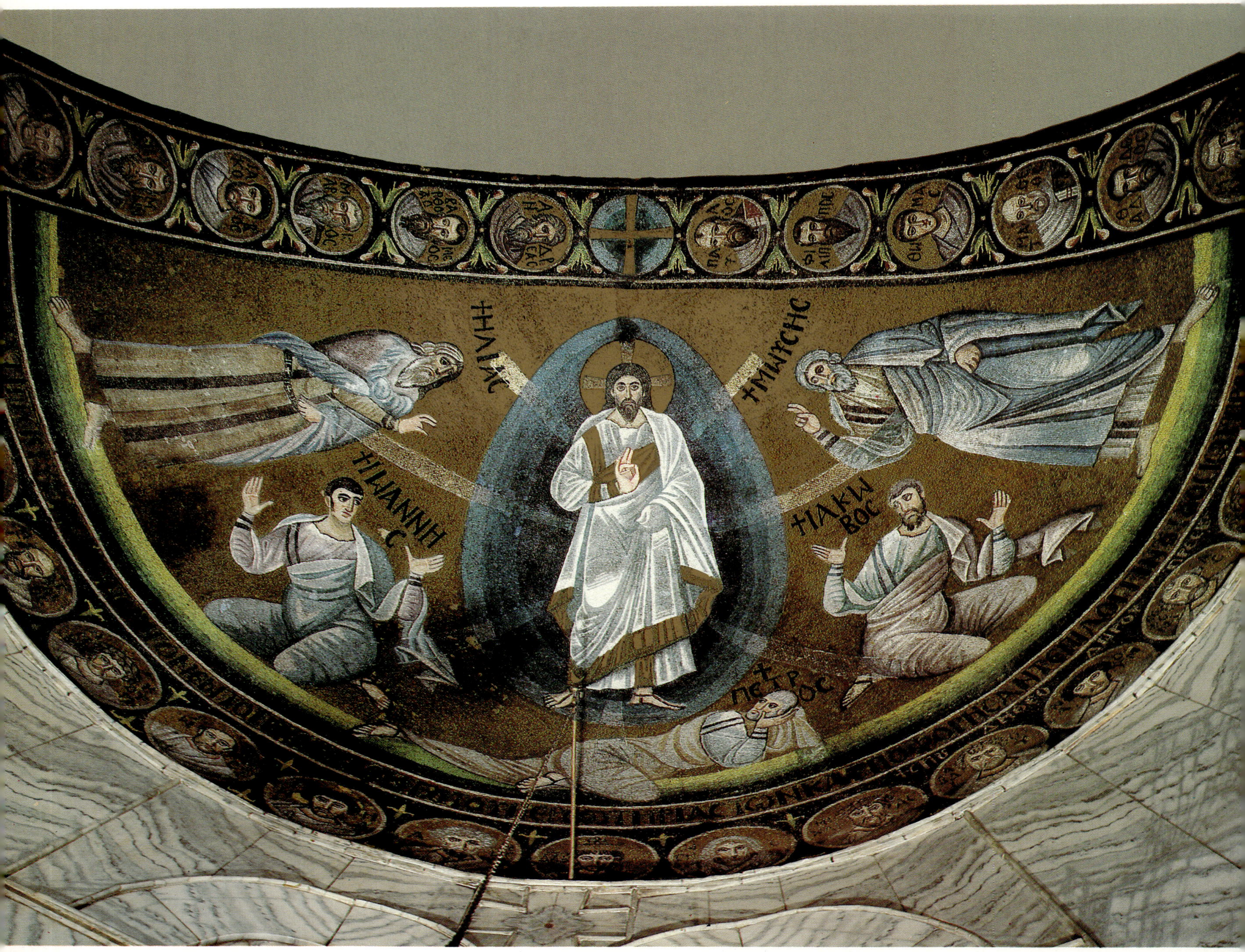
+ΗΛΙΑC
+ΜΩΥCΗC
+ΙΩΑΝΝΗC
+ΙΑΚΩΒΟC
+ΠΕΤΡΟC

36 LAMM GOTTES MIT NIMBUS
getragen von vier Engeln.
Gewölbemosaik im Presbyterium.
6. Jh.
Ravenna, S. Vitale.

37 JUSTINIAN I.
MIT DEM BISCHOF MAXIMIANUS
und weltlichen und geistlichen
Würdenträgern.
Mosaik auf der nördlichen Wand des
Presbyteriums (Ausschnitt).
6. Jh.
Ravenna, S. Vitale.

38 KAISERIN THEODORA UND
IHR HOFSTAAT
Mosaik auf der südlichen Wand des
Presbyteriums (Ausschnitt).
6. Jh.
Ravenna, S. Vitale.

39 RUF GOTTES AN MOSE
Mose schnürt neben dem brennenden
Dornbusch seine Sandalen auf.
Mosaik auf der südlichen Wand des
Presbyteriums.
6. Jh.
Ravenna, S. Vitale.

40 DER HEILIGE VITALIS UND EIN ENGEL
Apsismosaik (Ausschnitt).
6. Jh.
Ravenna, S. Vitale.

41 DER HEILIGE DEMETRIOS
MIT ZWEI KINDERN
Mosaik im großen Martyrion.
7. Jh.
Thessaloniki, Hagios Demetrios.

42 CHRISTUS,
AUF DEM REGENBOGEN SITZEND
Apsismosaik.
Ende 5. – Anfang 6. Jh.
Thessaloniki, Hosios David.

43 VERKLÄRUNG CHRISTI
Apsismosaik.
Um 600.
Sinai, Kirche des Katharinenklosters.

44 EIN PROPHET ODER EVANGELIST
Stuck.
5. Jh.
Ravenna, Baptisterium der
Orthodoxen.

45 KOPF DER THEODORA (?)
Marmor. Höhe 27 cm.
Um 530.
Mailand, Castello Sforzesco, Museum.

46 KOPF DES EUROPIOS
eines Bürgers aus Ephesos.
Höhe 32 cm.
5. Jh.
Wien, Kunsthistorisches Museum.

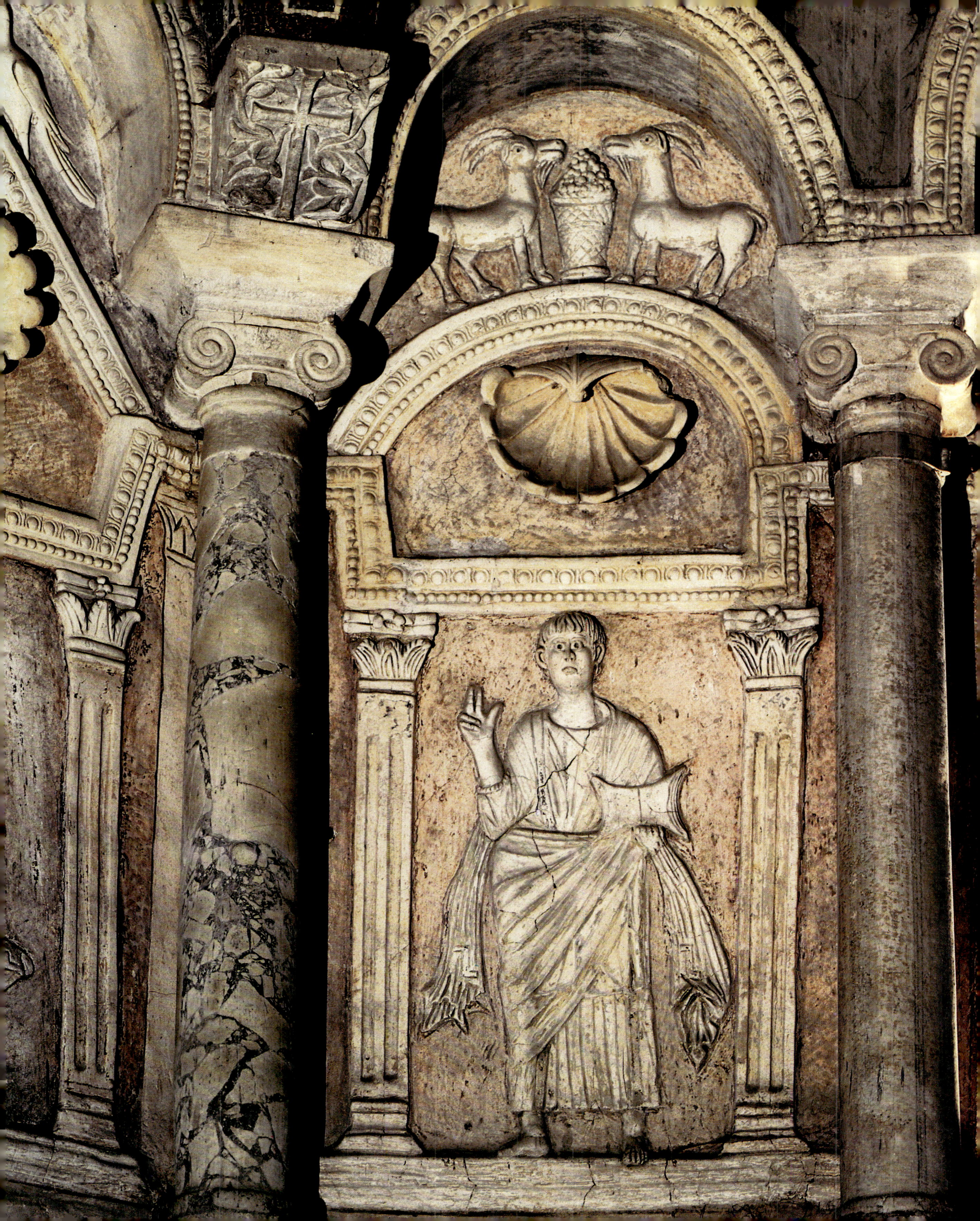

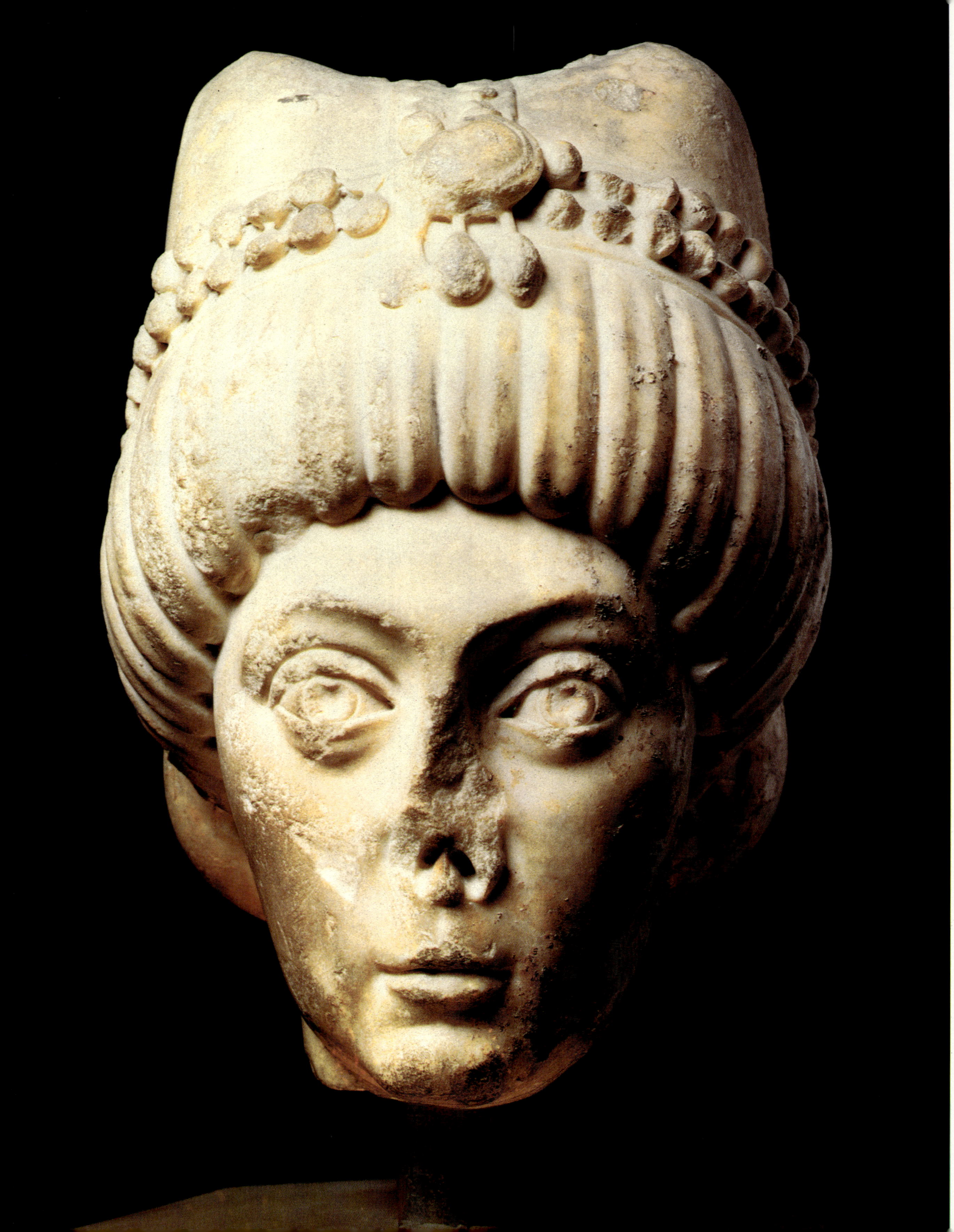

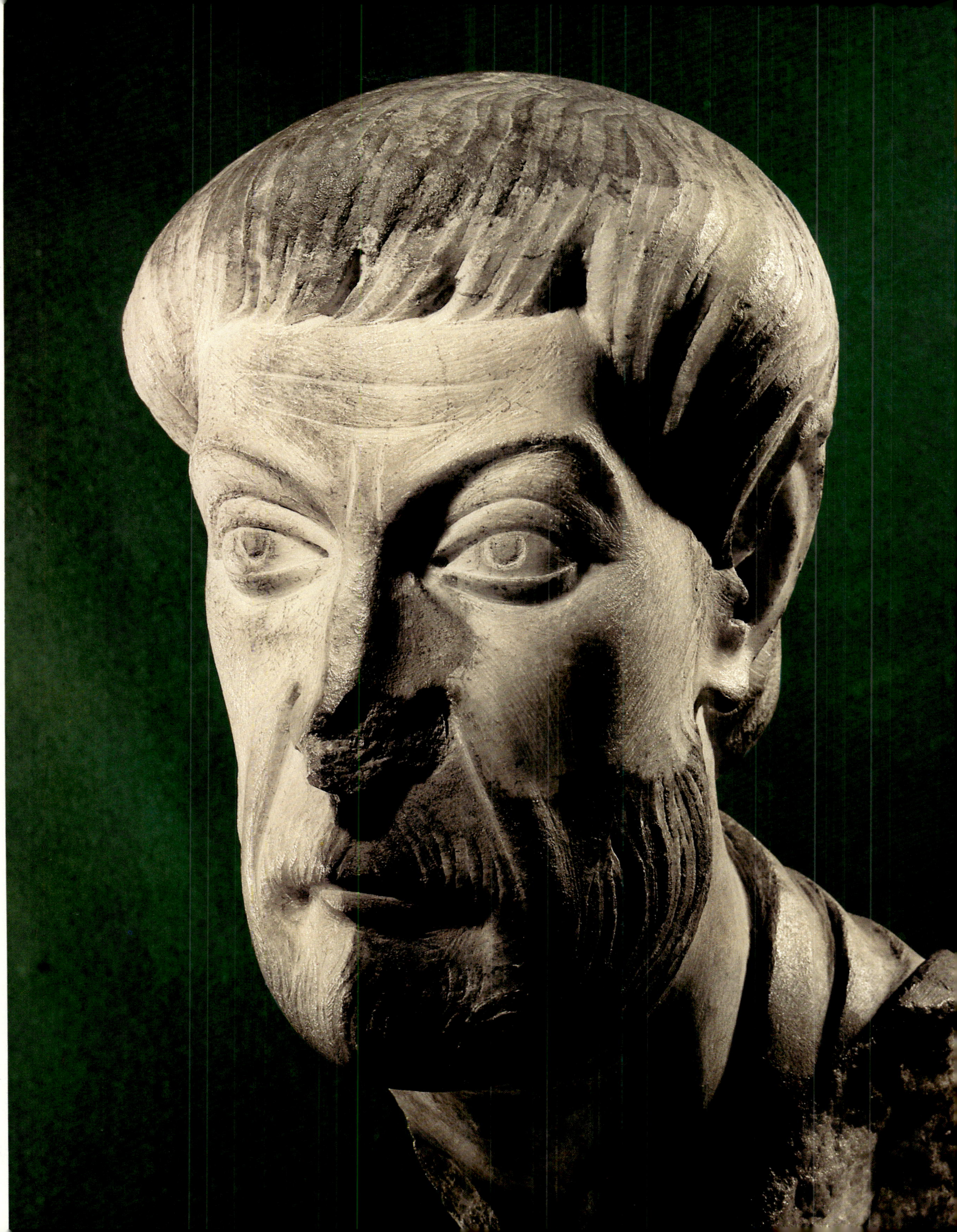

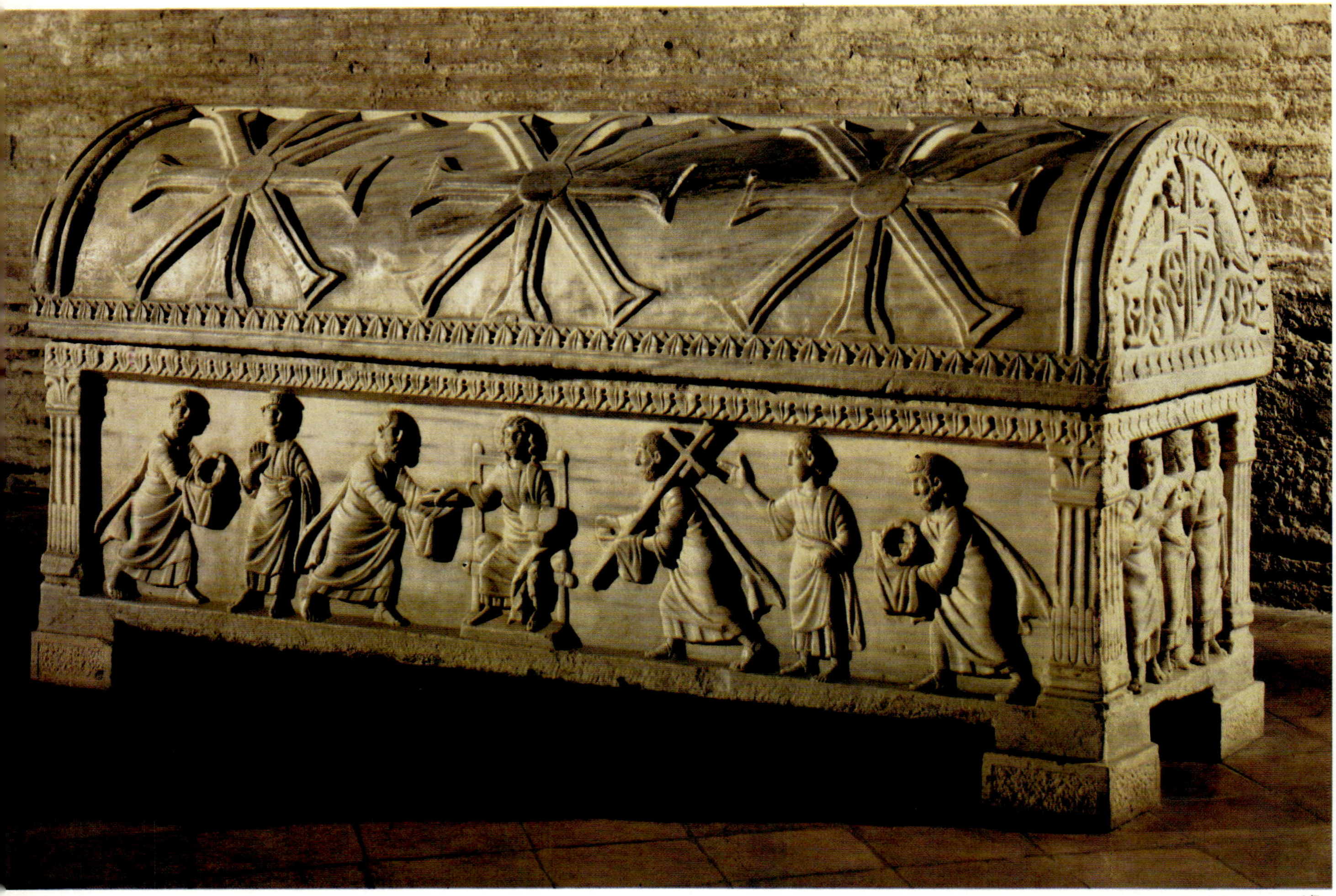

47

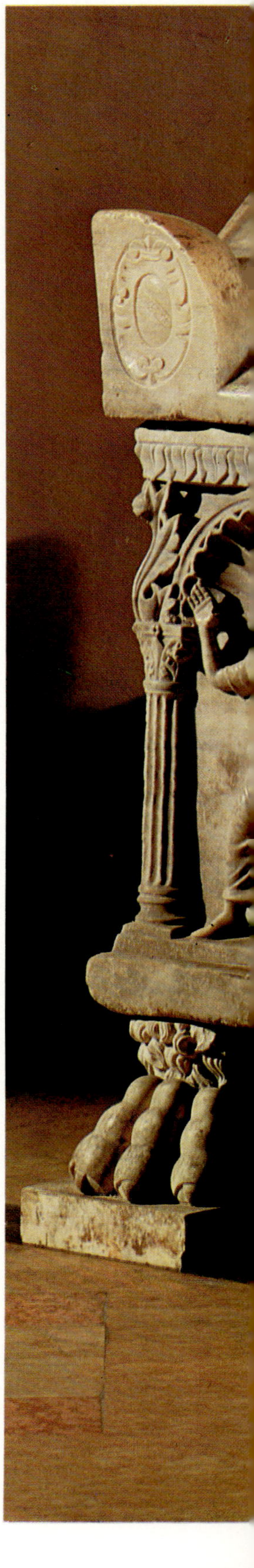

48

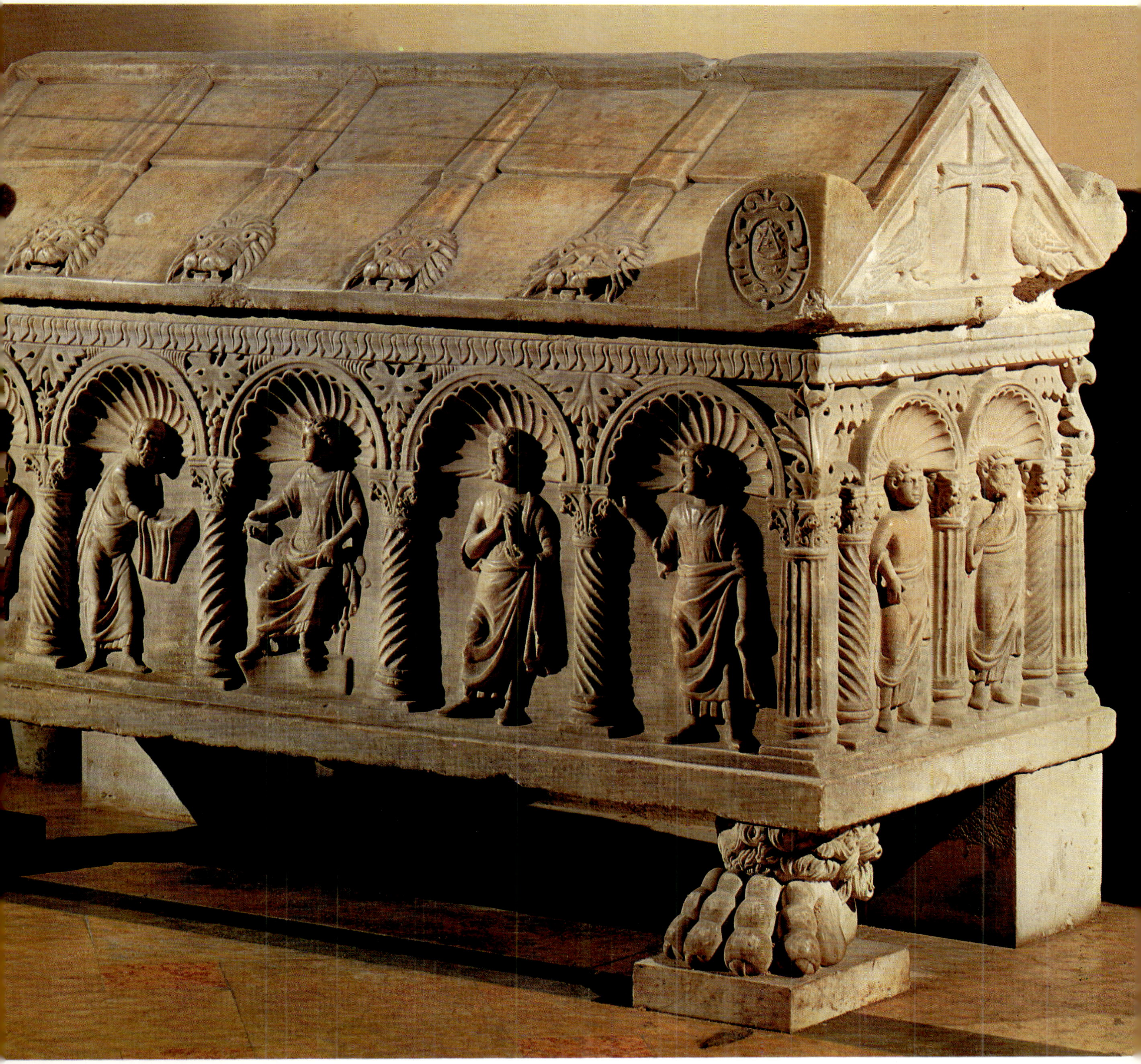

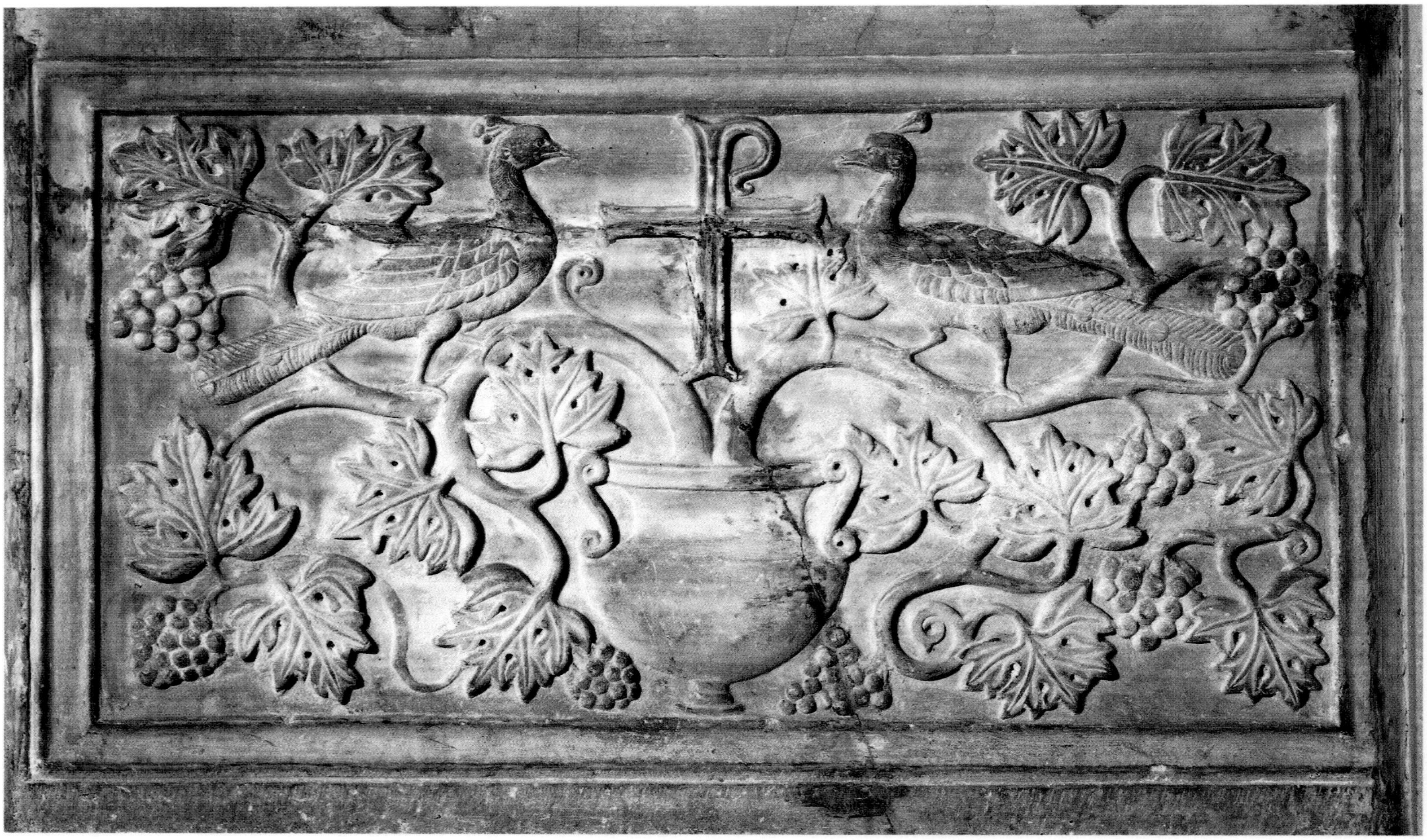
49a

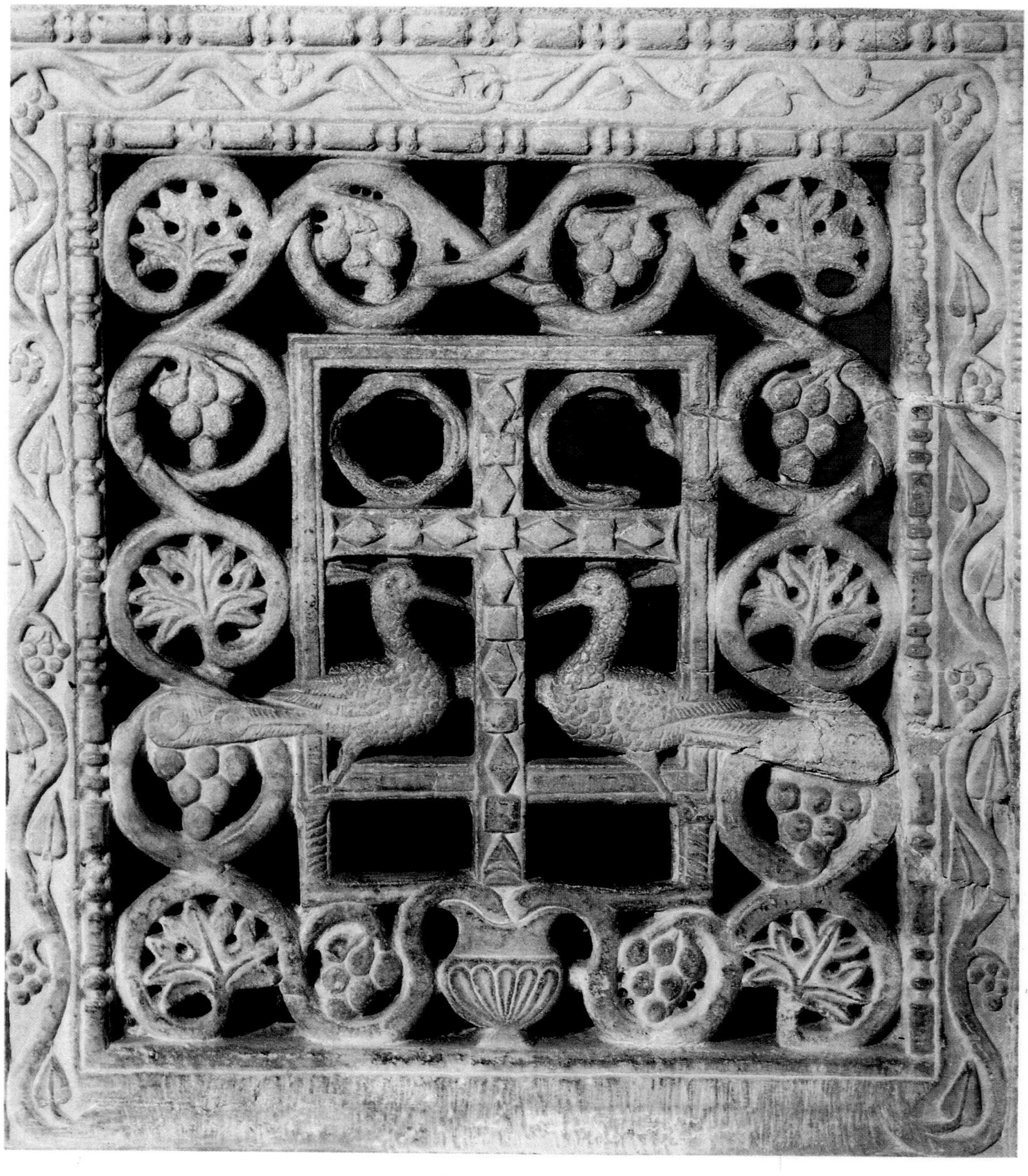
49 b

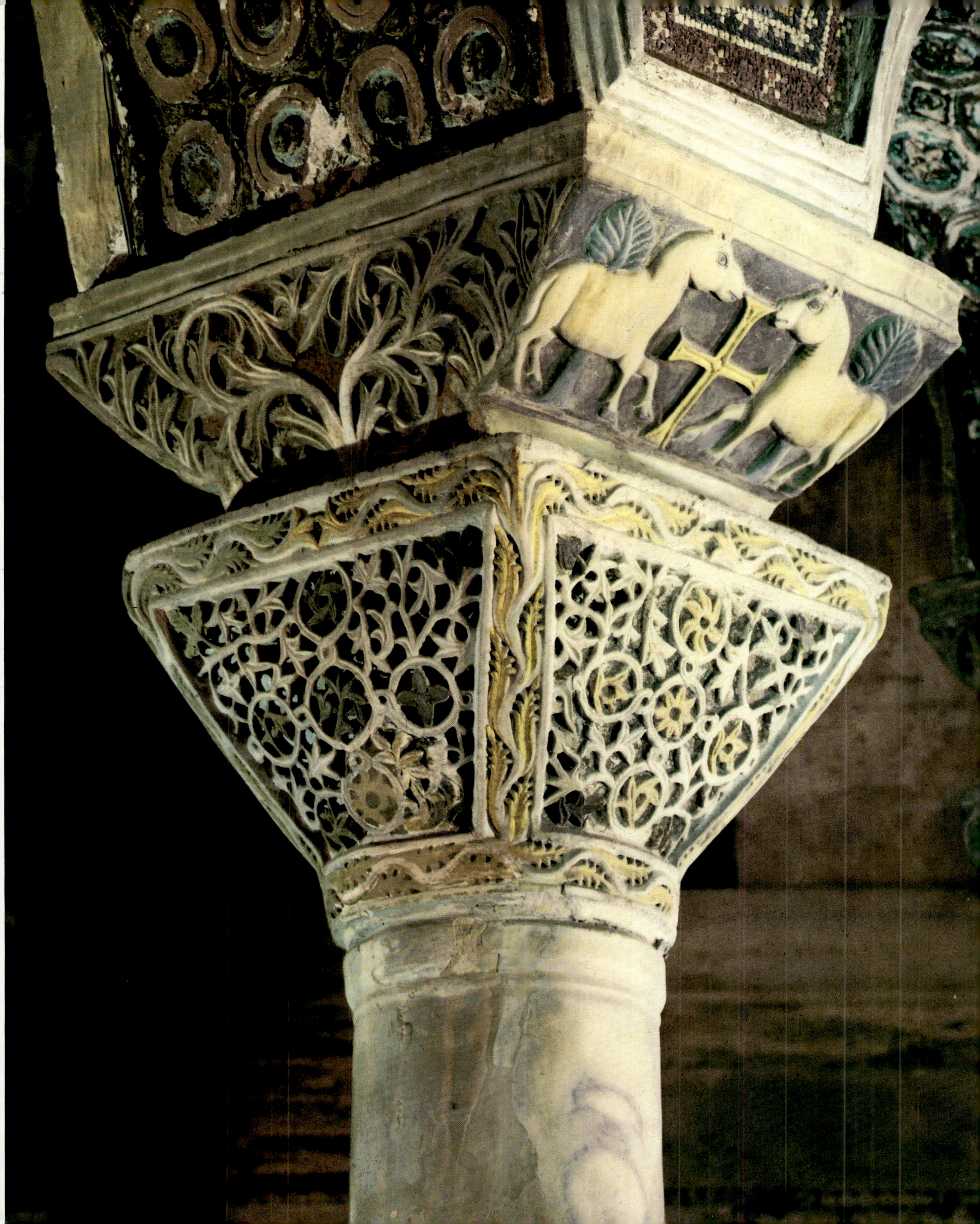

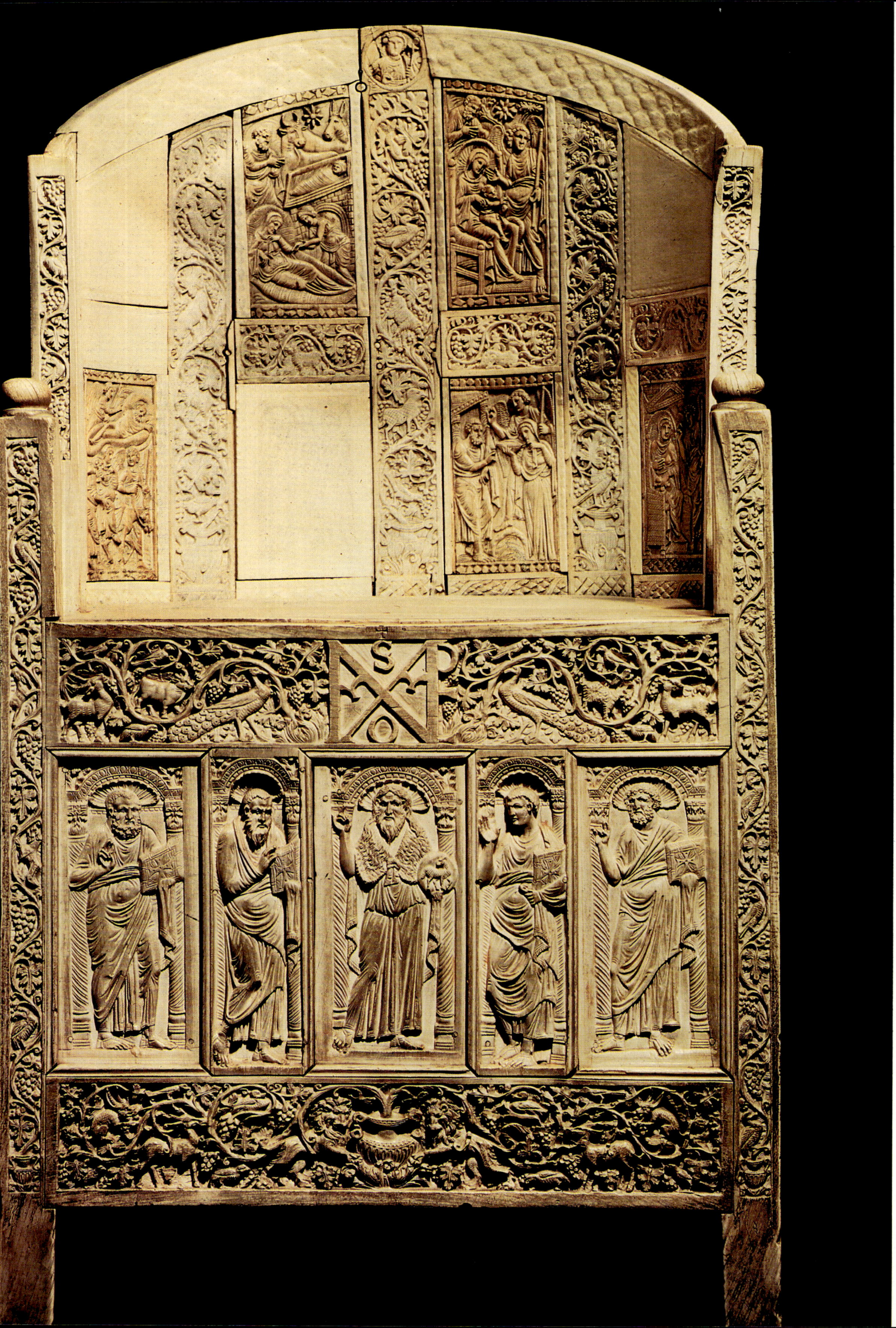

47 THRONENDER CHRISTUS
das Gesetz übergebend (traditio legis).
„Zwölf-Apostel"-Sarkophag.
Marmor.
5. Jh.
Ravenna, S. Apollinare in Classe.

48 JUGENDLICHER CHRISTUS
das Gesetz übergebend (traditio legis).
Marmorsarkophag.
4.–5. Jh.
Ravenna, S. Francesco.

49 a EINANDER ZUGEWANDTE PFAUEN
BEIDERSEITS EINES KREUZES
und einer Vase, woraus Weinranken sprießen.
Marmorplatte eines Lesepults.
6. Jh.
Ravenna, S. Apollinare Nuovo.

49 b EINANDER ZUGEWANDTE PFAUEN
BEIDERSEITS EINES KREUZES
Marmorplatte eines Lesepults.
6. Jh.
Ravenna, S. Apollinare Nuovo.

50 KAPITELL
MIT EINANDER ZUGEWANDTEN PFERDEN
Marmor.
6. Jh.
Ravenna, S. Vitale.

51 KATHEDRA
DES BISCHOFS MAXIMIANUS
Elfenbein. Höhe 1,50 m.
Um 545–556.
Ravenna, Erzbischöfliches Museum.

52 AUFERWECKUNG DES LAZARUS
Seite eines Purpurevangeliars.
Höhe 30,7 cm.
6. Jh.
Rossano, Erzbischöfliches Museum.

53 WUNDERBARE BROTVERMEHRUNG
Folio 15 des Evangeliars von Sinope.
Purpurhandschrift.
Gesamthöhe der Seite 30 cm.
Kleinasien, Ende 6. Jh.
Paris, Bibliothèque Nationale.

54 FESTMAHL DES HERODES
Folio 10 verso des Evangeliars von Sinope.
Purpurhandschrift.
Gesamthöhe der Seite 30 cm.
Kleinasien, Ende 6. Jh.
Paris, Bibliothèque Nationale.

55 VERTREIBUNG VON ADAM UND EVA AUS DEM PARADIES
Folio 2 der Wiener Genesis.
Purpurhandschrift.
Höhe 31 cm.
Anfang 6. Jh.
Wien, Nationalbibliothek.

56 MARIA, MUTTER DER GNADE
Enkaustische Ikone.
Höhe 1,64 m.
Um 700.
Rom, S. Maria in Trastevere.

57 MARIA MIT DEM KIND
Enkaustische Ikone (Ausschnitt).
6. Jh. (?).
Rom, S. Maria Nuova.

58 DER HEILIGE PETRUS
Enkaustische Ikone.
Höhe 92,8 cm.
Sinai, 1. Hälfte des 7. Jh.
Sinai, Katharinenkloster.

59 SEGNENDER CHRISTUS
Enkaustische Ikone.
Höhe 84 cm.
Sinai, 6. Jh.
Sinai, Katharinenkloster.

60 THRONENDE MARIA MIT DEM KIND
zwischen den heiligen Theodoros und Georgios.
Enkaustische Ikone.
Höhe 68,5 cm.
Sinai, Ende 6. Jh.
Sinai, Katharinenkloster.

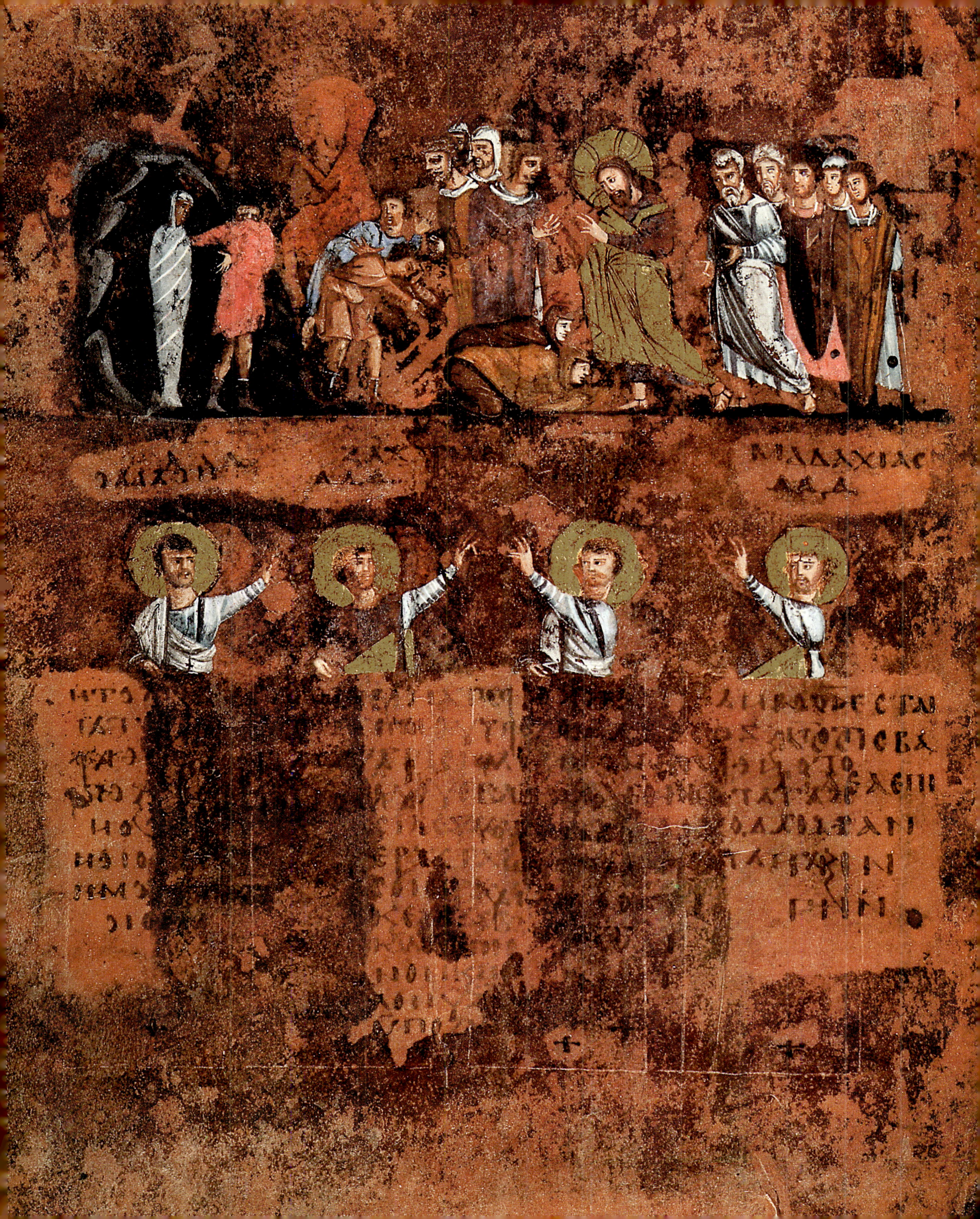

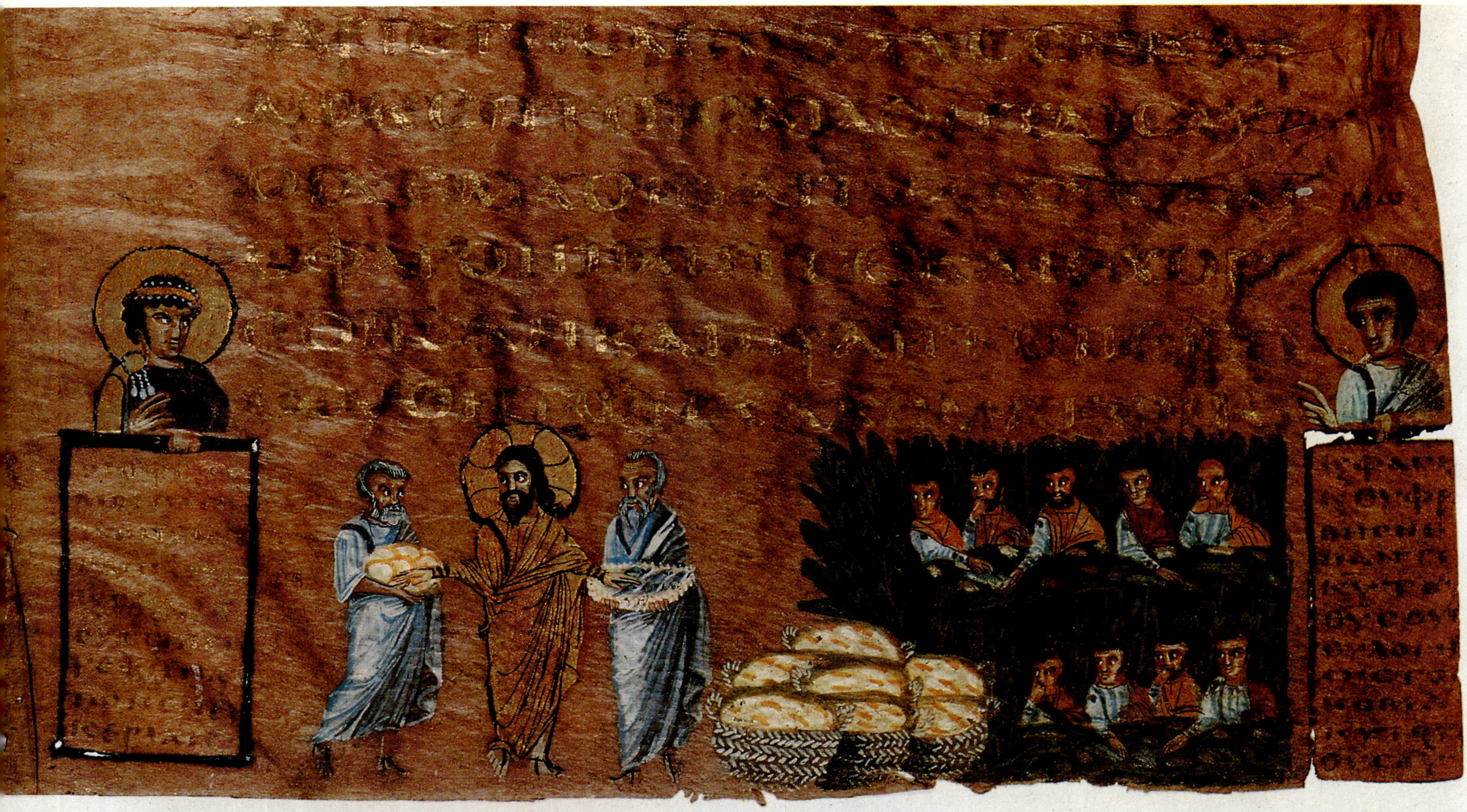

53

54

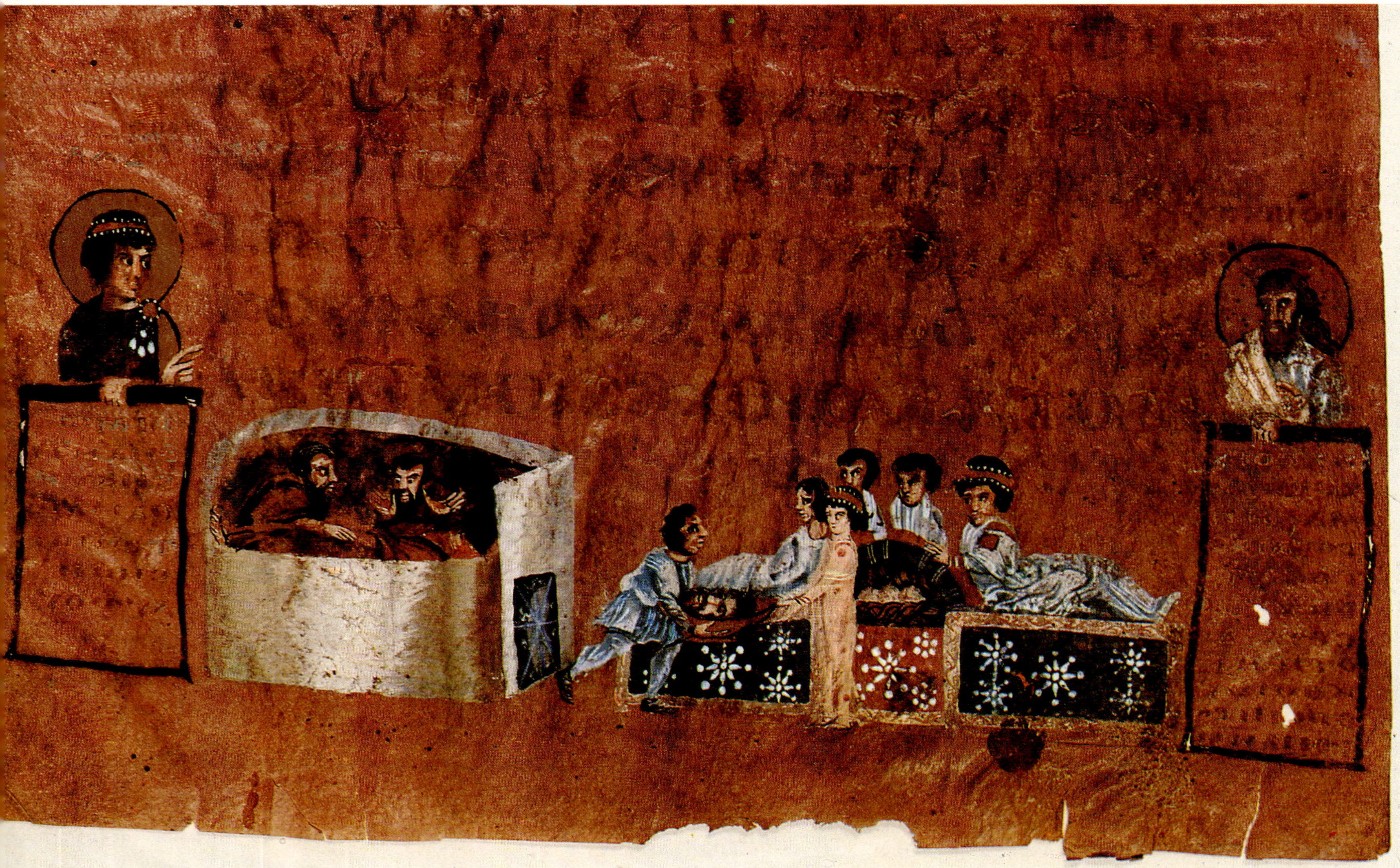

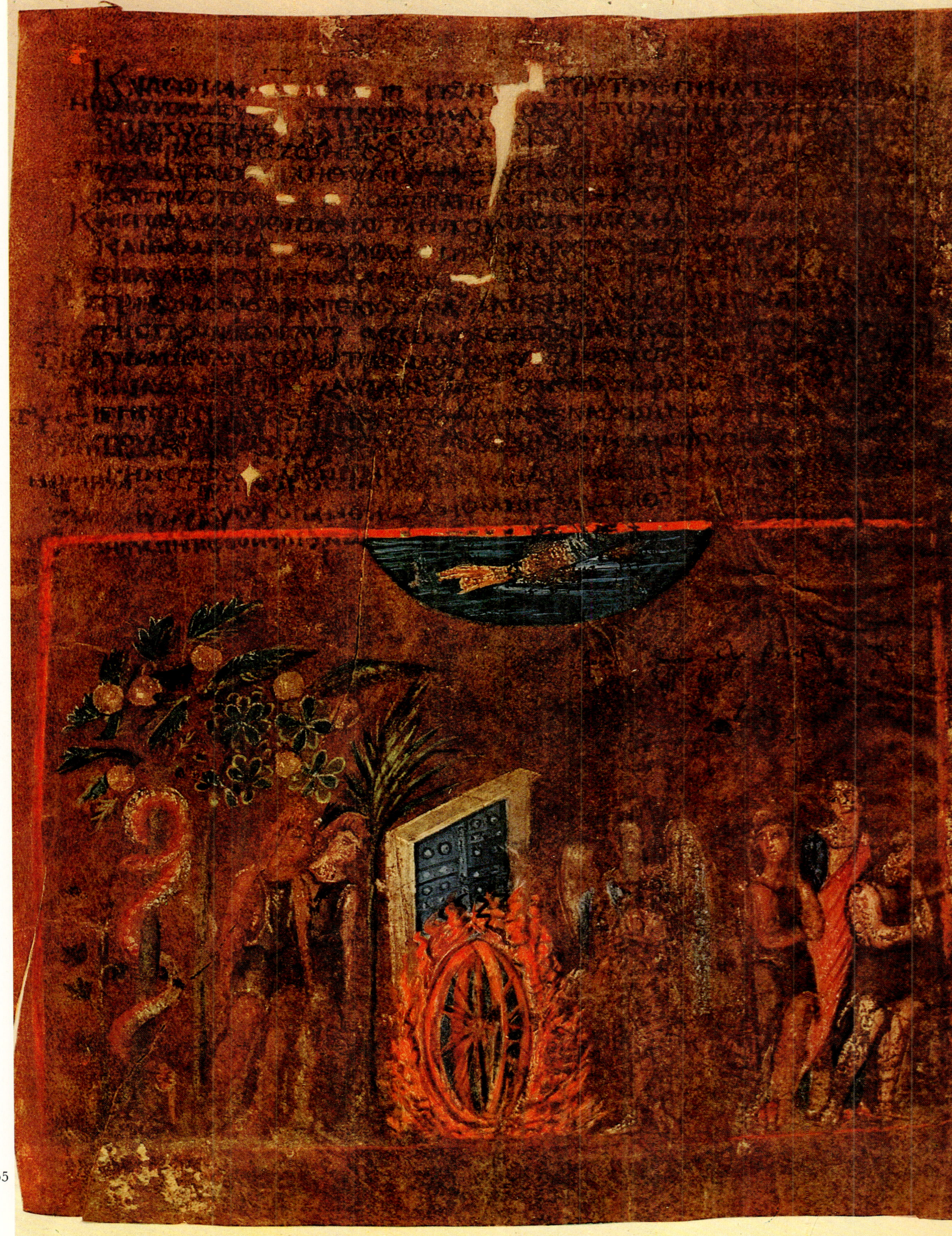

55

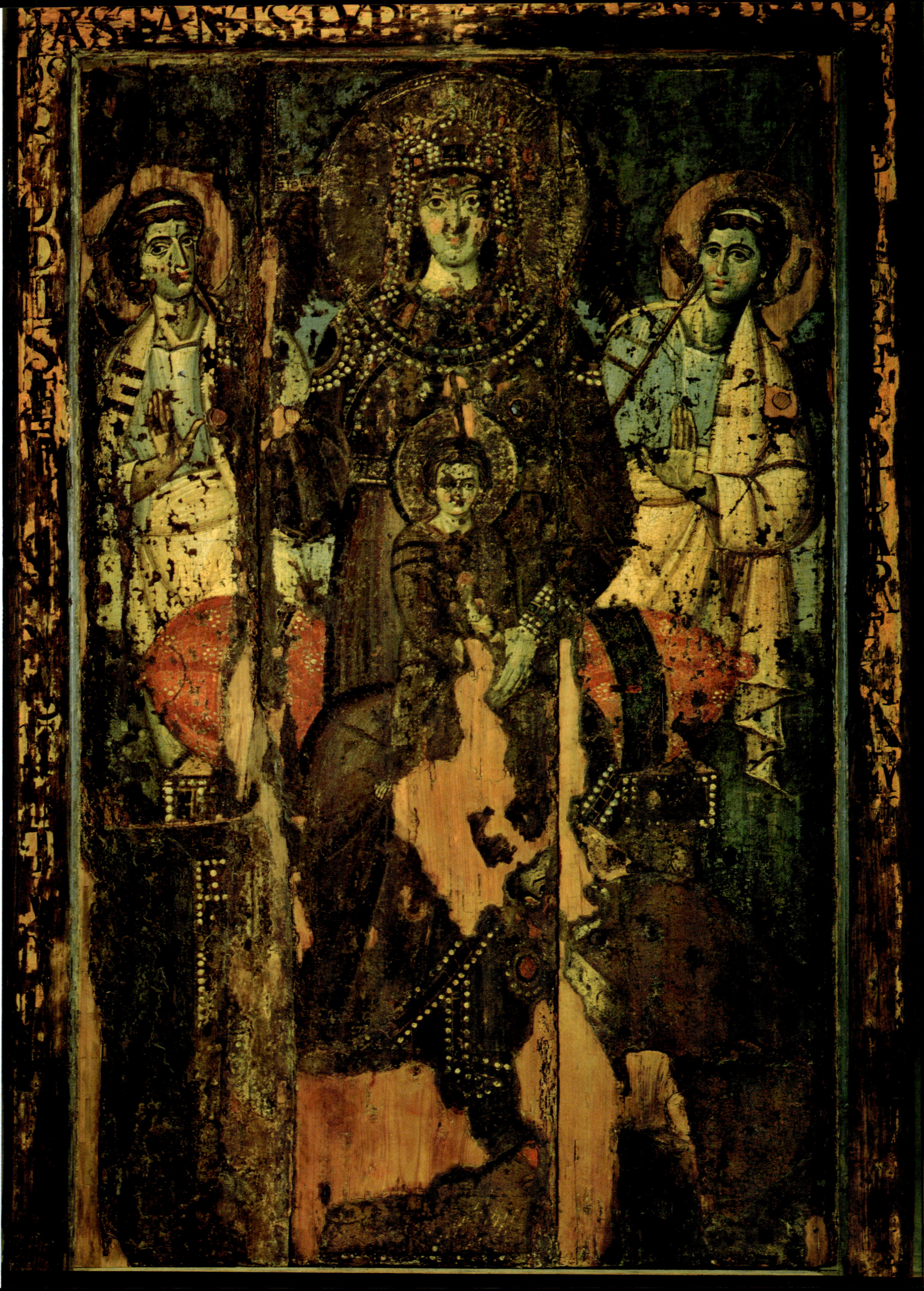

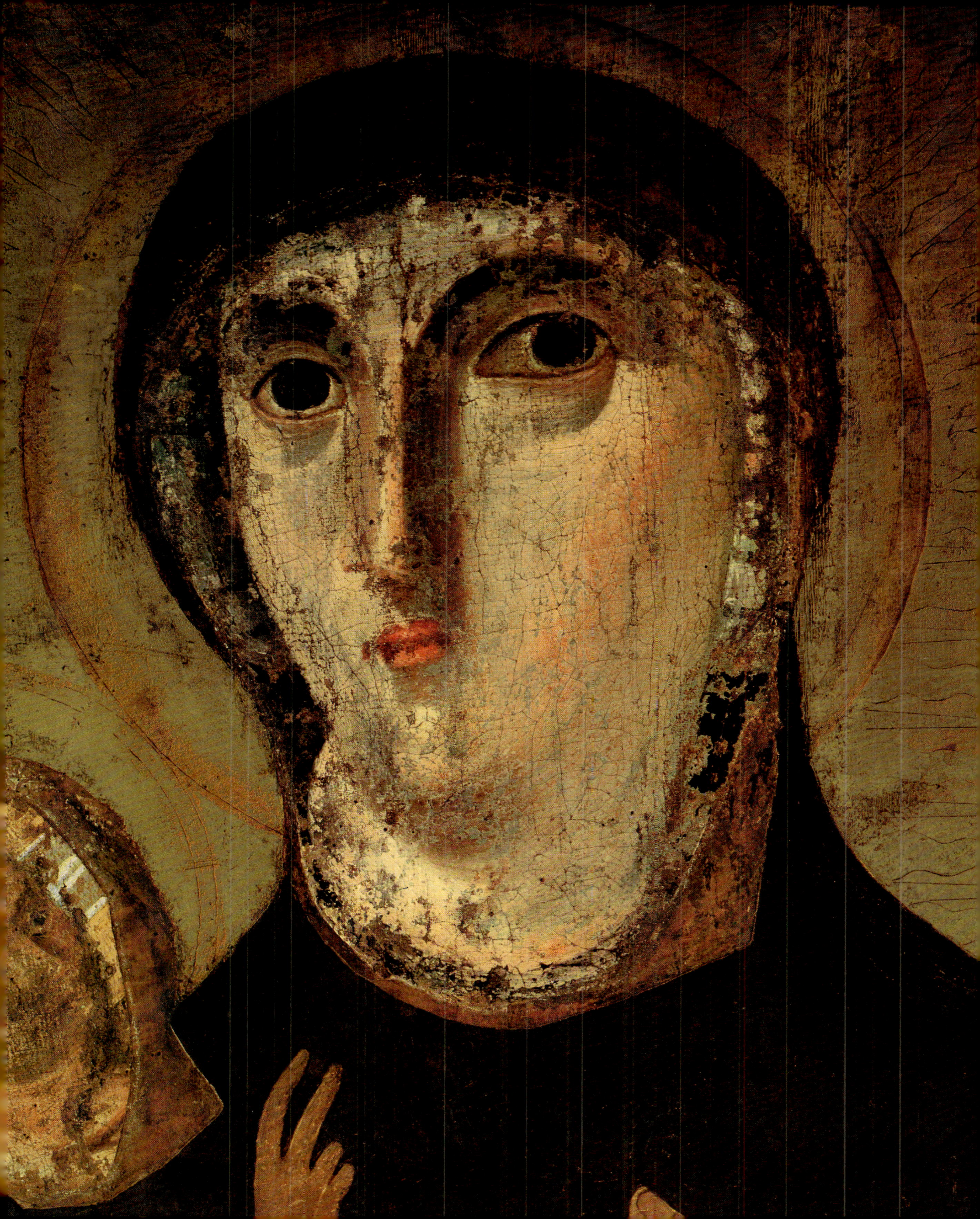

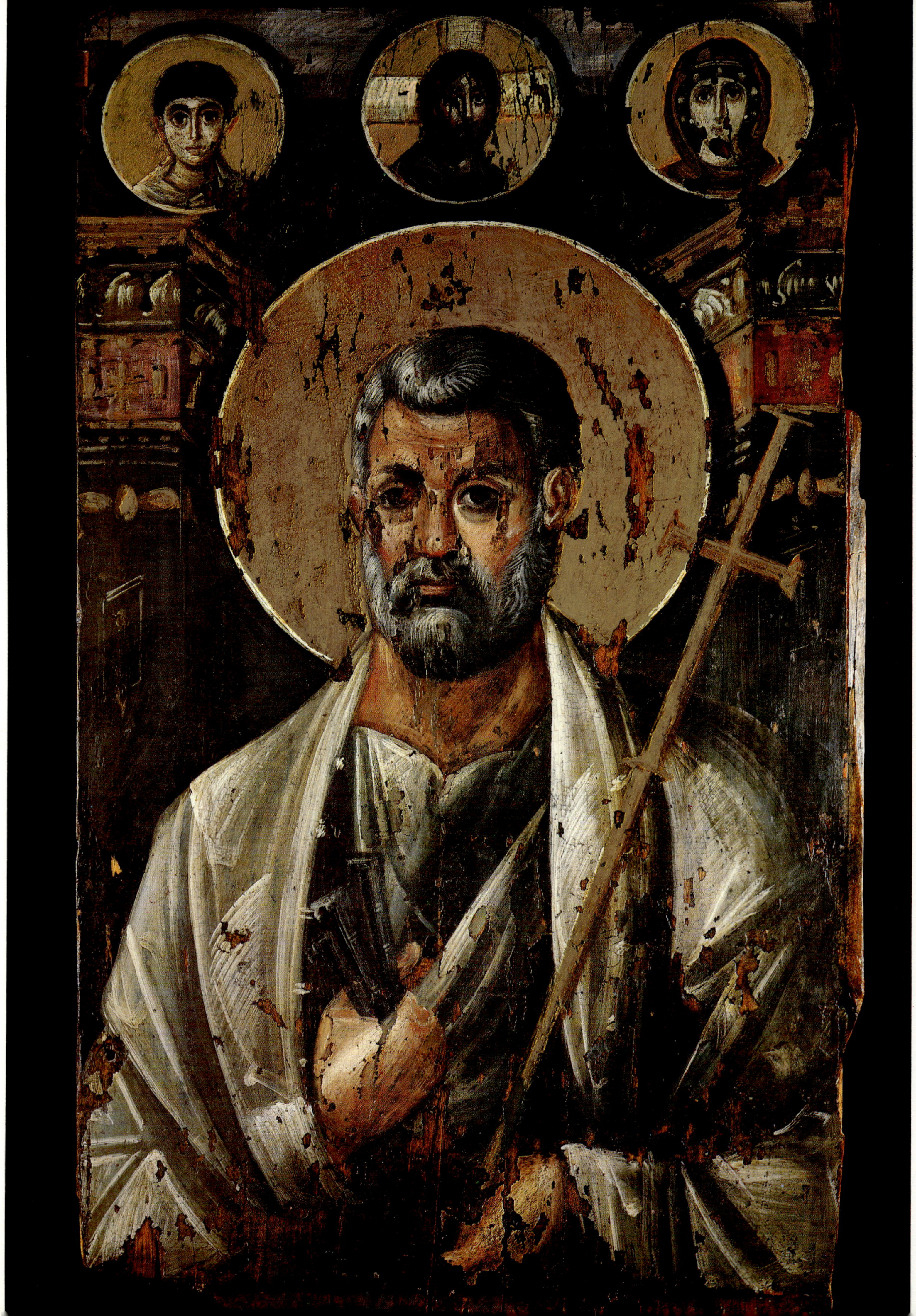

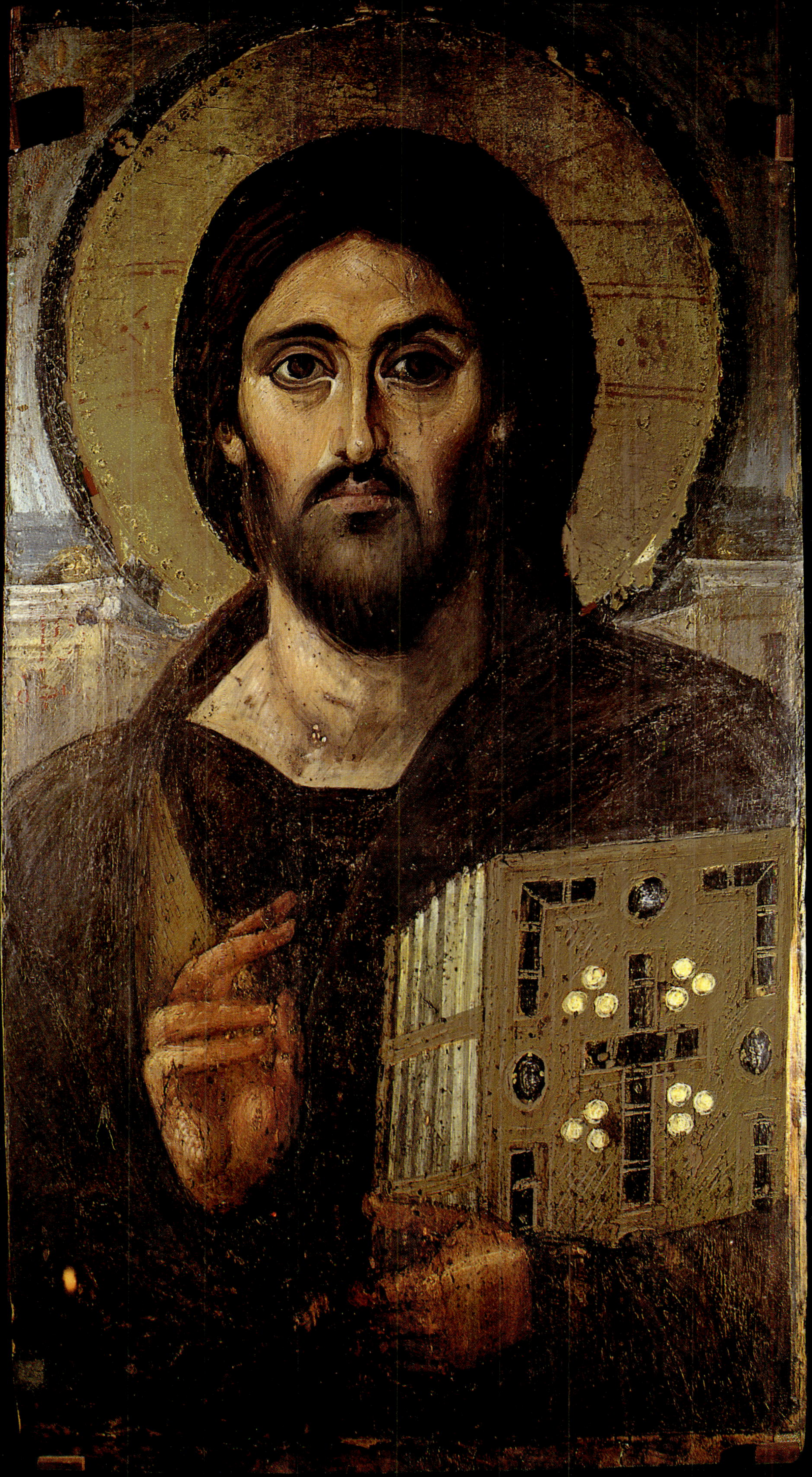

59

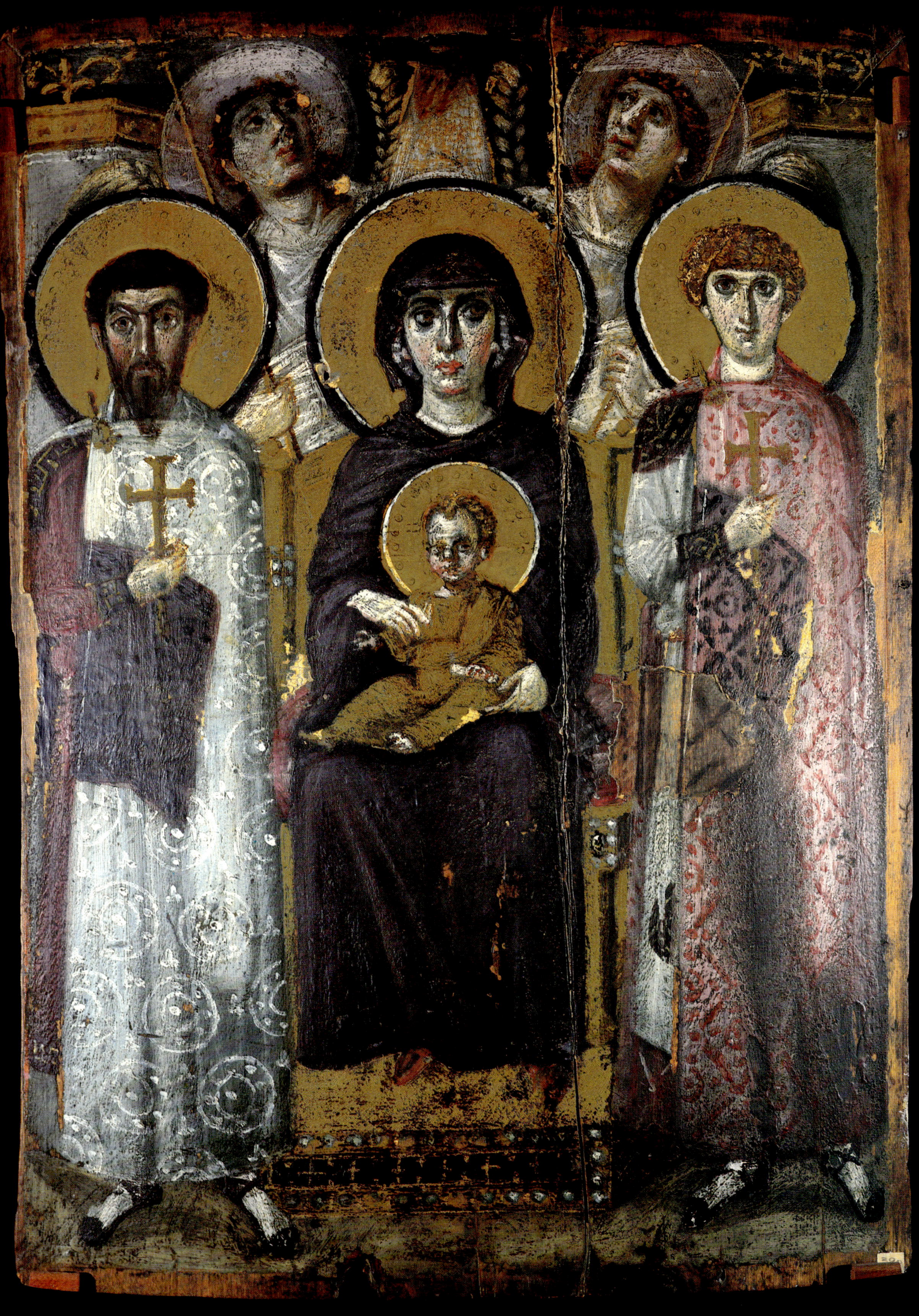

DER BILDERSTREIT

FAKTEN UND IDEEN

Die byzantinische Kunst schien sich auf einem glanzvollen Weg zu befinden, als dieser bald durch eine Reihe von Konflikten unterbrochen wurde. Eine kurze Zusammenfassung der wichtigsten Ereignisse erscheint angebracht, bevor wir ihre Bedeutung analysieren und ihre Auswirkungen auf die Entwicklung der Kunst untersuchen.

Die ersten Maßnahmen im Bilderstreit ergriff Leon III. der Isaurier (717–741). Er stammte aus Kleinasien, wo schon im 7. Jh. eine Art bilderfeindliche – ikonoklastische – Bewegung ausgebrochen war. 726 ließ er das Christusbild am Eingang eines der Hauptsäle im Palast, der Chalké, zerstören. Aber erst unter seinem Nachfolger Konstantin V. (741–775) nahm der Streit gewaltätige Formen an. Der Kaiser selbst verfaßte Pamphlete gegen die Bilderverehrung. Ein kaiserliches Silention, d.h. eine Versammlung von regierungstreuen Beamten, hatte schon im Jahre 730 die Bilder verurteilt. Überdies berief der Kaiser 754 ein Konzil ein, das sich nun aus kirchlichen Würdenträgern zusammensetzte und in einem kaiserlichen Palast abgehalten wurde. Die Bilder wurden verurteilt, zudem wurde ihre Zerstörung angeordnet. Die Maßnahme richtete sich in erster Linie gegen die Ikonen, aber auch gegen die Wanddekorationen und die illuminierten Handschriften. Das Volk, zumindest die Einwohner von Konstantinopel und die Bewohner einiger anderer Gegenden des Reiches (nicht aber derjenigen, die unter muslimische Herrschaft gekommen waren; sie blieben seltsamerweise trotz der Verbote des Kalifen den Bildern treu), billigte die vom Kaiser getroffene Entscheidung. Die Hauptgegner fanden sich, abgesehen vom Papst, in den Reihen der Mönche. Sie wurden verfolgt, ins Gefängnis geworfen und manchmal gezwungen, in die Randgebiete des Reiches zu fliehen. Einige suchten Zuflucht in Süditalien, wo man in den Grotten der Basilicata heute noch die von ihnen gemalten Fresken sehen kann. Die Verfolgung wurde in der Hauptstadt und in Phrygien besonders brutal durchgeführt. Der Kaiser selbst leitete diese Aktion, die von Konstantinopel ausging. Während der Regierungszeit des gemäßigteren Kaisers Leon IV. (775–780) wurden die Verfolgungen in weniger gewaltsamer Form weitergeführt; die Auseinandersetzungen verlagerten sich eher auf den Bereich des Dogmas. Als Leon IV. starb, berief die bilderfreundliche Regentin, Kaiserin Eirene, die vom Patriarchen Tarasios unterstützt wurde, im Jahre 787 ein neues Konzil nach Nikaia ein, auf dem die Wiedereinführung der Bilder beschlossen wurde. Das Konzil formulierte eine Erklärung, die sich auf die Lehre des Mönchs und Theologen Johannes von Damaskus (8. Jh.) stützte und die vom Patriarchen Nikephoros gutgeheißen wurde:

„Wir verlangen", erklärte die Versammlung, „eindeutig und ausdrücklich, daß die ehrwürdigen und heiligen Ikonen ausgestellt werden wie das Bild des ehrwürdigen und heilbringenden Kreuzes selbst ..." Sie sollten das Anrecht zwar nicht auf Anbetung (Latreia, die allein Gott vorbehalten sei), aber doch auf Verehrung und Kniefall (Proskynesis) der Gläubigen erhalten.

Eirene wurde aber im Jahre 802 gestürzt. Ein Teil der Bevölkerung hatte die feindliche Einstellung den Bildern gegenüber beibehalten. Die arabischen Überfälle auf das Reich versetzten das Volk in Erregung, und die intolerante Haltung breitete sich wieder aus.

Während der Regierungszeiten der Kaiser Michael I., Michael II., Leon V. und Theophilos (811–842) setzten die Verfolgungen erneut ein, und die Bilder wurden wieder verboten. Patriarch Nikephoros wurde 806 ins Exil geschickt. Erst nach Theophilos' Tod wurden die Bilder von seiner Witwe Theodora während einer feierlichen Zeremonie in der Hagia Sophia am 11. März 843 endgültig wieder erlaubt. Dieser Gedenktag wird am ersten Sonntag der Fastenzeit heute noch gefeiert, zugleich zur Erinnerung an die Kaiserin Eirene, weil sie als erste die Bilder wiederzugelassen hatte. Eine späte Ikone in der Sammlung Stathatos in Athen hält dieses Ereignis fest, das theologisch, religiös und volkstümlich von gleicher Bedeutung war. Die Mönche sollen aus jenem Anlaß in Scharen nach Konstantinopel geströmt sein, um den Sieg ihrer Ideen mitzuerleben.

Abb. 501

Wie läßt sich nun diese lange Krise erklären, die für das Reich unzählige Zerstörungen und kräfteverzehrende Verfolgungen nach sich zog und letztlich doch zu nichts führte?

Wenn wir in der Geschichte des Christentums sehr weit zurückgehen, dann stoßen wir darauf, daß schon Origenes die figürliche Darstellung des Göttlichen für eine Schöpfung des Heidentums hielt: das Bild lenke die Blicke der Menschen von Gott ab, um sie auf die Erde zu richten. In dem Maße, in dem die Kunst sich entwikkelt habe, hätten sich die Irrtümer vermehrt, meinte Klemens von Alexandreia (2.–3. Jh.). „Da Gott aus nicht wahrnehmbarer Materie besteht, ist es mir nicht erlaubt, die Hoffnungen meiner Seele unbeseelten Dingen anzuvertrauen", fügte er hinzu. Andere Theologen haben sich im gleichen Sinne geäußert. Eine Tochter oder eine Schwester Konstantins des Großen hatte an Eusebios von Kaisareia geschrieben, um die Erlaubnis zu erbitten, ein Bildnis Christi besitzen zu dürfen, ein Wunsch, der ihr jedoch abgeschlagen wurde. Bischof Epiphanios von Salamis riß während eines Palästinabesuchs im Jahre 393 in einer Kirche einen Wandbehang mit einem Heiligenbild ab. Es hat also zu allen Zeiten bilderfeindliche Strömungen gegeben, und so wird gelegentlich behauptet, die Bilderstürmerei sei nichts anderes gewesen als das Wiederaufleben älterer Vorstellungen (Paul Alexander). Das Konzil des Jahres 754, auf dem die Bilderverehrung verurteilt wurde, bestätigte, daß der Künstler, der seiner beruflichen Eitelkeit nachgebe und ein Bildnis Christi schaffe, in einer solchen Darstellung den menschlichen Körper, der abgebildet werden könne, mit der nicht abbildbaren göttlichen Natur vereinige. Er stelle sich daher den Häretikern gleich.

Hatte allein die Rückkehr zur Lehre der ersten Kirchenväter genügt, um zu jener Auffassung zu gelangen, die ja zu der bisher von der Kirche übernommenen neuplatonischen Tradition, nämlich dem Bild eine erzieherische Bedeutung beizumessen, in krassem Gegensatz stand, oder hatten nicht auch aktuelle Ereignisse zu diesem Umschwung beigetragen? Letzterer Hypothese geben heute mehrere Wissenschaftler, z. B. A. Graber, den Vorzug. Im 7.–9. Jh. lernte der Mittelmeerraum, in dem nacheinander so viele religiöse figurative Kunstrichtungen ihre Blüte erlebt hatten, plötzlich den überwältigenden Erfolg einer monotheistischen und anikonischen Religion und Kultur kennen: den Islam. Das Beispiel könnte sich als ansteckend erwiesen haben, denn von etwa 700 an wurden in der islamischen Kunst die religiösen Bilder – nach einer kurzen Periode der Toleranz – streng verboten. Ein Kalif der Omajjadendynastie, Yazid II., soll nach Aussage der griechischen Chronik des Theophanes im Jahre 723 durch ein Edikt sogar angeordnet haben, in seinem Herrschaftsbereich sämtliche Ikonen und manchmal auch Kirchen zu zerstören. Auch die Synagogen wurden vom Kalifen verpflichtet, auf Bilder zu verzichten. Es ist übrigens denkbar, daß die Juden in Palästina, denen ja die anikonische Kunst vertraut war, ihren Einfluß in gleichem Sinne wie die Araber ausgeübt haben. Jedenfalls bestanden, trotz dauernder Konflikte zwischen den Kalifen und den byzantinischen Kaisern, rege Verbindungen zwischen den beiden Bevölkerungsgruppen. Dies könnte erklären, weshalb der Bildersturm mit solchem Ungestüm losbrechen konnte, auch wenn manches dann immer noch rätselhaft bleibt. Darin unterscheidet sich dieser Bildersturm von dem der Reformation im Westen, dessen näher oder ferner liegende, aber oft ausdrücklich genannte Ursachen nichts Geheimnisvolles an sich hatten.

Der bedeutendste Theoretiker der bilderfreundlichen Auffassung war der bereits erwähnte Theologe Johannes von Damaskus. Drei seiner Reden zur Bilderfrage sind erhalten. Er formulierte darin die Hauptargumente für die Verteidigung der Bilder: die Menschwerdung Christi beweise, daß er menschliche Gestalt annehmen wollte; deshalb sei es auch weder unmöglich noch respektlos, ihn abzubilden – was allerdings für Gottvater nicht zutreffe. Er vertrat damit die von der Trullanischen Synode (Quinisextum) im Herbst des Jahres 692 getroffene Entscheidung. Danach war es verboten, Christus durch Symbole statt in menschlicher Gestalt darzustellen. Die Darstellung Christi spiegele im Sinne einer höheren Wahrheit sein ewiges Bild, betont Johannes von Damaskus. Die Inkarnation war also das Hauptargument der Befürworter der Bilderverehrung und für die Rechtfertigung einer figürlichen religiösen Kunst.

Eine der Ursachen für die Schwere des Konflikts und ein Grund für seinen besonderen Stellenwert in der Kunst- wie in der Ideengeschichte ist die herausragende Bedeutung, die die Anhänger der Byzantinischen Kirche damals – wie auch heute noch der Orthodoxen Kirchen – der Ikone beimaßen. Sie stand im Mittelpunkt des Streits und spielte für die Gläubigen zweifellos eine größere Rolle als die Frage, ob die figürlichen Darstellungen auf den Kirchenwänden verworfen oder beibehalten werden sollten.

Die Ikone gilt im besonderen Maße als Abbild des Göttlichen (oder eines Heiligen). Sie ist mehr als nur das flüchtige, vergängliche Bild einer Person, vielmehr deren durch die Gnade verklärtes Wesen. Sie stellt die eigentliche Verbindung des Gläubigen mit Heiligen oder mit Christus her. Sie ist demnach keine Schöpfung der Vorstellung des Künstlers, sondern die wahrnehmbare Manifestation einer übernatürlichen Wirklichkeit, die sich sowohl in den Originalwerken als auch in den anspruchslosesten Nachahmungen äußert, sofern diese sich an die geltenden Darstellungsregeln halten. „Je öfter man die Ikonen betrachtet, desto mehr erinnert man sich an denjenigen, den sie abbilden", hatte das 2. Konzil von Nikaia erklärt. Bemerkenswert ist auch, was der Geschichtsschreiber Michael Psellos im 11. Jh. über die Gemahlin Konstantins IX. Monomachos (1042–1055), die letzte Kaiserin aus der makedonischen Dynastie, schrieb (zwar lange nach der ikonoklastischen Krise, aber, da die Begeisterung für die Ikonen kaum nachgelassen hatte, doch auch für jene Zeit zutreffend): „Diese Ikone (die Christus darstellte) gab durch ihre Farben Antwort auf die Fragen, die man ihr gestellt hatte, und der Farbton, den sie annahm, verkündete die Zukunft ... Geschah ihr (der Kaiserin) etwas Erfreuliches? Bereitete ihr etwas Ärger? Sofort ging sie zu ihrer Ikone und dankte ihr oder bat sie um Hilfe. Ich habe selbst oft gesehen ... wie sie das heilige Bildnis küßte und betrachtete und mit ihm sprach, so wie mit einer lebenden Person ..." (Psellos, Konstantin IX., 66).

Es ist daher leicht zu begreifen, daß die Frage der Beibehaltung der Ikonen als wesentliche Hilfe für das persönliche Gebet oder ihre Abschaffung eine so leidenschaftliche Auseinandersetzung in einer tief religiös eingestellten Bevölkerung hervorrief. Sichtbarstes Ergebnis der Krise war die Abtrennung der süditalienischen Provinzen, die, von den Streitkräften des Reiches im Stich gelassen, unter langobardische Herrschaft fielen. Innerhalb der griechischen Gemeinschaft, nicht nur innerhalb der Klöster, gab es zahlreiche Anzeichen der Anhänglichkeit an die Heiligenbilder und auch mehr oder weniger heimliche Auflehnung. So berichtet ein zeitgenössischer Geschichtsschreiber, die Frau eines Gefängniswärters in Konstantinopel habe drei Ikonen, Maria und das Kind, den hl. Petrus und den hl. Paulus darstellend, in einer Truhe versteckt aufbewahrt. Es sei ihr gelungen, sie einem ikonophilen Gefangenen überbringen zu lassen, von dem sie zweifellos glaubte, er sei des geistlichen Trostes bedürftiger als sie selbst. Wenn man bedenkt, welche Risiken (Exkommunizierung, Gefängnisstrafe) damit verbunden waren, dann versteht man die tiefen Gefühle, die dabei im Spiele waren. Die figürliche Kunst hat wohl selten im Leben einer Nation wie im Verhältnis des einzelnen zu seinem persönlichen Schicksal eine so bedeutende Rolle gespielt. Man kann sagen, daß die Heiligenbilder für den griechischen Osten ebenso viel, vielleicht sogar noch mehr, bedeutet haben wie die Reliquien im Mittelalter für den Westen.

DIE ERHALTENEN KUNSTWERKE

Selbstverständlich bot eine so aufgewühlte Zeit keine günstigen Voraussetzungen für die Errichtung neuer Bauten. Wir wissen aber, daß mehrere restauriert wurden: die Kuppel der Hagia Sophia in Thessaloniki, in deren Apsis ein Mosaikkreuz ausgeführt wurde; es scheint noch unter der Mariendarstellung durch, durch die es später ersetzt wurde. Das gleiche geschah in der Sophienkirche in Nikaia. Der Bau ist zwar zerstört worden, aber Photos lassen ebenfalls ein Kreuz (um 780) unter dem späteren Marienbild erkennen. Einige pflanzliche Dekors in Thessaloniki bestätigen die Datierung. Damit stellt sich auch noch einmal die Frage nach der Hagia Eirene in Konstantinopel, die um 740 durch ein Erdbeben beschädigt wurde. Wäre es nicht möglich, das Kreuz in der Südapsis, das in schwarzen Marmorsteinchen auf goldenem Mosaikgrund ausgelegt ist, mit der Reihe der Absidialkreuze des 8. Jh. in Zusammenhang zu bringen, während gerade für dieses Kreuz ein früheres Datum vorgeschlagen wurde? Wir möchten die Frage bejahen. Das Kreuz ohne Korpus war unbestritten ein bevorzugtes Motiv der Ikonoklasten: es erinnerte an das Opfer des Erlösers, an seine geistliche Bedeutung und an seine Menschwerdung, ohne daß man die Notwendigkeit sah, seine körperliche Gestalt ins Gedächtnis zu rufen. Damit wurden zugleich die Argumente jener beantwortet, die wie der Patriarch Nikephoros den ikonoklastischen Kaisern vorwarfen, sie hätten die Herrschereigenschaft Christi geleugnet und darüber hinaus seine Inkarnation. Jedenfalls wurde sogar in Konstantinopel das Kreuz während der inkonoklastischen Zeit als Mosaikdekor verwendet. So wurden in einer Kapelle der Südempore der Hagia Sophia die in Medaillons gefaßten Heiligenbilder durch Kreuze ersetzt. *Abb. 250, 251*

Einfache Kreuze reichten aber sicher nicht aus, die visuellen Bedürfnisse der an prachtvolle Darstellungen gewöhnten Byzantiner zu befriedigen. So berichtet denn auch der hl. Stephanos der Jüngere (um 713–764), Abt des Auxentiosklosters bei Nikomedeia, daß anstelle der Bilder Christi und Mariens Bäume, Vögel und andere Tiere, gelegentlich sogar Szenen der Zirkusspiele oder Pferderennen im Hippodrom dargestellt wurden. Gab es ähnliche Dekors auch in den Kirchen? Es ist schwer, darauf eine eindeutige Antwort zu wagen. Es gab sie zweifellos, z. B. in Kiew in den Nebengebäuden der Hagia Sophia aus dem 11. Jh. – und bestimmt auch in Profanbauten, wie im Saal der drei Konchen, den Kaiser Theophilos im Großen Palast hatte erbauen lassen und der von einer Säulenhalle umgeben war. Nach dem gleichen Dekorationsmuster, das Gartenelemente zugrunde legte, ließ Theophilos im großen Saal im Magnaura-Palast der Hauptstadt eine goldene Platane aufstellen, die dem Thron des Kaisers wie ein Sonnenschirm Schatten spenden sollte. In der Platane saßen mechanische Vögel, die mit den Flügeln schlagen konnten, zu beiden Seiten des Thrones standen Löwen. Man hat in diesem Zusammenhang auf arabischen Einfluß hingewiesen, vielleicht aus Bagdad, das zu jener Zeit auf dem Höhepunkt seiner künstlerischen Ausstrahlung stand.

Eine rein ornamentale Ausschmückung ohne figürliche Szenen zeigen die Mosaiken im Schiff der *Geburtskirche* in Betlehem aus dem Ende des 7. Jahrhunderts. Sie wurden von H. Stern untersucht. Trotz der im 12. Jh. durchgeführten Restaurierungen kann man in ihnen ein Argument zugunsten jener Auffassung sehen, die die Bilderstürmerei auf muslimische Einflüsse zurückführen will. Es sind in der Tat nur Ranken und Akanthusblätter, die die Auswirkungen der sich ausbreitenden Bilderfeindlichkeit des Islams schon vor der nach 720 aufbrechenden Krise spiegeln könnten. Auch die Konzile werden hier in Form von Altären, die unter Blattwerkbögen stehen, symbolisch dargestellt. Indessen muß selbst die Erinnerung an die Konzile noch ein halbes Jahrhundert später die Wut des fanatischsten der ikonoklastischen Kaiser entfacht haben. Nach den Angaben der hl. Stephanos des Jüngeren ließ Konstantin V. die Abbildungen des Konzils im Milion-Gebäude in Konstantinopel zerstören. Das Gebäude, das nicht weit westlich der Hagia Sophia gestanden haben soll, hatte anscheinend eine Kuppel und eine Empore. Der Kaiser ließ die Darstellungen angeblich durch das Bildnis jener Wagenlenker ersetzen, die er im Hippodrom besonders bewunderte. Es ist aber daran zu erinnern, daß Darstellungen dieser Art in einer mindestens bis in das 6. Jh. zurückreichenden Tradition stehen, die sich immer wieder variierend mit der Thematik des Sieges des Wagenlenkers befaßte.

Die ältesten Moscheen bieten die Möglichkeit, durch Analogieschlüsse mindestens einen Teil des Dekors aus der ikonoklastischen Zeit zu rekonstruieren.

Im Jahr 691 ließ der Kalif Abd al-Malik in Jerusalem über der Stelle des Abraham-Felsens ein oktogonales, in der Form typisch christliches Gebäude errichten und ausschmücken. Wahrscheinlich ist es die Nachbildung einer christlichen Memoria, die vielleicht von einem byzantinischen Architekten gebaut wurde. Es handelt sich um das älteste erhaltene Beispiel für die Ausschmückung der Moscheen. Ihre Restaurierung in unserem Jahrhundert, die von englischen Spezialisten durchgeführt wurde, mag das Ganze etwas überladen erscheinen lassen, darf aber nicht dazu führen, die Echtheit der Ausschmückung zu bezweifeln. Das Innere der Kuppel ist mit vergoldeten Stuckarabesken auf rotem Grund, zu denen Blumenmotive in Glasmosaik kontrastieren, verziert. Reiche Mosaiken bedecken die Innenwand des Tambours, die Bögen und die Eckzwickel. Die Dekors bestehen ausschließlich aus Blumenmotiven, Rankenornamenten mit Akanthusblättern, wie Kandelaber aussehenden Palmetten, Amphoren, aus denen Zweige herausragen, phantastischen und unwirklichen Pflanzen und aus kostbaren Kronen. Der ganze Dekor erinnert entfernt an die Pflanzenwelt des Paradieses, wie sie uns weiter oben schon begegnet ist. Offenkundig ist besonders die Verwandtschaft mit den Mosaiken in Betlehem, die den Gedanken nahelegt, daß hier byzantinische oder wenigstens einheimische christliche Künstler mitgearbeitet haben. Man denkt beim *Felsendom* an die Wiederaufnahme eines christlichen Bildprogramms mit „Paradies“-Elementen, das einen heiligen Ort mit seinem Ciborium und seinen Votivkronen umgibt. Wir haben keinen unmittelbaren Beweis dafür, daß es gerade dieser Dekor gewesen ist, den die Ikonoklasten 25 Jahre später in ihren umgestalteten Kirchen übernahmen; es scheint sich aber fast sicher so zu verhalten und zeitgenössische Texte bestätigen diese Annahme.

Arabische Geschichtsschreiber berichten, daß Justinian II. (685–695, 701–711) byzantinische Mosaikkünstler nach Medina geschickt habe, um die dortige Moschee auszuschmücken. Ähnliches dürfte in Damaskus geschehen sein, wo Omajjadenkalif al-Walid I. die Kirche des hl. Johannes des Täufers abreißen und an ihrer Stelle die *Große Moschee* errichten ließ. Bei den Bauarbeiten, die im Jahre 706 begannen, wurde teilweise Material aus der abgerissenen Kirche wiederverwendet. Die Ausschmückung wurde im Jahre 715 abgeschlossen. Wie in Medina hat sich auch hier ein rechteckiger Grundriß mit einer den großen Hof umgebenden Säulenhalle durchgesetzt. Was im Hof der Großen Moschee zunächst ins Auge fällt, ist die hohe, ganz mit Mosaiken bedeckte Fassade des in der Mitte der Hoffront gelegenen Haupteingangs zum dreischiffigen Gebetssaal, die vielleicht die Fassade eines byzantinischen Palastes nachahmt. Hinter ihr erhebt sich über dem Querhaus die achteckige Zentralkuppel. An der Eingangsfassade des Gebetssaales findet sich die gleiche Art des Dekors wie an und in den Arkaden der Säulenhalle sowie an dem kleinen sogenannten Schatzhaus, das auf sechs niedrigen Säulen frei im Hof steht. Was wir hier sehen, ist eine Aneinanderreihung von Phantasiearchitekturen, Säulenpavillons und Portiken, die manchmal in einem offensichtlichen Bestreben mehr nach dekorativer Vielfalt als nach Wiedergabe der Wirklichkeit sogar übereinandergesetzt sind. Zwischen diesen Phantasiegebäuden entfalten sich Sträucher und Blattwerk, die einen bunten, helldunklen Kontrast zu den Gebäuden bilden und die Vorstellung des „Paradiesischen“ noch verstärken. Schön zusammengebundene Zweige, Sträuße aus Akanthusblättern, manchmal wie „Kandelaber“ gestaltete Akanthusäste wechseln mit Architekturgebilden von erstaunlicher Leichtigkeit und Einheitlichkeit ab.

Diese Mosaiken können sicher byzantinischen Künstlern zugeschrieben werden. Sie sind zu einem großen Teil noch erhalten. Der künstlerische Austausch zwischen dem Kalifat und dem Reich kurz vor der ikonoklastischen Krise läßt einen dauernden wechselseitigen Einfluß während des Bilderstreits und das Weiterbestehen von Dekorationen in Byzanz annehmen, die sich als Vorbilder der Gunst der Kalifen erfreuten. In der Tat könnten die Beschreibungen, die uns über die von Konstantin V. im Blachernen-Palast erbaute Kirche der Theotokos, der Gottesmutter, überliefert sind, weitgehend auch auf den Felsendom und auf die Große Moschee in Damaskus zutreffen: biblische Themen wurden auch dort durch Bäume, Vögel, Blattwerk und Rankenornamente ersetzt. *Abb. 223*

Man hat in den Mosaiken von Damaskus ein Überleben des malerischen hellenistischen Stils sehen wollen. Wir können in diesem Zusammenhang an bestimmte Landschaftsdarstellungen in Pompei oder an die Phantasiearchitektur in der Kuppel der Georgskirche in Thessaloniki erinnern. Hier zeigt der Dekor aber größere Pracht und offenkundigere Komplexität. Die Mosaiken sind das nicht zu leugnende Zeichen des byzantinischen Reichtums und eines Geschmacks für das Phantasievolle, der sich nun, nachdem er sich in der religiösen Ikonographie nicht entwickeln konnte, in einem Bereich entfaltete, in dem die Theologie der Vorstellungkraft keine Grenzen setzen konnte. Vergleicht man mit diesen Mosaiken die Fußbodenmosaiken der Kirchen auf dem Berg Nebo und in Madaba in Jordanien, wo zusammen mit einer noch stärker stilisierten Pflanzenwelt auch Tiere dargestellt werden, dann können wir uns eine ungefähre Vorstellung von den Dekorationen machen, die nur wenige Jahre später von den Ikonoklasten in den Kirchen und Palästen von Konstantinopel eingeführt wurden. Tiere bleiben während der folgenden hundert Jahre tatsächlich Teil der herrschenden Ikonographie. In dieser Hinsicht und ganz besonders in dem, was von ihren Palästen noch existiert, folgten die Muslimen während mindestens einiger Jahrzehnte einer den Byzantinern fast parallelen Richtung; so ist z. B. das Fußbodenmosaik im Thronsaal des Wüstenschlosses Hirbat al-Mafgar bei Jericho im Jordantal aus dem 8. Jh. in den Motiven (Bäume und Tiere) und in der Komposition fast identisch mit einem der Fußbodenmosaiken der Kirche auf dem Berg Nebo. Gewiß liegt dies alles, geographisch gesehen, weit von Konstantinopel entfernt, steht jedoch wenigstens während der von uns behandelten Zeit unbestritten unter seinem Einfluß. Eine gewisse Ähnlichkeit in Aufwand und Gestaltung der herrscherlichen Wohnsitze muß in dieser Zeit die byzantinische und die islamische Kultur miteinander verbunden haben. Um dies aber genauer beurteilen zu können, fehlen ausreichende Quellen. Der von einem der ersten normannischen Herrscher im 12. Jh. in Palermo erbaute arabisierende Palast der Zisa, der noch erhalten ist und restauriert wurde, ist hierfür sicher ein zu spätes Zeugnis. Das gleiche gilt für die Große Moschee in Cordoba. *Abb. 303*

Wenn sich über die Ikonen der ikonoklastischen Zeit nichts sagen läßt, einfach deshalb, weil keine bekannt sind, die sich in diese Zeit datieren lassen, so sind andererseits einige wenige Handschriften zu erwähnen, die mit Kreuzen und abstrakten Ornamenten verziert sind: ein Evangeliar in Leningrad (Codex graecus 219) sowie ein Evangeliar in der Bibliothèque Nationale in Paris (ms. grec 63). Diejenigen, die ausnahmsweise mit religiösen Szenen versehen waren, sind gelegentlich in späteren Werken wiederverwendet worden; in anderen Fällen wurden die religiösen Illuminationen durch profane Szenen ersetzt. Was die rein abstrakte Malerei in einigen Höhlenkirchen in Kappadokien betrifft, bei der manchmal ein Kreuz oder Tiere dargestellt wurden, wäre es verlockend, die spärlichen Überreste mit der gleichen bilderfeindlichen Bewegung in Zusammenhang zu bringen. Die Wissenschaft konnte sich über ihre Datierung bislang aber nicht einigen. Vielleicht sind es wenn nicht gleichzeitige, so doch verspätete Auswirkungen des ikonoklastischen Einflusses in einer ziemlich abgelegenen Gegend. *Abb. 61*

Die Porträtkunst in der Malerei wie in der Plastik muß zumindest im kaiserlichen Umkreis geblüht haben: denn wenn wir den Aussagen der Orthodoxen in der Zeit nach der Wiedereinführung der Bilder Glauben schenken wollen, dann hätten die ikonoklastischen Kaiser die Christusdarstellungen durch ihre eigenen Porträts ersetzt, damit diese nun von den Gläubigen verehrt würden. Sicherlich steckt in solchen Aussagen auch Polemik.

Über das Flachrelief sind wir etwas besser informiert: Wir kennen aus dem Metropolitan Museum in New York, dem Archäologischen Museum in Istanbul und aus *Abb. 202–214* dem Louvre in Paris mehrere Reliefs, die realistische Themen darstellen: Raubtiere, Vögel, Füchse sowie Phantasieschöpfungen. Mehrere solcher Reliefs sind auch in die Außenmauern der kleinen Metropoliskirche in Athen eingelassen. Vielleicht hat dieser Kunstzweig in Griechenland eine besondere Bedeutung gehabt. Bei diesen Reliefs lassen sich sassanidische Nachwirkungen, die zweifellos durch die arabische Umwelt vermittelt worden sind, erkennen. Die Datierungen schwanken zwischen dem 8. und spätestens dem 11. Jahrhundert. Wir möchten darin gerne Werke der ikonoklastischen Zeit mit einigen späteren Ausläufern sehen, die übrigens auch im Westen gewisse Auswirkungen gehabt haben.

Ein durchschlagender Beweis für den Wunsch, Darstellungen menschlicher Figuren von der darin besonders empfindlichen Plastik zu entfernen, ist das Elfenbeindiptychon aus dem 6. Jh. im Musée de Cluny: die religiösen Figuren wurden abgehobelt und die Rückseite anstelle der Kreuzigung, der Himmelfahrt und des Opfers Abrahams mit Tierkreiszeichen in einem Blumendekor geschmückt.

Die ikonoklastischen Kaiser, besonders Konstantin V. und Theophilos, schätzten die Metall- und Goldschmiedekunst sehr hoch. So hat Konstantin V. der Kirche der Theotokos im Blachernen-Palast Gegenstände aus Edelmetall – ein Ciborium mit Goldverzierungen, Tauben mit goldenen Flügeln usw. – geschenkt. Den goldenen Baum mit den automatischen Vögeln, den Theophilos neben seinem Thron aufstellen ließ, haben wir bereits erwähnt. Theophilos zeigte auch weniger egozentrische Seiten und stiftete der Hagia Sophia ein Bronzetor, in das sein Monogramm und das seines Sohnes und Nachfolgers Michael (III.) eingraviert waren. Die Ziselierungen der Umrahmung aus Rankenornamenten und Mäandern scheinen von einem älteren Tor zu stammen. So wurde auch unter diesem Kaiser, obwohl er gemäßigter war als seine Vorgänger, jede religiöse figürliche Darstellung vermieden. Dagegen sind in Süditalien die Bildfelder der Kirchentüren, die kurz danach entstanden sind und die zum Teil aus Byzanz kamen, mit illustrierenden Szenen ausgefüllt. Zwei Kelche (oder vielleicht für den profanen Gebrauch bestimmte Schalen) aus getriebenem *Abb. 567* Goldblech, die in Albanien gefunden wurden und sich im Museum in Istanbul befinden, zeigen Tierdarstellungen auf Medaillons, die von reliefartig gearbeiteten Perlen eingerahmt sind: sie werden ebenfalls in das 9. Jh. datiert und lassen wegen ihres Dekors auch hier an sassanidisches Erbe denken. Auch auf den Münzen ersetzen das Bild des Kaisers oder ein Kreuz allmählich – aber vorübergehend – das Bildnis Christi.

Wenn wir zum Schluß noch kurz auf die Textilien eingehen, dann haben wir alles berücksichtigt, was uns die Kunst dieser Epoche bieten kann, die in ihrem Bestreben, die theologischen Auseinandersetzungen auch bildlich umzusetzen, alle Schranken hinter sich ließ. Es sind Stofffragmente erhalten, die mit Medaillons dekoriert sind; biblische Motive kommen darin aber nicht mehr vor. Der Stoff aus Mozac (Musée des Tissus in Lyon) greift das altorientalische Thema des Herrn der Tiere wieder *Abb. 639* auf. Er zeigt in einem Medaillon einen Mann, der zwei Raubtiere am Hals festhält.

Der Überlieferung nach hat Pippin der Jüngere diesen Seidenstoff der Abtei Mozac gestiftet. Damals florierte die Ausfuhr byzantinischer Seide in den Westen. Auf dem Leichentuch des hl. Viktor in der Schatzkammer der Kathedrale in Sens sind kaiserliche Jagdszenen in orientalischer Manier dargestellt. Aus schriftlichen Zeugnissen ist bekannt, daß Kaiserin Eirene während der kurzen Zeit, in der die Bilder wieder erlaubt waren, als Dank für eine wunderbare Heilung einem in der Nähe einer Quelle gelegenen Kloster (der Theotokos, Konstantinopel) reiche Gewänder und Vorhänge gestiftet hat. Einige Autoren datieren den im Vatikan aufbewahrten Stoff mit einer Verkündigungsszene in einem Medaillon ebenfalls in die tolerante „zwischenikonoklastische" Zeit, d.h. um 800.

Wir haben unter Zuhilfenahme ganz verschiedener Beispiele einen zwar sehr lückenhaften, aber doch zutreffenden Überblick von dem geben können, was die Kunst in einer Zeit übersteigerten Glaubens geschaffen hat, in der sie sich nicht in figürlichen religiösen Darstellungen ausdrücken durfte, sich aber von der üppigen, orientalischen Pracht anregen ließ. Vielleicht ist es den Mosaiken in islamischen Ländern zu verdanken, daß wir uns eine Vorstellung von der Ausschmückung und von der Kunst der verlorengegangenen byzantinischen Bauwerke jener Zwischenzeit machen können, die keine Fortsetzung fand. Wir wollen diesen Abschnitt jedoch nicht beschließen, ohne auch die Äußerungen der Gegenbewegung innerhalb der Kunst zugunsten der Wiedereinführung der Bilder zu erwähnen. Wir haben schon gesagt, daß die nachbyzantinischen Ikonen den Triumph der Bilder spiegeln. Noch bezeichnender ist aber ein Psalter, der sich im Historischen Museum in Moskau befindet. Die nach ihrem ehemaligen Besitzer Chludow benannte Handschrift muß in den Jahren unmittelbar nach 843, d.h. in der Zeit der Wiedereinführung der Bilder, entstanden sein, obwohl sie keinen Hinweis auf dieses Ereignis gibt. Oder sie ist während des Bilderstreits, d.h. etwas früher im 9. Jh., vielleicht zu Beginn der neuen Verfolgungen, entstanden; dann kämen wir auf eine Datierung nach 815. Der Psalter ist mit Randillustrationen ausgestattet, die zahlreiche Szenen aus dem Leben Christi und aus der Geschichte Davids enthalten, die den jüdischen König als Vorläufer des Messias darstellen. Von besonderem Interesse ist hier Folio 51 verso, wo der Triumph des hl. Petrus über Simon den Magier dargestellt ist. Simon spielte in der apokryphen christlichen Literatur der ersten Jahrhunderte eine große Rolle. Nach seiner wohl nur äußerlichen Bekehrung zum Christentum hatte er von den Aposteln mit Geld die Macht über die Christen erkaufen wollen. Petrus gibt ihm einen Fußtritt. Unter dieser Szene nun versetzt Patriarch Nikephoros, der ja ein Verteidiger der Bilder war, seinerseits dem ikonoklastischen Patriarchen Johannes einen Fußtritt. Damit der Vergleich noch deutlicher wird, hält Nikephoros das in einem Medaillon gerahmte Christusbild. Schließlich hat der Künstler an einer anderen Stelle (Folio 67, recto) die Kreuzigung gemalt und den Augenblick festgehalten, in dem der mit einer Lanze bewaffnete Soldat die Seite Jesu durchbohrt, ein anderer den mit Essig getränkten Schwamm an den Mund des Gekreuzigten führt. Um unmißverständlich zu zeigen, daß man die Ikonoklasten den Peinigern des menschgewordenen Gottessohnes gleichsetzte, wurde neben dieser Szene ein Mann dargestellt, der ein Christusbild aus einem neben ihm stehenden großen Gefäß mit Kalk überschmiert. *Abb. 429* Der byzantinische Künstler zeigt also gelegentlich durchaus polemische Eigenschaften.

Im ganzen gesehen waren die praktischen Folgen dieser Krise, daß nachher die künstlerischen Ausschmückungen, die den Stempel der nun verhaßten ikonoklastischen Bewegung trugen, zerstört wurden.

61 DEKOR IM IKONOKLASTISCHEN STIL
Wandmalerei.
11. Jh.
Göreme, Barbara-Kapelle.

62 KREUZ, VOLUTEN UND AKANTHUSZWEIGE
Mosaik auf der inneren Wölbfläche einer Arkade.
5. Jh. (?).
Thessaloniki, Panhagia-Acheiropoietos-Kirche.

63 RANKENORNAMENTE UND LAUBWERK
Kuppelmosaik.
961–966.
Córdoba, Große Moschee.

64 TIERKAMPF
Flachrelief.
Marmor. Höhe 45 cm.
Griechenland (?), 10.–11. Jh.
Paris, Louvre.

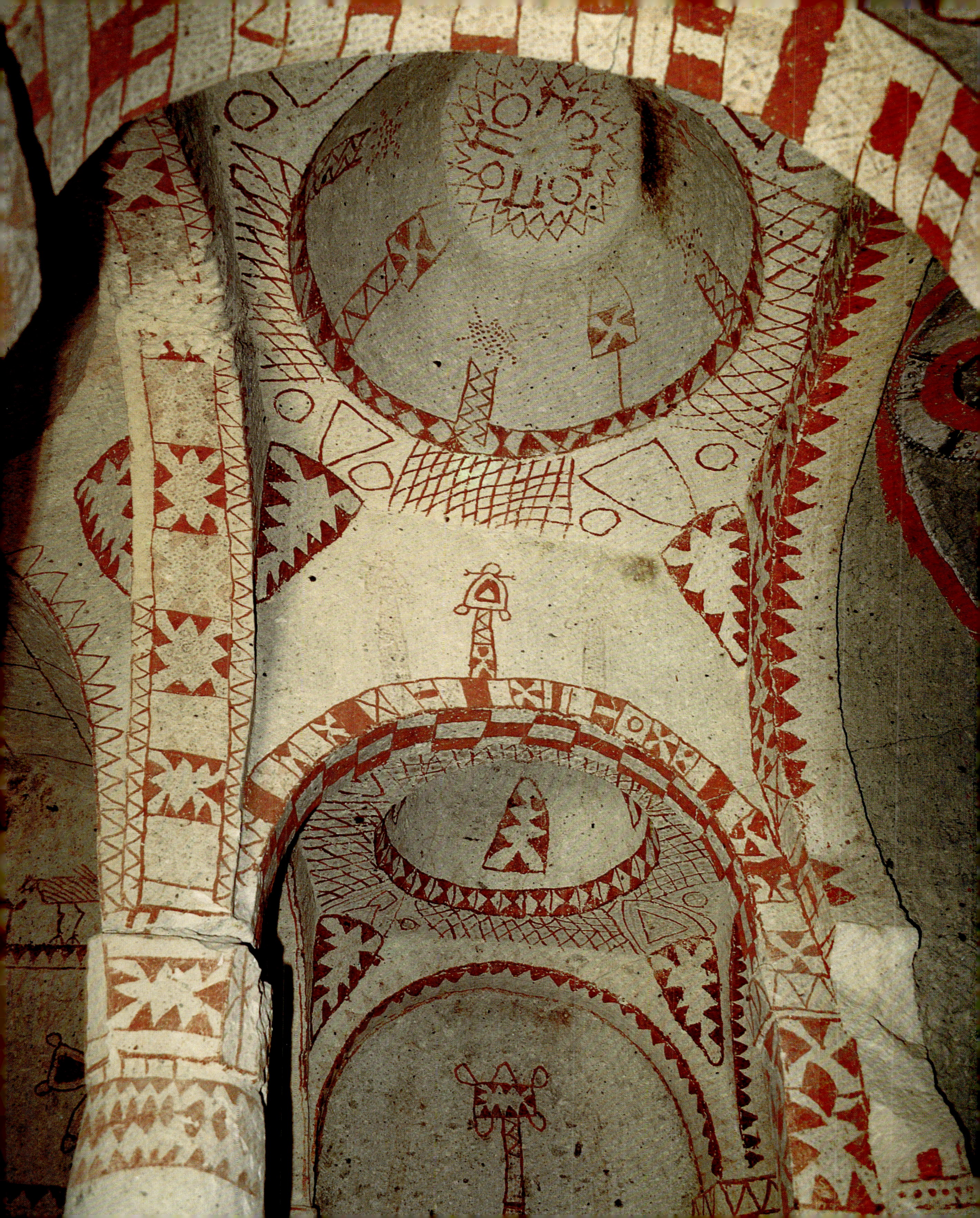

62

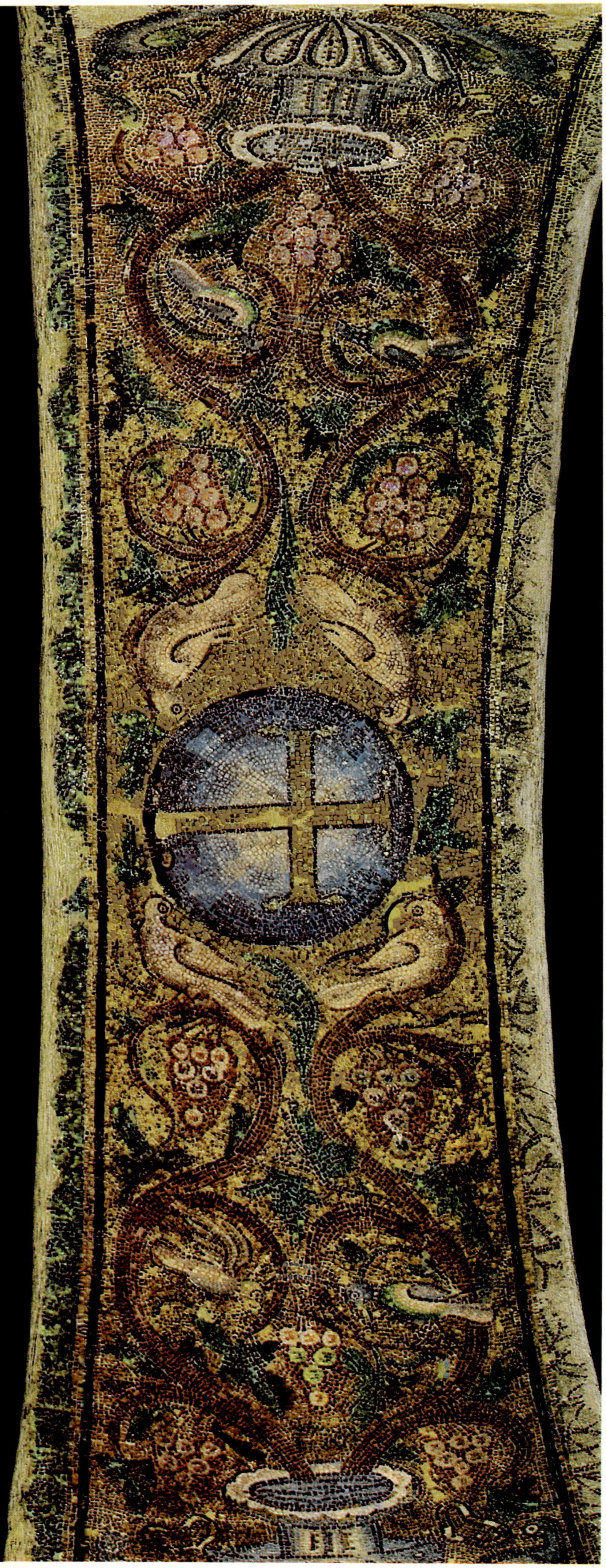

63

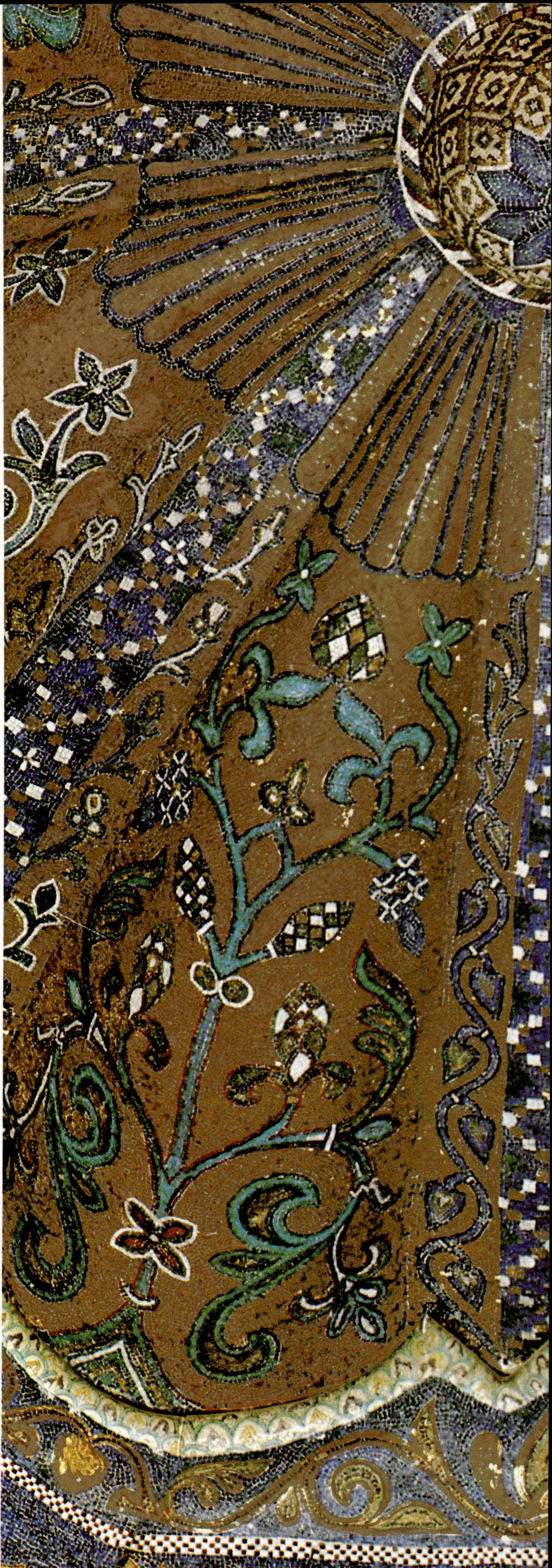

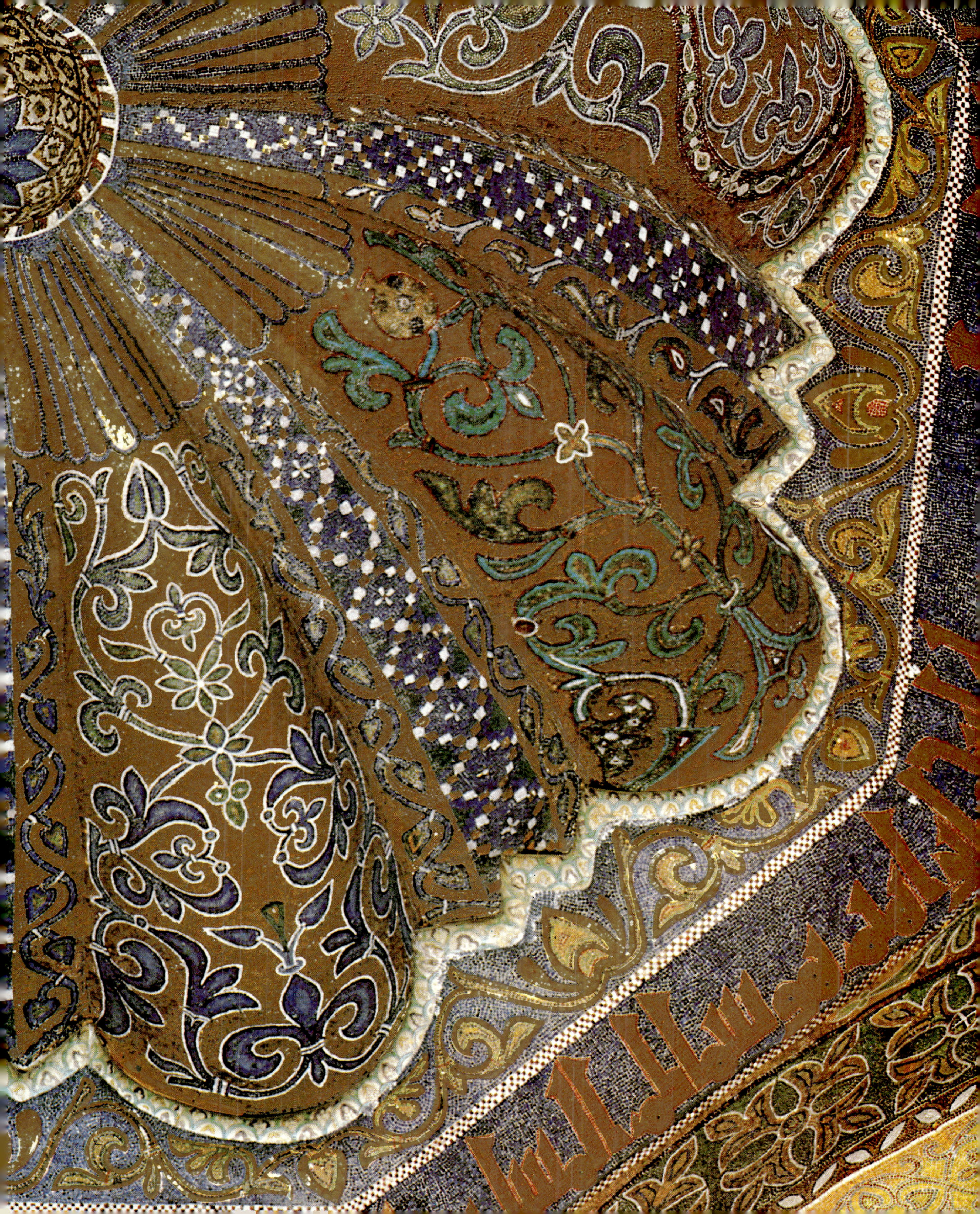

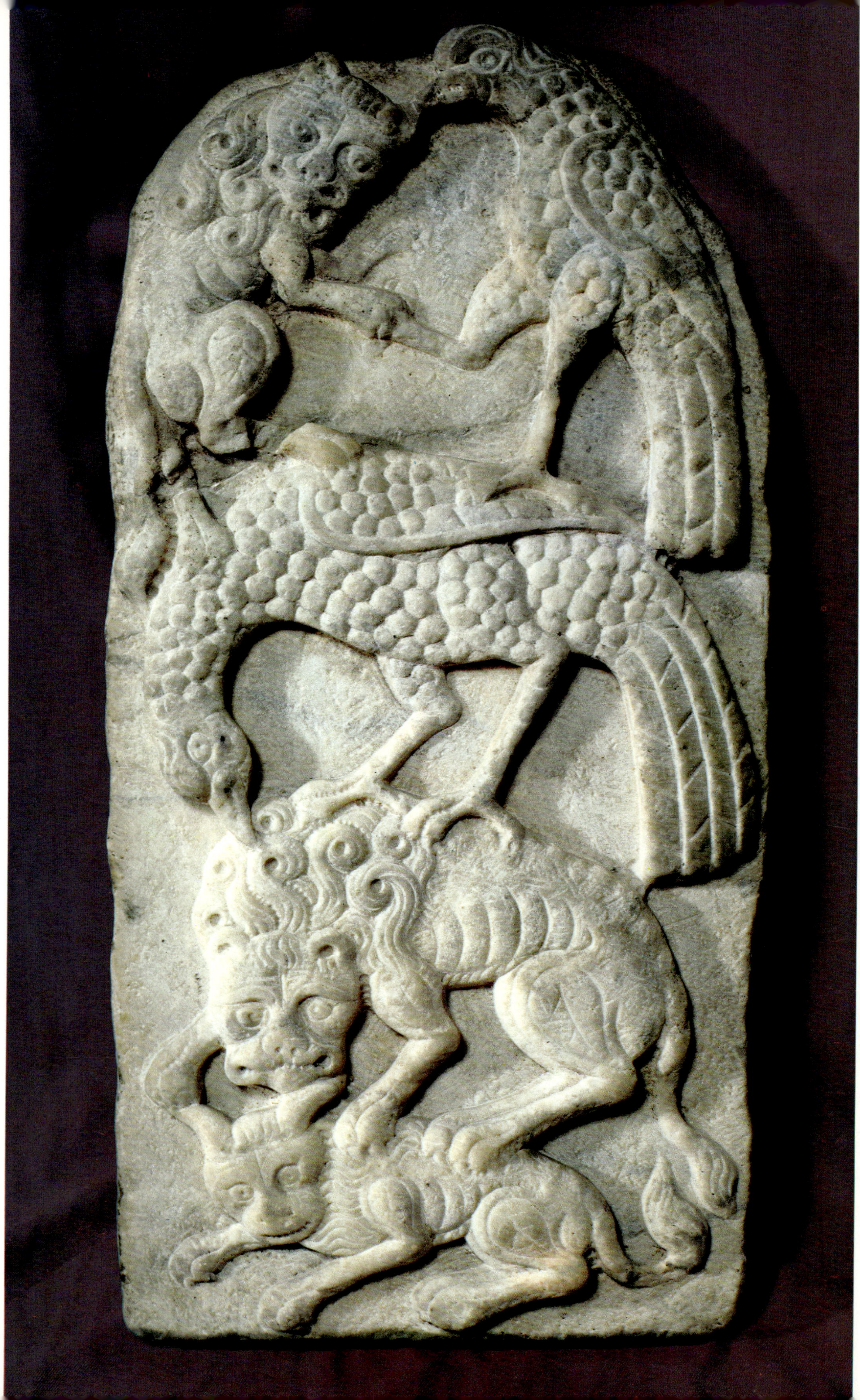

DER HÖHEPUNKT DER BYZANTINISCHEN KULTUR

HISTORISCHER ÜBERBLICK

Das Verbot der Bilder und dann die Rückkehr zur Orthodoxie, d.h. zum Bilderkult, hatten dem Reich im Innern einen tiefen psychologischen Schock versetzt. Vielleicht fällt es uns heute schwer, uns in diese Situation hineinzudenken, da wir alles im Überfluß haben: es ist, als ob auf einmal Kino, Fernsehen, illustrierte Presse abgeschafft und *dazu noch* die individuelle geistige Freiheit angetastet würde. Es war ein Ereignis von einem Ausmaß, das mit dem Sieg über den Islam zu vergleichen ist. Die Byzantiner erholten sich davon nur ganz allmählich, denn es scheint kein unmittelbares Wiederaufleben der Künste gegeben zu haben. Die kirchliche Autorität aber zog ihre Vorteile daraus: denn einerseits gewann die Orthodoxie wieder die Oberhand, andererseits verschwanden die ketzerischen Lehren. Auch die politische Herrschaft gewann trotz der mittelmäßigen Regierung Michaels III. an Bedeutung, besonders unter der makedonischen Dynstie, die von Basileios I., einem Bauernsohn aus Makedonien, gegründet wurde und sich fast zwei Jahrhunderte (867–1056) an der Macht hielt.

Die glänzendste Regierungszeit erlebte diese Dynastie unter Basileios' II. (976–1025), von dem Michael Psellos gesagt hat, er habe die Gewohnheit, die Jahreszeiten jeweils dem angestrebten Ziel seiner Expeditionen anzupassen. Das Reich verlagerte seinen Schwerpunkt wieder in den Osten, und von dort beherrschte es fortan ganz Kleinasien, Nordsyrien, einen großen Teil des Balkans, der nach den Barbareneinfällen wieder hellenisiert worden war, und Süditalien. Die führenden Schichten Konstantinopels lebten im Luxus. Die intellektuellen Kreise nahmen die Beziehungen zum antiken Erbe wieder auf. Die Unversöhnlichkeit, die der Sieg über die Ikonoklasten mit sich gebracht hatte, ließ dennoch Raum für ein literarisches Leben, das zwar nicht so fruchtbar war wie im klassischen Griechenland, aber doch das Bestreben zeigte, die Traditionen des Humanismus wiederaufzunehmen und den Herrscher mit einem gewissen geistigen Prestige zu umgeben. Der schon mehrfach genannte Geschichtsschreiber Michael Psellos und bereits vor ihm Patriarch Photios (810–891), eine der ganz großen Gestalten der byzantinischen Kultur, legten während der Regierung des Kaisers Theophilos bzw. unter den Kaisern Michael III. und Basileios I. den Grund zur Erneuerung der Kultur und des Klassizismus. Photios, Schüler der Patriarchen Tarasios und Nikephoros, lehnte nicht, wie man aufgrund seiner orthodoxen Überzeugung eigentlich hätte erwarten können, das gesamte heidnische Erbe ab. Was dieses betrifft, so galt seine Vorliebe aber bezeichnenderweise eher Platon als Aristoteles, wie man den zahlreichen Notizen entnehmen kann, die er sich beim Lesen gemacht hat. Mehr noch beschäftigte ihn aber die Frage der christlichen Spiritualität. Er verteidigte die Lehre, die besagt, daß der Heilige Geist nur aus Gott hervorgeht, ohne den Zusatz *filioque* (d. h. „auch aus dem Sohne Gottes") der lateinischen Kirche. Diese Unterscheidung wurde eine der wichtigsten Ursachen für die Zwistigkeiten zwischen Rom und Konstantinopel und führte schließlich zu dem Schisma des Jahres 1054.

Die Regeln der Hofetikette wurden von Kaiser Konstantin VII. Porphyrogennetos (913–959) kurz vor der Regierung Basileios' II. schriftlich aufgezeichnet. Dadurch wurde ein Zeremoniell festgelegt, das nach Meinung des Kaisers notwendig war, eine Ordnung zu schaffen, die geeignet war, die kaiserliche Macht den Untertanen wie auch dem Ausland gegenüber noch glanzvoller und wirksamer vor Augen zu stellen. Ein kleines Beispiel aus den Regeln für das Zeremoniell, das für die Feiern des Jahrestages der Stadtgründung im Mai vorgeschrieben war, mag dies veranschaulichen: „Wenn der Kaiser sich von seinem Thron erhoben hat, schreitet er, von den Würdenträgern des Hofes geleitet, durch die versammelten Patrizier und Strategen, die sich im Triklinos, dem Bankettsaal, in dem er an diesem Tage speist, eingefunden haben und ihm zurufen: ‚Auf viele gute Jahre!'" (Buch II, Kap. 79). Die Empfänge im sogenannten Gebäude der drei Konchen (Trikonchos), das von Kaiser Theophilos vollendet worden war und in dem der Thron stand, wurden mit unerhörtem Aufwand gegeben. Das Ganze erinnert an Versailles, weniger wegen der Architektur, als wegen der peinlich genauen Regelung der Zeremoniells.

Das Ansehen Konstantinopels beherrschte den ganzen Orient, denn Bagdad befand sich im Niedergang, Ktesiphon hatte längst seine Bedeutung verloren, Alexandreia stand unter muslimischer Herrschaft, und Antiocheia, das für kurze Zeit von Byzanz zurückerobert worden war, lag in Ruinen. Der Gesandte des Fürsten Wladimir von Kiew war von der Schönheit der Zeremonien und der Liturgie in der Hagia Sophia – kaiserliche und religiöse Liturgie bildeten eine Einheit – so sehr beeindruckt, daß es ihm gelang, seinen Herrn von der Überlegenheit dieser Religion zu überzeugen. Dieses Ereignis gehört zu der tiefgreifenden Entwicklung, in deren Verlauf sich von 864 an zuerst Bulgarien, dann Rußland und Serbien zum orthodoxen Christentum bekehrten. Zwei Mönche, Kyrillos und Methodios, nahmen das große Werk in Angriff, das auch in der Kunst beträchtliche Auswirkungen zur Folge hatte, denn die byzantinische Kunst strahlte jetzt in den slawischen Raum aus. So sind wir gezwungen, dieser Kunst in ihrer internationalen Ausbreitung Rechnung zu tragen. Die jeweiligen nationalen Eigenheiten garantierten aber, besonders in Rußland, eine weitgehende künstlerische Selbständigkeit. Unter der makedonischen Dynastie erreichte die byzantinische Kunst mit ihrem erhabenen und ausgeglichenen Stil vielleicht ihren absoluten Höhepunkt.

Nach einer etwas anarchischen Zeit stellte die Dynastie der Komnenen, die, von Isaak (1057–1059) gegründet, unter Alexios I. (1081–1118) ihre größte Bedeutung erlangte und ein Jahrhundert lang an der Macht blieb, die Autorität des Militäradels wieder her.

Die von den Byzantinern zum Christentum bekehrten Völker beginnen ihre Unabhängigkeit zurückzuerlangen. Selbst Venedig, das ursprünglich ein Teil des Reiches war, wurde zur Rivalin und später, als die Stadt sich an den Kreuzzügen beteiligte, am Ende des 12. Jh. sogar zum Feind. Die Italiener hatten 1082 von Alexios I. Handelsprivilegien im Hafen von Konstantinopel erhalten, wo sie später auch ein eigenes Quartier besaßen. Dies war der Anfang einer Handelskonkurrenz, die sich für die byzantinische Hauptstadt bald nachteilig auswirkte, während Genua und Venedig ihren Nutzen daraus zogen. Zur selben Zeit drangen seldschukische Türken in Kleinasien ein und eroberten es fast ganz. Konstantinopel war aber immer noch, ja sogar in noch höherem Maße, der Garant der Einheit des Kaiserreiches, und dies ganz besonders, wenn es von außen bedroht war. Soweit war es im 12. Jh. jedoch noch nicht; das Reich schien noch ungeschwächt und behauptete seine Macht.

Konnte nun die Kunst die außergewöhnliche Qualität, die sie unter der makedonischen Dynastie erreicht hatte, beibehalten? Gelegentlich wird behauptet, sie habe im Gegensatz zu der ruhigen Würde am Anfang dieser klassischen Epoche während der Zeit der Komnenen nun einen unruhigeren, mehr expressiven Charakter angenommen. Solche allgemeinen Aussagen lassen sich aber schwer verteidigen. Soweit sich die erhaltenen Kunstwerke datieren lassen, was manchmal nur mit Vorbehalt möglich ist, scheint allerdings bei den Elfenbeinarbeiten mit dem 11. Jh. eine gewisse Stilhöhe eindeutig zu verschwinden. In der Mosaikkunst bestimmt aber das Thema oft den Stil; und im 12. Jh. muß man bis nach Süditalien gehen, um weniger subtile Ausdrucksformen und gröbere Kunstformen als in Konstantinopel und Griechenland zu finden, wo sich die Kunst seit dem 11. Jh. zu sehr hohen Leistungen aufschwingt. Die Schwankungen sind jedenfalls nur gering und lassen sich daher nur schwer in eine kontinuierliche Entwicklungstendenz einordnen.

Die Überlegenheit der klassischen byzantinischen Kunst als Ganzes – natürlich mit lokalen und zeitlichen Abweichungen – beruht im Vergleich zu dem, was ihr vorausging, und oft sogar zu dem, was gleichzeitig im lateinischen Westen geschaffen wurde, auf einer unangefochtenen Spiritualität, die vor allem in der Wandmosaikkunst mit hervorragendem technischem Können Hand in Hand ging. Die kleineren, tragbaren Mosaikwerke bilden, wie auch die Steatitarbeiten, eine begrenzte, aber exklusive Gruppe, die nur in Byzanz gepflegt wird. Die Fresken können, soweit sich dies beurteilen läßt, unschwer mit vergleichbaren Werken des Westens konkurrieren. Das gleiche gilt für die illuminierten Handschriften. In der Goldschmiedekunst erreichte der Zellenschmelz früher als im Westen seine höchste Vollendung. Der Grubenschmelz kommt dagegen weniger häufig vor. Die Beziehungen zwischen den geschichtlichen Ereignissen und der künstlerischen Qualität, die schwierig zu bewerten sind, scheinen während der schon etwas unruhigen Zeit der Komnenen-Dynastie keine ungünstigen Auswirkungen gehabt zu haben. Durch die Eroberung Kontantinopels durch die Kreuzfahrer des 4. Kreuzzuges im Jahre 1204 erlitt jedoch der künstlerische Aufschwung einen erneuten Rückschlag, wie zuvor schon während der ikonoklastischen Krise – diesmal ohne jedoch ins Nichts zu führen.

Lassen wir uns aber nicht täuschen: der großartige Anblick der byzantinischen Kunst der klassischen Zeit mit ihrem prunkvollen, unschuldig-reinen, theologischen Schein und einer fast übermenschlichen Qualität darf die Wirklichkeit des Alltags, über der sie sich erhebt, nicht vergessen machen. Wenn die profane Kunst, von der wir später einige verstreute Werke vorstellen wollen, auch nicht sehr aufschlußreich ist, wenn es darum geht, die Psychologie der Untertanen der griechischen Kaiser und ihrer Künstler zu verstehen, so hilft uns die Literatur eher weiter, obwohl sie für das Gesamtbild, das man sich von der byzantinischen Kultur machen kann, keine sehr große Bedeutung hat. Wir wollen uns hier nicht mit den für unsere Zusammenhänge irrelevanten Sitten und Gebräuchen beschäftigen, sondern mit der metaphysischen Vorstellungswelt jener Griechen, deren Kunst so rein und sogar von allen ketzerischen Einflüssen unberührt zu sein scheint.

Keine andere christliche Kirche war so sehr von dem jede tägliche Handlung begleitenden Gefühl des Wunderbaren durchdrungen. In dieser Hinsicht hat sich in Byzanz die heidnische Tradition sehr lange erhalten – noch bis in die nachbyzantinische Zeit hinein. Der Glaube an Geister, an die Astrologie, an magische Praktiken war in allen Menschen, unabhängig von der sozialen Schicht, fest verankert. Vielleicht hing das ungebildete Volk noch beharrlicher an solchem Aberglauben; aber auch der Kaiser umgab sich mit Wahrsagern und Astrologen, von denen er trotz seines christlichen Glaubens überzeugt war, daß sie ihm Entscheidungshilfen geben könnten. Genauso glaubte das Volk, daß es die Zukunft an den Friesen der Theodosius- und Arkadios-Säulen in Konstantinopel ablesen könne. Durch Zufall blieben eine früher Theodoros Prodromos zugeschriebene Schrift des Konstantin Manasses und eine Schrift des Logotheten (d.h. des Leiters der zentralen Finanzbehörde) Johannes Kamateros erhalten, die beide im 12. Jh. lebten. Darin erklären sie den Einfluß der Planeten auf das Verhalten und das Schicksal des Menschen. Gelegentlich finden sich in Handschriften solche Vorstellungen wieder. In einer Handschrift der Bibliothèque Nationale in Paris (ms. grec 36) befindet sich unter anderen Wunder bewirkenden Rezepten auch eine Himmelskarte, die für astrologische Zwecke bestimmt war. Manchmal erscheint der orientalisch aufgeputzte Spitzhut eines Zauberers auf einer Miniatur, was allerdings selten vorkommt. Intellektuelle wie die Geschichtsschreiberin Anna Komnene (12. Jh.), Tochter Kaiser Alexios' I., protestierten ebenso vergeblich, wie die kirchlichen Autoritäten ihre Mißbilligung vergeblich zum Ausdruck brachten – wie konnte man letztlich Gebräuche verurteilen, für die der Kaiser selbst ein Beispiel gab? Wie konnte der Wunsch erfüllt werden, etwas durch übernatürliche Kräfte zu erlangen, ein Wunsch, den nicht einmal das überwältigende Schauspiel des byzantinischen Zeremoniells befriedigen konnte?

Die byzantinische Kunst scheint besonders während ihrer klassischen Zeit so sehr von jedem kleinlichen, auf unmittelbaren Nutzen gerichteten Gedanken frei gewesen zu sein, daß es vielleicht nicht überflüssig war, daran zu erinnern, daß sie auch im Bereich von Darstellungen metaphysischen Charakters nur als Sublimierung einer sehr menschlichen Wirklichkeit angesehen werden kann.

DIE ARCHITEKTUR

Seit der klassischen Epoche und seit dem 9. Jh. scheint die sakrale byzantinische Architektur ihre Ausgewogenheit gefunden zu haben. Sie bleibt der alten Symbolik treu, die in der Kuppel das Himmelsgewölbe und in dem von ihr bedeckten kubischen Raum das Universum sieht. Sie nimmt zugleich eine gewisse Unwandelbarkeit an, die zwar kleinere Varianten, aber keine tiefgreifenden Veränderungen erlaubt. Typisch für den byzantinischen Kirchenbau wird die von Basileios I. in Konstantinopel errichtete *Nea,* die Neue Kirche. Der gelehrte Patriarch Photios hat sie beschrieben. Die Kirche hatte fünf Kuppeln: vier kleine Eckkuppeln oder Kalotten (Kugelkuppeln), in der Mitte die Hauptkuppel über einem polygonalen Tambour, der von vier Pendentifs getragen wurde. Darunter setzten sich in der Vierung die Bögen als Tonnengewölbe fort, so daß der Grundriß ein Kreuz mit gleichlangen Armen bildete. Giebeldächer bedeckten die Gewölbe. Der Grundriß war also ein Quadrat mit einbeschriebenem griechischen Kreuz. Wenn auch die Nea nicht mehr existiert, so doch noch viele andere Kirchen dieses Bautyps. Im Inneren der Kirchen ist der wichtigste Teil das *Bema*, der erhöhte Altarraum, zu dem zwei oder drei Stufen hinaufführen, und der durch Pfeiler abgegrenzt ist. Zunächst war er von dem den Laien vorbehaltenen Raum durch eine Balustrade oder Transenna abgesondert, die im 9. oder 10. Jh. durch eine Trennwand mit drei Türen, die Ikonostase, ersetzt wurde. Diese Schranke zwischen dem Gemeinderaum und dem Raum für die liturgische Handlung war aber, so könnte man sagen, eine sprechende Barriere, auf der nach und nach die wichtigsten allgemeinen Darstellungen der byzantinischen Ikonographie ihren Platz fanden, die durch die Darstellung lokaler Themen und Heiliger ergänzt wurden.

Der Grundriß konnte auch komplizierter gestaltet sein, indem er durch Seitenschiffe erweitert wurde, z. B. bei der aus dem 9. Jh. stammenden dreischiffigen Kirche der Theotokos in Skripu in Böotien. Häufig wurde er an der Eingangsseite im Westen durch einen quergestellten Vorraum, den Narthex, verlängert, dem manchmal eine offene Galerie, der Exonarthex, vorgelagert war. In Konstantinopel wurden Ziegel, an anderen Orten, besonders Griechenlands, auch Naturstein als Baumaterial verwendet. Oft wurden beide Materialien gleichzeitig verarbeitet, entweder in Schichten abwechselnd vermauert, oder man legte Friese aus Ziegeln um die Säulenhallen oder Fenster. Gelegentlich wurden die Ziegel zu geometrischen Mustern verarbeitet. Die Fenster wurden immer zahlreicher; sie sind schmal und durch eine, manchmal auch durch zwei kleine Säulen getrennt. Mit den Kuppeln zusammen bringen sie etwas Abwechslung in den kubischen Baukomplex. Recht selten wurden in die Mauern auch Keramikplatten eingelassen. Eine oder drei Absiden (in einzelnen Fällen auch mehr) springen nach außen vor und unterbrechen so die rückwärtige gerade Mauerfläche. Gegen Ende der klassischen Zeit wurden die Bauten etwas höher gezogen, ebenso der Tambour unter der Hauptkuppel, so daß die Silhouette ein wenig eleganter wirkte. Dabei sind insgesamt die Ausmaße recht bescheiden, und eine Länge von nur wenigen Metern ist für viele Kirchen in Griechenland – u. a. bei der Metropoliskirche in Athen – keine Seltenheit. Bei Bauten von größerer Bedeutung (wir berücksichtigen hier nur die noch bestehenden Bauwerke), kommen wir, z. B. bei der Hagia Sophia in Kiew, kaum über eine Länge von 25 m hinaus; die Kirche Hosios Lukas in Phokis erreicht nicht einmal 20 m Länge, auch wenn der Narthex mitgerechnet wird. Die Ausmaße unterscheiden sich also beträchtlich von denen der großen Basiliken des 5. Jh. oder von der Hagia Sophia und sogar von der Hagia Eirene. Die Kirche ist ein Mikrokosmos, ihre Ausmaße scheinen dabei ohne Bedeutung zu sein, und man spürt hier auch kein Wetteifern mit dem Kirchenbau im Westen.

Es ist begreiflich, daß bei Kirchen, die unter solchen Umständen gebaut wurden, d. h. in einer Zeit, in der sich in der Architektur praktisch nichts Neues ereignete, die Datierungen manchmal unsicher sind und von Autor zu Autor schwanken, wenn sie nicht mit Hilfe von schriftlichen Zeugnissen eindeutig nachgewiesen werden können. Von den ältesten mittelalterlichen Kirchen, die in der Hauptstadt erhalten sind, erwähnen wir die Theodosia-Kirche (Gül Camii) aus dem 9. Jh., die über dem sehr einfachen Grundriß einer Kreuzkirche mit drei Absiden errichtet ist. Die unlängst restaurierte Kirche mit dem türkischen Namen Fenari Isa Camii wurde in den ersten Jahren des 10. Jh. gebaut und der Jungfrau Maria gewidmet. Sie ist identisch mit dem oben beschriebenen Typus. Neben ihr wurde im 13. Jh. eine zweite Kirche errichtet, und beide Gebäude wurden durch eine äußere Galerie miteinander verbunden, die zwei Seiten des Vierecks beherrscht. Sie wurde dank der Spendenfreudig-

Abb. 679, 680

Abb. 724–726

keit des Flottenadmirals Konstantinos Lips errichtet und im Jahre 908 in Gegenwart Kaiser Leons VI. geweiht. Wir begegnen diesem Grundriß in der im 10. Jh. in Konstantinopel errichteten Kirche Hagios Theodoros (Kilise Camii) wieder, deren Fassaden mit zahlreichen, aus Ziegeln gebildeten Ornamenten geschmückt sind.

Abb. 683, 684

In Konstantinopel sind als Beispiele für die sakrale Architektur des 12. Jh. noch die Kirche Christus Pantokrator (des Allherrschers) und die Kirche Maria Eleusa (Mutter der Barmherzigkeit) zu erwähnen, die beide von Johannes II. Komnenos (1118–1143) erbaut wurden. In der Marienkirche wurde ein Fußboden aus weißem und farbigem Marmor und aus Porphyr freigelegt, auf dem Szenen aus der Samson-Geschichte, vielleicht Arbeiten des Herakles, und Tierkreiszeichen dargestellt sind. In den letzteren könnte man eine Art offizieller Bestätigung für die Bedeutung der Astrologie sehen, zugleich für die Toleranz, die ihr von seiten der Kirche entgegengebracht wurde.

Abb. 676, 678

Die Kirchen in Thessaloniki, z. B. die Unserer Lieben Frau der Kupferschmiede aus dem Anfang des 11. Jh., folgten dem Vorbild der Kirchen in Konstantinopel unter der makedonischen Dynastie. Schon die Sophienkirche in Thessaloniki, die mit einiger Unsicherheit in das 7.–8. Jh. zu datieren ist, läßt sich mit der Zentralkuppel, den Seitenschiffen und mit den drei Absiden vielleicht von der Hagia Sophia in Konstantinopel ableiten. Hier kündigen sich bereits einige Abweichungen vom Grundriß mit einbeschriebenem Kreuz an. Dies gilt auch für Kirchen in Makedonien, z. B. für die Kirche Hagios Panteleimon in Nerezi, die 1164 von einem Mitglied der Komnenen-Dynastie gebaut wurde, und für die Hagia Sophia in Ohrid, deren Kuppel von den Türken allerdings zerstört worden ist. Die Abweichungen sind aber überall nur gering; manchmal befindet sich im ersten Stock eine Empore.

In Griechenland hingegen tritt mit der Verwendung bzw. der erneuten Verwendung von Marmorplatten in der kleinen Metropoliskirche in Athen, die dem 11. oder vielleicht dem 12. Jh. zugehört, eine Variante auf. Eine weitere Variante finden wir in der abwechselnden Schichtung von Ziegeln und Natursteinen bei der Kirche Hagios Theodoros aus dem 11. Jahrhundert. Der Grundriß mit einbeschriebenem Kreuz ist selbstverständlich auch in den ländlichen Gegenden Griechenlands vorherrschend. Er verbreitete sich bis nach Süditalien, wofür S. Marco in Rossano ein erhaltenes Zeugnis ist. Alle die genannten Kirchen sind sehr klein. Die älteste Kirche auf dem Berg Athos, das Katholikon bzw. die Konventkirche des Laura-Klosters aus dem Ende des 9. Jh., weist wegen ihrer Seitenkapellen (Parekklesia) einen etwas anderen Grundriß auf. Insgesamt hat die Kirche sieben Absiden bzw. Absidiolen.

Abb. 65, 793

Ein großräumigerer Grundriß kam in Kiew zur Anwendung, wo byzantinische Architekten anscheinend seit dem 10. Jh. gearbeitet hatten. Die dortige Hagia Sophia (zwischen 1037 und 1046 errichtet) weist trotz beträchtlicher Veränderungen, die im Barock vorgenommen wurden, unverkennbar byzantinische Züge auf. Vom mittelalterlichen Grundriß erkennt man noch die fünf Schiffe in einem Rechteck, worin sich das erweiterte, aber grundsätzlich nicht aufgegebene Vorbild des in ein Rechteck einbeschriebenen Kreuzes mit Zentralkuppel und Nebenkuppeln – die sogenannte Kreuzkuppelkirche – wiederfindet. Ursprünglich hatte die Hagia Sophia dreizehn Kuppeln. Fast sieht es so aus, als habe man mit den großen Bauten in Konstantinopel wetteifern wollen, indem man die Bauelemente der bescheideneren byzantinischen Kirchen des Mittelalters hier einfach vervielfachte. Die Vielschichtigkeit eines Baukomplexes wird gleichsam zum Ersatz für die Größe. Wir können die Verbreitung dieses sehr interessanten Bautypus, der besonders in Nowgorod großen Einfluß gehabt hat, hier nicht weiter verfolgen, sonst würden wir uns mit seinen Verzweigungen allzuweit von der eigentlichen byzantinischen Kunst entfernen.

Eine weniger spektakuläre, aber doch wichtige Variante des klassischen Bautypus führt uns nach Byzanz und in die griechische Welt zurück. Die Kuppeln der bisher behandelten Bauten ruhten, wie mehrfach erwähnt, auf Pendentifs, die von Säulen getragen wurden. In drei der wichtigsten Kirchen, die aus jener Zeit in Griechenland erhalten sind, ruht die Zentralkuppel auf Eckzwickeln, sogenannten Trompen. Diese Konstruktion machte es möglich, die Anzahl der Stützen zu erhöhen, so daß es im allgemeinen jetzt acht statt vier sind. Bei der Kirche Hosios Lukas in Phokis, von Basileios II. (976–1025) erbaut, ist das Stützsystem der Kuppel durch Galerien zusätzlich verstärkt. Der äußere Eindruck, der durch die abwechselnde Schichtung von Bruchsteinen und von Ziegeln bestimmt wird, ist typisch für Griechenland, d. h. eine lokale Eigenart, während die Trompen vielleicht nicht konstantinopolitanischen, sondern orientalischen Ursprungs sind. In der Kirche des Neuen Klosters (Nea Moni) von Chios, die zwischen 1042 und 1048 von Konstantin IX. Monomachos erbaut wurde, sind ebenfalls Trompen verwendet. Die Kuppel ruht auf dem ganzen Kirchenschiff, wodurch dieser Bau eine gewisse Ähnlichkeit mit den Basiliken erhält. Im Gegensatz dazu hat die aus dem Ende des 11. Jh. stammende Kirche in Daphni bei Athen den gleichen Grundriß wie Hosios Lukas: acht schlanke Stützen tragen das vollkommen dem Plan entsprechende Gebäude, dessen Hauptkuppel aus den Kalotten und Seitenschiffgiebeln herausragt. Man kann in dieser Kirche wegen der klassischen Regelmäßigkeit ihres Grundrisses ein besonders ausgewogenes Beispiel des Bautypus mit dem in ein Quadrat einbeschriebenen Kreuz sehen, wobei das Quadrat durch den Narthex zu einem Rechteck verlängert ist und die Kuppel von Trompen getragen wird – ein Verfahren, das nicht häufig vorkommt, aber insofern Vorteile hat, als es den Druck der Kuppel auf den gesamten Unterbau verteilt. Dadurch entsteht ein größerer freier Innenraum.

Abb. 812–814

Abb. 872, 873, 875

Abb. 808–810

Bei dem Grundriß mit dem in ein Quadrat einbeschriebenen griechischen Kreuz handelt es sich also um ein Grundmodell des mittelalterlichen Kirchenbaus. Dennoch haben wir einige Beispiele von Kirchen zu erwähnen, die sich vom Grundriß der Basilika herleiten. Wir finden sie stets in den Grenzgebieten des griechischen Kulturraumes, auch außerhalb, aber noch im Einflußbereich der griechischen Kultur.

Der basilikale Typ kommt in Makedonien vor, z. B. bei der sogenannten Metropoliskirche in Serrhai aus dem 11. oder 12. Jh.: es handelt sich um eine flach gedeckte Basilika, d. h. ohne Gewölbe. Boris/Symeon I. von Bulgarien führte nach seiner Bekehrung zum Christentum diesen Bautypus in seinem Reich ein, wo er mindestens bis zum 12. Jh. beibehalten wurde. Im Mittelalter tritt manchmal auch die dreischiffige Basilika wieder auf; in der Nakip Camii genannten Kirche in Trapezunt aus dem 10.–11. Jh. sind Mittelschiff und Seitenschiffe mit einem einzigen Dach überdeckt. Im Gegensatz dazu ragt das Mittelschiff der Kirche Hagios Stephanos in Kastoria in Makedonien (11.–12. Jh.) und der Hagia Anna in Trapezunt (9. Jh.) der Tradition entsprechend über die Seitenschiffe hinaus.

Schließlich dürfen die Höhlenkirchen in Kappadokien nicht übergangen werden. Hier lebten schon früh Einsiedler, die sich allmählich zu Mönchsgemeinschaften zusammenschlossen, deren Blütezeit bis in die Mitte des 11. Jh. dauerte, als seldschukische Türken in die Gegend einfielen. Einige der Kirchen sind sicher in ikonoklastischer Zeit entstanden. Ihr rechteckiger Grundriß ist vom basilikalen Grundriß abgeleitet. Manchmal ist der Raum durch Säulen in Schiffe geteilt. Die Kirchen waren zunächst flach gedeckt, wurden aber während der Zeit der makedonischen Kaiser eingewölbt. Wir haben es naturgemäß mit sehr einfachen Bauten zu tun, da es sich

Abb. 728, 731–748

dabei ja um ausgehauene Felshöhlen handelt; sie sind aber gerade wegen ihrer Originalität für die Kunsthistoriker von Interesse. Andererseits stellen sie, obwohl sie in unseren Tagen sehr bekannt geworden sind, nur einen untergeordneten Aspekt der byzantinischen Architektur dar.

Abb. 66a, 924, 928, 930, 931

Im Westen dagegen tritt ein Ort hervor, dessen politische Verbindungen mit Byzanz bereits erwähnt wurden: Venedig. Die dortige Basilika S. Marco ist in jüngster Zeit Gegenstand neuer, gründlicher Untersuchungen von O. Demus gewesen. Die erste Markuskirche war im 9. Jh. nach einem freien kreuzförmigen Grundriß, d. h. mit ausladenden Kreuzarmen, gebaut worden. Als Vorbild diente die zerstörte Apostelkirche in Konstantinopel aus dem 6. Jh., die anscheinend zum Muster dieses kreuzförmigen Grundrisses geworden war.

Der erste Bau der Markuskirche wurde im 10. Jh. bei einem Brand schwer beschädigt. Die Kirche wurde im Auftrag des Dogen Domenico Contarini nach 1063 ganz neu aufgebaut und in den letzten Jahren des 11. Jh. vollendet und eingeweiht. Obwohl einige Anbauten hinzugefügt wurden, blieben die Umrisse des freien kreuzförmigen Grundrisses sehr gut sichtbar. Die große Hauptkuppel ruht über der Vierung, die vier kleineren Kuppeln erheben sich über den Kreuzarmen. Die Kuppeln unterstreichen nachdrücklich den byzantinischen Charakter der Kirche. Dieser fällt ganz besonders auf einer alten Zeichnung auf, die von dem italienischen Gelehrten Ongania veröffentlicht wurde, der das erste Werk über die Markuskirche und ihre Schätze herausgegeben hat. Die Zeichnung zeigt die Fassade in ihrem ursprünglichen Zustand mit zwei Arkadenstockwerken und mit einer Galerie, die um den ganzen Bau läuft. Untersuchungen während der Restaurierung der heutigen Fassade, die nachträglich umgestaltet worden war, haben diesen Befund bestätigt. Offensichtlich ist der byzantinische Charakter der Fassade durch die heute vorhandenen Säulen etwas beeinträchtigt. Die Kirche ist aus Ziegeln gebaut. Der äußere Dekor und verschiedene Umbauten weisen auf mehrere Kunstepochen hin. Der Innenraum jedoch mit seiner zugleich meergrünen und goldenen Helligkeit kommt in seiner Gesamtwirkung sicher den Lichtwirkungen byzantinischer Kirchen jener Zeit noch sehr nahe.

Die byzantinischen Merkmale beschränkten sich aber nicht auf offizielle Gebäude und auf die Kirche des Dogen von Venedig. Dafür sei auf zwei kleine Kirchen hingewiesen, auf S. Giovanni Degolà (il Decollato), wo man auch beim gemalten Dekor einige byzantinisierende Elemente wiedergefunden hat, und auf S. Giacomo del Rialto. Beide Kirchen wurden nach dem byzantinischen basikalen Grundriß gebaut, den sie bis heute bewahrt haben. Es wurde ja bereits darauf hingewiesen, daß sich dieser Grundriß bis ins 11. Jh., also bis in die Zeit, in der diese Kirchen errichtet wurden, erhalten hat.

Abb. 658

Über die profane Architektur läßt sich nicht viel sagen, es sei denn, man geht auf die sehr spärlichen archäologischen Details ein, die durch Ausgrabungen bekannt geworden sind. Wie man weiß, hat Basileios I. einen Teil des Großen Palastes erneuern lassen, als er die Nea erbaute. Mit großer Wahrscheinlichkeit haben seine Nachfolger dies fortgesetzt. Wichtiger ist es, daß Basileios in unmittelbarer Nachbarschaft ein anderes Gebäude errichten ließ, den Palast im Stadtviertel Mangana (d. h. eigentlich das Zeughaus), von dem einige Grundmauern gefunden wurden. Von noch größerer Bedeutung für das künstlerische Leben in Byzanz aber war es vielleicht, daß die Komnenen sich allem Anschein nach von dem alten und sicher teilweise baufälligen Großen Palast getrennt haben. Alexios I. ließ am Ende des 11. Jh. im Blachernen-Viertel in der Nähe der Stadtmauer nicht weit vom Goldenen Horn einen Palast errichten. Das Blachernen-Viertel war ehemals ein Außenbezirk, lag aber innerhalb der Stadtmauer. Reisende, wie der spanische Jude Benjamin ben Jona aus Tudela (Narvarra) (12. Jh.) haben über den Blachernen-Palast begeisterte Beschreibungen hinterlassen. Im 12. Jahrhundert ließ Manuel I. Komnenos den Palast vergrößern oder mit einem danebenliegenden Palast verbinden. Der etwas abgelegene Stadtteil war sicher weniger dicht bewohnt als der in der Umgebung der Hagia Sophia, so daß freundliche Gartenanlagen die neuen Paläste umgaben, die fortan der hauptsächliche Schauplatz des prunkvollen Lebens des Kaisers waren.

Bedauerlicherweise sind – im Gegensatz zu den Baudenkmälern des sogenannten „Goldenen Justinianischen Zeitalters" – die wichtigsten Gebäude aus der Zeit des klassischen Mittelalters, die Apostelkirche, die Neue Kirche und der Blachernen-Palast, fast spurlos verschwunden.

Wenn wir die Baudenkmäler auch nur kurz beschreiben konnten, so geben sie uns doch genügend Auskunft über das Wesentlichste wenn nicht der profanen, so doch der sakralen Architektur in Byzanz, die sich später kaum noch veränderte.

Im übrigen scheint die Stadt am Bosporus zu jener Zeit durch die Schönheit der Architektur und den Reichtum ihrer Ausschmückung den glanzvollen Höhepunkt der Entwicklung erreicht zu haben, der durch ihr politisches Ansehen sicherlich noch verstärkt wurde. Chronisten aus westlichen Ländern, die schon im 10. Jh. Beziehungen mit den Byzantinern aufgenommen haben – Odo von Deuil oder der Kreuzzugschronist Wilhelm von Tyros –, arabische Reisende wie al-Masudi aus Bagdad oder der afrikanische Geograph Idrisi, der schon genannte Spanier Benjamin ben Jona oder auch Bischof Antonius aus Nowgorod, ein russischer Pilger, berichteten zwischen 900 und 1200 zwar oft oberflächlich, aber immer voller Bewunderung über Byzanz. Sie geben Zeugnis davon, welchen Eindruck die Baudenkmäler der Stadt – sowohl die mittelalterlichen wie auch die früherer Epochen – auf Besucher machten, trotz des durch die Armut bedingten Schmutzes in manchen Stadtvierteln. Weder in Europa noch im Mittelmeerrraum war Gleichwertiges zu finden.

Mindestens in gleichem, wenn nicht in noch höherem Maße als seinem äußeren Erscheinungsbild verdankte Byzanz sein Ansehen der inneren Ausschmückung der Kirchen und Paläste, der wir uns jetzt zuwenden.

DER FARBIGE DEKOR: ALLGEMEINES

Da die bildliche Darstellung Gottes gerechtfertigt war und die Theophanie seit dem Ende der ikonoklastischen Zeit durch das Bild für jeden erreichbar gemacht werden sollte, wurden die Innenwände der Sakralbauten, in Übereinstimmung mit der besonderen Vorliebe für farbigen Dekor, mit Mosaiken und Fresken ausgestaltet. Dagegen beschränkte sich die Ausschmückung der Außenseiten auf geometrisch-schematisierten Dekor. Trat der Besucher in das Gebäude ein, wurde er von einem farbigen Dämmerlicht umgeben, aus dem in theologisch bestimmter Ordnung zuerst die die Erlösung vorausverkündigenden Propheten erkennbar wurden. Im darunter liegenden Feld wurden Szenen aus dem Leben Christi und der Gottesmutter dargestellt. Sie sollten den Sinn des gläubigen Betrachters zu Handlung und Bedeutung des eucharistischen Opfers hinführen. Nur gerinfügig und in Einzelheiten wurde der Kanon dieser Darstellungen variiert. Ergänzt wurden sie durch Bilder von Zeugen Christi: Patriarchen, heilige Bischöfe, Martyrer, manchmal auch Lokalheilige. Letzteres ist besonders bei den Fresken der Fall, die stets bis zum Fußboden reichen, während die Mosaiken gewöhnlich erst oberhalb eines Sockels aus farbigen Marmorplatten ansetzen. Das Geheimnis der Eucharistie wird außerdem in der Nähe des Altars gelegentlich durch Darstellungen der Apostelkommunion oder der Meßfeier veranschaulicht. In der Zentralkuppel ist Christus – gleichen Wesens mit dem Vater – die Hauptfigur. An der Innenseite der Kuppel, bei mehreren Kuppeln oft auch der Seitenkuppeln, vereint sich die Darstellung der Engelsliturgie in Anwesenheit der Patriarchen, Propheten und Heiligen (die manchmal bis in die Gewölbe des Kirchenschiffs dargestellt sind) mit der irdischen Liturgie. Sie wird unter dem eindrucksvollen Bild des Pantokrators gefeiert, von dem Photios sagte, man habe den Eindruck, er umfasse mit seinem Blick die ganze Welt (zit. nach Ch. Delvoye). Die erzählenden Szenen aus dem Leben Christi oder aus dem Marienleben, meist unterhalb der Bilder der Propheten, nehmen Bezug auf den liturgischen Jahresfestkreis und verteilen sich – in Anlehnung an die kanonische Zwölfzahl – auf die Zeit von Mariä Verkündigung bis Pfingsten. Sie können vom Schiff auf den Narthex, gegebenenfalls auch auf die Nebenkuppeln übergreifen. Diese Darstellungen erfuhren vom 9. bis zum Anfang des 13. Jh. zwar keine tiefgreifenden Veränderungen, aber die Ikonographie zeigte dennoch eine gewisse Tendenz, reicher und damit auch komplizierter zu werden. Die wesentlichen Merkmale der Themen fanden sich bereits in den Dekorationen, die im 9. Jh. von Michael III. und nach ihm von Basileios I. für die Kirche der Theotokos im Großen Palast in Auftrag gegeben wurden, ebenso in der Ausschmückung der Apostelkirche. Beide Kirchen sind verschwunden. Wir besitzen von ihnen aber noch Beschreibungen, darunter von Konstantinos Rhodios (10. Jh.) und von Nikolaus Mesarites (um 1200). Aus späterer Zeit erhaltene Bauwerke bestätigen oft die Glaubwürdigkeit solcher Beschreibungen von Augenzeugen.

Das Bildprogramm des byzantinischen Klassizismus verleiht, wenn auch nicht so vielfältig wie in der vorikonoklastischen Zeit, der Ikonographie des kirchlichen Mikrokosmos eine theologische Geschlossenheit, wie sie die vorausgehende Epoche nie erreicht hatte.

Darüber hinaus sieht man in der Hagia Sophia noch bildliche Zeugnisse der Frömmigkeit des Kaisers. Sicher gab es solche Darstellungen auch in zahlreichen anderen, nicht mehr vorhandenen Bauten, die zu den verschiedenen Palästen gehörten. Sie befanden sich oft an Stellen, die zwar wenig Platz boten, die aber ins Auge fielen, z. B. über einer Eingangstür.

Abb. 67 S. Marco in Venedig bewahrt vielleicht besser als anderswo in dem fast unveränderten Zustand seiner – übrigens nicht nur byzantinischen – Innenausschmückung den ganzheitlichen Charakter dieses Dekors wie auch die Atmosphäre des Mysteriums, die der Ausstrahlung des orthodoxen Glaubens eine solche Kraft verliehen. Andererseits ist die unvorstellbare Pracht der Privatkapellen des Kaisers durch die Zerstörungen zunächst der lateinischen und dann der türkischen Eroberer vollständig verlorengegangen. Eine ungefähre Vorstellung von jener Pracht kann man sich noch machen anhand einer Beschreibung des Erlöser-Oratoriums, das im 9. Jh. von Basileios I. im Großen Palast erbaut wurde. Konstantin VII. Porphyrogennetos beschreibt es etwa 100 Jahre später so:

„Der Glanz und die Herrlichkeit dieser Kapelle ist für diejenigen, die sie nie gesehen haben, unvorstellbar, eine solche Menge Gold, Silber, Edelsteine und Perlen ist darin angehäuft. Der ganze Fußboden besteht aus massivem, gehämmertem Silber und ist mit Nielloarbeit zusätzlich reich verziert. Auch die Wände links und rechts sind mit großen Silberplatten verkleidet, die mit Gold ausgelegt und mit glänzenden Edelsteinen und Perlen dicht übersät sind. Und mit welchen Kostbarkeiten sind die Schranken, die den Altarraum abgrenzen, geschmückt! Die Säulen wie auch ihre Basen sind aus Silber; diejenigen Teile der Architektur, die auf den Kapitellen ruhen, sind aus reinem Gold und vollständig mit den kostbarsten Edelsteinen, die ganz Indien aufzubieten hat, bedeckt. An vielen Stellen sieht man das Bildnis Unseres Herrn in Email ausgeführt. Man findet keine Worte, um die herrliche Ausschmückung des Heiligtums und der heiligen Gefäße zu beschreiben, die sich dort, als einem besonders geeigneten Ort für die sichere Aufbewahrung von Schätzen, befinden. So überwältigend sind, wenn ich es so ausdrücken darf, die Schönheiten des Orients, die sich aus der Tiefe des lebendigen Glaubens unseres herrlichen Kaisers Basileios auf die Werke, die seine Hände im kaiserlichen Palast geschaffen haben, ergossen haben“ (nach der Übersetzung von Ch. Diehl).

Dieser ganze Luxus ist jedoch nur Nebensache. Vorherrschend während dieses ganzen Zeitabschnitts ist in den privaten oder kaiserlichen Klostergründungen der ernsthafte Wunsch, den Gläubigen auf dem Weg über die plastische Kunst eine Vorstellung vom Übersinnlichen zu vermitteln. Dabei hält die Kirche die plastische Kunst innerhalb der Grenzen eines gemäßigten Realismus, der dem normalen Empfindungsvermögen der Gläubigen entspricht, der aber trotzdem geeignet ist, mehr den geistigen Ausdruck der Persönlichkeit als ihre körperliche Erscheinung darzustellen.

DER FARBIGE DEKOR: DIE MOSAIKEN

Kontinuität im Verhältnis zur antiken und vorikonoklastischen Vergangenheit oder mittelalterliche Erneuerung des Stils und der Ikonographie? Die wissenschaftliche Diskussion über beide Hypothesen ist noch nicht zu Ende. Wir neigen eher der letzteren zu, allerdings mit dem wichtigen Vorbehalt, daß der Stil von Technik zu Technik verschieden ist und jede ihre Eigentümlichkeiten hat, mit denen sie sich den alten Vorbildern entweder nähert oder von ihnen entfernt. Im Mosaikschmuck, vielleicht zu Recht das Prunkstück der byzantinischen Kunst (weil ja die meisten Ikonen verloren sind) scheint uns der Aspekt der Erneuerung offenkundig.

Auf den Münzen erscheinen zwar unmittelbar nach Aufhebung des Bilderverbots im Jahre 843 wieder Christusdarstellungen. Bis aber neue figürliche Werke der plastischen Kunst geschaffen werden, vergehen noch einige Jahrzehnte. Beim musivischen Wanddekor erleben wir keine derart schöpferische Vielfalt mehr, wie sie uns in Ravenna begegnet ist, vielmehr die Festlegung des für das Mittelalter gültigen ikonographischen Programms, das aber zweilen durch ein neues Element bereichert wurde: durch das Stifterbild. Die Basilika Hagios Demetrios in Thessaloniki hat uns dafür bereits ein Beispiel geliefert. Andere Beispiele finden wir auch in der Hagia Sophia in Konstantinopel, deren Dekor sicher nie von einem einheitlichen Programm bestimmt war; vereinzelte solcher Bilder von unterschiedlicher Qualität und ohne Zusammenhang untereinander sind aber erhalten. Das älteste ist sicher das auf einer Darstellung des thronenden Christus als Verkörperung der Göttlichen Weisheit (Sophia) zwischen den Medaillons mit Maria und Gabriel in der Lünette über dem *Abb. 70* Haupteingang der Vorhalle: die Figur Kaiser Leons VI. des Weisen (886–912), der in demütiger Proskynesishaltung zusammengesunken ist und die Hände flehentlich seinem Herrn entgegenstreckt, verleiht dieser Komposition ihre besondere Originalität. Diese Demut ist neu, aber keineswegs nachteilig für das Ansehen des Basileus, der dadurch zum Vermittler zwischen der Menschheit und dem himmlischen Herrscher wird.

In der Lünette über einem anderen Eingang des Narthex zeigt ein Bild, das viel- *Abb. 259* leicht Kaiser Basileios II. zu verdanken ist, die Kaiser Konstantin und Justinian: der eine bietet der Gottesmutter die Hauptstadt, der andere die Hagia Sophia dar. Beachtenwert ist auch das seltene blaue Maphorion, das die Gottesmutter trägt. Der Stil dieser Stifterbilder ist von einer betonten Strenge, die Gesichter sind ernst, wenn auch wenig ausdrucksvoll – wir haben es noch nicht mit einer ausgereiften Formen- *Abb. 71, 253* sprache zu tun. Auf der Südempore befindet sich ein Bildnis Konstantins IX. Monomachos, des großen Förderers der Künste, und der Kaiserin Zoe. Sie bringen dem zwischen ihnen thronenden Christus, ihm halb zugewendet, ihre Gaben dar: der Kaiser einen Geldbeutel, die Kaiserin ein Pergament, auf dem ihre Geschenke verzeichnet sind. Das Bild ist um 1030 für ein anderes Kaiserpaar entstanden und wurde kurz darauf überarbeitet. Man möchte meinen, die Künstler hätten sich durch solche Darstellungen, die viel weniger frei und lebendig wirken als die religiösen Szenen, eingeengt gefühlt. Ebenfalls auf der Südempore ist ein Bildnis (um 1120) Johannes' II. Komnenos und seiner Gemahlin Eirene angebracht, die sich in völlig steifer Haltung und in Frontalansicht zu beiden Seiten der Gottesmutter darstellen ließen. Hier zeigen die Gesichter aber trotz ihrer Unbewegtheit eine Feinheit in den einzelnen Zügen und im Gesamtausdruck, die neu ist. Einige Jahre später kam noch auf einem in der Nähe stehenden Pfeiler das Bild ihres Sohnes Alexios hinzu. Die Kaiserkronen können mit der ungarischen Königskrone (im Museum in Budapest), die eine byzantinische Arbeit aus der gleichen Zeit ist und die gleiche Form hat, verglichen werden. In der gewissen Verfeinerung, die das sonst etwas stereotype musivische Stifterbild in der Darstellung der Gesichter Johannes' II. und der Eirene sichtbar erfahren hat, sieht J. Beckwith eine Verwandtschaft zu den gleichen in einer Handschrift im Vatikan (Urb. Gr. 2, fol. 20) abgebildeten Personen. Die Stifterbilder, die als Porträts gelten wollen, sollen die kaiserliche Gegenwart in der Kirche demonstrieren und damit die theokratische Staatsmacht bekräftigen. Man kann in den viel ausführlicheren und prachtvolleren Bildnissen Kaiser Justinians und seiner Gemahlin Theodora in S. Vitale sehr frühe Vorläufer dieser Art der Darstellung sehen, was wiederum den konstantinopolitanischen Ursprung der politisch inspirierten ravennatischen Ikonographie bestätigen würde, wenn dies überhaupt notwendig sein sollte.

Auch die erzählende religiöse Kunst gewinnt nun ihre Bedeutung wieder, wofür die Hagia Sophia in Thessaloniki sicher die ersten Zeugnisse bietet: das Kreuz, mit dem die Apsis geschmückt war, wurde durch eine Darstellung der Maria mit dem Kind ersetzt (um 885). Der Pantokrator in der Kuppel und die Himmelfahrt, bei der Maria von den Aposteln umgeben ist, die ihre innere Erregung durch unterschiedliche, lebhafte Gebärden der Hände zum Ausdruck bringen – sie strecken sie aus, spreizen die Finger oder pressen sie an den Mund – weisen in der ganzen Art der Darstellung auf die Entstehung eines neuen ikonographischen Typus hin, der hier aber eine provinzielle Ursprünglichkeit und eine spontane Expressivität zeigt, wie man sie selten wiederfindet.

In der Hagia Sophia in Konstantinopel deuten sich Elemente eines Programms an, das man aber erst bei anderen Baudenkmälern voll ausgeführt finden wird. In der Halbkuppel der Apsis wurde auch hier das ursprüngliche Kreuz durch eine majestätische Maria mit dem Kind ersetzt. Der Mosaikgrund ist im Goldton gehalten. Die Gottesmutter ist sitzend dargestellt (während sie etwas später an gleicher Stelle stehend wiedergegeben wird). Diese Neuerung und andere, die später folgen, lassen sich in die Zeit der Regierung Michaels III. und Basileios' I., d. h. in die letzten Jahrzehnte des 9. Jh., datieren. Die große Figur des Erzengels Gabriel an der Südseite des Bema-Bogens ist noch gut erhalten, während vom Mosaik mit dem Erzengel Michael auf der gegenüberliegenden Seite nur noch geringe Reste vorhanden sind. Am Nord- und am Südtympanon sind vierzehn Bischöfe dargestellt, von denen drei dank der Restaurierung durch die American School unter der Kalkschicht freigelegt wurden, darunter auch die Figur des hl. Ignatios. Sein Tod im Jahre 877 setzt die zeitliche Grenze, nach der die Bilder ausgeführt worden sein müssen. Die Tendenz schien ganz in Richtung auf das individualisierende Porträt zu gehen; man findet hier aber nicht das Suchen nach manchmal überraschenden und wenig realistischen farblichen Abstufungen, die man in den Gesichtern der Stifterbilder Leons VI. und später Basileios' II. beobachten kann. Der aufmerksame Betrachter kann also feine Variationen wahrnehmen, die unter dem oft feierlichen Äußeren den besonderen Reiz der klassischen byzantinischen Kunst ausmachen. Der Pantokrator in der Kuppel ist verschwunden, aber die Cherubim in den Pendentifs sind noch vorhanden. Schließlich sei für die konstantinopolitanische Kunst des 9. Jh. noch auf das Fragment eines Kopfes der Gottesmutter oder einer anderen Heiligen hingewiesen, das aus dem Studios-Kloster stammen soll (heute im Museum Benaki in Athen), dessen Herkunft aber nicht sicher ist.

Abb. 254

Abb. 72

Abb. 256–258

Abb. 69

Weiter oben haben wir bereits die nicht mehr bestehende Koimesis-Kirche in Nikaia erwähnt, die jedoch nicht viel Neues bietet.

Zwei Predigten, die eine des Patriarchen Photios aus dem 9. Jh., die andere von Kaiser Leon VI., geben den jeweiligen Platz der wichtigsten konstitutiven Elemente für die figurative Darstellung des Reiches Gottes in der mittelalterlichen byzantinischen Kirche an. Hinsichtlich des Mosaikdekors weisen drei Kirchen den gleichen Programmtypus auf, den wir jetzt näher betrachten wollen. Alle drei befinden sich in Griechenland und sind zu verschiedenen Zeiten während des 11. Jh. entstanden. In ihnen werden zunehmend die bereits definierten allgemeinen ikonographischen Prinzipien verwendet. Für A. Grabar gehören sie zu den bedeutendsten Schöpfungen der byzantinischen Kunst, vielleicht sogar zu denen mit der größten Auswirkung. (Bei den Fresken werden wir einer parallelen Entwicklung begegnen.) Im Bereich des Wandmosaiks bedeuten sie jedenfalls für die heutige Wissenschaft den am besten erhaltenen Ausdruck der klassischen Ikonographie, die sich in vielen Aspekten von der in der Zeit von Honorius bis Herakleios vorherrschend gewesenen Bildsprache stark unterscheidet.

Die Kirche des Klosters Hosios Lukas in Phokis (Lukas ist ein Lokalheiliger, der in keiner Beziehung zum Evangelisten steht) kann man etwa um das Jahr 1000 datieren. Denn unter den Heiligen, die in den unteren Zonen und in den Gewölben als Verkörperung des Volkes Gottes hier aufzutreten beginnen, ist auch der Mönch Nikon der Büßer dargestellt, der um 998 gestorben ist. Das ursprünglich dort vorhandene Bild des Pantokrators ist verschwunden, aber in der Kalotte vor der Apsis ist erneut das Pfingstwunder dargestellt, das die Feier der Meßliturgie mystisch unterstreicht. Die den Pantokrator umgebenden Erzengel, die großen Kirchenfeste, die mit zahlreichen Heiligen im Naos und im Narthex dargestellt sind, bezeugen die seit den ersten makedonischen Kaisern fortschreitende Festlegung dieses umfassenden ikonographischen Gefüges. Die erste Entwicklungsstufe im 10. Jh. kennen wir nicht, weil zuviel zerstört worden ist, und auch die Hagia Sophia in Konstantinopel hat vielleicht nie die Durchführung des ganzen Programms erlebt – was wohl auch allzu kostspielig gewesen wäre. In der Kirche des hl. Lukas, die unter Basileios II. erbaut wurde, wirkt die Kunst massiv, fast schwerfällig und rein provinziell, wenn man auch, wie es oft der Fall ist, mit – allerdings zweitrangigen – Künstlern aus Konstantinopel rechnen muß. Einige Darstellungen möchten wir wegen der Schlichtheit ihrer Kompostion oder wegen der gefühlsmäßigen Wirkung, die sie auf den Betrachter ausüben, besonders hervorheben: die der Kreuzigung, der Taufe, auf der die geschlechtslose Nacktheit Christi durch das Wasser des Jordans hindurchscheint, oder auch die der Apostel, die um das Bild des hl. Nikolaos Thaumaturgos im Kirchenschiff geschart sind. Das Ganze ist zurückhaltend und macht trotz der Lücken starken Eindruck. Die Darstellungen der ersten neutestamentlichen Geschehnisse, wie der Verkündigung, der Geburt, der Beschneidung und der Taufe, sind auf der Kuppelwand verteilt, die übrigen befinden sich im Kirchenschiff oder im Narthex. Der Schutzpatron ist abgebildet – vielleicht ist es sogar ein echtes Porträt –, und auch der hl. Johannes Chrysostomos weist individuelle Züge auf, die sich betont von der sonst üblichen Starrheit abheben. So sind die Gewölbe der Kreuzarme von diesen Heiligengestalten, die als Brustbilder oder in Halbfigur dargestellt sind, bedeckt.

Abb. 73, 75, 76

Abb. 262–265

Konstantin IX. Monomachos, ein großer Kunstfreund und Gönner des Geschichtsschreibers Michael Psellos, dem er einen Bischofssitz anbot, war von der Entdeckung einer wundertätigen Ikone auf der Insel Chios so beeindruckt, daß er dort um die Mitte des 11. Jh. ein neues Kloster (die Nea Moni) errichten ließ. Der Stil des dortigen Mosaikdekors ist keinem anderen vergleichbar; die Linienführung ist schwerfälliger als sonst, die Modellierung der Gewänder und die Gestalten sind vereinfacht, zwar einigermaßen realistisch, aber von rührender Unbeholfenheit. Teils vollständig, teils lückenhaft erhalten sind noch eine Maria Orans, vierzehn erzählende Szenen von Mariä Verkündigung bis Pfingsten – also zwei mehr als den offiziellen Kirchenfesten und der Anzahl des kanonischen Programms entsprechend – sowie Engel und Heilige. Die Farbtöne sind reich und kräftig, aber nicht sonderlich nuanciert. Schon die Tatsache, daß sich auf einer weitentfernten und nicht sehr reichen Insel eine solche Mosaikdekoration findet, spricht dafür, daß das Unternehmen von der Hauptstadt aus angeregt wurde und von dort ein Architekt, ein Künstler oder zumindest ein Werkstattleiter geschickt wurden. Übrigens hat man durch Stilvergleiche Ähnlichkeiten mit einigen konstantinopolitanischen Miniaturen feststellen können (Psalter, British Museum, London, addit. 19.352, im Studios-Kloster im Jahr 1066 ausgeführt; Tetraevangelon, Bibliothèque Nationale, Paris, ms. grec 74). Man kann hier erneut mit großer Wahrscheinlichkeit bei Stilarten, die sich an den noch bestehenden Denkmälern der Hauptstadt nicht finden, den von Konstantinopel ausgehenden Einfluß feststellen, und dies auf einem Niveau, für das wir am Ursprungsort, soweit es sich um die Ausschmückung von Bauten handelt, keine Kenntnis haben. Einige Gesichter weisen sehr asiatische Merkmale auf: u. a. dichten schwarzen Bart und ausgeprägte Augenbrauen. Wäre es daher denkbar, daß vielleicht auf kaiserlichen Befehl Künstler aus dem nahen vorderasiatischen Raum, z. B. aus Nikaia, geholt worden sind? Wir können allerdings im Gegensatz zu anderen Wissenschaftlern keine Ähnlichkeit mit der Koimesis-Kirche in Nikaia feststellen, die man noch anhand von Photographien kennt.

Natürlich konnten am gleichen Ort und gleichzeitig auch verschiedene Stilarten entstehen. Weder in der einen noch in der anderen Richtung ist ein sicheres Urteil möglich. Genau besehen (soweit das mit Hilfe der verschiedenen Publikationen möglich ist), ist in der Nea Moni selbst ein stilistischer Unterschied erkennbar zwischen den erzählenden biblischen Szenen, auf denen die Typen eher orientalisch aussehen, und z. B. den Heiligen in den Medaillons des Narthex, die etwas klassischer wirken. Dies ist übrigens keineswegs überraschend, zeigt aber deutlich, welche Schwierigkeiten es macht, zu gültigen Aussagen zu kommen. Nachdem in letzter Zeit Reinigungsarbeiten an den Bildern durchgeführt wurden, ist es künftigen Betrachtern vielleicht eher möglich, sich ein differenzierteres Urteil zu bilden. Auf jeden Fall hat dadurch die Leuchtkraft der Farben gewonnen.

Abb. 266, 267

Abb. 74

Das Katholikon in Daphni (Daphni ist das griechische Wort für Lorbeer; der Ort war ursprünglich Apollon geweiht) auf dem Weg zwischen Athen und Eleusis, ist dem Marientod gewidmet. Er ist, darf man sagen, das Lieblingsthema der Kunsthistoriker: das klassische Ideal, wie es sich in einem gegen Ende des 11. Jh. geschaffenen und recht gut erhaltenen Dekor äußert. Man sagt, man habe es mit echter konstantinopolitanischer Kunst zu tun, und die Wahrscheinlichkeit spricht sehr dafür, doch beweisen kann man es nicht. Die Bewegungen der Figuren sind elegant, die Gesichter abgeklärt, die Gewänder wirken leicht und natürlich, weich und lebendig, die Farben fein abgestuft. Es ist das klassische Programm: der Pantokrator von sechzehn Propheten umgeben, an den Trompen die vier ersten Szenen aus dem Leben Christi, dreizehn andere im Schiff, ferner Heilige und Engel im Naos. Man sieht zugleich, wie die erzählenden Szenen allmählich zunehmen und daß es in dieser klassizistischen Kunst keine Einheitslösung gibt. Dies alles ist uns bereits bekannt. Dazu kommen jedoch im Bereich des Narthex noch mehrere Szenen aus dem Marienleben; der Exonarthex ist nicht dekoriert. Szenen aus der Passion Christi und aus der Kindheit der Gottesmutter ergänzen die Bilder der orthodoxen Kirchenfeste in noch größerer Zahl als früher, u. a. um die Fußwaschung, die Geburt, die Darstellung Mariä im Tempel.

Abb. 77

Abb. 269, 274

Abb. 270

Abb. 273

Bemerkenswert ist auch, wie Joseph in der Szene der Geburt Christi dargestellt ist. Er sitzt, allein und nachdenklich, auf einem kleinen Hügel mit Bäumen und Steinen. Wir wollen die Szenen und ihre Schönheit nicht im einzelnen beschreiben – eine Schönheit, die subtiler ist und auf den Betrachter weniger überwältigend wirkt als in der Nea Moni –, aber doch auf die Gegensätze hinweisen: auf das Malerische z. B. beim Einzug in Jerusalem, wo sich die Menschen in Scharen zusammendrängen (was übrigens auch ein klassicher Topos geworden ist) im Vergleich zur Nüchternheit der Kreuzigung, bei der die Darstellung auf drei Personen beschränkt ist. Das Gesicht Christi zeigt hier einen so bewegenden und erschütternden Ausdruck, wie er in dieser Expressivität sonst nirgends zu sehen ist. Johannes und Maria dagegen sind ruhig, gestikulieren nur ein wenig mit den Händen wie Redner. Das Gesicht des Gekreuzigten hat sicher ein anderer Künstler gestaltet.

Abb. 268

Abb. 78

Noch überraschender ist das Christusbild in der Kuppel: Christus hat hier etwas von den fanatischen Gesichtszügen eines orientalischen Mönchs; er ist der eifernde Gott des Alten Testaments, zugleich aber der Erlöser in einer einzigen Gestalt, wie wir sie beim klassischen Mosaik sonst nicht finden. Wir halten dieses Mosaik für das einzige erhaltene Werk eines unbekannten Künstlers. (In der byzantinischen Kunst kommt es seltener vor als in der russischen, daß man wie hier den ganz persönlichen Stil eines Künstlers, der sich stark von den übrigen unterscheidet, erkennen kann.) Der Gläubige wird aus den Seligkeiten der biblischen Verheißungen herausgerissen und sieht sich mit den apokalyptischen Schrecknissen des Jüngsten Gerichts konfrontiert, und dies allein durch die Hinwendung seines Blickes auf den Pantokrator und auch durch die Kraft, mit der ein schöpferisches Künstlertalent dieses Werk geschaffen hat.

Abb. 79

Die direkten Ausstrahlungen von Byzanz reichten weit über die politischen Grenzen des Reiches hinaus. Wir wenden uns darum nun den Werken der byzantinischen Kunst in Kiew zu, dem Sitz jener Fürsten, die die Vorläufer des künftigen Zarenreiches waren. Sie waren ängstlich darauf bedacht, dem neuen Glauben, zu dem sie sich kurz zuvor bekehrt hatten, sichtbaren Ausdruck zu verleihen. Daher ließen sie, wie russische Chronisten berichten, griechische Künstler, wahrscheinlich aus Konstantinopel kommen; sicher ist das jedoch nicht. Zunächst errichtete Wladimir im 10. Jh. in Kiew die Desjatan-(Zehnt-)Kirche, die verschwunden ist, später, um 1040, Jaroslaw die Hagia Sophia. Im Vergleich mit dieser Kirche läßt sich das Kloster in Daphni um 1100 datieren, wenn auch nicht mit letzter Sicherheit. Nur der Altarraum, in dem der Hochaltar steht, d. h. die Apsis und die Hauptkuppel, wurden mit Mosaiken verziert. Aus finanziellen Gründen wurden die übrigen Teile der Kirche weniger kostspielig mit Fresken ausgemalt. Selbst an dieser nicht sehr umfangreichen Aufgabe arbeiteten sicher einheimische Künstler mit Künstlern aus Byzanz zusammen. Der Stil ist im ganzen recht schwerfällig, die Figuren sind etwas gedrungen, streng aussehend, die Gewandfalten sind eckig modelliert. Maria nimmt als Orante mit einem eigenartig unpersönlichen Gesichtsausdruck den größten Teil der
Abb. 279 Apsis oberhalb einer Zone ein, in der die Apostelkommunion doppelt ausgeführt ist – eine Ikonographie, die seit Justinian bekannt ist. Auf jeder der beiden Darstellungen feiert Christus in Begleitung eines Engels und in Anwesenheit von sechs Aposteln die Kommunion. Er steht neben einer zentralen Aedicula, die unschwer an ein Ciborium erinnert. Da außerdem auch Aaron und Melchisedek zugegen sind, ist dadurch der Zusammenhang der erzählenden neutestamentlichen Szene mit dem Alten Testament hergestellt. Recht oberflächliche, aber doch unterschiedlich gestaltete Bild-
Abb. 280 nisse einiger östlicher Kirchenlehrer und mehrerer Martyrer vervollständigen die
Abb. 276 Dekoration. Die Kuppel ist vom Pantokrator beherrscht, den vier Erzengel mit weitausgebreiteten Flügeln umgeben; darunter sind auf der ganzen Wand des Tambours die zwölf Apostel verteilt.

Der sowjetische Wissenschaftler M. W. Alpatow vertritt die Ansicht, daß nur 40 Jahre zwischen diesem Bauwerk und der zerstörten und nur noch in Überresten vorhandenen Kiewer Michaelskirche, die von goldenen Kuppeln gekrönt war, liegen. Demgegenüber halten westliche Wissenschaftler den zeitlichen Abstand für etwas größer. Man erkennt auf den Mosaiken noch Teile des Letzten Abendmahls, einige Heilige, darunter den ersten Martyrer Stephanus. Der Stil der Darstellungen strebt nach größerer Eleganz, und es ist deutlich zu sehen, daß die Figuren überlängt sind, besonders wenn man sie mit denen in der Hagia Sophia vergleicht. Diese künstlerische Episode blieb jedoch auf diese beiden Bauwerke beschränkt, und stilistisch wie technisch ist sie rein byzantinisch, letztlich aber recht provinziell. Die Verarmung zwang die Fürsten von Kiew im 12. Jh. dazu, endgültig auf das Mosaik zugunsten des Freskos zu verzichten.

Im Westen dagegen, besonders in Italien, blieb der Einfluß des byzantinischen Mosaiks sehr viel stärker.

In Venedig ließ der Doge Domenico Selvo (1071–1084), Nachfolger des Dogen Domenico Contarini, der die Markuskirche neu erbaut hatte, Mosaikkünstler aus Konstantinopel kommen, einzig zu dem Zweck, die Basilika auszuschmücken. Der ganze Dekor wurde aber im Jahre 1106 durch eine Feuersbrunst zerstört. Übrig blieben nur einige unbedeutende Fragmente. Die Arbeiten an dem neuen Dekor zogen sich bis in die Renaissance hin. Dieser Dekor, mit dem alle Wände und sogar einige Lünetten an der Außenseite bedeckt wurden, büßte im Laufe der Arbeiten zunehmend seine Eigenart ein und erwies sich schließlich als dem Stil der Renaissance nicht angemessen.

Die ältesten Bildkompositionen sehen jedoch sehr byzantinisch aus. Die in der Apsis abgebildeten Heiligen sind noch mit griechischen Inschriften versehen (12. Jh.). Die aus Byzanz gekommenen Künstler richteten aber Werkstätten ein, in denen auch Venezianer mitarbeiteten. Die daraus hervorgehenden Werke nahmen zunehmend einen lokalen Charakter an. Einige Elemente zeigen noch im 13. Jh. ziemlich griechisch anmutende Formen, z. B. bei einer sehr schönen Maria Orans. Trotzdem ist das Gesamtwerk, obwohl stilistisch nicht eindeutig festzulegen, der Geschichte des byzantinischen Mosaiks zuzurechnen, da das allgemeine Dekorationsprogramm von der berühmten, im 15. Jh. zerstörten Apostelkirche in Konstantinopel inspiriert wurde.

In der östlichen Kuppel ist in einem Medaillon über dem Altar die Ankunft Christi in der Gestalt eines jugendlichen Christus-Emanuel dargestellt, zusammen mit der Gottesmutter, den Patriarchen, Propheten und Evangelisten, die über die Pendentifs verteilt sind. Das Pfingstwunder füllt die Kuppel des Kirchenschiffs aus. In der Zentralkuppel ist die Himmelfahrt, von den Personifikationen der sieben Tugenden und der neun Glückseligkeiten umgeben, dargestellt. Einige alte, anscheinend im 13. Jh. durchgeführte Restaurierungen haben dem Ganzen einen noch ziemlich klassischen Charakter belassen. Die Seitenkuppeln über den Kreuzarmen geben Szenen aus dem Leben von Heiligen wieder: den Evangelisten Johannes links vom Eingang, die hll. Leonhard, Nikolaus usw. rechts davon, alle in einer Art, die eher volkstümlicher Frömmigkeit als dem strengen klassischen Programm entspricht. Die Schöpfungsgeschichte in der Narthexkuppel, die an das Paradies erinnert, ist ein Werk von guter Qualität, ebenso die Szenen aus dem Leben des Moses über der Eingangstür (13. Jh.), aus dem Leben Christi und des hl. Markus (13. Jh.). Doch die Künstler hier sprechen nicht mehr die gleiche Sprache wie die der Mosaiken von Daphni oder Chios, obwohl die Ikonographie im ganzen noch byzantinisch ist.

So läßt sich der tiefe Eindruck, den S. Marco auf den Besucher macht, das Geblendetwerden durch die Farbenpracht eher durch die Fülle des Dekors als durch die Qualität der einzelnen Figuren erklären. *Abb. 67, 82, 286–289*

In der Umgebung von Venedig ist die Ausstrahlung dieser künstlerischen Strömung nicht nur im Apsismosaik der Kirche von Murano zu spüren, sondern vor allem in S. Maria Assunta in Torcello (um 1100 entstanden). *Abb. 285* Wenn hier auch (wie auch in Cefalù), der alten Tradition entsprechend, die Apsismuschel mit dem Bild des Erlösers geschmückt wurde, so fühlt man sich beim Triumphbogen mit der Darstellung des von Engeln umgebenen Lammes ebenso an die ravennatische Vergangenheit erinnert. Das Bild des Erlösers wurde gegen Ende des 12. Jh. im Geist der Tendenzen der damaligen byzantinischen Kunst durch eine übergroße, schlanke, erdentrückte Gottesmutter ersetzt. Ihre unproportioniert große Gestalt überragt *Abb. 284* weit die Reihe der zwölf Apostel, die in der ursprünglichen Dekoration als Begleitfiguren der Christusgestalt konzipiert waren. Ikonographisch besonders interessant ist in Torcello das Mosaik, das die Westwand über dem Eingang schmückt. Es stellt das Jüngste Gericht dar und stammt aus der 2. Hälfte des 12. Jahrhunderts. *Abb. 83–85* Im 19. Jh. wurde es leider ziemlich ungeschickt restauriert. (Neue Restaurierungsarbeiten sind im Gange, wenn nicht schon abgeschlossen.) O. Demus schreibt den oberen Teil des Mosaiks griechischen Künstlern zu. Es ist das einzige monumentale Mosaik, auf dem das Thema des Jüngsten Gerichts, das seine endgültige Form der Darstellung erst gegen das 11. Jh. gefunden hatte, bis heute erhalten ist.

Andere typische Beispiele der Darstellung dieses Themas finden sich in einem Tetraevangelon in der Bibliothèque Nationale in Paris (ms. grec 74), auf zwei Ikonen des Sinaiklosters und auf etwas später entstandenen Fresken in Thessaloniki, in Jugoslawien und auf dem Berg Athos. Das Thema wurde fortlaufend reicher ausgestaltet. In der Malerei kündigt es sich schon im 6.–7. Jh. in der Darstellung der Etimasia an (der Bereitung des von Engeln umgebenen Thrones für die Wiederkunft Christi), und vielleicht auch in einer sehr originellen Komposition in der Topographia christiana des Kosmas Indikopleustes (6. oder 9. Jh., Vatikan, ms. greco 699), auf der von oben nach unten Gott, der Himmel, die Engel, die Lebenden und schließlich die Auferstehung der Toten abgebildet sind.

Die Anregungen zu diesem ikonographischen Programm stammen aus den Schriften Ephraims des Syrers, eines Mönchs aus dem 4. Jh.; sie wurden durch biblische Beschreibungen noch ergänzt. In Torcello sehen wir in der Mitte der Kompositionen den für die Wiederkunft Christi bereiteten Thron mit Adam und Eva, mit Engeln und Szenen aus der Passion. Weiter unten fällt eine Szene besonders auf, nämlich die Scheidung der Auserwählten, die sich auf die rechten Seite Christi zubewegen (vom Betrachter aus gesehen, links im Bild), von den Verdammten, die auf der anderen Seite in den Feuerfluß gestoßen werden. Auf der Seite der Gerechten wird auch das selten dargestellte, aus dem Alten Testament stammende Thema der in
Abb. 283 Abrahams Schoß aufgenommenen Gerechten und der Paradiesespforte behandelt. Es handelt sich um das schönste Beispiel der byzantinischen Version dieses Themas, das später besonders auf den russischen Ikonen außerordentlich beliebt war. Bemerkenswerterweise ist dies innerhalb der byzantinischen Ikonographie die einzige Szene, in der die ruhige Erhabenheit der klassischen Kompositionen, wenn auch nuanciert, durch die bewußte Verwendung von Kontrasten, die die Gläubigen erschrecken sollten, ersetzt wird. Der Überzeugung wird hier durch Drohung nachgeholfen, ein Zug, der auf Bildern im Westen oft vorkommt, im griechischen Raum aber seltener ist.

Im Mittelitalien erwähnen wir nur kurz die Mosaiken in der Kirche der Basilianer-Abtei von Grottaferrata: eine Pfingstdarstellung aus dem 12. Jh. am Triumphbogen, die stilistisch mit der sizilianischen Kunst verwandt sind. In den oft und zu Recht gepriesenen Mosaiken der Kapelle des hl. Zeno in S. Prassede zu Rom sehen auch wir, wie die meisten Wissenschaftler, eher karolingischen als aus dem Osten kommenden Einfluß.

Sizilien, das unter den makedonischen Kaisern zurückerobert wurde, hat viele Mosaiken bewahrt. Die frühesten stammen aus der Zeit des Normannenkönigs Roger II. (1130–1154). Die Normannen, die als Eroberer aus Frankreich kamen, holten sich schon in der Mitte des 12. Jh. griechische Künstler, deren Einflüsse in Cefalù wie auch in der Cappella Palatina und in der Martorana-Kirche (S. Maria dell'Ammiraglio) in Palermo spürbar sind. Doch wäre es eine Täuschung zu glauben, daß die wirklich großen Künstler der Hauptstadt in dieser Weise ins Exil geschickt worden wären. Ihre etwas schwerfällige Kunst vermichte sich zunehmend mit der einheimischen Formensprache. So verhält es sich z. B. besonders in Monreale unweit von Palermo; die dortige Kathedrale und Klosterkirche wurde gegen Ende des 12. Jh. von Wilhelm II. (1166–1189) erbaut, dessen Bestreben es war, noch größere und eindrucksvollere Bauwerke zu schaffen als die, die unter Roger II. entstanden waren.

In der Kathedrale von Cefalù (um 1150) spiegeln sich die großen Werke, die in der Spätzeit der Komnenen geschaffen wurden, vielleicht am getreuesten. Die Kirche zeigt einen ziemlich kraftvollen Klassizismus (besonders in der die Apsis beherr-
Abb. 81, 293 schenden Gestalt des Pantokrators). Im übrigen macht sie vielleicht einen etwas kargen, aber nicht uneleganten Eindruck. Die Cappella Palatina in Palermo aus der zweiten Hälfte des 12. Jh. verbindet in seltsamer Weise westliche Einflüsse (den basilikalen Grundriß) mit byzantinischen (eine Kuppel und Mosaiken) und islamischen, die sich in verschiedenen architektonischen Details und in der Gestaltung der

Decke spiegeln. Die Kapelle ist gewissermaßen eine Zusammenfassung der vielseitigen Kultur Siziliens in dieser Zeit.

Der griechische Einfluß ist vielleicht am ehesten spürbar bei dem, was von der Ausschmückung der Martorana in Palermo noch erhalten ist, da die Ikonographie hier hauptsächlich byzantinisch geblieben ist. Der Marientod in dieser Kirche ist von klassischen Merkmalen geprägt und steht mit der ein halbes Jahrhundert älteren Darstellung in Daphni auf gleicher Höhe. Bezeichnend ist die Szene, in der Roger II. von Christus gekrönt wird, weil sie den Wunsch der normannischen Herrscher zum Ausdruck bringt, ihre Macht nach dem Vorbild ihres Vorgängers, des Basileus, möglichst eng mit der des göttlichen Herrn zu verbinden. *Abb. 80*

Die künstlerische Inspiration in Sizilien kam also während des 12. Jh. aus Byzanz, die bildliche Umsetzung erreichte aber selten die gleiche Vollendung. *Abb. 290–303*

DER FARBIGE DEKOR: DIE FRESKEN

Die Technik der Malerei al fresco ist verständlicherweise viel weniger kostspielig als die des Mosaiks. Das Fresko verbreitete sich darum seit dem 11. Jh. immer mehr und verdrängte allmählich das Mosaik; z. B. sind fast sämtliche Klosterkirchen auf dem Berg Athos und selbst die Refektorien der Klöster mit Fresken ausgemalt. Die zahlreichen neuen Kirchen, die fast überall, besonders in Griechenland und in Makedonien gebaut wurden, boten sich dafür an, diese Technik in großem Umfang anzuwenden. Da die Fresken aber oft übermalt worden sind, ist heute nur noch eine begrenzte Zahl aus der klassischen Zeit in ursprünglicher Gestalt erhalten. Um die Bilder der Heiligen nicht verfallen zu lassen, wurden im Laufe der Jahrhunderte bis zur nachbyzantinischen Zeit zahlreiche Restaurierungen vorgenommen. An verschiedenen Orten, z. B. auf Zypern, bemühen sich Fachleute darum, die alten Schichten wieder freizulegen.

In Konstantinopel blieb das Mosaik vorherrschend. Vor kurzem wurden jedoch in einem Gang, der von der Hagia Sophia zur Hagia Eirene führt, Fresken aus dem 9. Jh. entdeckt. Sie scheinen aus einer volksnahen Auffassung heraus entstanden zu sein und geben somit denen ein Argument in die Hand, die es, wie wir auch, für möglich halten, daß auch in den Provinzkirchen von der Hauptstadt ausgehende Einflüsse wirksam geworden sind, allerdings in mittelmäßiger Qualität. Dies würde, wie in den modernen Hauptstädten, die Vielfalt künstlerischer Strömungen und Werte in einer Großstadt wie der Metropole am Bosporus zu einer bestimmten Zeit beweisen. Die Ikonographie der Fresken weist keine größeren Abweichungen von der der Mosaiken auf. Wir wollen im folgenden aber doch auf einige Besonderheiten hinweisen. Im übrigen sind aus dem jetzt zu behandelnden Zeitabschnitt die erhaltenen Fresken sogar zahlreicher als die Mosaiken. Auch deshalb werden wir den Fresken keine so eingehenden Untersuchungen widmen können wie den anderen Techniken und den anderen Epochen.

In den heute griechischen und jugoslawischen Gebieten Makedoniens finden wir die zahlreichsten und schönsten Zeugnisse. In Thessaloniki ist in der Kuppel der aus dem 11. Jh. stammenden Chalkeon-Kirche wie in der Hagia Sophia der gleichen Stadt die Himmelfahrt Christi dargestellt, im Stil aber ruhiger wirkend. Wir haben schon darauf hingewiesen, daß die gestikulierenden Personen auf der Darstellung in der Hagia Sophia einen ganz besonderen Charakter aufweisen. Die Theotokos in der Apsiskonche ist als Orante abgebildet, eine Haltung, die sie auf Darstellungen der folgenden Zeit ziemlich oft einnimmt. Hier folgt sie vielleicht dem Vorbild der von Photios beschriebenen Theotokosdarstellung, die Michael III. für den Großen Palast in Auftrag gegeben hat. Im übrigen ist die Ikonographie, auf die wir nicht näher eingehen wollen, klassisch. *Abb. 86, 386–388* In der Hagia Sophia von Ohrid (um 1040) dagegen hat die ungewöhnlich große Zahl der abgebildeten alttestamentlichen Patriarchen zu der Meinung geführt, es sei hier die Absicht der lokalen Kirchenpolitik gewesen, auf die Bedeutung des autokephalen Patriarchats von Ohrid aufmerksam zu machen. Der Stil ist an einigen Stellen, vor allem bei der Darstellung der Engel, bemerkenswert zart und subtil. Dennoch teilen wir nicht die Auffassung eines Wissenschaftlers, daß eine Verwandtschaft zwischen den Aposteln der Himmelfahrtsdarstellung und einigen Personen auf den Fresken von Castelseprio bestehe. Die Behandlung der Gewänder ist zu verschieden, um irgendeine Übereinstimmung erkennen zu können. Leider können wir auch keinen anderen Vergleich vorschlagen. *Abb. 276* Denn zu den Fresken in der Hagia Sophia von Kiew läßt sich unserer Meinung nach keine stilistische Verbindung herstellen, obgleich auch dies schon vorgeschlagen wurde. Eher scheint es denkbar, daß diese Fresken der lokalen Kunst zugehören, *Abb. 277–280* auch wenn es sich bei den Mosaiken, wie bereits erwähnt, um byzantinische Arbeiten handelt.

Das Meisterwerk der Freskomalerei der klassischen Zeit sind zweifellos die Malereien, die von Alexios Komnenos, dem Enkel Kaiser Alexios' I., für die im Jahre 1164 gebaute Kirche des hl. Panteleimon in Nerezi in Auftrag gegeben worden sind. Der Stil hat sich gewandelt: er ist, wie es schon für das 12. Jh. nachgewiesen worden ist, menschlicher geworden, ohne dabei an Erhabenheit einzubüßen. Der Threnos, *Abb.87* d. h. die Beweinung Christi, mit dem schmerzerfüllten Antlitz der Gottesmutter, mit der rührenden Gestalt des Lieblingsjüngers, der sich über den Leichnam beugt, weist auf die gleiche Szene hin, die Giotto 150 Jahre später in der Cappella degli Scrovegni in Padua gemalt hat, und übertrifft diese vielleicht sogar in der Intensität der inneren Bewegung, wenn auch nicht in der Komposition. Eine solche Feststellung dürfte von einem Kunsthistoriker, der sich mit der westlichen Kunst beschäftigt, wohl kaum zu erwarten sein; sie ist deswegen aber nicht weniger richtig. Unserer Meinung nach ist es hier das erste Mal, daß die byzantinische Kunst menschlichen Empfindungen so starken Ausdruck verleiht.

Abb. 403–407 Im Vergleich dazu scheint die Kunst in der Kirche Hagios Georgios in Kurbinovo aus dem Jahre 1191 von einem übertriebenen Manierismus geprägt zu sein: hier findet die Gemütsbewegung gerade in den Szenen, in denen man sie erwarten würde, kaum Ausdruck. Eine gewisse Verwandtschaft läßt sich zwischen diesen Fresken *Abb. 373–375* und denjenigen in der Kirche der heiligen Anargyroi (der Bettler) feststellen, die um 1200 in Kastoria, einer kleinen Siedlung im griechischen Makedonien, erbaut wurde. In Kastoria gibt es sehr viele mit Fresken ausgemalte Kirchen, über die A. X. Xyngopoulos ein Werk veröffentlicht hat. Diese Gegend des Balkans hält für uns noch mehrere Überraschungen aus dem folgenden Jahrhundert bereit. Die Fresken in dortigen Kirchen sind von höherer Qualität als die in den eben besprochenen Kirchen in Kurbinovo und Kastoria, wie wir bald sehen werden.

Innerhalb der Gebiete, die einen wesentlichen Teil des Byzantinischen Reiches ausmachten, nimmt Kappadokien eine Sonderstellung ein. Die oberirdisch gebauten Kirchen sind verschwunden. Sie wurden von den Seldschuken zerstört. Übrig blieben aber die bereits erwähnten unterirdischen, in die Felsen gehauenen Kirchen. Man teilt sie gewöhnlich in zwei Gruppen ein. Die erste Gruppe umfaßt Basiliken des 10.–11. Jahrhunderts. Sie haben flache Decken oder Gewölbe, ihre Schiffe sind teilweise durch Säulen unterteilt und die Wände meist mit fortlaufenden Bildzonen ausgeschmückt, die bis zu einem gewissen Grad immer noch der frühchristlichen Tradition treu bleiben. Die andere, etwas später einzuordnende Gruppe umfaßt Bauten aus dem Ende des 12. und vielleicht sogar aus dem 13. Jh. (die griechischen Mönche wurden nämlich nicht alle von den Türken vertrieben), manchmal mit kreuzförmigem Grundriß. Ihre Ausschmückung ist in Bildfelder unterteilt und stärker von der klassischen byzantinischen Kunst beeinflußt.

Ohne diese Einteilung aufzugeben, möchten wir eine weniger große Gruppe von Kirchen mit abstraktem Dekor und mit ikonoklastisch beeinflußten Kreuzdarstellungen deutlich von anderen unterscheiden. Es handelt sich, wie angedeutet, um eine Gruppe, die vielleicht gerade zur Zeit der ikonoklastischen Krise entstanden ist oder die noch im 10. Jh. deren Tradition beibehalten hat. Ein Beispiel dafür bietet die Kapelle des hl. Basileios (über die M. und N. Thierry berichtet haben), in der ein großes Kreuz die gesamte Flachdecke einnimmt, ein anderes die Kapelle der hl. Barbara in Göreme, in der der abstrakte Dekor durch ein Brustbild Christi in der Apsiskonche ergänzt wurde. Dies könnte nach der Wiedereinführung der Heiligenbilder geschehen sein, oder aber das Bild war den strengen ikonoklastischen Vorschriften zum Trotz eingefügt worden. Die Tatsache, daß es zwei mögliche Erklärungen gibt, erlaubt es auch nicht, sich bezüglich der Datierung dieses Bauwerks festzulegen.

In der Gruppe der frühesten Kirchen mit ausschließlich figürlichem Dekor findet man in der Apsis einen thronenden Christus und – entsprechend dem frühchristlichen Schema – die aus einem halbkreisförmigen Himmel ausgestreckte Hand Gottes als charakteristische Merkmale. Auf den Wänden sind zahlreiche Szenen aus der Passion und aus der Kindheit Christi ausgebreitet. Die Kirche Tokali Kilise (die *Abb. 88* Kronenkirche) in Göreme gehört zu dieser Gruppe. Besondere Kennzeichen dort sind die große Zahl der dargestellten Personen und die fortlaufenden Darstellungen. Es gibt sechs Bildzonen übereinander mit Szenen aus dem Neuen Testament. Die Wunder sind manchmal sehr eigenartig dargestellt. So sind z. B. die Apostel bei der Vermehrung des Brotes und der Fische um einen Tisch gruppiert, an dem sie vom hl. Petrus bedient werden. Diese Darstellung stammt aus dem 10. Jahrhundert. Mit der Einführung des kreuzförmigen Grundrisses um das 11. Jh. gehen einige ikonographische Modifizierungen einher, die sich der obengenannten zweiten Gruppe zuordnen lassen: die Deesis in der Apsis ersetzt nun die in den frühen Zeiten übliche Abbildung der Theophanie Christi, z. B. in der Karanlik Kilise (der Dunklen Kirche). Christus ist entsprechend dem klassischen Pantokratorschema in einer Kuppel abgebildet. Das Abendmahl und der Verrat des Judas sind, obwohl mit der byzantinischen Ikonographie verwandt, mit einer naiven Unbeholfenheit behandelt, die in ästhetischer Hinsicht die Malereien der ersten Gruppe nicht übertrifft.

Man hat versucht, in diesen zahlreichen Kirchen, in denen aber die Fresken oft schlecht erhalten sind, einen bedeutenden lokalen Einfluß nachzuweisen. Durch Untersuchung der häufigen erzählenden Episoden in einer verfallenen Kirche in Perustica in Thrakien konnten tatsächlich Ähnlichkeiten mit Kappadokien nachgewiesen werden. Es ist also schwer, den einheimischen oder byzantinischen Charakter genau zu bestimmen. In Göreme und in dessen Umgebung herrscht der Eindruck einer plumpen, bäuerlichen und klösterlichen Kunst mit einigen ikonographischen Besonderheiten unbekannten Ursprungs vor. Daten lassen sich schwer festlegen. Die kunsthistorische Bedeutung, die man dieser regionalen Kunst nach ihrer Entdekkung und der Publikation durch G. de Jerphanion zuschreiben wollte, schien eine Zeitlang sehr übertrieben worden zu sein, wird heute aber wieder betont. Einige Ähnlichkeiten mit den Malereien der Grottenbasiliken in Süditalien überzeugen nicht, und eine direkte Verbindung mit Kappadokien läßt sich keineswegs nachweisen. Die Wiedereroberung dieser Gebiete, besonders der Basilicata durch die makedonischen Kaiser läßt eine Ansiedlung von griechischen Mönchen aus verschiedenen Teilen des Reiches denkbar erscheinen, wobei Kappadokien aber wohl keine vorrangige Rolle gespielt hat. Die Verwandtschaft zwischen diesen beiden Gruppen – Kappadokien und Basilicata – beruht vor allem darauf, daß beide von einer ausschließlich volkstümlichen Kunst geprägt sind.

Abb. 326–350

In Mittelitalien zeigt sich ein völlig anderer Aspekt der byzantinischen Kunst, und zwar in einem Gebiet, von dem wir durch schriftliche Zeugnisse wissen, daß es mit der griechischen Hauptstadt in enger Verbindung gestanden hat. Das im 6. Jh. südlich von Rom vom hl. Benedikt gegründete Kloster Montecassino wurde im 11. Jh. von Abt Desiderius geleitet. Die Klosterchronik, von dem Mönch Leo aus Ostia verfaßt, berichtet von Desiderius, daß er aus Konstantinopel Künstler kommen ließ, um die Apsis der Abteikirche mit Mosaiken zu schmücken. Das Mittelschiff, die Seitenschiffe und das Transept wurden mit Fresken ausgemalt. Die Abtei ist mehrmals zerstört worden, damit ist auch die Ausmalung verlorengegangen. Der byzantinische Einfluß jedoch, den sie während jener Zeit ausgeübt hat, ist unbestreitbar. Im Zusammenhang mit der Goldschmiedekunst werden wir darauf zurückkommen. Die dem Erzengel Michael geweihte Basilika Sant'Angelo in Formis, die am Ende des 11. Jh. nicht weit von Capua von Abt Desiderius wiederaufgebaut wurde, spiegelt diesen Einfluß. Der Stil der Fresken in der Basilika und in der Vorhalle ist einerseits sehr einheitlich in seiner Erhabenheit, die der byzantinischen Kunst sehr nahe steht, andererseits aber, von diesem würdevollen Gesamteindruck abgesehen, so verschiedenartig in der Gestaltung der einzelnen Figuren, daß hier die Zusammenarbeit mehrerer Künstler durchaus denkbar ist. Der thronende Christus ist in der Apsis über den Erzengeln dargestellt, von denen die Gestalt des hl. Michael von ergreifender Schönheit ist. Auch die Szenen aus dem Neuen Testament im Mittelschiff und die aus dem Alten Testament in den Seitenschiffen sind ebenfalls im byzantinischen Stil gemalt. Bei der Darstellung des Jüngsten Gerichts auf der Westwand bezeugen die gerundeten Linien der Körper der Engel und der Gewänder die qualitative Ursprünglichkeit eines begabten Künstlers und zugleich den hellenisierenden Charakter des byzantinischen Klassizismus. Alles das wird traditionell in die Zeit des Abtes Desiderius datiert, d. h. gegen Ende des 11. Jahrhunderts. Bei Arbeiten, die in jüngster Zeit in der Säulenhalle des Eingangs durchgeführt wurden, konnte allerdings das Bild einer gekrönten Maria in einem von zwei Engeln gehaltenen Medaillon freigelegt werden, das ebenfalls byzantinisch ist (der Engel auf der rechten Seite wurde später ausgebessert). Die ockerfarbenen Töne auf blauem Grund, die Ausgewogenheit der Gesichtszüge und der Gewandung des linken Engels zeigen unbestreitbar, daß es sich um das Werk eines großen Meisters, höchstwahrscheinlich aus Byzanz, handelt. Die Darstellung, die sich von denen im Inneren der Kirche durch eine größere Vielseitigkeit bei der Behandlung der Gewänder unterscheidet, wird aufgrund neuester Untersuchungen zweifelsfrei in die zweite Hälfte des 12. Jh. datiert.

Abb. 92

In Venedig bleibt der byzantinische Einfluß bei den Fresken im Baptisterium von S. Marco, dem einzigen Teil des Bauwerks, in dem das Mosaik nicht vorherrschend ist, spürbar. Hier macht sich jedoch eine gewisse Schwerfälligkeit bemerkbar, die sich vielleicht durch lokale Bedingungen erklären läßt – zumindest meint man sie zu verspüren gemäß jenem ständigen Zwiespalt, der einen zögern läßt, Werke von geringer Qualität einem Einfluß von Byzanz zuzuordnen, Werke, die es vielleicht in ähnlicher Form schon in der Hauptstadt gegeben hat, die aber nicht mehr feststellbar sind. Die als Orante dargestellte Gottesmutter weist indes eine feine Linienführung auf.

Die ebenfalls in Venedig in S. Giovanni Decollato entdeckten spärlichen Freskenfragmente, die unlängst dem gleichen Einfluß von außen zugeordnet und in das 11. Jh. datiert wurden, scheinen ein später (wahrscheinlich im 13. Jh.) entstandenes Werk einer Kunst zu sein, die schon sehr westliche Züge angenommen hat.

So zeigen diese byzantinischen Fresken und Mosaiken die Umsetzung offizieller Bildprogramme, die besonders Szenen aus dem Neuen Testament und den Theophanien gewidmet sind. Ihre Aufgabe war es, eine sinnlich faßbare Abbildung des Reiches Gottes zu sein. Die „Paradiesgärten" der vorhergehenden Zeit sind fast verschwunden. An ihre Stelle tritt die Darstellung des Menschen. Die neutestamentlichen Szenen werden immer häufiger und durch Bilder von Heiligen, Patriarchen, Kirchenlehrern oder Lokalheiligen ergänzt, manchmal durch apokryphe Episoden aus dem Marienleben und in Ausnahmen auch durch Szenen aus dem Alten Testament. Letztere sind aber, wie sich zeigen wird, in der Miniaturmalerei häufiger vertreten. Der Klassizismus bedeutet also keineswegs einen Zustand der Unbeweglichkeit. Er entwickelte sich vielmehr immer vielschichtiger und war bis zu seinem Ende für neue Anregungen offen. A. Bon hat, nicht ohne einen gewissen Anflug von Ironie, geschrieben, das ikonographische Programm der byzantinischen Kirche sei erst in dem von Dionysios von Furna im 18. Jh. zusammengestellten Malerbuch vom Berge Athos endgültig festgelegt worden. Doch damals hatte die nachbyzantinische Kunst jegliche schöpferische Frische und Phantasie eingebüßt. Am Vorabend des Angriffs der Kreuzfahrer, dem die Angriffe der Türken im Osten und die Überfälle der Normannen im Westen vorausgegangen waren, sind wir noch weit entfernt von dieser künstlerischen Sterilität. Die byzantinische dekorative Kunst entwickelte sich weiter wie alles Lebendige. Im 12. Jh. stand sie sogar vor zwei verschiedenen Möglichkeiten, die manchmal ihre eher phlegmatische Natur in Verwirrung brachte: einerseits der Betonung der Gemütsempfindungen, andererseits dem Streben nach einem sich ankündigenden Manierismus in der Behandlung von Gebärden und Gewändern.

DER PLASTISCHE DEKOR

Nachdem das Hochrelief praktisch verschwunden war, blieb nur noch das skulptierte Flachrelief bestehen. Es hatte nicht unbedingt die gleiche dekorative Funktion wie in den westlichen Kirchen, bestand es doch eher aus einer Reihe von einzelnen

Bildern, deren ursprünglicher Verwendungszweck nicht immer leicht zu bestimmen ist; manchmal wurden sie als Schmuck an den äußeren Fassaden verwendet, z. B. an der kleinen Metropoliskirche in Athen und an S. Marco in Venedig. Hierbei handelt es sich um Reliefplatten mit figürlichen Szenen. Eine Variante, die eher rein dekorativen Zwecken dient, stellen die Balustraden oder Transennen dar, durch die der Altarraum abgegrenzt ist. Einige Reliefplatten sind als Dekor an den Außenwänden wiederverwendet worden. Die Kapitelle haben an Bedeutung verloren, kommen auch nicht mehr so häufig vor. Meistens handelt es sich dabei um Ausläufer des korinthischen Kapitells (Beispiele dafür gibt es in Sizilien, in S. Marco und in S. Giacomo del Rialto in Venedig). Auch an den Säulen der Portalvorhallen einiger Kirchen in Trapezunt findet man diesen Kapitelltypus (die Kapitelle hier sind vielleicht etwas späteren Datums). In Ausnahmefällen sind die Kapitelle figürlich geschmückt, z. B. ein solches im Musée de Cluny in Paris, auf dem drei Heilige dargestellt sind. Da dessen Gegenstück in Konstantinopel wiedergefunden wurde, kann man es zeitlich einordnen, und zwar ins 11.–12. Jahrhundert. Ein Beispiel, das eine Figur sehr bäuerlichen Charakters mit langärmeligem Gewand auf einem Pilasterkapitell dargestellt, stammt aus der Hagia Sophia in Monemvasia auf der Peloponnes (wahrscheinlich aus dem 12. Jh.). Ein weiteres Beispiel figürlicher Ausschmückung, die zur inneren Bauordnung der Kirche gehörte, ist ein Fragment vom Ciborium aus der Kirche der Theotokos Panachrantos (der Unbefleckten) in Konstantinopel, das im Archäologischen Museum in Istanbul aufbewahrt wird; das Fragment kann um das 10. Jh. datiert werden. Die darauf abgebildeten Köpfe sind von echter klassischer Erhabenheit.

Abb. 95, 208, 209 212–214

Abb. 202, 205, 207

Abb. 93

Die figürlichen Reliefs, die meistens rechteckig, manchmal aber auch rund sind, stellen wirkliche Bilder dar, die man als Nachbildungen oft auf bekannten Ikonentypen oder Miniaturen wiederfindet. Diese Reliefs sind gewissermaßen eine Übertragung der Malerei. Das schönste und bedeutendste dieser Werke ist in unseren Augen mit seinen harmonisch, ja sogar realistisch gestalteten Gewändern das Relief der Maria Orans aus der um 1050 von Konstantin Monomachos gebauten Kirche Hagios Georgios im Manganen-Palast. Von diesem Relief sind mehrere Varianten bekannt, z. B. eine in der Kirche Hagios Georgios in Thessaloniki, eine andere aus der Kirche Theotokos Peribleptos (der Allessehenden) (11. Jh.) in Psamatia, unweit Konstantinopel (jetzt in den Staatlichen Museen in Berlin). Aus den durchlöcherten Händen der Maria soll ein wunderwirkendes Wasser geströmt sein. Einen anderen Typus der Maria Orans verkörpert die im Museo Correr in Venedig verwahrte Maria Platytera (11. Jh.). Das genaue Gegenstück dazu findet sich auf der Ikone der sogenannten Muttergottes von Jaroslawl (um 1200) in der Tretjakow-Galerie in Moskau. Beide Werke sind höchstwahrscheinlich byzantinischen Ursprungs; mindestens handelt es sich um sehr genaue Kopien. M. W. Alpatow meint, die Ikone gehöre der Wladimir-Susdal-Schule an, läßt dabei aber außer acht, daß sie typologisch eindeutig byzantinisch ist. Im übrigen könnte sie an Ort und Stelle von einem übergesiedelten griechischen Künstler ausgeführt worden sein.

Noch auffallender ist die Verwandtschaft mit den gemalten Ikonen bei den inkrustierten Marmorplatten. Ein Beispiel dafür bietet die Darstellung der hl. Eudoxia (10. Jh.) im Archäologischen Museum in Istanbul. Diese Technik erinnert etwas an die Zellenschmelztechnik. Sie bringt die Plastik in eine größere Nähe zu den farbigen Künsten, entspräche damit auch der zur Zeit des 2. Konzils von Nikaia (787) vorherrschenden Auffassung, die zum Teil zwar die figürliche Malerei, aber keine andere Form der bildlichen Darstellung wieder erlaubte. Eine Reliefplatte mit drei

Abb. 547

Aposteln (11. Jh.) im Byzantinischen Museum in Athen ist in der gleichen Technik gearbeitet.

Es gibt auch Kaiserdarstellungen, die zu dieser gleichen Reliefreihe in einem vornehmen Stil gehören, wie die stehende Gestalt eines Kaisers (dessen Kopf leider fehlt) mit einem von Edelsteinen übersäten Loros (oder Schärpe) (9. Jh.) im Archäologischen Museum in Istanbul. Man ist versucht, diese Arbeit mit dem in die Wand des Campiello Angaron in Venedig eingelassenen Clipeus (einem schildförmigen Medaillon) aus dem 12. Jh. zu vergleichen. Der Kaiser ist hier außer mit der Schärpe auch mit dem Prunkmantel bekleidet und trägt Szepter, Globus und Krone. Dieses Relief wurde zweifellos von den Kreuzfahrern mitgebracht. Es erinnert an eine runde Bildplatte von ähnlicher Art im Dumbarton Oaks Museum in Washington.

Die Reliefplastik zeigt gelegentlich erzählende religiöse Szenen, z. B. die Taufe Christi (12. Jh.) im Museum in Rouen. Die allegorische Gestalt des Jordans hält einen großen, irdenen Krug mit einem Loch darin, durch das zweifellos Taufwasser floß. Man findet noch weitere neutestamentliche Themen oder auch Darstellungen von Heiligen, wie die des hl. Demetrios oder die zur gleichen Zeit entstandene Himmelfahrt Alexanders, beide in S. Marco in Venedig und beide vom Ende des 12. Jahrhunderts. Bekanntlich ist um Alexander, wie um Kaiser Karl den Großen, eine Legende entstanden, die ihm übermenschliche Züge verlieh. Entsprechend wurde er auch abgebildet. Die Darstellungen ließen sich dabei von der antiken Sonnenquadriga wie vom kaiserlichen Wagen anregen. *Abb. 217* *Abb. 219*

Es gibt noch eine andere Reihe von Reliefs, die zwar dekorativer, aber in einem weniger vornehmen Stil gestaltet sind: sie stellen meistens Tierkämpfe dar (Löwen, Antilopen, Gazellen, Greifen) oder Pfauen, die sich gegenüber stehen. Diese Reliefplatten, die zunächst als Balustraden um die Altäre aufgestellt waren, wurden in der Zeit der Komnenen oder vielleicht etwas früher manchmal in die Außenwände von Kirchen eingelassen. Die Themen, die sicher aus der Bilderwelt der ikonoklastischen Zeit entstanden sind, und für die als Beispiel die Platte im Louvre schon erwähnt wurde, sind von sassanidischen und islamischen Textilien inspiriert. Mehrere solche Platten schmücken die Fassade von S. Marco; einige erinnern an frühchristliche Themen. Eine Platte im Byzantinischen Museum in Athen (10. Jh.?), auf der sich Löwen gegenüber stehen, scheint das alte Motiv des Lebensbaums wieder aufzugreifen. Pfauen schmücken die Ikonostase in Torcello (12. Jh.). *Abb. 202–214* *Abb. 208* *Abb. 205*

Gelegentlich sind die Themen abstrakter gestaltet und bestimmte Flechtmuster könnten auf barbarische Einflüsse hinweisen, z. B. bei den Brüstungsplatten (11. Jh.) im Byzantinischen Museum in Athen. Sie zeigen Kreuze in Flechtmuster sowie Vögel, meist Pfauen, in Medaillons.

So erfreute sich das Flachrelief in der Zeit der Komnenen wieder größerer Beliebtheit, entweder in vornehmer religiöser oder kaiserlicher Form oder auch in volkstümlicherer Form mit überwiegend zoomorphen Themen.

Doch hat die Plastik Mühe, sich im Bereich der Kirchenausschmückung durchzusetzen. Bei S. Marco wie bei der kleinen Metropoliskirche haben wir es beinahe ausschließlich mit Werken zu tun, die hier wiederverwendet wurden und nicht mit Werken, die ursprünglich für die Anordnung bestimmt waren, in der man sie heute sieht. Aus der Art, wie sie dort eingefügt worden sind, läßt sich kein Programm erkennen. Im Gegensatz zum gemalten Dekor wurden hier Ikonographie und Theologie mit einer gewissen Unbefangenheit behandelt.

DIE IKONEN: GEMALTE IKONEN UND MOSAIKIKONEN

Bald nach dem Ende der ikonoklastischen Krise wurden die beliebtesten Ikonentypen, wie die Hodegetria (die Wegführerin), die Orante usw., schlagartig wiederaufgenommen. Aus dieser Zeit sind aber praktisch keine Ikonen, aus der Zeit zwischen dem 10. und dem 12. Jh. nur sehr wenige erhalten. Man muß sich jedoch der Tatsache bewußt bleiben, daß gewisse Bilder, die nicht zur Malerei gehören, manchmal als Ersatz dafür dienten. Ein typisches Beispiel ist die bereits erwähnte hl. Eudoxia auf Marmor aus dem 10. Jahrhundert. Die kleinen Mosaikikonen, die weiter unten behandelt werden sollen, gehören in die gleiche Kategorie. Vielleicht dienten sogar die Verkleidungsplatten aus Fayence, ganz sicher aber die Elfenbeinplatten oder -triptychen ebenfalls den Bedürfnissen der privaten oder öffentlichen Frömmigkeit. Die Goldschmiedekunst hat seit dem 10. Jh. auch Ikonen aus Edel- oder Nichtedelmetall hergestellt.

Jedenfalls bezeugt die Anhänglichkeit, die den Ikonen wegen der ihnen zugeschriebenen aktiven wie auch passiven Wirkungen erwiesen wurde, das blinde Vertrauen, das die Menschen in sie setzten. Anna Komnene berichtet, daß während der Regierung ihres Vaters Alexios' I. („Alexias", Buch XIII, 1 § 2), der Basileus in Begleitung des Oberbefehlshabers der Flotte die Hauptstadt verlassen und sich im kaiserlichen Zelt in Geranion einquartiert habe. Er sei aber beunruhigt gewesen, „da bei seiner Abfahrt die Gottesmutter im Blachernen-Palast nicht ihr übliches Wunder gezeigt hatte". Dieses bestand darin, daß sich der Vorhang vor dem Gnadenbild der Blacherniotissa ohne menschliches Zutun allwöchentlich, und zwar meistens am Freitag, hob. Nach viertägigem, unruhigem Warten in Geranion sei das Kaiserpaar zurückgekehrt, „und mit einer kleinen Gruppe betrat es das Heiligtum der Gottesmutter: als nach dem gewohnten Lobgesang und innigen Anflehungen das Wunder wie gewohnt geschehen war, ging es wieder hinaus, von großen Hoffnungen erfüllt".

Nebenbei sei erwähnt, daß es durchaus möglich ist, daß diese Blacherniotissa identisch ist mit der sogenannten Platytera (die Schwere, diejenige, die ein Kind
Abb. 466 trägt), der als Orante dargestellten Maria mit dem Christusmedaillon auf der Brust. Wir kennen diesen Typus von plastischen Darstellungen, aber auch als großformatige Ikone (um 1200) aus der Tretjakow-Galerie in Moskau, auf die wir weiter oben schon hingewiesen haben und in der Alpatow ein Werk der Wladimir-Susdal-Schule sieht, während sie unserer Meinung nach in direktem Zusammenhang mit der Blacherniotissa steht und kaum weniger byzantinisch ist als die Reliefdarstellung in Venedig.

Der bevorzugte Platz für die Ikonen ist (abgesehen von ihrem Ehrenplatz in der „Ikonenecke" der privaten Wohnungen) die Ikonostase. Sie entstand um das 10.–11. Jh. aus der Transenna, der niedrigen Balustrade, welche die Laien vom Altarraum trennte (dem antiken Templon). Säulen wurden zugefügt und ein Architrav, der um das 10. Jh. mit einem hölzernen Bandgesims geschmückt wurde, das mit Bildern der zwölf großen Kirchenfeste bemalt war. Vorher war anscheinend anderer Schmuck, z. B. gemalte Medaillons oder vielleicht Keramikbilder, auf Marmor angebracht, auf die wir später noch zurückkommen werden. Dies erinnert ein wenig an das Verfahren, das von den Arabern beim Miḥrab in der Großen Moschee in Kairuan angewendet wurde. Die Abfolge sakraler Themen wird in der Mitte der Ikonostase durch eine Darstellung der Deesis (des als Weltrichter thronenden Christus zwischen Maria und Johannes dem Täufer, die für die Seelen Fürbitte leisten) unterbrochen, wie man sie auch im Sinaikloster auf einem Bandgesims aus dem 12. Jh. sieht, das von einer amerikanischen Forschergruppe restauriert worden ist und durch die Veröffentlichungen von K. Weitzmann bekannt wurde. Eine rein architektonische Ikonostase war bereits im 10. Jh. in Göreme in Kappadokien (Kiliçlar Kilise) aus dem Felsen ausgehauen worden – ein Beweis dafür, wie alt diese Einrichtung ist. Am deutlichsten zeigt sich in Torcello die im 12. Jh. fortschreitende, wenn auch noch nicht zum Abschluß gekommene Ausgestaltung der Ikonostase: eine niedrige, plastische Wand, Säulen, der leere Raum dazwischen, der früher mit einem Vorhang verhängt war, und ein bemaltes Bandgesims auf dem Architrav, das sich heute leider in einem schlechten Erhaltungszustand befindet. In der Hagia Sophia in Konstantinopel war ein Architrav aus Silber. Vom 11. Jh. an wurde der leere Raum zwischen den Säulen zuerst mit vier Bildern, den lebensgroßen Gestalten der Deesis und dem hl. Nikolaus ausgefüllt. Auf der mittleren Tür fanden die Bilder der Verkündigung und der vier Evangelisten oder des Moses und Aaron Platz.

Diese Entwicklung der Ikonographie läßt sich im Katharinenkloster beobachten. Sie wurde an anderen Orten bereichert und verändert, in ihren grundlegenden Merkmalen aber beibehalten. Die Wand zwischen dem Altarraum und dem Raum für die Laien wurde mit der Zeit ziemlich hoch und in der Orthodoxen Kirche immer beibehalten. Bischof Symeon von Thessaloniki äußerte sich im 15. Jh. darüber folgendermaßen: „Die Chorschranken (d.h. die Ikonostase) trennen die sinnlich wahrnehmbaren Dinge von den übersinnlichen Dingen und Christus zwischen der Jungfrau und seinem Vorläufer, wie auch die Engel, die Jünger und die Heiligen den im Himmel herrschenden Christus versinnbildlichen“ (zit. nach A. Guillou). Zwischen der Regierungszeit der Komnenen und der Zeit Symeons wurde die Ikonostase offensichtlich mit neuen Heiligenfiguren, oft mit Darstellungen von Lokalheiligen, versehen, die Hauptmerkmale und die geistige Aussage aber blieben unverändert. Abgesehen von der ikonoklastischen Krise, deren Ursachen zum Teil immer noch rätselhaft sind, gab es seit Augustinus, der als erster von den *picturarum adoratores* gesprochen hatte, eigentlich auch keinen Grund zu Veränderungen. Im übrigen nahmen die Ikonen in der privaten wie in der öffentlichen Frömmigkeit immer einen vorrangigen Platz ein. Das wiederholte Auftauchen von Ikonen als Acheiropoieten (d.h. als nicht von Menschenhand geschaffen) rechtfertigte das ihnen entgegengebrachte Vertrauen, wie auch den Ehrenplatz auf der Ikonostase mitten in der Kirche. Die Ikonostase wurde während der Messe vom Priester mit Weihrauch beräuchert, um ihren göttlichen Charakter und die Verehrung, die dieser farbigen und zugleich mystischen Wand entgegengebracht wurde, zum Ausdruck zu bringen.

Abb. 94, 488

Weiter oben wurde bereits darauf hingewiesen, daß die nun mit Temperafarben auf Holz gemalte Ikone (man hatte allmählich auf die Enkaustik verzichtet) nicht die einzige Möglichkeit war, ein Heiligenbildnis zu schaffen. Aus dem Anfang der klassischen Zeit sind nur sehr wenige Ikonentypen erhalten. Mit zunehmender Frömmigkeit – vielleicht könnte man sagen, auch mit der kulturellen Entwicklung – wuchs die Anzahl der Heiligen, die kultisch verehrt wurden, beträchtlich. Symeon Metaphrastes (der Übersetzer) hat eine Lebensbeschreibung aller Heiligen verfaßt, von der die ersten zehn Bücher, die im Britischen Museum aufbewahrt werden (Add. Ms. 11870), während der Zeit der Regierung Basileios' II. (976–1025) illustriert wurden. Symeon war Logothet und besaß den Ehrentitel Magistros. Anscheinend wurde in Bithynien für ihn gearbeitet, denn sein Werk enthält Heilige aus diesem Thema (Verwaltungsgebiet), die an anderen Orten wenig bekannt waren. Qualitativ entsprechen die Miniaturen jedoch den Werken der Metropole. Wir haben diesen Exkurs auf das Gebiet der Illuminationen gemacht, weil das Werk Symeons anscheinend den Anstoß zu einer Reihe sehr eigenartiger Ikonen gegeben hat oder ihnen wenigstens vorausgegangen ist. Es handelt sich dabei um Ikonen, die entweder Menologien, d. h. liturgische Monatskalender, mit den Heiligen eines Monats, oder Jahreskalender sind, auf denen in mehreren Reihen die Heiligen eines Jahres in kleinen Gruppen oder auch einzeln abgebildet sind. Teile des ältesten und zweifellos auch schönsten Exemplars werden im Katharinenkloster auf dem Sinai aufbewahrt. Nach der Chronologie von K. Weitzmann kann es in die 2. Hälfte des 11. Jh. datiert werden. Die Personen sind frontal dargestellt, stehen in Reihen nebeneinander und haben unrealistisch überdehnte Körper. Hier ist jedoch, anders als später, keinerlei Monotonie bemerkbar, denn die Reihen der Heiligen sind von eingeschobenen Szenen, darunter die Entdeckung der Reliquien Johannes' des Täufers, die Überführung der Reliquien des hl. Johannes Chrysostomos, unterbrochen, die Eintönigkeit vermeiden. Von dieser Ikonographie wurde die Malerei auf einem dreihundert Jahre später (14. Jh.) mit viel weniger Geschick ausgeführten Antemensale (im Institut für Neugriechische Studien in Venedig) inspiriert.

Die für den Privatgebrauch bestimmten Ikonen mit Darstellungen einzelner Heiliger waren sicher schon sehr weit verbreitet. Am Beispiel der Illuminationen in den Büchern des Symeon Metaphrastes ist leicht zu erkennen, wie sich durch bildliche Darstellungen das liturgische oder ganz einfach das fromme Denken verbreitete: zuerst durch die Illustration im Buch, dann durch das vom Text losgelöste Bild allein. Gerade der Stil der Kalenderfiguren trug allmächlich dazu bei, in der Malerei und beim Mosaik eine zunehmende Dehnung der Formen entstehen zu lassen. Man kann noch auf andere Beispiele dieser theologisch-ästhetischen Übertragung hinweisen: auf die Homilien des Mönchs Jakobos von Kokkinobaphos (12. Jh.) oder die Akathistoshymne auf die Gottesmutter, die ebenfalls zu Quellen der Inspiration wurden. Johannes Klimax, im 7. Jh. Abt des Katharinenklosters, gibt in seinen Schriften Anweisungen für die Mönche zum Kampf gegen die Laster und zum Erwerb von Tugenden, und auch diese erfuhren durch das Buch wie durch die Illustration in ähnlicher Weise weite Verbreitung. Im Sinaikloster wird eine Ikone der als *Abb. 132* Typus bekannten Himmelsleiter des Johannes Klimax (12. Jh.) aufbewahrt. Sie zeigt, wie die tugendhaften Mönche auf einer Leiter in den Himmel klettern, während schwarzgemalte Dämonen (eine in Byzanz selten vorkommende Teufelsikonographie) die weniger verdienstvollen Mönche unter den mitleidigen, aber ohnmächtigen Blicken der Gerechten in den Abgrund der Hölle stürzen. Die vielschichtige Darstellung des Jüngsten Gerichts findet sich in einem ebenfalls im Sinaikloster aufbewahrten Werk des 12. Jh. wieder, allerdings in einer stilistisch vollendeteren Form als diejenige in Torcello. Hier nimmt das Jüngste Gericht die eine Diptychontafel ein; auf der anderen Tafel sind die zwölf Kirchenfeste als die unerläßlichen Etappen auf dem Weg zur himmlischen Glückseligkeit dargestellt.

Die Wiedergabe dieser Feste wird zunehmend durch den verhaltenen Ausdruck von Gemütsbewegungen geprägt, was besonders für die aus der 2. Hälfte des 12. Jh. stammende und ebenfalls im Sinaikloster aufbewahrte Darstellung der Kreuzigung charakteristisch ist. Neben dem sensiblen Ausdruck der Gesichter deutet sich hier auch schon jener anmutige Manierismus der Komnenenzeit an, der sich später so herrlich entwickelt hat. Er läßt auf seine Art die Geisteshaltung, von der das Thema wie der Künstler geprägt sind, spüren.

Abb. 491 Das Sinaikloster, unsere Hauptquelle für die frühen Zeiten, besitzt aus dem Ende des 12. Jh. eine Verkündigungsdarstellung.

Auf ihr überrascht der manierierte Stil, in dem der Künstler den Engel ausgeführt hat: mit gespreizten Fingern und bauschigen Gewändern. Vor ihm befindet sich Maria als bescheidene junge Frau, erstaunt und etwas ängstlich blickend. Von ihren Pilgerfahrten brachten die Russen Ikonen mit, die für sie vor besonderer Bedeutung waren, wenn sie aus dem Ursprungsland ihrer Religion stammten. So befindet sich unter den Schätzen der Eremitage in Leningrad eine sehr schöne Darstellung der Höllenfahrt Christi (oder der Auferstehung), die so würdevoll und ruhig und so völlig anders gestaltet ist als bei späteren Werken dieses Themas. Das Meisterwerk dieser Zeit, das so bekannt ist, daß es fast überflüssig ist, ausführlich darüber zu sprechen, ist die Wladimirskaja, die Gottesmutter von Wladimir. Sie wurde um 1130 in Konstantinopel gemalt und, wie russische Chronisten berichten, unmittelbar danach nach Wladimir gebracht, dessen *Palladion* sie wurde, bevor sie in Moskau die gleiche Aufgabe erfüllte. Sie befindet sich heute in der Tretjakow-Galerie und ist mehrfach restauriert worden. Man sagt von ihr, sie strahle eine zarte Menschlichkeit aus. Sie stimmt typologisch mit der Eleusa (der Barmherzigen) überein, dem Gegenbild zur Glykophilusa (der Süß-Küssenden), die den Kopf nach rechts dem Kind zuneigt. Der Louvre besitzt von diesem Typus ein hervorragendes Exemplar, das jedoch nachbyzantinisch ist und in Moskau entstanden ist. Nach Ansicht von V. N. Lazarew geht die Eleusa auf einen verhältnismäßig alten Typus (des 9. oder 10. Jh.) zurück, bei dem es sich um eine ganzfigürliche Darstellung handelte, nicht nur um ein Brustbild, wie man es heute sieht. Im übrigen ist die Bezeichnung Eleusa unzureichend, um den Gesamtcharakter des Bildes zu beschreiben: ihre Würde in Verbindung mit der ängstlichen Erwartung der Zukunft und der zum Ausdruck gebrachten zärtlichen Fürsorge machen aus der Figur eine vielschichtige, fesselnde und beinahe unergründliche Gestalt.

Abb. 467

An anderen griechischen oder hellenisierten Orten sind aus dieser Zeit recht wenige bedeutende Ikonen erhalten. Erwähnenswert ist jedoch die teilweise mit Silber überzogene, allerdings viel schwerfälliger aufgebaute Ikone mit dem Erzengel Gabriel (12. Jh.) in der Peribleptos-Kirche von Ohrid. Insgesamt sind die Verluste ungemein groß. Die Meisterwerke, die in seltenen Glücksfällen fast wie durch ein Wunder noch erhalten sind, lassen erahnen, wie groß die Lücken auf diesem Zerstörungen so leicht ausgesetzten Gebiet sind. Übrigens sah man die Ikonen fast lieber durch Feuer verlorengehen, als sie frevlerischem Zugriff oder selbst altersbedingtem Verfall ausgesetzt zu wissen.

Abb. 131

Als Miniaturmosaiken, sogenannte „tragbare Mosaiken“ gearbeitete Bilder waren wegen ihres kleinen Formats vornehmlich für die private Andacht bestimmt, manchmal jedoch auch groß genug, um auf einer Ikonostase oder als Votivbild auf einer Kirchenwand angebracht zu werden, z. B. die im Louvre aufbewahrte Verklärung Christi, die 36 × 52 cm mißt. *In situ* wurden jedoch keine gefunden. Die Mosaiksteine sind äußerst klein, und da sie auf Wachsgrund befestigt wurden, sind diese Werke nicht allzu haltbar. Die Technik ist so raffiniert, daß sie deswegen mit Konstantinopel in Verbindung gebracht wird, was auch glaubwürdig scheint. Einige Wissenschaftler sehen dagegen eher einen Bezug zu anderen Werken weitab von der Hauptstadt. Da Konstantinopel aber eine vielseitige und weitreichende Ausstrahlung besaß, läßt sich kaum etwas Sicheres nachweisen. Die bekannten Stücke können frühestens auf das Ende des 11. Jh. datiert werden.

Abb. 470–481

Das in Silber gerahmte Mosaik des hl. Nikolaus, im Johannes-Theologos-Kloster auf Patmos könnte eins der ältesten sein. Es ist in schlechtem Zustand. Die Gestalten Christi und Marias, die sich zu beiden Seiten des Heiligen vom Goldgrund abheben,

beziehen sich auf einen Traum, in dem ihm die künftige Bischofswürde offenbart wurde. Unter den getriebenen silbernen Medaillons auf dem Rahmen mit Heiligendarstellungen befindet sich auch eine Etimasia. D. Talbot Rice, Spezialist auf diesem Gebiet, hat das Mosaik in das 11. Jh. datiert; wir können es jedoch kaum früher als ins 12. Jh. datieren. Die private Verwendung dieser Mosaikikonen wird durch die große Zahl der auf ihnen abgebildeten verschiedenen Heiligen deutlich. Der hl. Theodoros (12.–13. Jh.) im Museo Sacro für frühchristliche Kleinkunst im Vatikan und andere, die später behandelt werden sollen, sind Beispiele dafür. Unter den wichtigeren Figuren, die vielleicht durch monumentale Kompositionen angeregt
Abb. 472 worden sind, fällt der Christus Pantokrator (12. Jh.) (im Museo del Bargello, Florenz) durch seine gelassene Erhabenheit und durch die Feinheit der Züge besonders auf. Er wurde mit den sizilianischen Mosaiken und mit denen in Daphni verglichen, weist aber mit dem Pantokrator in der Kuppel von Daphni keine Ähnlichkeiten auf.

Die Muttergottes des Hodegetriatypus ist im Kloster Chilandari auf dem Berg Athos dargestellt. Auffallend ist daran die eigenartige Ausdruckslosigkeit dieser Figur aus dem 12. Jahrhundert. Vergleicht man sie mit dem Bild der Gottesmutter mit dem Kind im Ökumenischen Patriarchat in Konstantinopel, dann erkennt man sofort den stilistischen Unterschied, der für eine abweichende Datierung zu sprechen scheint. Talbot Rice sieht in dieser Ikone das älteste bekannte Stück dieser Reihe und datiert sie in die zweite Hälfte des 11. Jahrhunderts. Das ist wegen der stilistischen Qualität (man denkt an Daphni, wo die Datierung ebenfalls unsicher ist) nicht unwahrscheinlich. Abschließend sollte aus der Reihe der Mosaikikonen aus der klassischen Epoche noch die Verklärung (um 1200) im Louvre erwähnt werden. Sie ist in der Form, in der das „Fest der Verklärung" in der orthodoxen Liturgie seine endgültige Fassung erfahren hat, dargestellt: Christus in der Mandorla zwischen Elias und Moses , darunter am Fuß des malerisch gezeichneten Berges die Apostel Petrus, Johannes und Jakobus. Sie sind von dem mystischen Licht überrascht, aber noch nicht zu Boden gestürzt. Diese Darstellung stimmt mit den Berichten bei Matthäus, Markus und Lukas überein. Die Symmetrie sowie die Harmonie der Linien und der Farben auf goldenem, blauem und weißem Grund sind von vollendeter Schönheit. Allerdings ist das Werk in den mittleren Partien restauriert worden. Bis die schönsten
Abb. 137, 470–481 Ausführungen dieser kleinen Reihe sehr feiner Kunstwerke (insgesamt etwa fünfzig sind bekannt), entstanden, dauerte es allerdings noch bis zur Palaiologischen Renaissance.

DIE BUCHMALEREI

Die Buchmalerei bildet unter allem, was von der byzantinischen Welt bis heute erhalten ist, einen enorm großen und zum Teil noch verkannten Bereich. Zugleich unterscheidet sie sich in mehrfacher Hinsicht von all den anderen künstlerischen Techniken. An dieser Stelle sollen nicht die Handschriften der profanen Autoren berücksichtigt werden, die ohne Zweifel sehr zahlreich waren. Wir werden sie in einem späteren Kapitel behandeln.

Die Illumination begleitet als erklärende Verzierung die Unzial- wie Minuskelhandschriften sowohl in Buch- als auch in seltenen Fällen in Rollenform (z. B. die Rolle des Buches Josua im Vatikan oder die Rolle im Patriarchat in Jerusalem). Sie erweist sich als eines der wirkungsvollsten Mittel der byzantinischen Kunst, zu umfassendem Ausdruck zu finden, subtil, theologisch und auserlesen zugleich und manchmal auch pathetisch im Ausdruck. Ihr Anwendungsgebiet ist umfangreich, denn außer der Bibel – wobei dem Alten Testament wieder ein wichtiger Platz zukommt – werden auch kirchliche Schriften, Homilien, theologische Traktate, gelegentlich ein apokryphes Evangelium und mehr oder weniger legendenhafte Heiligenviten illuminiert. Die Buchmalerei hat sich auch als geeignetes Medium erwiesen, die Dogmen durch knappe und ausdrucksvolle bildliche Darstellungen zu erklären. Die klassische byzantinische Kunst des Mittelalters (wie übrigens auch die spätbyzantinische Kunst, wie wir bald sehen werden) bringt die Dogmen in dieser reduzierten Form vollkommen zum Ausdruck; sie nimmt sie in die figürliche religiöse Kunst auf. So scheint es auch bezeichnend, daß die Darstellung der Höllenfahrt Christi (auch als Anastasis oder Auferstehung bezeichnet), die eigentlich ein Gewirr unzähliger Toter unter der ausgestreckten allmächtigen Hand Christi ist und sonst nicht zur Gruppe der kanonischen Bilder gehört, für das geeignetste Sujet gehalten wurde, das höchste kirchliche Fest, den Ostersonntag, zu illustrieren, weil sie das Dogma von der doppelten Natur Christi, die er auch nach dem Tod am Kreuz beibehalten hat, zum Ausdruck bringt. Ein sehr schönes Beispiel dafür befindet sich im Kloster Dionysiu auf dem Berg Athos (ms. 587, fol. 2, recto). Dieses Ausdrucksmittel war in den frühen Zeiten weniger klar und deutlich gewesen; als Bekundung einer tiefen Leidenschaft entwickelte es sich allmählich zum Pathetischen hin und wurde äußerst beliebt.

In den kaiserlichen Palästen gab es Bibliotheken, in denen auch die Künstler der kaiserlichen Skriptorien arbeiteten. Auch im Patriarchat von Jerusalem gab es eine große Bibliothek. Dies alles war sicher schon seit dem Jahre 1204 zerstört. Andere Skriptorien arbeiteten für Privatpersonen. Besonders die Mönche gründeten Werkstätten und bauten Bibliotheken auf. Es ist z. B. bekannt, daß im Jahre 1201 in der Bibliothek des Johannes-Theologos-Klosters auf Patmos, wo der Legende nach die Geheime Offenbarung auf einem aus dem Felsen gehauenen Sitz niedergeschrieben wurde, dreihundert Werke aufbewahrt wurden, von denen die meisten auf Pergament geschrieben waren: einhundertvierundzwanzig liturgische Bücher (darunter zwölf Evangeliare), dreizehn Sammlungen mit einzelnen Büchern aus dem Alten Testament, einhundertsechzehn Handschriften mit Texten der Kirchenväter und mit Heiligenviten, zwei Werke des Aristoteles, ein Werk des Flavius Josephus, der byzantinische Mönchsroman „Barlaam und Joasaph", die Chronik des Patriarchen Nikephoros und die des Johannes Skylitzes, eines Chronisten aus dem 11. Jh. (nach A. Guillou). 75% liturgische Werke und 25% Werke profaner Autoren scheinen den durchschnittlichen Bestand einer Klosterbibliothek dieser Zeit auszumachen; nach Sachgruppen geordnet: Evangelien, Oktateuch (die ersten acht Bücher des Alten Testaments), Psalter, Menologien (Heiligenviten), Homilien usw., manchmal auch Sammelhandschriften, die die verschiedenartigsten Texte enthielten.

Die Wissenschaft ist dabei, die illuminierten Handschriften zu veröffentlichten, denn viele sind noch nicht publiziert. Aber die bereits bisher veröffentlichten sind schon so zahlreich, daß wir sie hier nur kurz behandeln können. Die Handschriften sind entweder ganz- oder halbseitig, ein- oder halbspaltig ausgeschmückt. Bei Listen findet man als Rahmen auch rein dekorative Muster. Manchmal, namentlich bei den Psaltern, besteht der Schmuck aus Randminiaturen. Der künstlerische Einfalls- und Abwechslungsreichtum ist überraschend. Es kommen die unterschiedlichsten Formate vor, manchmal sehr kleine, wie bei den griechischen Evangelien (ms. 67 und ms. 74) in der Bibliothèque Nationale in Paris oder bei der nur 8 × 11 cm großen, angeblich aus dem Skriptorium Michaels VII. Dukas stammenden Handschrift mit der Apostelgeschichte, den Apostelbriefen und der Apokalypse in der Universitätsbibliothek in Moskau (Nr. 2280, 11. Jh.). Nach dem erzählenden Stil der ersten Blütezeit (der die bereits behandelten Purpurhandschriften angehören) wurde der Stil orientalischer, würdevoller, hieratischer, besser mit dem sakralen Charakter der orthodoxen Kultur übereinstimmend. Eine Figur, die unserer Meinung nach in dieser Hinsicht ganz typisch byzantinisch ist, ist die eines Mönchs mit der überdehnten, asketischen, vergeistigten und entmaterialisierten Gestalt eines sonst unbekannten Heiligen, Petrus von Monobata, in einem Codex im Sinaikloster (204, fol.3, recto). Bevor die Entwicklung jedoch dahin gelangt war, gab es eine Rückkehr zur antiken Vorstellungswelt, die bei den Werken aus dem Großen Palast zur Zeit Basileios' I. besonders spürbar ist. Dies trifft namentlich auf ein Meisterwerk der Buchmalerei zu: die Homilien des hl. Gregorios von Nazianz, die zwischen 880 und 886 gemalt wurden (Bibliothèque Nationale, Paris, ms. grec 510). Der Sinn für das Erzählerische tauchte nach der ikonoklastischen Krise wie durch ein Wunder wieder auf. (Da einige Mönche aber auch während der Zeit des Bilderverbots weiter gemalt und dabei ihr Leben aufs Spiel gesetzt hatten, war die Freude am Erzählen in Bildern wohl nie wirklich verlorengegangen.) Man spürt die Kenntnis antiker Werke heraus und sieht, daß die Künstler mit den zarten Farbtönen der alexandrinischen Tradition vertraut waren: die Vision Ezechiels, Moses auf dem Berg Sinai, der thronende Christus, alles das sind unvergleichliche Malereien, bei denen manchmal verschiedene, geschickt aufgebaute Bildebenen zu unterscheiden sind. Auch die Perspektive ist beachtet worden. Der thronende Christus ist von monumentalem Charakter, eine Ausnahme in der Buchmalerei. Am meisten überrascht vielleicht die Darstellung der Vision Ezechiels, auf der der Prophet von einem Engel in das mit Totengebeinen übersäte Tal geführt wird. Nirgends sonst findet man eine so anmutige Verbindung von Leben und Tod in einer derart verheißungsvollen Vision. Manchmal sind auf einer Seite zwei ganz verschiedene Themen, z. B. die Auferweckung des Lazarus und der Einzug in Jerusalem, ohne ersichtlichen Grund zusammengestellt. Stark vergrößerte Photographien zeigen, daß die Gesichter gelegentlich sehr individuell gestaltet sind. Die Themen, die vom Leben der nunmehr als Heilige verehrten Konstantin und Helena handeln, erinnern an historische oder höfische Darstellungen, mit denen sicher auch die Wände der kaiserlichen Paläste geschmückt worden sind. Der Stil, der verschiedene Künstlerhände erkennen läßt, weist in seiner Erhabenheit auf den sich ebenfalls in Paris befindenden Psalter ms. grec 139 hin. Der Harfe spielende David, der bei seiner Schafherde abgebildet ist, könnte hier mit einer Orpheusdarstellung vertauscht werden, ohne daß sich jemand darüber wundern würde. Auf fol. 435 des Psalters scheint die hinter der Gestalt des betenden Isaias dargestellte Allegorie der Nacht mit der nach unten gehaltenen Fackel und dem – in fast akademischem Stil gemalten – flatternden Gewand direkt von der Gestalt beeinflußt zu sein, die auf dem Endymion-und-Selene-Sarkophag (2. Jh. n. Chr.) des Kapitolinischen Museums in Rom von einem Wagen steigt. Allerdings weist der untere Teil des Körpers Unterschiede auf; aber es hat auch Zwischenstufen der Vermittlung gegeben.

K. Weitzmann hat nachgewiesen, daß dem in die 2. Hälfte des 10. Jh. datierten Psalters ms. grec 139 die (verschwundene) Illustrierung zahlreicher antiker Autoren und der großen Enzyklopädien, die von Konstantin VII. Porphyrogennetos in Auftrag gegeben und in der ersten Hälfte des 10. Jh. zum Teil sicher vom Kaiser selbst ausgeführt wurden (er malte nämlich auch selbst), zugute gekommen sind. Die Architekturen im Hintergrund und die idyllischen Landschaften führen uns auf die Spuren einer noch lebendigen Tradition der alexandrinischen Miniaturmalerei. Die Handschriften sind die berühmtesten Zeugnisse der makedonischen Renaissance.

Abb. 122

Abb. 121, 426, 427

Am Ende des 10. Jh. begann sich jedoch ein mehr mittelalterlich geprägter Stil herauszubilden. Zu dieser Zeit entstand im Sinaiticus 204 jene bereits erwähnte Figur eines Mönchs auf Goldgrund. In diesem Zusammenhang kann auch das Menologion Basileios' II. (Vat., graecus 1613) genannt werden, das die Heiligenviten in 400 Illustrationen enthält – allerdings in einem mehr erzählenden Stil. Ebenso scheint das Evangelienfragment in der Nationalbibliothek von Leningrad (ms. 21, fol. 6, verso) auf den Übergang zu einem mehr byzantinischen Stil hinzuweisen. Russische Wissenschaftler datieren es z. T. etwas früher (ohne sich darin jedoch einig zu sein; manche akzeptieren die Datierung in das 10. Jh.). Die wundervolle Darstellung der Fußwaschung mit den in weiße, wallende, harmonisch über ihren Rücken aufgebauschte Gewänder gehüllten Jüngern, die sich dem demütig zu ihren Füßen befindenden Göttlichen Meister zuneigen, spricht unserer Meinung nach aber für die spätere Datierung des Evangeliars. *Abb. 426, 427*

Die Dogmen in Bilder umzusetzen und sie in die religiöse Kunst einzubeziehen, die in den monumentalen Bereichen stärker durch Bildprogramme bestimmt war, wurde zunehmend zum Anliegen der Buchmalerei. Die Liturgie wurde so stark durch die sakrale Ikonographie bereichert und geprägt, daß man fast sagen könnte, die byzantinische Kunst der klassischen und der späten mittelalterlichen Zeit sei zur liturgischen Kunst schlechthin geworden. Das schließt jedoch die Verbindung von Themen tiefsten religiösen Gehalts mit rein ornamentalem Dekor nicht aus, im Gegenteil. Wir haben schon das Beispiel der Höllenfahrt Christi aus dem Kloster Dionysiu angeführt. Diese ungemein dynamische Szene, die später auch Eingang in die Wandmalerei gefunden hat, ist eingefaßt von einem sehr schön mit Heiligenmedaillons dekorierten Band. Denn die Kunst der Buchmalerei, die immer mehr zur Illustration theologischer und dogmatischer Themen überging, entfernte sich rasch von der bei den makedonischen Kaisern beliebten antikisierenden Tendenz und verwendete statt dessen sehr reiche, ausschließlich dekorative Elemente. Außerdem bediente sich der anfänglich asketische Stil besonders vom 12. Jh. an (was aber schon im 11. Jh. spürbar wurde) allmählich einer ganzen Palette von Ausdrucksmöglichkeiten, deren letztes Ziel es war, der byzantinischen Geistigkeit ihrer Bedeutung entsprechend eine möglichst große Wirkung zu verleihen. Zugleich wurde aber jede Neigung zum Realismus, wie er im Westen zum Ausdruck kam, vermieden.

Die Quellen der Inspiration waren zahlreich und bedeutend vielseitiger als bei der monumentalen Kunst. Hier können aber nicht alle Aspekte berücksichtigt werden, angefangen von der Erfindung von manchmal apokryphen oder sogar profanen illustrierten Geschichten, die sich darin dem erzählenden römischen Stil anschließen, bis zum jüdischen Einfluß, den einige Wissenschaftler in den Illustrationen zum Alten Testament wiederzufinden glauben. Denn natürlich dienen diese Szenen aus den Evangelien, manchmal auch aus den apokryphen, und in etwas geringerem Ausmaß auch sonstige biblische Szenen, mehr als jedes frei erfundene Thema dazu, die wichtigsten Texte zu illustrieren. Dies gilt nicht nur für die Bibel selbst, sondern auch für die kirchlichen und die theologischen Schriften. Ein berühmtes Beispiel von sehr hoher Qualität sind die Predigten des Jakobos von Kokkinobaphos. Die prachtvollen Illuminationen dazu behandeln neutestamentliche Szenen, oder sie beziehen sich direkt auf die Themen, die die von dem Prediger ausgelegten Wahrheiten biblisch darstellen. Manchmal sind die figürlichen Darstellungen von stark stilisierten Landschaften begleitet (Vat., graecus 1162; Paris, ms. grec 1208, 12. Jh.). *Abb. 123*

Der gleiche Charakter zeigt sich in einer wichtigen neutestamentlichen Handschrift aus der Bodleian Library in Oxford. In vielen Handschriften finden sich Abbildungen von Christus und von Maria und vor den Evangelien das Bildnis des jeweiligen Evangelisten. Diese Handschriften stammen im allgemeinen aus Konstantinopel und zum großen Teil aus den kaiserlichen Werkstätten. Wegen der Würde der Szenen und der Schönheit der dekorativen Elemente sind noch die im Jahre 1101 in Konstantinopel entstandenen Bilder zu nennen, die die Apostelgeschichte illustrieren (Bibliothèque Nationale, Paris, ms. suppl. grec 1262). Bei alledem wurde aber die Darstellung der politischen Macht nicht vernachlässigt, wie wir nun sehen werden.

Die Bedeutung, die der Person des Basileus beigemessen wurde, zeigt sich in den Homilien des hl. Johannes Chrysostomos (Bibliothèque Nationale, Paris, ms. grec Coislin 79, fol. 2, verso), die im letzten Viertel des 11. Jh. illuminiert wurden: Kaiser
Abb. 440 Nikephoros III. Botaneiates erhebt sich majestätisch zwischen dem Heiligen und dem Erzengel Michael, die sich ihm leicht zuneigen. Der Stil des Erzengels erinnert an Sant'Angelo in Formis und bestätigt gleichzeitig diesen Bildzyklus als byzantinisches Werk. Vor allem aber geht aus der Darstellung hervor, daß der Kaiser, der mit einem Nimbus umgeben und auf einem Podest abgebildet ist, zugleich irdische und himmlische Huldigungen empfängt.

Besonders charakteristisch für die hier mehr politisch als mystisch verstandene
Abb. 439 kaiserliche Propaganda ist eine Seite im Psalter Basileios' II. (Biblioteca Marciana, Venedig, Cod. graecus 17): der Kaiser ist auf Goldgrund als übermächtige Gestalt dargestellt, er wird von einem Engel gekrönt und von der aus dem Himmel ausgestreckten Hand Gottes gesegnet. Zu seinen Füßen kauern sich Bulgaren, die er eben, im Jahre 1017, besiegt hat. Ein Beispiel dafür, wie die weiter oben bereits erwähnten Gemütsbewegungen zum Ausdruck gebracht werden, ist von den Evangelisten im
Abb. 451 Codex Burney 19 die sehr bewegte Gestalt des Matthäus (British Museum, folio 1, verso, 12. Jh.). Das Schreibpult, die im Hintergrund dargestellte Kapelle, die Rükkenlehne des Sessels, alles scheint von der gleichen inneren Unruhe des Evangelisten erfaßt zu sein. Hier wird etwas von den antiken Orgien spürbar, die alles in ihrer Umgebung mit sich fortrissen.

In einem davon völlig verschiedenen und wahrhaft christlichen Stil zeigt das Tetraevangelon (Bibliothèque Nationale, Paris, ms. grec 74, fol. 100, 11. Jh.) in der Darstellung der Kreuzabnahme an einem dafür besonders geeigneten Thema eine naive Ergriffenheit auf den betroffenen Gesichtern, deren Bewegung sich in den zerbrechlichen und unnatürlich überdehnten Körpern noch fortsetzt. Sie ähneln Insekten von einer den Betrachter rührenden Gestalt, die sich dem Grauen des Todes gegenübergestellt sehen, ungeachtet dessen sich aber den Aufgaben stellen, die ihnen auferlegt sind.

Im rein dekorativen Bereich erschwert die Fülle der Motive die Auswahl noch mehr als bisher. Im übrigen war der Farbenreichtum fast immer selbst ein wichtiges dekoratives Element. Als Beispiel sei wenigstens ein Evangeliar aus der Nationalbibliothek in Leningrad (griech. 87, Ende 11. Jh.[?]) genannt, in dem ein mit Medaillons geschmücktes Kreuz (fol. 14) und das Verzeichnis der Heiligen (fol. 16) besonders bemerkenswert sind. Man kann die Akribie, mit der die reiche Ornamentierung ausgeführt wurde, nur bewundern. Die Metallkunst hat Anregungen von ähnlichen Dekors empfangen, ja die Buchmalerei ganz allgemein stand in so hohem Ansehen, daß sie andere Kunsttechniken wie die Elfenbeinschnitzerei, die Goldschmiedekunst und die Freskomalerei beeinflußt hat. Andererseits wurde umgekehrt auch die Buchmalerei von jenen Kunsttechniken beeinflußt. Auf jeden Fall hat es wechselseitige Einflüsse gegeben. Angesichts so vieler herrlicher Dinge darf man aber nicht vergessen, daß die Illumination auch dazu gedient hat (wobei man sich fragt, ist dies noch Kunst oder schon rein handwerkliche Technik?), Werke zu illustrieren, die mit der religiösen Literatur gewissermaßen rivalisiert haben: die Traktate über Astronomie, die astrologischen Zwecken dienten. Sie sind nicht immer von der gleichen Frömmigkeit durchdrungen wie die „Topographia christiana" des Kosmas Indikopleustes.

J. Beckwith ist der Ansicht, daß die anderen Buchmalereien, abgesehen von den Haupttexten, wie den Evangelien, Menologien und den Schriften der bedeutendsten Theologen, nicht aus den kaiserlichen Werkstätten stammen. Dies ist möglich, sogar wahrscheinlich, denn in der Hauptstadt muß es in der Tat eine Unzahl von Werkstätten aller Art gegeben haben.

Sicher gab es auch in den Klöstern und an den Höfen des Provinzadels Werkstätten; doch sind ihre Werke recht schwierig zu identifizieren. Das Wichtigste aber ist aus der Hautpstadt gekommen.

ARBEITEN AUS ELFENBEIN UND STEATIT

Zu allen Zeiten war der Hof des Basileus ein Sammelpunkt für Prachtgegenstände. Die Makedonen und die Komnenen aber förderten im Glanz ihrer politischen und wirtschaftlichen Macht (die die Venezianer erst nach den 1082 für den Hafen von Konstantinopel erworbenen Privilegien zu untergraben begannen) eine Tendenz, für die der benachbarte Orient bereits unzählige Beispiele geliefert hatte, möglicherweise noch mehr. Die Elfenbeinkunst, die Goldschmiedekunst und die Textilkunst erreichten zu dieser Zeit ihre größte Prachtentfaltung.

Obwohl die Kunst des Elfenbeinschnitzens als Technik bereits einen hohen Stand erreicht hatte, zeigte sie im 9. Jh. in der Krönungsszene am Szepter Leons VI. (Staatliche Museen, Berlin-Ost) noch eine gewisse Unbeholfenheit. Vom 10. Jh. an aber brachte sie in der religiösen Kunst, in der sie sich ganz besonders auszeichnete, nicht zu überbietende Meisterwerke hervor.

Die Form des *Triptychons* verbreitete sich jetzt durch diese Technik, ohne jedoch andere Formen zu verdrängen. Einige Platten haben ursprünglich vielleicht aufklappbare Flügel gehabt, die verlorengegangen sind.

Die Elfenbeintafel im Cabinet des Médailles in Paris gibt uns einen chronologischen Anhaltspunkt: die Regierungszeit Romanos' II. (959–963). Denn es ist wenig *Abb. 142* wahrscheinlich, daß es sich um Romanos I. oder Romanos III. handelt, die kurz vor bzw. nach ihm regiert haben. Romanos IV., der erst ein Jahrhundert später gekrönt wurde, kommt ernsthaft nicht in Frage. Diese Tafel ist vielleicht das Meisterwerk der Elfenbeinkunst der Zeit, auf dem Christus den Kaiser und die Basilissa Eudokia krönt. Er legt dabei seine Hände auf ihre Köpfe und überträgt so seinen Schutz und seine mystische Kraft auf sie. Sein Gesicht drückt Sanftmut und Barmherzigkeit aus, und das im Augenblick der Bestätigung der politischen Macht, bei dem man feierliche Strenge erwarten würde. Christus ist in ein faltenreiches Gewand gehüllt; er steht auf einem kleinen kreisrunden Podest. Das Kaiserpaar ist mit den Prunkgewändern bekleidet. Ein rechteckiger Sockel, mit quadratischen Cabochons verziert, verbindet bezeichnenderweise die drei Figuren miteinander, die durch die erhöhte Plazierung Christi sonst allzu deutlich voneinander getrennt erschienen würden. Die hohe Qualität der Arbeit zeigt sogleich, wie die Werke einzuschätzen sind, die wie diese Tafel am kaiserlichen Hof entstanden sind. Im Stil wie im Thema damit direkt vergleichbar ist die Elfenbeinplatte im Puschkin-Museum in Moskau, auf der Konstantin VII. Porphyrogennetos von Christus gekrönt wird. Die Feinheit im Ausdruck der Gesichter ist zwar weniger auffallend, dennoch könnte es sich um den gleichen Künstler handeln. Auf jeden Fall sind beide Stücke sehr nah zu datieren. Über den beiden Figuren ist ein durchbrochener Baldachin ausgespannt, was ziemlich häufig vorkommt, z. B. auch auf einem Elfenbein im Museum in Darmstadt, auf dem der Baldachin, völlig widersinnig die Himmelfahrt Alexanders überdeckt. Die Ikonographie und die Haltung (auch das Fehlen der Kaiserin) auf der Elfenbeinplatte im Puschkin-Museum findet man genau so in der Martorana auf Sizilien aus der Zeit Rogers II. wieder, auf die schon im Zusammenhang mit den Mosaiken hingewiesen worden ist.

Abb. 143, 528, 529 Das sogenannte *Harbaville-Triptychon* im Louvre, das zu einer kleinen Reihe untereinander verwandter und am kaiserlichen Hof entstandener Werke gehört, wird mit Hilfe der Darstellung Romanos' II. auf der Elfenbeintafel im Cabinet des Mé-
Abb. 142 dailles in Paris in das 10. Jh. datiert (manchmal in dessen zweite Hälfte). Tatsächlich ist es mit einem ähnlichen Triptychon aus dem Dogenpalast in Venedig, auf dem sich eine Inschrift auf Konstantin VII. (Mitte des 10. Jh.) zu beziehen scheint, zu einer Gruppe zusammenzufassen. Ein anderes Triptychon im Vatikan steht dem im Louvre sehr nahe. Alle drei sind stilistisch miteinander verwandt: die Figuren sind sehr in die Länge gedehnt und alle frontal abgebildet; ihre enganliegenden Gewänder sind ohne Phantasie, aber technisch sehr gut ausgearbeitet. Das zentrale Thema auf allen drei Triptychen ist die Deesis (das einzige Beispiel für nicht geradlinige Haltungen der Figuren), die von Heiligen umgeben ist. Auch dies ein Beispiel für die Bedeutung dieses Themas, das ja, wie wir schon sahen, immer den Mittelteil der Ikonostase beherrscht. Auf der Rückseite befindet sich jeweils ein Kreuz, das beim Harbaville-Triptychon mit einem wundervollen Pflanzendekor geschmückt ist; vielleicht kann man darin eine Reminiszenz ans „Paradies" sehen. Auf dem Triptychon im Vatikan ist das Kreuz von Rankenornamenten dicht umschlungen. Dabei sind die Varianten, ob Christus bald stehend oder bald sitzend dargestellt ist, fast bedeutungslos. Eindeutig aber haben wir es hier mit einer Gruppe zu tun, die aus ein und derselben Werkstatt in Konstantinopel stammt, in der die Regeln des byzantinischen Klassizismus mit äußerster Genauigkeit eingehalten wurden. Dies ging so weit, daß trotz der perfekten Ausführung ein stereotypes, etwas ausdrucksloses und leblos wirkendes Bild entstand.

In der Umgebung des Hofes gab es gleichzeitig mehrere Stilrichtungen, wie z. B.
Abb. 531 die sehr schöne Platte mit der Darstellung des Christus Pantokrator (Anfang des 10. Jh.) im Victoria and Albert Museum in London beweist. Dabei beeinträchtigt das hier sehr kleine Format keineswegs den hoheitsvollen Ausdruck, mit dem der Erlöser dargestellt ist. Indessen erhielt der erzählende Stil seit dem Ende des 10. und im 11. Jh. einen neuen Ausdruck von Lebendigkeit und Bewegung des Gemütes. Bei-
Abb. 141 spiele dafür sind die Platten mit der Kreuzabnahme (10. Jh.) im Dumbarton Oaks Museum in Washington, dem Einzug Christi in Jerusalem (10.–11. Jh.) in den Staatlichen Museen in Berlin-Ost und mit der Geburt Christi (11.–12. Jh.) in der ehemaligen Sammlung Marquet de Vasselot in Paris. Die letztere Platte war mit einem Silberrahmen eingefaßt – ein seltener, vielleicht einmaliger Fall. Übrigens scheint der Stilwechsel hier noch subtiler als sonst. So datiert die Wissenschaft in das ausgehende 11. und in das 12. Jh. einige große Figuren in Hochrelief, deren ruhige Würde

wenig gemeinsam hat mit den bis jetzt aufgezeigten Kriterien, mit deren Hilfe die Werke des 11. Jh. gemeinhin bestimmt werden.

Hierbei handelt es sich um die in Relief gearbeitete Gottesmutter des Hodegetriatypus auf dem Stück in Utrecht, das früher sicher ein Triptychon war (Ende des 11. Jh.), um das herrliche Relief Johannes' des Täufers aus der gleichen Zeit im Museum von Liverpool und um die Statuette der Gottesmutter mit dem Kind im Victoria and Albert Museum in London. Sieht man sich bei dem Johannes-Relief in Liverpool die Behandlung der Augenpartie genauer an, so bietet sich ein Vergleich mit der sehr schönen Platte im Victoria and Albert Museum an, die von Talbot Rice in das 12. Jh. datiert wird. Die hier elegante Linienführung und die Behandlung der Gewänder stimmen mit dem klassizistischen Stil überein, den man sonst eher mit dem vorangehenden Jahrhundert verbindet. Ein gewisses *Sfumato* in der Darstellung der Gesichter bestätigt uns jedoch, daß wir es mit einer späteren Entwicklungsphase als bei den vorangehenden Triptychen zu tun haben. Dies wird besonders deutlich auf der Platte in London mit der Hauptfigur Johannes' des Täufers, die größer ist als die anderen.

Abb. 535

Abb. 537

Ein Triptychon in der Eremitage in Leningrad unterscheidet sich durch seine Komposition und die erregten Bewegungen der dargestellten Personen von der gesamten konstantinopolitanischen Produktion (was allerdings auch mit dem Thema zusammenhängt). Es zeigt das Martyrium von vierzig christlichen Soldaten aus Sebaste, die während einer Verfolgung nackt in einer Winternacht in eiskaltem Wasser dem Tod ausgesetzt wurden. Sie sind hier im Kampf mit dem Tod dargestellt, dem sie lächelnd entgegensehen, wissen sie sich doch unter dem Schutz des Herrn, der über ihnen in seiner himmlischen Herrlichkeit auf dem von Engeln umgebenen Thron sitzt. Etwas später hat ein Künstler in seinem Eifer diese Herrlichkeit noch stärker betonen wollen, indem er auf dem Hintergrund einen blauen, mit Sternen übersäten Himmel gemalt hat. Die Seitenflügel sind mit Soldatenheiligen angefüllt. Obwohl A. Banck dieses Werk dem 11. Jh. zuschreibt, stimmen wir anderen Wissenschaftlern zu, die es in das 12. Jh. datieren. Es stammt ohne Zweifel aus einer anderen Werkstatt als aus einer der Werkstätten, in denen die bisher behandelten Werke entstanden. Das Museum in Berlin-Dahlem besitzt ein ähnliches Werk, das etwas älteren Datums sein soll, was aber völlig ungewiß ist. Ein langes, rechteckiges Kästchen (12. Jh.) im Museo del Bargello in Florenz, das mit Rosetten besetzt ist und deswegen zu der besonderen Gruppe der *Rosettenkästchen* gehört, ist mit den Brustbildern von Heiligen geschmückt. Wir weisen nur nebenbei auf diese ungewöhnliche Tatsache hin, denn die Rosettenkästchen zählen eigentlich zur profanen Kunst.

Abb. 144

Abb. 543

Ein Vergleich mit der Elfenbeinkunst des 12. Jh. drängt sich bei einem anderen Diptychon in der Eremitage auf. Es zeigt, in einem etwas weniger überfeinerten Stil, die zwölf Kirchenfeste, je sechs auf zwei etwas größeren Platten. Interessant ist daran die Beschränkung der ganzen Ikonographie auf die Proportionen eines für die häusliche Andacht bestimmten Bildes. Dies ist für uns der Anstoß, uns nun mit einem Material zu befassen, das in Byzanz anscheinend seit dem 11. Jh. verwendet wurde, im Orient aber schon sehr lange in Gebrauch war: mit dem grauen oder grünen Steatit (Speckstein), der manchmal mit Gold verziert wurde. Hinsichtlich der leichten Bearbeitungsmöglichkeit ist der Steatit dem Elfenbein vergleichbar; er diente darum in der byzantinischen Kunst oft als Elfenbeinersatz. Im Domschatz von Toledo befindet sich eine Platte aus dem 12. Jh. mit der gleichen eben genannten Ikonographie der zwölf Kirchenfeste. Im oberen Teil ist noch eine Darstellung des thronenden Christus zwischen zwei Engeln hinzugefügt. Der Steatit ist vielleicht weniger luxuriös als das Elfenbein, doch sind Werke aus diesem Material ungemein reizvoll. Man darf davon ausgehen, daß sie konstantinopolitanischen Ursprungs sind.

Zu diesem Ergebnis führt auch die ebenfalls in Steatit gearbeitete Platte mit einer Darstellung der Etimasia über den vier Soldatenheiligen Demetrios, Theodoros, Georgios und Prokopios (10.–11. Jh.). In ihnen hat man die Symbole der vier Teile des Reiches sehen wollen, die von den tapferen Soldaten standhaft verteidigt wurden. Vielleicht sind sie aber in der Entwicklung, die zur endgültigen Festlegung der Ikonographie des Jüngsten Gerichts führte, auch Vorläufer der Glückseligen (Privatsammlung, Paris).

Steatitarbeiten machen, wie Elfenbeinarbeiten, den Eindruck einer Monumentalkunst im kleinen, z. B. bei dem teilweise vergoldeten Stein im Museo Bardini in Fiesole (um 1100). *Abb. 545* Der Erzengel Gabriel, der ein Christusmedaillon trägt, ist unter einer Arkade abgebildet, mit leicht geneigtem Kopf und nach links gewendet. Er ist mit dem Loros bekleidet, hält die kaiserliche Standarte und ist mit den kaiserlichen Attributen ausgestattet. Er huldigt Christus in ehrfürchtiger Haltung. Aus der Schar der Engel (Synaxis), die sich zur Feier des Festes gleichen Namens (8. November) versammelt hat und dem Schöpfer ihre Huldigung darbringt, ragt er als Gestalt heraus. Die Engel tragen ein Medaillon, das dem des Gabriel ähnlich ist und in allem an die *Imago clipeata* antiker Darstellungen denken läßt. Es ist nur ein Zufall, daß bei diesem Stück die Vergoldung erhalten ist, denn viele andere Steatit- und Elfenbeinarbeiten waren sicher in ähnlicher Weise verziert, wenn die Vergoldung heute auch spurlos verschwunden ist. Manchmal erhielt das Steatitbild auch einen vergoldeten Metallrahmen, z. B. die prachtvolle Darstellung des hl. Georg zu Pferd aus dem 11. Jh. im Waffenmuseum im Kreml, die mit einem Rahmen aus der Zeit der Palaiologen eingefaßt ist.

GOLDSCHMIEDE- UND METALLKUNST

Für die Entfaltung von Luxus, wenn auch nicht für die ästhetische Verfeinerung, die aber nicht völlig fehlt, bietet sich ganz besonders die Goldschmiede- und Metallkunst an.

Nach den Beschreibungen byzantinischer Schriftsteller können wir uns eine Vorstellung von dem damaligen Luxus machen. So wird z. B. anläßlich der Zeremonie des Friedenskusses, den der Kaiser am Donnerstag nach Ostern im Chrysotriklinos (dem vergoldeten oder mit Gold verkleideten Bankettsaal) gab, berichtet: „Ist der Augenblick gekommen, den Friedenskuß zu geben, treten die Hofleute auf Befehl herein, und die Würdenträger des kaiserlichen Gemaches nehmen beiderseits des goldenen Tisches in der Nähe der Goldgefäße Platz“ (Konstantin VII. Porphyrogennetos, Zeremonienbuch I, Kap. 23). A. Guillou stellte nach einem authentischen Dokument eine vierseitige, immer noch unvollständige Liste der märchenhaften Reichtümer zusammen, die im Jahre 1397 in der Schatzkammer der Hagia Sophia trotz der Plünderung durch die Eroberer des 4. Kreuzzuges (1204) noch vorhanden waren. Die Schätze, die die Kreuzfahrer aus Konstantinopel mitnahmen, verstreuten sich besonders über Italien, auch über Frankreich und Deutschland. Dadurch sind aber einige sakrale Goldschmiedearbeiten, von denen wir sonst keine Kenntnis hätten, erhalten geblieben. Aus der Klosterchronik von Montecassino III, 32 (Monumenta Germaniae Historica, Scriptores 34, S. 404) ist auch bekannt, daß Abt Desiderius im 11. Jh. einen Mönch nach Konstantinopel schickte, um dort mit kaiserlicher Genehmigung für sein Kloster zehn Ikonen mit vergoldeten Silberbeschlägen anfertigen zu lassen. Von diesen Ikonen ist zwar nichts erhalten, sie spiegeln sich aber sicher in der schönen vergoldeten Bronzeplatte aus dem 12. Jh., auf der Maria mit dem Kind dargestellt ist (Victoria and Albert Museum). Die Platte ist konstantinopolitanischen Ursprungs. (Da sie in Torcello erworben wurde, ist damit auch der byzantinische Einfluß auf diese Stadt erwiesen.)

Weitere Vorbilder für diese Ikonen sind die Silber-Pala aus dem 12. Jh. in Torcello und ganz offenkundig die weniger bekannte *Pala* in Caorle. Diese Altartafeln haben, auch wenn sie nicht aus der Hauptstadt stammen, wenigstens den dort herrschenden Stil übernommen. Die in Caorle als Orante dargestellte Gottesmutter stammt sicher aus dem 12. Jahrhundert. Die Inschrift, die den Erzengel Gabriel umgibt, läßt aber vermuten, daß diese Pala im 13. Jh. vervollständigt wurde, eine Datierung, die auch für Torcello zutreffen könnte. Somit ist ziemlich sicher, daß es sich bei diesen Altartafeln nicht um Werke handelt, die aus Konstantinopel exportiert worden sind. Während des kurzen „lateinischen Zwischenspiels" nach der Eroberung Konstantinopels arbeiteten die Künstler außerhalb der Grenzen des Reiches im byzantinischen Stil weiter, wie der Mosaikdekor von S. Marco zeigt. Doch scheint sich bei diesen getriebenen Goldschmiedearbeiten der byzantinische Einfluß stärker auszuwirken als auf dem Mosaikdekor der Markusbasilika. Im Vergleich zu dem, was wir bis jetzt gesehen haben, ist eine stilistische Entwicklung kaum festzustellen. Von den silbergetriebenen Buchdeckeln im Domschatz von S. Marco, die als Evangeliareinbände gedient haben, ist einer mit einem Kreuz und mit Medaillons geschmückt. Das Ganze ist mit Pflanzenornamenten umrahmt, die an die Rückseite des Elfenbeintriptychons im Vatikan erinnern. Daher ist der Buchdeckel etwa in die gleiche Zeit wie dieses Tryptichon (spätestens um das 11. Jh.) zu datieren, d. h. also früher als die obengenannten Altartafeln.

Abb. 589
Abb. 587, 588

Das schönste erhaltene Beispiel für getriebene Silberarbeiten ist zweifelsohne das *Reliquiar* im Louvre, das aus der Ste-Chapelle in Paris stammt. Dargestellt sind die heiligen Frauen, wie sie entsprechend der traditionellen Ikonographie vor das Grab drängen, in dem aber noch das Leichentuch Christi liegt. In einem Riß rechts unten im Bild lassen winzige Spuren noch die das Grab bewachenden Soldaten erahnen. Die Darstellung wird von der hoheitsvollen Gestalt des Engels mit seinen großen Flügeln beherrscht. Die starke Wirkung, die vom Engel ausgeht, wird durch die zahlreichen Inschriften (Zitate aus den Evangelien und dem Meßkanon), die den Rand und einen Teil des Hintergrundes bedecken, verringert. Ohne Zweifel wurde das Reliquiar von den Kreuzfahrern aus Konstantinopel mitgebracht. Bei der Datierung gingen die Meinungen lange Zeit auseinander, bis die Arbeit schließlich dem 12. Jh. zugewiesen wurde.

Abb. 590

Die elegante Technik dieses Reliquiars ist jedoch nur eine bescheidene Lösung. Man suchte einen noch prachtvolleren Dekor zu schaffen. Ihn bietet das Evangeliar in der Biblioteca Nazionale Marciana in Venedig, das einer Art Übergangsphase angehört. Die ganze Umrandung ist in Felder eingeteilt, in die farbige Steine in der Art eingelassen wurden, wie sie Byzanz gelegentlich von barbarischen Völkern selbst oder auch von den Römern des späten Kaiserreichs übernommen hat. Im Mittelfeld ist die Kreuzigung in Email dargestellt, umgeben von Brustbildern mit Heiligen und Engeln. Jeder emaillierte Teil ist – in Übereinstimmung mit der Ästhetik, die sich in einigen der obenerwähnten Kunstgegenständen in der Schatzkammer der Hagia Sophia im 14. Jh. spiegelt – mit Perlen umrandet. Das beweist, wie lange sich diese Verzierungsart, von der heute nur noch wenig Stücke als Zeugen vorhanden sind, gehalten hat.

Die Emailarbeit zeigt archaische Züge. Sie gehört noch dem 9. Jh. an, in dem die Emailtechnik aufkam und sich fortentwickelte. Wir können hier nicht alle prachtvollen Gegenstände des Domschatzes von S. Marco, bei denen diese Technik angewendet wurde, einzeln erörtern. Die beiden Bilder des Erzengels Michael, ein Brustbild und eine ganzfigürliche Darstellung, müssen jedoch an erster Stelle genannt werden. Sie wirken wie eine Übertragung der von Abt Desiderius für das Kloster Montecassino bestellten Ikonen in Gold und Email.

Die Verwendung des goldgetriebenen Flachreliefs, von Email für die Medaillons, einzelne Gewandteile und dekorative Hintergründe, von Cabochons und nicht zuletzt von Filigran führte zu einer derartig reichen Ausstattung dieser Bilder, daß Lebendigkeit und Ausdruckskraft vielleicht ein wenig darunter gelitten haben. Man kann in ihnen in einem gewissen Sinne zugleich Werke der Plastik wie der Goldschmiedekunst sehen, was ein Gefühl der Unsicherheit hervorruft. Wir befinden uns hier im übrigen erst am Beginn des 11. Jh., und die handwerkliche Perfektion der Emailarbeit schließt mehr noch als der Stil eine frühere Datierung aus (im 19. Jh. wurden einige Restaurierungen vorgenommen).

Abb. 154–156 Eine ganze Reihe von Evangeliaren, Reliquiaren und emailverzierten Bildern hätte hier ihren Platz, doch sollen nur die wichtigsten von ihnen besprochen werden. *Abb. 583–585* Dazu gehört vor allem die *Staurothek* im Domschatz von Limburg a. d. Lahn. Es handelt sich um ein Reliquiar zur „Aufbewahrung eines Splitters des Wahren Kreuzes“, das von Konstantin VII. Porphyrogennetos und Romanos I. oder Romanos II. in Auftrag gegeben und um die Mitte des 10. Jh. in einer kaiserlichen Werkstatt angefertigt wurde. Es besteht aus einer flachen, mit vergoldetem Silberblech überzogenen Holzlade. Darin wird ein in Gold mit Edelsteinen gefaßtes Doppelkreuz, in dem die Kreuzreliquie ruht, aufbewahrt. Der Boden der Lade ist um das Kreuz mit Ornamentbändern und Goldplättchen ausgelegt, auf denen Cherubim, Seraphim und Erzengel dargestellt sind. Der Rand ist mit einer umlaufenden Inschrift versehen. Die Rückseite ist wie das Harbaville-Triptychon mit einem Stufenkreuz und Blättern, der Rand des Schiebedeckels mit Streifen aus Grubenschmelz und mit Edelsteinen reich verziert. Die rechteckige Vertiefung in der Mitte ist in neun Felder eingeteilt. In den drei mittleren sind Christus, Maria und Johannes der Täufer sowie zwei Erzengel (Große Deesis), in den drei oberen und den drei unteren je zwei Apostel dargestellt. Alle Figuren sind mit Namen bezeichnet. Der Stil der Gewänder und die Feinheit des Emails sind später kaum noch übertroffen worden. Andere emailverzierte *Abb. 619* Evangeliare, z. B. das Evangeliar Nr. 111 in der Biblioteca Nazionale Marciana, das in das 10. oder das 12. Jh. datiert wird, lassen sich unserer Meinung nach damit nicht vergleichen. Bei aller Begeisterung für die Schönheit der Limburger Staurothek darf aber die theologische Aussage nicht übersehen werden; sie ist eindeutig: in Gegenwart des Wahren Kreuzes, von dem ein Splitter im Inneren des Reliquiars aufbewahrt wird (der verborgen ist, wenn der Deckel geschlossen ist), und in Anwesenheit der Cherubim, der Seraphim und der Erzengel, die als einzige in diesem heiligen Bereich zugegen sind, wenden sich Maria und Johannes der Täufer an Christus, um eine große Gnade zu erbitten, die die Kreuzreliquie noch dringlicher macht, aber ohne die Zustimmung Gottes doch ungewiß bleibt. Die Apostel unterstützen unaufdringlich diese flehentliche Bitte.

Abb. 622, 623 Manchmal haben die Reliquiare selber die Form eines Kreuzes, wie das in Cosenza, das aus vergoldetem Silber gefertigt ist. Jede Seite zeigt eine Christusdarstellung aus Email sowie Medaillons an den Enden der Kreuzarme. Auf der Seite mit der Kreuzigung Christi sind in den Medaillons Maria, Johannes der Täufer, oben der Erzengel Michael und unten die Etimasia, auf der anderen Seite der thronende Christus mit den vier Evangelisten dargestellt. Der Überlieferung nach soll Friedrich II. von Hohenstaufen dieses Kreuz im Jahre 1222 der Kathedrale von Cosenza geschenkt haben, und diese Überlieferung bestätigt die Datierung in das ausgehende 12. Jh., für die auch der Stil spricht.

Das Prunkstück von S. Marco ist die *Pala d'oro.* Seit Andrea Dandolo sie im Jahre 1345 mit einer reichen, mit kostbaren Steinen und gotischen Elementen überladenen Umrahmung neu fassen ließ, wirkt sie schwerfälliger. Sie ist nicht leicht einzuordnen, denn sie wurde unter Mitarbeit venezianischer Künstler in mehreren Etappen angefertigt. *Abb. 160–162,624–635*

Wie aus venezianischen Chroniken hervorgeht, hatte der Doge Pietro II. Orseolo (991–1009) die erste Pala in Konstantinopel anfertigen lassen, von der aber außer vielleicht den kleinen Randmedaillons nichts erhalten zu sein scheint. Diese Medaillons machen einen viel orientalischeren Eindruck als das übrige und wirken wie eine Erinnerung an den durch die Araber übermittelten postsassanidischen Stil – weisen also auf einen Einfluß hin, der, wie schon angemerkt wurde, während jener Zeit in Byzanz deutlich zu spüren war. Mit diesen Medaillons könnten dekorative Elemente der älteren Pala wiederverwendet worden sein: geometrische Motive, die Himmelfahrt Alexanders, Darstellungen kaiserlicher Falkenjagden (ein Thema, das auf sassanidische Goldschmiedearbeiten zurückgeht), die alle keinerlei Bezug zum religiösen Kontext haben. Der Doge Ordalfo Falier ließ zu Beginn des 13. Jh. die Pala völlig überarbeiten, wobei einige aus Konstantinopel zurückgebrachte Elemente, die aus dem 12. Jh. stammen, mitverwendet wurden: die Figuren des Mittelteils, der thronende Christus, die Etimasia, König Salomon, das Kaiserpaar zu beiden Seiten der als Orante dargestellten Maria, nämlich Kaiser Alexios I., dessen Bild später durch das des Dogen Falier ersetzt wurde, und seine Gemahlin Eirene.

A. Grabar sieht darin im ganzen ein Werk griechischer Künstler, die im 13. Jh. in Venedig arbeiteten. Außerdem sollen der Erzengel Michael und einige Elemente im oberen Teil, die sechs Szenen aus dem Leben Christi darstellen, später, d.h. im 14. Jh., aus Konstantinopel (vielleicht aus dem Pantokrator-Kloster) mitgebracht worden sein. Die Szenen aus dem Leben des hl. Markus sind nach Meinung Grabars sicher venezianischen Künstlern zuzuschreiben und ins 13. Jh. zu datieren. Die Gesamtdarstellung weist kein klassisches ikonographisches Programm auf, wenn es auch nicht an einem gewissen Zusammenhang fehlt (abgesehen von den dekorativen Medaillons profanen Charakters): das Mittelfeld zeigt inmitten der Evangelisten Christus als Pantokrator unterhalb der Etimasia, die auf die Strafen und Belohnungen im Jüngsten Gericht hinweist. Unter ihnen sind Maria, die für das Heil der Sünder betet, sowie Scharen von Cherubim, Engeln, Heiligen, Propheten und Königen abgebildet. Sie sind umgeben von übereinander angeordneten Szenen aus dem Leben Christi, die sich typologisch von den Darstellungen in der oberen Zone unterscheiden. Die Seitenränder sind mit Szenen aus dem Leben des hl. Markus geschmückt. Die stilistischen Unterschiede sind deutlich, wenn auch nicht sonderlich auffallend, und geben Anlaß zu vielen Diskussionen. Offensichtlich wurde die Pala d'oro aufgrund verschiedener Umstände mehrmals verändert und ergänzt, wobei die Künstler immer erneut eine ausgewogene, theologisch vertretbare Komposition anstrebten. Die Inschriften sind teils griechisch, teils lateinisch abgefaßt (was aber kein entscheidendes Argument für die venezianische Herkunft ist). Bei der Neufassung im Jahre 1345 wurde die Pala d'oro zweifellos um neue Teile bereichert, wobei auch Umarbeitungen und Restaurierungen vorgenommen wurden. Zusammenfassend möchten wir, im Anschluß an wissenschaftliche Arbeiten aus jüngster Zeit, besonders an die von W. F. Volbach, festhalten: der Hauptteil der Pala d'oro ist byzantinisch und stammt aus dem 12. Jh., der obere Teil ist venezianische Arbeit aus dem 14. Jh. und die kleinen Medaillons als älteste Bestandteile gehören bereits dem 10.–11. Jh. an. Im übrigen ist das ganze Problem noch lange nicht ausdiskutiert.

Ein anderes Meisterwerk im Domschatz von S. Marco ist ein Kelch aus Onyx und vergoldetem Silber. Die reichen Emailarbeiten zeigen das Bildnis eines Kaisers mit dem Namen Romanos, bei dem es sich entweder um Romanos I. Lakapenos (919–944) oder um Romanos II. (959–963) handeln dürfte. Erwähnenswert ist auch ein schöner Kelch aus Sardonyx aus der gleichen Zeit. Seine emaillierten Füße sind mit den Porträts von vier Patriarchen Konstantinopels geschmückt. Ebenfalls in Email sind am Rande die eucharistischen Wandlungsworte nach der Basileios- und der Johannes-Chrysostomos-Liturgie ausgeführt. Ferner ist die unter einer Kristallglocke (eine venezianische Arbeit aus dem 14. Jh.) aufbewahrte Krone zu nennen. Es handelt sich dabei wohl um eine Votivkrone Kaiser Leons VI. (10. Jh.), die mit der in Budapest aufbewahrten byzantinischen Stephanskrone vergleichbar ist.

Ein weiteres hervorragendes Werk der Emailkunst ist das *Triptychon von Chachuli* im Museum von Tiflis. Es hat byzantinische Emailplatten aus dem 10. und 11. Jahrhundert. Die Georgier verstanden es bald, die Zellenschmelztechnik ihrerseits derart geschickt anzuwenden, daß ihre Schöpfungen mit den byzantinischen manchmal leicht verwechselt werden.

Abb. 151, 152, 157 Auch von der großen Zahl bewundernswerter Gefäße aus Halbedelsteinen mit Email- oder Filigranverzierungen wurden sicher viele aus Konstantinopel mitgebracht. M. Ross hat bei einigen dieser Gegenstände bestätigt, daß die Filigranarbeit daran byzantinisch ist. Insgesamt ist das Problem aber schwer zu lösen. Bei der Herstellung von Kelchen scheinen die Byzantiner Halbedelsteinen den Vorzug vor dem Metall gegeben zu haben, da sie ihrem Geschmack wohl eher entsprachen, wenn wir Igantios, einem Dichter des 9. Jh., Glauben schenken wollen:

O Glückseliger! O strahlender Sohn des Höchsten
Nimm diesen reinen Kristall und diese hellen Sardonyxe,
Du reiner, geboren von einer makellosen Jungfrau,
Nimm diesen klaren Kristall und diese reinen Sardonyxe.

(nach der Übersetzung von M. Yourcenar)

Die Vorliebe der Byzantiner für Edelsteine oder Halbedelsteine zeigt sich auch daran, daß sie sie plastisch bearbeiteten. Als Beispiel dafür kann die herrliche Lapis-
Abb. 158 lazulikamee mit dem Christusbild angeführt werden, die zu den Sammlungen des Waffenmuseums im Kreml gehört. A. W. Banck datiert sie in das 11. Jahrhundert. Unserer Meinung nach weist sie jedoch bereits stilistische Merkmale des folgenden Jahrhunderts auf: die Goldfassung ist eine russische Arbeit. Ein weiteres Beispiel ebenfalls aus dem Domschatz von S. Marco ist die Schale aus Sardonyx mit Henkeln in Gestalt von Raubtieren und mit Darstellungen verschiedener Personen, wahrscheinlich eine Arbeit aus dem 12. Jahrhundert. Schließlich besitzt noch der Louvre
Abb. 553 (Sammlung de Clerq) einen Amethyst, auf dem ein segnender Christus mit einem kraftvollen und ungewöhnlich gestalteten Gesicht und mit einer Bibel in der Hand
Abb. 552 eingeschnitten ist (10.–11. Jh.). Eine damit sehr nahe verwandte Kamee befindet sich im Dumbarton Oaks Museum in Washington.

Aus der klassischen Epoche sind nicht so prachtvolle und auch nicht so zahlreiche private Schmuckstücke erhalten wie aus der Zeit zwischen dem 5. und dem 7. Jahrhundert. Dennoch sind einige Beispiele aus dem 10.–12. Jh. zu erwähnen: einige Ohrringe in Form eines abgerundeten Rechtecks oder einige emailverzierte Ohrgehänge (British Museum, London, und Dumbarton Oaks Museum). Die am besten erhaltenen und daher interessantesten Ohrringe besitzt die Stathatos-Sammlung des Athener Nationalmuseums. Eine kufische Inschrift ist ein klarer Beweis für den Handel, der zwischen der arabischen und der byzantinischen Welt mit kleinen Schmuckgegenständen getrieben wurde. Die Inschrift erlaubt eine Datierung in das 10. Jahrhundert. Zur Stathatos-Sammlung gehört außerdem ein Anhänger, der zwar weniger prachtvoll ist, aber mit den manchmal an den Kronen der Kaiserinnen befestigten Praependulia ziemlich genau übereinstimmt. Das Museum in Palermo ist im Besitz der Krone der Konstanze von Aragón, eine sizilianische Arbeit aus dem Anfang des 13. Jh., die sicher auch byzantinisch beeinflußt und mit fast genau denselben Gehängen verziert ist. Außerdem befindet sich im Museum in Thessaloniki ein Paar schöner emaillierter Armbänder (9.–10. Jh.) mit rein pflanzlichem und abstraktem Dekor.

Abb. 614

Abb. 615

Abb. 150

In verschiedenen anderen Museen (Nationalmuseum in Athen, Dumbarton Oaks Museum, British Museum) werden ferner Armbänder aus getriebenem Gold mit stark orientalisierenden Motiven sowie nielloverzierte oder gravierte Ringe, darunter einige Eheringe, aufbewahrt.

Abb. 611

Im Bereich der Metallkunst dürfen schließlich die *Bronzetüren* nicht unerwähnt bleiben. Obwohl sie im 11. Jh. besonders in Konstantinopel hergestellt wurden, gibt es hier aus dieser Zeit keine Zeugnisse mehr. Wegen ihrer Qualität berühmt, wurden viele Türen nach Italien exportiert. Die Technik des Einlegens von Silber oder Niello wurde hier wiederaufgegriffen, nachdem zuvor die Araber die antike Tradition neu belebt hatten.

Die Türen wurden stets mit rechteckigen Platten belegt, die mit plastisch herausgearbeiteten Kreuzen oder mit eingelegten figürlichen Szenen aus Silber geschmückt waren. Die Ikonographie richtete sich nicht nach den klassischen Programmen. Solche Arbeiten sind z. B. die tauschierten Türen in der Vorhalle von S. Marco: die sogenannten Klemens-Türen, die sicher aus Konstantinopel importiert wurden, während die anderen im 11. Jh. an Ort und Stelle kopiert wurden. Besonders Süditalien ist reich an solchen Türen. In Rom dagegen sind die Türen von S. Paolo fuori le mura, die byzantinisch waren, seit dem Brand im Jahre 1823 nicht wiederzuerkennen. Eine reiche Familie aus dem weiter südlich gelegenen Amalfi, die oft in Konstantinopel weilte, hat dort im Jahre 1066 die Türen für die Kathedrale ihrer Heimatstadt bestellt. Darauf sind inmitten von plastisch herausgearbeiteten Kreuzen die Bilder Christi, der Gottesmutter, des hl. Petrus und des hl. Andreas zu erkennen. Die interessantesten Türen jedoch sind die von S. Michele in Monte Sant'Angelo auf der Halbinsel von Gargano. Auf einem 300 m hohen Berg liegt die Grotte, wo angeblich im 5. Jh. der Erzengel Michael erschienen ist. Die Bronzetüren vor der Grotte sind mit dreiundzwanzig eingelegten Platten aus Silber geschmückt. Sie zeigen Szenen mit dem Erzengel u. a. wie er den Patriarchen Abraham zurückhält, seinen Sohn Isaak zu opfern, seinen Kampf mit Jakob. Eines der Motive setzt die Übertragung der Krönung des Kaisers durch Christus um: der Erzengel krönt die hl. Cäcilia und den hl. Valerianus. Eine lateinische Inschrift auf der 24. Platte besagt, daß Pantaleone II. von Amalfi im Jahre 1076 diese Doppeltür in Konstantinopel bestellt hatte. Im 12. Jh. erlernten die einheimischen Handwerker diese Bronzegußtechnik und stellten nun selbst Bronzetüren her. Im allgemeinen sind die Türen mit byzantinisierenden Reliefs geschmückt, auf denen orientalische Motive zum Vorschein kommen. Der berühmte süditalienische Bildhauer und Erzgießer Barisanus von Trani schuf in der zweiten Hälfte des 12. Jh. drei zweiflügelige Bronzetüren mit prachtvollen Flachreliefs für die Kathedrale seiner Heimatstadt (um 1175) und für die Kathedralen von Ravello (1179 datiert) und Monreale (wahrscheinlich um 1186). Manche Motive sind so sehr orientalisierend, daß man meint, sie seien zumindest teilweise von der islamischen Ikonographie beeinflußt, dies um so mehr, als die Stalaktitendecke der Cappella Palatina in Palermo, der Schloßkapelle Rogers II., ein prächtiges Beispiel für das islamische Kunsthandwerk ist.

Im Bereich der Metallkunst können wir uns also von den prachtvollen Kunstwerken, die in Byzanz zwischen dem 9. und dem 12. Jh. in Überfülle geschaffen wurden, noch eine gute Vorstellung machen. Die technische Qualität ist beeindruckend, unbestreitbar die Kostbarkeit des verwendeten Materials. Bei der Betrachtung dieses doch recht umfangreichen Gebietes sei es aber erlaubt, darauf hinzuweisen, daß der Einfallsreichtum bei den farbigen Künsten, den Mosaiken, Fresken, der Tafelmalerei sowie der Buchmalerei, spontaner, sprudelnder und vielfältiger scheint als bei den unvergleichlichen religiösen Prunkgegenständen. Die schöpferische Phantasie eines Künstlers ist letztlich von größerer Bedeutung als noch so hohes handwerkliches Können.

STOFFE UND KERAMIK

Die Seidenmanufaktur, die in Byzanz bereits in hoher Blüte stand, scheint während der Zeit der makedonischen Kaiser ihren Höhepunkt erreicht zu haben. Ihre Produkte waren in den westlichen Ländern sehr geschätzt. Sie wurden als *Grabtücher* für bedeutende Persönlichkeiten verwendet, in kleineren Formaten um Reliquien darin einzuschlagen. Dadurch sind recht zahlreiche Fragmente erhalten geblieben. Der Stil ist stark orientalisch beeinflußt: häufige Motive in Medaillons sind paarweise einander gegenüberstehende Raubtiere, Greifen, Adler und Elefanten. Der Seidenstoff in der Kathedrale St-Étienne von Auxerre ist mit der Inschrift versehen: „Während der Regierungszeit Leons, eines Herrschers, der Christus verehrt". Aufgrund dieser Inschrift kann das Fragment daher in die Zeit Leons VI. (886–912)
Abb. 168 datiert werden. Das mit 1 m Breite größte bekannte Fragment in St-Eusèbe in Auxerre diente im 10. Jh. als Grabtuch für die Gebeine des hl. Bischofs Germanus. Es ist abwechselnd mit Adlern und Rosetten dekoriert. Das gleiche Motiv findet sich auf einem Fragment in Brixen (Südtirol) wieder. Ein ähnlicher Dekor taucht auch im 11. und 12. Jh. auf, wenn auch in einer mehr manierierten Stilisierung. Der sogenannte Mantel Karls des Großen in der Schatzkammer der Kathedrale St-Étienne in Metz wird heute meist nicht mehr einer byzantinischen Werkstatt zugeschrieben. Vielleicht stammt er, wie der mit den sich gegenüberstehenden Greifen geschmückte Mantel Rogers II. (Wien, Schatzkammer, 12. Jh.) aus Sizilien. Jedenfalls ist unserer Meinung nach das Motiv des Dekors weniger direkt von der byzantinischen Kunst, sondern eher von den Mosaiken in Palermo abzuleiten.

Abb. 638 Im Domschatz von Bamberg wird das Grabtuch des Bischofs Gunther aufbewahrt, der 1065 auf der Rückreise von Konstantinopel gestorben ist. Die große Seidenstickerei zeigt ein byzantinisches, sehr originelles und deutlich kaiserlich bestimmtes Thema: auf einem blütenübersäten Purpurgrund (man denkt unwillkürlich an den iranisch beeinflußten Teppich mit Rosenknospen, der den Hintergrund des Phönixmosaiks im Louvre bildet) nimmt ein Kaiser zu Pferd die Huldigungen zweier Frauen entgegen. Ihre als Mauer dargestellten Kronen zeigen, daß sie als Personifikationen zweier Städte zu interpretieren sind. Die eine bietet dem Kaiser ein federgeschmücktes Diadem, die andere eine Krone dar. Der Gedanke liegt nahe, daß diese Allegorie des Triumphes aus Anlaß des Sieges Basileios'II. über den bulgarischen Zaren Samuel im Jahre 1017 gestickt worden ist. Dieser Sieg hat, wie gesagt, die Stellung des Kaiserreichs gefestigt. Daß er auch andere beachtliche Auswirkungen auf die Kunst zeitigte, wurde bereits bei den Buchmalereien deutlich. Sicher wurde das Motiv, das sich auf einen bestimmten geschichtlichen Vorgang bezieht, genau wie heute, wenn ein wichtiges Ereignis dazu Anlaß bietet, in zahlreichen Exemplaren reproduziert. Deswegen konnte auch Bischof Gunther in den Besitz eines solchen Seidenstoffes kommen. Der Stil ist ziemlich plump, was eher für Massenware als für eine kaiserliche Werkstatt spricht.

Die *Keramik* ist unter den aus Konstantinopel stammenden Kunsterzeugnissen gewiß nur von zweitrangiger Bedeutung. Verschiedene Typen von Gebrauchsgeschirr, die seit dem 9. Jh. auftreten, wurden von D. Talbot Rice untersucht: Gefäße in zweckbetonten Formen, öfter Schalen oder Teller, die in Griechenland und sogar im südlichen Rußland gefunden wurden. Auf Zypern tritt ein besonderer Schalentypus mit hohen Füßen auf. Alle sind mit ziemlich phantasievollen, manchmal fast wie Karikaturen wirkenden Tierdarstellungen sowie mit Darstellungen von Personen verziert. *Abb. 558, 560* Unter den Grabungsfunden von Korinth wurde sogar eine Abbildung identifiziert, *Abb. 557* die angeblich den byzantinischen Roman „Digenes Akritas“ aus dem 12. Jh. illustriert. *Abb. 559* Der Stil ist naiv, der Ton ist mit einer Glasur überzogen. Wir haben es hier mit einer volkstümlichen Arbeit zu tun, die eher in den Bereich der profanen Kunst gehört. Die Keramik lenkt aber aus einem anderen Grund die Aufmerksamkeit auf sich: in Patleina in Bulgarien kannte man während des 9. und 10. Jh. die Kunst, Ikonen auf zusammengefügten Keramikplatten zu malen. Ein hl. Theodor ist aber die einzige Darstellung, die davon noch erhalten ist. In Konstantinopel wurden in der Nähe der Hagia Eirene Verkleidungsplatten aus glasierter Keramik gefunden, die mit rein dekorativen Mustern verziert sind und für Friese oder Bandgesimse Verwendung fanden; offensichtlich waren sie als Teil eines einheitlichen Ganzen konzipiert. In jüngster Zeit konnte der Louvre Fragmente einer Keramikplatte von sehr schöner Qualität mit einem Bild der Platytera erwerben und andere Platten, die mehr orientalisch aussehen, aber von gleich hoher Qualität sind, mit einem radschlagenden Pfau, einer Rosette (ähnlich derjenigen auf dem obenerwähnten Stoff in Auxerre), einem Akanthusstrauß usw. Weitere Stücke, die sicher aus dem gleichen Ort (wahrscheinlich in der Nähe von Konstantinopel) stammen und vom Museum in Baltimore erworben wurden, zeigen eine Keramikplatte mit Maria zwischen zwei Engeln, mit dem hl. Nikolaus und einen weiteren Heiligen, der nicht identifizierbar ist. Die Frage liegt nahe, ob die Byzantiner um das 10.–11. Jh. nach dem Vorbild der Araber nicht auch die Innenwände der Kirchen, vielleicht die Ikonostasen, die gerade zu dieser Zeit entstanden sind, mit Keramikplatten verkleidet haben. Denn ähnliche Verkleidungen, wie sie am Miḥrab der Großen Moschee von Kairuan gefunden wurden, haben die Araber in Mesopotamien hergestellt. „In situ“ sind unseres Wissens in den Kirchen zwar keine Keramikplatten gefunden worden, einige Teile scheinen aber wirkliche Ikonen gebildet zu haben. Es blieb aber eine Mode, die bald wieder verschwunden ist; das einzige was davon noch übrig ist, sind einige Platten, die in die Außenwände von Kirchen, z. B. in Merbakas auf der Peloponnes, eingelassen waren. Erst durch Ausgrabungen der letzten Jahrzehnte ist diese nicht sehr bedeutende Seite der byzantinischen Kunst besser bekannt geworden.

Die byzantinische Kunst ist von jetzt an rein mittelalterlich. Sie stand zwischen dem 9. und dem 12. Jh. zweifellos auf gleicher Höhe wie die zeitgenössische Kunst im Westen wie im Orient, aus dem sie viele Anregungen erhalten hatte, und hat sie in manchen Bereichen vielleicht sogar überflügelt. Ihre Ausstrahlung ist über die Grenzen der politischen Aktionen weit hinausgegangen. Der Reichtum der Hauptstadt hat in bedrohlichem Maße auch Begehrlichkeiten geweckt. Doch der Grundgedanke der dem Dienste Gottes gewidmeten Kunst ist in seiner mystischen Symbolik unverändert geblieben.

So stellt sich jetzt die Aufgabe, die wenigen bekannten Zeugnisse einer profanen Kunst zu prüfen.

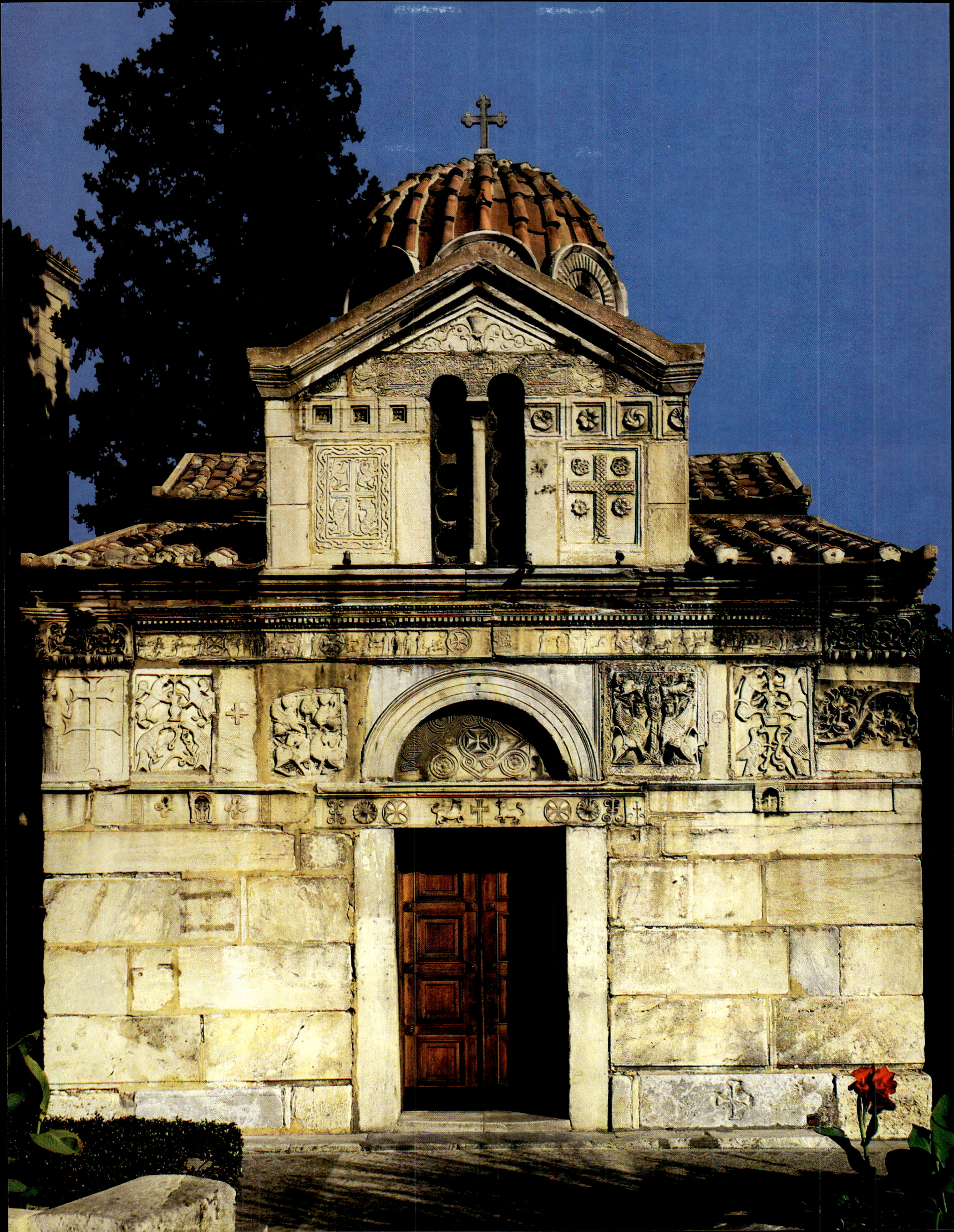

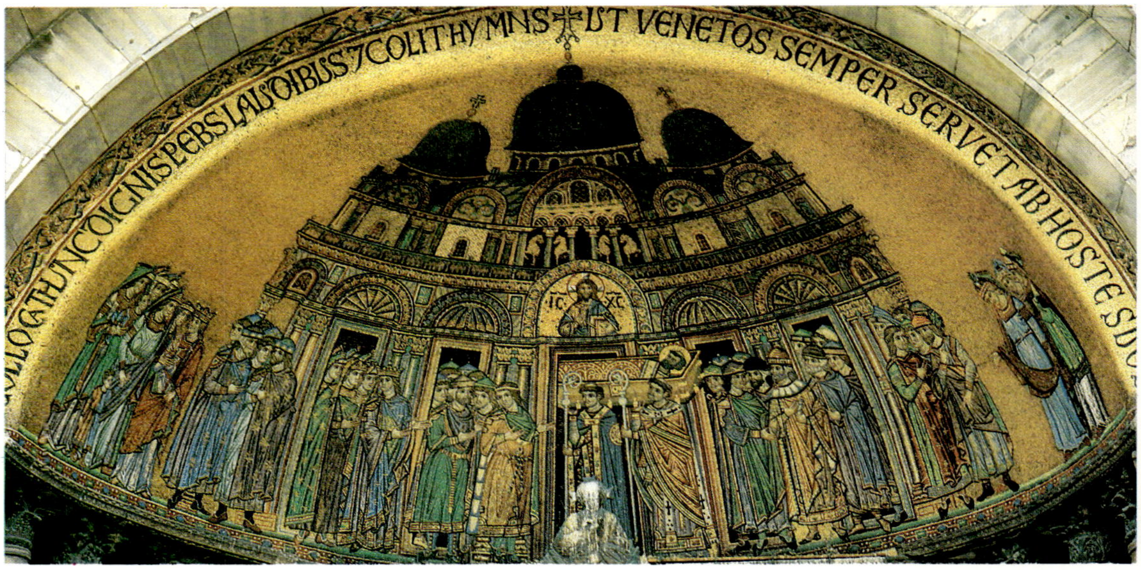

66 a

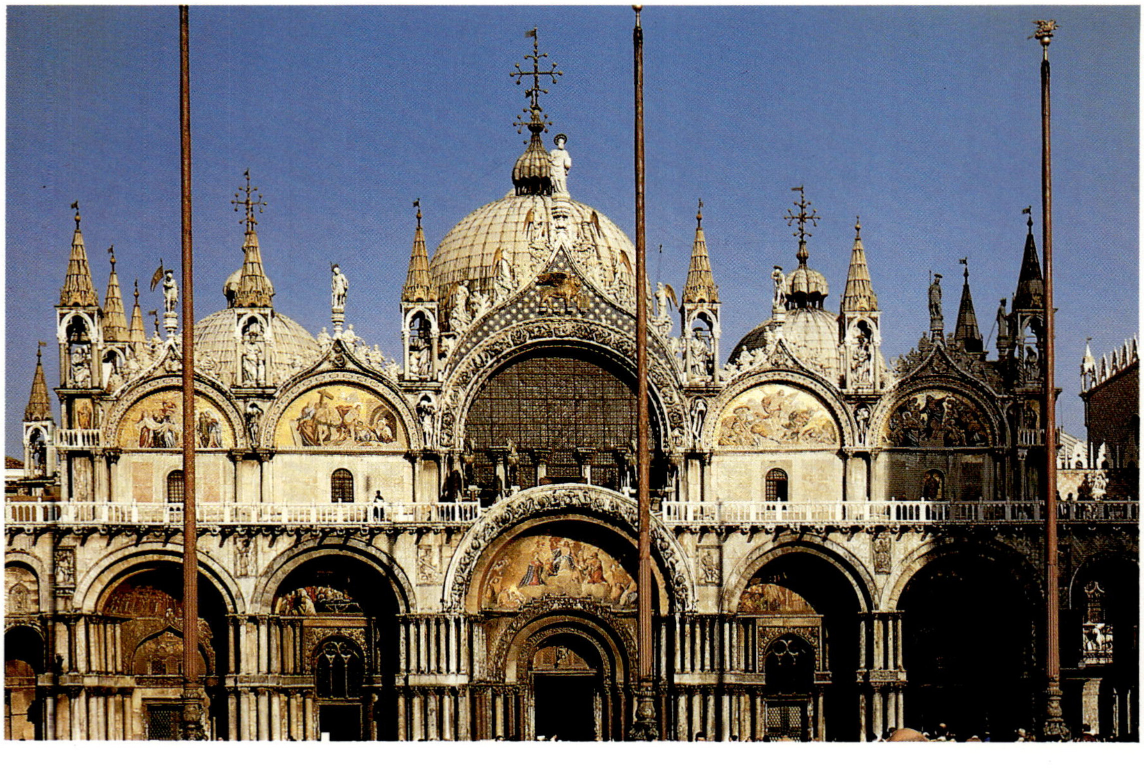

66 b

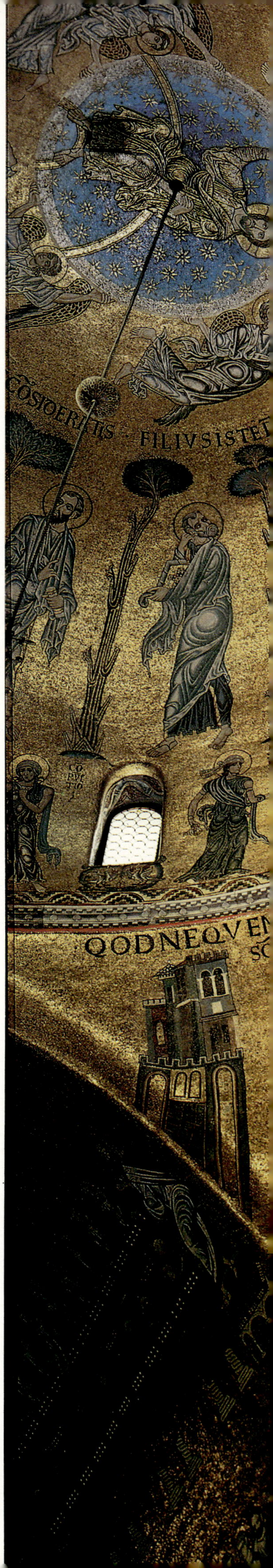

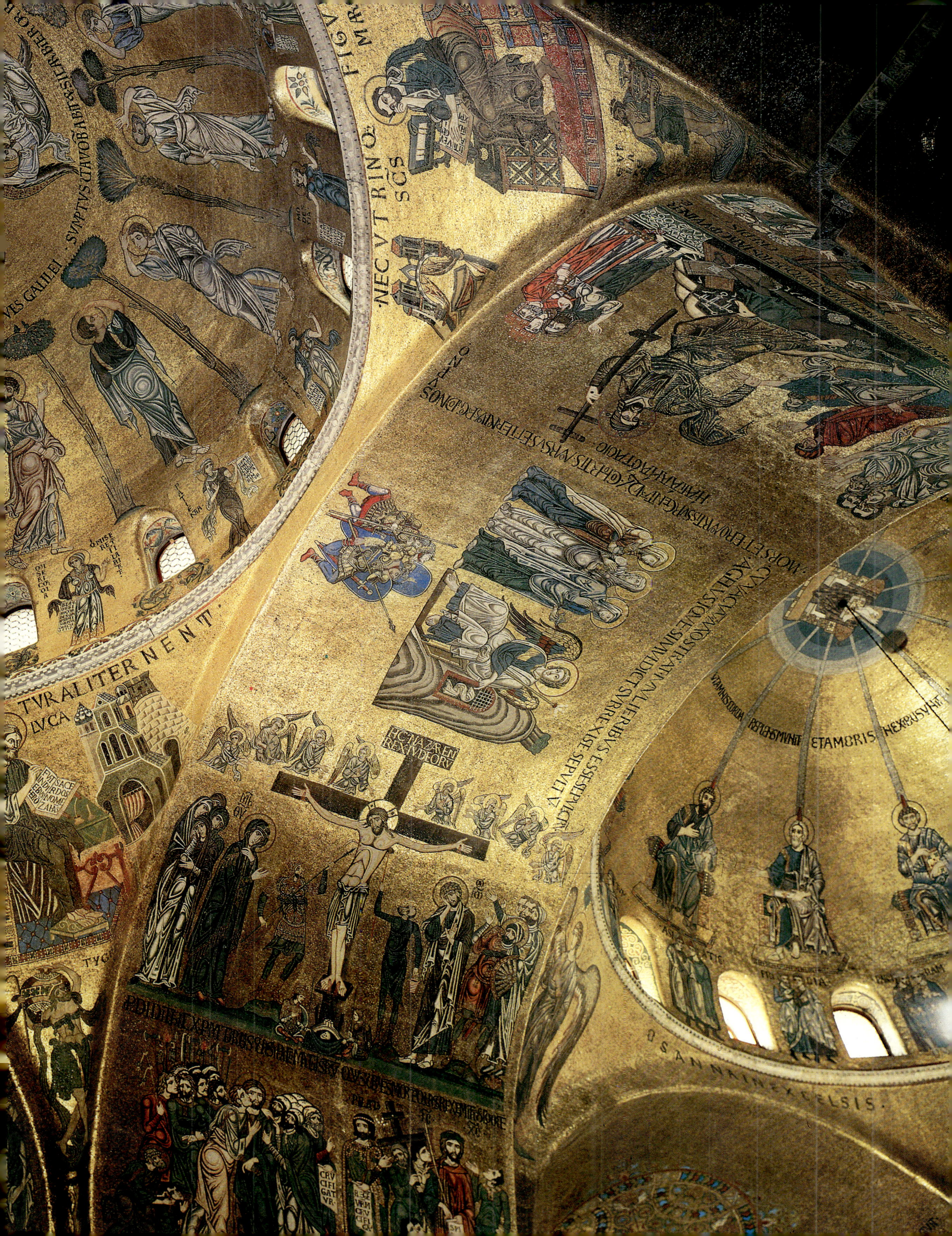
NEC VT RINO
SCS
TVRALITER NENT
LVCA
HIC NAZAREN
REX IVDEORV
ET AMORIS
OSANNA IN EXCELSIS

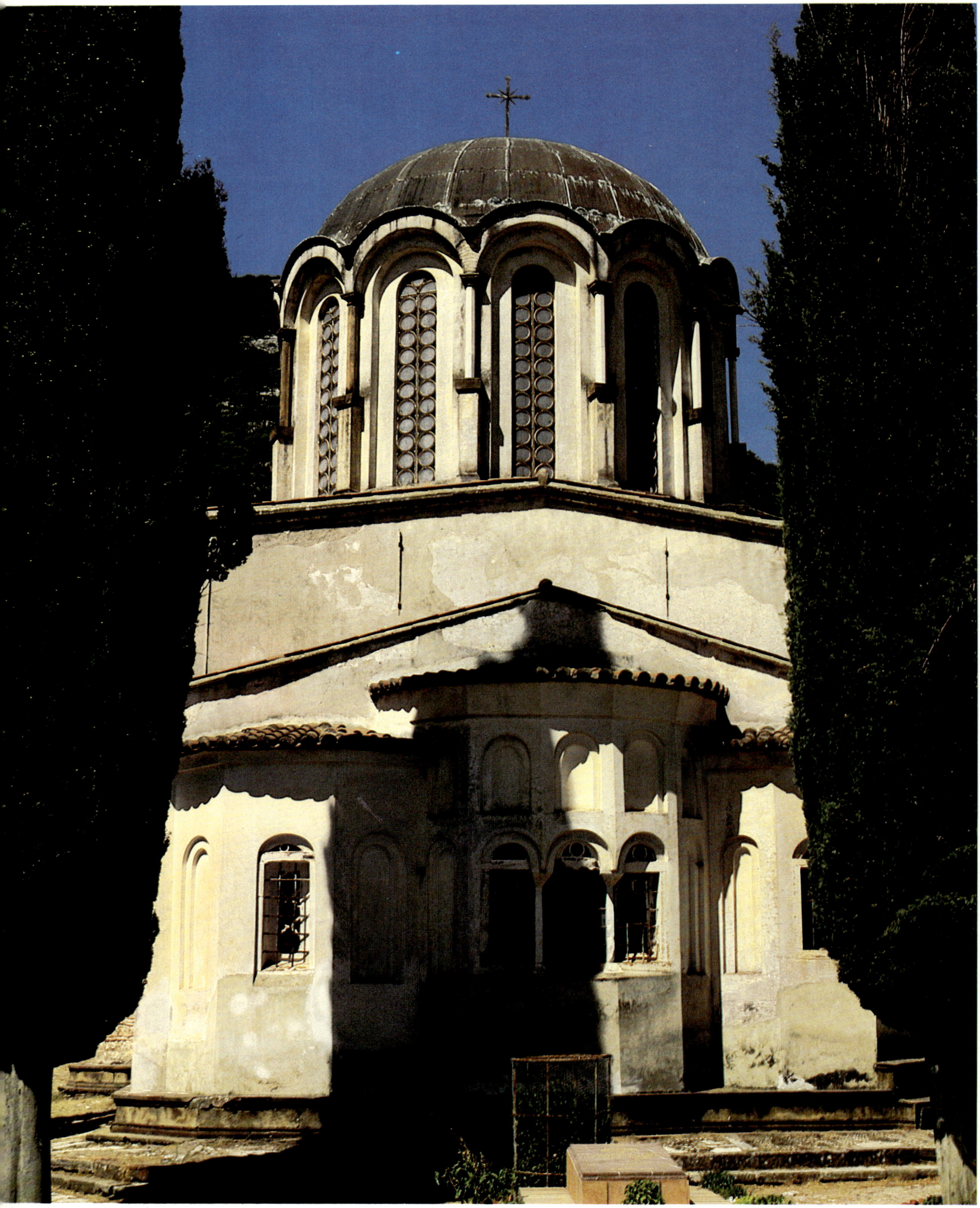

65 GORGOEPIKOOS-KIRCHE
(Kleine Metropolis)
Eingangsfassade.
Ende 12. Jh.
Athen.

66 a ÜBERTRAGUNG DER GEBEINE
DES HEILIGEN MARKUS
mit Ansicht der alten Basilika.
Mosaik in der Fassadennische über der
S.-Alipio-Tür.
13. Jh.
Venedig, S. Marco.

66 b HAUPTFASSADE DER BASILIKA
S. MARCO
13.–16. Jh.
Venedig.

67 KUPPELN UND GEWÖLBE
Innenansicht.
13. Jh.
Venedig, S. Marco.

68 KIRCHE DES NEA-MONI-KLOSTERS
1042–1048.
Chios.

69 KOPF DER MARIA
Mosaikfragment aus dem
Johannes-Studios-Kloster.
Konstantinopel, 9. Jh.
Athen, Museum Benaki.

70 KAISER LEON VI. IN PROSKYNESIS VOR CHRISTUS, DER GÖTTLICHEN WEISHEIT
Mosaik.
Ende 9. Jh. (886–912).
Istanbul, Narthex der Hagia Sophia.

71 THRONENDER CHRISTUS ZWISCHEN KAISER KONSTANTIN IX. MONOMACHOS UND KAISERIN ZOE
Mosaik.
11. Jh.
Istanbul, Südempore der Hagia Sophia.

72 ERZENGEL GABRIEL
Mosaikfragment.
867.
Istanbul, Anfang des Triumphbogens der Hagia Sophia.

73 AUFERSTEHUNG CHRISTI (ANASTASIS)
auch Höllenfahrt Christi genannt.
Mosaik.
Um 1100.
Hosios Lukas.

74 DIE DREI MARIEN
Mosaik.
Mitte 11. Jh.
Chios, Kirche des Nea-Moni-Klosters.

75 KREUZIGUNG
Mosaik.
Um 1100.
Hosios Lukas, Narthex des Katholikons.

76 FUSSWASCHUNG
Mosaik.
Um 1100.
Hosios Lukas, Narthex des Katholikons.

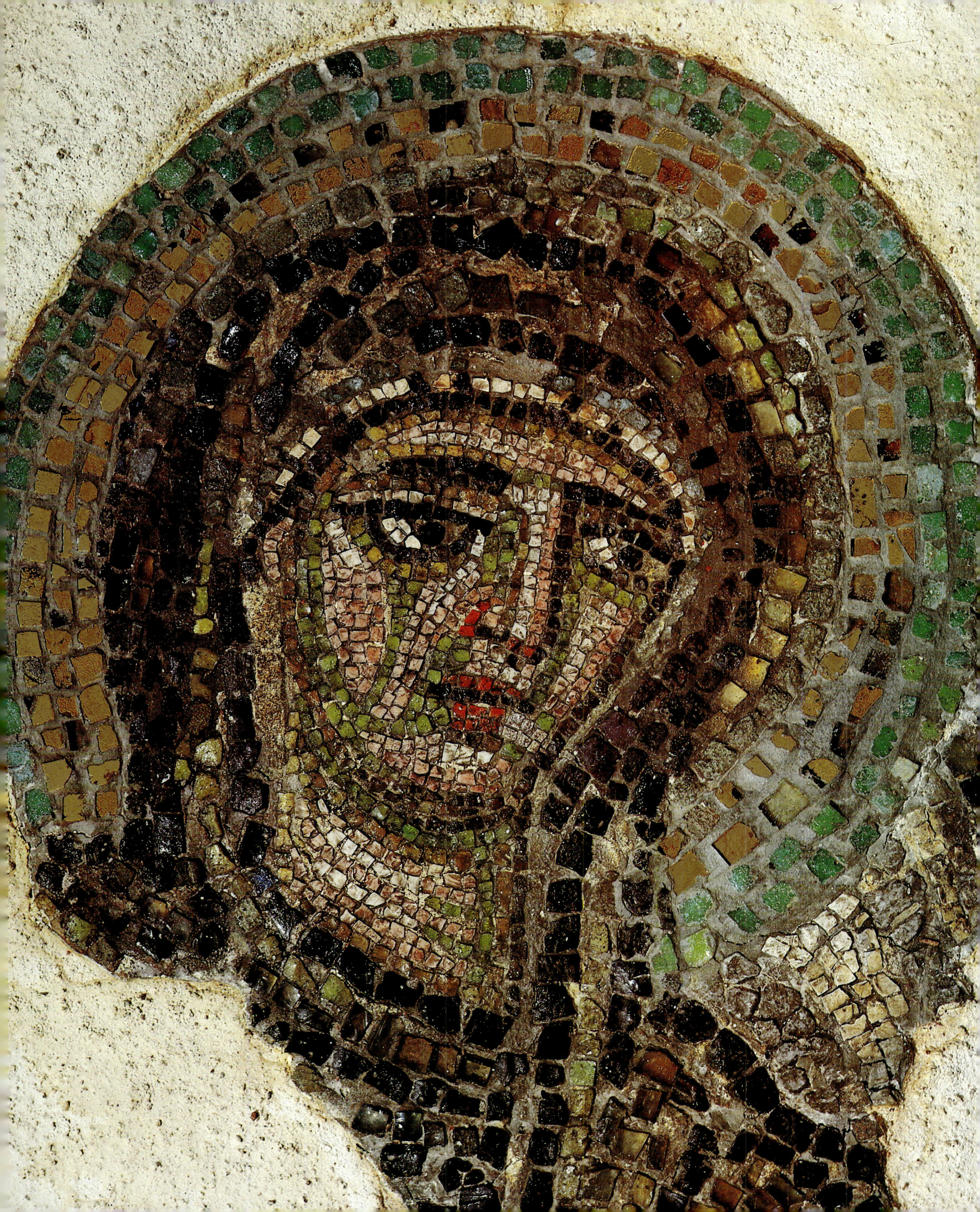

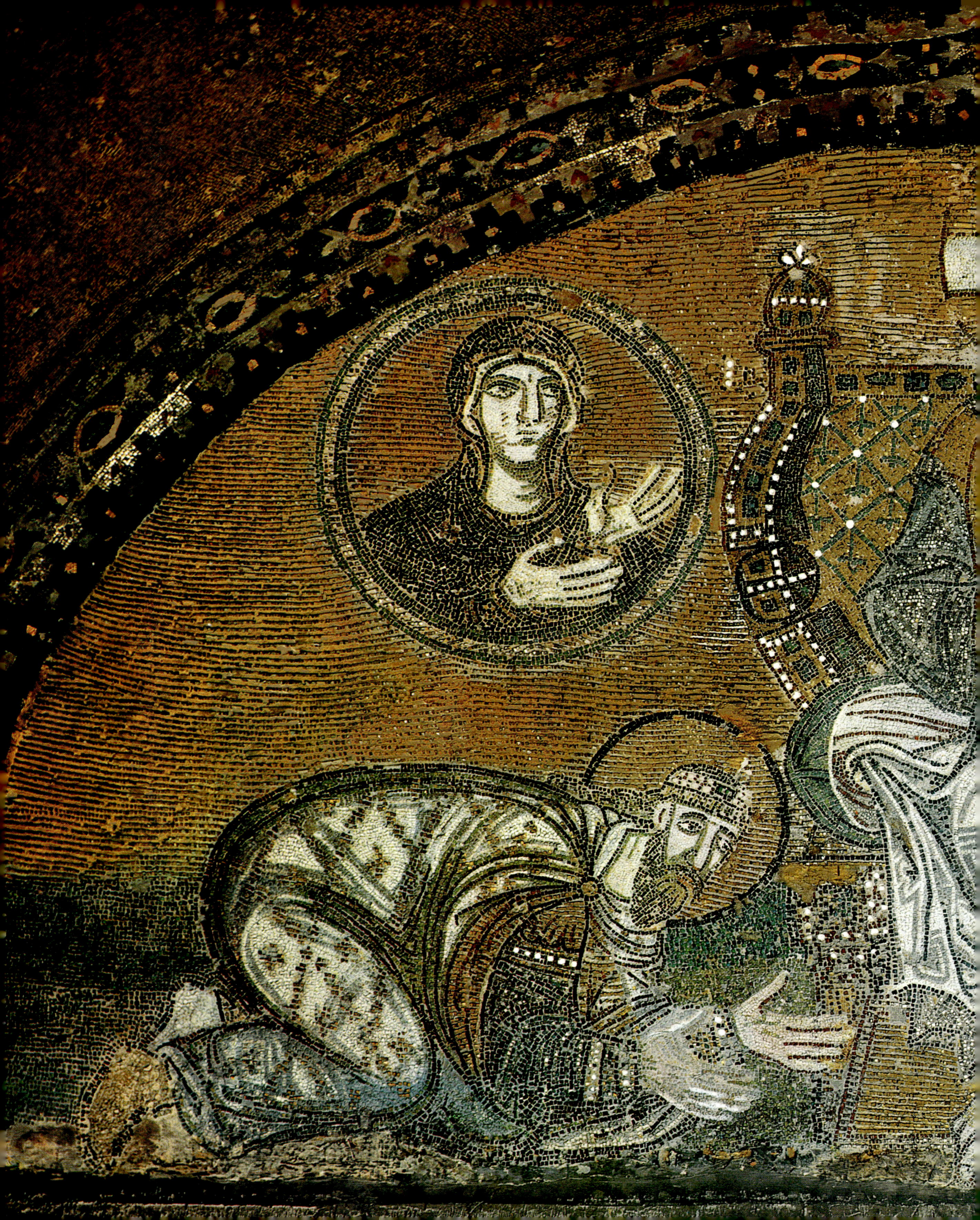

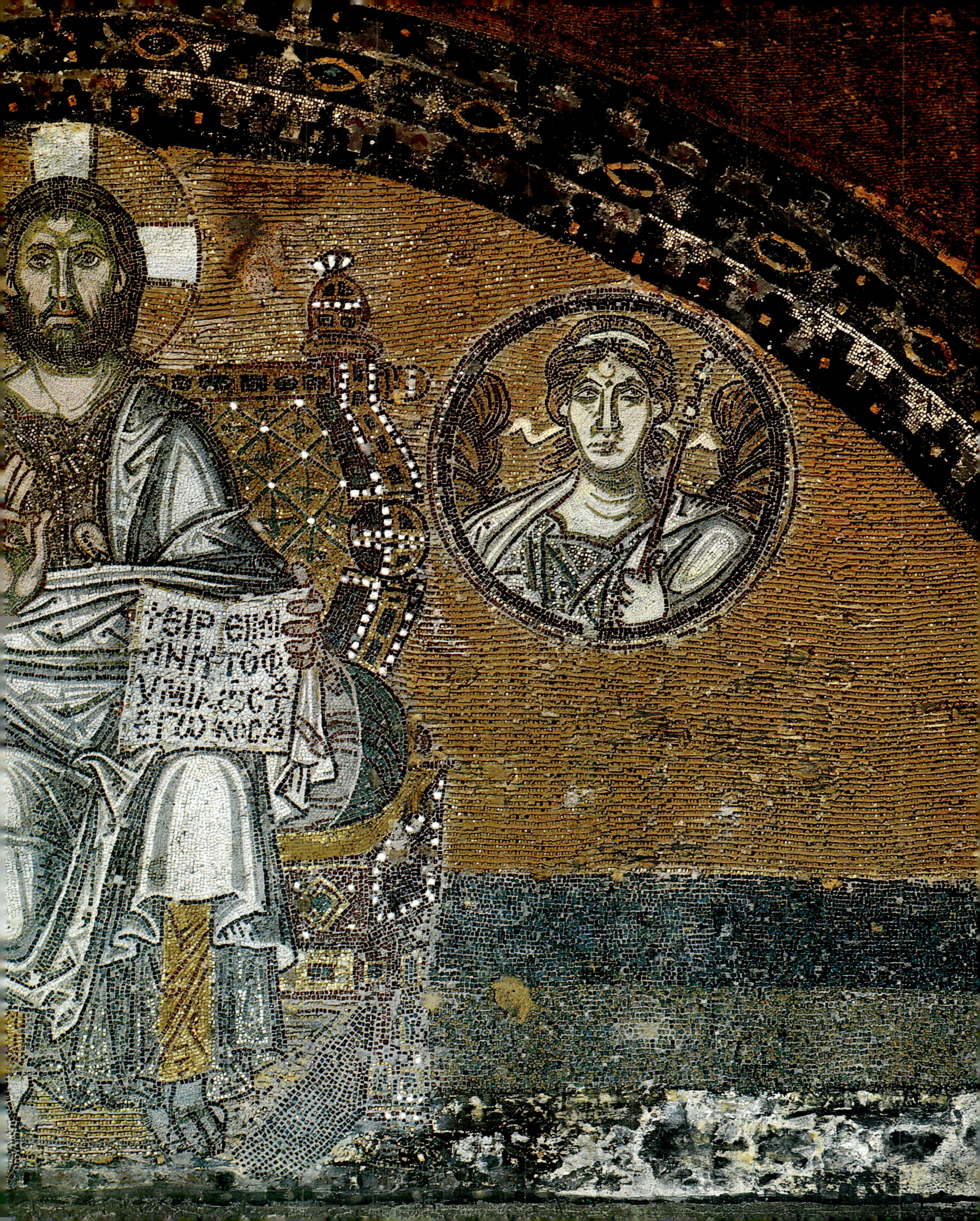

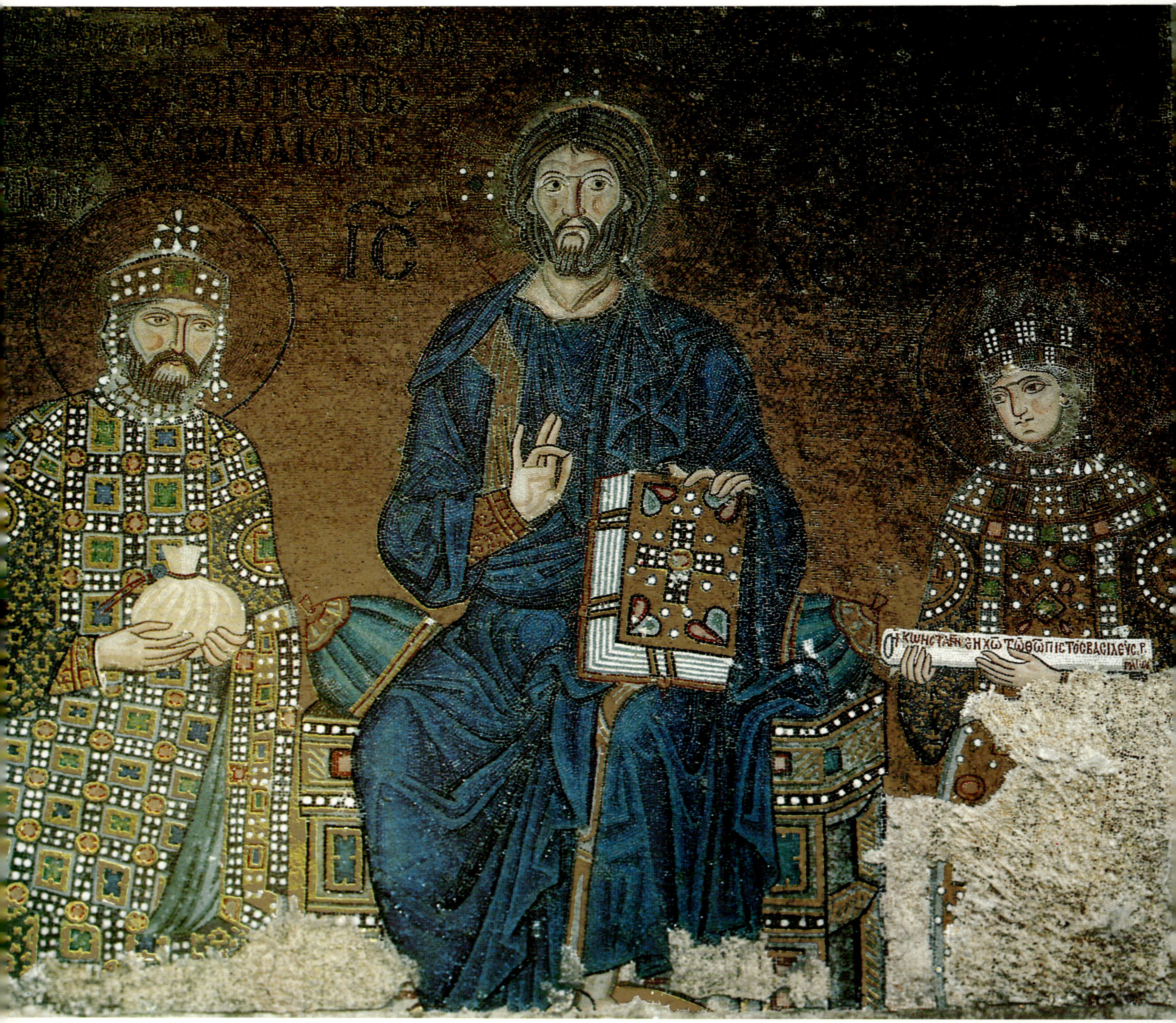
IC

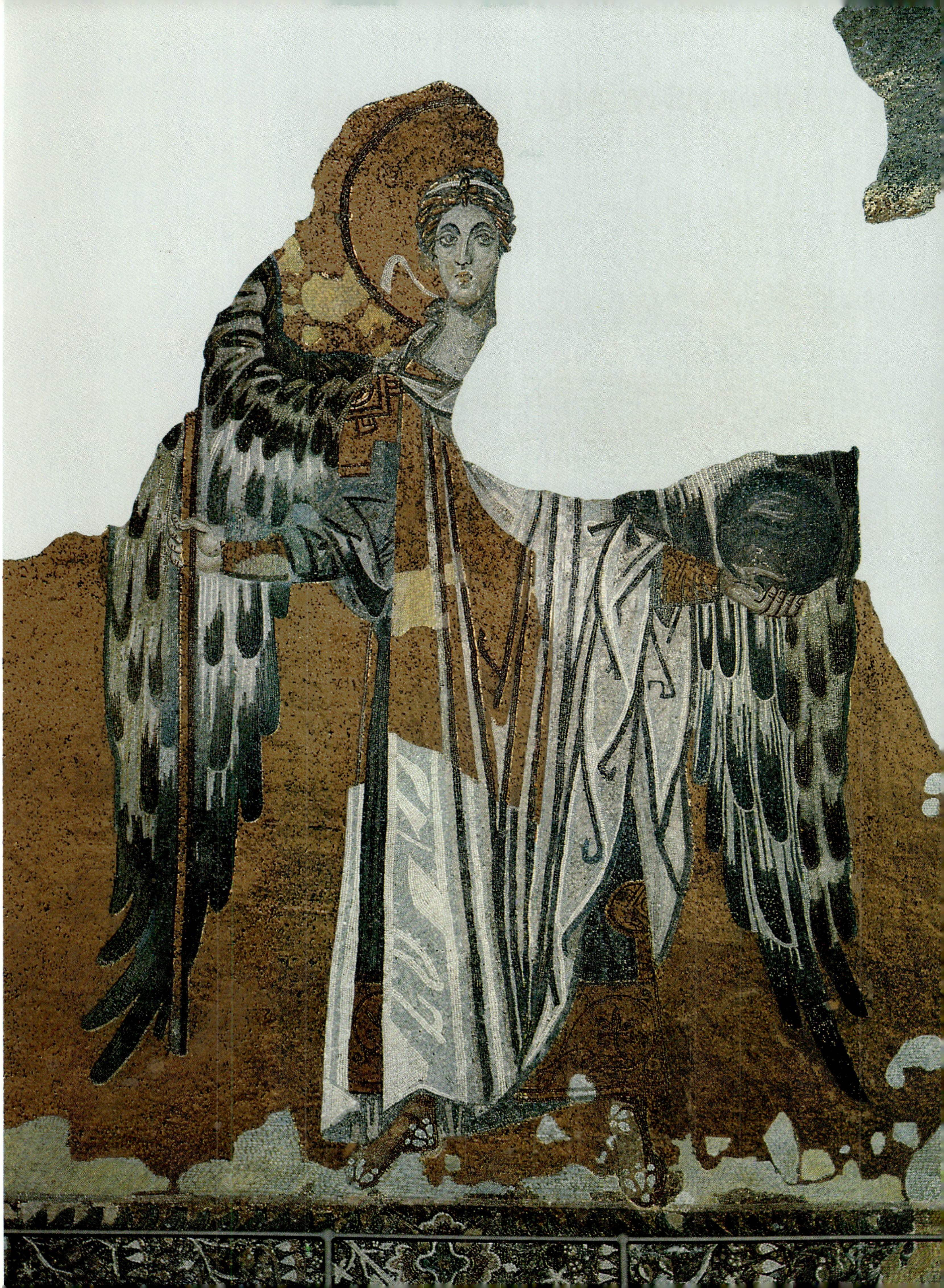

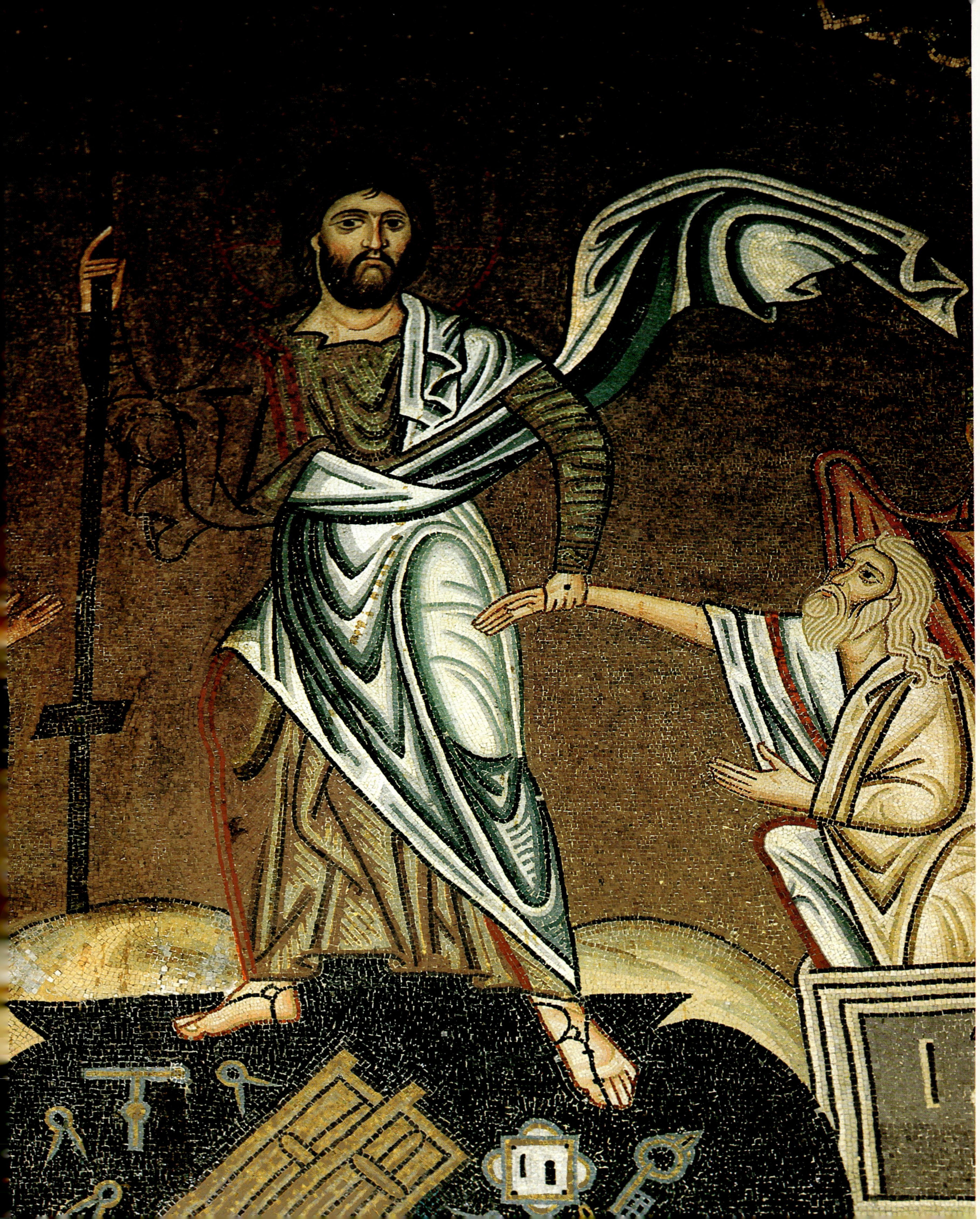

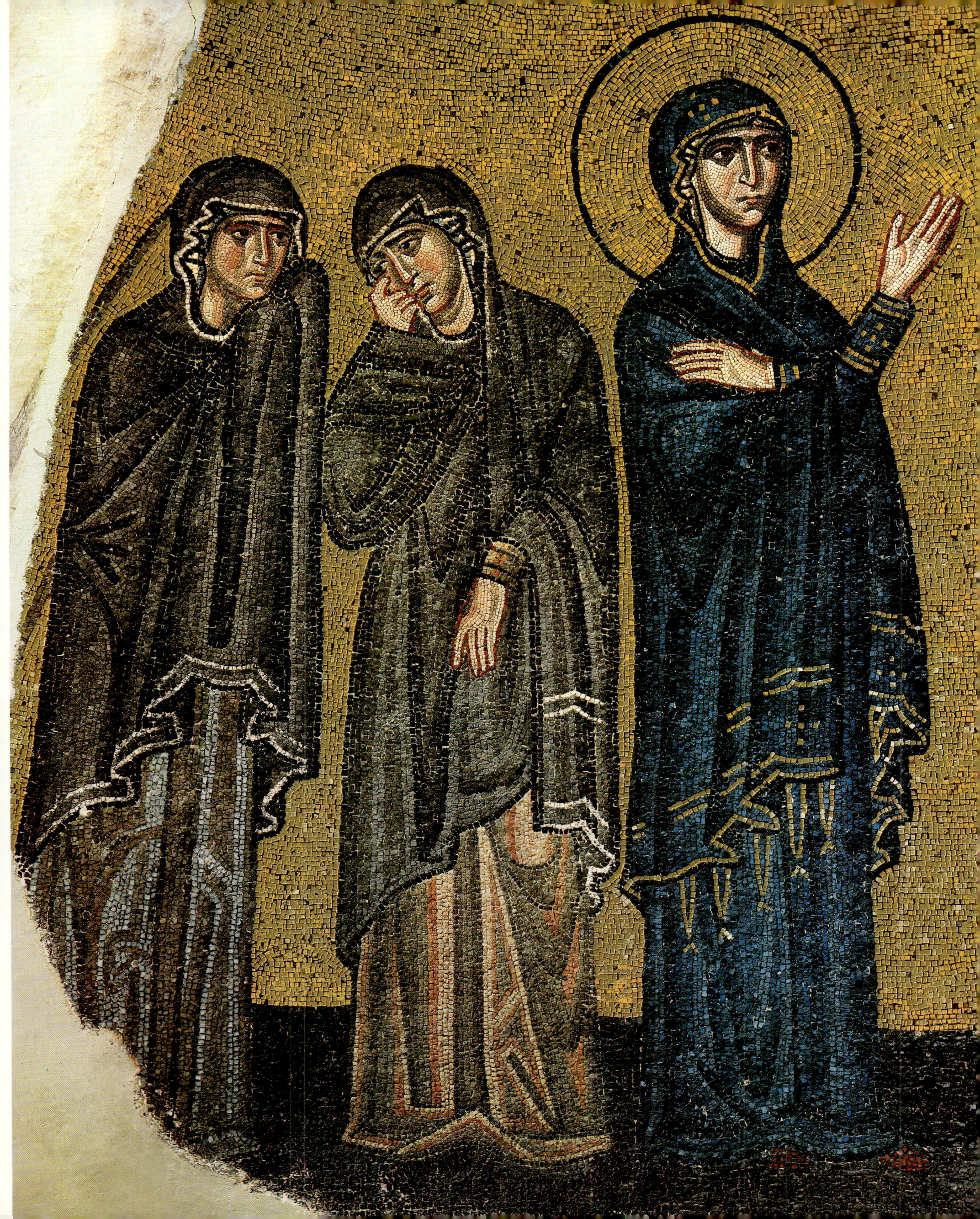

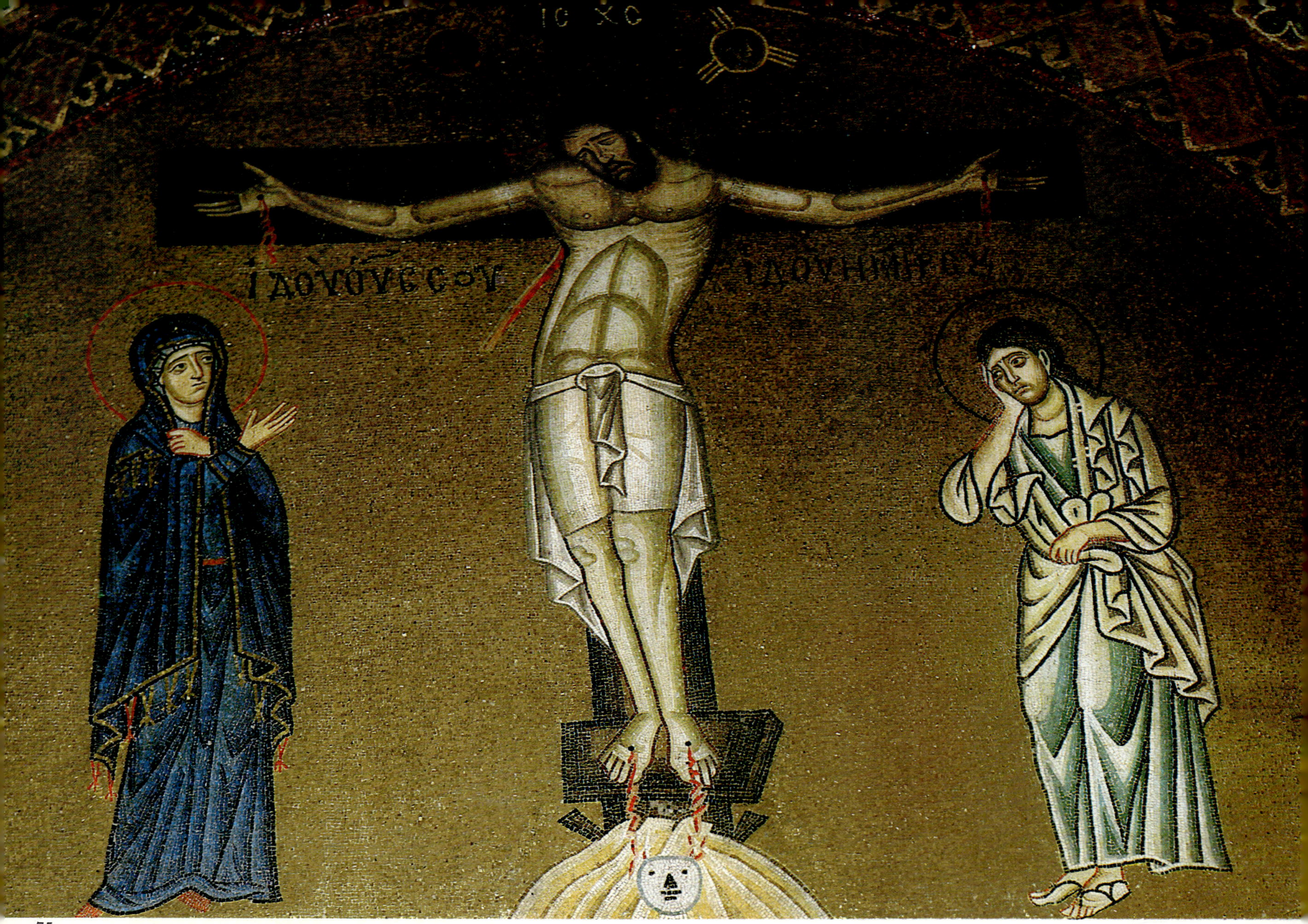
IC XC

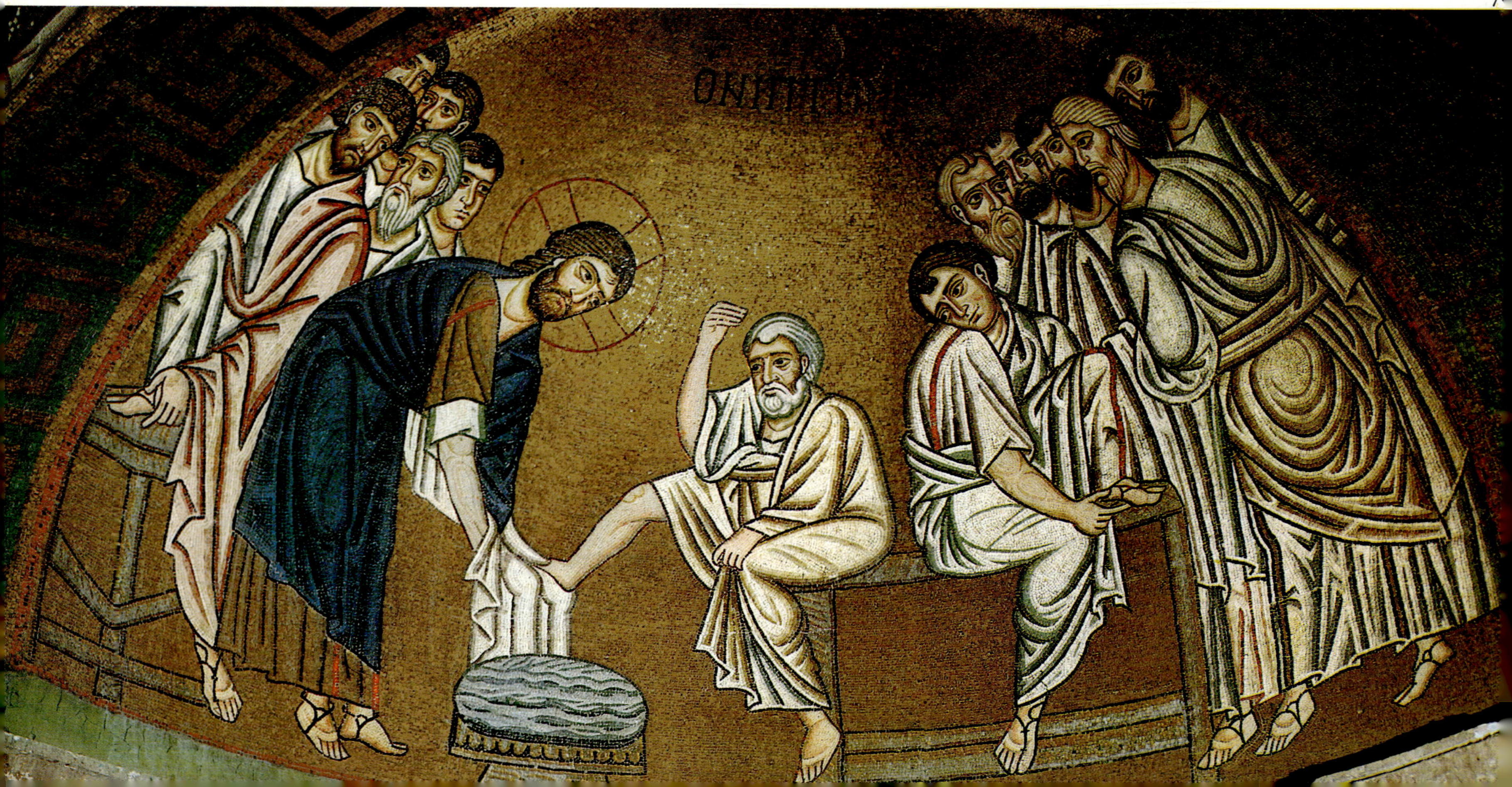

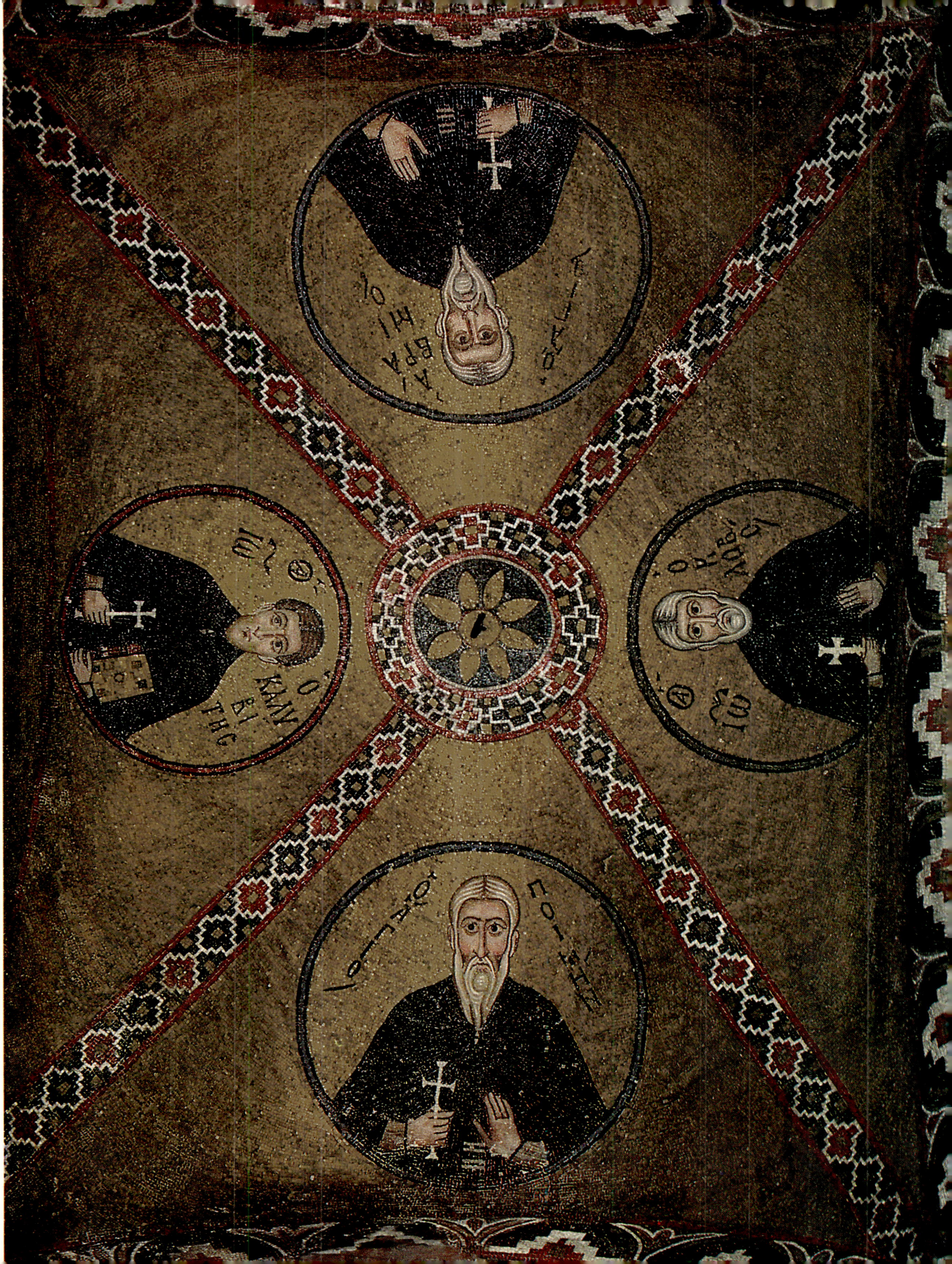

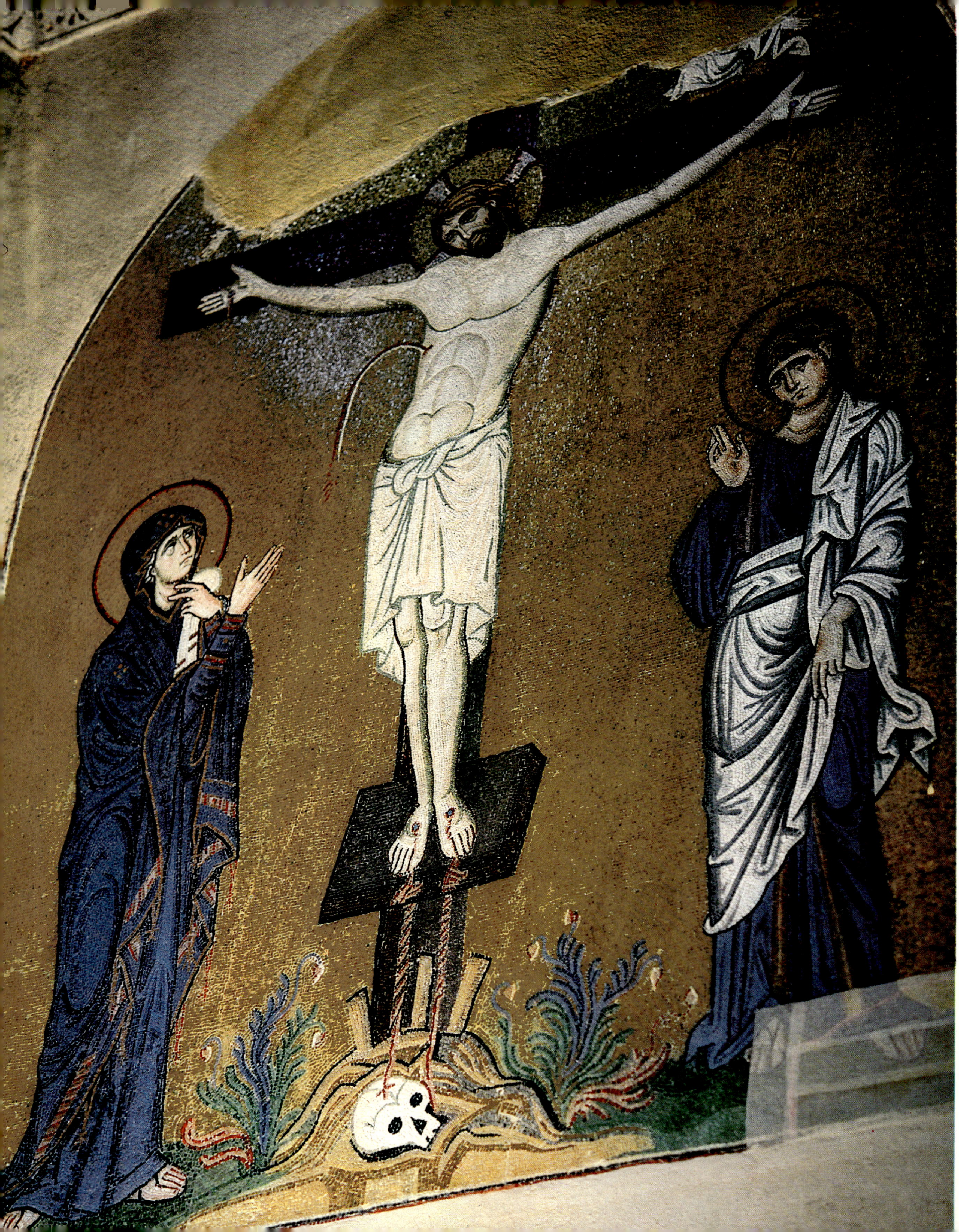

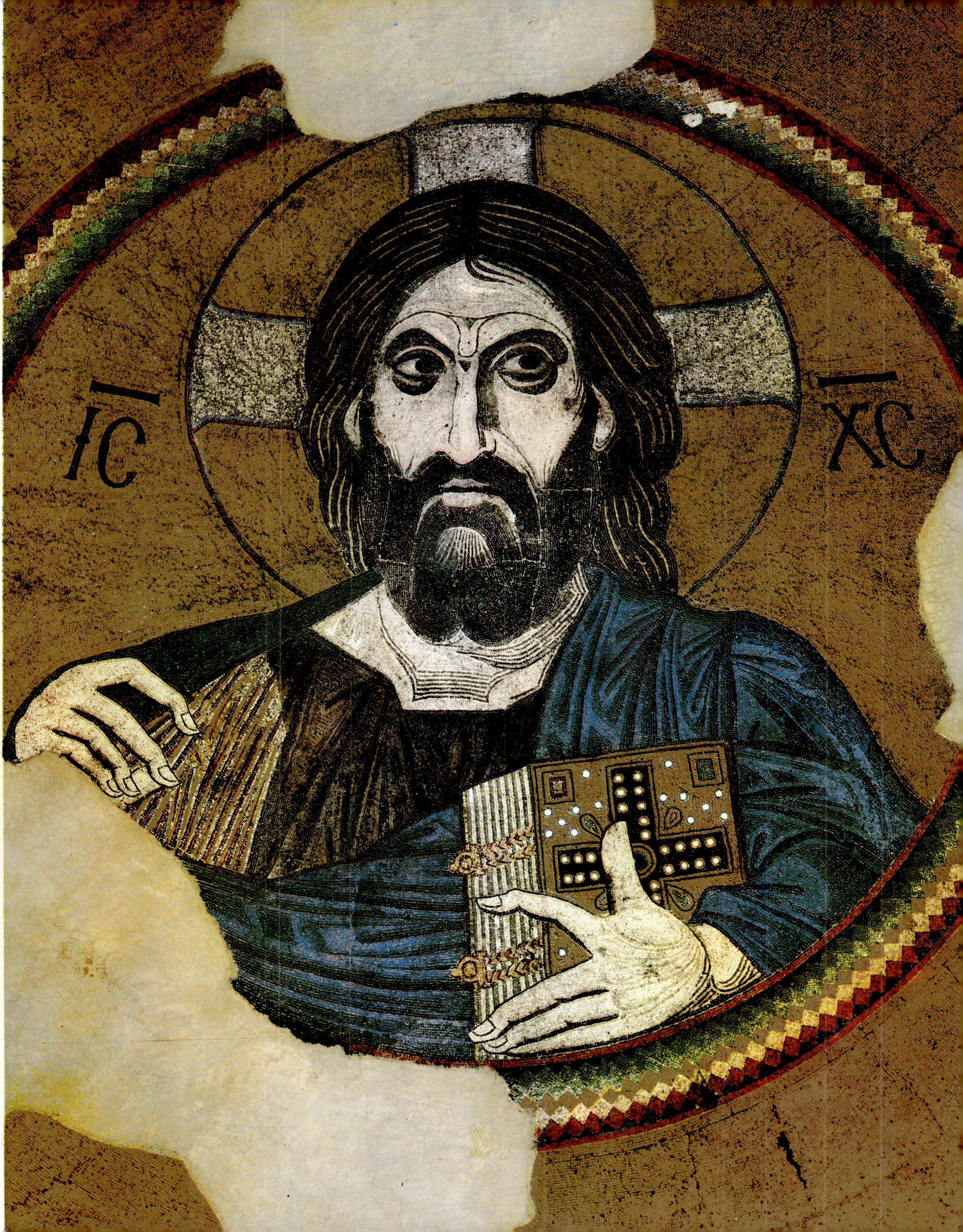

79

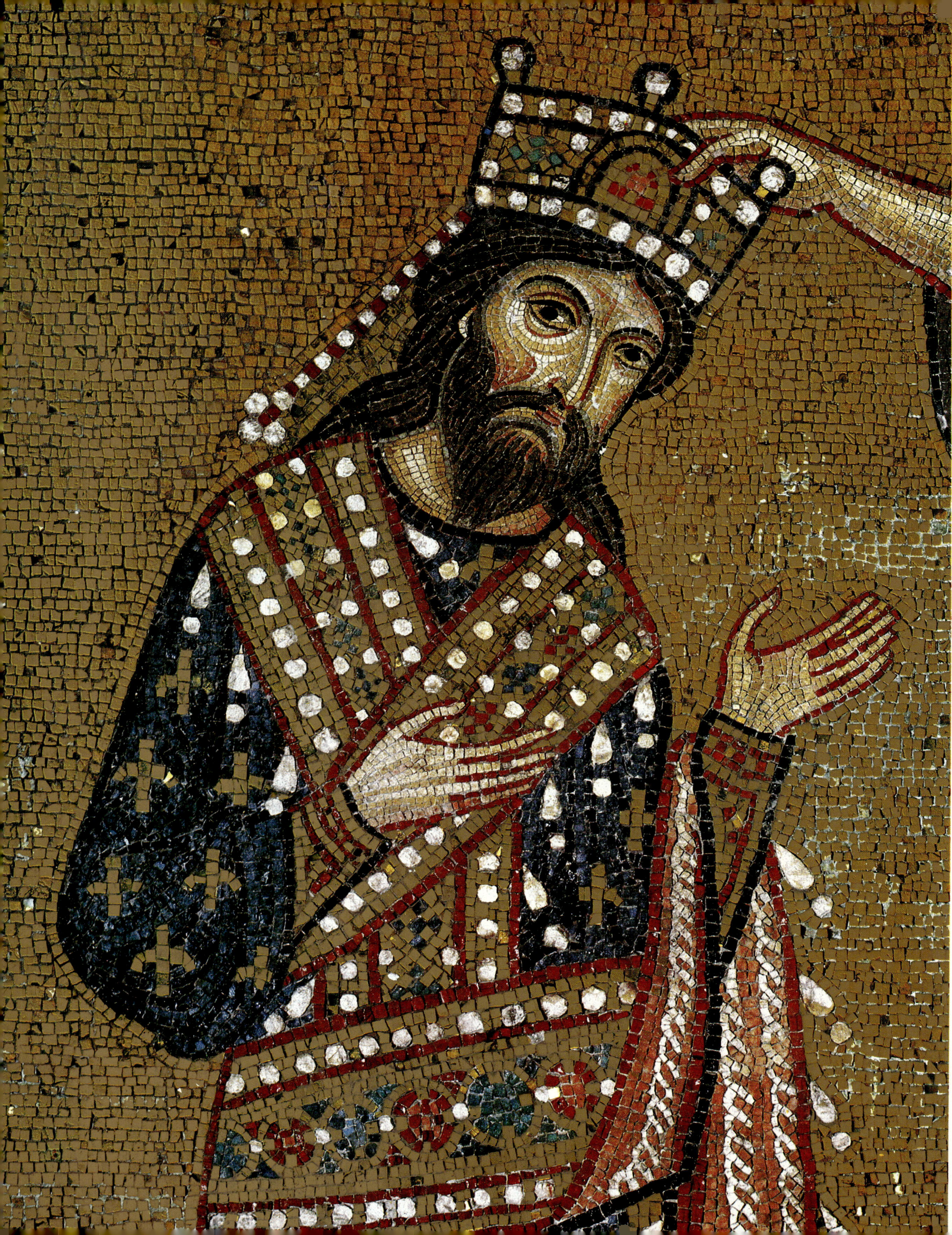

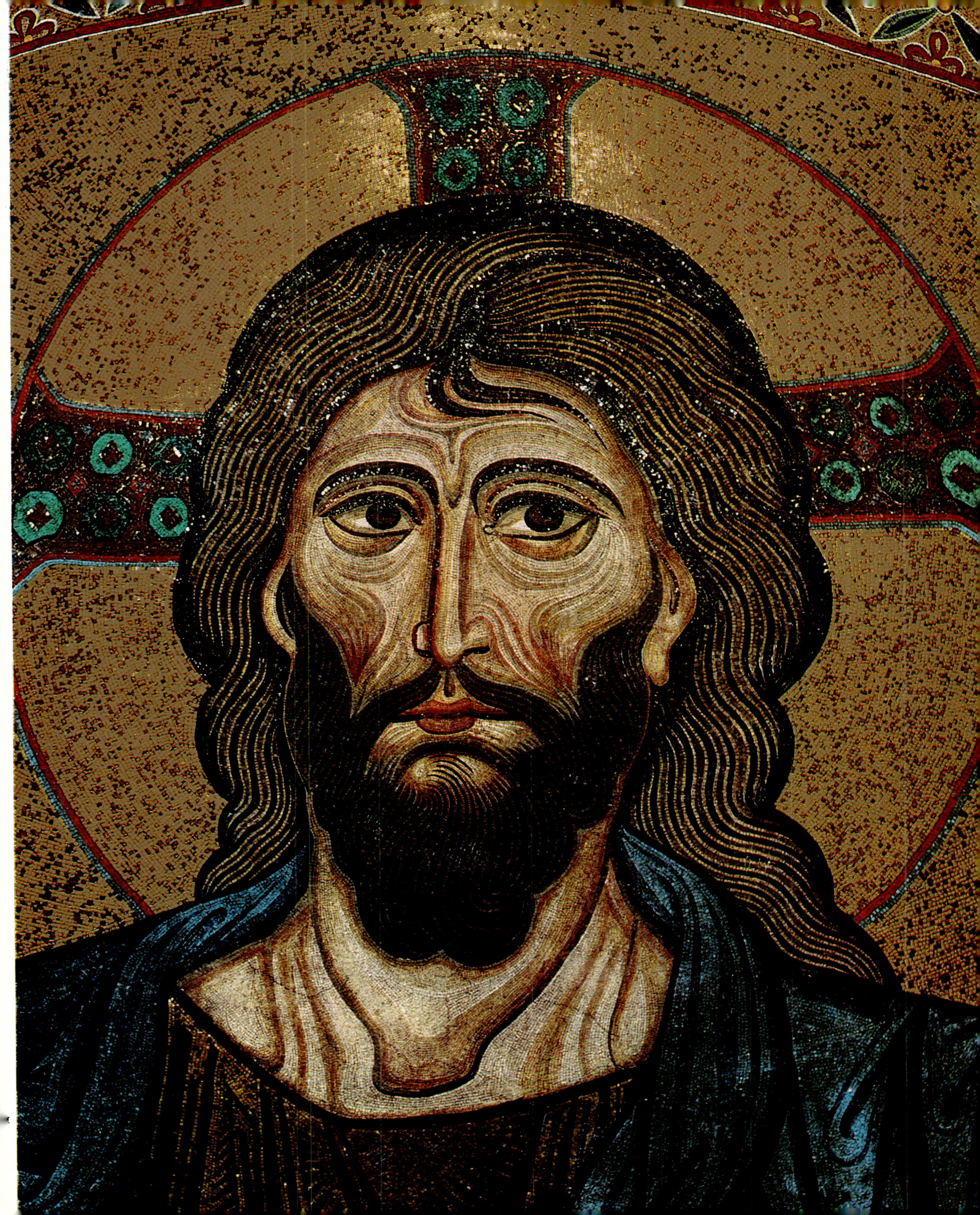

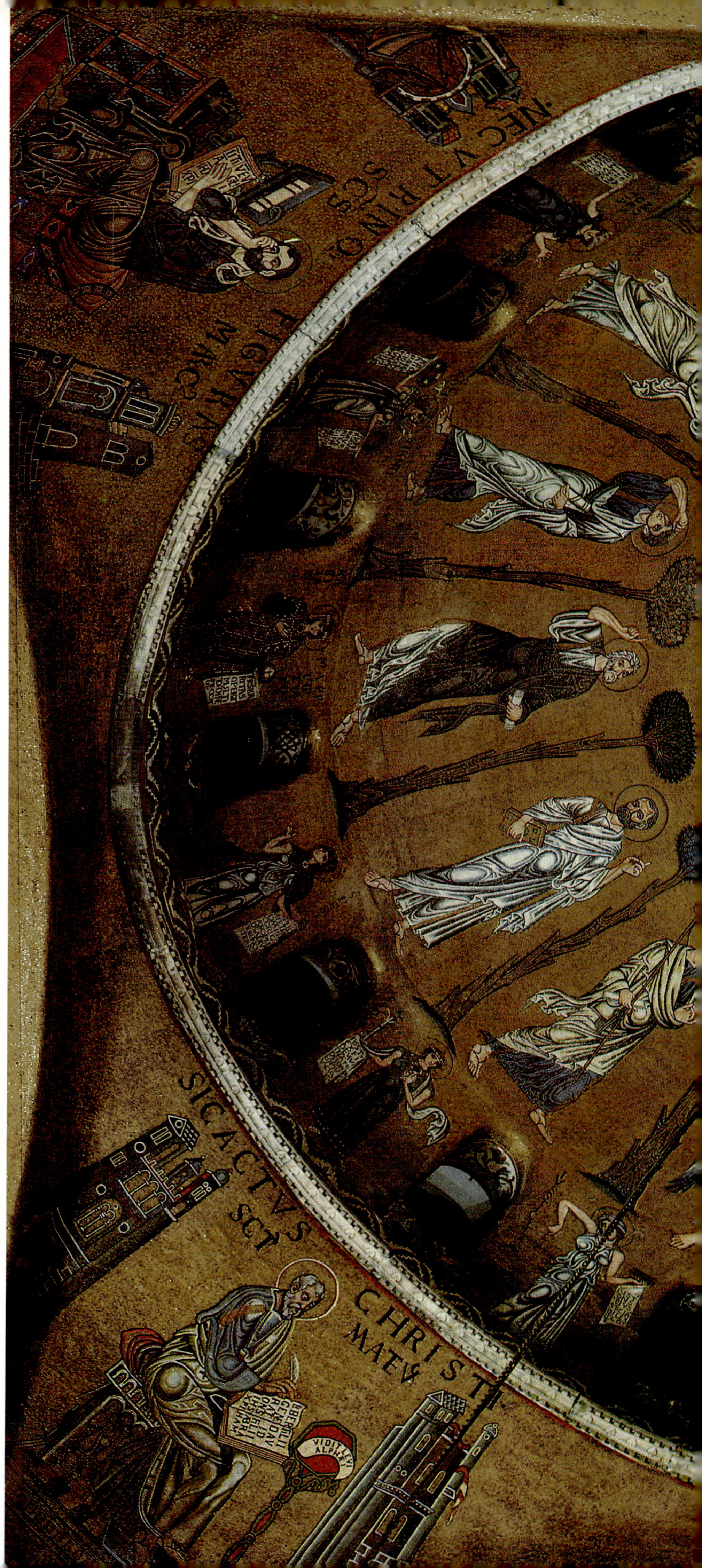

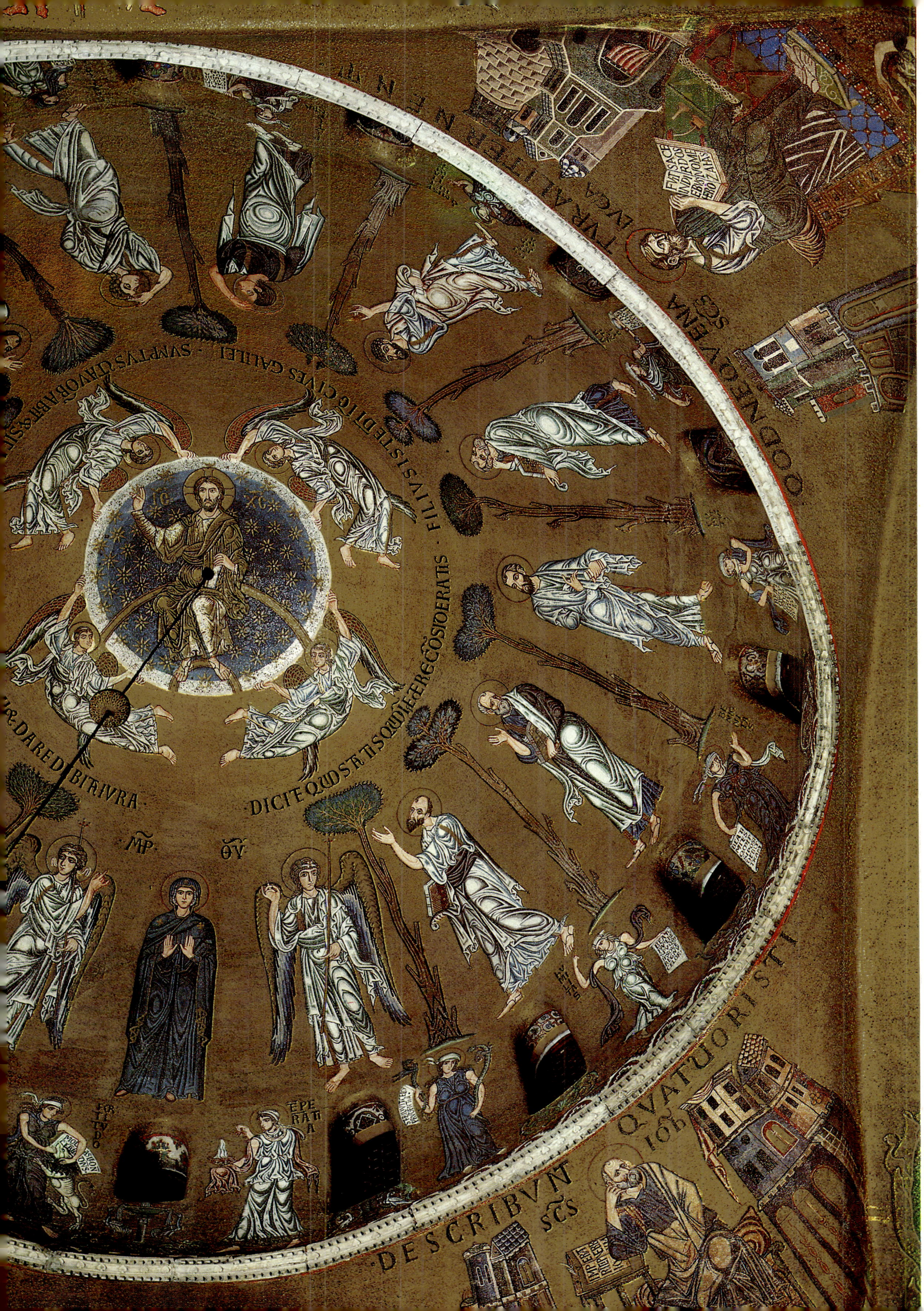

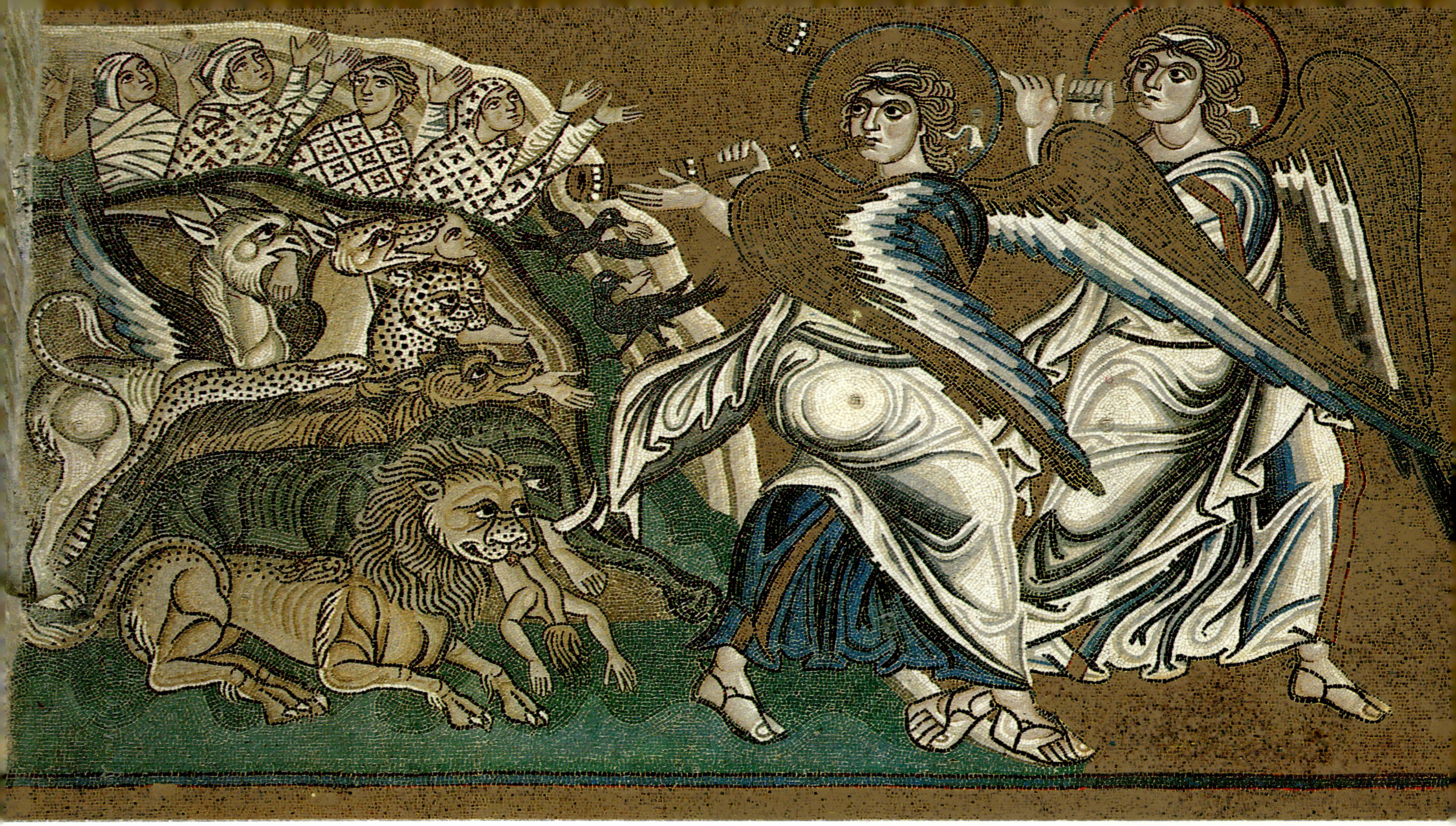

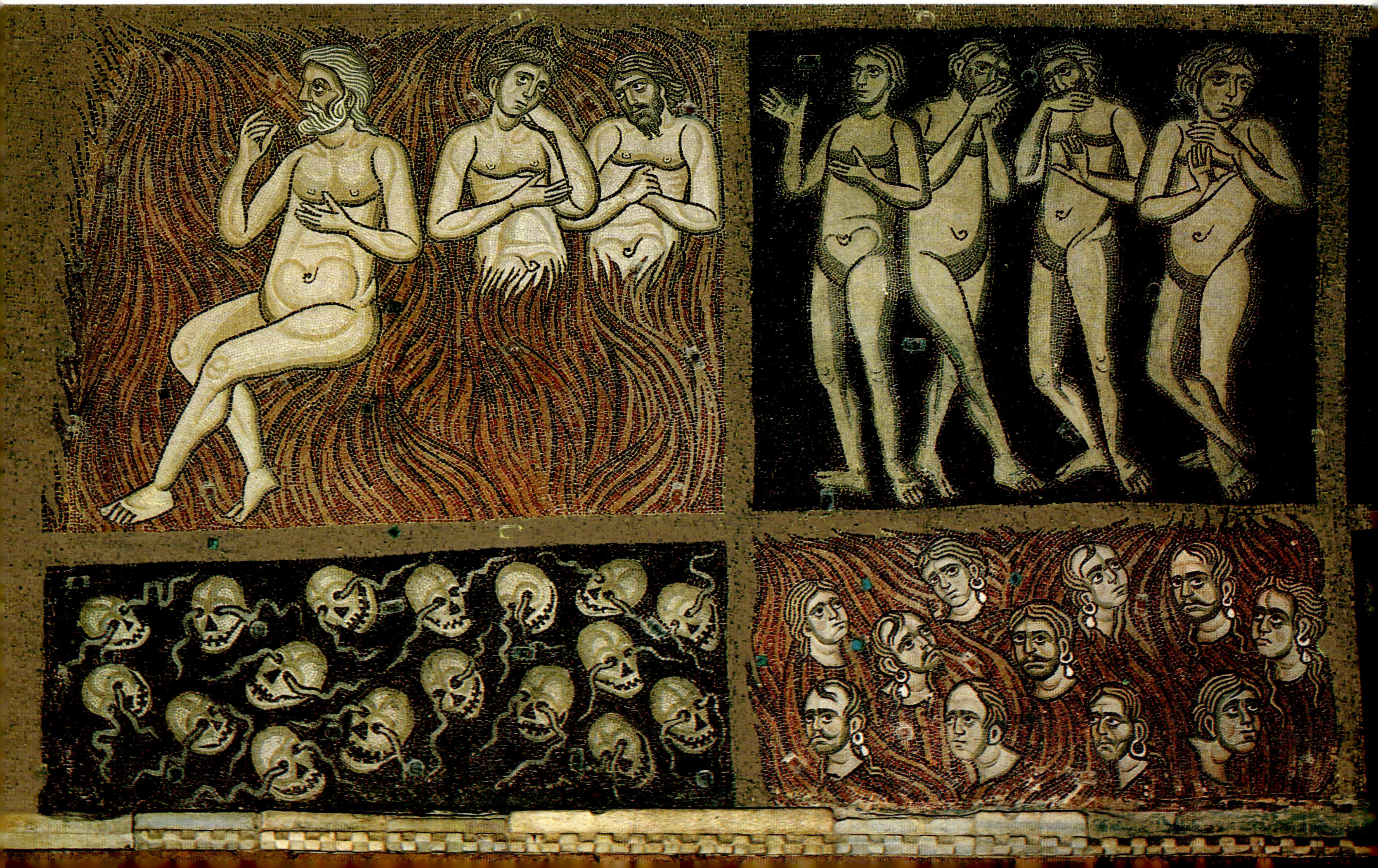

77 VIER HEILIGE
Mosaik.
Um 1100.
Daphni.

78 KREUZIGUNG
Mosaik.
Um 1100.
Daphni.

79 CHRISTUS PANTOKRATOR
Kuppelmosaik.
Um 1100.
Daphni.

80 KRÖNUNG DES KÖNIGS ROGER II. DURCH CHRISTUS
Mosaik (Ausschnitt).
Um 1150.
Palermo, Narthex der Martorana (Kirche S. Maria dell'Ammiraglio).

81 KOPF DES CHRISTUS PANTOKRATOR
Mosaik.
1148.
Cefalù, Kathedrale S. Pietro.

82 HIMMELFAHRT CHRISTI
getragen von vier Engeln und umgeben von Maria, zwei Engeln und den zwölf Aposteln, darunter den Sieben Tugenden und den Neun Glückseligkeiten sowie, auf den Pendentifs, den Evangelisten.
Kuppelmosaik.
Venedig, S. Marco.

83 DIE TROMPETEN DES JÜNGSTEN GERICHTS
Ausschnitt aus dem „Jüngsten Gericht".
Mosaik.
12. Jh. (Restaurierungen im 19. Jh.).
Torcello, Kathedrale.

84 DIE VERDAMMTEN DER HÖLLE

85 *Ausschnitt aus dem „Jüngsten Gericht".*
Mosaik.
12. Jh. (Restaurierungen im 19. Jh.).
Torcello, Kathedrale.

86 HIMMELFAHRT CHRISTI
Fresko.
11. Jh.
Ohrid, Hagia Sophia.

87 „THRENOS“
oder die Beweinung Christi.
Fresko.
Nerezi, Panteleimon-Kirche.

88 SZENEN AUS DEM LEBEN CHRISTI
UND HEILIGE
Fresko.
11. Jh.
Göreme, Kirche Tokali Kilise.

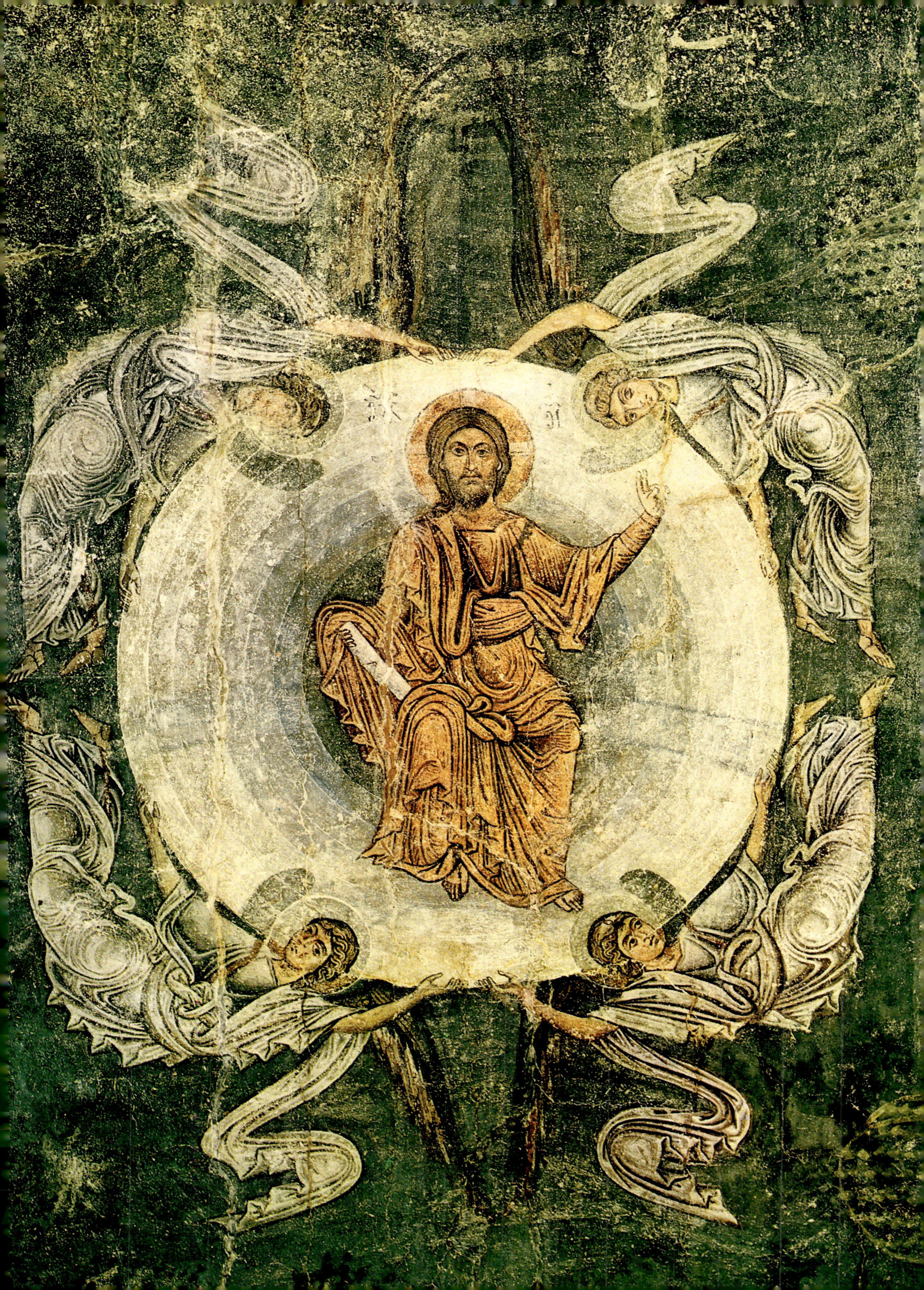

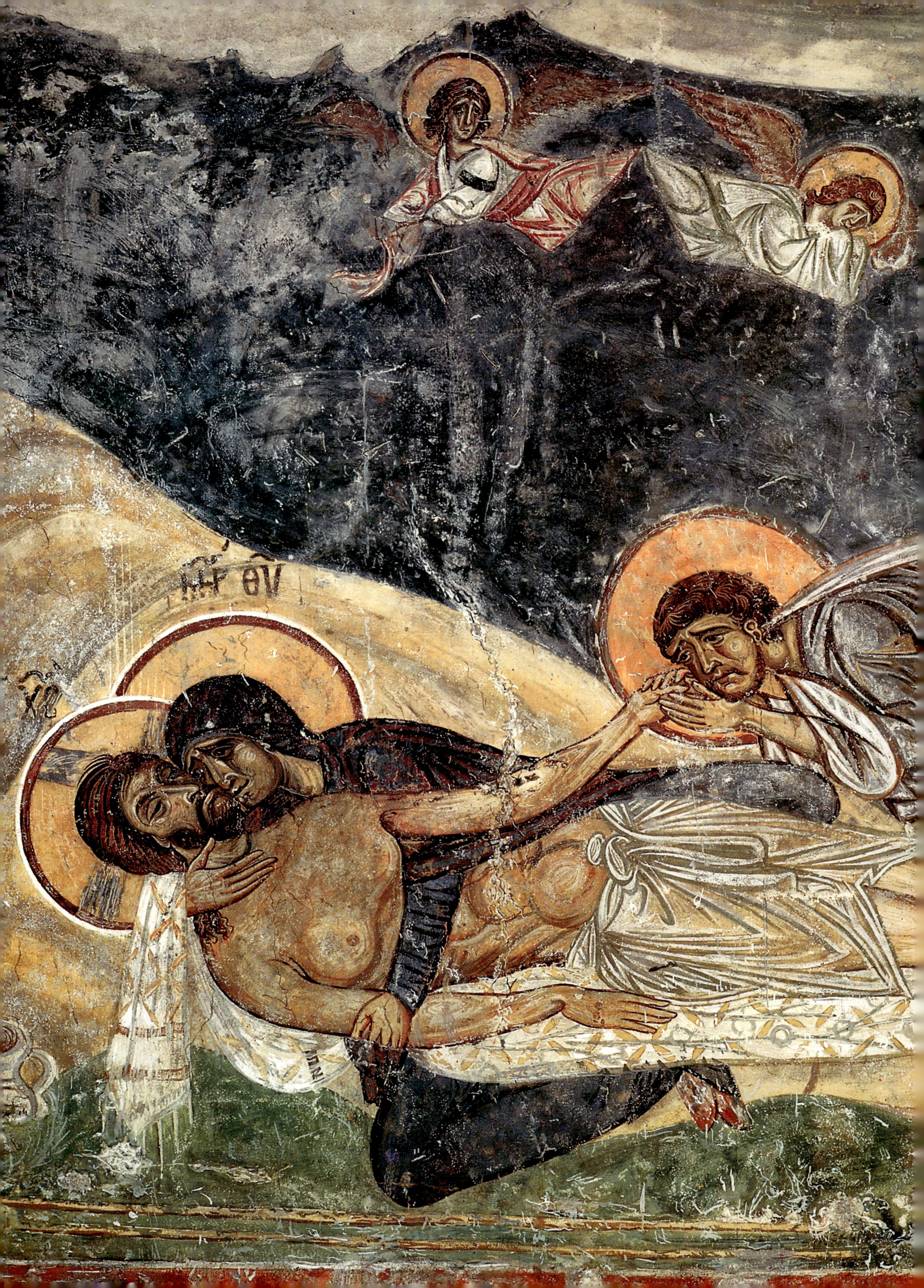

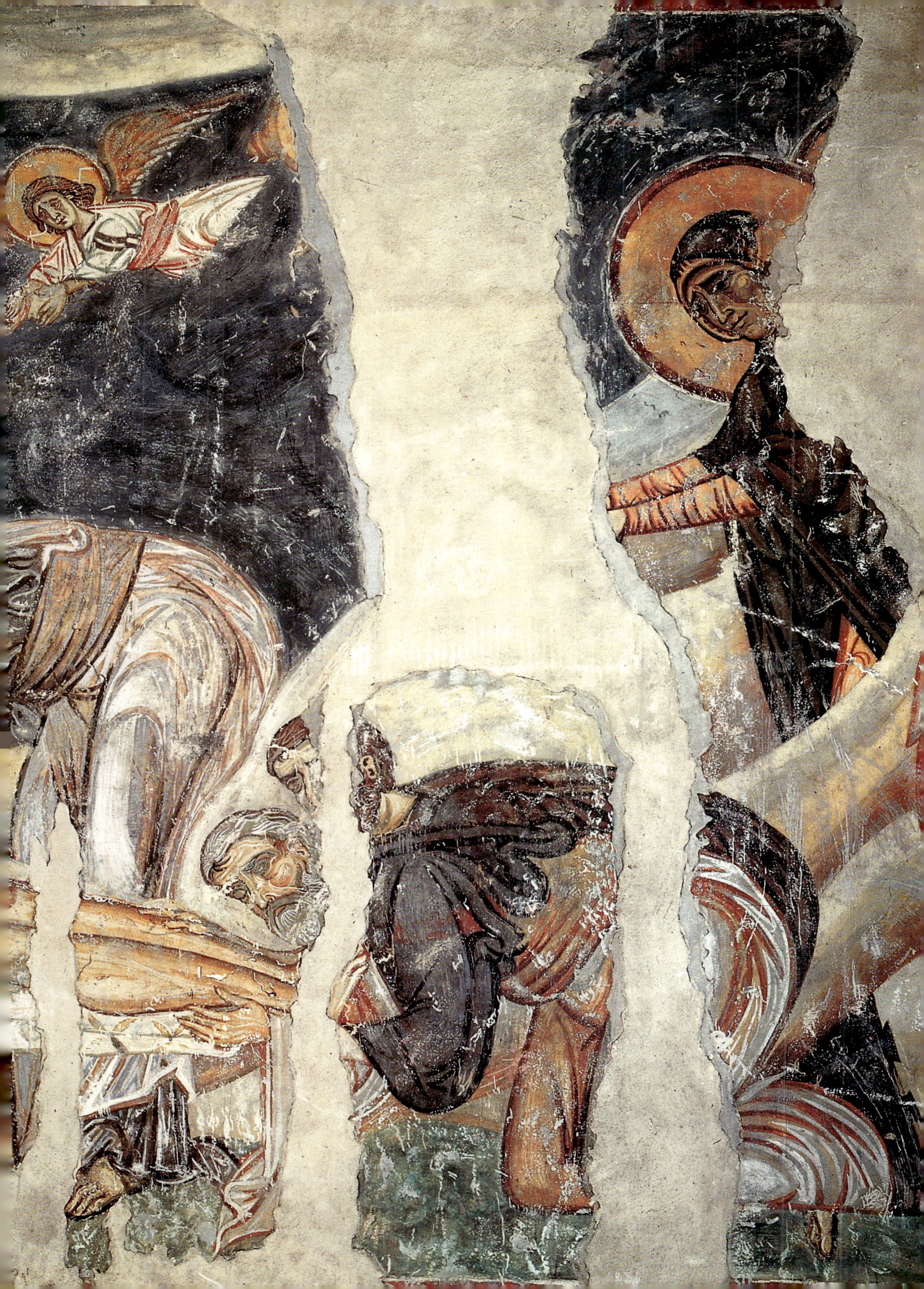

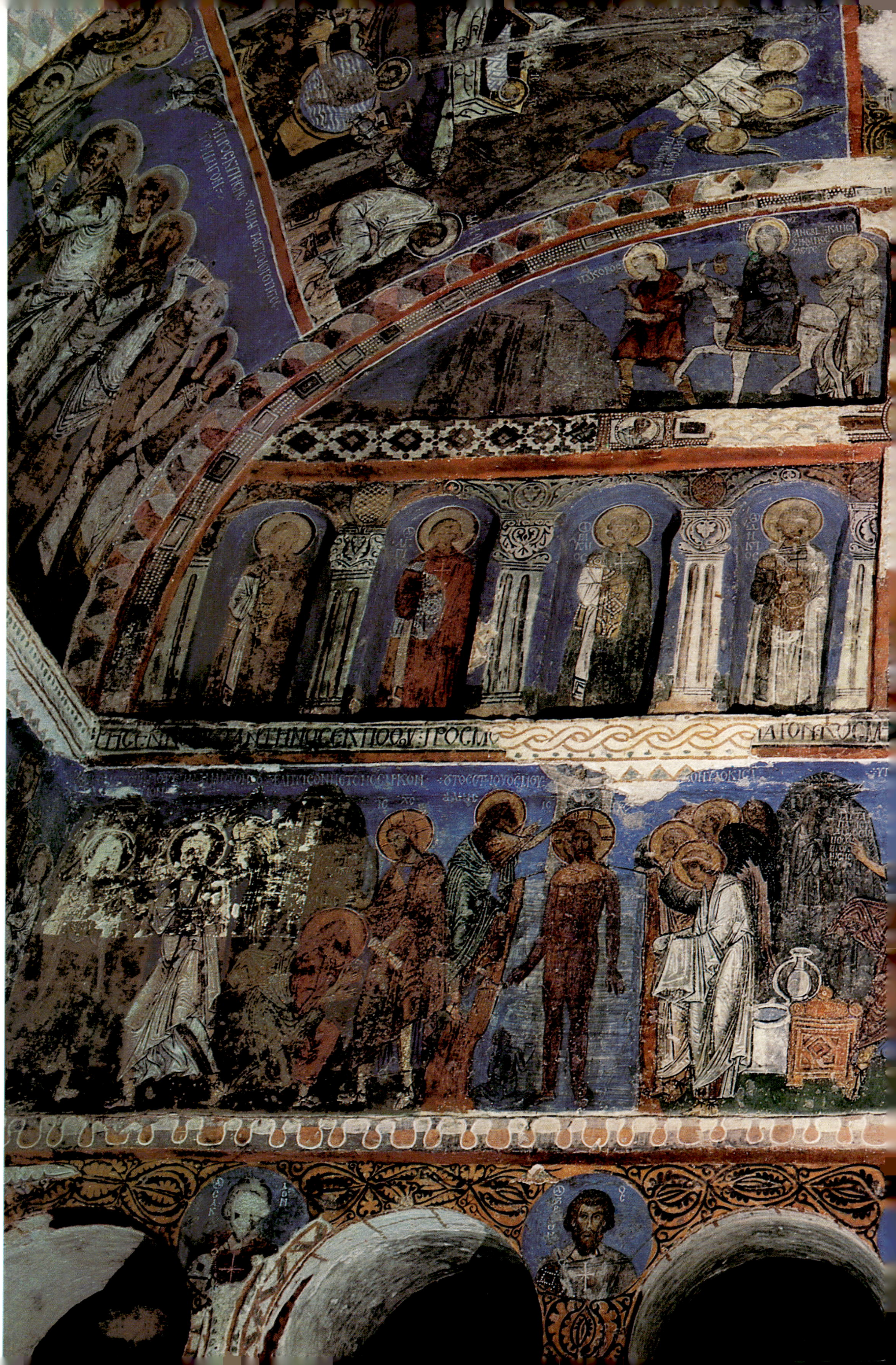

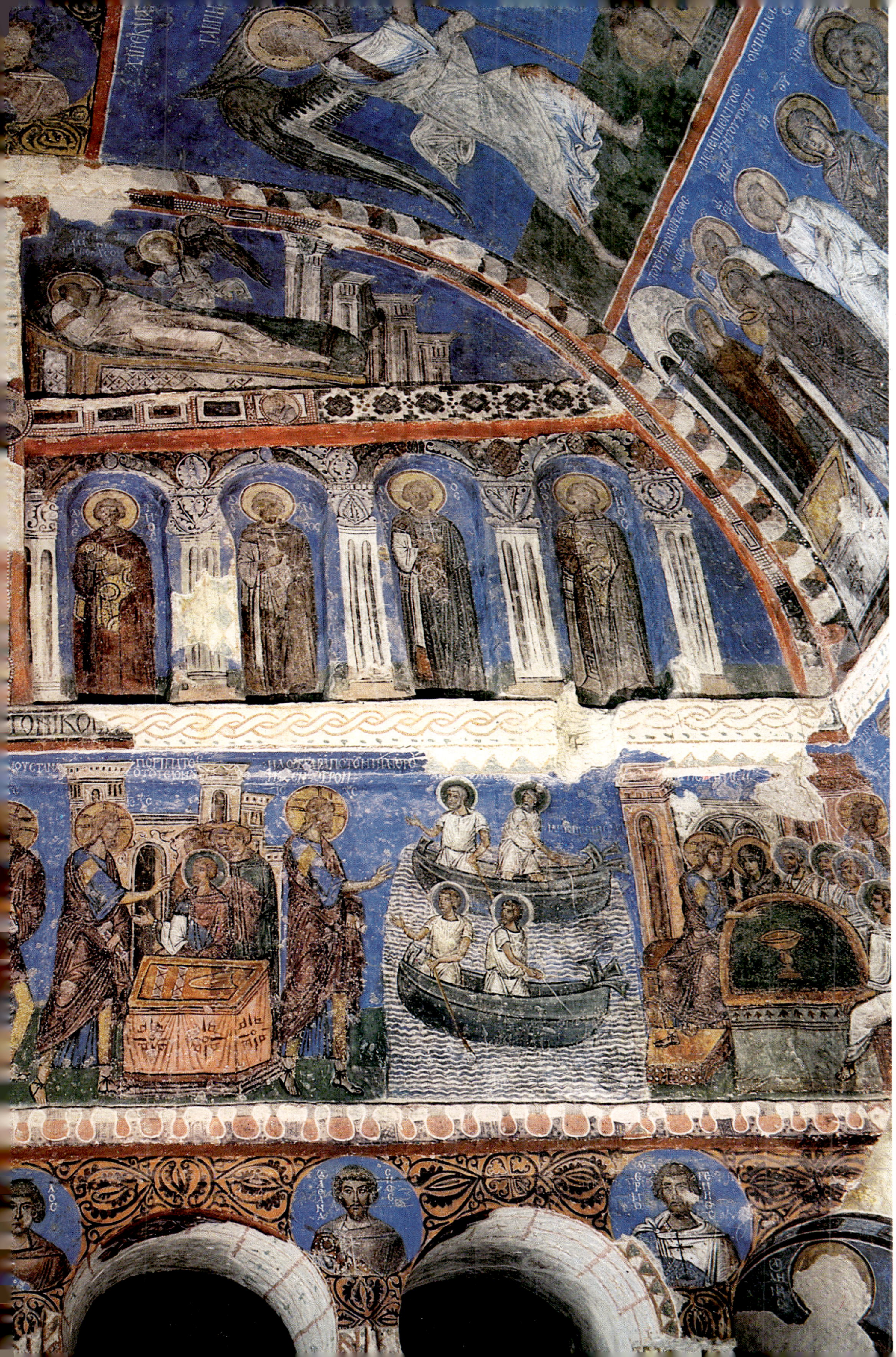

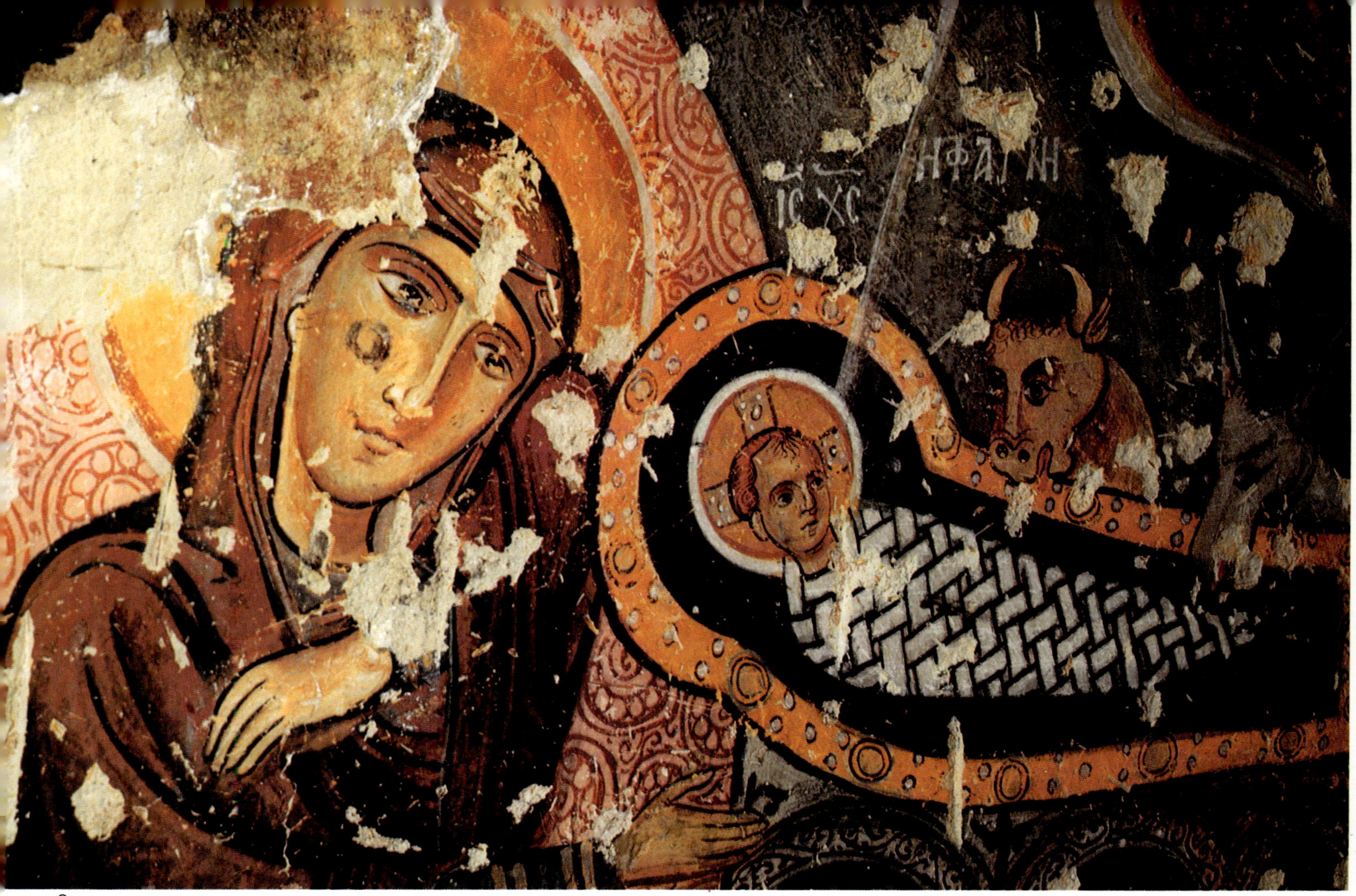

89

90

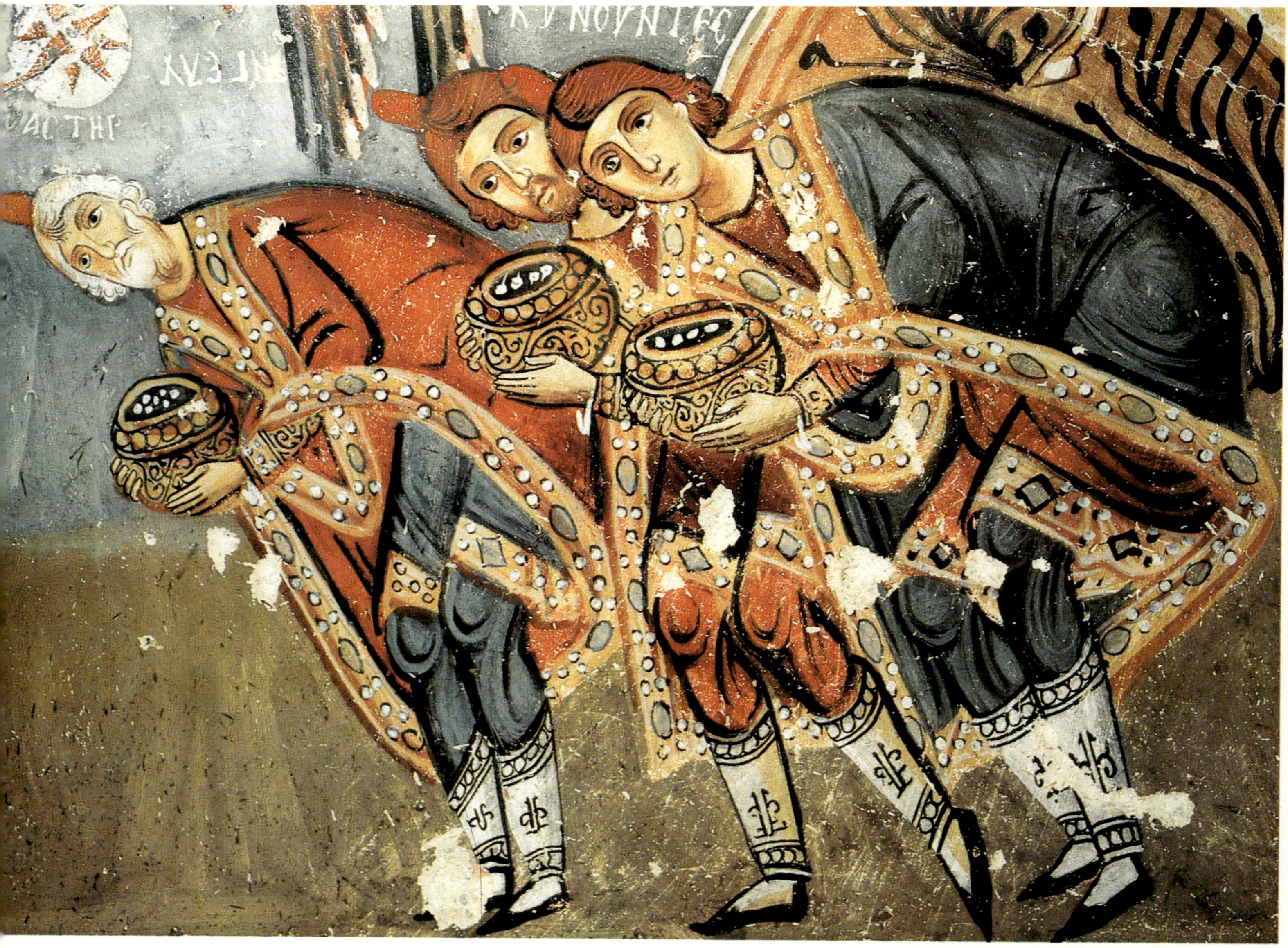

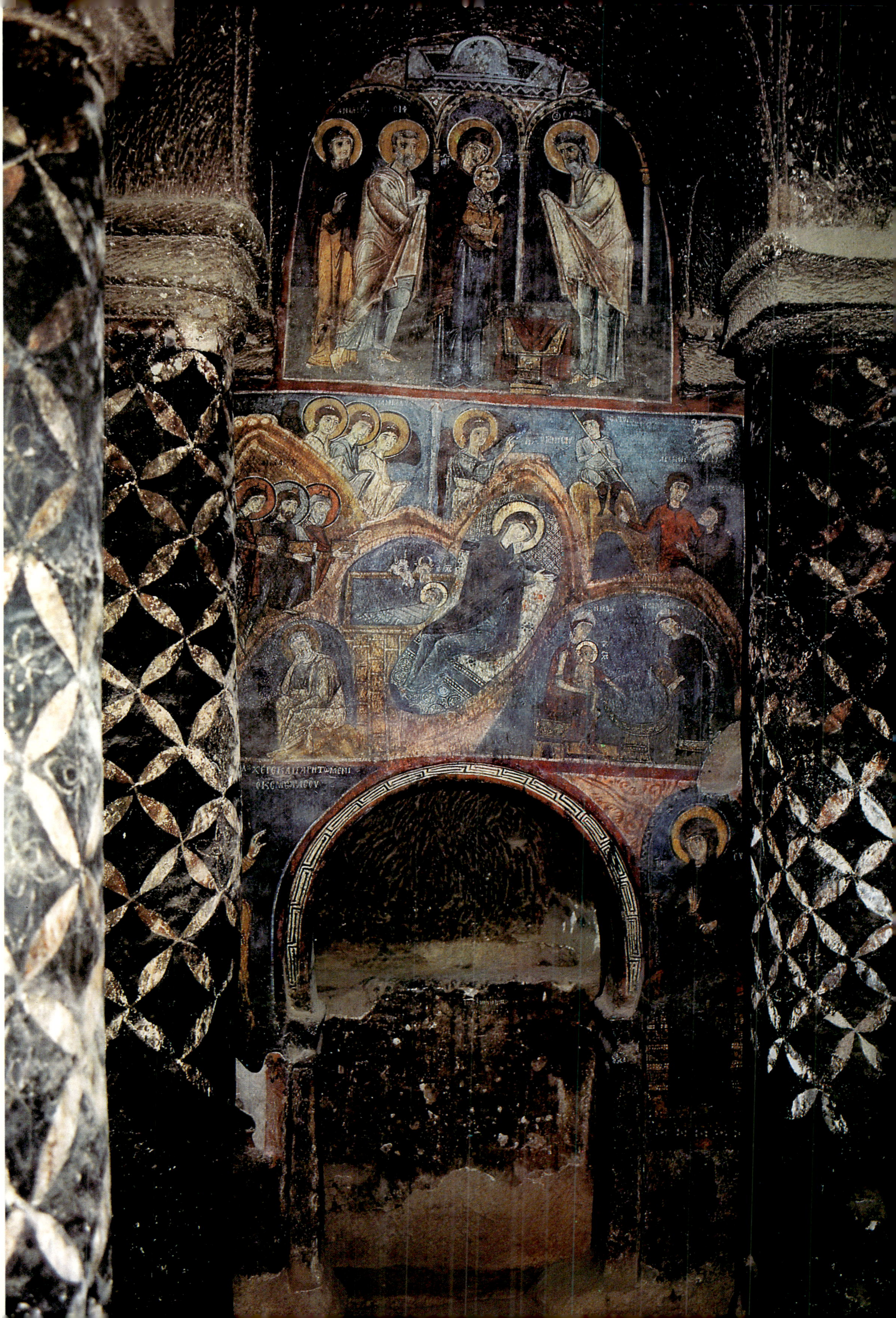

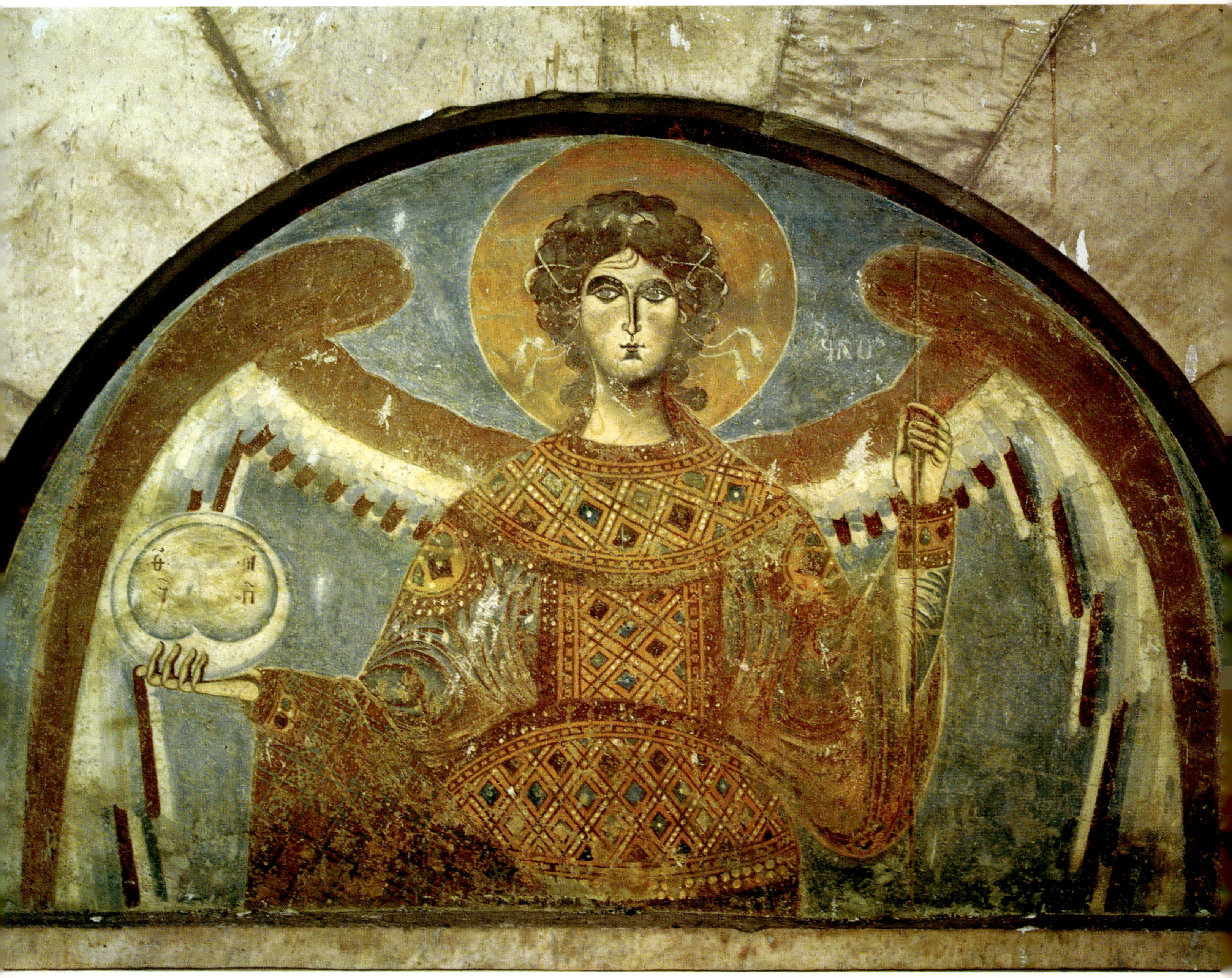

89 GEBURT CHRISTI
Fresko (Ausschnitt).
11. Jh.
Göreme, Kirche Karanlik Kilise (Dunkle Kirche).

90 DIE MAGIER-KÖNIGE MIT IHREN GESCHENKEN
Fresko.
11. Jh.
Göreme, Kirche Karanlik Kilise (Dunkle Kirche).

91 GEBURT CHRISTI UND DARSTELLUNG IM TEMPEL
Wandmalerei in einer Kirche.
11. Jh.
Eski Gümüs.

92 ENGEL
Fresko.
2. Hälfte des 11. Jh.
Capua, S. Angelo in Formis.

93 KAPITELL MIT ZWEI HEILIGEN

Marmor.
Wahrscheinlich aus einer Kirche in Athen, 11.–12. Jh.
Paris, Musée de Cluny.

94 EINANDER ZUGEWANDTE, TRINKENDE PFAUEN

Flachrelief.
11. Jh.
Torcello, Kathedrale.

95 EINANDER ZUGEWANDTE UND RÜCKEN AN RÜCKEN STEHENDE FABELWESEN

Ausschnitt aus dem skulptierten Dekor.
11.–12. Jh.
Athen, Gorgoepikoos-Kirche – Kleine Metropolis.

96 THRONENDER CHRISTUS

Flachrelief von einem skulptierten und gravierten Sarkophag.
Stein.
14.–15. Jh.
Mistra, Museum.

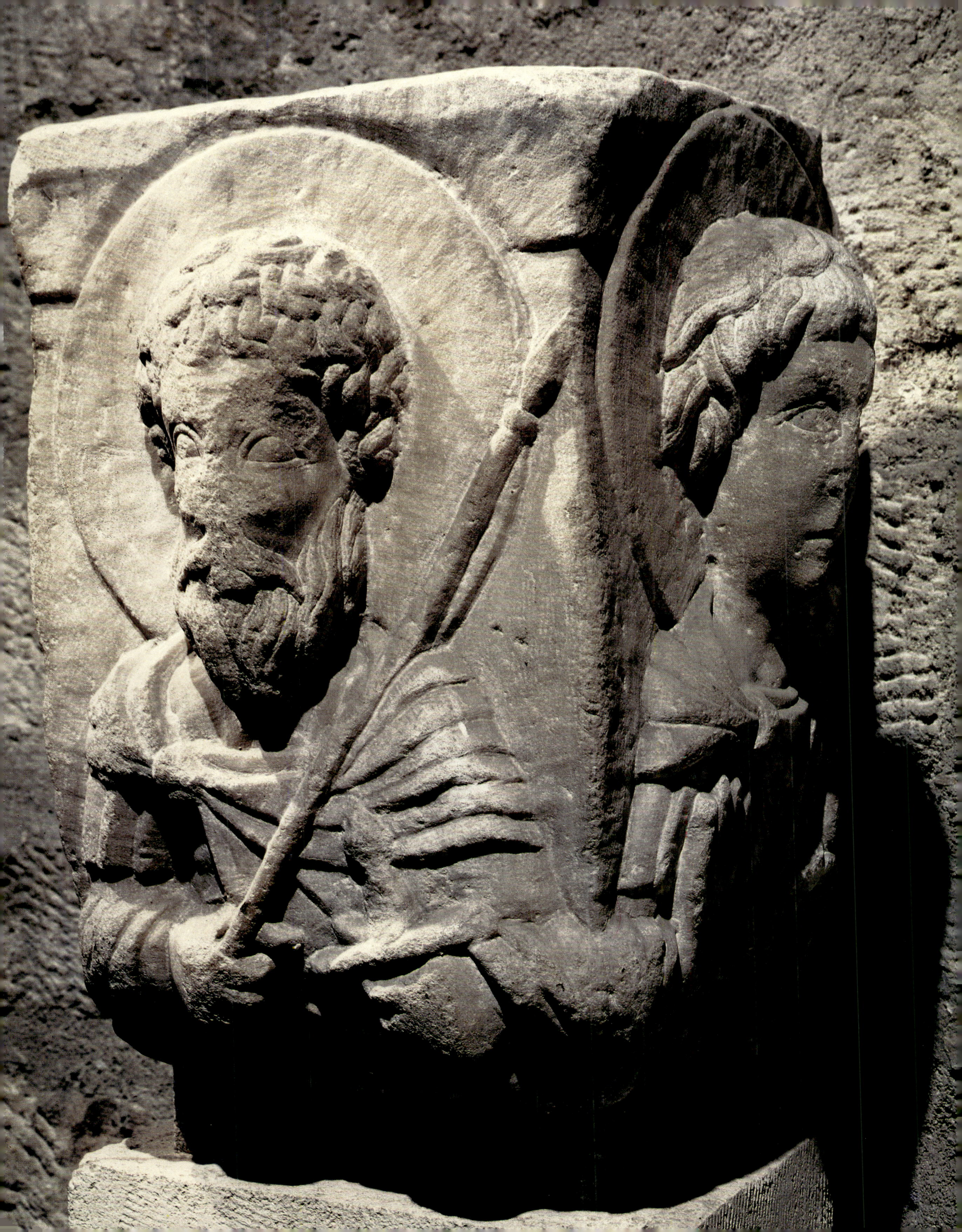

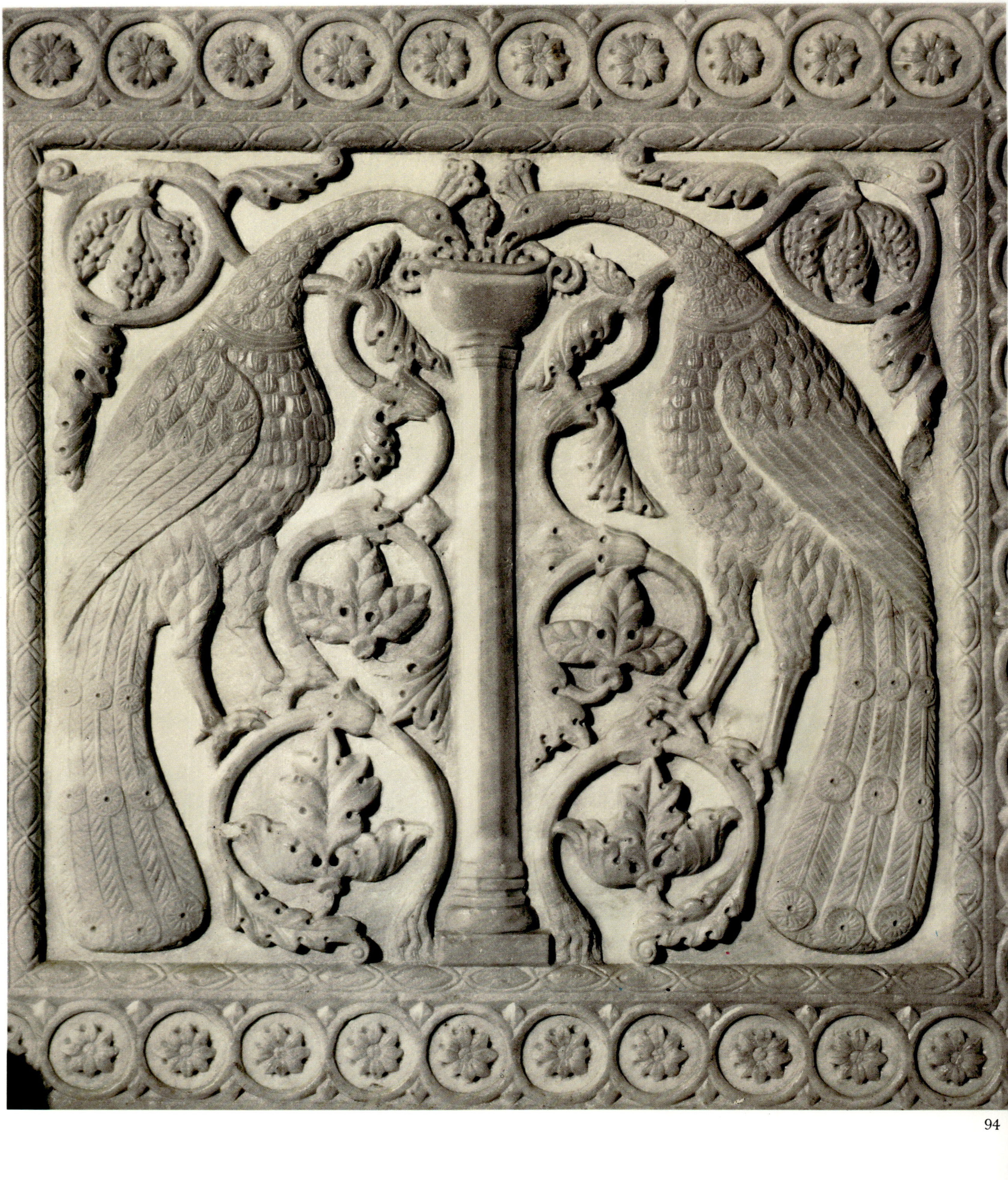

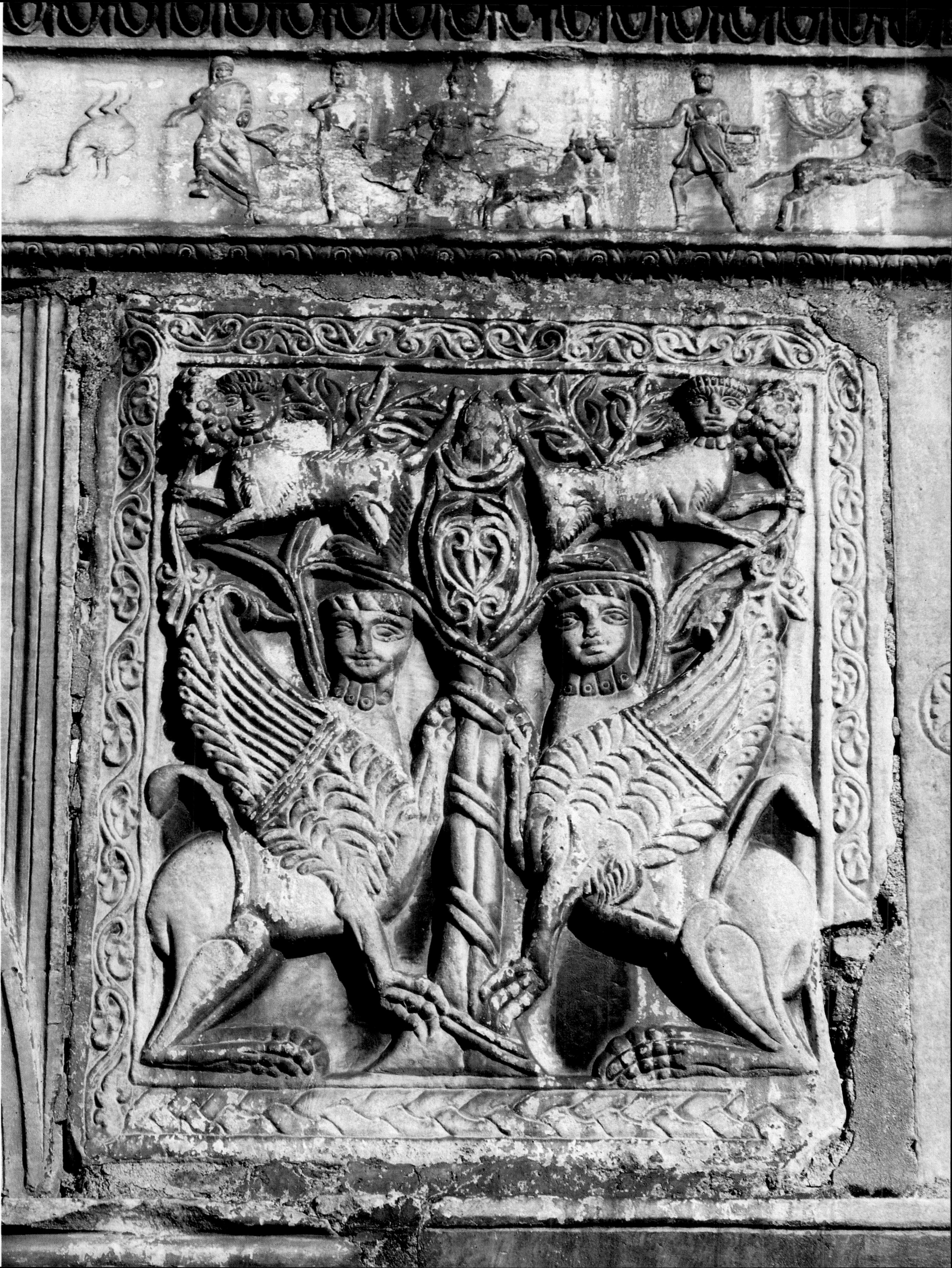

95

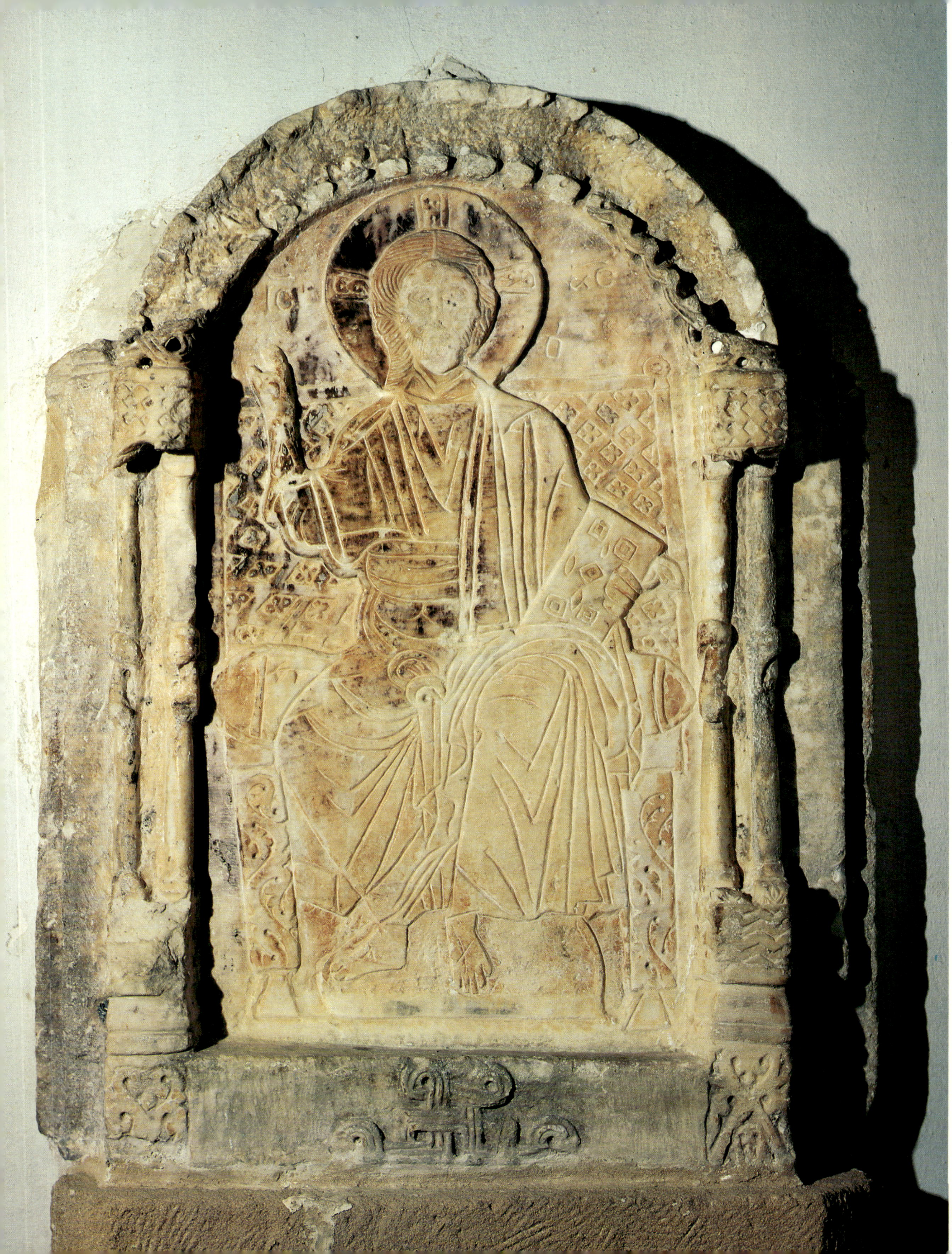

DIE PROFANE KUNST

Es mag überheblich erscheinen, die *membra disjecta* einer nichtreligiösen Kunst, von der so wenige und so verschiedenartige Reste übriggeblieben sind, in einem einzigen Kapitel zusammenzufassen zu wollen.

Ist dies überhaupt statthaft? Hat nicht alles im Großen Palast (oder in seinen Nachfolgebauten) teil am sakralen Charakter des Kaisers? Der Historiker ist aber verpflichtet, in Kategorien einzuordnen, und wenn man den Chrysotriklinos (den Empfangs- oder Bankettsaal) nur aus Beschreibungen, z. B. derjenigen von Luitprand („Antapodosis“ V, 33) kennt, sagt man sich, daß dies alles doch nicht den Gegenständen, die zur Verherrlichung Gottes dienen, gleichgestellt werden kann. „Der Kaiser (Konstantin VII. Porphyrogennetos) ließ als großer Kunstfreund den goldenen Triklinos in einen Garten mit Rosen und anderen Blumen umwandeln, indem er aus kleinen, sehr schönen verschiedenfarbigen Steinen künstliche Bäume herstellen ließ. Sie waren mit Girlanden geschmückt und so angeordnet, daß sie eine unvergleichliche Wirkung ergaben.“ Dem stehen die Verschönerungen, die Manuel I. Komnenos nach der Beschreibung des Benjamin aus Tudela im Blachernen-Palast (12. Jh.) durchgeführt hat, an Eleganz und Pracht in nichts nach. Die Byzantiner haben, wie so viele andere auch, manchmal alles darangesetzt, ihren Vorstellungen eines reinen ästhetischen Ideals möglichst nahezukommen. Andererseits eigneten sich gewisse Bauwerke, z. B. die Thermen, in keiner Weise für eine religiöse Überhöhung. In Brussa (dem heutigen Bursa) kann man solche Bauwerke, über die es anscheinend noch fast keine Veröffentlichungen gibt, sehen. Es handelt sich um von Säulen mit korinthischen Kapitellen getragene Rundbauten, die sicher in die justinianische Zeit gehören dürften. Von den Profanbauten ist aber, wie gesagt, zu wenig erhalten, andererseits scheinen sie mit den Sakralbauten zu starke Ähnlichkeit gehabt zu haben, als daß man sie in einem Überblick wie diesem eigens abhandeln sollte.

Abb. 15–19

Die Ausschmückungen in Konstantinopel sind verlorengegangen mit Ausnahme des bereits erwähnten Mosaikfußbodens im Großen Palast (ein sehr kleiner Teil von dessen Gesamtfläche), der zwar sehr antik wirkt, bis jetzt aber nicht einwandfrei datiert werden konnte (D. Talbot Rice datiert ihn in das 5., E. Kitzinger in das 7. Jh.). Aus den Beschreibungen zeitgenössischer Schriftsteller wissen wir, daß über die Prachtentfaltung hinaus versucht wurde, auch ruhmreiche militärische Taten des

Kaisers durch Darstellungen von Schlachtenszenen zu verherrlichen, worauf besonders Benjamin aus Tudela in bezug auf Manuel I. Komnenos nachdrücklich hinweist. Eine anschauliche Vorstellung von solchen historischen Szenen geben das Mosaik mit dem Triumph Josuas über die Amoriter in S. Maria Maggiore in Rom (5. Jh.) oder auch die Josua-Rolle (9. Jh.) in der Biblioteca Medicea Laurenziana in Florenz, auf der derartige Themen in einem sehr klassizistischen Stil behandelt sind. Ebenso spiegelt im anderen Maßstab die Darstellung einer feindlichen Reiterattacke auf den Rändern des Chludow-Psalters (Historisches Museum, Moskau, fol. 110, 9. Jh.) zweifellos einen Sieg byzantinischer Truppen. Gleiches ließe sich von den Schlachtenszenen in der Homilienhandschrift des Gregorios von Nazianz (Bibliothèque Nationale, Paris, ms. grec 510) sagen. All dies sind jedoch sehr unbestimmte Aussagen.

Abb. 300–302 *Abb. 80, 99*

Befassen wir uns besser mit dem, was wirklich noch erhalten ist. Im Palazzo Reale in Palermo existiert heute noch die Sala Ruggero bzw. Rogers II. (1129–1143). Ihre Wände sind mit Marmorplatten verkleidet. Die Mosaiken auf den gewölbten Dekken zeigen Jagdszenen mit Bogenschützen, verschiedenartige, an den „paradiesischen" Dekor erinnernde Bäume, paarweise gegenübergestellt Raubtiere oder Pfauen und abstrakte Flechtornamente. Alles wirkt sehr reich, sehr orientalisch mit einigen Anleihen bei den Arabern und zeigt, wie ein byzantinischer Palast von bescheidenen Ausmaßen ausgeschmückt war. Die Mosaikdekorationen im Lustschloß *Abb. 303* La Ziza, ebenfalls in Palermo, einem massigen Gebäude mit leicht arabischem Einschlag und mit vielen Brunnen, sind teilweise denen in der Sala Ruggero völlig ähnlich. Die Mosaiken neben der Tür und um dem Mihrab in der Großen Moschee von *Abb. 63* Córdoba sind nach den von Stern veröffentlichten Untersuchungen von konstantinopolitanischer Qualität. Sie sind zwischen 965 und 970 zu datieren und ergänzen gut unsere Vorstellungen vom abstrakten Dekor oder zumindest von den stilisierten pflanzlichen Motiven, wie sie in byzantinischen Wohnhäusern beliebt waren. Mit Sicherheit läßt sich nicht sagen, wieweit diese Kompositionen rein byzantinisch sind oder bis zu welchem Grad hier eine Stilmischung vorliegt; sie vermitteln aber einen recht zuverlässigen Eindruck.

Auch Handschriften mit profanen Texten sind manchmal mit Illustrationen versehen. Ein interessantes Bild bieten medizinische Werke: die „Theriaka" des antiken Schriftstellers Nikandros aus Kolophon zeigen z. B. auf einer oft abgebildeten Seite einen Garten mit einem Kampf gegen Schlangen (10. Jh.). Gerne wurden die Werke antiker Autoren illustriert, meistens in einem klassistischen Stil, z. B. die „Kynege- *Abb. 98, 431, 432* tika" des Oppianos aus Korykos, eines Autors des 2. Jh.: eine Jagdszene mit Pferden und zu Kastagnetten tanzende Mänaden verdeutlichen die Absicht des Autors, der zwischen Raubtieren und Mänaden eine Parallele zieht (Biblioteca Nazionale Marciana, Venedig, ms. greco 479, fol. 12, verso, 11. Jh.). Die Mänaden sind in der byzantinischen Kunst selten dargestellt, oft dagegen auf koptischen Textilien und verleihen als fröhlich Tanzende sassanidischen Silberarbeiten einen heiteren Ausdruck.

Abb. 434, 435 In einem recht volkstümlichen Stil zeigen einige Handschriften Bauern, die mit Feldarbeiten beschäftigt sind, und andere Berufe. Bei Oppianos sind z. B. Fischer, die gerade zum Fischfang aufbrechen, dargestellt. Selbst die Seiten eines Evangeliars

(Bibliothèque Nationale, Paris, ms. grec 74, 11. Jh.) zeigen das Zurückschneiden von Reben. Obwohl der byzantinische Stil bei all diesen Bildern erkennbar ist, so scheinen doch zweitrangige Künstler am Werk gewesen zu sein. Derartige Darstellungen sind offensichtlich den Byzantinern nicht so wichtig gewesen, daß sie darauf die gleiche Mühe verwandten wie später die gotischen Buchmaler. *Abb. 97*

Trotz der Darstellung verschiedener Berufe ist die profane Ikonographie eher von der heidnischen Antike geprägt, zumindest in den aristokratischen Kreisen. Ein Satz der Anna Komnene („Alexias" XIV, 4) offenbart auf merkwürdige Weise die Bedeutung der antiken Kultur: „Was all die Feinde betrifft, die die Bosheit der Menschen gegen mich aufgebracht hat, würde ich (um diese Bosheit bekanntzumachen) Isokrates' Sirene, Pindars Beredtsamkeit, Polemons Ungestüm, Sapphos Leier ... benötigen." Die Ausdrucksweise ist etwas geziert, zugleich aber aufschlußreich: literarische Beispiele konnten offensichtlich nur von antiken Autoren entlehnt werden.

Die Gruppe der bereits früher erwähnten sogenannten *Rosettenkästchen* aus Elfenbein spiegelt diese Vorstellung von Kultur ziemlich gut. Die Rosettenkästchen werden in das 10. und das 11. Jh. datiert und stammen mit Sicherheit aus den vornehmen Kreisen Konstantinopels. Typisch für sie ist, daß sie nicht versuchen, Erhabenheit, Gemütsbewegung oder wirkliches Leben darzustellen, abgesehen von den wenigen Stücken, die religiöse Themen behandeln, z. B. das Kästchen im Museo del Bargello in Florenz. Ihre Tendenz, sich nach antiken Vorbildern zu richten, bringt das sogenannte Veroli-Kästchen im Victoria and Albert Museum in London am besten zum Ausdruck. *Abb. 518, 519* Es wurde zwar mit besonderer Sorgfalt ausgeführt, kann dennoch kaum als hohes Kunstwerk bezeichnet werden, denn die abgebildeten Figuren bewegen sich wie Marionetten. Man sieht u. a. Bellerophon auf dem Pegasus, den Raub der Europa, das Opfer der Iphigenie, Kentauren und Tänzerinnen – alles Themen, die Anna Komnene sicher teuer waren. Schlachtenszenen, die vielleicht Homers Ilias *Abb. 517* entnommen sind, ergänzen auf dem Rosettenkästchen im Musée de Cluny (ehemalige Sammlung Spitzer) diese Darstellungen. Das Kästchen in Cividale stellt eben- *Abb. 520* falls Gestalten aus der Antike dar, möglicherweise einige Gestalten aus der attischen Komödie. Mit den drallen Körperformen und übertriebenen Rundungen bleibt der Stil jedoch immer der gleiche. Eine leicht orientalische Note zeigt bei der Wahl der Themen ein Kästchen im Museum von Pisa mit der Darstellung von Tierkämpfen, *Abb. 525* spielenden Eroten und einander gegenüberstehenden Pfauen, die am Brunnen trinken. Dagegen ist der Stil auf einem Kästchen in Darmstadt, auf dem Berufe (ein *Abb. 524* Schmied, eine mit Körben beladene Frau usw.) dargestellt sind, mehr vom menschlichen Leben bestimmt. So stammt es sicher aus einer anderen Werkstatt.

Stil, Art und Dekor ändern sich völlig bei dem Kästchen in der Schatzkammer der *Abb. 521–523* Kathedrale St-Pierre in Troyes aus dem 11. Jh., das wegen der Purpurbemalung des Elfenbeins und wegen der Darstellungen wohl in die Nähe des Kaisers gehört und daher kaum der profanen Kunst zugeordnet werden kann. Die Hauptszene auf dem Deckel hat einen allegorischen Charakter und läßt an den Stoff in Bamberg denken: zwei reitende, symmetrisch angeordnete Kaiser kehren einer Stadt, in deren halbgeöffnetem Tor eine Frau sichtbar wird, den Rücken. Die Darstellung wurde als Eroberung interpretiert, was aber insofern fraglich ist, als hier zwei Kaiser abgebildet sind. Vielleicht verbirgt sich dahinter eine Legende, ja ein Rätsel oder eine geheimnisvolle Symbolik, wie es später in der Renaissance in einer Art, die den Byzantinern wohl nicht fremd war, üblich wurde. Die Seitenflächen des Kästchens sind mit Phönixen, Greifen und mit Jagdszenen geschmückt. Dieses Stück bleibt bis jetzt ein Sonderfall innerhalb der Gruppe der Rosettenkästchen.

Zu den profanen Elfenbeinarbeiten, besonders zu den Rosettenkästchen, gehören untrennbar die sehr spärlich erhaltenen Zeugnisse der mittelalterlichen byzantinischen *Glasmanufaktur.* Der Domschatz von S. Marco in Venedig besitzt eine purpur-
Abb. 153 rote, sehr schön dekorierte Glasschale: rosettengesäumte Kränze umgeben antikisierende Gestalten. Nur mit Mühe sind allenfalls Oedipus, der die Sphinx befragt, und vielleicht noch Herakles und Hermes zu identifizieren. Ein pseudokufischer Dekor läßt den sicher aus der islamischen Stadt Alexandreia stammenden Einfluß erkennen. Bei Ausgrabungen in Korinth wurden byzantinische Glaswerkstätten freige-
Abb. 159 legt; man konnte auch eine Flasche wieder zusammensetzen, auf der Kreismuster mit singenden Vögeln dargestellt sind. Theophilus Presbyter (umstritten ist seine Identität mit dem bedeutenden Goldschmied Roger, Mönch im Kloster Helmarshausen) schrieb um 1100 Werke in lateinischer Sprache, darunter die „Schedula diversarum artium" (ein Lehrbuch über die technischen Verfahren des Kunsthandwerks), worin er u. a. die Metallbearbeitung, die Bereitung und Anwendung von Farben, die Glaserzeugung und -verarbeitung sowie die Glasmalerei beschreibt. Über Glasschalen sagt er (Buch II, Kap. 14): „Die Griechen nehmen pulverisiertes Gold, bilden daraus Kreise und setzen in diese Kreise sehr abwechslungsreich gearbeitete Bilder, nämlich Tiere oder Vögel." Diese Beschreibung entspricht den seltenen Stükken, die erhalten sind.

Eine Vorstellung vom privaten Luxus reicher Byzantiner vermittelt schließlich ein
Abb. 100, 580 Werk der Goldschmiedekunst: ein Kästchen in Form einer Kapelle mit vielen Kuppeln aus getriebenem, kunstvoll ausgeschnittenem und vergoldetem Silber. Da es in Venedig als Reliquiar für das Heilige Blut diente, wurden es mit Kreuzen auf den Kuppeln versehen. A. Grabar hat jedoch nachgewiesen, daß es sich ursprünglich um ein Räuchergefäß gehandelt hat, das um 1200 auf Sizilien hergestellt wurde. Die mit typisch byzantinischer Umrahmung versehenen Darstellungen von Tieren und die zwei die Intelligenz und den Mut verkörpernden allegorischen Figuren zeigen selber eine gewisse Verwandtschaft mit Werken, die im Westen geschaffen worden sind. Diese Mischung stimmt vollkommen mit derjenigen überein, der man während der gleichen Zeit z. B. bei den elfenbeinernen Signalhörnern in Süditalien begegnet. Der
Abb. 581 Typus ist jedoch durchaus byzantinisch, und der Domschatz von Aachen besitzt ein ähnliches, aber viel einfacheres Stück, das aus Antiocheia stammen soll. Ein kleines
Abb. 582 vergoldetes Silbergefäß (Staatliche Eremitage in Leningrad, 12. Jh.), auf dem klassische Figuren (Alexander, Samson und Herakles) unter Arkadenbögen abgebildet sind, gehört nach A. W. Banck ebenfalls zu den byzantinischen Goldschmiedearbeiten, ist aber ein Stück von sehr provinzieller Qualität.

Damit haben wir einige weitgestreute Gegenstände und Elemente ohne jeden Bezug zur privaten Frömmigkeit zusammengetragen, mit denen sich die reichen Byzantiner in ihren Wohnräumen gerne umgeben haben. Sie reichen keineswegs aus, um sich ein vollständiges Bild von dieser Kultur zu machen, sind aber trotzdem anschauliche Beispiele dafür, daß die profane Kunst sich zuerst mit Vorliebe von mythologischen Themen, dann von der Jagd und von den Gartendekorationen inspirieren ließ, während Szenen aus dem Zirkus keine so große Rolle mehr spielten wie früher. Manchmal traten an die Stelle von Liebesgeschichten und Heroinen aus den antiken Tragödien auch Darstellungen der Handwerker, die für die höheren Gesellschaftsschichten arbeiteten. Sie durften jetzt gelegentlich auf den Blättern einer Handschrift oder auf den Seitenflächen eines Rosettenkästchens erscheinen. Man wird dabei an einen Satz in einem Brief der Madame de Sévigné an ihre Tochter erinnert, in dem sie sich für einen Fächer bedankt und ihr Entzücken über die kleinen darauf gemalten Schornsteinfeger zum Ausdruck bringt: „Man war der Liebesgeschichten wirklich überdrüssig!"

97 VERTEILUNG DES GELDES UND ARBEITEN IM WEINBERG

Handschrift (ms. grec 74, folio 39 verso).
Gesamthöhe der Seite 25,5 cm.
Ende 11. Jh.
Paris, Bibliothèque Nationale.

98 TANZENDE MÄNADEN UND PFERDE

Oppianos, Nr. 429, folio 12 verso.
11. Jh.
Venedig, Biblioteca Marciana.

99 KENTAUREN UND LEOPARDEN IN EINER LANDSCHAFT

Mosaik.
12.–13. Jh.
Palermo, Palazzo Reale, Sala di Ruggero.

100 ALLEGORIEN DER KLUGHEIT UND DES MUTES

Ausschnitt aus einem Räuchergefäß.
Silber, ziseliert und gehämmert.
Gesamthöhe 36,5 cm.
12. Jh.
Venedig, S. Marco, Schatzkammer.

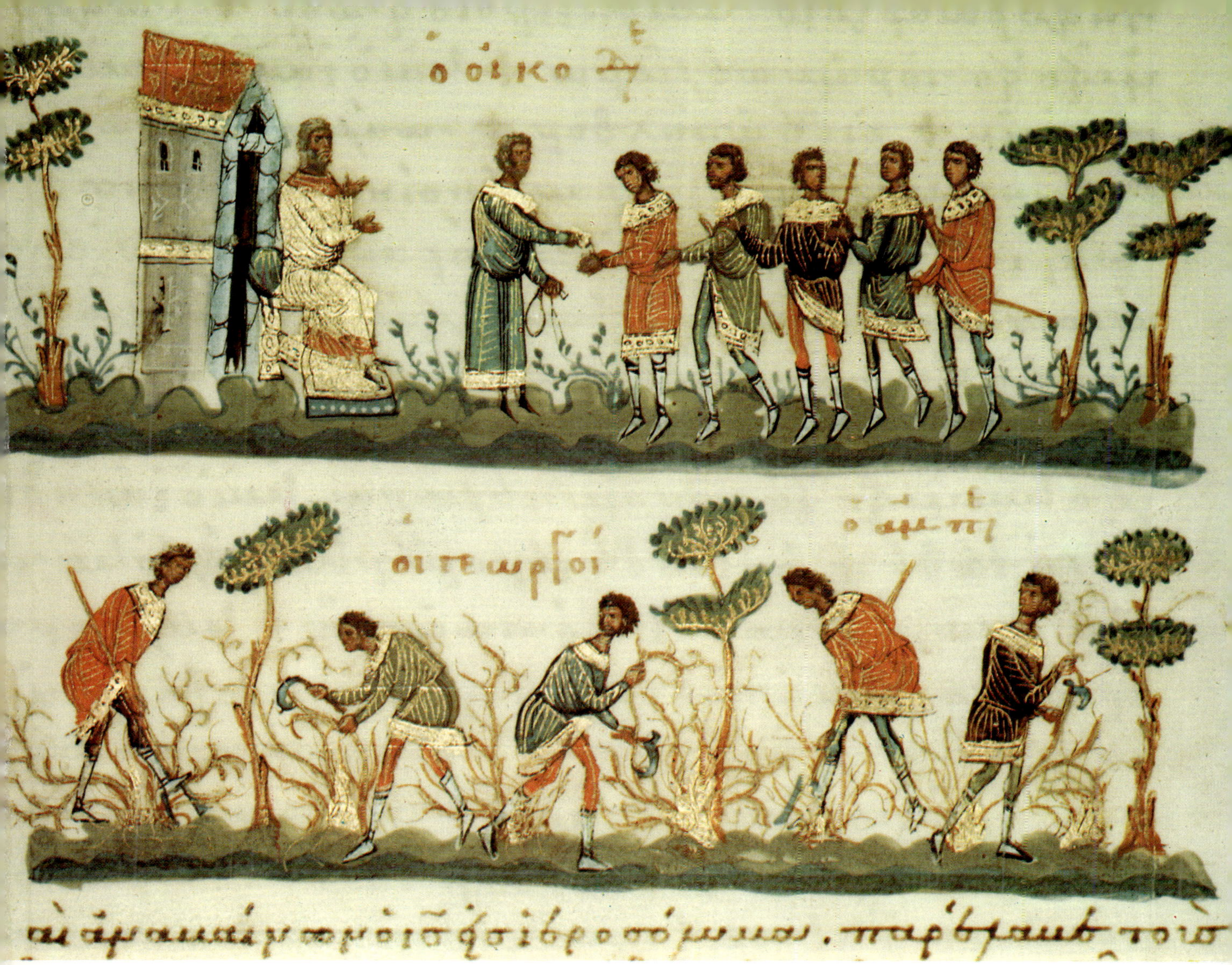

97

98

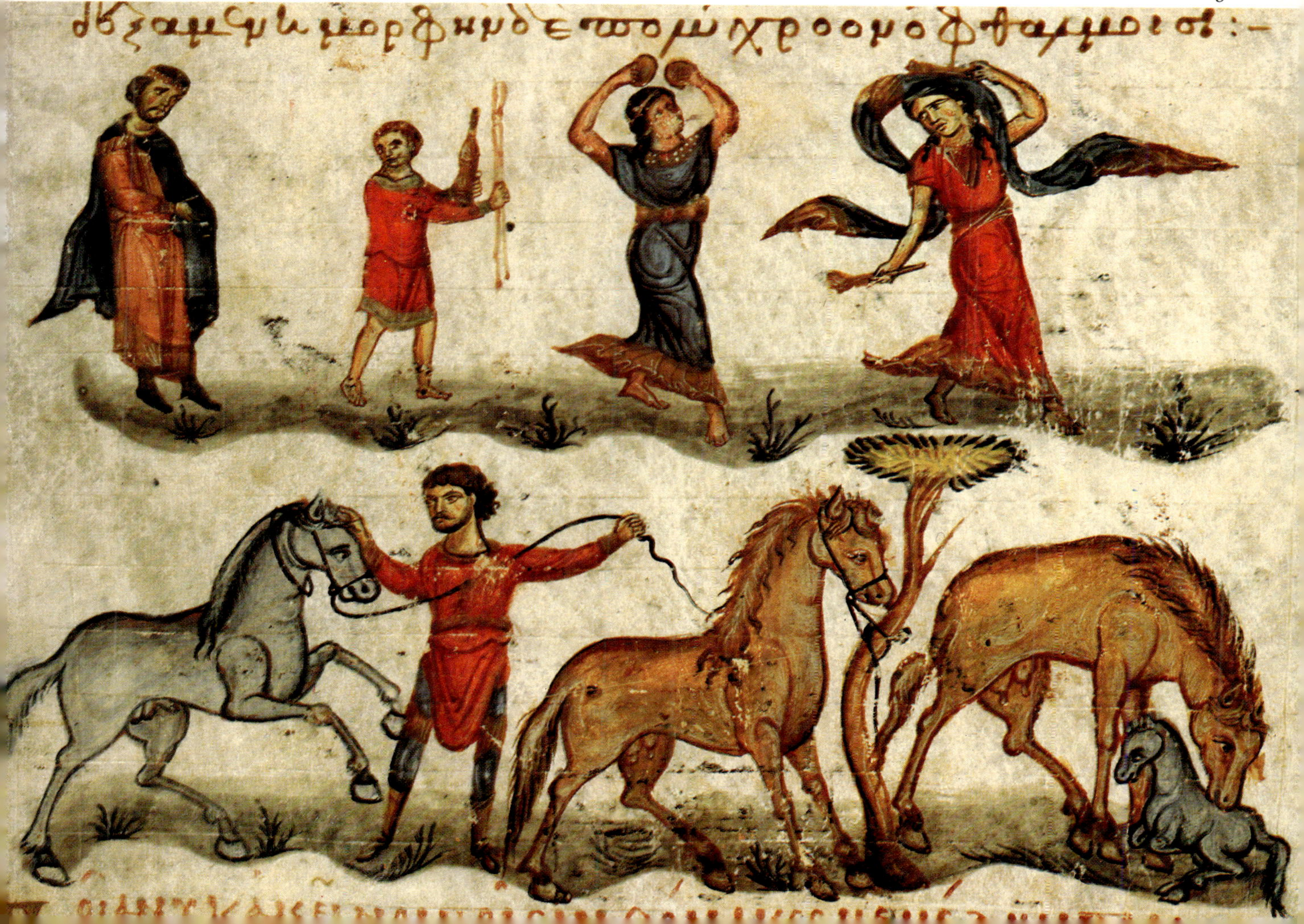

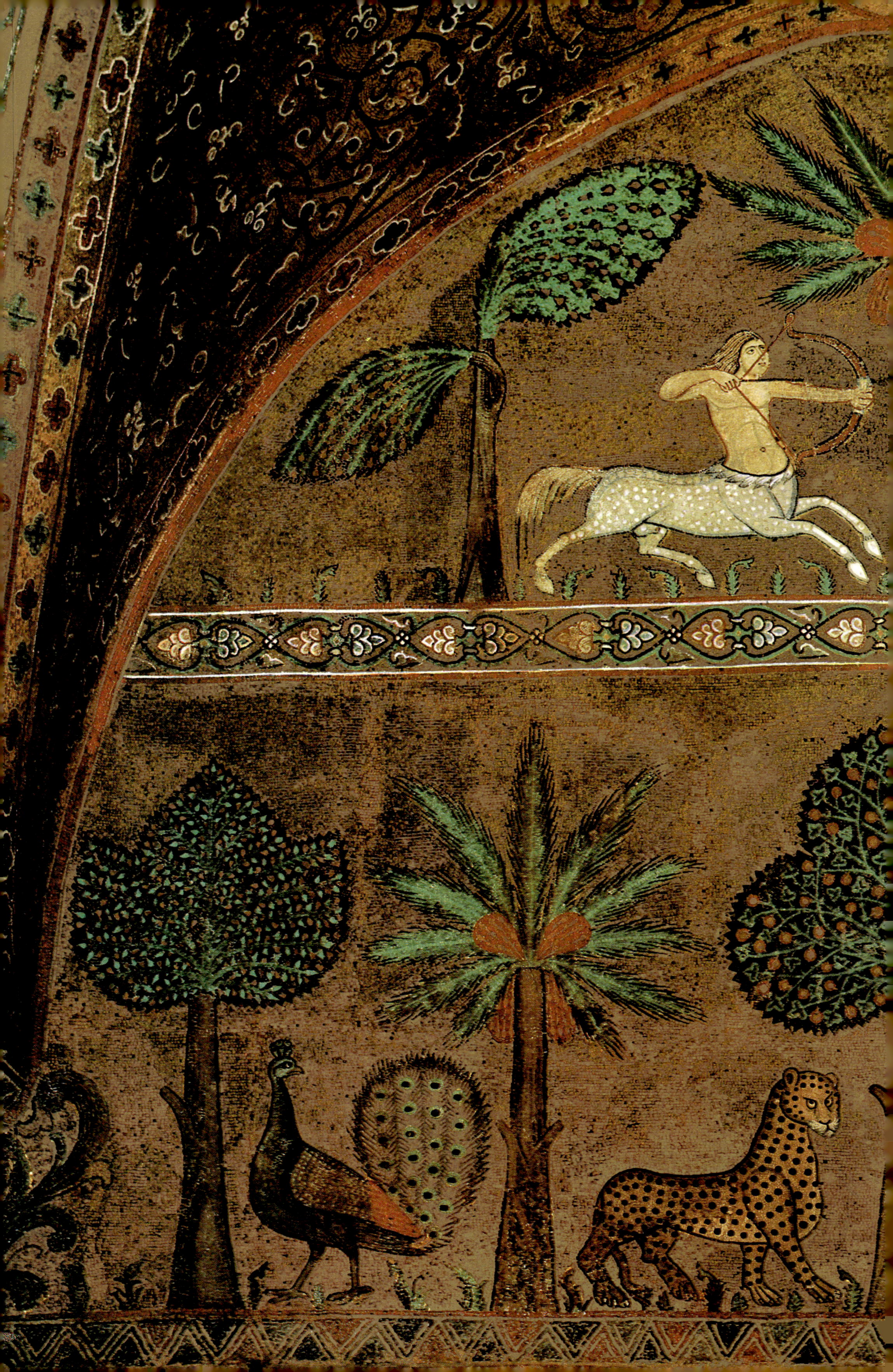

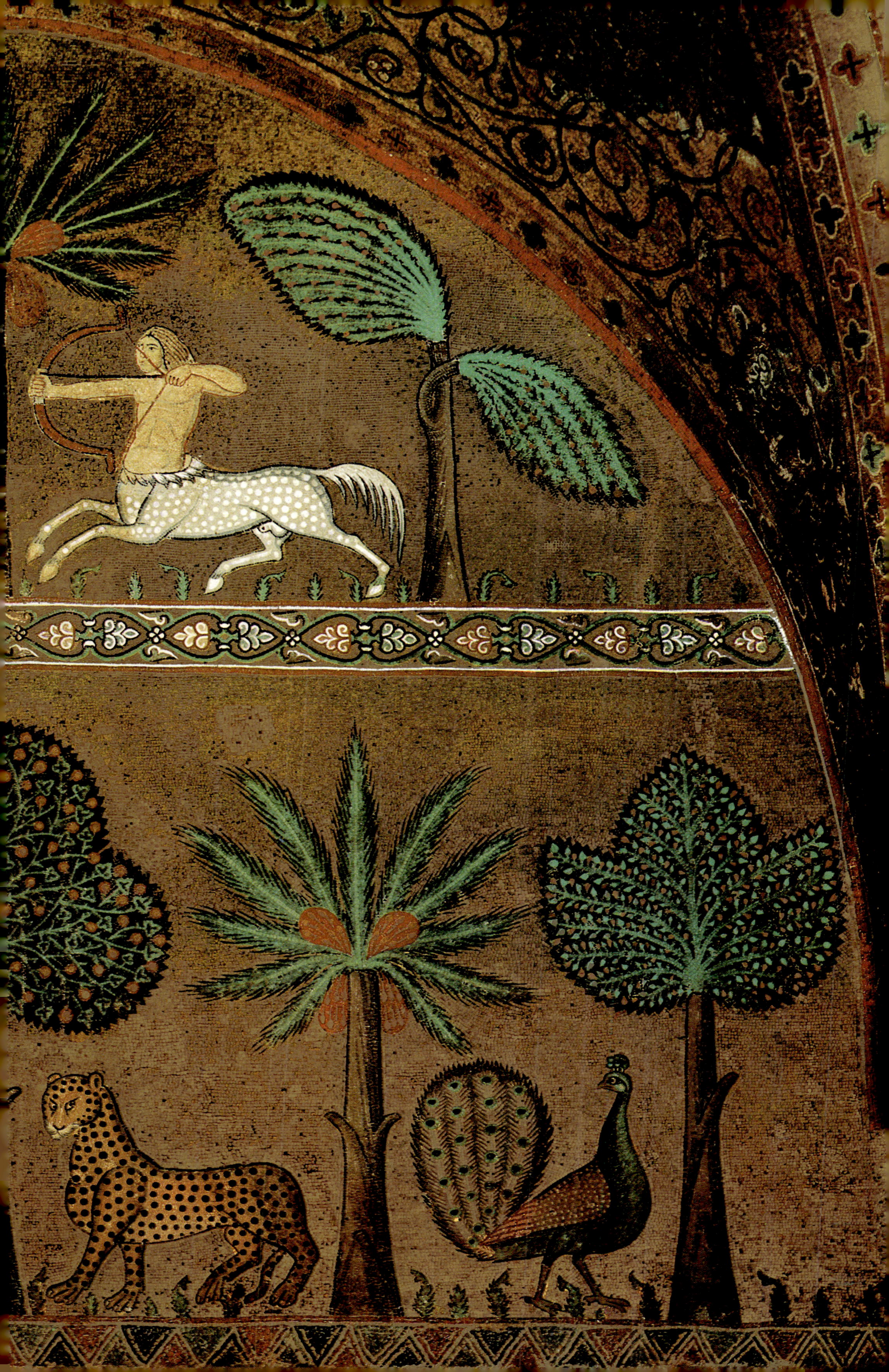

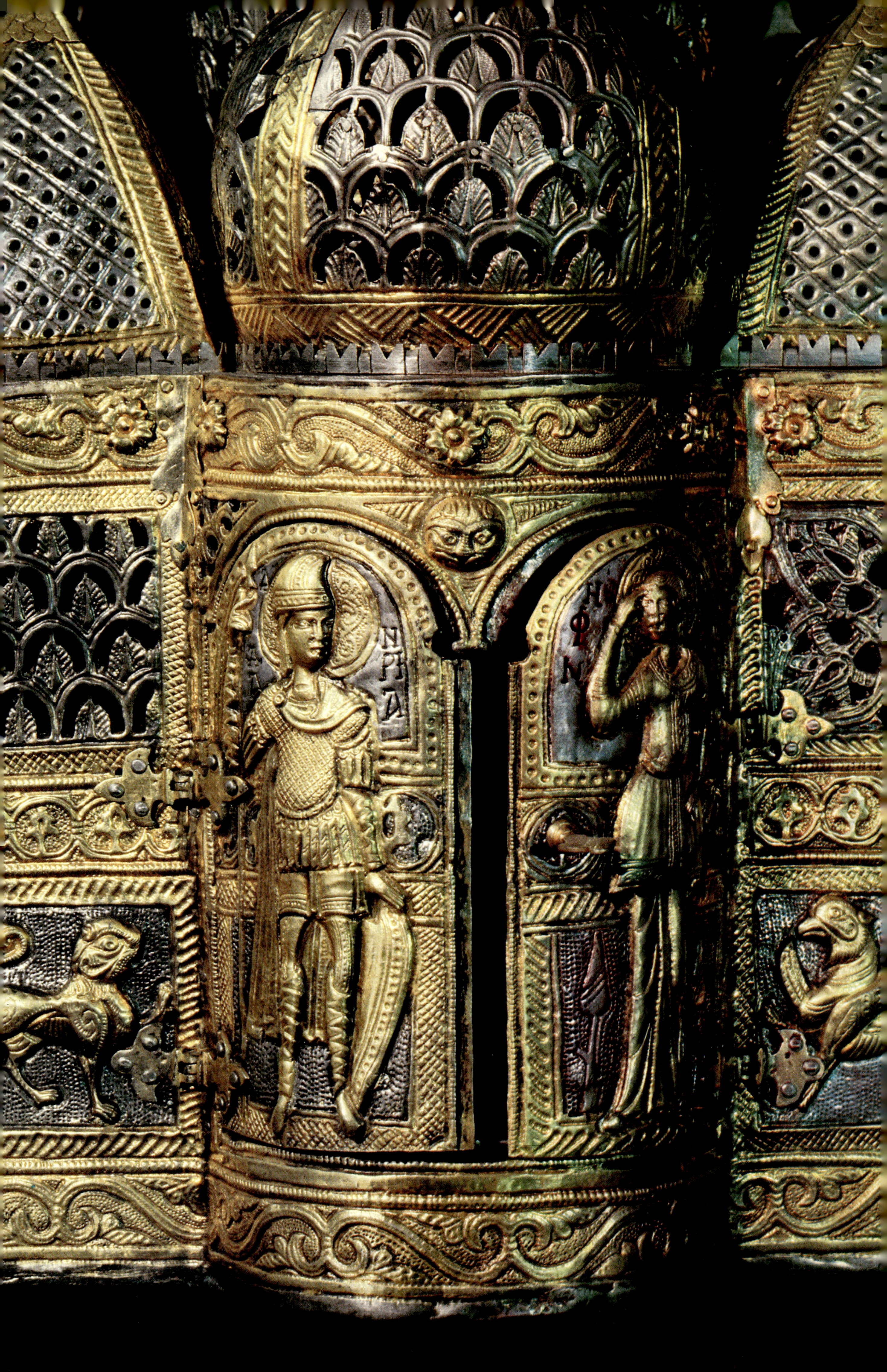

DAS LATEINISCHE ZWISCHENSPIEL

Bereits seit dem Ende des 11. Jh. bekamen die Griechen die Aggressivität der Christen aus den westlichen Ländern zu spüren. Auf ihren Eroberungszügen drangen die Normannen mehrmals bis nach Griechenland vor. Im Jahre 1185 bemächtigten sich die Truppen Wilhelms II. des Guten der Stadt Thessaloniki. Dies gab eine Vorahnung von dem, was sich wenige Jahre später in Konstantinopel ereignete. Eustathios, Metropolit von Thessaloniki, schreibt: „Man darf sich also nicht wundern, daß sie unseren Leuten wie der leibhaftige Tod erscheinen, da sie abgesehen von allem andern in ihrer Raserei gegen uns nicht einmal die Tiere verschonten und in ihrem Mutwillen Gefäße zerschlugen, bis zu Trinkflaschen, Ölflaschen und noch billigerem Zeug herunter. Sie verhielten sich auch sonst so ungehobelt, daß man meinen mochte, sie hätten niemals etwas Wertvolleres zu Gesicht bekommen" („Die Normannen in Thessalonike", Kap. 134, übersetzt von H. Hunger). Als der 4. Kreuzzug, den theoretisch Bonifaz von Montferrat leitete, dank dem Geschick des fast blinden Dogen Enrico Dandolo aus wirtschaftlichen Gründen gegen die Byzantiner statt gegen die Ungläubigen umgelenkt wurde, entstand eine noch schlimmere Lage. Nach dem ersten Sturm auf Konstantinopel im Jahre 1203 wurde die Stadt 1204 endgültig erobert. Dabei kam es zu Plünderungen größten Ausmaßes und zu Massakern. Gottfried von Villehardouin, der bekannte zeitgenössische Geschichtsschreiber, sagt, in keiner Stadt sei seit Erschaffung der Welt soviel Beute gemacht worden. Robert von Clari vermittelt am besten das Gefühl naiver Verwunderung, das sich der Eroberer angesichts des Glanzes dieser von ihnen soeben zerstörten Kultur bemächtigte: „Als nach der Einnahme der Stadt die Pilger in ihren Herbergen untergebracht waren, wie ich euch erzählt habe, und als die Paläste in Beschlag genommen waren, fand man in diesen Palästen so viele Reichtümer, daß es fast zuviel war. Der Bukoleon-Palast war so reich und so gebaut, wie ich ihn euch beschreibe: es gab in diesem Palast ... gut fünfhundert Räume, die alle untereinander in Verbindung standen und aus vergoldetem Mosaik gemacht waren; und es gab auch gut dreißig Kapellen, große wie kleine, darunter die sogenannte Heilige Kapelle; sie war so reich, daß weder Türangeln noch Riegel noch andere Teile aus Eisen angefertigt waren, sondern alles war aus Silber; und es gab keine Säule, die nicht aus Jaspis oder Porphyr oder aus prächtigen Edelsteinen gewesen wäre ..." („Die Eroberung von Konstantinopel", Kap. 82).

Trotz der Eroberung blieben einige unabhängige griechische Staaten bestehen: das Kaiserreich Trapezunt, das schon 1204 von Alexios und David Komnenos, den Enkeln Kaiser Andronikos' I., gegründet wurde; es sollte über 250 Jahre bestehenbleiben. Mitglieder der Kaiserfamilie der Angeloi gründeten den Despotat von Epeiros mit der Hauptstadt Arta; er hatte bis 1340 Bestand. Schließlich ließ sich ein Anverwandter der Familie der Angeloi, Theodoros Laskaris, Anfang 1205 zum Kaiser von Nikaia ausrufen, wurde aber erst im Jahre 1208 gekrönt. Von dieser Stadt sollte später die Rückeroberung Konstantinopels ausgehen.

Während Byzanz zusammenbrach, verließen viele Künstler die Hauptstadt und Thessaloniki und emigrierten auf den Balkan. Dort trugen sie zur Bereicherung der bodenständigen serbischen und bulgarischen Kunst bei. Es gab auch andere Kunstzentren, z. B. Kastoria, Trapezunt und griechische Klöster, wo der Stil aber provinzieller blieb. Mitten auf islamischem Boden, in einem Gebiet, das von den Christen im Laufe der Kreuzzüge erobert worden war, dann aber wieder verlorenging, hielt das Sinaikloster bis gegen Ende des 13. Jh. mit seinen manchmal leicht italienisch beeinflußten Ikonen an der Tradition fest.

Das 13. Jh. ist hinsichtlich der künstlerischen Produktionen gewiß keine besonders glanzvolle Zeit, doch übte seitdem der Zauber der byzantinischen Kunst stärksten Einfluß auf die italienischen Künstler aus, wie sich bei den Gemälden des Duecento zeigt.

In Konstantinopel, wo die Plünderung der Kirchen große Bestürzung hervorrief, ist es ziemlich schwierig zu verfolgen, was in der Kunst vor sich ging. Begreiflicherweise wurden jedenfalls keine großen Stiftungen von neuen Institutionen gemacht. Auf welche Weise die lateinische Kirche und der lateinische Klerus auf die Kunst einwirkten, läßt sich überhaupt nicht mehr beurteilen. Wenn es solche Einflüsse überhaupt gegeben hat, sind ihre Spuren verschwunden. Einige Handschriften sind

Abb. 454

mit Miniaturen von hoher Qualität versehen: zwei Apostel in der Apostelgeschichte und in den Apostelbriefen (Vat., greco 1208, fol. 1, verso, erste Hälfte 13. Jh.) scheinen durch ihre elegante Ausführung einen neuen Stil anzukündigen: der Evangelist

Abb. 453

in einer Pariser Evangelienhandschrift (ms. grec 54, fol. 278, verso) ist ebenso einzuschätzen. Von diesen Ausnahmen abgesehen, läßt sich nur sagen, daß die griechischen Skriptorien in der Hauptstadt weiterbestanden, ohne besonders qualitätvolle Werke hervorzubringen. Sie konnten aber, sobald sich die Gelegenheit dazu bot, wieder in glanzvoller Weise aktiv werden.

Die Vitalität der byzantinischen Kunst zeigte sich während dieser Zeit ganz besonders in der Freskomalerei, die die byzantinische Tradition, teilweise slawisch beeinflußt, in Serbien mit großem Glanz wiederaufnahm. In der Christi-Himmelfahrts-Kirche des Klosters Mileševa (1230–1235) z. B. sehen wir im selben stilistisch sehr byzantinisch wirkenden Gebäude die prachtvolle Szene der Auferstehung mit

Abb. 101, 397

einem Engel am Grab und das Bildnis des Kaisers Konstantin des Großen, die beide sehr klassisch anmuten, andererseits eine Threnosdarstellung (Beweinung Christi), die einen davon völlig verschiedenen, expressiv, rührend und ungeschickt zugleich wirkenden Stil zeigt. Diese ist sicher das Werk eines einheimischen Künstlers. In der

Abb. 408–410

Muttergottes-(Theotokos-)Kirche in Studenica gibt es ebenfalls bemerkenswerte Fresken aus der gleichen Zeit.

Abb. 102, 103, 399–402

Der Stil der Freskomalerei in der Klosterkirche von Sopočani, der etwas von der hieratischen Erhabenheit der Fresken von Mileševa beibehalten hat, ist lebendiger. Die lebhafte Bewegung der Gewänder und die erregten Gesten künden eine Renaissance der Malerei an, gleichzeitig erfährt die Ikonographie eine Bereicherung durch

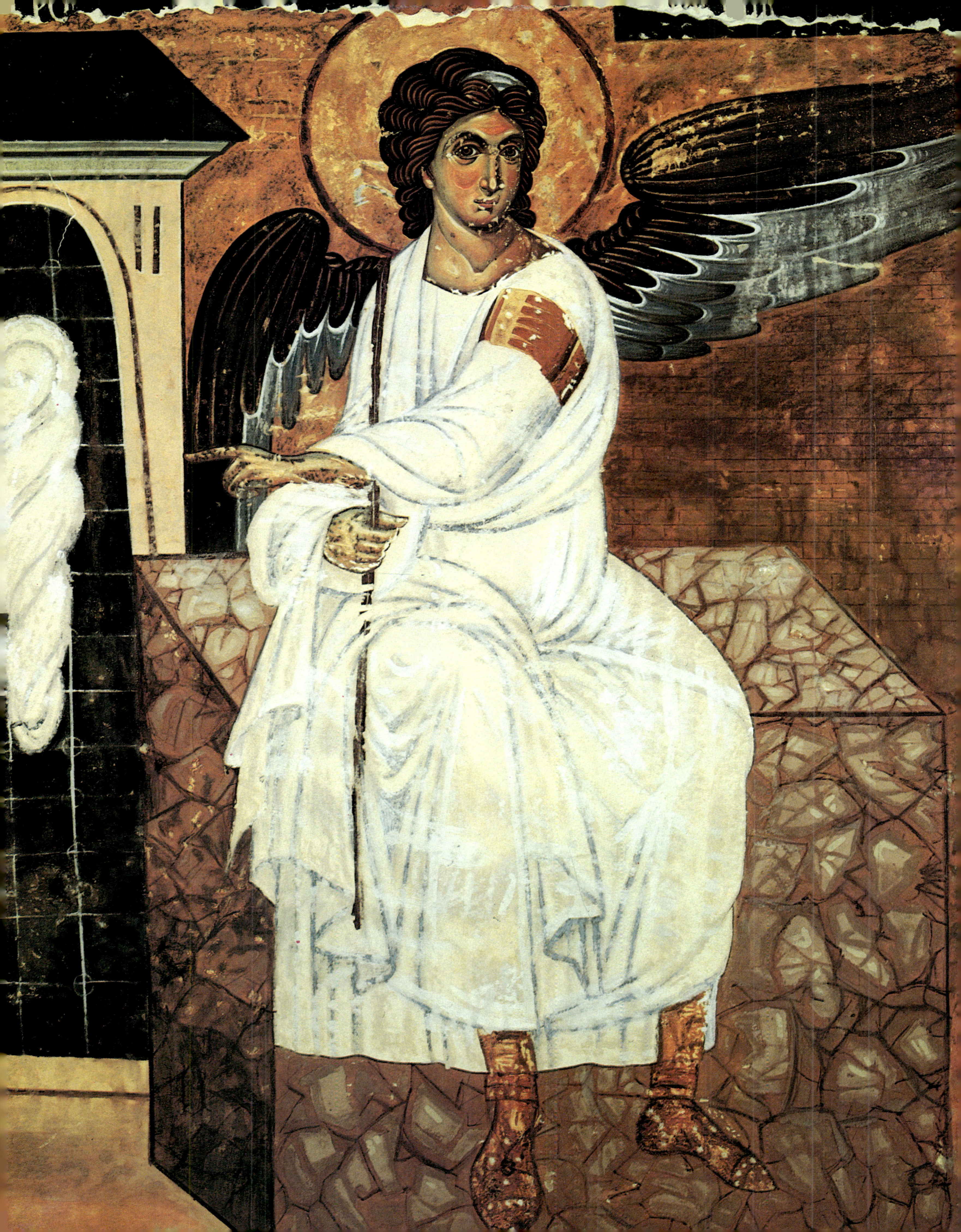

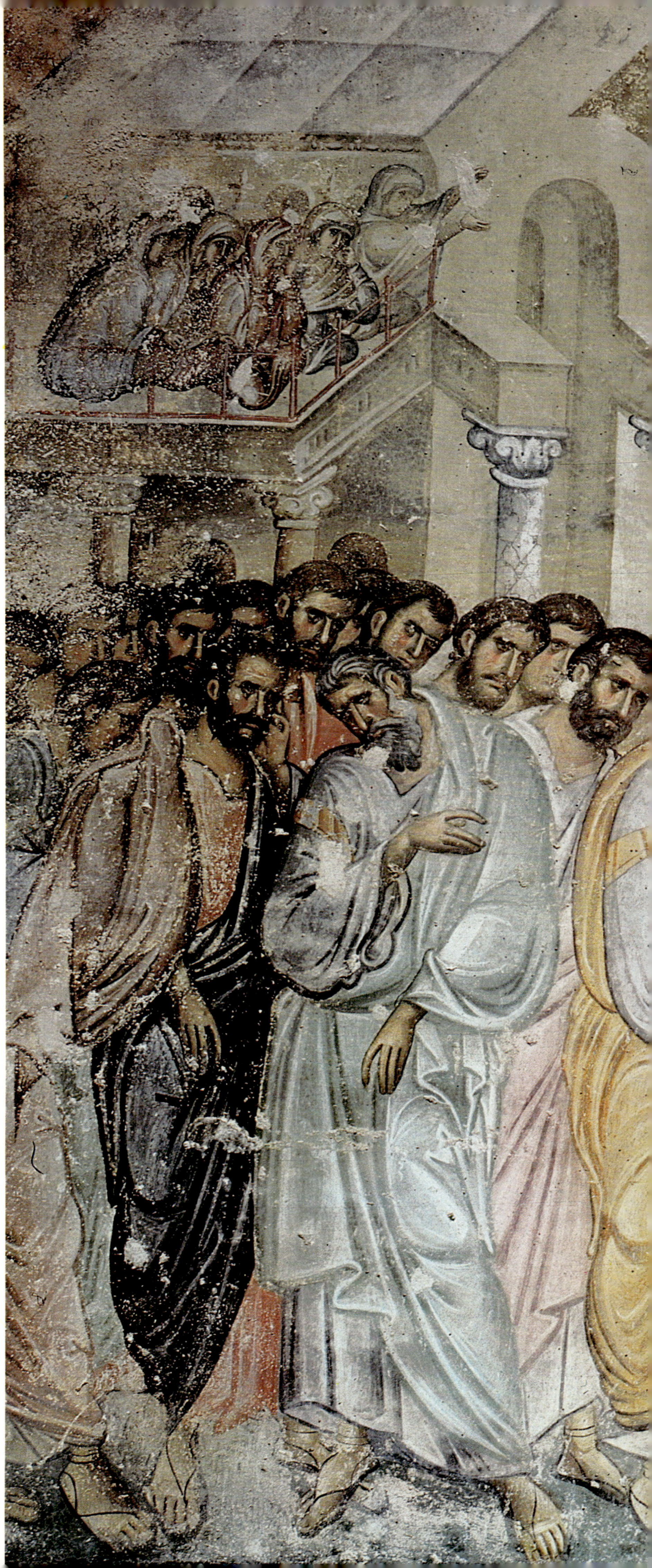

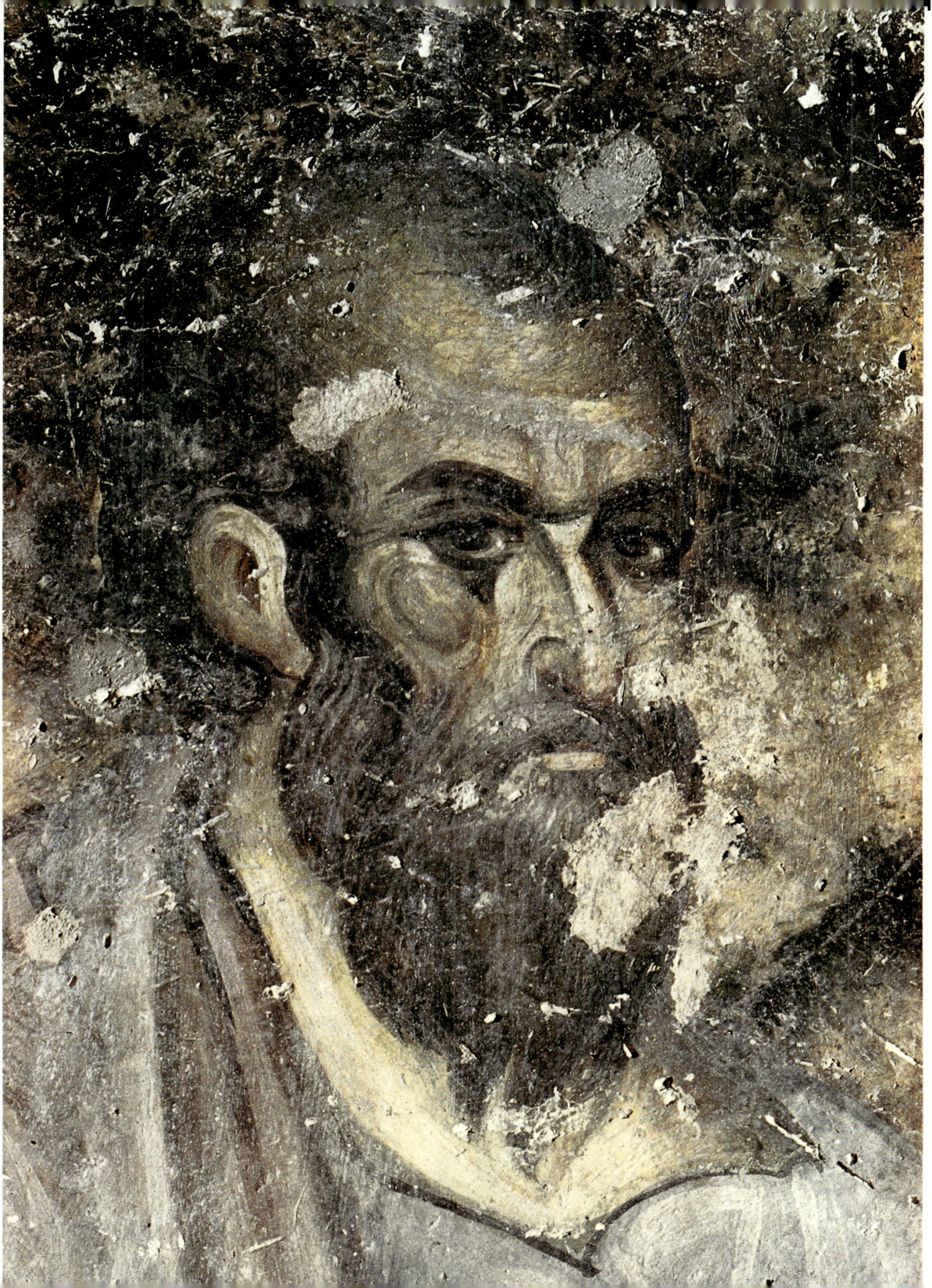

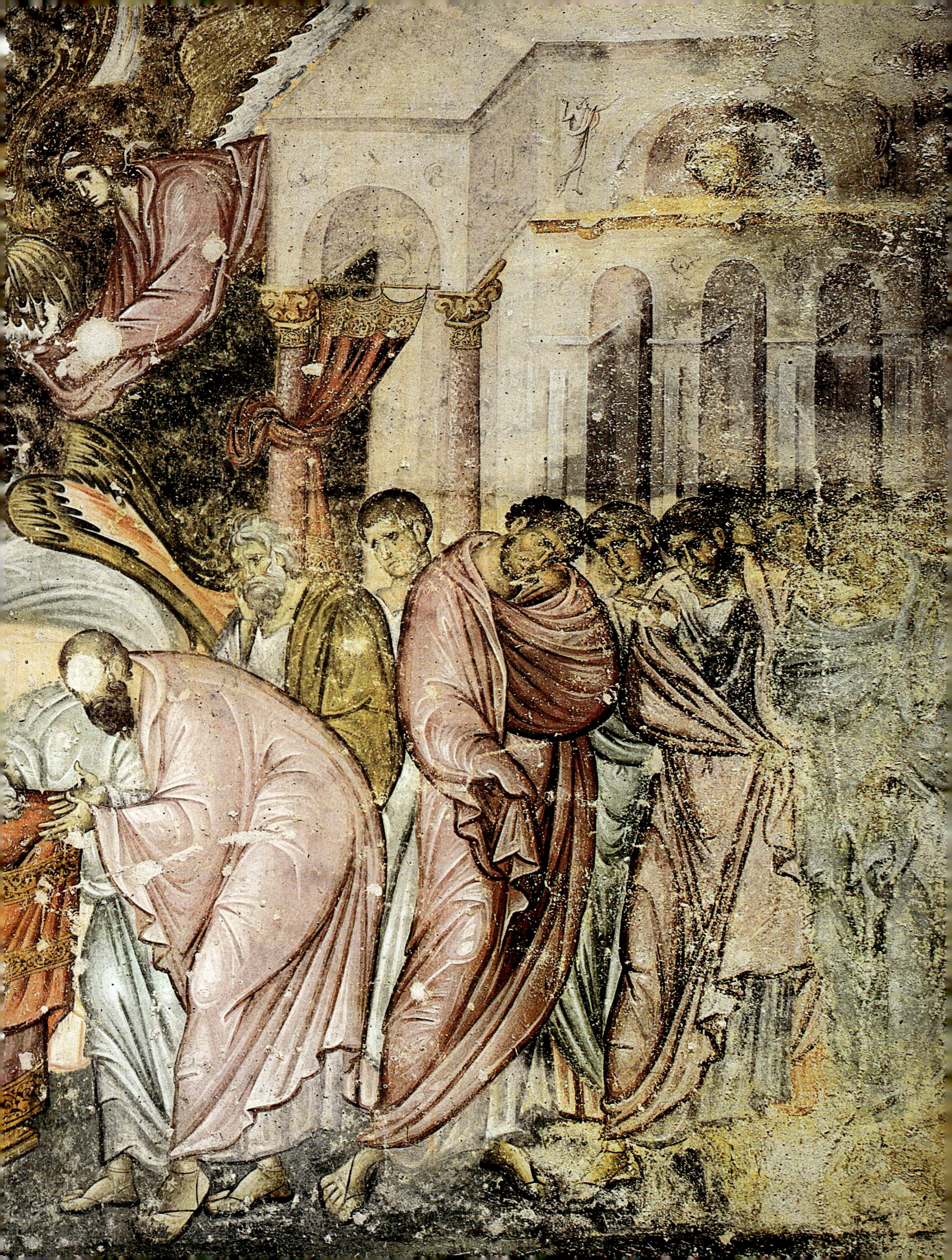

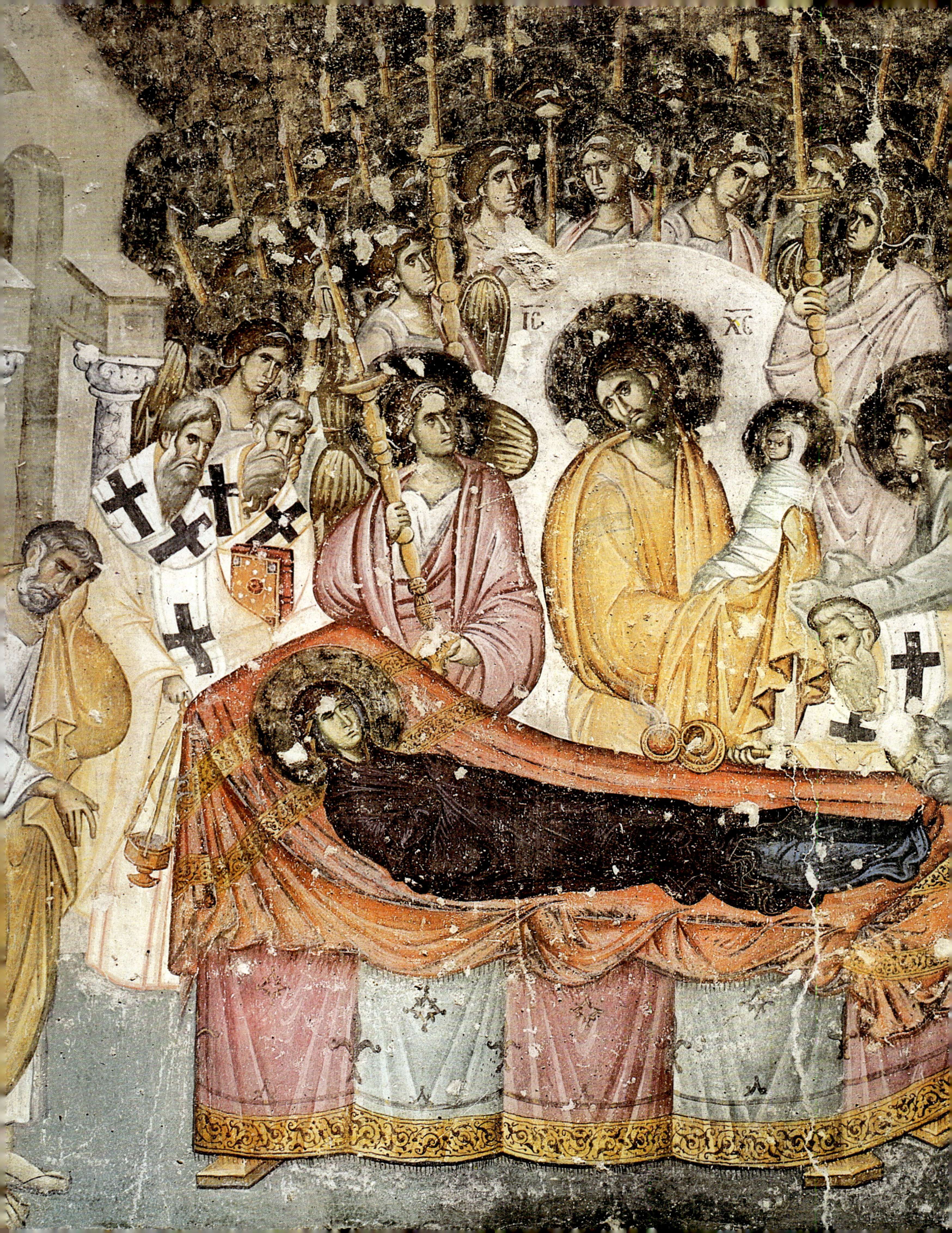
IC XC

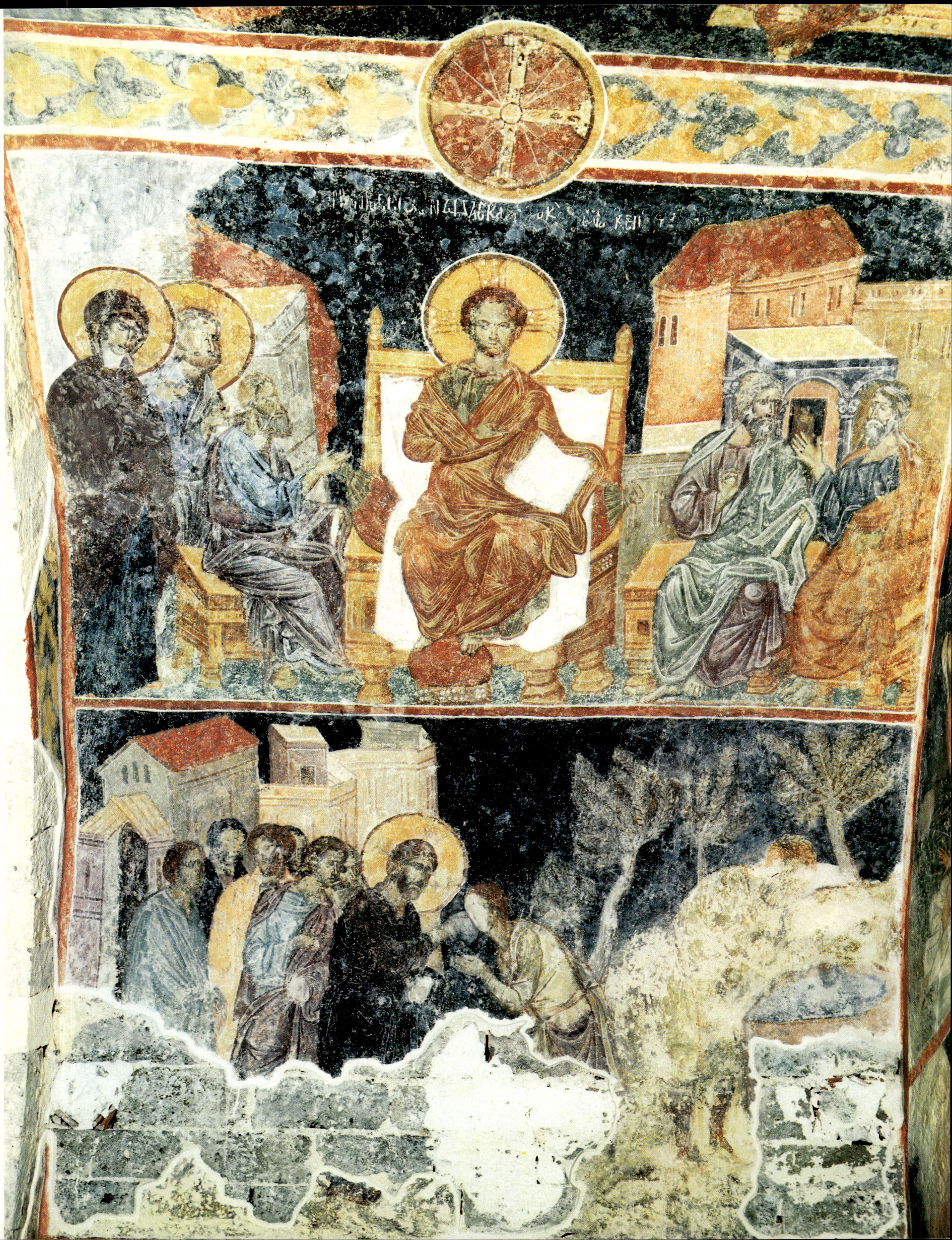

101 ENGEL AM GRAB CHRISTI
Fresko.
Um 1235.
Mileševo, Himmelfahrtskirche.

102 MARIENTOD
Fresko.
Um 1265–1270.
Sopoćani, Dreifaltigkeitskirche.

103 DER HEILIGE PAULUS
Fresko.
Um 1265–1270.
Sopoćani, Dreifaltigkeitskirche.

104 CHRISTUS
UNTER DEN SCHRIFTGELEHRTEN
UND HEILUNG DES BLINDEN
Fresko.
1263–1280.
Trapezunt, Hagia Sophia.

neue Details. Die Höllenfahrt Christi ist in ihrer Konzeption vom bisher Bekannten völlig verschieden. Die Farben sind zart und unterscheiden sich deutlich voneinander, denn bei den Fresken handelt es sich um das Werk einer Gruppe von Malern. Mit der Malerei in Sopočani können die in jüngster Zeit in der Hagia Sophia in Trapezunt wiederentdeckten Fresken verglichen werden. Sie scheinen dem ästhetischen Niveau, dem wir in Konstantinopel meist begegnet sind, noch näher zu stehen. Dies läßt sich vielleicht dadurch erklären, daß die Künstler in Trapezunt im Auftrag der Komnenen arbeiteten, auch wenn sie keine Verbindung mit der Hauptstadt mehr
Abb. 104 hatten. Das Antlitz des thronenden Christus (um 1260) zeigt eine menschliche Sanftmut, die seine herrscherliche Haltung um so eindrucksvoller betont, und die geschickte Drapierung der Gewänder unterstreicht diese Wirkung noch zusätzlich.

In der Kirche der Paregoretissa (der „Trösterin“) in Arta in Epeiros, die im letzten Viertel des 13. Jh. gebaut wurde, also einer späteren Zeit angehört, erinnert hingegen das Brustbild des Pantokrators in der Zentralkuppel an den Pantokrator von Daphni. Hier werden ältere Tendenzen sichtbar, und dies rechtfertigt ihre Erwähnung in diesem Kapitel, das sich im Prinzip auf die ersten beiden Drittel des 13. Jh. beschränkt. Trotz des Fehlens monumentaler Schöpfungen in der Hauptstadt gibt es insgesamt doch eine Kontinuität innerhalb der byzantinischen Freskomalerei des 13. Jahrhunderts. Diese Feststellung ist für diejenigen, die sich dem Studium der Beziehungen zwischen der byzantinischen und der westlichen Kunst und den Hintergründen der Renaissance widmen, von Bedeutung. Selbstverständlich besteht auch eine Kontinuität in der Tradition der Ikonenmalerei, die sich besser als sonst irgendwo im Sinaikloster verfolgen läßt. Da sich so wenige charakteristische Merkmale finden, um den Stil dieser „lateinischen Zwischenzeit“ zu charakterisieren, ist es selbstverständlich schwierig, für die Ikonen des Sinaiklosters aus dieser Zeit eine Chronologie aufzustellen. Wir wollen uns jedoch auf K. Weitzmann verlassen, der ein sehr schönes Bild mit der Halbfigur des hl. Nikolaus in die erste Hälfte des 13. Jh. datiert. Die Ikone stimmt eng mit dem idealisierenden Typus überein, der sich seit dem 12. Jh. in der Ikonenmalerei und schon vorher in der Buchmalerei ausgebildet hatte. Der Heilige trägt einen Bischofsmantel, seine Gesichtzüge sind asketisch, die rechte Hand hat er zum Segen erhoben. Er ist von sechzehn kleinen Bildern umrahmt, die seine Lebensgeschichte wiedergeben, wie sie von Hagiographen jener Zeit erzählt wurde; vielleicht ist sie von Symeon Metaphrastes und seiner Sammlung von Heiligenviten inspiriert worden. Die Brustbilder Christi und Mariens auf dem Hintergrund erinnern daran, daß sie den Heiligen aus dem Kerker befreiten, in den er wegen eines Streites mit Areios auf dem Konzil von Nikaia 325 geworfen wurde. Das Kloster besitzt mehrere Ikonen des hl. Nikolaus, die für eine am Anfang unseres Jahrhunderts zerstörte Kapelle bestimmt waren.

Abb. 490 Die besondere Feinfühligkeit, die im Gesicht des hl. Nikolaus zum Ausdruck kommt, fehlt bei der Gestalt des hl. Georg, der auf einer anderen, aus der gleichen Zeit stammenden großformatigen Ikone des Sinaiklosters stehend dargestellt ist. In Kriegerrüstung und mit der roten Chlamys angetan, durchbohrt er mit seiner Lanze den Drachen, der nach links entschwindet. Der Maler schildert das Leben des hl. Georg in zwanzig kleinen Bildern, die wieder die ganze Ikone wie ein Rahmen umgeben – eine neue Mode, die sich gerade allmählich durchsetzte. Im ganzen ist dieses Werk jedoch konventioneller. Der Stifter der Ikone hat sich als ganz kleine Figur in weißer Mönchskutte abbilden lassen; daneben steht sein Name: Johannes der Georgier. Dies ist nicht überraschend, da eine richtige kleine Mönchskolonie aus Georgien zum Katharinenkloster gehörte. Im übrigen war der hl. Georg ihr Nationalheiliger. Es wäre verlockend, eine andere, stilistisch viel weniger raffinierte
Abb. 130 Georgsdarstellung auch dieser Zeit zuzuschreiben, doch läßt sie sich innerhalb des 13. Jh. nicht genau datieren. Sie stammt aus Kastoria in Makedonien (heute im By-

zantinischen Museum in Athen) und zeigt das in Relief gearbeitete Profil des Heiligen – eine Bildkonzeption, die an die emaillierten Reliefbilder im Domschatz von S. Marco erinnert. Die aus Episoden aus dem Leben des Heiligen bestehende Umrahmung rückt dieses Bild in die Nähe der Ikone vom Sinaikloster. Doch läßt der völlig verschiedene Stil der Haltung und der auf den Boden aufgesetzte Schild an abendländischen Einfluß denken, der in dieser Zeit der politischen Wirren immer möglich und nur schwer zu unterscheiden ist. Im übrigen steht das Werk eher auf dem Niveau der Volkskunst.

Erst am Ende des 13. Jh. und nach der Niederlage des lateinischen Kaisers Balduin II. im Jahre 1261 nahm die byzantinische Kunst einen neuen Aufschwung, den die letzten Entwicklungsstufen in der Kunst der Komnenen freilich bereits angekündigt hatten. Daß aber eine Kontinuität der byzantinischen Kunst ganz offensichtlich bestanden hat, läßt sich heute nach den Reinigungsarbeiten in Trapezunt und im Sinaikloster gewiß konstatieren. Wenn auch diese Kontinuität in der Hauptstadt nicht eindeutig nachweisbar ist, so doch in den Randgebieten des Reiches und mit einem gewissen Glanz in Serbien und bis an die bulgarische Grenze.

DIE RENAISSANCE DER PALAIOLOGEN

DIE NEUEN HISTORISCHEN VORAUSSETZUNGEN

Im Jahre 1261 hielt Kaiser Michael VIII. Palaiologos von Nikaia mit der Ikone der Maria Hodegetria, der wirklichen Siegerin, an der Spitze des Triumphzuges seinen Einzug in Konstantinopel. Seine Truppen hatten die Stadt zurückerobert und damit der 60jährigen lateinischen Fremdherrschaft ein Ende gesetzt. Ein neues Zeitalter schien sich anzubahnen. Doch wiederholte sich jene Bewegung der Ausdehnung und des Rückzuges, die das Kaiserreich früher in den siegreichen und in den weniger glücklichen Zeiten erlebt hatte, nicht mehr. Das Kaiserreich Trapezunt, das von den Komnenen regiert wurde, blieb trotz des bis zu seinem Ende andauernden Drucks der Seldschuken und der Tartaren unabhängig. Der Despotat von Epeiros hat sich erst viel später dem griechischen Kaiserreich wieder eingegliedert. Obwohl Mistra aus dem Besitz von Villehardouin zurückerobert wurde, machte sich der Despotat von Morea von Konstantinopel unabhängig und wurde Zentrum einer glänzenden Kultur. Aber mehrere fränkische Barone behielten ihre Lehen auf der Peloponnes. Der Basileus regierte nie mehr uneingeschränkt, weder über Griechenland noch über Kleinasien, und bald reduzierte der Druck, der von den Türken, Serben und Bulgaren auf Byzanz ausgeübt wurde, das Kaiserreich auf ein Zwergterritorium um eine Hauptstadt, die zwar nach außen hin immer noch reich erschien, deren Wirtschaft aber unter der Kontrolle der Italiener stand: die Venezianer hatten ihre Handelskolonie im Hafen, die Genueser hatten sich in Galata am Goldenen Horn niedergelassen und hielten mehrere Inseln der Ägäis besetzt. Zu allem Unglück bestand nicht einmal auf theologischem Gebiet Einvernehmen zwischen dem Osten und Rom. Johannes VIII. Palaiologos reiste im Jahre 1438 mit einer Delegation von Bischöfen nach Ferrara, wo das Unionskonzil am 9. 4. 1438 eröffnet wurde. In den zur Beratung anstehenden Punkten wurde zwischen den Griechen und den Lateinern zunächst keine Übereinstimmung erzielt. Nach mehreren Unterbrechungen und langwierigen Verhandlungen unterzeichneten die Griechen schließlich am 5. Juli 1439 das Unionsdekret. Doch die Stimmung der Griechen blieb feindlich, die im Westen indifferent. Die großen Familien im Byzantinischen Reich rivalisierten miteinander, anstatt sich zusammenzuschließen.

Trotz der Verarmung und der Besorgnisse, die seit der Mitte des 14. Jh. herrschten, war das Kaiserreich aber immer noch das Reich Gottes auf Erden, was das erneute Eingreifen der Theotokos im Jahre 1261 noch einmal bestätigt hatte. Die mystische und christliche Symbolik blieb unangetastet. Dies brachte im 15. Jh. Erzbischof Symeon von Thessaloniki wieder zum Ausdruck: „Die irdische Welt, die himmlische Welt und die Welt, die sich oberhalb des Himmels befindet, werden in der Form der Kirche Gottes abgebildet; der Pronaos (die Vorhalle) symbolisiert die weltliche Ordnung, der Naos (das Kirchenschiff) den Himmel, der Chor die Welt oberhalb des Himmels (d. h. die intelligiblen Wahrheiten) ... der Naos repräsentiert die irdische Welt und den sichtbaren Teil des Himmels ... die Trennwand (die Ikonostase) scheidet die wahrnehmbare Ordnung von der übersinnlichen Ordnung" (zit. nach A. Guillou).

Die Doktrin über die Beziehungen zwischen Religion und Kunst blieb also unverändert weiterbestehen. Die Kunst selbst konnte sich indessen wieder frei betätigen. Ihre stilistische Entwicklung läßt sehr wenige Beziehungen zur Kultur der lateinischen Beherrscher erkennen, man kann vielmehr beobachten, daß sie sich auf einer Linie wiederfindet, die bereits in der Endphase der Kunst der Komnenen vorgezeichnet war. Von Werken, die in den Grenzgebieten des zersplitterten Reiches geschaffen worden waren, bereichert, erreichte sie am Ende des 13. und im 14. Jh. eine neue, überfeinerte und farbenprächtige Blütezeit, gleich einer wundervollen Blume, die am Ende der Jahreszeit aufgeht. Diese Entwicklung hätte weitergehen können, wenn sie nicht im Jahre 1453 plötzlich unterbrochen geworden wäre.

Das war nicht alles. Auf die klassische Ikonographie, die sich, wie gesagt, zwar auf religiöse Themen beschränkte, aber doch vorsichtige Entwicklungstendenzen zeigte, folgten ikonographische Neuerungen einerseits in liturgischen Details (die Engel tragen z. B. bei der Darstellung des Letzten Abendmahls die Gewänder von Diakonen), andererseits werden bei alten Themen bis dahin unbekannte Elemente hinzugefügt; z. B. treten bei der Geburt Christi neue Personen auf: die Drei Weisen aus dem Morgenland, die Wüste, die Erde wurden Teile des Weihnachts-Troparions (liturgische und musikalische Sammlung). Überall versuchte man, den biblischen Aussagen noch stärker sichtbare Gestalt zu geben und sie dadurch zu bereichern. So begnügten sich die Künstler, die um 1300 die Klemens-Kirche in Ohrid mit Fresken ausmalten, nicht mehr mit den zwölf Aposteln, sondern stellten auch die zwölf Söhne Jakobs, die Stammväter der zwölf Stämme Israels, dar. Die Bildzyklen, die der Kindheit Christi und Mariens gewidmet waren, wurden weiterentwickelt. Auch ganz neue Themen wurden erfunden, wie das der Göttlichen Weisheit, das sich zweifellos auf die Worte in den Sprüchen Salomos (9, 1 f.) stützt, wo es heißt: „Die Weisheit hat ihr Haus gebaut, ihre sieben Säulen behauen ..." Das Ganze ist jedoch der künstlerischen Phantasie zu verdanken, wie an dem schönen Fresko aus dem 14. Jh. in Gračanica zu sehen ist, das dieses Thema behandelt. Das Motiv wurde auch von den Ikonenmalern übernommen. Diese ständige Erweiterung der Themen beherrschte die religiöse Ikonographie am Ende des byzantinischen Mittelalters. Selbst der Maria gewidmete Akathistoshymnus gab Anregung zu ikonographischen Neuerungen. Die Vorliebe für historische Details, die mit einer größeren Empfindsamkeit übereinstimmt, erklärt diese neue Richtung; die Neigung zu dramatischen Szenen aus dem Leben Christi, Mariens oder der Martyer suchte gleichzeitig die pathetischen Seiten besonders hervorzuheben. Alle Werke sind in einem eleganten und manierierten Stil mit schlanken und bewegten Formen ausgeführt, der sich eindeutig vom Stil der klassischen Epoche und vielleicht sogar von dem des 13. Jh. unterscheiden läßt. Noch einmal ging der Elan von der Hauptstadt aus, die jedoch diese Rolle jetzt nicht mehr allein spielte. Das weit entfernte Trapezunt nahm daran teil; in der Hauptstadt von Epeiros, Arta, wurden unter der Dynastie der Angeloi wichtige, aber rückständige Werke geschaffen, und besonders Mistra auf der Peloponnes wurde ein unvergleichliches Kunstzentrum, wo auch das geistige Leben vielseitigere Formen annahm: Plethon († 1452) rief dort am Ende des 14. Jh. einen geheimen Zirkel ins Leben, in dem er seine neue Religion lehrte, die sich auf die platonische Philosophie stützte. Nach dem Sieg der Türken mußten die Mitglieder jenes Zirkels das Land verlassen; sie gingen nach Florenz, wo sie mit ihren tief in der griechischen Philosophie – unter Ausschluß des Christentums – wurzelnden Anschauungen die italienische Renaissance befruchteten. Auch Künstler verließen das Land, und so blieb eine gewisse Ausstrahlung von Byzanz erhalten, obwohl diese in der postbyzantinischen Zeit mehr und mehr erstarrte oder in einheimischen Kunstformen aufging. Hier ist es jedoch nicht unsere Aufgabe, auf die guten und schlechten Seiten der Kunst dieser späten Zeit einzugehen.

Konstantin XI. Palaiologos Dragases wurde am 29. Mai 1453, nachdem er und seine Untertanen, Griechen wie Lateiner, die Nacht zum letztenmal gemeinsam im Gebet in der Hagia Sophia verbracht hatten, nach mehrwöchiger Belagerung von den Truppen des Sultans Mehmed II. besiegt. Der Kaiser fand den Tod. Die Türken drangen in die Stadt ein und plünderten sie drei Tage und drei Nächte lang. Ein Teil der Bevölkerung fiel den Massakern zum Opfer. So schwand eine trotz der Schwäche ihrer politischen und militärischen Kräfte blühende Kultur unter allgemeiner Gleichgültigkeit dahin. Trapezunt und Mistra überlebten die Hauptstadt nur um einige Jahre.

DIE ARCHITEKTUR

Wenn es in der byzantinischen Kunst einen Bereich gab, in dem Kontinuität wichtiger war als Streben nach Neuerung, so ist es die sakrale Architektur seit Einführung des Grundrisses mit einbeschriebenem griechischem Kreuz im 9. Jahrhundert. Dies bedeutet zwar nicht Gleichsetzung mit Unbeweglichkeit und Monotonie; aber das getreue Beibehalten der Bauformen, der Grundrisse wie der Aufrisse, ist besonders im Vergleich mit den Vorgängen im lateinischen Europa auffallend. Man könnte von der Architektur der Palaiologen sagen, sie habe die Architektur der Komnenen zum Abschluß und zur Vollendung geführt. Außer in Thessaloniki und in Mistra gibt es recht wenige völlig neue Schöpfungen. Die Grundrisse nehmen zwar etwas kompliziertere Gestalt an, aber die Form des einbeschriebenen Kreuzes wird beibehalten und höchstens durch eine umlaufende äußere Galerie erweitert, z. B. bei der Johannes-Kirche des Konstantin-Lips-Klosters, die am Ende des 13. Jh. von Theodora, der Witwe Michaels VIII. Palaiologos, als Familienmausoleum dicht neben der bereits erwähnten Muttergotteskirche desselben Klosters in Konstantinopel gebaut wurde. Ein weiteres Beispiel dafür ist die Kapnikarea-Kirche in Athen. Bei der während der letzten Jahre des 13. Jh. von einem Neffen des Kaisers errichteten Kirche des Klosters der Theotokos Pammakaristos, der Barmherzigen (Fethiye Camii), umgibt die äußere Galerie die Kirche auf drei Seiten; dies ist das Maximum. *Abb. 107* Außerdem wird die Kuppel von einer niedrigeren Galerie mit Tonnengewölbe getragen. Oft wurde eine Galerie auch um eine ältere Kirche gebaut, z. B. bei der Kirche des Theodor-Klosters (Kilise Camii). Diese Galerien erlauben oft eine geräumigere Gestaltung des Kirchenschiffs. Die alte Kirche des Chora-Klosters (Kariye Camii) erhielt am Anfang des 14. Jh. eine dreifache Galerie, deren südlicher Teil in das als Kapelle dienende Parekklesion umgestaltet wurde. Die Hagia Sophia in Ohrid ist mit einem äußeren Narthex und mit zwei Türmen versehen, was dem Bauwerk ein sehr ungewöhnliches Aussehen verleiht. Im ganzen wurden die Kirchen höher gebaut, und darin besteht vielleicht das Hauptmerkmal der späten Kirchen im Vergleich zu den vorausgehenden Bauten. Der äußere Backsteindekor wurde noch reicher gestaltet, die Anzahl der Bögen, der Zahnschnitte, Portiken und Festons (bogenförmige Schweifungen) erhöht. Dies ist besonders auffallend bei der *Abb. 108, 827, 828* Pantanassa-Kirche (der thronenden Maria) in Mistra, trifft jedoch auch für Serbien zu. Backstein und Naturstein wurden in abwechselnden Schichten vermauert. Die Rundung der Apsiden und der Tambours wurde so weit vergrößert, daß sich ihre Form kaum noch vom Kreis unterschied. Ein Beispiel dafür ist die Mariä-Verkündigungs-Kirche in Gračanica, die 1320 vom serbischen Despoten Milutin erbaut wurde. In selteneren Fällen wurden im 13. und 14. Jh. die Außenwände mit Fayenceplatten geschmückt – eine vielleicht von den Arabern oder den Türken übernommene Dekorationsart. Wenn der Grundriß aus ortsbedingten Gründen (oder unter *Abb. 106, 790* westlichem Einfluß) verändert wurde, z. B. bei der Kirche Panhagia Paregoretissa (der Trösterin) in Arta, die um 1290 von der in Epeiros herrschenden Familie Dukas erbaut wurde, und wenn das Kirchenschiff sich in rechteckiger Form verlängerte, versäumte man nicht, das Schiff mit einer Zentralkuppel zu überwölben und sie mit vier kleinen Eckkuppeln zu flankieren. Bei anderen Langhauskirchen in Arta ist das Schiff jedoch so kurz, daß der Gesamteindruck des Bauwerks sich kaum verändert. Diese Bauform findet sich in Makedonien, besonders in Kastoria, wieder. Hier verschwinden die Ecktrompen aber fast vollständig.

Ein basilikaler Grundriß findet sich auch in Mistra, wo alle Kirchen aus dem Ende *Abb. 823, 825* des 13. oder aus dem 14. Jh. stammen. Die Kirche der Theotokos Hodegetria des Brontocheion-Klosters besitzt ebenfalls eine Zentralkuppel und Eckkuppeln. Über die mit reichem Backsteindekor versehenen Außenwände erhebt sich ein Glockenturm, der das Eindringen fremden Einflusses aus dem Westen zeigt. Ähnlich wurde *Abb. 826* das basilikale Schema bei der 1291 vom Erzbischof von Sparta erbauten Metropoliskirche verwendet.

Thessaloniki war, wie gesagt, eines der Kulturzentren, wo am meisten gebaut wurde. Um 1300 entstand dort die Katharinen-Kirche mit der jetzt üblichen Galerie und im 14. Jh. die Panteleimon-Kirche, die auf drei Seiten Galerien aufweist.

In Serbien wurde der basilikale Grundriß von König Milutin völlig aufgegeben. Daher ließ er in der Nähe von Skopje eine dreischiffige Basilika umbauen, um zwei neue Schiffe erweitern sowie mit einer Zentralkuppel und Eckkuppeln versehen. So bekam der Grundriß große Ähnlichkeit mit dem Schema des in ein Quadrat einbeschriebenen Kreuzes.

Die Hafenstadt Trapezunt konnte bereits auf eine reiche geschichtliche und kulturelle Vergangenheit zurückblicken, als sich die Großkomnenen dort niederließen. Sie zeigt mehrere Stilrichtungen. Die unter Alexios I. erbaute und der Gottesmutter geweihte Kirche, die wegen der goldenen Kuppeln Chrysokephalos genannt wurde, ist eine dreischiffige Kuppelbasilika, die erst spät einen Exonarthex und einen leicht westlich anmutenden, von Säulen getragenen Portalvorbau erhielt. Die Basileios-Kirche behielt dagegen den quadratischen Grundriß bei. Bei der Hagia Sophia wurde jedoch der westliche Kreuzarm verlängert, als ob daraus ein Längsschiff hätte entstehen sollen.

Im ganzen gab es keine schöpferischen Neuerungen, doch erstrebte man bei der Gestaltung des gesamten Umrisses wie des äußeren Dekors eine größere Eleganz.

Die Profanarchitektur, von der wir nur einige interessante Reste besitzen, kann für die Palaiologenzeit nicht von der Sakralarchitektur getrennt werden.

Über die Profanarchitektur in Konstantinopel ist wenig bekannt. Die Künstler haben sie nirgends bildlich festgehalten, und obwohl die Schriftsteller sie eingehend beschreiben, vermitteln sie doch keine genaue Vorstellung.

Aus der Zeit der Palaiologen, als der Große Palast bereits verlassen war und in Trümmern lag und an seiner Stelle jetzt der Blachernen-Palast kaiserlicher Wohnsitz war, gibt es in Konstantinopel einen Palast, vielmehr ein herrschaftliches Haus (von den Türken Tekfur Sarayı genannt), an dem das Wappen der Palaiologen angebracht ist, was aber nicht unbedingt auf einen kaiserlichen Wohnsitz hinweist. Das Mauerwerk besteht aus der für jene Zeit typischen Mischung von Natur- und Backsteinen. Dieser große rechteckige Bau, dreistöckig, mit einem großen Saal in den beiden oberen Stockwerken, einem Oratorium und Arkaden im Erdgeschoß, vermag jedoch nicht als Beispiel für die Pracht und die Vielgestaltigkeit der kaiserlichen Paläste zu dienen. *Abb. 662–663*

In Mistra, das heute stark verfallen ist, stehen an den Hängen noch die Ruinen des Palastes der Despoten von Morea, den die Palaiologen und die Kantakuzenen zwischen dem 13. und dem 15. Jh. durch neue Bauten erweitert haben. A. Orlandos hat versucht, die Gebäude zu rekonstruieren, die zum Schluß einen großen, winkelförmigen Komplex bildeten, dessen wichtigster und zugleich spätester Teil drei Stockwerke hoch ist. Oben ist die Mauer von einer Reihe von Rundfenstern (Ochsenaugen) durchbrochen; die Fenster des Hauptgeschosses sind mit gotischen Elementen verziert, und in der Mitte ist die Nische für den Thron. Dem Erdgeschoß ist eine Säulenhalle vorgelagert, die zugleich eine Terrasse bildet. Hier kündigt sich bereits die italienische Renaissance an, und zwar die venezianische, nicht die florentinische. Diese westlichen Einflüsse, die auf die Despoten sicher einen großen Reiz ausübten, machten sich ausschließlich bei den Profanbauten bemerkbar, die Sakralarchitektur blieb davon praktisch unberührt. Sie übernahm nur einige Elemente, wie in Mistra den Glockenturm, bewahrte aber sonst die Reinheit der orthodoxen Bauformen. *Abb. 820–822*

DER DEKOR: MOSAIKEN UND FRESKEN

Im Vergleich zur großen Zahl der Fresken, die aus dieser Zeit erhalten sind, wurde das Mosaik seltener, ohne jedoch an Qualität zu verlieren, im Gegenteil. Am wichtigsten ist die Komposition, die Michael VIII. nach seiner Machtübernahme in Konstantinopel 1262 wie eine Art Exvoto erstellen ließ, um seine Dankbarkeit Gott gegenüber zum Ausdruck zu bringen. Ob es irgendwelche Überreste eines älteren Mosaiks an dem für dieses Werk vorgesehenen Platz auf der südlichen Tribüne der Hagia Sophia gab, ist fraglich. Man hat bei der neuen Komposition eine letzte Spur der Erregtheit der Kunst der Komnenen durchschimmern sehen und darin eine frühere Deesisdarstellung (hier besteht keine ikonographische Neuerfindung!) erkennen wollen. Unserer Meinung nach haben die Harmonie und die neuen stilistischen Züge jedoch ein Werk entstehen lassen, das ausschließlich dem Kulturkreis der Palaiologen zugehört. Es ist die Spitzenleistung der gesamten Ausschmückung der Hagia Sophia und mit Sicherheit das Meisterwerk dieser Zeit. Wegen seiner stilistischen Qualität läßt es sich mit keinem anderen vergleichen – nicht einmal mit den *Abb. 260* besten Kompositionen der Chora-Kirche (Kariye Camii). Die drei Gestalten sind als Halbfiguren auf Goldgrund abgebildet. Das Mosaik ist wie eine Malerei behandelt, die Übergänge der Farbtöne sind äußerst zart, die Halbtöne dominieren. Dennoch beeinträchtigt kein impressionistisches Schillern den feierlichen Ernst der Darstellung. Die Pinselmalerei hätte zu jener Zeit kein schöneres Werk schaffen können, und doch geht dem Mosaik eigene Würde in keiner Weise verloren. Die Farbskala besteht vor allem aus Blau und Violett, die Schatten sind blau; die Gewänder wirken, soweit es sich heute noch beurteilen läßt, sehr weich und natürlich. Die Gesichter spiegeln Milde des Evangeliums, die zugleich aber von menschlichem, dem Thema

Abb. 116 der Fürbitte angemessenem Mitleid geprägt ist. Das respektvoll geneigte Gesicht des Täufers scheint von allem irdischen Leid gezeichnet, während Tränen die traurigen Augen der Mutter Christi zu verschleiern scheinen. Ihr Gesicht ist glücklicherweise erhalten, die übrigen Teile des Körpers sind außer der rechten Schulter nicht mehr

Abb. 117 zu erkennen. Christus ist in der Mitte frontal abgebildet; die rechte Hand macht die Segensgeste, die linke hält die Bibel. An ihn sind die Fürbitten gerichtet, aber als unumschränkter Herrscher zeigt er einen etwas undurchdringlichen Gesichtsausdruck, der weniger unmittelbar bewegt als der seiner beiden Begleiter. Doch drückt das Gesicht eine hoheitsvolle Strenge aus, die gleichsam im Begriffe scheint, sich zu heilbringender Nachsicht zu wandeln.

Dieses Werk zeigt, daß hier eine Zeit künstlerischen Schaffens anhebt, die den vorausgehenden in nichts nachsteht, ja sie in der Fähigkeit, menschliche Eigenschaften zum Ausdruck zu bringen, vielleicht sogar übertrifft. Es repräsentiert den Stil der Palaiologen, der hier frei ist von jeder Künstelei.

Als der Großlogothet oder Schatzmeister (die Stellung entspricht etwa derjenigen eines heutigen Finanzministers) Theodoros Metochites die alte Kirche des *Chora-Klosters* (Kariye Camii) mit einem Exonarthex und einer Seitenkapelle versehen und das Ganze, den Naos sowie die beiden Narthizes mit Mosaiken und das Parekklesion mit Fresken, ausschmücken ließ, ahnte er kaum, daß er damit der Nachwelt den vollständigsten und qualitätsvollsten Baukomplex aus der Zeit der Palaiologen hinterlassen würde. Nachdem eine amerikanische Gruppe vor einigen Jahren die Mosaiken gereinigt hatte, ist es möglich geworden, die Inschrift neben der Szene, in der

Abb. 308 der Stifter die Kirche dem thronenden Christus darbietet, besser zu entziffern. So konnte auch die Bauzeit zwischen 1315 und 1320 während der langen Regierungszeit Andronikos' II. festgestellt werden. Jedoch fehlen die Mosaiken im Naos zum

Abb. 311, 312, 319 größten Teil, nur die Darstellungen Christi und Mariens mit dem Kind sind noch erhalten. Vermutlich befand sich hier auch der traditionelle Bilderzyklus, von dem

Abb. 313 der Marientod noch zu erkennen ist. Wie üblich hatten die Künstler in den Vorhallen die Möglichkeit, neue und seltenere Darstellungen frei zu gestalten. Die Stifterfigur im Tympanon ist zwar in der klassischen knienden Haltung, sonst aber überraschend originell abgebildet: das Gesicht ist von einem viereckigen Bart gerahmt, der Kopf mit einer erstaunlichen Kopfbedeckung versehen, die an die voluminösesten orientalischen Turbane erinnert. Die Tympana und die Gewölbe der äußeren Vor-

Abb. 305, 314, 315 halle sind mit Szenen aus dem Leben Christi, die innere Vorhalle ist mit Darstellun-

Abb. 304, 307, 309 gen aus dem Marienleben geschmückt. In den Kuppeln über den beiden Narthizes sind Christus und Maria in Begleitung von Patriarchen, Propheten und israelitischen Königen dargestellt. Ihre Körper sind noch stärker überdehnt, als wir in anderem Zusammenhang schon gesehen haben. Sie gestikulieren lebhaft mit den Händen, und ihre Gewänder, teils Tuniken, teils Mäntel, sind überreich in Falten drapiert. Besonders die erzählenden Szenen entwickeln in der Ausführung wie in der

Komposition eine erstaunliche Freiheit, die zu allem Bisherigen in der byzantinischen Kunst einen starken Kontrast bildet.

Von den Szenen aus dem Leben Christi nennen wir die Darstellung Mariens, die sich dem frontal abgebildeten Sohn zuneigt. Diese Szene wirkt wie eine unvollständige Deesis. Seltene oder ungewöhnliche Motive sind die Reise nach Betlehem, die Volkszählung unter Quirinius sowie die Begegnung Christi mit seinem Vorläufer, Johannes dem Täufer. Die Szenen aus dem Marienleben in der inneren Vorhalle sind im Vergleich mit der traditionellen Ikonographie noch fortschrittlicher: ein Architekturdekor rahmt eine Szene, in der Joachim und Anna ihre Tochter Maria in den Tempel bringen; sie sind hier seltsamerweise als junges Paar dargestellt. Die lebensvolle Intimität dieser Gruppe straft manche vorgefaßte Meinung bezüglich der byzantinischen Kunst Lügen. Gleiches läßt sich von dem lieblichen Bild sagen, auf dem Maria ihre ersten Schritte vor ihrer verwunderten Mutter macht. Das Bild der betenden Anna, die Szenen der Vorwürfe Josephs, von Josephs Traum und der Flucht nach Ägypten sind zudem in seltenen und zarten Farbtönen gehalten und spielen sich in unterschiedlichen Landschaften, manchmal sogar Bergen, vor Architekturen oder zwischen Bäumen ab. Wir ahnen bereits, welch außerordentliche Pracht diese byzantinische Renaissance erreicht hätte (und bis zu einem gewissen Grad auch schon hatte), wenn sie sich ungehindert hätte weiterentwickeln können. Die elegante Überdehnung der Körper wetteifert mit der Grazie der weiblichen Gestalten, mit dem Malerischen bei den Tieren und mit dem phantasievollen, fast klassischen Flattern der Gewänder, z. B. bei der Szene der ersten Schritte. Die Merkmale, die später als Manierismus bezeichnet wurden, kündigen sich schon bei mehreren dieser Kompositionen an. Maria mit dem Kind in der Kuppel des Exonarthex bildet bei aller Feinheit mit ihrem strengen Gesicht dazu einen eigenartigen Kontrast. Es hätte eines so eindeutigen Beweises nicht bedurft, um festzustellen, daß an diesem Werk mehrere Künstler unterschiedlicher Sensibilität gearbeitet haben.

Abb. 312

Abb. 304

Abb. 119

Abb. 310

Der American School und ihrem Direktor Th. Whittemore ist es auch zu verdanken, daß die Fresken in der Seitenkapelle von der Kalkschicht, die zuvor die Wände bedeckte, befreit wurden. Die Kapelle hat allem Anschein nach einst als Grabkapelle gedient. Stilistisch folgen die Fresken stärker der Tradition, sie sind aber von hoher Qualität und können, wenn auch in anderer Weise, durchaus mit den Mosaiken konkurrieren. Der Unterschied beruht sicher zum Teil darauf, daß dort ein anderer Künstler gearbeitet hat.

Nach den phantasievollen Visionen in den Narthizes, die wohl vom apokryphen Jakobusevangelium inspiriert worden sind, kehrt hier die strenge ikonographische Orthodoxie wieder. Das Werk, das die Rettung der Seelen durch die Vermittlung Mariens zum Thema hat, ist recht gut erhalten.

In der Seitenkapelle, in der vier Nischen für Gräber und die Porträts der Toten vorgesehen sind, befindet sich als Höhepunkt in der Apsis eine großartige Darstellung der Höllenfahrt Christi, der byzantinischen Form der Auferstehung (Anastasis): Christus, der in einer sternenbesäten Mandorla abgebildet ist, entreißt Adam und Eva und mit ihnen die (nur noch durch einzelne Knochen angedeuteten) anderen Toten ihrem Schicksal in der Vorhölle. Heilige und Propheten bilden kleine Gruppen rechts und links von der Mittelszene. Sie konzentrieren ihre ganze Aufmerksamkeit und folglich auch die des Betrachters auf das zentrale Geschehen. Die Fresken des Jüngsten Gerichts (der Wiederkunft Christi) und die Eingangstore zum Paradies vervollständigen am anderen Ende und im Gewölbe diese großartige eschatologische Vision. Einzelne Teile, z. B. der Engel, der die Himmel aufrollt, zeichnen sich durch hervorragende, subtile Zeichnung aus. In der Kuppel der Kapelle ist Maria mit dem Kind von den zwölf Engeln des Herrn umgeben. An den Pendentifs sind die Evangelistensymbole durch Bildnisse von vier Dichtern, die zu Ehren der Theo-

Abb. 112

Abb. 357

Abb. 360

tokos Hymnen gedichtet haben, ersetzt: Johannes von Damaskus, sein Bruder Kosmas Hagiopolites, der aus Sizilien stammende Mönch Josephos Hymnographos und Theophanes Graptos, ein Mönch des Sabas-Klosters (Mar Saba) bei Jerusalem, der sich im 9. Jh. in Konstantinopel aufhielt und nach seinem Tod im Chora-Kloster begraben wurde. An den Tympana und an den Triumphbögen sind Szenen dargestellt, die in symbolischer Übertragung für Präfigurationen Mariens gehalten werden: z. B. Mose und der brennende Dornbusch, in dessen Mitte ein Medaillon mit Maria und *Abb. 113* dem Kind erstrahlt, oder die als Schoß Abrahams bekannte Darstellung. Auf die Verbindung zwischen der Rolle Mariens als Mittlerin und derjenigen des Erlösers wird so deutlich hingewiesen.

Darüber hinaus ist auf den theologischen Gehalt dieser Fresken aufmerksam zu machen: sie bedeuten einen weiteren Schritt in der Marienverehrung und ihrer bildlichen Gestaltung. Wie viele Bereicherungen sind dies doch, wenn man bedenkt, wie das nüchterne Programm des 11. Jh. jeden Hinweis auf das Reich Gottes auf ein Mindestmaß beschränkt hatte!

Es ist der einzige Freskenzyklus aus dieser Zeit, der in Konstantinopel noch erhalten ist. Er bestätigt, worauf Millet schon vor dessen Entdeckung hingewiesen hatte, die hervorragende Qualität der künstlerischen Schöpfungen in Byzanz bis zum 14. Jh. (vielleicht nicht ganz bis zum Ende des Jahrhunderts, denn nach 1350 sind kaum noch wichtige Denkmäler entstanden).

In der Hauptstadt selbst bleibt als markantes Werk aus der ersten Hälfte des 14. Jh. nur noch der Christus Pantokrator in der Mitte der wellenförmigen Kuppel der Pammakaristos-Kirche zu erwähnen. Christus ist von zwölf Propheten umgeben, sein Gesicht fällt durch die melancholische Würde auf. Von den erzählenden Szenen wurde nur die Taufe Christi wiederentdeckt. Außerdem sind mehrere Kirchenväter dargestellt sowie Porträts der drei Personen, die gegen Ende des 13. Jh. die Kirche restaurieren ließen. In seiner Qualität steht das Werk mit den Fresken in der Kirche des Chora-Klosters ebensowenig auf gleicher Stufe wie die spärlichen Reste, die in der Kirche des Theodor-Klosters (Kilise Camii) entdeckt worden sind: Maria inmitten der alttestamentlichen Könige, ihren Vorfahren. Auch in dieser Kirche wurden einige neue Entdeckungen gemacht. So kann man hier in einer Kuppel des Exonarthex, der nur teilweise erhalten ist, noch ein sehr fein ausgeführtes Brustbild Mariens mit Kind (14. Jh.) sehen.

Außerhalb Konstantinopels sind jetzt mehrere Kunstzentren zu berücksichtigen, an erster Stelle eine makedonische Schule mit Schwerpunkt in Thessaloniki. Der makedonische Stil unterscheidet sich von dem der Hauptstadt in der Farbgestaltung durch geringere Abstufung der Kontraste und durch häufigeren Gebrauch von Komplementärfarben. Die Unterschiede sind manchmal jedoch nicht groß, und bei der Mosaikdarstellung der Verklärung in der Apostelkirche fällt auf, daß sie, obwohl vielleicht weniger unruhig und weniger schwungvoll, nicht sehr weit von der Darstellung des gleichen Motivs im Codex Johannes' VI. Kantakuzenos entfernt ist (Bibliothèque Nationale, Paris, ms. grec 1242, fol. 92, verso, um 1350). Die Apostelkirche wurde 1312 neu erbaut, der Dekor muß also kurz danach entstanden sein. Die von St. Pelekanides in der Katharinenkirche der gleichen Stadt entdeckten Fresken, die von den Türken wie üblich übertüncht worden waren, zeigen, daß vom Ende des 13. Jh. oder Beginn des 14. Jh. an diese Kunst in Thessaloniki in hoher Blüte stand und die politischen Stürme sozusagen vergessen waren.

Abb. 102, 103, 114, 115, 399–402, 408–410, 412–415 Wegen ihrer großen Zahl ist es unmöglich, auf die Wanddekorationen dieser Zeit im Detail einzugehen. Die Qualität ist zwar nicht immer hervorragend, doch im gesamten byzantinischen Kulturraum findet man beachtenswerte Kunstwerke: so in Trapezunt (z. B. in der Hagia Sophia), in Gračanica eine vollständige und beeindruckende Dormitio-Darstellung, im Kloster von Sopočani in Serbien einen Höllenabstieg Christi aus dem 13. Jh., der sich sehr von der kraftvolleren Behandlung des gleichen Themas im Chora-Kloster unterscheidet. Vielleicht ist die Kunst der Athos- und Meteoraklöster für diese Zeit am wenigsten repräsentativ. Von jetzt an werden sogar die kleinsten Kapellen auf dem Lande mit Malereien ausgestattet. Auf den Inseln, z. B. auf Naxos, wurde in einer Apsis eine Deesis von durchaus hohem Rang entdeckt. Sie wurde ins Byzantinische Museum in Athen gebracht und dort in das 13. Jh. datiert. Unserer Meinung nach ist es ein etwas späteres Werk und gehört dem schon reifen palaiologischen Stil an. Auch auf Kreta ist ein Aufblühen der Malerei festzustellen, das übrigens noch lange nach der türkischen Eroberung anhielt.

Abb. 104, 411

Ein zweites bedeutendes und höchst glanzvolles Zentrum, wo die Kunst manchmal mit der von Konstantinopel wetteiferte, war die Hauptstadt des Despotats Morea, *Mistra.*

Ohne Mistra ist die Kunst des 14. Jh. nicht zu verstehen. Von allen lokalen Kunstzentren, von allen Byzanz in der Kunst mehr oder weniger nahestehenden Vasallenstaaten ist Mistra die Stadt, deren Kunst mit derjenigen der Hauptstadt am nächsten verwandt war. Trotz bedeutender neuer Impulse ist ihre Ikonographie am stärksten dem traditionellen Geist verhaftet. Andronikos II. (1282–1328), Sohn und Nachfolger Michaels VIII. Palaiologos, hat für diese ursprünglich bedeutungslose kleine Siedlung an den Hängen des Taygetos-Gebirges, in der innerhalb von knapp 150 Jahren zahlreiche Kirchen und Klöster errichtet wurden, eine höchst bedeutsame Rolle gespielt. Er beauftragte geeignete Männer mit der Verwaltung der Stadt und überhäufte sie mit großen Reichtümern. Zum Despotat erhoben wurde sie erst im Jahre 1348 mit der Ankunft Manuels, des Sohnes Johannes' IV. Kantakuzenos. Die älteste Kirche der Stadt ist die dem hl. Demetrios geweihte Metropoliskirche (um 1300), in der sich stilistisch wie ikonographisch gewisse konservative und klassische Züge beobachten lassen, z. B. bei den leider schlecht erhaltenen Darstellungen der Wunder Christi. Auf der Etimasia-Darstellung sind die Engel als kräftige Figuren gemalt, die von den überdehnten Gestalten in der Chora-Kirche noch weit entfernt sind. Es ist ein letzter Widerschein der während der Zeit der Komnenen üblichen Formensprache.

Abb. 377, 379, 381, 382

Die sogenannte Kirche der Theotokos Hodegetria im Brontocheion-Viertel muß zum Teil auf die Initiative von Künstlern aus der Hauptstadt zurückgehen, die sich von den dortigen großen Sakralbauten inspirieren ließen. Die Farben sind, ohne jedoch allzu stark zu variieren, sehr ausgewogen. Es gibt aber auch Kontraste zwischen lebhaften und gedämpften Farbtönen, wie z. B. die Darstellung der Vierzig Martyrer besonders gut zeigt. Realismus wird überhaupt nicht angestrebt (worüber man sich nicht zu wundern braucht); so wird z. B. bei der Geburtsszene eine Kuh in grüner Farbe dargestellt. Im übrigen sind die Fresken schlecht erhalten, und es ist schwer, sich eine Vorstellung von ihrer früheren Schönheit zu machen. Nur zögernd datiert man sie in den Anfang des 14. Jahrhunderts. Die Fresken der Peribleptos-Kirche stammen aus der Zeit des ersten Despoten Manuel Kantakuzenos, des Gemahls einer Prinzessin aus der Dynastie der Lusignans. Ihrer beider Wappen sind auf Platten an den Wänden des Gebäudes eingemeißelt. Die traditionelle Ikonographie wird durch Neuerungen bereichert, von denen die Darstellung der himmlischen Liturgie, d. h. der Messe, bei der Engel Dienst tun, die wichtigste ist. Die Engel treten in feierlichem Zug ein und bewegen sich, in weite Dalmatiken gekleidet, auf Christus zu. Christus feiert die Messe als Bischof am Altar, der unter einem Ciborium steht. Einige Engel halten Weihrauchfässer oder Leuchter. Darüber sind Gottvater und die den Heiligen Geist symbolisierende Taube zusammen mit Christus als

Abb. 110, 378, 383, 384

Abb. 109, 111, 376

Dreifaltigkeit dargestellt. Die auf Erden gefeierte Messe ist hier auf eine völlig mystische Ebene gehoben. Diese Auffassung ist im Zusammenhang mit dem Hesychasmus zu sehen, der im 14. Jh. in Konstantinopel große geistige Verwirrung stiftete und während einer Zeit, in der Einigkeit dringend nötig gewesen wäre, in die Familienverbände noch mehr Uneinigkeit trug. Der Hesychasmus, eine Form mittelalterlicher ostkirchlicher Mystik, geht wahrscheinlich auf Symeon den Neuen Theologen zurück und wurde hauptsächlich von Gregorios Palamas sowie von anderen Mönchen vertreten. Zentrum waren die Klöster auf dem Berg Athos. Nach der Lehre des Hesychasmus soll die Seele durch Meditation in direkte Verbindung mit Gott gelangen können. Diese mystische Richtung hat anscheinend gewisse Ähnlichkeiten mit dem Quietismus im 18. Jh. in Frankreich.

Die Eigenart dieser Kunst spiegelt sich auch in den Szenen aus der Kindheit Mariens, die manchmal dem Einfluß von Miniaturen oder Ikonen zugeschrieben werden. Sie könnten jedoch auch auf die Fresken in der Kirche des Chora-Klosters zurückgehen. Der Pantokrator in der Kuppel ist von zwölf Propheten, die paarweise dargestellt sind, umgeben. Ebenso ist der Etimasia-Thron inmitten von Engeln und Cherubim dargestellt. Es sei eine aristokratische Kunst, wurde gesagt, die mit der Kunst von Konstantinopel nahe verwandt sei und in ihren unrealistisch-poetischen Zügen eine völlig andere Bahn einschlage als die Kunst in Italien. In der Mitte des 14. Jh. fest verankert, ist die Kunst der Peribleptos-Kirche das charakteristische Beispiel für die Endphase der byzantinischen Kultur, in der es bis zu ihrem endgültigen Verfall kaum noch Neugründungen von Bedeutung gab, und daher besonders ansprechend. *Abb. 385* Die Fresken an den Tribünen und in den Gewölben der Kirche der Pantanassa (der thronenden Maria), des letzten Bauwerks von Mistra (um 1420), übernehmen die Ikonographie der Peribleptos-Kirche. Der Stil weist, ohne sich jedoch ganz von der Tradition zu lösen, Unterschiede auf und wird unruhiger, was sich in einer größeren Lebhaftigkeit der Personen, z. B. bei der Himmelfahrtsdarstellung, äußert. Die Farbtöne werden dunkler. Die Auferweckung des Lazarus hebt sich in beinahe tragischer Weise von einem grauen, felsigen und düsteren Hintergrund ab.

DIE PLASTIK

Angesichts des überaus reichen gemalten Dekors der Kirchen kann man es fast nicht wagen, von der Plastik zu sprechen. Die Tradition ging jedoch auch in diesem Bereich der Kunst nicht völlig verloren. So ließ Michael VIII. Palaiologos in der Nähe der Apostelkirche in Konstantinopel eine Bronzestatue von sich selbst aufstellen. Fragmente von Grabplastiken, die im 14. und 15. Jh. anscheinend recht häufig hergestellt wurden und bei denen gotischer Einfluß nicht völlig auszuschließen ist, besitzt das Archäologische Museum in Istanbul. Schließlich gibt es im Metropolismuseum in Mistra noch Reliefplatten heraldischen Charakters, darunter diejenige, die im Zusammenhang mit Manuel Palaiologos bereits erwähnt wurde. Ein zweiköpfiger, gekrönter Adler gehört ebenfalls zu dieser Gattung. Er scheint aber eher nach fremden Vorbildern entstanden zu sein, nämlich den Wappenschilden der fränkischen Adelsgeschlechter und in ikonographischer Hinsicht der sassanidischen oder der postsassanidischen Kunst, als in der byzantinischen Tradition.

Echte byzantinische Tradition und sogar Rückgriffe auf die frühchristliche Technik der Marmorgravierung findet man jedoch bei der schönen Darstellung des unter einem Baldachin thronenden Christus wieder, die aus dem 15. Jh. stammt und ebenfalls zum Bestand des Metropolismuseums in Mistra gehört. Man hat die Ansicht vertreten, daß es sich dabei um ein Sarkophagfragment handelt. Die Gestalt des Erlösers ist in sehr flachem Relief ausgeführt, und fast alle Details, wie das Gewand, der Thron, die Bibel und ein Teil des Gesichts, sind eingraviert. Es scheint fast so, als wollte die byzantinische Plastik wieder zu ihren Ursprüngen zurückkehren. Das Byzantinische Museum in Athen besitzt eine Maria Orans, die in einer ähnlichen, aber älteren Technik ausgeführt ist: die Figur ist nicht eingraviert, sondern als Relief gearbeitet. Dieses Stück gilt als klassisch. Damit stellt sich die Frage nach der Kontinuität.

Abb. 96

DIE IKONEN: GEMALTE IKONEN UND MOSAIKIKONEN

Die Lateiner hatten die Begeisterung der Griechen für die Ikonen nicht im geringsten mindern können. Im Gegenteil, bei den Ikonen des Sinaiklosters lassen sich Spuren eines italienischen Einflusses nachweisen. Unter den Kreuzfahrern müssen sich daher auch italienische Künstler befunden haben. Die Nachahmung byzantinischer Vorbilder war jedoch so verlockend (oder aufgezwungen), daß diese abweichende, von einem leichten Realismus gekennzeichnete Tradition bald wieder verschwunden ist. Das Sinaikloster besitzt eine Dormitio, die wieder ganz im traditionellen Stil dargestellt und bereits gegen Ende des 13. Jh. entstanden ist. Indessen hat sich die Ikonenkunst, wie es auch bei der Freskomalerei der Fall war, weiterentwikkelt, und im 14. Jh. wurde die Ikonographie um Themen aus den Heiligenviten, aus dem Marienleben, dem Leben Christi und aus der Bibel erweitert. Das Ikonenporträt wurde weiter gepflegt, aber abwechslungsreicher gestaltet. Wie in der Freskomalerei wurde der Stil eleganter, manchmal sogar manieriert. Mitunter hat er aber eine erstaunliche Würde beibehalten, wie etwa die Darstellung des Apostelkonzils vom Anfang des 14. Jh. im Puschkin-Museum (Puschkin, Bez. Leningrad) zeigt. Das Werk wurde in Byzanz ausgeführt, kam aber, wie dies so oft der Fall war, nach Rußland. Es ist mit den feinen Abstufungen verschiedener brauner und dunkelgrüner Farbtöne, mit den noch fülliger gestalteten Personen, die aber in ihrer Haltung zugleich eine unauffällige Anmut zeigen, ein typisches Beispiel des frühen Palaiologenstils. Bei einem Vergleich der Ikone mit der Dormitio-Darstellung aus der 1. Hälfte des 14. Jh. im Puschkin-Museum mit der etwas früheren aus dem Sinaikloster fallen die nun reicher gewordene Skala der dunklen Töne, eine zunehmende Lebendigkeit und größere Bewegung auf, was auf eine unterschiedliche, vielleicht weniger starre geistige Haltung hinweist. Verallgemeinerungen auf diesem Gebiet wären aber unangebracht. So verbindet z. B. die Darstellung der Gastfreundschaft Abrahams (Museum Benaki, Athen, 14. Jh.) die Feinheit des Palaiologenstils mit der ruhigen Würde der alten Tradition sowohl bei der Behandlung der Gewänder als auch in der Ausgewogenheit der Komposition. Die prachtvollen Gewänder und das aufwendige Beiwerk beeinträchtigen jedoch nicht im geringsten die hoheitsvolle Würde der drei Engel (Symbole der Dreifaltigkeit), die am Tisch des Patriarchen

Abb. 502

und seiner Frau Sara sitzen. Sie werden von den beiden unter den Eichen vor Mamre, die hier in Architekturdekor umgestaltet sind, demütig bedient (Gn 18, 1 ff.). Im Bereich der Porträtikonen besitzt die Eremitage in Leningrad ein herrliches Brustbild des Christus Pantokrator. Sein Gesicht ist gütig und hoheitsvoll zugleich. Das Werk kann genau in das Jahr 1363 datiert werden, da die beiden Stifter (die Gründer der Pantokratorkirche in Konstantinopel, von der bekannt ist, daß sie aus dieser Zeit stammt) in einer Inschrift mit Namen genannt werden. Daß sich der konstantinopolitanische Ursprung mit solcher Sicherheit feststellen läßt, ist jedoch selten.

Den Porträtikonen Christi, Mariens oder auch eines Heiligen wurden in Übereinstimmung mit der Auffassung, daß die abgebildete Person ihr Wesen auf das Bild überträgt, anscheinend große, wunderwirkende Kräfte zugeschrieben. Jede Familie besaß mindestens eine solche Ikone. Die erzählenden Szenen wurden dank der Entwicklung der Ikonostase von jetzt an auf den Ikonen immer zahlreicher. Die Grenze, die bisher durch die zwölf Kirchenfeste festgelegt war, wurde bald überschritten, manchmal sogar auf der Ikonostase. Besonders repräsentativ für den letzten Malstil in Byzanz und für die besten Werke des Palaiologenstils sind die Auferweckung des Lazarus (Russisches Museum, Leningrad, 14. Jh.) und die Höllenfahrt Christi oder Anastasis (Eremitage, 15. Jh.), die noch zum Bildzyklus der zwölf Kirchenfeste gehören. Dagegen gehört die Geburt des Täufers (Eremitage, 15. Jh.) bereits zu den neuen, nun immer zahlreicher werdenden Themen. Fast zu kräftige Farbtöne und eine gewisse Unbeholfenheit der Linienführung sprechen bei diesem Werk für eine weniger hochstehende Werkstatt in der Hauptstadt und lassen sogar eine gewisse stilistische Dekadenz erkennen. Die Verehrung der Heiligen zeigt sich außer in der Vorliebe für die individuellen Porträts, wie früher auch in den Ikonenkalendern oder in den Gruppendarstellungen von Heiligen, bei denen die Gruppen immer größer werden. Als Beispiel dafür kann eine Ikone des 15. Jh. aus dem Sinaikloster genannt werden, auf der zahlreiche Heilige die Deesis umdrängen. Die postbyzantinische Zeit hatte sogar den Ehrgeiz, Ikonen mit der Darstellung „aller Heiligen“ zu schaffen.

Abb. 494

Ein besonderer Fall ist der des genialen Künstlers Theophanes des Griechen. Nachdem er zunächst in den Kirchen Konstantinopels gemalt hatte, ging er um 1360 nach Nowgorod ins Exil. Die in der dortigen Verklärungskirche von ihm gemalten Fresken zeugen von einer ganz außergewöhnlichen Begabung. Die Personen sind mit einem manchmal ans Karikaturhafte grenzenden Naturalismus behandelt, gleichzeitig aber von einer ungeheuren inneren Spannung erfüllt. Die russischen Wissenschaftler haben ihn in die russische Kunstgeschichte eingeordnet. Aber – und dies beweist die Faszination, die von der Tradition der Ikonen ausging – der Stil dieses griechischen Künstlers wurde wieder klassisch und „hellenisierend“, ohne jedoch bei den Ikonen die Spiritualität und die kraftvolle Ausdrucksfähigkeit zu verlieren. Dafür ist die Verklärung Christi in der Tretjakow-Galerie in Moskau (Ende des 14. oder Anfang des 15. Jh) ein Beweis: die schroffen Konturen der Felsen und die Leidenschaftlichkeit, die im Erstaunen der Jünger durchbricht, vermitteln in anmutigen Farben den Eindruck eines tiefgreifenden mystischen Erlebnisses. Theophanes ist ein greifbarer Name in der Reihe sonst anonymer Künstler, deren Werke glücklicherweise bis heute erhalten sind.

Eine kleine Zahl von Ikonen konnte jedoch als aus Konstantinopel stammend identifiziert werden. Der Glanz dieser Kunst, ihre im Verhältnis zu den Fresken, zur Plastik und zur Goldschmiedekunst wirklich unvergleichliche religiöse Ausstrahlung, haben einen solchen Drang zur Nachahmung geweckt, daß in der gesamten orthodoxen Welt versucht wurde, sich Vorbilder aus Konstantinopel zu besorgen, um diese dann mit großem Eifer zu kopieren. Dadurch bleiben die Zuschreibungen manchmal unsicher. Die Peribleptos-Kirche in Ohrid besitzt eine Doppelikone, bei der auf der einen Seite die Hodegetria, auf der anderen die Verkündigung dargestellt ist. Die Qualität dieser Ikone aus dem 14. Jh. ist hervorragend, und viele Wissenschaftler sind davon überzeugt, daß sie in Konstantinopel entstanden ist. Die Bedeutung, die die Ikonen in Serbien hatten, läßt sich daran ermessen, daß in Ohrid Heiligenikonen perspektivisch al fresco auf die Wände der Hagia Sophia gemalt wurden.

Eine Ikone, die heute im Nationalmuseum in Sofia aufbewahrt wird, läßt sich ausnahmsweise genau datieren. Kaiserin Helena, die Gemahlin Manuels II., hatte sie von Konstantinopel mitgenommen, nachdem ihr Vater, der bulgarische Despot Konstantin Dejawar, in der Schlacht mit den Türken 1395 sein Leben verloren hatte. Das Werk stammt also aus einer kaiserlichen Werkstatt, und zwar von höchster Qualität. Auf der Vorderseite ist die Schutzmantelmadonna (Kataphygi) mit dem *Abb. 486* hl. Johannes dargestellt. Abgesehen von der Qualität, die in der (leicht veräußerlichten) emotionalen Kraft wie in der großen Besorgnis über das Elend der Welt bei der Gottesmutter und bei Johannes zum Ausdruck kommt, sind auch die Farbschattierungen in den Blautönen meisterhaft ausgeführt. Auf der Rückseite sind die Visionen Ezechiels und Habakuks in den gleichen Blautönen wiedergegeben, von denen *Abb. 496* sich das rote Gewand Christi effektvoll abhebt. Christus selbst erscheint vor den beiden Propheten, von denen er durch das die äußere Grenze der wahrnehmbaren Welt symbolisierende Meer aus Kristall und dessen Fische getrennt ist, in glorreicher Epiphanie. Wundern wir uns nicht, wenn ähnliche Werke in den an das byzantinische Kaiserreich angrenzenden Ländern eine Bedeutung hatten, die sogar den Bereich der religiösen Inbrunst übertraf, und wahre künstlerische Offenbarungen darstellten. Im übrigen haben die lokalen griechischen Kunstzentren, z. B. Zypern, gelegentlich auch Arbeiten von hoher Qualität geliefert, von denen zwar nicht mehr viele erhalten, die aber frei von jeglicher provinziellen Unbeholfenheit sind. Diese Qualität einiger Werke aus der griechischen Provinz hat es der Tradition der Ikonenmalerei ermöglicht, die schweren Zeiten der Invasionen und der Fremdherrschaft recht gut zu überstehen.

Die Mosaikikonen haben sicher als Hausikonen gedient. Diese ganz besondere Kunstsparte gewann zwischen dem Ende des 13. und den ersten Jahrzehnten des 14. Jh. wieder zunehmend an Beliebtheit. Insgesamt sind etwa dreißig solcher Werke aus konstantinopolitanischen Werkstätten bekannt. Sie bilden in Fortsetzung der Werke aus der Zeit vor dem durch das „lateinische Zwischenspiel" bewirkten Bruch ein recht homogenes Ganzes. Sie sind alle sehr fein gearbeitet und wurden aus Gold- oder Silberwürfeln, aus Lapislazuli und anderen Halbedelsteinen, die auf einer Wachsunterlage befestigt wurden, hergestellt.

Die Kreuzigungsdarstellung in den Staatlichen Museen in Berlin darf vielleicht in das Ende des 13. Jh. datiert werden. Auffallend daran ist die gefühlsbetonte Eindringlichkeit der im Geist des Palaiologenstils gehaltenen Szene; auch die nach links gebogene Gestalt Christi ist ein typisches Merkmal. Das Kreuz steht wie üblich auf dem Golgothahügel, an dessen Fuß der Schädel Adams liegt, eine Anspielung darauf, daß Christus gekommen ist, alle Menschen zu erlösen. Was bei einer so feinen Arbeit ein wenig überrascht, ist die ruhige Gestalt Mariens. Sie steht – ohne erkennbaren Grund – im Gegensatz zu der Erschütterung, die von Johannes und von den sich vom Himmel herabbeugenden Engeln zum Ausdruck gebracht wird. Eine zinnenbekrönte Mauer schließt die Szene ab. Sie kehrt auf einem Mosaik in Florenz wieder.

Von dieser Gruppe der Mosaikikonen erhält man wichtige Anhaltspunkte, wenn man die Darstellung der Vierzig Martyrer aus Sebaste im Dumbarton Oaks Museum in Washington mit dem Fresko im Parekklesion der Chora-Kirche in Konstantinopel vergleicht, auf dem die Verdammten in der Hölle dargestellt sind. Dabei fällt auf, daß die beiden Szenen einander ähnlich sind. Es darf hier daran erinnert werden, daß der Dekor der Chora-Kirche um 1315–20 datiert wird. Desgleichen steht eine Verkündigung im Victoria and Albert Museum in London hinsichtlich des Stils und der Haltung der Figuren der Ausführung des gleichen Motivs innerhalb des Zyklus der zwölf Kirchenfeste auf dem zweiteiligen Mosaikdiptychon in Florenz (Opera del Duomo) sehr nahe. Bei diesem Stück sind die Figuren und der Stil wiederum nahe verwandt mit denjenigen in der Chora-Kirche. Es bestehen also sehr enge Beziehungen. Das Mosaik von Florenz ist noch etwas näher zu betrachten. Hier wollte man offensichtlich den offiziellen Zyklus der zwölf Kirchenfeste, der gewöhnlich auf den Kirchenwänden oder auf der Ikonostase dargestellt wurde, so weit verkleinern, daß man ihn auch zu Hause vor sich haben konnte. Mit dem Werk aus Steatit in der Kathedrale von Toledo wurde bereits ein Beispiel für eine solche „Verkleinerung“ erwähnt, die sich auf einem Elfenbeindiptychon etwa aus dem 11. Jh. in der Eremitage in Leningrad wiederfindet. Bei dem Florentiner Mosaik haben wir es mit einem Meisterwerk der Miniaturmosaiken zu tun. Die linke Diptychontafel zeigt, links oben beginnend, die Verkündigung (die, wie bereits erwähnt, große Ähnlichkeit mit der Darstellung in London hat), die Geburt, die Darstellung im Tempel, die Taufe, die Verklärung, die Auferweckung des Lazarus; die andere
Abb. 136 Tafel zeigt in der gleichen Abfolge den Einzug in Jerusalem, die Kreuzigung, die Höllenfahrt (d. h. die Auferstehung von den Toten), die Himmelfahrt, das Pfingstwunder und schließlich unten rechts den Marientod (Dormitio). Das Diptychon wurde im Jahre 1394 von einer gewissen Nicoletta da Grioni, Witwe eines Zeremonienmeisters am Hofe Johannes’ VI. Kantakuzenos, der Kirche S. Giovanni in Florenz gestiftet. Dieser Beamte hatte 1354 mit dem Ende der Regierungszeit des Kaisers seinen Posten verloren. Auf Grund dessen läßt sich eindeutig nachweisen, daß das Diptychon aus Konstantinopel stammt und daß es um 1340 entstanden ist. Dieses Diptychon und die Verkündigung in London lassen sich mit einigen anderen Darstellungen einzelner Heiliger, z. B. der des hl. Theodor Stratelates in der Eremitage und der des hl. Johannes Chrysostomos im Dumbarton Oaks Museum, zu einer Gruppe zusammenzufassen. Das schöne Bild des abgezehrten hl. Nikolaus, das mit einem Rahmen aus vergoldetem Silberfiligran eingefaßt ist (Museum in Kiew), könnte kurz vorher entstanden sein. Die hohe Qualität dieser Mosaiken, die sich nachgewiesenermaßen mit dem Dekor der Chora-Kirche in Verbindung bringen lassen, zeigt noch einmal die Überlegenheit der konstantinopolitanischen Schöpfungen im Vergleich zu den provinziellen älterer sizilianischer Werke. Bedauerlicherweise ist die Darstellung der zwölf Kirchenfeste in der Chora-Kirche (Kariye Camii) nicht mehr vollständig erhalten; somit ist auch kein abschließender Vergleich mit dem Diptychon in Florenz möglich.

DIE BUCHMALEREI UND DIE KUNST DER LUXUSGEGENSTÄNDE

Nach allgemeiner Auffassung hat sich die Zeit der Palaiologen in der Buchmalerei in keiner Weise hervorgetan. Es sind zwar viele Handschriften erhalten, davon sind aber nur wenige illustriert. Sicher hat die Miniaturmalerei damals nicht die gleiche Rolle gespielt, wie dies früher der Fall gewesen war. Viele Handschriften sind aber auch noch nicht veröffentlicht worden. Von den zahlreichen Handschriften, die in den Athos-Klöstern aufbewahrt werden, sind neuerdings mehrere von amerikanischen Forschern unter der Leitung K. Weitzmanns photographiert worden. Ihre Qualität ist oft mittelmäßig, und das Motiv beschränkt sich meist auf den sitzenden Evangelisten bei der Niederschrift des Evangeliums. Trotz einiger stilistischer Varianten regen diese Darstellungen daher kaum die Phantasie an. Gleichwohl zeigen die Evangelienanfänge besonders zu Beginn der Epoche in einigen Fällen eine gewisse Originalität. Andererseits bemühte man sich gerade anfänglich darum, wieder an die Vergangenheit anzuknüpfen. In einer Evangelienhandschrift aus der Großen Laura auf dem Athos (Evangelien und Apostelgeschichte, Öffentliche Bibliothek in Leningrad, griech. 101, fol. 10, verso, 13. Jh.), ist über dem Evangelisten Matthäus *Abb. 452* Christus in der Mandorla mit den vier Evangelistensymbolen dargestellt. Mit ihrem Farbenreichtum und der Konzentration im Ausdruck stellt diese Miniatur ein Werk hoher Qualität dar. Der Seher Johannes am Anfang der aus der Frühzeit der Palaiologen stammenden Apokalypse (Historisches Museum in Moskau, griech. 407, fol. 388, verso) ist in eine ins höchste gesteigerte Vision entrückt, aus der er seine Prophetien niederschreibt. Seine ganze Gestalt bringt dies zum Ausdruck.

Die erzählenden Szenen sind weniger häufig als in den vorausgegangenen Zeiten. In seltenen Fällen trifft man auch auf neue ikonographische Themen, z. B. auf das Anapeson (das Wachende Auge), d. h. die Darstellung des liegenden Herrn, der noch im Schlaf über das Heil der Menschen wacht. Neben ihm liegt Maria, um an die Inkarnation zu erinnern (Athos, Stauronikita-Kloster, Codex 45, fol. 12, recto, um 1300). Dieses Thema, das anscheinend durch den Jakob-Segen (Gn 49) und Psalm 70 angeregt wurde, ist auch Gegenstand mehrerer Fresken des Athos und sogar in der Peribleptos-Kirche in Mistra. In der Buchmalerei sind solche Neuerungen jedoch selten.

Eine besondere Leistung der Buchmalerei während der Zeit der Palaiologen – aber keine neue Erfindung – ist der abstrakte Dekor, mit dem die Künstler oft die Evangelienanfänge schmücken. Er ist in der Regel rein ornamental, schließt aber gelegentlich auch ein Brustbild Christi ein wie am Anfang der Evangelienhandschrift (griech. 105) in der Öffentlichen Bibliothek in Leningrad: ein herrlicher Dekor aus rosafarbenen und blauen, leicht orientalisierenden Flechtmustern mit Pfauen umrahmt hier den Kopf Christi. Hinsichtlich der Datierung bestehen jedoch Zweifel. Talbot Rice bringt die Handschrift mit der Eroberung durch die Lateiner und mit Nikaia in Verbindung, während Lazarew sie dem Skriptorium Michaels VIII., in dem nach älteren Vorbildern gearbeitet wurde, zuschreibt. Wie dem auch sei, dieser Dekor scheint eindeutig konstantinopolitanisch zu sein, wie man später noch sehen wird. In diesem Stil wurde schon im 12. Jh. gearbeitet.

Die rein dekorativen Ornamente sind einer der reizvollsten Züge der Buchmalerei in der Zeit der Palaiologen, die nicht oft nach ästhetischen Gesichtspunkten arbeitete. Dies zeigt sich beim Lektionar in Paris (Bibliothèque Nationale, Paris, ms. grec 311, fol. 1, recto), das in etwas erweiterter Form eine Wiederholung auf der Titelseite der 14. Homilie des Gregorios von Nazianz (Bibliothèque Nationale, ms. grec 543, fol. 289, recto) findet, und dann wieder bei einer Handschrift in Pistoia (Cod. 307, fol. 101, recto), bei der die Nachbarschaft islamischer Dekors spürbar wird. Der so umrahmte Evangelist erinnert an die inmitten von Rankenornamenten abgebildeten antiken Figuren. In der gleichen Manier, nur viel lockerer, ist auch das Evangelium im Sinaikloster aus dem Jahre 1346 (griech. 152, fol. 16, verso) dekoriert; auch hier ist eine erzählende Szene dargestellt: Matthäus und ein Jünger sind in der gleichen manierierten Art abgebildet, und eigentlich ist die Darstellung des Evangelisten eine beinahe exakte Wiederholung der Darstellung Christi in der Szene der Heilung der Tochter des Jairus auf den Fresken der Chora-Kirche. Dieser Vergleich stammt von H. Buchtal, und somit stehen diese Miniaturen in Zusammenhang mit Einflüssen aus der Reichshauptstadt und nicht nur mit Strömungen aus einer Provinzhauptstadt wie Nikaia, was auch schon vorgeschlagen wurde.

Im Laufe des 14. Jh. tauchen in den Handschriften die Signaturen von Mönchen auf: zunächst die eines Chariton und dann besonders die eines gewissen Joasaph, der unter diesem Pseudonym zwischen 1360 und 1406 etwa dreißig Abhandlungen niederschrieb, von denen jedoch nur eine mit figürlichen Illustrationen versehen wurde. Dieser Mönch arbeitete im Hodegonkloster in Konstantinopel, das anscheinend ein bedeutendes Künstlerzentrum gewesen ist. Ob aber auch die Malereien von ihm stammen, ist fraglich; jedenfalls war nur ein einziger Meister am Werk. Bei dieser Handschrift handelt es sich um eine Sammlung der Schriften des Johannes Kantakuzenos (Bibliothèque Nationale, Paris, ms. grec. 1242). Sie enthält eine sehr schöne Darstellung der Verklärung Christi, die die Lehre des Hesychasmus veranschaulicht: der Anhänger sieht sich, wenn er sich in die Meditation versenkt, vom Licht des Berges Tabor, auf dem Christus verklärt wurde, umstrahlt. Diese Verklärung, ganz besonders die Christusgestalt, läßt sich mit derjenigen der Peribleptos-Kirche vergleichen. Überhaupt besteht eine Verwandtschaft, die von Beziehungen zwischen den hier besprochenen Miniaturen und Mistra und Konstantinopel zeugt. Bewundernswert ist in dieser Handschrift auch die historische Darstellung des Konzils der
Abb. 125 byzantinischen Kirche, das 1351 unter dem Vorsitz Johannes' VI. Kantakuzenos (1347–54) im Blachernen-Palast in Konstantinopel abgehalten wurde, ebenso das
Abb. 406 Doppelporträt Johannes' VI., das ihn als Mönch und als Kaiser zeigt. Im Jahre 1354 hatte er sich tatsächlich ins Hodegonkloster zurückgezogen, wo er den Namen Joasaph annahm. Wenn er in der zwischen 1371 und 1375 datierten Handschrift in dieser doppelten Gestalt abgebildet wird, zeigt dies deutlich den in weltlicher wie zugleich in kirchlicher Hinsicht sakralen Charakter des Kaisers, der jetzt zwar die Macht aufgegeben, die Würde aber behalten hatte, eine Würde, die ihm mit der eines Mönchs nicht unvereinbar schien.

Um dieses Meisterwerk der Buchmalerei lassen sich einige weniger bedeutende Werke gruppieren. Aber die griechische Handschrift 1242 genügt als Beweis dafür, daß die Pergamentmalerei des 14. Jh. gelegentlich Höhepunkte erreichte und vorübergehend eine irdische Pracht und eine geistige Kraft entfaltete, die immer mehr einer Illusion gleichkam in einer Hauptstadt, deren Einwohner so taten, als wüßten sie von der ständig wachsenden Bedrohung von außen nichts. Zugleich entwickelte sich in der Buchmalerei eine zunehmende Vorliebe für Porträts. Ob diese dem Einfluß der Ikonenmalerei zuzuschreiben ist, zu der im 14. Jh. anscheinend eine enge Beziehung bestanden hat, ist fraglich. So wurde nicht nur, wie bereits gezeigt, der

Kaiser abgebildet, sondern auch andere hochgestellte Persönlichkeiten, z. B. auf dem Titelblatt einer sicher vom Kaiser bestellten Hippokrates-Handschrift das Bildnis des Megasdux Apokaukos (Bibliothèque Nationale, Paris, ms. grec 2144, um 1342). Er ist auf einem hohen Holzsessel sitzend dargestellt; sein Gewand besteht aus einer Art Brokat, der mit Tierornamenten in Medaillons bestickt ist. In einem Troparion der Bodleian Library in Oxford (Ende des 14. Jh.) sind auch etwa zehn Porträts aus der kaiserlichen Familie (Manuel II. und seine Familie) erhalten. Sie sind aber in einem etwas naiveren Stil (oder etwa von einer schlechter gewordenen Hand?) gearbeitet, der an den des 12. Jh. erinnert. In den Werken des Dionysios Areiopagites (Louvre, Paris, um 1405) ist der gleiche Kaiser mit seiner Gemahlin und seinen Kindern unter dem Schutz Christi und Mariens frontal abgebildet. Obgleich das Schema konventioneller wird, bleibt der religiöse und offizielle Charakter erhalten. *Abb. 126*

Die byzantinischen *Seidenstoffe* waren während des gesamten Mittelalters berühmt. Diese Kunst blühte nach der Wiederherstellung des Reiches durch die Palaiologen wieder auf. Durch den Handel mit Italien war der Absatz gesichert, und Michael VIII. versuchte die Lücken, die in der Schatzkammer der Hagia Sophia durch die Plünderungen der Kreuzfahrer entstanden waren, zu schließen, indem er neben den unentbehrlichen Sakralgefäßen auch Stoffe stiftete. Andere Kunstbereiche, wie das Mosaik oder die Miniaturmalerei, zeigen übrigens in der Darstellung prachtvoller Gewänder bei einigen Persönlichkeiten, wie denen des Theodoros Metochites und des Megasdux Apokaukus, ebenso auch bestimmte, bis ins einzelne gehende Stoffwiedergaben in der Freskomalerei, daß die Herstellung von Prachtstoffen im 14. Jh. in Konstantinopel in hoher Blüte stand.

Aus dieser Zeit sind bessere Stücke erhalten als jene früher erwähnten Fragmente von Stoffen, die zum Einschlagen von Reliquien gedient hatten. Es sind einige liturgische Gewänder aus Brokat erhalten, die besonders reich mit Stickereien, die sehr in Mode gekommen zu sein scheinen, verziert sind. Die sogenannte Dalmatika Karls des Großen im Vatikan ist in Wirklichkeit ein *Sakkos,* d. h. ein Patriarchenmeßgewand, das ein Byzantiner dem Heiligen Stuhl zum Geschenk gemacht hat. Die Frage der Datierung in das 14. oder 15. Jh. ist noch offen. Die gestickten Motive zeigen Christus in seiner Herrlichkeit: die Vorderseite stellt einen jugendlichen Christus-Emanuel bei der Berufung der Auserwählten dar, die Rückseite die Verklärung Christi, ein Motiv, das damals anscheinend besonders beliebt war. Zu nennen sind auch die beiden sogenannten Meßgewänder des Metropoliten Photios im Kreml (Waffenmuseum); bei dem „kleineren“ scheint uns dessen konstantinopolitanischer Charakter unter den hinzugefügten Merkmalen der russischen Geistlichkeit (Ärmel, Perlendekor) noch am besten hervorzutreten. In typisch palaiologischem Stil sind mehrere Szenen aus dem Leben Christi in Stickerei abgebildet: die Vorderseite zeigt die Kreuzigung, die sich durchaus mit der erwähnten Mosaikikone in Berlin vergleichen läßt; vielleicht ist aber der Körper des Gekreuzigten ein klein wenig stärker durchgebogen, worin ein fortschreitender Manierismus zu sehen wäre. Die Wirkung der Darstellung ist genauso ergreifend wie bei einem Gemälde oder Mosaik. Unter der Kreuzigung sind die Höllenfahrt und verschiedene andere Szenen aus dem Leben Christi, z. B. die Verklärung und der Einzug in Jerusalem, dargestellt. Die gestickten Texte sind griechisch (zu erkennen ist das Glaubensbekenntnis des Konzils von Nikaia), manchmal auch arabisch (14. Jh.). Es sind noch andere Paramente bekannt, z. B. mehrere *Epitrachelia* (der Stola entsprechendes liturgisches Kleidungsstück). Die reichste und bekannteste Gruppe unter den Paramenten ist die *Abb. 164* der *Epitaphioi*, gestickte Schleier, die in der orthodoxen Kirche als Symbole des Leichentuches Christi von Gründonnerstag bis Ostersonntag ausgestellt werden. Auf ihm ist der tote Christus immer liegend dargestellt. Auf einem besonders hochwertigen Epitaphios, der in Thessaloniki gefunden wurde (jetzt im Byzantinischen Museum in Athen), wurde außer der üblichen Darstellung weinender Engel, die Christus verehren, an jedem Ende des Stoffes ein Ausschnitt aus der Szene des Letzten Abendmahls eingestickt. Dies könnte ein Beweis dafür sein, daß diese Schleier auch bei der Eucharistiefeier Verwendung fanden. Die Stickereien sind mit Gold- und Silberfäden sowie mit Fäden in Pastelltönen, besonders Hellblau und Ocker, ausgeführt. Trotz der bei Stickereien oft auftretenden leichten Unbeholfenheit der Darstellung kommt die Trauer ergreifend zum Ausdruck, obgleich die Edelmetalle allzusehr dominieren. Diese Kunst ist zwar ausdrucksvoll, aber nicht gerade schlicht. Ein anderer Epitaphios (Victoria and Albert Museum, London) aus dem Jahre 1407 ist diskreter in der Ausführung: Christus liegt im Grab, der Hintergrund ist mit einem aus Zweigen gebildeten Flechtmuster geschmückt, am Kopf- und Fußende hält je ein Engel Wache.

Abb. 163

Die Kunst der Prachtstoffe scheint also um das 14. Jh. eine Vielfalt an Möglichkeiten ausgebildet zu haben. Dies war sicher nicht neu. Denn vermutlich sind solche Stickereien mit erzählenden Szenen und nicht nur mit ornamentalen oder antikisierenden Motiven wie bei den Seidenstoffen des hohen Mittelalters schon lange in Byzanz hergestellt worden. Schon in römischer Zeit scheint dies der Fall gewesen zu sein, wenn man Autoren wie Lukianos von Samosata Glauben schenken darf.

Bei den *Schmuckgegenständen* ist noch am ehesten ein gewisser Niedergang zu spüren, und das aus verschiedenen Gründen. Der eine liegt in der Technik, und zwar darin, daß der Zellenschmelz, abgesehen von Georgien, wo er dem byzantinischen Vorbild folgen wird, sowie die Verwendung von hochwertigem Material, z.B. Elfenbein, anscheinend aufgegeben wurden. Als einziges Zeugnis von Bedeutung ist nur noch die Emailplatte aus der ehemaligen Sammlung Basilewski in der Eremitage erhalten (13. Jh.?). Sie ist zum Teil mit Zellenschmelz, zum Teil mit Grubenschmelz verziert und zeigt den hl. Theodor, der vor einer Art stilisiertem Baum und vor einem halb abgebildeten weißen Pferd einen Drachen durchbohrt. Fraglich ist, ob dieses Stück unvollständig ist oder dürftig ausgebessert wurde. Der Rahmen aus getriebenem und vergoldetem Silberblech ist sehr klassisch; alles übrige läßt sich aber mit keinem anderen bekannten Stück vergleichen.

Ein anderer Grund liegt vor allem in dem damaligen Mangel an Silber. Er zwang sicher im 15. Jh., aber auch schon im 14. Jh. zu Einschränkungen bei der üppigen Verarbeitung der Gegenstände. Von dieser Verarmung zeugt trotz des ziemlich eleganten Stils der ganz mit getriebenem Silberblech beschlagene Bucheinband aus dem 14. Jh. in der Biblioteca di S. Marco in Venedig. Die Seite mit einer Darstellung der Kreuzigung Christi ist besser ausgearbeitet. Das Hauptmotiv ist von Täfelchen umrahmt, auf denen Heilige mit Szenen aus dem Leben Christi abwechseln. Von links nach rechts folgen die Verkündigung, die Geburt, die Taufe, die Darstellung im Tempel, die Verklärung und die Auferweckung des Lazarus. Die andere Seite zeigt die Höllenfahrt Christi (oder die Auferstehung von den Toten) und auf dem Rahmen Heilige, die im oberen Teil zugleich den Etimasia-Thron umgeben. Zu den silbergetriebenen Bucheinbänden gehört auch der Einband aus der Klemenskirche in Ohrid.

Er ist in der gleichen, etwas manierierten und für die Epoche charakteristischen Eleganz gearbeitet. Diese Bucheinbände wurden später in Italien und in den Balkanländern häufig imitiert. Gleichzeitig wurde wahrscheinlich auch die Tradition der Steinkelche weiter gepflegt, denn ein angeblich Manuel Palaiologos gehörender Kelch, der tatsächlich aber vom Despoten Manuel Kantakuzenos von Mistra (1348–1380) dem Kloster Vatopedi auf dem Athos gestiftet wurde, ist noch erhalten. Der Kelch ist jedoch nicht mit denen im Domschatz von S. Marco vergleichbar. Im Topkapı sarayı in Istanbul wird ein Armreliquiar für die Hand Johannes' des Täufers aufbewahrt. Es ist mit feinen eingravierten Rankenornamenten verziert. D. Talbot Rice sieht darin eine der letzten byzantinischen Schöpfungen. Das Reliquiar scheint jedoch vom Westen beeinflußt zu sein, denn diese Form war in Europa bereits lange vor dem 15. Jh. bekannt. Das Reliquienkästchen aus vergoldetem Silber im Domschatz von S. Marco ist wieder rein byzantinisch, obwohl es einen ziemlich provinziellen Eindruck macht: der getriebene Dekor mit reliefierten Rippen ist weder mit Steinen, Email oder anderem kostbaren Material zusätzlich geschmückt. So ist das Kästchen für diese Zeit charakteristisch. Weil zu beiden Seiten Christi vier aus Trapezunt stammende Heilige dargestellt sind, liegt die Vermutung nahe, daß es sich dabei um ein Geschenk des Kardinals Bessarion handelt, der in dieser weit entfernten Hauptstadt geboren wurde.

Von dem technisch bedingten Niedergang abgesehen, ist es wegen der zahlreichen Zerstörungen während der Bürgerkriege und der nach außen geführten Kriege heute nicht mehr möglich, mehr über die späte Goldschmiedekunst in Erfahrung zu bringen. Zum anderen gab es keinen erneuten Kreuzzug wie den vierten, in dessen Verlauf zwar viele Kunstschätze geplündert wurden, die aber schließlich zum Teil in europäische Museen gelangten und so wenigstens erhalten geblieben sind.

Die Freude an Prunk und Pracht ist jedoch nicht gänzlich erloschen. Die Krönung Manuels II. im Jahre 1392 wurde mit großem Gepränge gefeiert. Augenzeugen berichten auch über das prunkvolle Zeremoniell bei der Abfahrt Johannes' VIII. Palaiologos im Jahre 1437, als er sich zum Konzil nach Florenz und Ferrara begab, um dort die Unterstützung des Westens zu erbitten. Aus sicherer Quelle ist bekannt, daß die kaiserlichen Kassen leer waren: eine Form der Goldschmiedekunst, die in dieser Zeit entstand, sind die silbernen oder goldenen Ikonenbeschläge (wobei mit Ausnahme der Heiligengestalten, oder nur der Köpfe, alles andere überdeckt wurde), die nun wieder abgenommen wurden, um daraus Münzen zu schlagen. Das sogenannte „Chronicon Maius", ein Sammelwerk aus dem 15. Jh. mit Beiträgen verschiedener Autoren, das Georgios Sphrantzes, einem byzantinischen Geschichtsschreiber (1401–1477 oder 1479) zugeschrieben wird, berichtet: „Der Kaiser (d. h. Konstantin XI. Palaiologos, auch Dragases genannt, der letzte Basileus) befand sich in Geldnot, denn er hatte großen Bedarf, um seinen Truppen den Sold zu bezahlen; so gab er Befehl, in den Kirchen die Gott geweihten heiligen Gefäße zu nehmen, um daraus Münzen zu schlagen." Diesem Befehl fügte der Kaiser noch die Bemerkung an: „Wenn Gott die Stadt errettet, geben wir ihm das Vierfache von dem zurück, was wir ihm genommen haben" (Migne, Patrologia graeca, Bd. 156; für die hier behandelte Zeit wichtige Auszüge in: Byzantinische Geschichtsschreiber, Bd. I)

Der Verfall war jedoch zu groß und die Stadt sehr verarmt, um noch erfolgreich kämpfen zu können. Im übrigen war sie schon seit mehreren Jahrzehnten von Entvölkerung bedroht. Demetrios Kydones (etwa 1324–1397/98), Inhaber hoher Staatsämter unter mehreren Kaisern, schreibt, den Reiz Konstantinopels im Frühling preisend, in einer jener Ekphraseis (genaue Beschreibungen), die bei den gebildeten Byzantinern sehr beliebt waren: „Die Wiesen im Inneren der Stadt und die Gärten fangen zu blühen an, und bald wird das Laubwerk die kleinen Fußwege beschatten, so daß, wer sich dort ergeht, glauben wird, diese Alleen seien nicht in einer Stadt, sondern vielmehr in den Bergen angelegt worden" (Brief 64). Gewiß hatte Konstantinopel Befestigungsmauern, die für die Stadt zu groß waren, wie Paris unter Napoleon III., und es gab offene Felder wie 1930 in Berlin-Dahlem. Seit dem 14. Jh. aber war die bevölkerungspolitische Lage besorgniserregend geworden. Vielleicht ist indessen der ländliche Charakter der Grund, weshalb die Chora-Kirche (Chora = auf dem Lande), die anscheinend in einem verlassenen Stadtviertel gebaut wurde, diesen Namen erhielt. Gleichwohl wird von einigen Wissenschaftlern die Meinung vertreten, es handle sich um den Namen einer Gründung aus einer Zeit vor der Errichtung der Stadtmauern durch Theodosios II. (5. Jh.).

Der auf die Eroberung Konstantinopels im Jahre 1453 folgenden Flucht der Bevölkerung verdanken wir ein Meisterwerk der byzantinischen Kunst, in dem ebenso ein *Abb. 592* Produkt der Malerei wie der Goldschmiedearbeit zu sehen ist: die *Staurothek* des Kardinals Bessarion. Der Kardinal, ein großer Gelehrter und hervorragender Kirchenmann, flüchtete nach Venedig, wo er seine Handschriften der Biblioteca di S. Marco vermachte und die bemerkenswerte Staurothek der Scuola di S. Maria della Carità (heute in der Galleria dell'Accademia) schenkte. Das Reliquienkästchen ist eine zweiteilige Holzlade: der Boden der Lade zeigt ein Goldfiligrankreuz auf himmelblauem, sternenbesätem Emailhintergrund, auf dem in einer etwas plumpen Glasmalerei der hl. Konstantin und die hl. Helena dargestellt sind. Die Seitenwände sind mit Szenen der Passion bemalt. Die Staurothek, in der eine Reliquie des Wahren Kreuzes unter den Emailbildern aufbewahrt wird, ist mit einem Schiebedeckel verschließbar. Der Deckel ist mit einer stilistisch hervorragenden Kreuzigungsdarstellung geschmückt. Nach M. Chatzidakis gehören diese Bilder der palaiologischen Kunst der zweiten Hälfte des 14. Jh. an, nach S. Bettini handelt es sich um eine Arbeit aus einer im byzantinisierenden Stil arbeitenden Werkstatt in Venedig. Die griechischen Inschriften konnten entziffert werden, geben aber weder auf die Frage nach der Datierung noch nach der Herkunft irgendwelche Aufschlüsse. Unserer Meinung nach ist die Staurothek so nahe mit der Malerei der Palaiologen verwandt – ohne eine venezianische Mitarbeit, vielleicht die eines in Venedig wirkenden byzantinischen Meisters, wie Lazarew meint, völlig auszuschließen –, daß darin wohl ein um 1400 entstandenes Werk und damit ein letztes Aufleuchten einer erlesenen, aber bedrohten Kultur zu sehen ist.

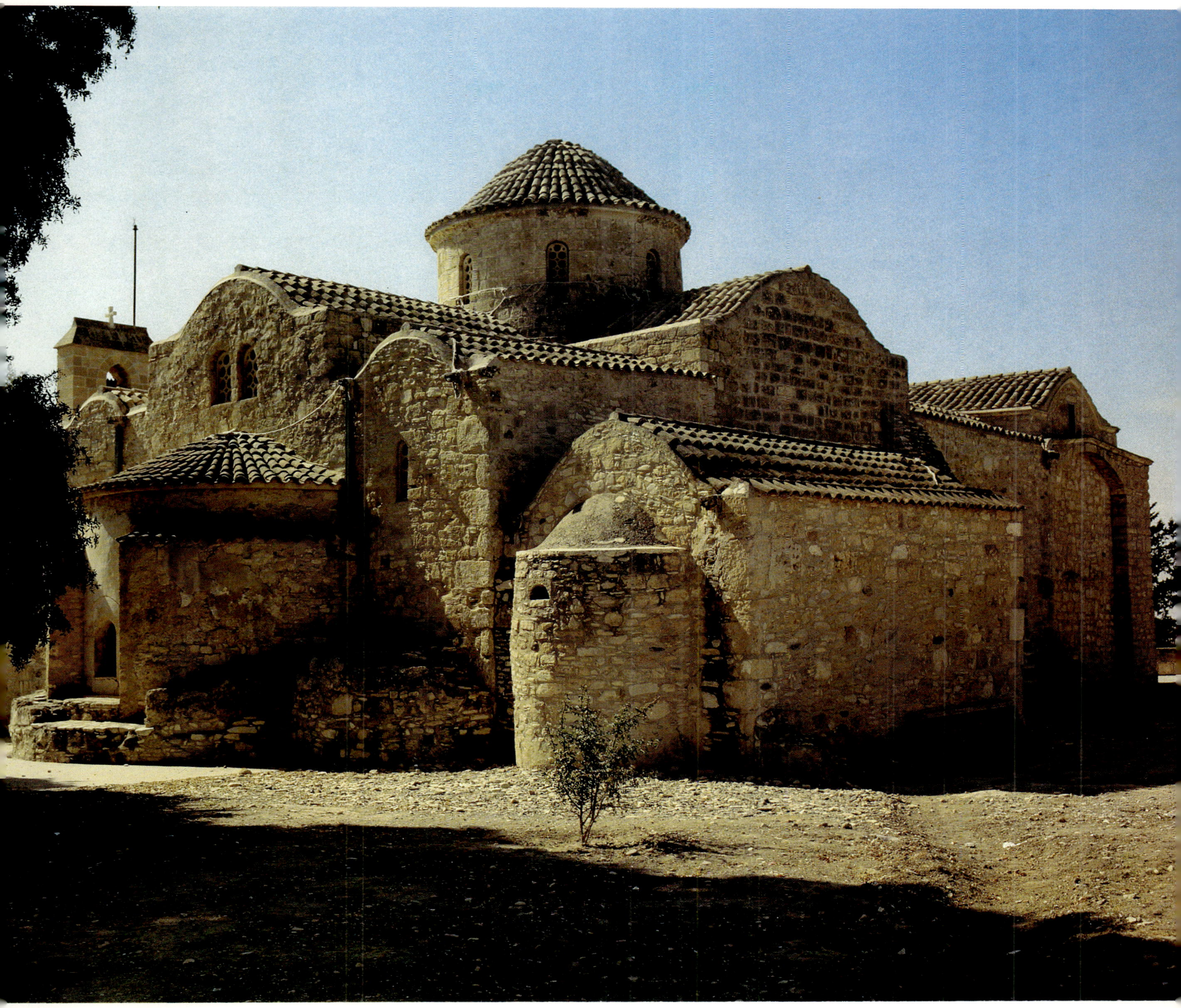

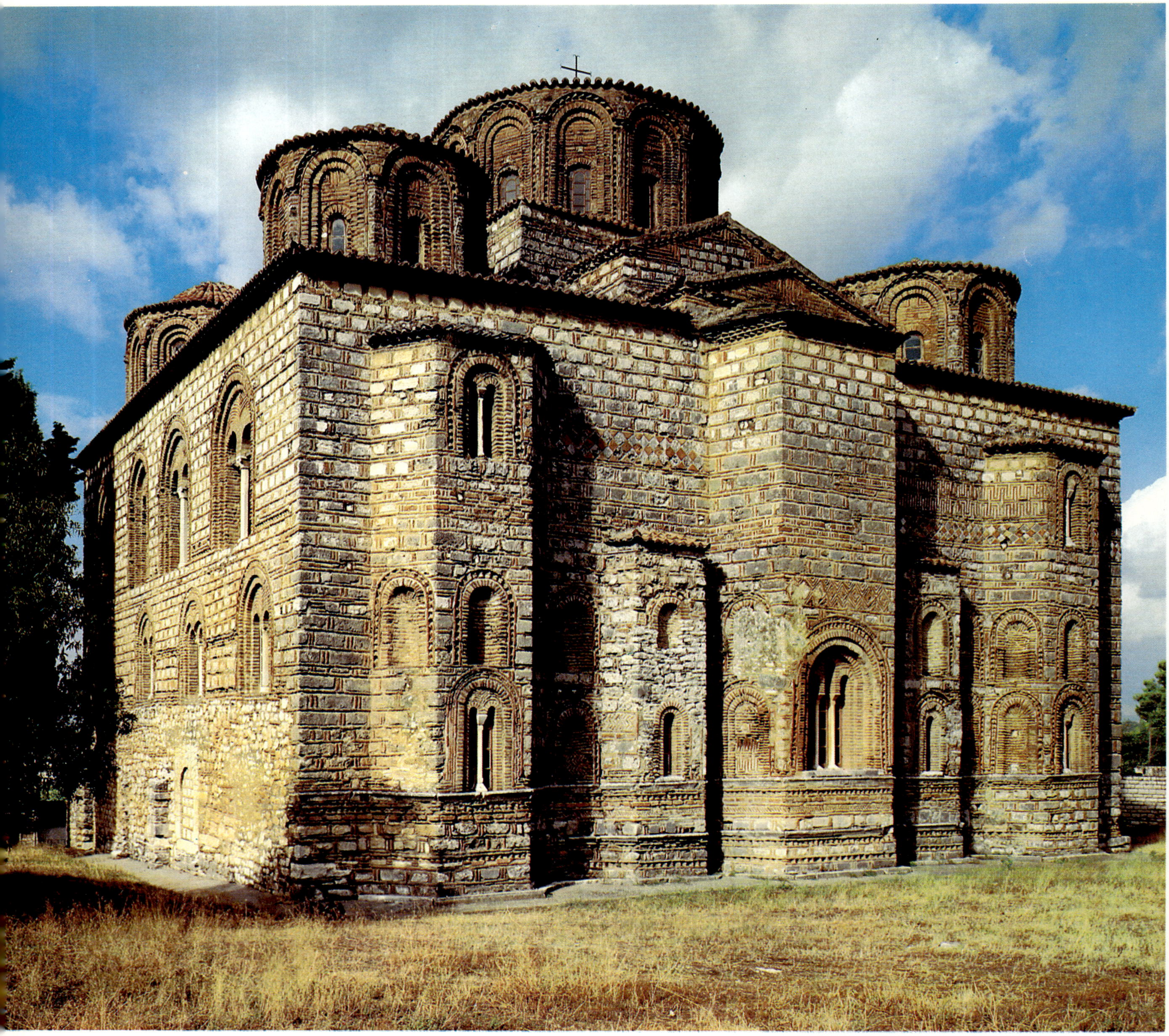

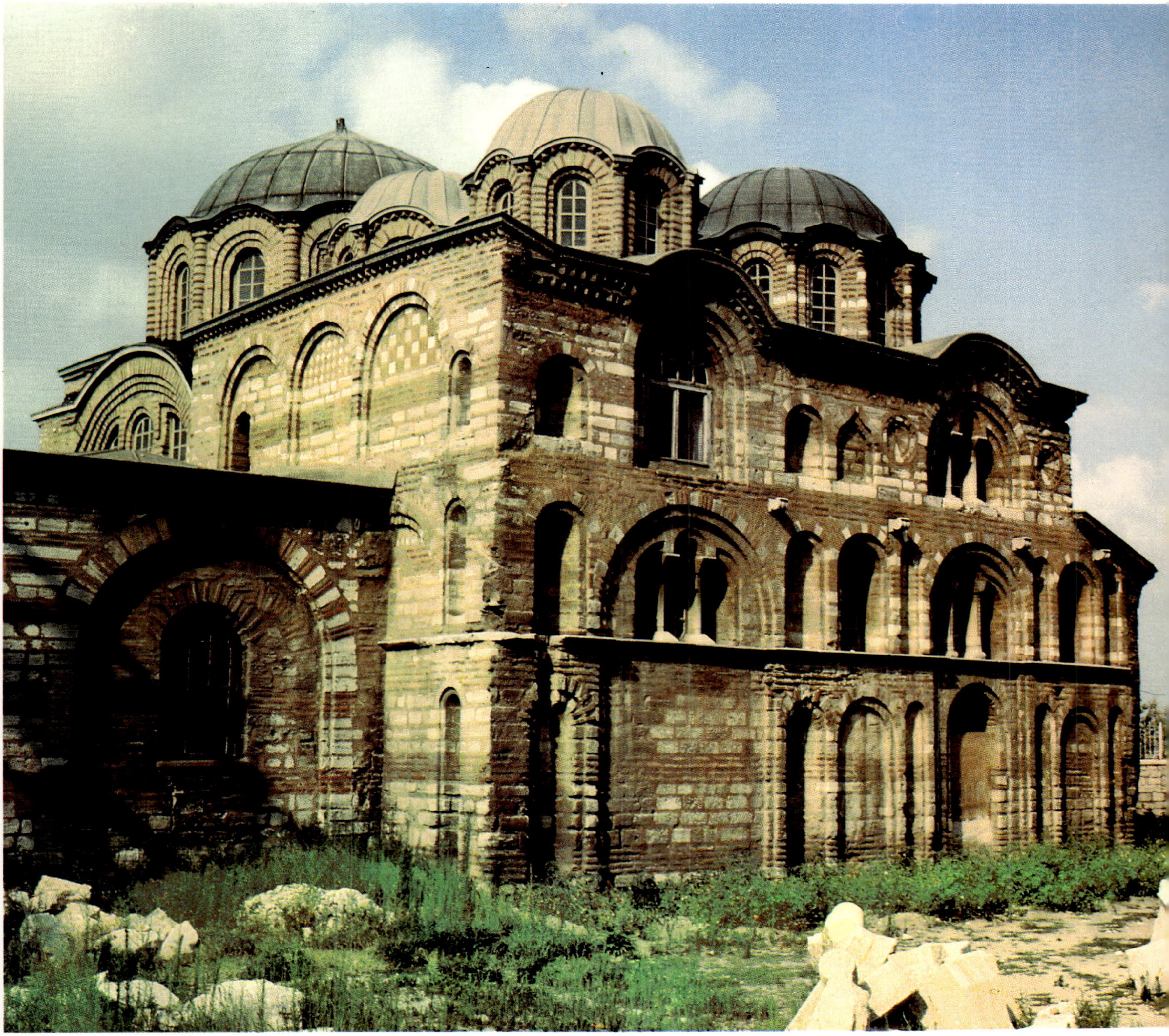

107

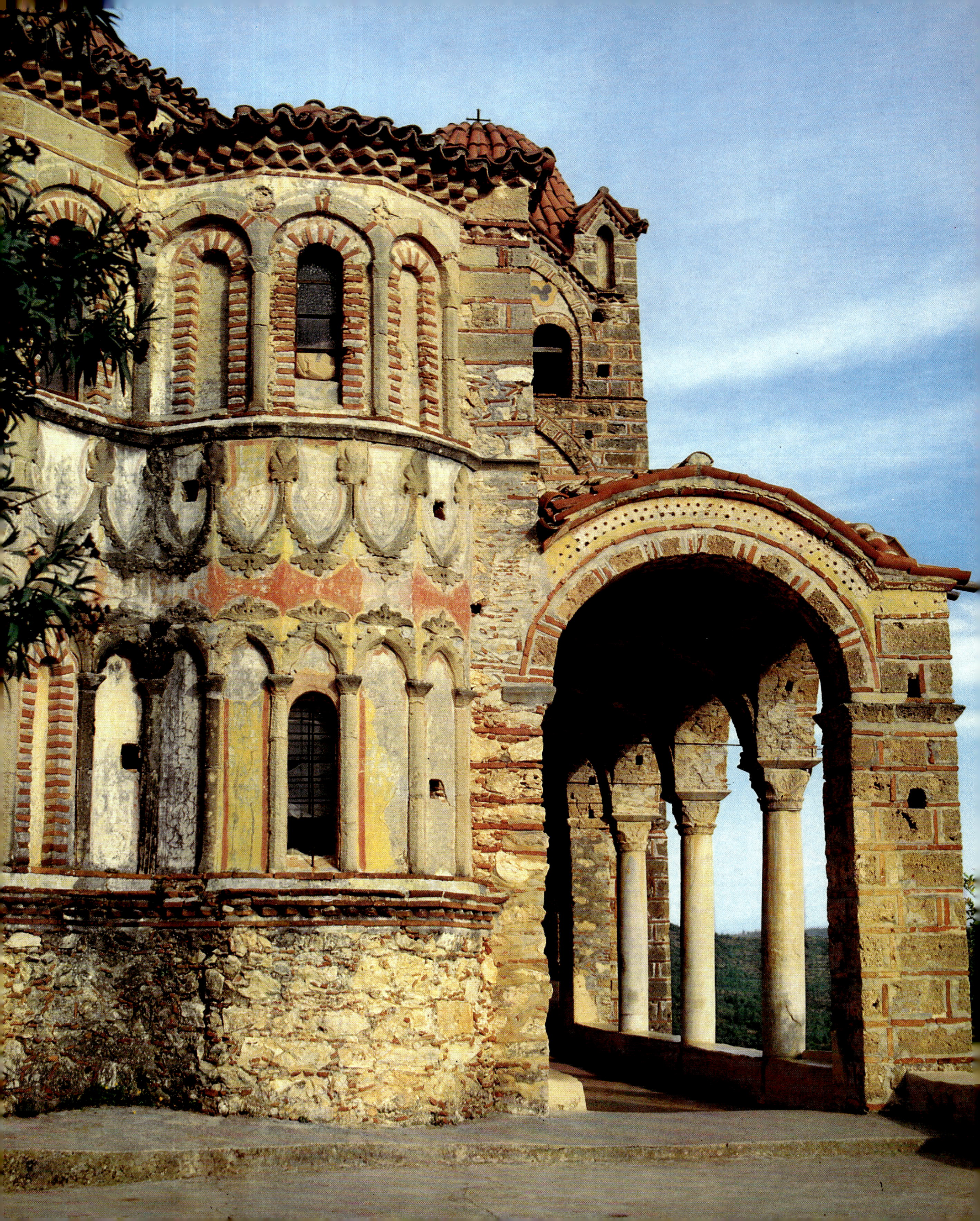

105 PANHAGIA-ANGELOKTISTOS-KIRCHE
Gesamtansicht.
7.–11. Jh.
Kiti (Zypern).

106 PANHAGIA-PAREGORETISSA-KIRCHE
1283–1296.
Arta (Epeiros).

107 THEOTOKOS-PAMMAKARISTOS-KIRCHE
(Fethiye Camii)
11.–14. Jh.
Istanbul.

108 PANTANASSA-KIRCHE
Teil der Apsis.
Um 1420.
Mistra.

109 PERIBLEPTOS-KIRCHE
Dekor in den Kuppeln und Gewölben.
2. Hälfte des 14. Jh.
Mistra.

110 HOCHZEIT ZU KANA
Fresko.
Um 1310.
Mistra, Hodegetria-Kirche (Afendiko)
im Brontocheion-Kloster.

111 TAUFE CHRISTI
Fresko.
2. Hälfte des 14. Jh.
Mistra, Peribleptos-Kirche.

112 AUFERSTEHUNG CHRISTI (ANASTASIS)
auch Höllenfahrt Christi genannt.
Fresko in der Apsishalbkuppel.
1315–1321.
Istanbul, Parekklesion der
Chora-Kirche – Kariye Camii.

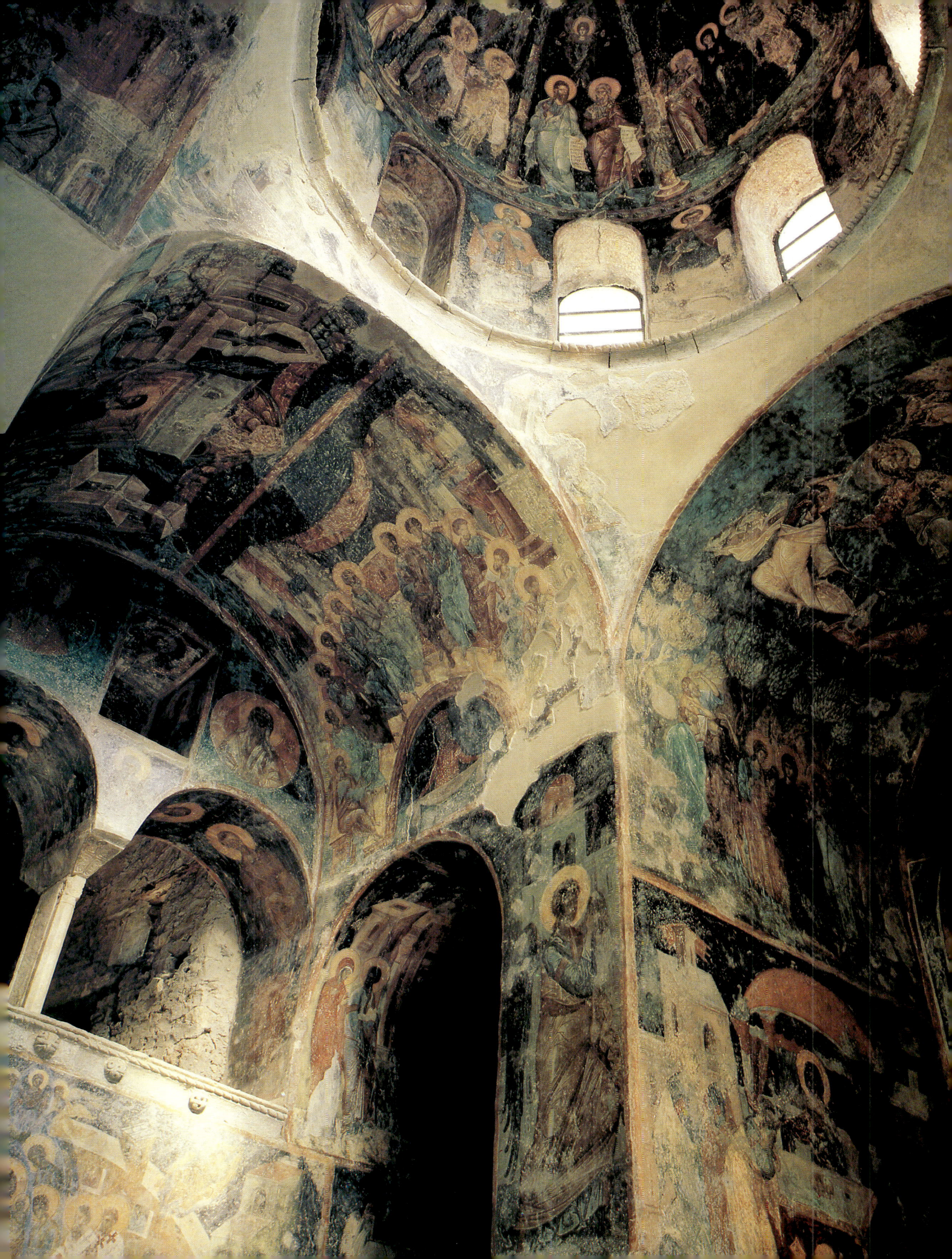

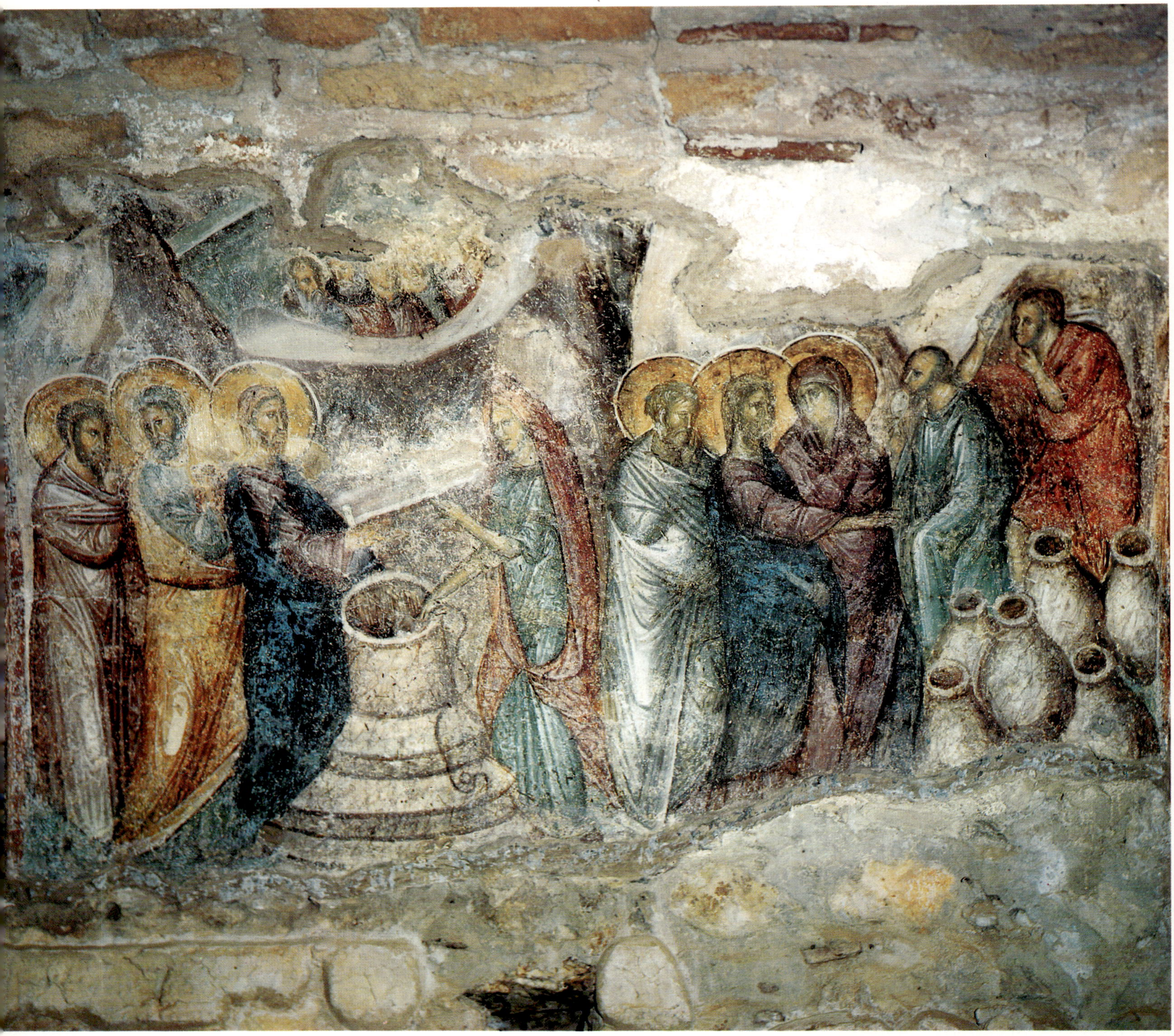

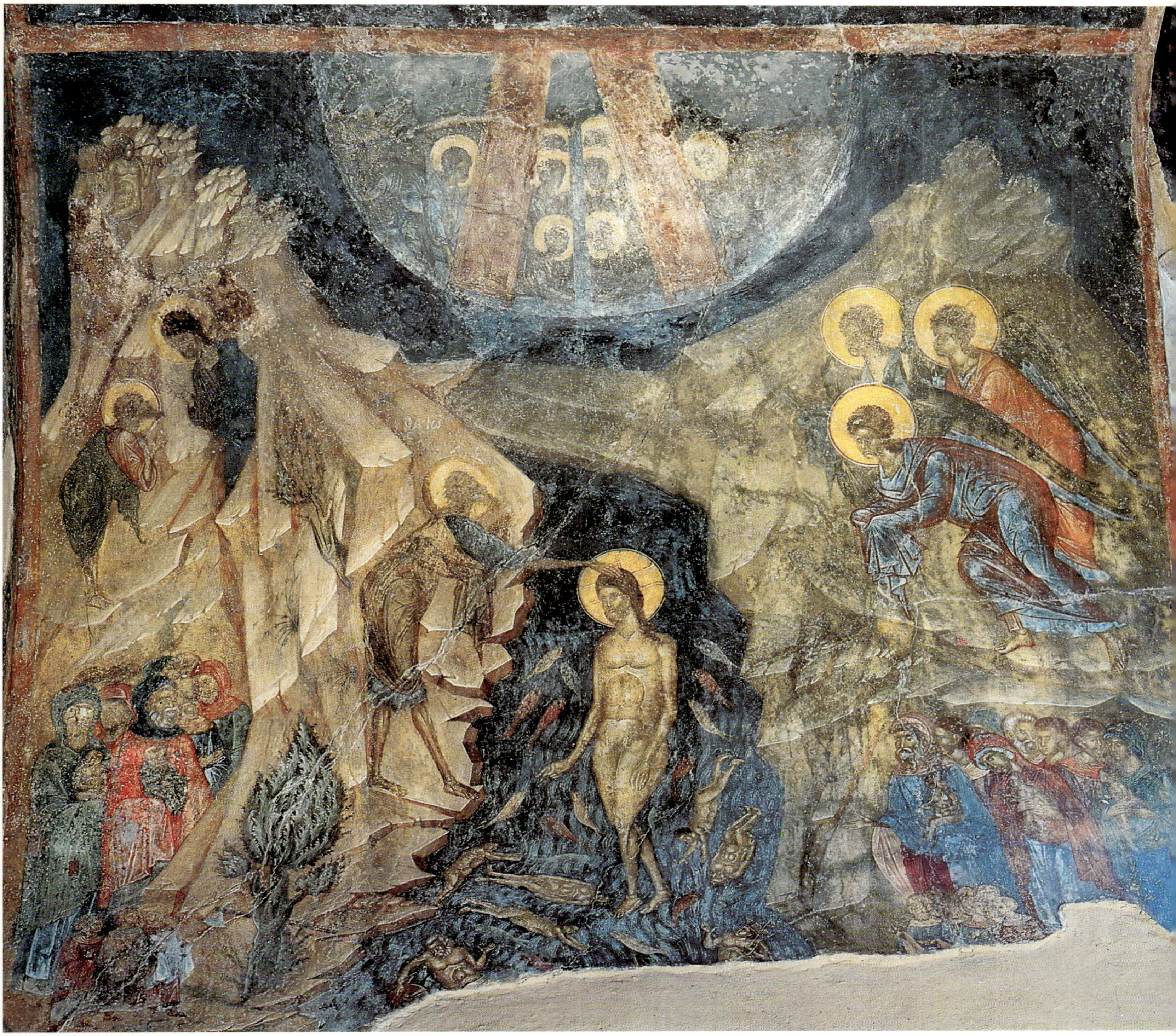

III

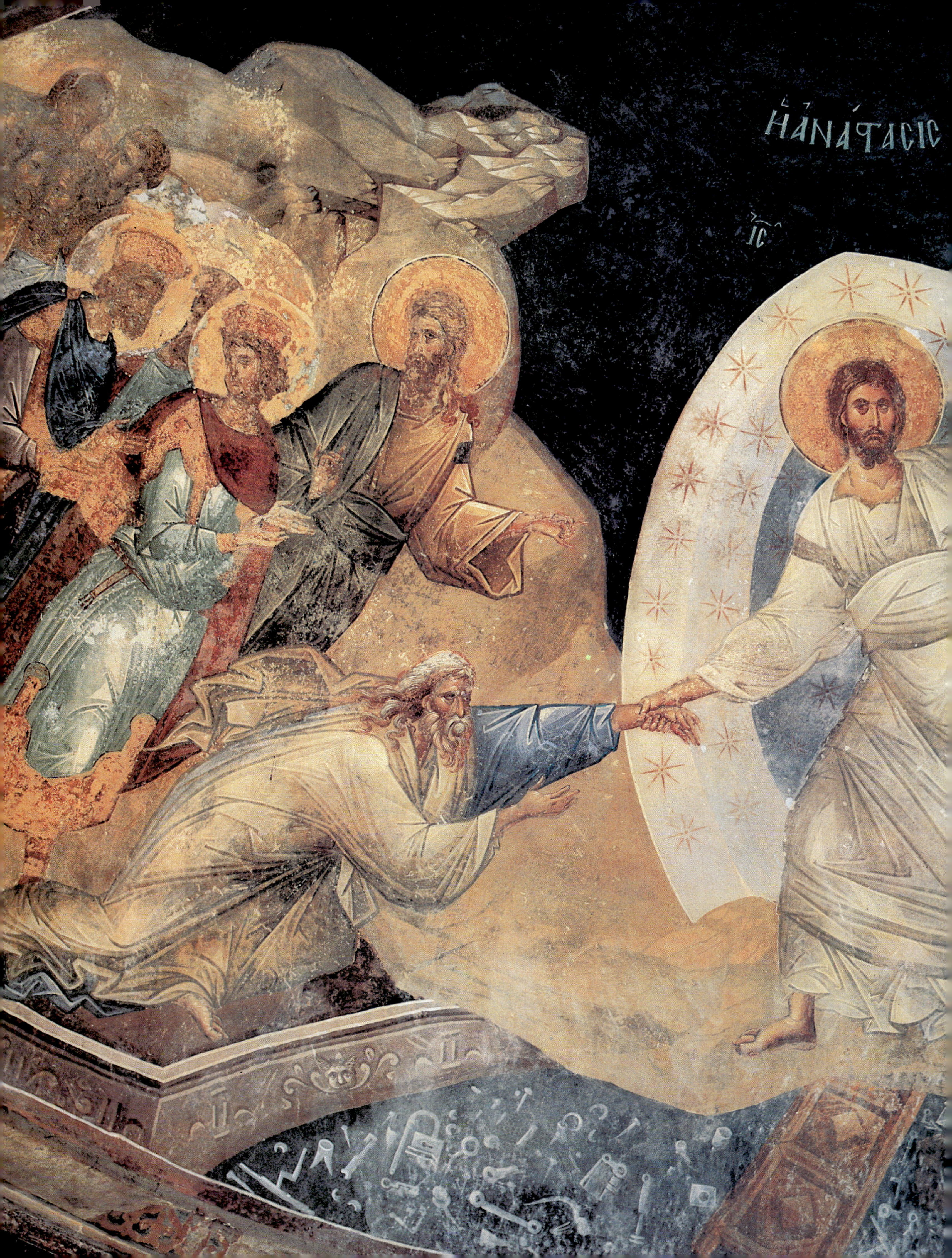
Ἡ ΑΝΑϹΤΑϹΙϹ
ΙϹ

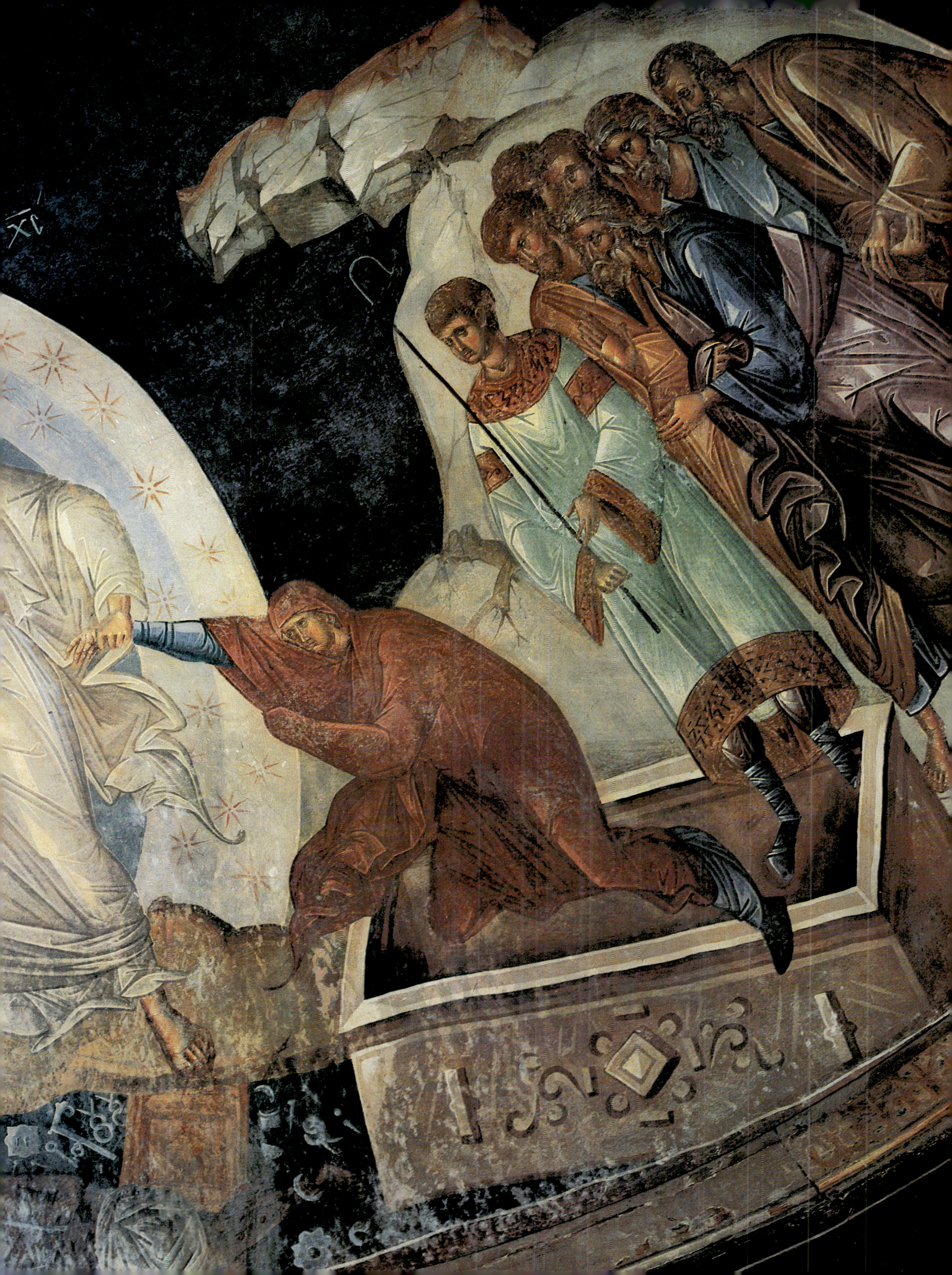

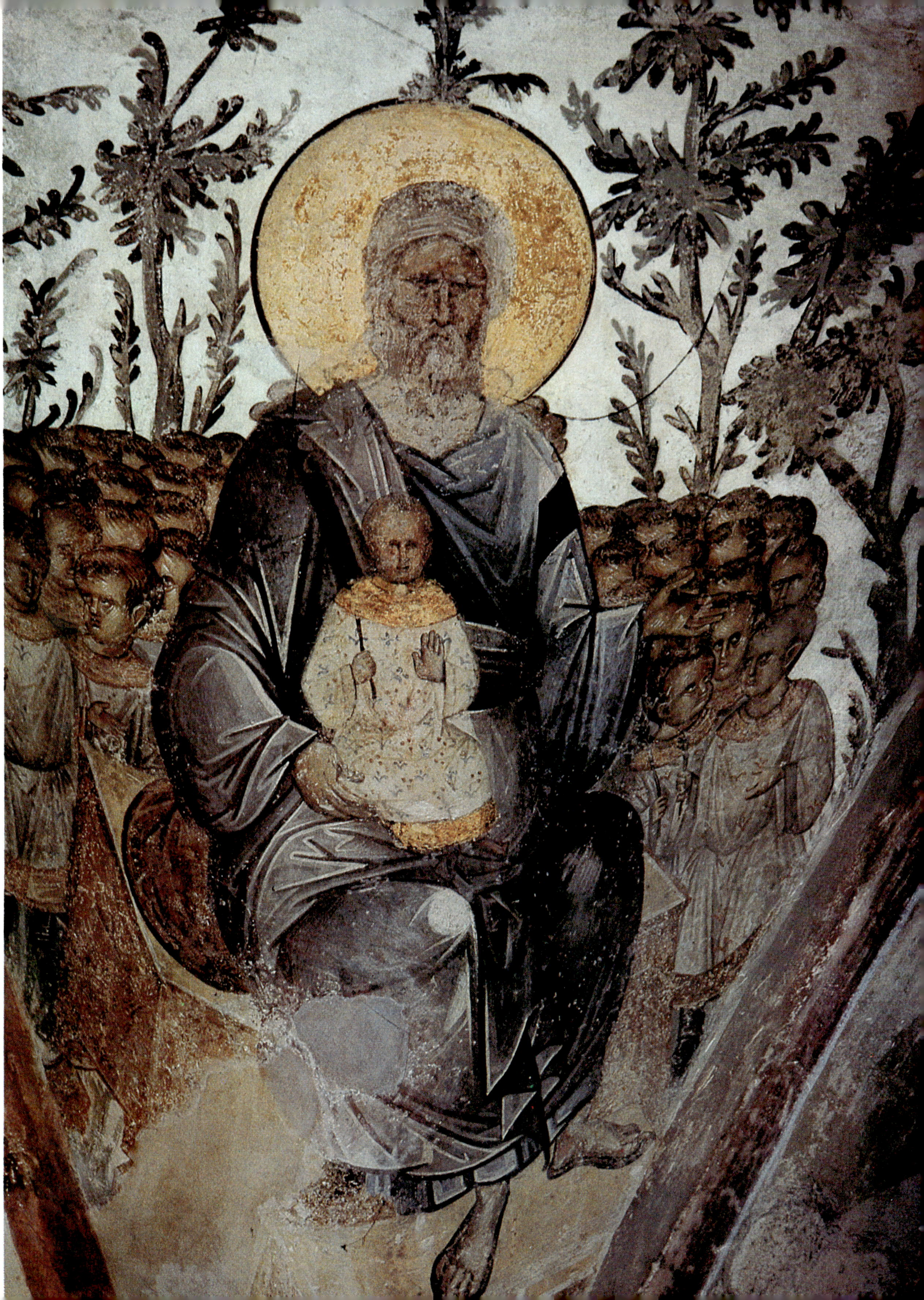

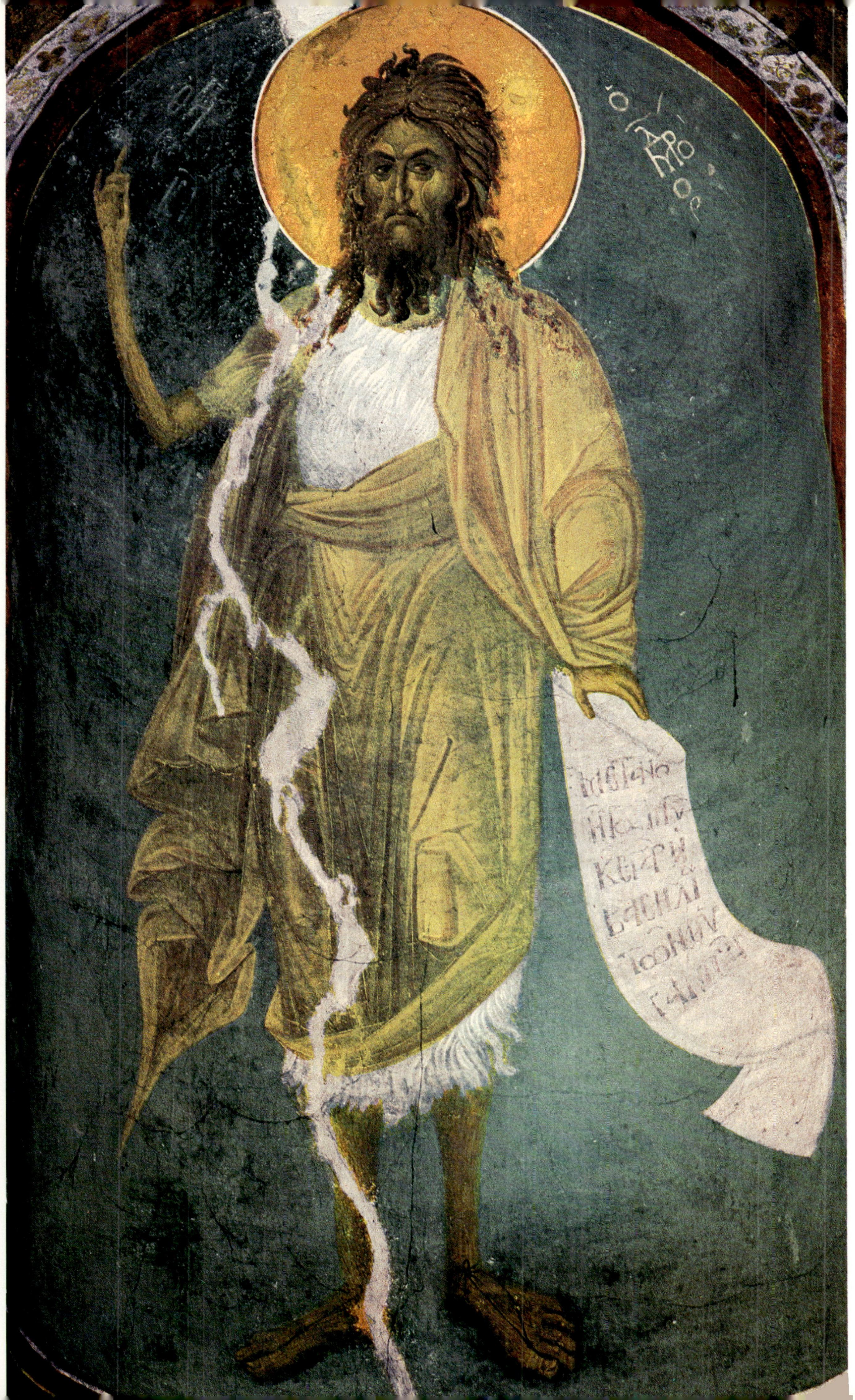

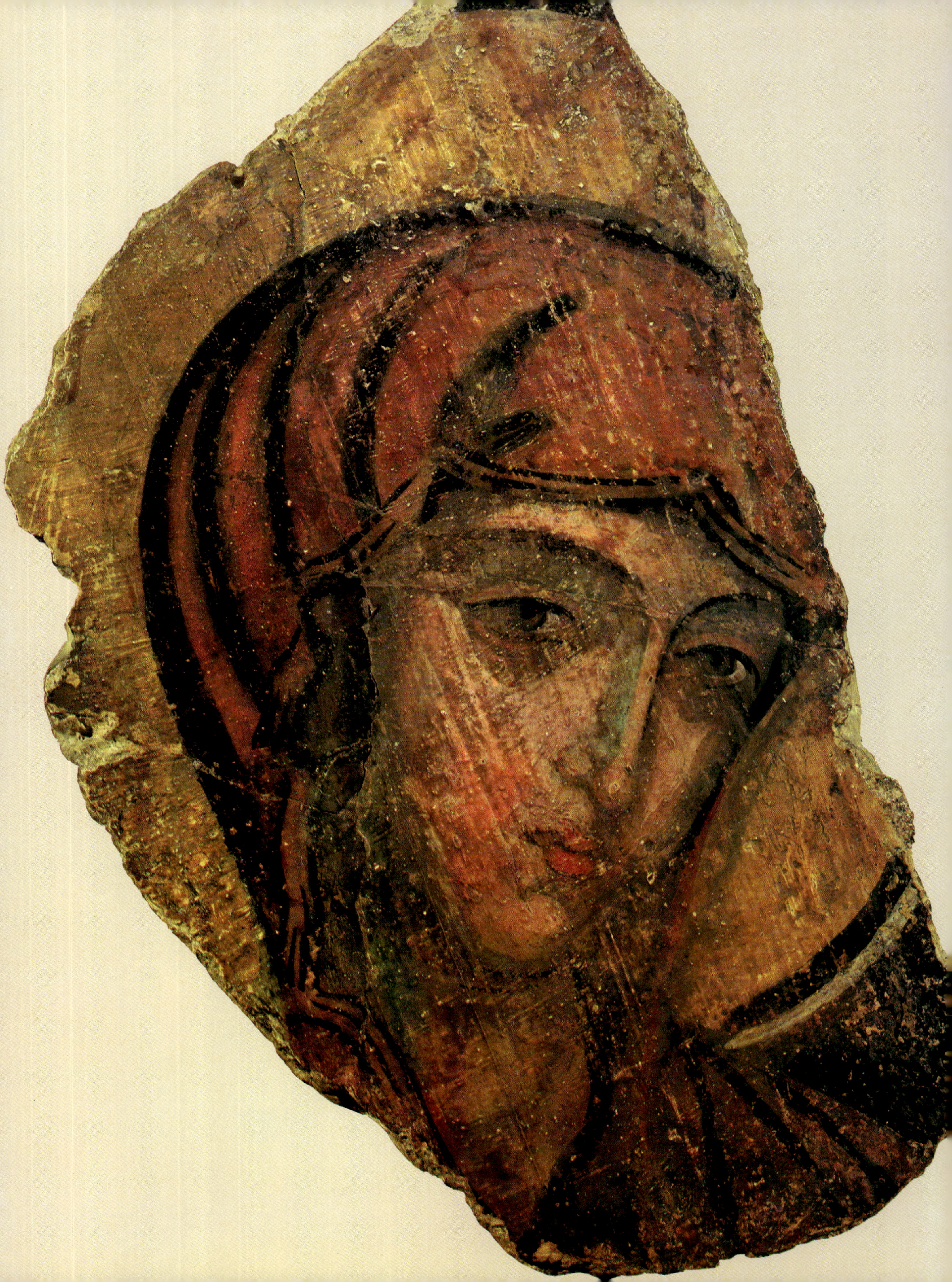

113 DER ARME LAZARUS
IM SCHOSSE ABRAHAMS

Fresko.
1315–1321.
Istanbul, Parekklesion der
Chora-Kirche – Kariye Camii.

114 DER HEILIGE JOHANNES DER TÄUFER

Fresko.
Um 1320.
Gračanica, Kirche.

115 KOPF MARIENS

Freskofragment. Höhe 20 cm.
Aus einer kretischen Kapelle, 15. Jh.
Paris, Privatsammlung.

116 KOPF DES HEILIGEN JOHANNES DES TÄUFERS
Ausschnitt aus der Deesis.
Mosaik.
Ende 12. Jh.
Istanbul, Südempore der Hagia Sophia.

117 SEGNENDER CHRISTUS
Ausschnitt aus der Deesis.
Mosaik.
Ende 12. Jh.
Istanbul, Südempore der Hagia Sophia.

118 MARIA MIT DEM KIND
Mosaik in einer Narthexkuppel.
1315–1321.
Istanbul, Chora-Kirche – Kariye Camii.

119 DARSTELLUNG MARIÄ IM TEMPEL
Mosaik im Esonarthex.
1315–1321.
Istanbul, Chora-Kirche – Kariye Camii.

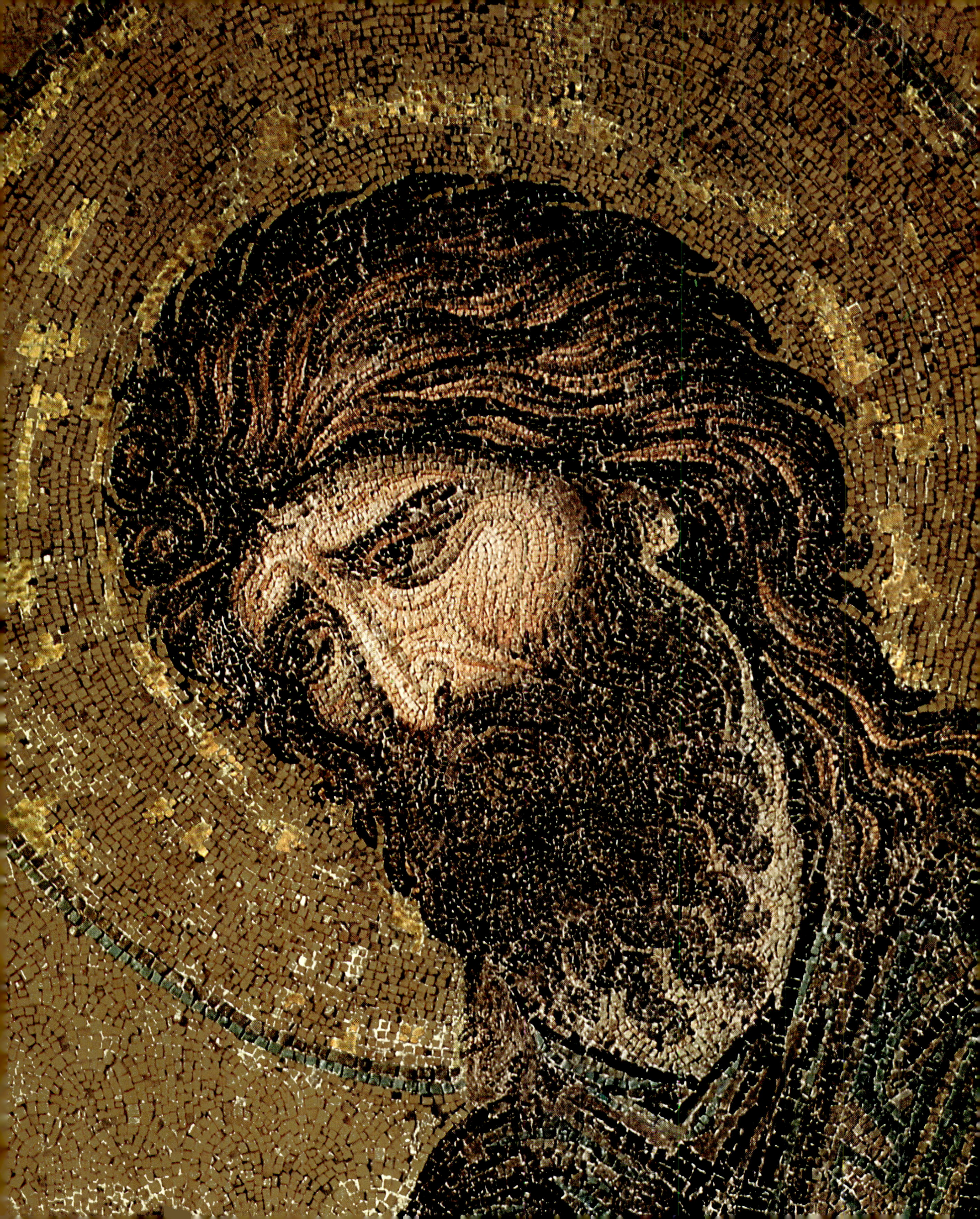

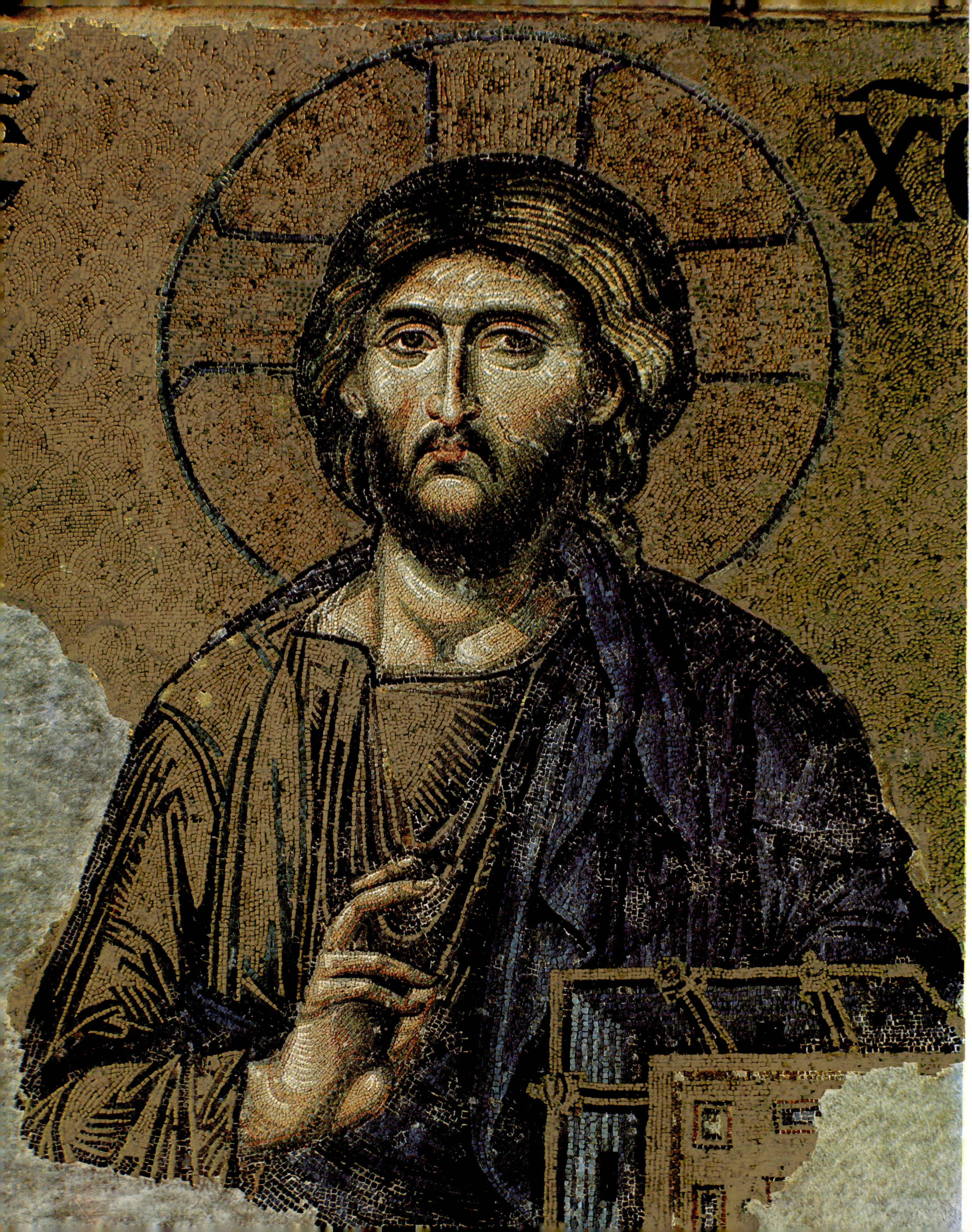

II

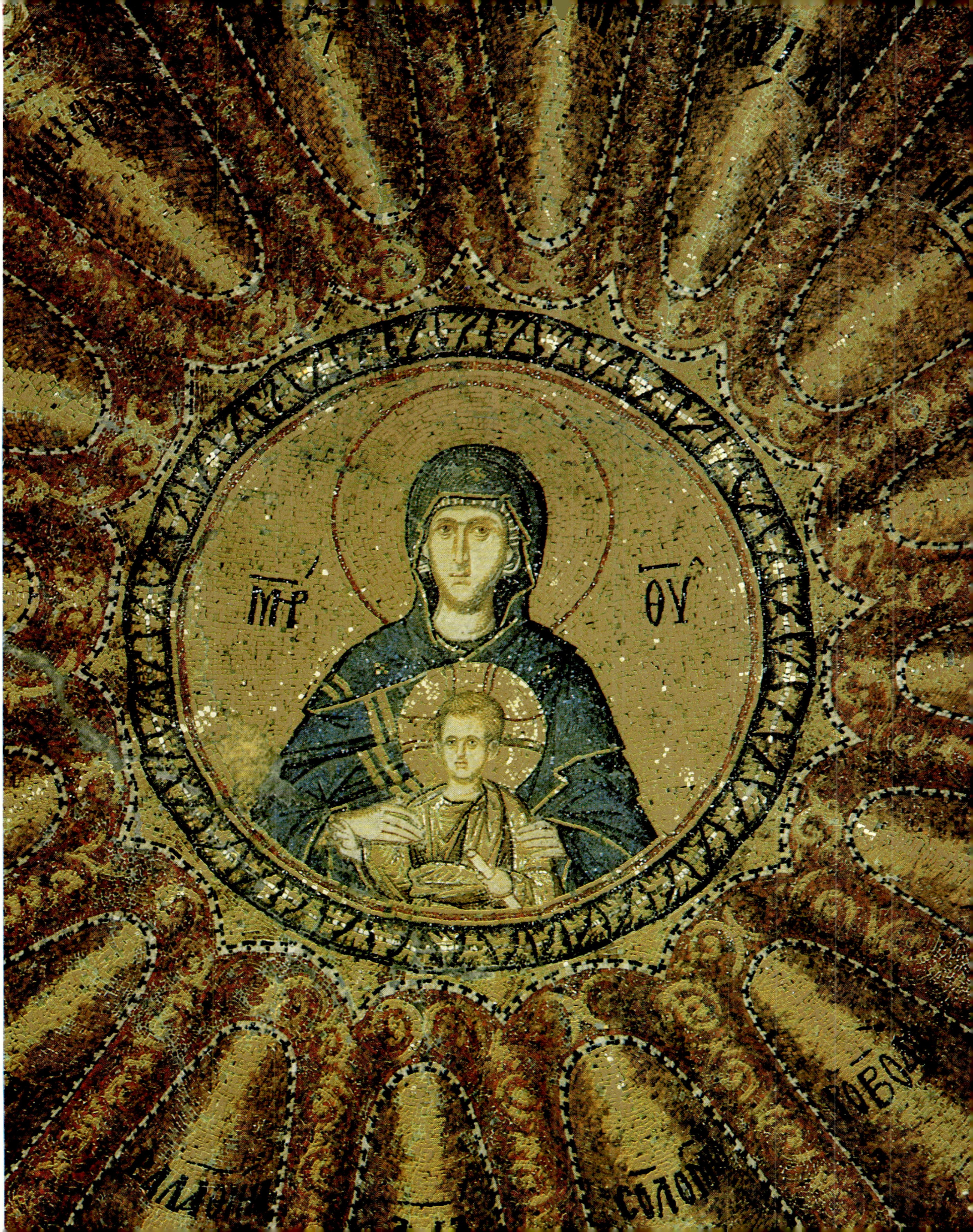
MP
ΘΥ

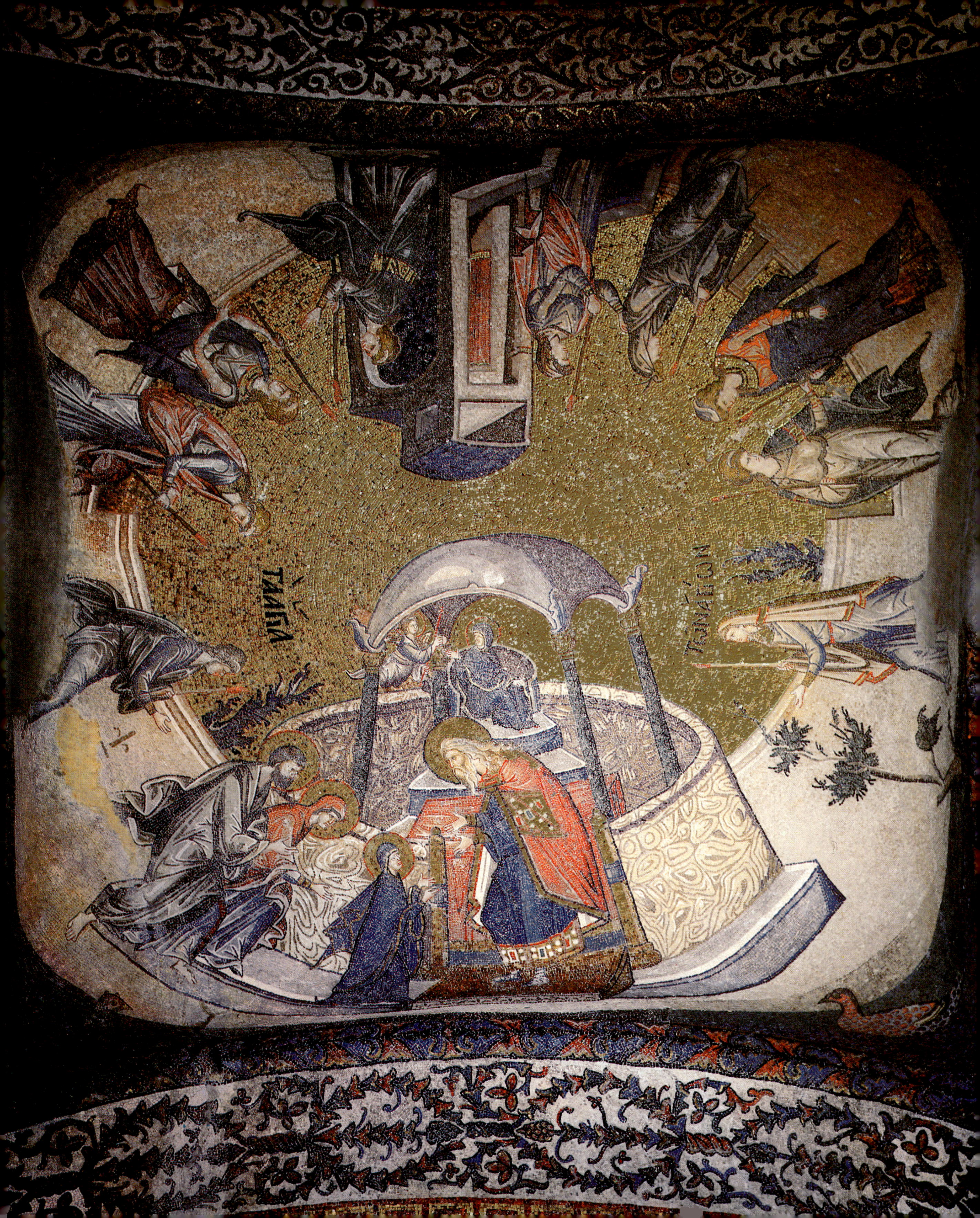

KURZER VERSUCH EINER CHARAKTERISIERUNG DER BYZANTINISCHEN KUNST

Kosmas Indikopleustes, der als Kaufmann Anfang des 6. Jh. das Schwarze Meer, Arabien, Ostafrika und Ceylon bereiste und dann in Alexandreia lebte, vertrat in seiner „Topographia christiana", eine Weltbeschreibung, die lange nachgewirkt hat, die Auffassung, daß sich die Himmelskörper bewegen, weil sie von lichtertragenden Engeln, lampadophoroi, geführt werden. Andere Engel sorgen für Regen und alle sonstigen Naturphänomene. Diese klar und etwas naiv formulierte Lehre, die tief in der antiken Welt und Philosophie verwurzelt ist, wurde später von den Byzantinern übernommen: hinter der sichtbaren Welt verberge sich ein anderes Universum; neben dem sinnlich Wahrnehmbaren bestehe die intelligible Welt, die für die Sinne unzugänglich sei, von der sich der Mensch jedoch eine Vorstellung machen könne. Die gesamte byzantinische Kunst basiert auf dieser Lehre, die die ikonographischen Programme in ihrer Beziehung zur Symbolik der Kirche erklärt. Die sichtbare Welt des christlichen Heilsgeschehens findet seinen Ausdruck in den Dekorationen des Naos und des Narthex, die so das Gottesreich vor Augen führen wollen. Dem Presbyterium ist grundsätzlich der einzige wahrnehmbare Ausdruck der übersinnlichen Welt vorbehalten: die Theophanie (das Erscheinen Gottes).

Manchmal werden diese beiden Welten durch das figürlich dargestellte „Meer aus Kristall", das die Grenze zwischen den beiden Welten bildet, getrennt. Die mittelalterliche Symbolik behielt die postantike Symbolik des Kubus und des Globus (der Erde und des Himmels), nach der sich die Bauform der Kirche richtete, bei und ergänzte sie. Die gesamte byzantinische religiöse Kunst lebte von dieser Lehre, die auf politischer Ebene durch das Symbol des Kaisers als des Stellvertreters Gottes auf Erden ergänzt wurde. Diese schon im 6. Jh. sich ankündigende, von einem Programm bestimmte Kunst wurde in ihren großen Linien im 9. Jh. vervollständigt und blieb dann mit nur geringen Modifikationen (einige volkstümliche, in der Hagiographie wurzelnde Elemente kamen noch hinzu) in dieser Form bestehen. Entsprechend diesen Vorstellungen zielte die byzantinische Kunst ständig auf die Vergeistigung. Sie bedurfte nicht mehr der Schönheitskriterien des antiken Griechenlands, die den menschlichen Körper zu verherrlichen suchten. Obgleich die byzantinischen Schriftsteller, ganz anders als Platon oder Plotin, nicht den Versuch gemacht haben, ihre Vorstellungen von Schönheit zu definieren, wird aus ihrer Kunst ersichtlich, daß sie vor allem ein Äquivalent zur geistigen Sehnsucht des Gläubigen gemäß der Ethik der

Kirche, der sie angehörten, geben wollten. Der byzantinische Künstler ist bescheiden, er steht im Gegensatz zu „gewissen Künstlern, (die) auf die Fähigkeit, *ex nihilo,* aus dem Nichts, zu erschaffen, wie Gott allein sie besitzt, Anspruch erheben" (É. Gilson, Peinture et Réalité). Seine Ästhetik ist übrigens in gewissem Maße heidnischen Ursprungs, denn sie hat vieles gemeinsam mit den Gedanken des Neoplatonikers Plotin. Er lehrte, die Seele trete durch innere Betrachtung in Verbindung mit dem Einen („Wenn wir also einräumen, daß wir Gott sogar durch Tugenden, die sich von den seinen unterscheiden, ähnlich sein können ... hindert uns nichts, noch weiter zu gehen und zu sagen, daß wir durch unsere eigenen Tugenden Gott ähnlich werden ..."; Enneaden II, 1), und diese tiefe Verbindung könne nur durch die Liebe, die die Vernunft übertreffe, erreicht werden. So braucht also die Kunst selbst nicht glaubhaft zu sein, um schöpferisch zu werden. Alle Merkmale der byzantinischen Kunst entwickeln sich aus diesen Vorstellungen und aus diesem Bestreben. Auf das Unergründliche ausgerichtet, vernachlässigt sie den menschlichen Körper, gibt ihm manchmal unwirkliche Proportionen; die Gewänder lassen ihn nicht in Erscheinung treten, sondern bedecken oder schmücken ihn nach Belieben. Der nackte Körper wird nur in Ausnahmefällen abgebildet, und das durchsichtige Wasser des Jordans bei der Szene der Taufe Christi läßt einen geschlechtslosen Körper durchscheinen. Nie würde man auf einem byzantinischen Fresko oder auf einer Buchillustration so wie in einer zwar versteckten, aber immerhin sichtbaren Ecke auf einem gotischen Fries ein gewagtes Detail oder eine amüsante Anekdote antreffen. Bei den Gebärden herrschen vielmehr ausschließlich Ernst, Würde und Zurückhaltung. Die Transzendenz ist das angestrebte Ziel, und die Darstellung ist nur insoweit realistisch, als der Realismus notwendig ist, um ein solches Ziel zu erreichen. In dieser Hinsicht paßt sich das Mosaik, die privilegierte Form der von den Byzantinern bevorzugten Kunst der Malerei, ausgezeichnet dem Streben des byzantinischen Künstlers an: unter Verzicht auf jede Perspektive trägt es dazu bei, die Empfindsamkeit des Gläubigen auf die irreale Welt, die der wesentlichen Wahrheiten, zu lenken. Sie mißbilligt jedoch das Prunkvolle nicht, denn für sie ist es ein Mittel, die unendlich überlegene Natur des himmlischen Reichs zu verherrlichen – und damit verbunden, auch die Macht seines Werkzeugs auf Erden, des Basileus. Diese Auffassung hat mit der realistischen Annäherung an die Natur durch eine möglichst exakte Wiedergabe, auf die sich die westliche Kunst hinbewegt, nichts gemeinsam. Die dreidimensionale Plastik ist daher unnötig, sogar gefährlich, während das Relief noch geduldet wird. Die Ikone dagegen ist die vollendetste Form dieses künstlerischen Strebens nach Transzendenz.

Die Inspiration, aus der die Bilder entstehen, kommt aus den Texten der Bibel, selten aus den Kommentaren der Theologen. Die geläuterte Abbildung der Glaubenszeugen (Martyrer, Heilige, Kirchenväter) hat im Gottesreich ihren Platz neben dem der Propheten, die es verkündet haben: dort findet man sie also – unzählige Male wiederholt, manchmal mit der deutlichen Absicht, individuelle Züge zu betonen –, eine Tendenz, die bewundernswerte Bildnisse, ob wirklichkeitsgetreu oder imaginär, geschaffen hat.

Diese Kunst, die insofern als humanistisch zu bezeichnen ist, als sie von der menschlichen Gestalt ausgeht und der ornamentalen Kunst (außer während des ikonoklastischen Zwischenspiels) nur einen begrenzten Raum beläßt, weist also auf das Übermenschliche hin. Sie weist auch der Natur eine zweitrangige Rolle zu, wie sie auch dem Dämonischen, den Qualen der Verdammten, nur einen sehr beschränkten Raum zugesteht. Diese Themen finden nur allmählich und in begrenzter Form bei den Szenen des Jüngsten Gerichts ihren Ausdruck. Historische Ereignisse, die aufs engste mit dem Leben der Kirche verbunden sind, sind in dieser Ikonographie ebenfalls nicht zugelassen: es sind keine figürlichen Hinweise auf das Schisma bekannt, auch nicht auf die verschiedenen Irrlehren. Wenn auch die Verklärung Christi besonders im Blickpunkt der Hesychasten stand, so blieb sie doch nicht weniger eines der offiziellen Feste der ganzen orthodoxen Liturgie, ist also keine neue ikonographische Erfindung. Nur die ikonoklastische Krise, die nicht nur die figürliche Kunst, sondern auch die orthodoxe Denkweise in Frage stellte, hat in der Kunst eindeutig polemische Züge hinterlassen. Um spezifische Hinweise auf eine der Irrlehren zu finden, müßte man an den Bogomilen-Sarkophagen in Bulgarien danach suchen. Damit verlassen wir aber bereits den eigentlich byzantinischen Bereich. Dennoch scheinen nach den Arbeiten von Ch. Walter, der sich diesem komplizierten Thema gewidmet hat, in einigen Kirchen Bildnisse von Häresiarchen, z. B. von Areios, aufgestellt gewesen zu sein, die aber selbstverständlich verschwunden sind. Andererseits wissen wir, daß die Vision des hl. Petrus in Alexandreia (4. Jh.) solche Darstellungen enthielt.

Der Gedanke liegt nahe, daß bei einem derart festgelegten Bildkanon eine gewisse Monotonie nicht zu vermeiden ist. Bei den weniger geglückten Werken der byzantinischen Kunst trifft ein solcher Vorwurf auch gewissermaßen zu. Es ist jedoch dem byzantinischen Künstler gelungen, einen eigenen Stil, d. h. eine Formensprache zu schaffen, der mit keinem anderen in Einklang zu bringen ist. Dieser Stil hat sich in seinen schönsten Kunstwerken von Ravenna bis zur Bessarion-Staurothek, ja manchmal bis in die postbyzantinische Kunst hinein gesteigert, mit einer Subtilität und einer von seiner hellenischen Vergangenheit ererbten höchsten Verfeinerung, die seine Fähigkeit der Bezauberung garantierte. Je mehr sich der Betrachter dem strahlenden Mittelpunkt dieser Kunst, d. h. der Hauptstadt, und der ihr eigenen oder der direkt durch sie angeregten Kunst nähert, um so stärker wirkt diese Verzauberung. Es ist eine Hofkunst, und von ihr stammt – immer innerhalb der Grenzen der Orthodoxie – die dem aufmerksamen Auge sichtbare, nie aufhörende Erneuerung dieses von seiner Wurzel nie zu trennenden Stils. Sein beinahe tausendjähriges Fortbestehen, selbst abgesehen von der postbyzantinischen Kunst, kann sich nur mit der chinesischen oder der ägyptischen Kunst messen.

Die byzantinische Kunst suchte im übrigen dem Geschmack einer gebildeten Elite entgegenzukommen, und wenn dieser Aspekt nicht vorrangig ist, so nicht nur deshalb, weil die byzantinische Kunst vor allem mittelalterlich und religiös ist, sondern auch, weil die profanen Beispiele nur in wenigen Stücken erhalten geblieben sind. Gelegentlich sehen wir uns auch einer volkstümlichen Kunst gegenüber, z. B. der Keramik.

Den dauernden und oft bewundernswerten Wandlungen der westlichen Kunst fremd gegenüberstehend und scheinbar beinahe unzugänglich für die Beispiele, welche die uns unbekannten, aber sicher einmal vorhandenen Werke der lateinischen Besetzer des 13. Jh. gegeben haben mußten, geht die Entwicklung der byzantinischen Kunst unter der Leitung der Hauptstadt Konstantinopel weiter ihren Weg. Hie und da leicht gefärbt durch iranisch- oder arabisch-orientalische Einflüsse, erreicht sie ganz entgegen dem Dekadenzbegriff, mit dem sie früher in Verbindung gebracht wurde, vielleicht ihren schönsten und nuanciertesten Ausdruck gerade in dem Augenblick, in dem sie als Spiegelung eines doppelten, des himmlischen und des weltlichen, mystisch miteinander verbundenen Kaiserreichs verschwindet.

HANDSCHRIFTEN
IKONEN
MOSAIKIKONEN
ELFENBEINARBEITEN
GOLDSCHMIEDEKUNST
UND RELIQUIARE
EMAILARBEITEN
STOFFE

120 THRONENDER CHRISTUS
Folio 1 verso der Homilien des
hl. Gregorios von Nazianz
(ms. grec 510).
Höhe 41 cm.
867–886.
Paris, Bibliothèque Nationale.

121 VISION EZECHIELS
Folio 438 verso der Homilien des
hl. Gregorios von
Nazianz (ms. grec 510).
Höhe 41 cm.
867–886.
Paris, Bibliothèque Nationale.

122 DER JUNGE DAVID, LEIER SPIELEND
Folio 1 verso eines Psalters (ms. grec 139).
Höhe 36 cm.
Ende 9. – Anfang 10. Jh.
Paris, Bibliothèque Nationale.

123 HIMMELFAHRT CHRISTI
Folio 3 verso der Sammlung der
Predigten über Maria des
Jakobos von Kokkinobaphos (ms. grec.
1208).
Höhe 23 cm.
12. Jh.
Paris, Bibliothèque Nationale.

HANDSCHRIFTEN
IKONEN
MOSAIKIKONEN
ELFENBEINARBEITEN
GOLDSCHMIEDEKUNST
UND RELIQUIARE
EMAILARBEITEN
STOFFE

120 THRONENDER CHRISTUS
Folio 1 verso der Homilien des hl. Gregorios von Nazianz (ms. grec 510).
Höhe 41 cm.
867–886.
Paris, Bibliothèque Nationale.

121 VISION EZECHIELS
Folio 438 verso der Homilien des hl. Gregorios von Nazianz (ms. grec 510).
Höhe 41 cm.
867–886.
Paris, Bibliothèque Nationale.

122 DER JUNGE DAVID, LEIER SPIELEND
Folio 1 verso eines Psalters (ms. grec 139).
Höhe 36 cm.
Ende 9. – Anfang 10. Jh.
Paris, Bibliothèque Nationale.

123 HIMMELFAHRT CHRISTI
Folio 3 verso der Sammlung der Predigten über Maria des Jakobos von Kokkinobaphos (ms. grec. 1208).
Höhe 23 cm.
12. Jh.
Paris, Bibliothèque Nationale.

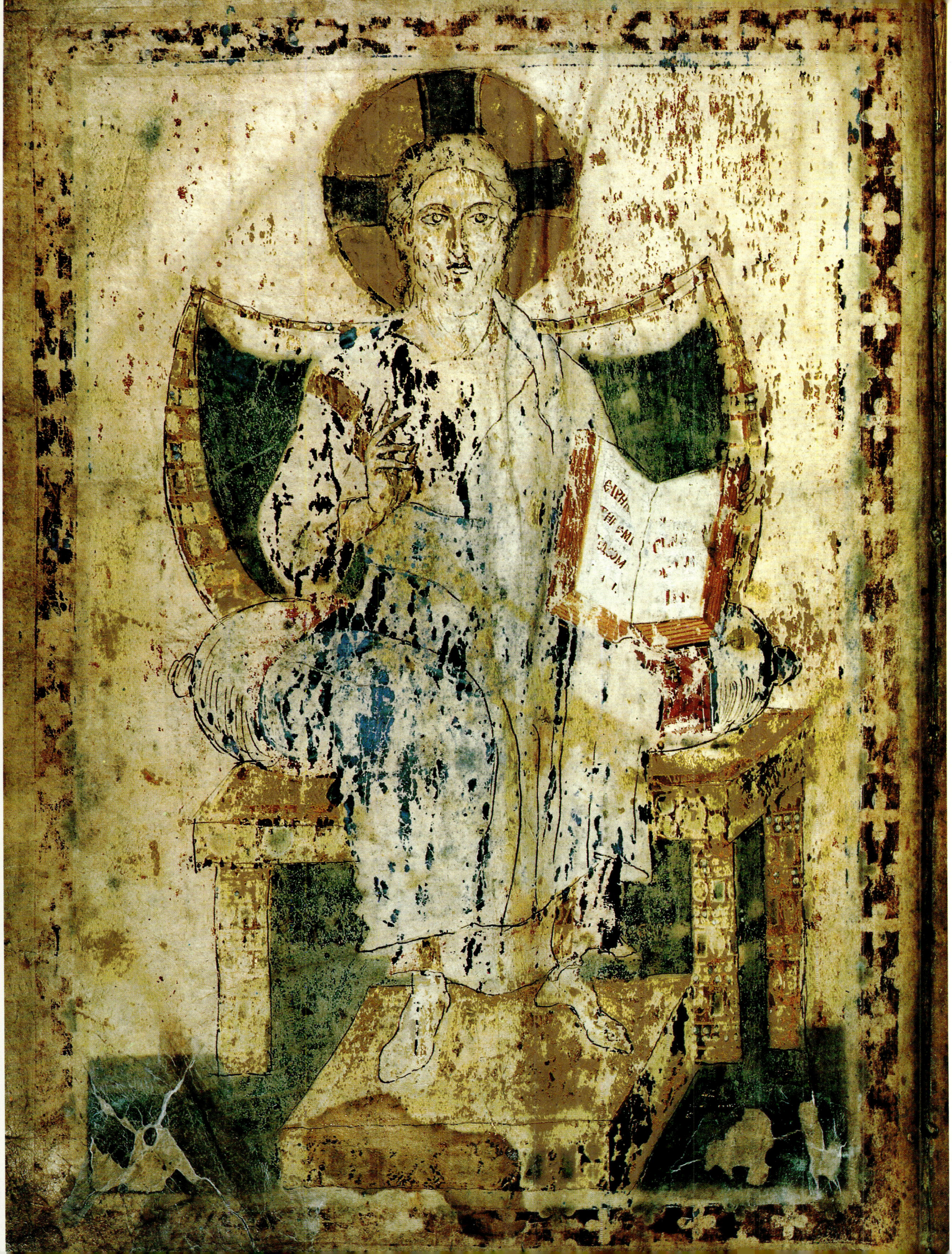

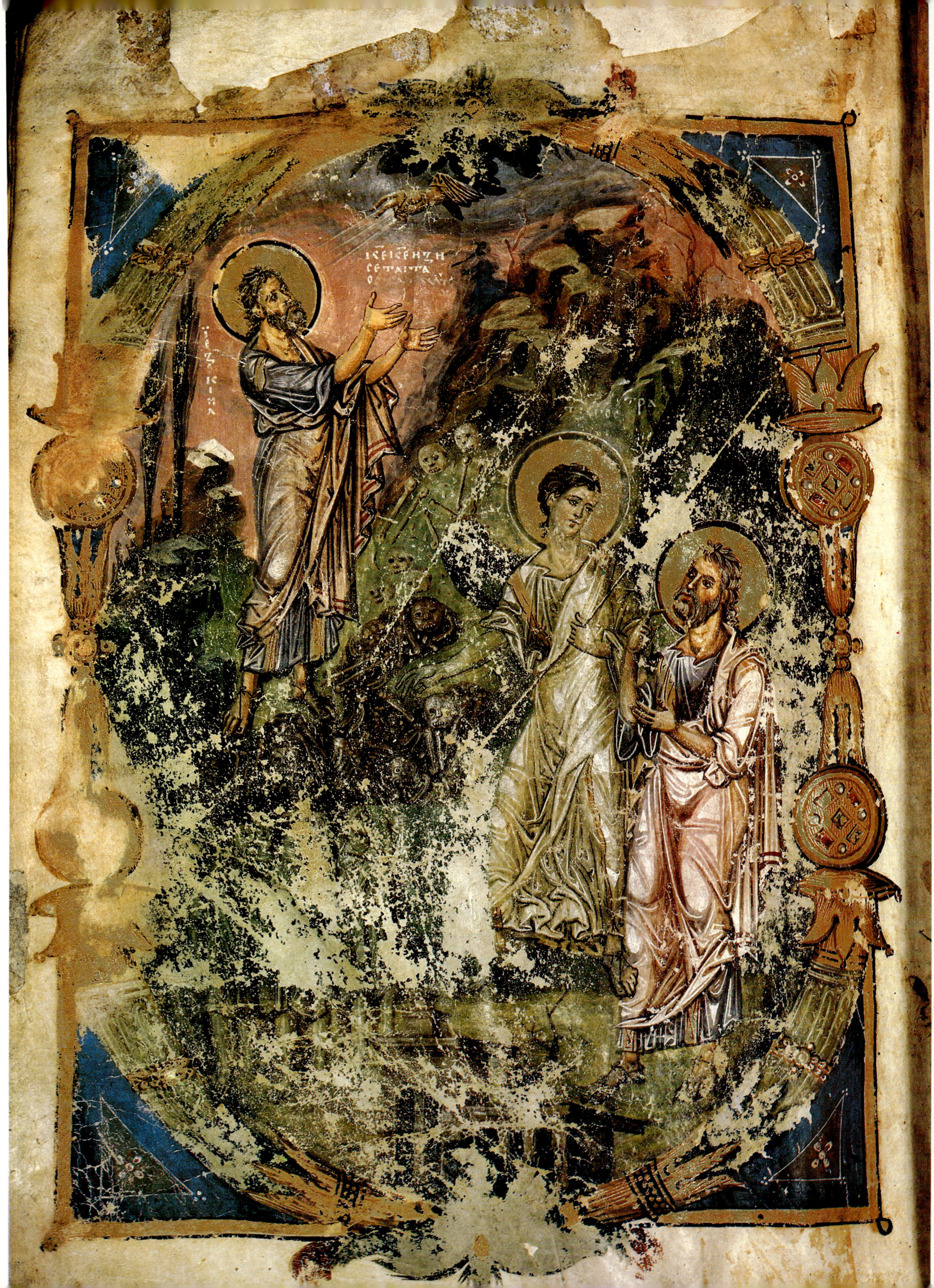

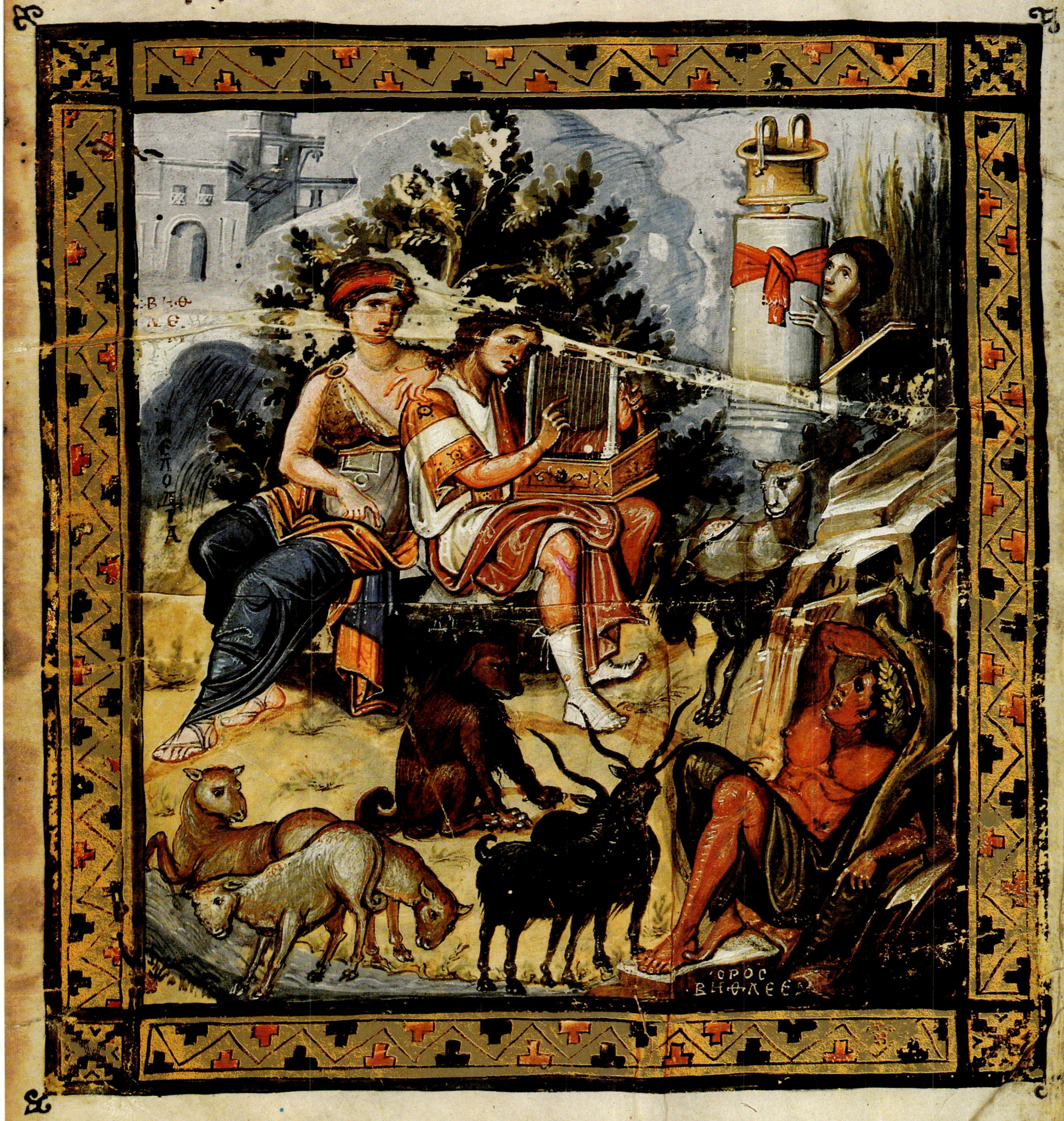
ΟΡΟϹ
ΒΗΘΛΕΕΜ

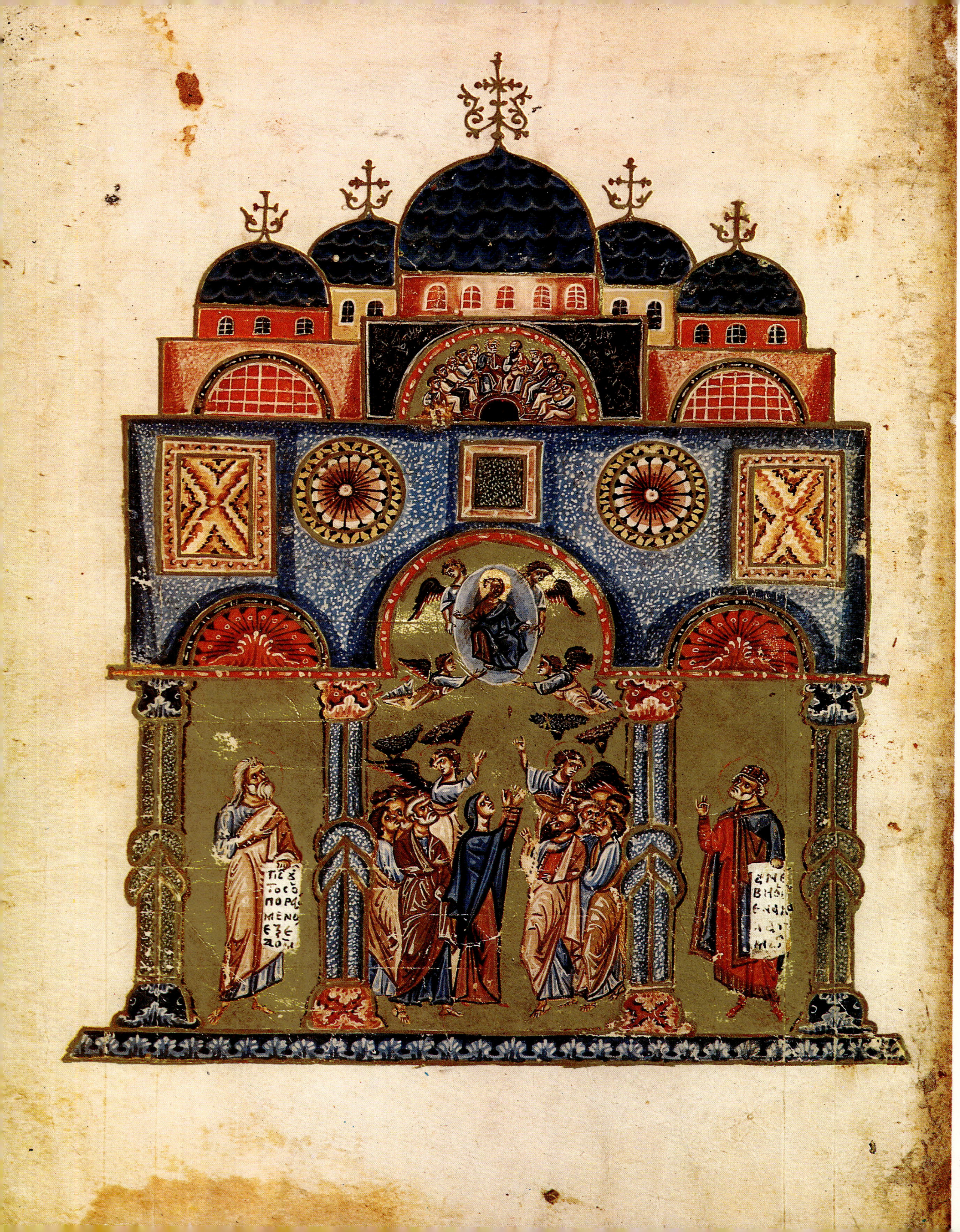

λό ΙΔ

ΤΟΥ ΕΝ ΑΓΙΟΙϹ ΠΡϹ ΗΜΩΝ ΓΡΗ ΑΡΧΙΕΠΙϹΚΟΠ ΚΩΝϹΤΑΝΤΙΝΟΥΠΟΛ ΤΟΥ ΘΕΟΛ ΕΙϹ ΡΝ ΕΙΡΗΝΗ ΕΠΙϹΚΟΠΩΝ

Πῶς ὑμῖν τὰ
ἡμέτερα ὦ
φίλοι ποιμέ-
νες καὶ συμ-
ποιμένες· ὧν ησαΐ
ὡραῖοι μὲν οἱ πόδες.
εὐαγγελιζομένων

εἰρήνην καὶ ἀγαθά.
μεθ' ὧν ἐληλύθατε·
ὡραῖοι δὲ τῷ πρῷ
ἡμᾶς, οἷς εἰς και-
ρὸν ἐληλύθατε·
οὐχ ἵνα προβάτου
πλανώμενον ιεζεκιήλ

ΜΗΝΙ ΙΑΝΝΟΥΑΡΙΩ ΚΕ:

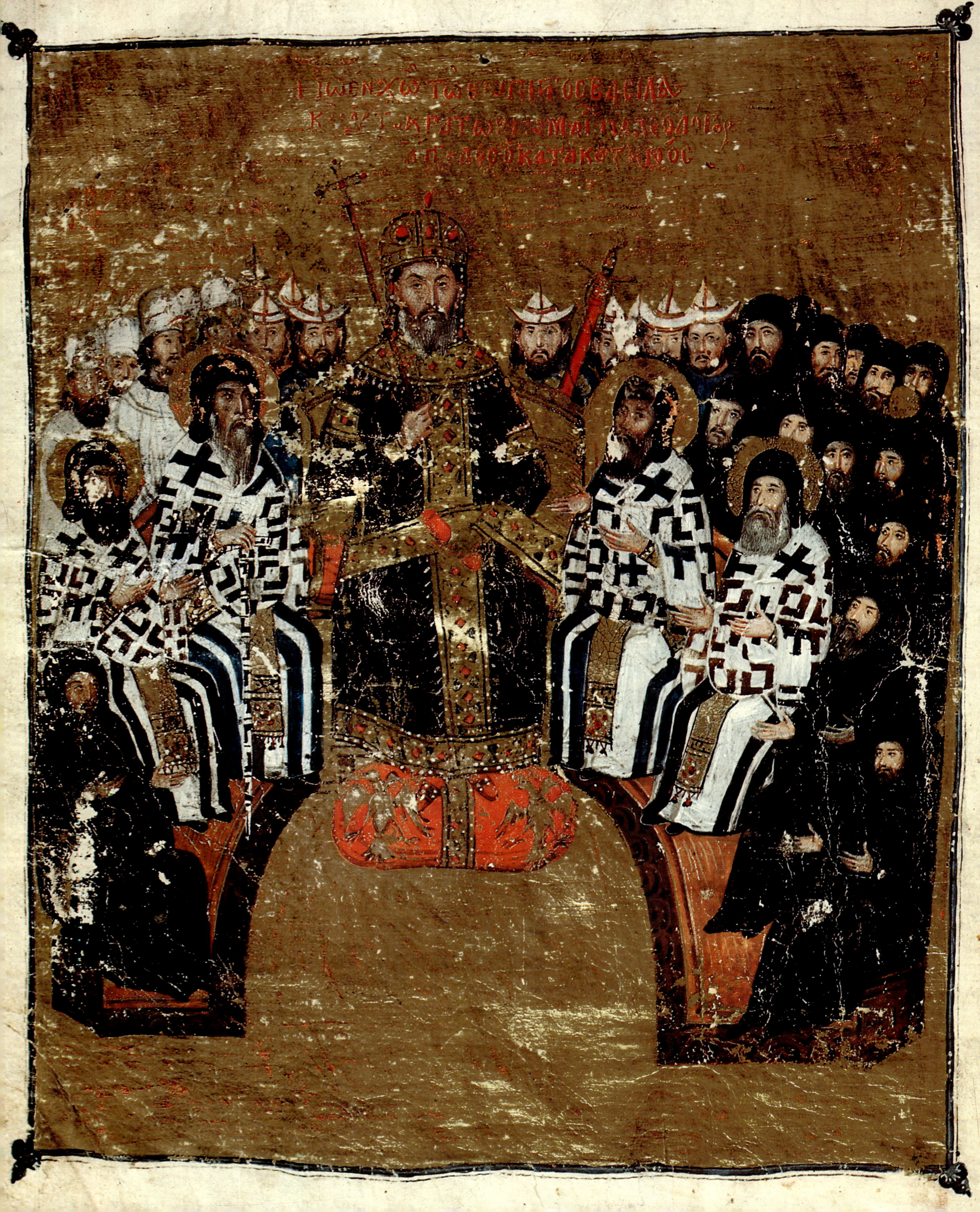

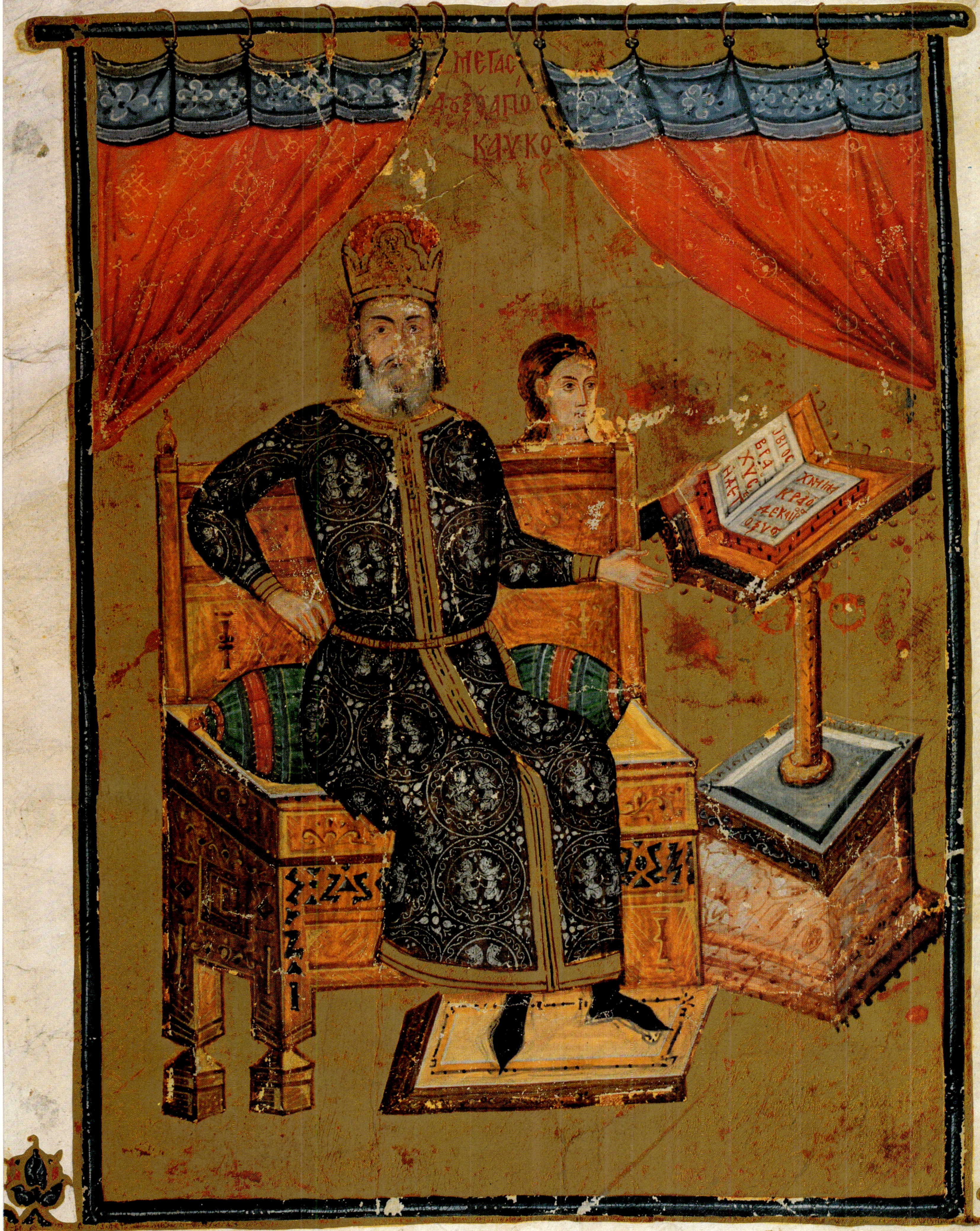
ΜΕΓΑΣ
ΔΟΥΞ ΑΠΟ
ΚΑΥΚΟ

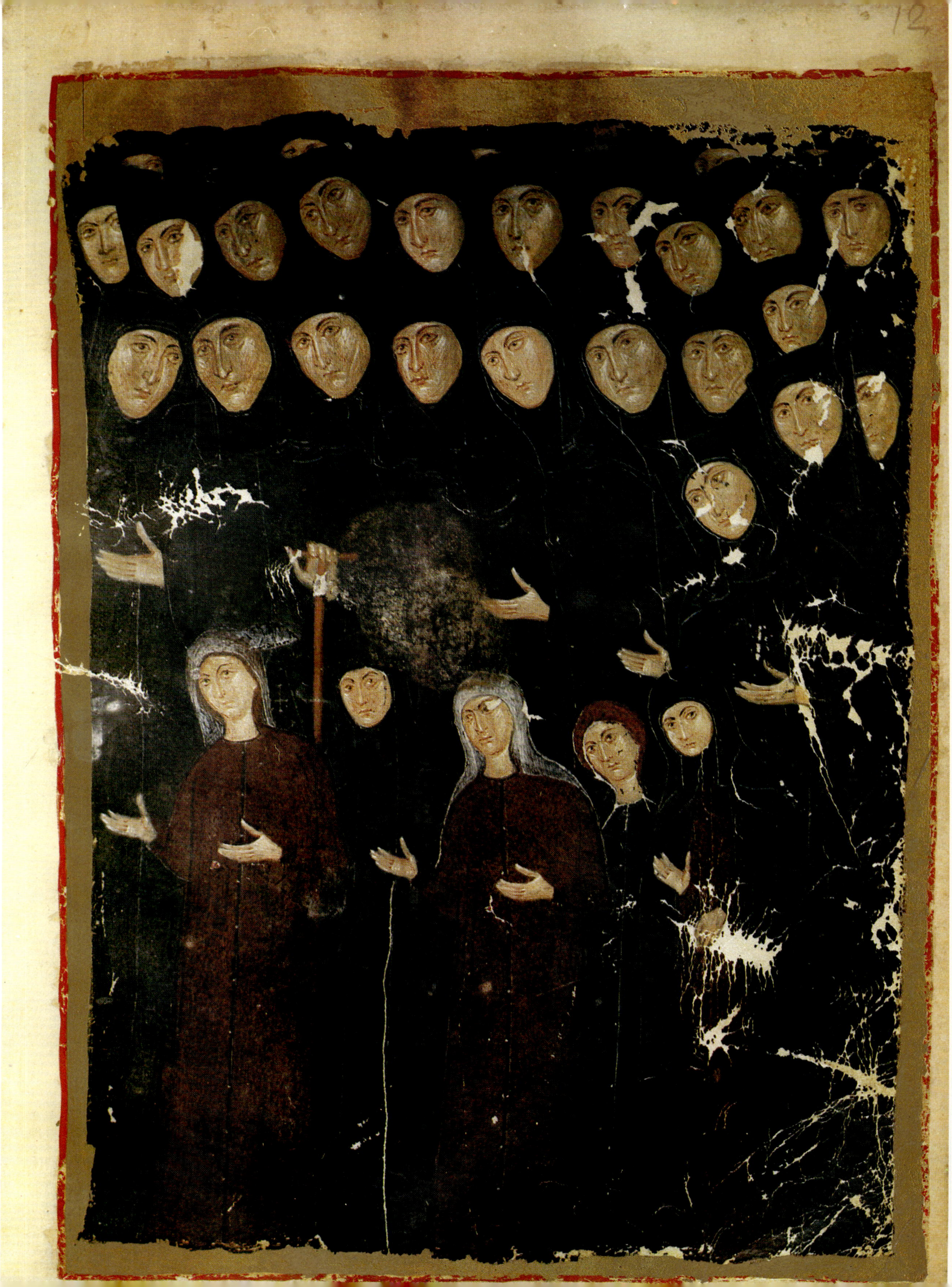

124 ORNAMENT EINES LEKTIONARS

Folio 289 der Homilien des hl. Gregorios von Nazianz.
Höhe 41 cm.
11.–12. Jh.
Paris, Bibliothèque Nationale.

125 JOHANNES VI. KANTAKUZENOS PRÄSIDIERT DEM KONZIL VON KONSTANTINOPEL 1351

Folio 5 verso der theologischen Werke Johannes' VI. Kantakuzenos.
Höhe 33,5 cm.
1370–1375.
Paris, Bibliothèque Nationale.

126 GROSSADMIRAL APOKAUKOS

Folio 11 der Hippokrates-Handschrift (ms. grec 2144).
Höhe 41,5 cm.
Um 1342.
Paris, Bibliothèque Nationale.

127 NONNEN DES KLOSTERS DER „GUTEN HOFFNUNG“

Handschrift.
Höhe 25 cm.
Konstantinopel, 1399–1400.
Oxford, Bodleian Library (Founds Lincoln College).

128 ERZENGEL MICHAEL
Ikone.
Silber, vergoldet, Email und Edelsteine.
Höhe 48 cm.
11. Jh.
Venedig, S. Marco, Schatzkammer.

129 HÖLLENFAHRT CHRISTI
Ikone.
Höhe 31,5 cm.
12. Jh.
Leningrad, Eremitage.

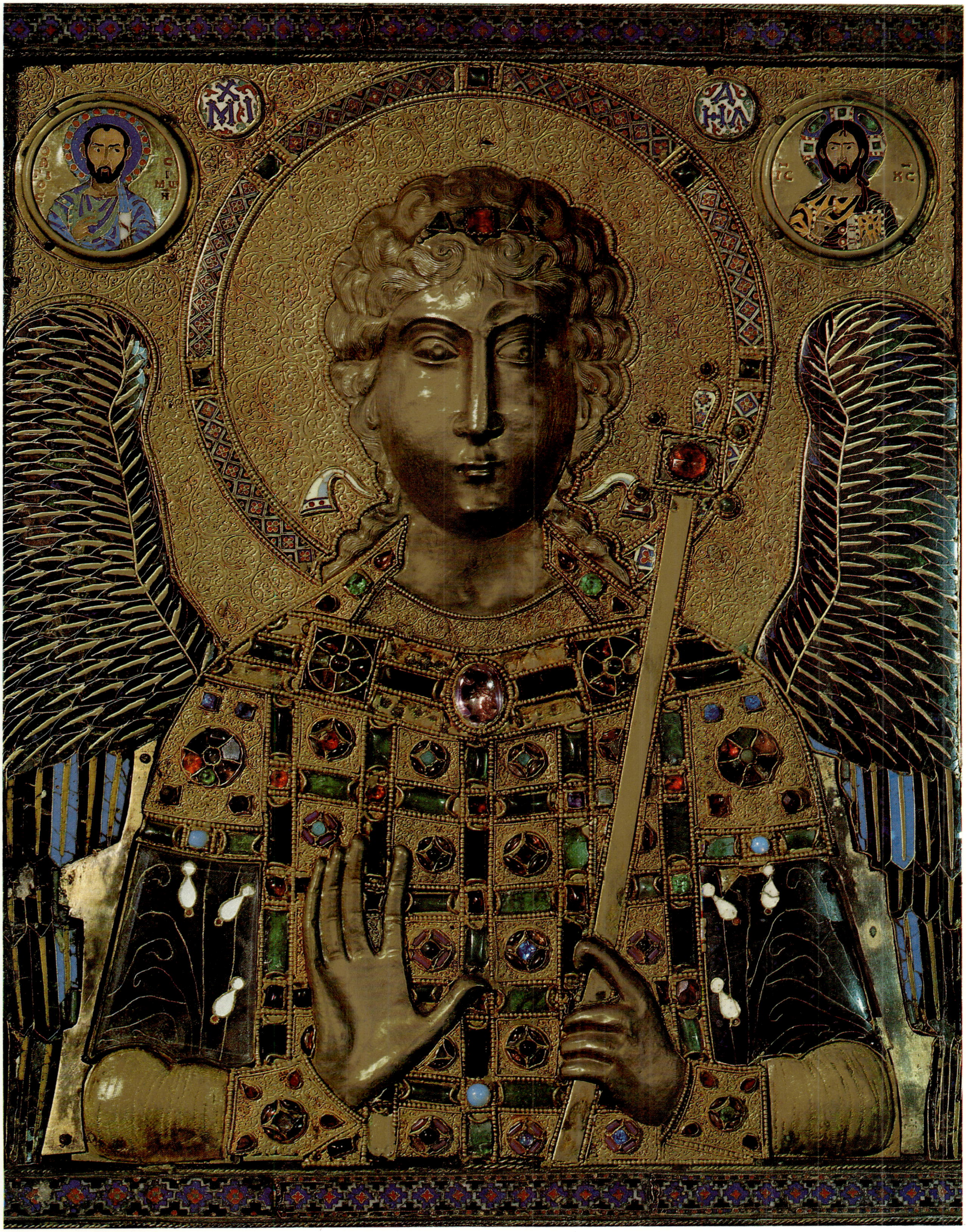

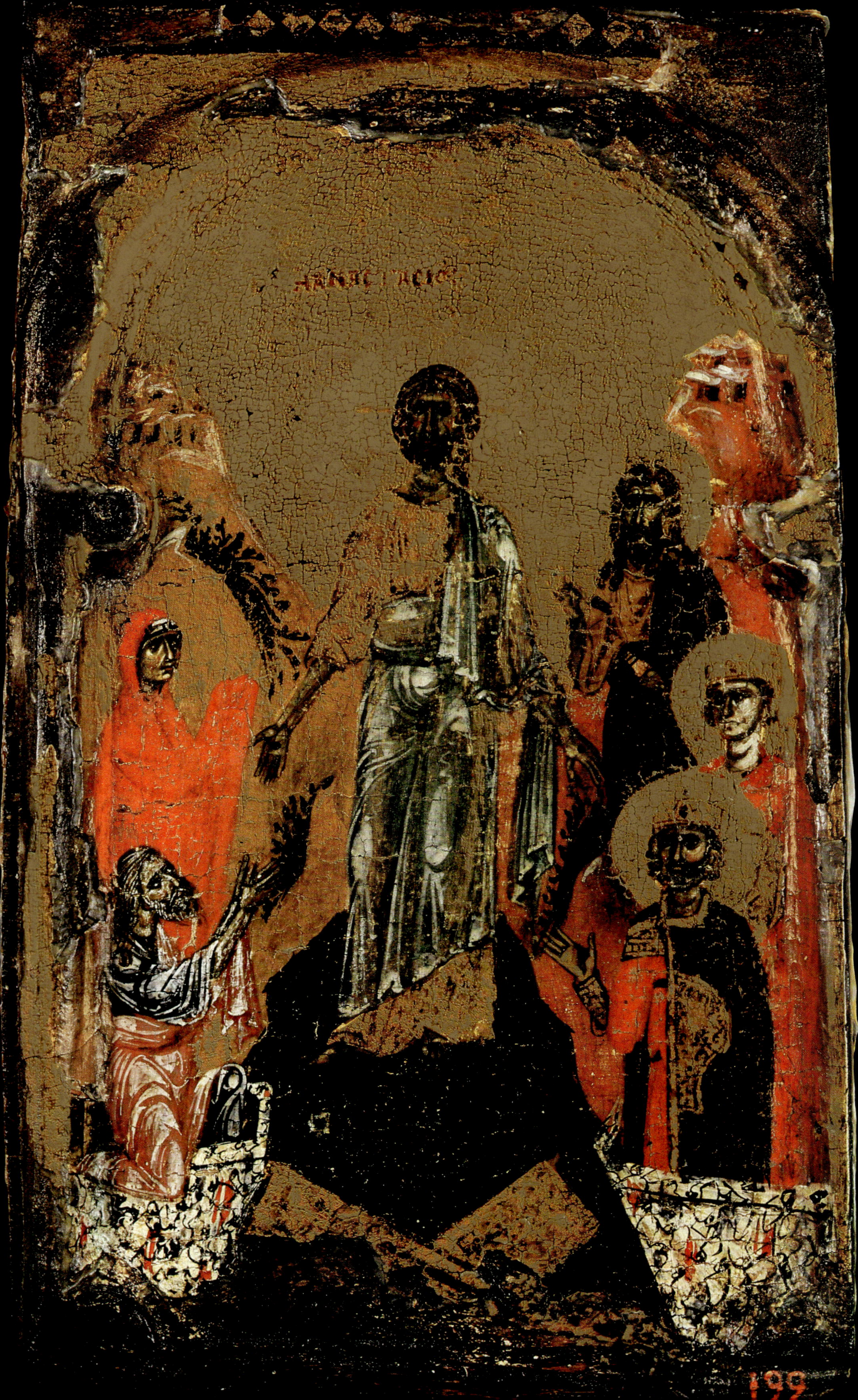

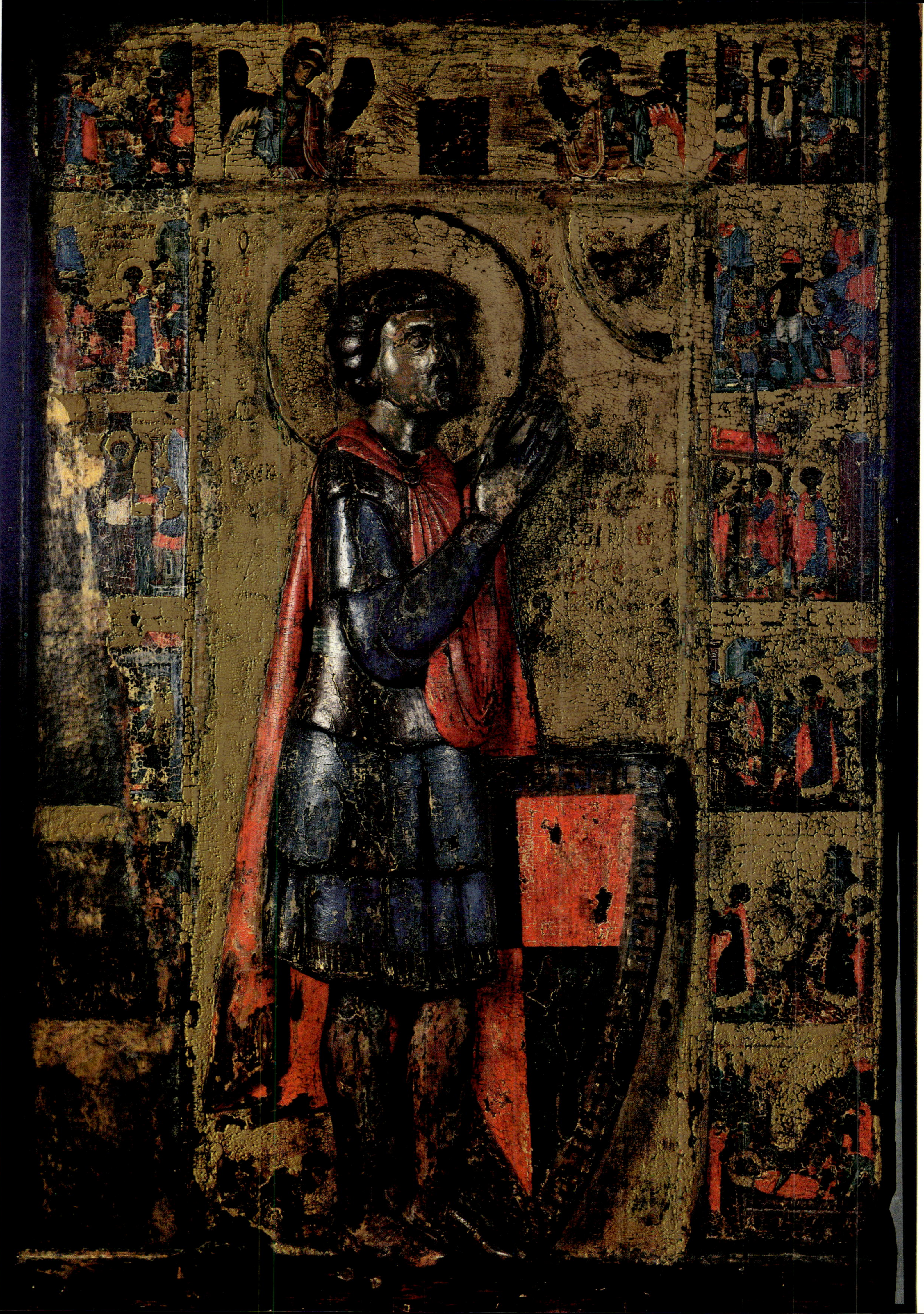

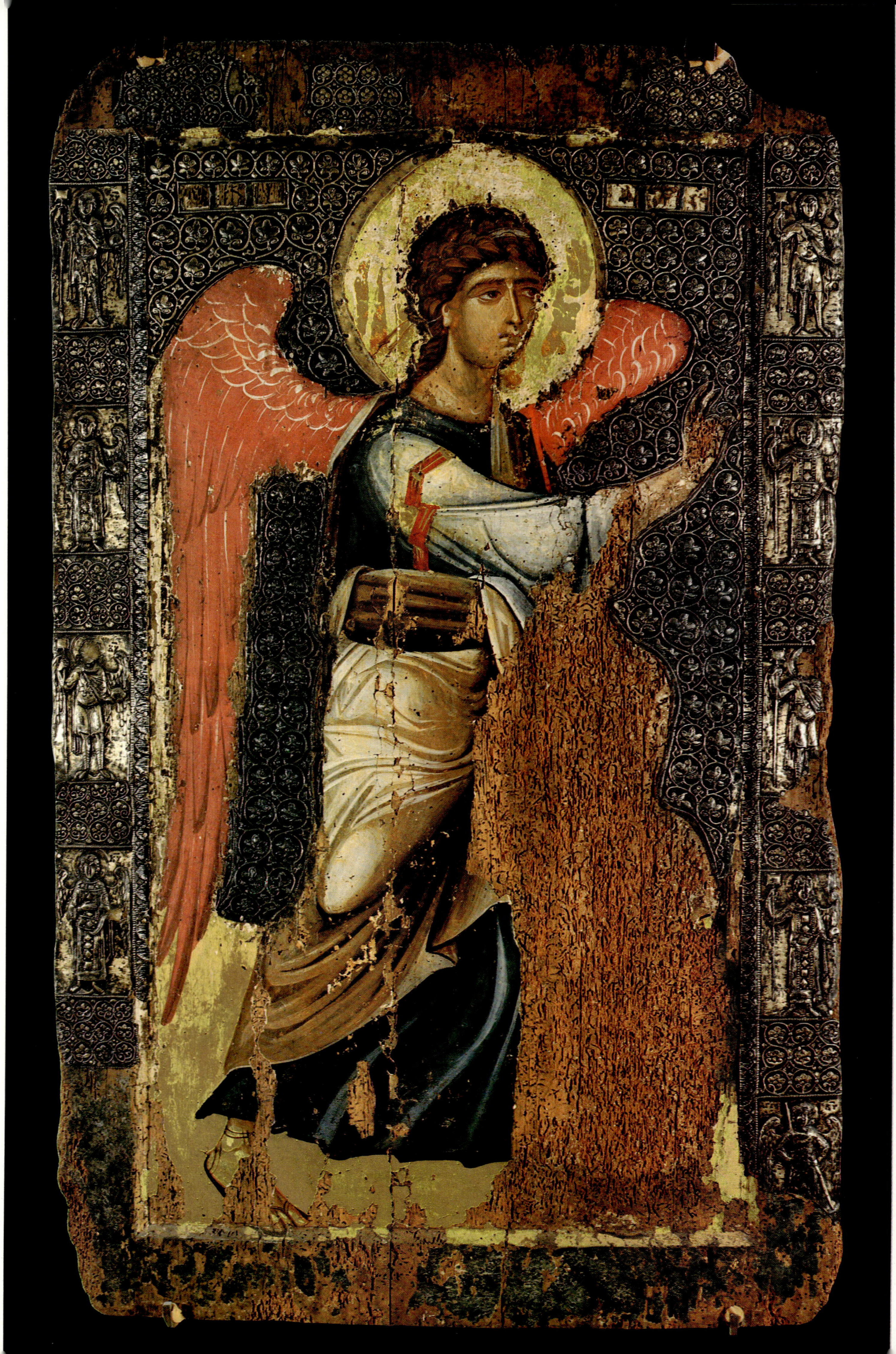

130 DER HEILIGE GEORG

Ikone.
Holzrelief. Höhe 1,09 m.
Aus der Umgebung von Kastoria
(Griechisch-Makedonien) (?), 13. Jh.
Athen, Byzantinisches Museum.

131 ERZENGEL GABRIEL

Ikone.
Holz, mit Temperafarbe bemalt (die
Silberverkleidung ist aus späterer Zeit).
Höhe 1,11 m.
Anfang 12. Jh.
Ohrid, Peribleptos-Kirche.

132 LEITER DES HEILIGEN JOHANNES KLIMAX
Ikone.
Höhe 41 cm.
Sinai, 2. Hälfte des 12. Jh.
Sinai, Katharinenkloster.

133 SZENEN AUS DEM LEBEN CHRISTI
Deesis, Verklärung, Auferweckung des Lazarus u. a.
Ikonostase (Ausschnitt).
Größe 159 × 41,5 cm.
Sinai, 12. Jh.
Sinai, Katharinenkloster.

134 MARTYRIUM DES HEILIGEN JAKOBUS DES PERSERS
Ikone.
Höhe 44,5 cm.
12.–13. Jh.
Sinai, Katharinenkloster.

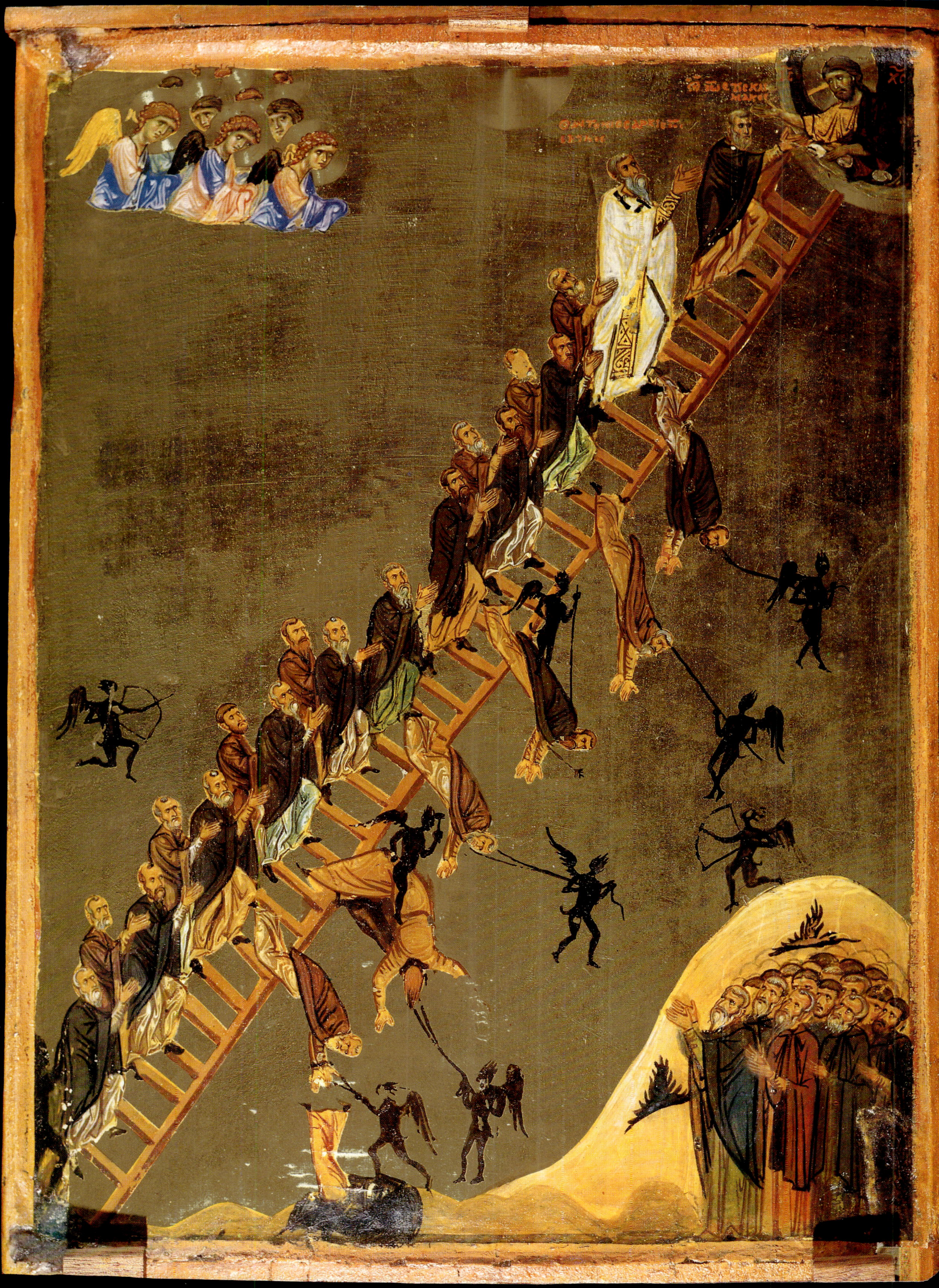

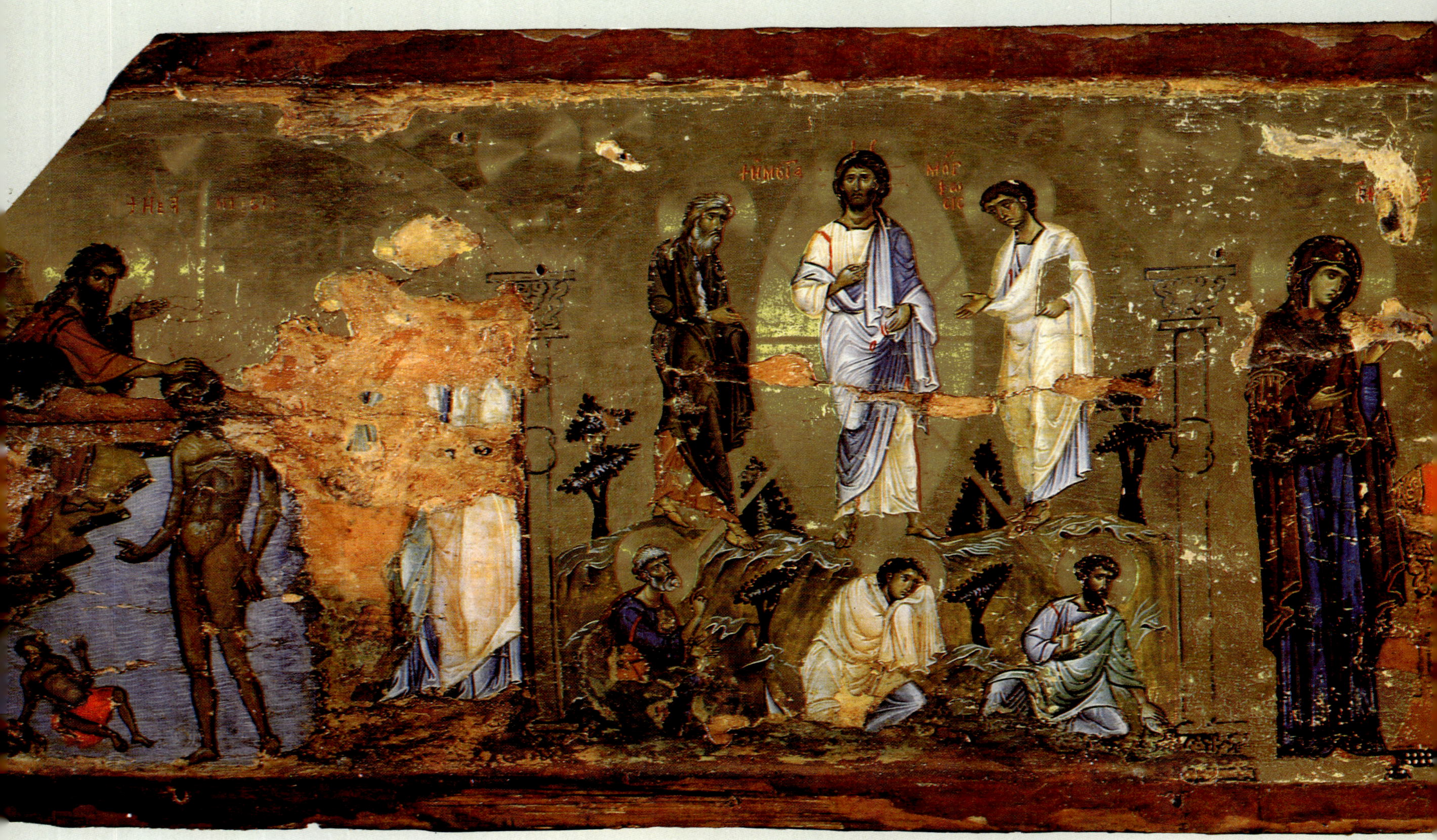

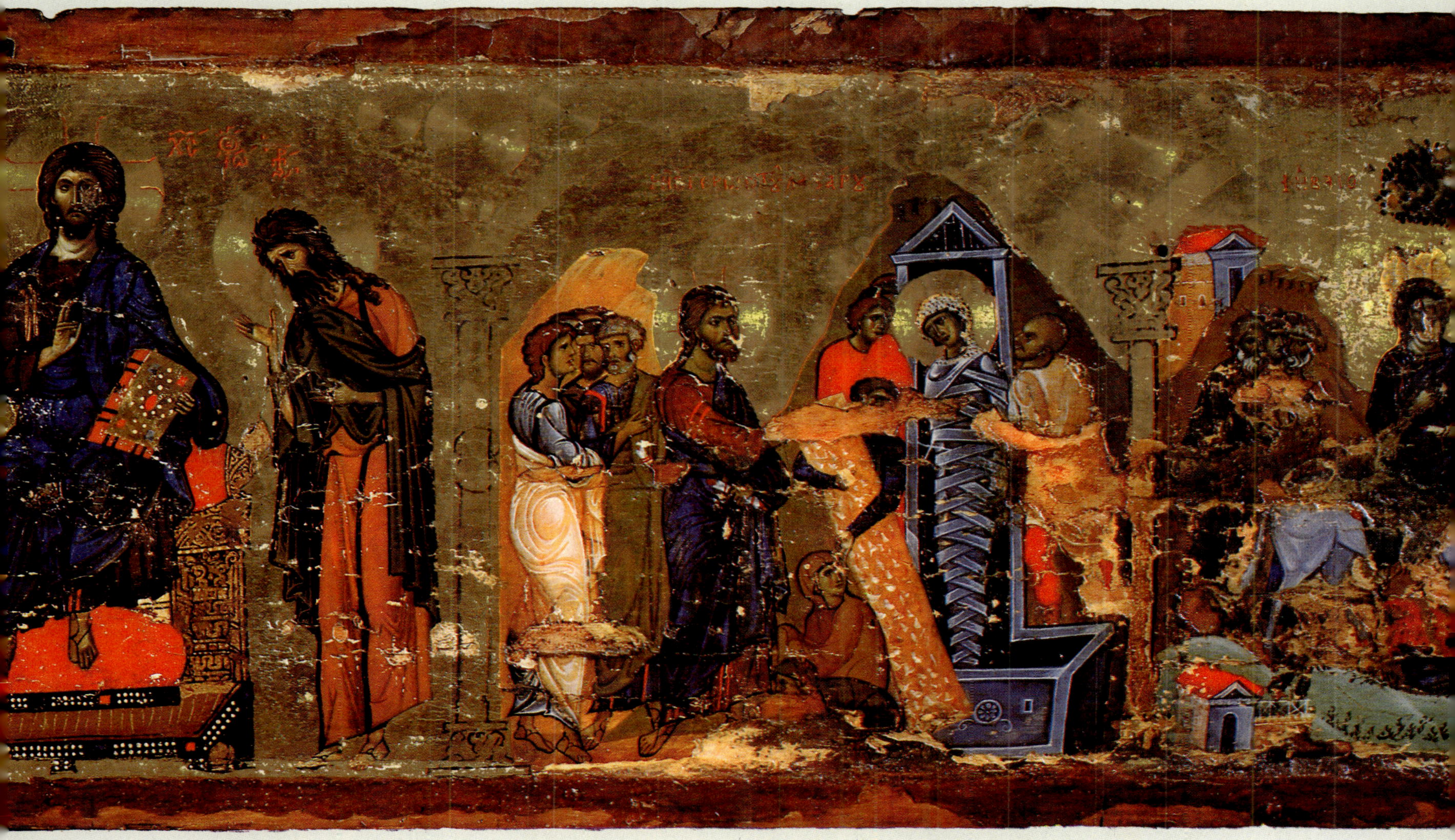

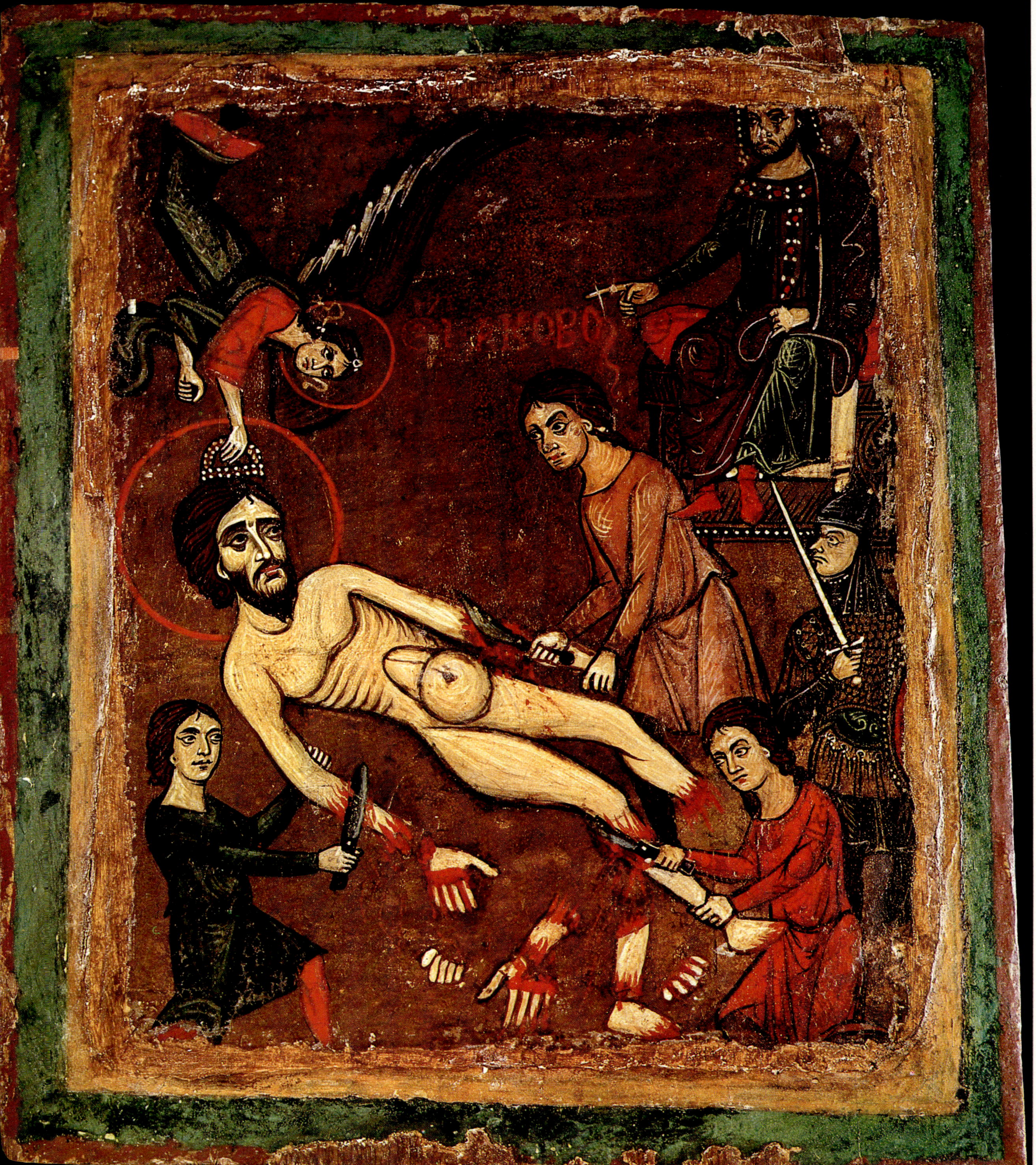

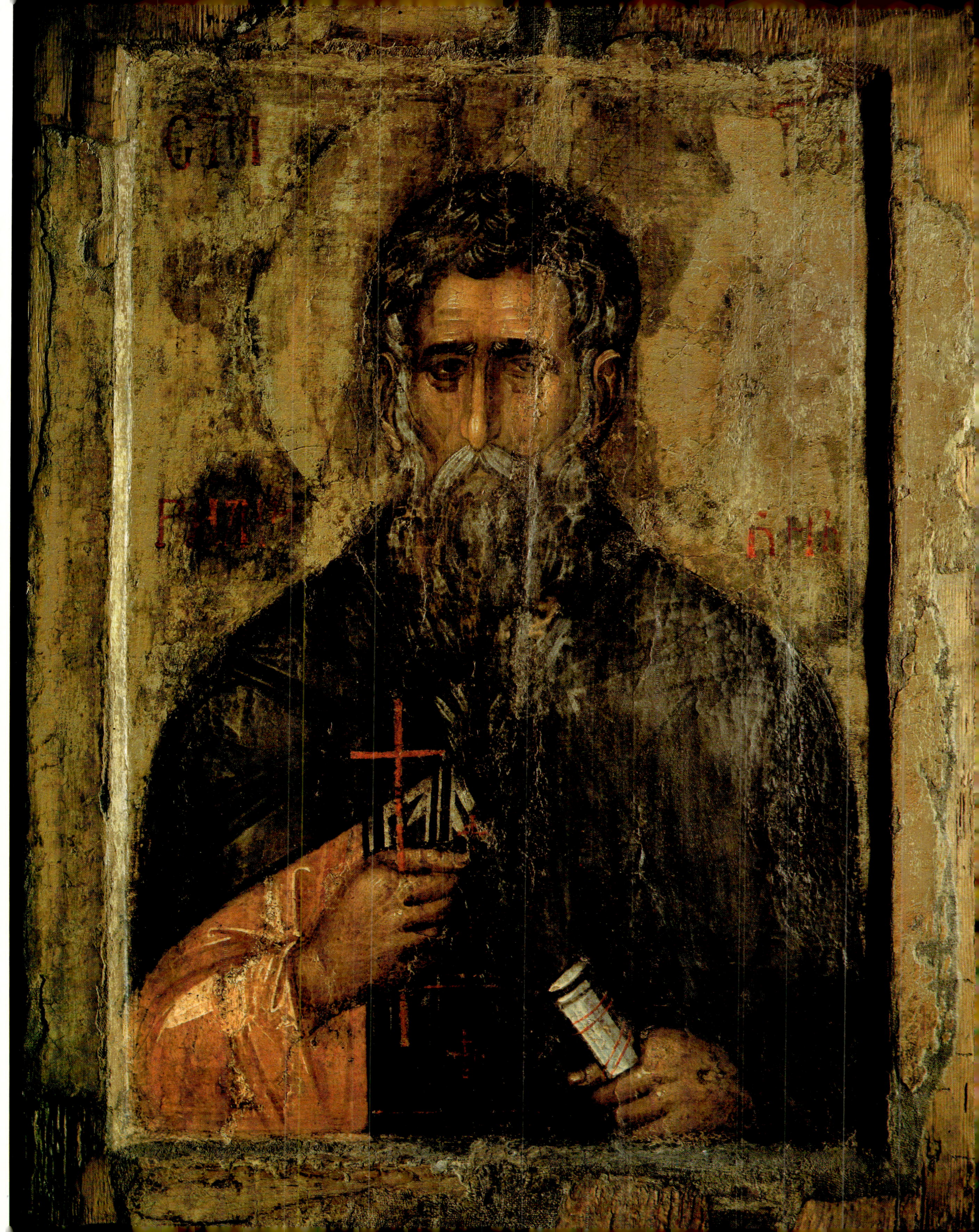

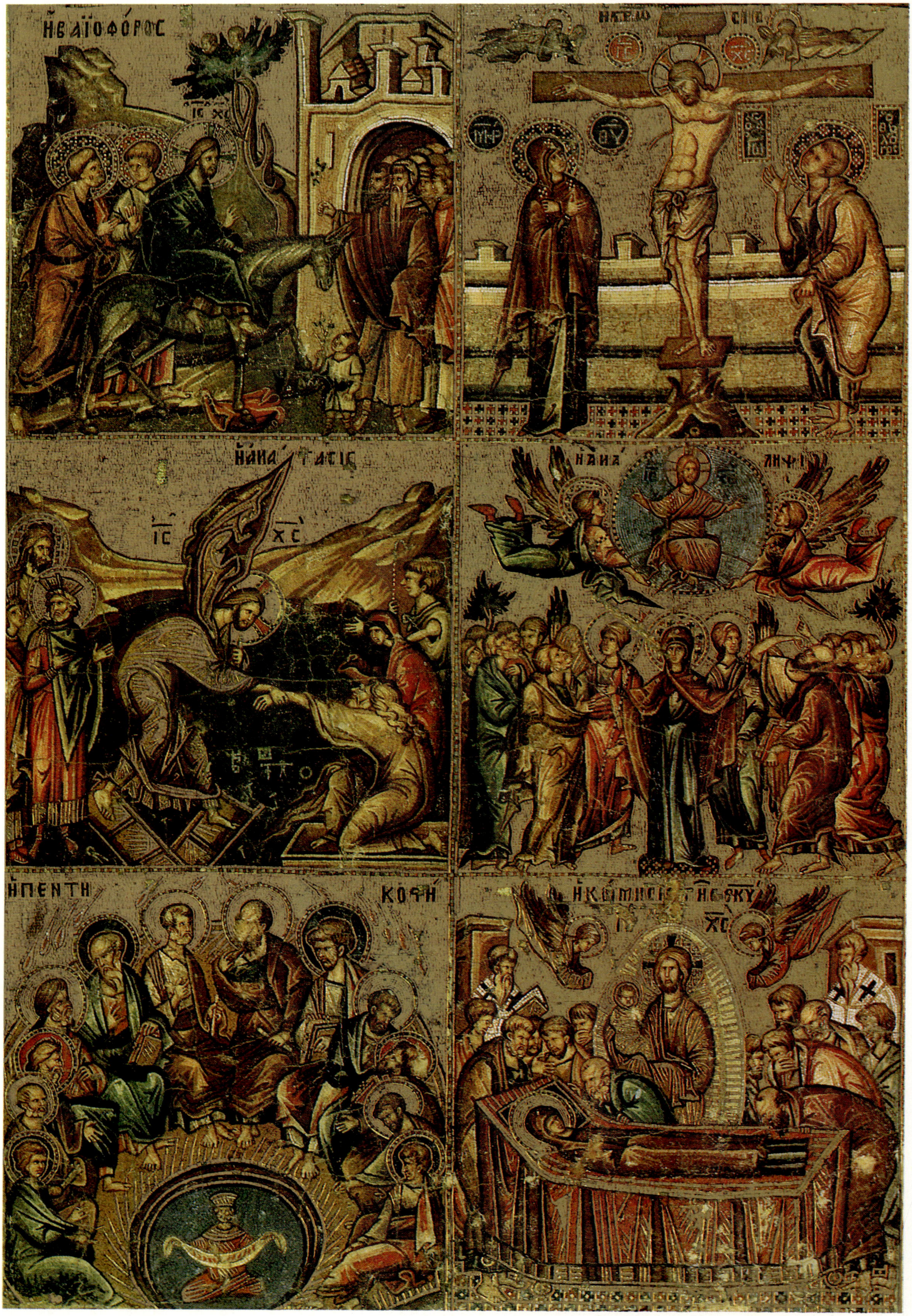
Η ΒΑΪΟΦΟΡΟC
IC XC
Η ΑΝΑ CΤΑCΙC
IC XC
Η ΑΝΑ ΛΗΨΙ
Η ΠΕΝΤΗ ΚΟCΤΗ
IC XC

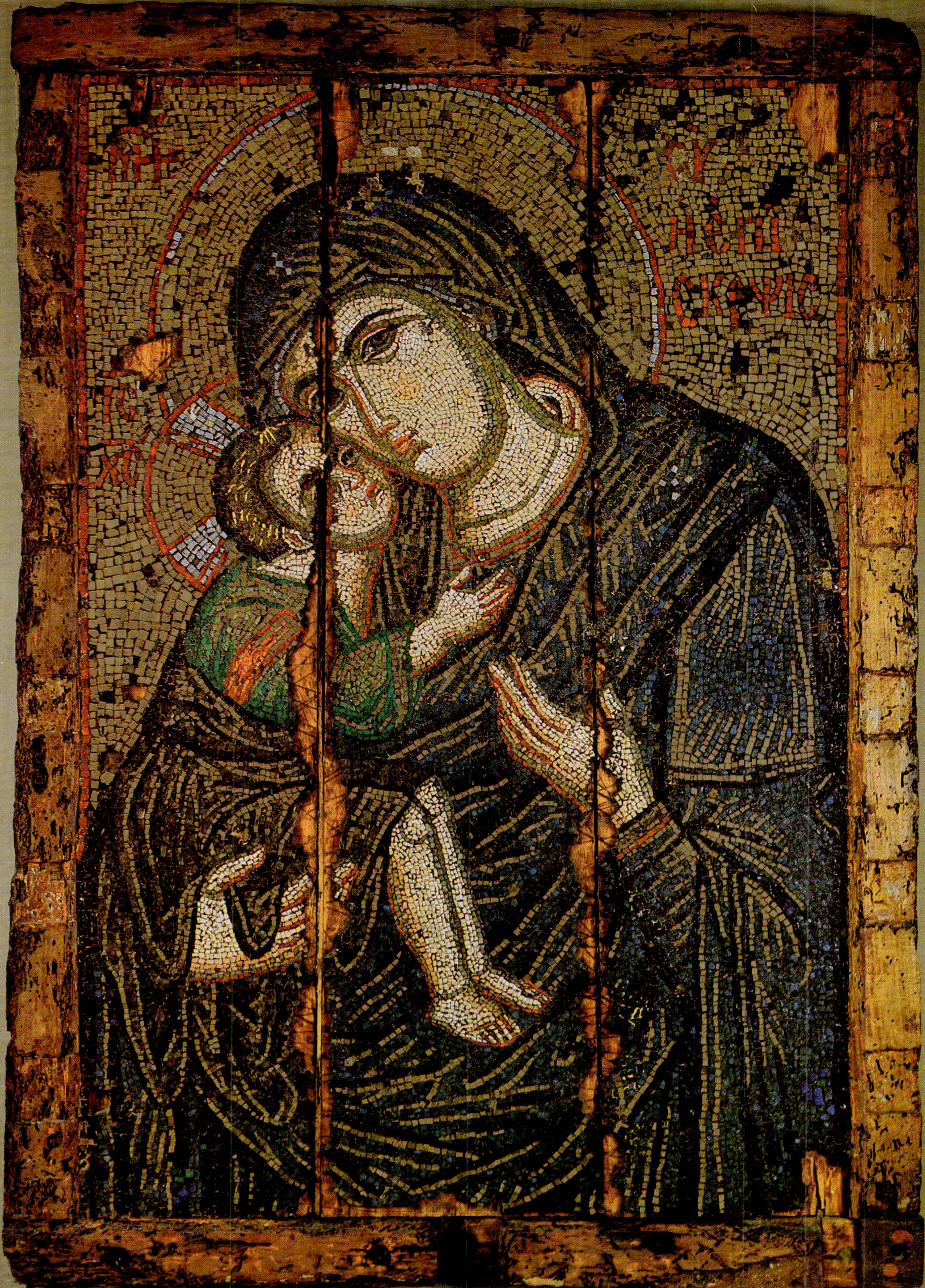

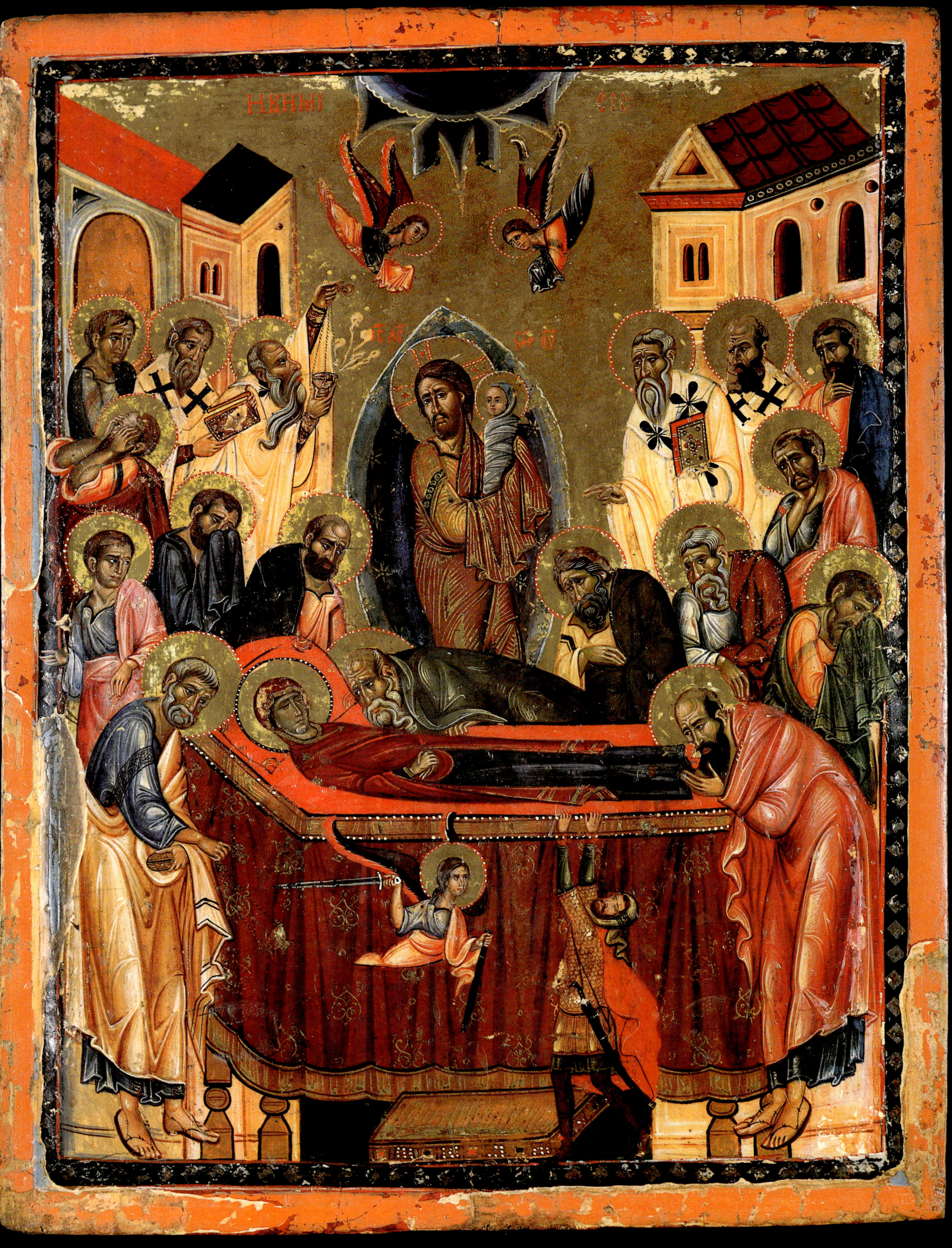

HKHMI
CIC

135 DER HEILIGE JOHANNES EVANGELIST

Ikone.
Holz und Leinwand. Höhe 77 cm.
14. Jh.
Rila (Bulgarien), Klostermuseum.

136 SZENEN AUS DEM LEBEN CHRISTI UND MARIENS

Rechter Flügel eines Diptychons.
Mosaikikone.
Höhe 27 cm.
Konstantinopel, 14. Jh.
Florenz, Museo del Bargello.

137 MARIA MIT DEM KIND

„Glykophilusa – die zärtliche Maria".
Mosaikikone.
Höhe 100 cm.
Kleinasien (?), 14. Jh.
Athen, Byzantinisches Museum.

138 MARIENTOD.

Ikone.
Höhe 44,4 cm.
Sinai, 2. Hälfte des 13. Jh.
Sinai, Katharinenkloster.

139 ADAM IM PARADIES

Elfenbein. Höhe 29,5 cm.
Konstantinopel, um 400.
Florenz, Museo del Bargello.

140 KAISERIN ARIADNE

Tafel eines Elfenbein-Diptychons.
Höhe 36,5 cm.
Konstantinopel (?), um 500.
Florenz, Museo del Bargello.

141 KREUZABNAHME

Elfenbeinplatte. Höhe 17 cm.
Konstantinopel, 10. Jh.
Washington, Dumbarton Oaks Museum.

142 CHRISTUS,
ROMANOS II. UND EUDOKIA KRÖNEND

Elfenbeinplatte. Höhe 24,5 cm.
Um 950.
Paris, Bibliothèque Nationale, Cabinet des Médailles.

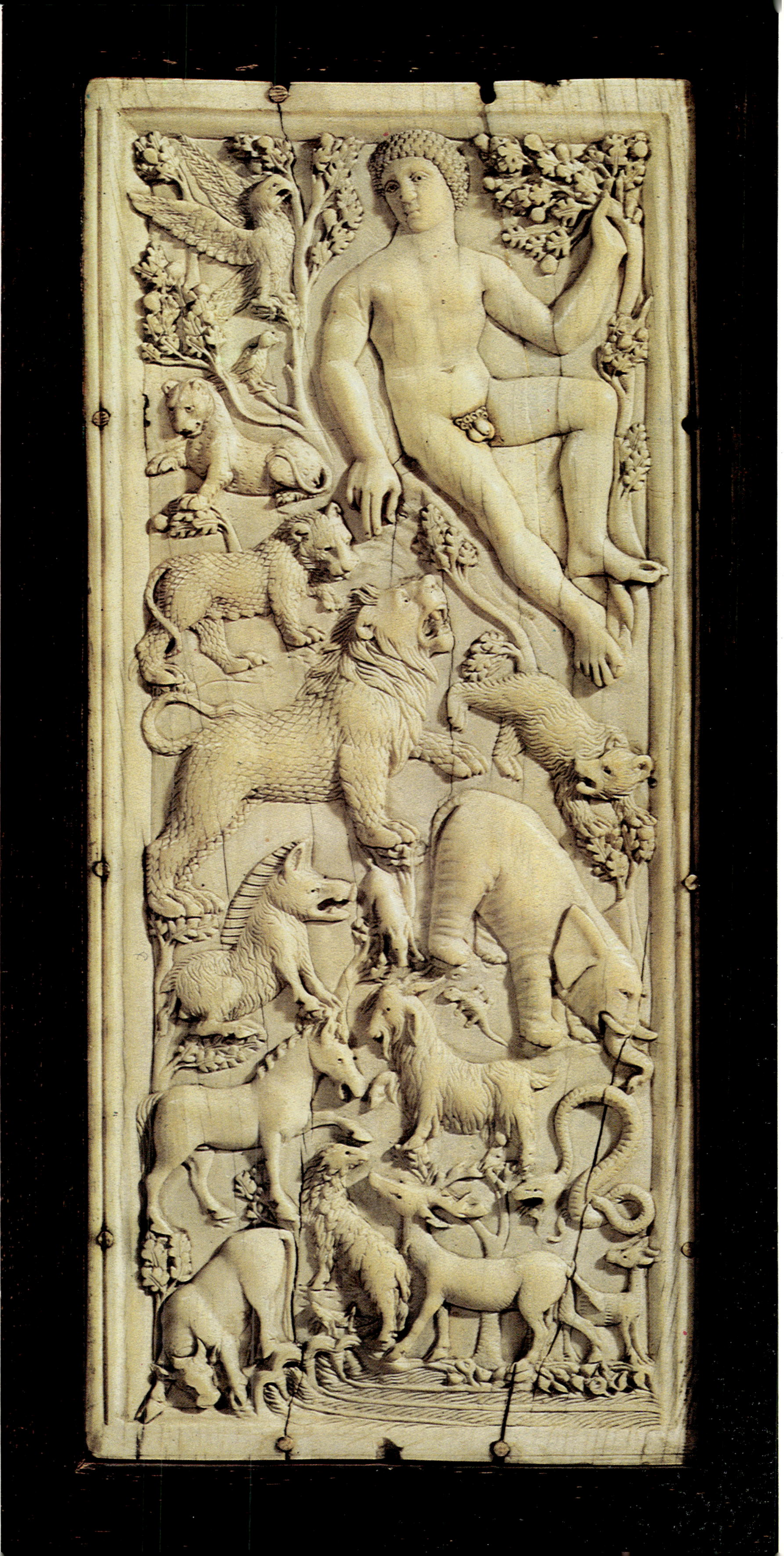

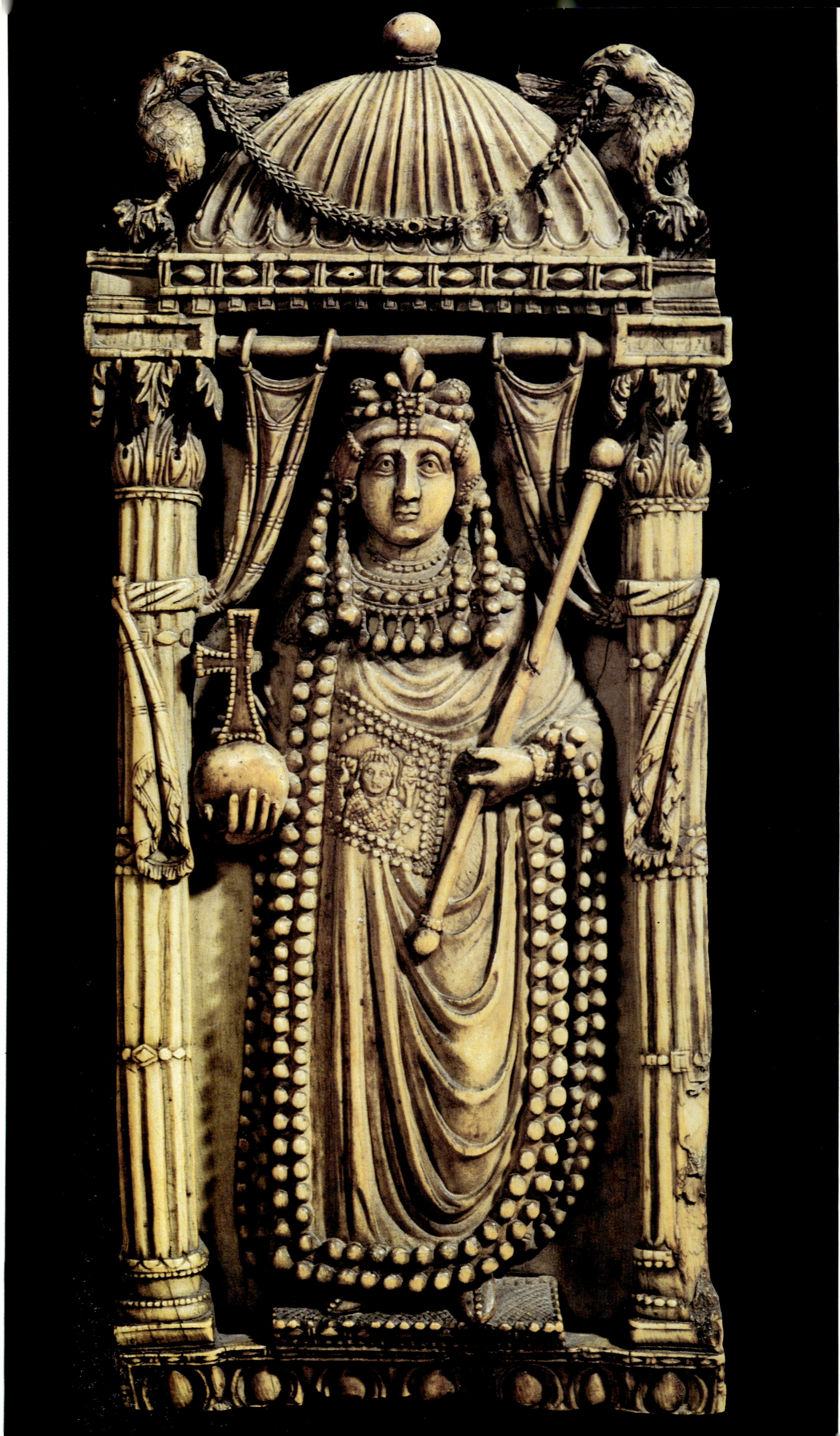

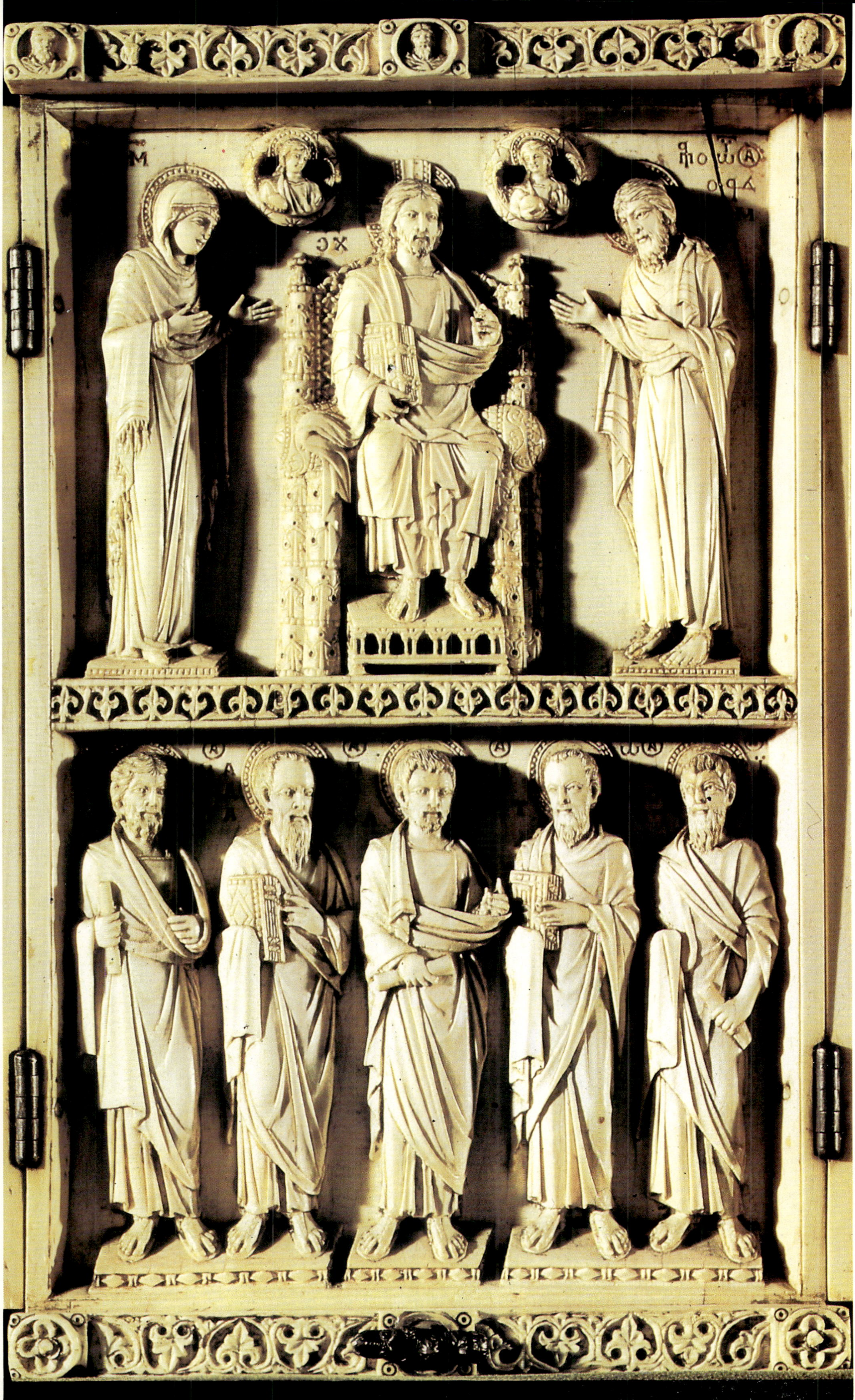

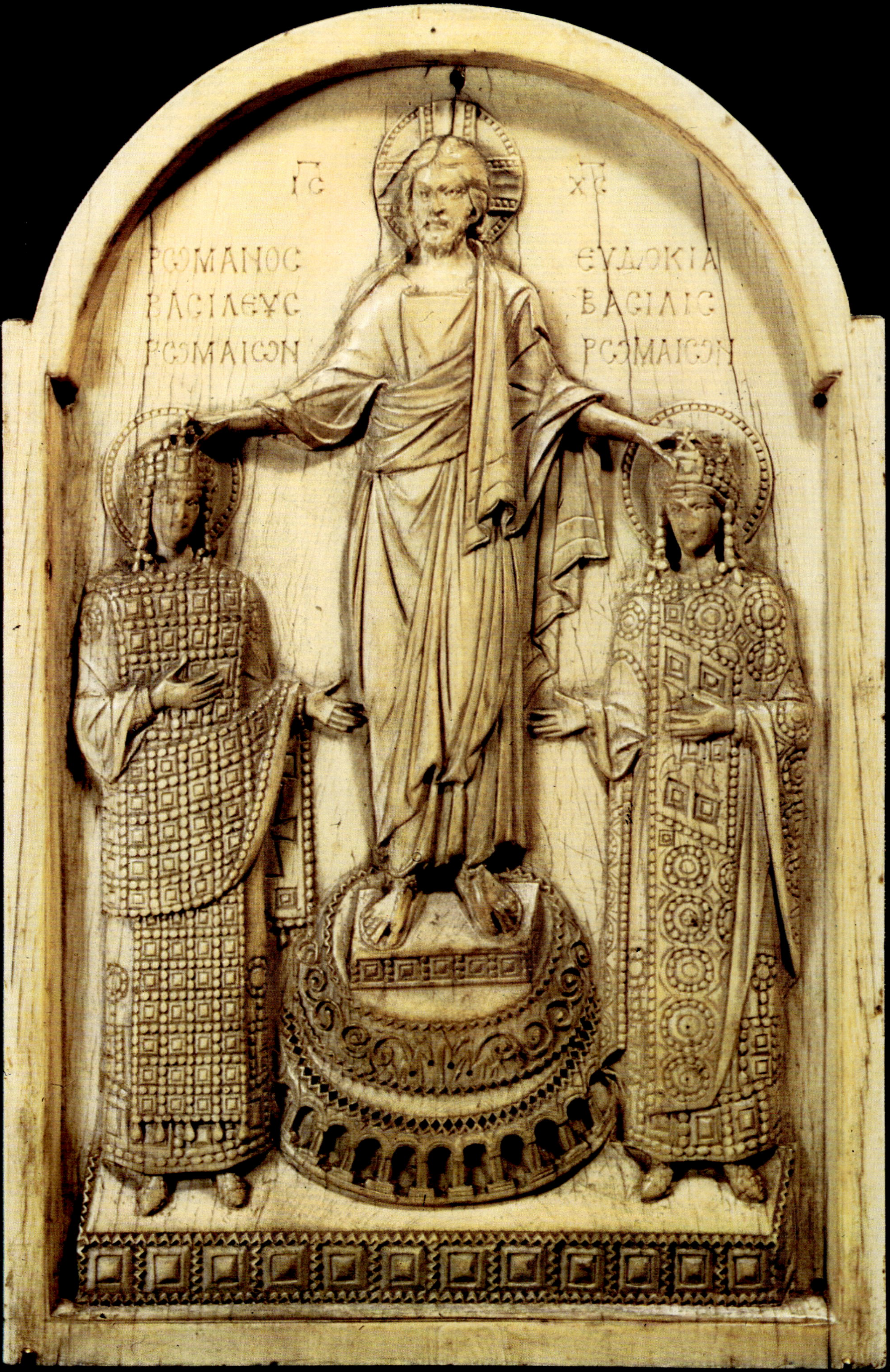
ΙC
ΧC
ΡΩΜΑΝΟC
ΒΑCΙΛΕΥC
ΡΩΜΑΙΩΝ
ΕΥΔΟΚΙΑ
ΒΑCΙΛΙC
ΡΩΜΑΙΩΝ

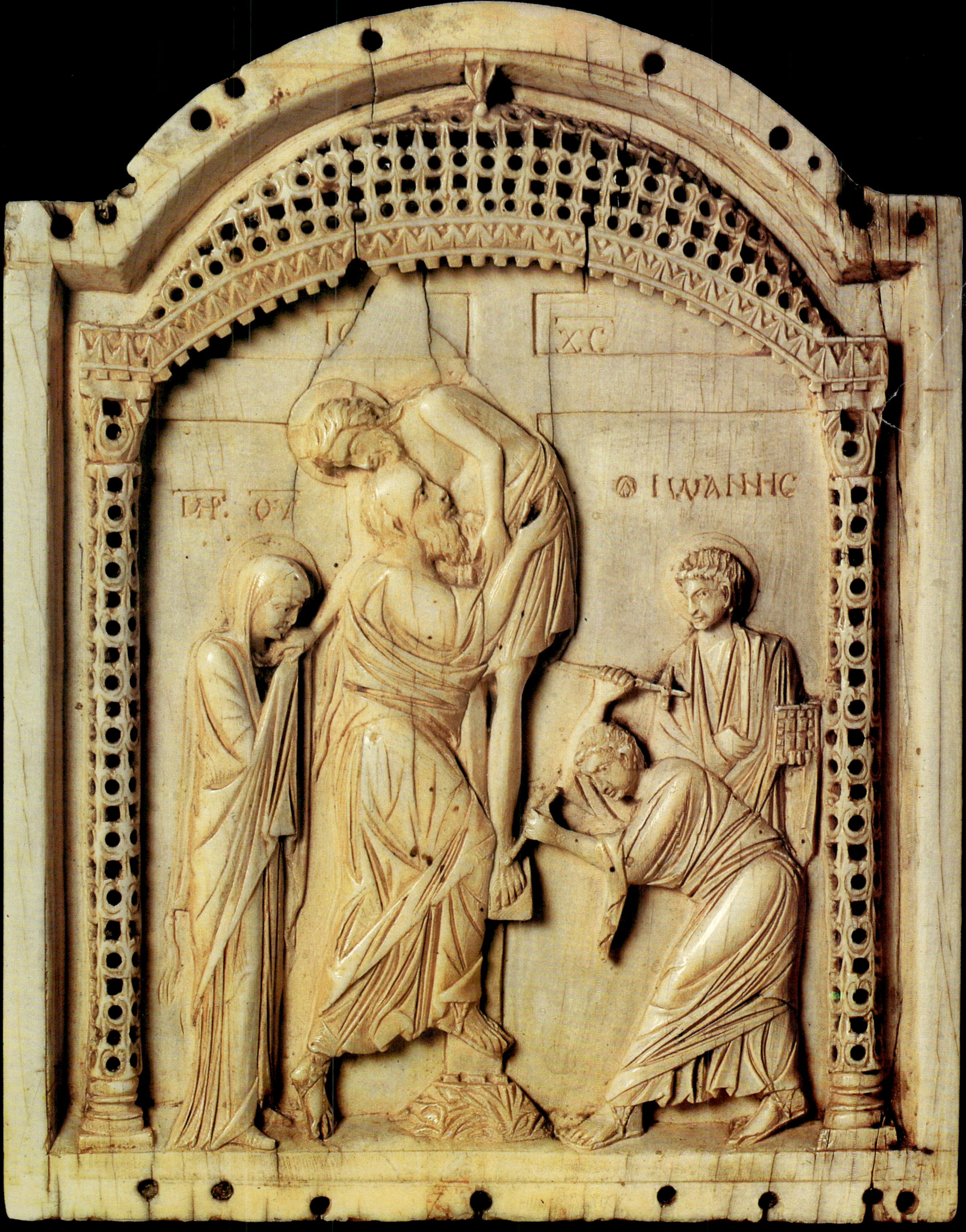
IC
XC
ΜΡ ΘΥ
Ο ΙΩΑΝΝΗC

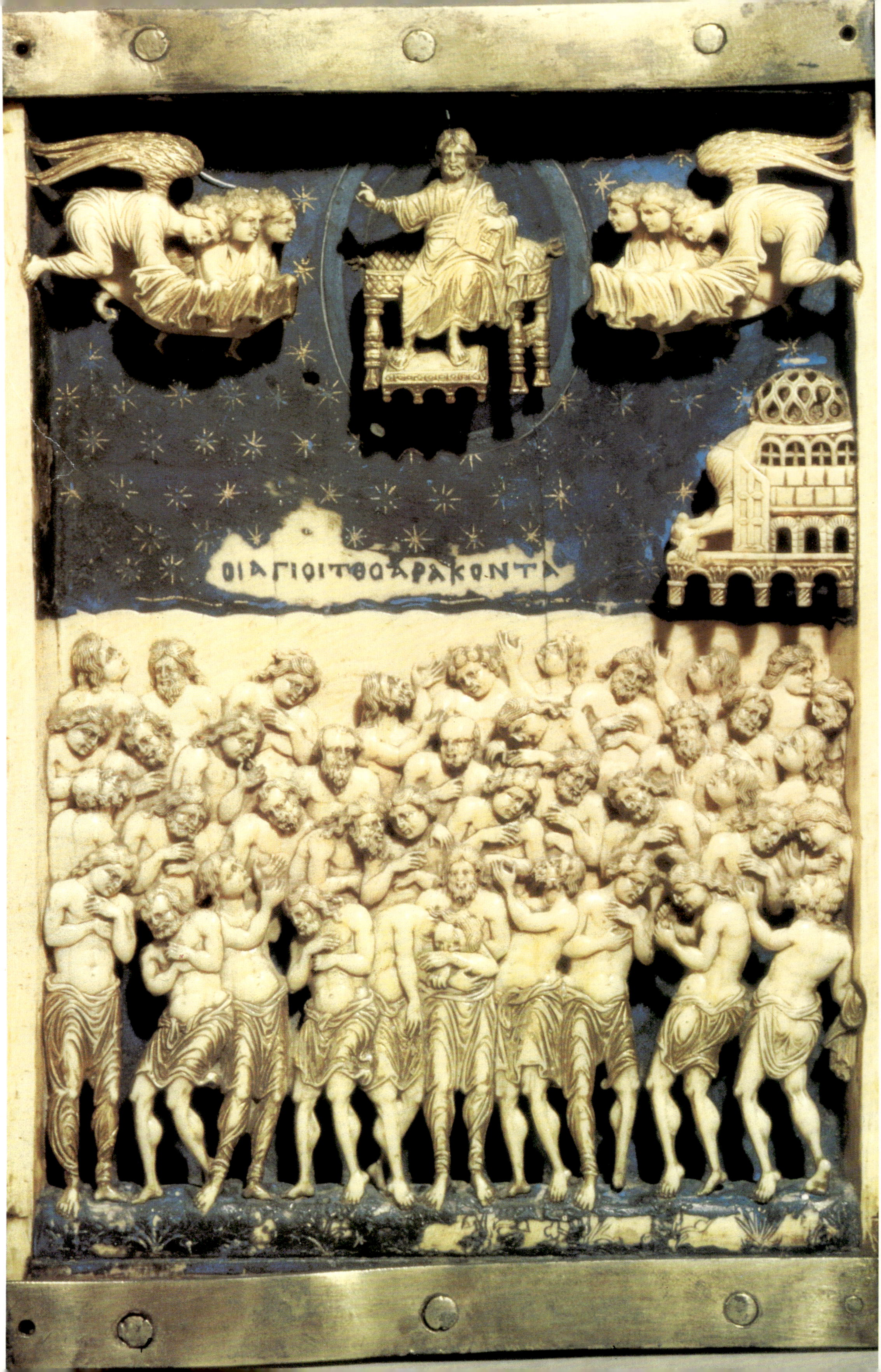

144

143 DEESIS UND HEILIGE

Tafel des „Harbaville-Triptychons".
Elfenbein. Höhe 24,2 cm.
Konstantinopel, Ende 10. Jh.
Paris, Louvre.

144 DIE VIERZIG MARTYRER VON SEBASTE

Mitteltafel eines Elfenbein-Triptychons.
Höhe 18,5 cm.
11. Jh.
Leningrad, Eremitage.

145 KREUZ JUSTINOS' II.
Silber, vergoldet, inkrustiert mit Edelsteinen. Höhe 40 cm.
Rom, 565–578.
Rom, Vatikanische Museen.

146 JAGDSZENE
Bronzeplatte, mit Silber und Kupfer inkrustiert. Höhe 15 cm.
5.–6. Jh.
Paris, Louvre.

147 PFERD
Weihwasserwedel (Aspergill).
Bronze. Höhe 16,5 cm.
Paris, Louvre.

148 DER HEILIGE SYMEON STYLITES
Platte eines Reliquiars.
Getriebenes Silber, vergoldet.
Höhe 30 cm.
Umgebung von Hama (Syrien), 6. Jh.
Paris, Louvre (Schenkung der „Freunde des Louvre").

149 RELIQUIAR
Silber, vergoldet, und Zellenschmelz.
Höhe 10,1 cm.
8.–9. Jh.
New York, The Metropolitan Museum of Art (Schenkung J. Pierpont Morgan).

150 ARMBÄNDER
Email. Höhe 5,7 cm.
9. Jh.
Thessaloniki, Museum.

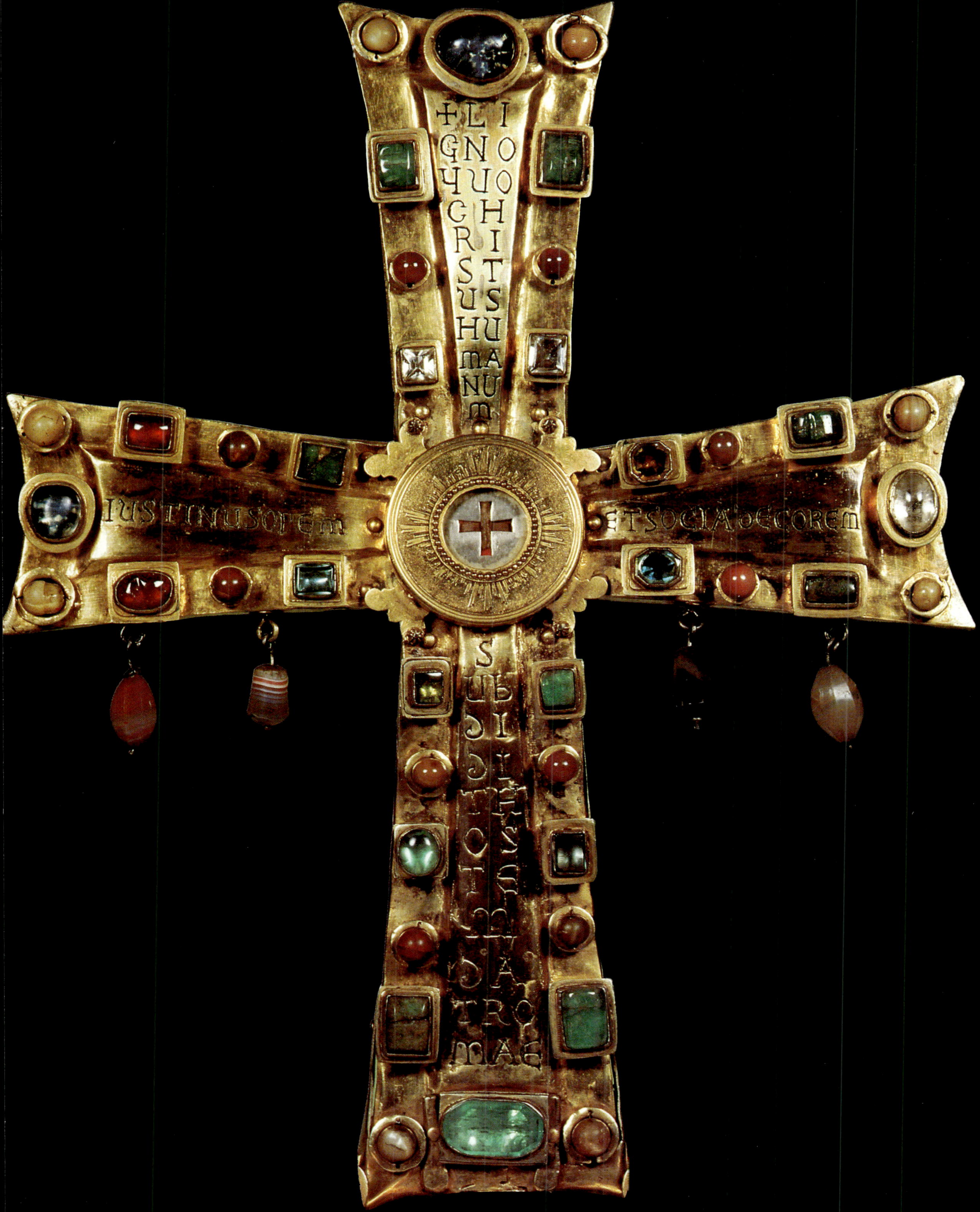
IUSTINUSOPEM
ETSOCIADECOREM

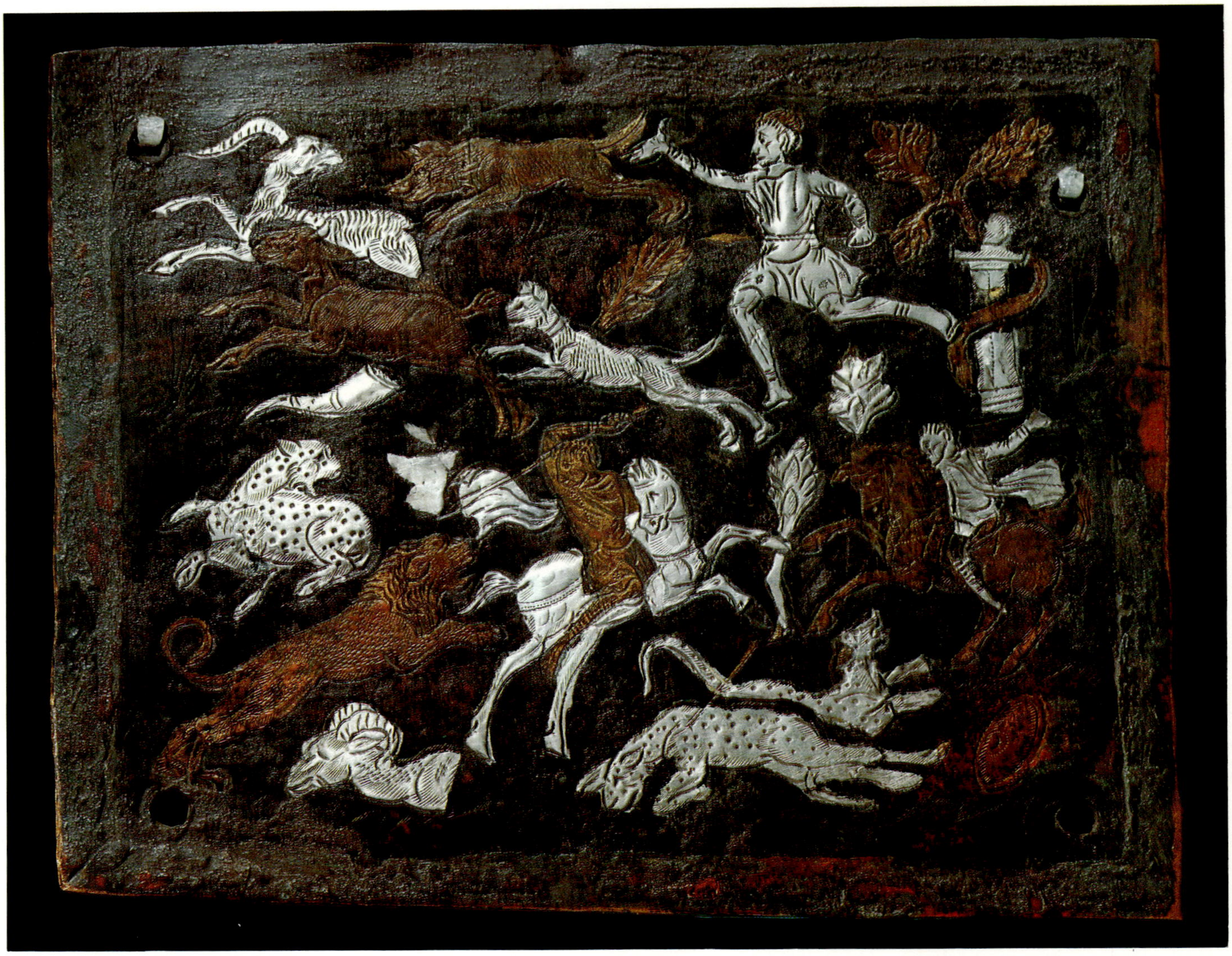

146

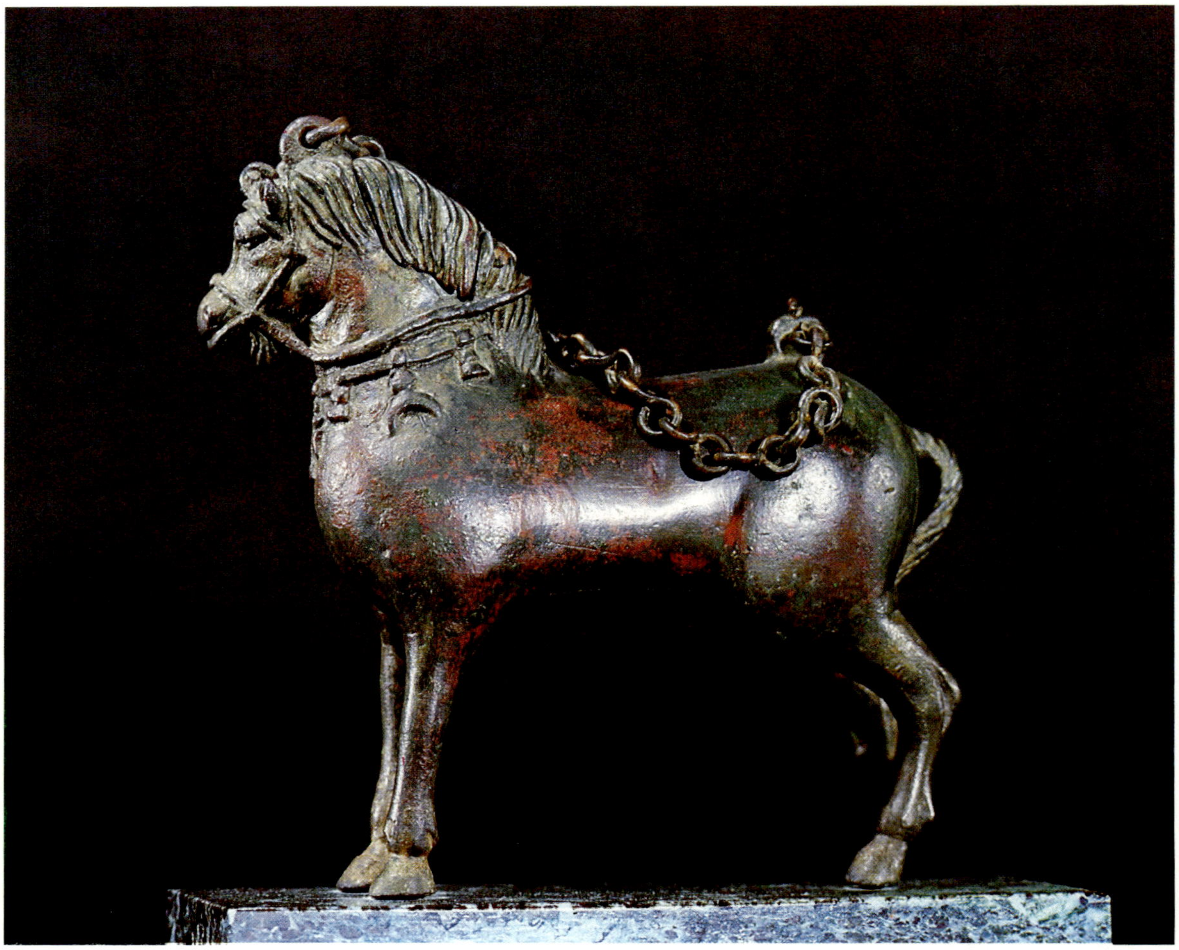

147

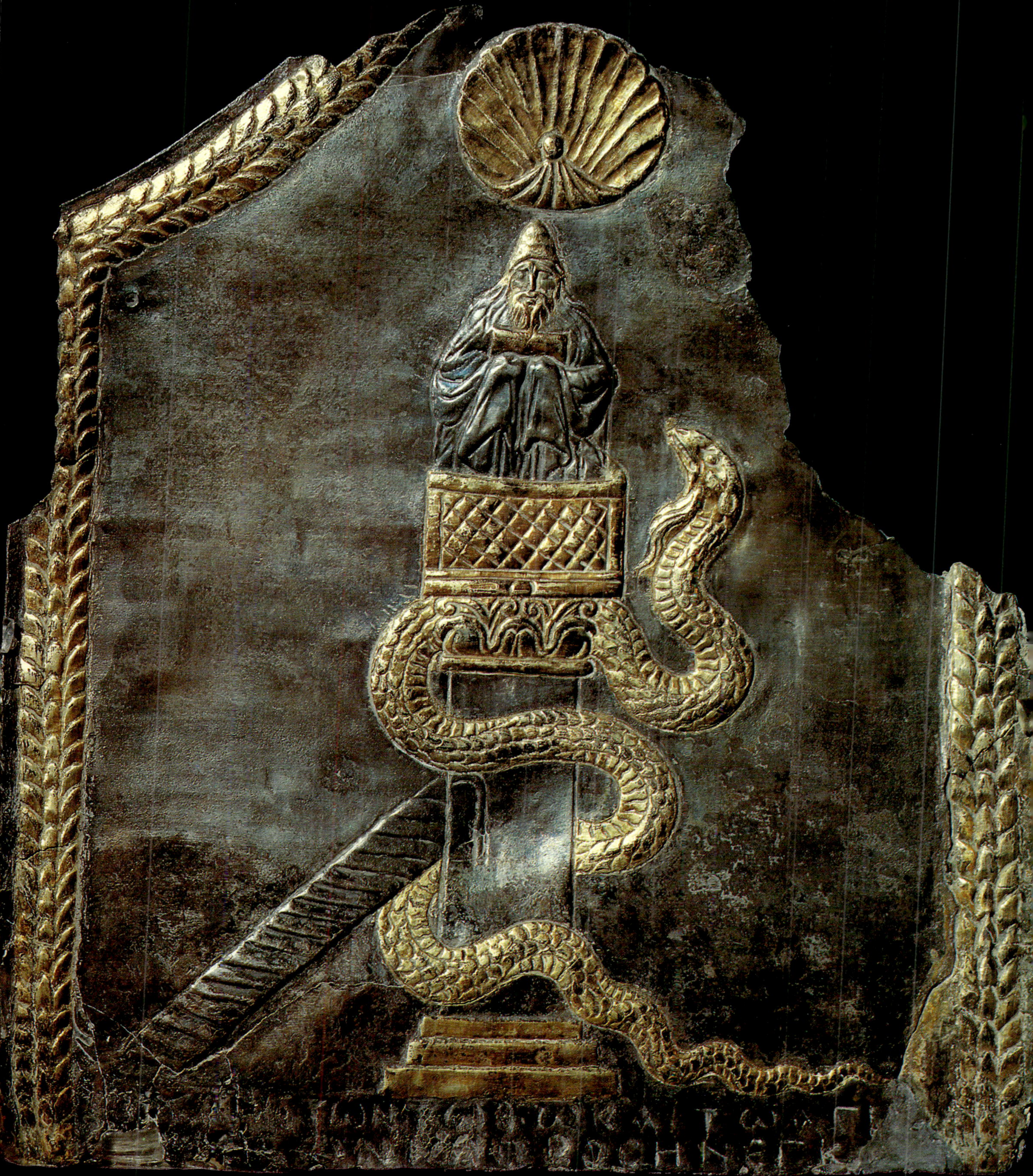

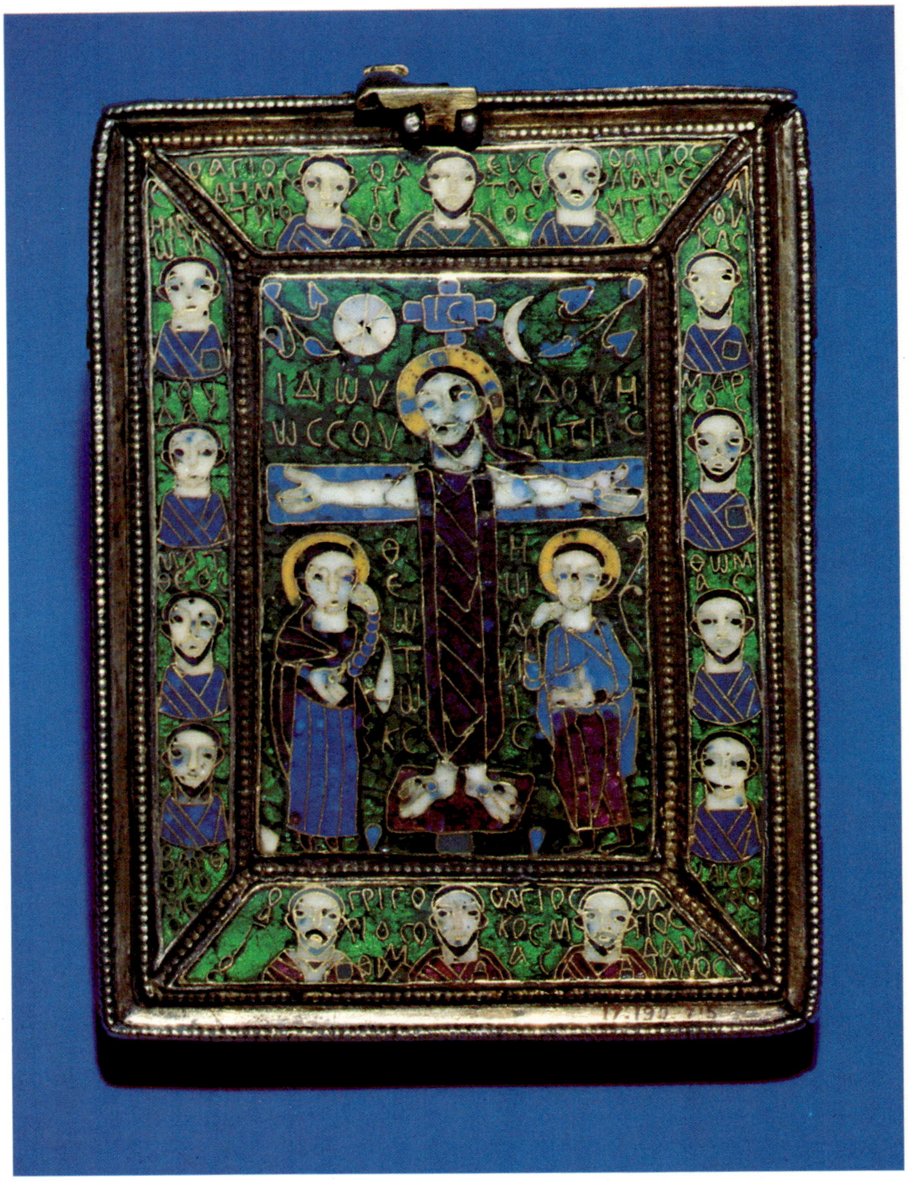

149

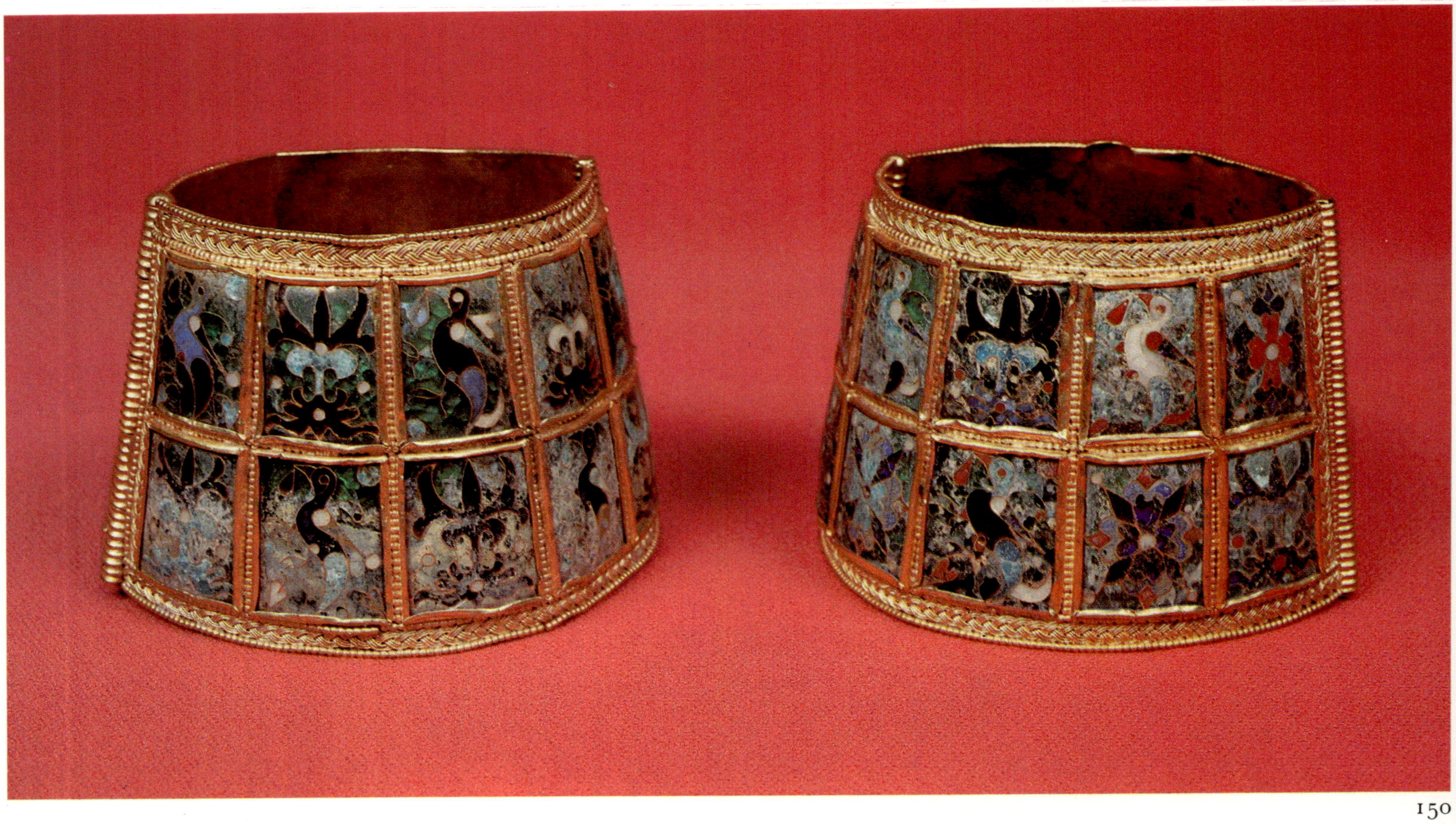

150

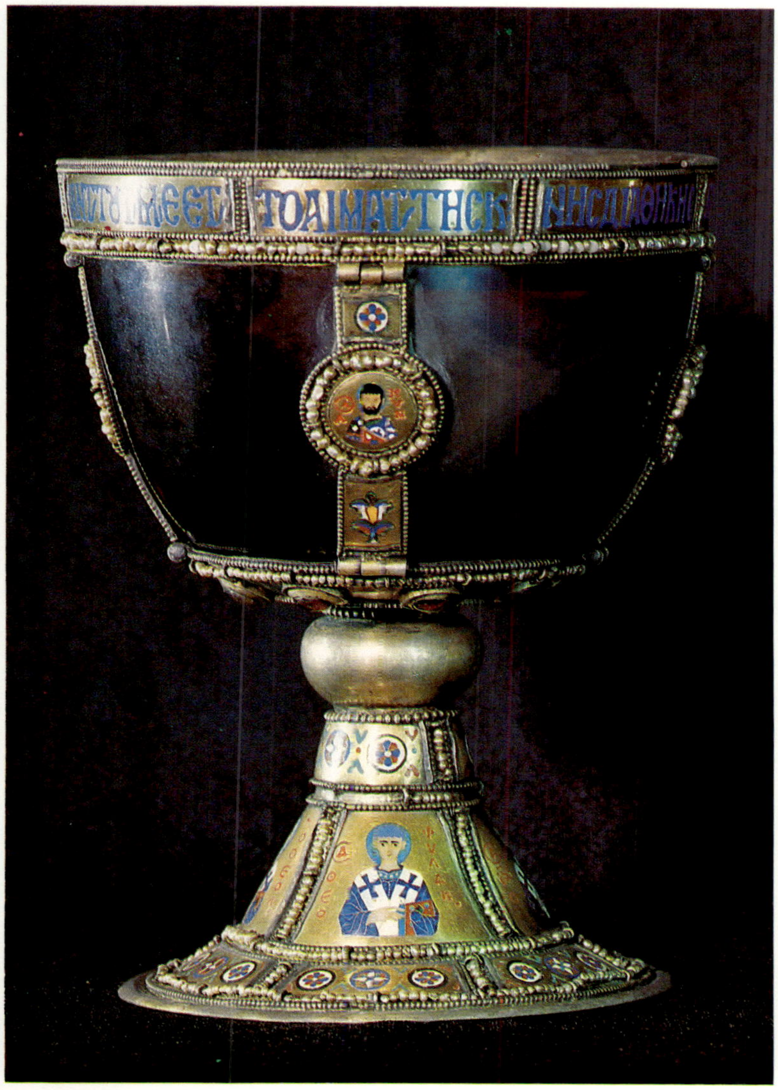

151

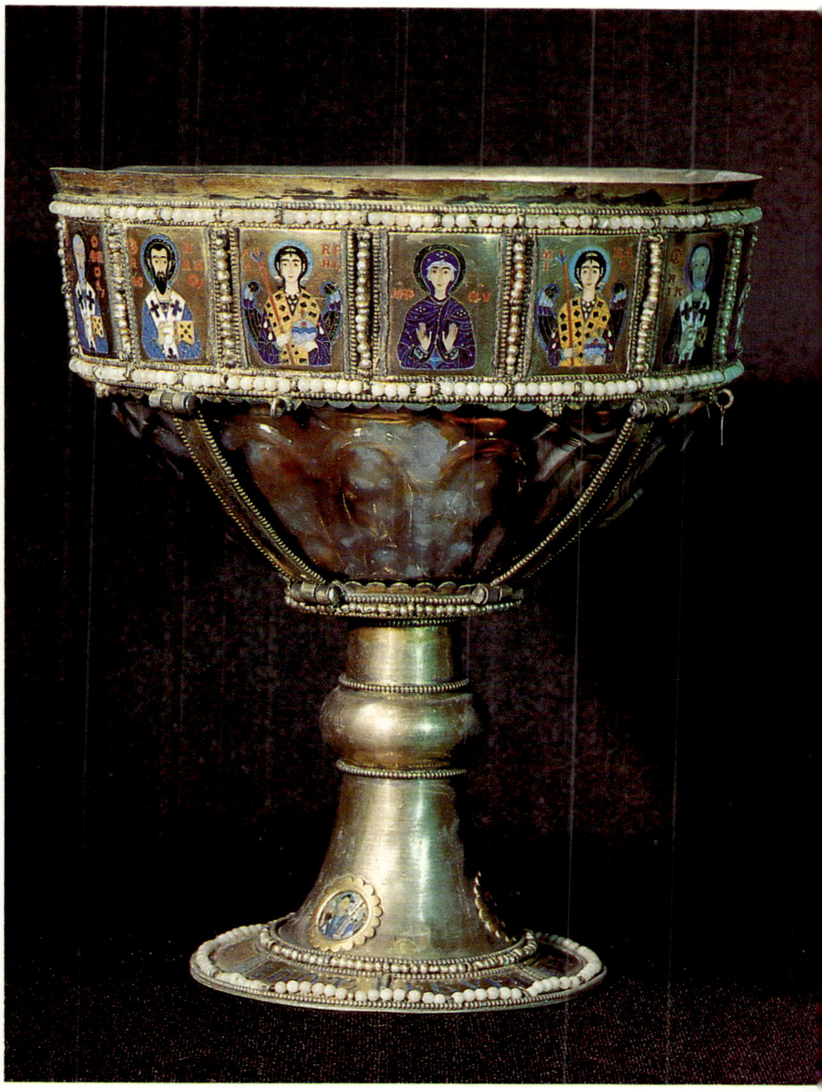

152

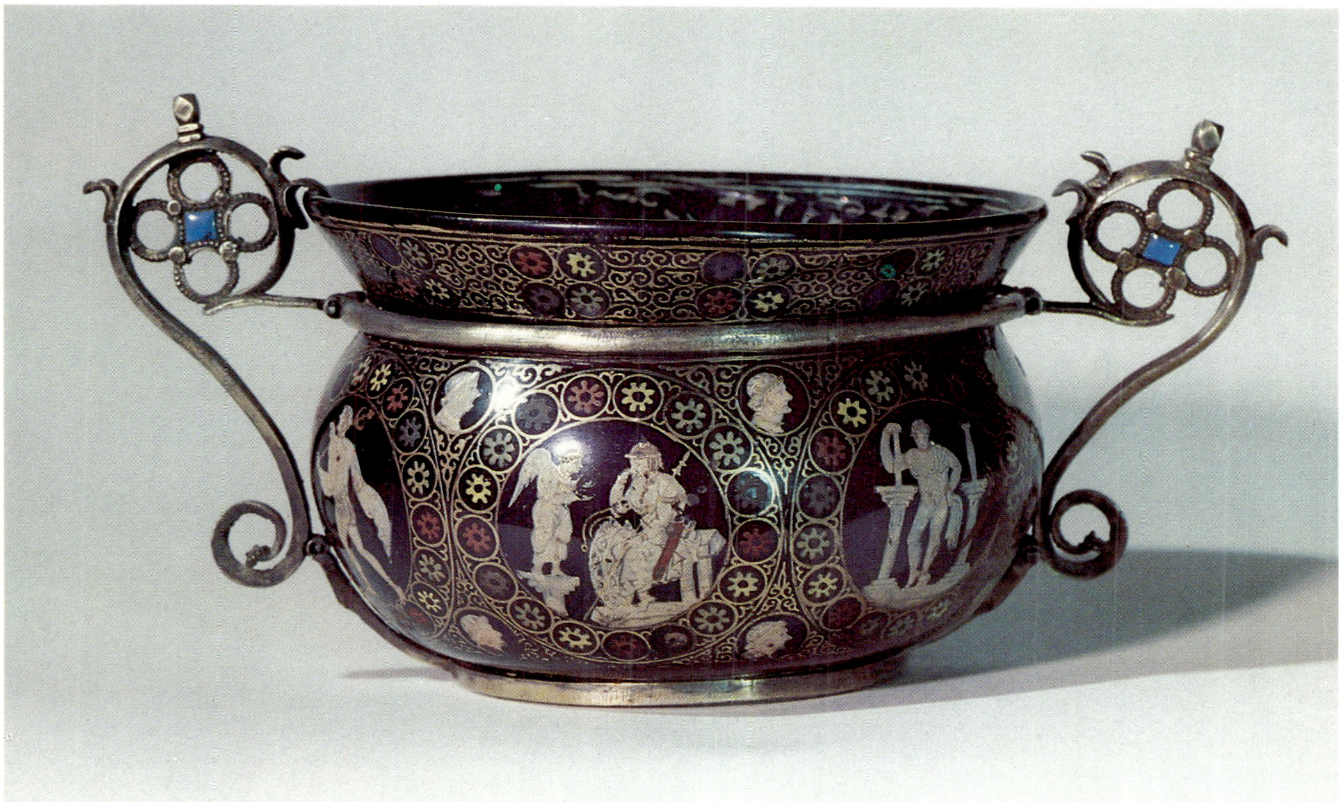

153

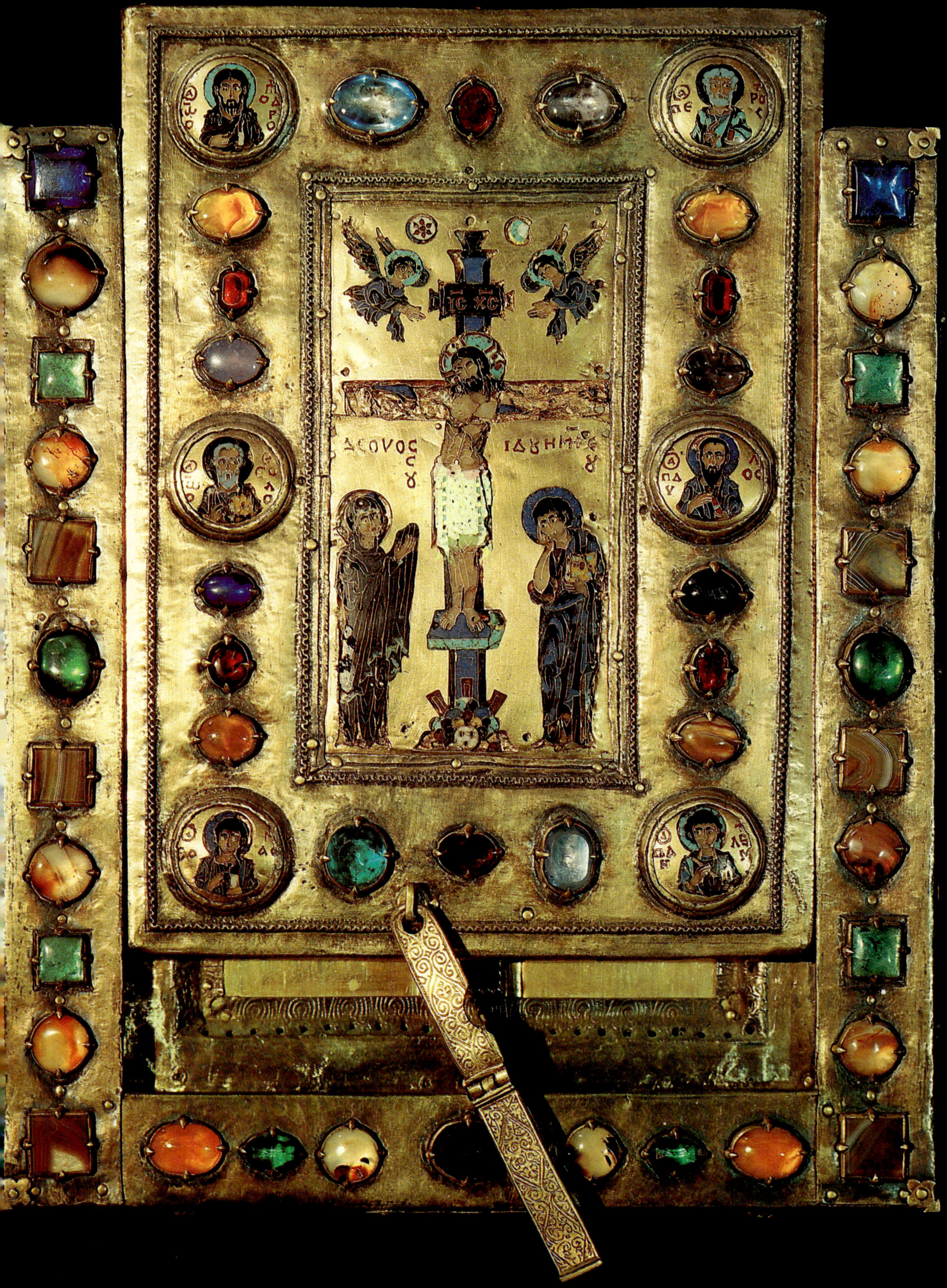

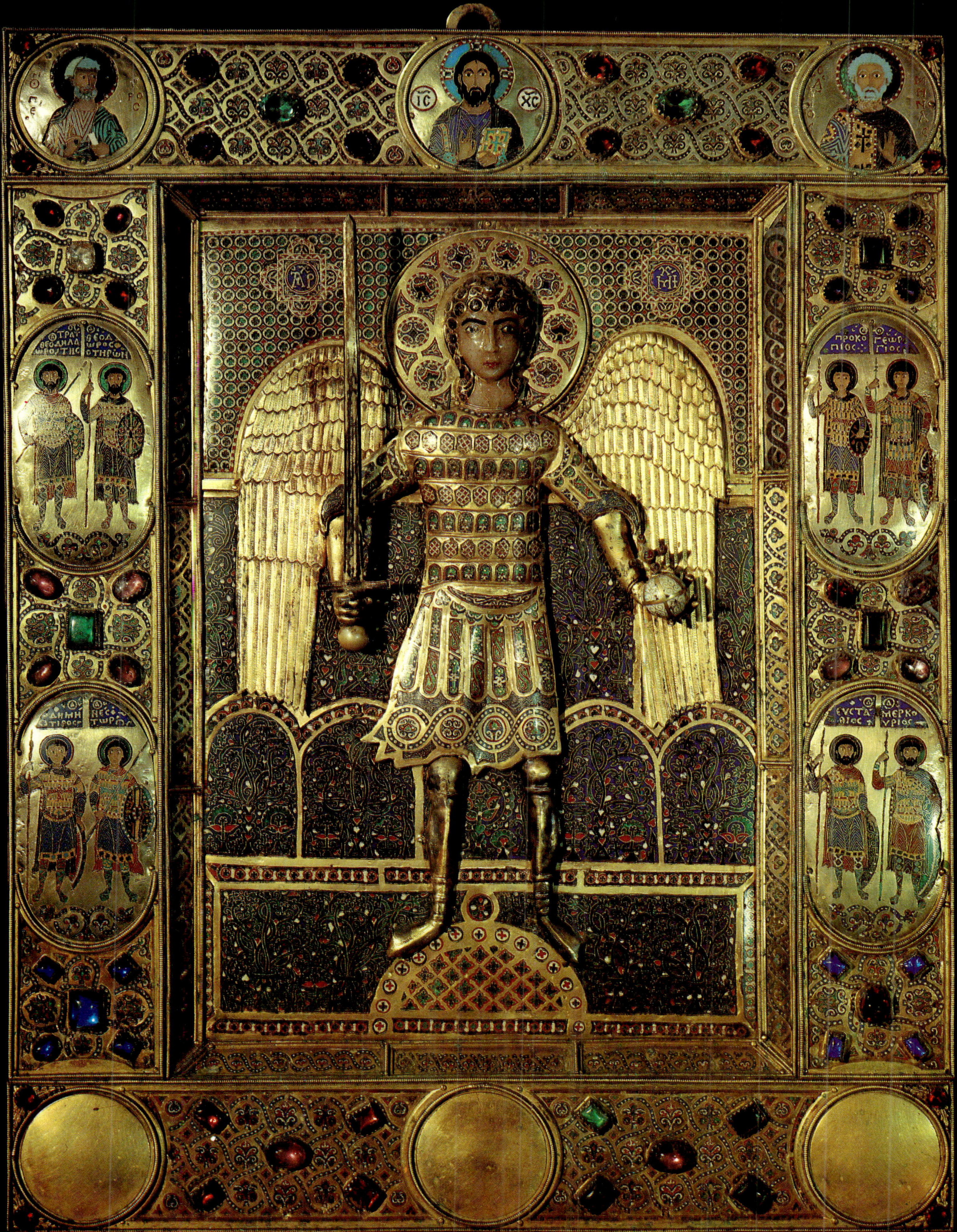
IC
XC

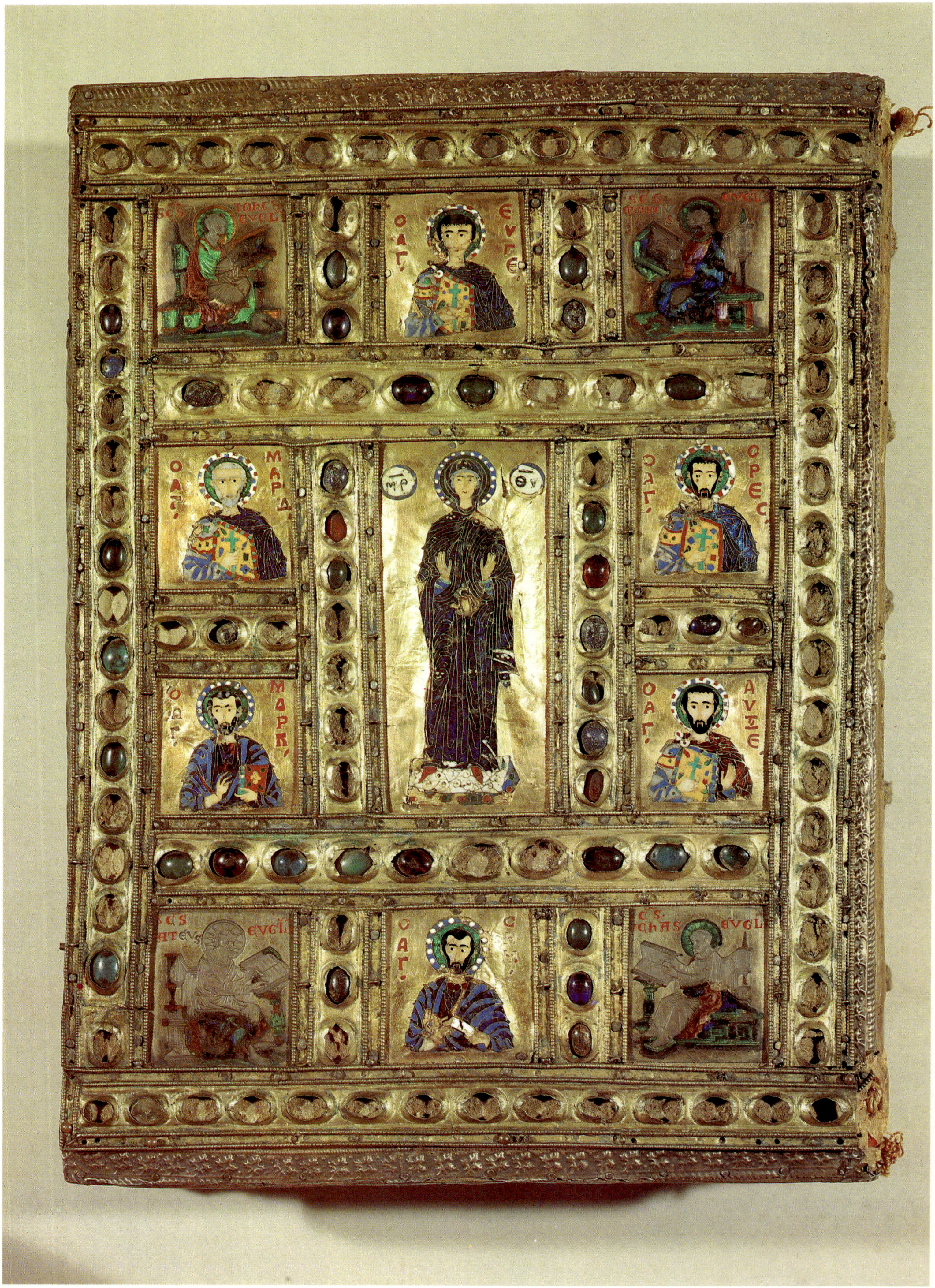

151 KELCH

Aufgrund der Inschrift kann der Name eines Kaisers identifiziert werden: Romanos (ohne Zweifel Romanos II., 959–963). Brauner Chalzedon, mit Email dekoriert. Höhe 28,5 cm.
10. Jh.
Venedig, S. Marco, Schatzkammer.

152 KELCH

Brauner Chalzedon, mit Emailbildern dekoriert. Höhe 22,5 cm.
10. Jh.
Venedig, S. Marco, Schatzkammer.

153 GLASSCHALE

mit mythologischen Figuren dekoriert. Emailliertes Glas. Höhe 8 cm.
11. Jh.
Venedig, S. Marco, Schatzkammer.

154 KREUZIGUNG CHRISTI

von Heiligen-Medaillons umrahmt. Staurothek (Reliquiar des Heiligen Kreuzes). Silber, vergoldet, mit Email und Edelsteinen dekoriert. Höhe 24 cm.
11.–12. Jh.
Venedig, S. Marco, Schatzkammer.

155 ERZENGEL MICHAEL

Ikone.
Silber, vergoldet, mit Email dekoriert. Höhe 46 cm.
11. Jh.
Venedig, S. Marco, Schatzkammer.

156 MARIA ORANS

von Heiligenbildern umrahmt. Buchdeckel eines Evangeliars. Silber, vergoldet, mit Email dekoriert. Höhe 35 cm.
12. Jh.
Venedig, Biblioteca Marciana.

157 MARIA IN EINER GROTTE
AUS BERGKRISTALL
Durchmesser 13,5 cm.
Ende 9. Jh.
Venedig, S. Marco, Schatzkammer.

158 CHRISTUS
Kamee.
Lapislazuli und Gold. Höhe 11,5 cm.
10.–11. Jh.
Moskau, Waffenmuseum des Kreml.

159 FLÄSCHCHEN
dekoriert mit einem Vogel.
Aus den Grabungen bei Korinth.
Wiederherstellung.
Glas, emailliert.
10.–11. Jh.
Korinth, Museum.

160 TAUFE CHRISTI
Emailplatte der Pala d'oro,
zweifellos in Venedig von griechischen
Arbeitern hergestellt.
13. Jh.
Venedig, S. Marco.

161 KREUZIGUNG CHRISTI
Emailplatte der Pala d'oro,
zweifellos in Venedig von griechischen
Arbeitern hergestellt.
13. Jh.
Venedig, S. Marco.

162 ERZENGEL MICHAEL
Emailplatte der Pala d'oro.
14. Jh.
Venedig, S. Marco.

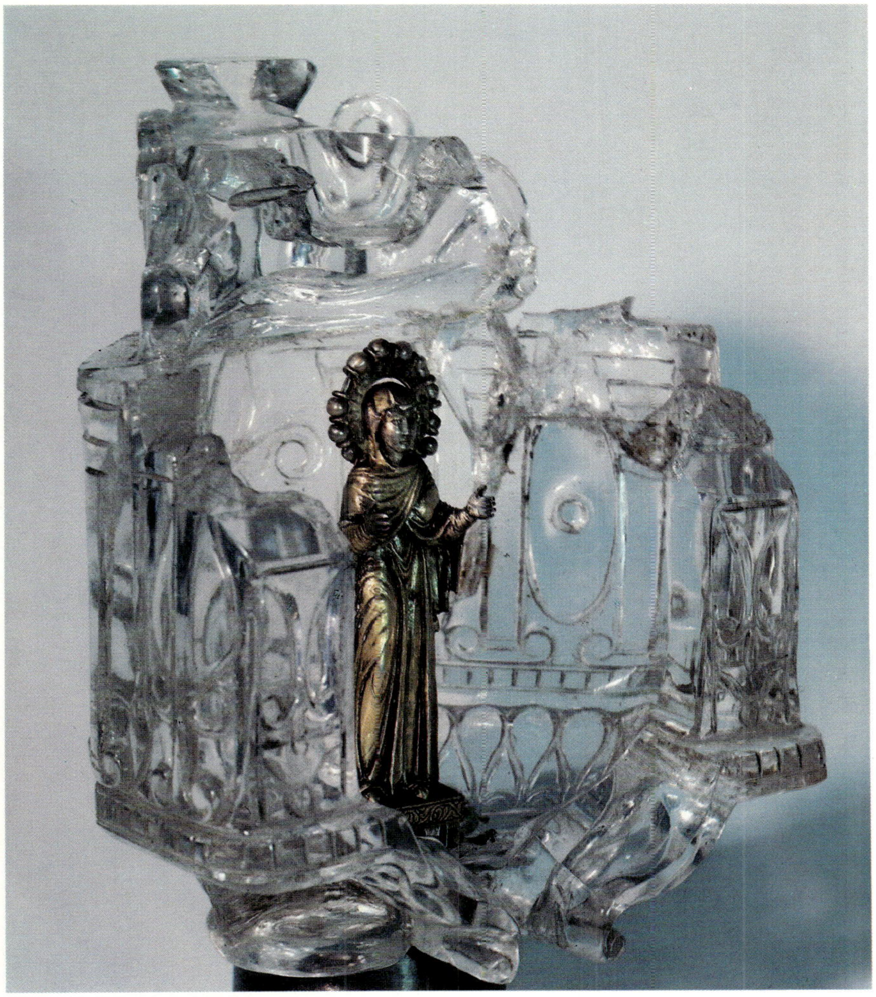

157

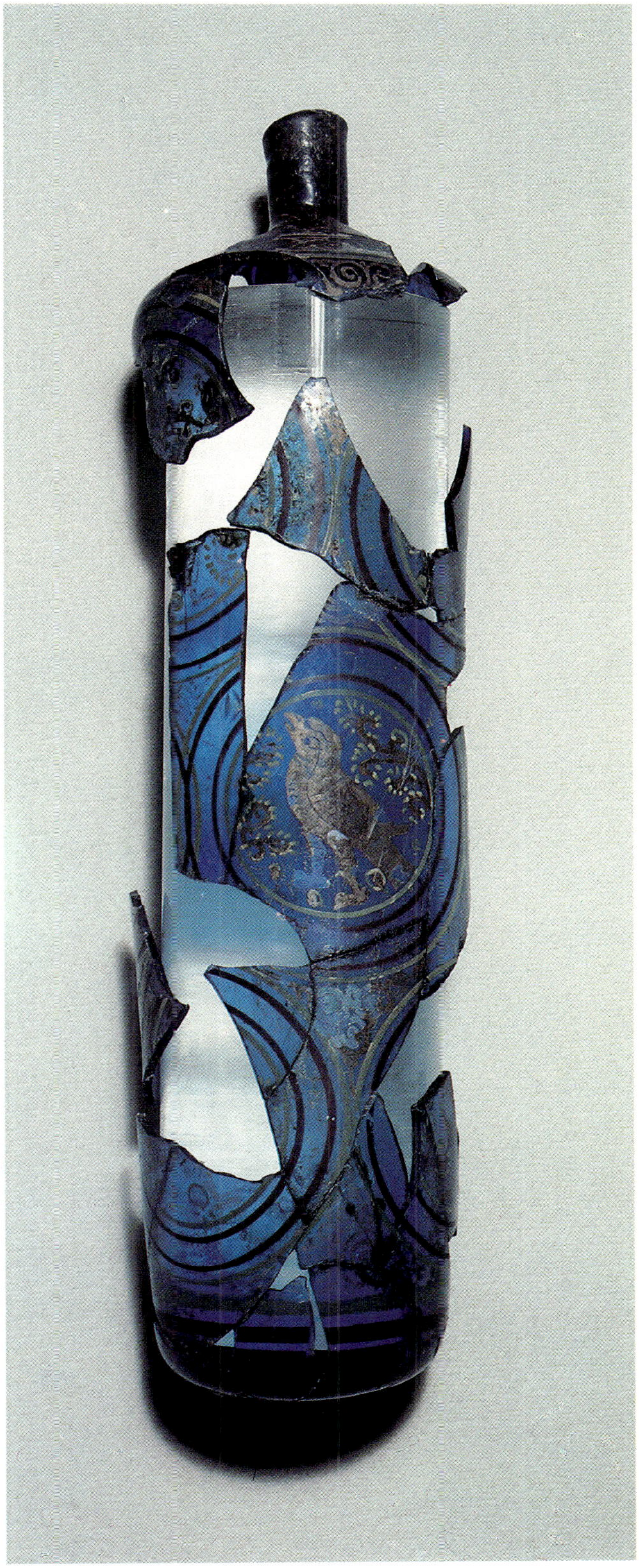

159

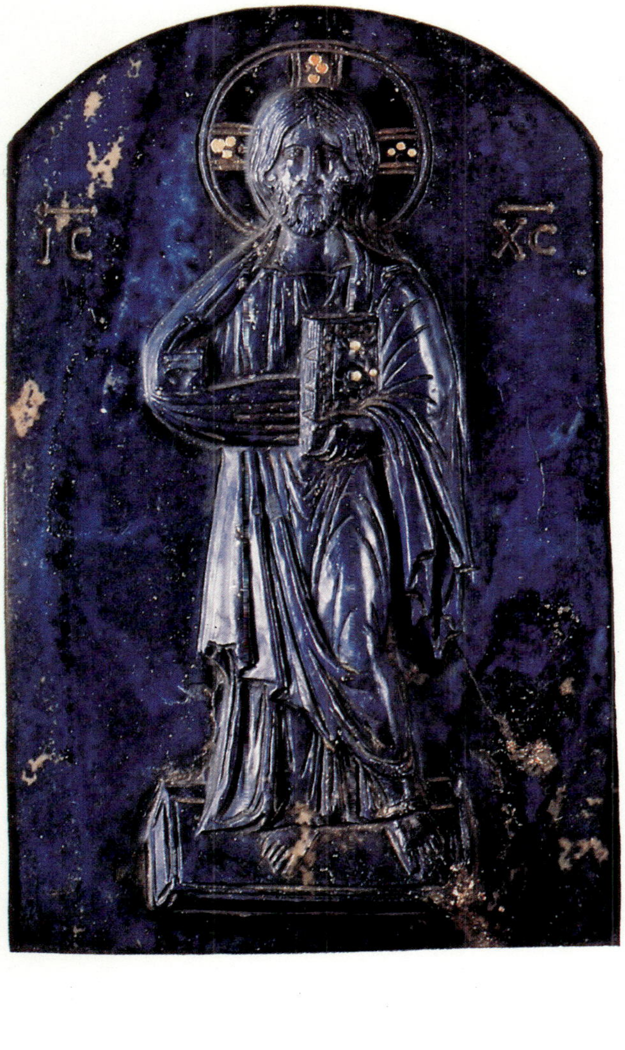

158

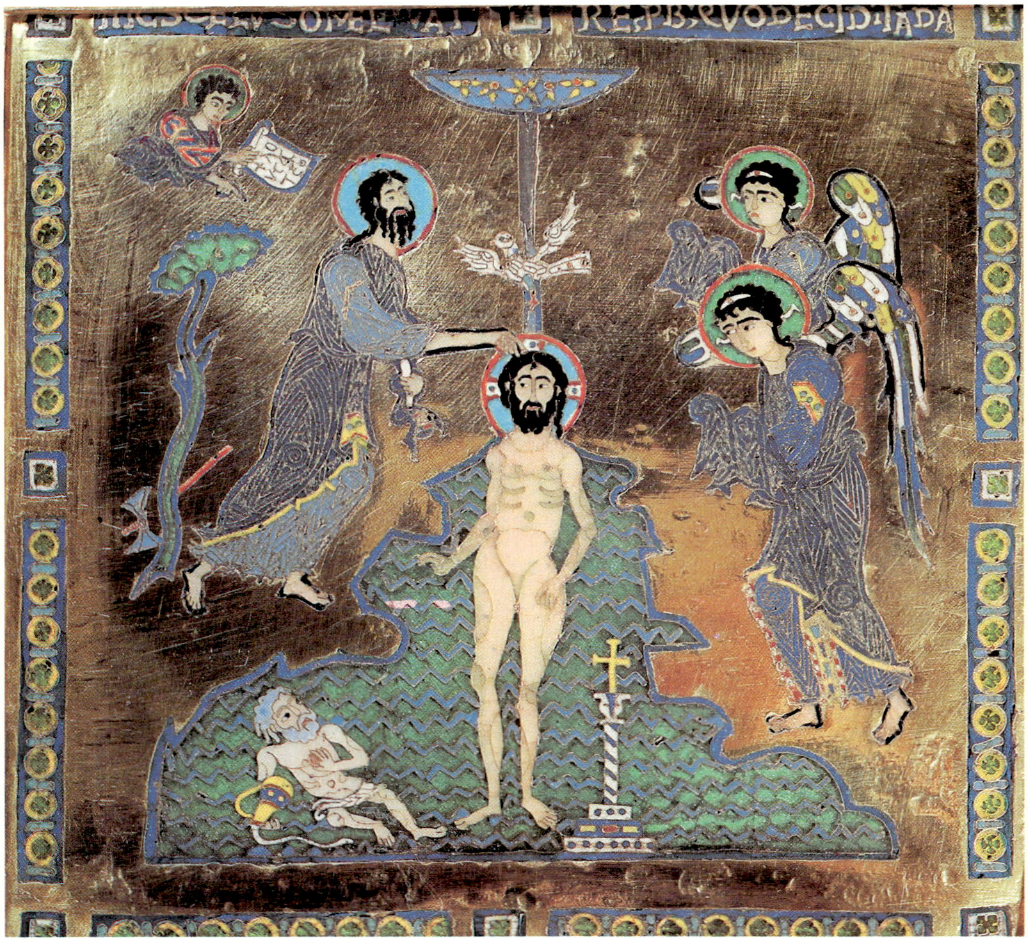

160

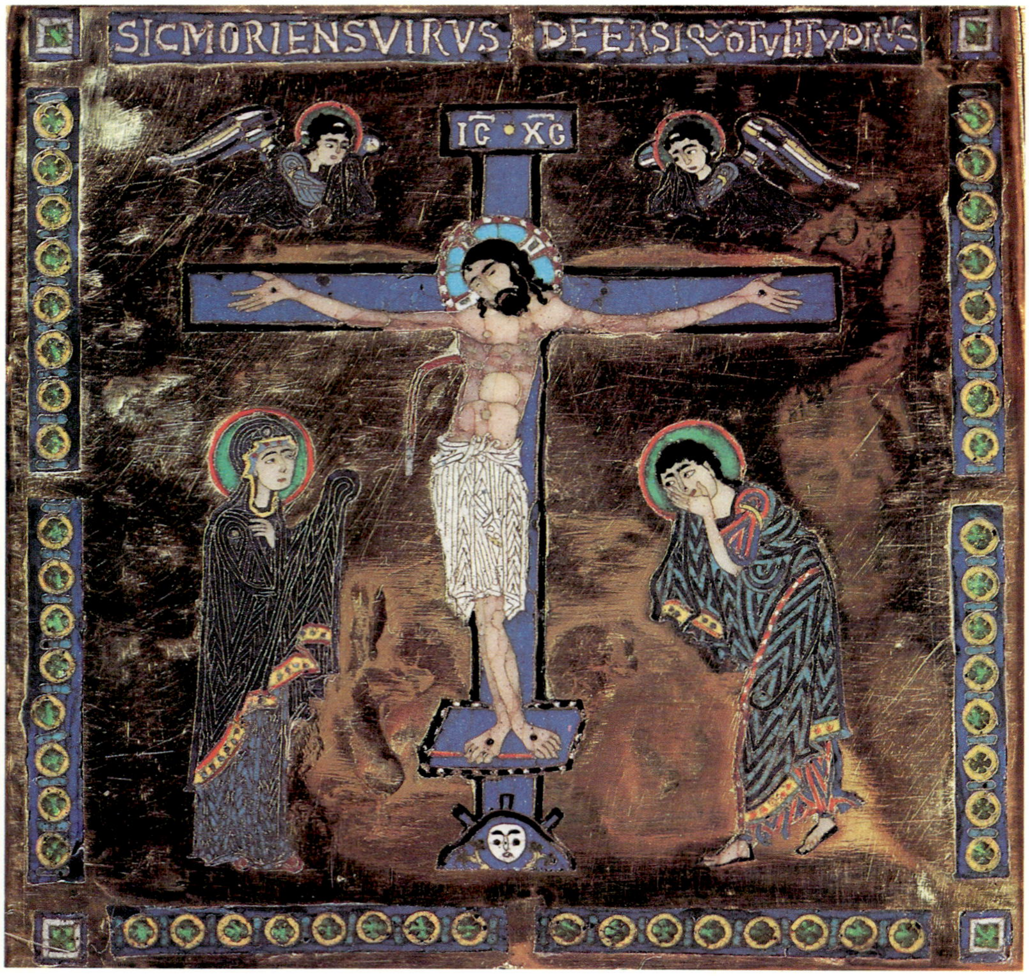

161

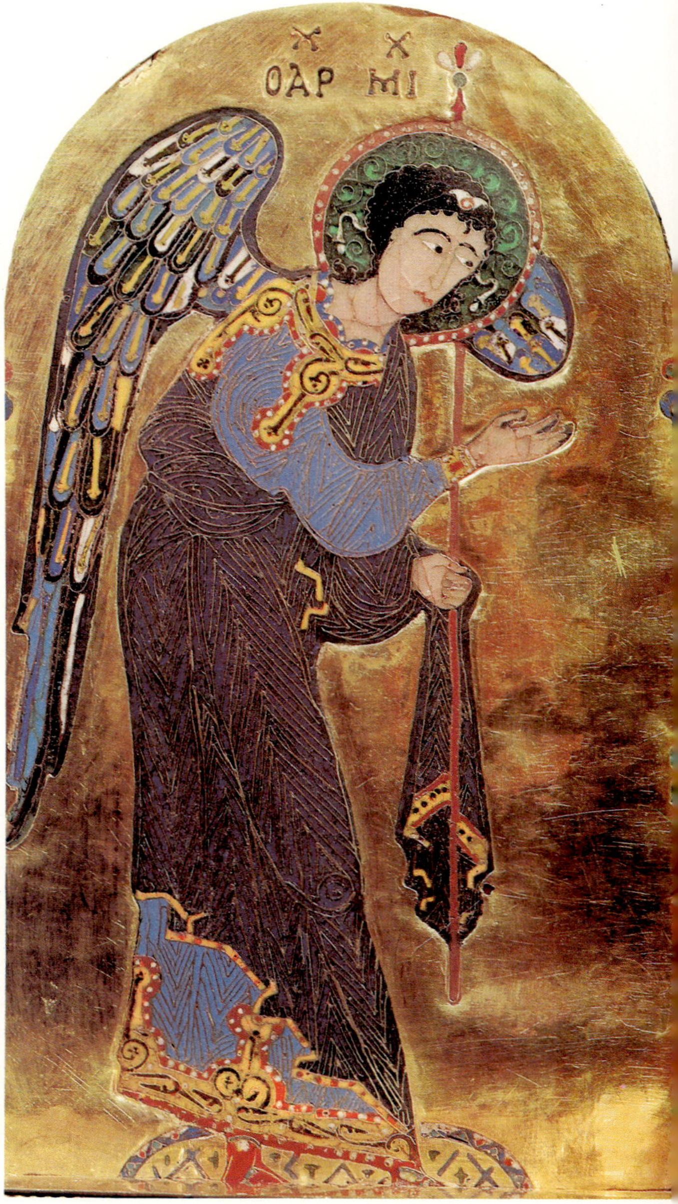

162

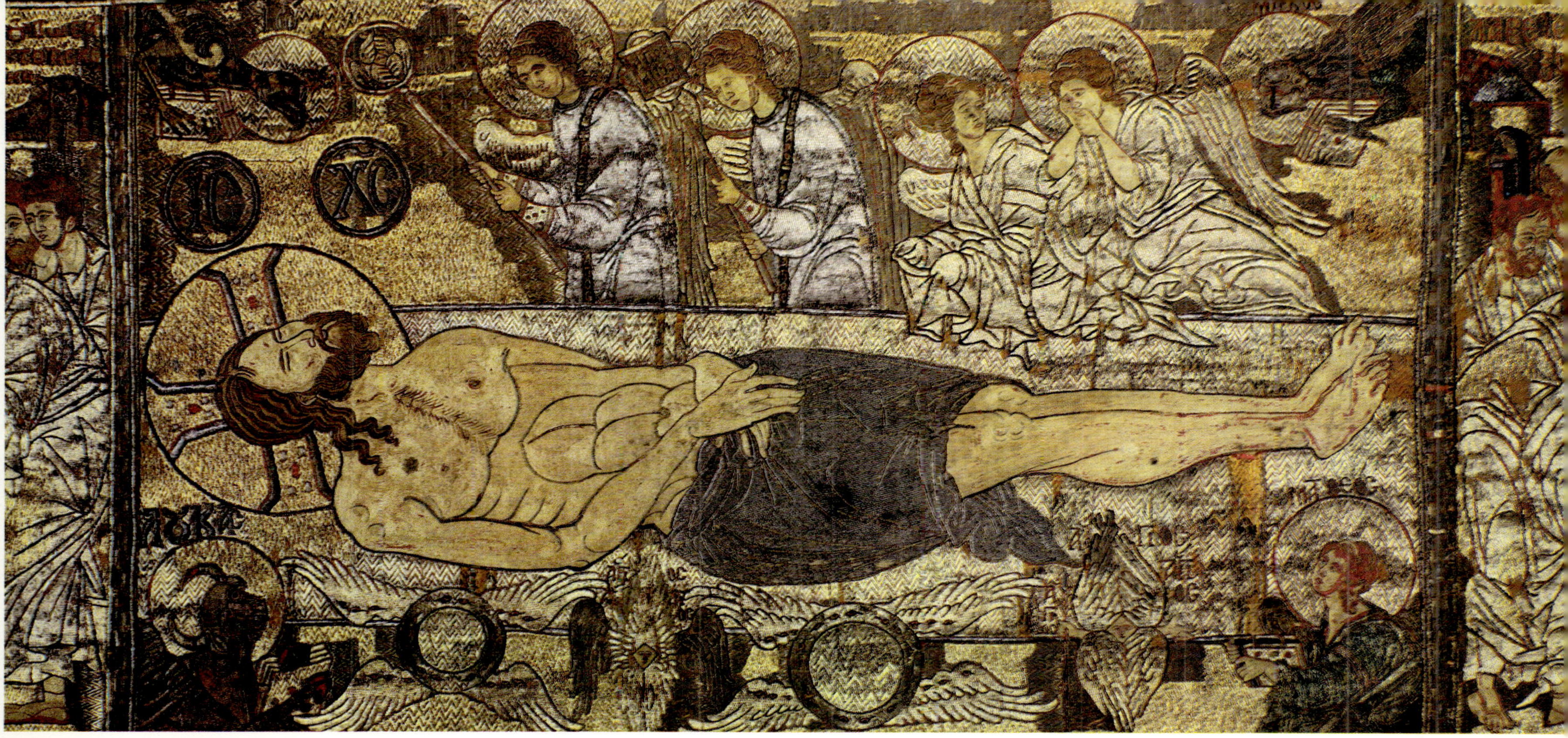

163

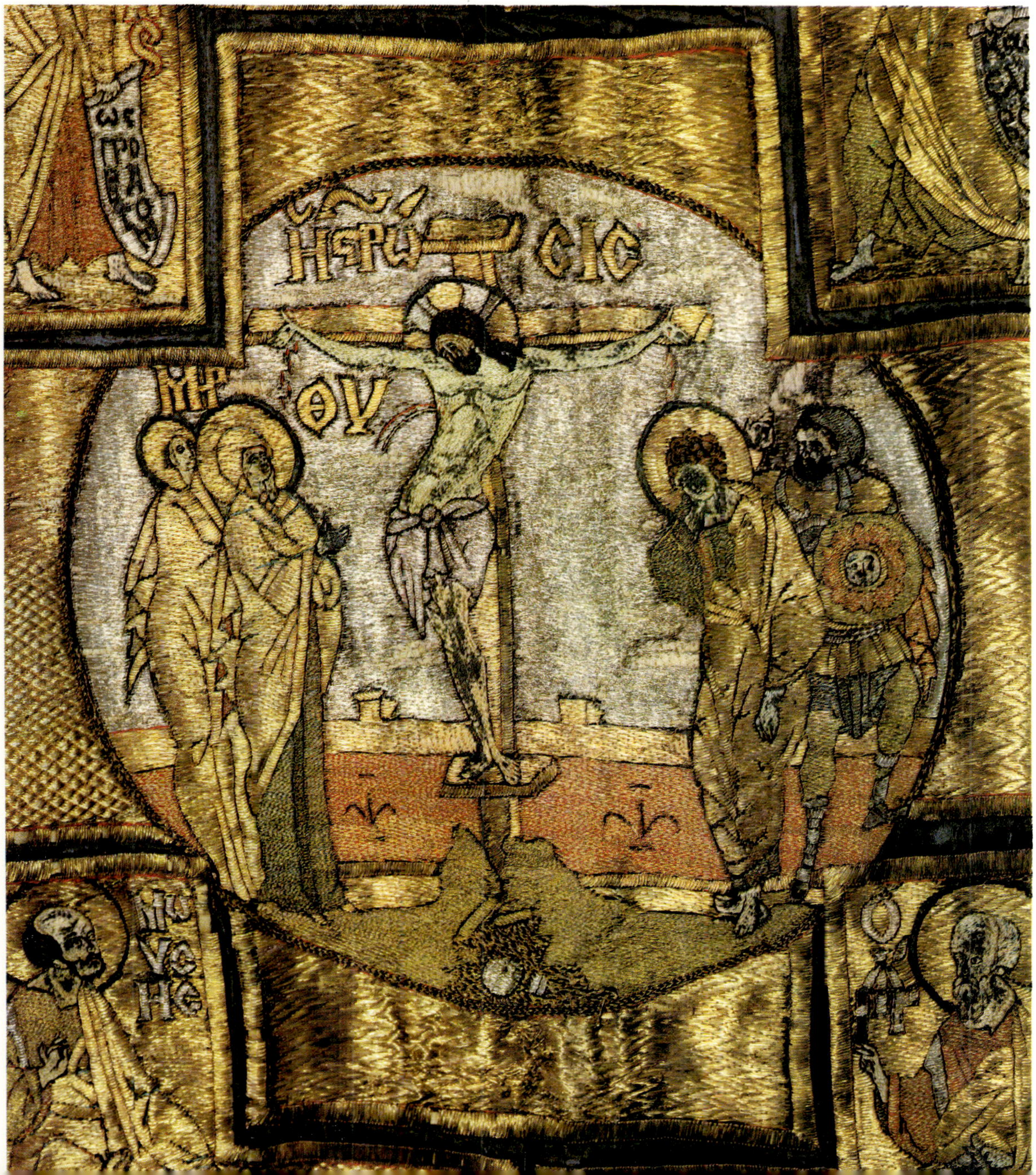

164

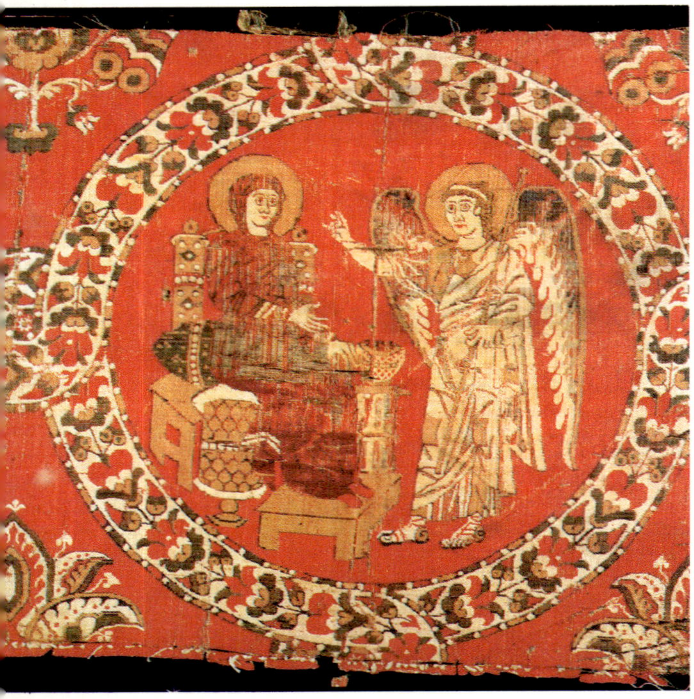

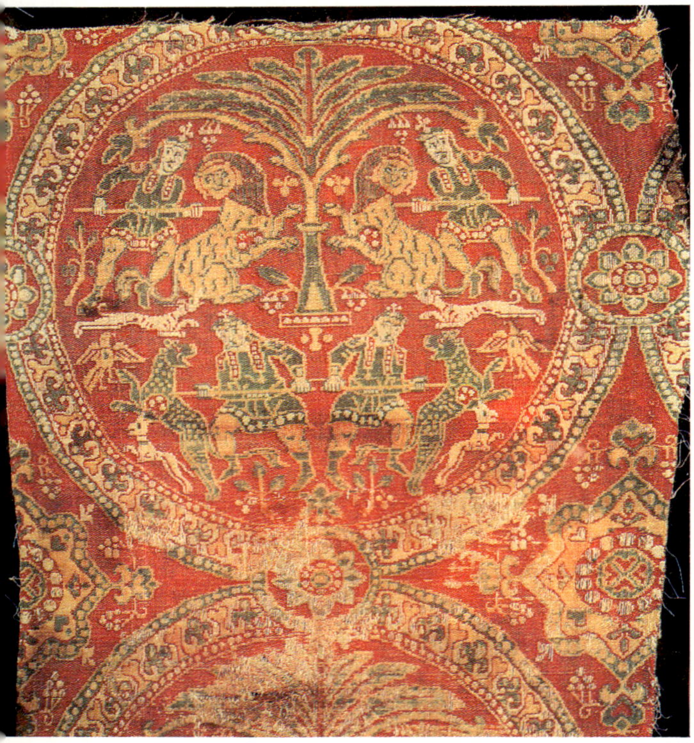

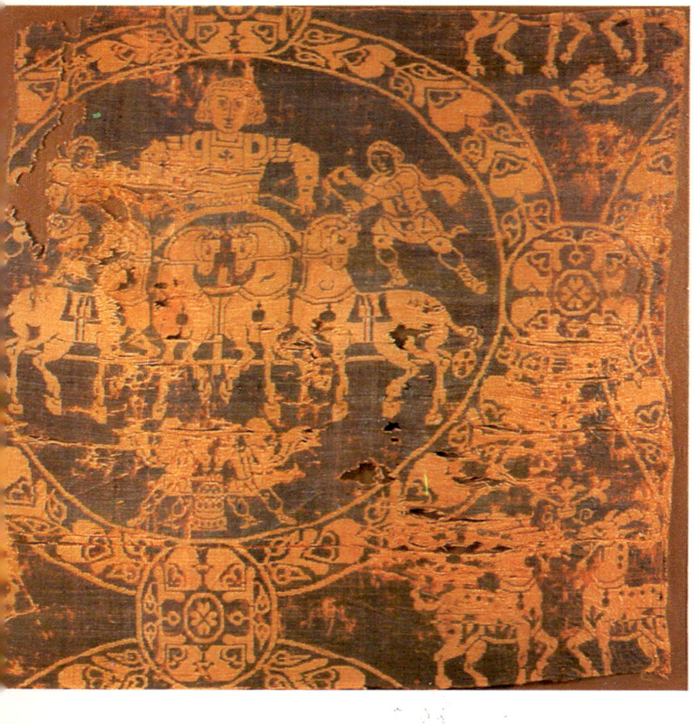

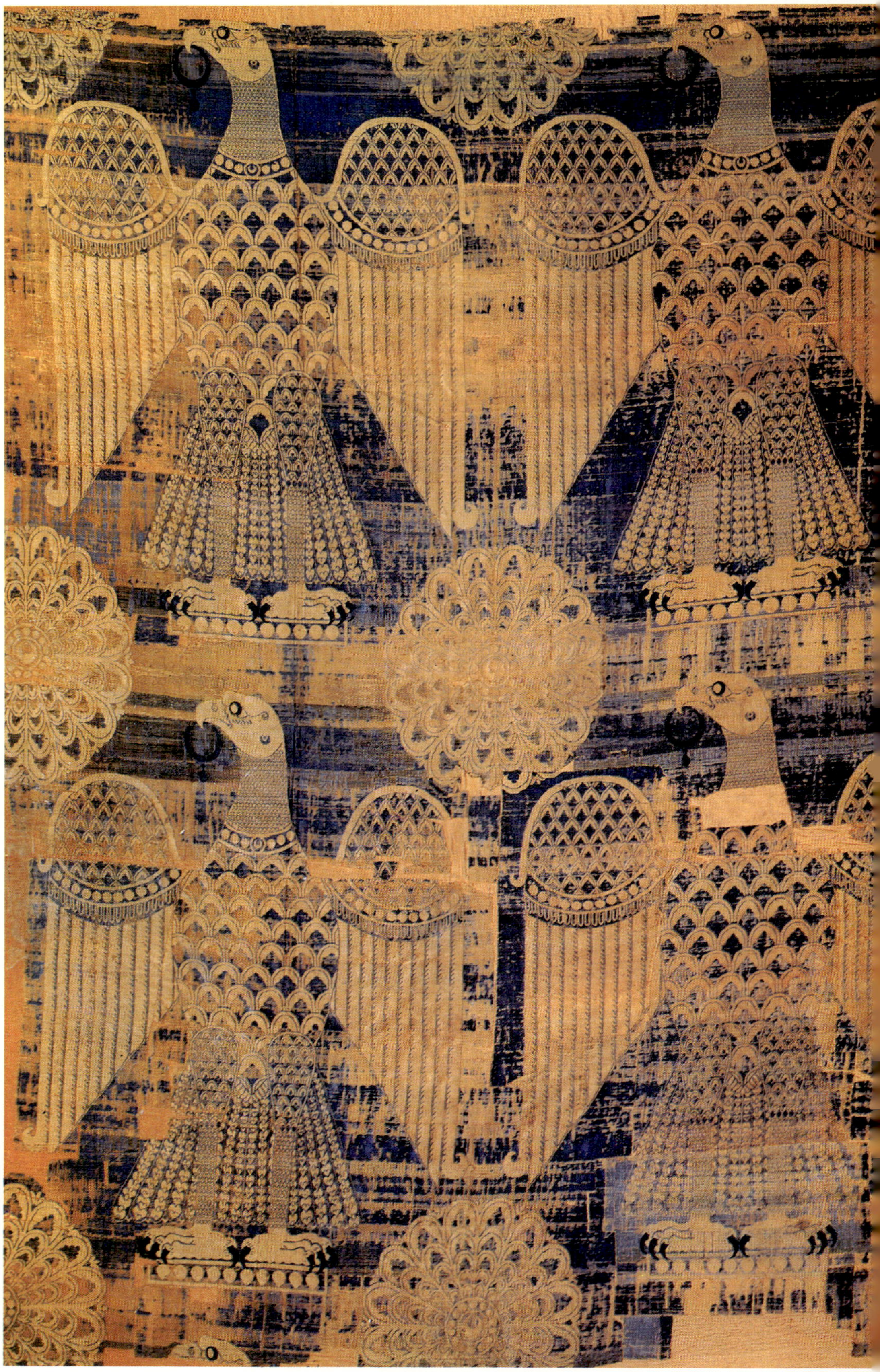

1

165

166

167

163 JESUS, DAS EUCHARISTISCHE OPFER
Ausschnitt aus einem liturgischen Vorhang (Epitaphion).
Thessaloniki, 14. Jh.
Athen, Byzantinisches Museum.

164 KREUZIGUNG CHRISTI
Ausschnitt aus dem Sakkos (liturgischen Gewand) des Metropoliten Photios
Gesamthöhe des Gewandes 1,42 m.
14.–15. Jh.
Moskau, Kreml-Museum.

165 VERKÜNDIGUNG
Seidenstoff. Höhe 33,6 cm.
7.–8. Jh.
Rom, Vatikanische Museen.

166 LÖWENJAGD
Seidenstoff. Höhe 34,7 cm.
7.–8. Jh.
Rom, Vatikanische Museen.

167 QUADRIGA
Seidenstoff. Höhe 75 cm.
7.–8. Jh.
Paris, Musée de Cluny.

168 GEFLÜGELTE GREIFEN
Seidenstoff. Höhe 1,70 m.
Ende des 10. Jh.
Auxerre, St-Eusèbe.

DOKUMENTATION

BILDDOKUMENTATION

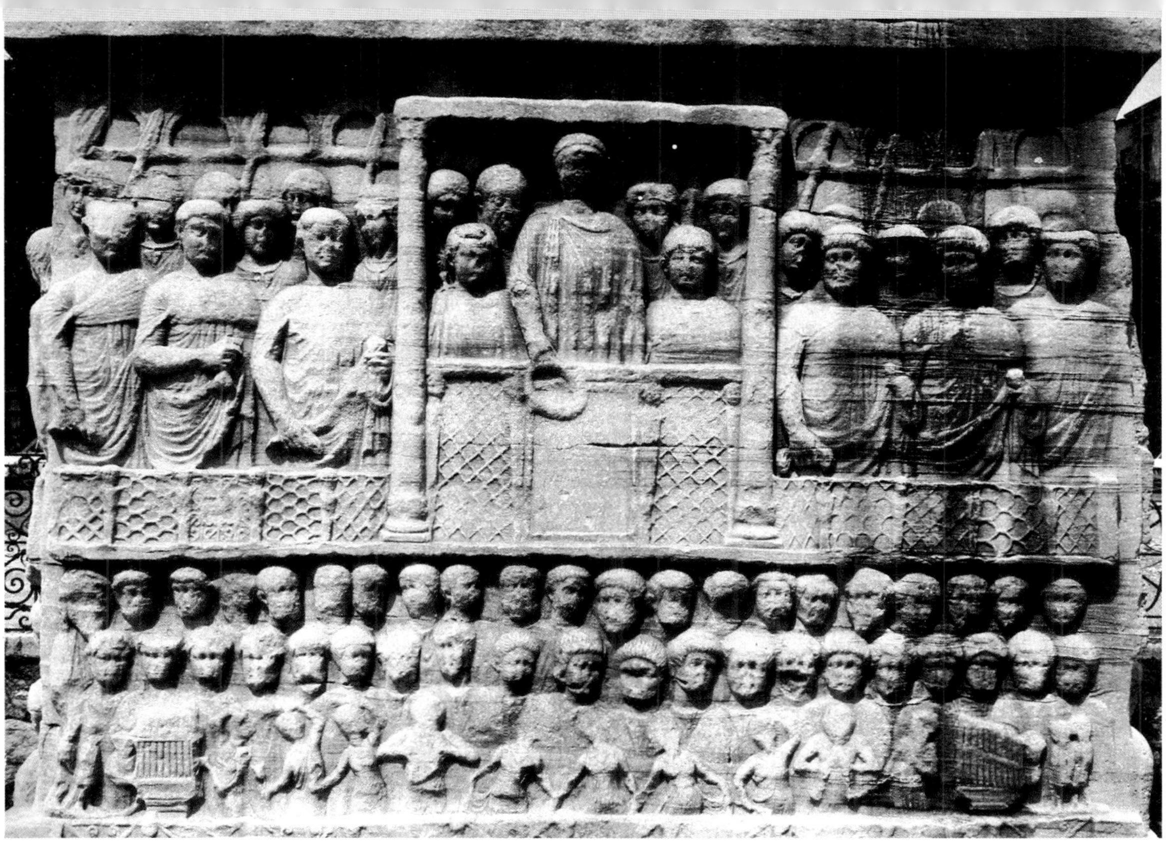

169 Theodosius, den Spielen vorsitzend. Konstantinopel. 390–395.

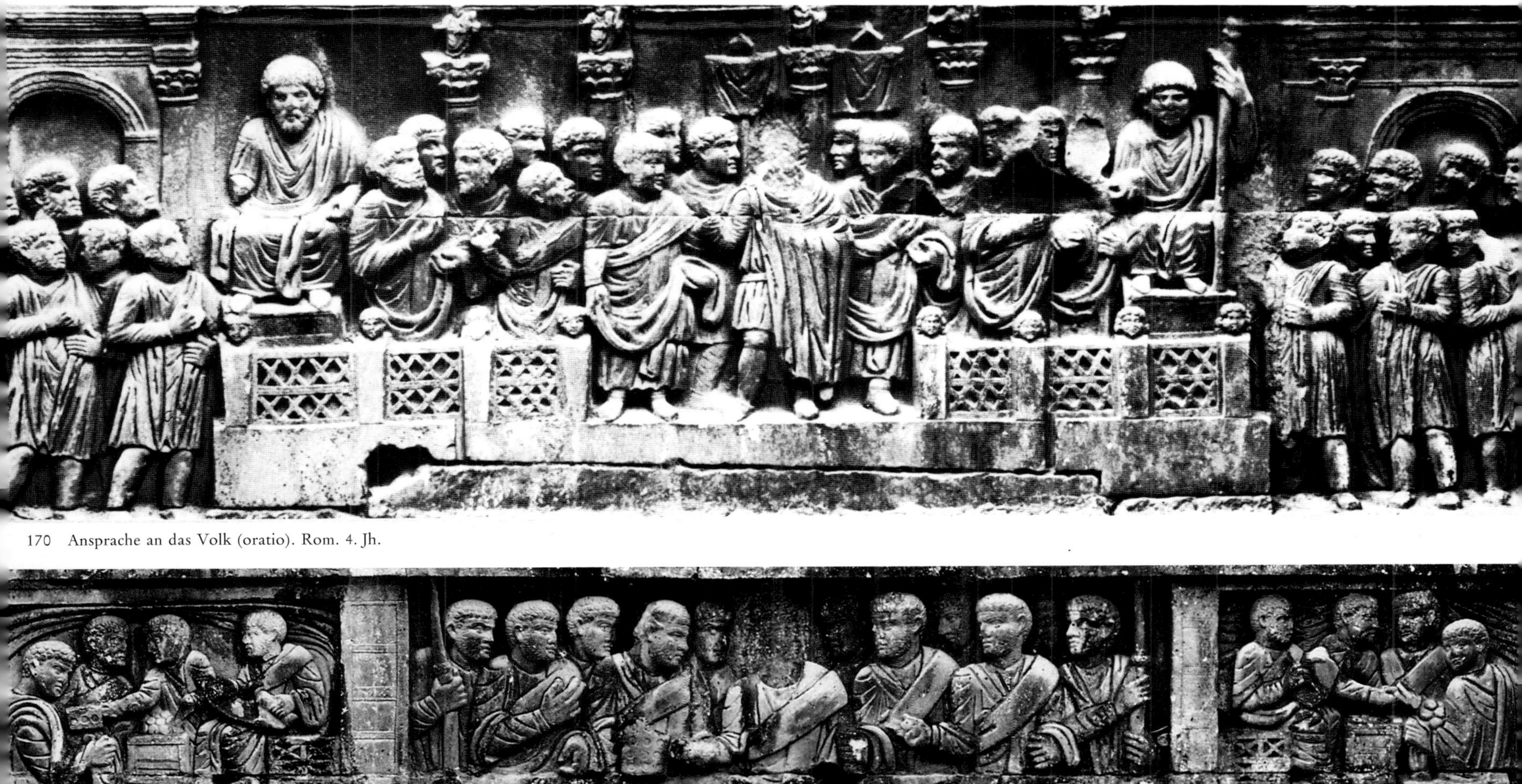

170 Ansprache an das Volk (oratio). Rom. 4. Jh.

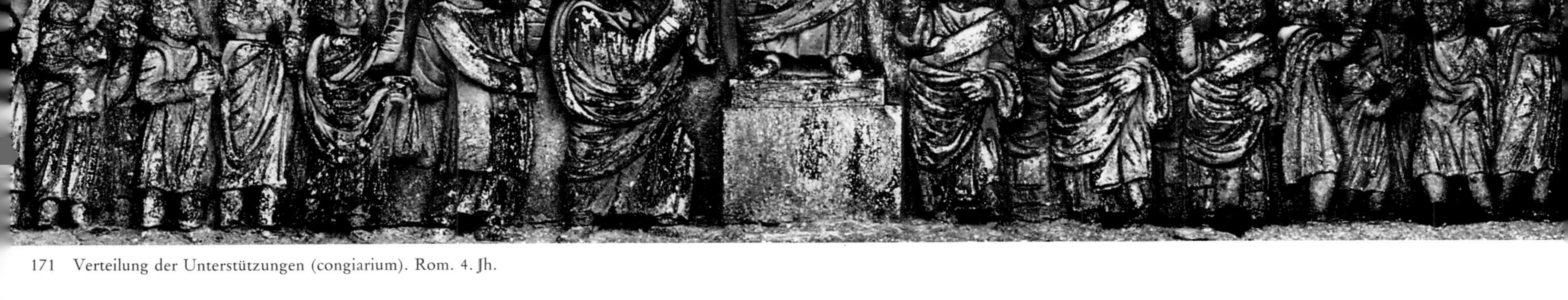

171 Verteilung der Unterstützungen (congiarium). Rom. 4. Jh.

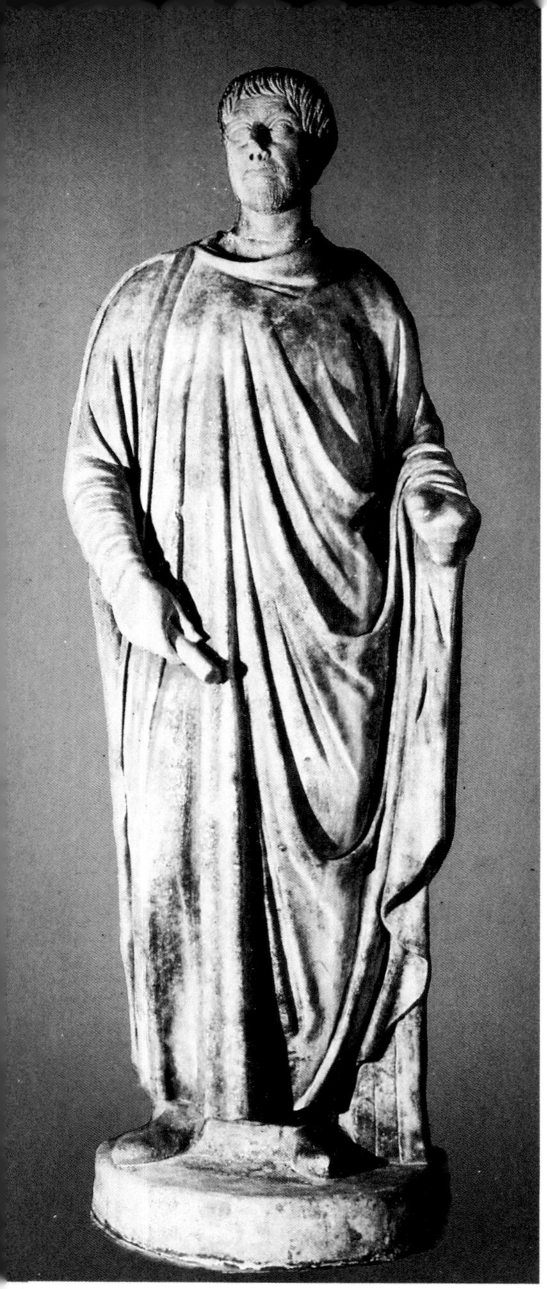

172 Städtischer Beamter. Aphrodisias. 4. Jh.

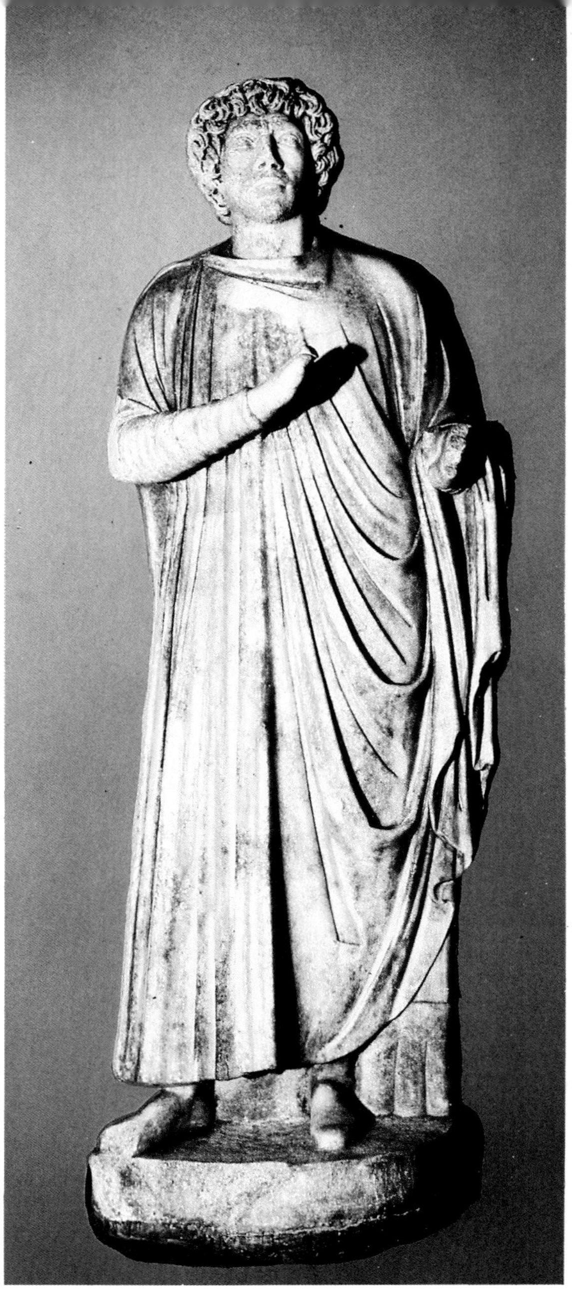

173 Städtischer Beamter. Aphrodisias. 4. Jh.

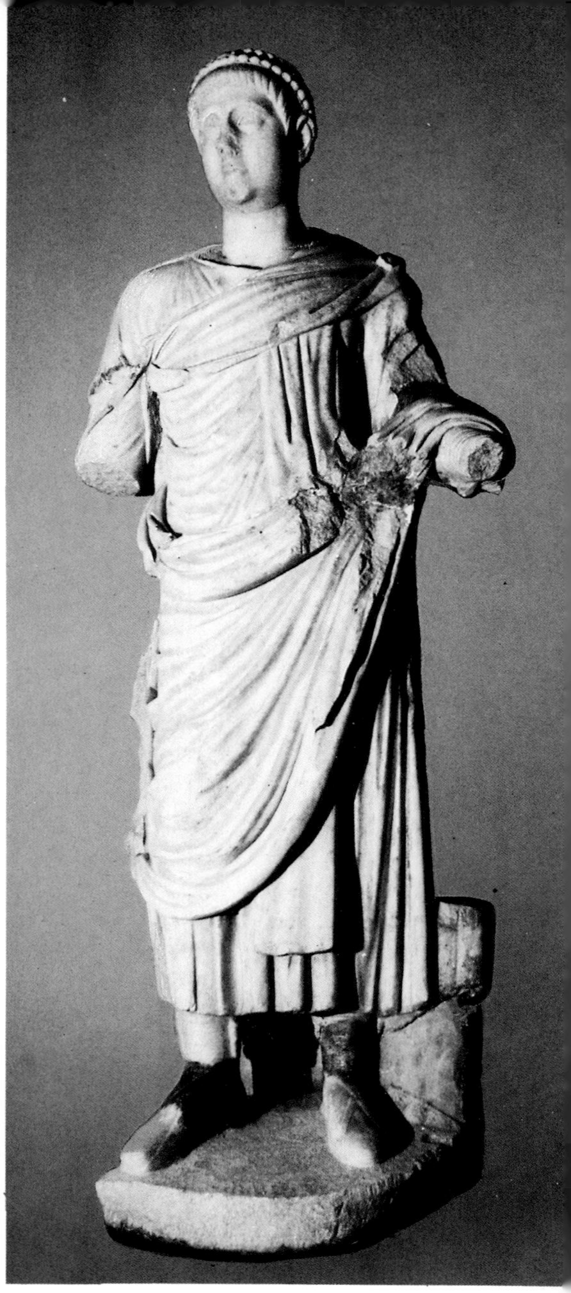

174 Valentinian II. Aphrodisias. Ende des 4. Jh.

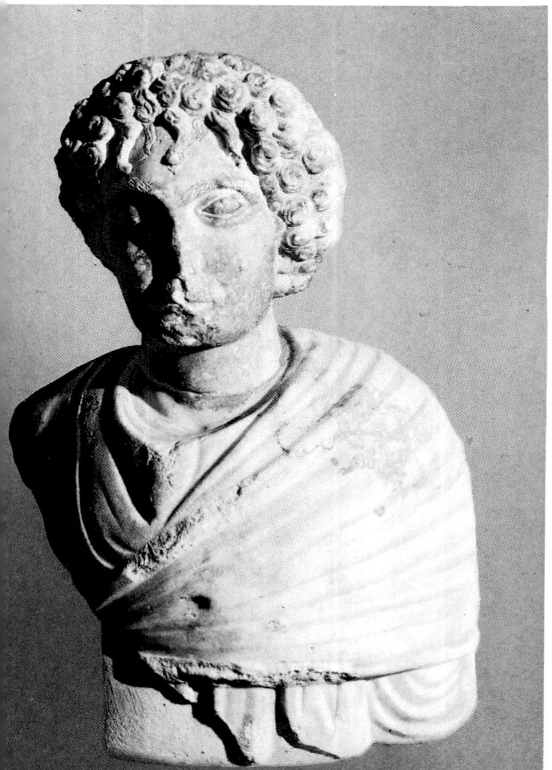

175 Männliche Büste. Ephesos. 5. Jh.

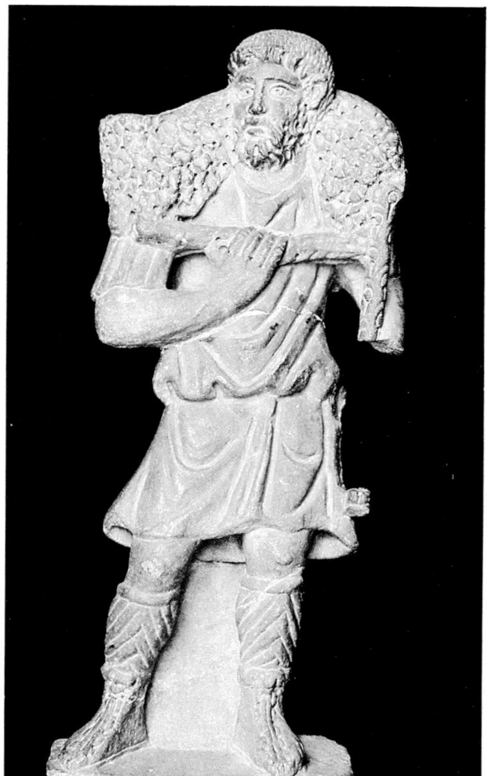

176 Der Gute Hirte. 5. Jh.

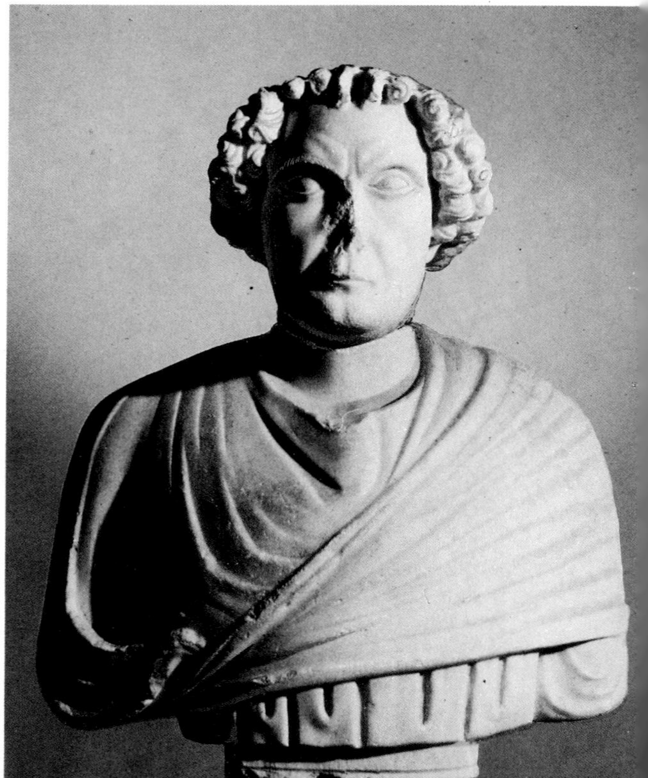

177 Männliche Büste. Ephesos. 5. Jh.

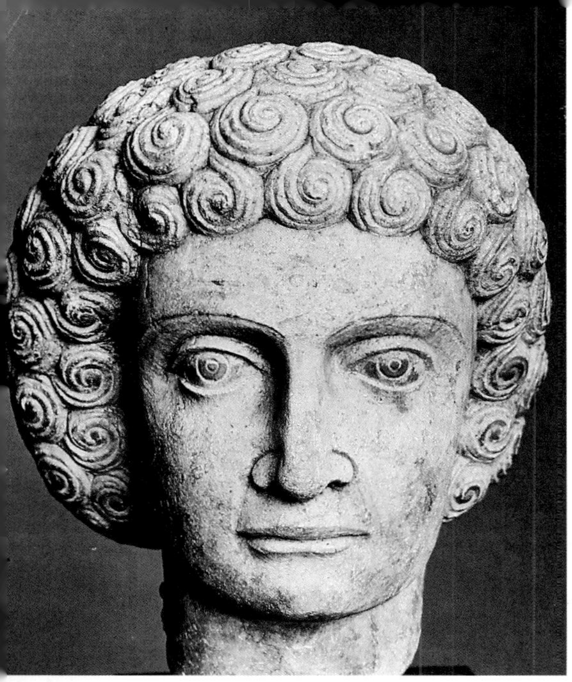

178 Kopf eines Mannes. Palmyra. 4. Jh.

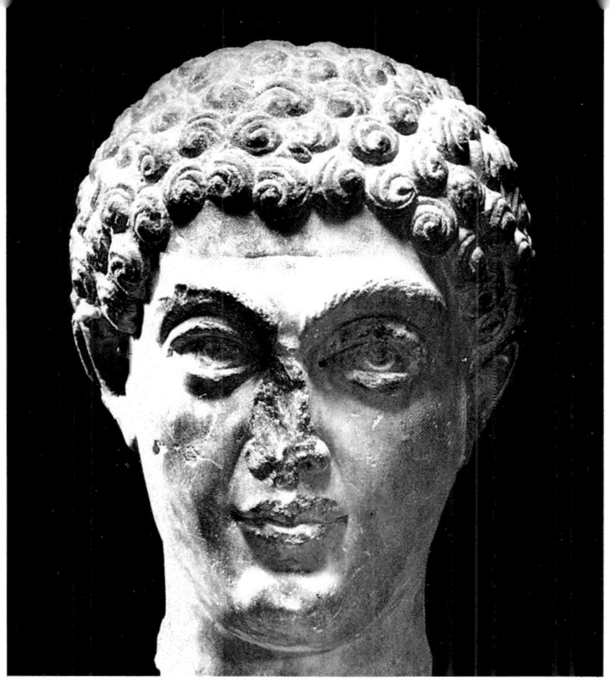

179 Kopf eines Mannes. Tortosa (heute Tartus, Syrien) Um 350–425.

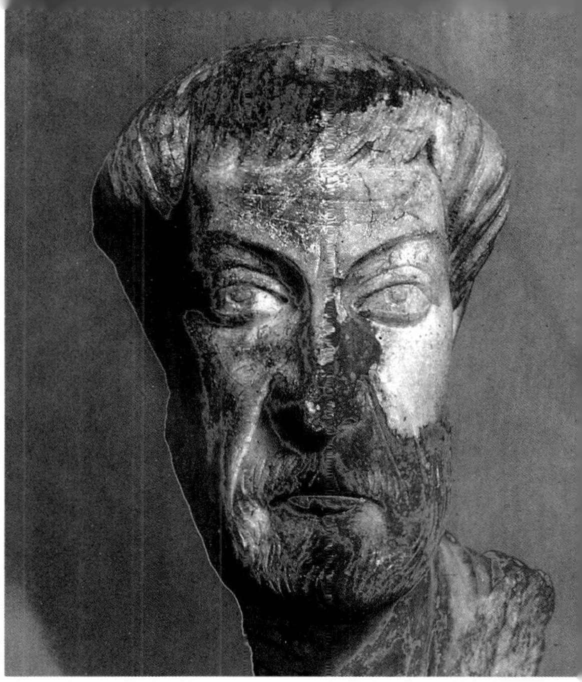

180 Kopf des Europios, eines Bürgers von Ephesos. 5. Jh.

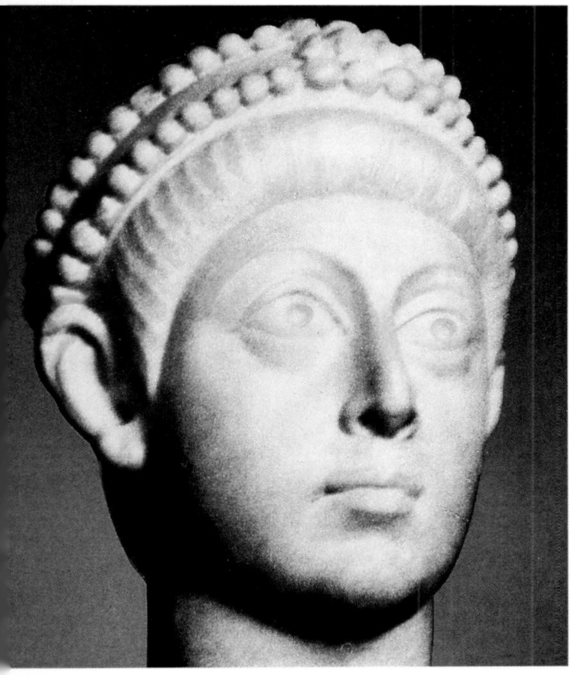

181 Kopf des Arkadios. Konstantinopel. Ende des 4. – Anfang des 5. Jh.

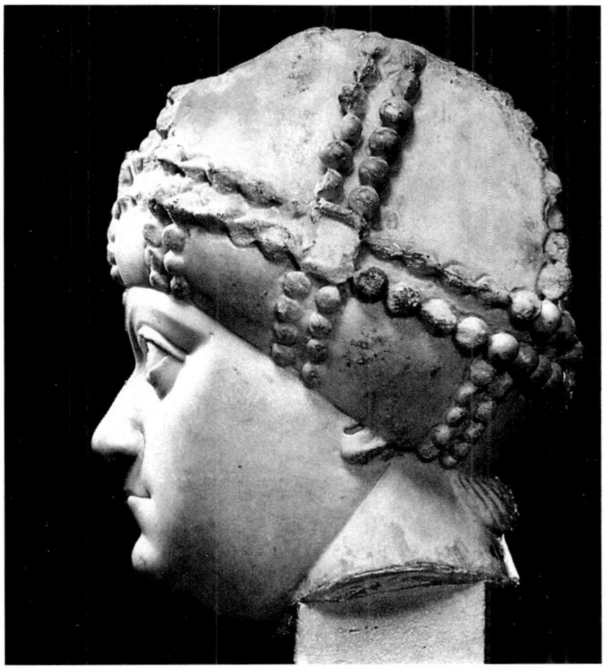

182 Kopf einer Kaiserin (Ariadne?). Italien (?). Um 500.

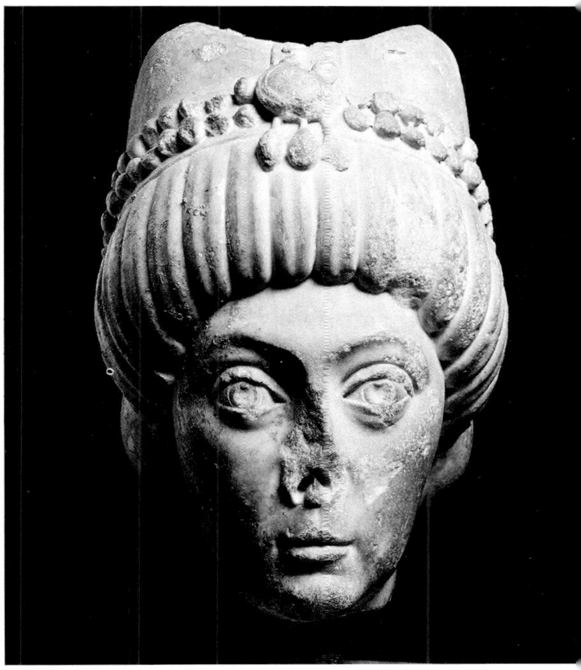

183 Kopf der Theodora (?). Um 530.

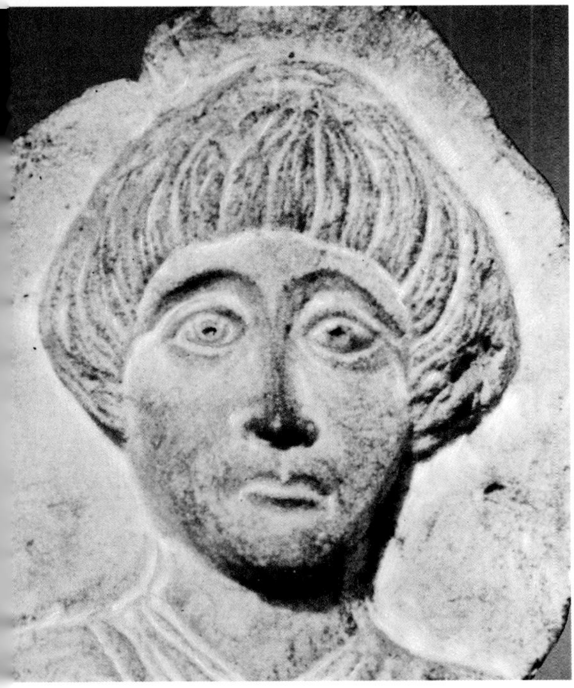

184 Kopf eines Mannes (Theoderichs?). 5. Jh.

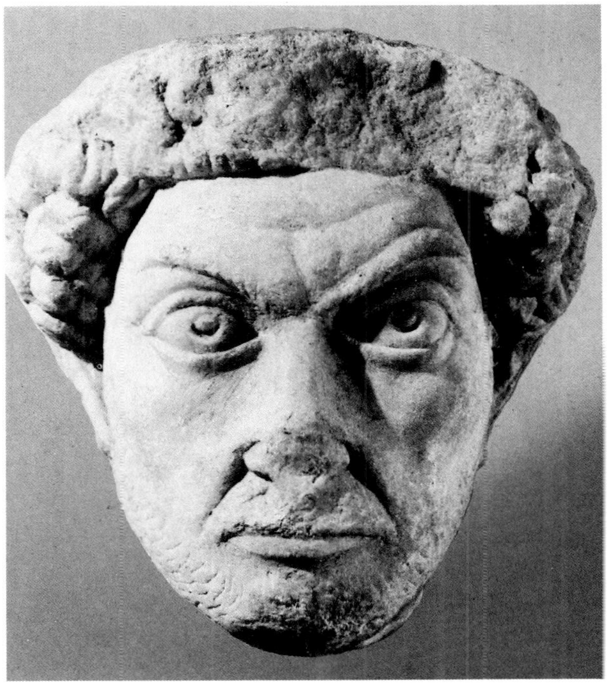

185 Kopf eines Mannes. Ephesos. 5. Jh.

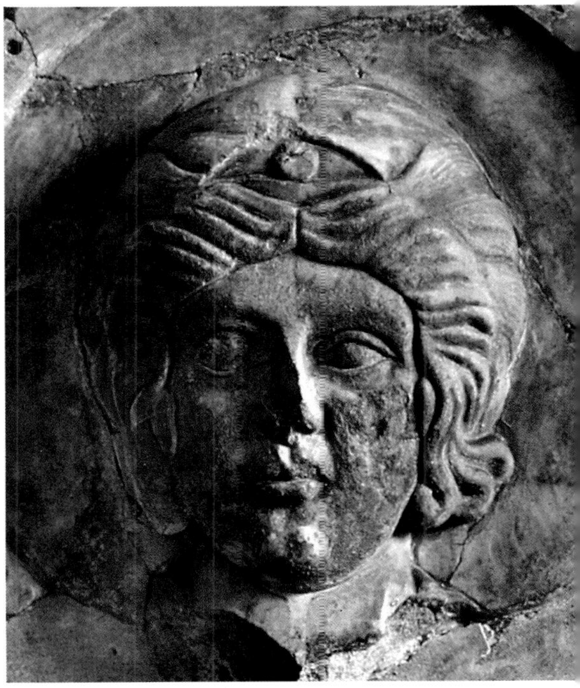

186 Kopf des Erzengels Michael. 10. Jh.

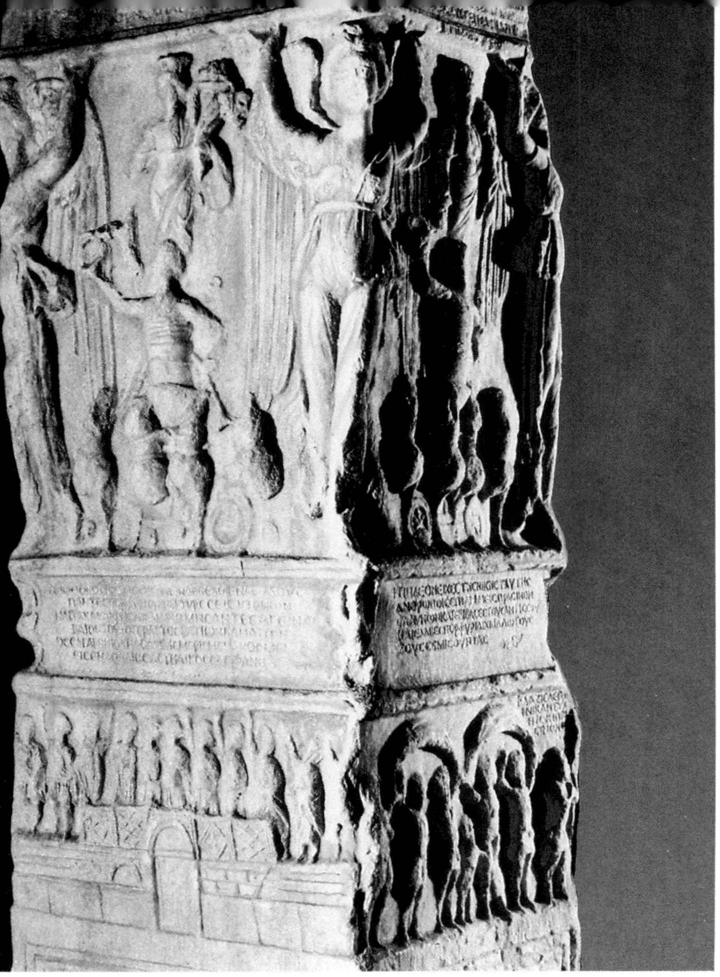

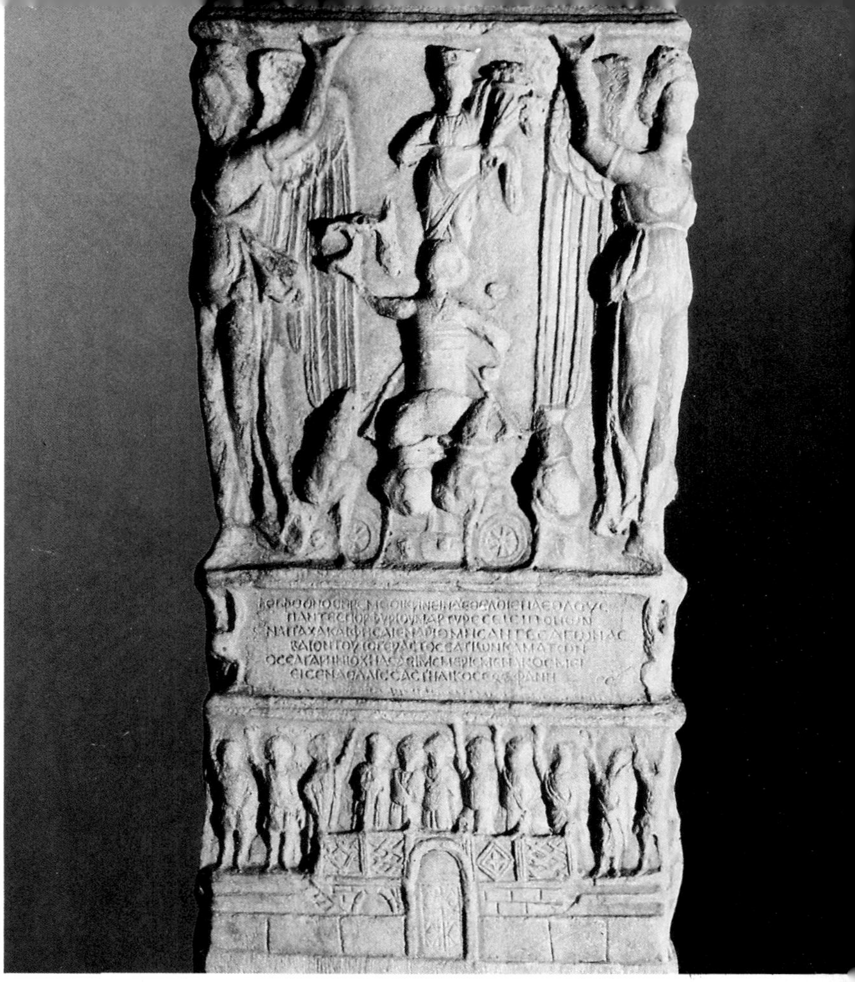

187, 188 Basis der Statue des Porphyrios (Wagenlenker). Konstantinopel. Ende des 5. Jh.

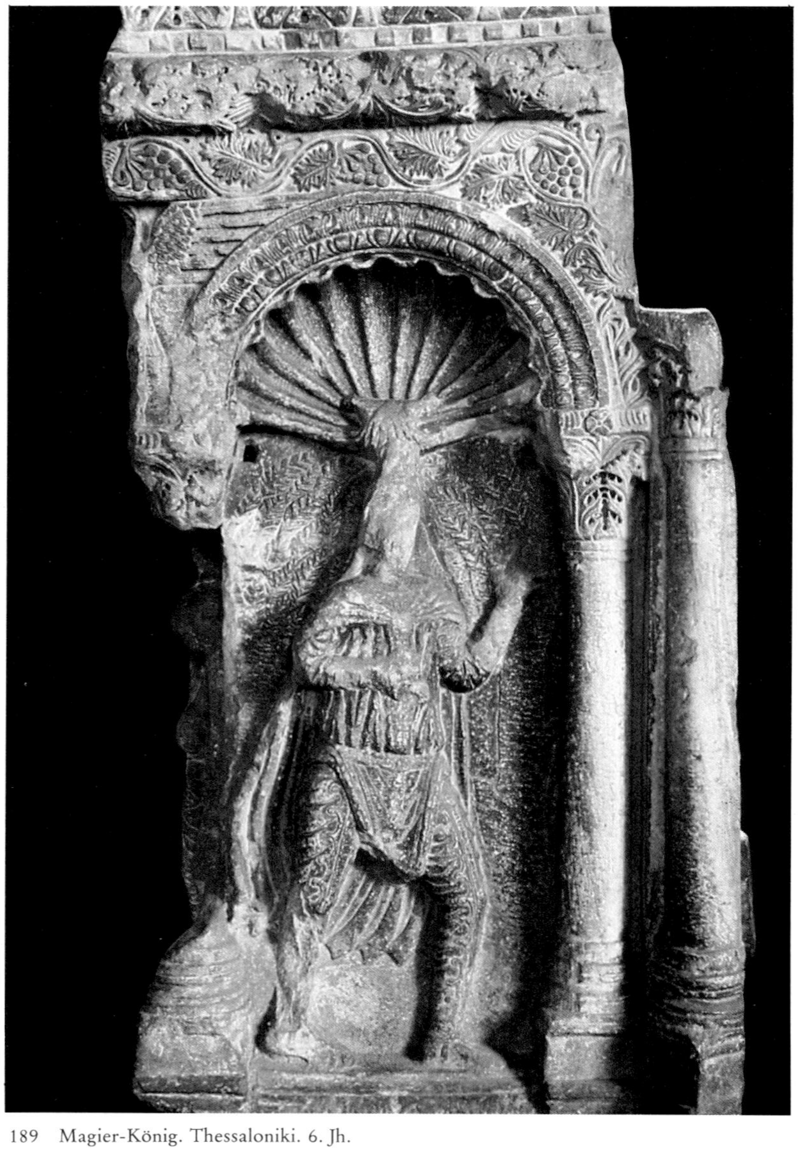

189 Magier-König. Thessaloniki. 6. Jh.

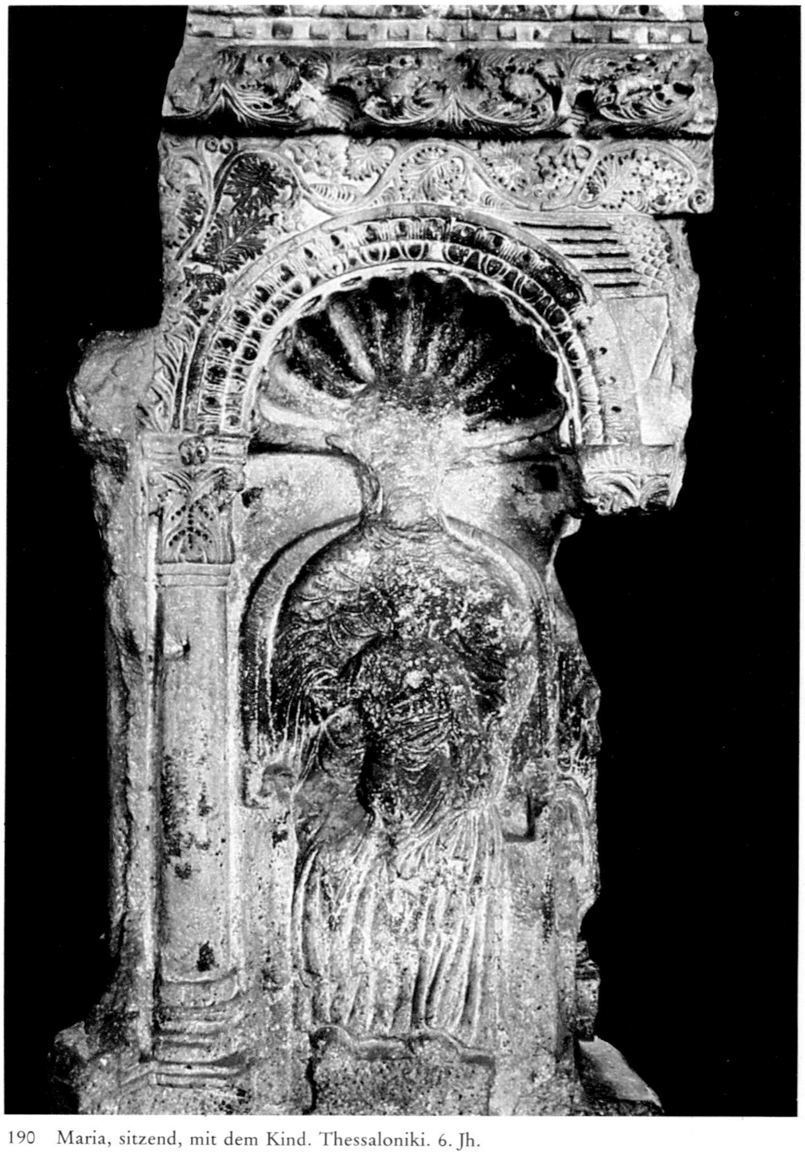

190 Maria, sitzend, mit dem Kind. Thessaloniki. 6. Jh.

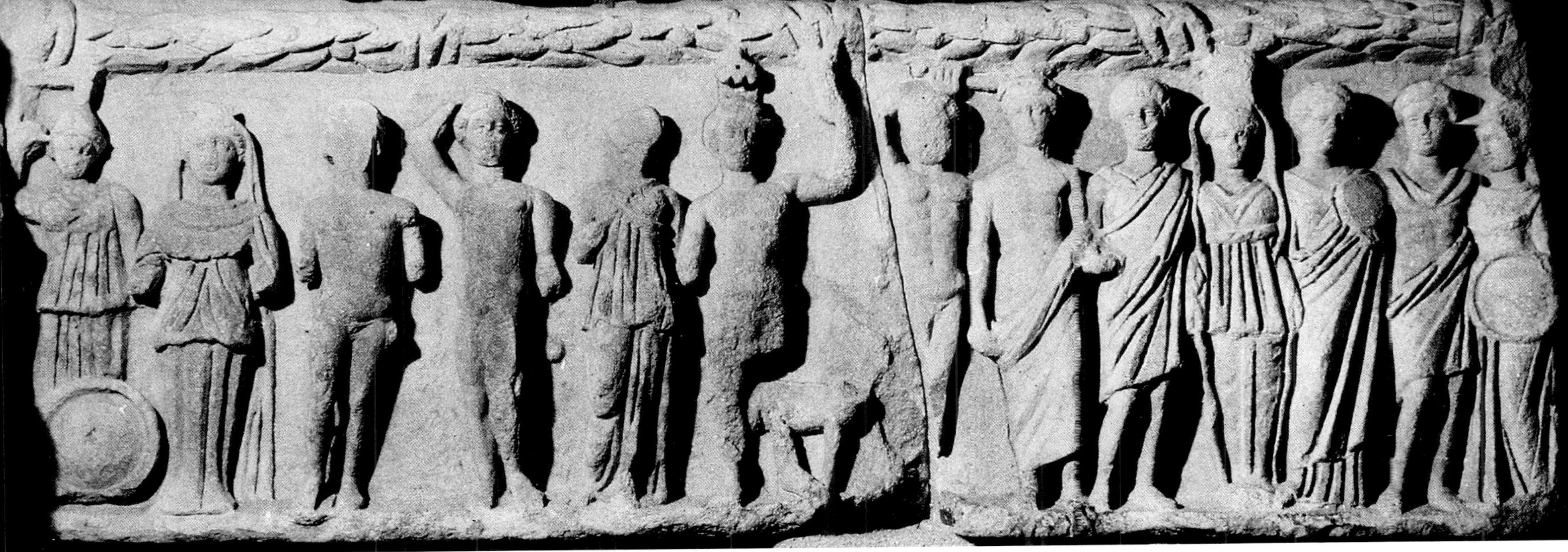

191 Götter und Personen aus der Antike mit Theodosius und seiner Familie (?). Ephesos. 4. Jh.

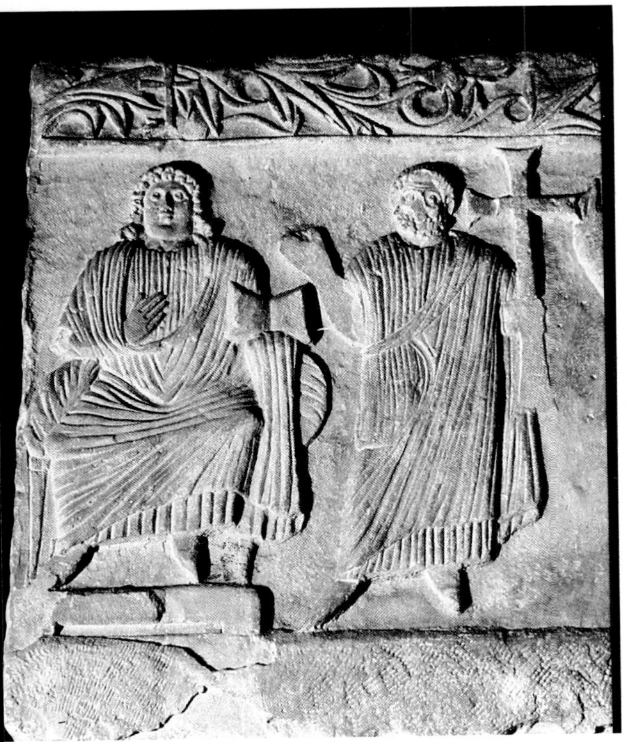

192 Thronender Christus mit dem hl. Petrus. Konstantinopel. Ende des 5. Jh.

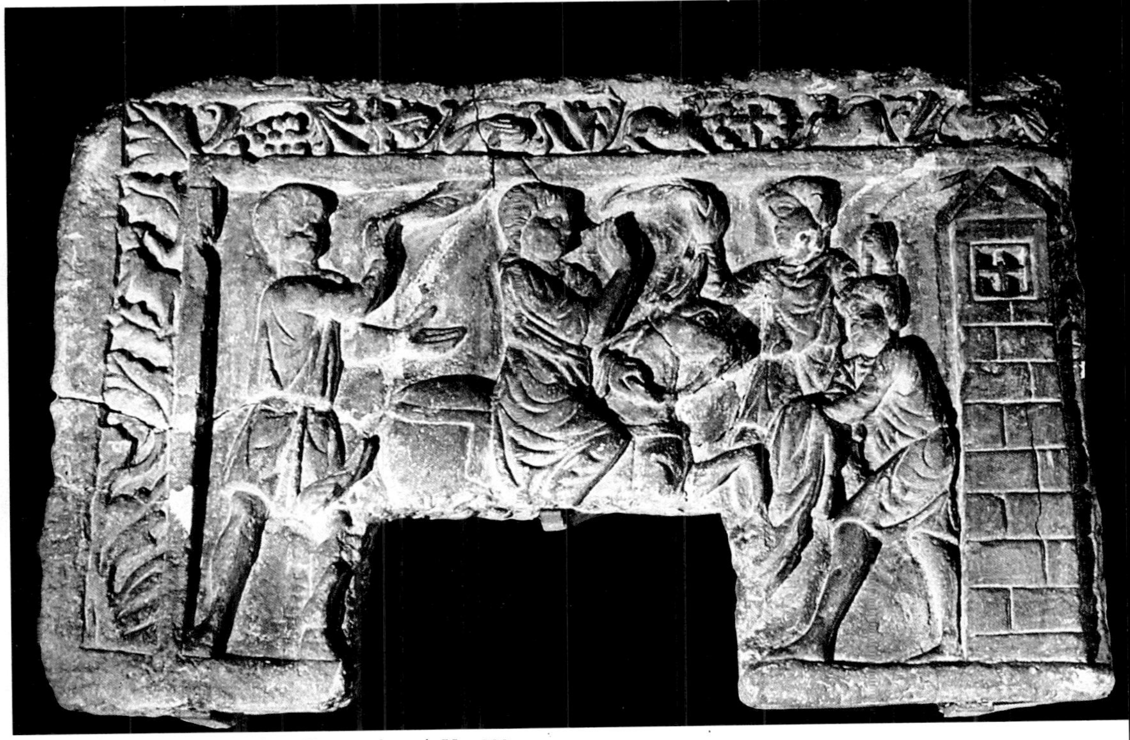

193 Einzug Christi in Jerusalem. Konstantinopel. Um 500.

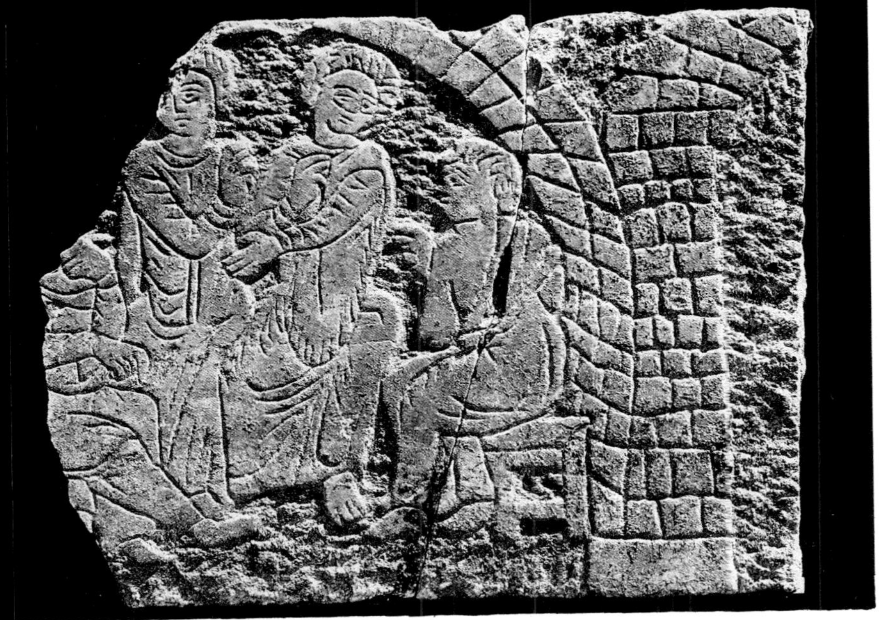

194 Joseph im Gefängnis. Seleukeia Pieria. 6. Jh.

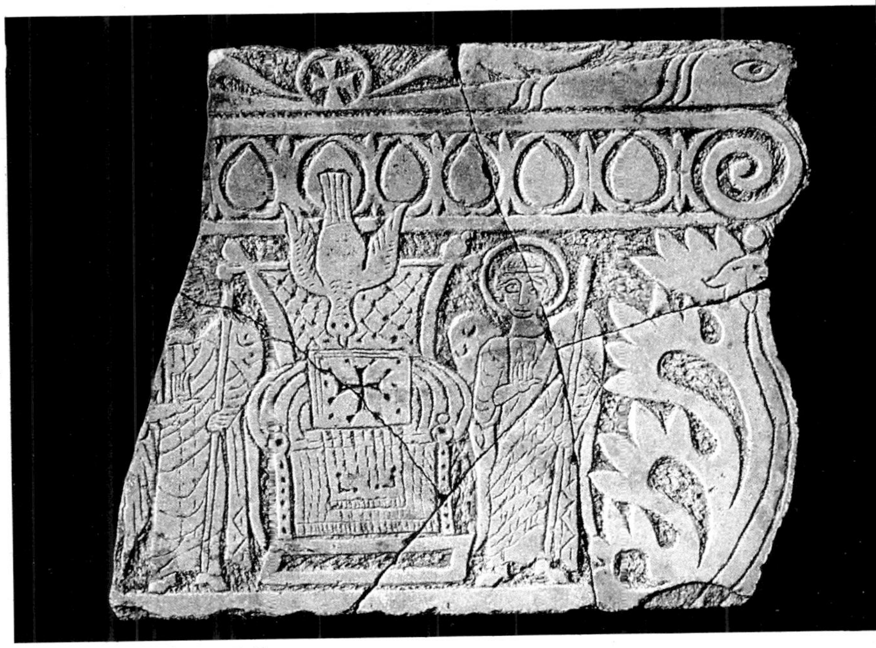

195 Etimasia. Syrien. 6.–7. Jh

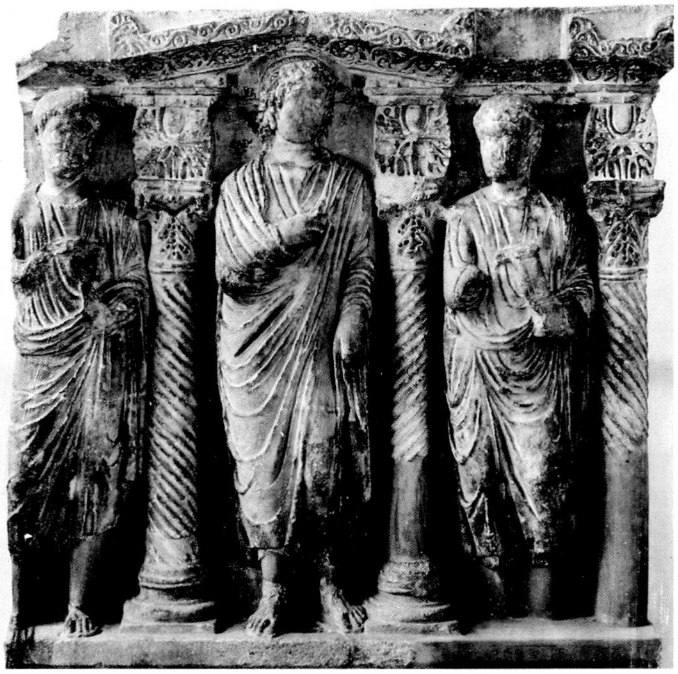

196 „Christus von Psamatia". Um 400.

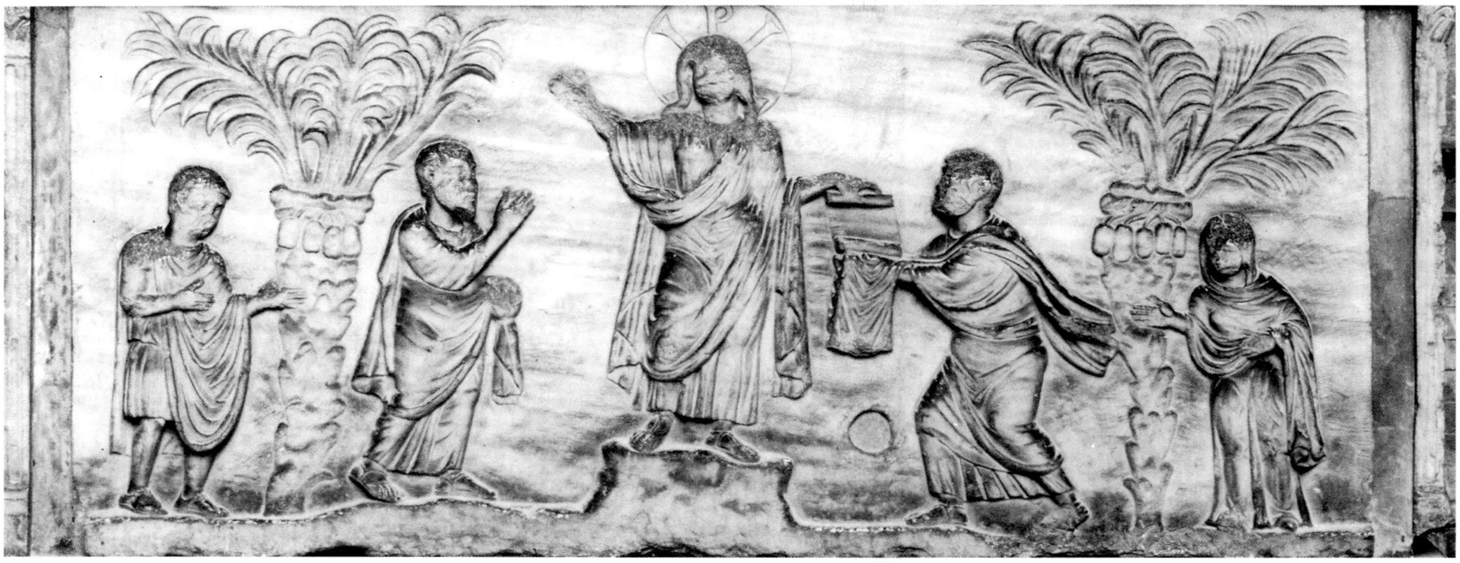

197 Segnender Christus, das Gesetz übergebend (traditio legis). 5. Jh.

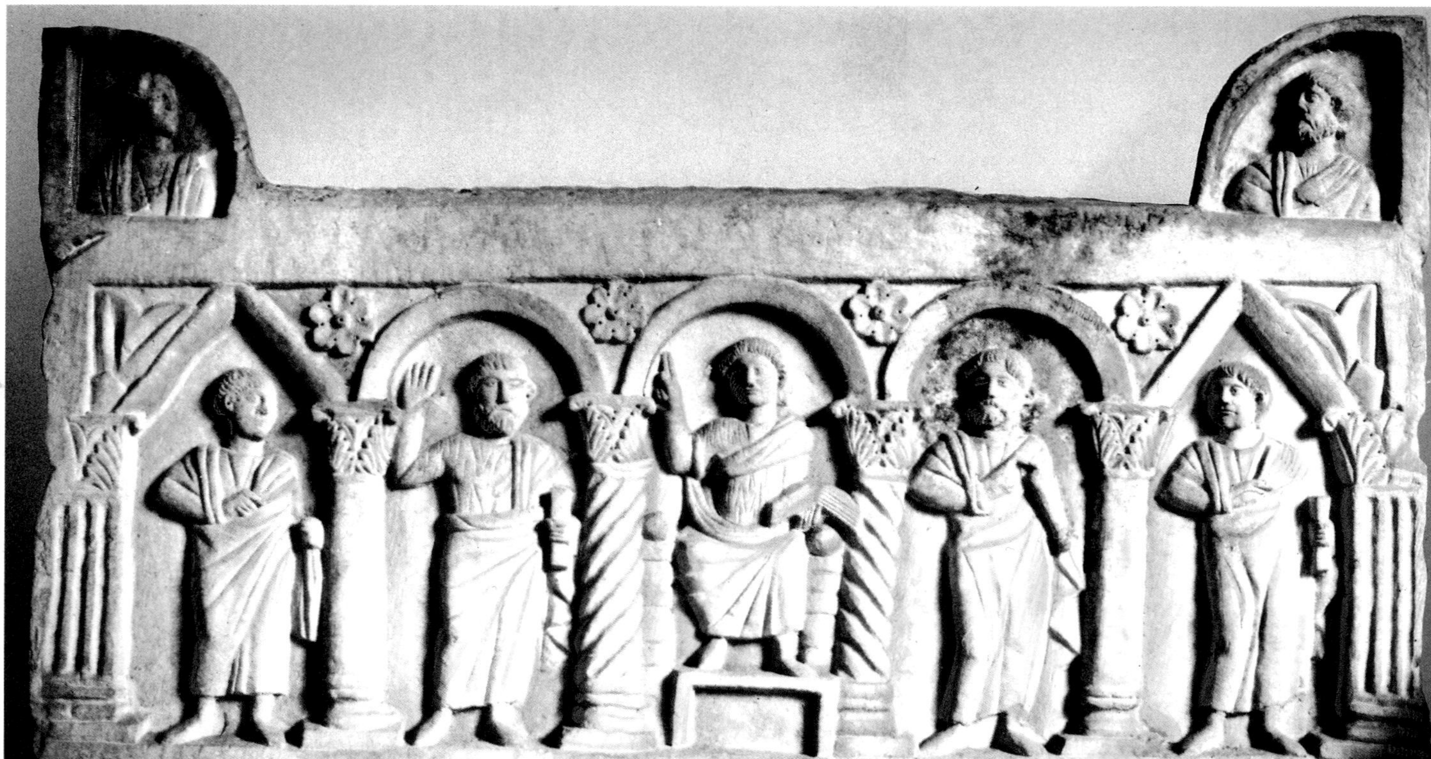

198 Thronender Christus mit den vier Evangelisten. Kleinasien. 6. Jh.

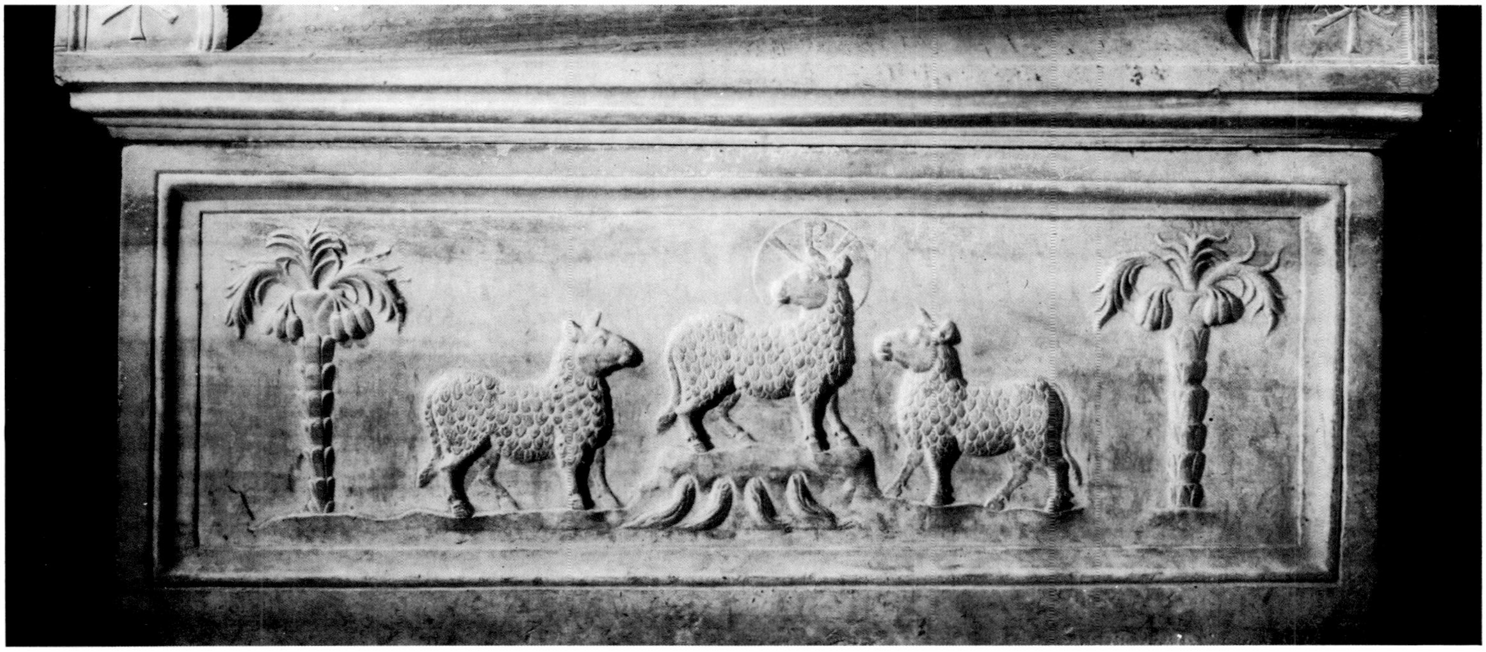

199 Das Lamm auf dem Paradiesberg. Ravenna. 5. Jh.

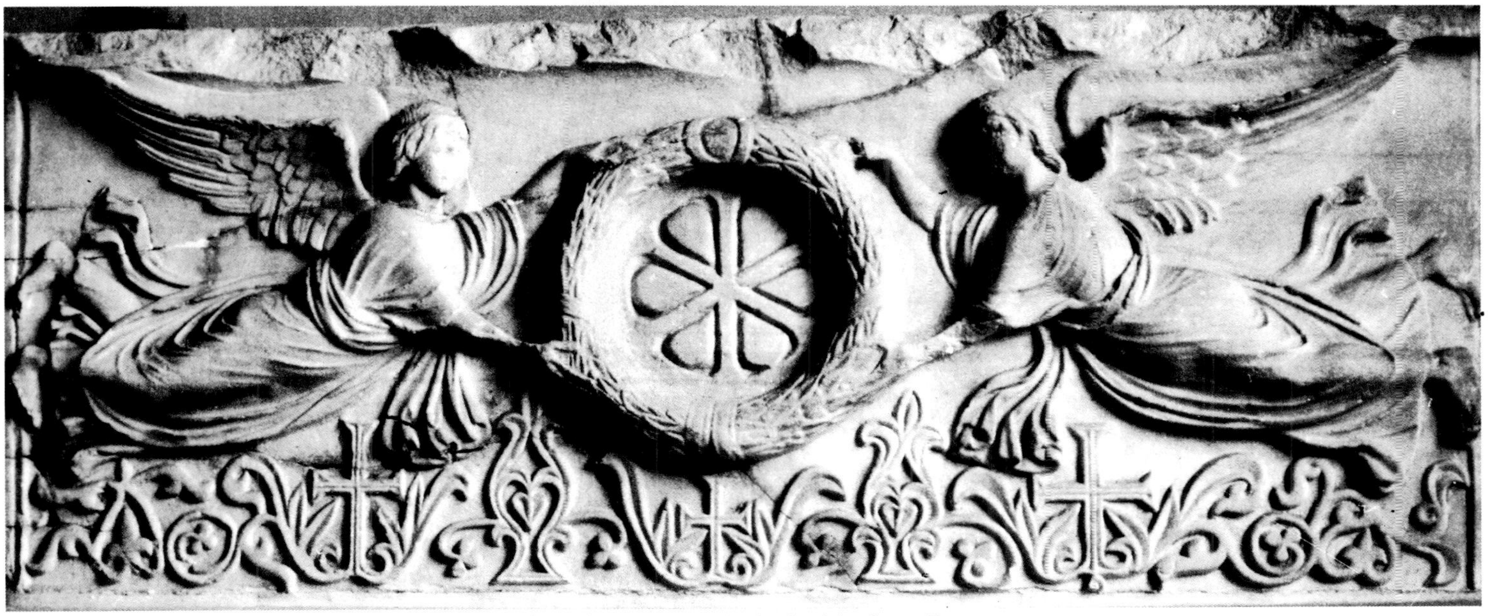

200 Zwei Engel, einen Kranz mit dem Christusmonogramm haltend. „Sarigüzel-Sarkophag“. Kleinasien. 5. Jh.

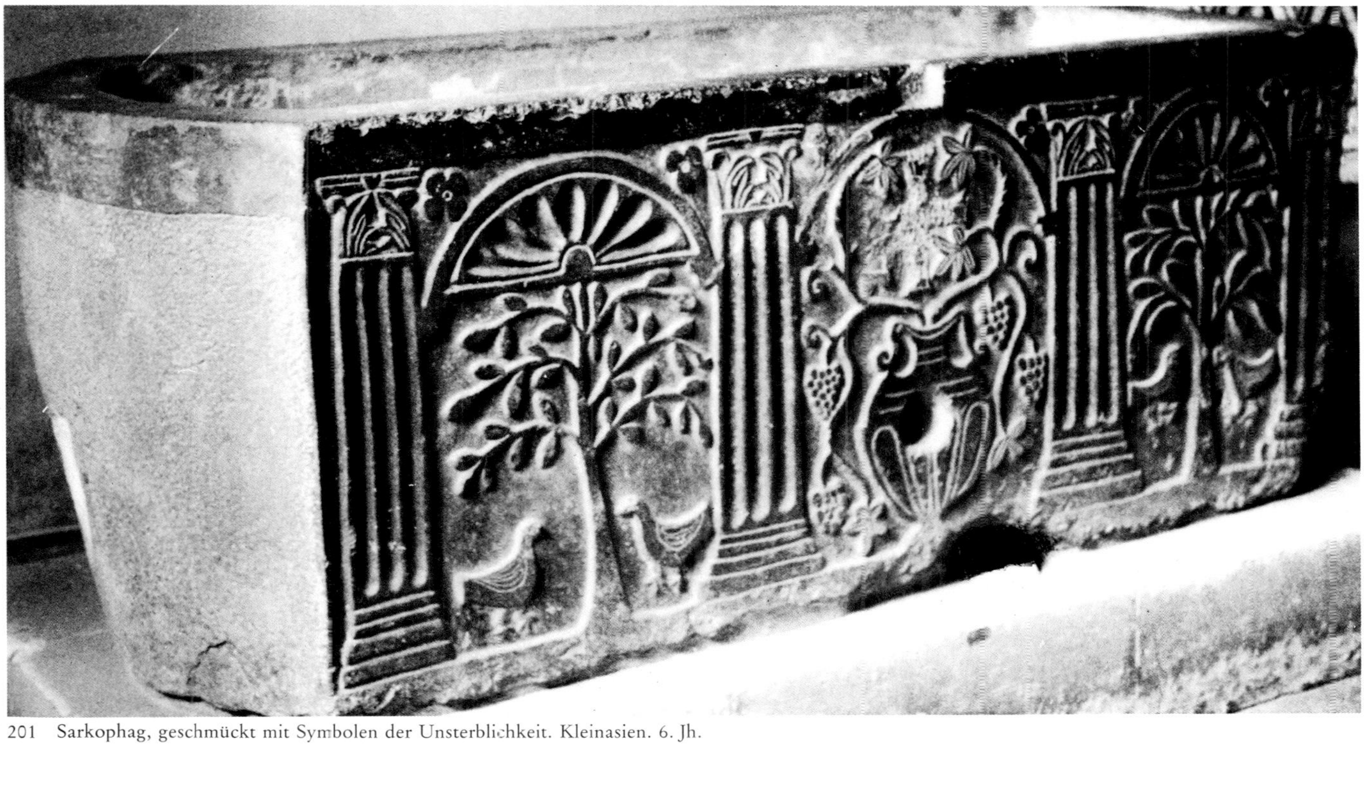

201 Sarkophag, geschmückt mit Symbolen der Unsterblichkeit. Kleinasien. 6. Jh.

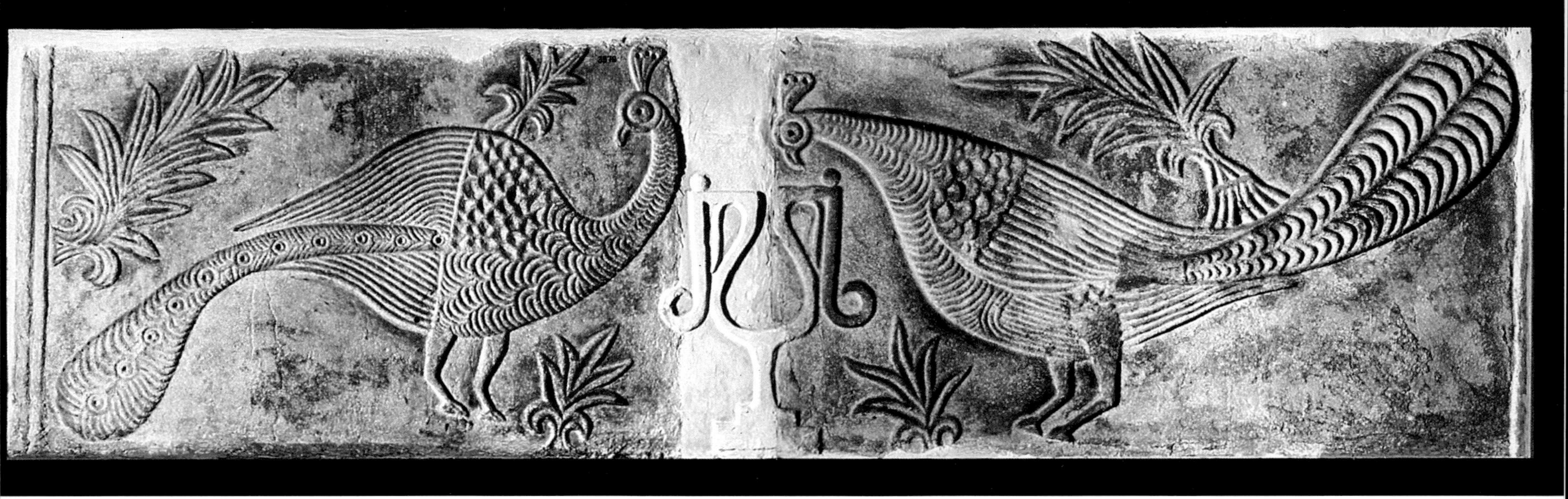

202 Einander zugewandte Pfauen. 11. Jh.

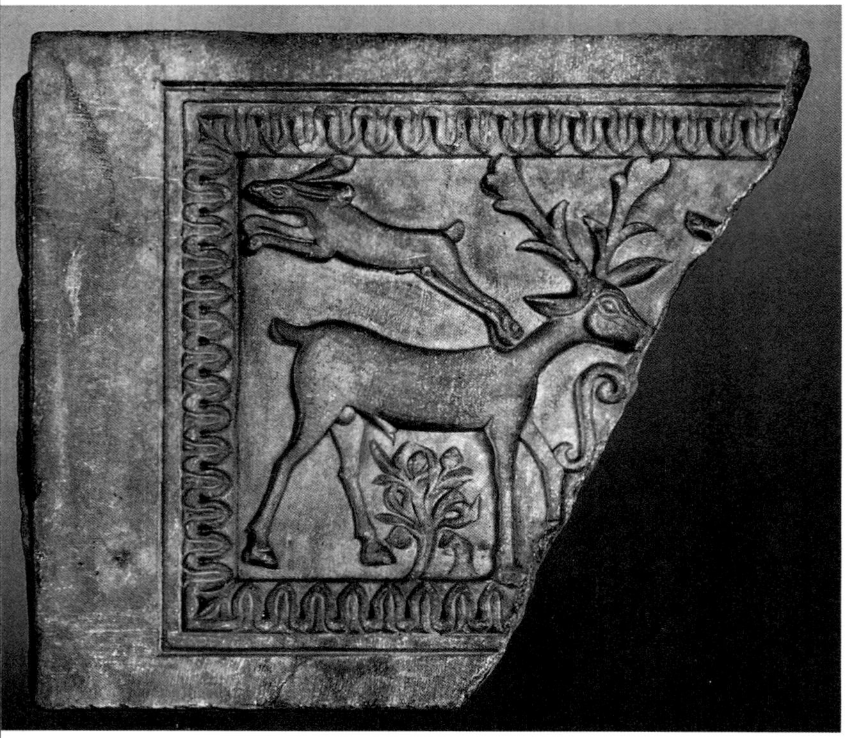

203 Hirsch und Hase. 8. Jh.

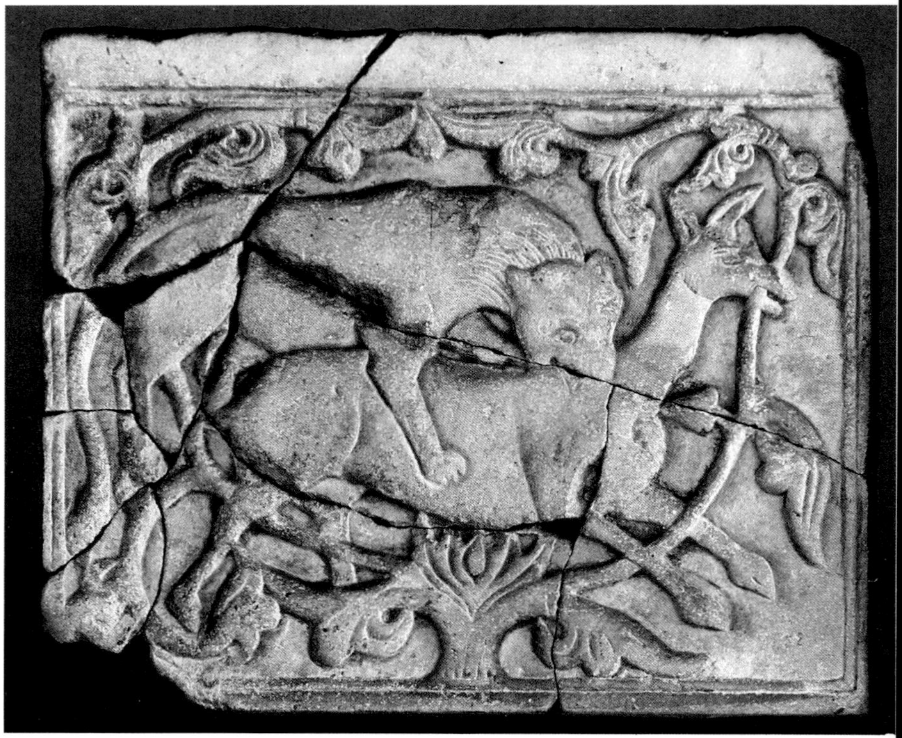

204 Hirschkuh, von einem Wolf angegriffen. 11. Jh.

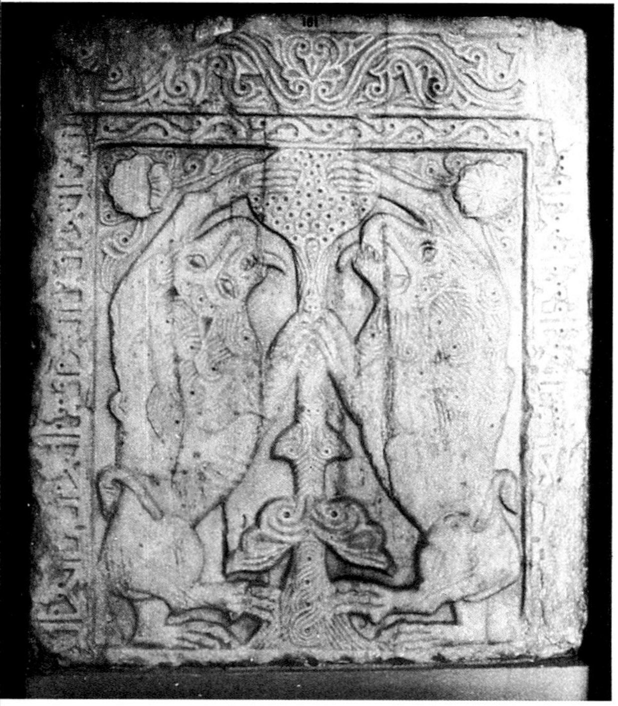

205 Tiere, zu beiden Seiten des Lebensbaumes einander zugewandt. 10. Jh.

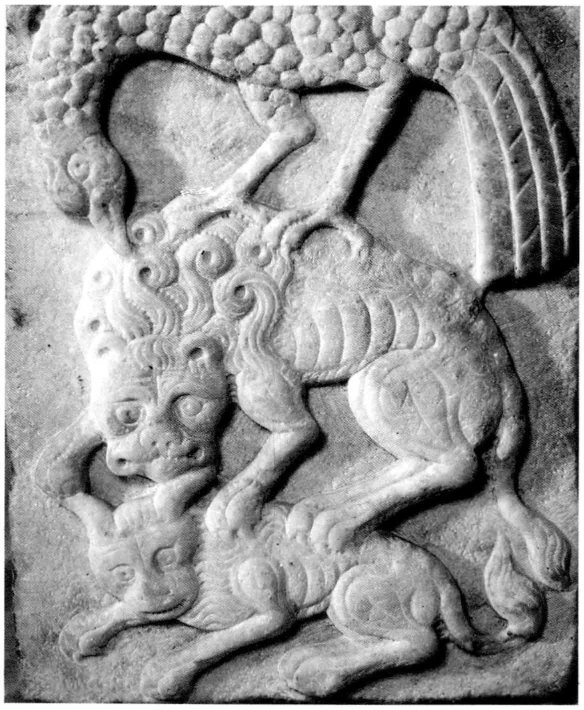

206 Kämpfende Tiere. Griechenland (?). 10.–11. Jh.

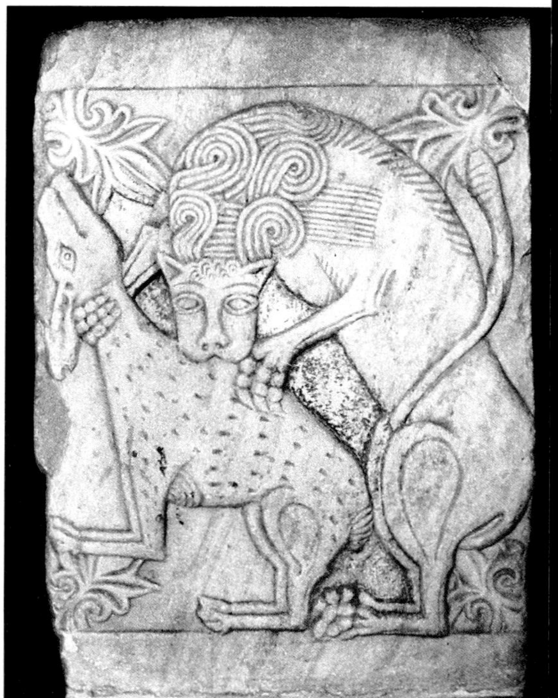

207 Löwe, eine Gazelle reißend. 10. Jh.

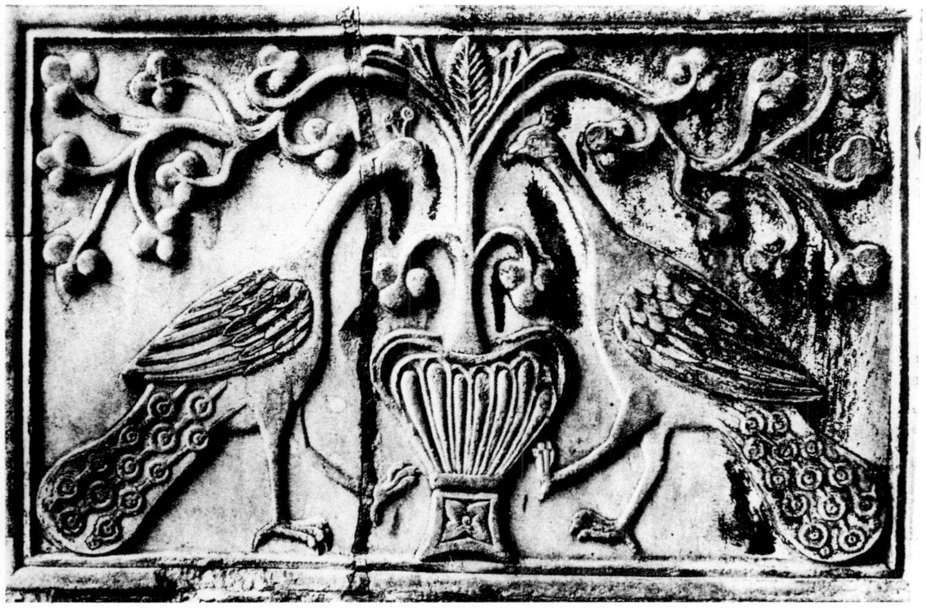

208 Einander zugewandte Pfauen. Venedig. 12. Jh.

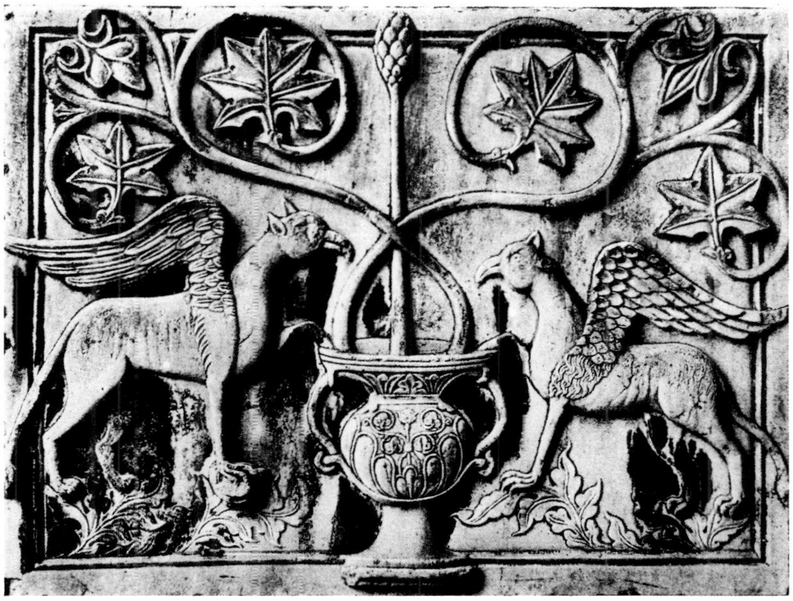

209 Einander zugewandte Greife. Venedig. 12. Jh.

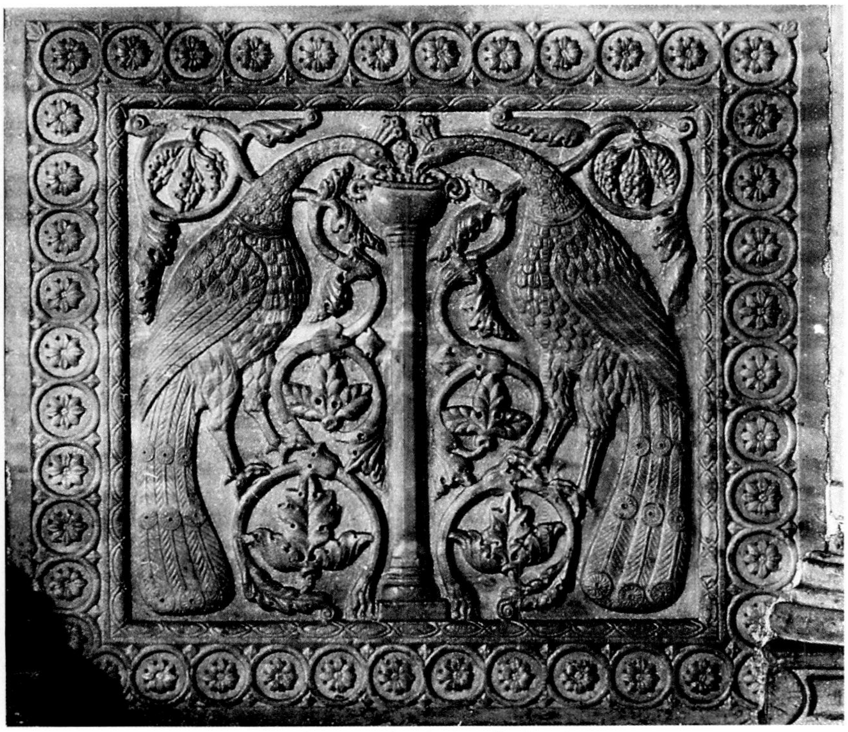

210 Einander zugewandte Pfauen, trinkend. Torcello. 11. Jh.

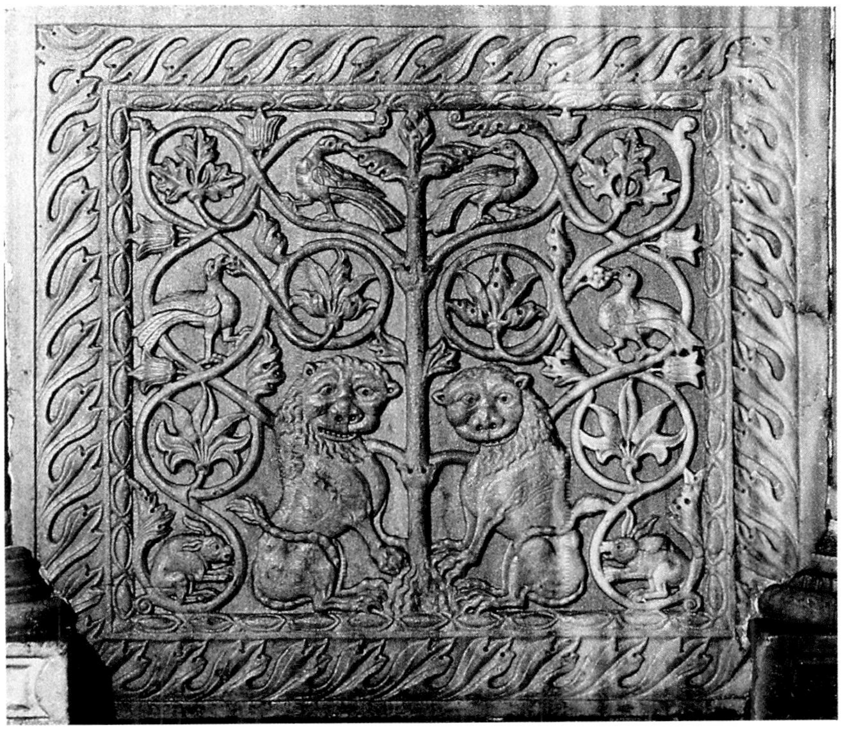

211 Einander zugewandte Löwen. Torcello. 11. Jh.

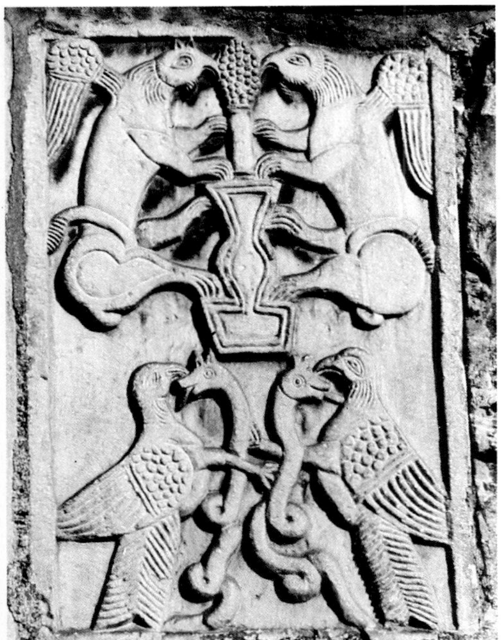

212 Einander zugewandte Fabelwesen. Athen. 10.–11. Jh.

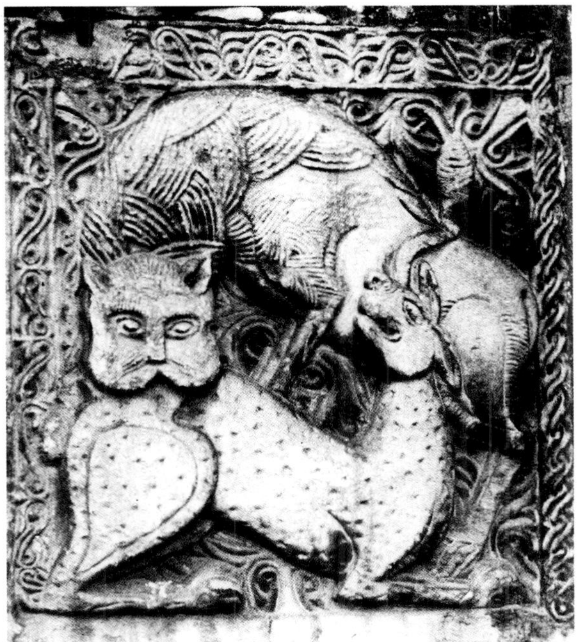

213 Löwe, eine Hirschkuh reißend. Athen. 10.–11. Jh.

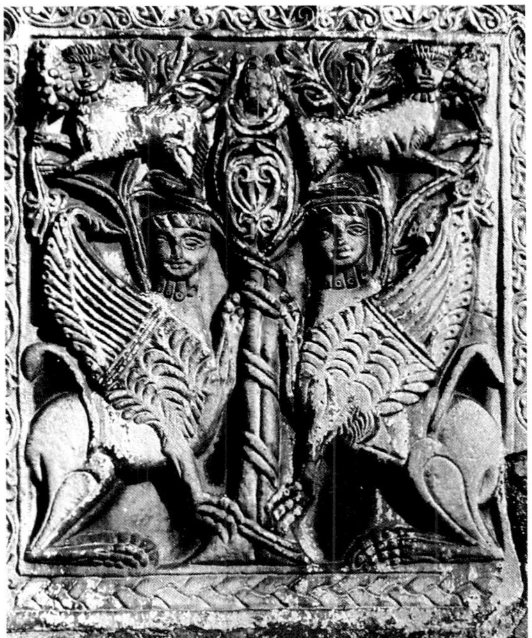

214 Einander zugewandte und Rücken an Rücken stehende Fabelwesen. Athen. 10.–11. Jh.

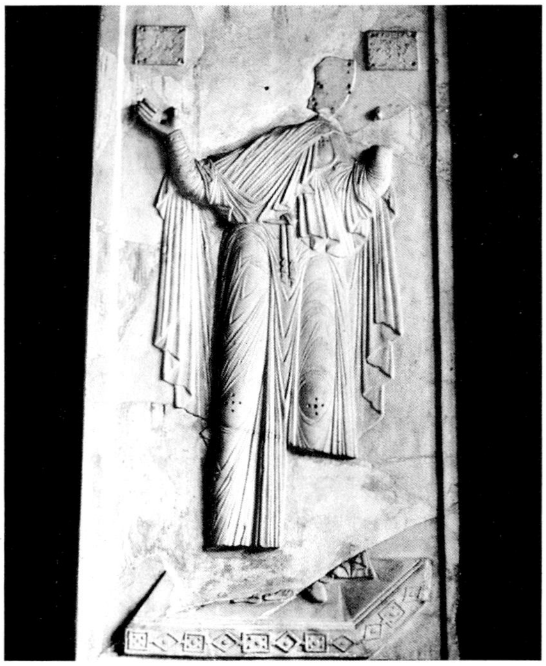

215 Maria Orans. Konstantinopel. 11. Jh.

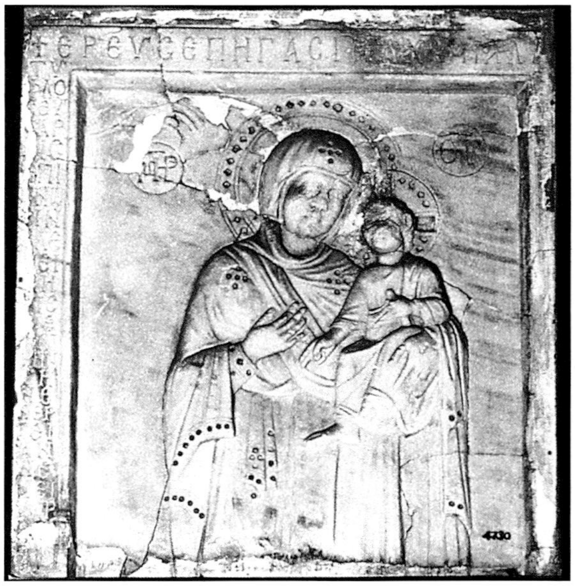

216 Maria mit dem Kind. 11. Jh.

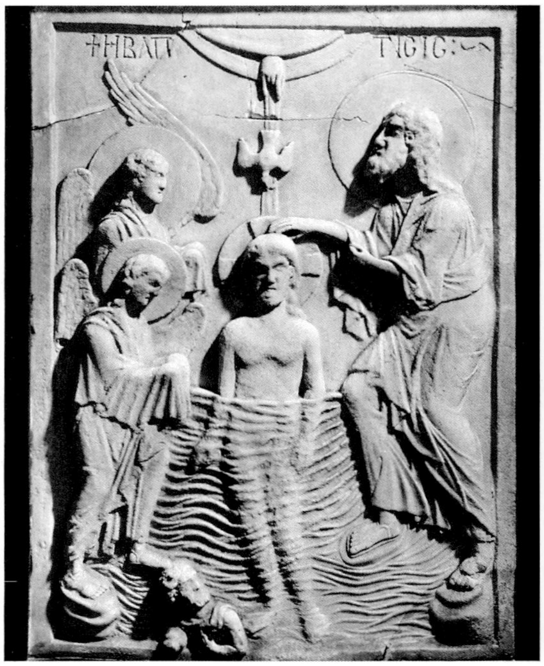

217 Taufe Christi. 11.–12. Jh.

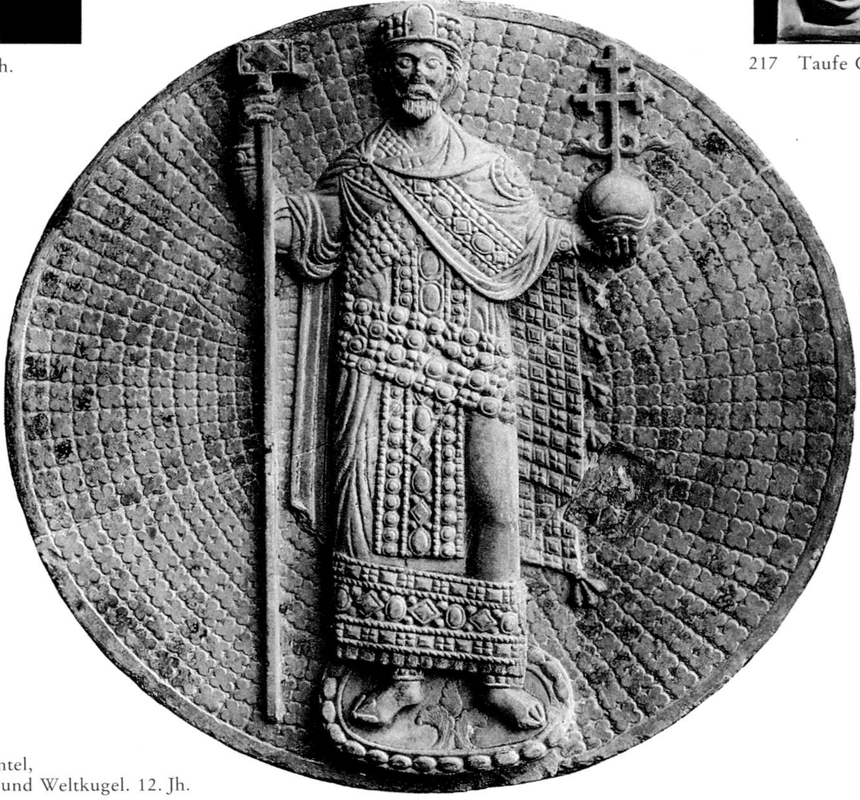

218 Kaiser im Prunkmantel,
mit Krone, Szepter und Weltkugel. 12. Jh.

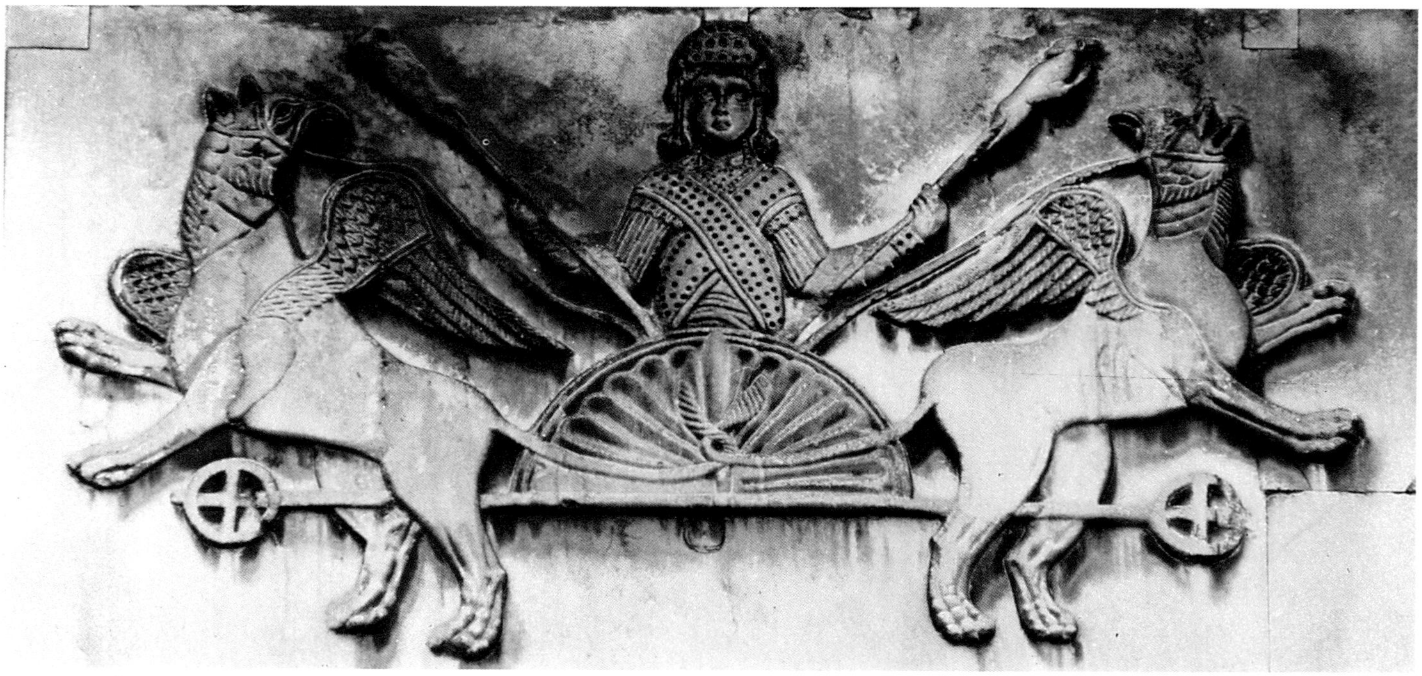

219 Himmelfahrt Alexanders. Venedig. 12. Jh.

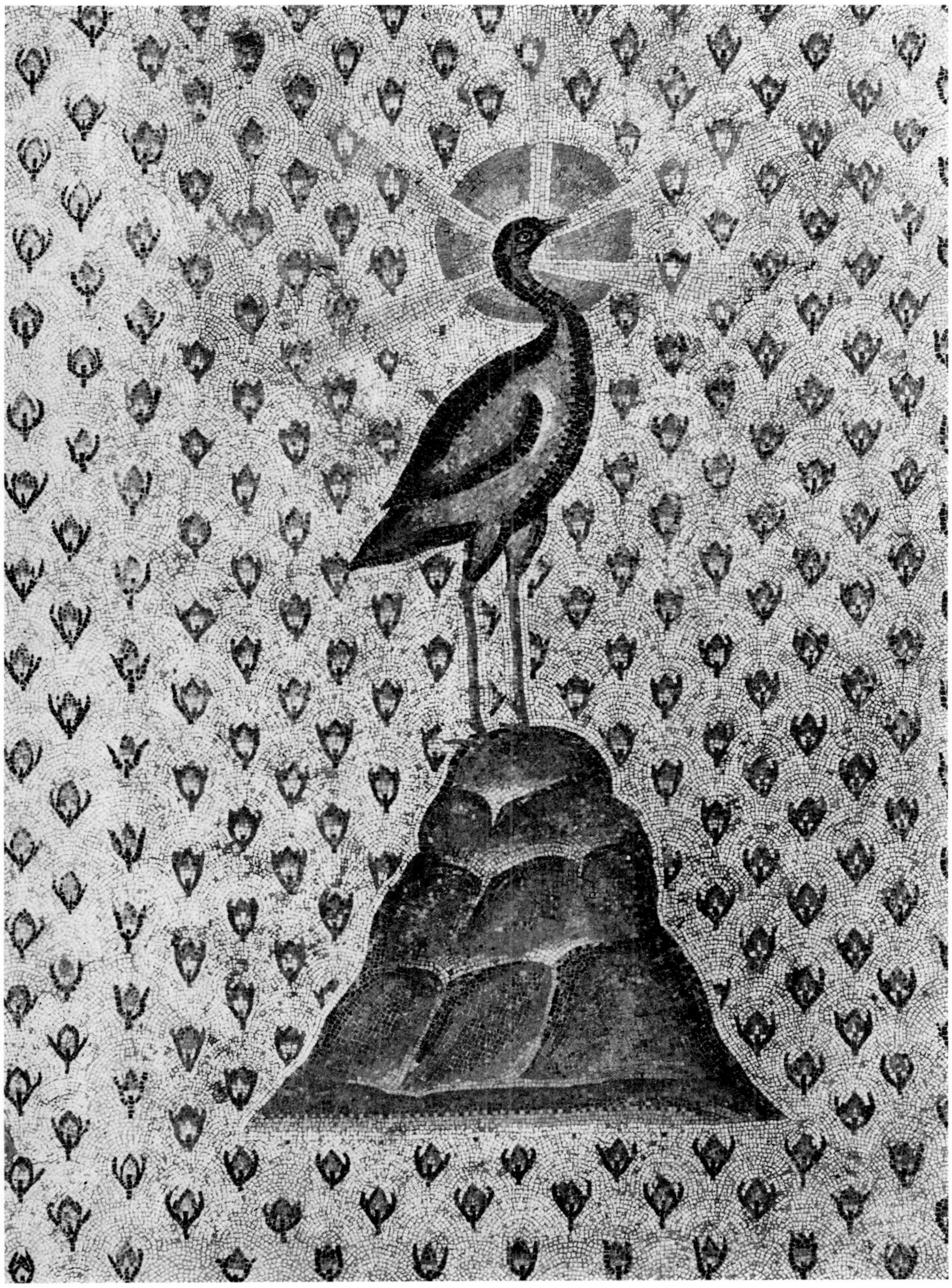

220 Phönix, in einem Blumenbeet. Daphni bei Antiocheia. 5. Jh.

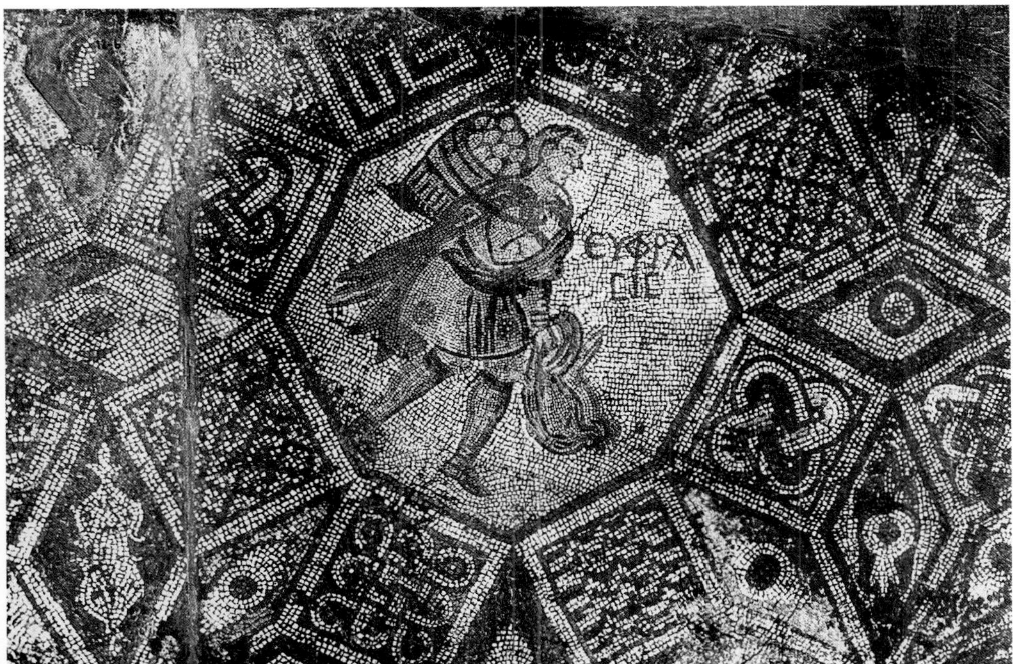

221 Allegorische Figur: Der Überfluß. Antiocheia. 6. Jh.

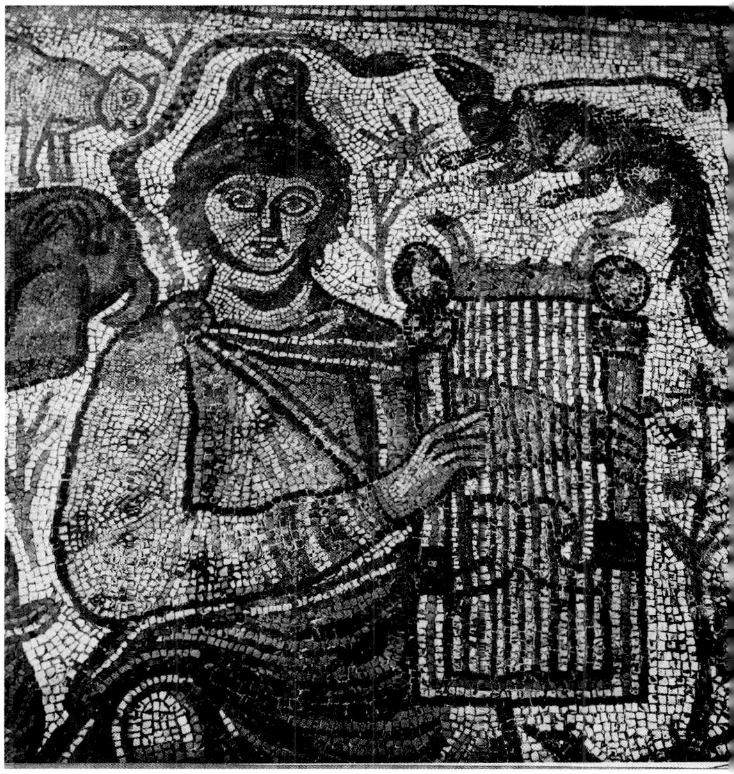

222 Orpheus bezaubert die Tiere. Jerusalem. 5. Jh.

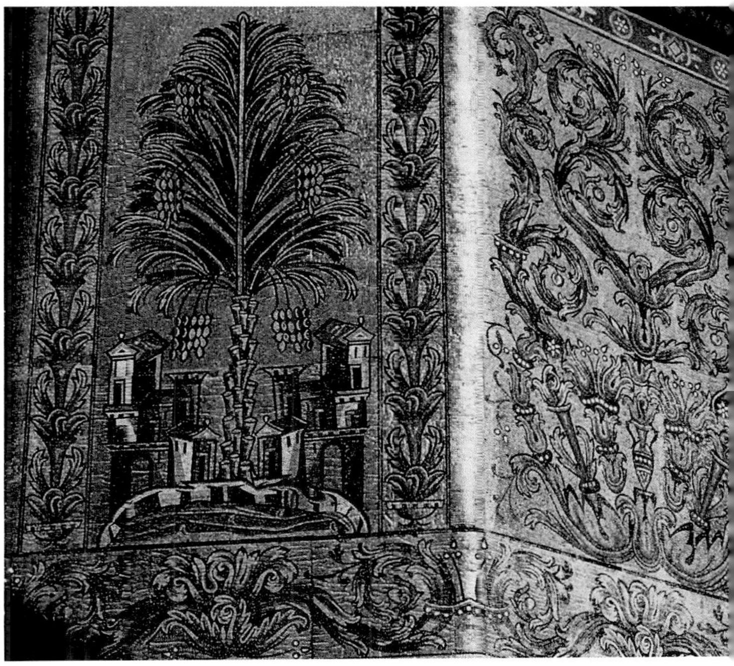

223 Pflanzlicher und architektonischer Dekor. Damaskus. Anfang des 8. Jh.

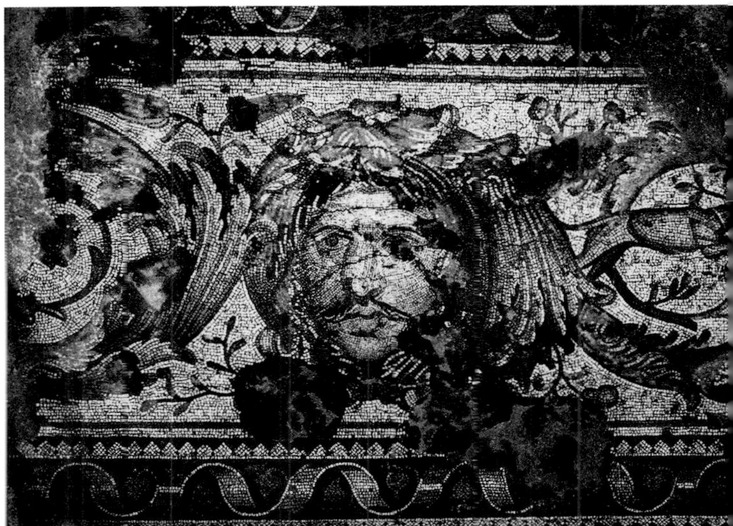

224 Rankenwerk mit männlichem Gesicht. Konstantinopel. 5. Jh.

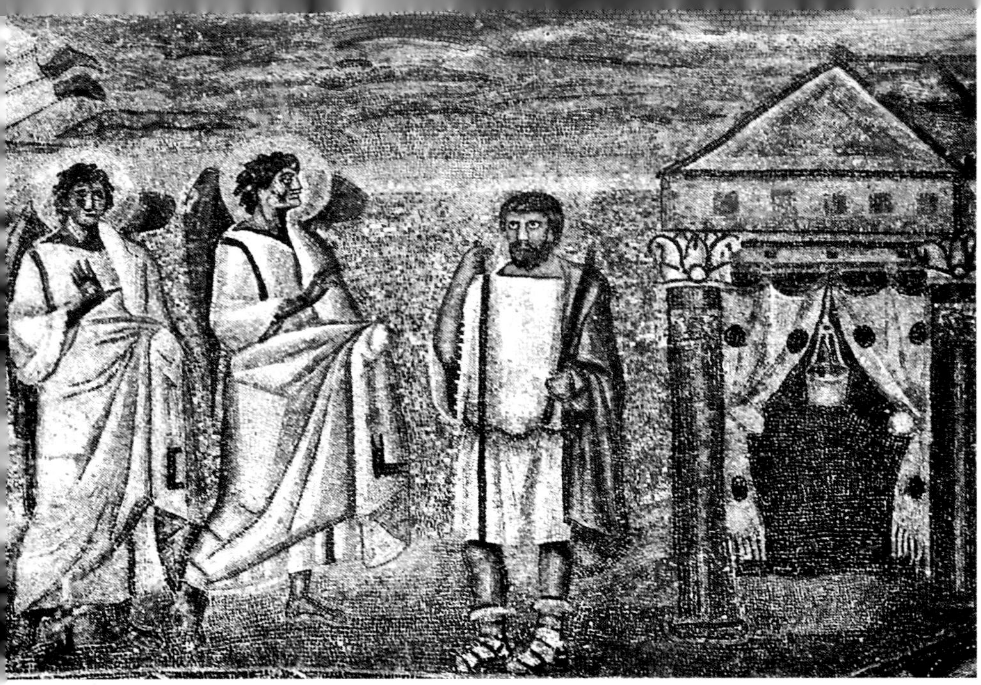

225 Der Engel erscheint Joseph. Rom. 432–440.

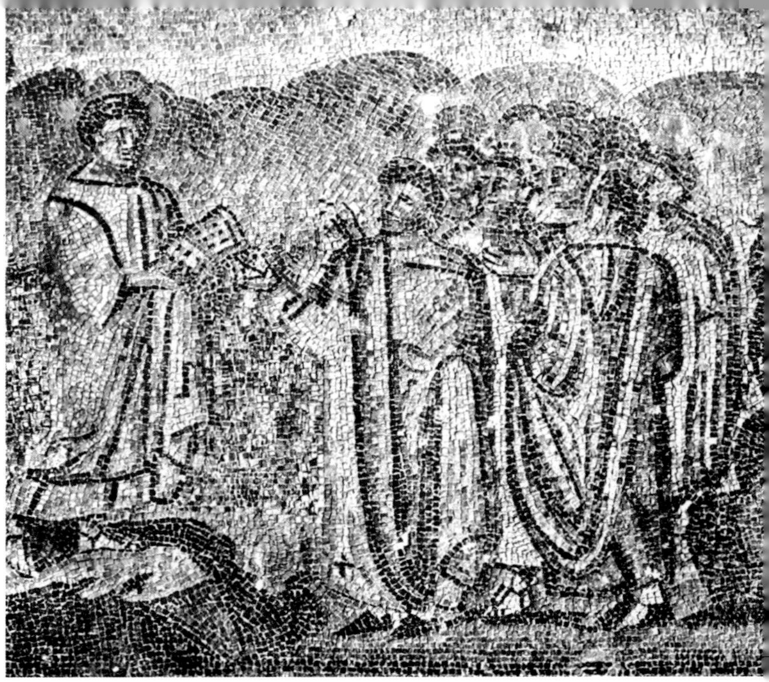

226 Das „Lied" des Mose. Rom. 432–440.

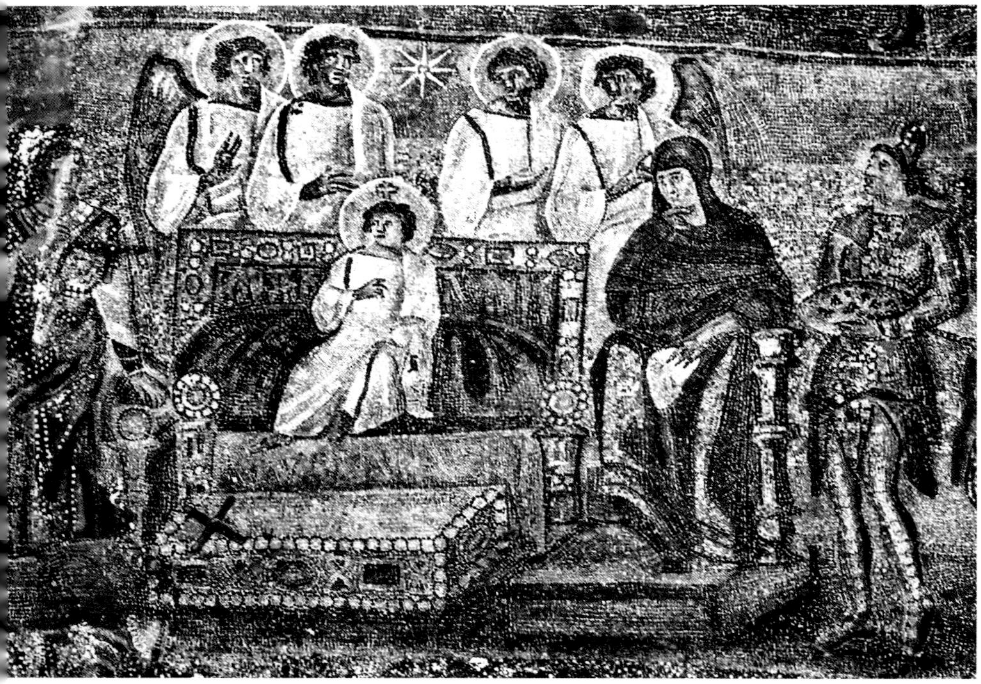

227 Christus und Maria, nebeneinander thronend. Rom. 432–440.

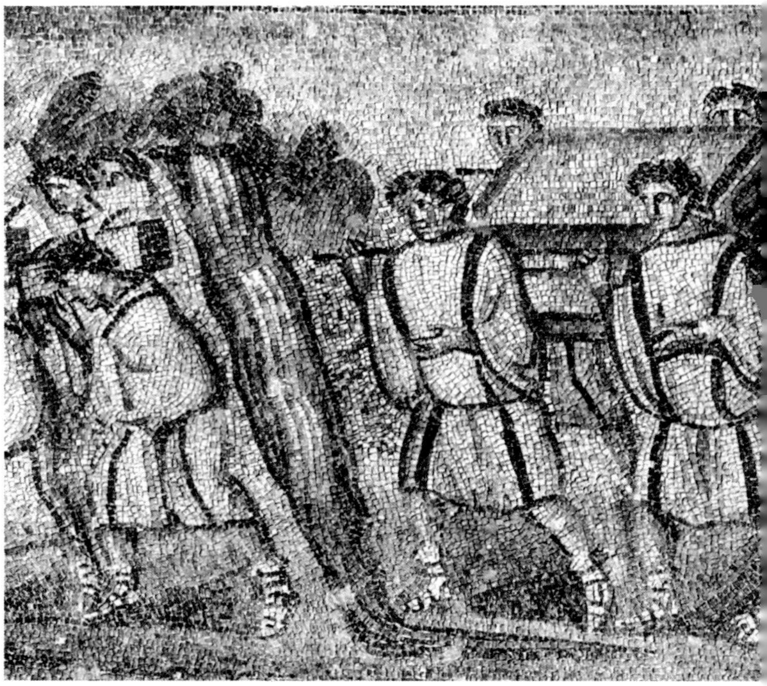

228 Die Bundeslade, von Priestern getragen. Rom. 432–440.

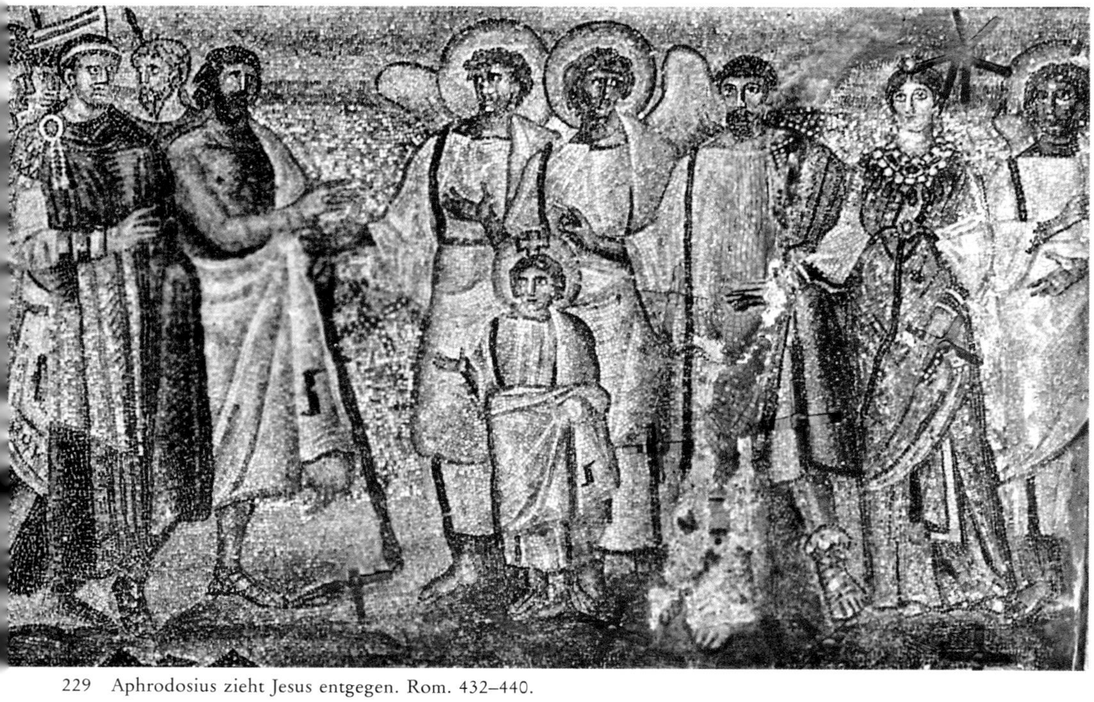

229 Aphrodosius zieht Jesus entgegen. Rom. 432–440.

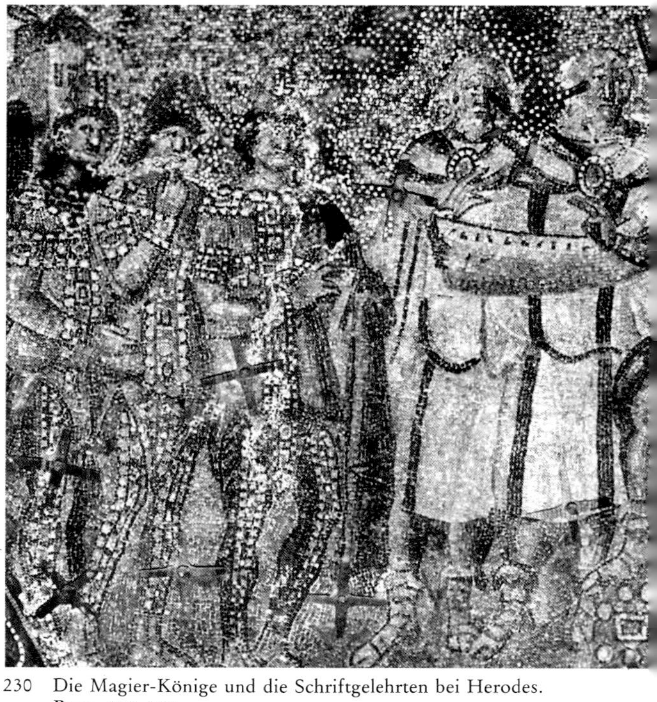

230 Die Magier-Könige und die Schriftgelehrten bei Herodes. Rom. 432–440.

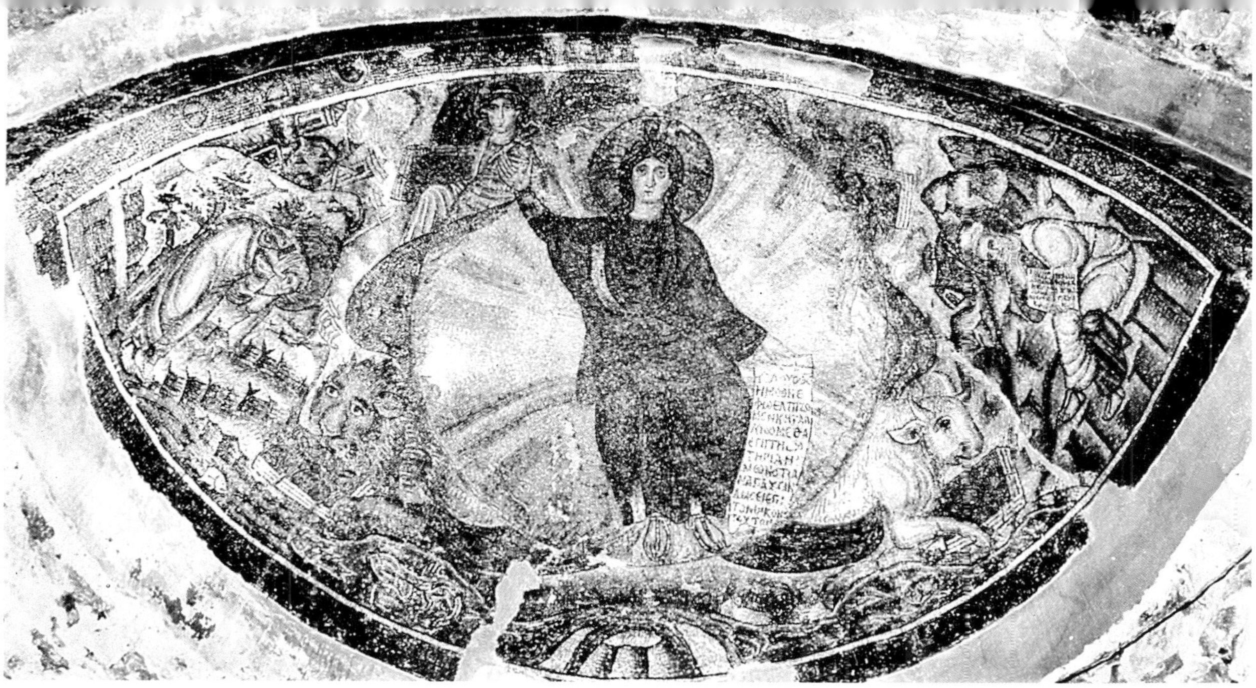

231 Christus, auf dem Regenbogen sitzend. Thessaloniki. Ende des 5. – Anfang des 6. Jh.

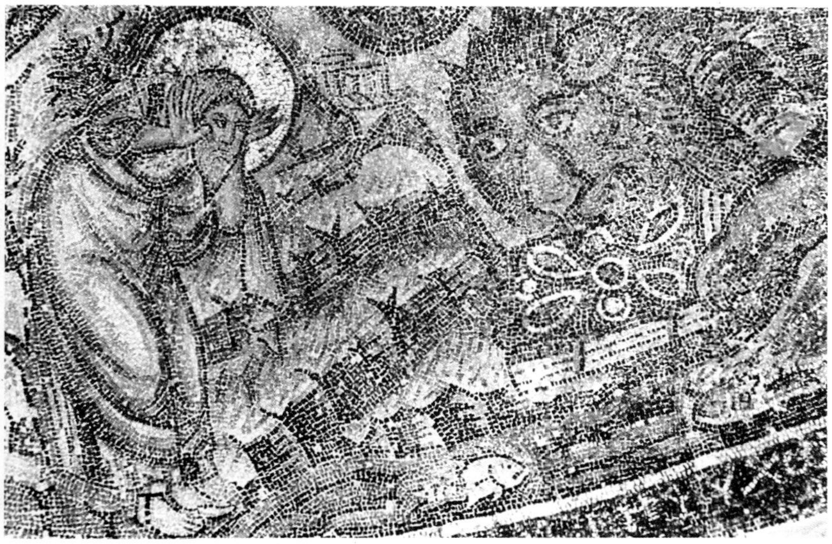

232 Ezechiel. Thessaloniki. Ende des 5. – Anfang des 6. Jh.

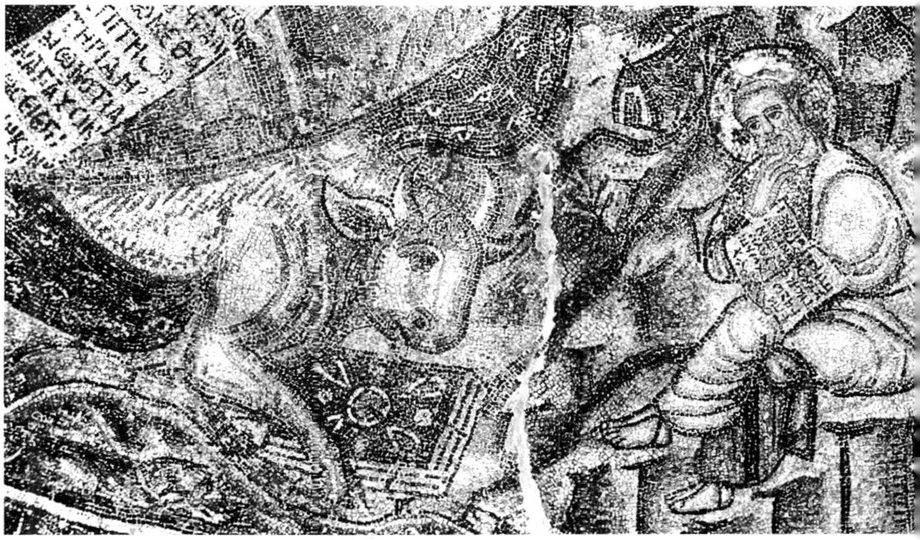

233 Habakuk oder Zacharias. Thessaloniki. Ende des 5. – Anfang des 6. Jh.

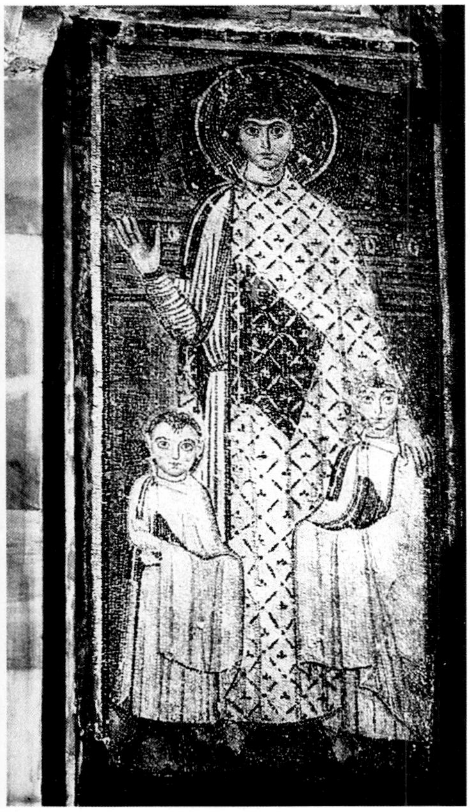

234 Der hl. Demetrios mit zwei Kindern. Thessaloniki. 7. Jh.

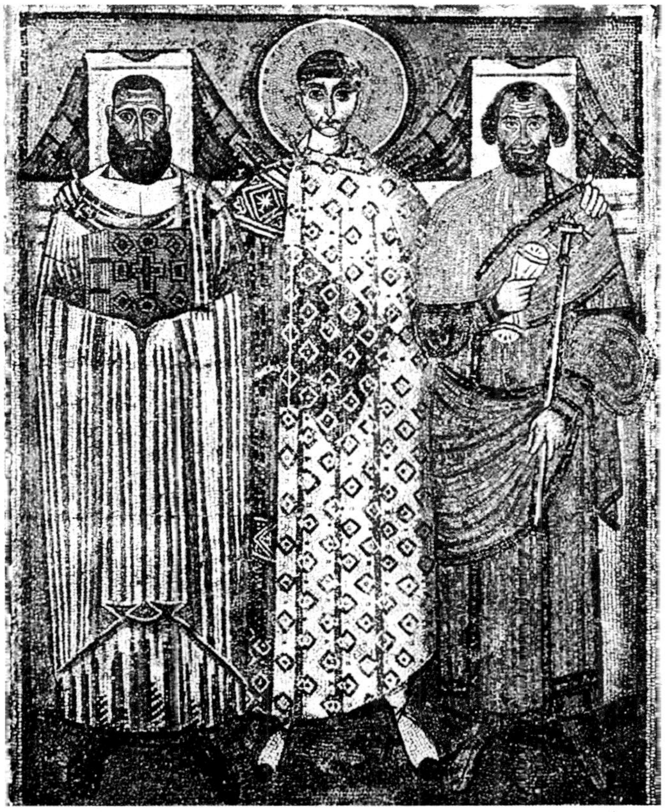

235 Der hl. Demetrios zwischen einem Bischof und einem Beamten. Thessaloniki. 7. Jh.

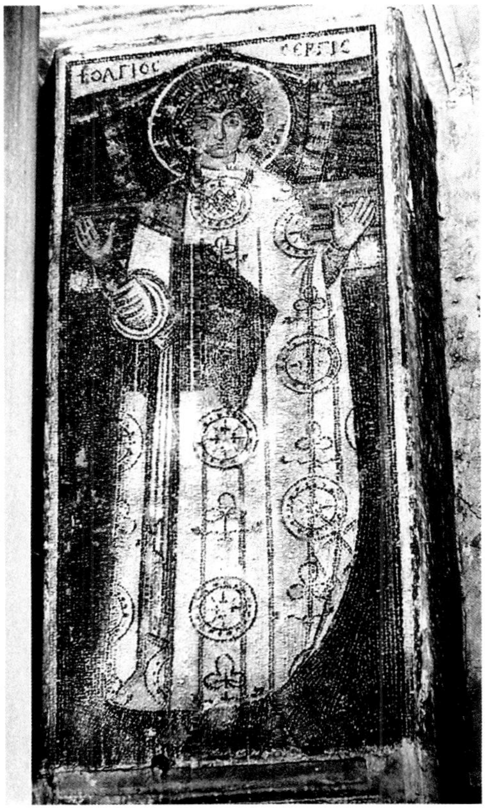

236 Der hl. Sergios in Orantenhaltung. Thessaloniki. Vor dem 7. Jh.

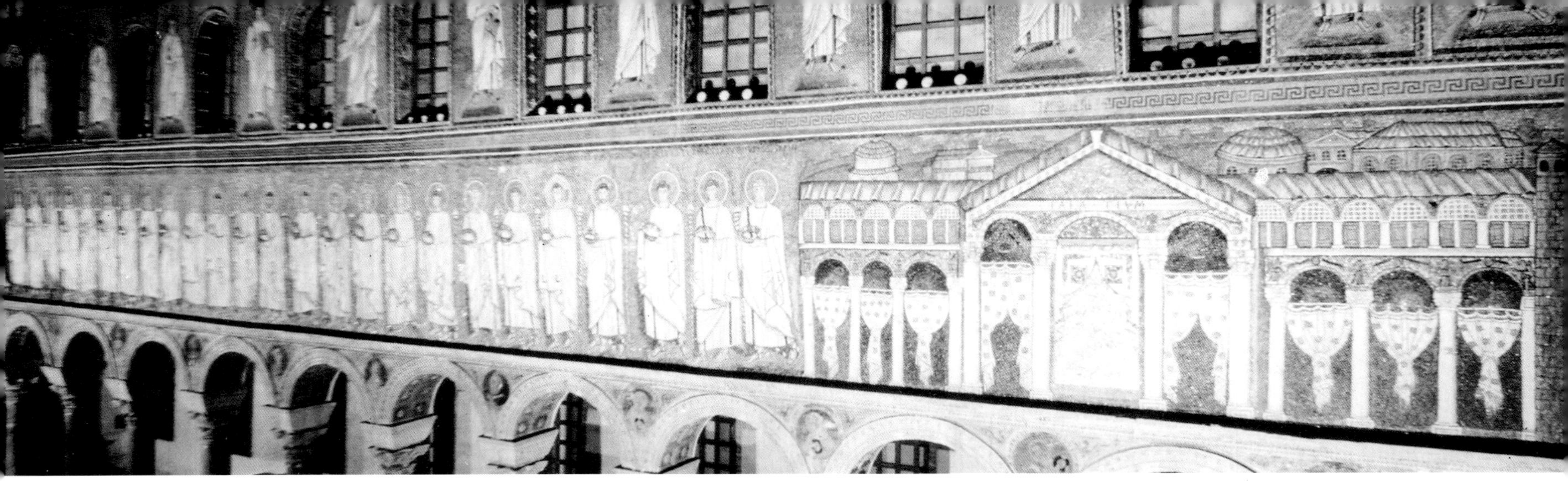

237 Prozession der Martyrer zum thronenden Christus. Ravenna. 6. Jh.

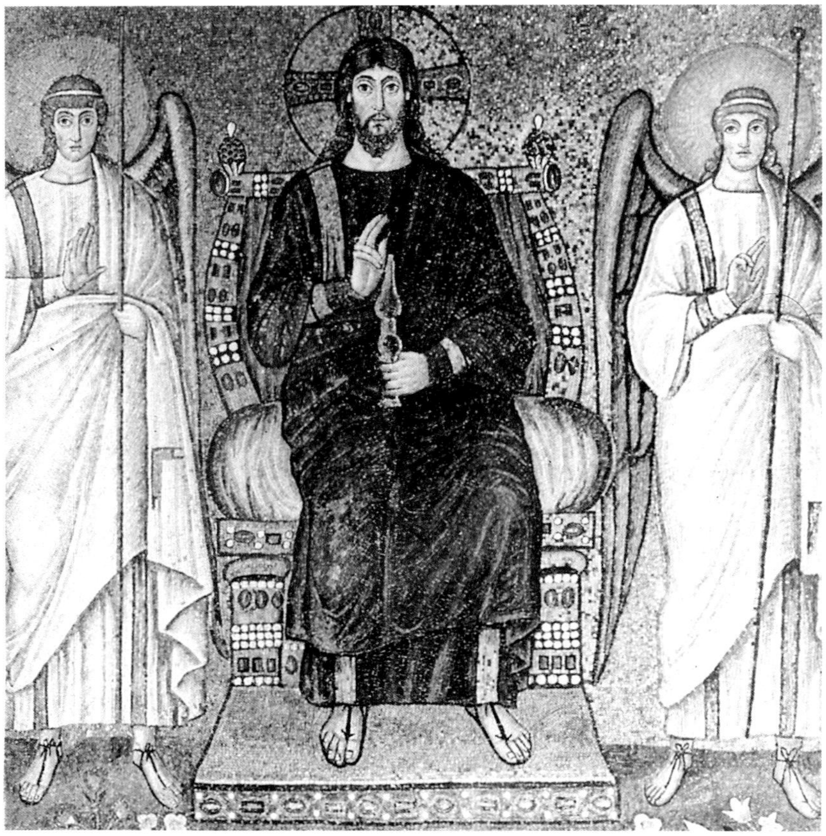

238 Thronender Christus, von Engeln umgeben. Ravenna. 6. Jh.

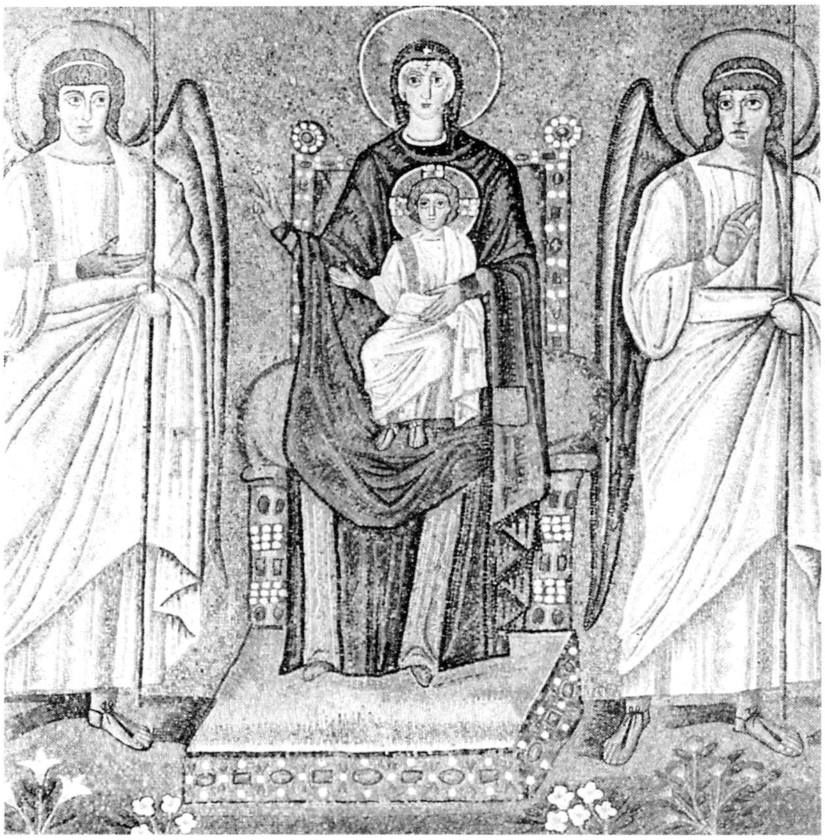

239 Thronende Maria mit dem Kind, von Engeln umgeben. Ravenna. 6. Jh.

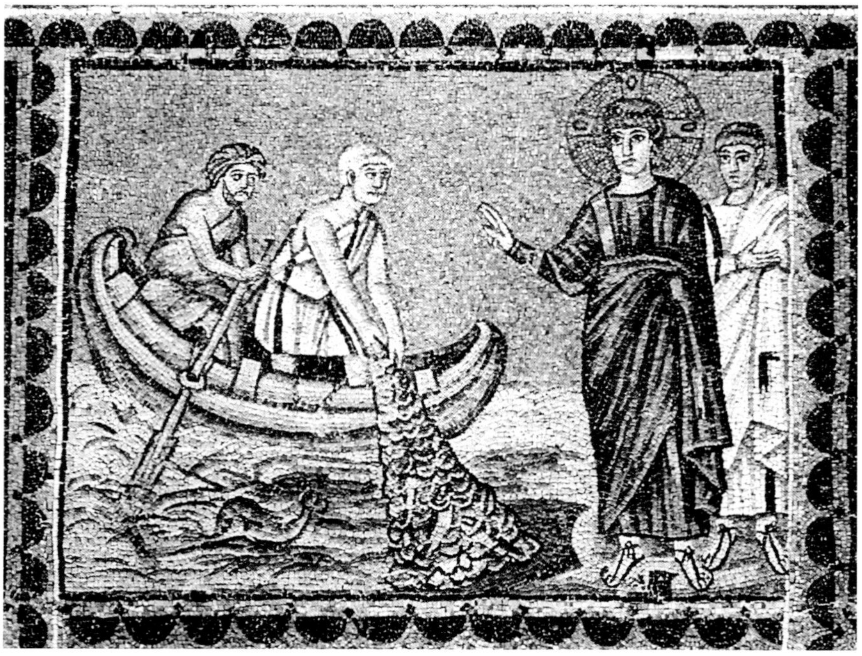

240 Berufung des Petrus und des Andreas. Ravenna. 6. Jh.

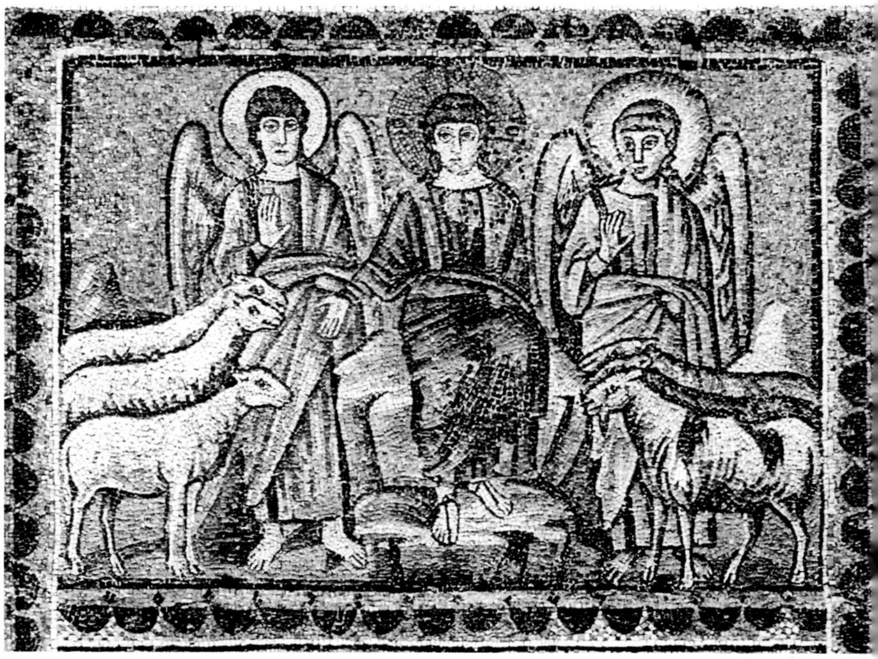

241 Scheidung der Schafe von den Böcken. Ravenna. 6. Jh.

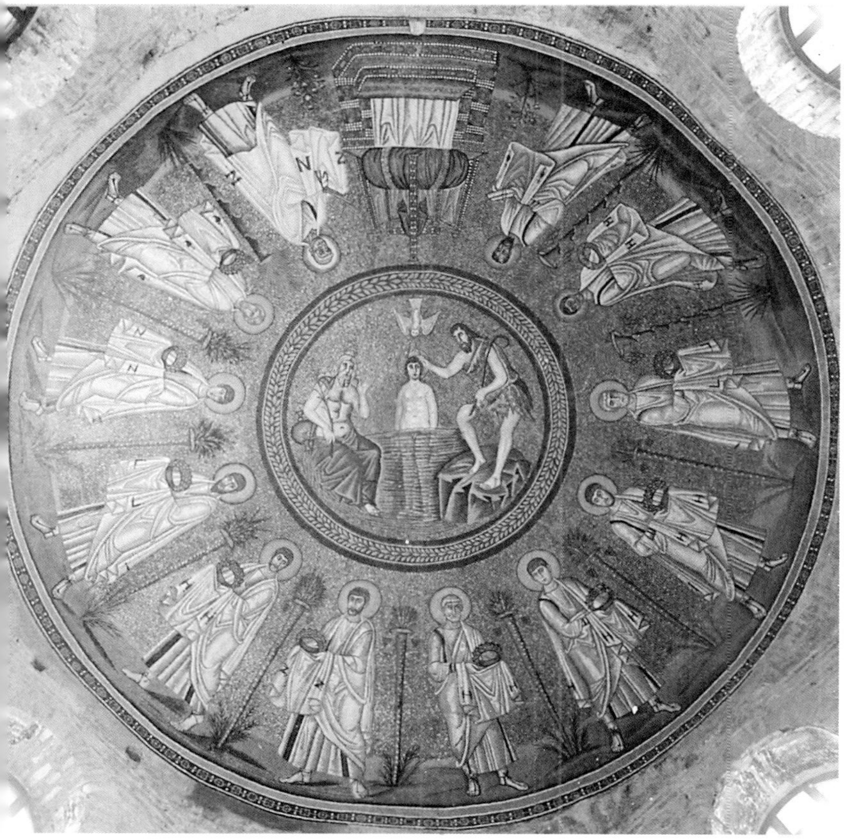

242 Taufe Christi, umgeben von Heiligen und dem Etimasia-Thron. Ravenna. Ende des 5. Jh.

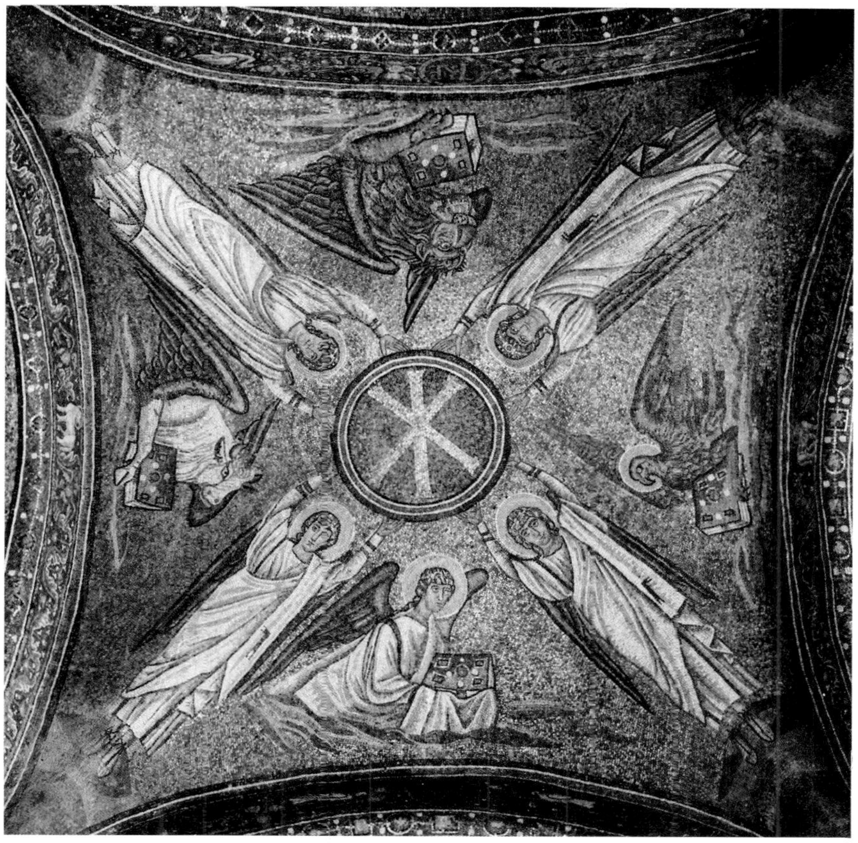

243 Vier Engel, das Christusmonogramm tragend. Ravenna. 6. Jh.

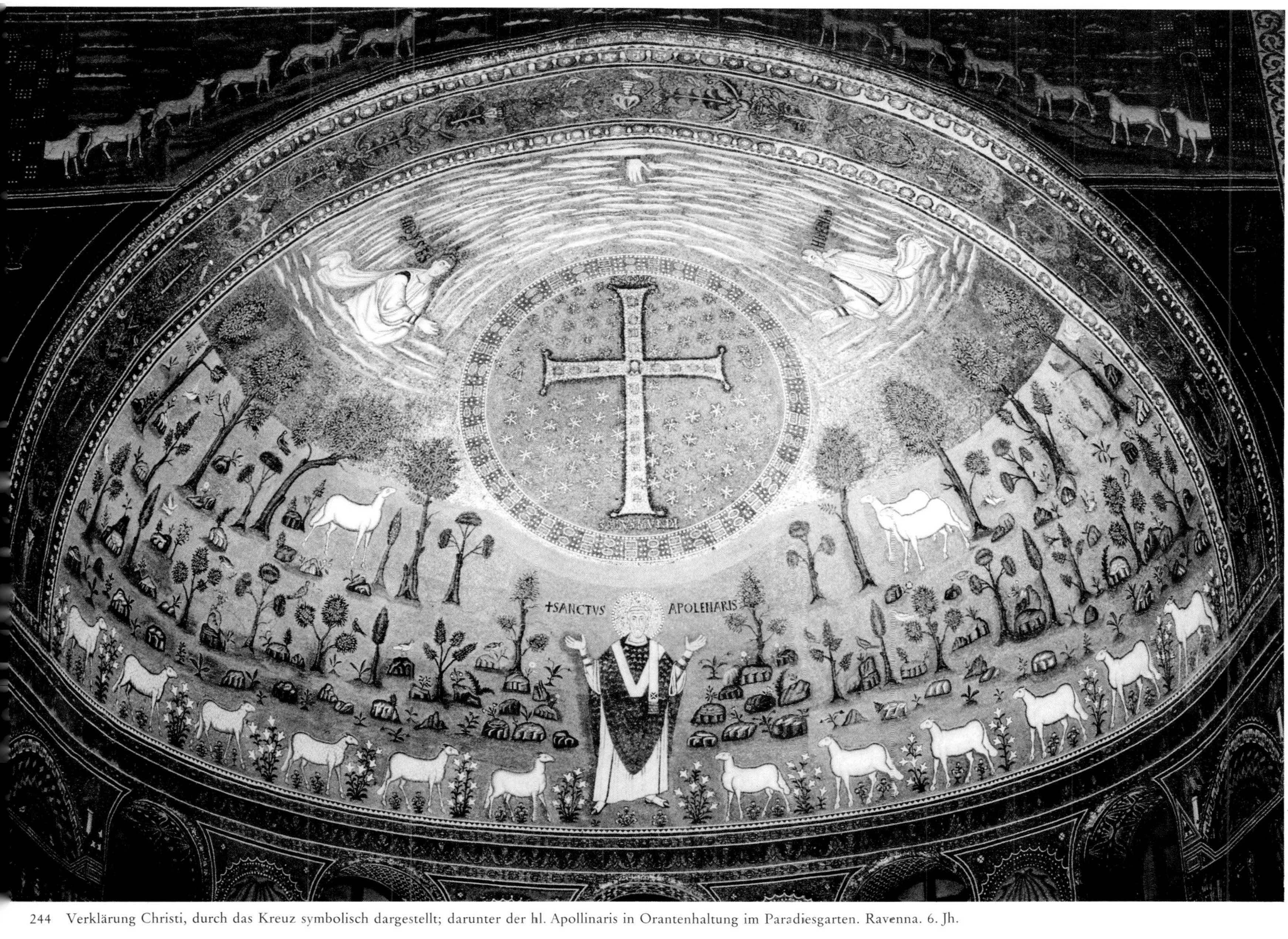

244 Verklärung Christi, durch das Kreuz symbolisch dargestellt; darunter der hl. Apollinaris in Orantenhaltung im Paradiesgarten. Ravenna. 6. Jh.

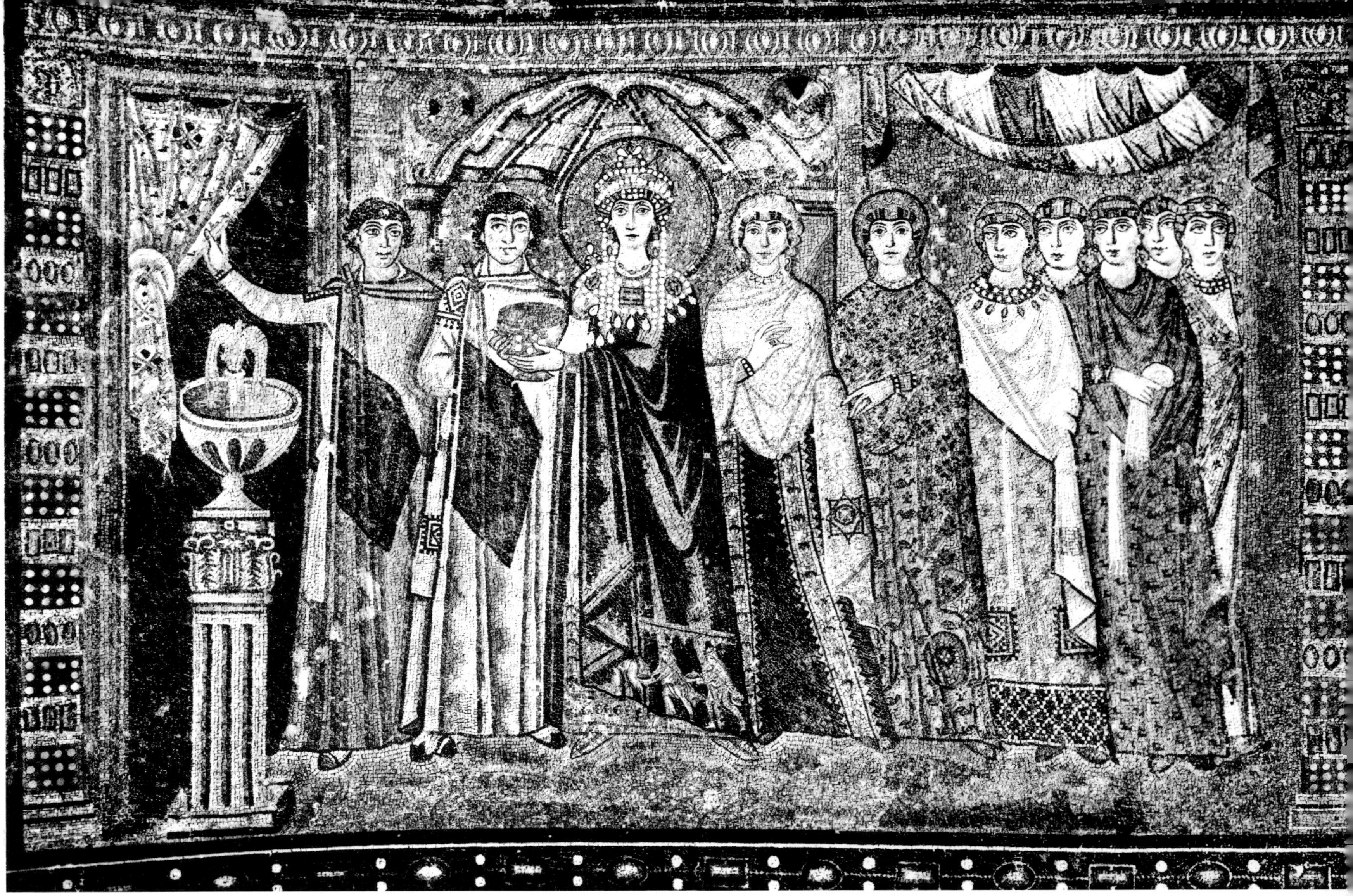

245 Kaiserin Theodora und ihr Gefolge. Ravenna. 6. Jh.

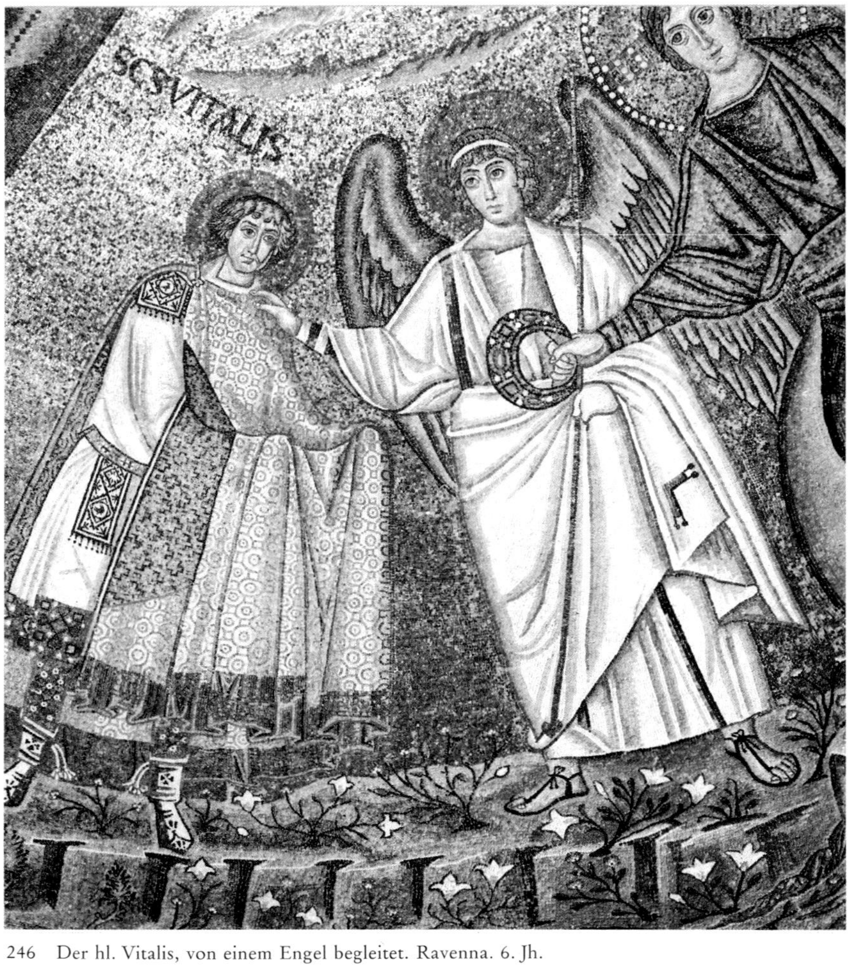

246 Der hl. Vitalis, von einem Engel begleitet. Ravenna. 6. Jh.

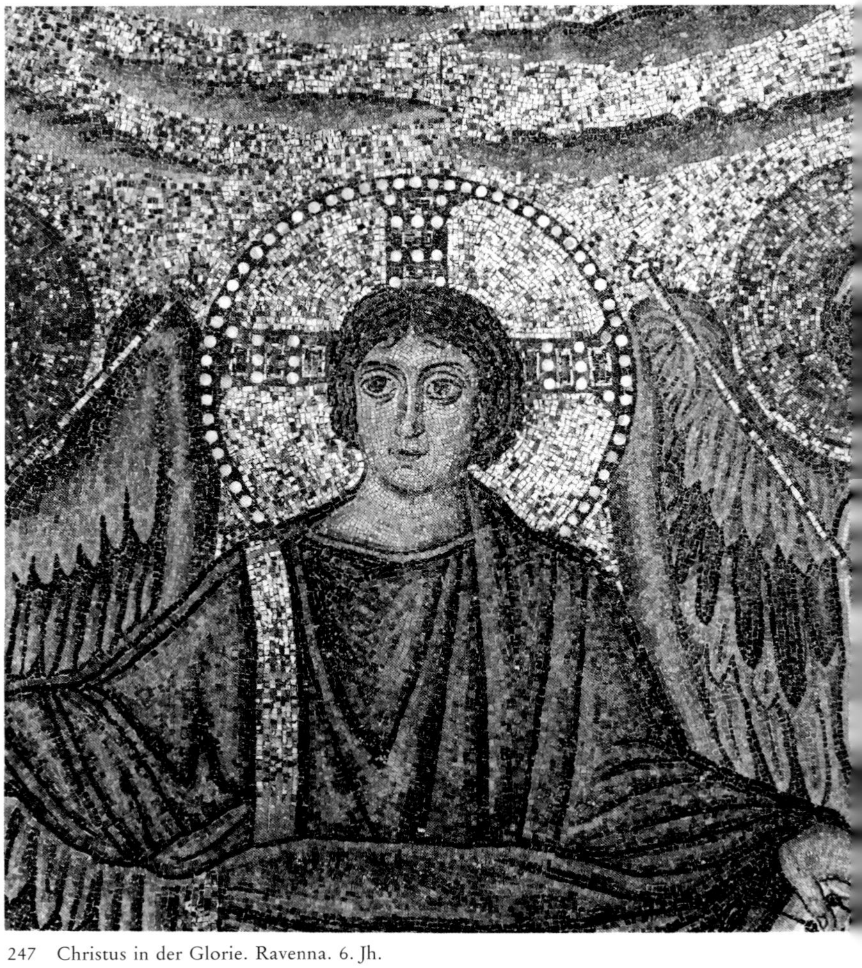

247 Christus in der Glorie. Ravenna. 6. Jh.

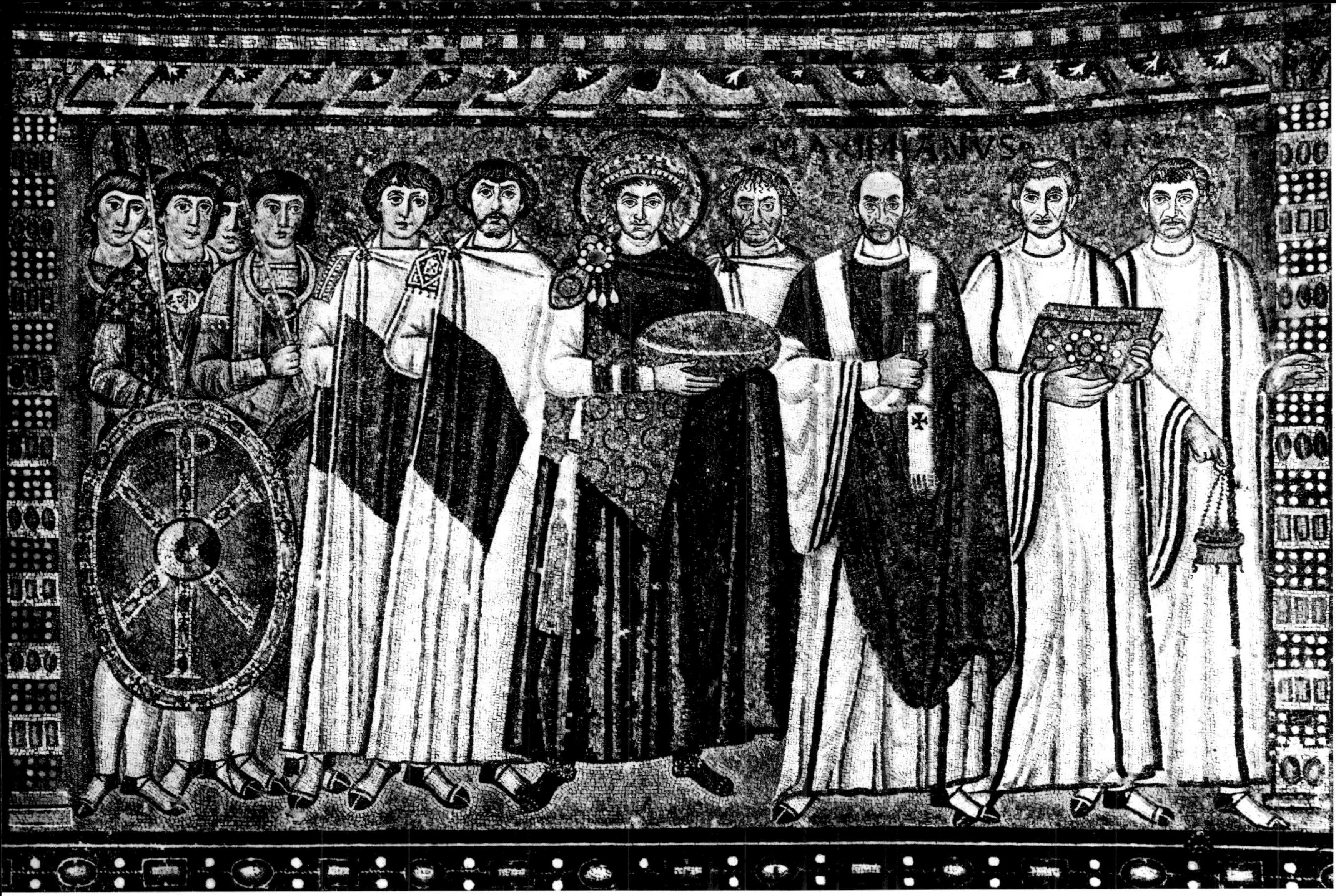

248 Justinian und sein Gefolge mit dem Erzbischof Maximianus und weltlichen und geistlichen Würdenträgern. Ravenna. 6. Jh.

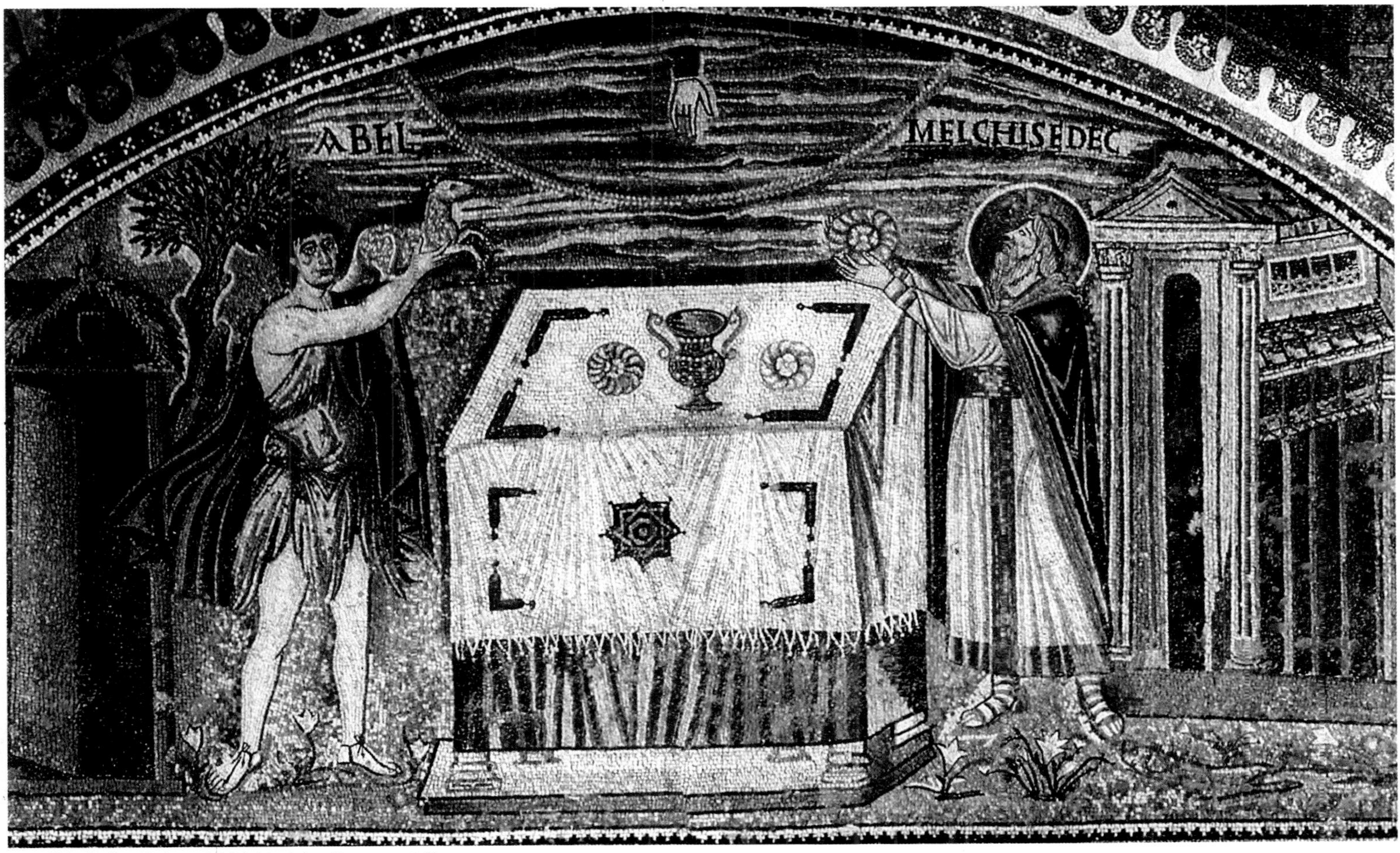

249 Die Opfer Abels und Melchisedeks. Ravenna. 6. Jh.

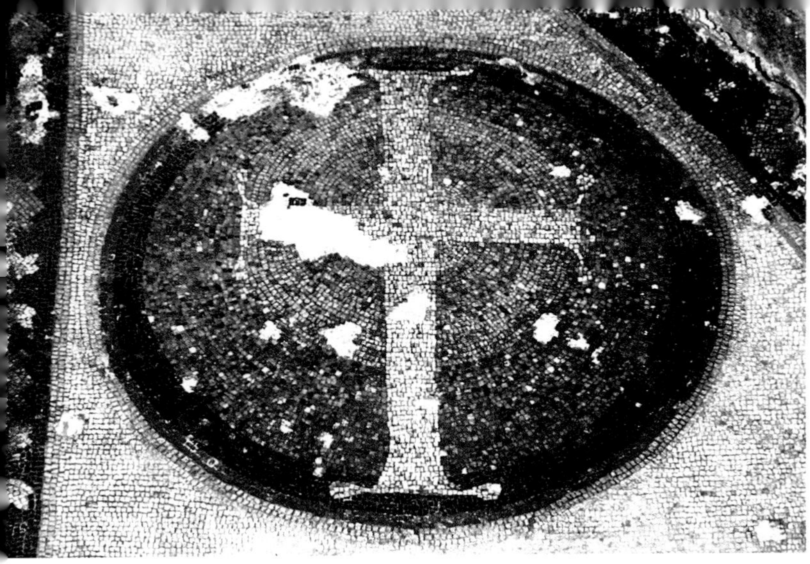

250 Kreuz. Konstantinopel. 6.–7. Jh.

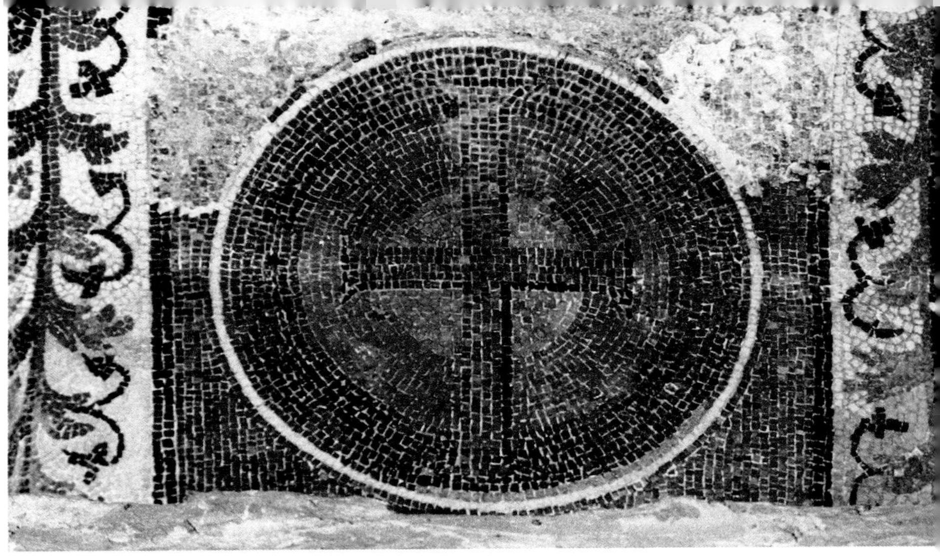

251 Kreuz und Akanthusblätter. Konstantinopel. 7.–8. Jh.

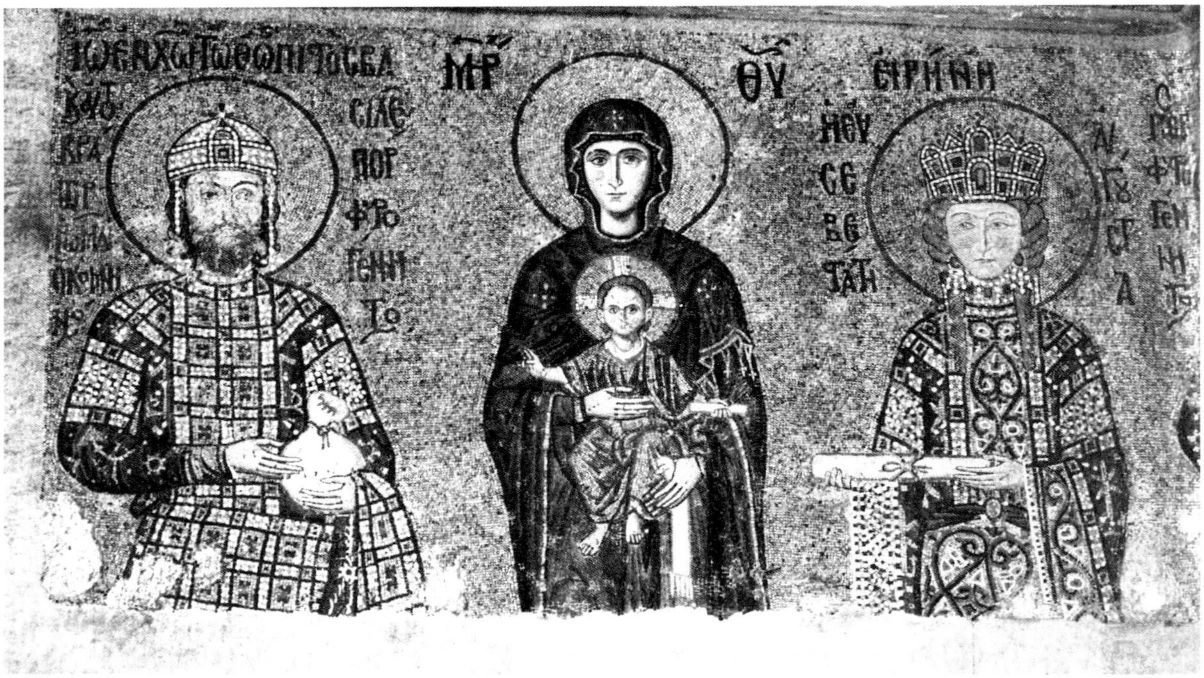

252 Maria mit dem Kind zwischen Kaiser Johannes II. Komnenos und Kaiserin Eirene. Konstantinopel. 12. Jh.

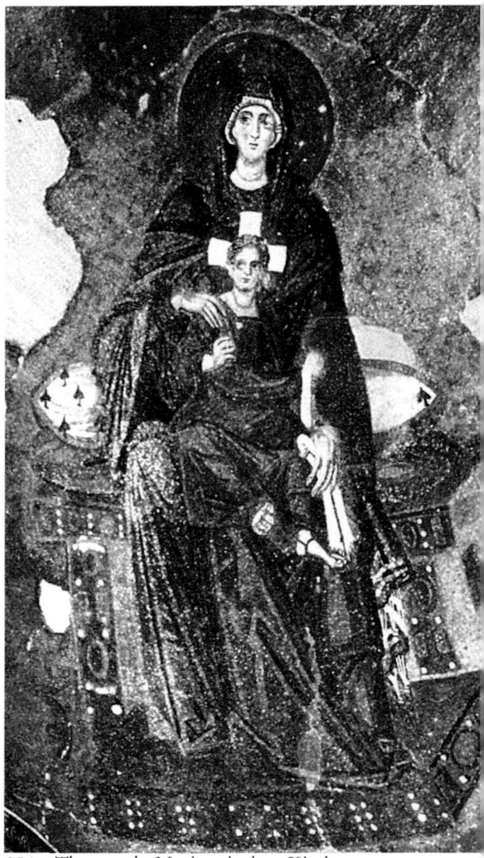

254 Thronende Maria mit dem Kind. Konstantinopel. Um 850.

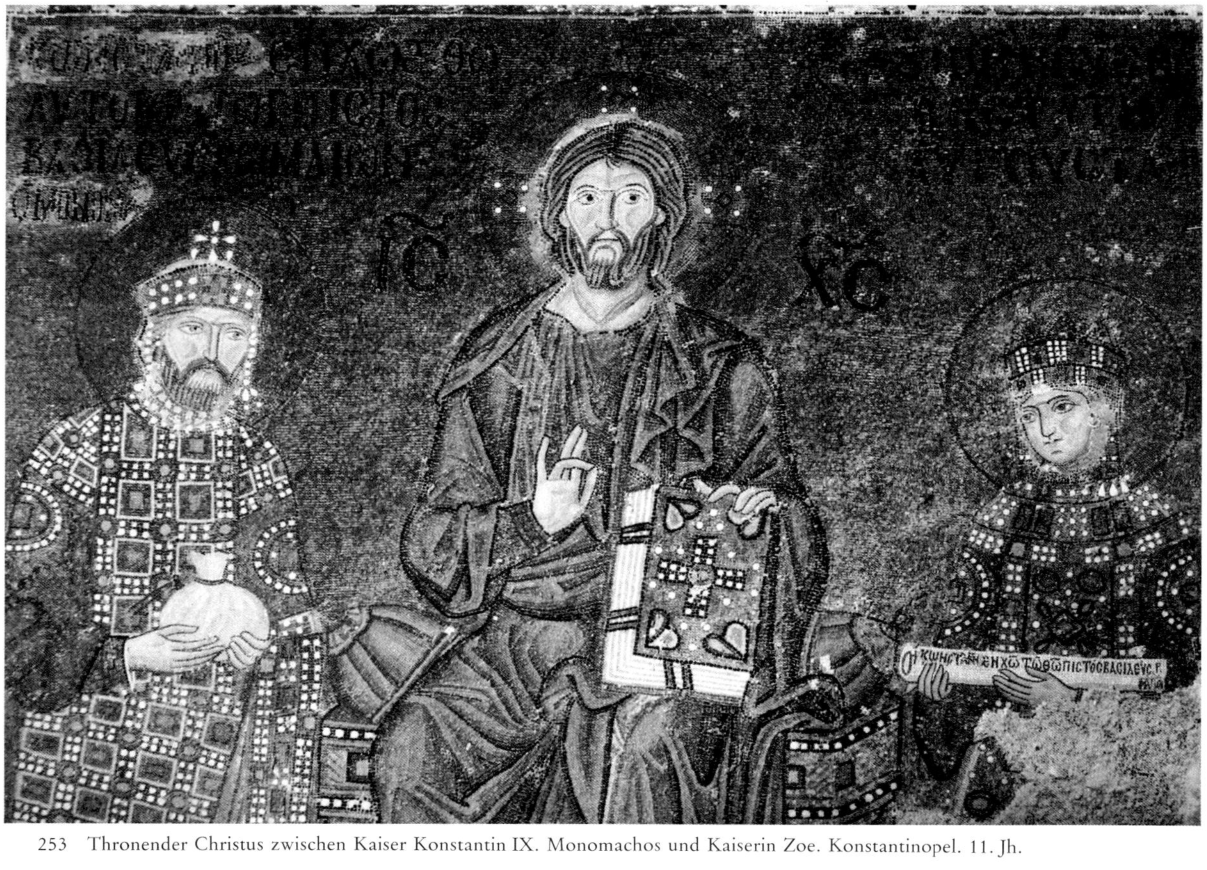

253 Thronender Christus zwischen Kaiser Konstantin IX. Monomachos und Kaiserin Zoe. Konstantinopel. 11. Jh.

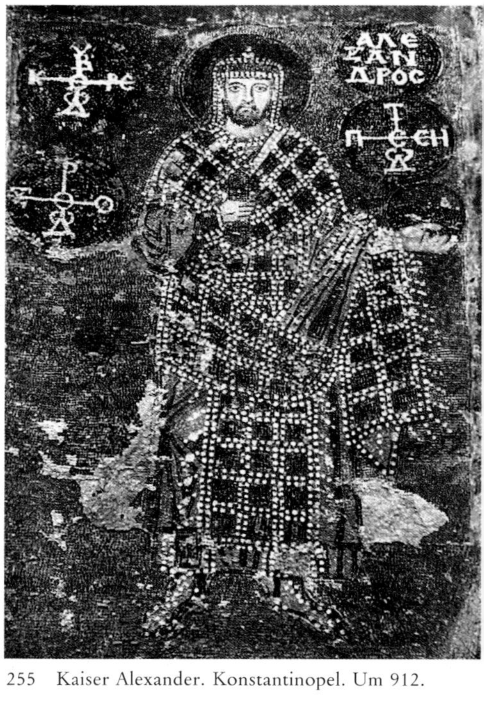

255 Kaiser Alexander. Konstantinopel. Um 912.

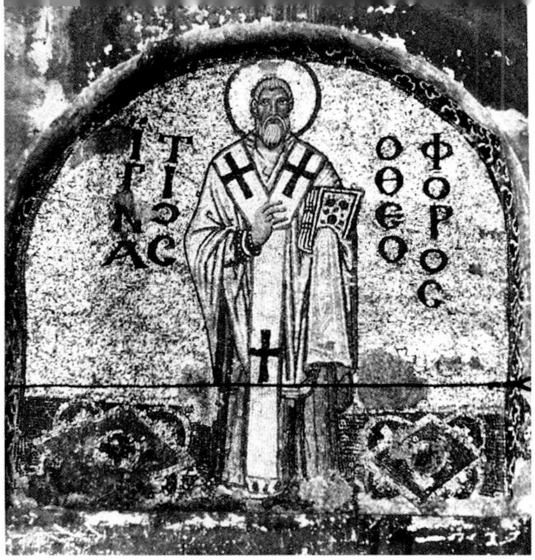

256 Der hl. Ignatios Theophoros. Konstantinopel. 10. Jh.

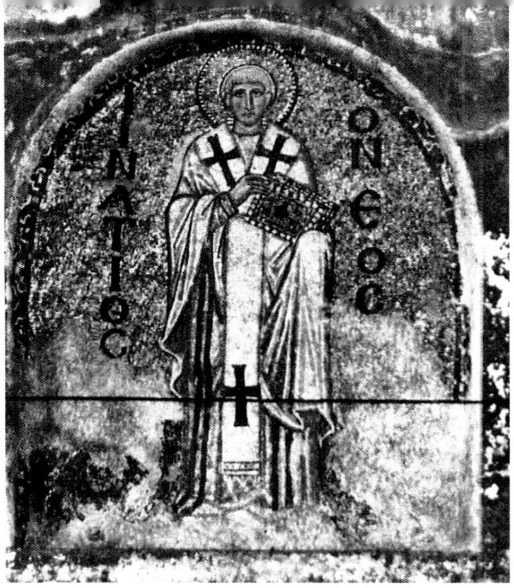

257 Der hl. Ignatios der Jüngere. Konstantinopel. 10. Jh.

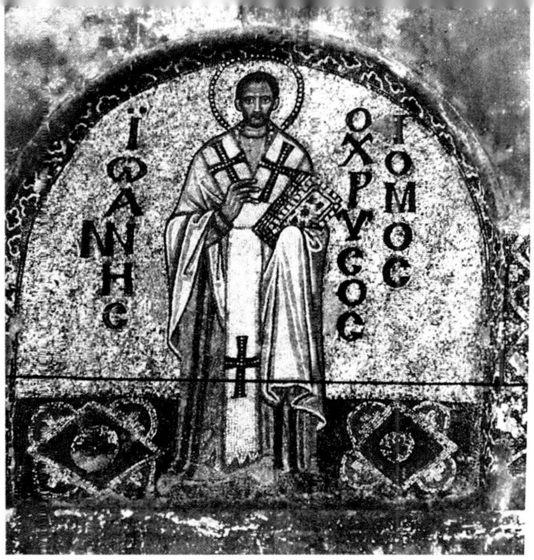

258 Der hl. Johannes Chrysostomos. Konstantinopel. 10. Jh.

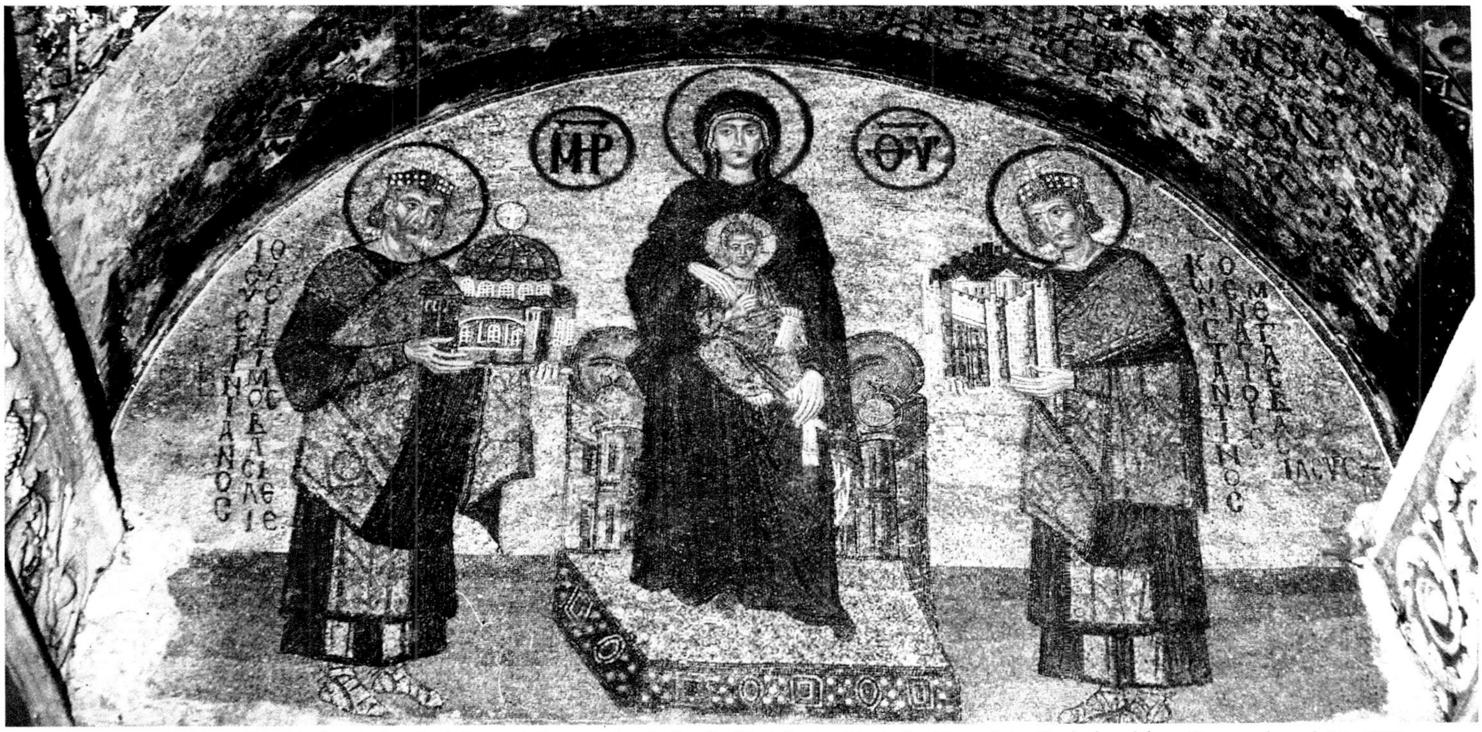

259 Thronende Maria mit dem Kind zwischen Justinian und Konstantin, die ihr die Modelle der Hagia Sophia und der Stadt darreichen. Konstantinopel. Um 1000.

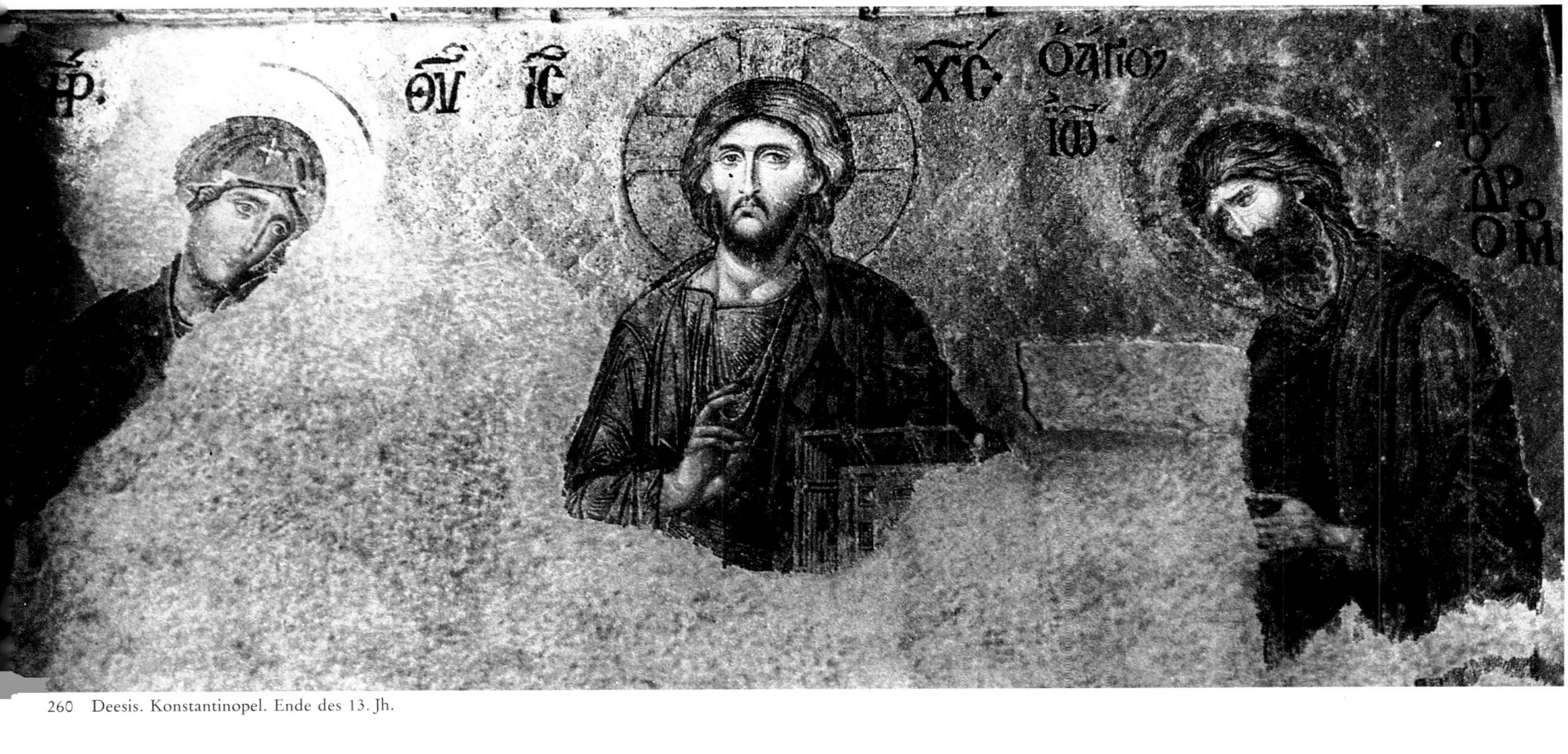

260 Deesis. Konstantinopel. Ende des 13. Jh.

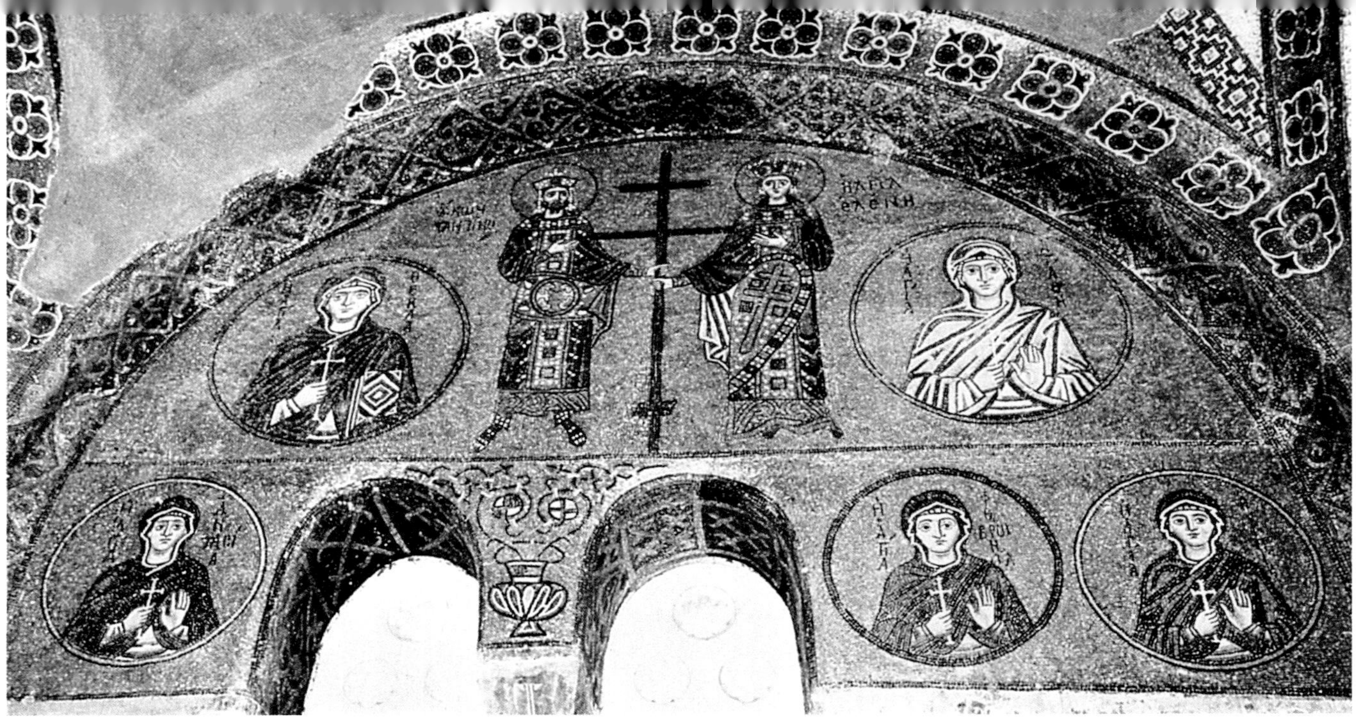

261 Der hl. Konstantin und die hl. Helena, beide das Kreuz haltend. Hosios Lukas. 11. Jh.

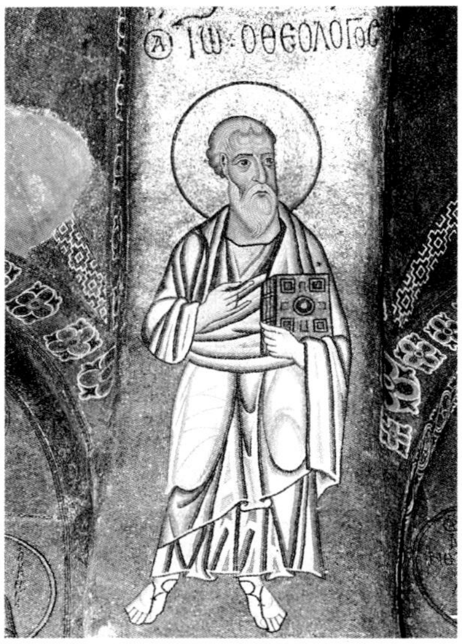

262 Der hl. Johannes Evangelist. Hosios Lukas. 11. Jh.

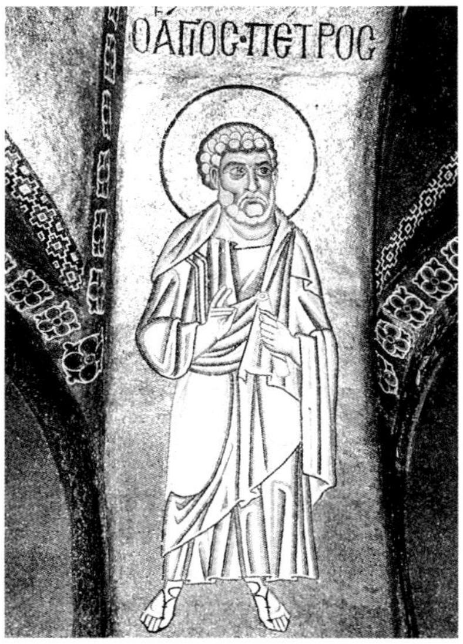

263 Der hl. Petrus. Hosios Lukas. 11. Jh.

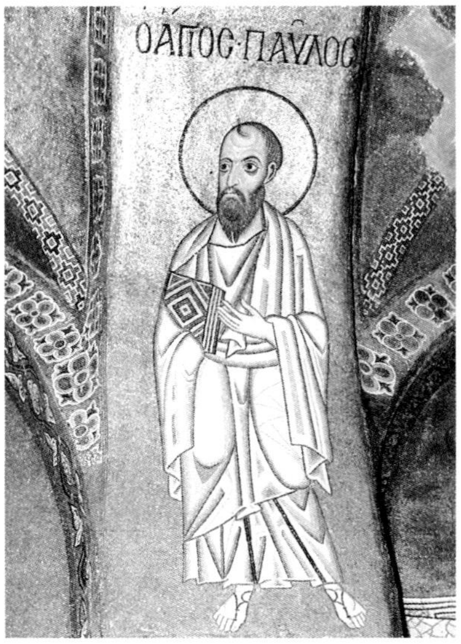

264 Der hl. Paulus. Hosios Lukas. 11. Jh.

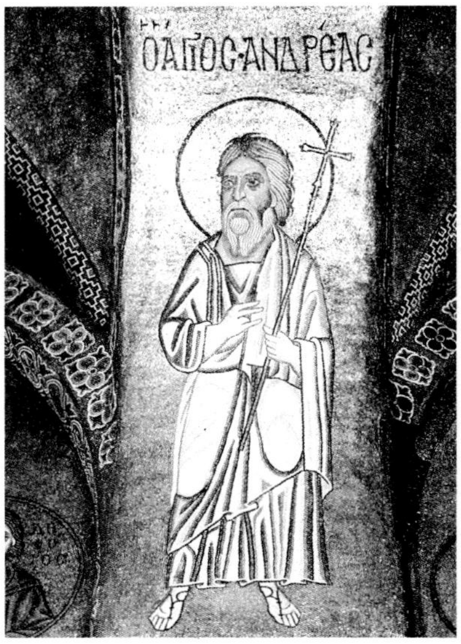

265 Der hl. Andreas. Hosios Lukas. 11. Jh.

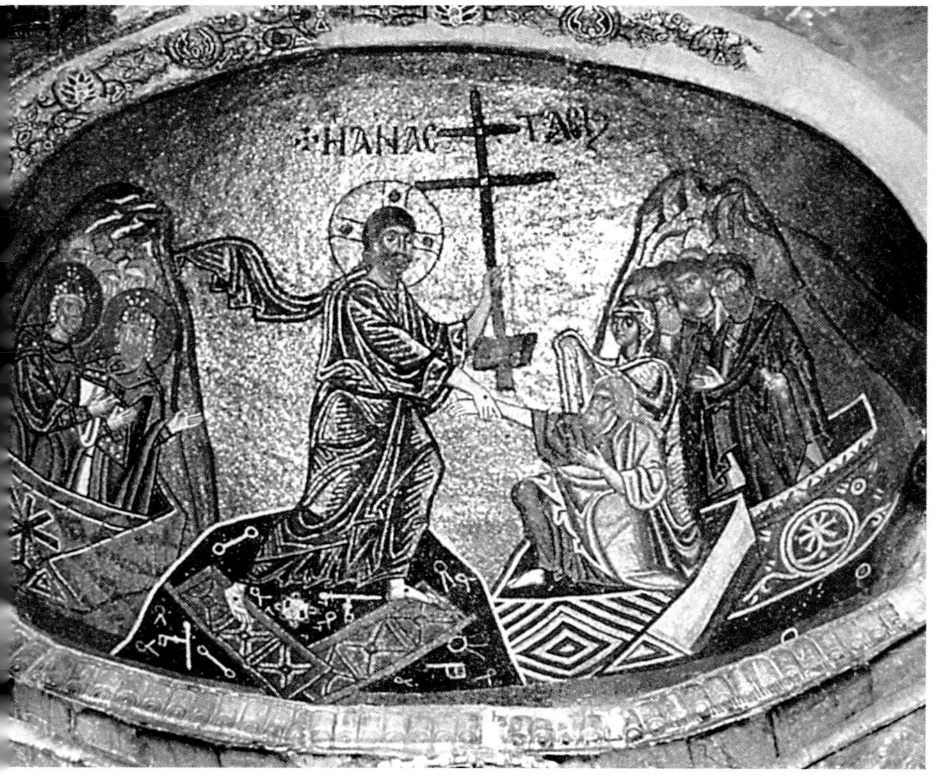

266 Höllenfahrt Christi. Chios. 1042–1048.

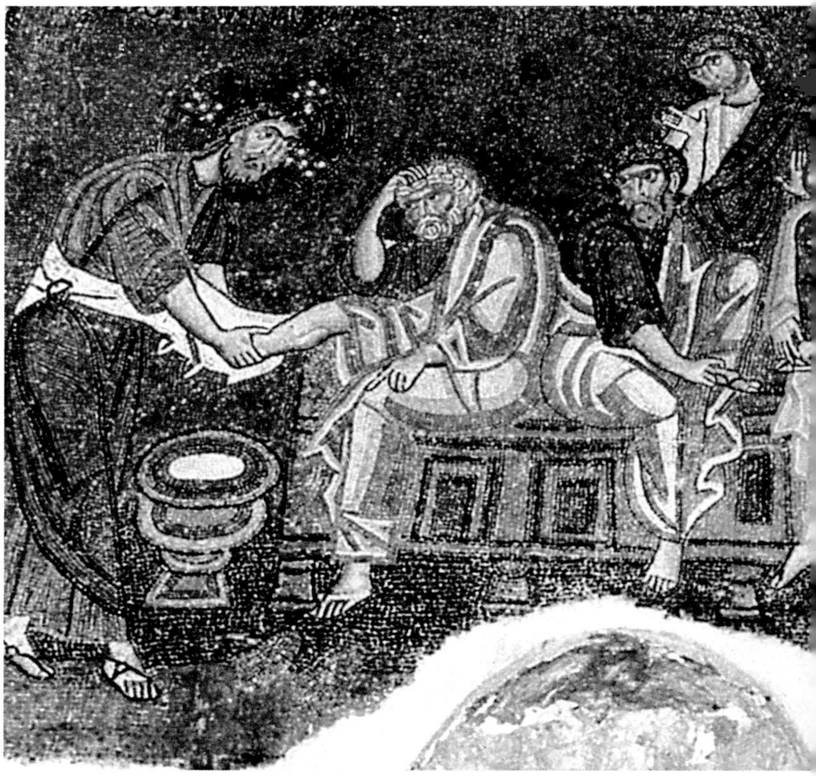

267 Fußwaschung. Chios. 1042–1048.

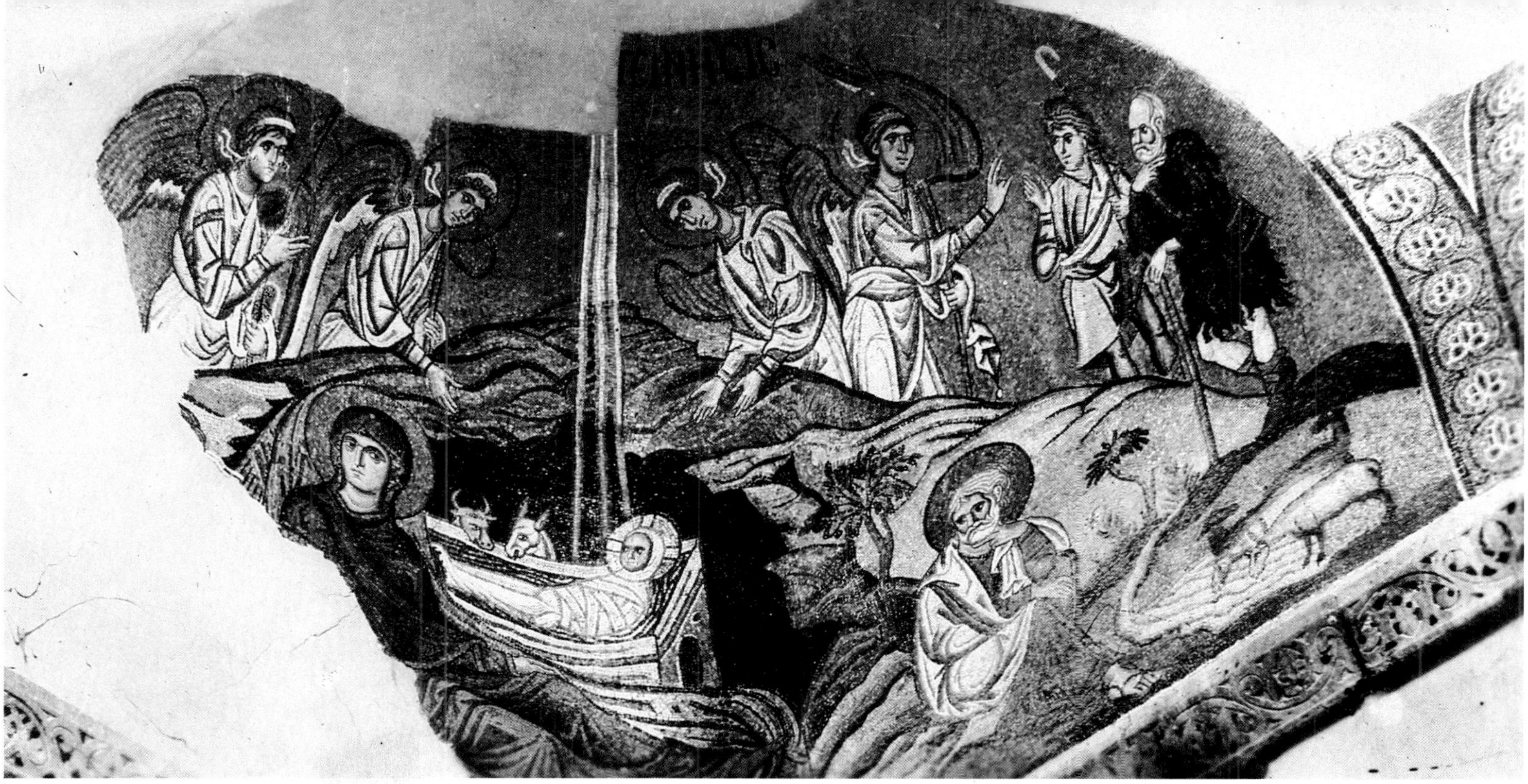

268 Geburt Christi und Verkündigung der Engel bei den Hirten. Daphni. Um 1100.

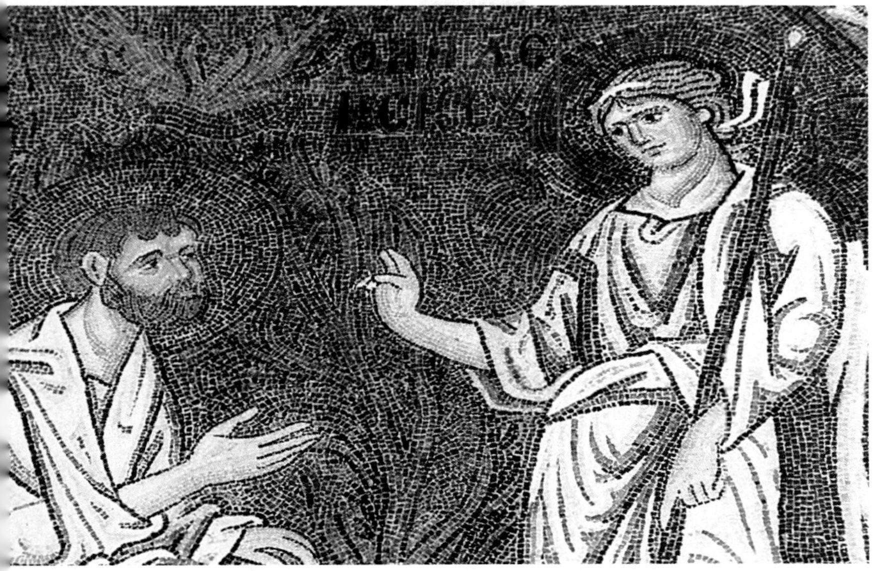

269 Der Engel erscheint dem hl. Joachim. Daphni. Um 1100.

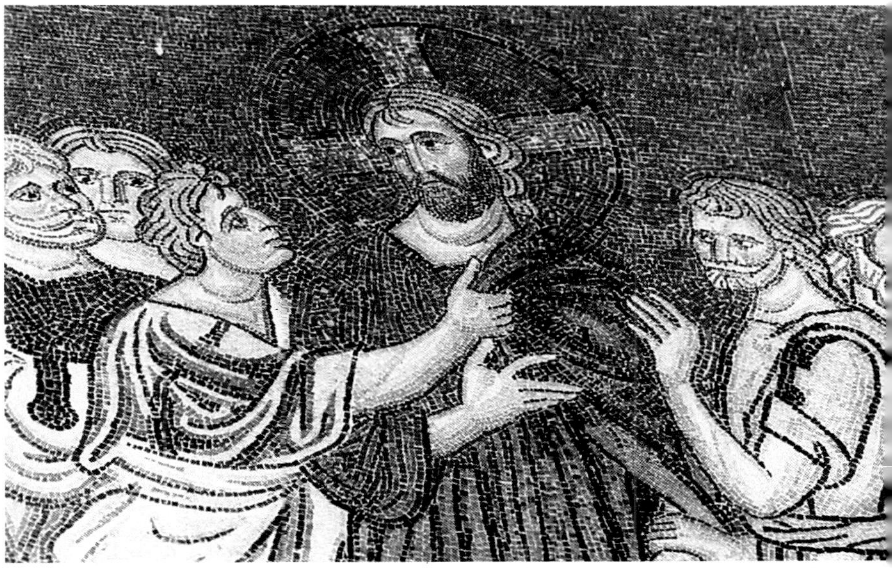

270 Verrat des Judas. Daphni. Um 1100.

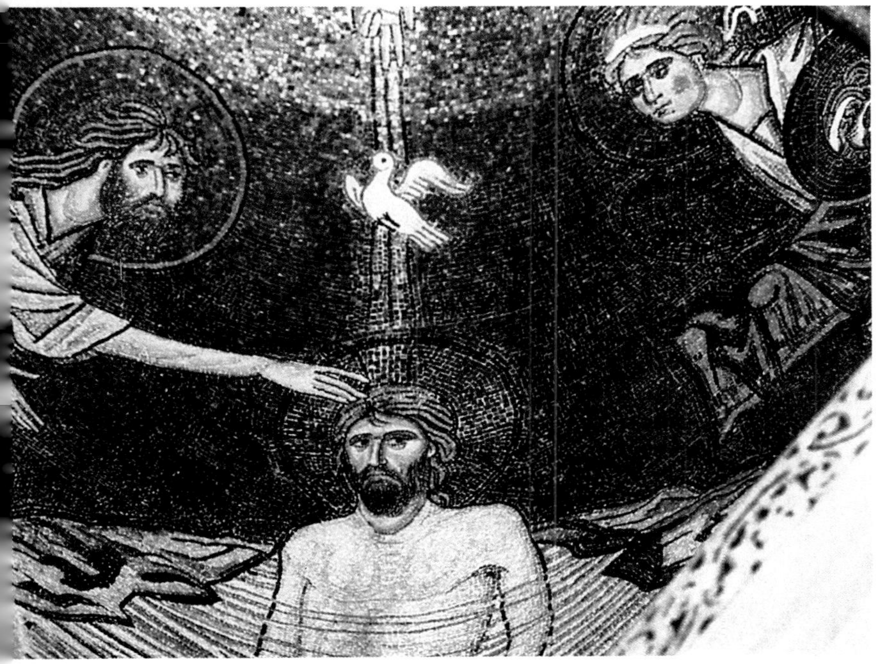

271 Taufe Christi. Daphni. Um 1100.

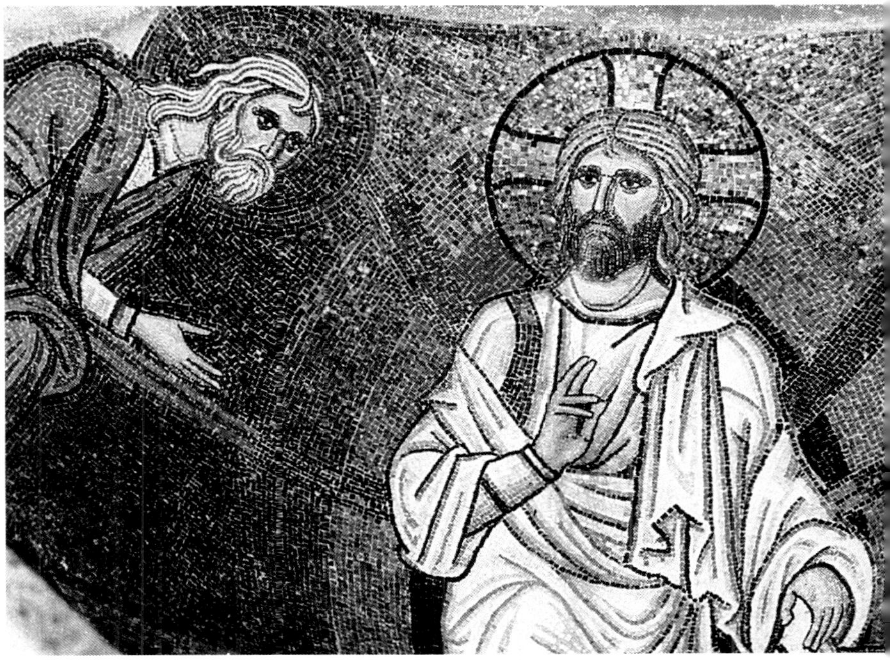

272 Verklärung Christi. Daphni. Um 1100.

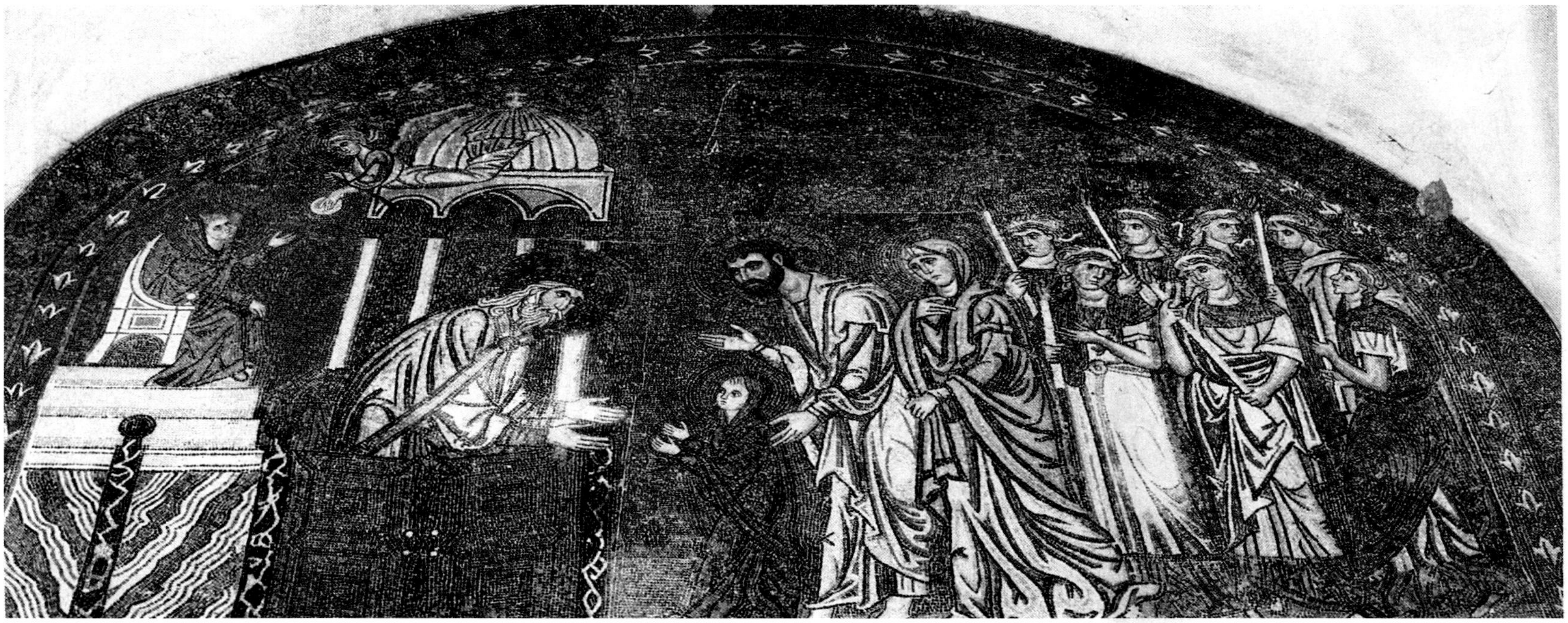

273 Darstellung Mariä im Tempel. Daphni. Um 1100.

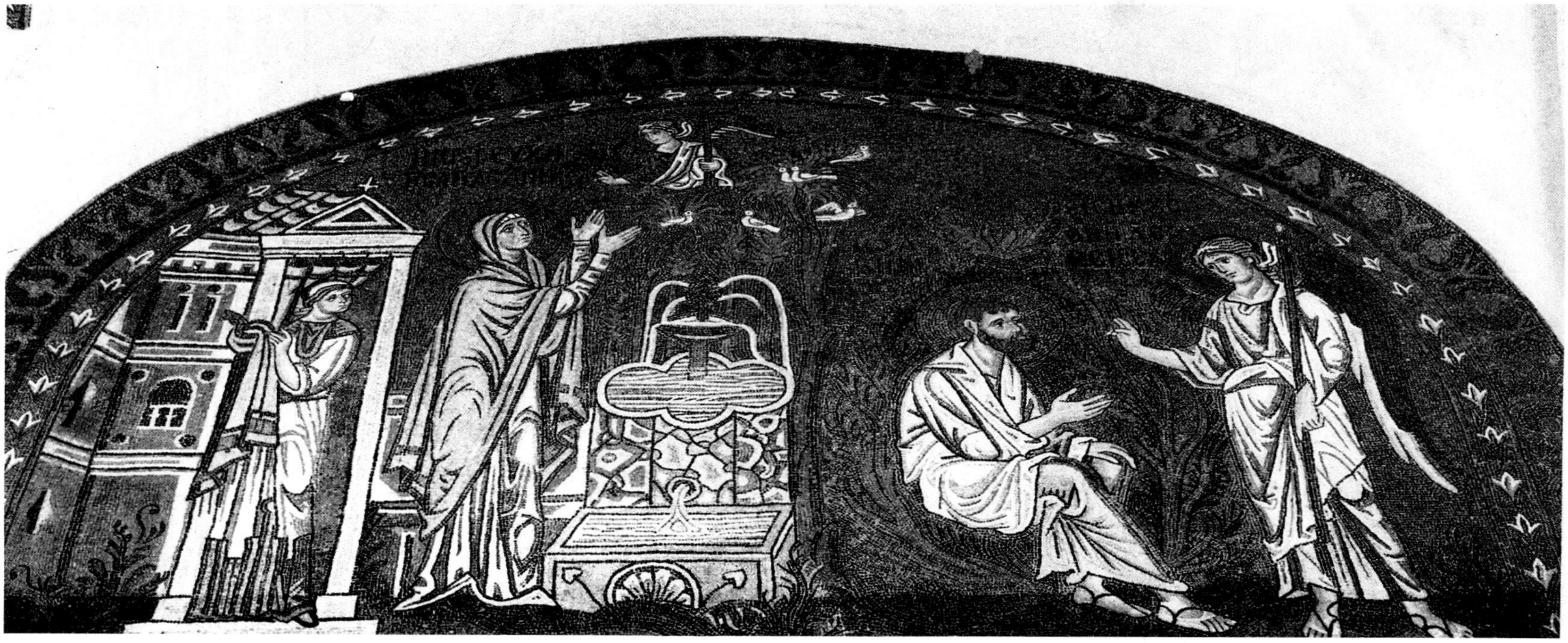

274 Gebet der hl. Anna und Erscheinung des Engels bei Joachim. Daphni. Um 1100.

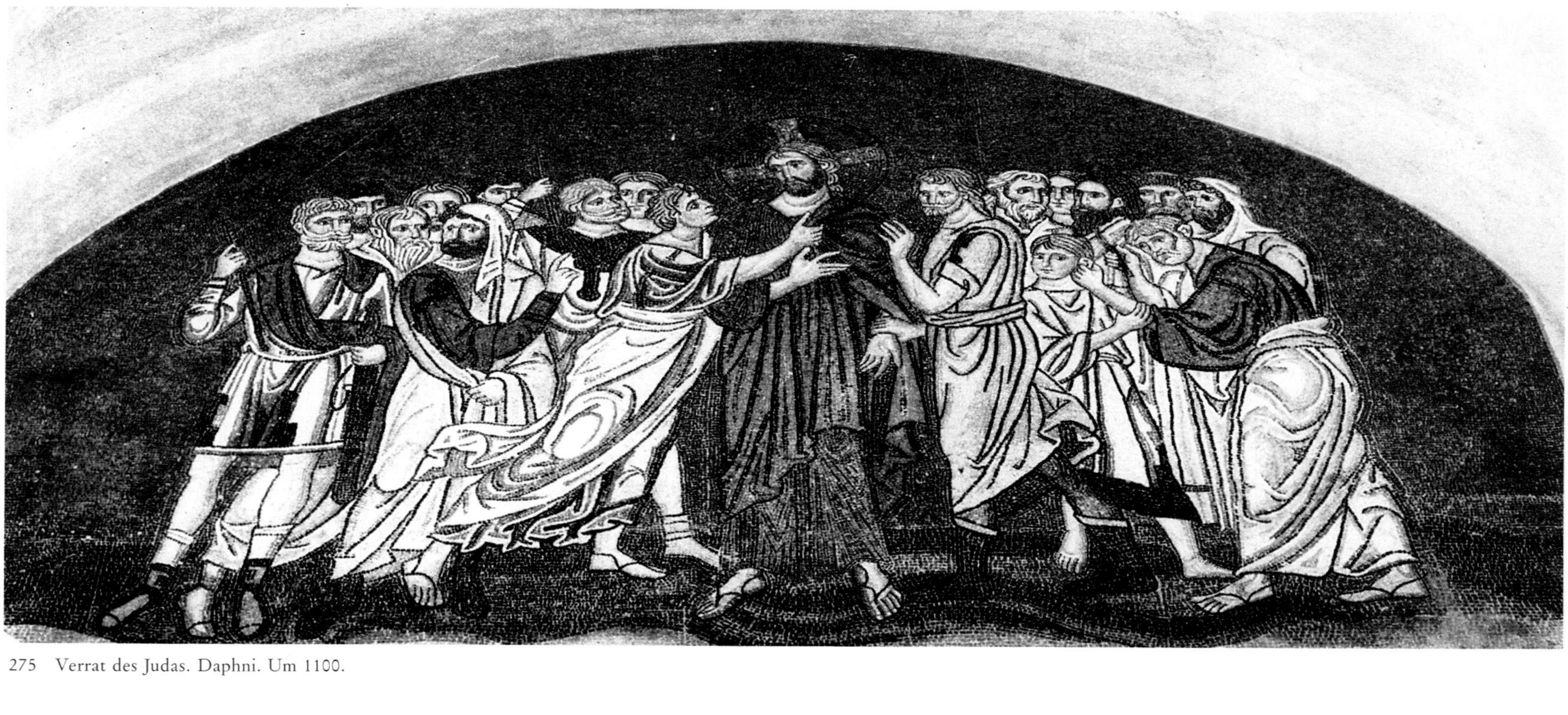

275 Verrat des Judas. Daphni. Um 1100.

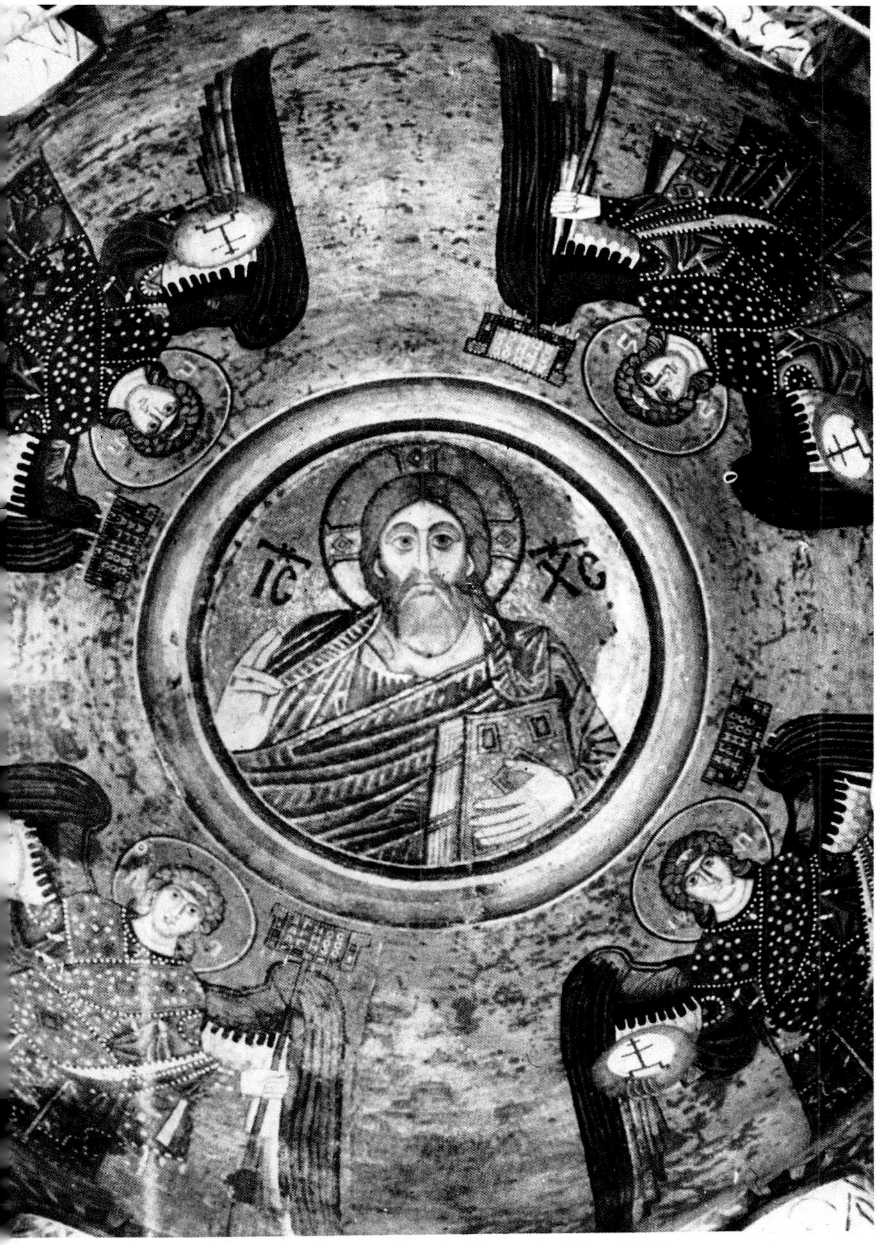

276 Christus Pantokrator, umgeben von den vier Erzengeln. Kiew. 11. Jh.

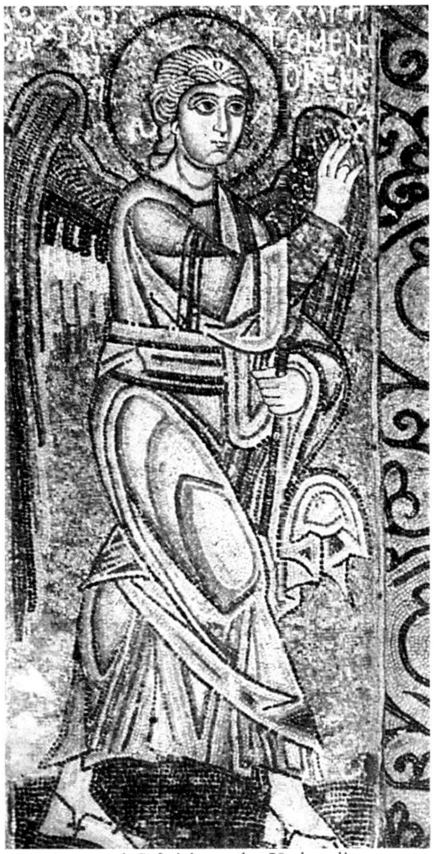

277 Erzengel Gabriel aus der Verkündigung. Kiew. 11. Jh.

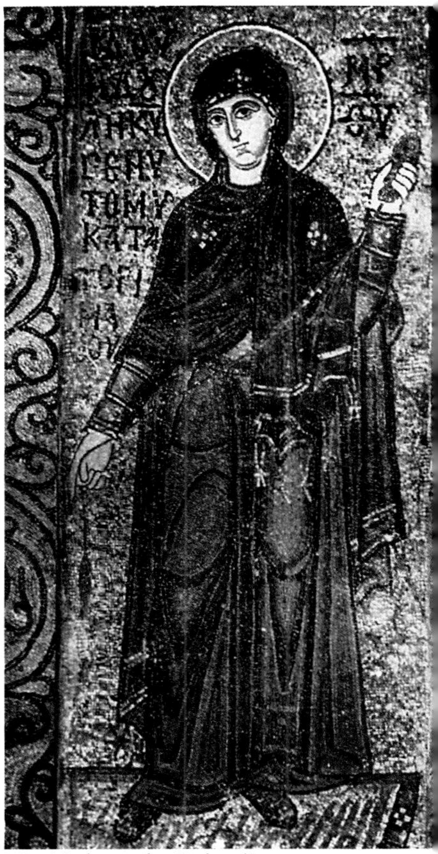

278 Maria aus der Verkündigung, Wolle spinnend. Kiew. 11. Jh.

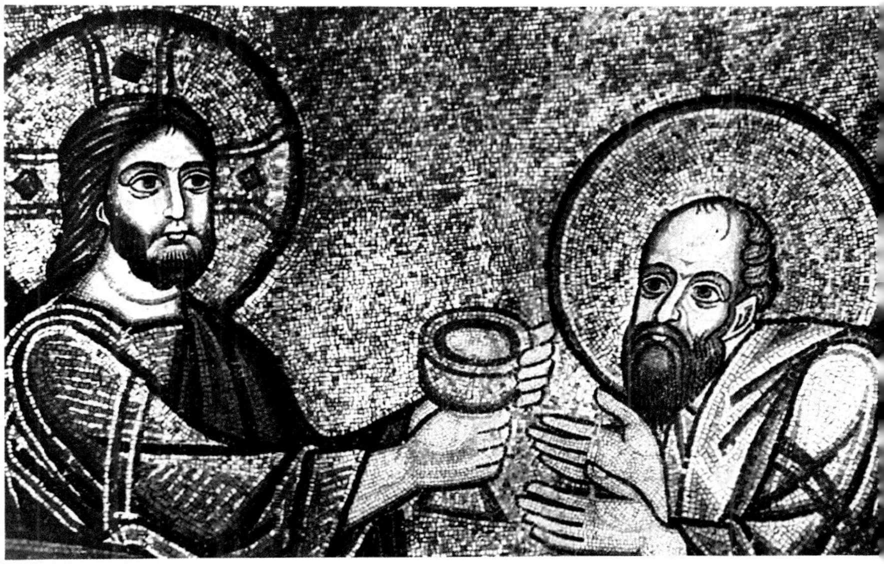

279 Apostelkommunion. Kiew. 11. Jh.

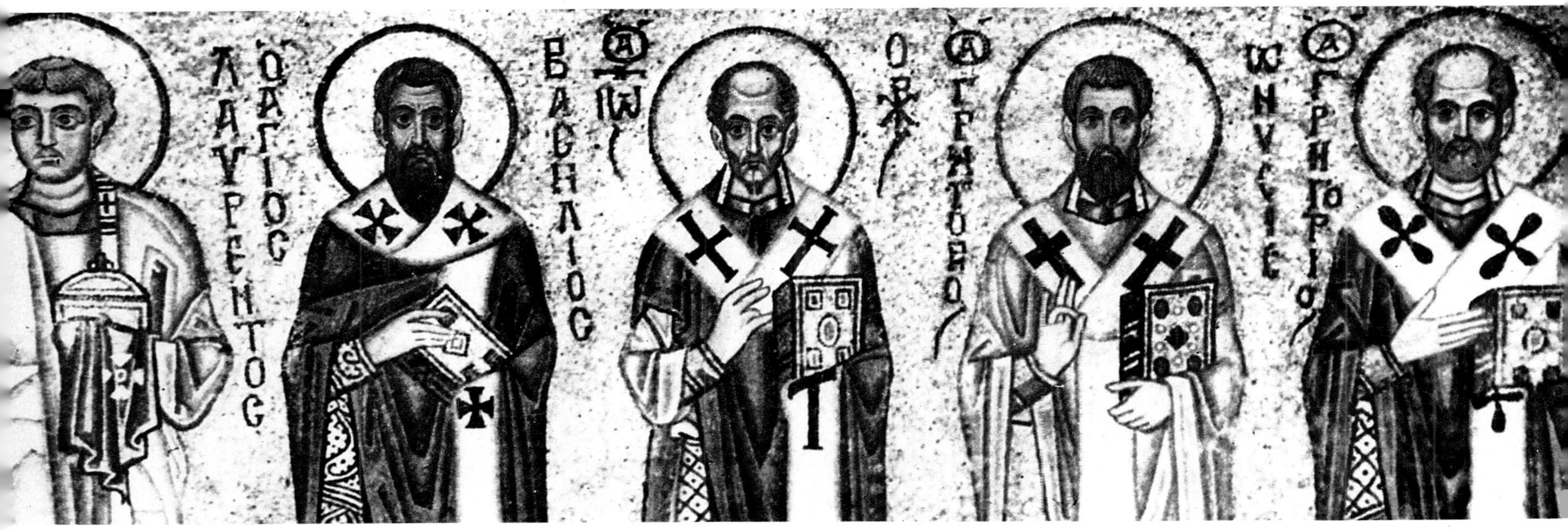

280 Die hll. Laurentios, Basileios, Johannes Chrysostomos, Gregorios von Nyssa, Gregorios Thaumaturgos. Kiew. 11. Jh.

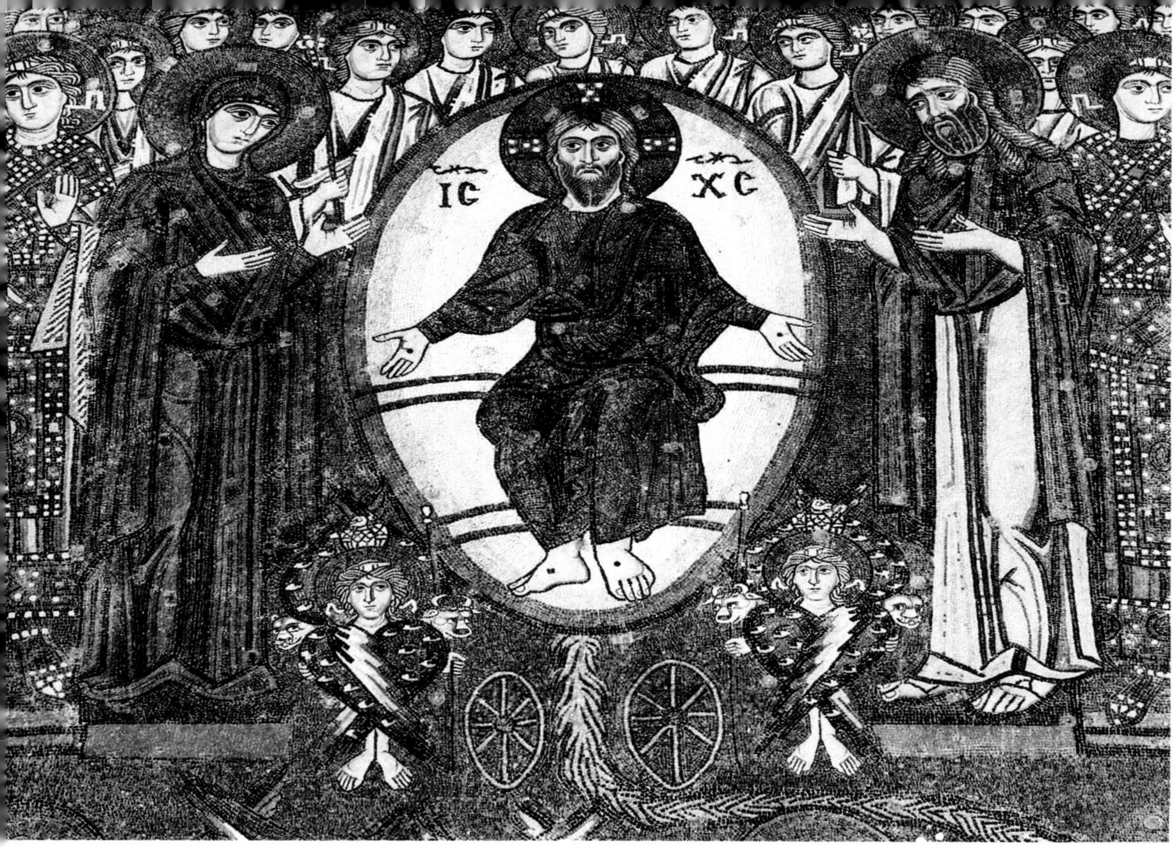

281 Christus in der Mandorla zwischen Maria und Johannes dem Täufer. Torcello. 12. Jh.

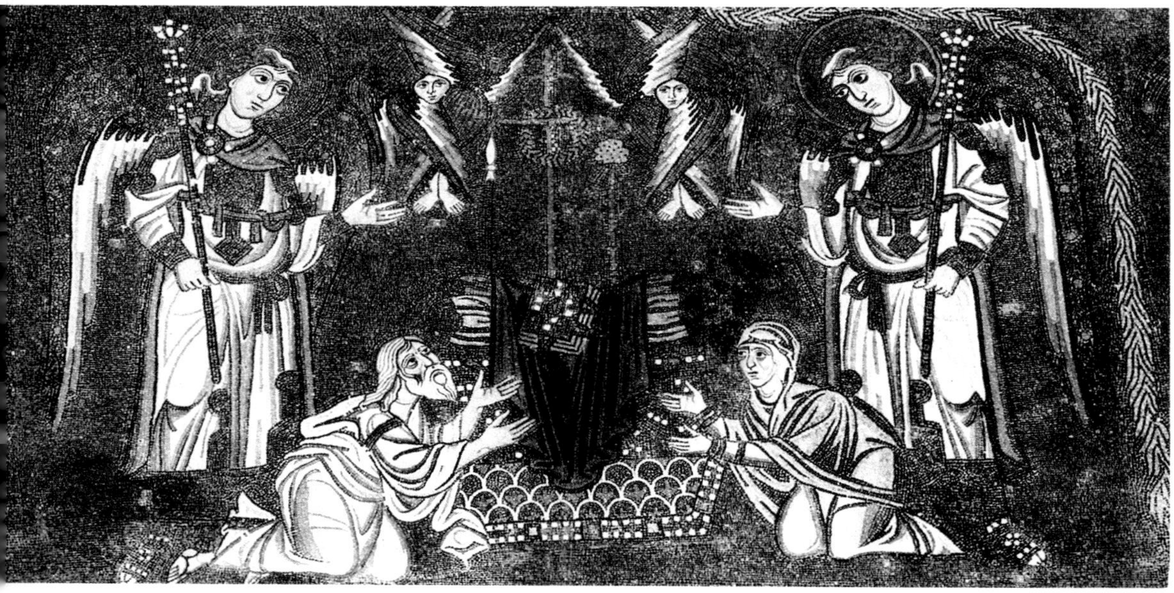
282 Präsentation des Buches. Torcello. 12. Jh.

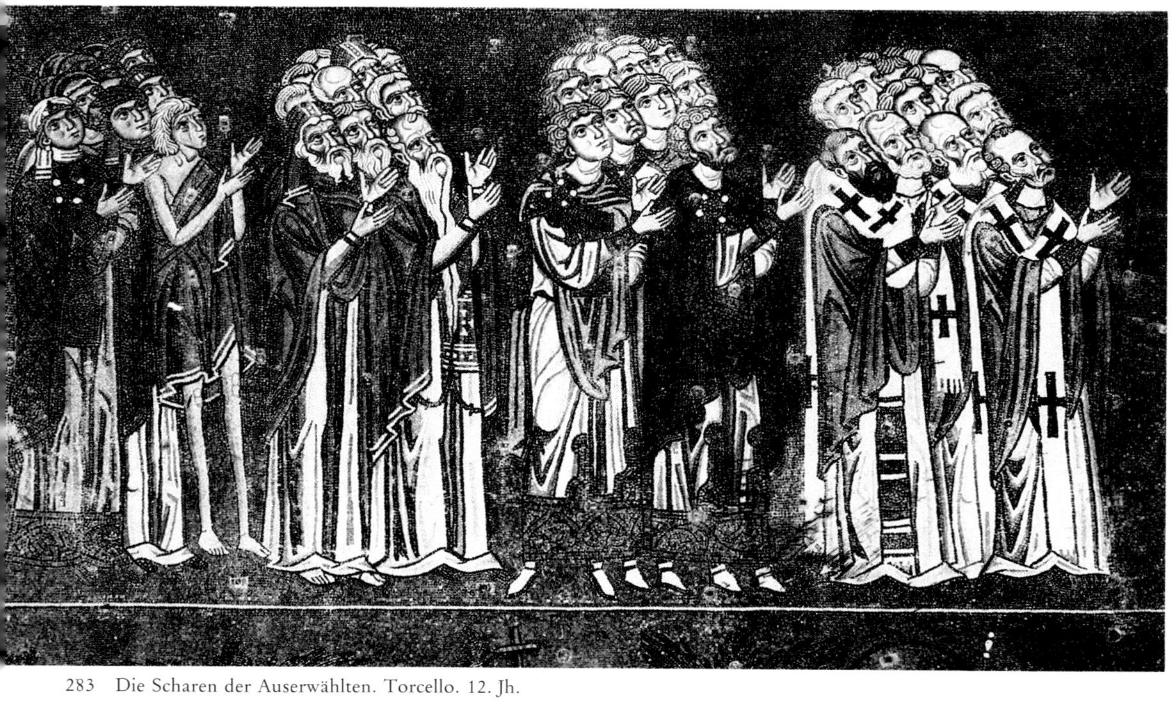
283 Die Scharen der Auserwählten. Torcello. 12. Jh.

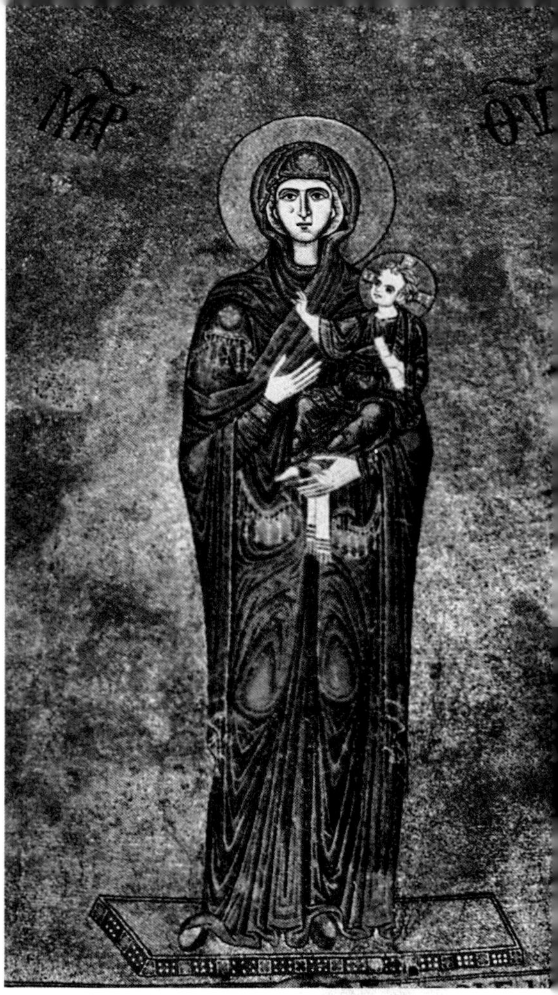
284 Maria mit dem Kind. Torcello. Gegen Ende des 12. Jh.

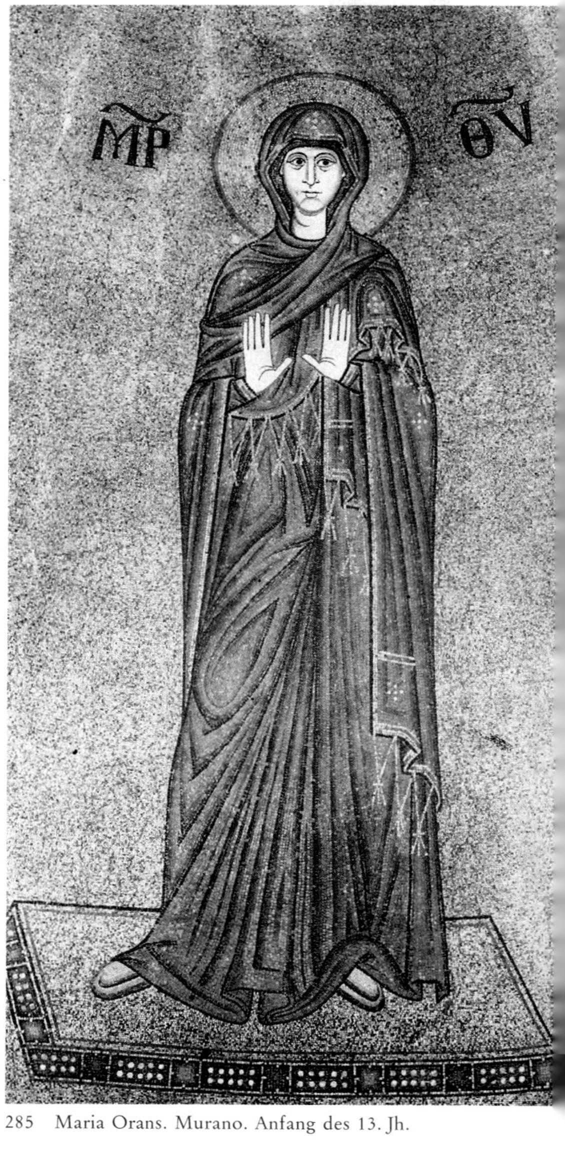

285 Maria Orans. Murano. Anfang des 13. Jh.

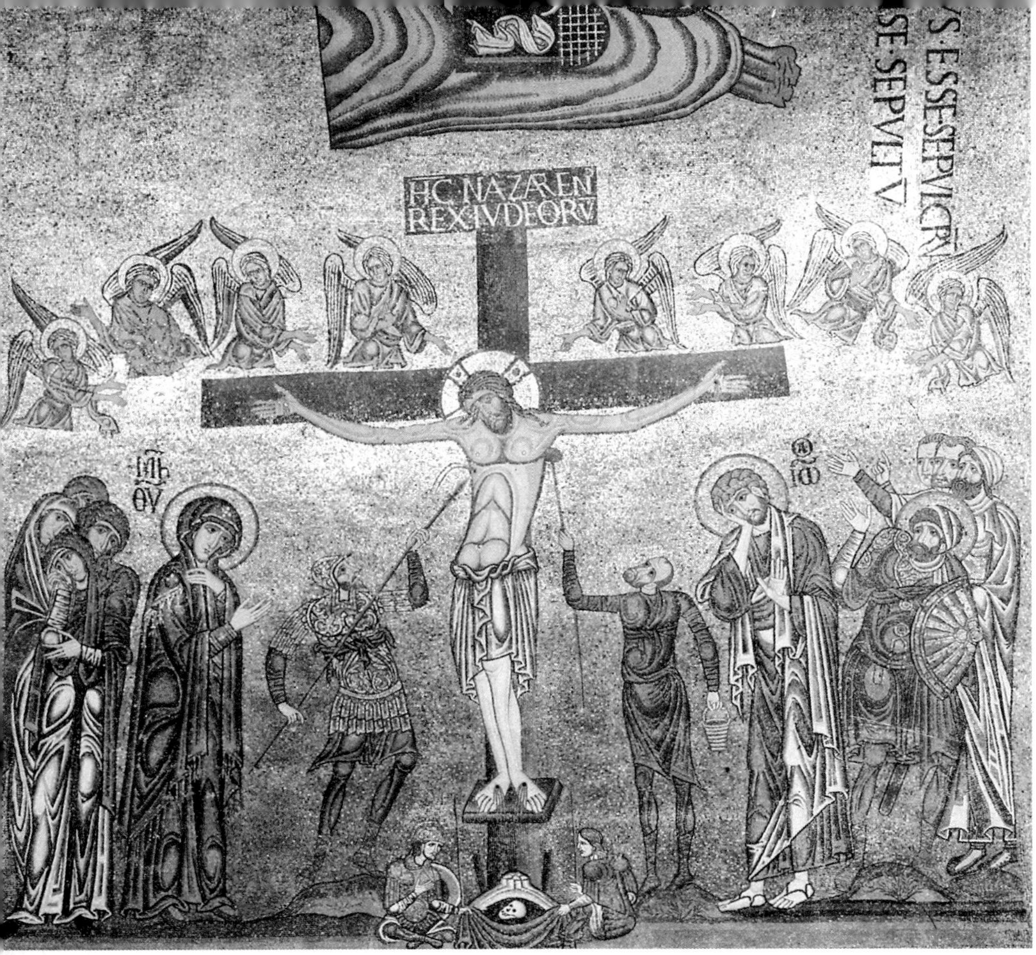

286 Kreuzigung. Venedig. 13. Jh.

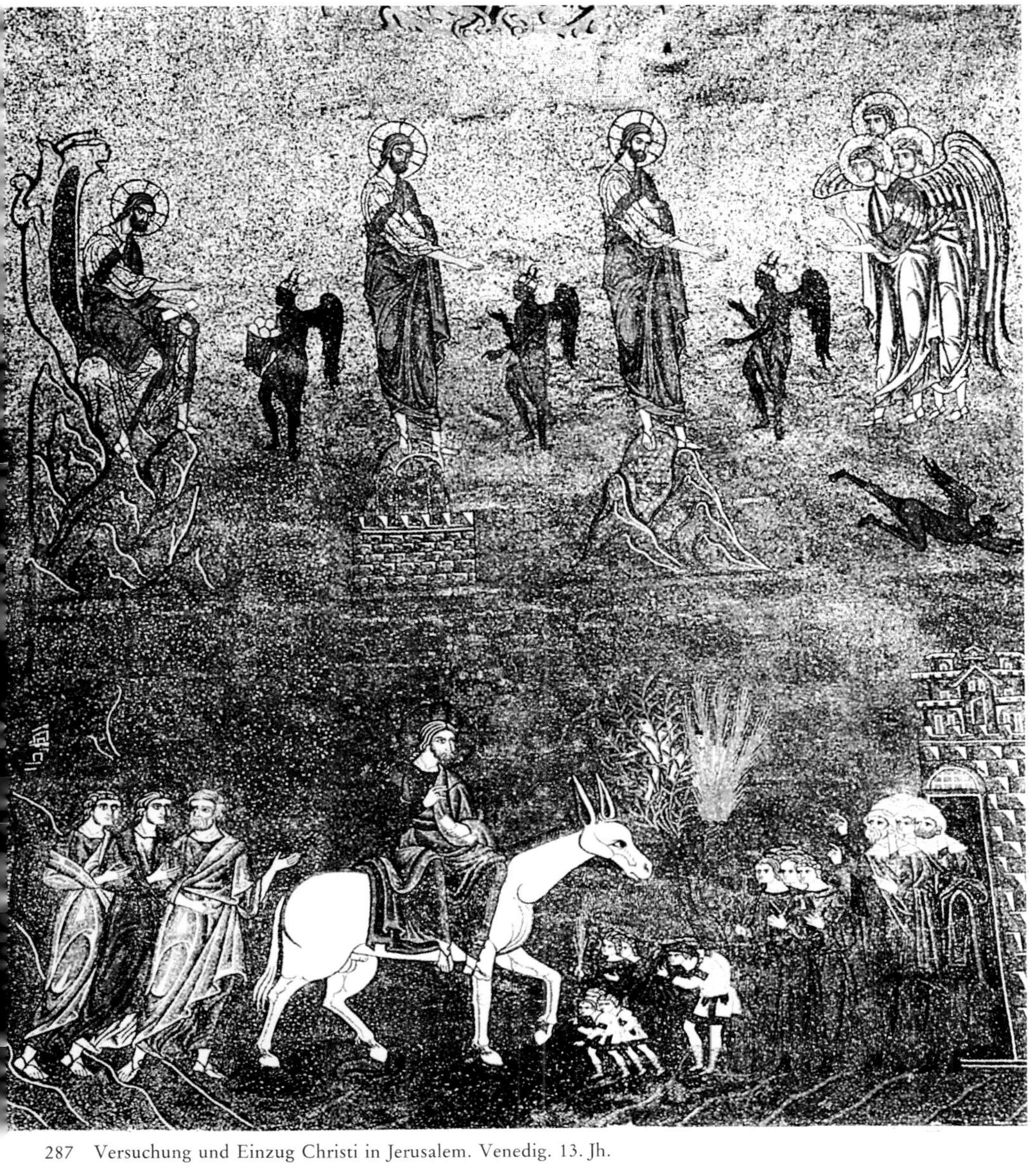

287 Versuchung und Einzug Christi in Jerusalem. Venedig. 13. Jh.

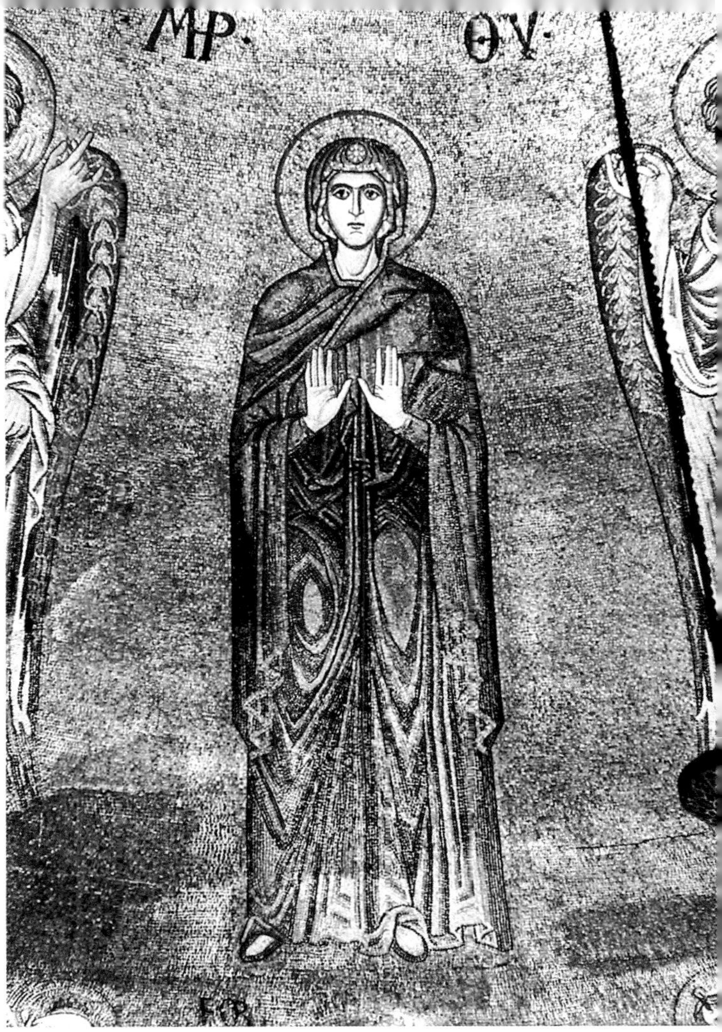

288 Maria Orans. Venedig. 13. Jh.

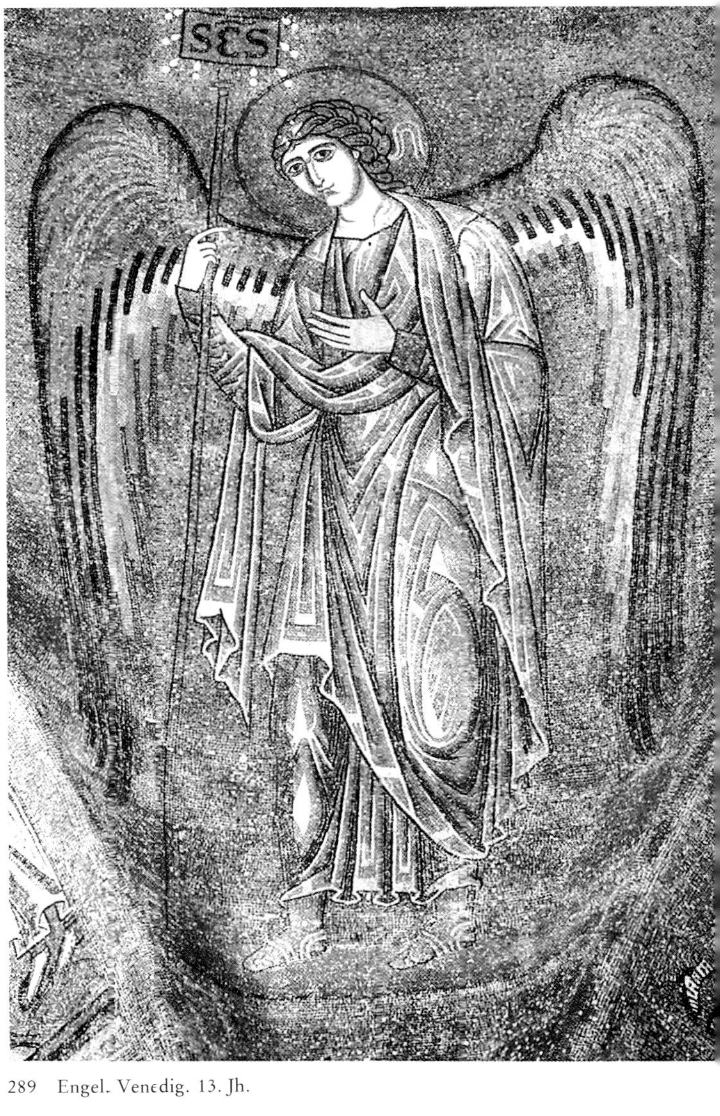

289 Engel. Venedig. 13. Jh.

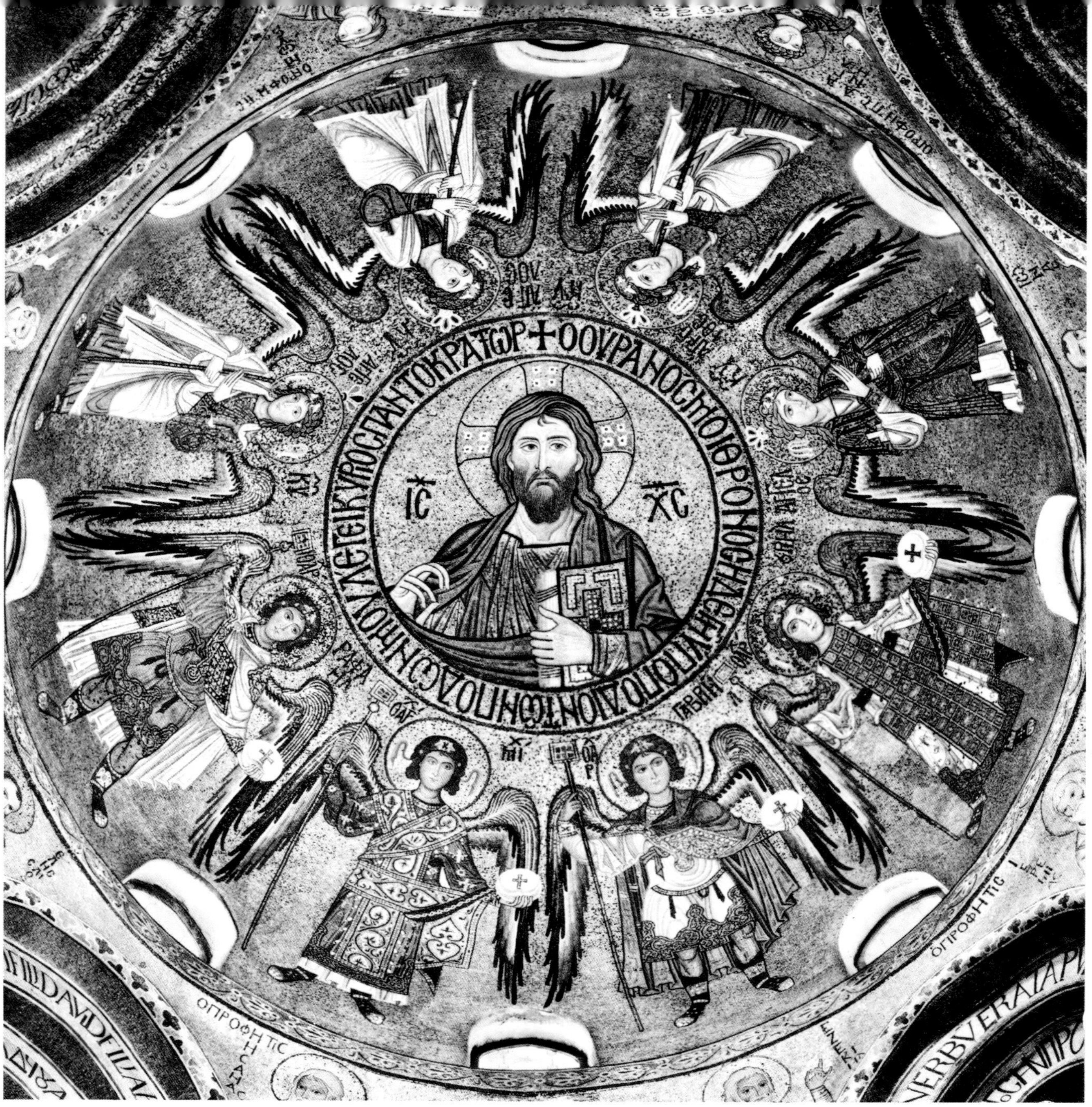

290 Christus Pantokrator, umgeben von Engeln und Erzengeln. Palermo. 1129–1143.

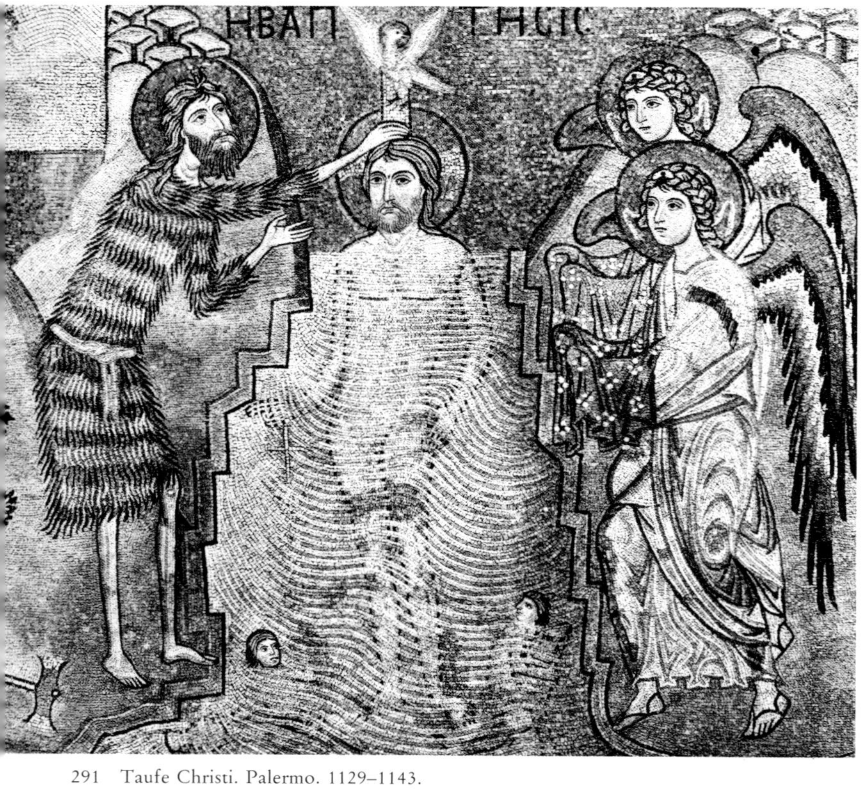

291 Taufe Christi. Palermo. 1129–1143.

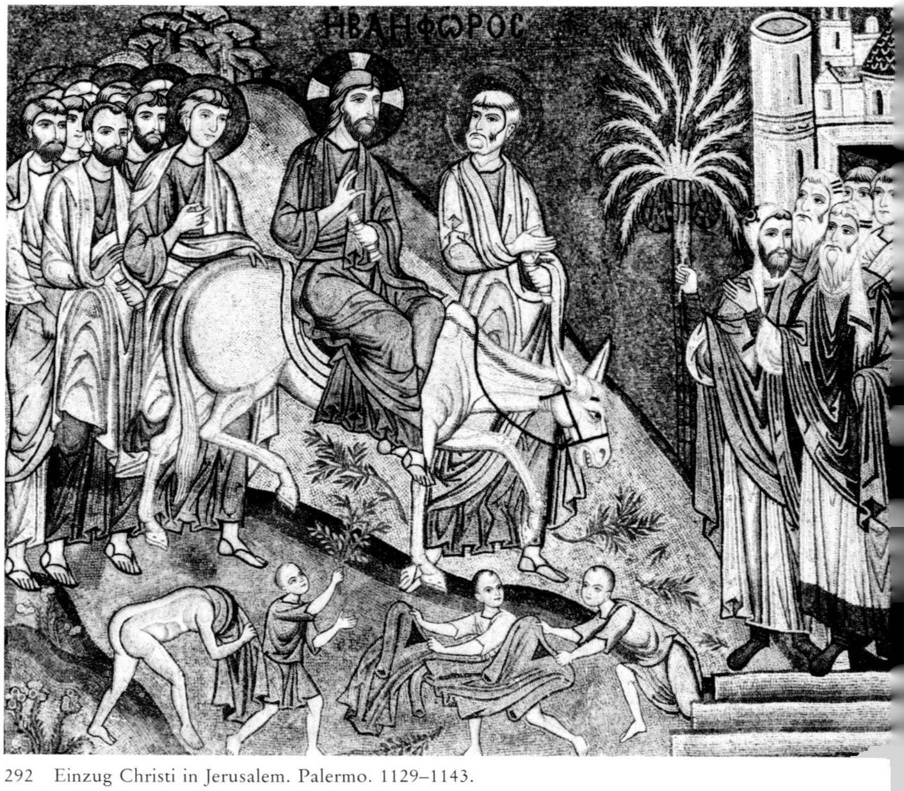

292 Einzug Christi in Jerusalem. Palermo. 1129–1143.

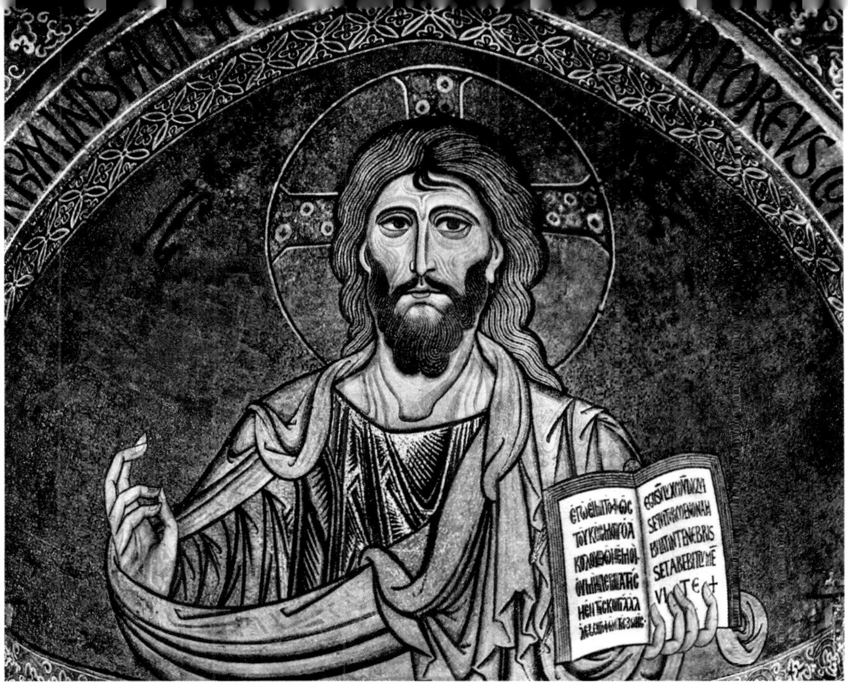

293 Christus Pantokrator. Cefalù. Ende des 12. – Anfang des 13. Jh.

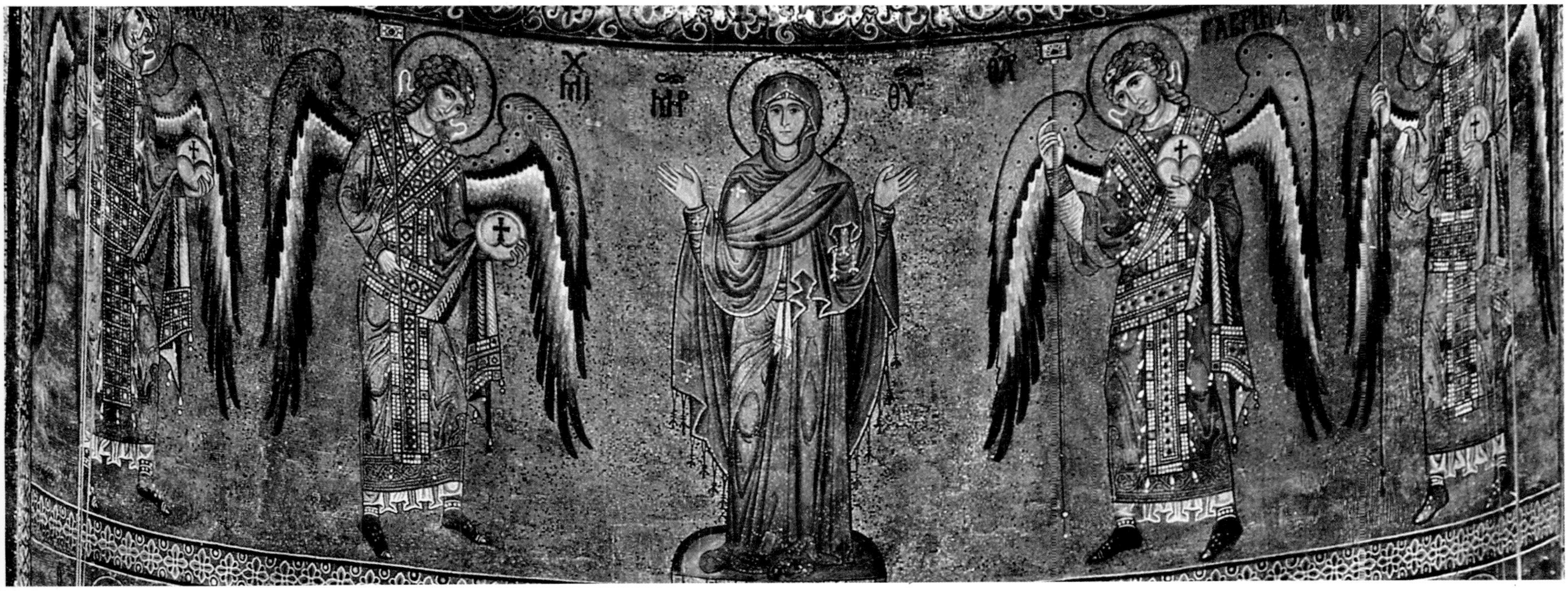

294 Maria, von Engeln umgeben. Cefalù. Ende des 12. – Anfang des 13. Jh.

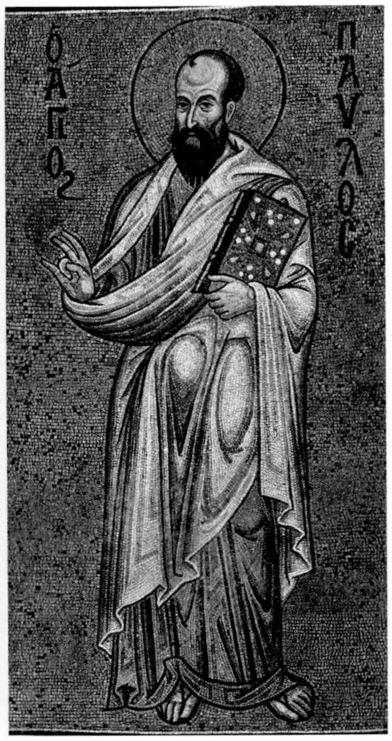

295 Der hl. Paulus. Cefalù. 12. – 13. Jh.

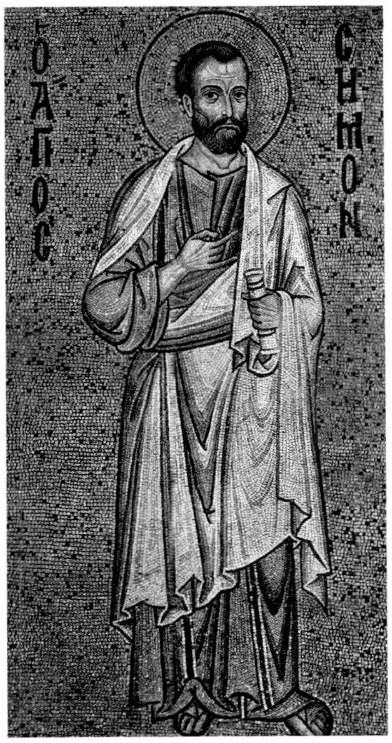

296 Der hl. Simon. Cefalù. 12. – 13. Jh.

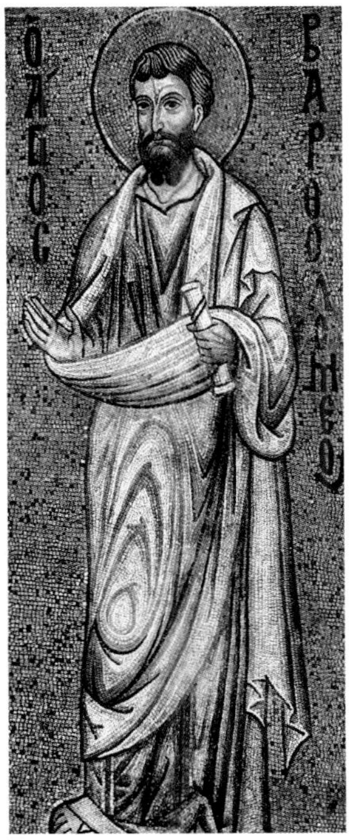

297 Der hl. Bartholomäus. Cefalù. 12. – 13. Jh.

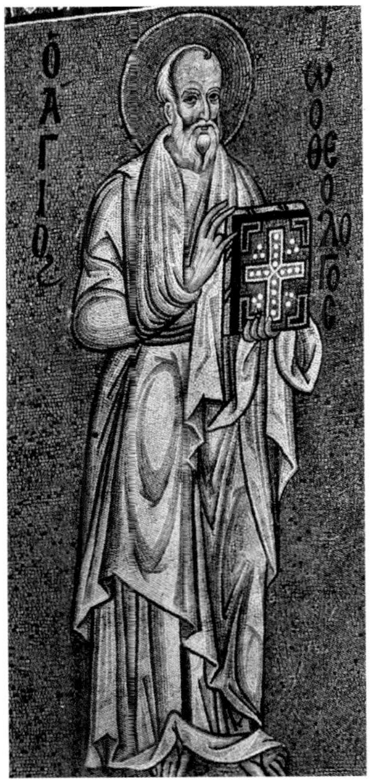

298 Der hl. Johannes Evangelist. Cefalù. 12. – 13. Jh.

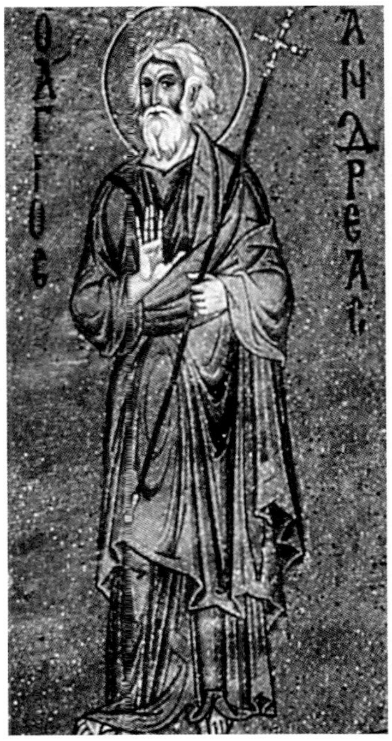

299 Der hl. Andreas. Cefalù. 12. – 13. Jh.

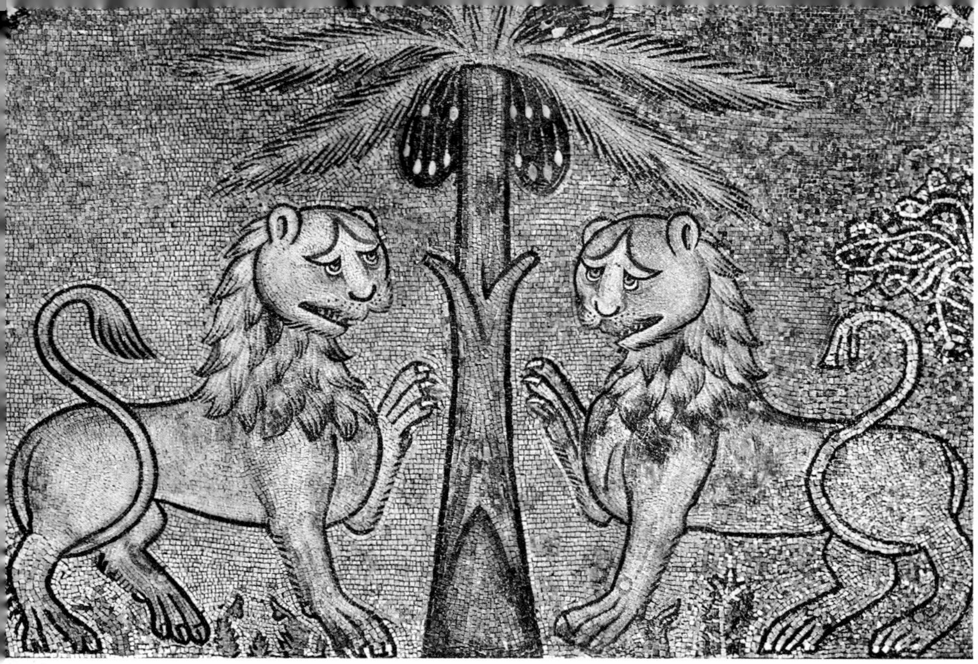

300 Einander zugewandte Löwen. Palermo. Um 1150.

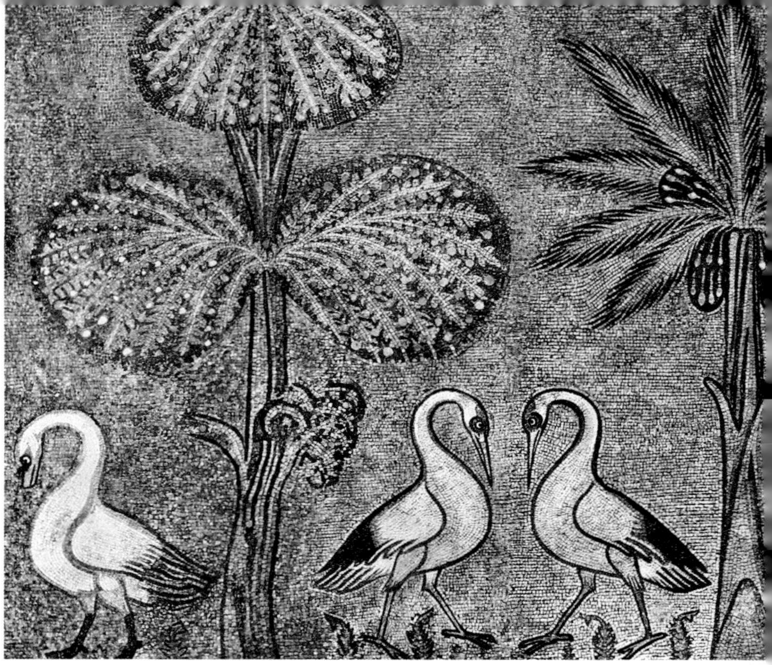

301 Einander zugewandte Schwäne. Palermo. Um 1150.

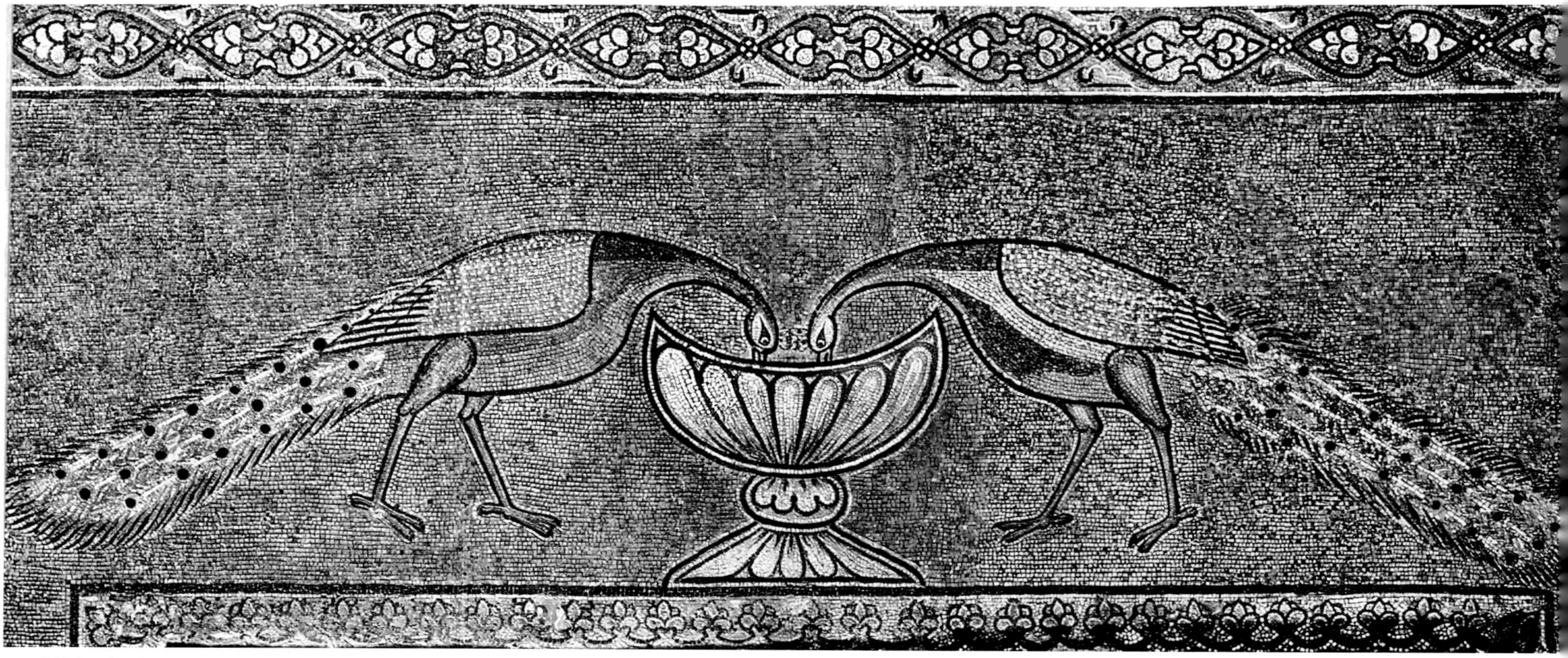

302 Trinkende Pfauen. Palermo. Um 1150.

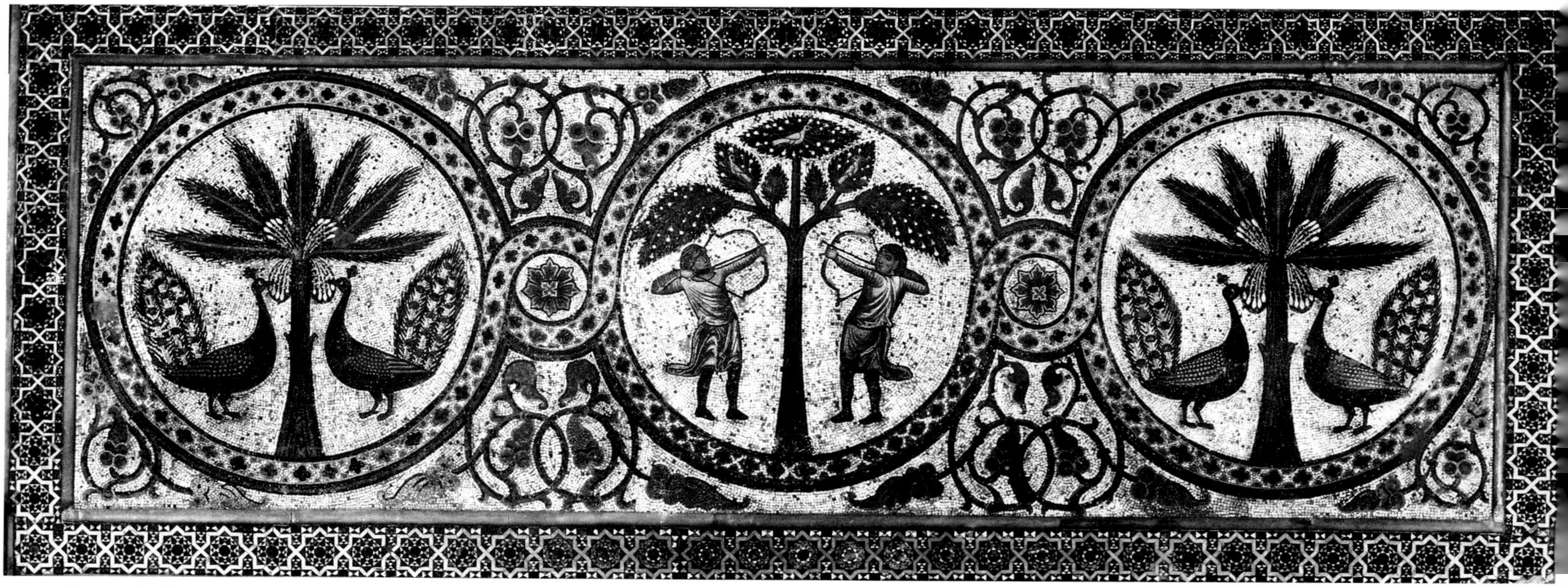

303 Auf Vögel schießende Bogenschützen und einander zugewandte Pfauen. Palermo. Um 1150.

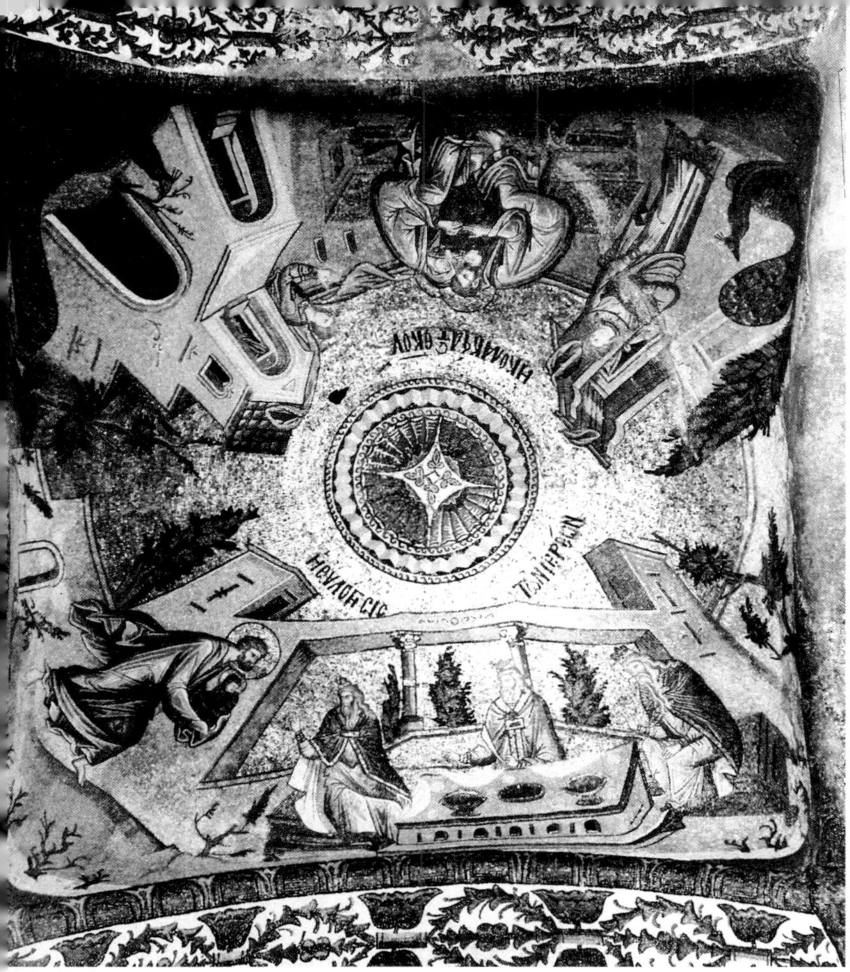

304 Szenen aus der Kindheit Mariens nach dem apokryphen Jakobusevangelium. Konstantinopel. 1315–1321.

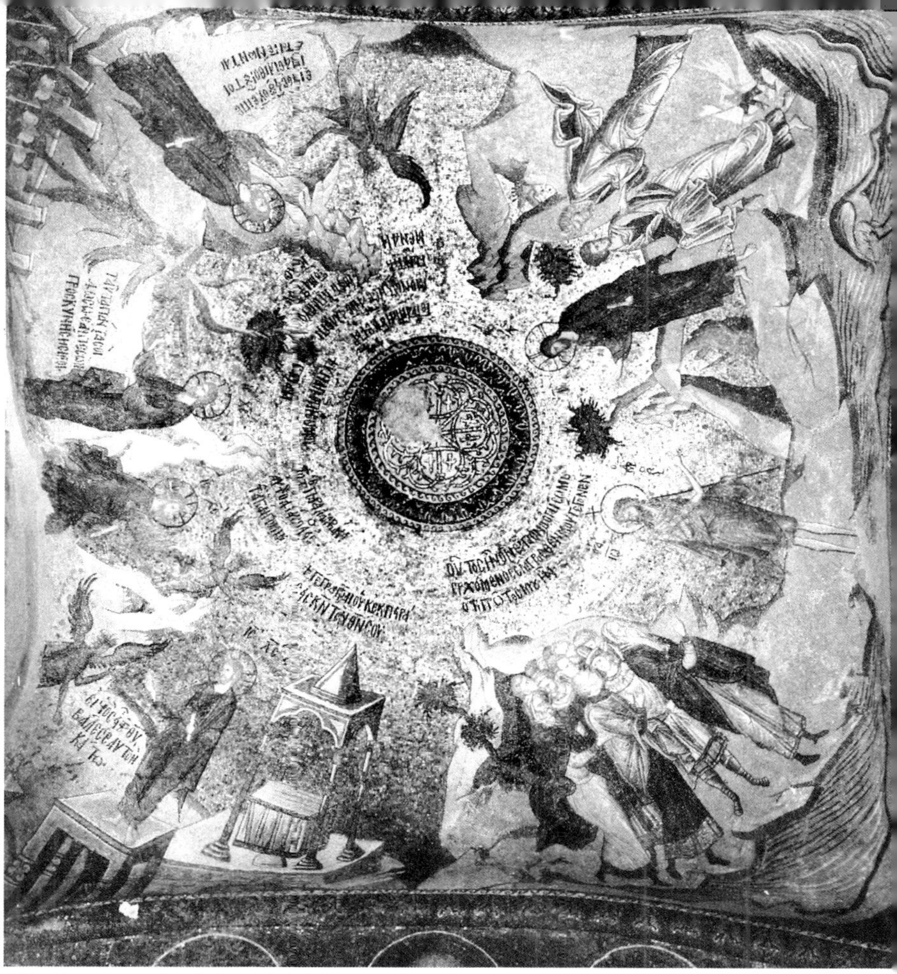

305 Szenen aus dem Leben Christi. Konstantinopel. 1315–1321.

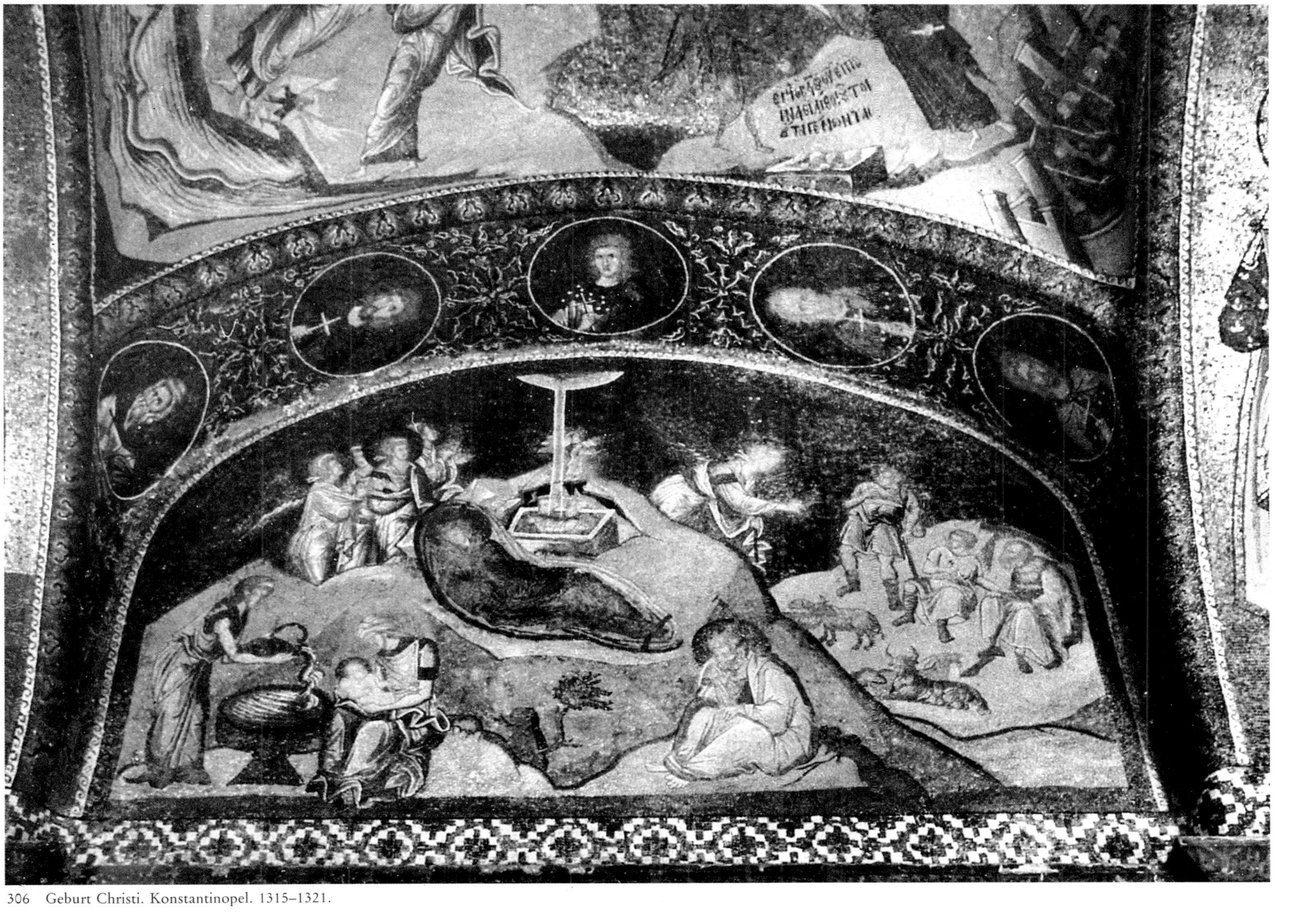

306 Geburt Christi. Konstantinopel. 1315–1321.

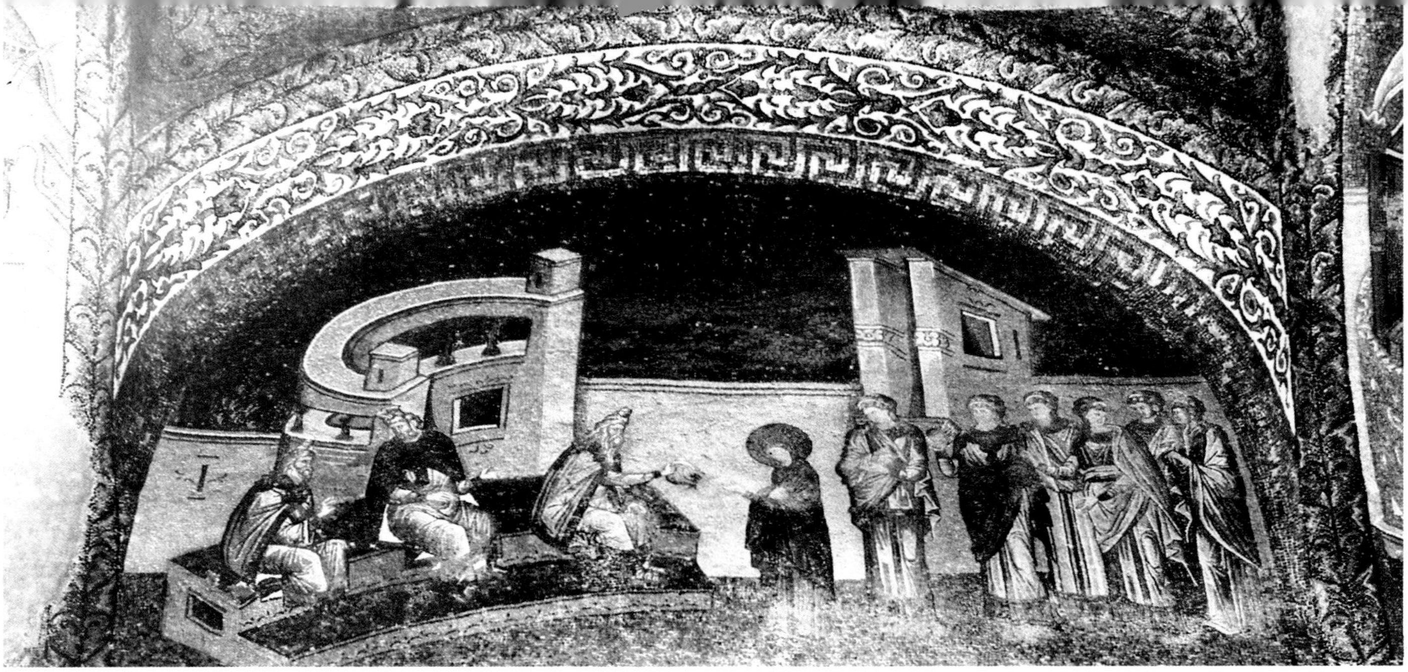

307 Priester teilen Maria und den Jungfrauen Israels die Wolle aus, um damit den Vorhang des Tempels zu weben. Konstantinopel. 1315–1321.

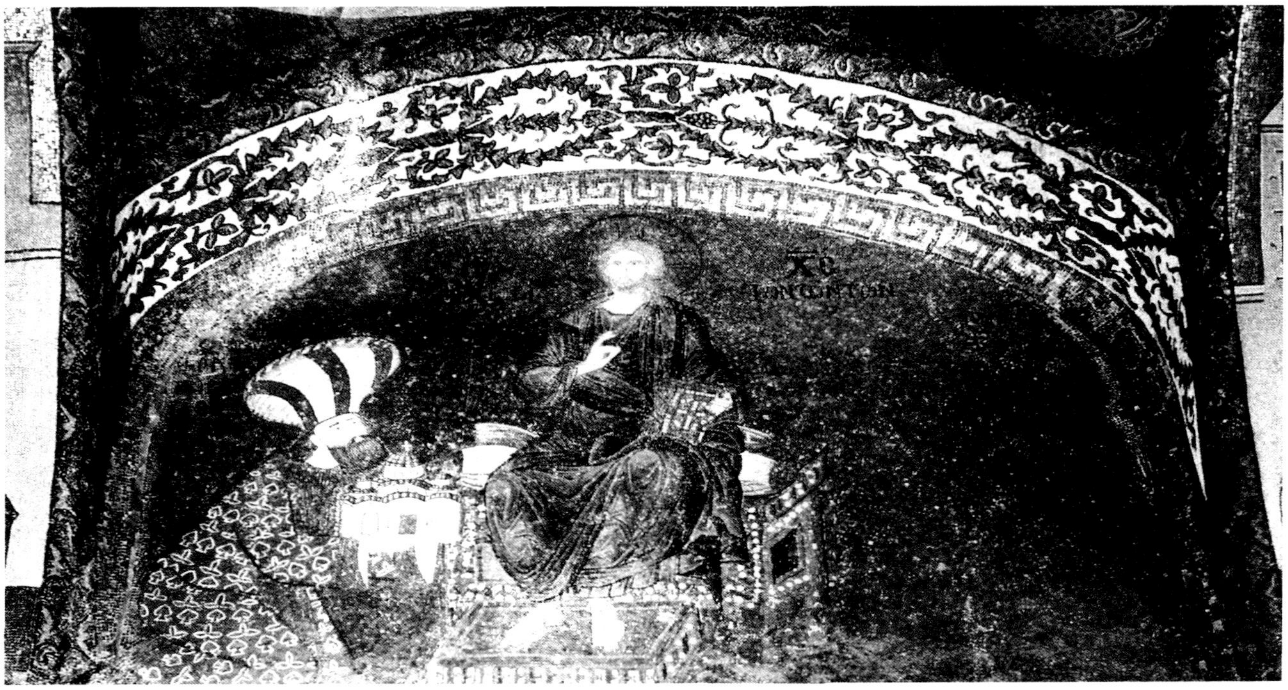

308 Theodoros Metochites reicht Christus seine Kirche dar. Konstantinopel. 1315–1321.

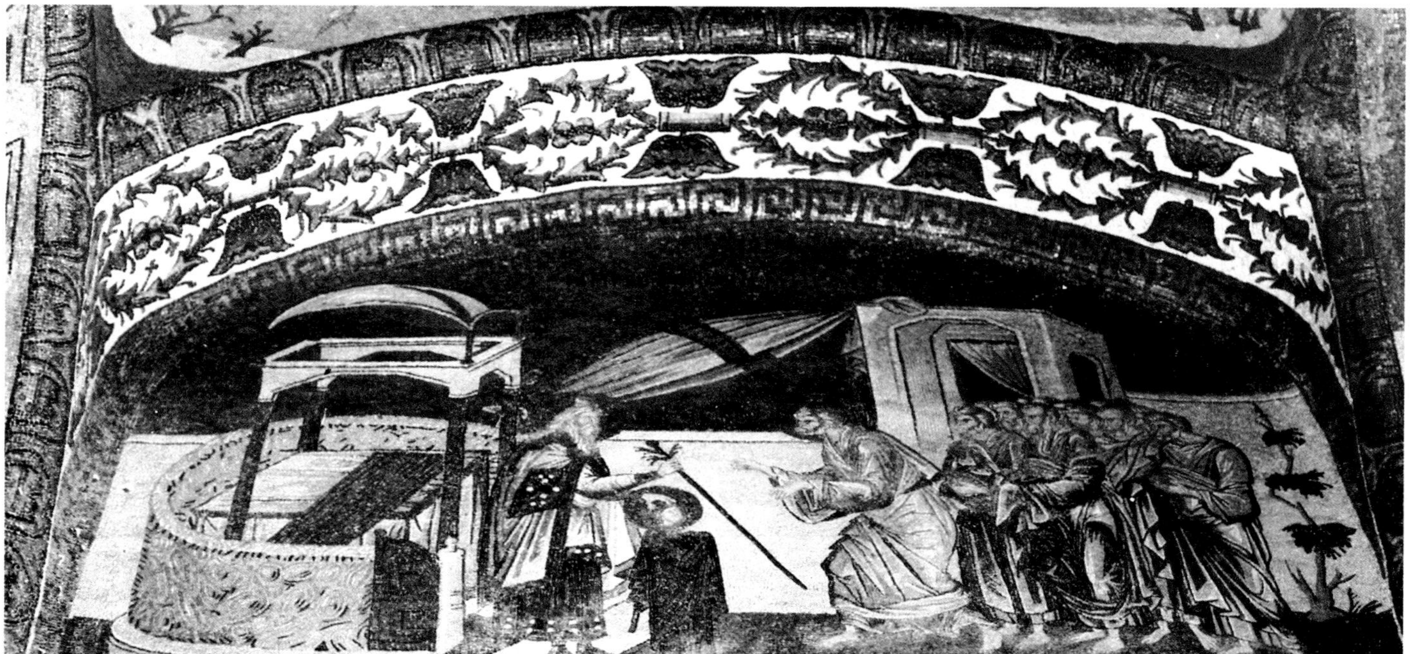

309 Maria wird Joseph anvertraut. Konstantinopel. 1315–1321.

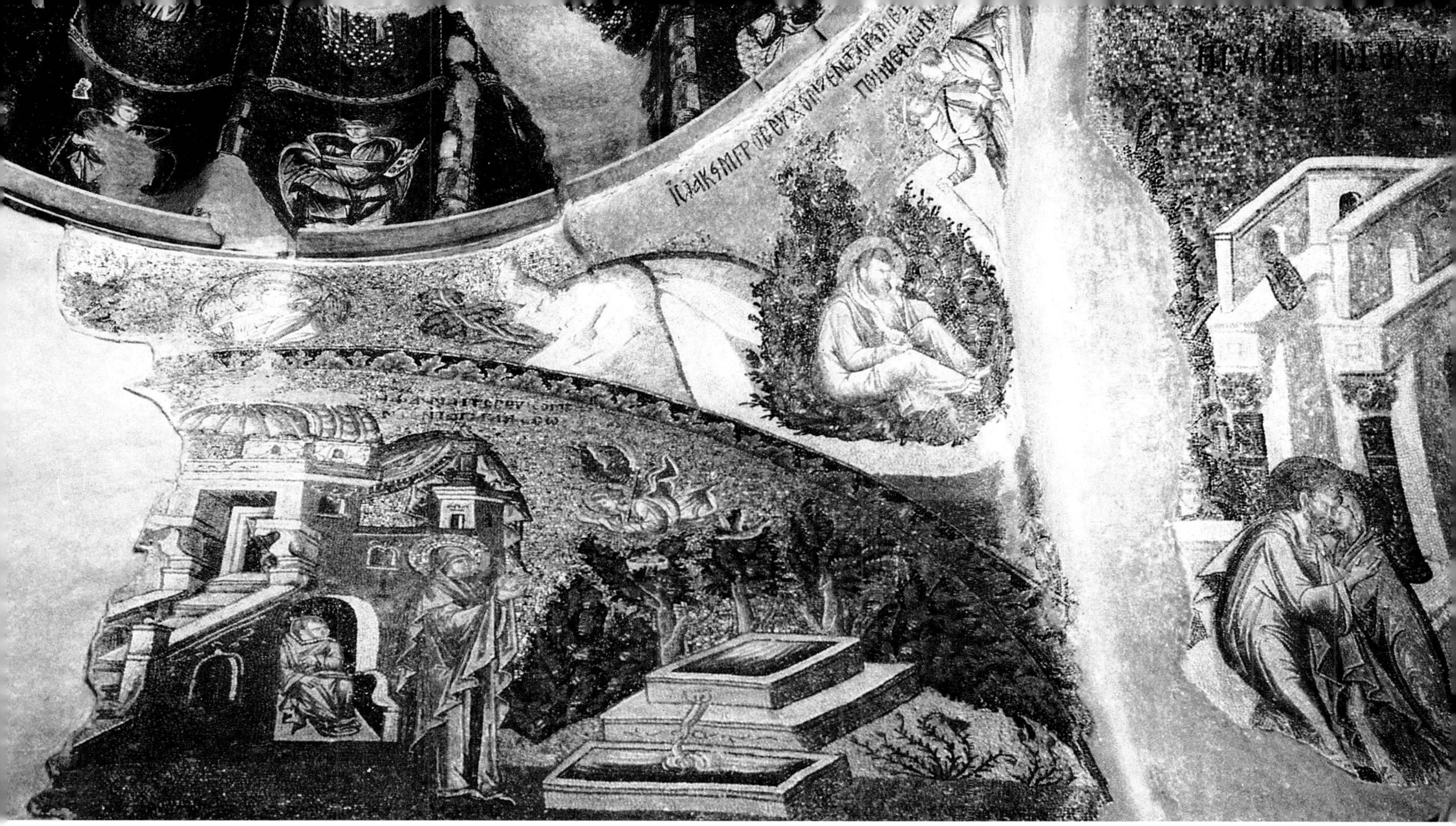

310 Gebet der hl. Anna. Konstantinopel. 1315–1321.

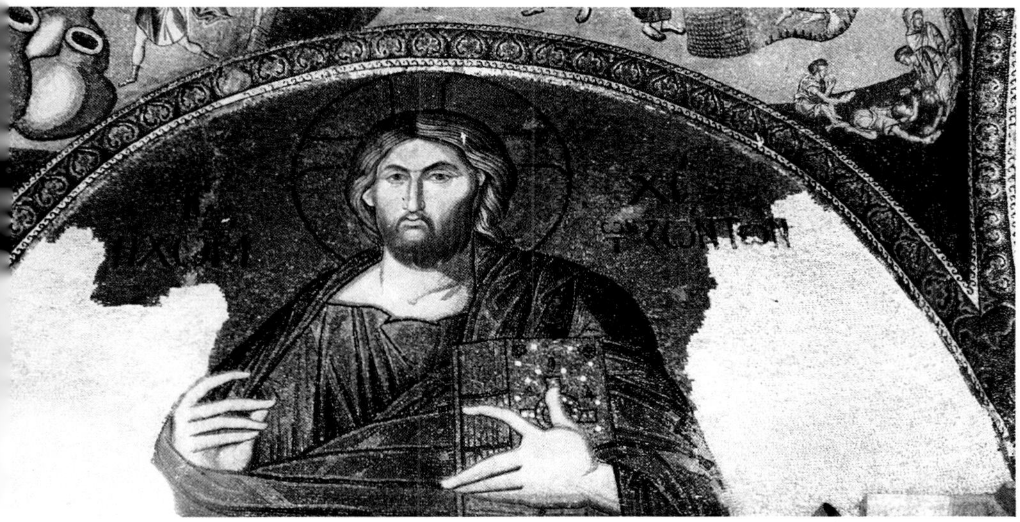

311 Christus Pantokrator. Konstantinopel. 1315–1321.

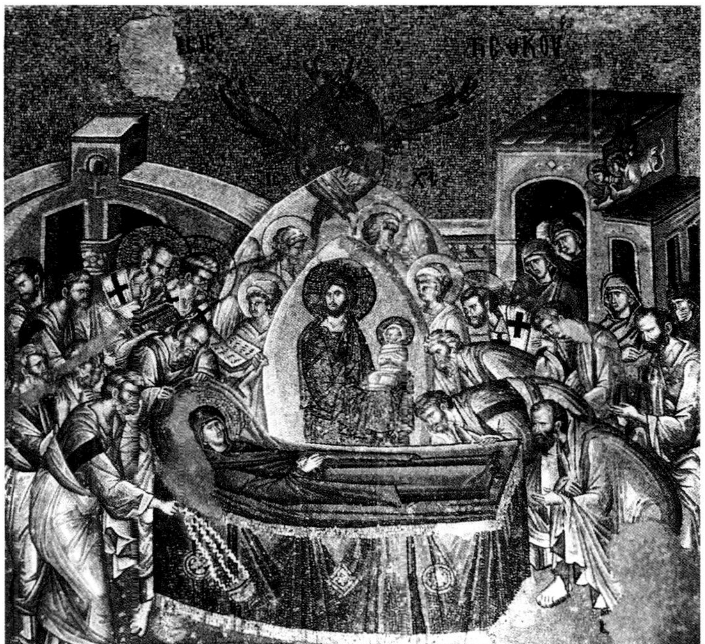

313 Marientod. Konstantinopel. 1315–1321.

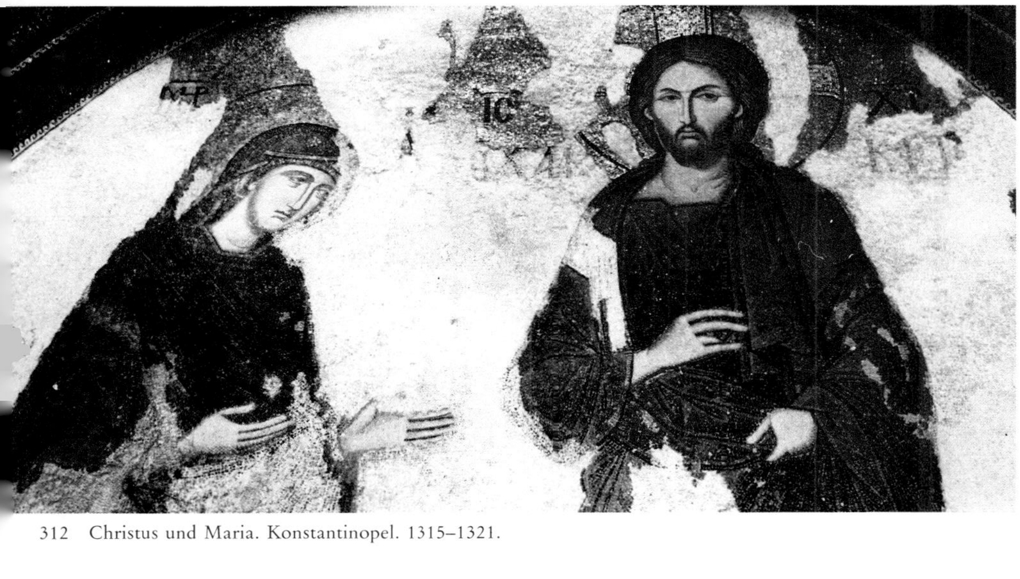

312 Christus und Maria. Konstantinopel. 1315–1321.

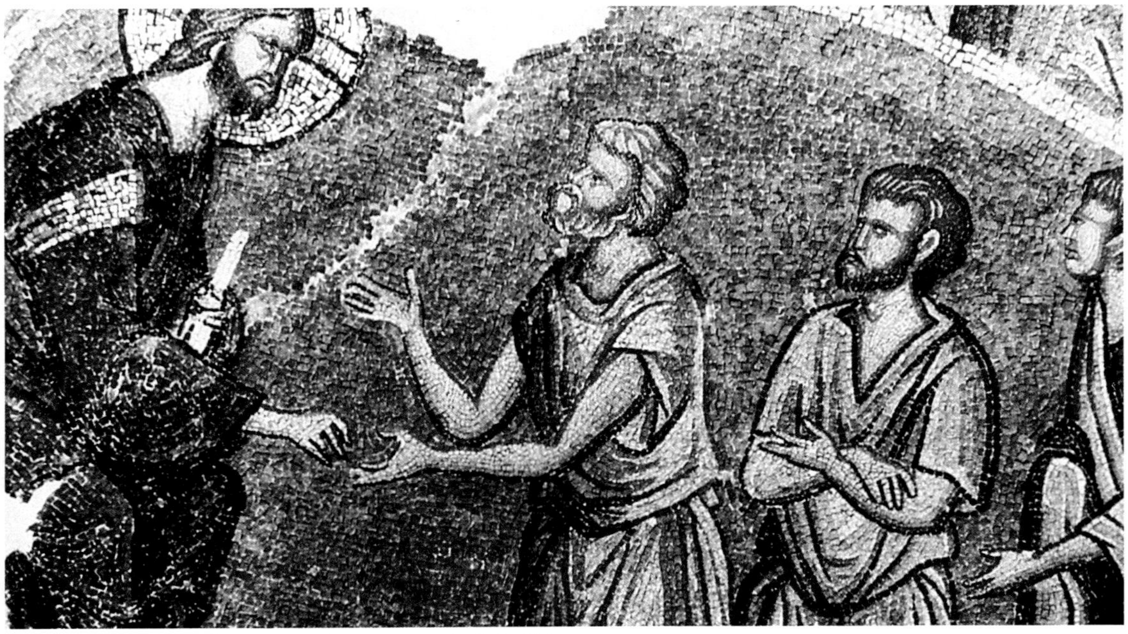

314 Apostelkommunion. Konstantinopel. 1315–1321.

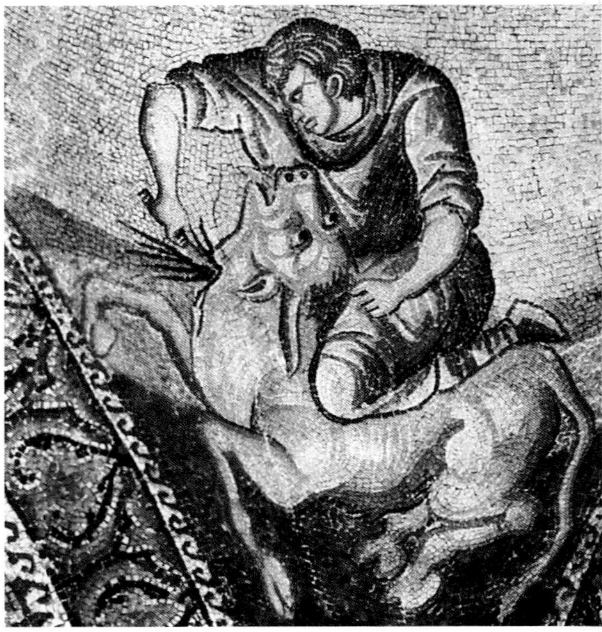

315 Hochzeit zu Kana. Konstantinopel. 1315–1321.

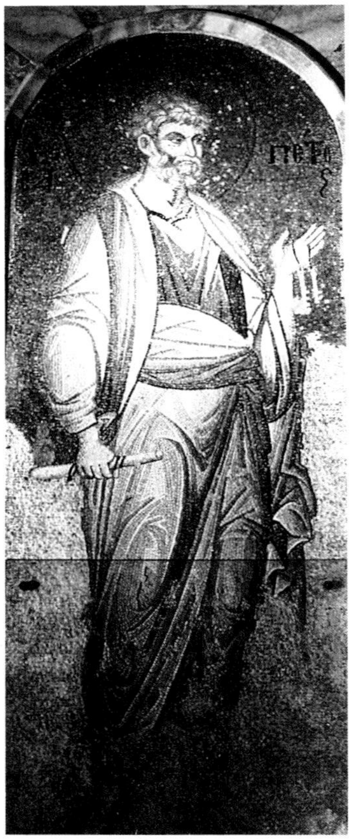

316 Der hl. Petrus. Konstantinopel. 1315–1321.

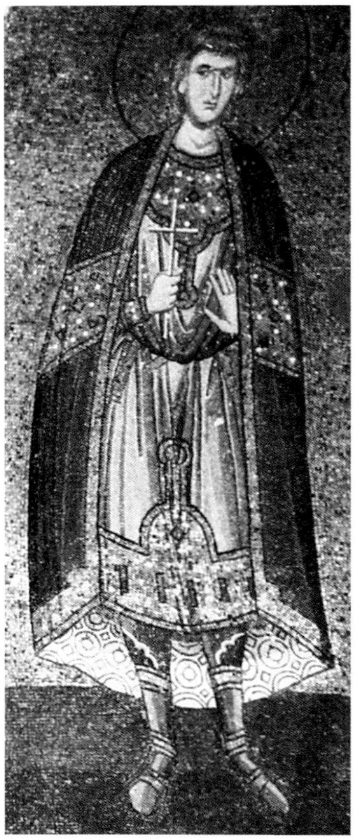

317 Heiliger, ein Kreuz haltend. Konstantinopel. 1315–1321.

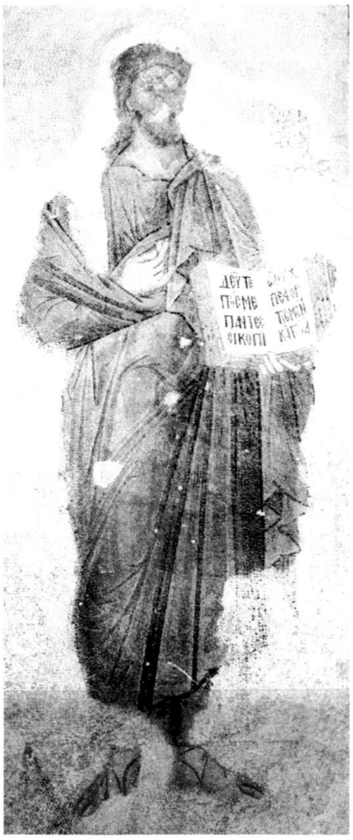

318 Christus. Konstantinopel. 1315–1321.

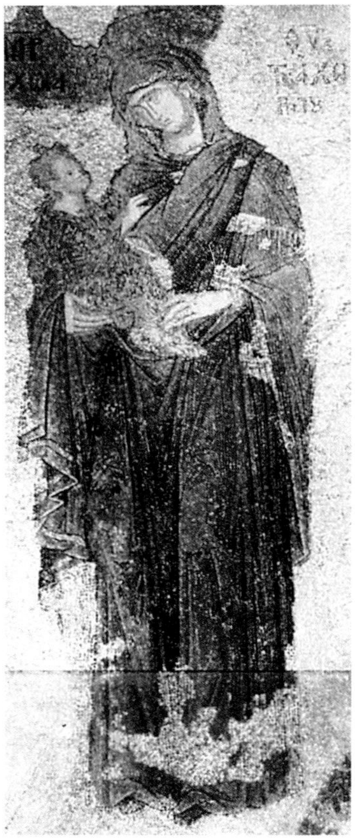

319 Maria mit dem Kind. Konstantinopel. 1315–1321.

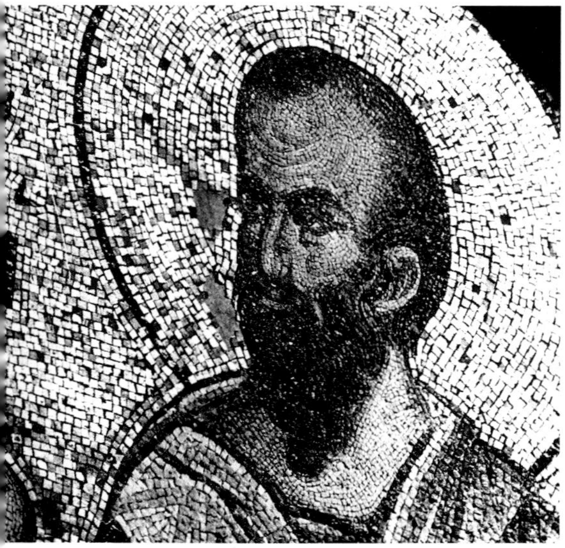

320 Der hl. Paulus. Konstantinopel. 1315–1321.

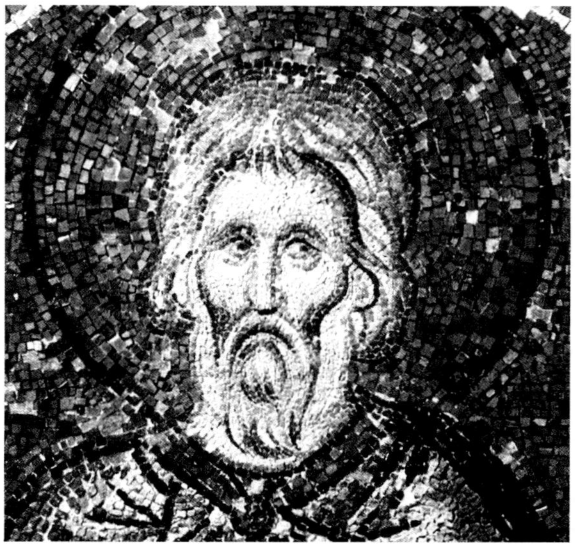

321 Issachar, ein Vorfahre Christi. Konstantinopel. 1315–1321.

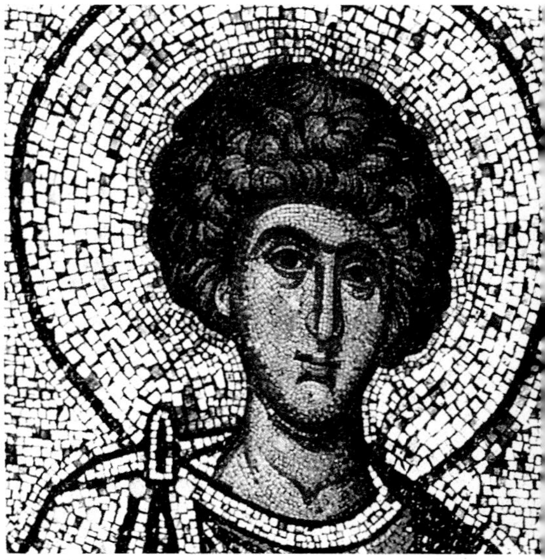

322 Kopf eines heiligen Soldaten. Konstantinopel. 1315–1321.

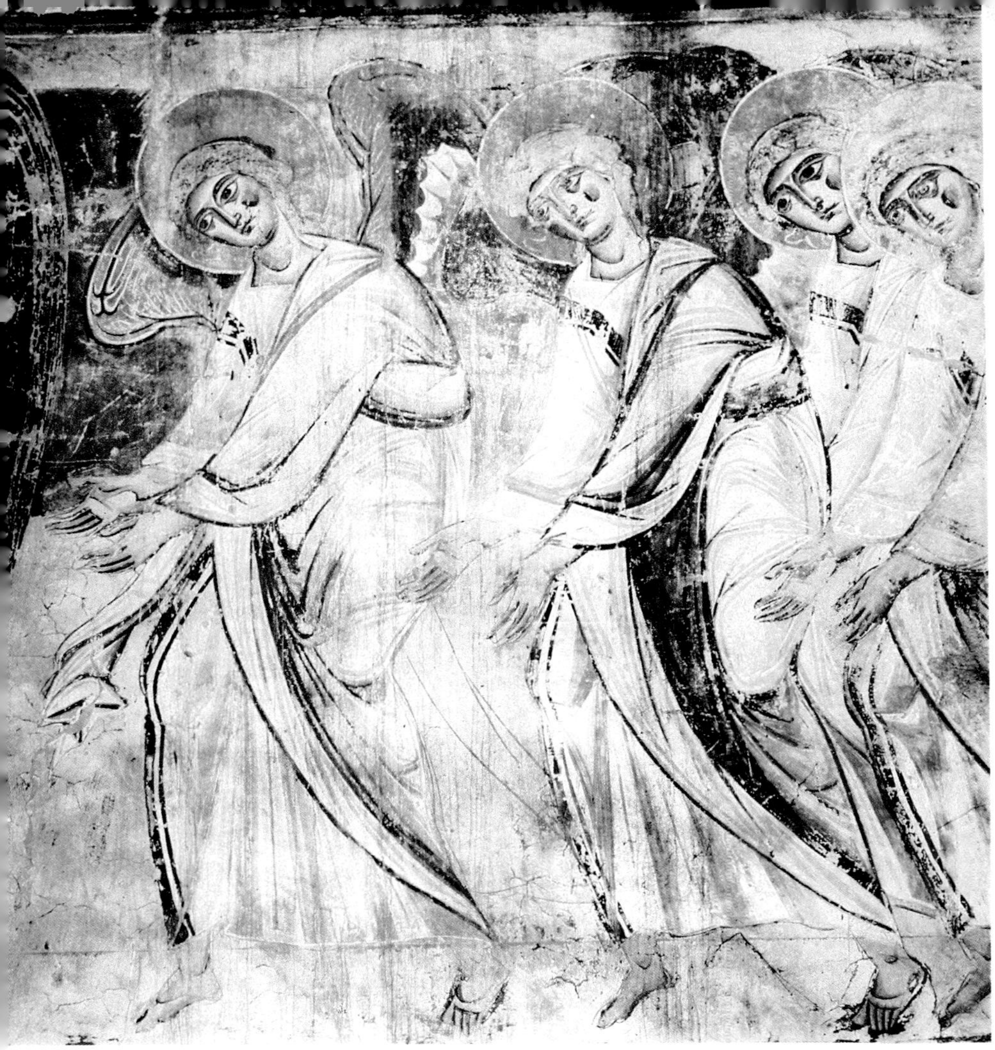

323 Chor der Engel. Capua. 11. Jh.

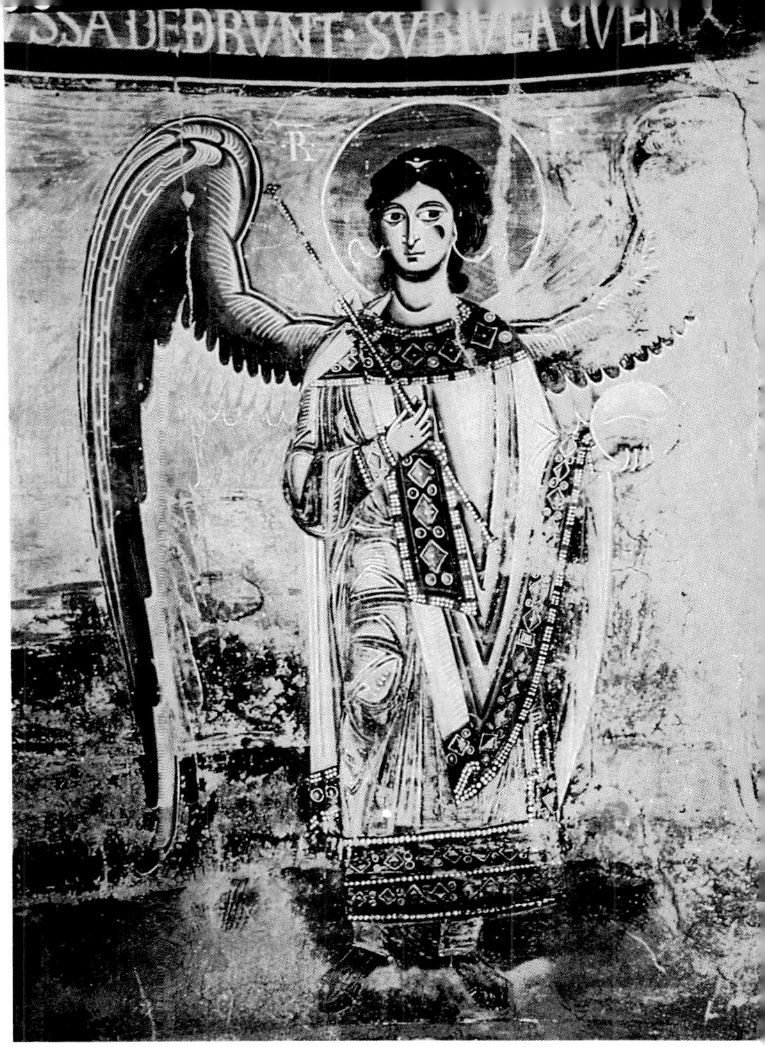

324 Erzengel Michael. Capua. 11. Jh.

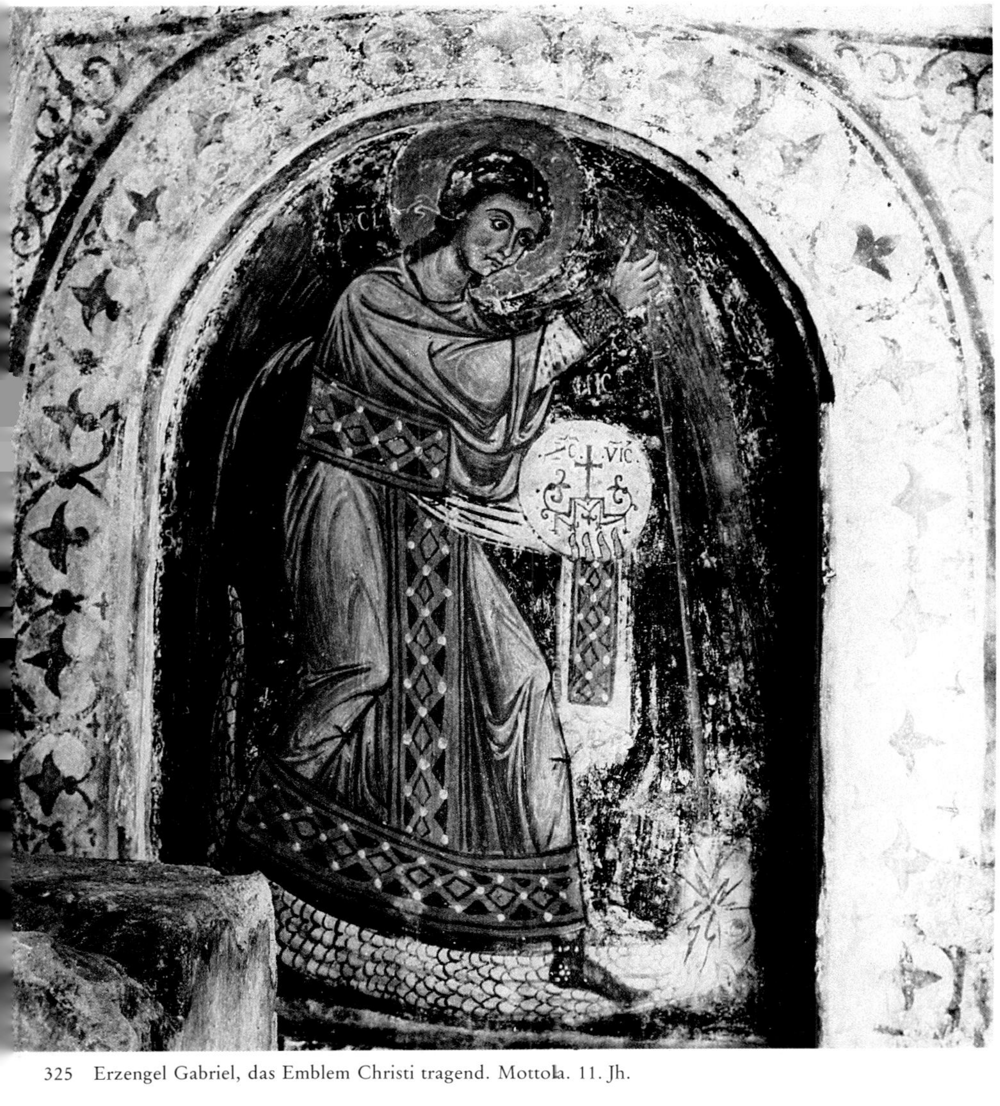

325 Erzengel Gabriel, das Emblem Christi tragend. Mottola. 11. Jh.

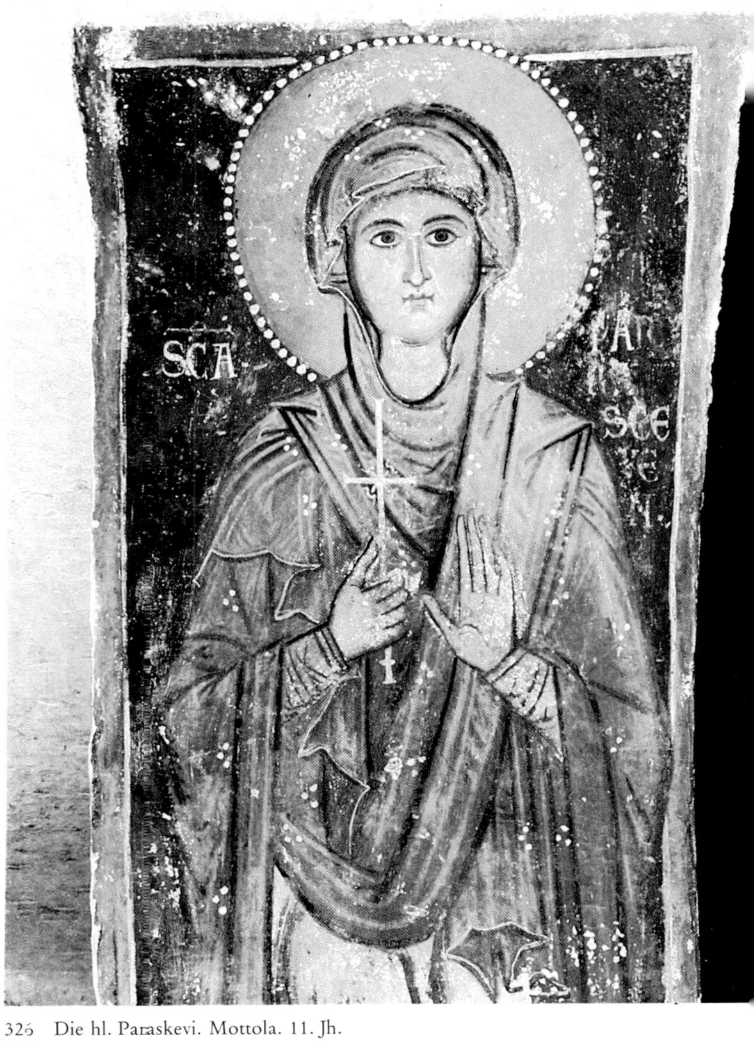

326 Die hl. Paraskevi. Mottola. 11. Jh.

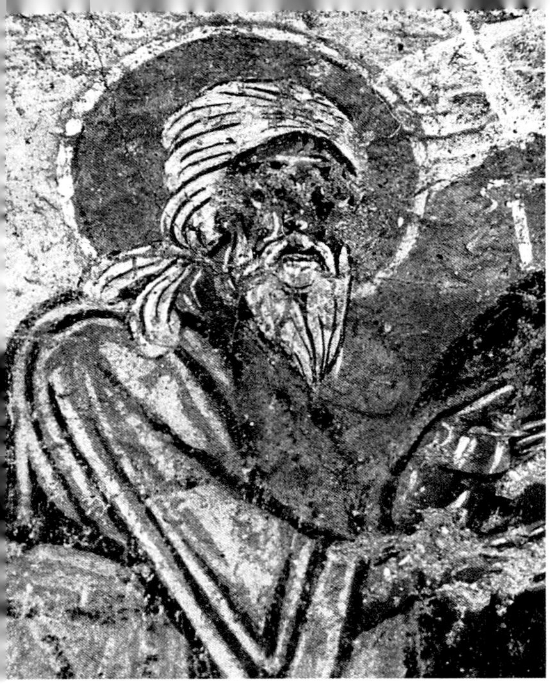

327 Patriarch (?). Göreme. 11. Jh.

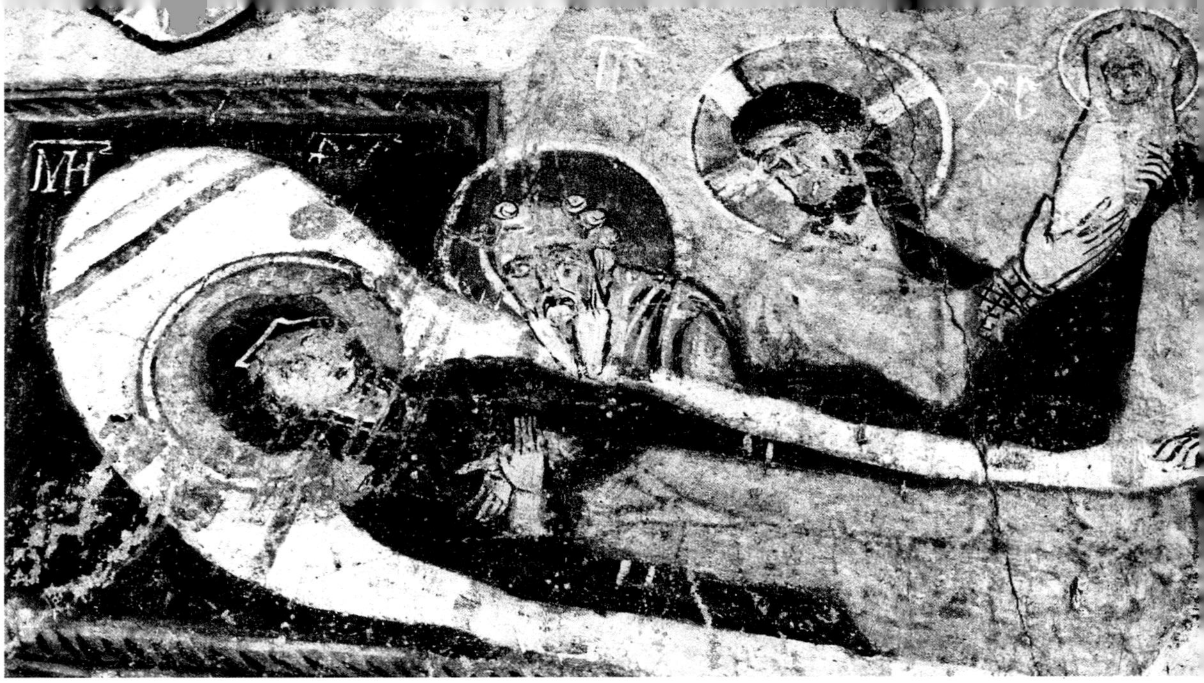

328 Marientod. Göreme. 11. Jh.

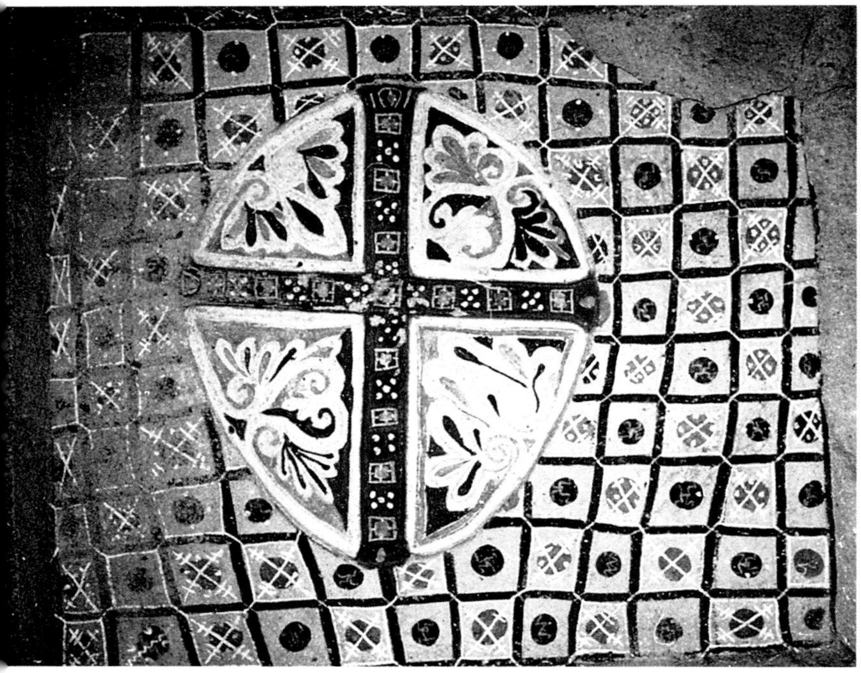

329 Kreuz. Göreme. 11. Jh.

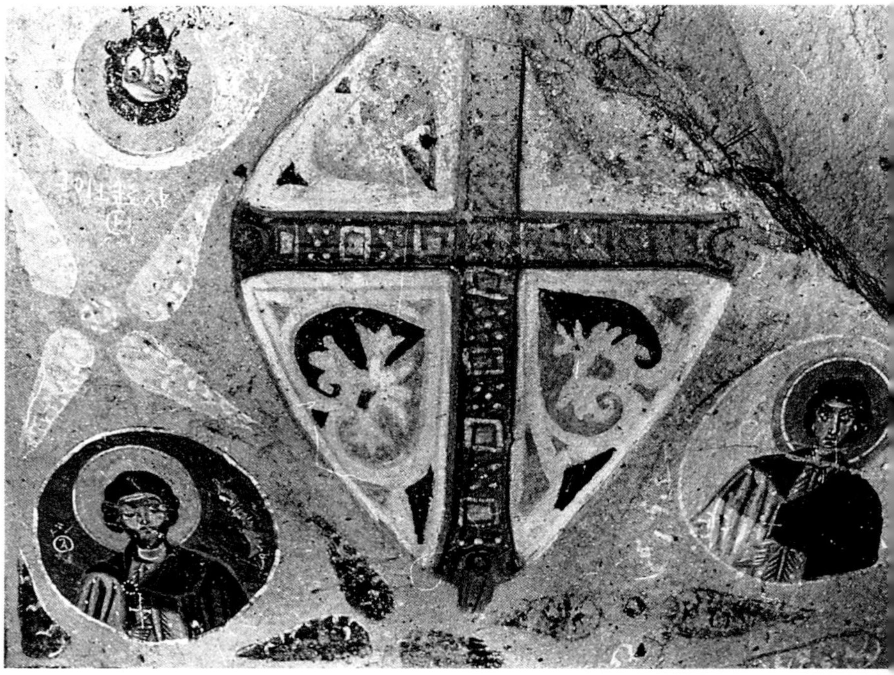

330 Kreuz und Heilige in Medaillons. Göreme. 11. Jh.

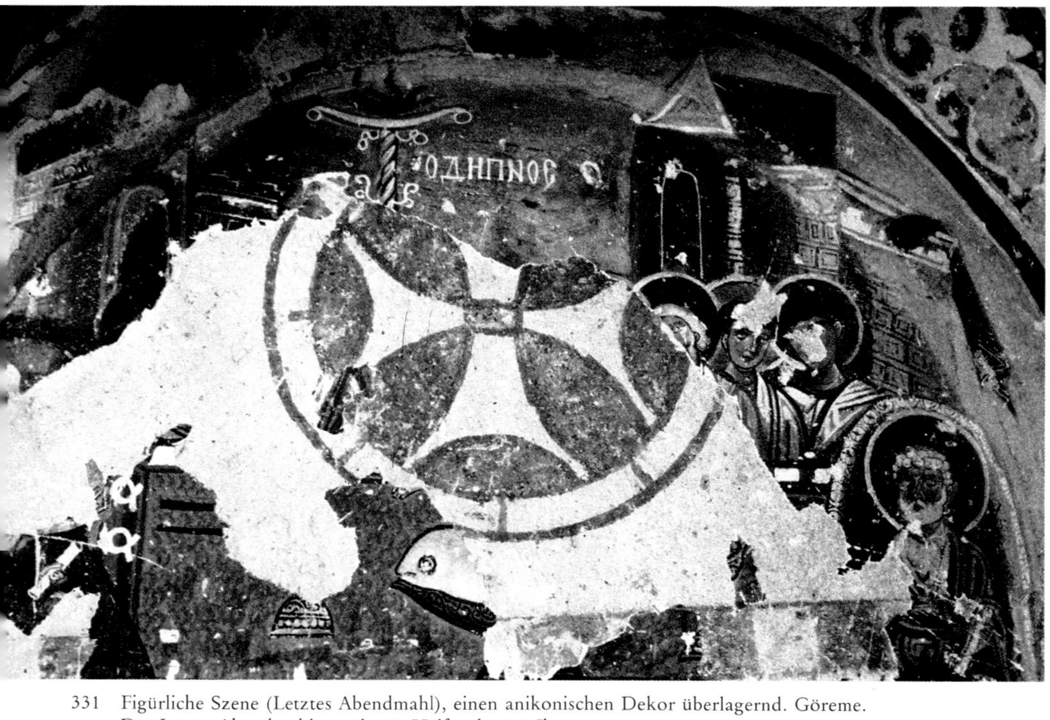

331 Figürliche Szene (Letztes Abendmahl), einen anikonischen Dekor überlagernd. Göreme. Das Letzte Abendmahl aus der 2. Hälfte des 11. Jh.

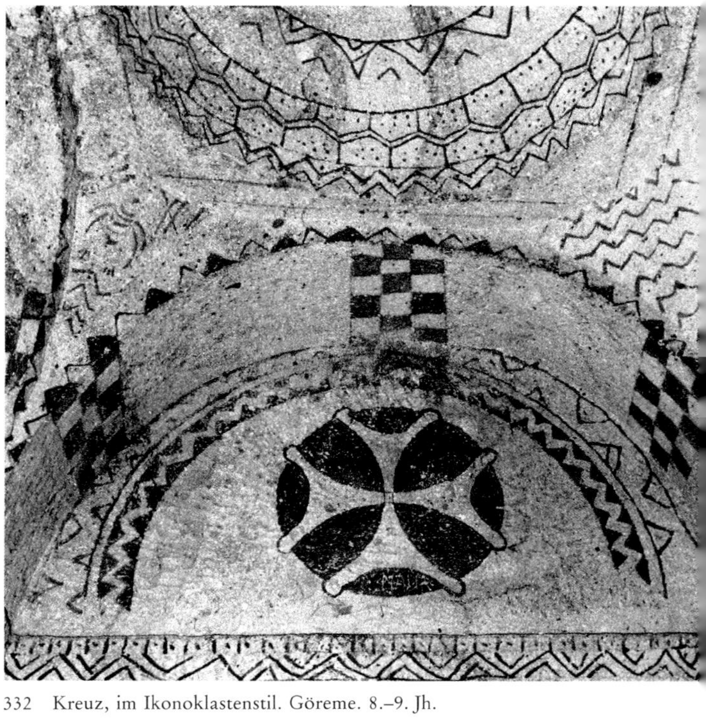

332 Kreuz, im Ikonoklastenstil. Göreme. 8.–9. Jh.

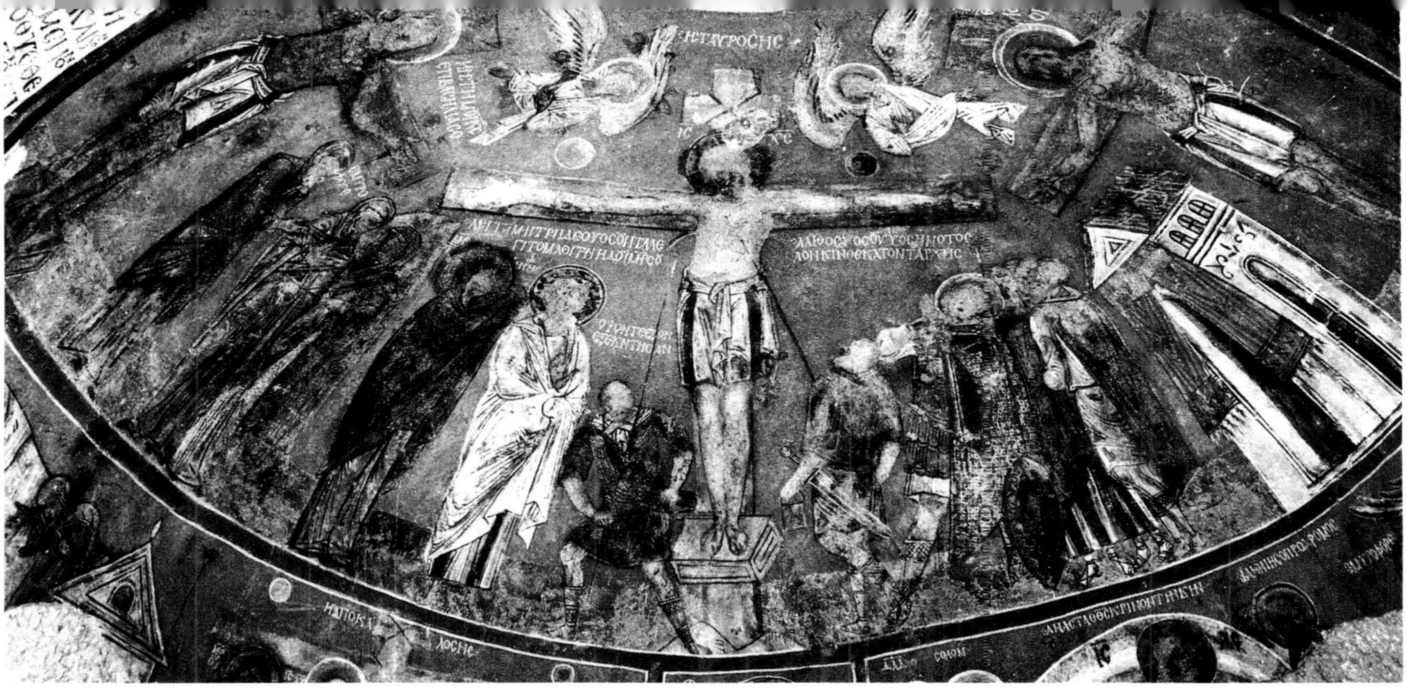

333 Kreuzigung. Göreme. 11. Jh.

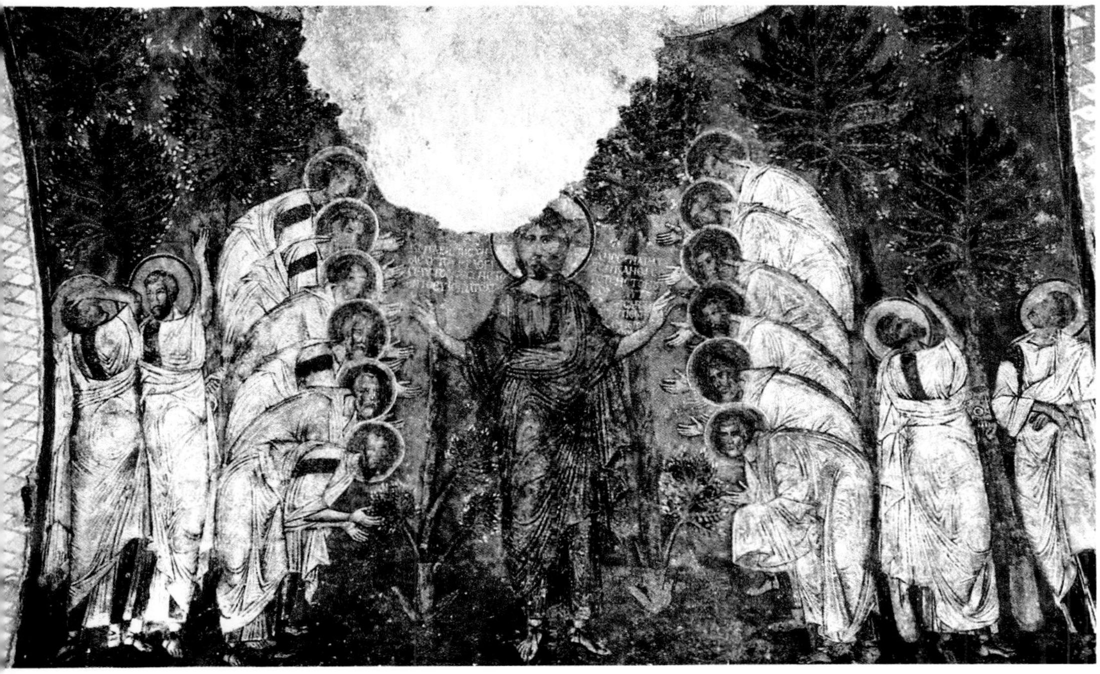

334 Segnung der Apostel. Göreme. 11. Jh.

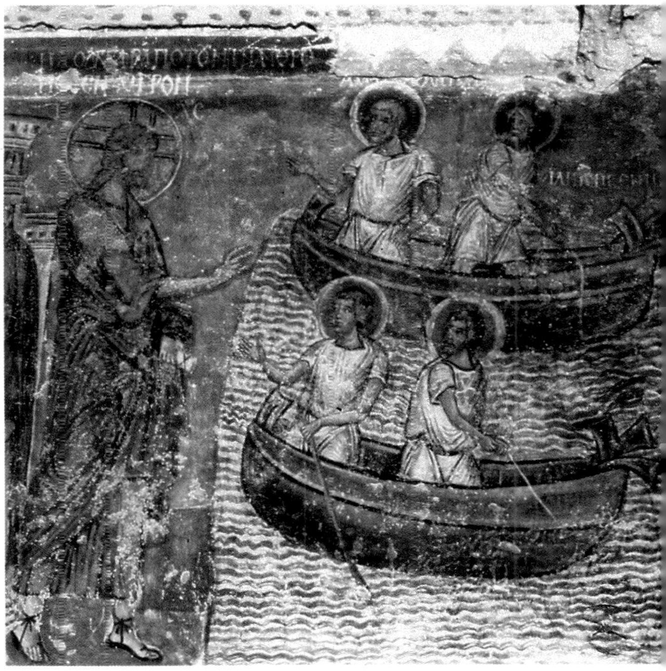

335 Der wunderbare Fischfang. Göreme. 11. Jh.

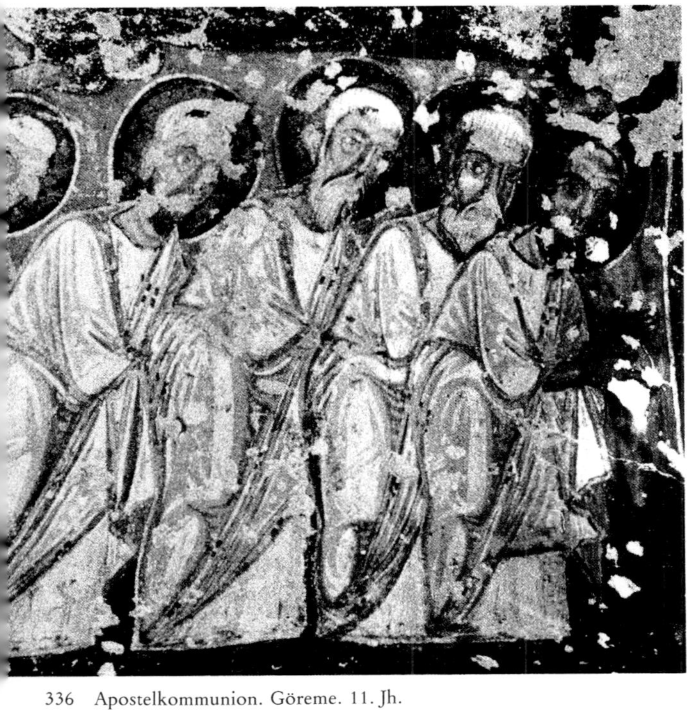

336 Apostelkommunion. Göreme. 11. Jh.

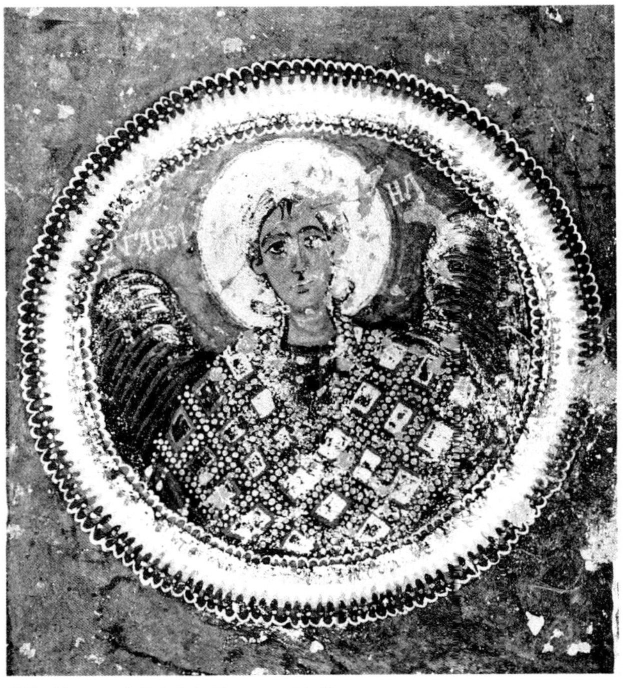

337 Erzengel Gabriel. Göreme. 11. Jh.

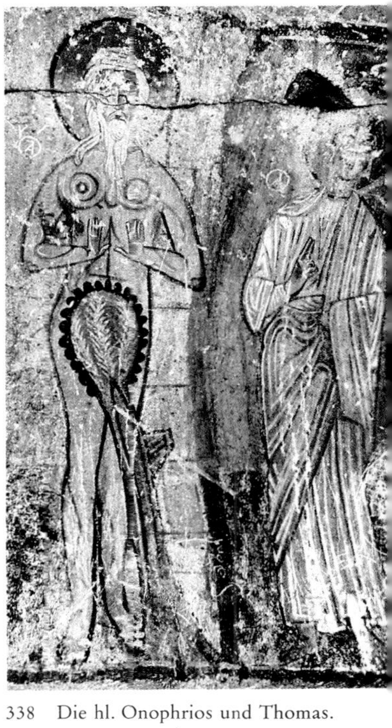

338 Die hl. Onophrios und Thomas. Göreme. 11. Jh.

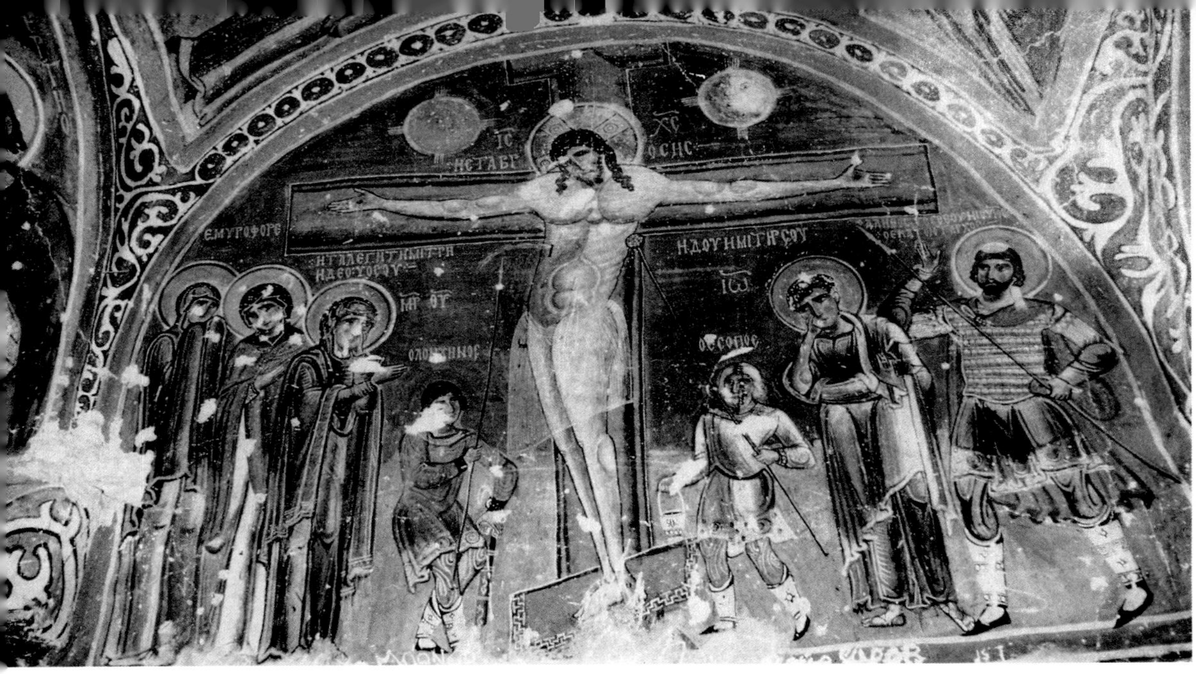

339 Kreuzigung. Göreme. 11. Jh.

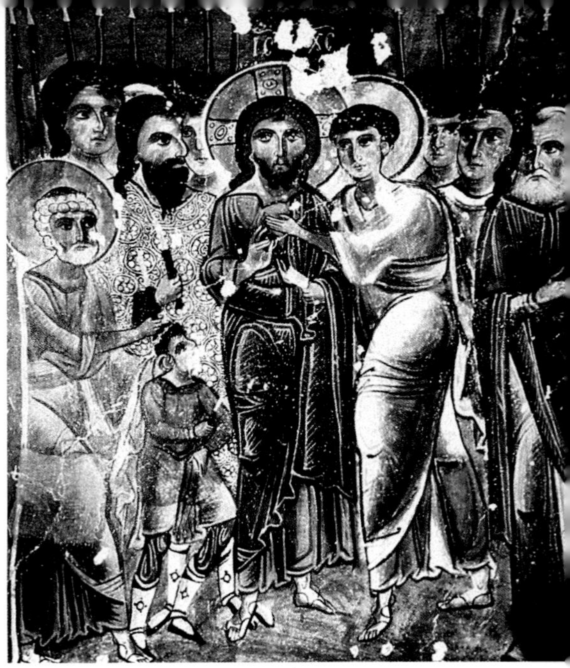

340 Verrat des Judas. Göreme. 11. Jh.

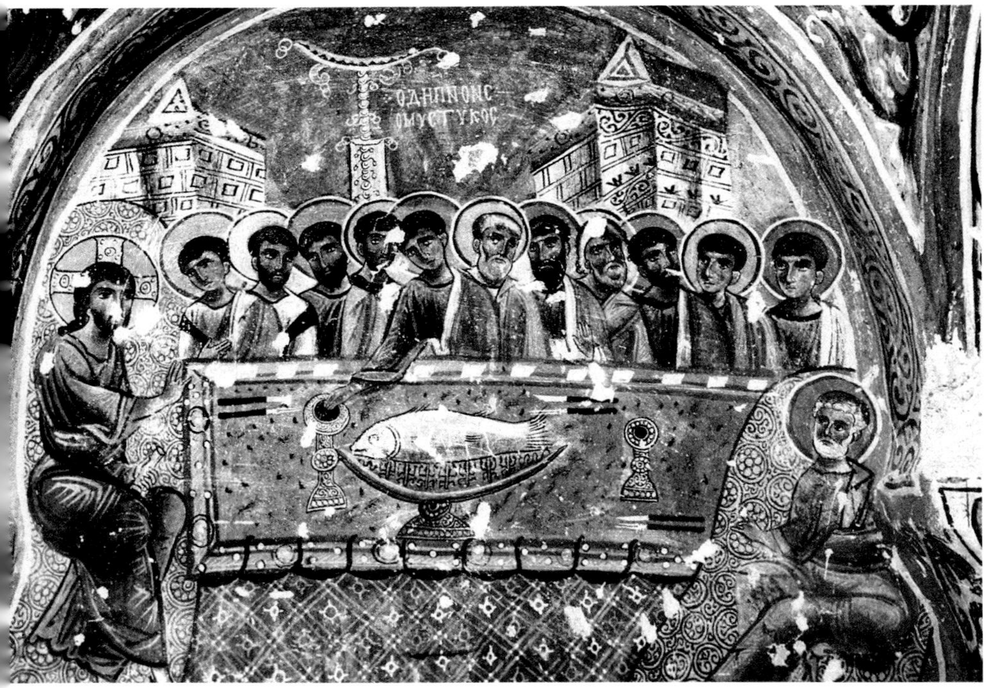

341 Letztes Abendmahl. Göreme. 11. Jh.

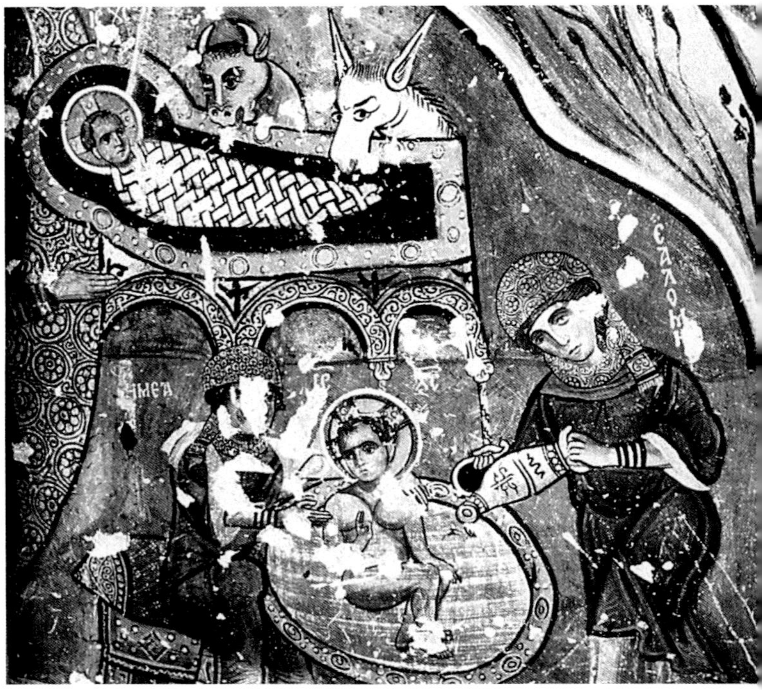

342 Geburt und Waschung Christi. Göreme. 11. Jh.

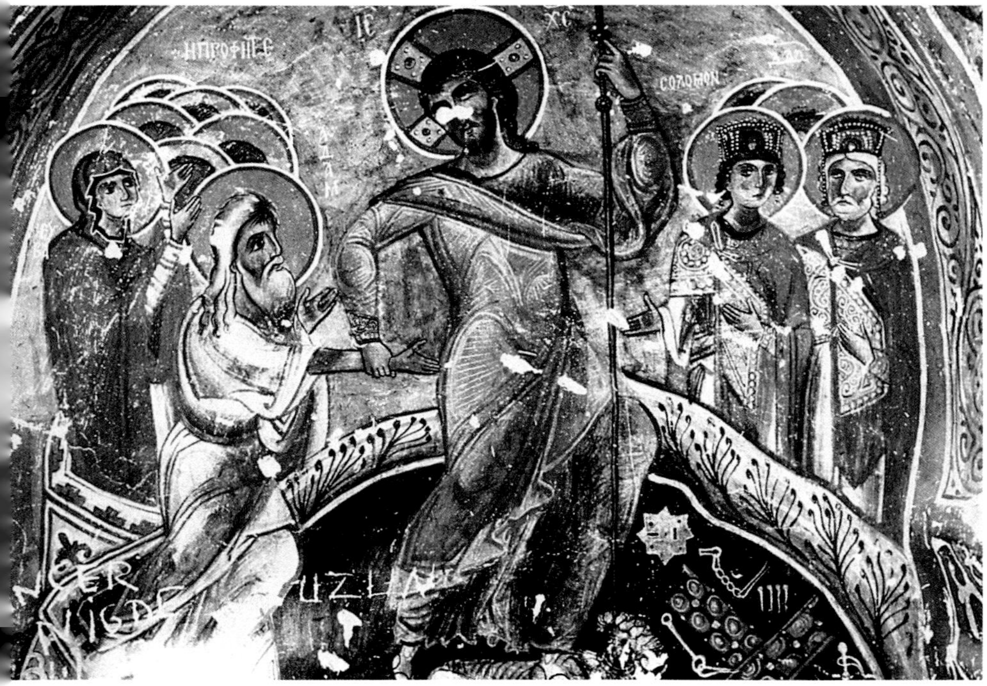

343 Höllenfahrt Christi und Auferstehung der Toten. Göreme. 11. Jh.

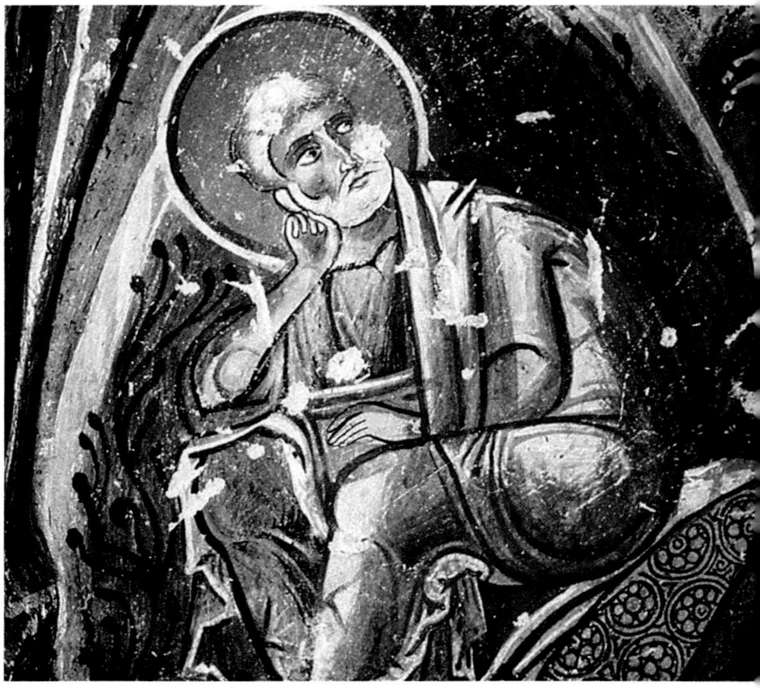

344 Der hl. Joseph. Göreme. 11. Jh.

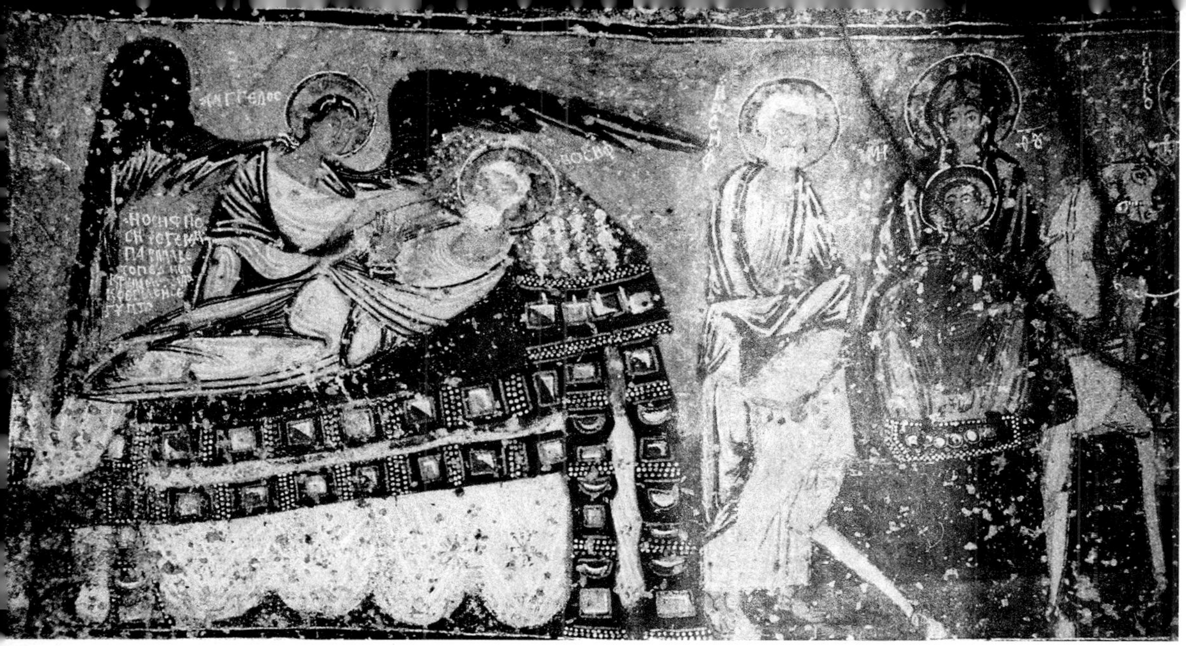

345 Traum Josephs und Flucht nach Ägypten. Çavuşin. 11. Jh.

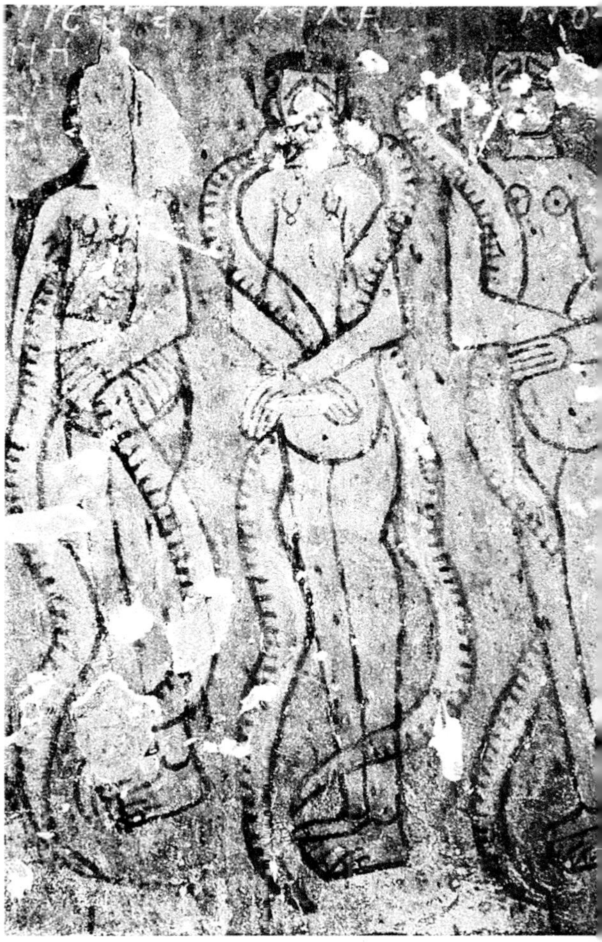

349 Höllenqualen der Verdammten. Peristrema-Ilhara. 11. Jh.

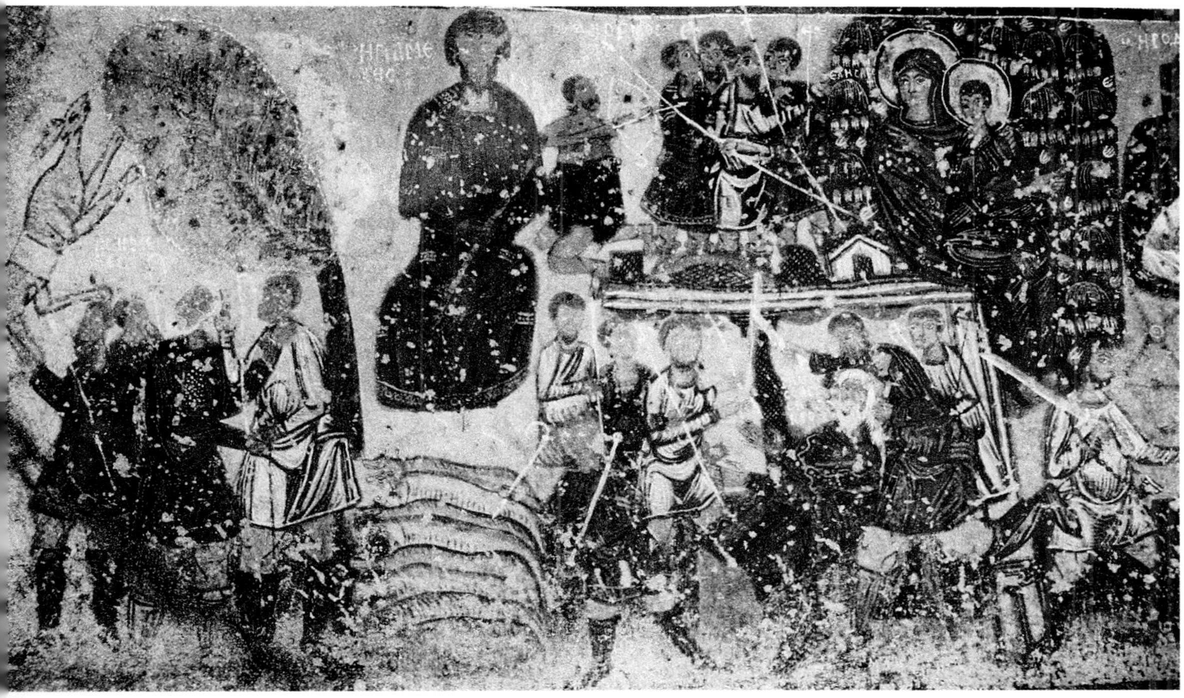

346 Thronender Christus und Maria mit dem Kind, in einer Szene zusammengefaßt. Çavuşin. 11. Jh.

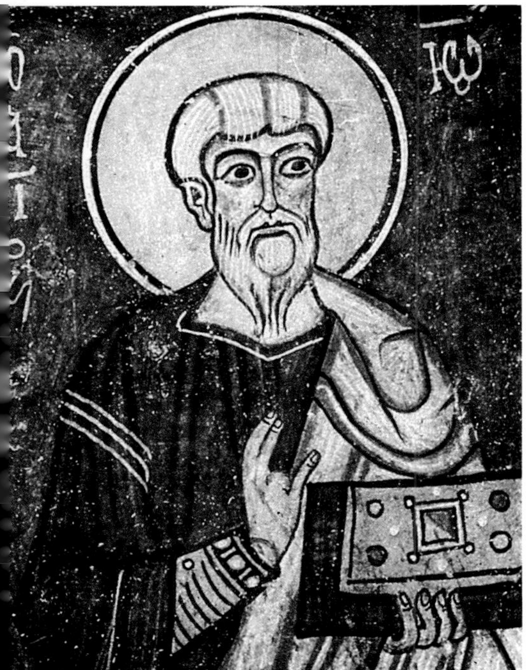

347 Der hl. Johannes Evangelist. Eski Gümüs. 11. Jh.

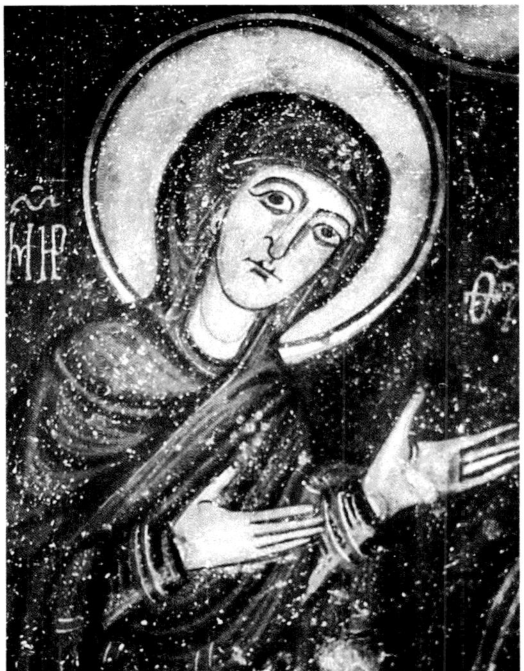

348 Maria. Eski Gümüs. 11. Jh.

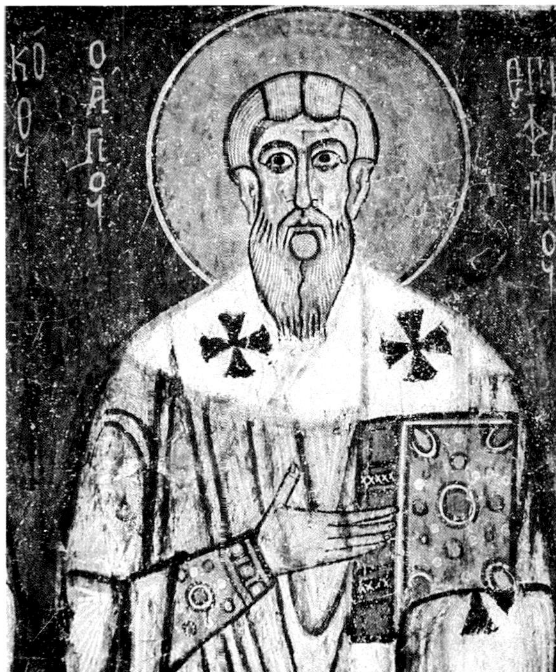

350 Der hl. Epiphanios. Eski Gümüs. 11. Jh.

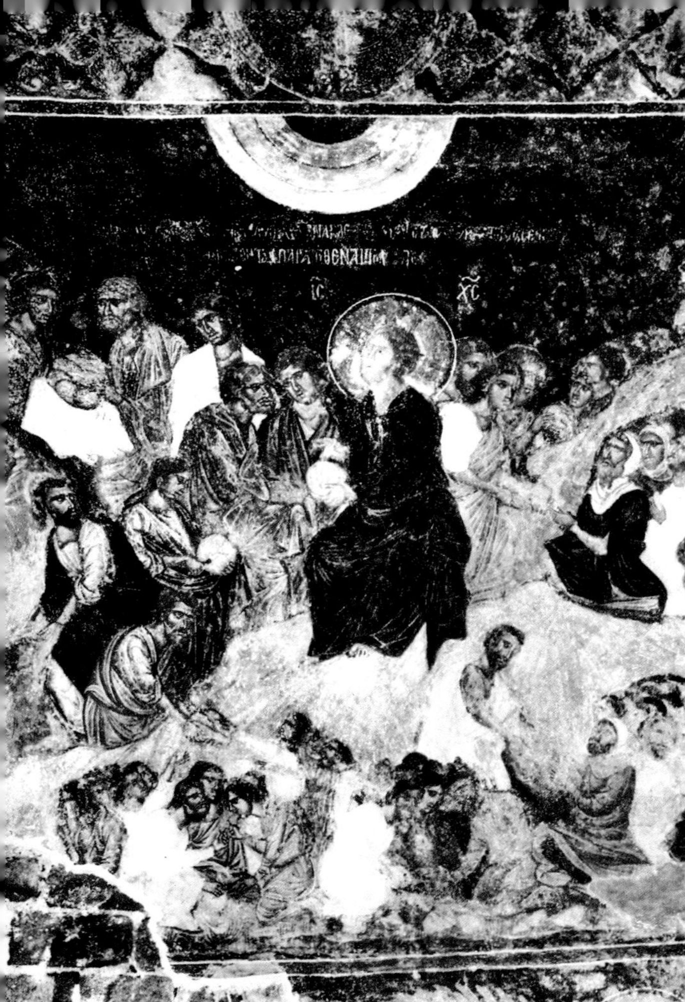

351 Szene aus dem Leben Christi: die wunderbare Brotvermehrung. Trapezunt. 1263–1280.

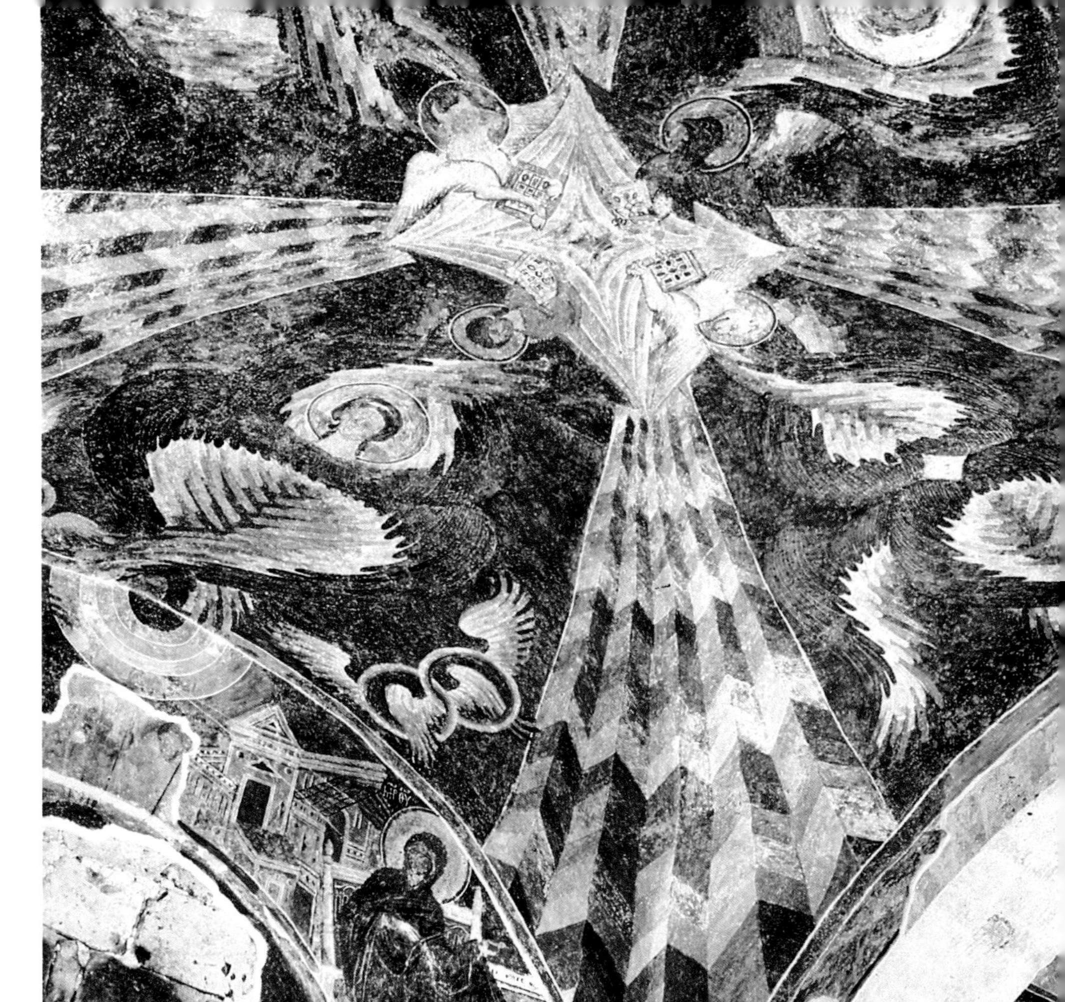

352 Die Symbole der vier Evangelisten. Trapezunt. 1263–1280.

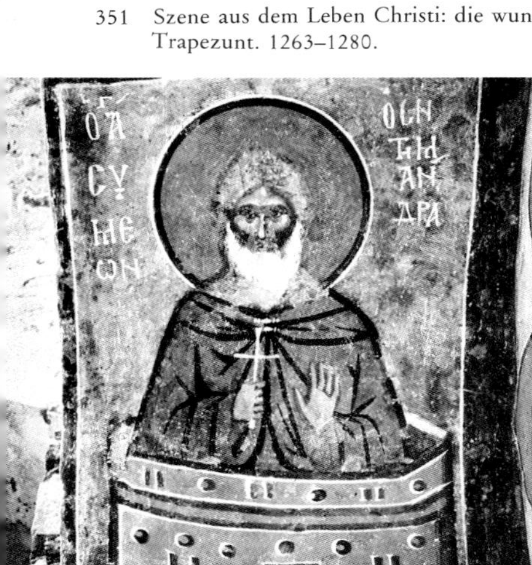

353 Der hl. Symeon Stylites. Trapezunt. 1263–1280.

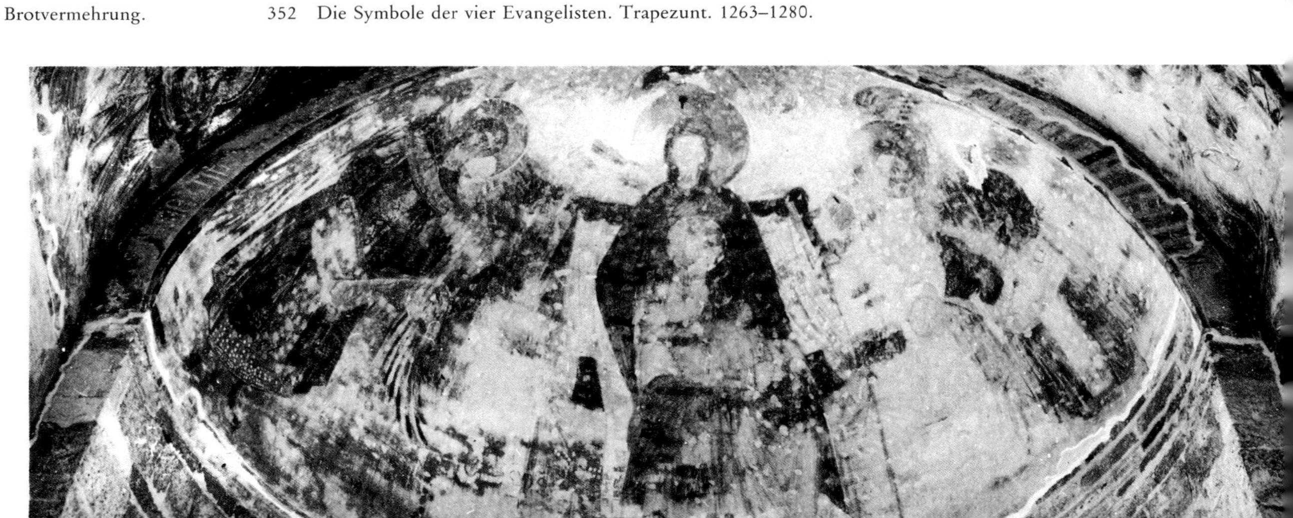

355 Maria mit dem Kind. Trapezunt. 1263–1280.

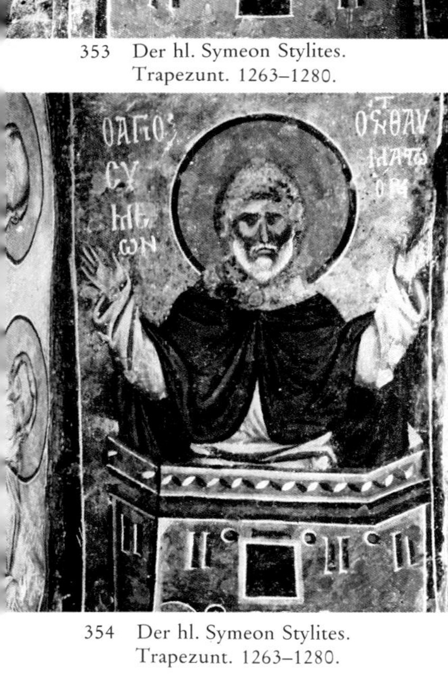

354 Der hl. Symeon Stylites. Trapezunt. 1263–1280.

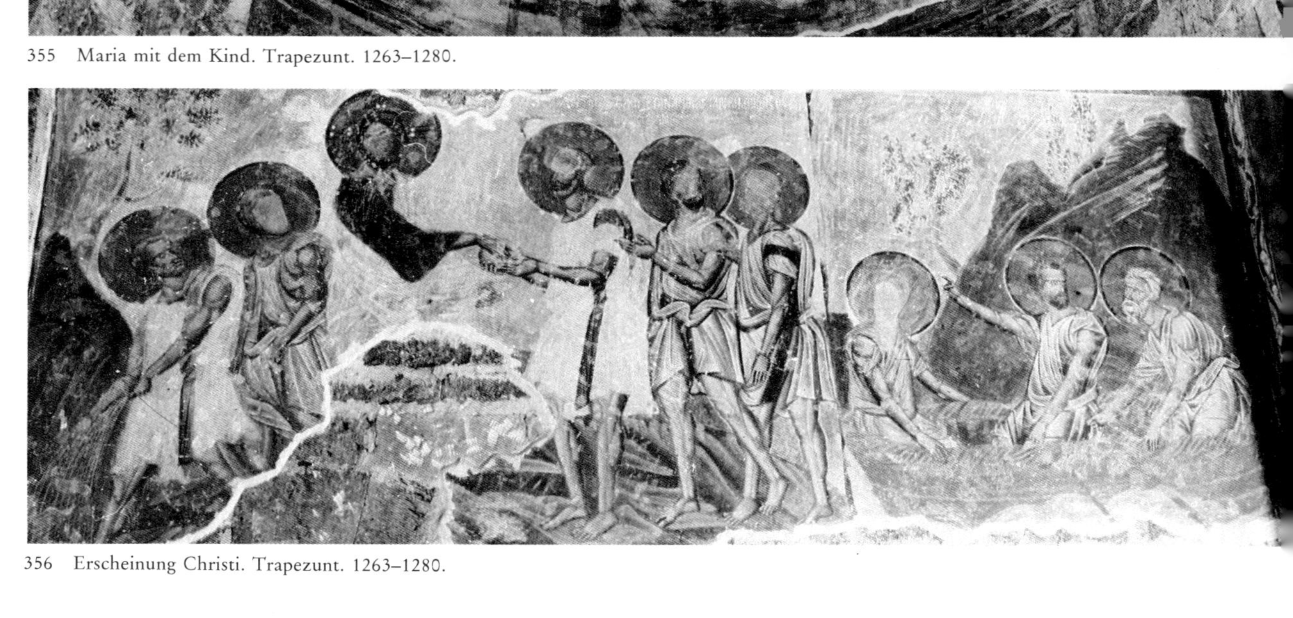

356 Erscheinung Christi. Trapezunt. 1263–1280.

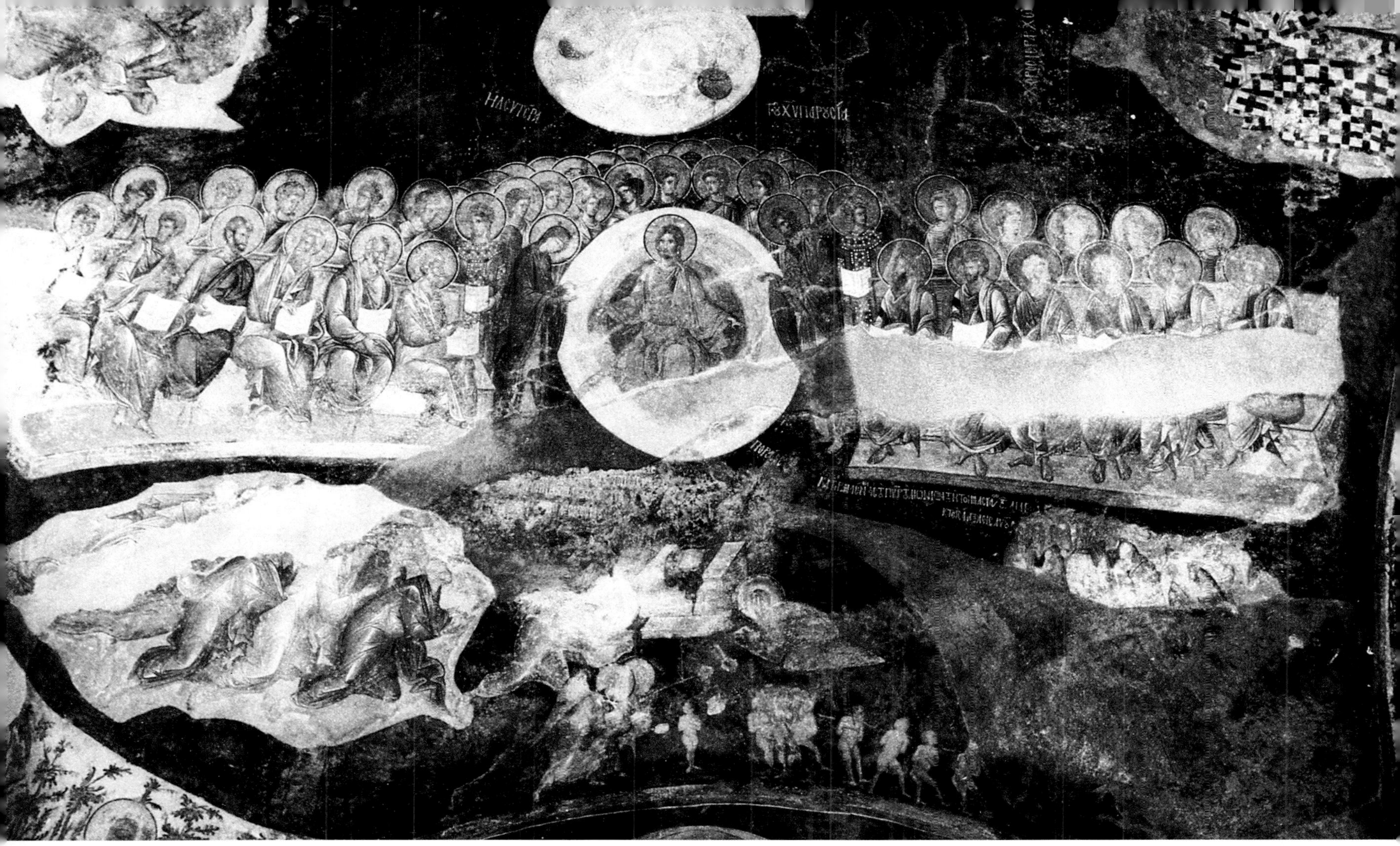

357 Das Jüngste Gericht. Konstantinopel. 1315–1321.

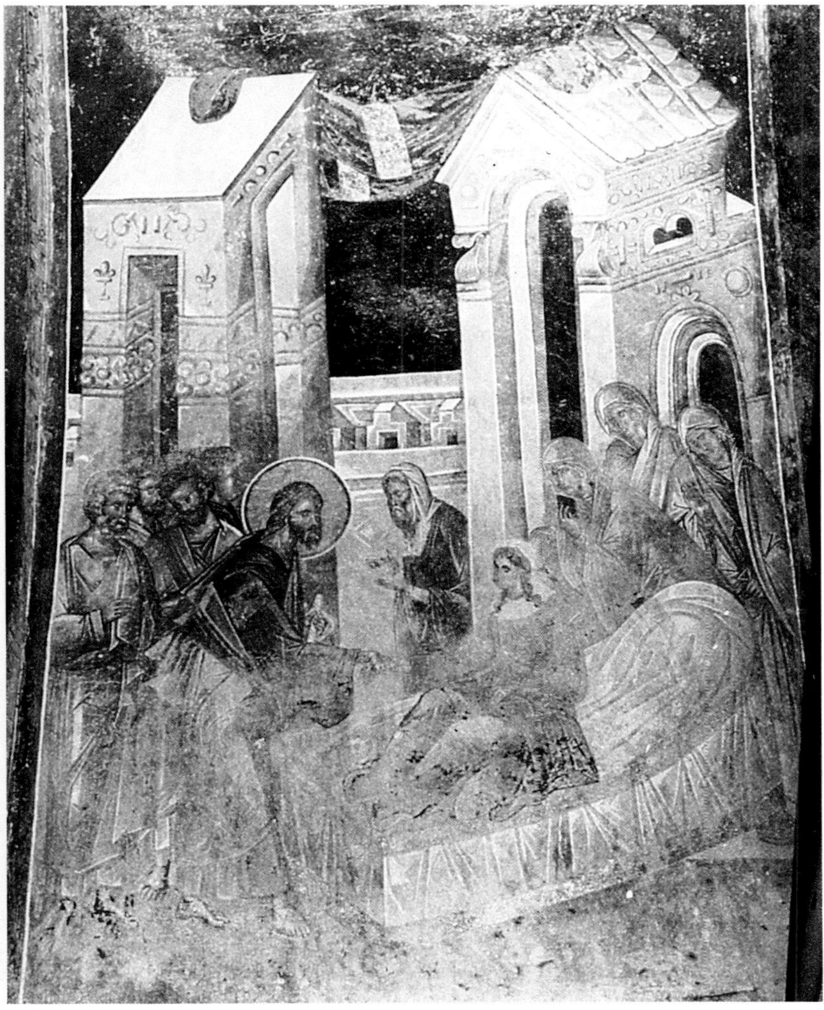

358 Christus erweckt die Tochter des Jairus von den Toten. Konstantinopel. 1315–1321.

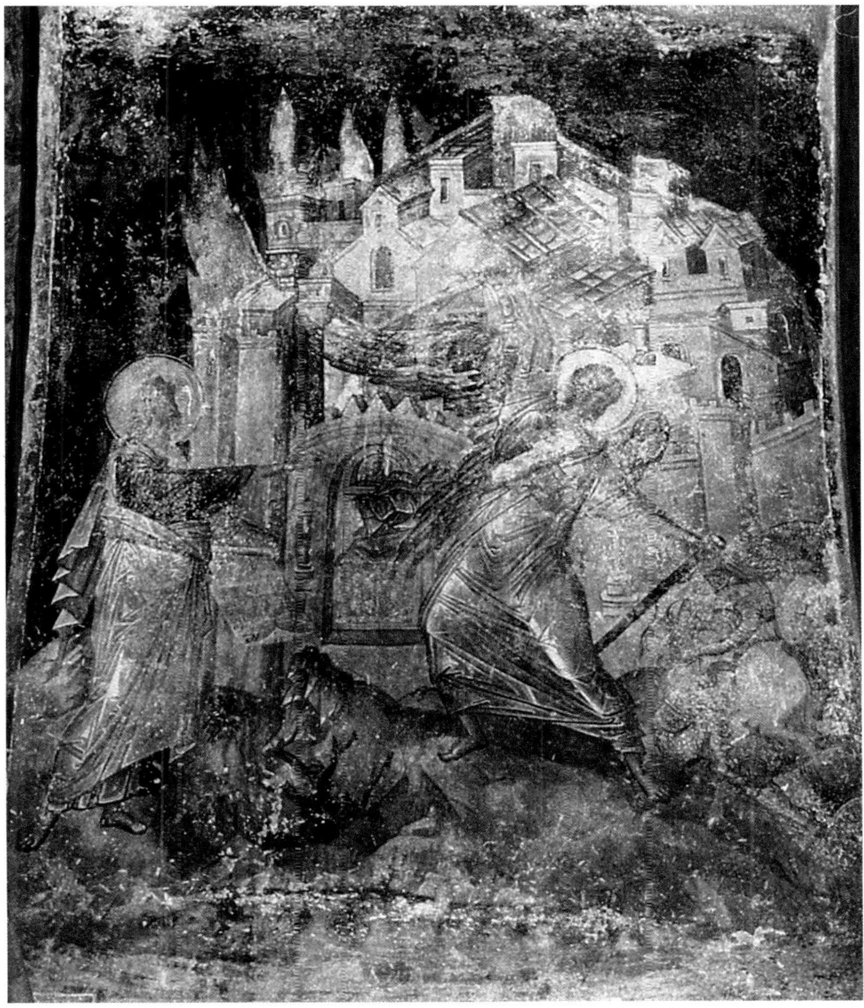

359 Ein Engel tötet vor den Stadtmauern Jerusalems angreifende assyrische Soldaten. Konstantinopel. 1315–1321.

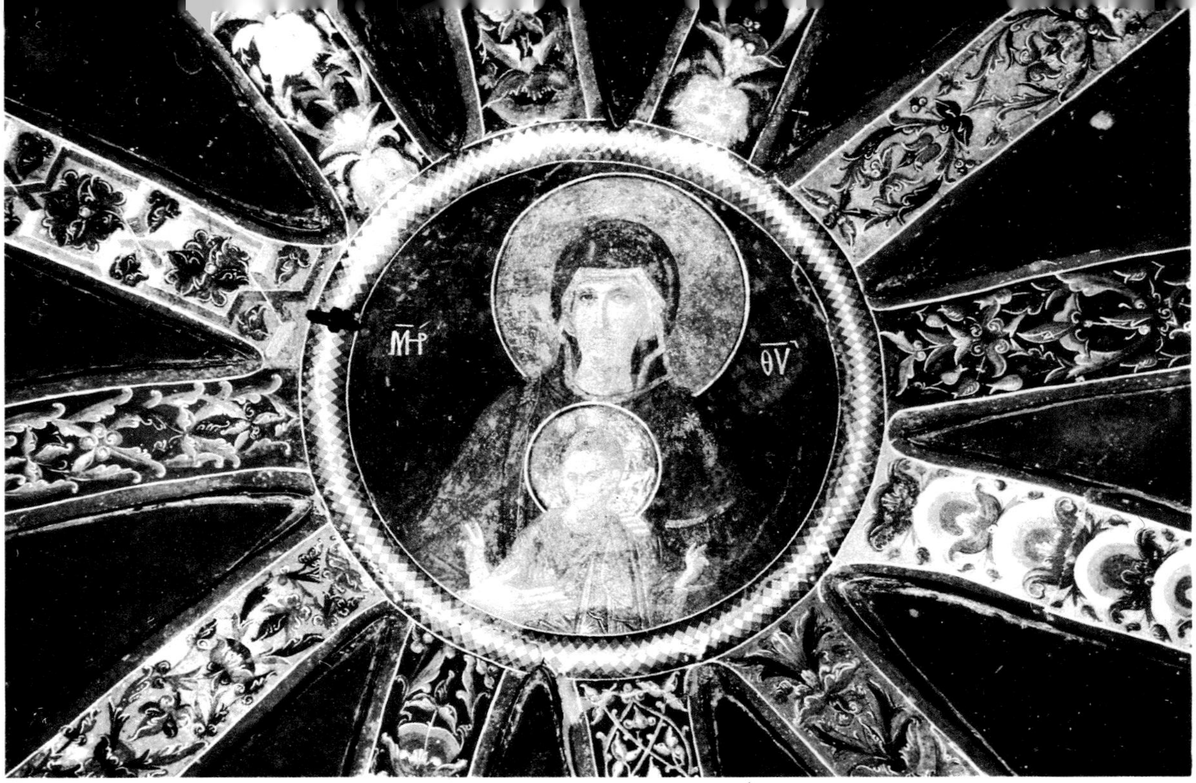

360 Maria mit dem Kind. Konstantinopel. 1315–1321.

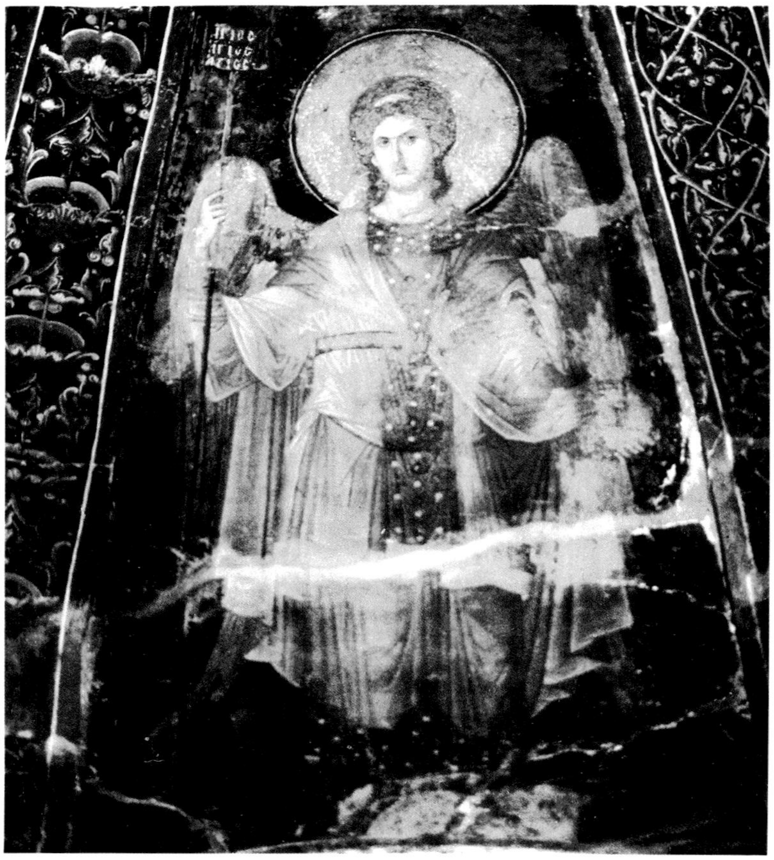

361 Erzengel. Konstantinopel. 1315–1321.

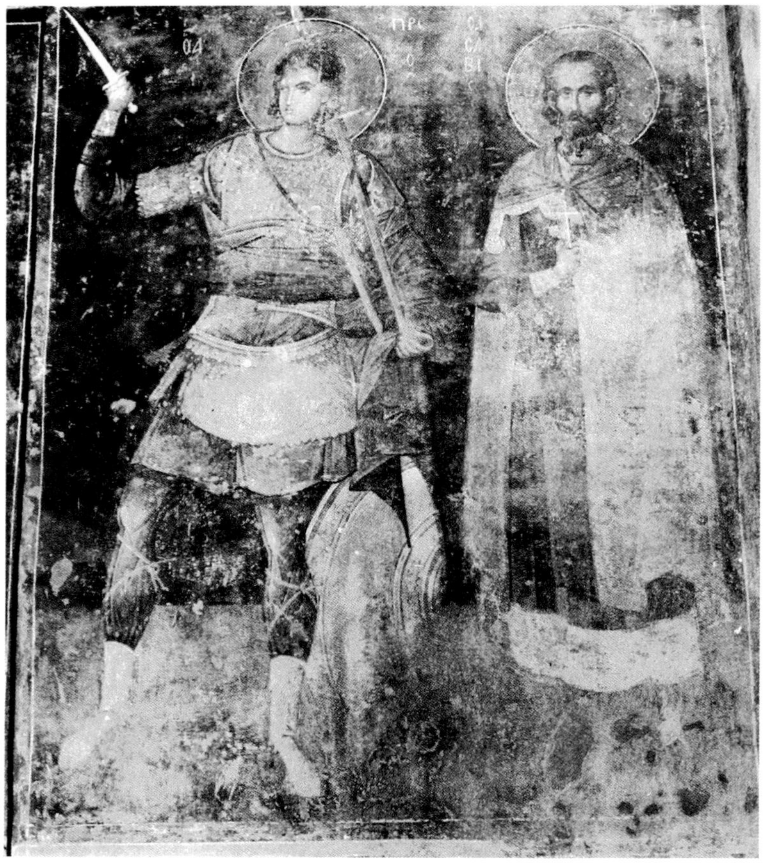

362 Ein heiliger Soldat und der hl. Sava. Konstantinopel. 1315–1321.

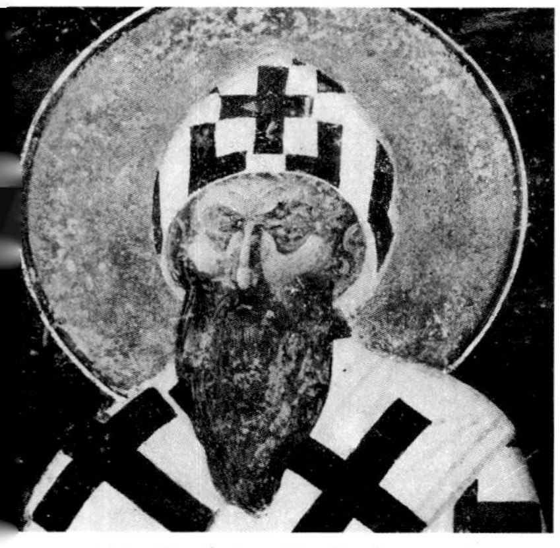

363 Kopf eines Patriarchen. Konstantinopel. 1315–1321.

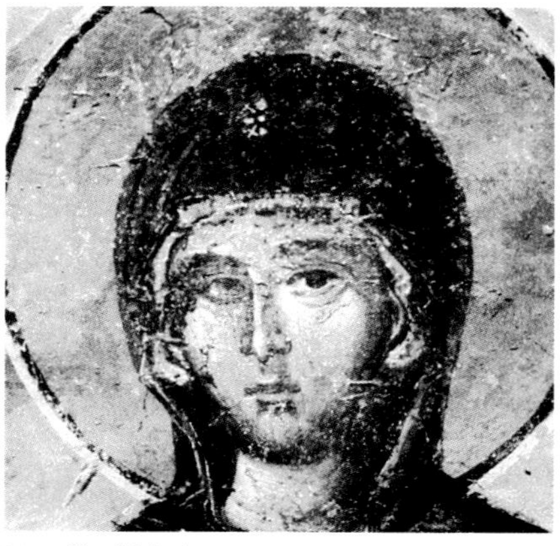

364 Kopf Mariens. Konstantinopel. 1315–1321.

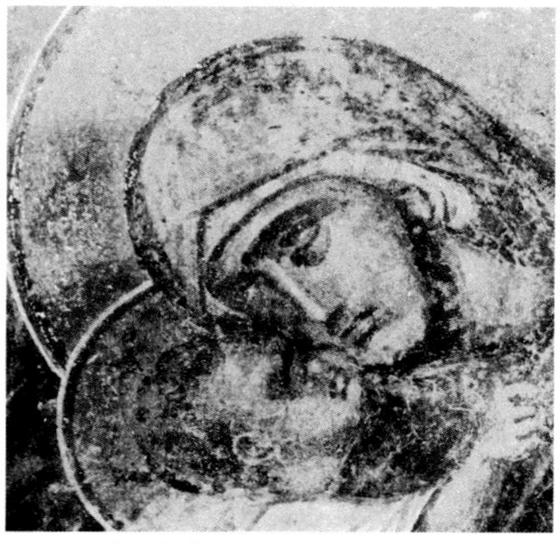

365 Maria mit dem Kind. Konstantinopel. 1315–1321.

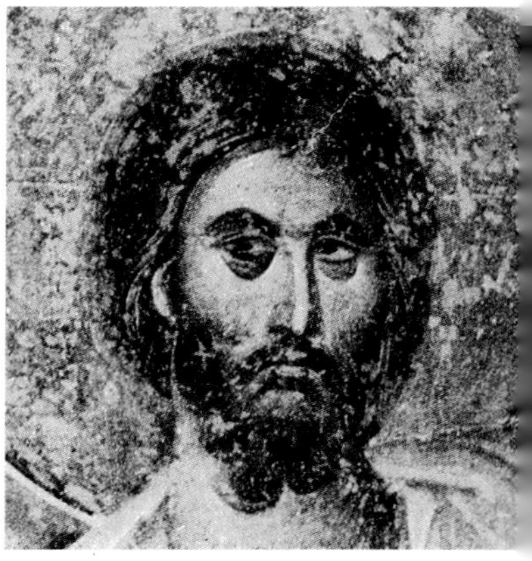

366 Kopf Christi aus der Auferstehung (Anastasis). Konstantinopel. 1315–132

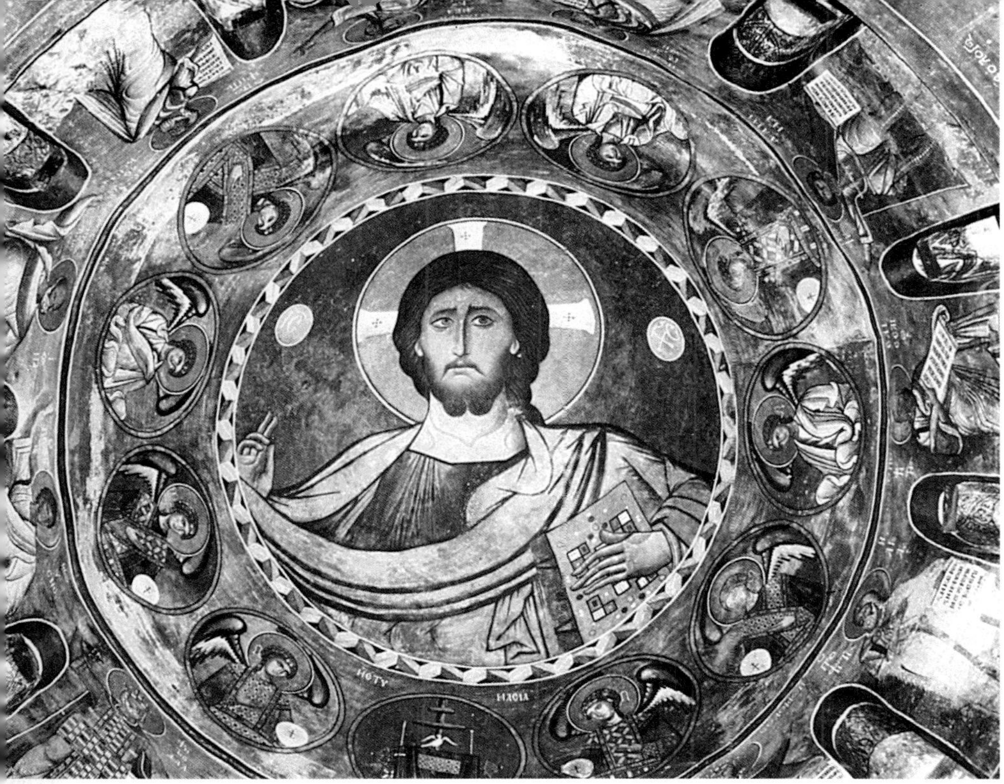

367 Christus Pantokrator. Lagudera. 1192.

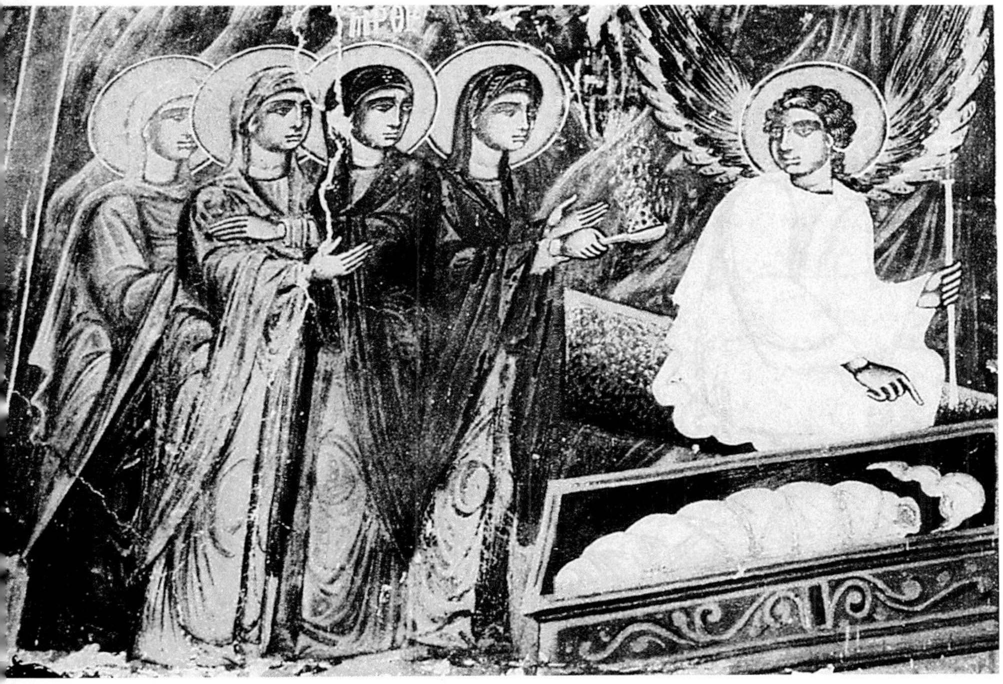

368 Auferstehung: die heiligen Frauen vor dem leeren Grab. Kakopetria. 12. Jh.

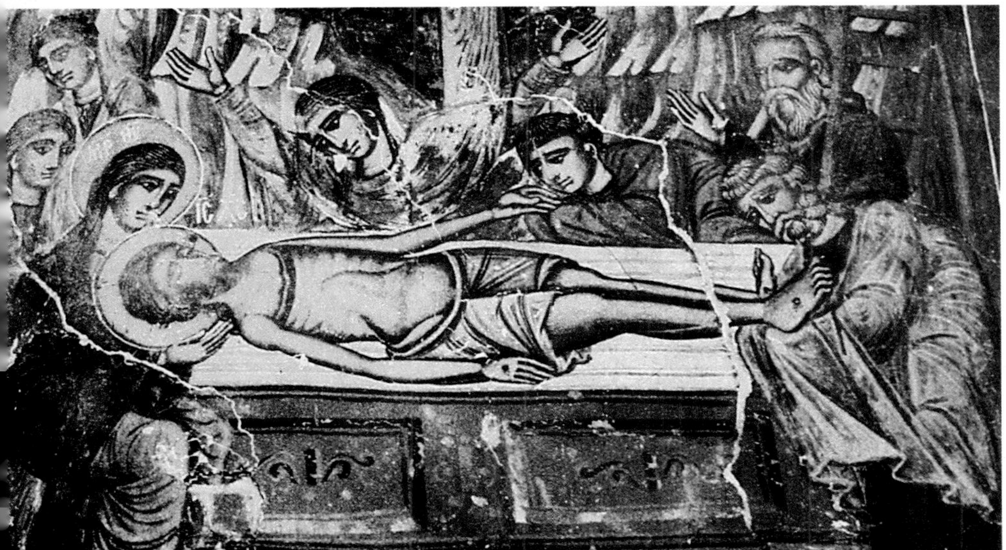

369 Beweinung Christi (Threnos). Kakopetria. 12. Jh.

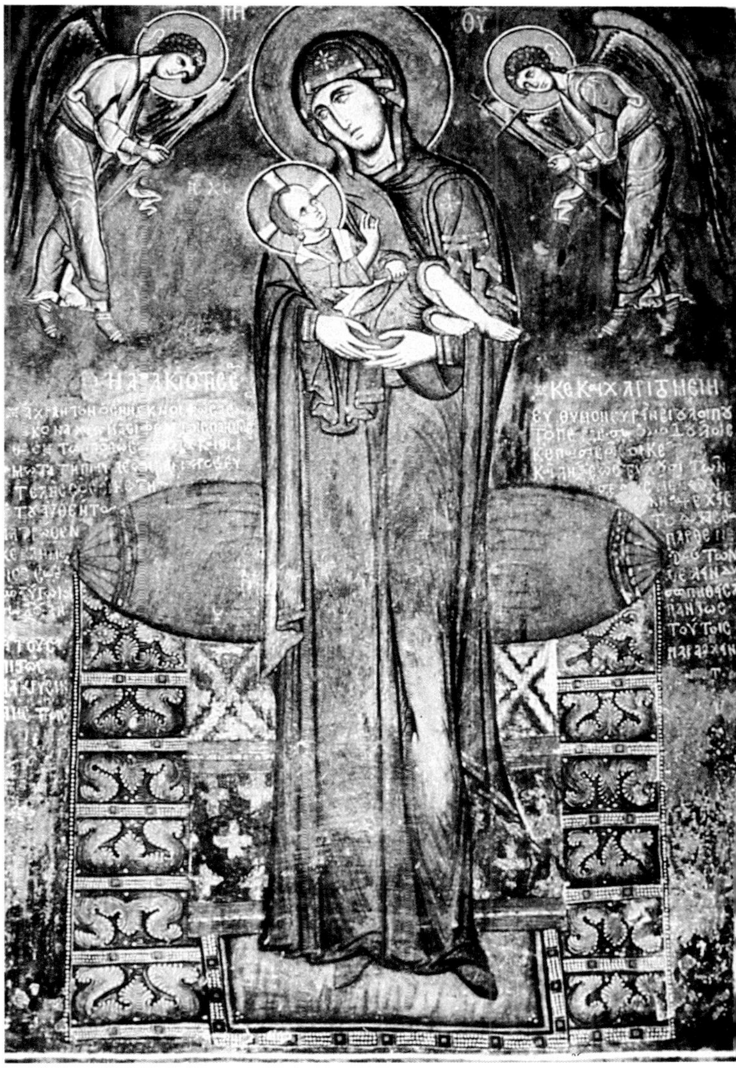

370 Maria mit dem Kind. Lagudera. 1192.

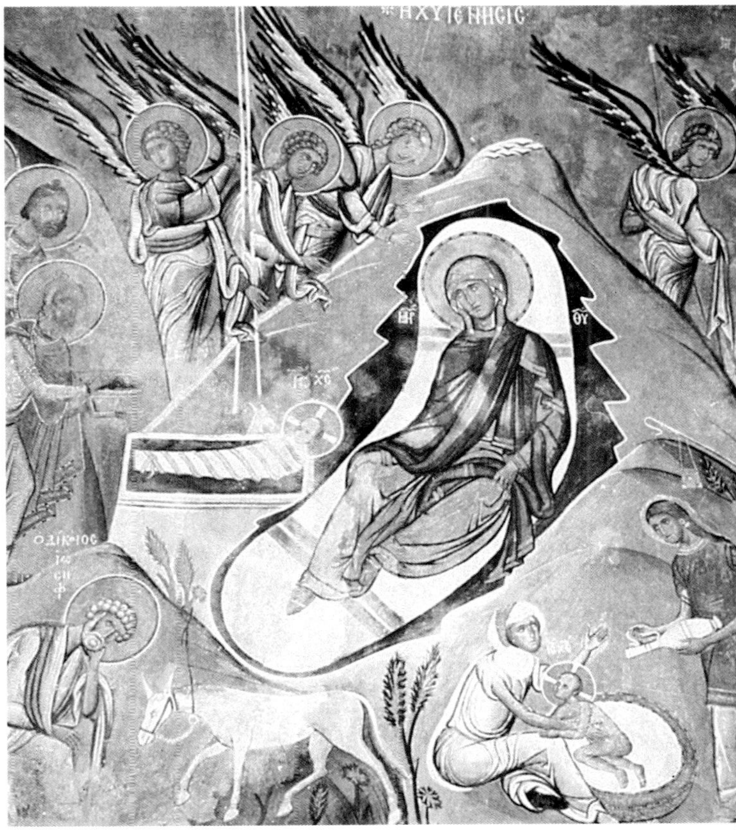

371 Geburt Christi. Lagudera. 1192.

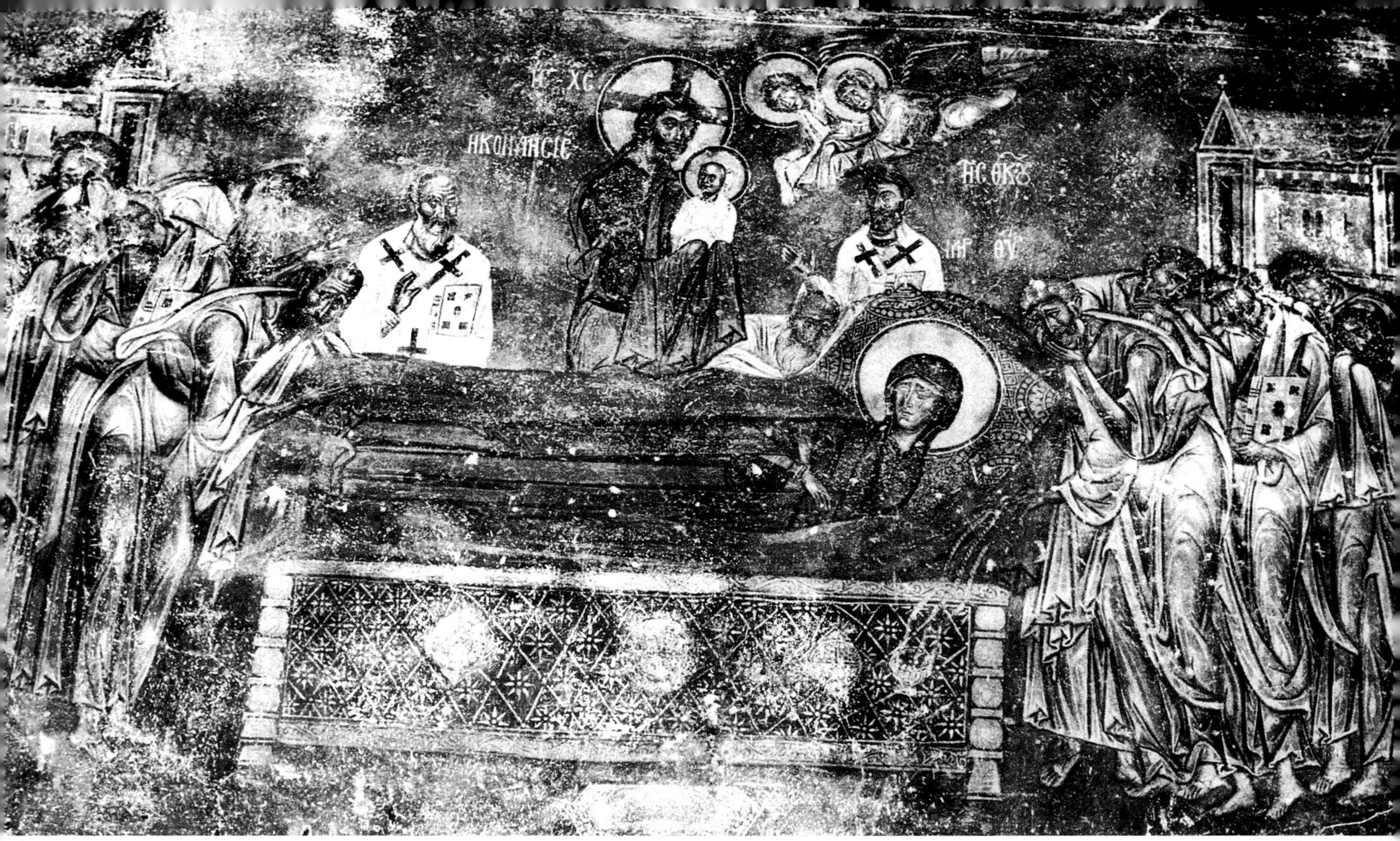

372 Marientod. Kastoria. Ende des 12. Jh.

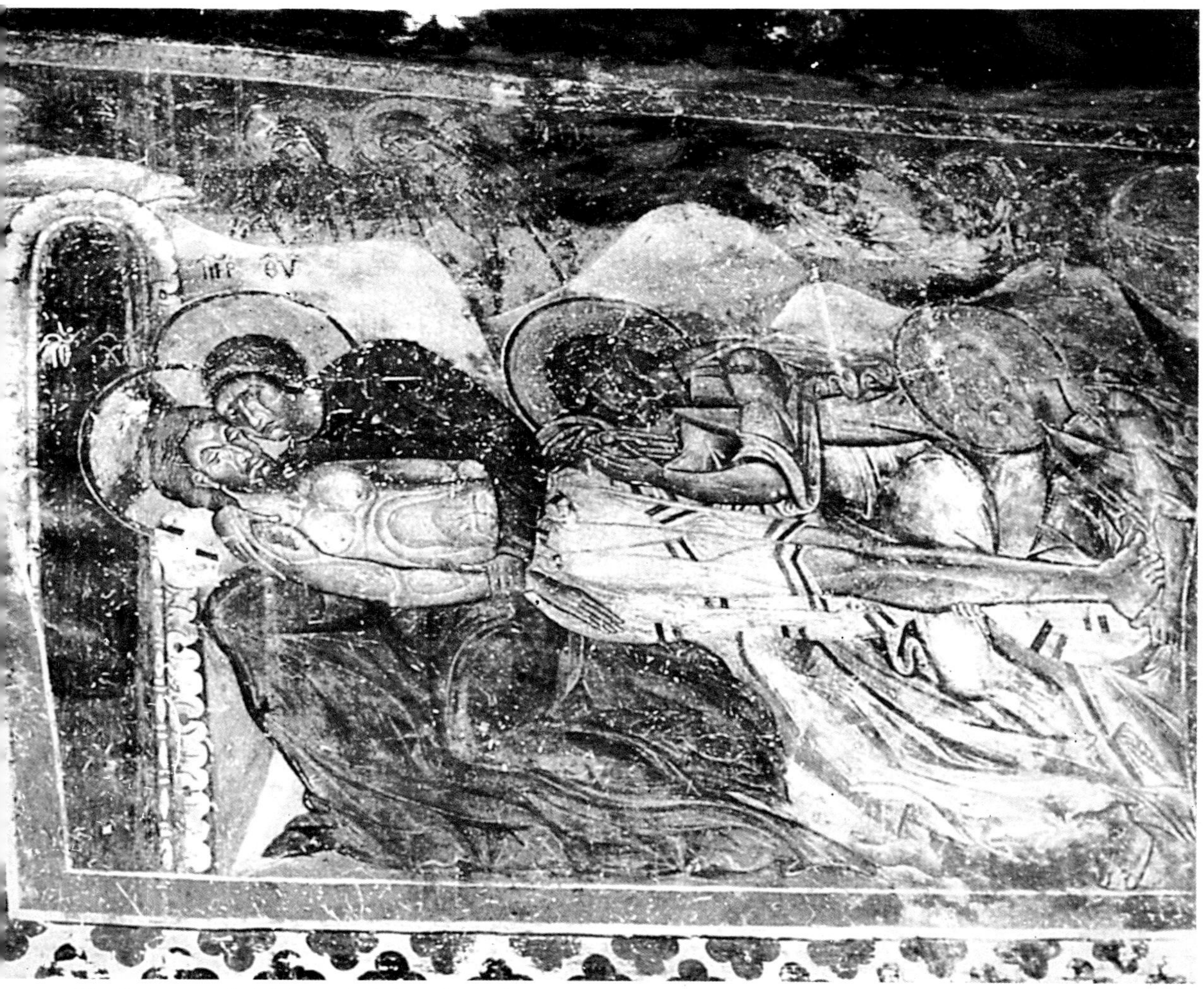

373 Grablegung Christi. Kastoria. Anfang des 14. Jh.

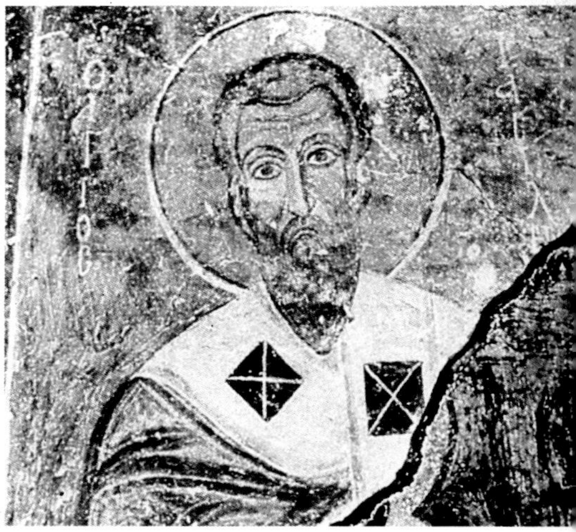

374 Ein Heiliger. Kastoria. Anfang des 14. Jh.

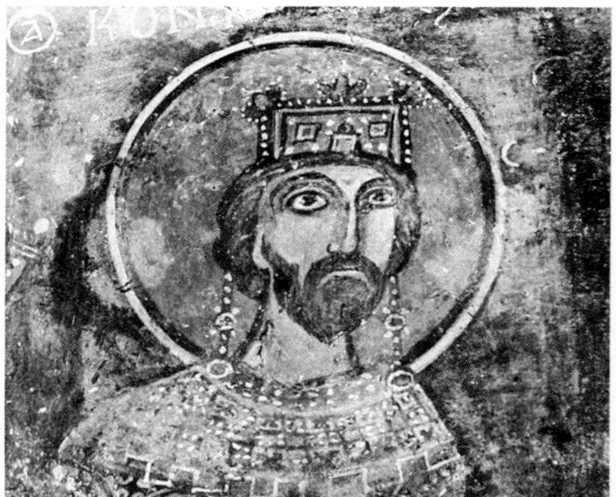

375 Kopf eines Kaisers oder eines Königs. Kastoria. Anfang des 14. Jh.

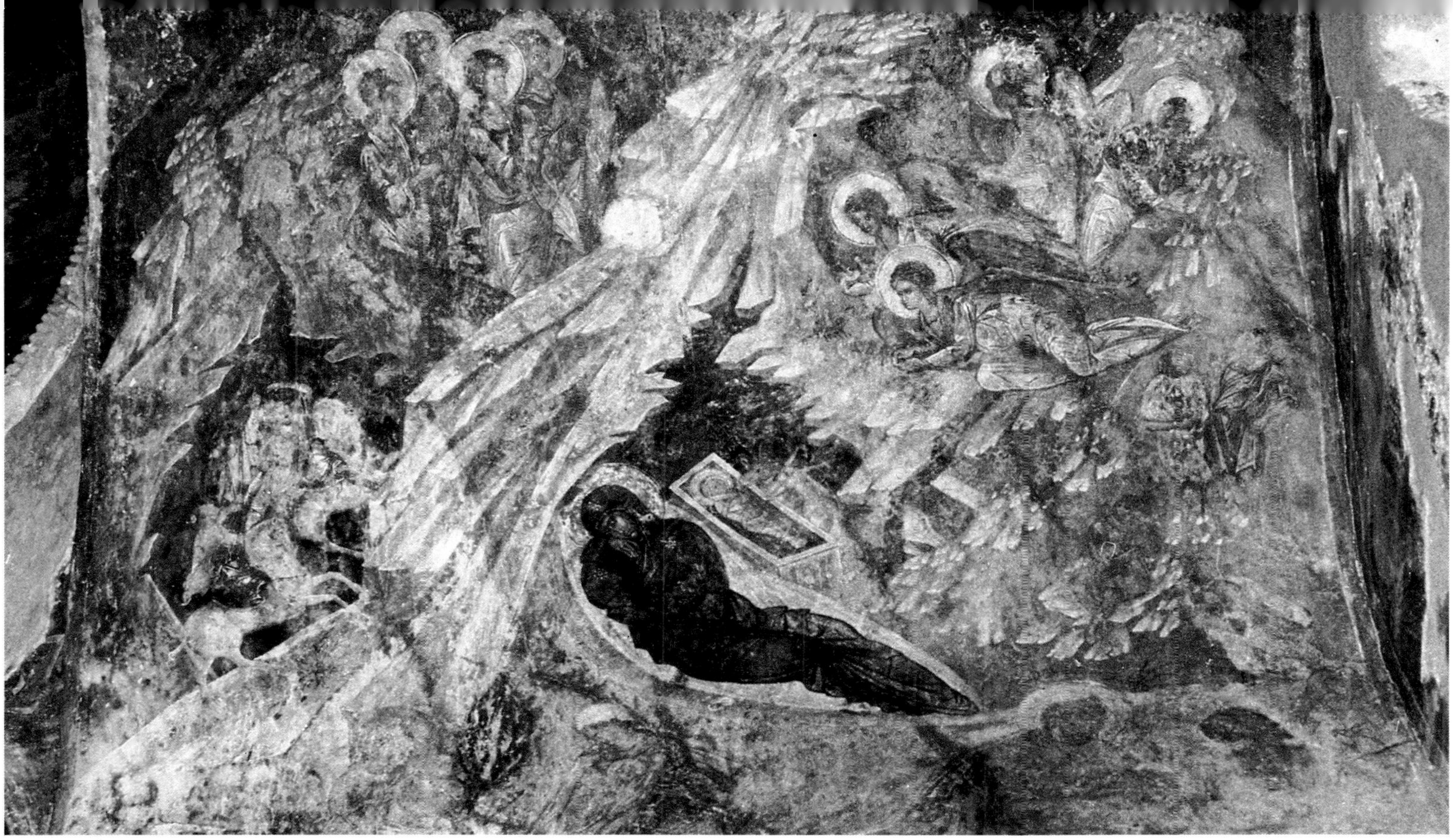

376 Geburt Christi. Mistra. 2. Hälfte des 14. Jh.

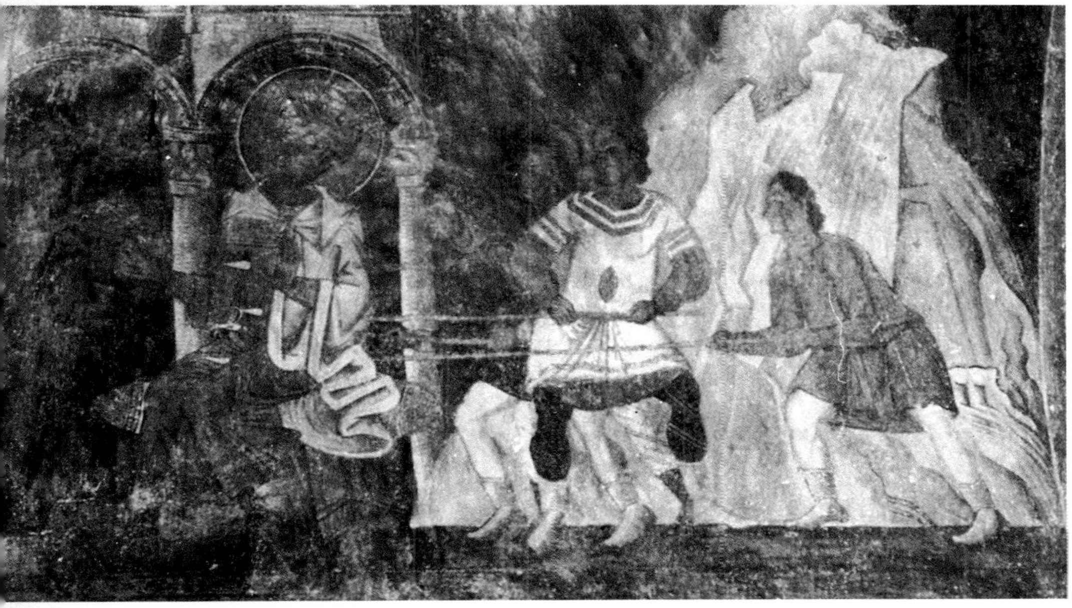

377 Martyrium des hl. Demetrios. Mistra. 14. Jh.

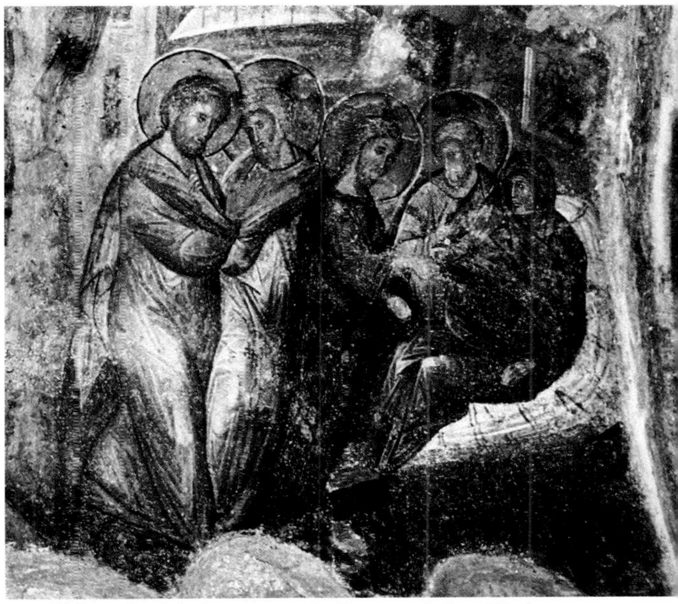

378 Heilung der Schwiegermutter des Petrus und eines Blinden. Mistra. 1. Hälfte des 14. Jh.

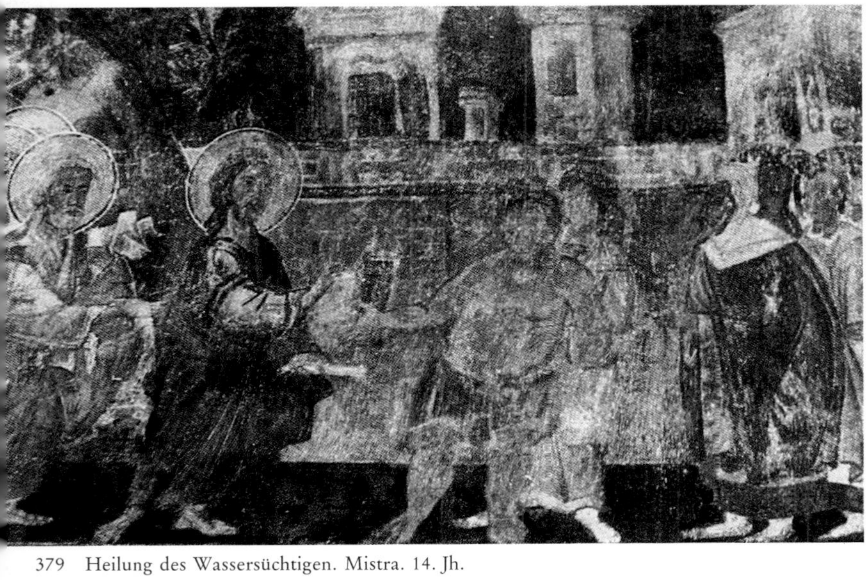

379 Heilung des Wassersüchtigen. Mistra. 14. Jh.

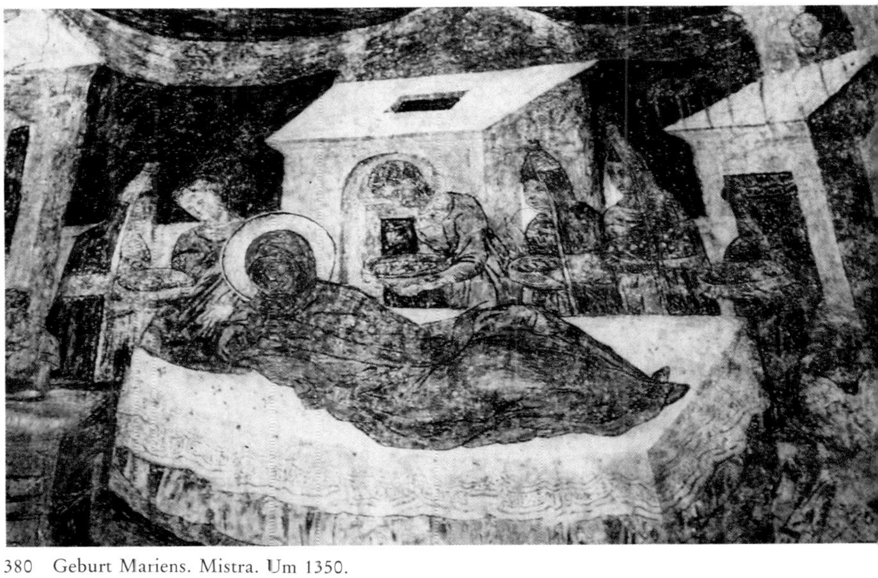

380 Geburt Mariens. Mistra. Um 1350.

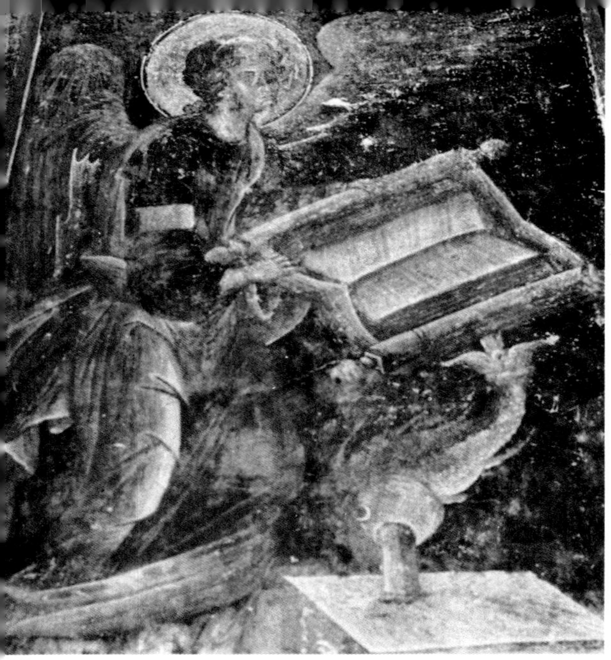

381 Engel, im Großen Buch lesend. Mistra. 14. Jh.

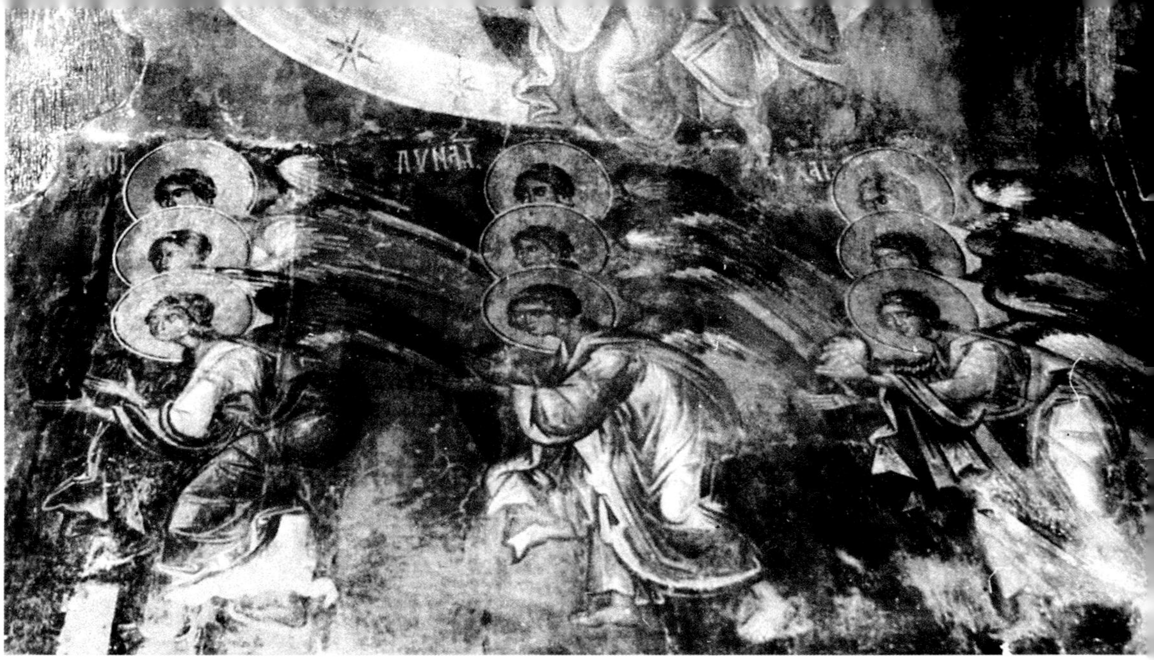

382 Jüngstes Gericht: Engel. Mistra. 14. Jh.

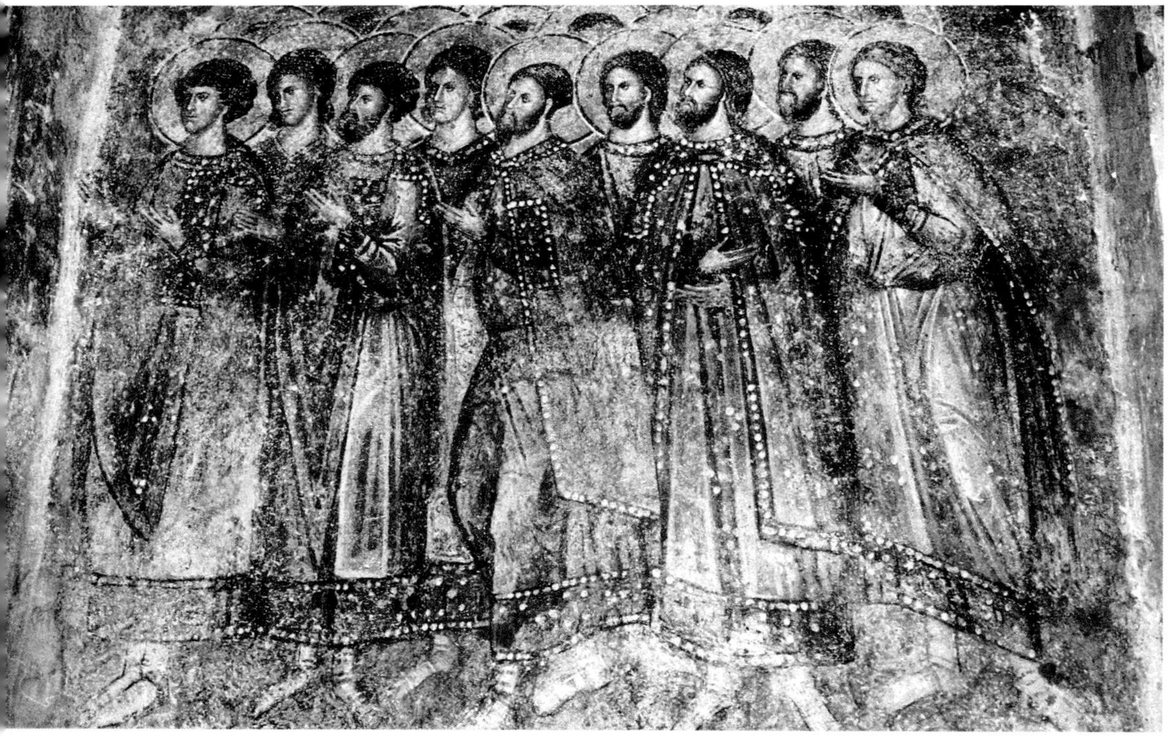

383 Prozession der Martyrer. Mistra. 14. Jh.

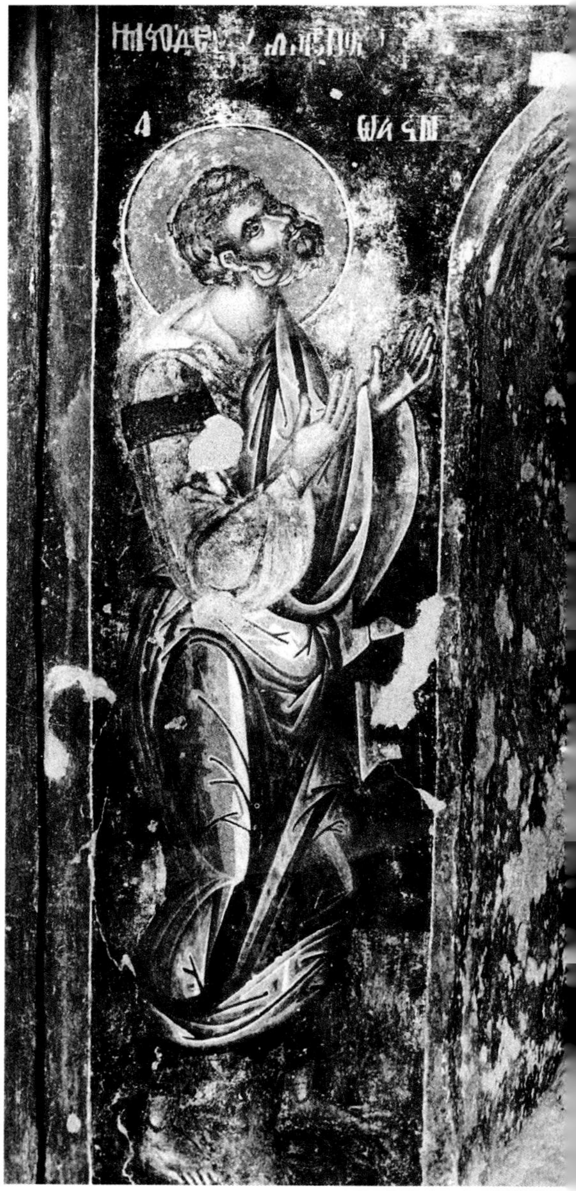

385 Der hl. Joachim. Mistra. 15. Jh.

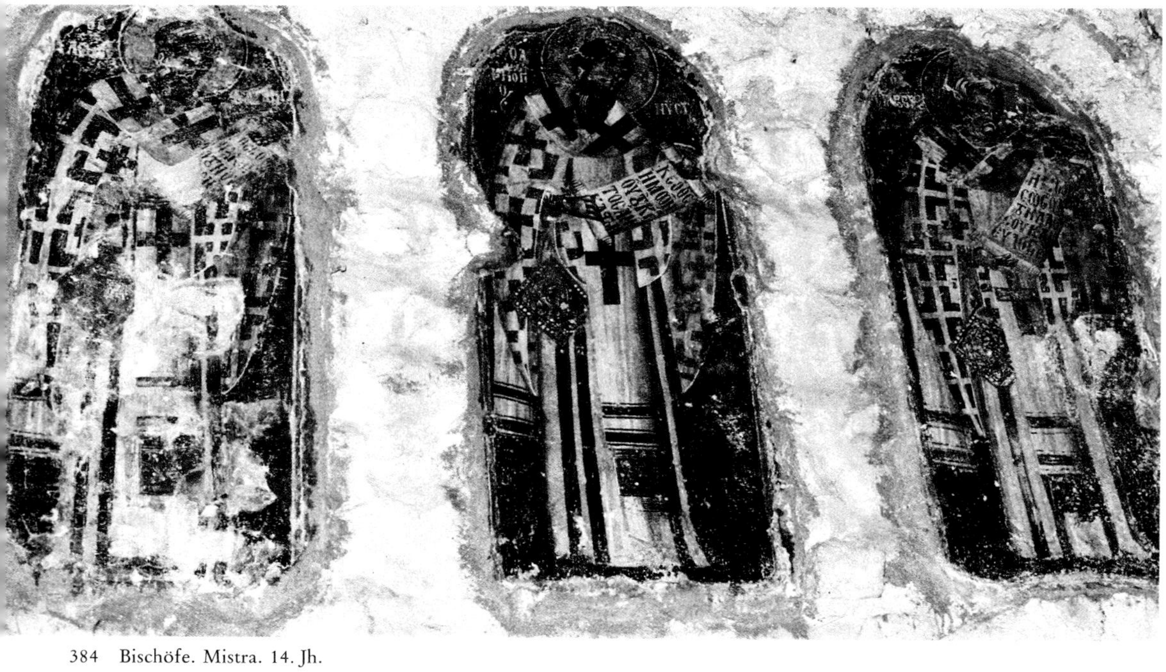

384 Bischöfe. Mistra. 14. Jh.

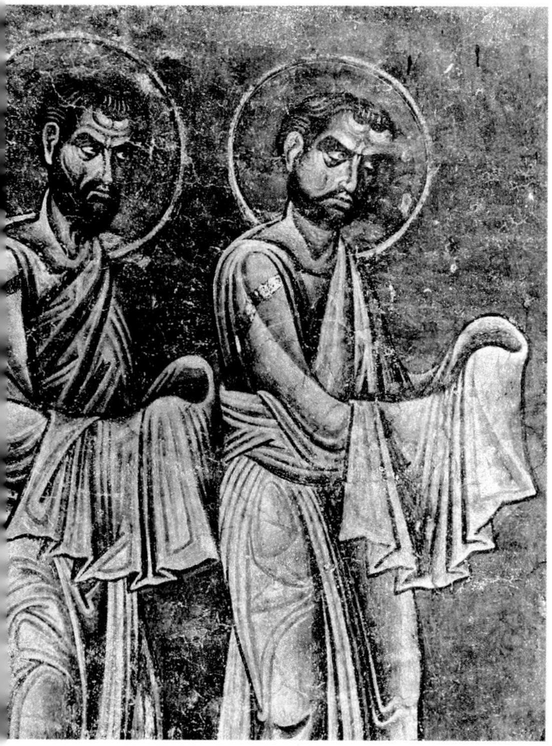

386 Apostelkommunion. Ohrid. Mitte des 11. Jh.

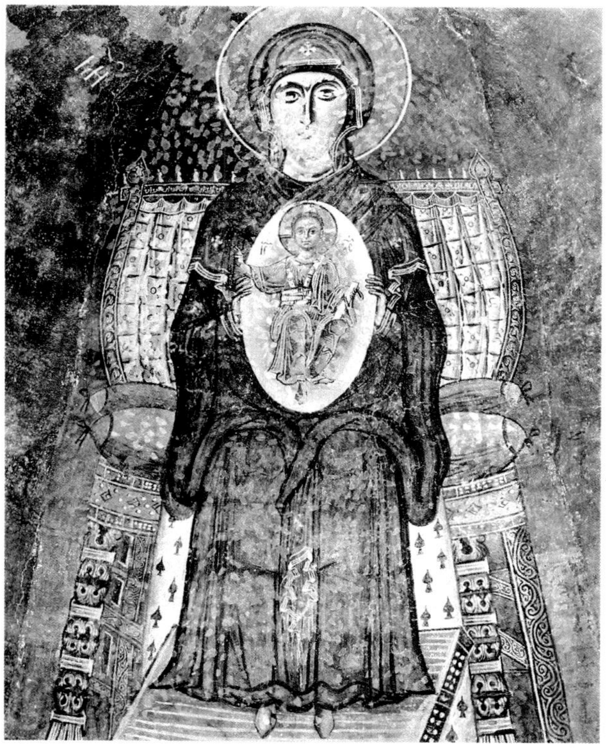

387 Maria mit dem Kind. Ohrid. Mitte des 11. Jh.

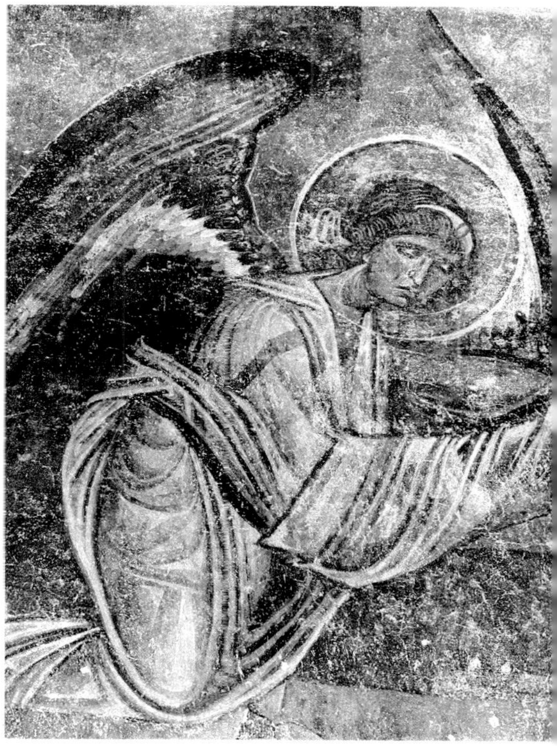

388 Engel. Ohrid. Mitte des 11. Jh.

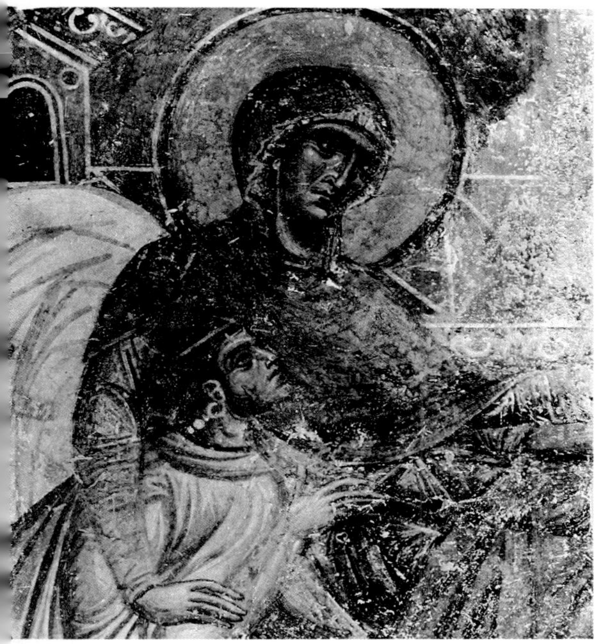

389 Maria und das Kind. Nerezi. 1164.

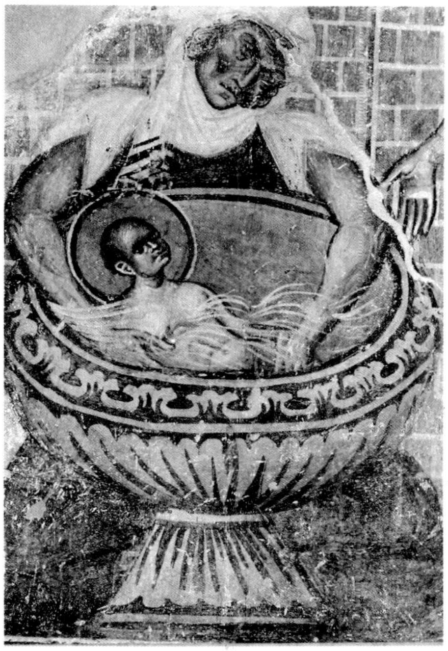

390 Waschung Christi. Nerezi. 1164.

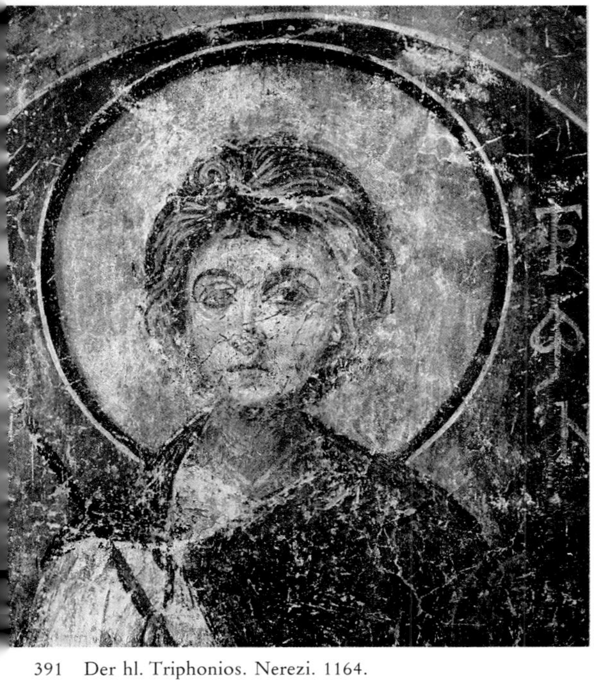

391 Der hl. Triphonios. Nerezi. 1164.

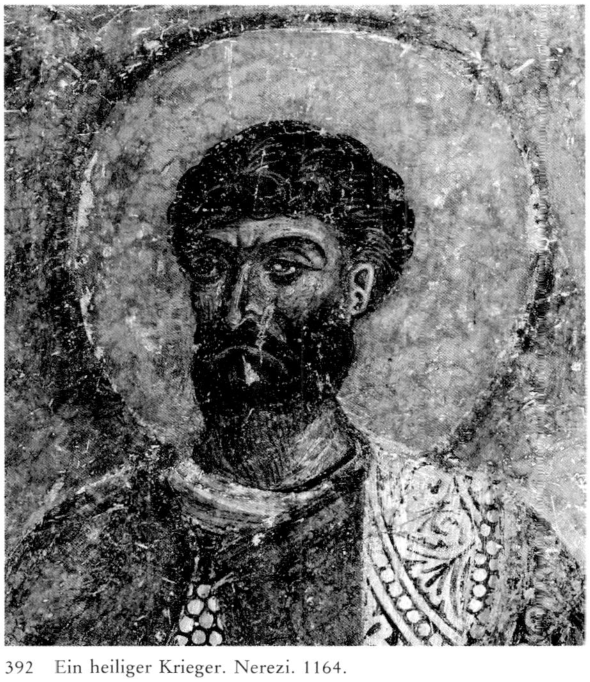

392 Ein heiliger Krieger. Nerezi. 1164.

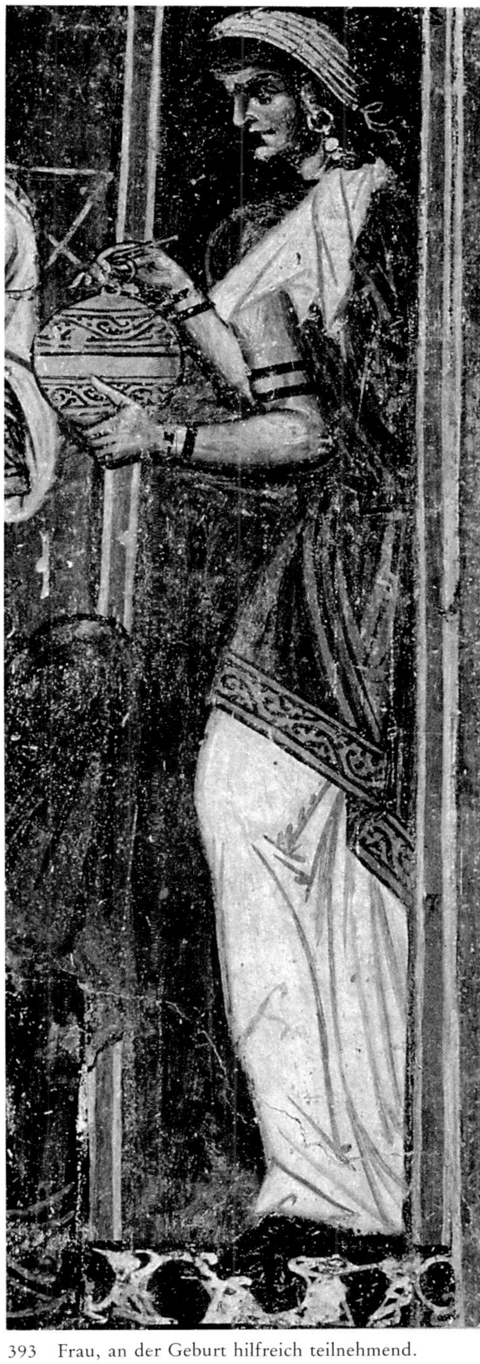

393 Frau, an der Geburt hilfreich teilnehmend. Nerezi. 1164.

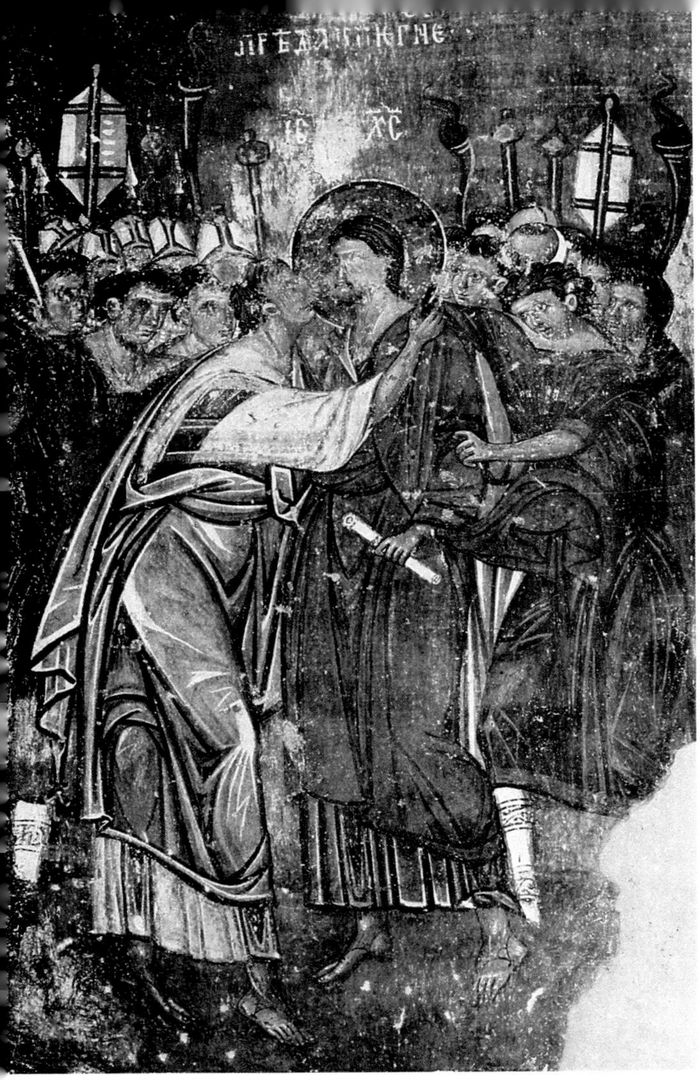

394 Verrat des Judas. Mileševo. Um 1235.

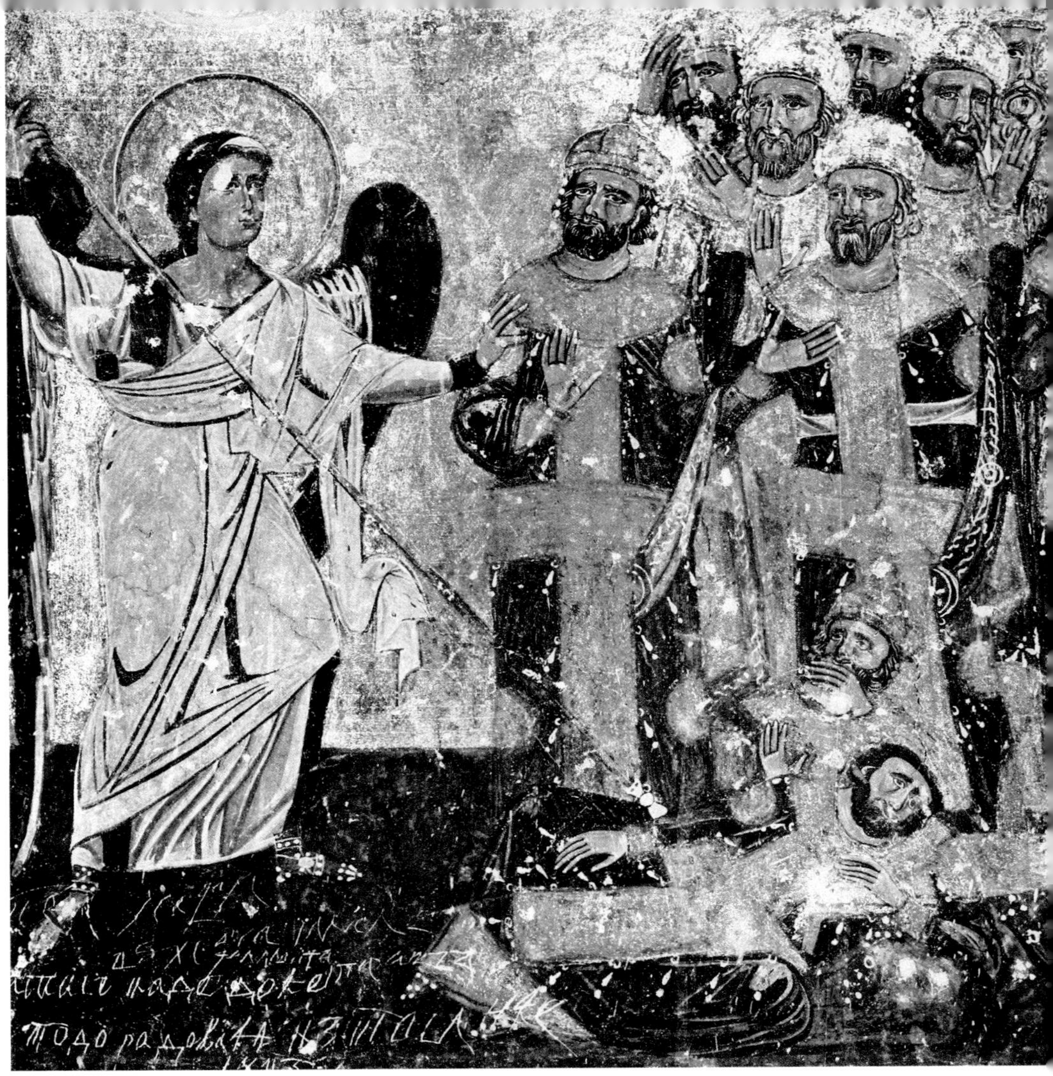

395 Der Würgengel. Mileševo. Um 1235.

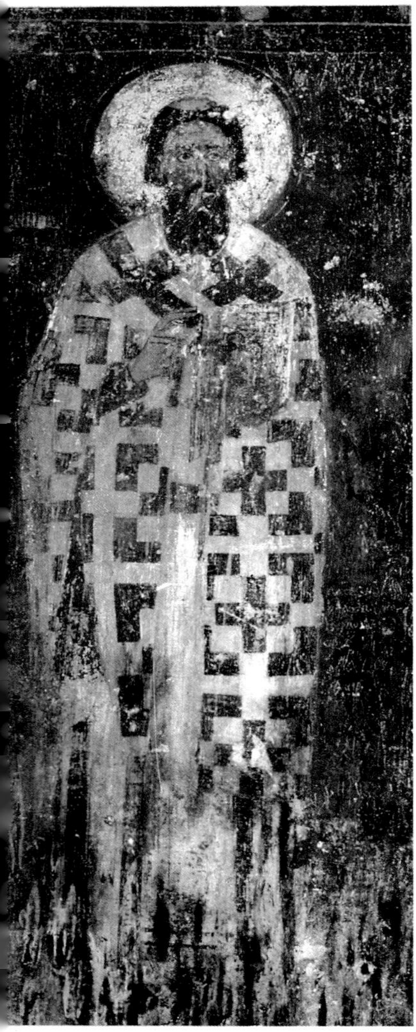

396 Der hl. Sava. Mileševo. Um 1235.

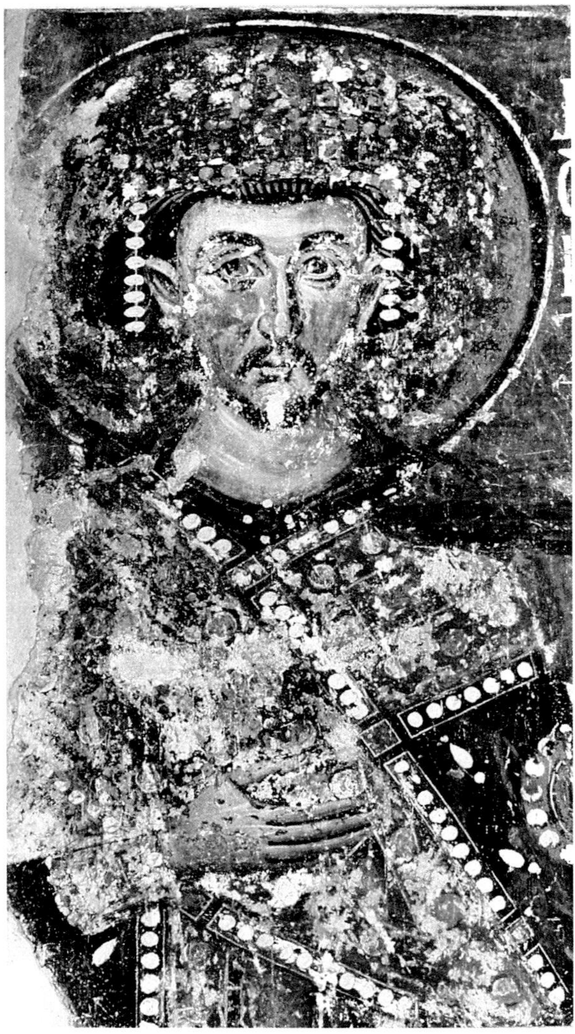

397 Kaiser Konstantin. Mileševo. Um 1235.

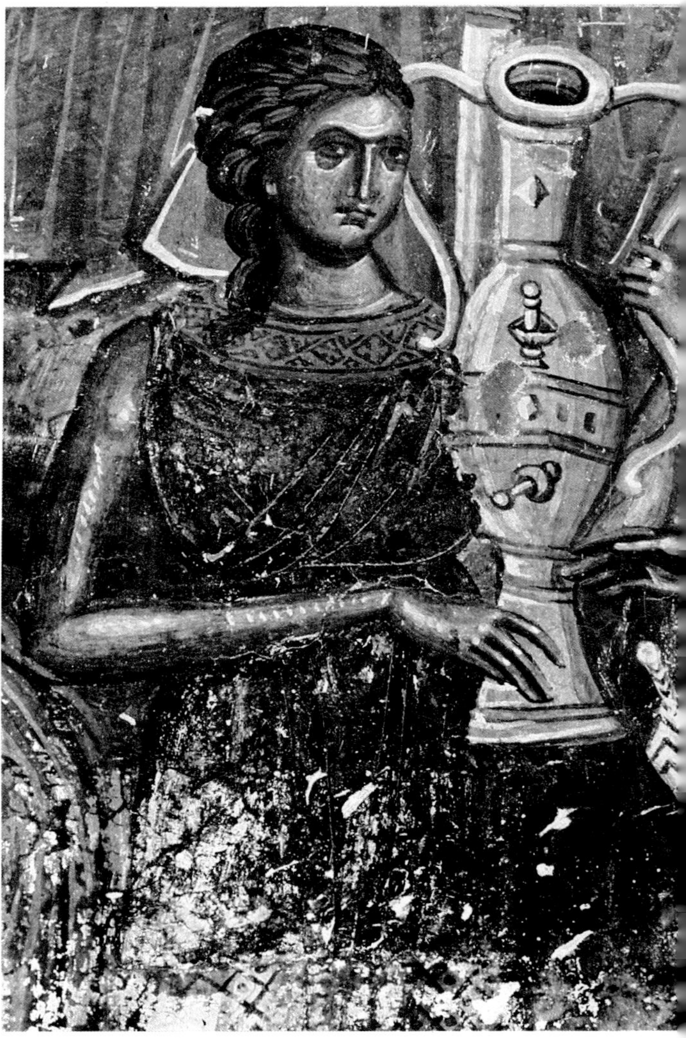

398 Frau, eine Vase tragend. Peć. 13.–14. Jh.

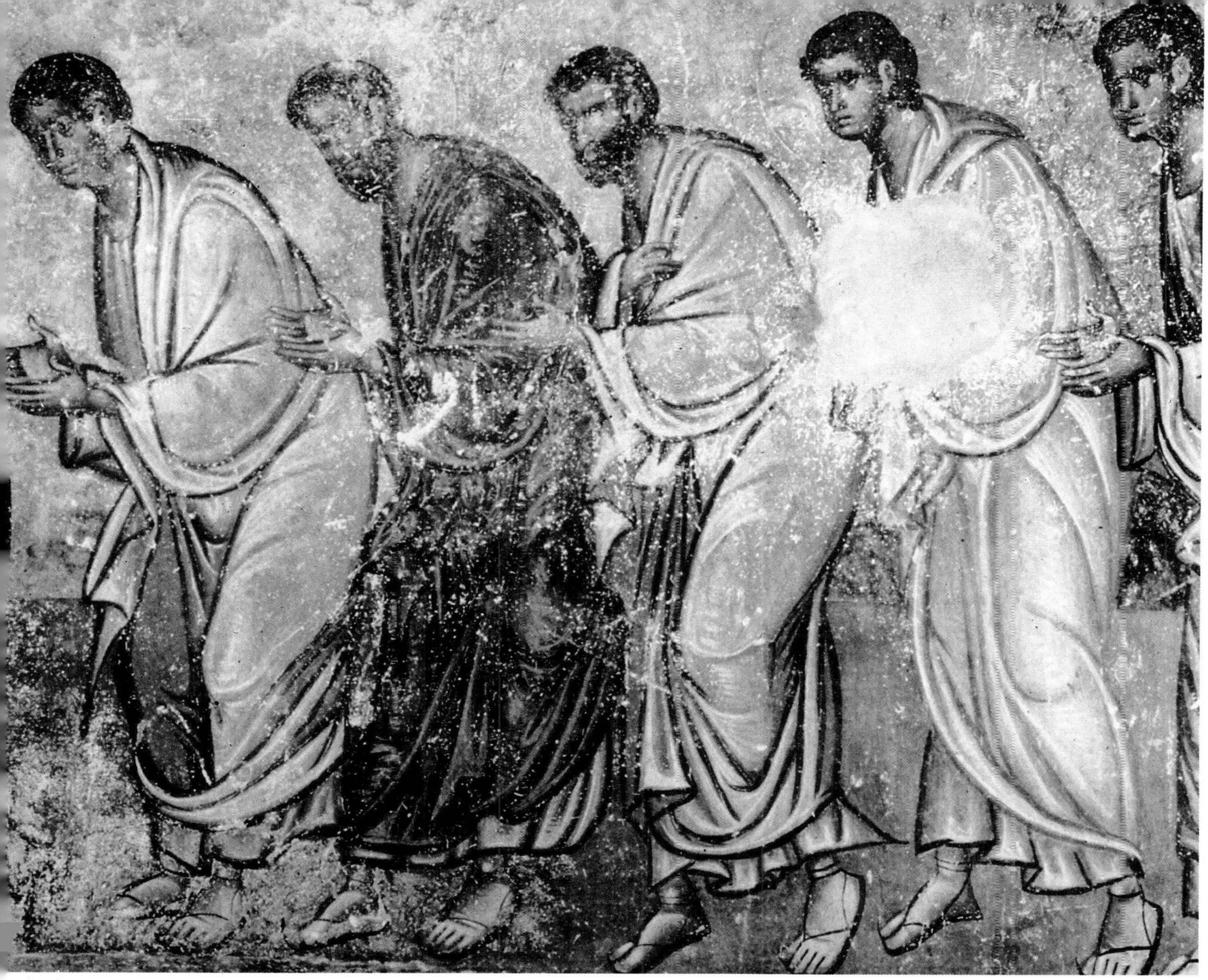

399 Apostelkommunion. Sopočani. Um 1265–1270.

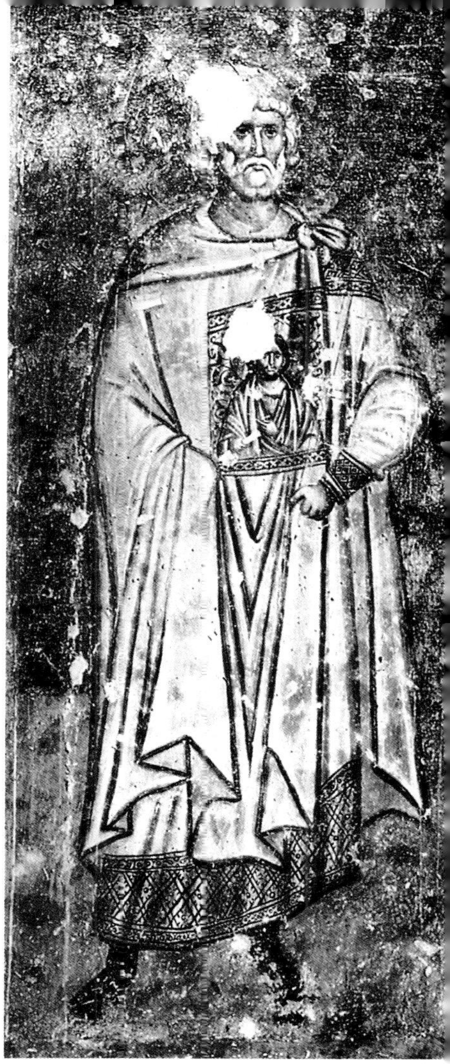

400 Heiliger, das Bild Christi tragend. Sopočani. Um 1265–1270.

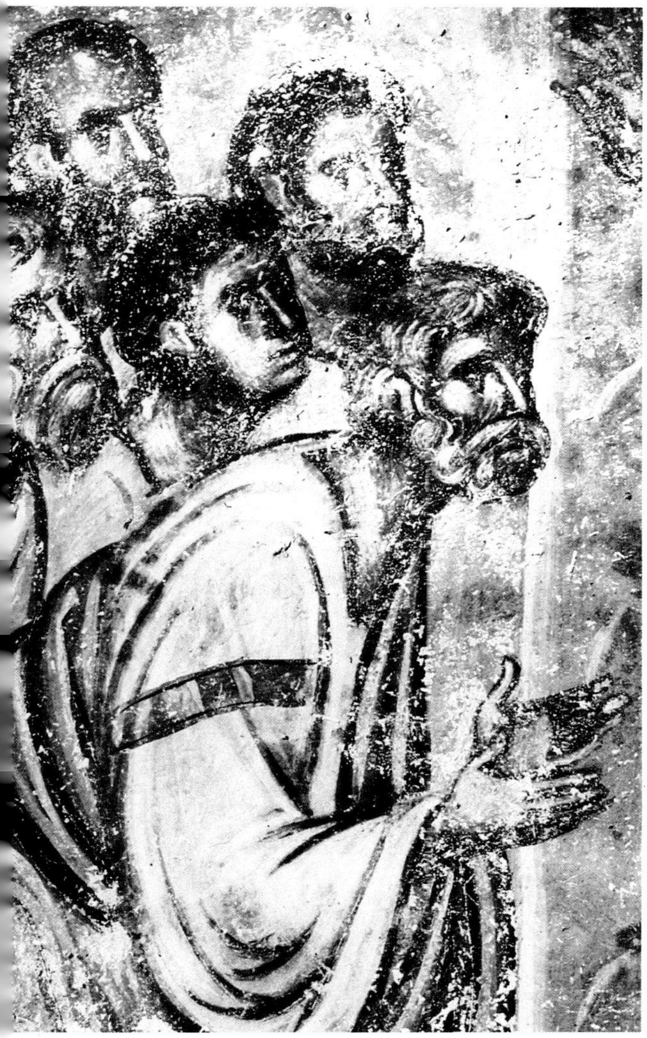

401 Marientod: anwesende Apostel. Sopočani. Um 1265–1270.

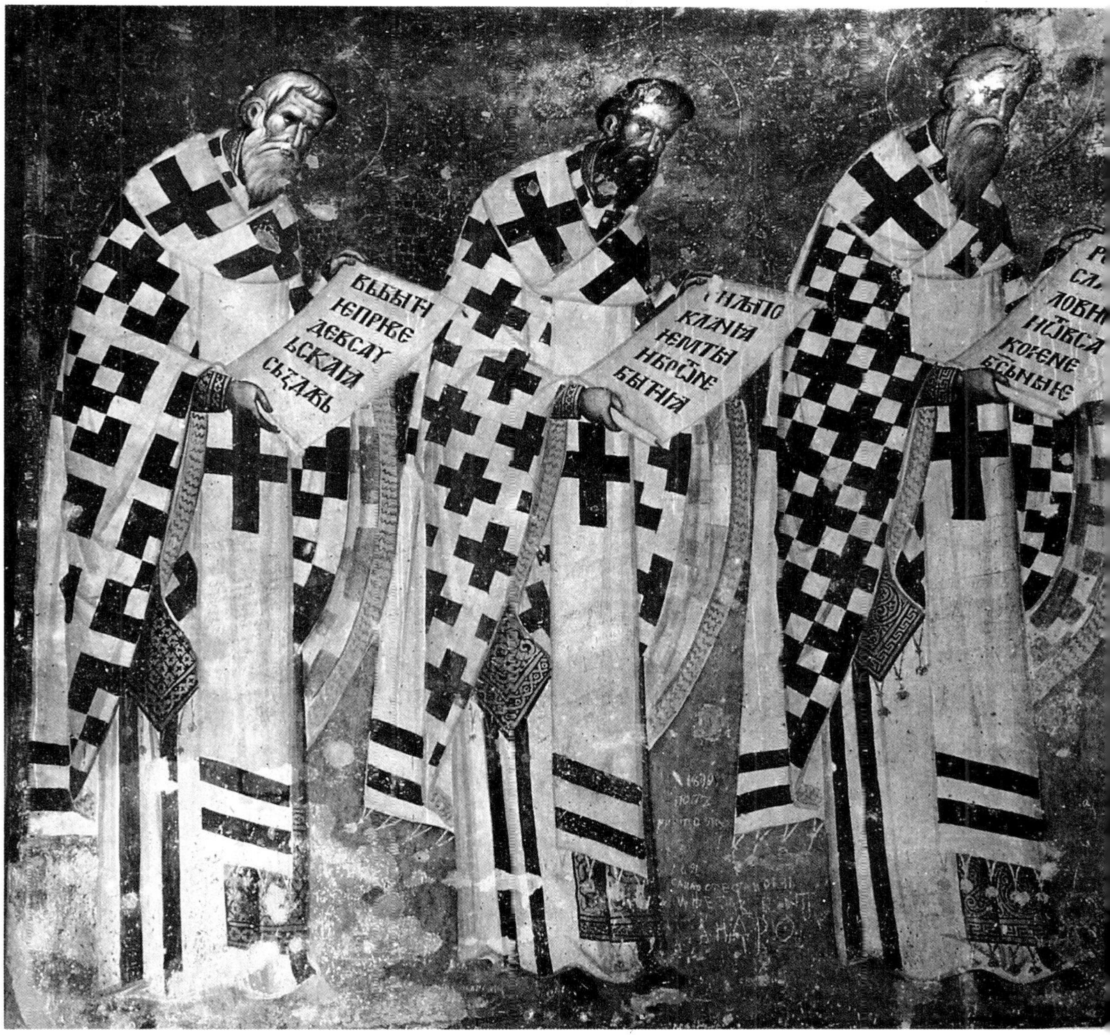

402 Drei Kirchenväter. Sopočani. Um 1265–1270.

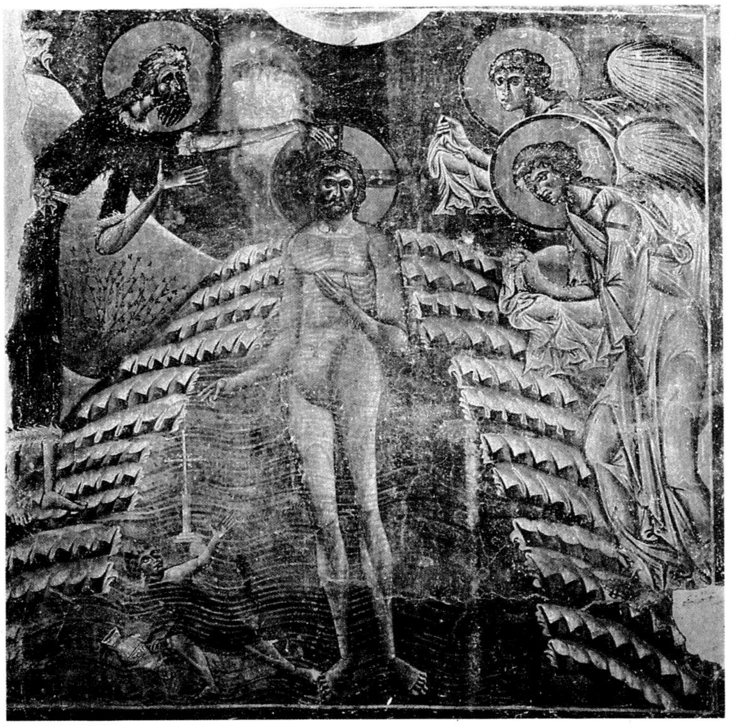

403 Taufe Christi. Kurbinovo. 1191.

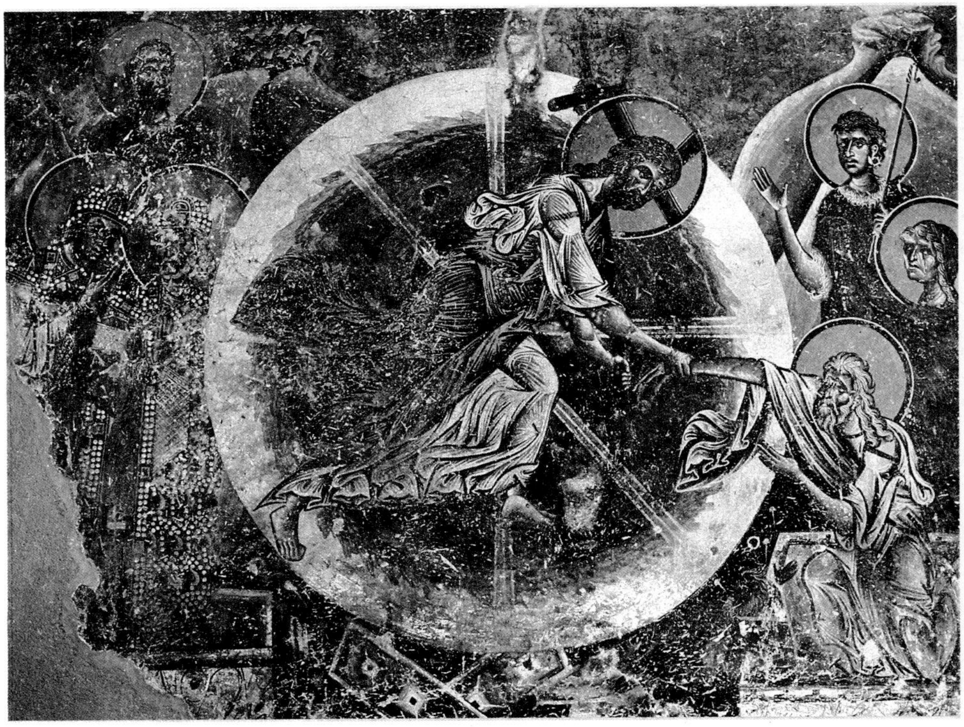

404 Höllenfahrt Christi. Kurbinovo. 1191.

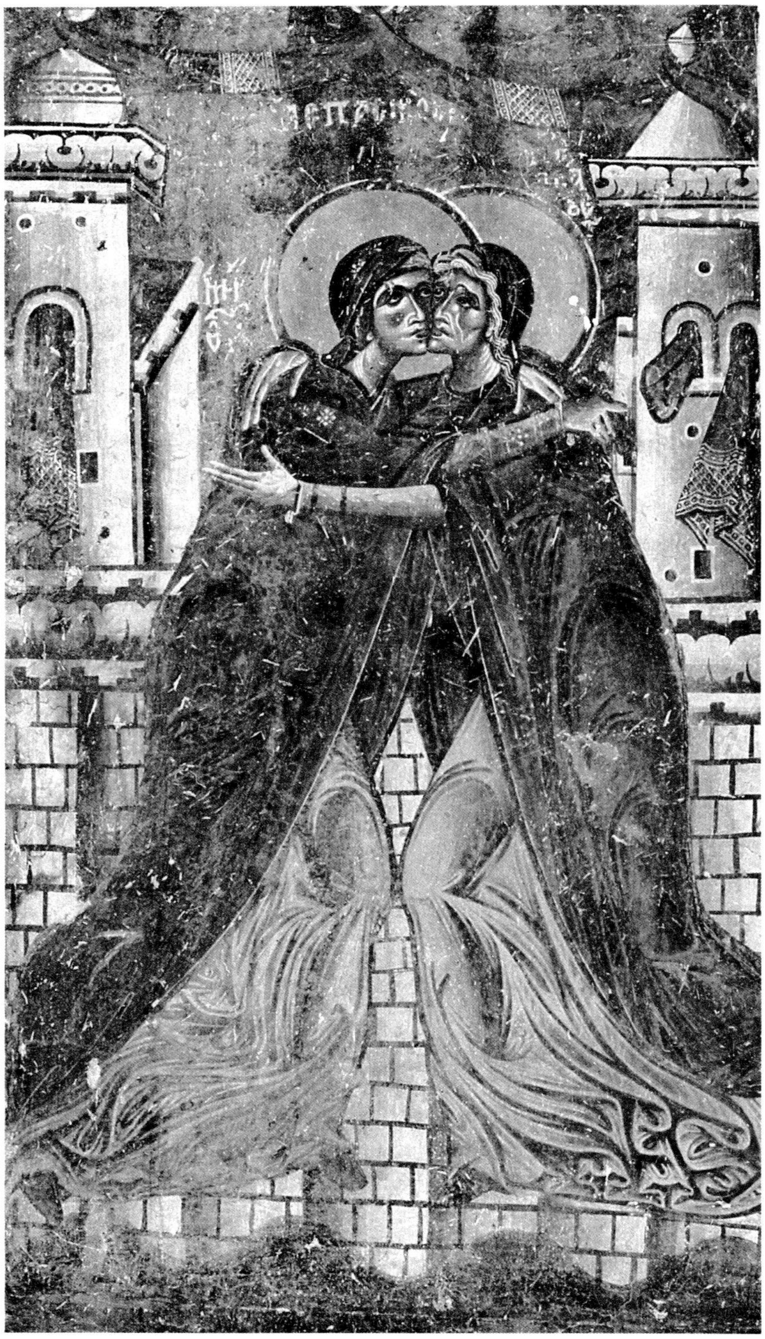

405 Besuch Mariens bei Elisabeth. Kurbinovo. 1191.

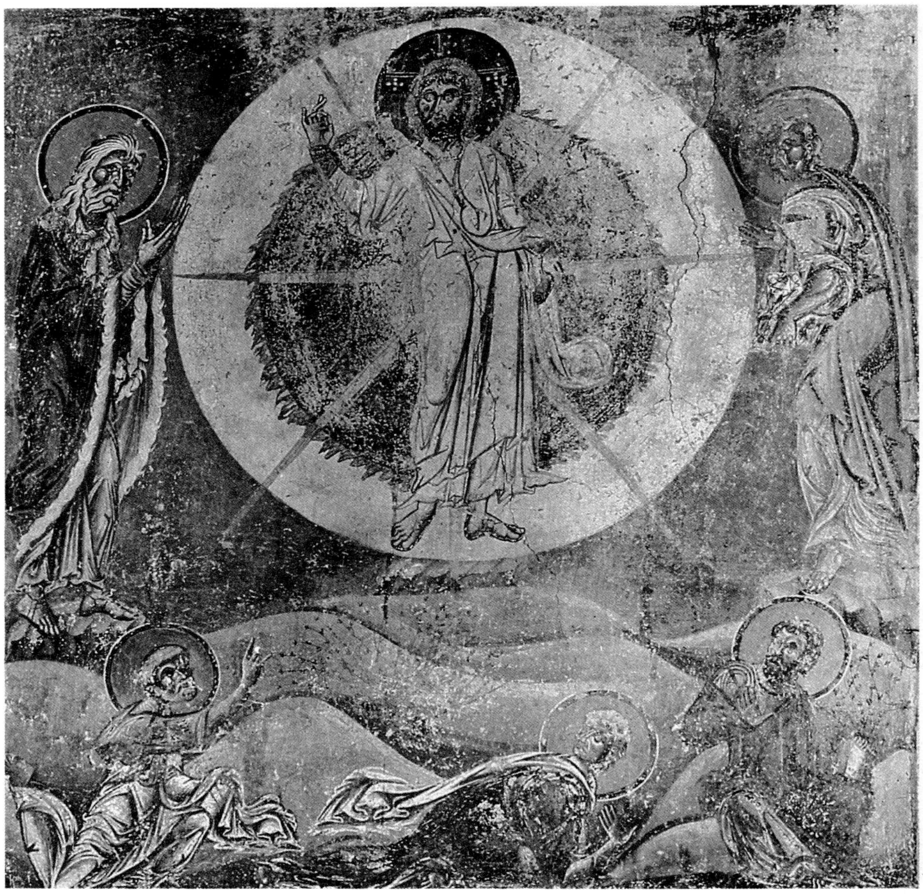

406 Verklärung Christi. Kurbinovo. 1191.

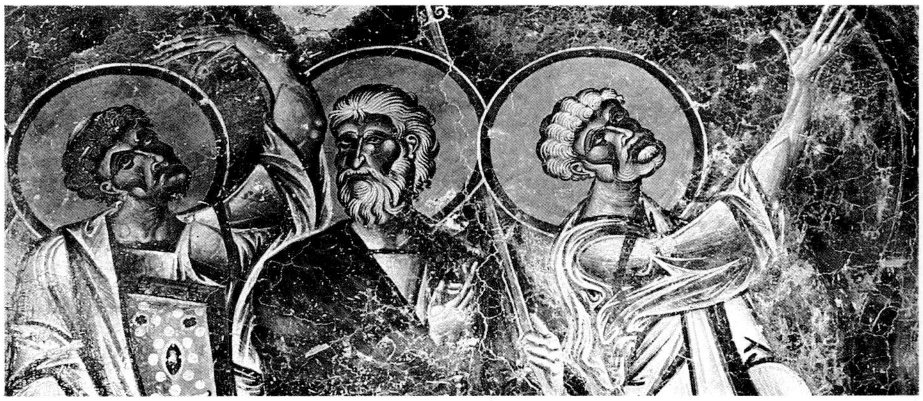

407 Apostel. Kurbinovo. 1191.

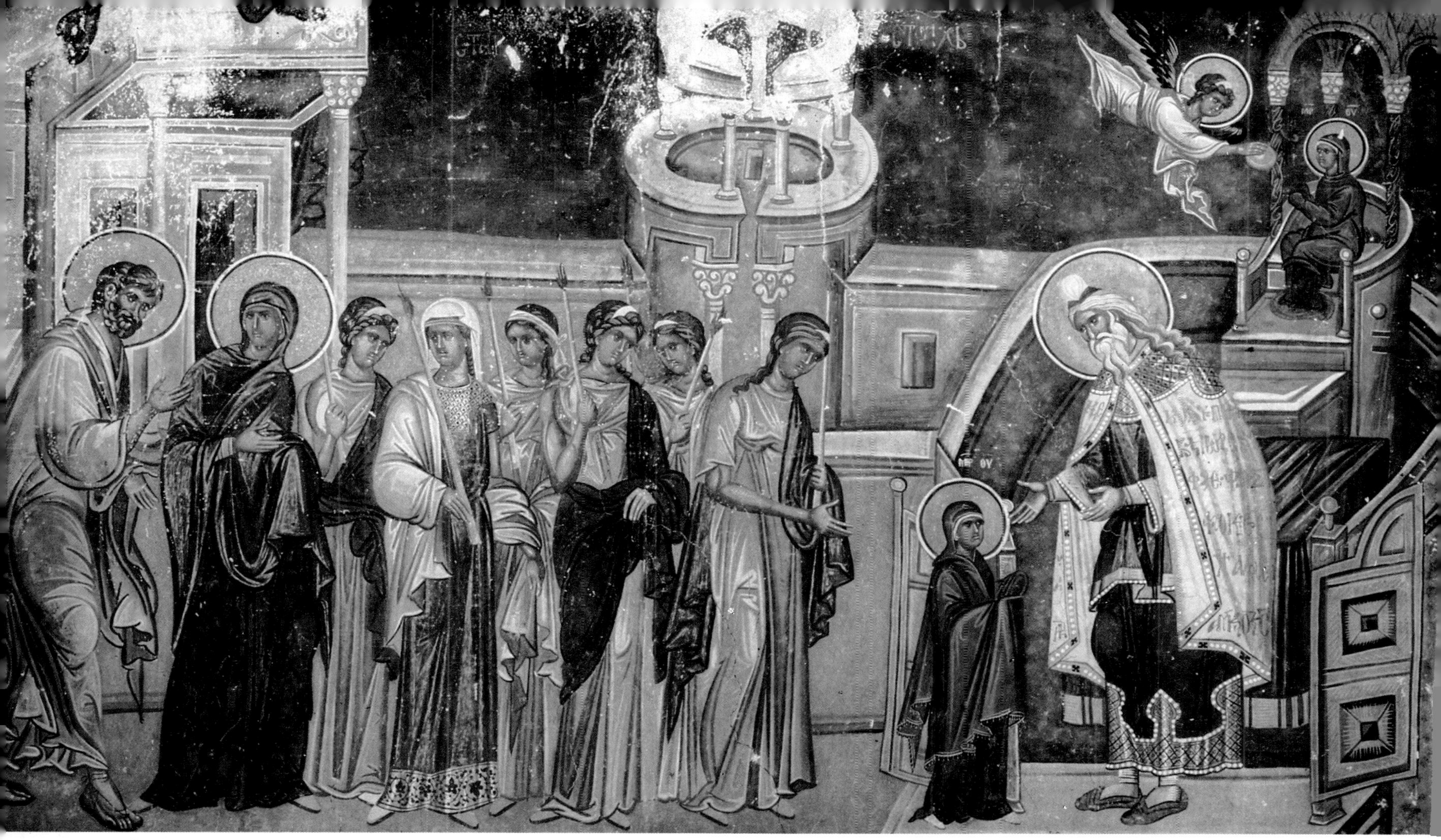

408 Darstellung Mariä im Tempel. Studenica. 1313–1314.

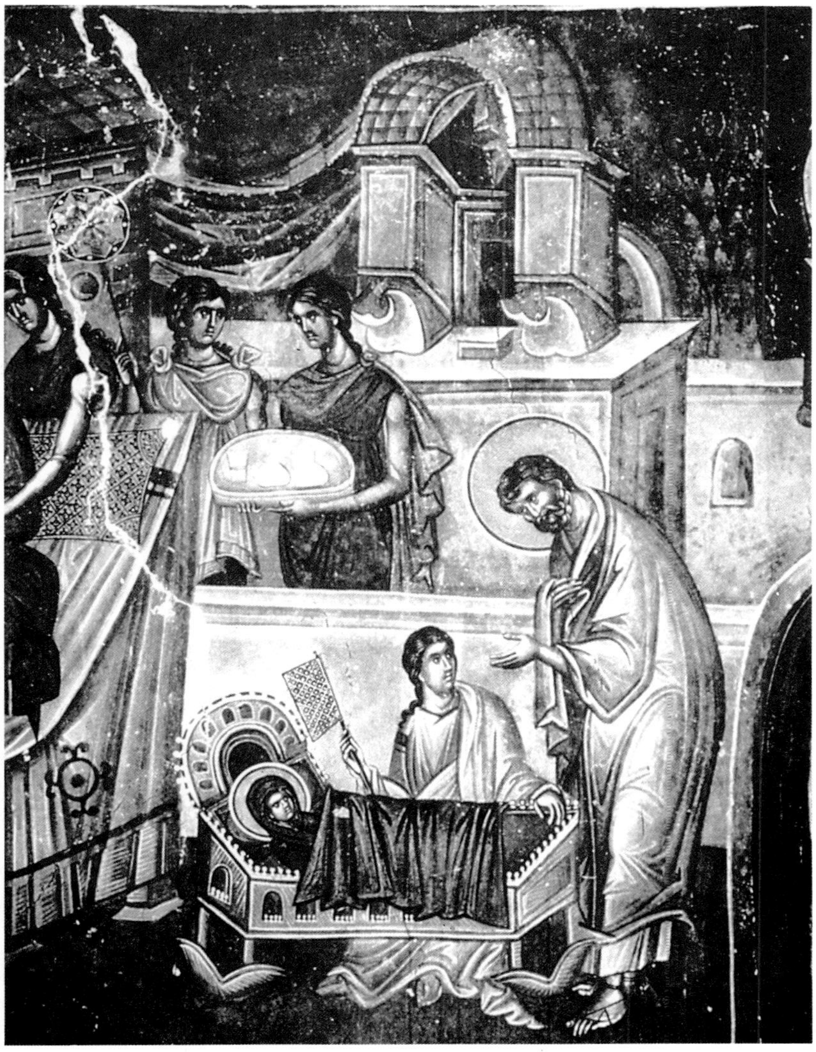

409 Geburt Mariens. Studenica. 1313–1314.

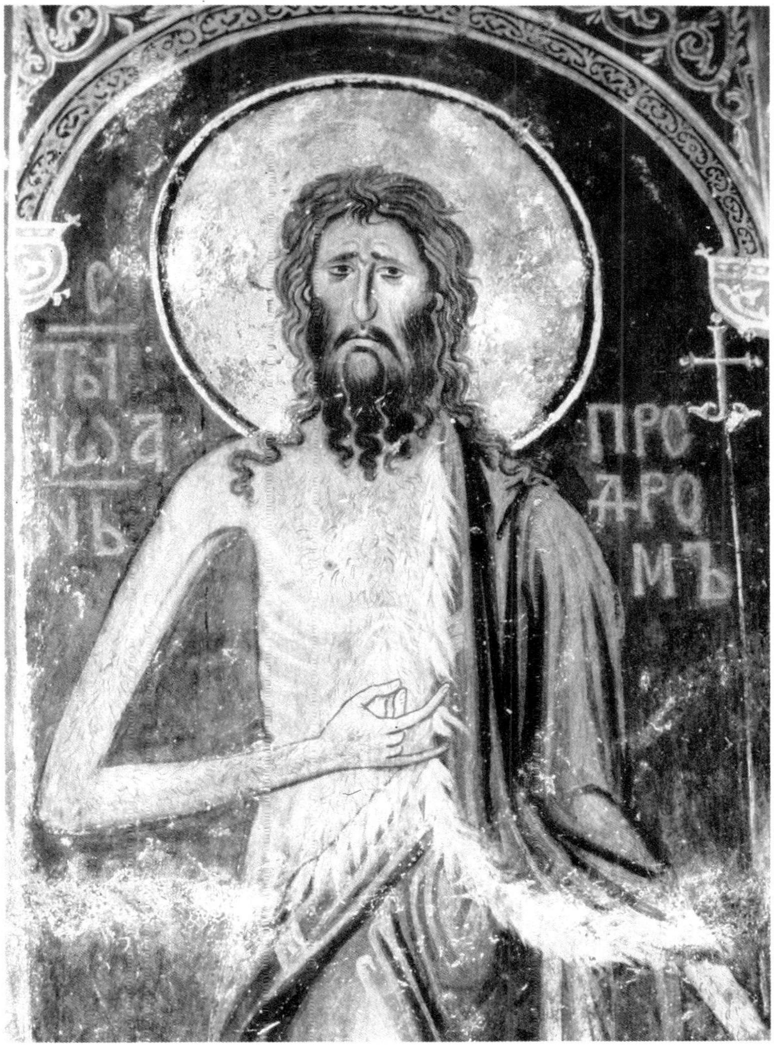

410 Der hl. Johannes der Täufer. Studenica. 14. Jh.

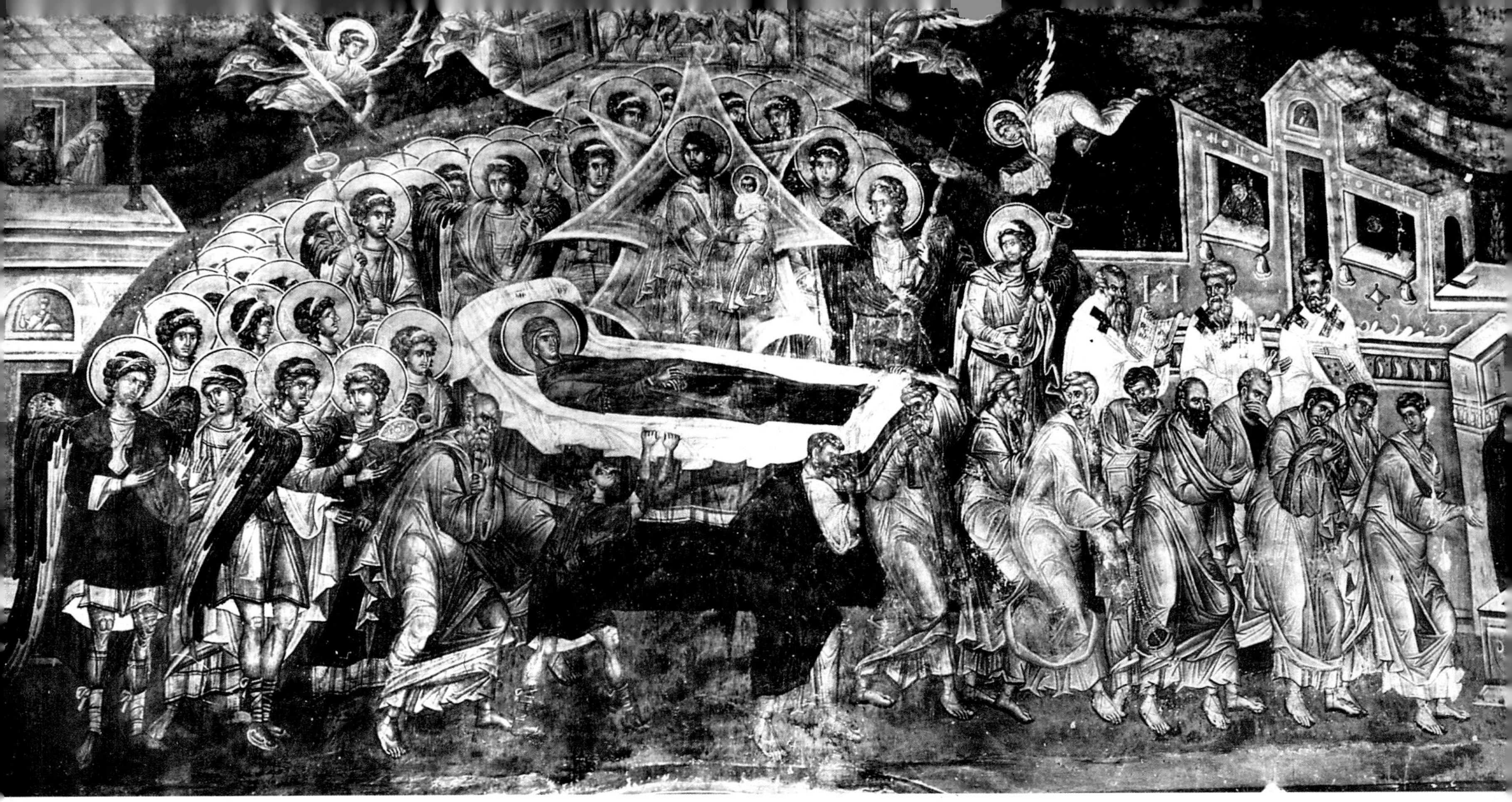

411 Marientod. Gračanica. Um 1320.

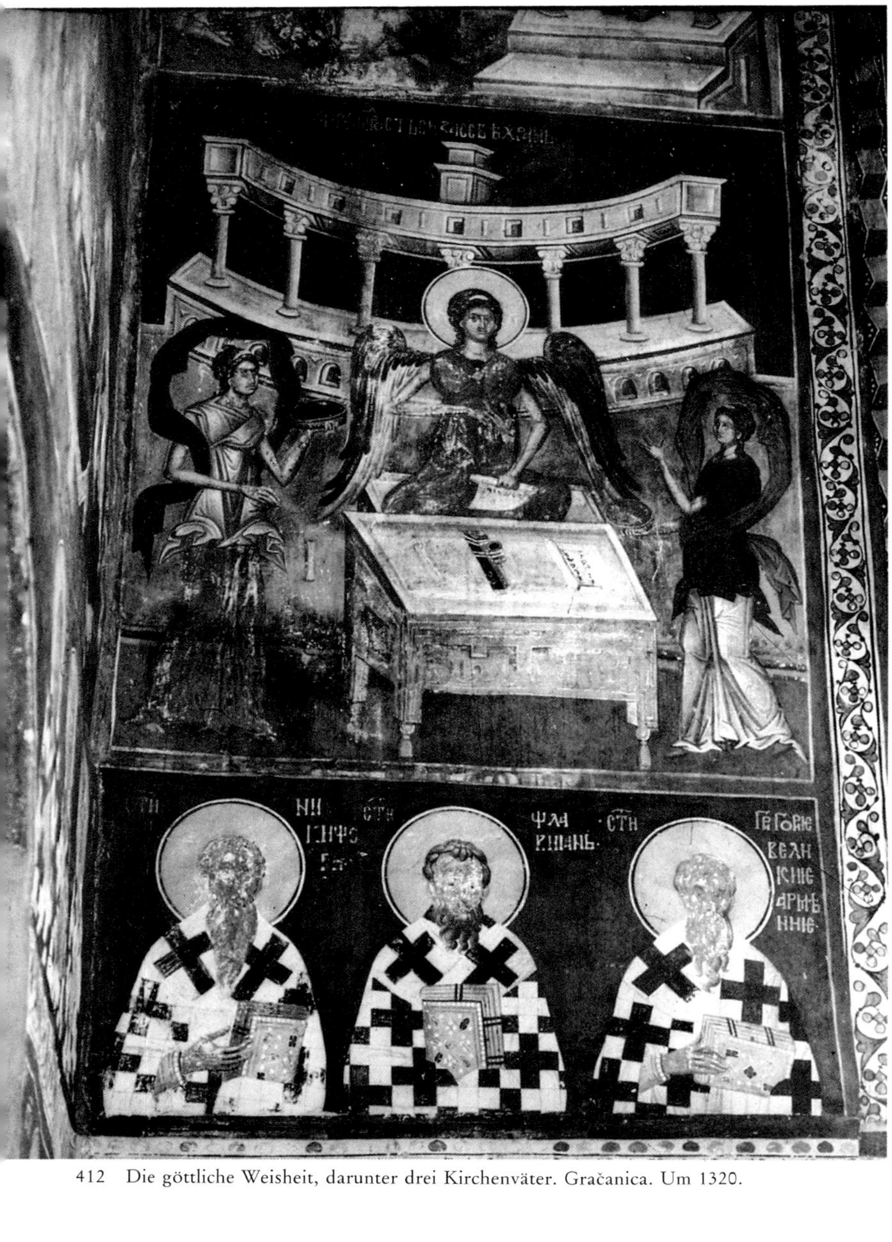

412 Die göttliche Weisheit, darunter drei Kirchenväter. Gračanica. Um 1320.

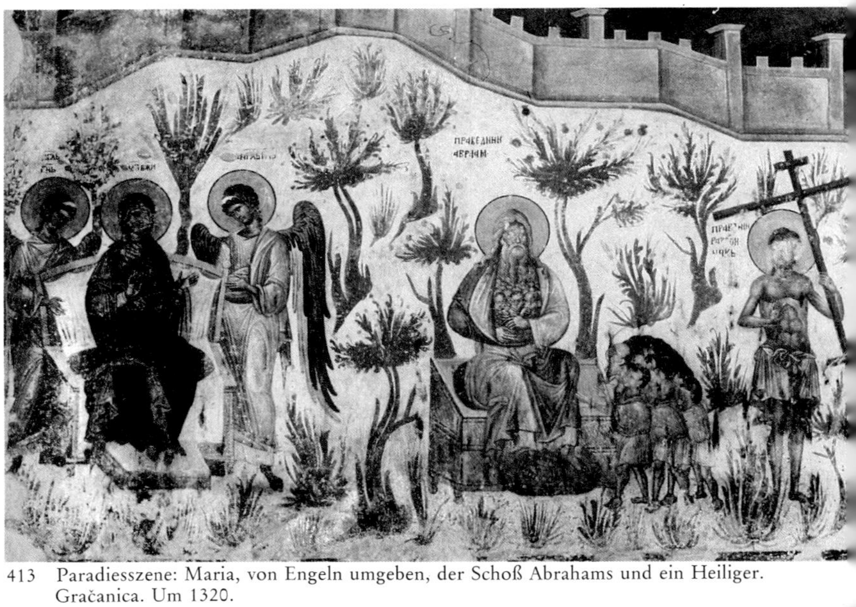

413 Paradiesszene: Maria, von Engeln umgeben, der Schoß Abrahams und ein Heiliger. Gračanica. Um 1320.

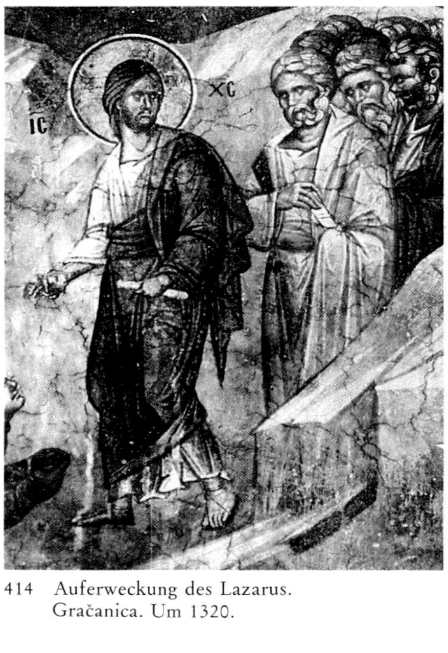

414 Auferweckung des Lazarus. Gračanica. Um 1320.

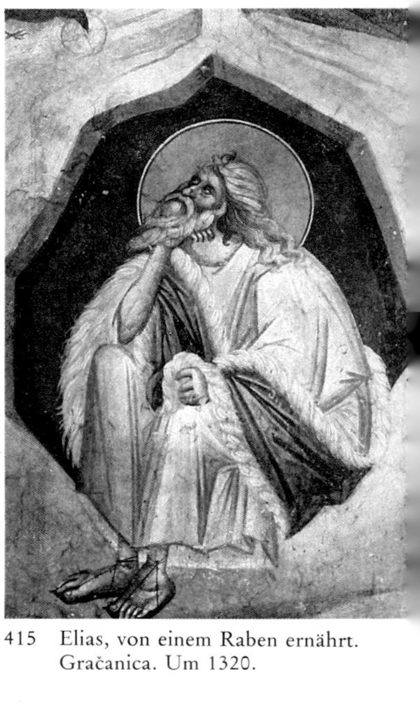

415 Elias, von einem Raben ernährt. Gračanica. Um 1320.

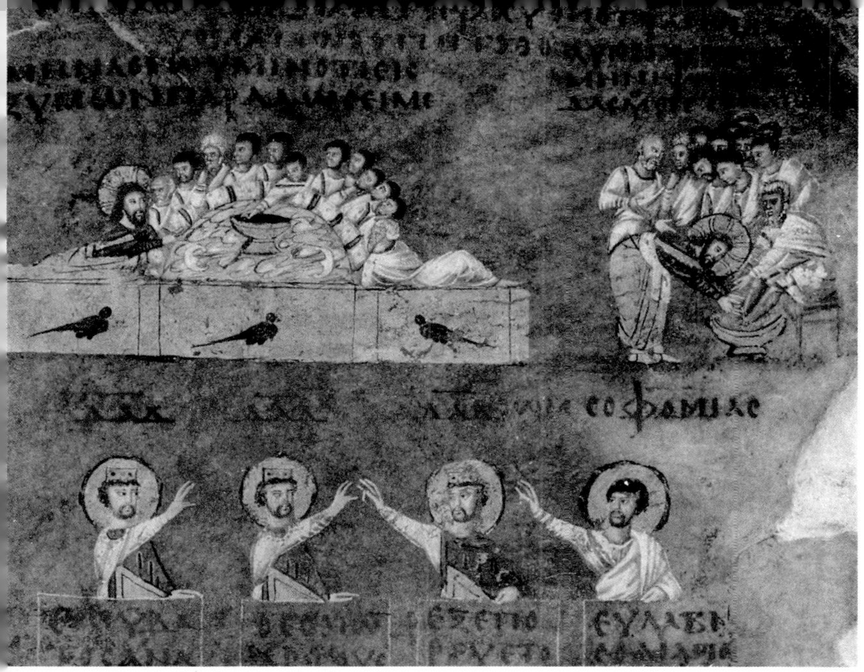

416 Letztes Abendmahl und Fußwaschung. Rossano. 6. Jh.

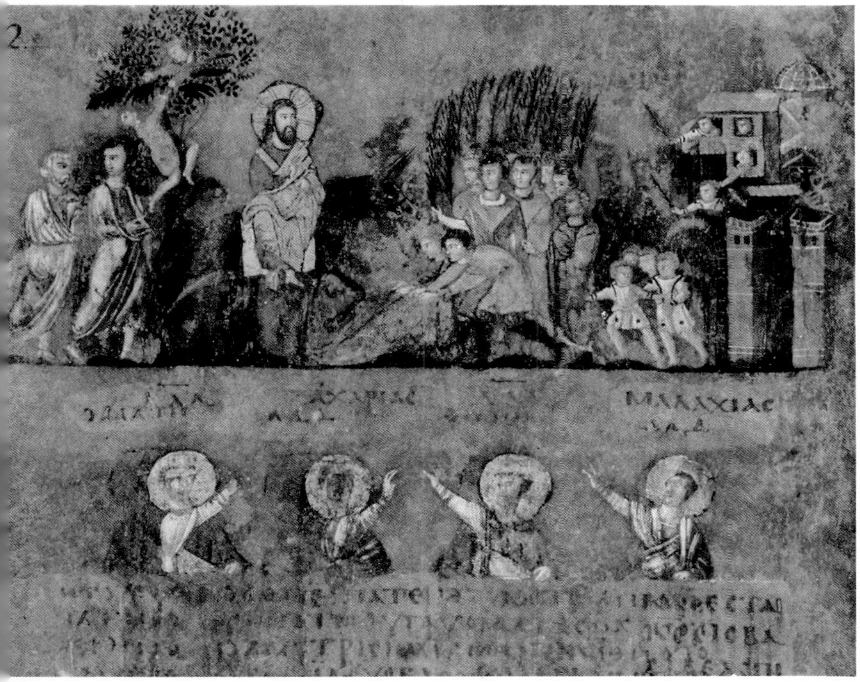

417 Einzug Christi in Jerusalem. Rossano. 6. Jh.

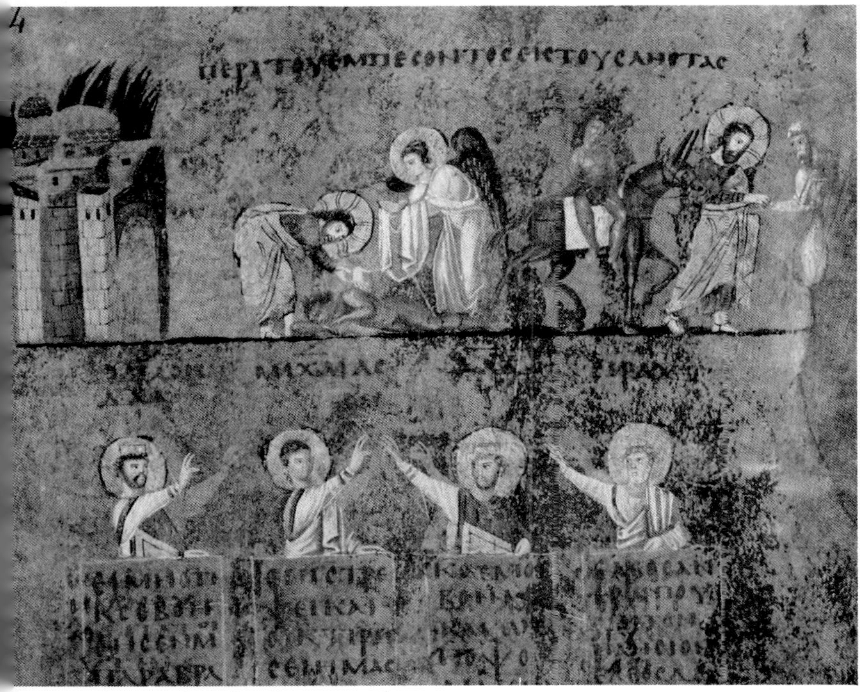

418 Der gute Samariter. Rossano. 6. Jh.

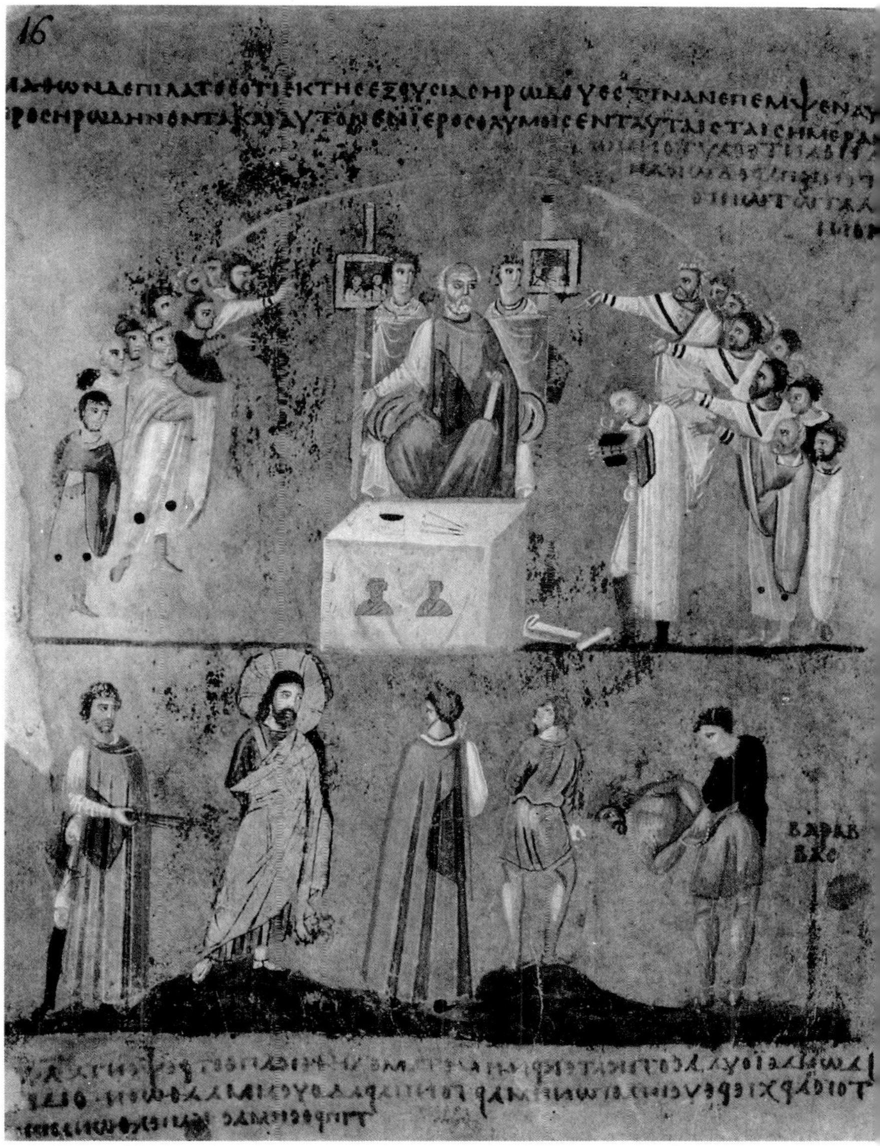

419 Das Gericht des Pilatus: Jesus und Barrabas vor den Juden. Rossano. 6. Jh.

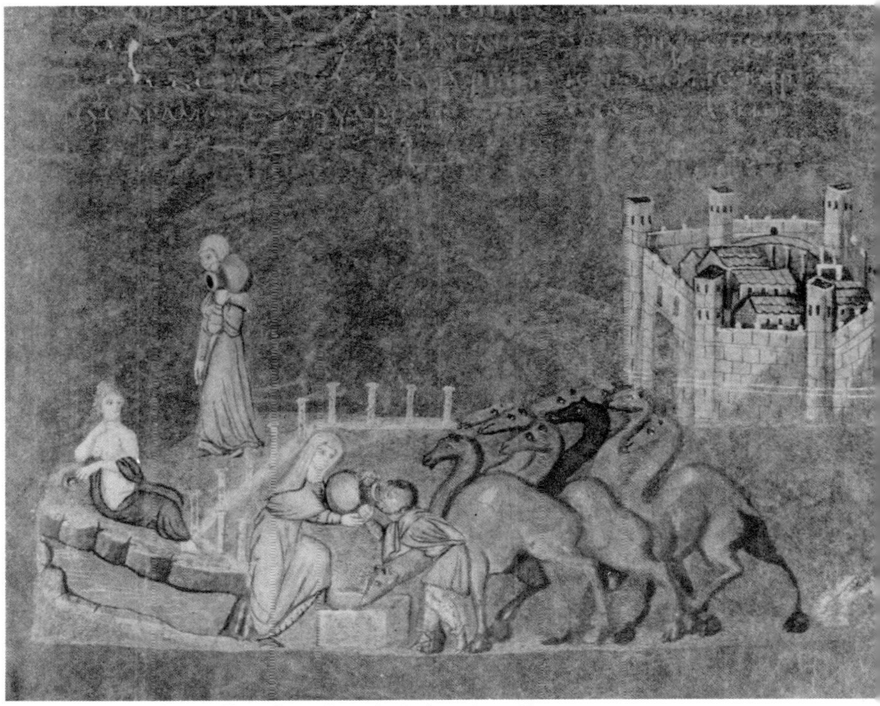

420 Rebecca an der Quelle. Wiener Genesis. Anfang des 6. Jh.

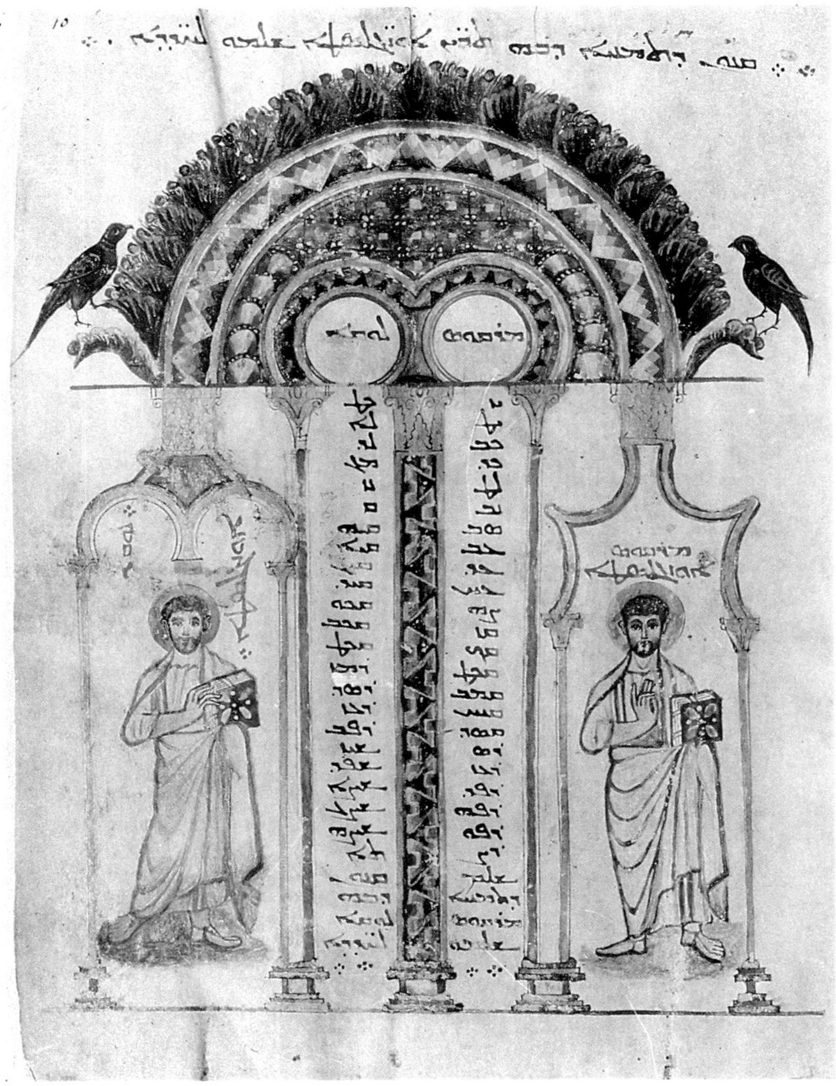

421 Kanontafel (Konkordanztafel) mit Rundgiebel und zwei Evangelisten. „Rabula-Evangelium“. Ende des 6. Jh.

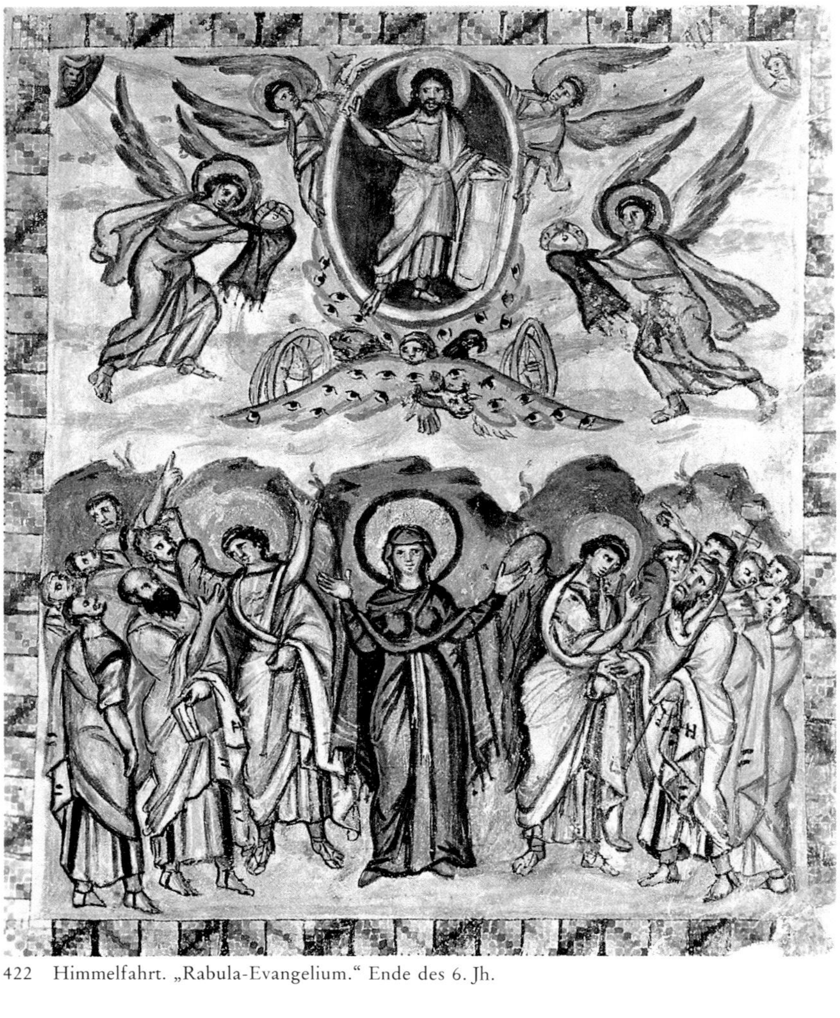

422 Himmelfahrt. „Rabula-Evangelium.“ Ende des 6. Jh.

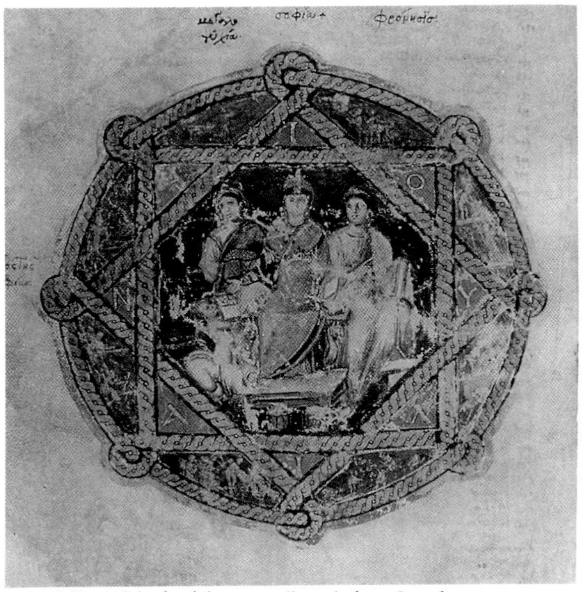

423 Julia Anicia, begleitet von allegorischen Gestalten. „De Materia Medica.“ Um 512.

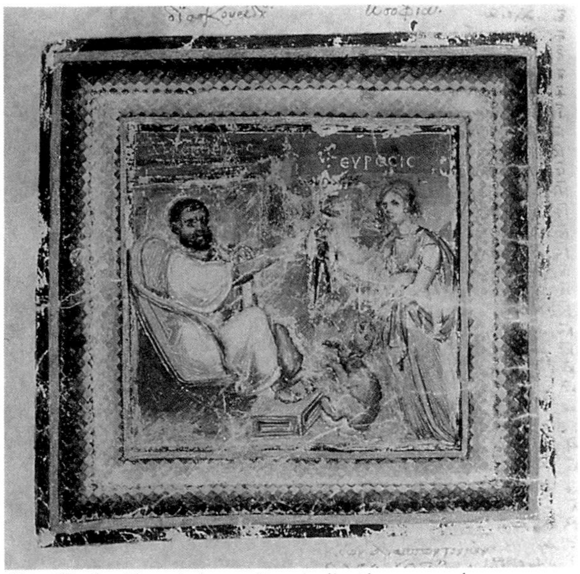

424 Dioskurides erhält von Euresis die Alraunwurzel. „De Materia Medica.“ Um 512.

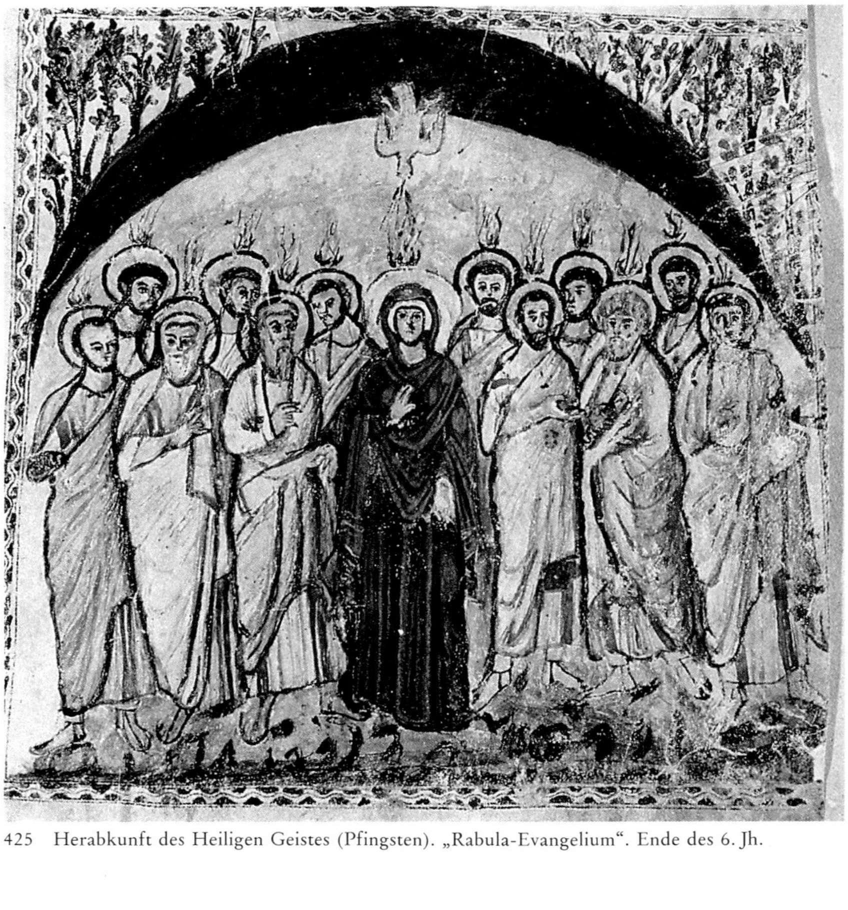

425 Herabkunft des Heiligen Geistes (Pfingsten). „Rabula-Evangelium“. Ende des 6. Jh.

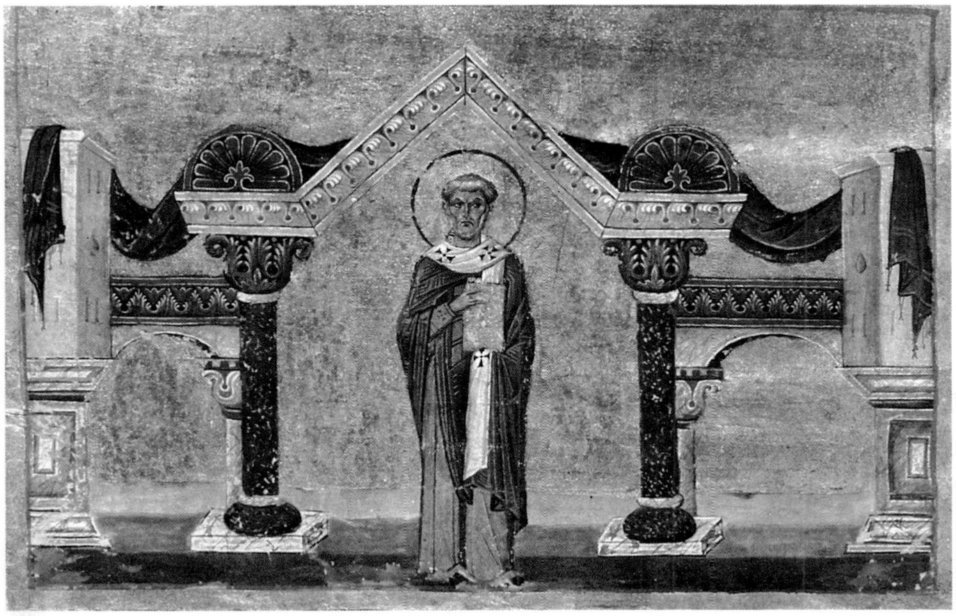

426 Ein Heiliger unter einem Portikus. Menologion Basileios II. 979–984.

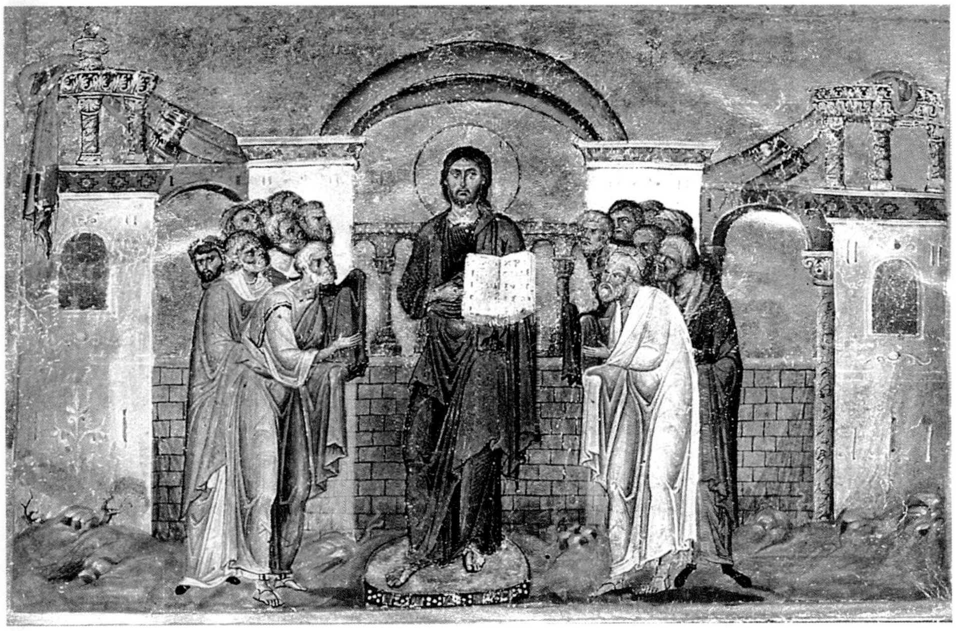

427 Christus zwischen den Aposteln, das Buch präsentierend Menologion Basileios' II. 979–984.

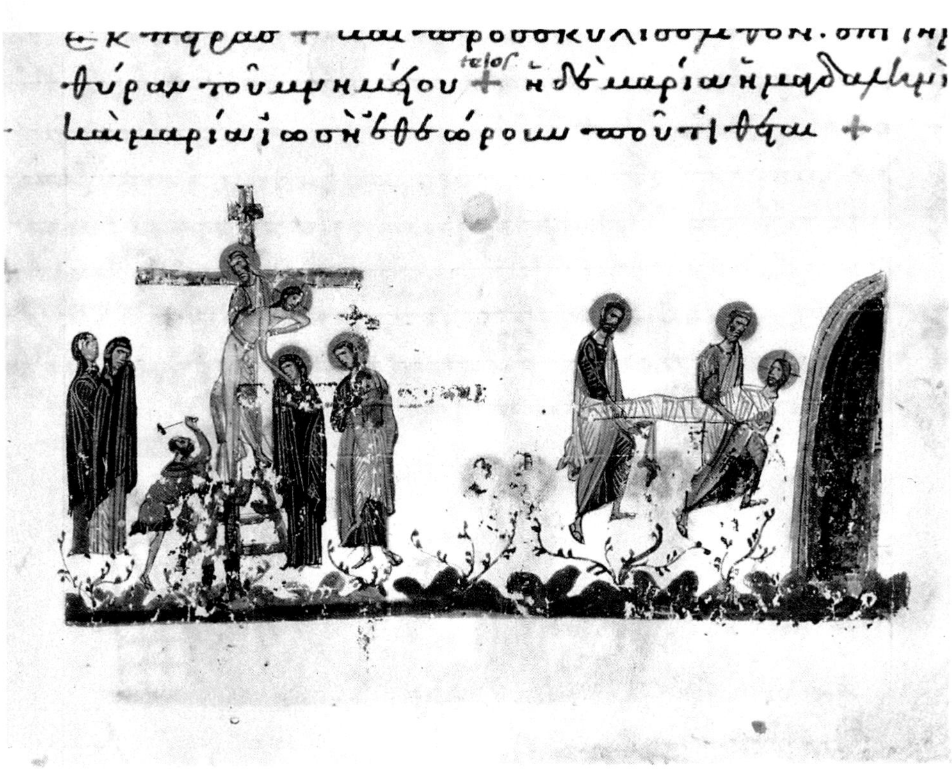

428 Kreuzabnahme und Grablegung Christi durch Joseph von Arimathaia. 11. Jh.

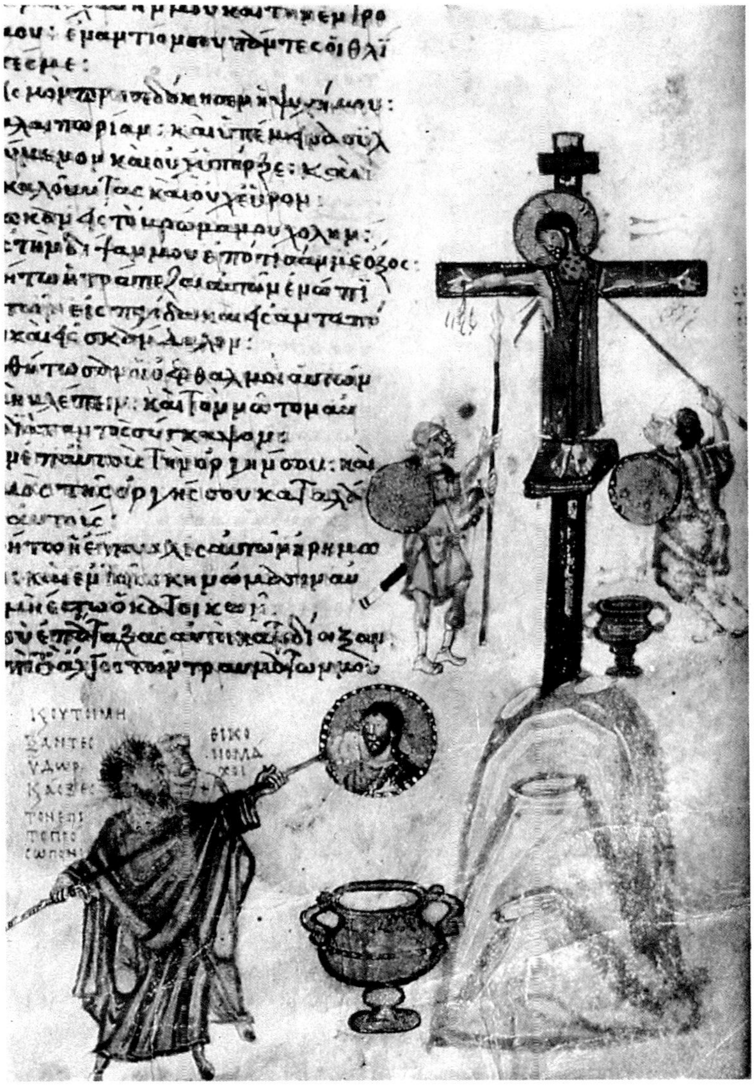

429 Kreuzigung Christi; darunter Ikonoklasten, das Bild Christi übermalend. Chloudow-Psalter. 9. Jh.

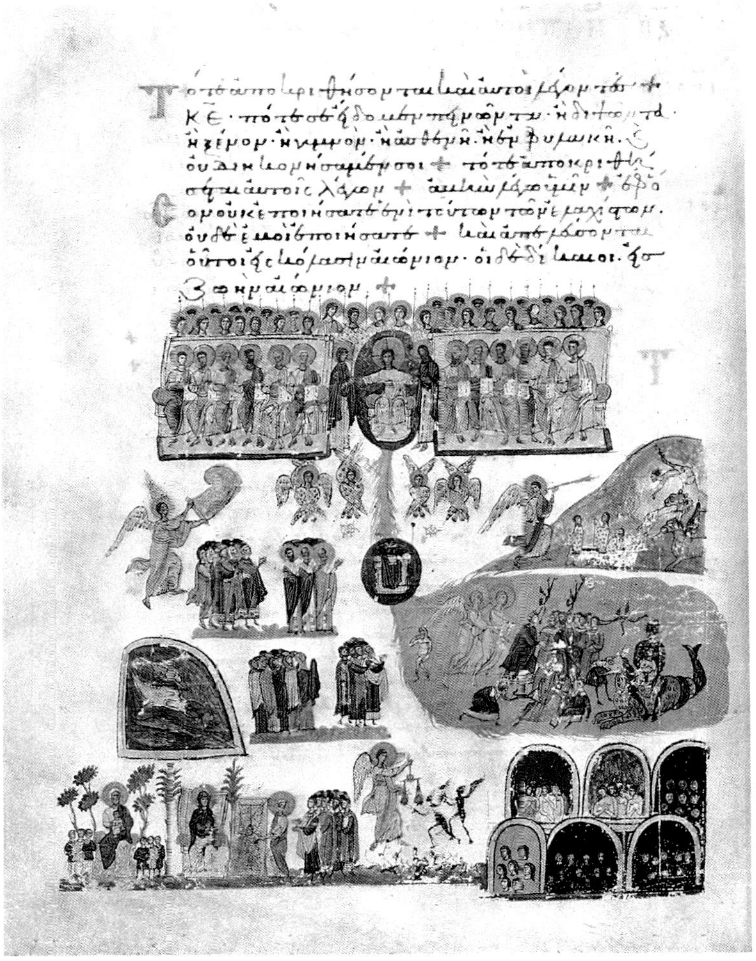

430 Jüngstes Gericht. 11. Jh.

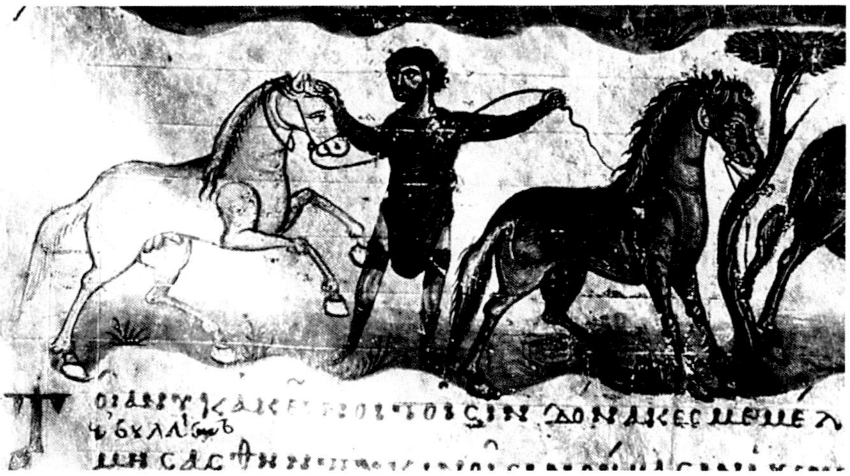

431 Pferde und Pferdeknecht. „De Venatione." 11. Jh.

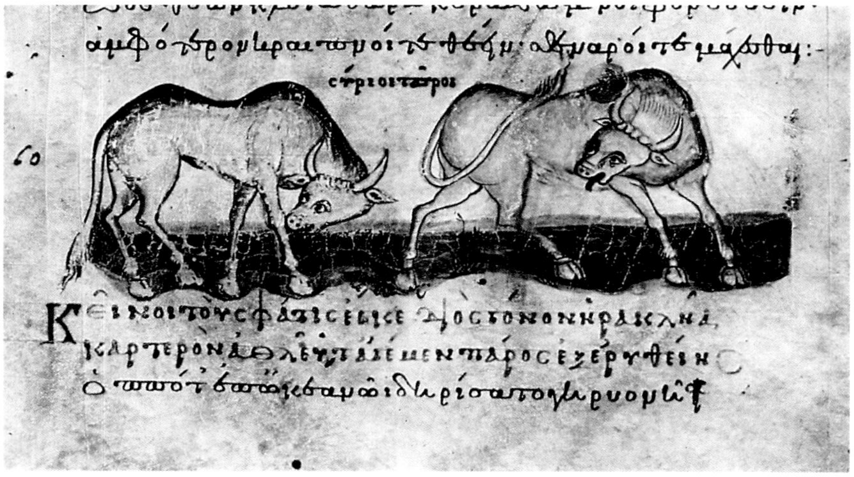

432 Horntiere. „De Venatione." 11. Jh.

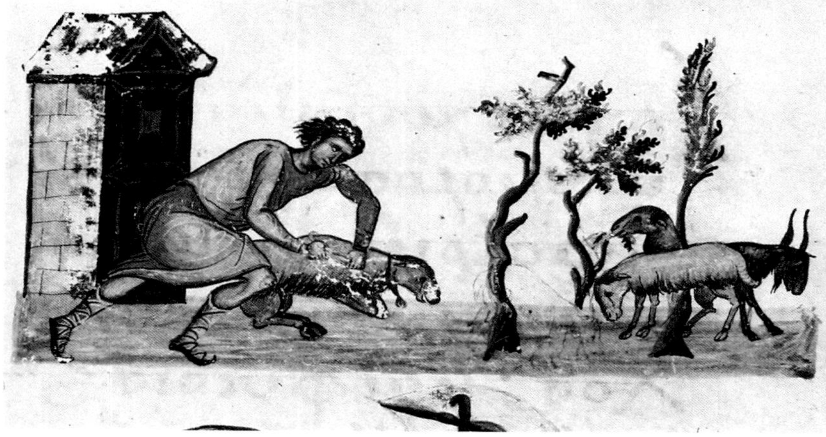

433 Ländliche Szene. Homilien des Gregorios von Nazianz. 11. Jh.

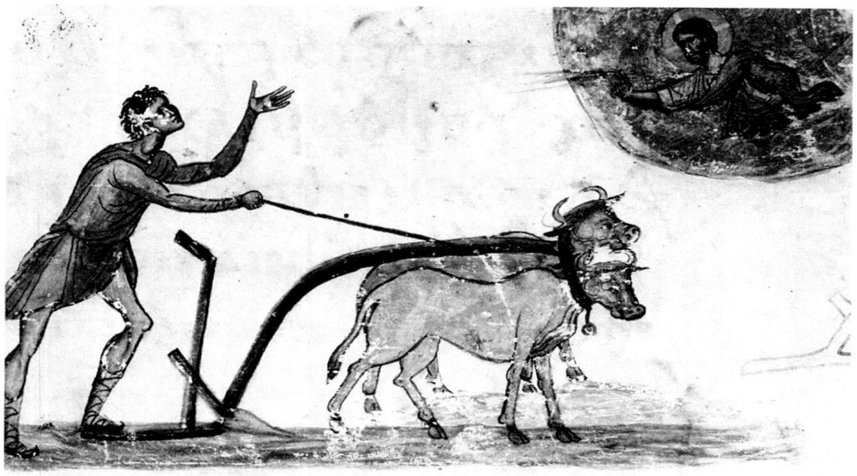

434 Ländliche Szene. 11. Jh.

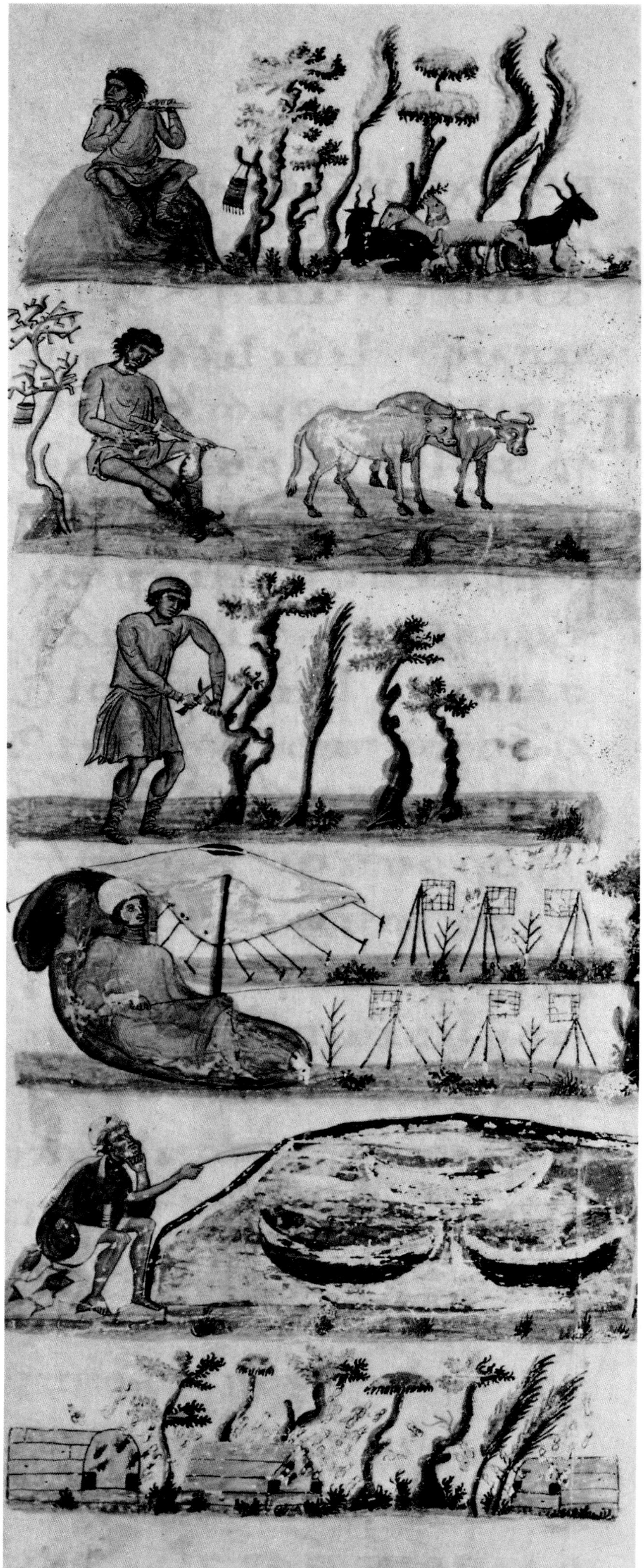

435 Ländliche Szenen. Homilien des Gregorios von Nazianz. 11. Jh.

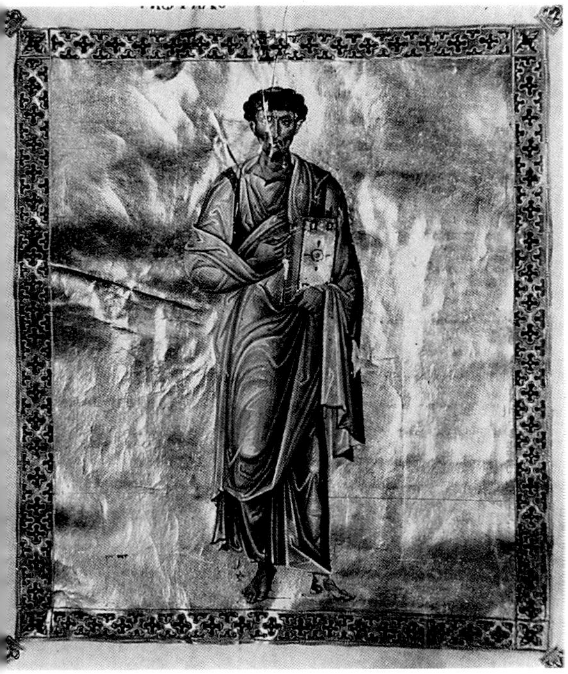

436 Der hl. Lukas. Ende des 10. Jh.

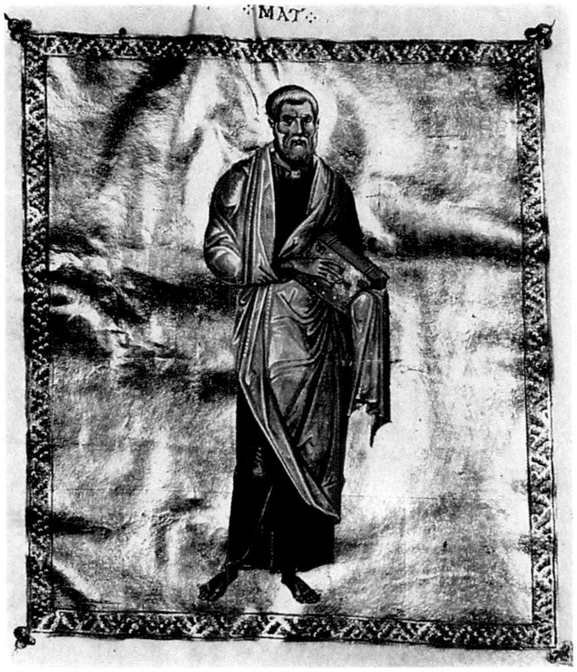

437 Der hl. Matthäus. Ende des 10. Jh.

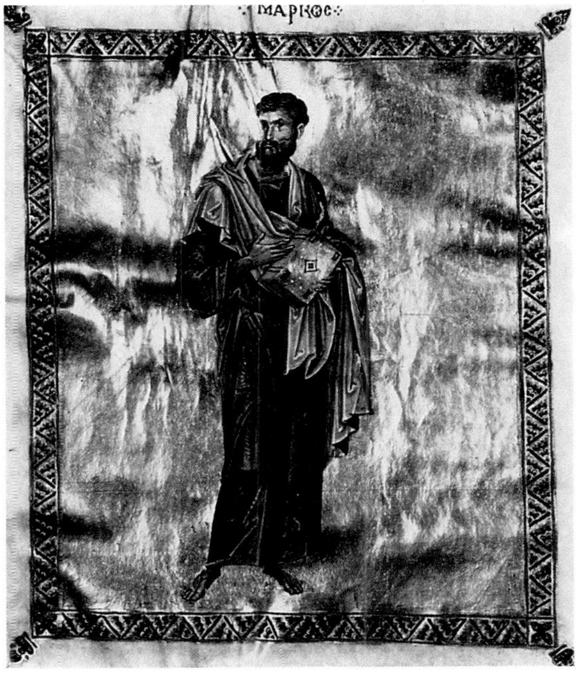

438 Der hl. Markus. Ende des 10. Jh.

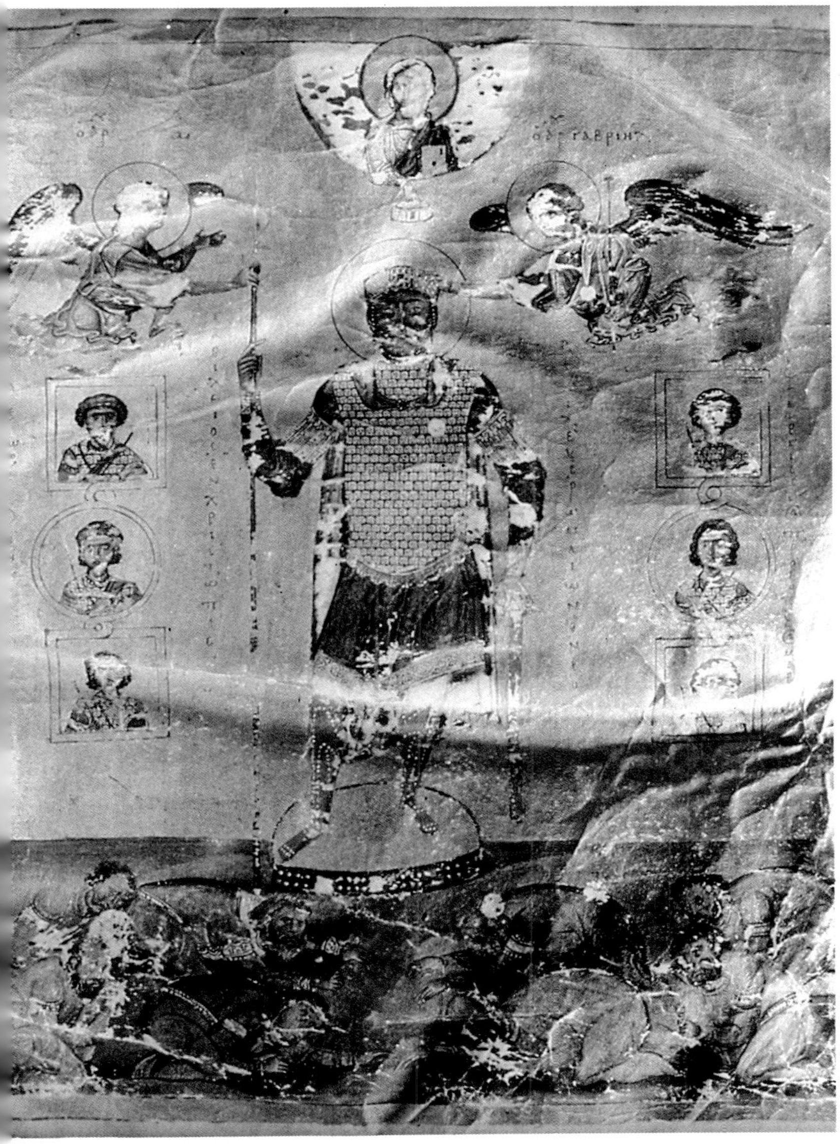

439 Die besiegten Bulgaren zu Füßen des Kaisers Basileios II. Um 1017.

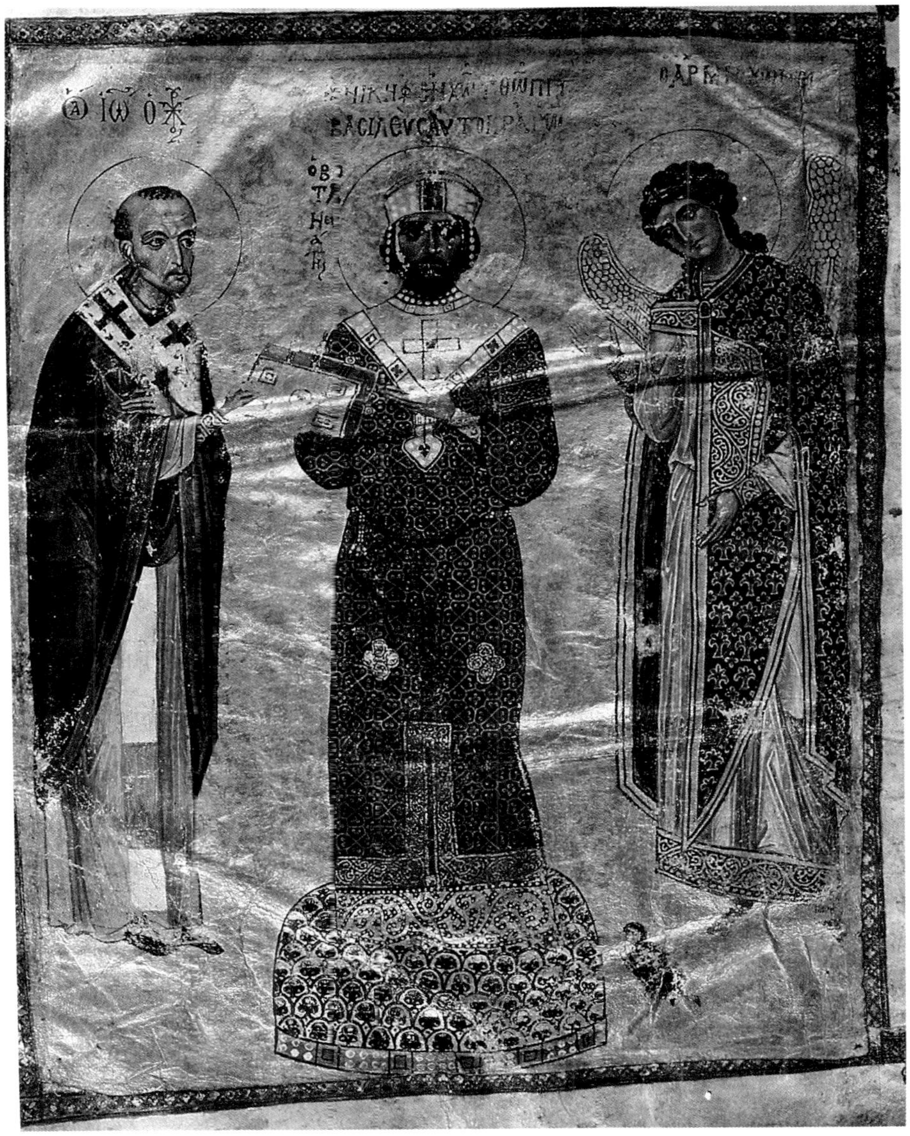

440 Kaiser Nikephoros Botaneiates zwischen dem hl. Johannes Chrysostomos und dem Erzengel Michael. Predigten des hl. Chrysostomos. 1078–1081.

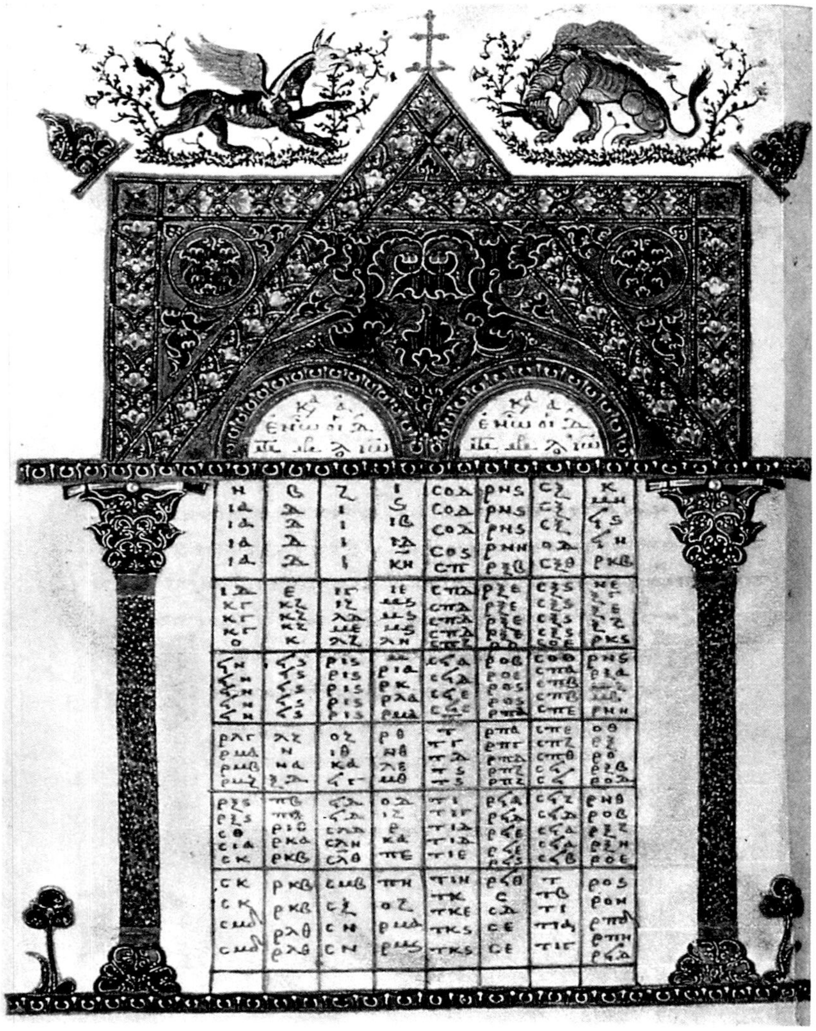

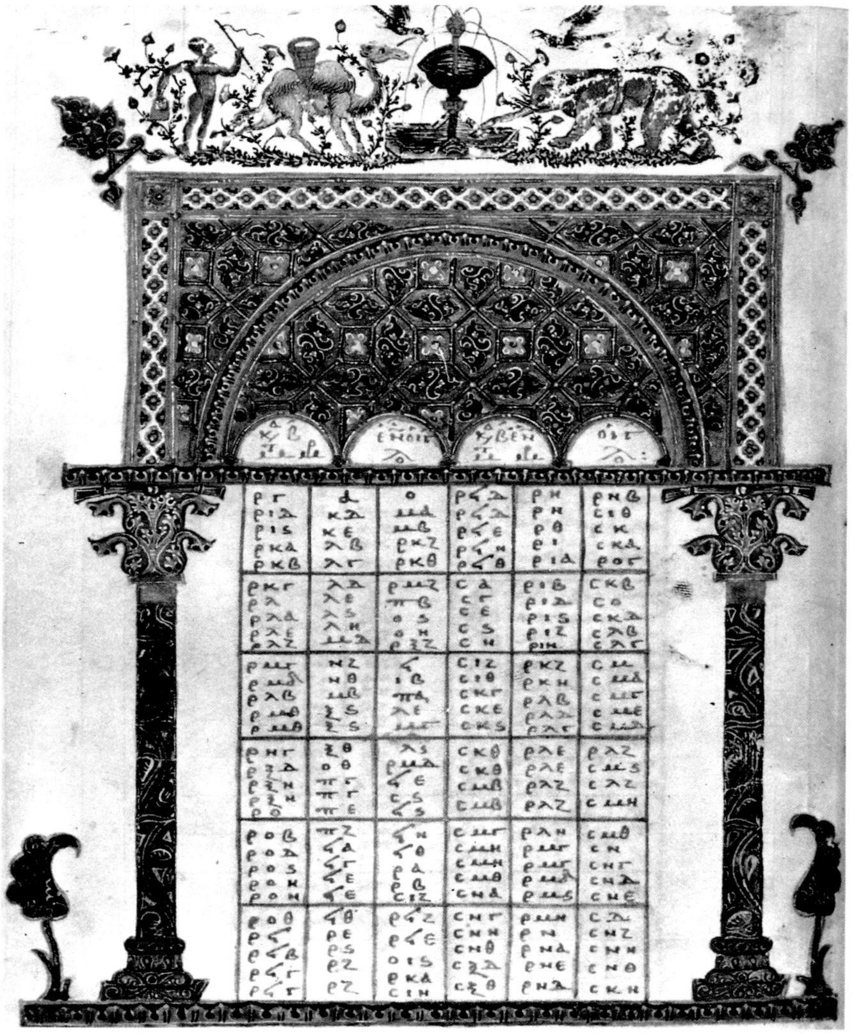

441,442 Kanontafeln (Konkordanztafeln) der Evangelien. Anfang des 11. Jh.

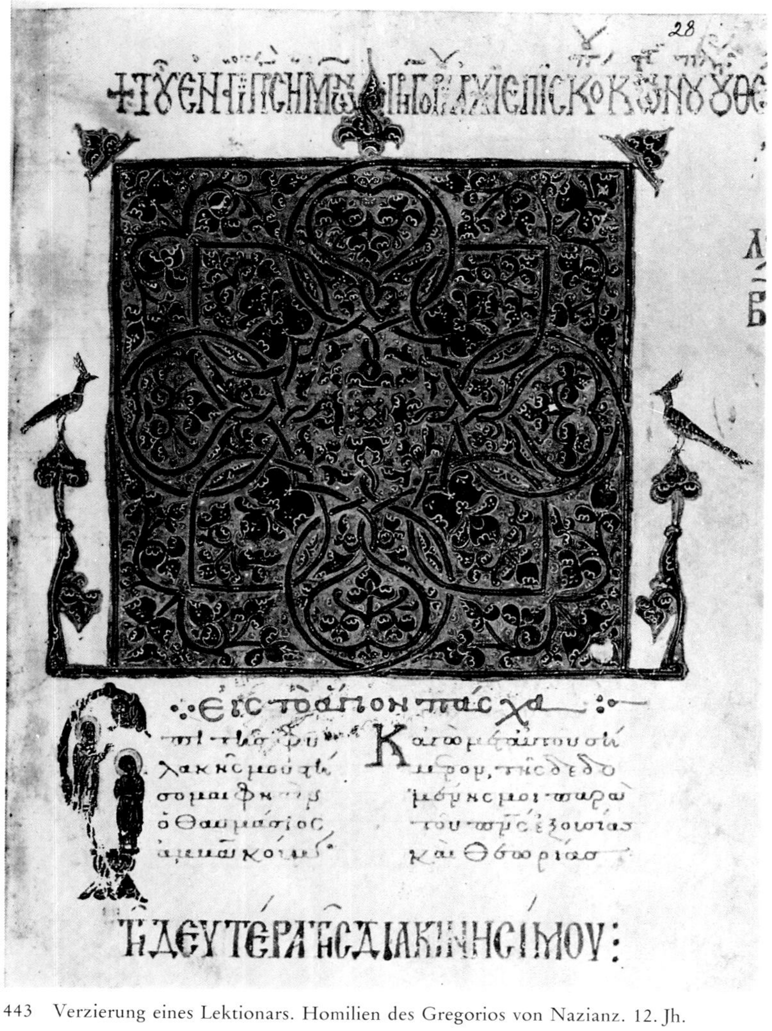

443 Verzierung eines Lektionars. Homilien des Gregorios von Nazianz. 12. Jh.

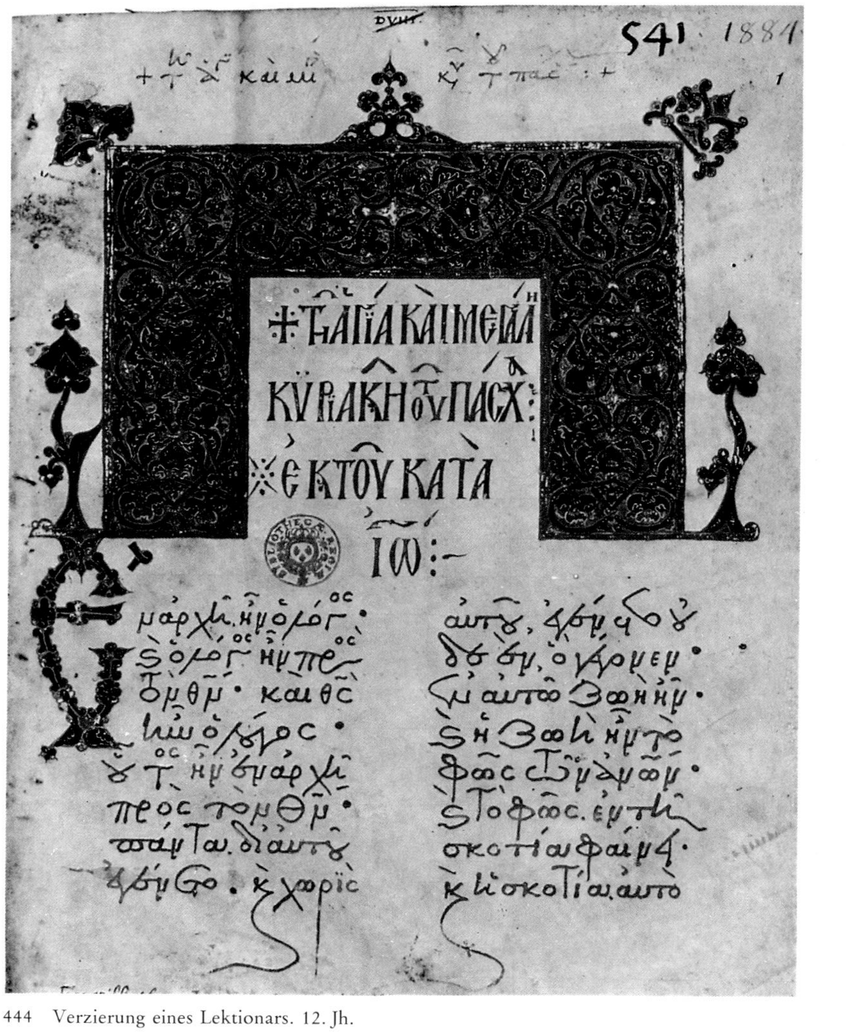

444 Verzierung eines Lektionars. 12. Jh.

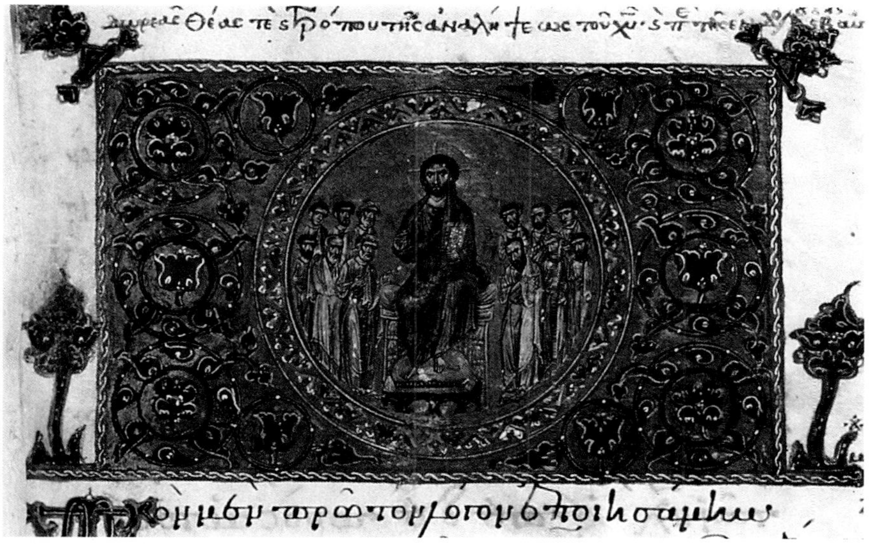

445 Christus, inmitten seiner Apostel lehrend. Apostelgeschichte. 1101.

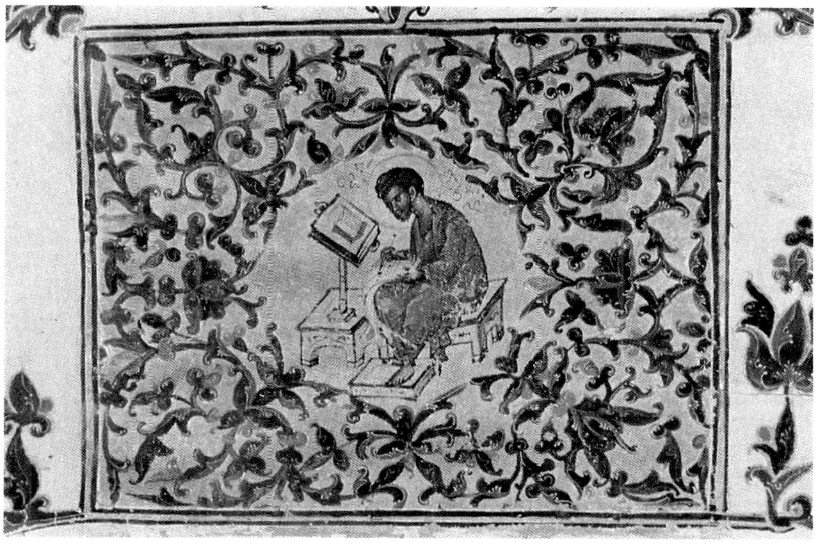

446 Der hl. Lukas, von Rankenornamenten umrahmt. 14. Jh.

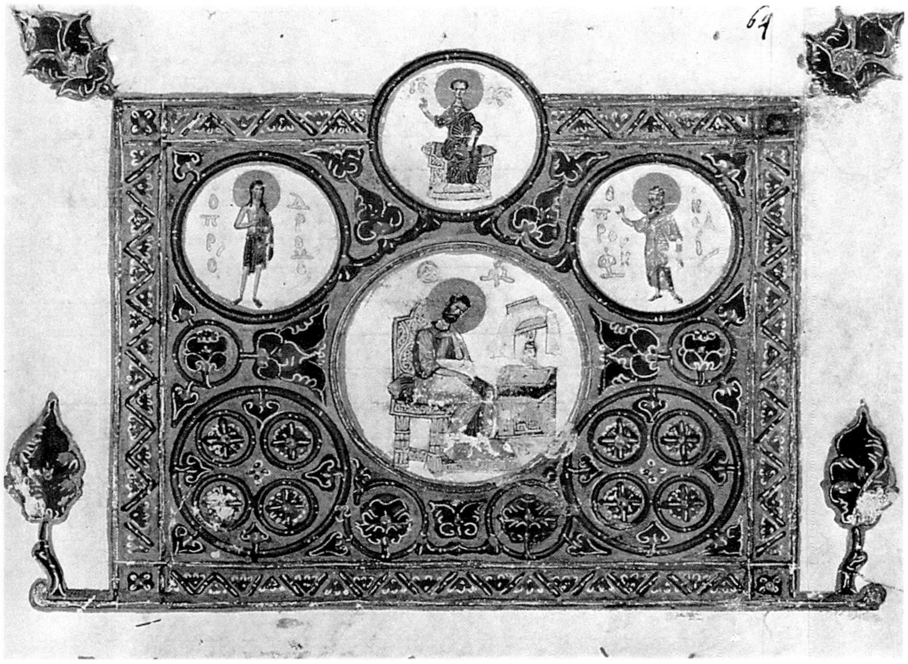

447 Der hl. Johannes Evangelist; über ihm in der Mitte Christus, links Johannes der Täufer, rechts ein Heiliger. Mitte des 11. Jh.

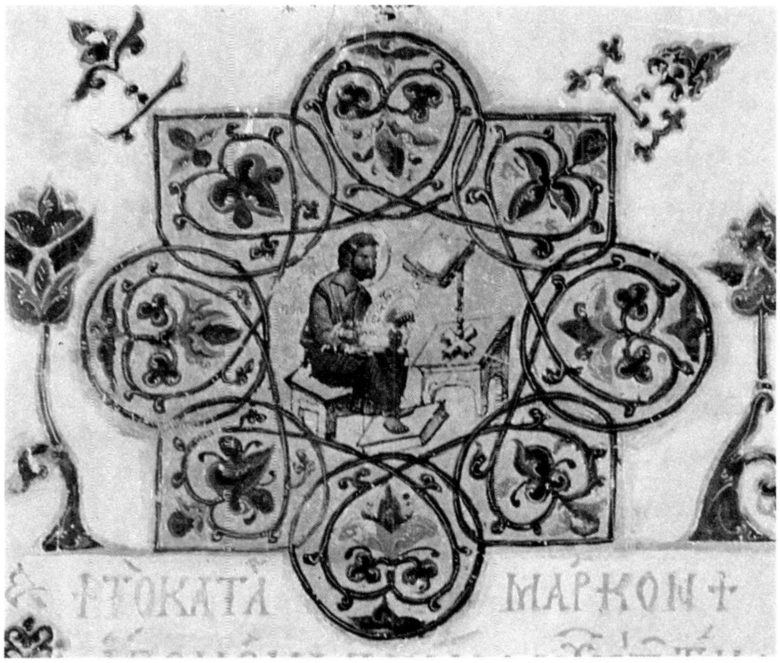

448 Der hl. Markus, von Rankenornamenten umrahmt. 14. Jh.

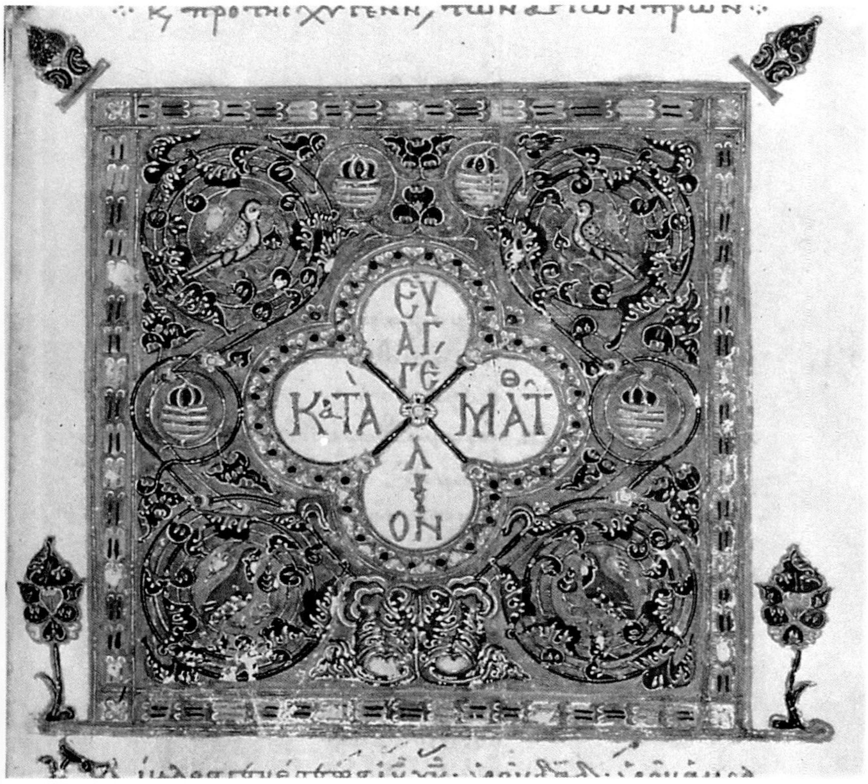

449 Verzierung einer Lektionarseite für das Evangelium des hl. Matthäus. Mitte des 11. Jh.

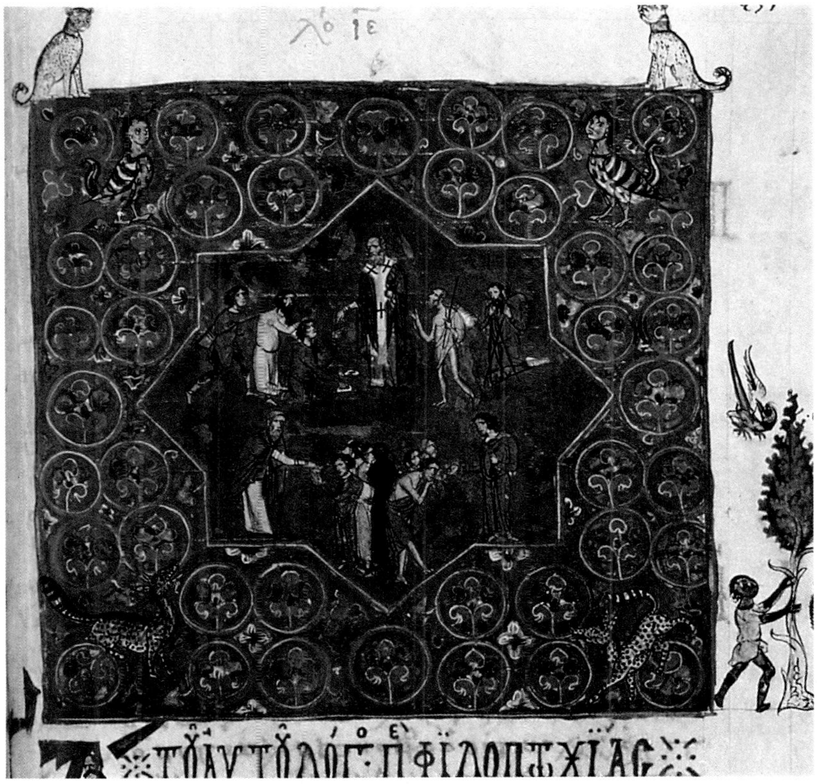

450 Szenen der Mildtätigkeit des Gregorios von Nazianz. Homilien des Gregorios von Nazianz. 12. Jh.

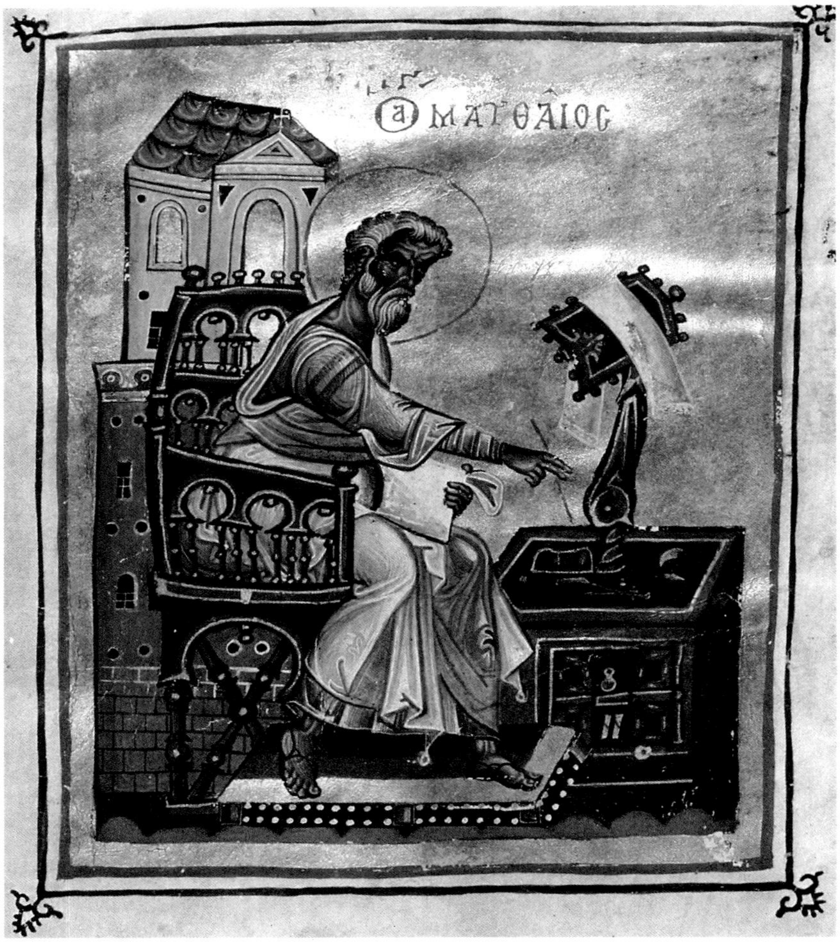

451 Der hl. Matthäus. Codex Burney. 12. Jh.

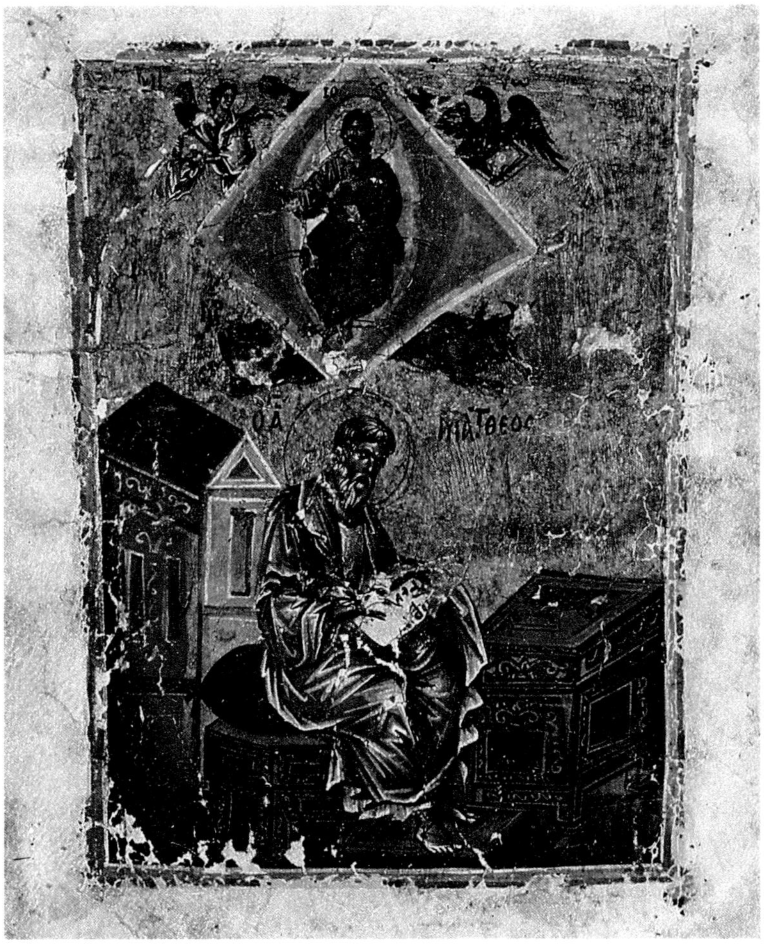

452 Der hl. Matthäus. Evangelien und Apostelgeschichte. 13. Jh.

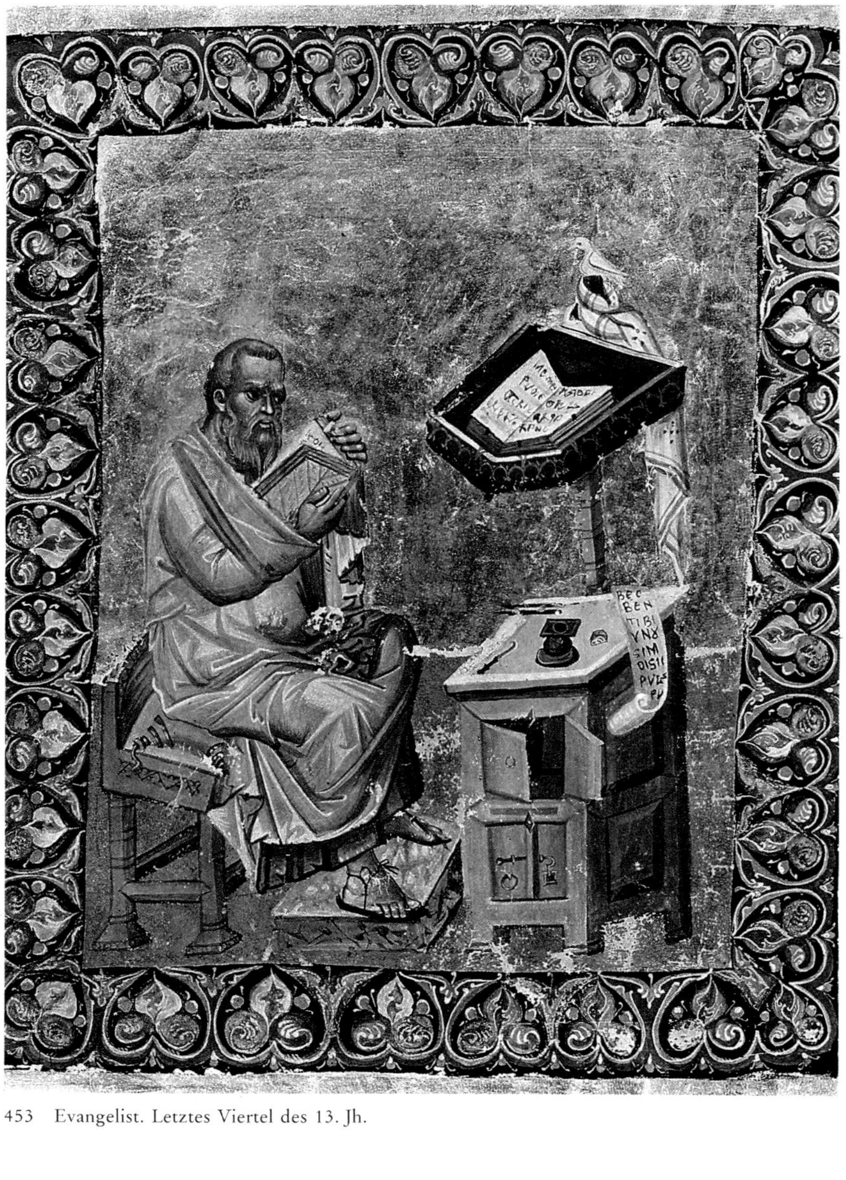

453 Evangelist. Letztes Viertel des 13. Jh.

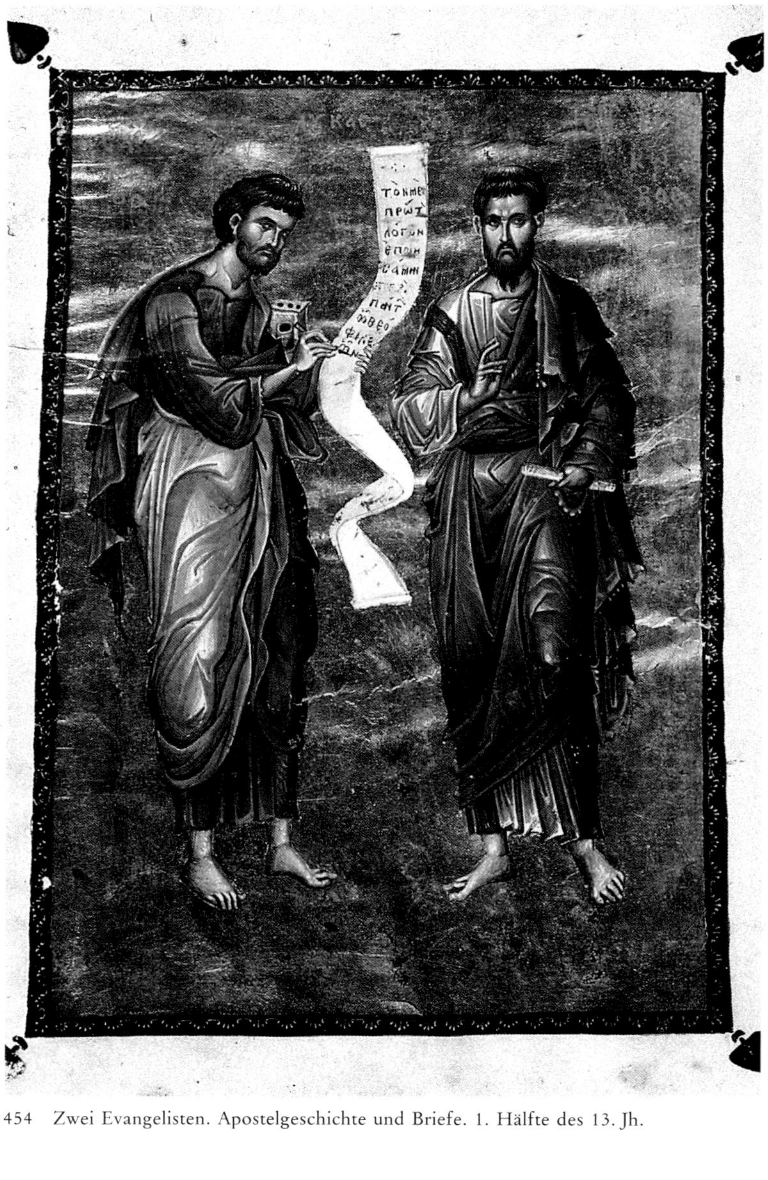

454 Zwei Evangelisten. Apostelgeschichte und Briefe. 1. Hälfte des 13. Jh.

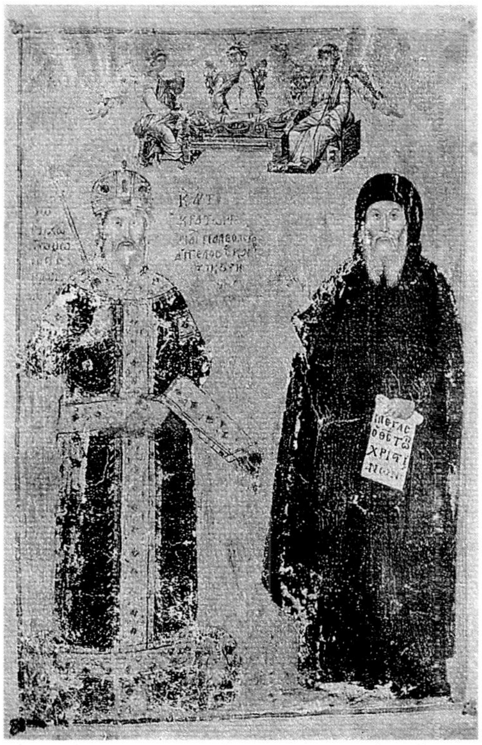

455 Johannes VI. Kantakuzenos als Mönch und als Kaiser. 1370–1375.

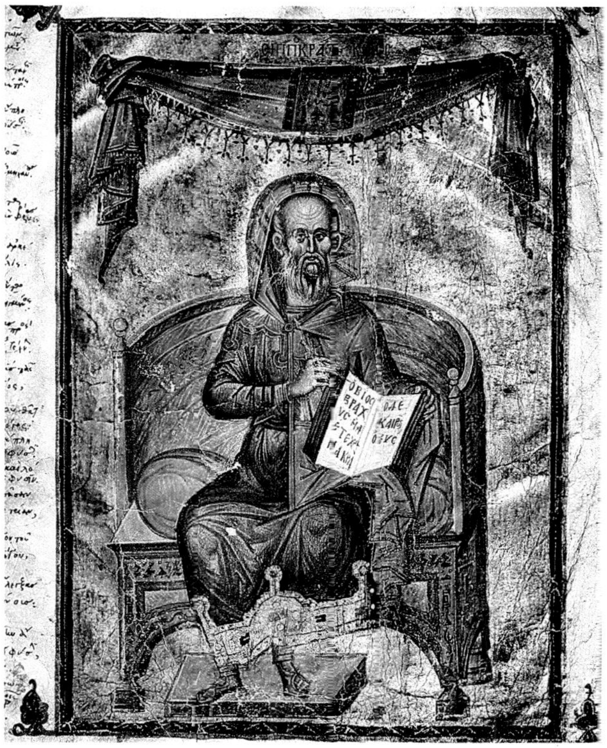

456 Hippokrates. Um 1342.

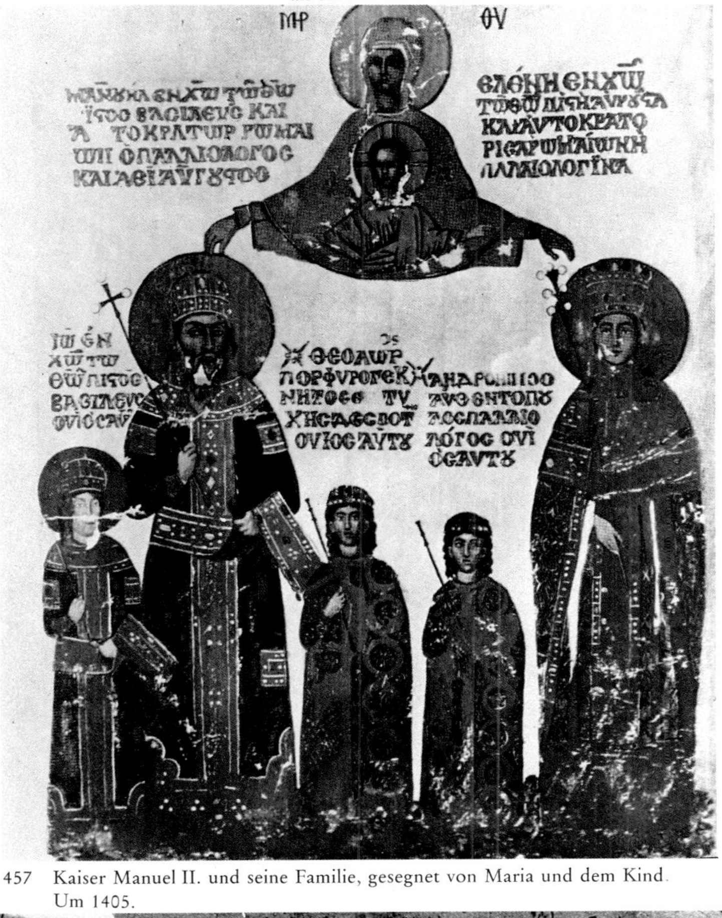

457 Kaiser Manuel II. und seine Familie, gesegnet von Maria und dem Kind. Um 1405.

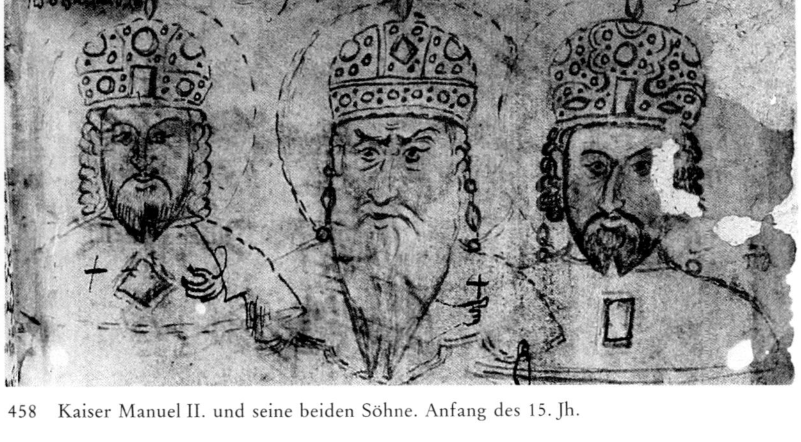

458 Kaiser Manuel II. und seine beiden Söhne. Anfang des 15. Jh.

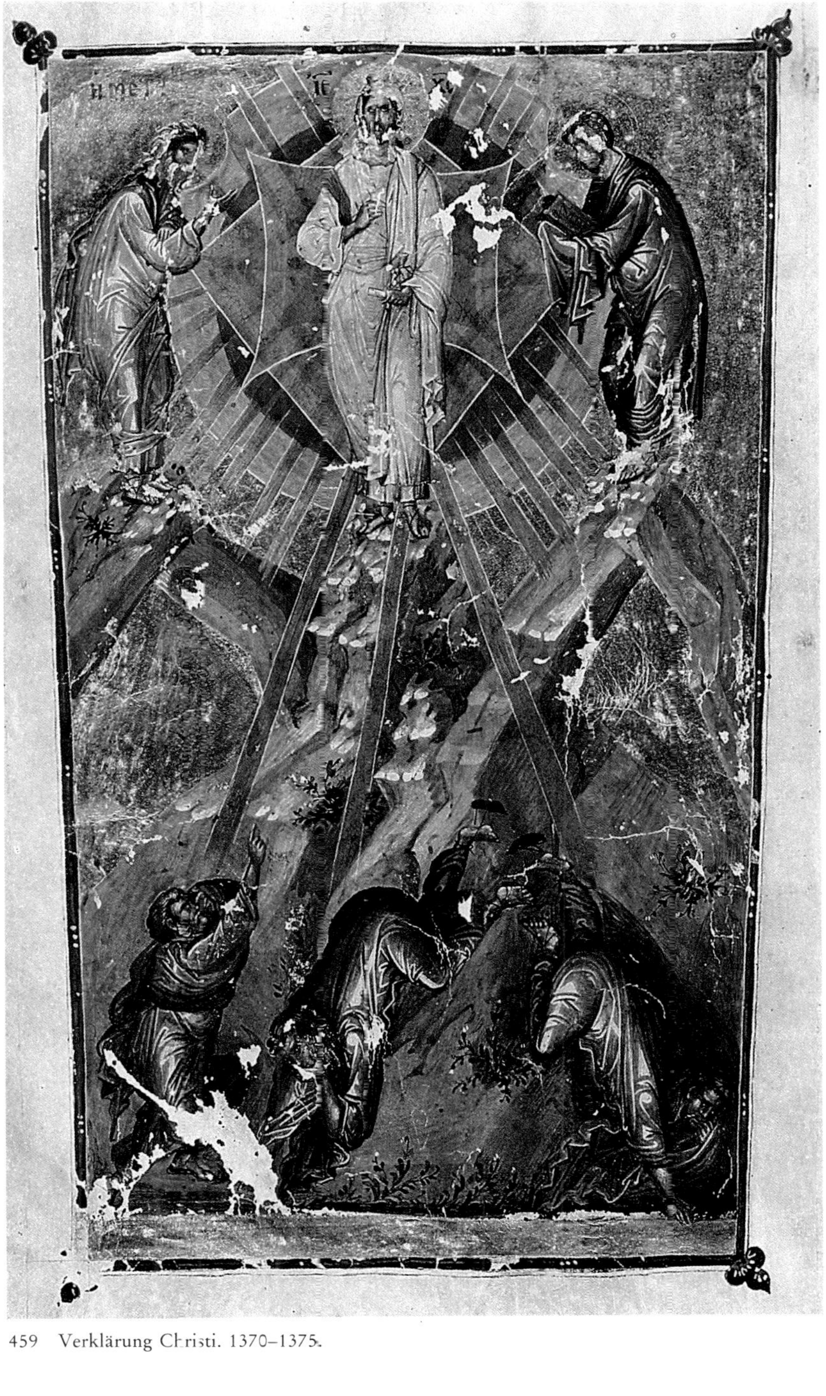

459 Verklärung Christi. 1370–1375.

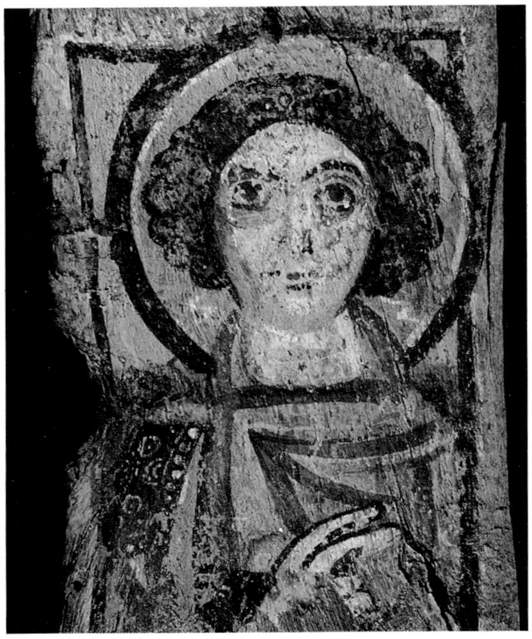

460 Unbekannte Heilige. 5.–6. Jh.

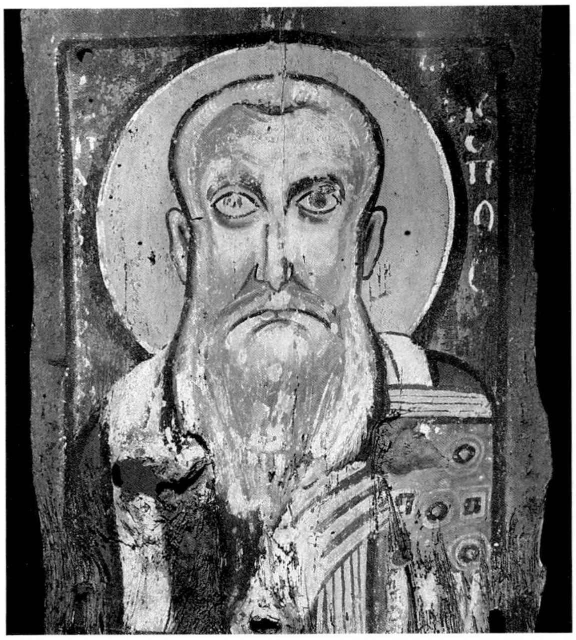

461 Bischof Abraham. Ägypten. 5. Jh.

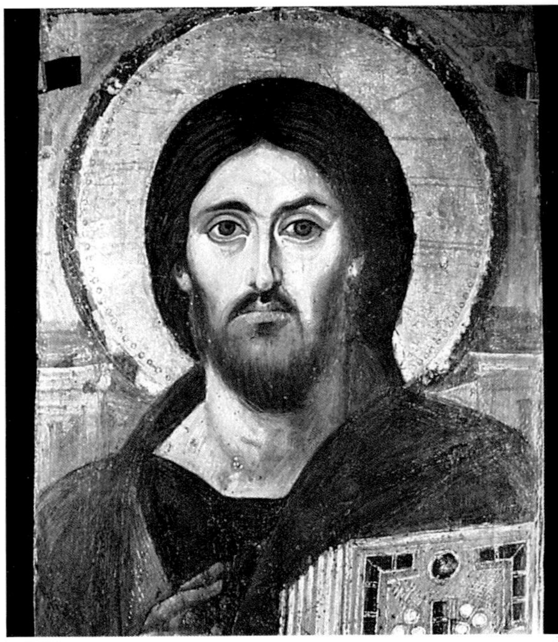

462 Christus Pantokrator. Sinai. 6. Jh.

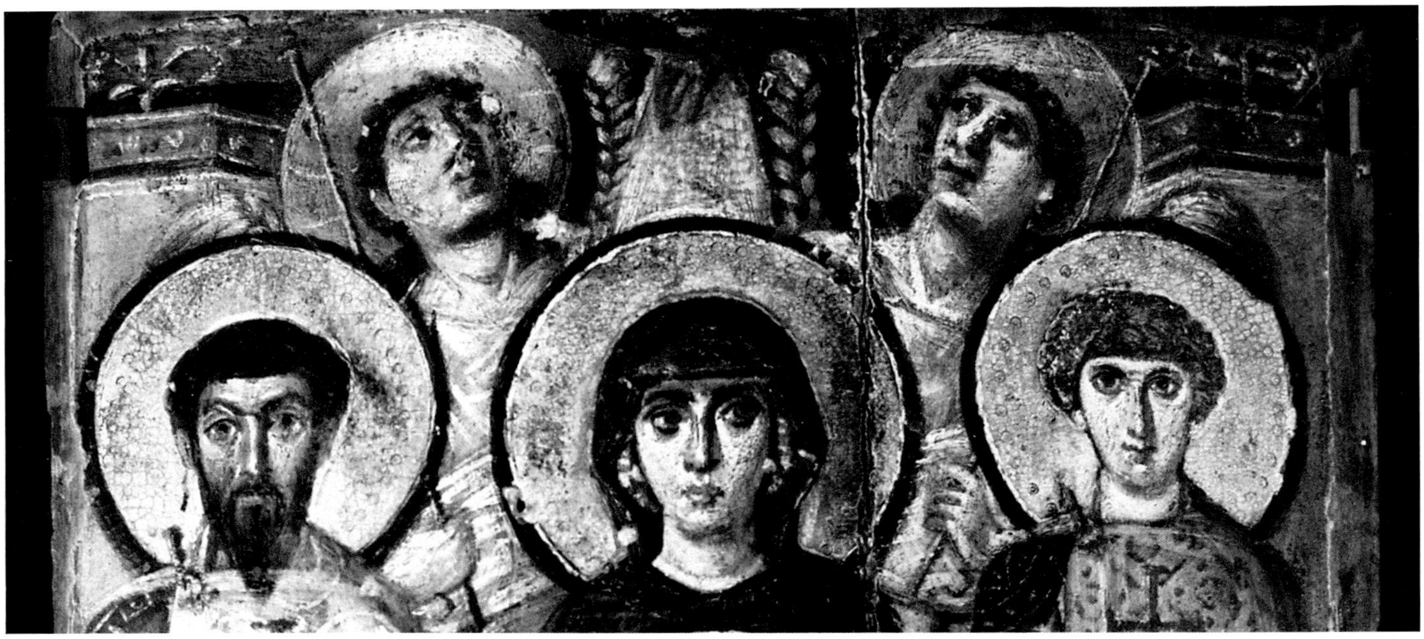

463 Maria zwischen den hll. Theodoros und Georgios. Sinai. Ende des 6. Jh.

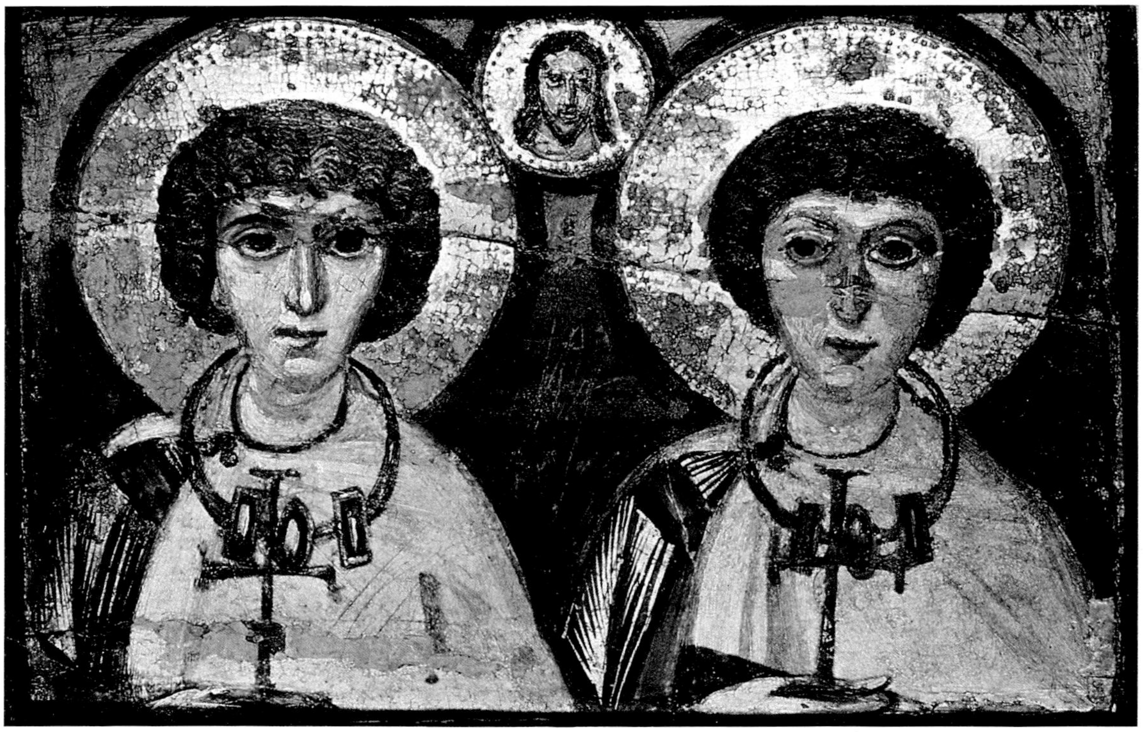

464 Die hll. Sergios und Bakchos (in der Mitte Christusmedaillon). Sinai. 6.–7. Jh.

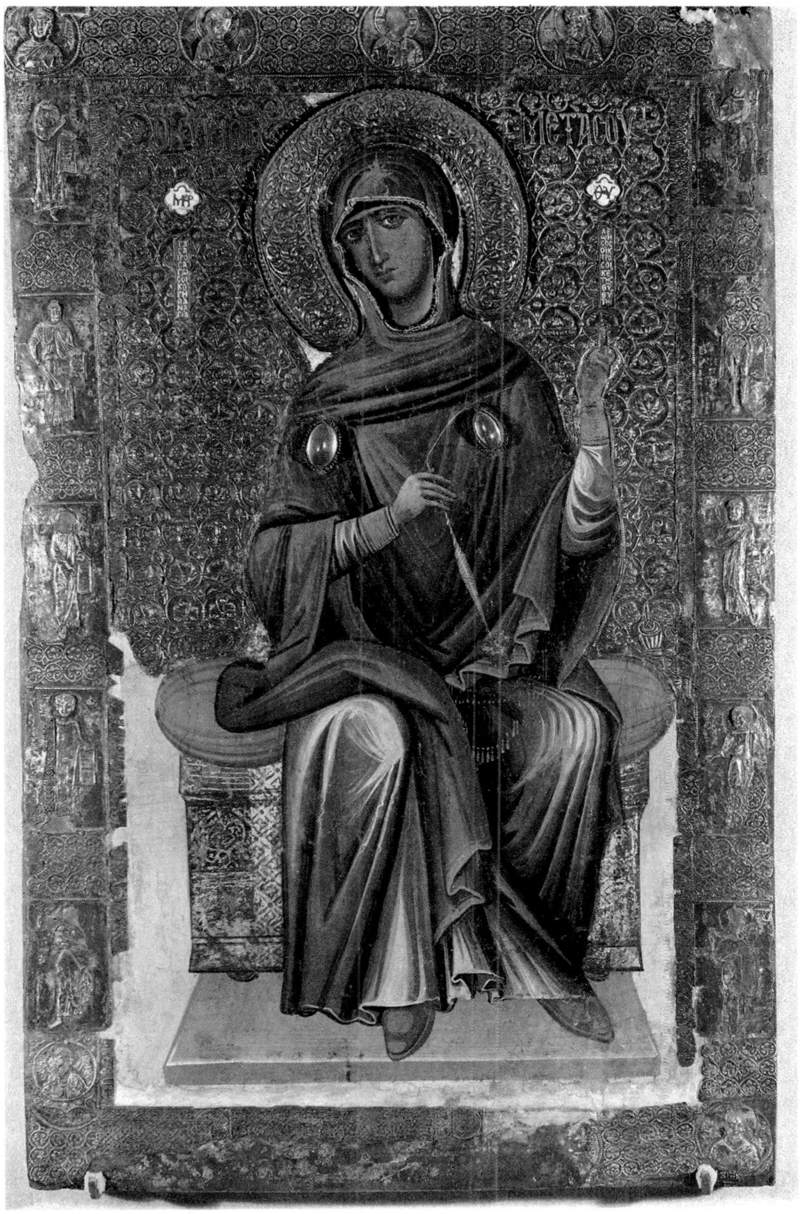

465 Maria der Verkündigung. Ohrid. 12. Jh.

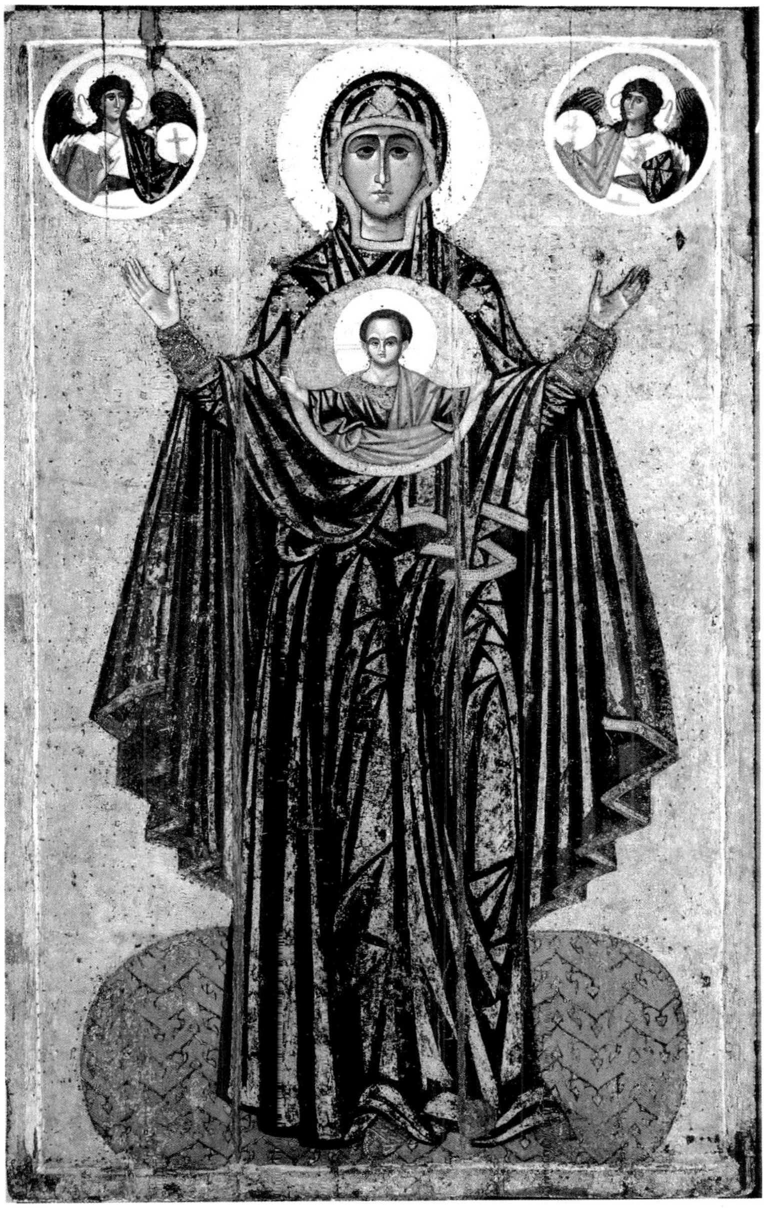

466 Maria Orans von Jaroslawl. Um 1200.

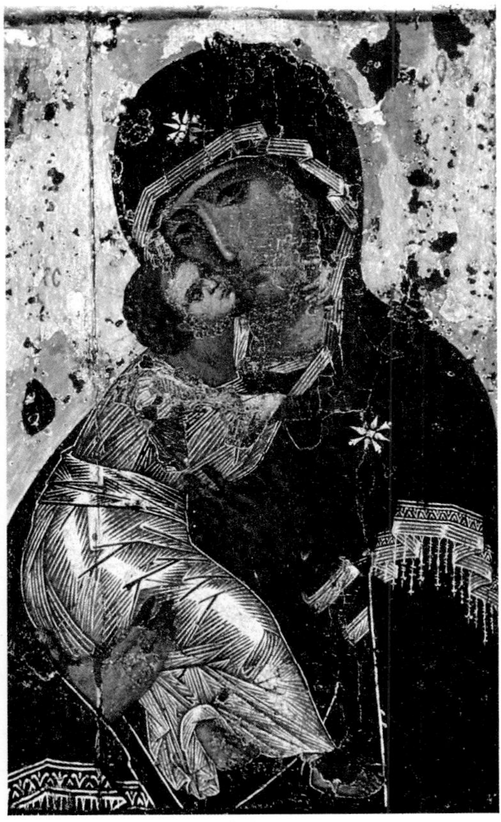

467 Gottesmutter von Wladimir („Wladimirskaja").
1. Hälfte des 12. Jh.

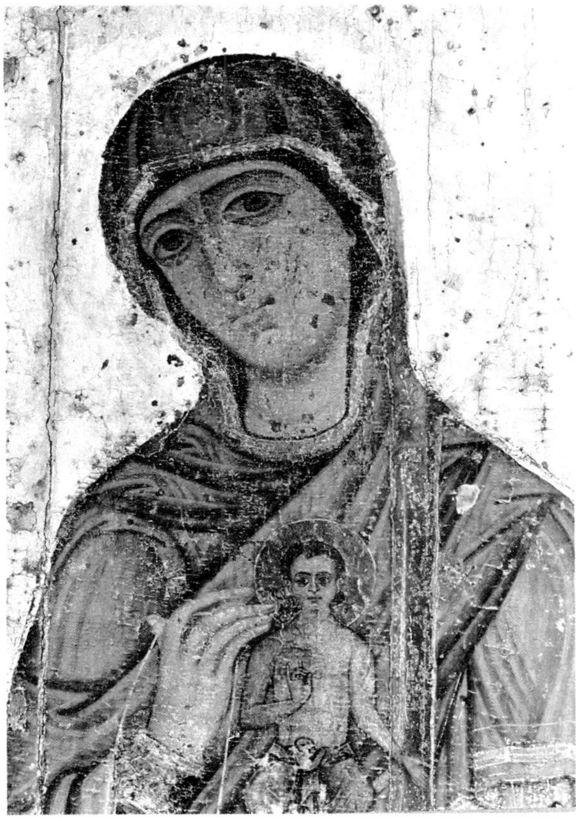

468 Gottesmutter des Zeichens. Jaroslawl. 12.–13. Jh.

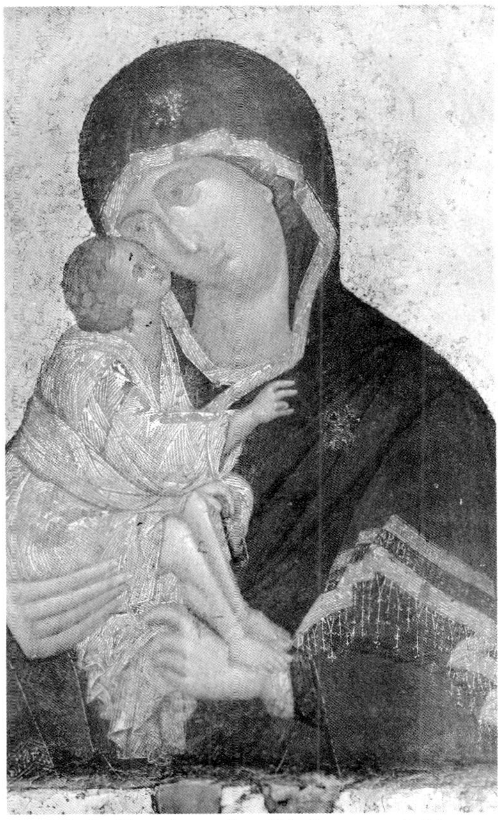

469 Maria, Theophanes dem Griechen zugeschrieben.
Ende des 14. Jh.

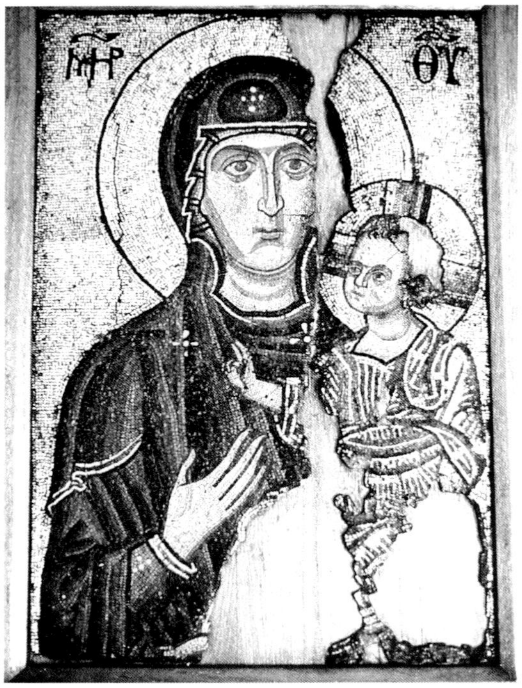

470 Maria mit dem Kind. 12. Jh.

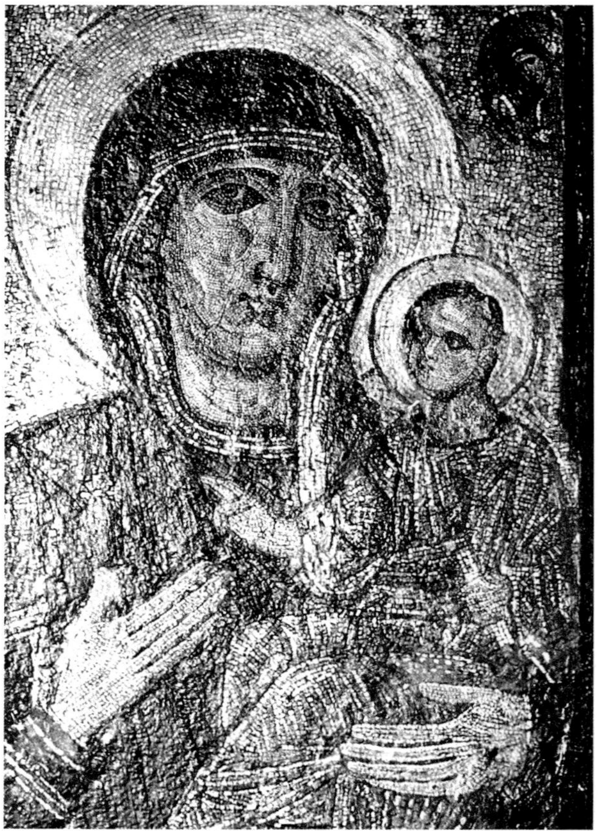

471 Maria mit dem Kind. Um 1065.

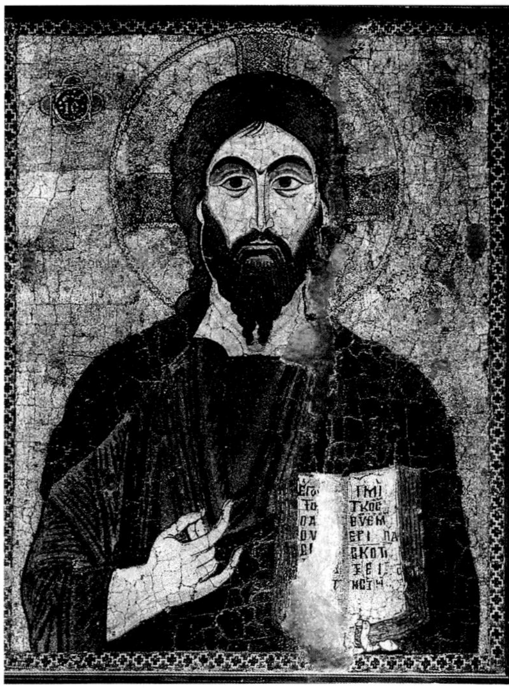

472 Segnender Christus. 12. Jh. (um 1150).

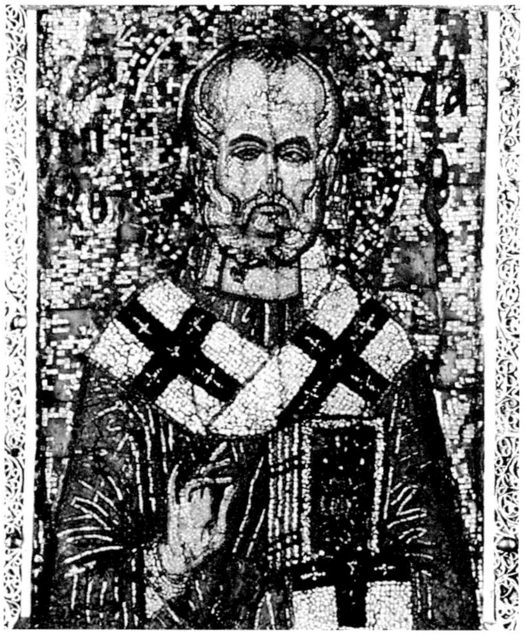

473 Der hl. Nikolaus. Ende des 13. – Anfang des 14. Jh.

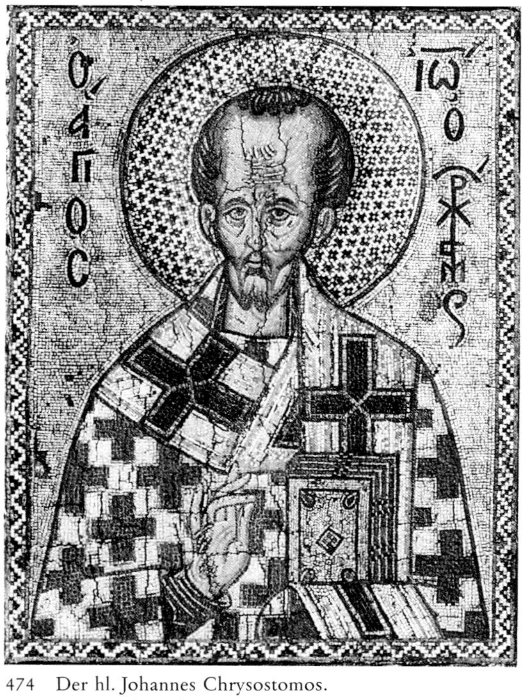

474 Der hl. Johannes Chrysostomos. Konstantinopel. Um 1325.

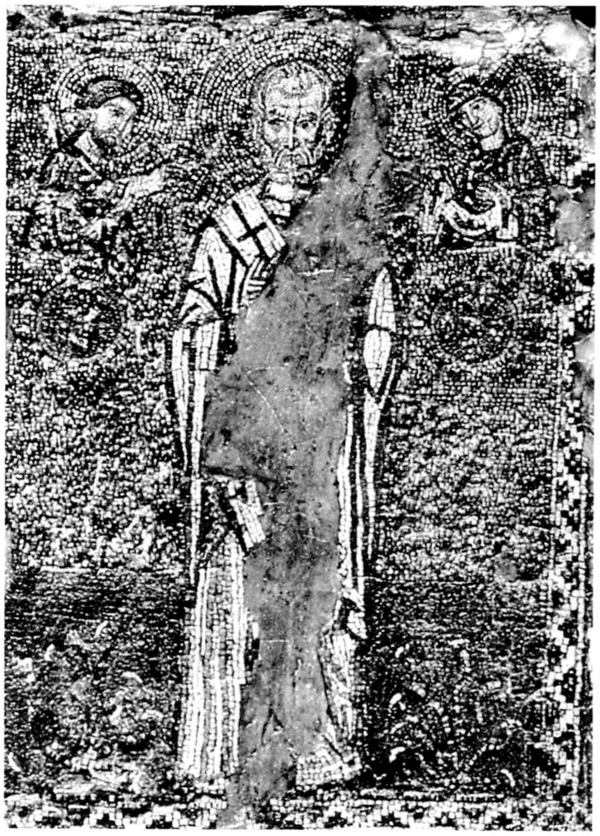

475 Der hl. Nikolaus. Konstantinopel. 11. Jh.

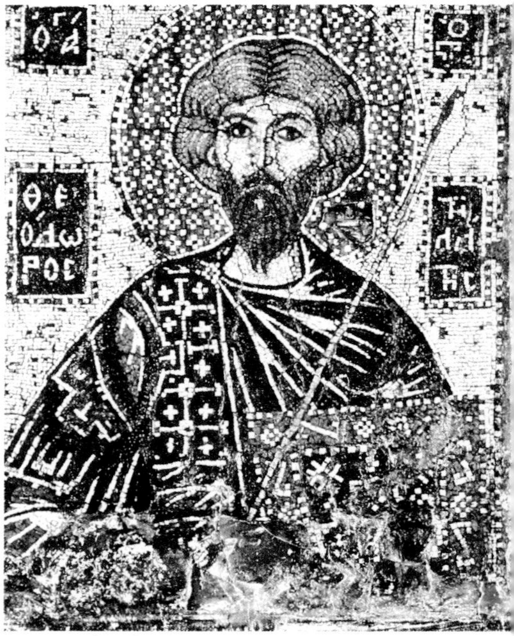

476 Der hl. Theodoros Stratelates. 14. Jh.

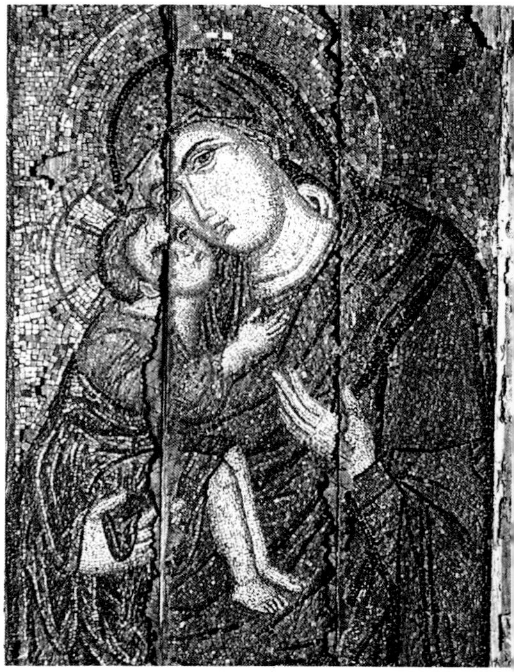

477 Maria mit dem Kind. 14. Jh.

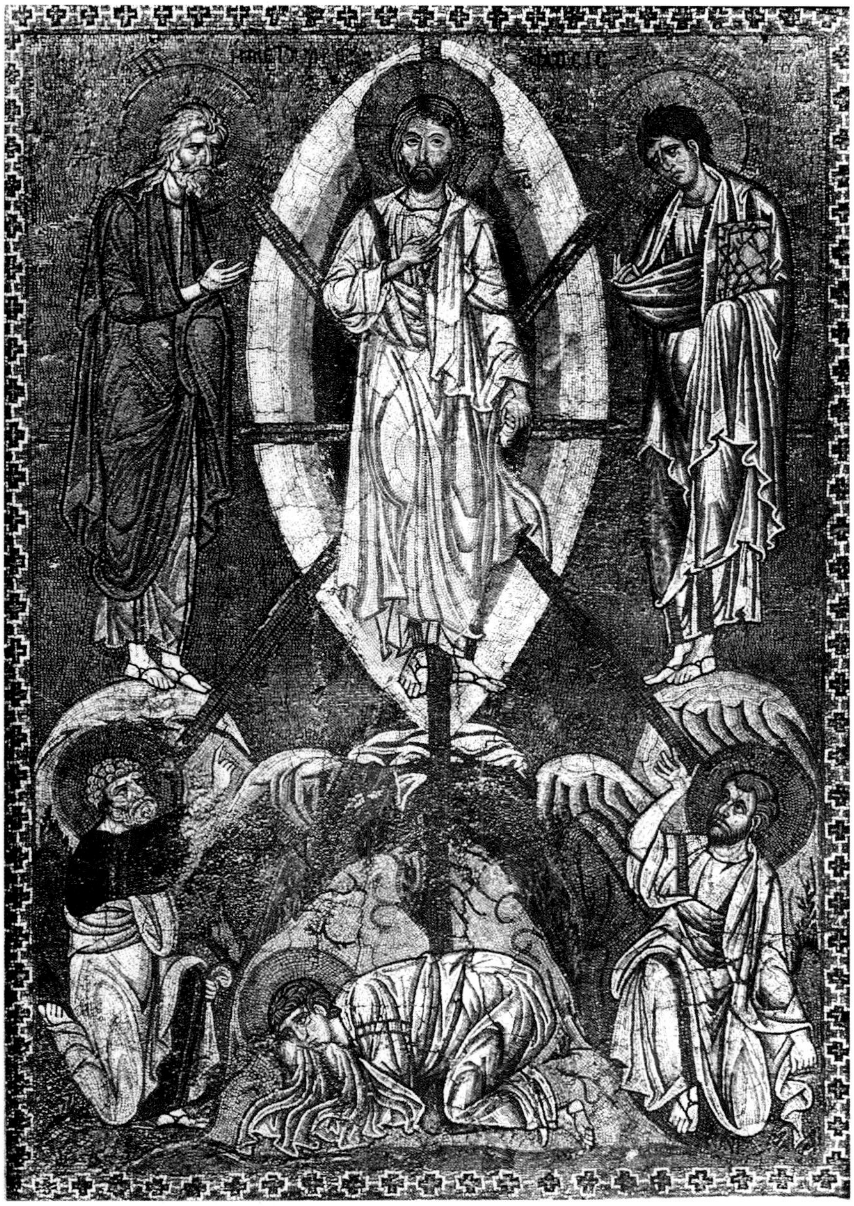

478 Verklärung Christi. Konstantinopel. Ende des 12. – Anfang des 13. Jh.

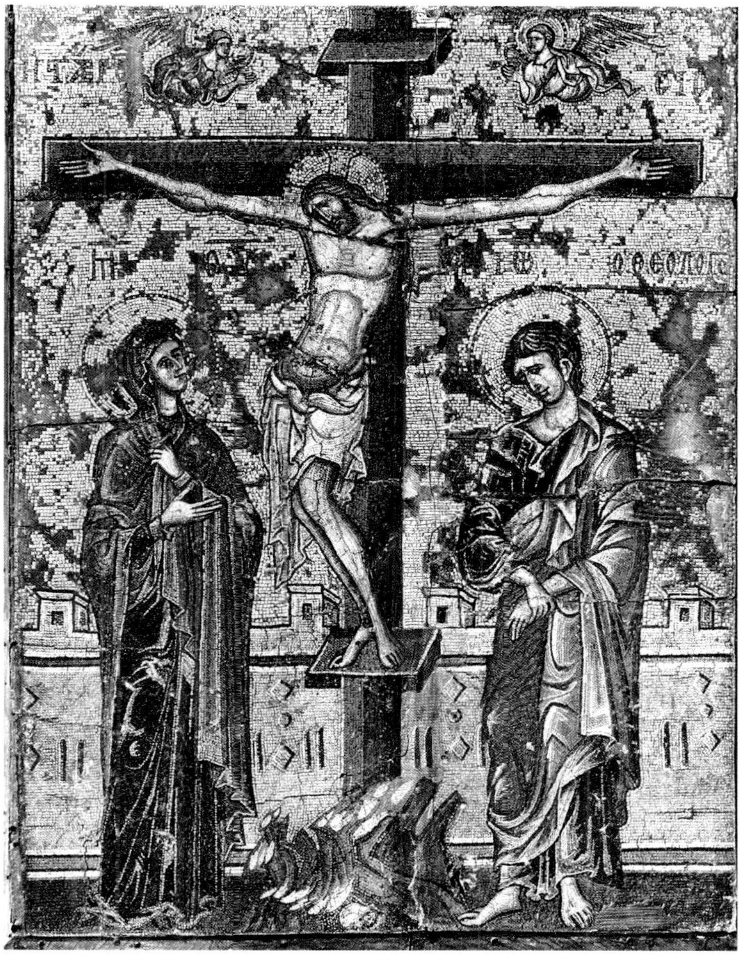

479 Kreuzigung Christi. Konstantinopel. Ende des 12. Jh.

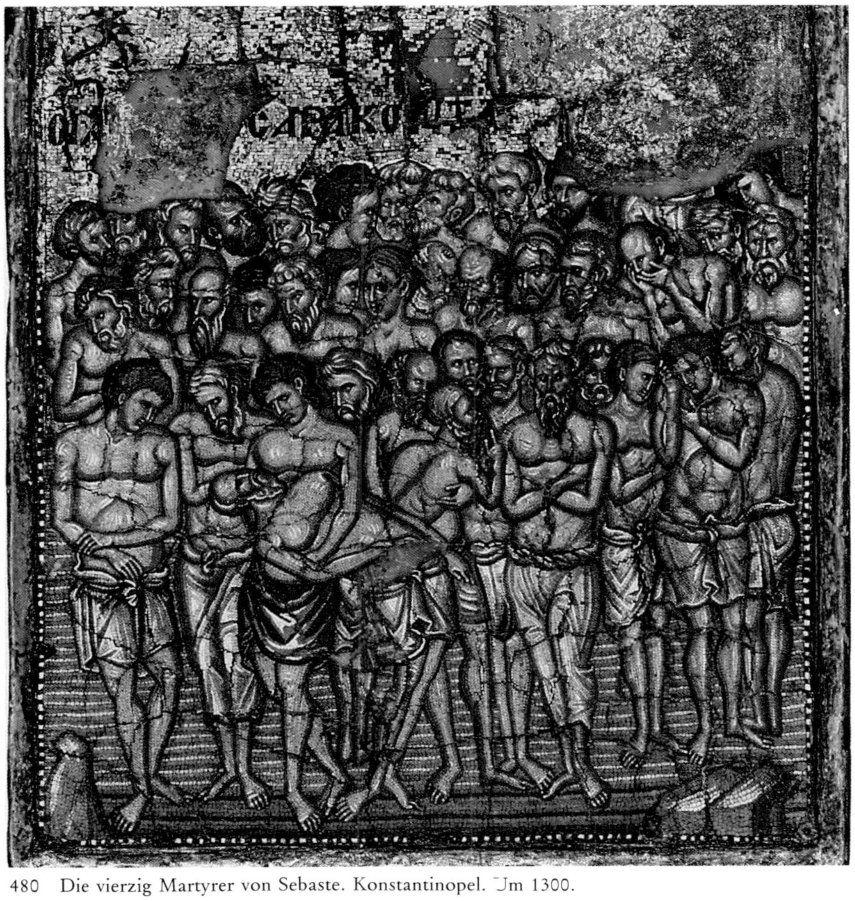

480 Die vierzig Martyrer von Sebaste. Konstantinopel. Um 1300.

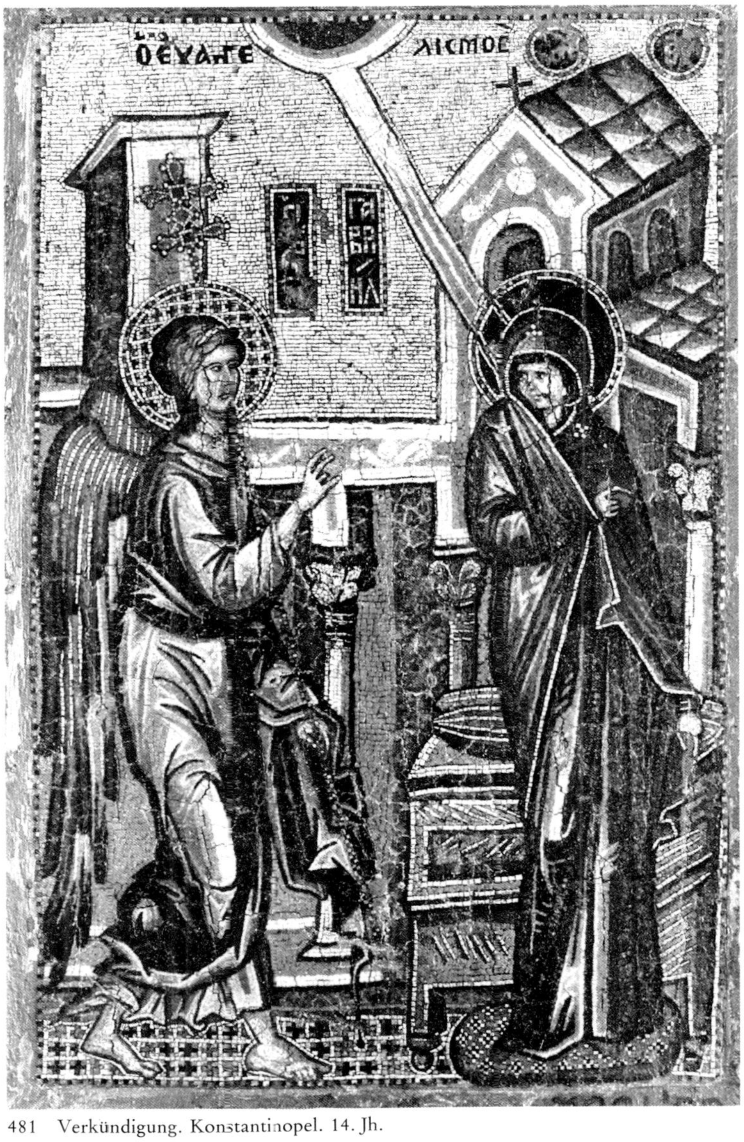

481 Verkündigung. Konstantinopel. 14. Jh.

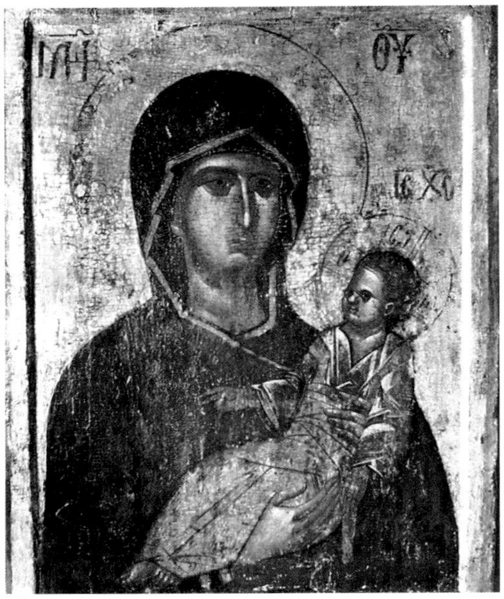

482 Maria mit dem Kind. Schule von Thessaloniki. Um 1300.

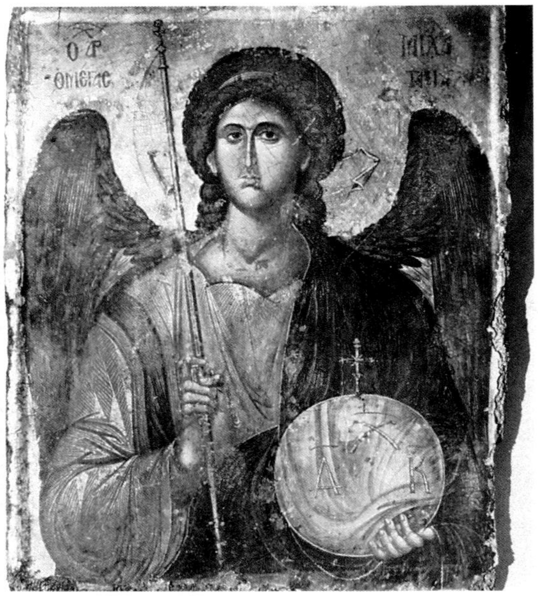

483 Erzengel Michael. 14. Jh.

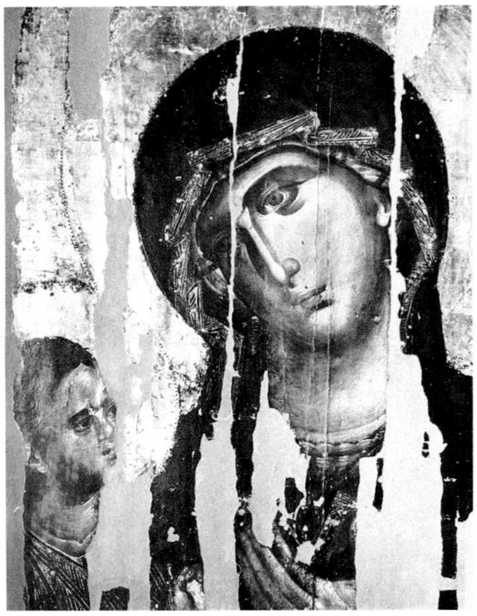

484 Maria mit dem Kind. Berg Athos. 14. Jh.

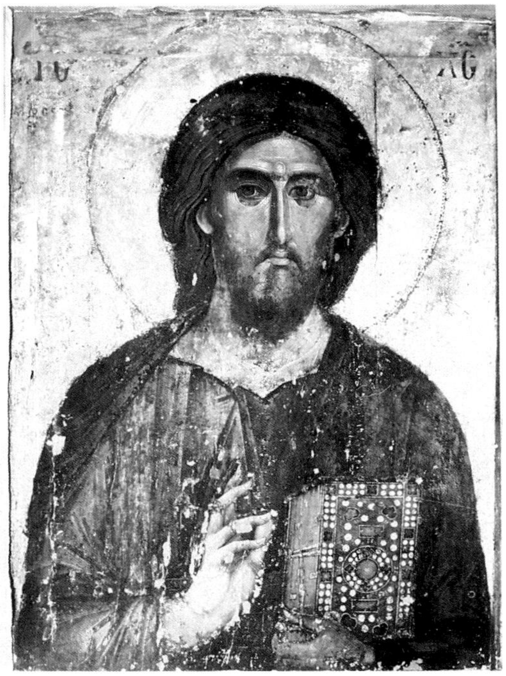

485 Christus Pantokrator. 14. Jh.

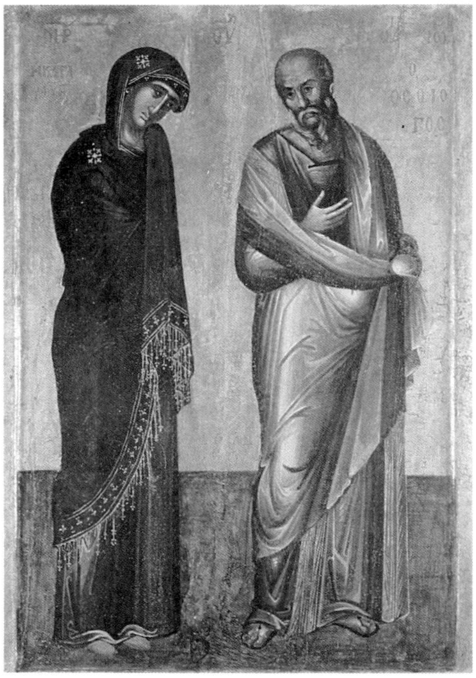

486 Maria und der hl. Johannes Theologos. Ende des 14. Jh.

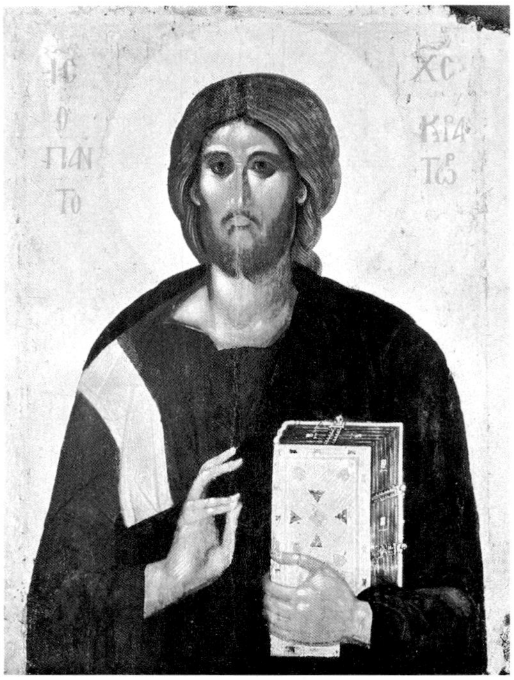

487 Christus Pantokrator. Um 1363.

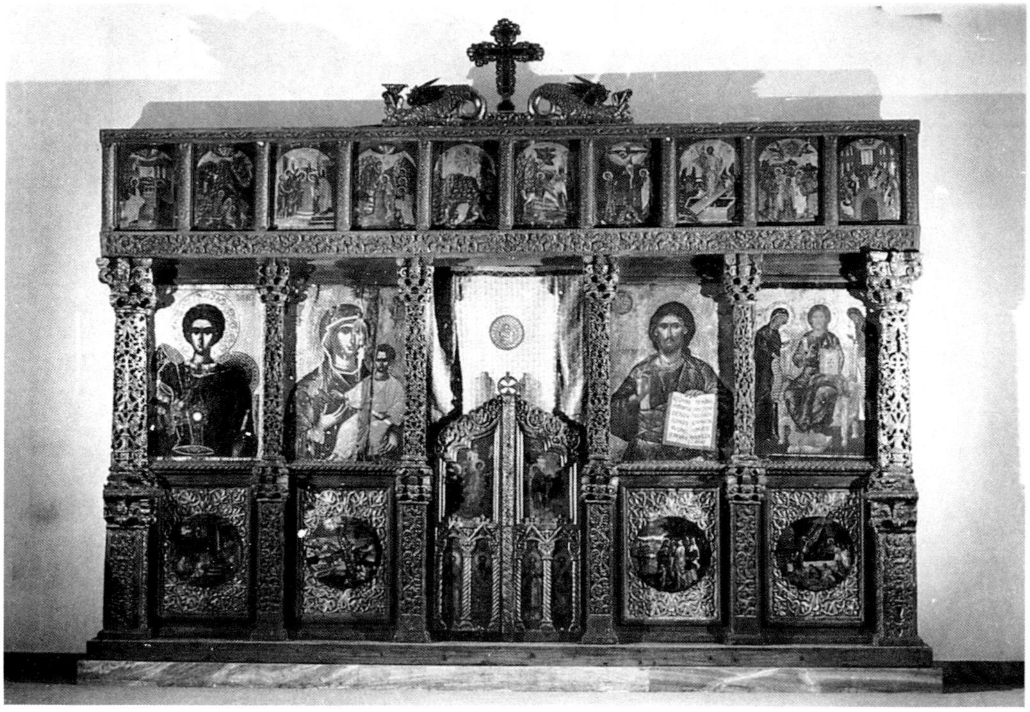

488 Ikonostase. Kretische Arbeit. Um 1680.

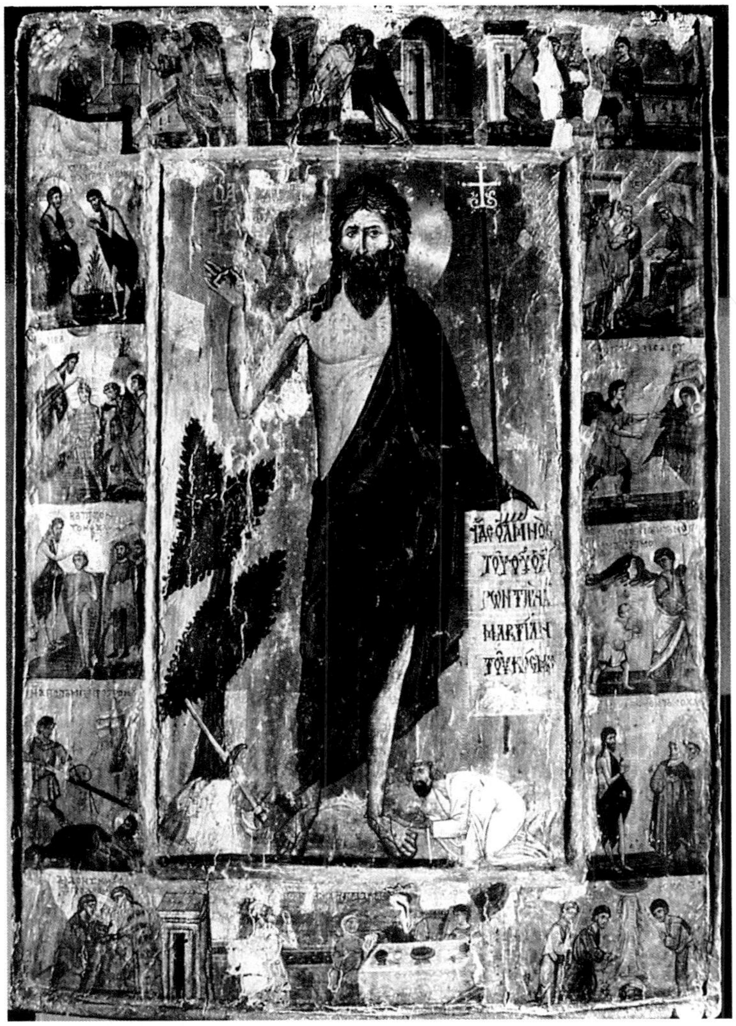

489 Der hl. Johannes der Täufer. Sinai. 13. Jh.

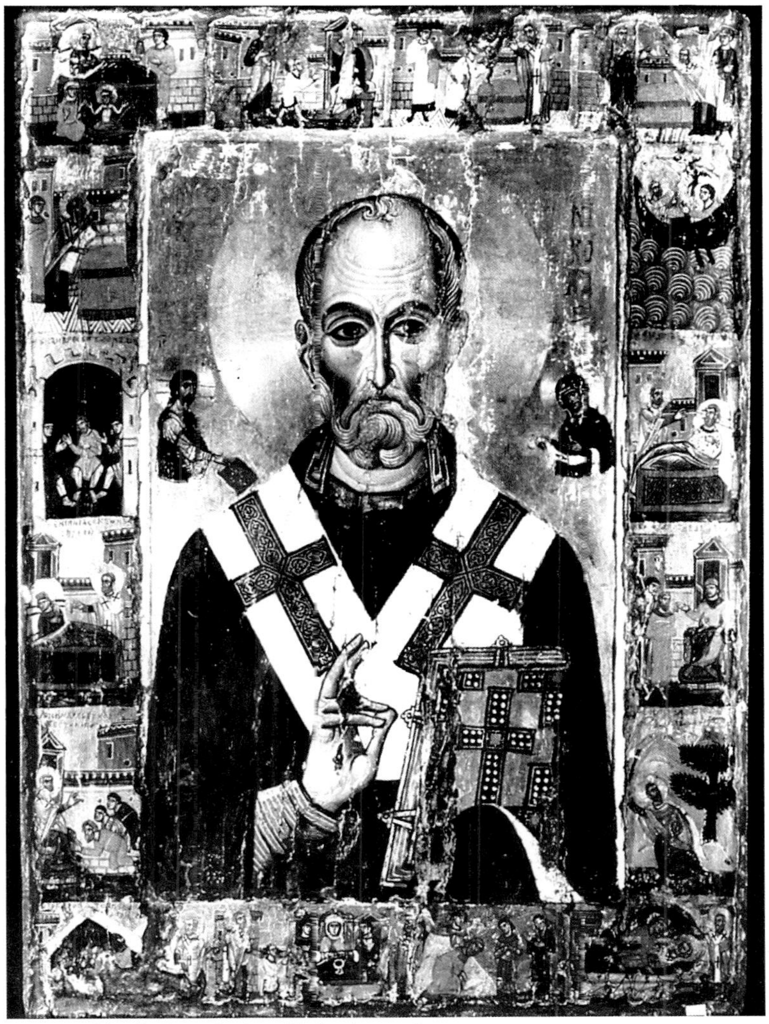

490 Der hl. Nikolaus. Sinai. 1. Hälfte des 13. Jh.

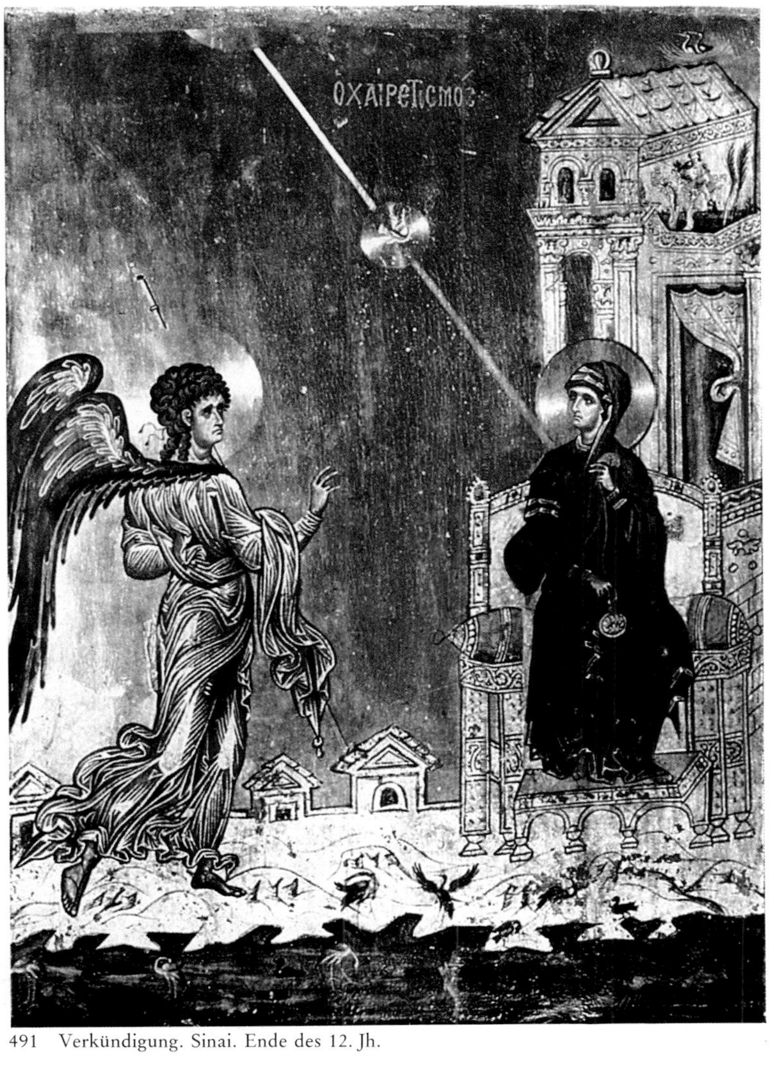

491 Verkündigung. Sinai. Ende des 12. Jh.

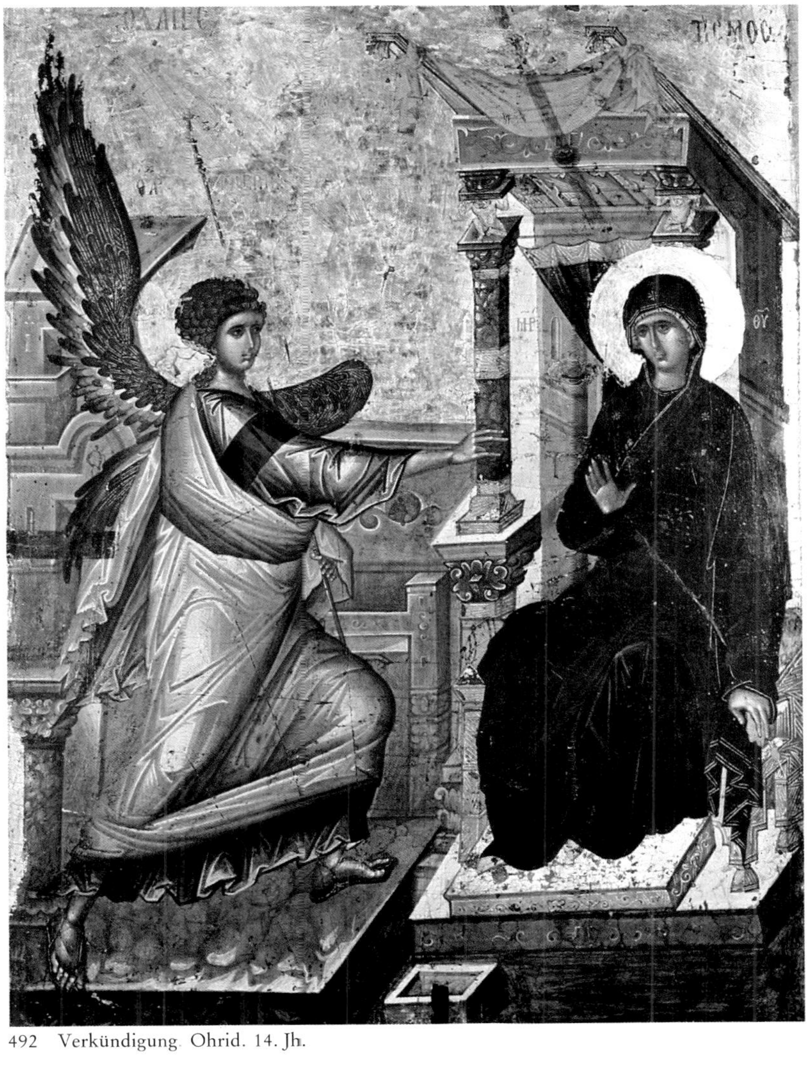

492 Verkündigung. Ohrid. 14. Jh.

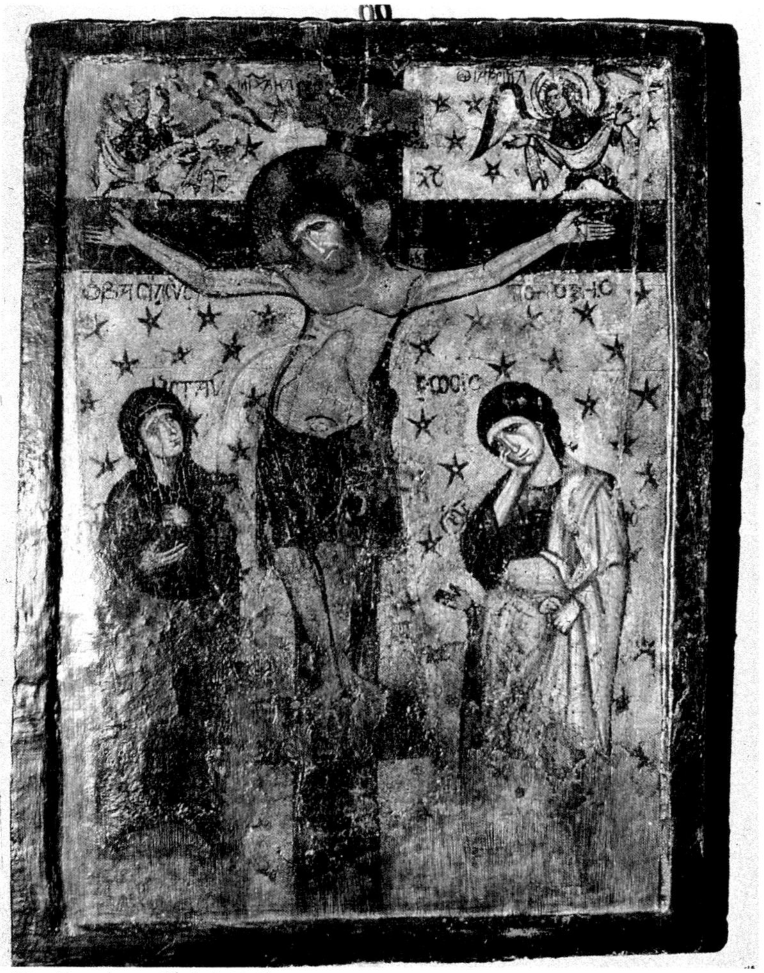

493 Kreuzigung Christi. 13. Jh.

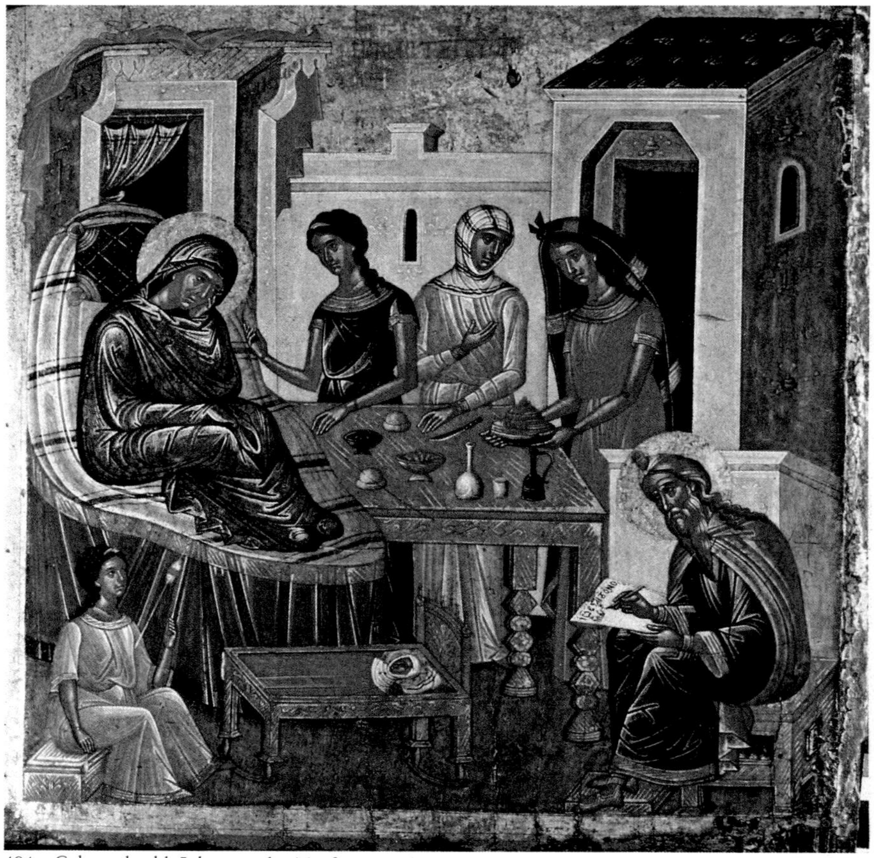

494 Geburt des hl. Johannes des Täufers. 15. Jh.

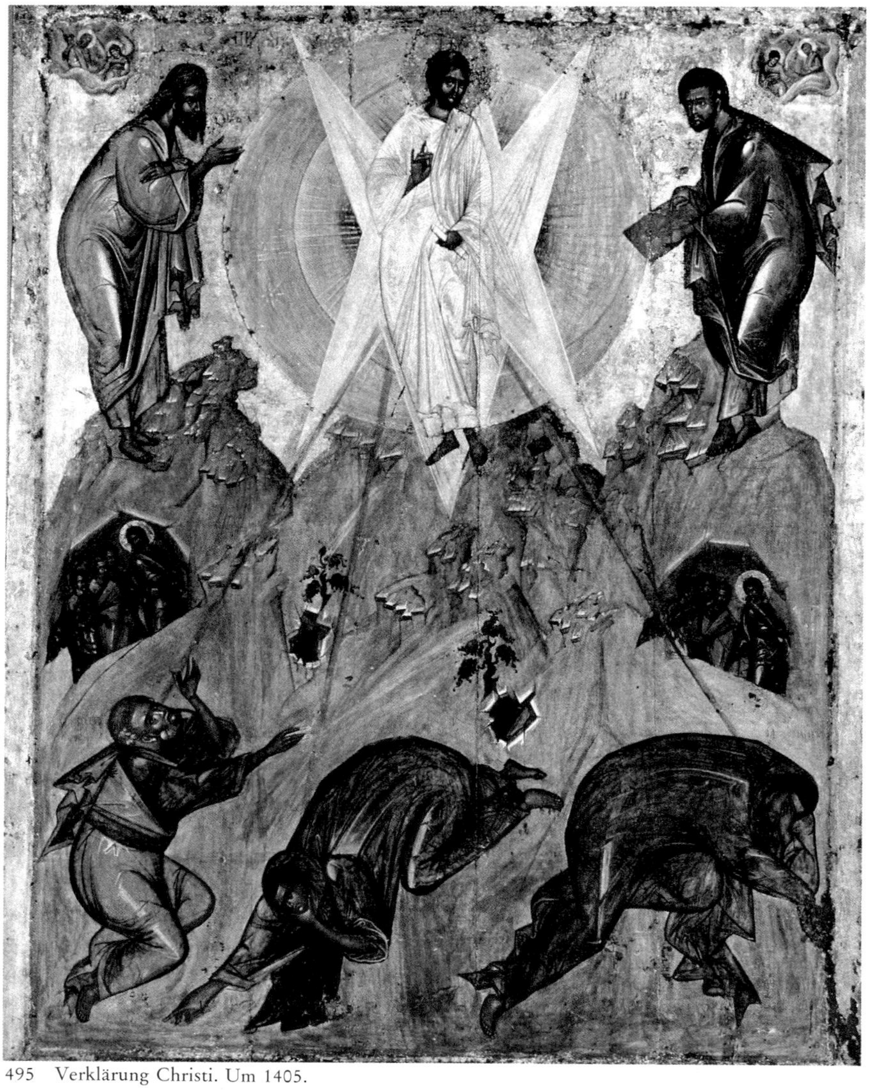

495 Verklärung Christi. Um 1405.

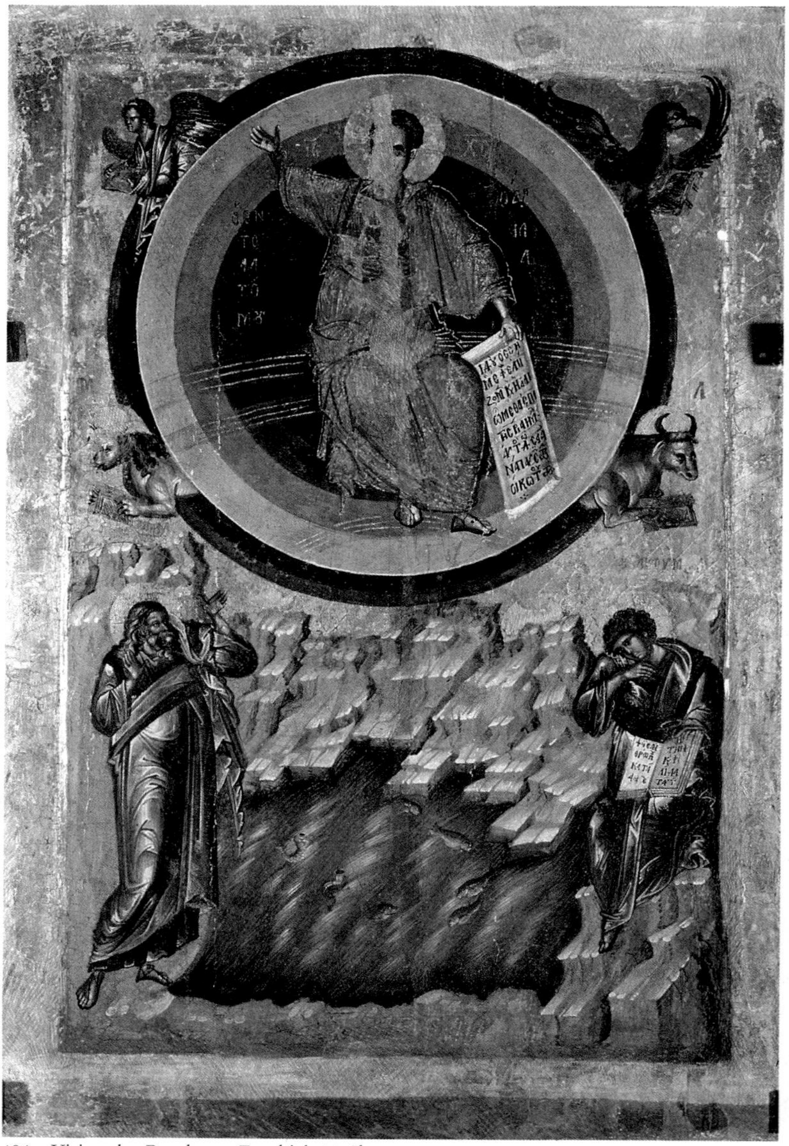

496 Vision des Propheten Ezechiel. 14. Jh.

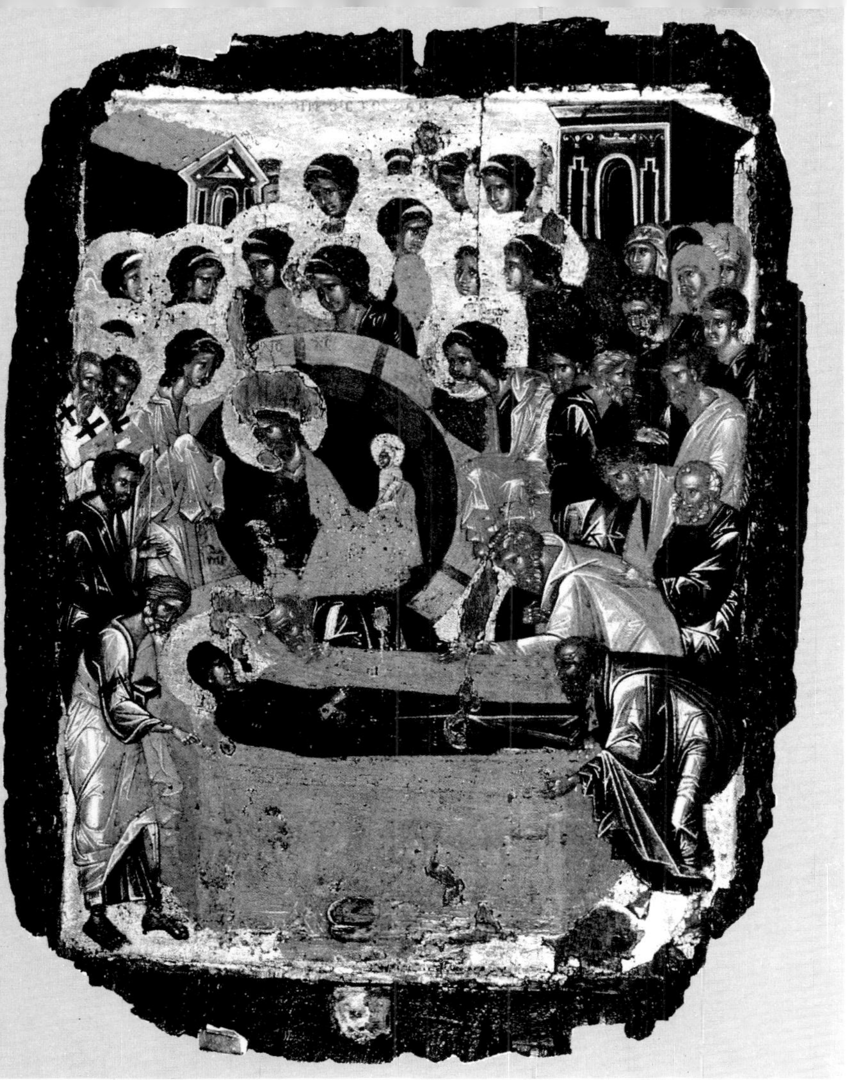

497 Marientod. 1. Hälfte des 14. Jh.

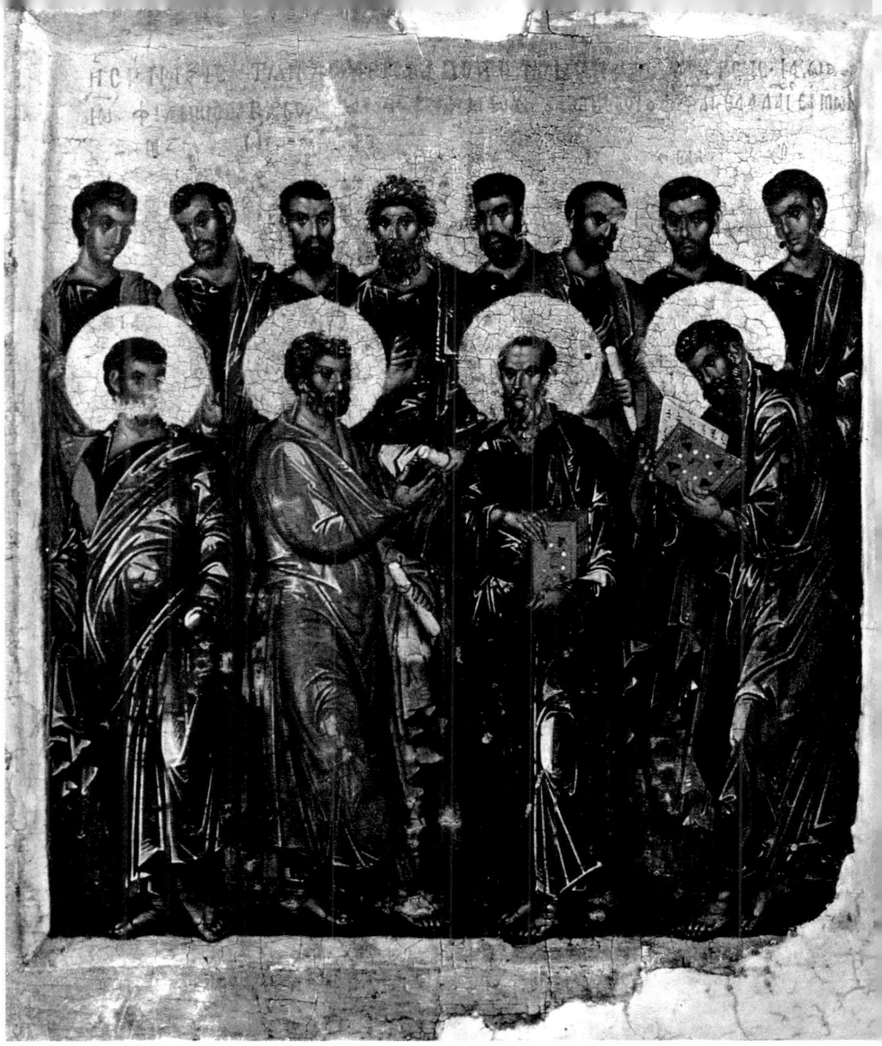

498 Die zwölf Apostel. Anfang des 14. Jh.

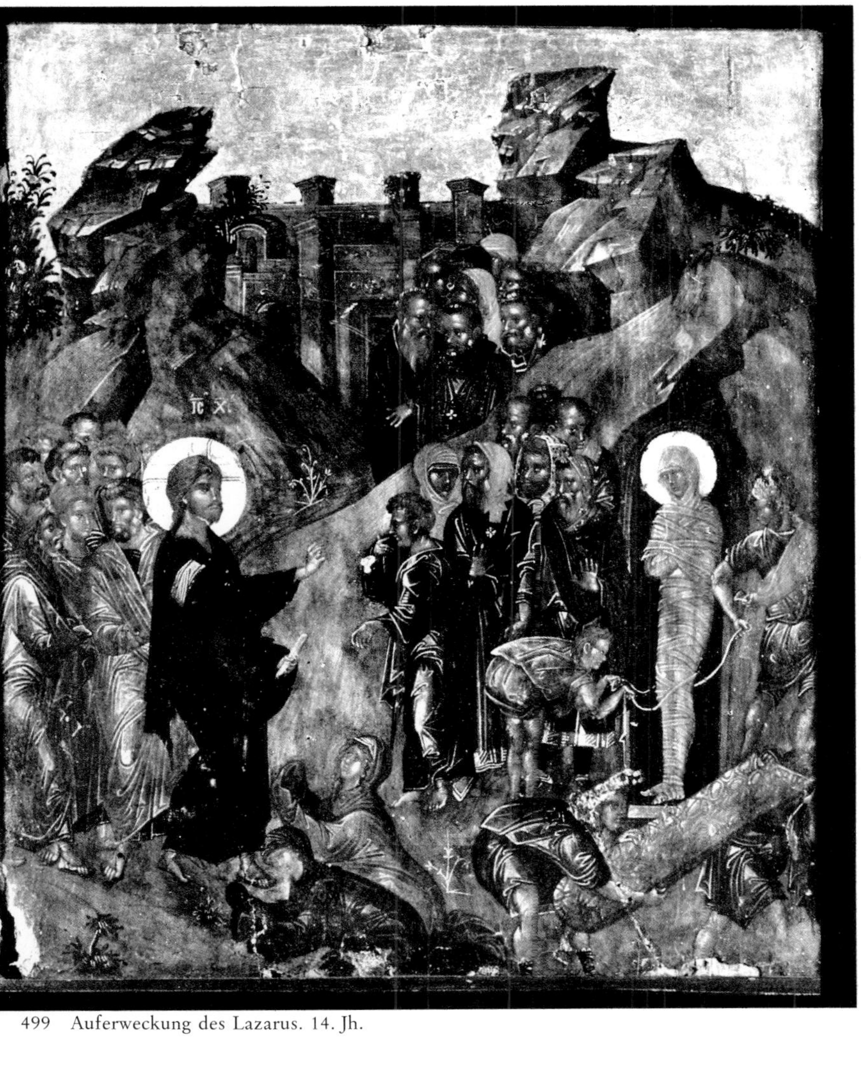

499 Auferweckung des Lazarus. 14. Jh.

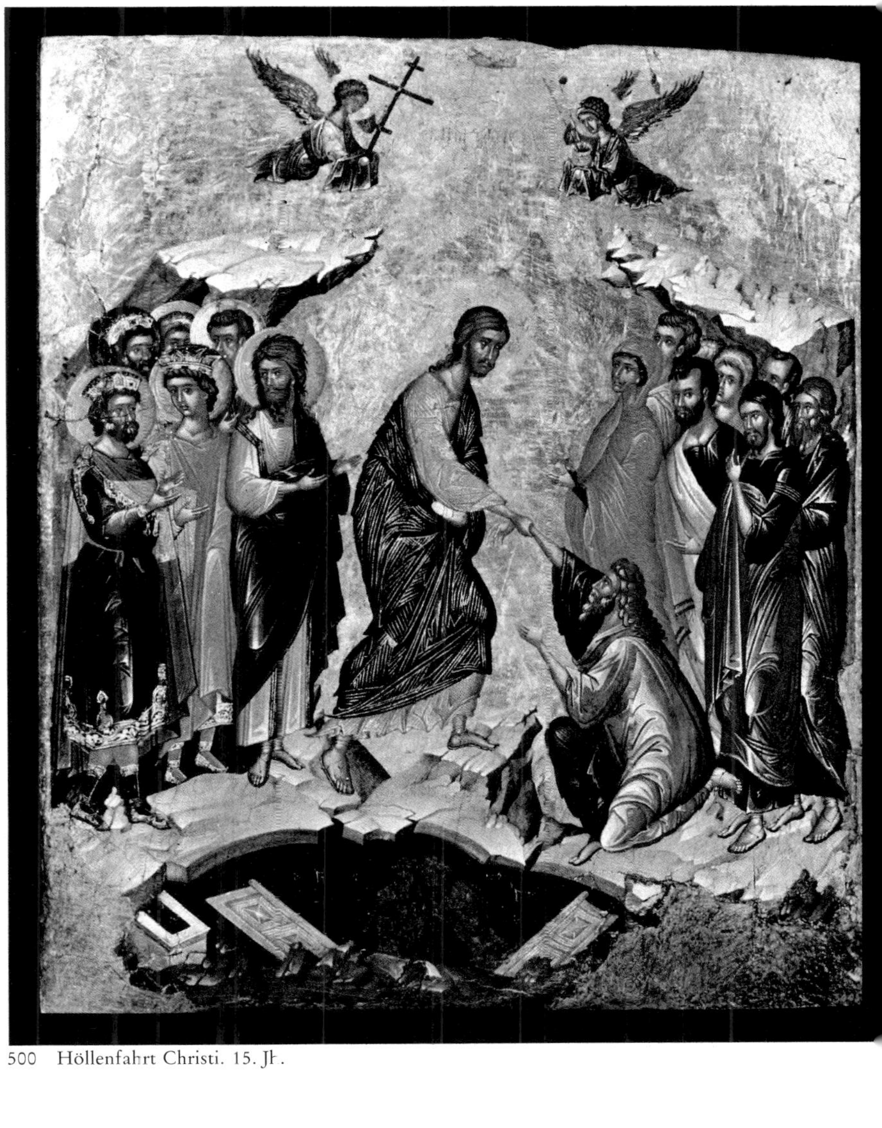

500 Höllenfahrt Christi. 15. Jh.

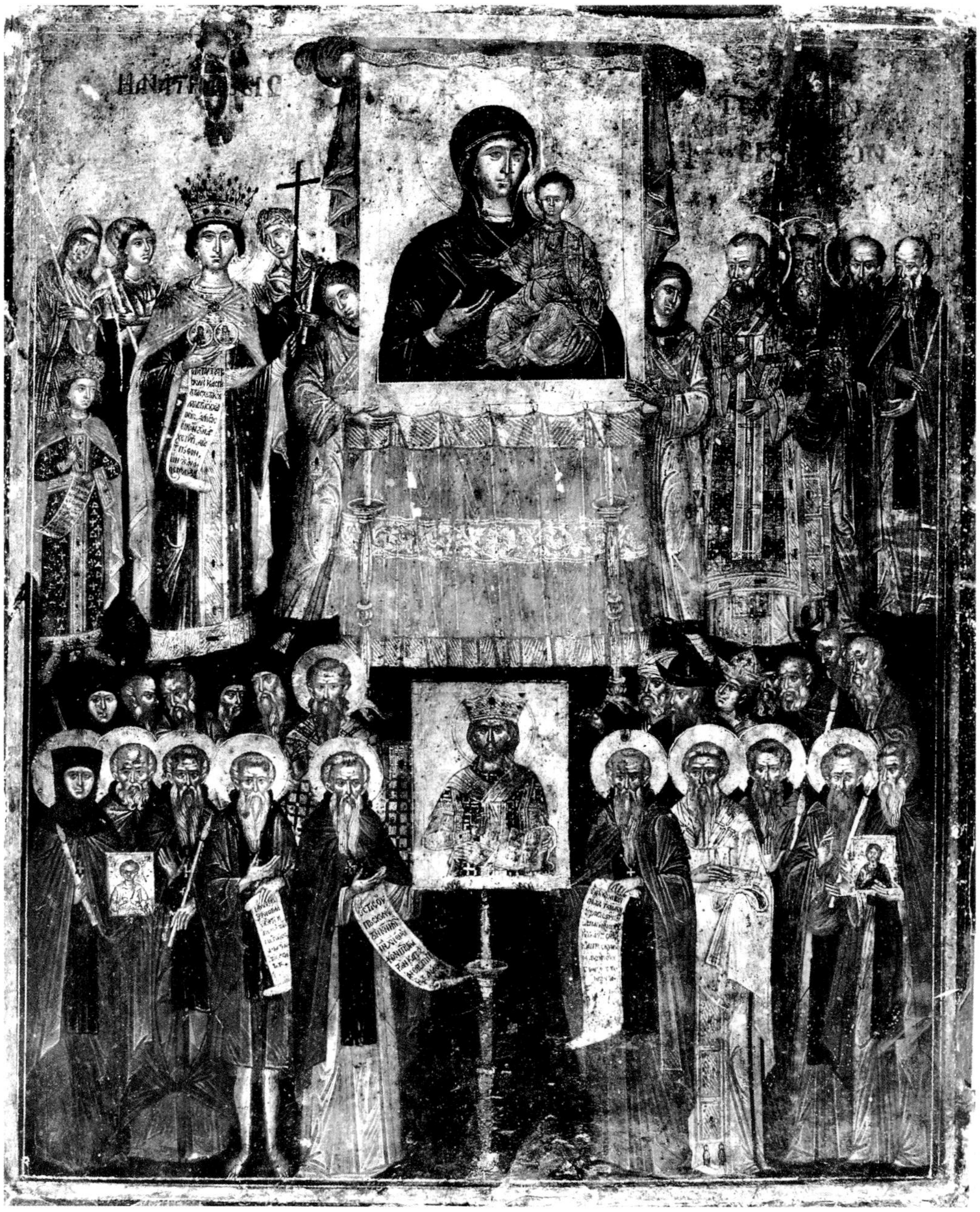

501 Wiedereinsetzung der Bilder durch Kaiserin Eirene. Ende des 16. – Anfang des 17. Jh.

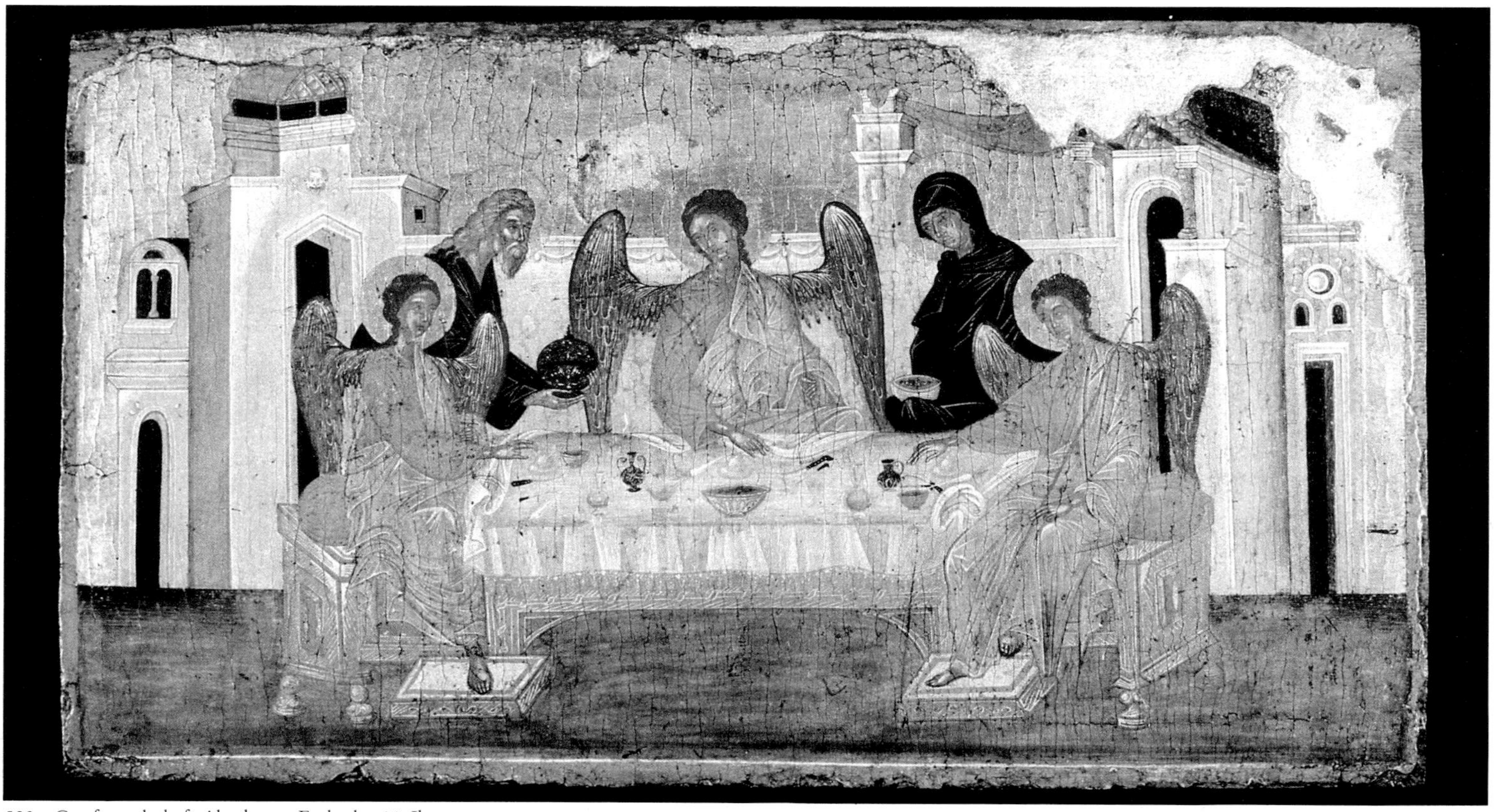

502 Gastfreundschaft Abrahams. Ende des 14. Jh.

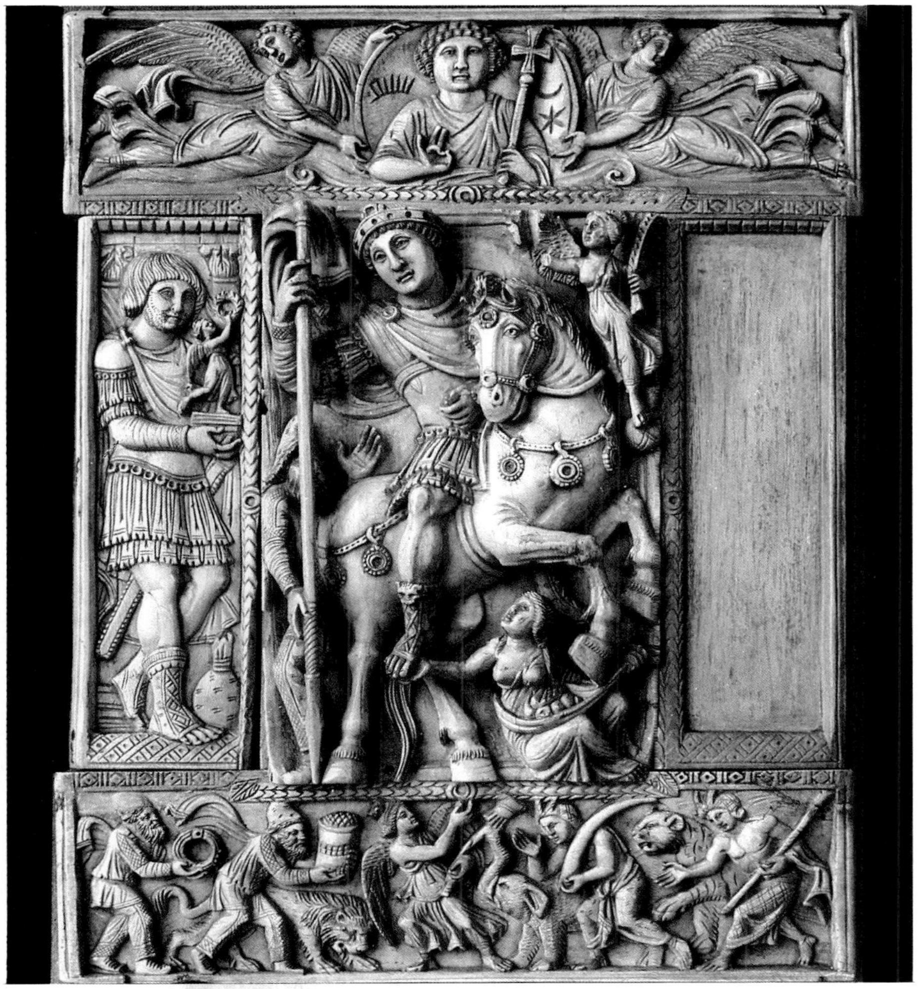

503 Triumph eines Kaisers. Ende des 5. oder des 6. Jh.

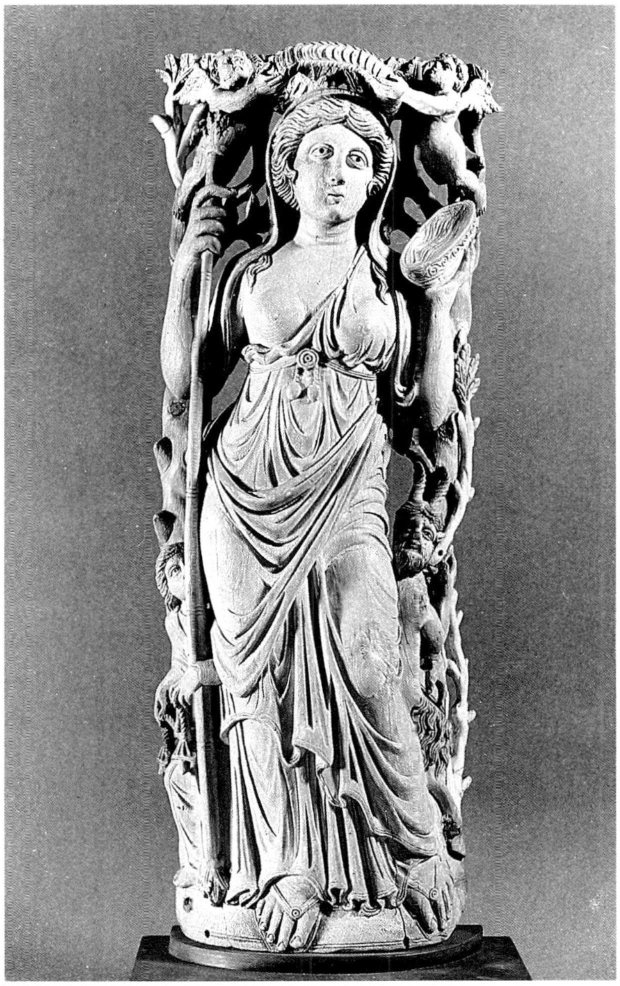

504 Ariadne, die Attribute einer Mänade haltend. Alexandreia (?). 6. Jh.

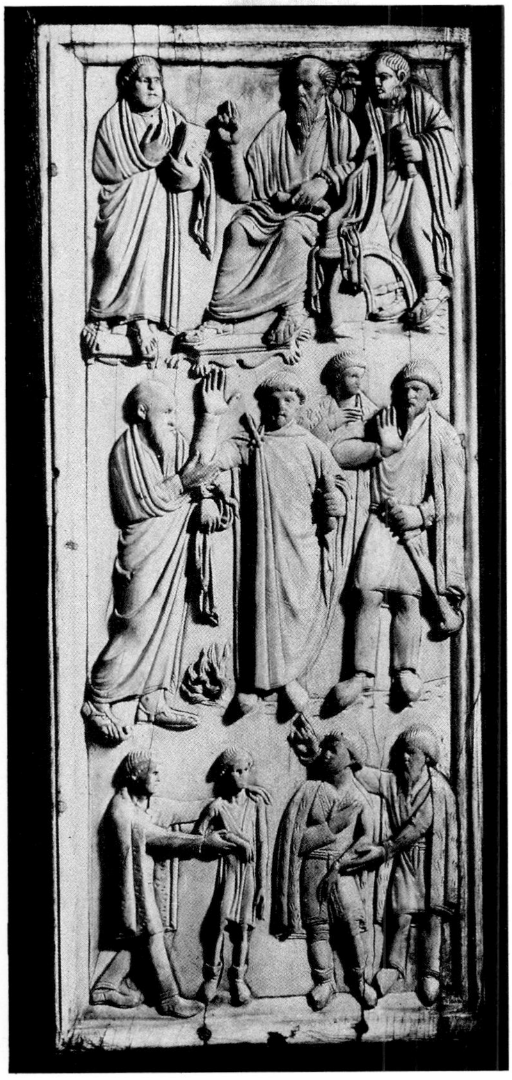

505 Der hl. Paulus und verschiedene Personen. Um 400.

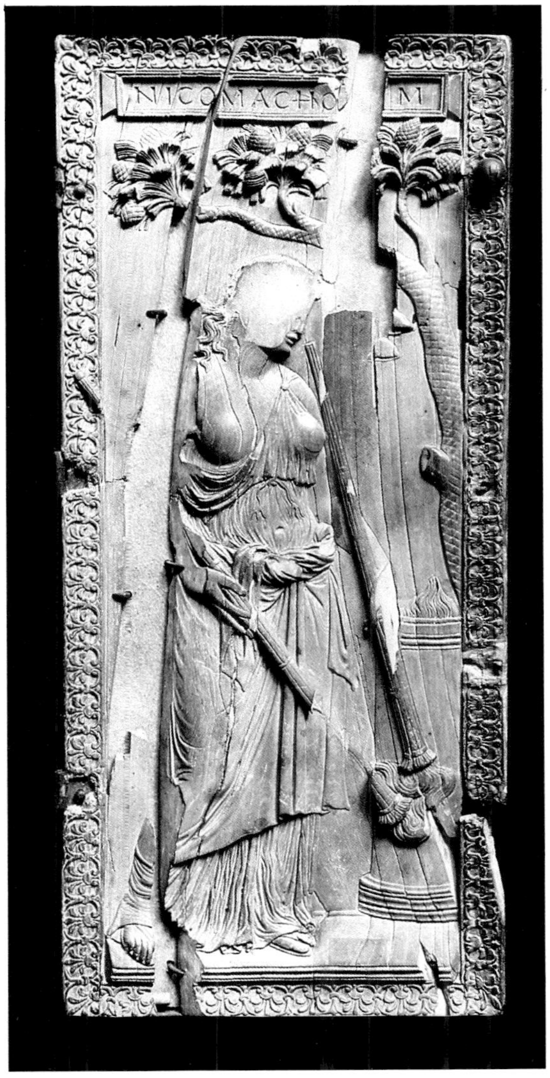

506 Platte des Diptychons der Nikomachi und Symmachi. Rom. Um 400.

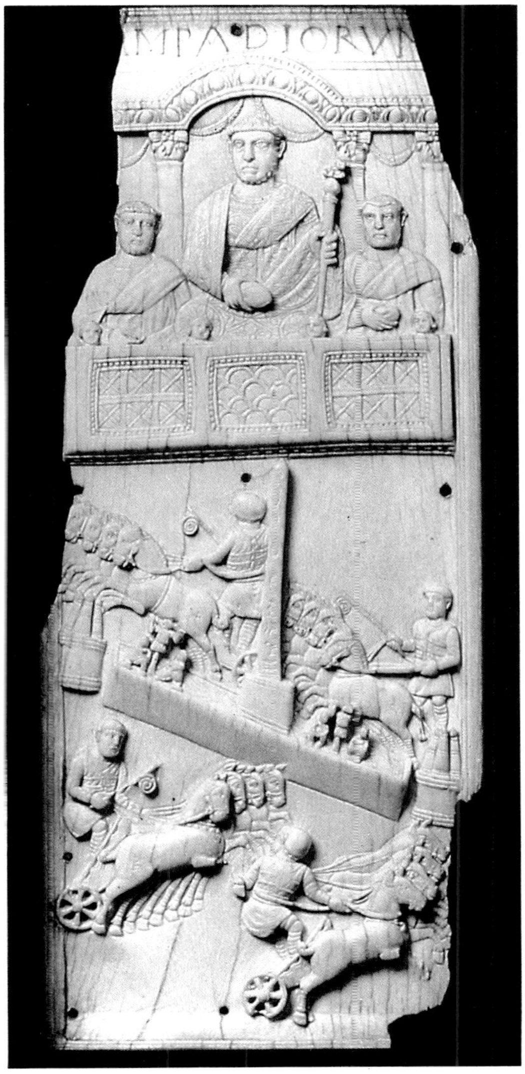

507 Szene eines Wagenrennens in einem Hippodrom. Westlicher Ursprung. 400–450.

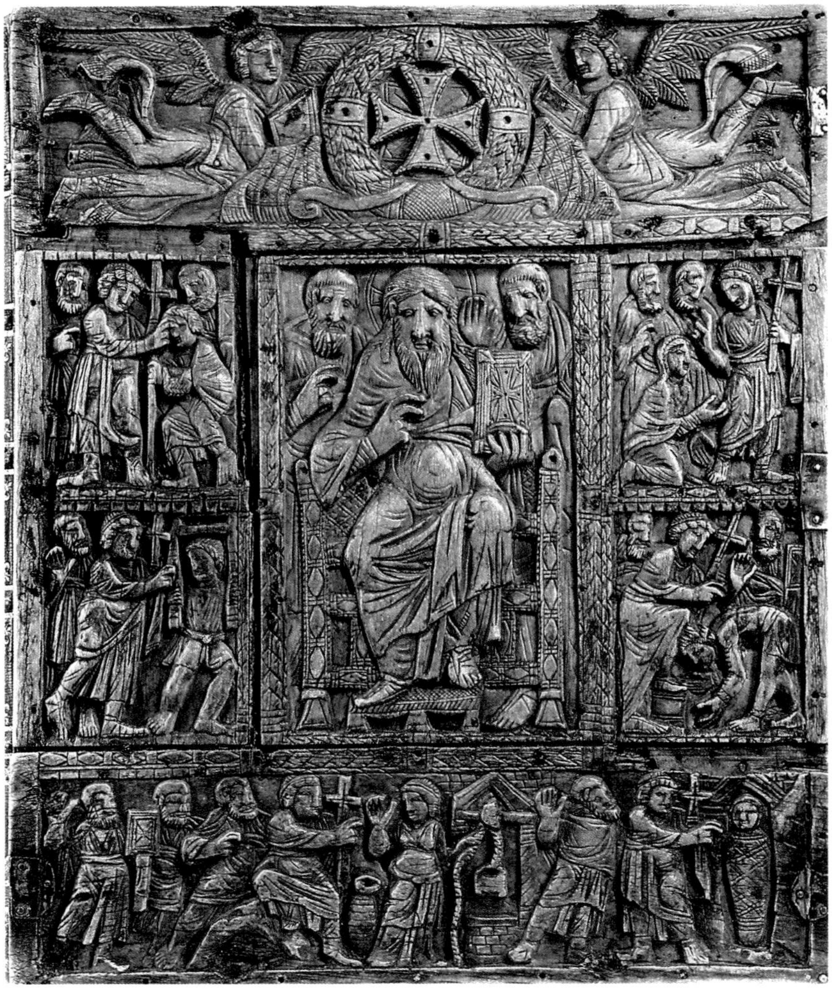

508 Szenen aus dem Leben Christi. Westlicher Ursprung. 6. Jh.

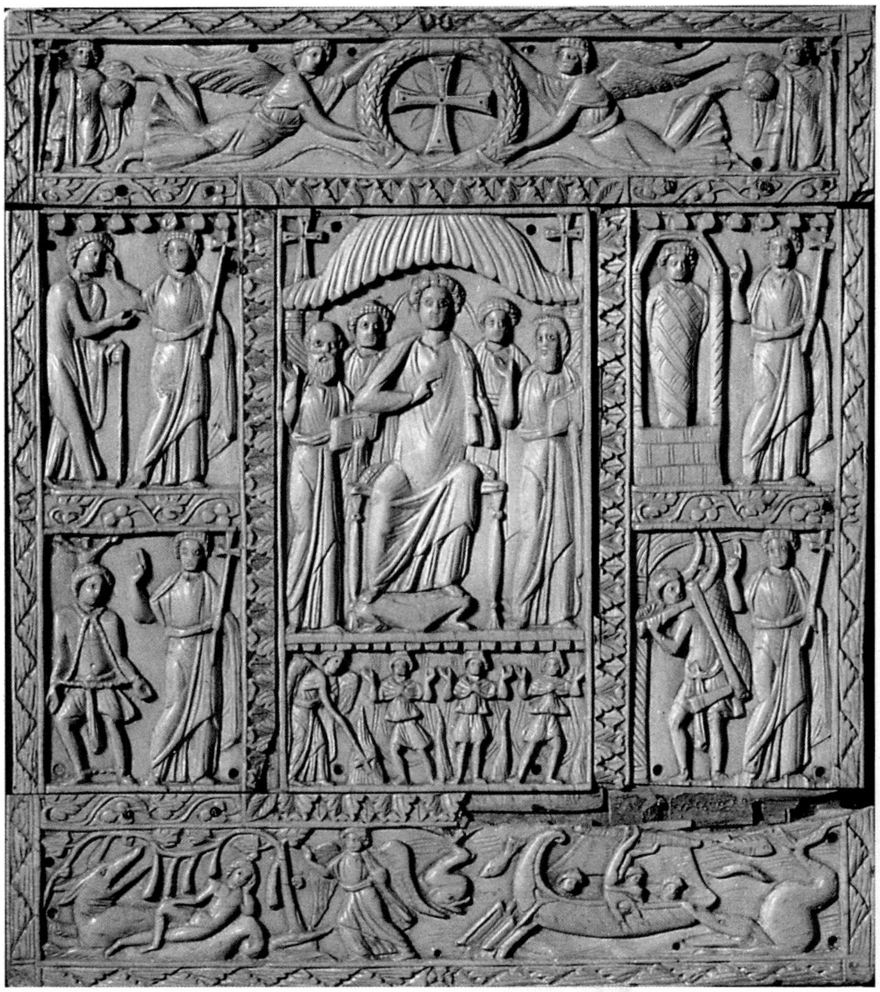

509 Szenen aus dem Leben Christi. Murano. Anfang des 5. Jh.

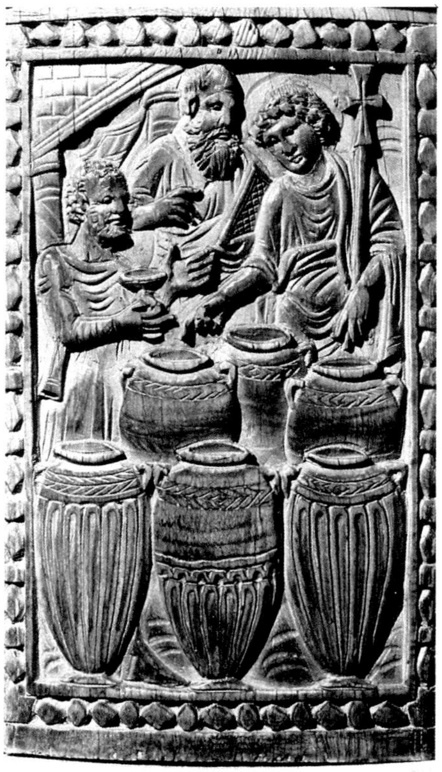

510 Hochzeit zu Kana: Verwandlung von Wasser in Wein. Um 546–556.

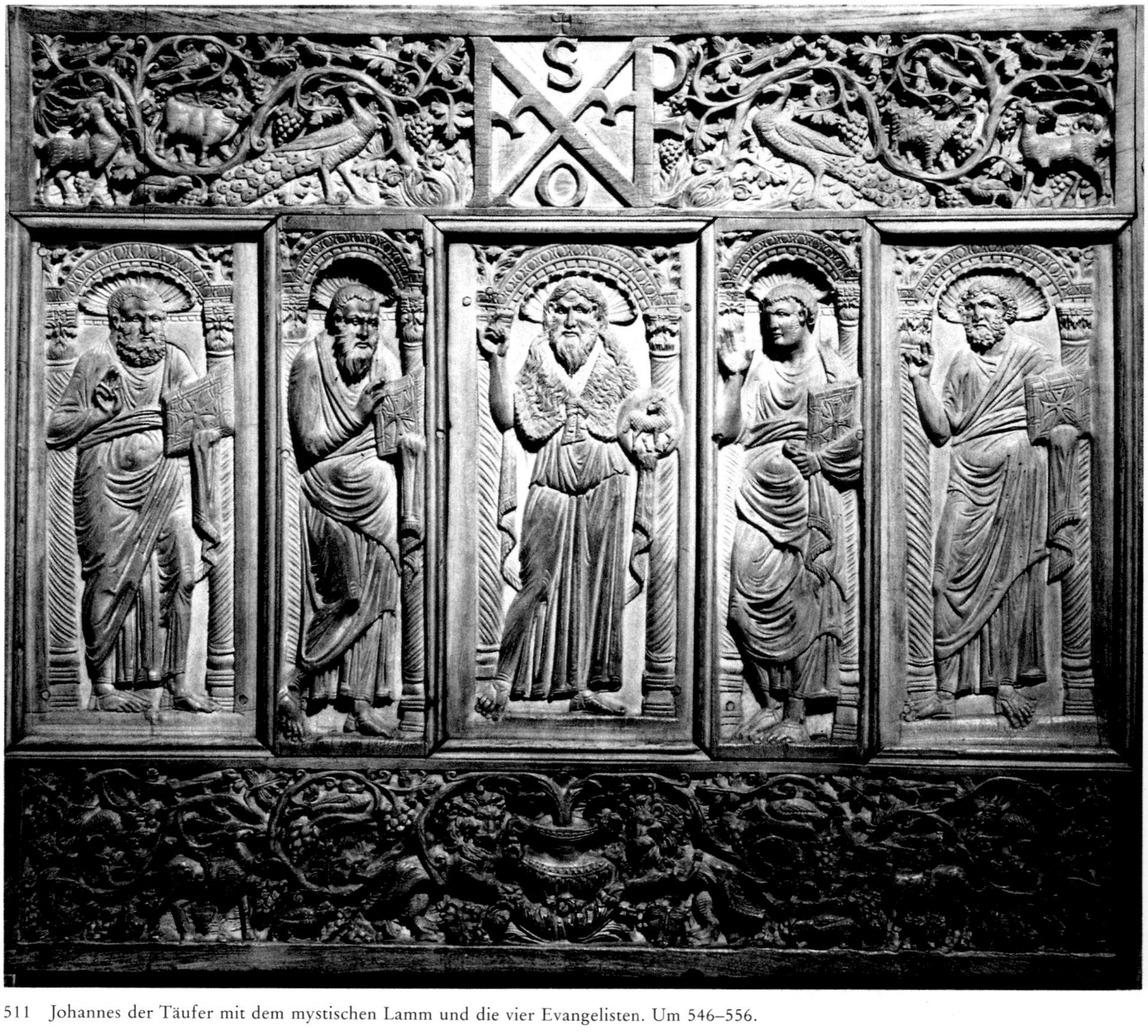

511 Johannes der Täufer mit dem mystischen Lamm und die vier Evangelisten. Um 546–556.

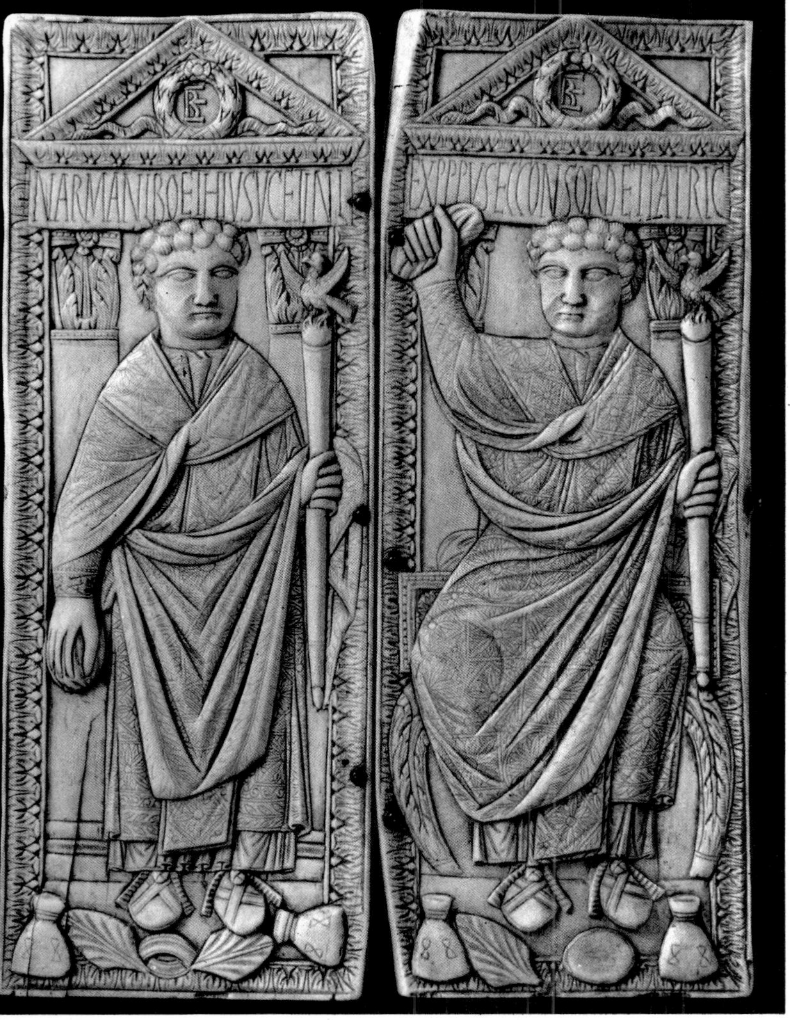

512 Boethius-Diptychon. Römischer Ursprung. 487.

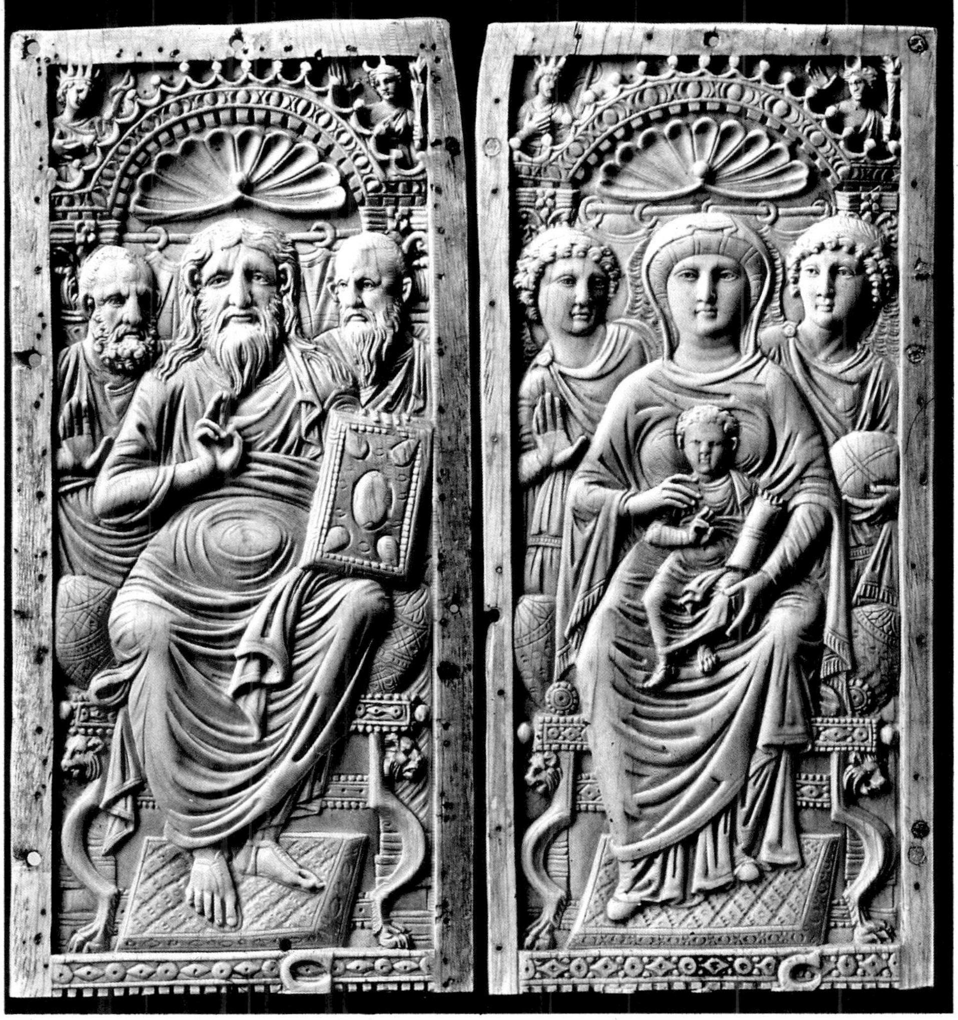

513 Segnender Christus und Maria mit dem Kind. 564–565.

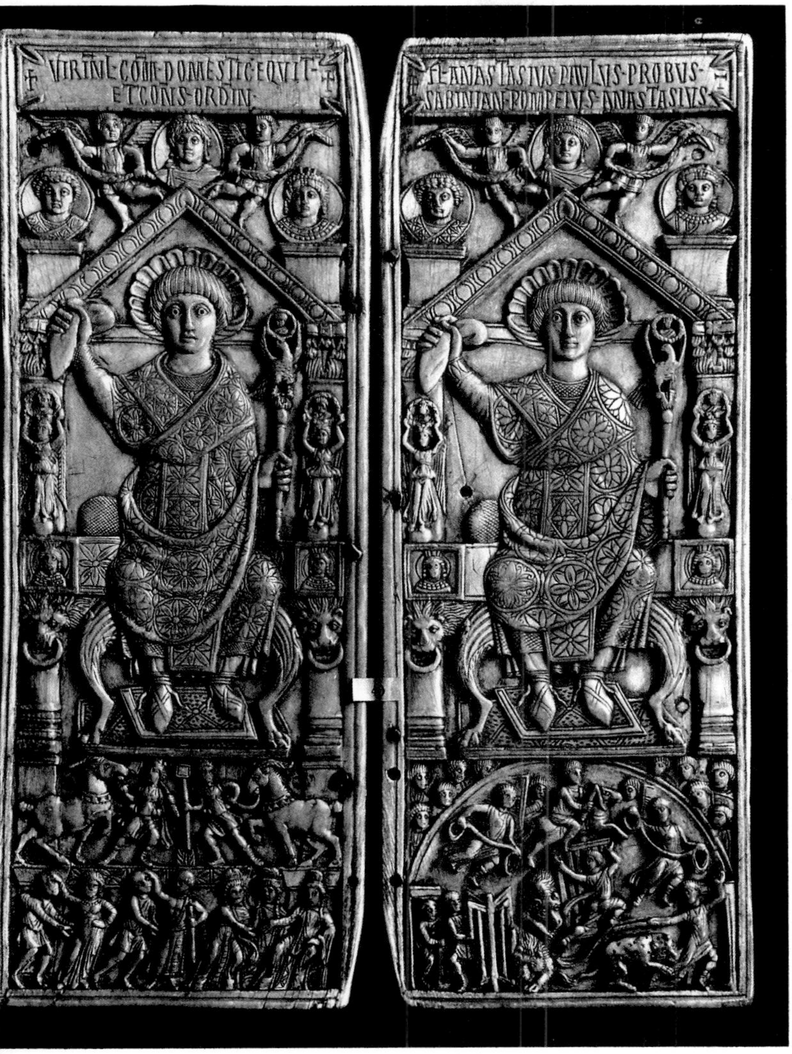

514 Tafeln des „Anastasios-Diptychons“. Konstantinopel. 514.

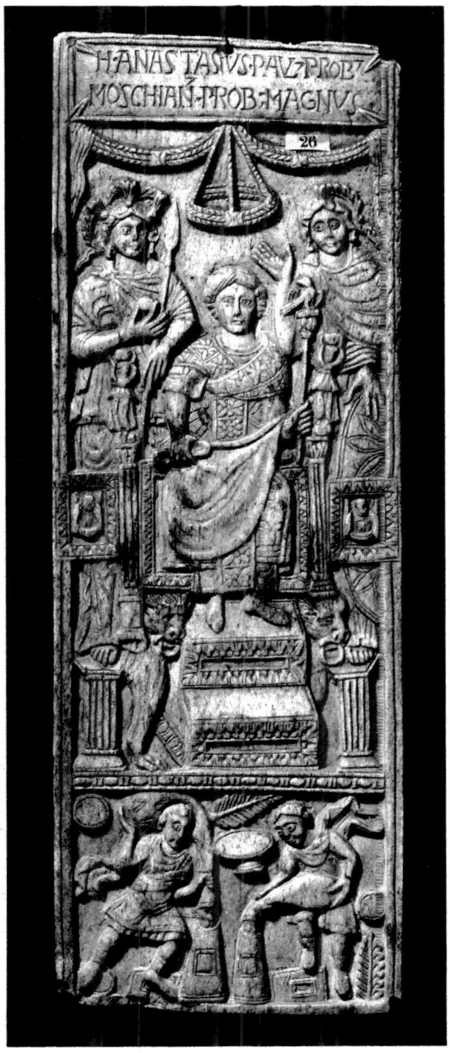

515 Tafel des „Magnus-Diptychons“. Konstantinopel. 518.

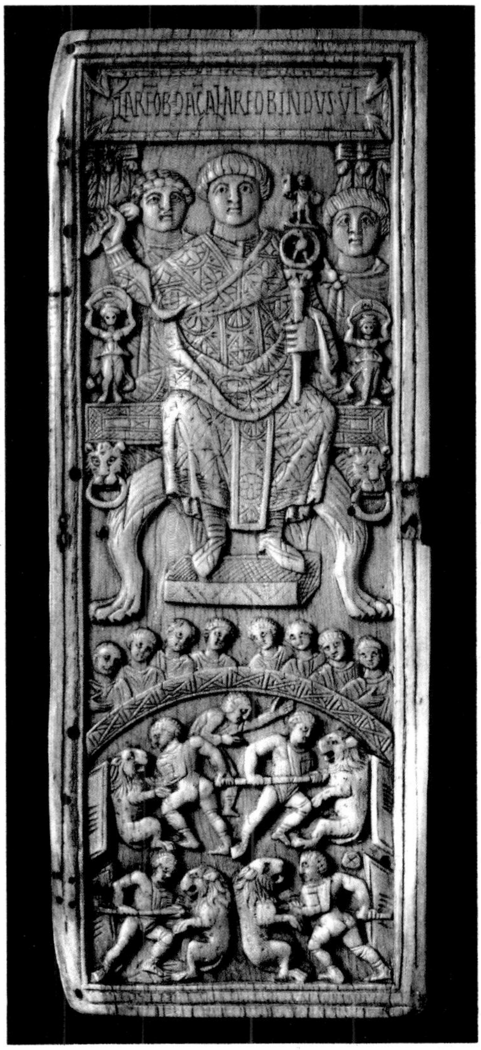

516 Tafel des „Areobindus-Diptychons“. Konstantinopel. 506.

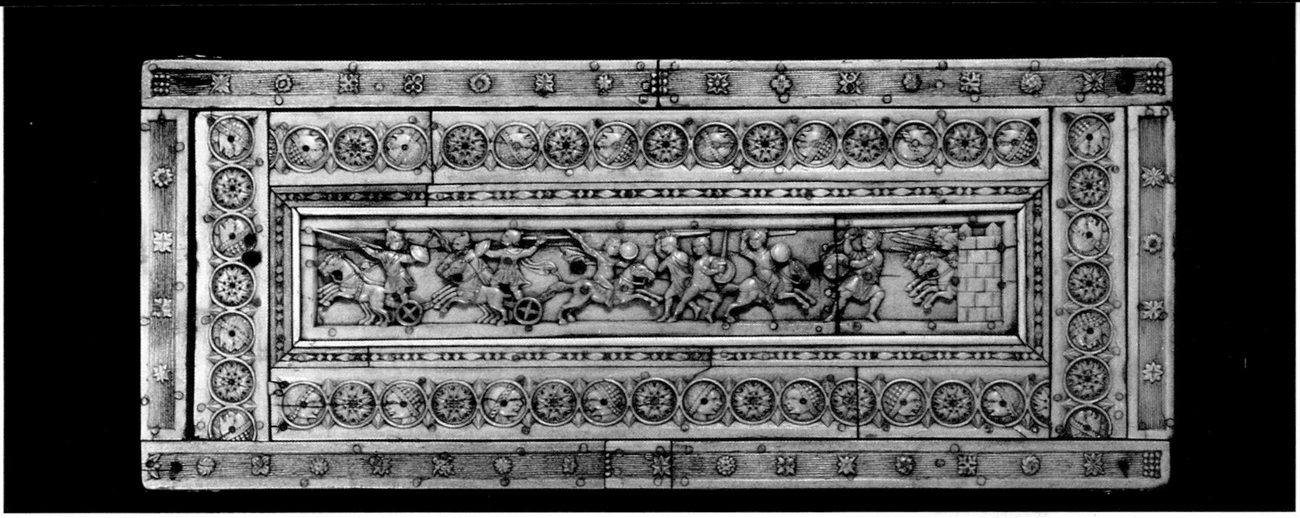

517 Kampfszenen, von der „Ilias“ inspiriert. 10.–11. Jh.

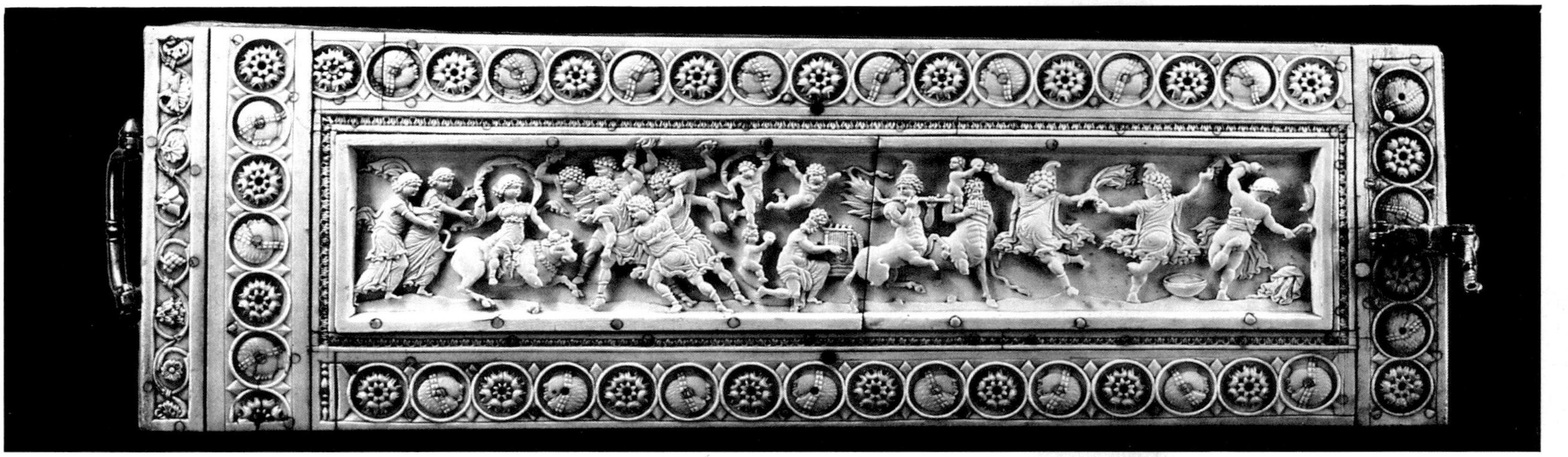

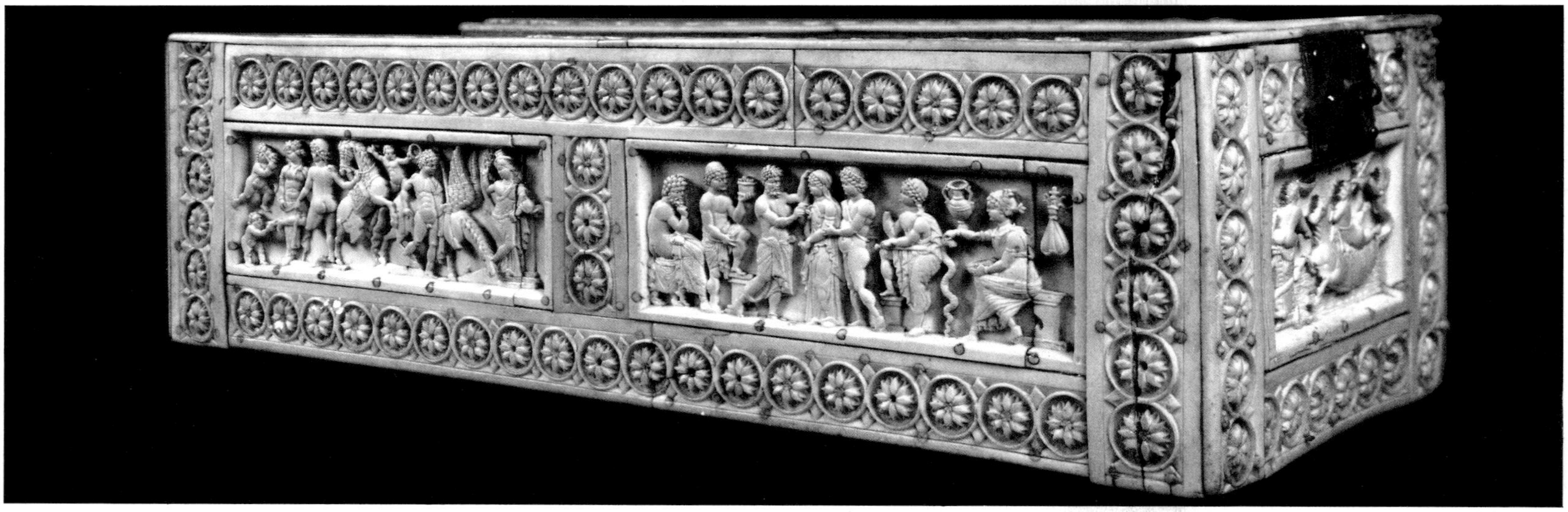

518, 519 Mythologische Szenen. Veroli-Rosettenkästchen. 10. Jh.

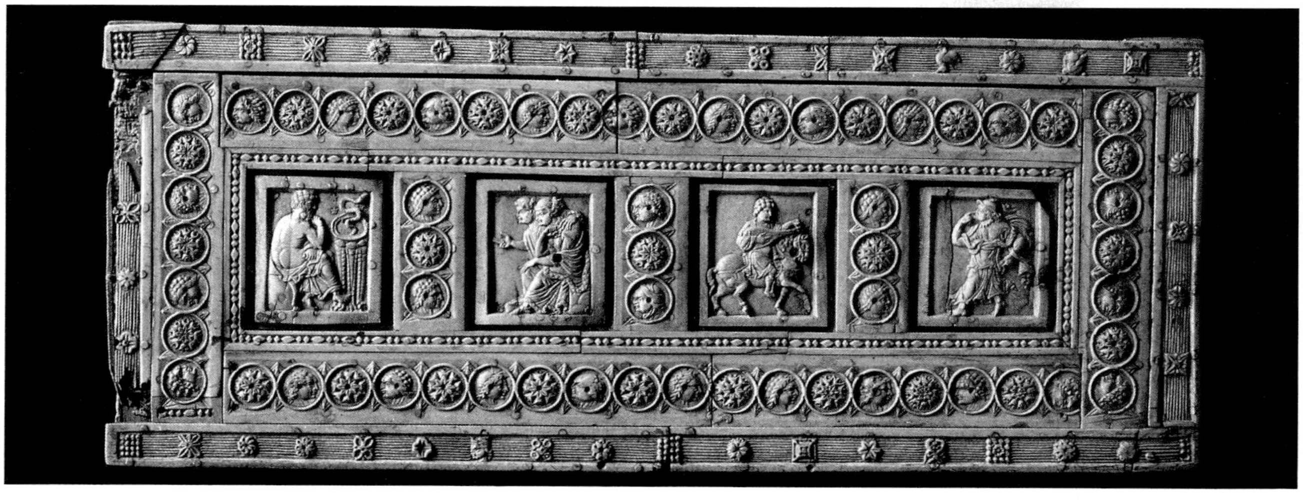

520 Antikisierende Szenen. 10.–11. Jh.

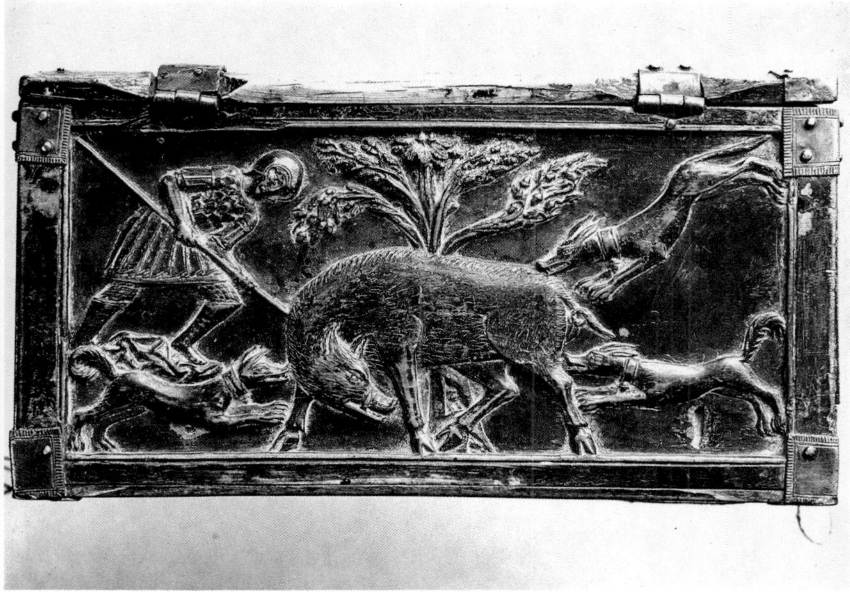

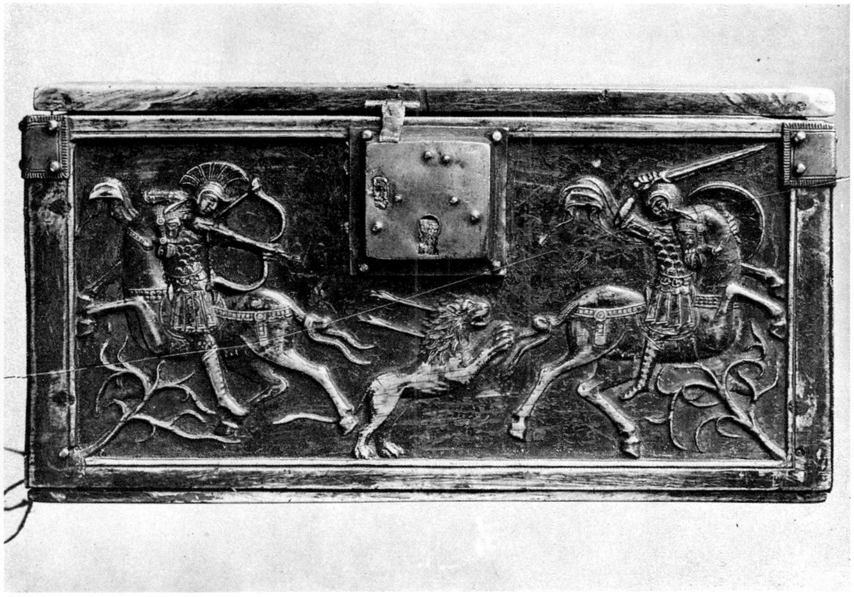

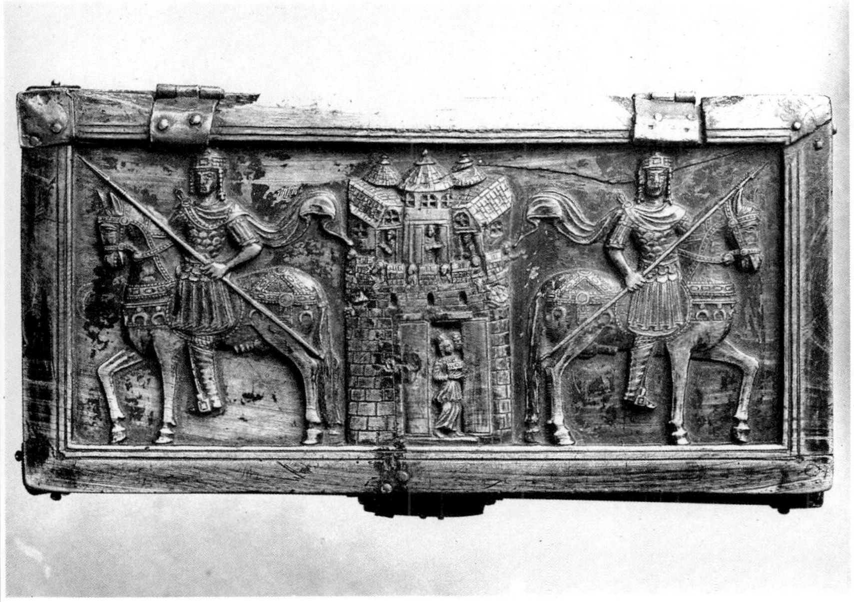

521–523 Jagdszenen und zwei Kaiser vor einer Stadt. 10.–11. Jh.

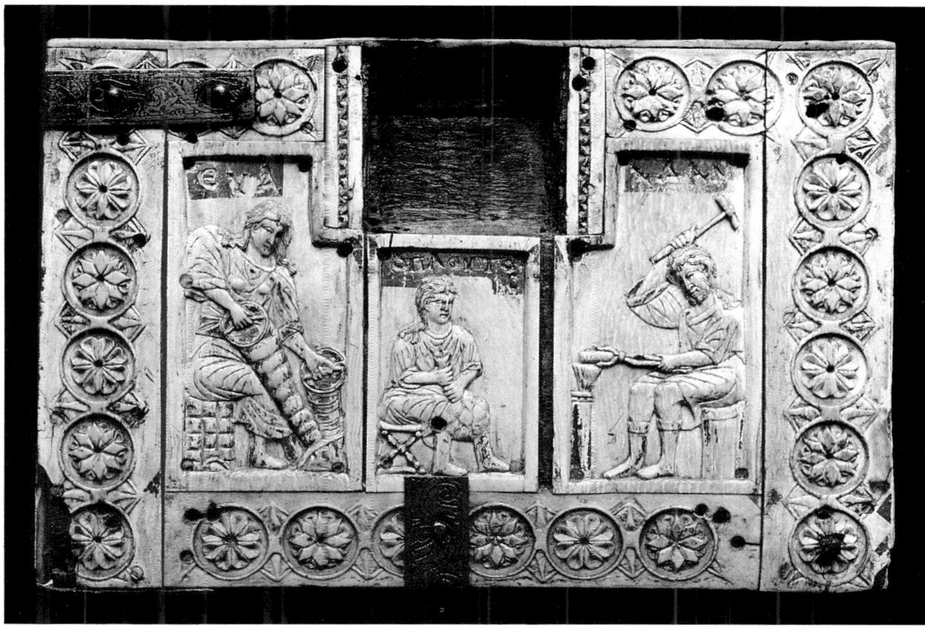

524 Adam und Eva arbeiten in der Schmiede; im Mittelfeld allegorische Figur: Der Reichtum. 11. Jh.

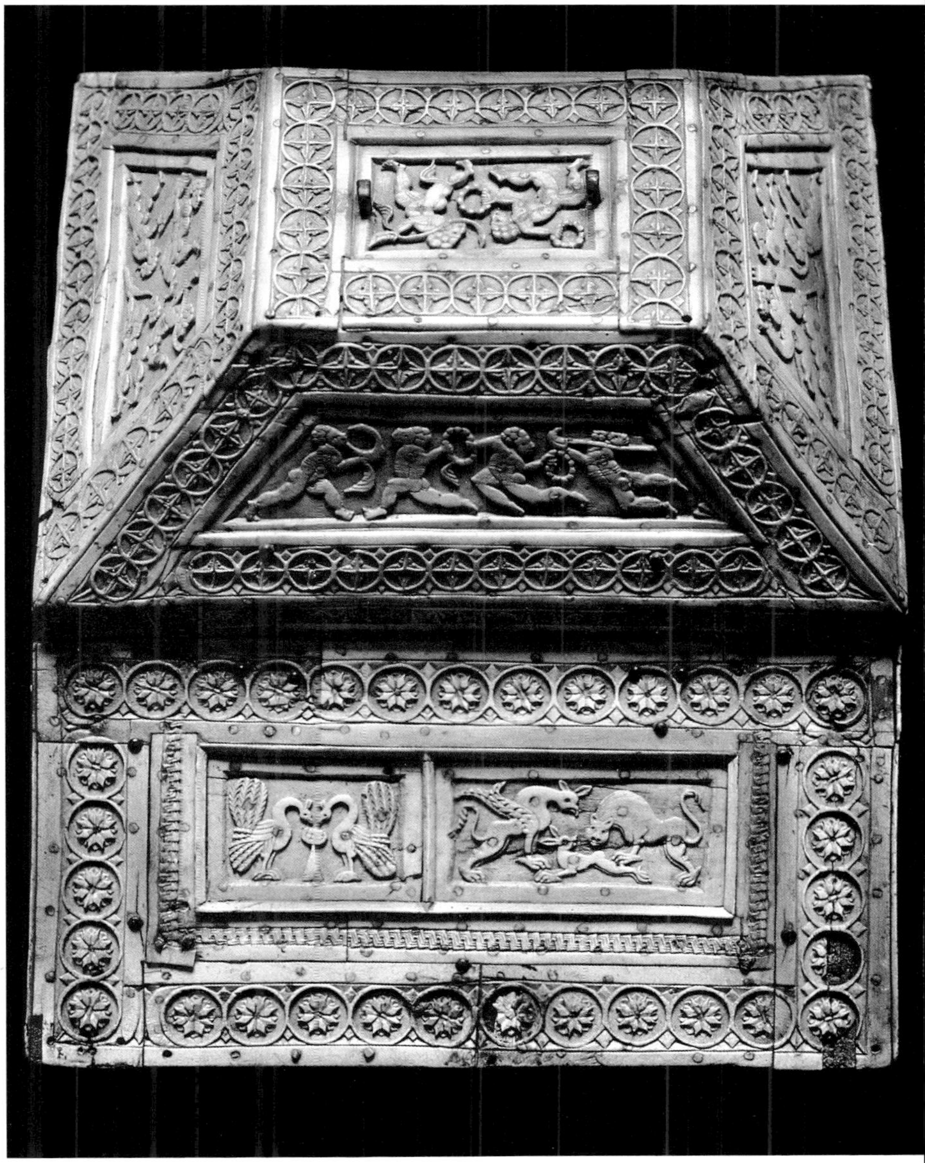

525 Verschiedene orientalisierende Szenen.

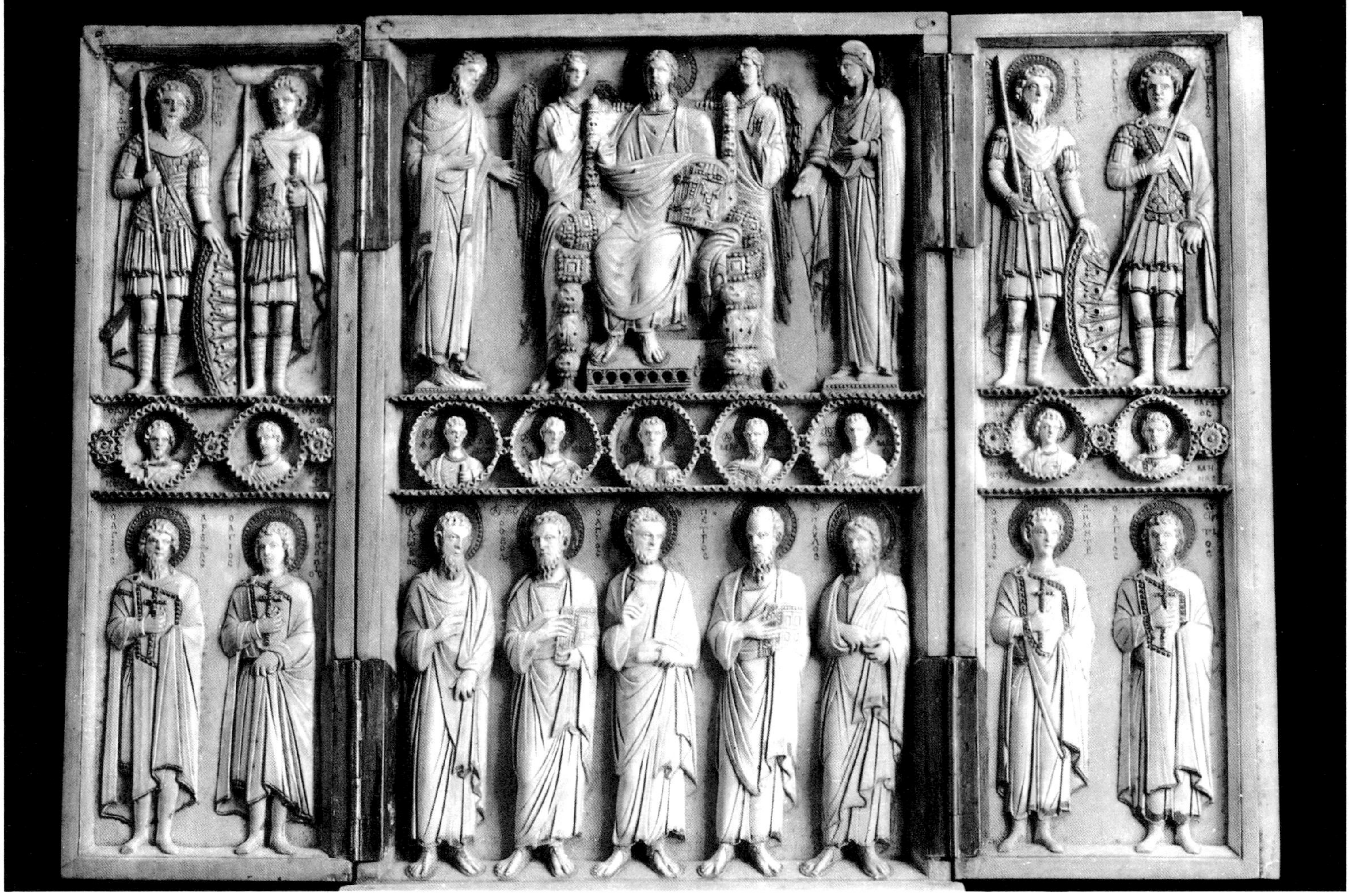

526 Deesis mit Engeln und Heiligen. Konstantinopel. 10. Jh. (?)

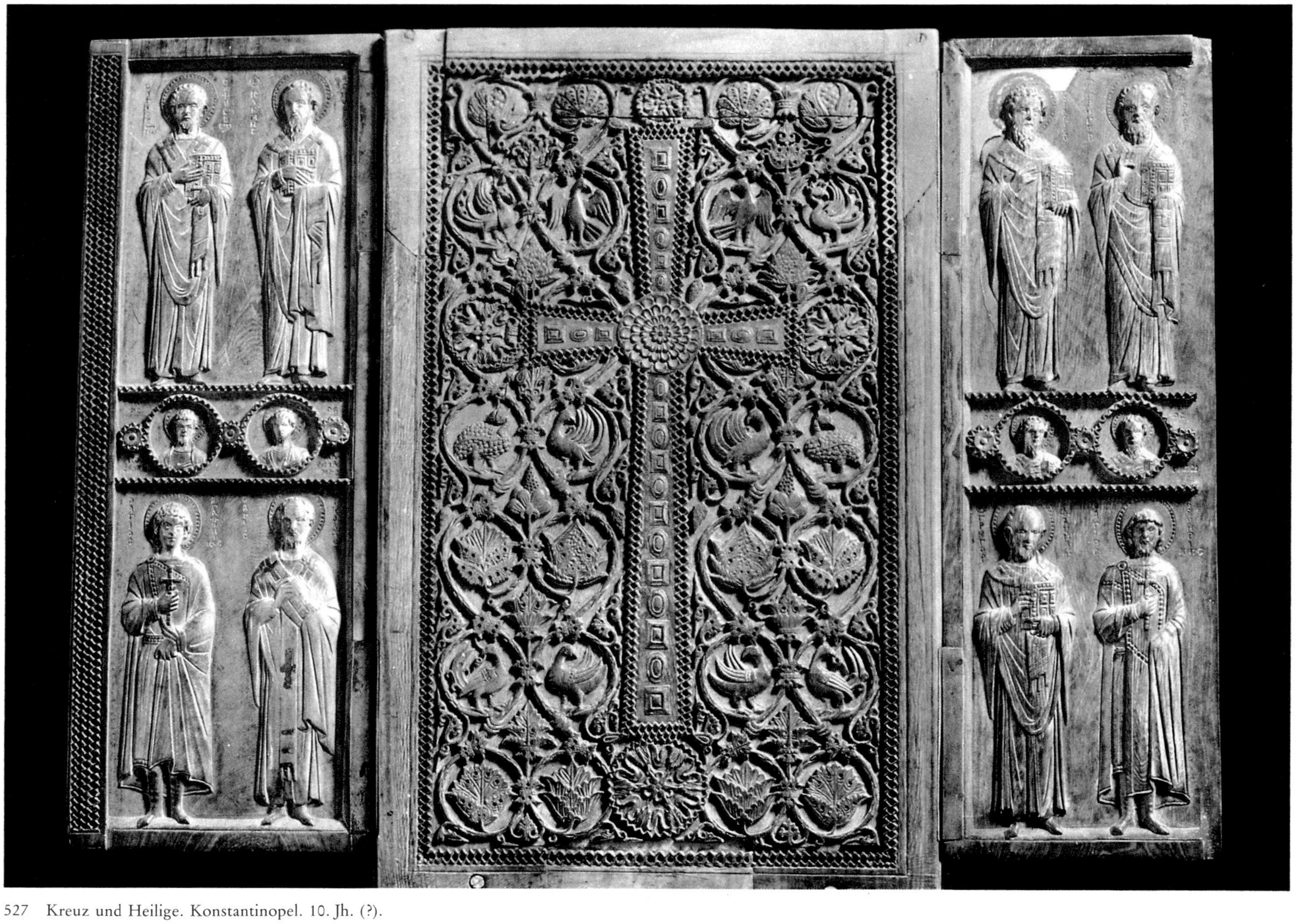

527 Kreuz und Heilige. Konstantinopel. 10. Jh. (?).

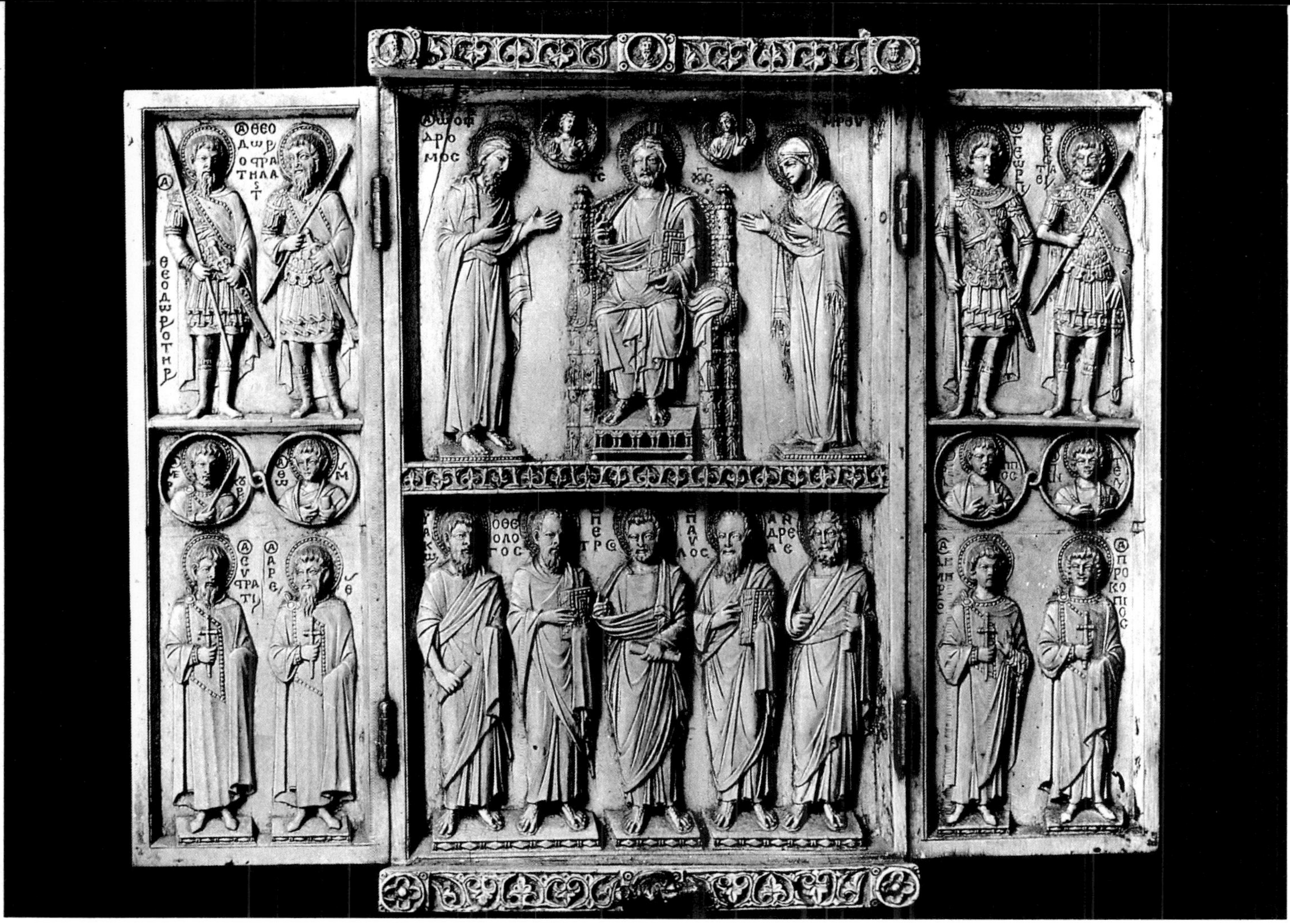

528 Deesis zwischen Engeln und Heiligen. Harbaville-Triptychon. 10.–11. Jh.

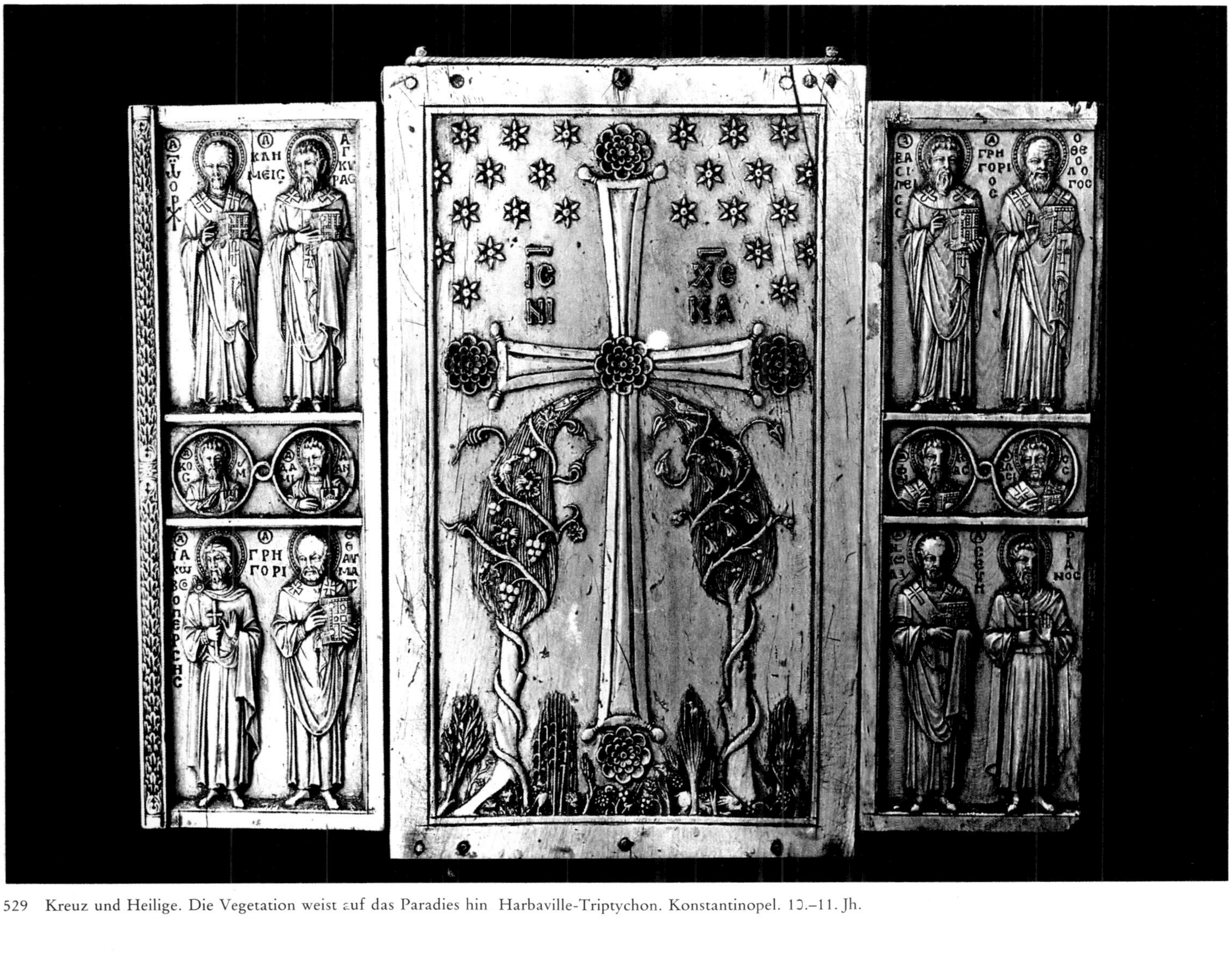

529 Kreuz und Heilige. Die Vegetation weist auf das Paradies hin Harbaville-Triptychon. Konstantinopel. 10.–11. Jh.

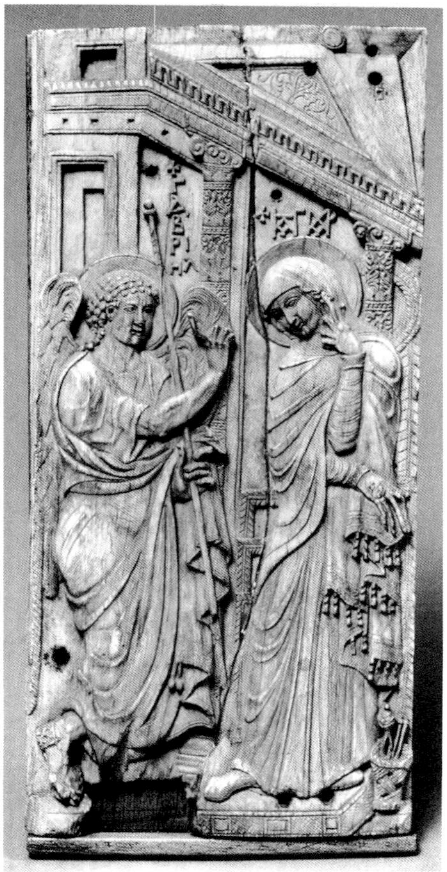

530 Verkündigung. 11. Jh.

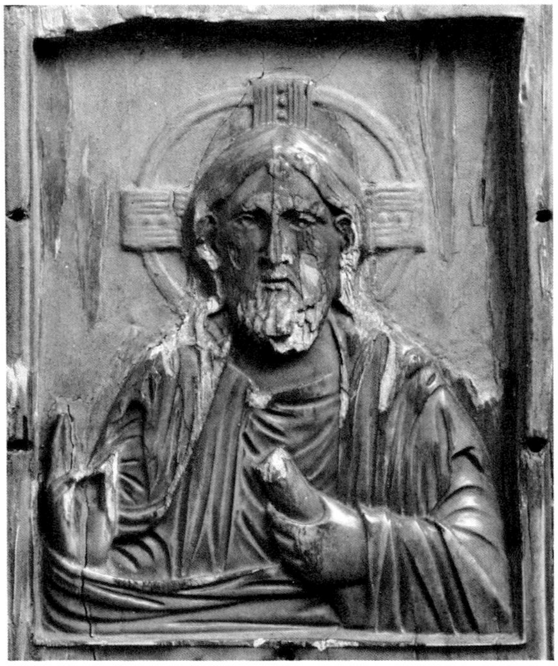

531 Christus Pantokrator. 9.–10. Jh.

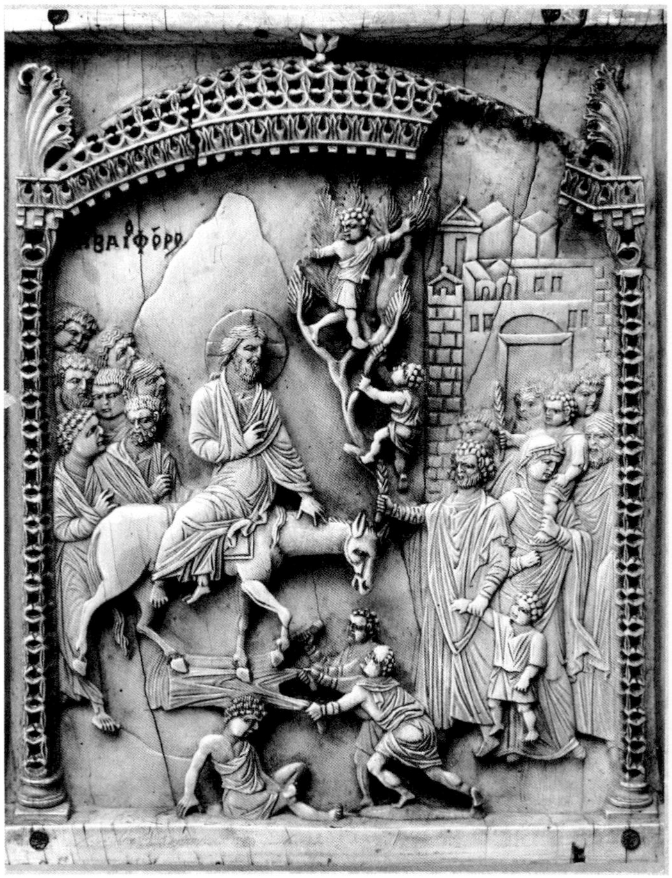

532 Einzug Christi in Jerusalem. 10. Jh.

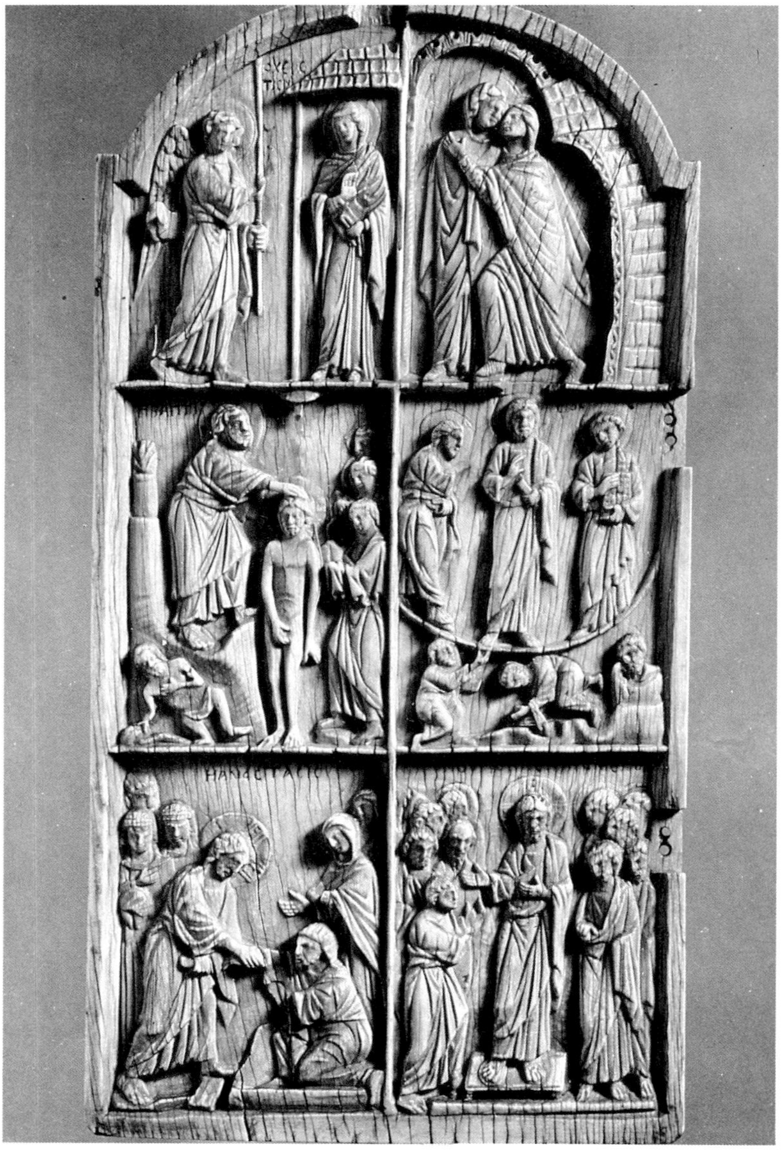

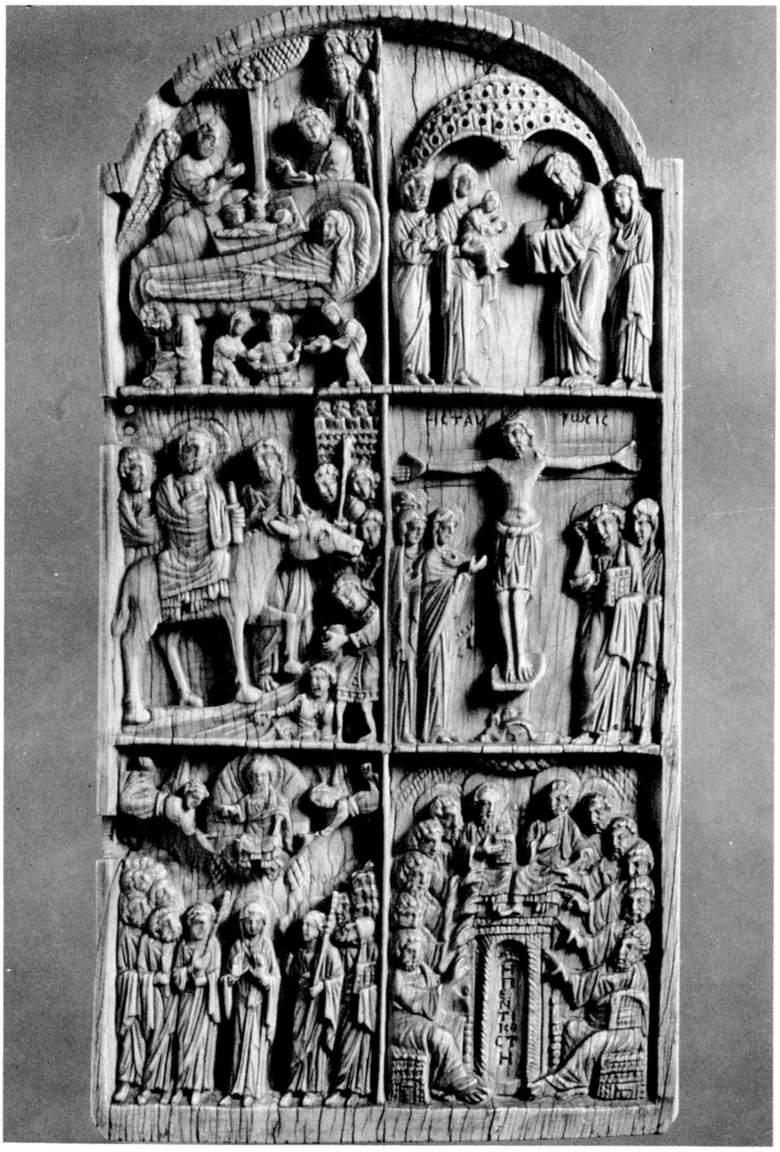

533, 534 Die zwölf Großen Kirchenfeste: Szenen aus dem Leben Christi und Mariens. 10.–11. Jh.

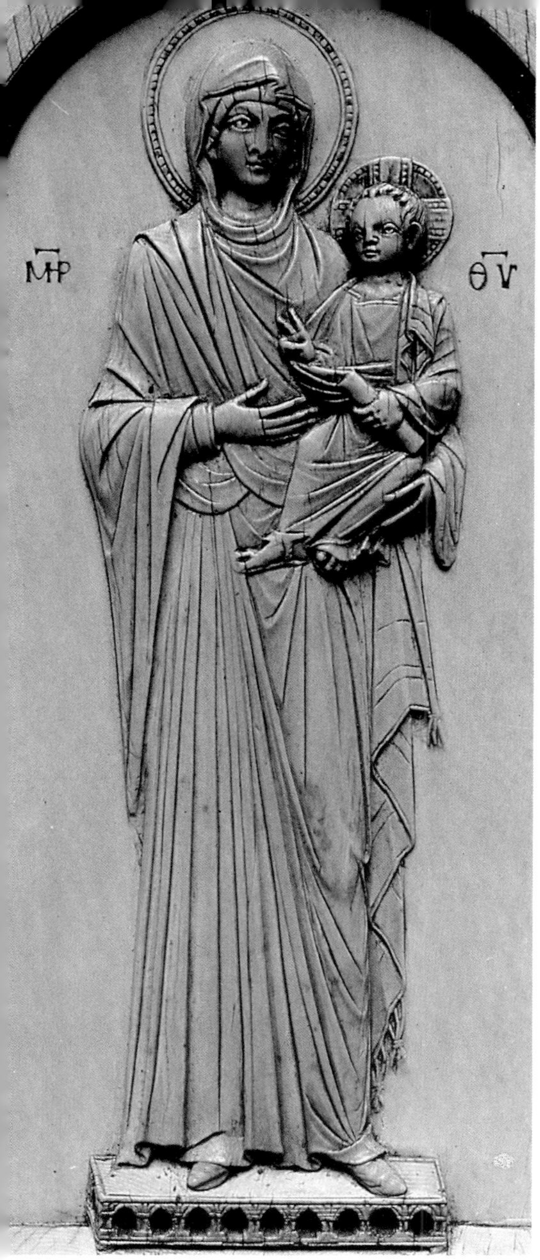

535 Maria mit dem Kind (Hodegetriatypus). 11. Jh.

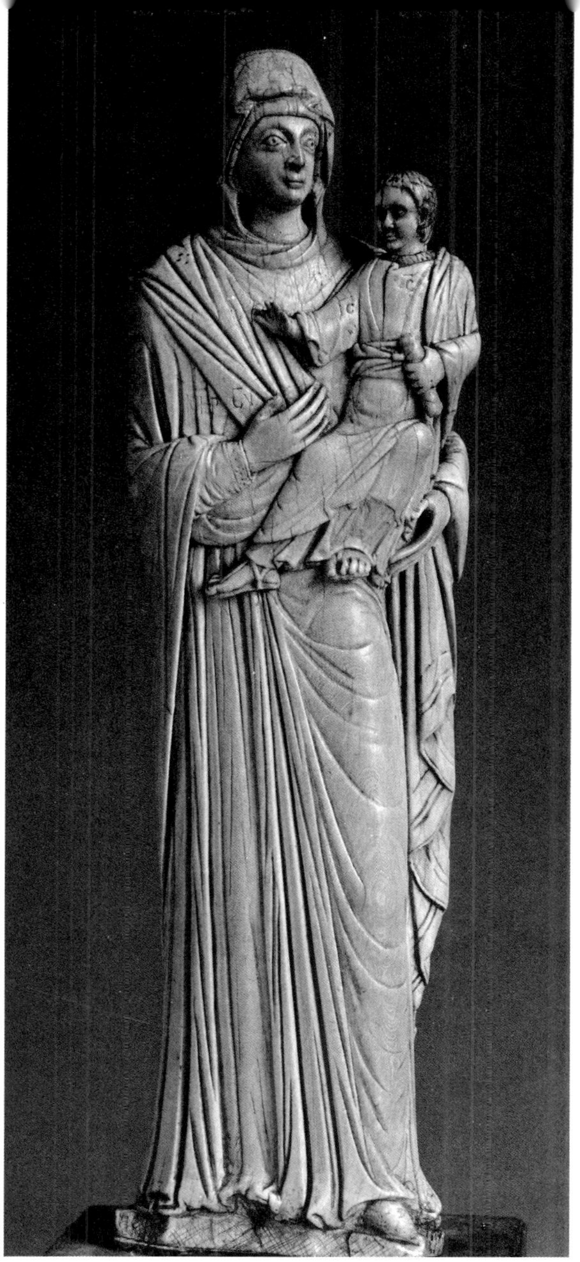

536 Maria mit dem Kind. 11.–12. Jh.

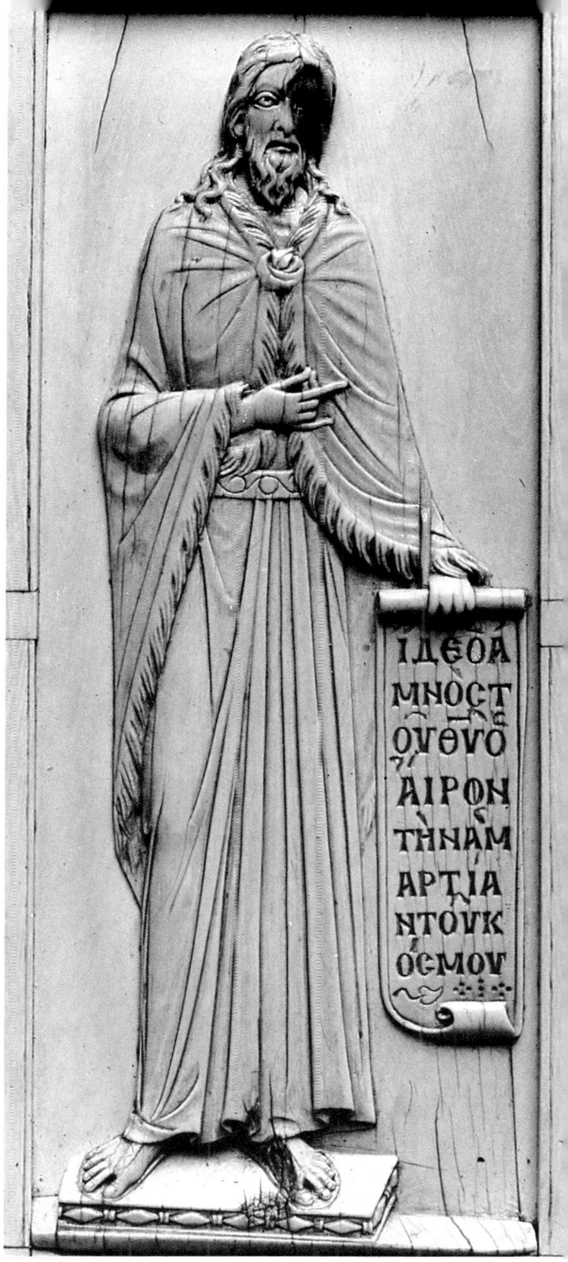

537 Der hl. Johannes der Täufer. 10.–11. Jh.

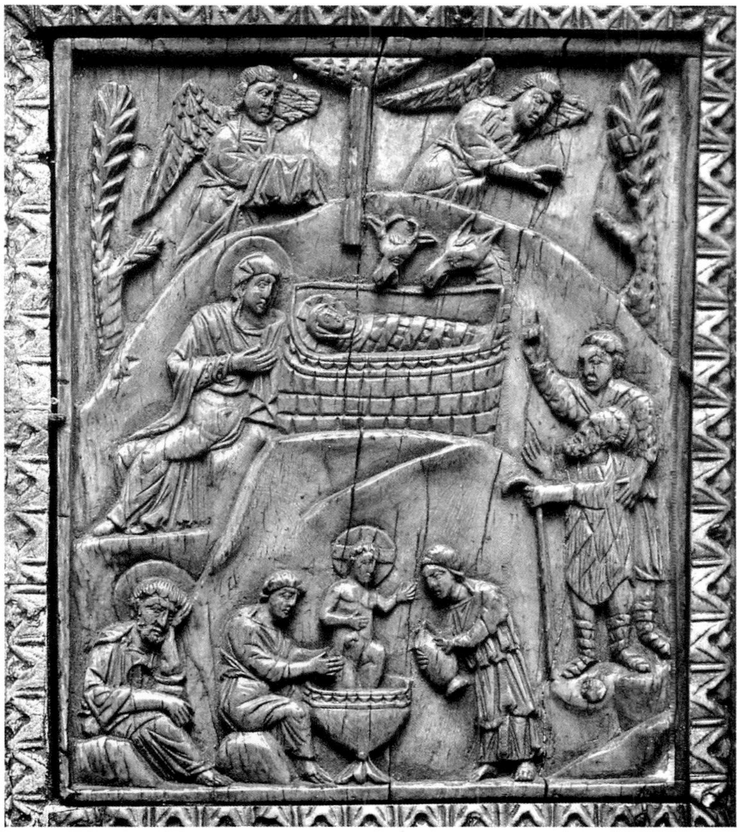

538 Geburt und Waschung Christi. Ende des 11. – Anfang des 12. Jh.

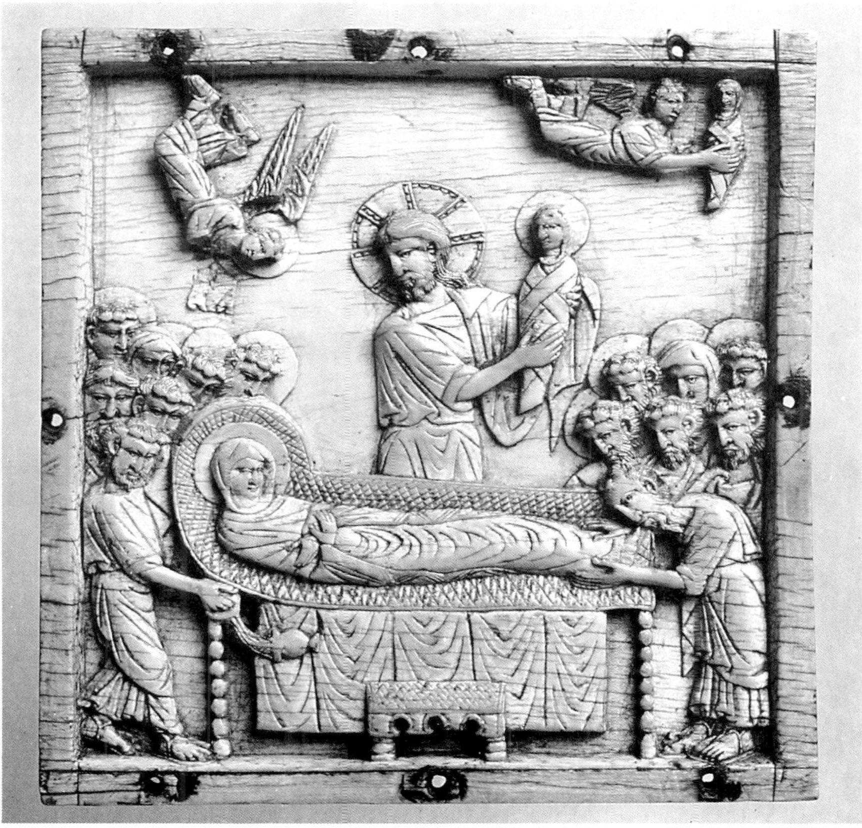

539 Marientod. 11. Jh.

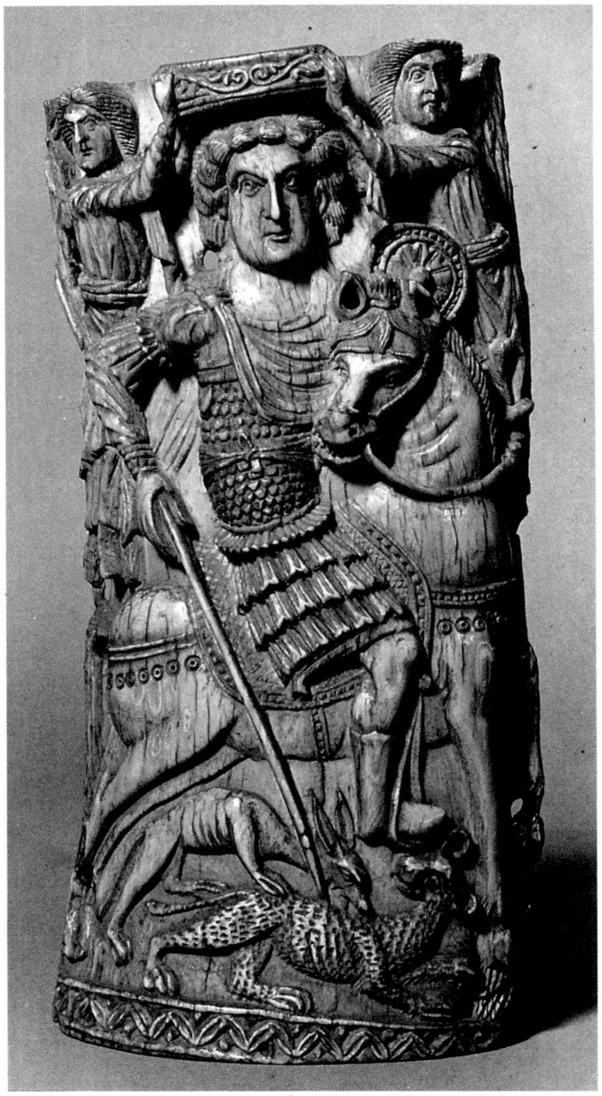

540 Der Kaiser zu Pferd. 11. Jh. (?).

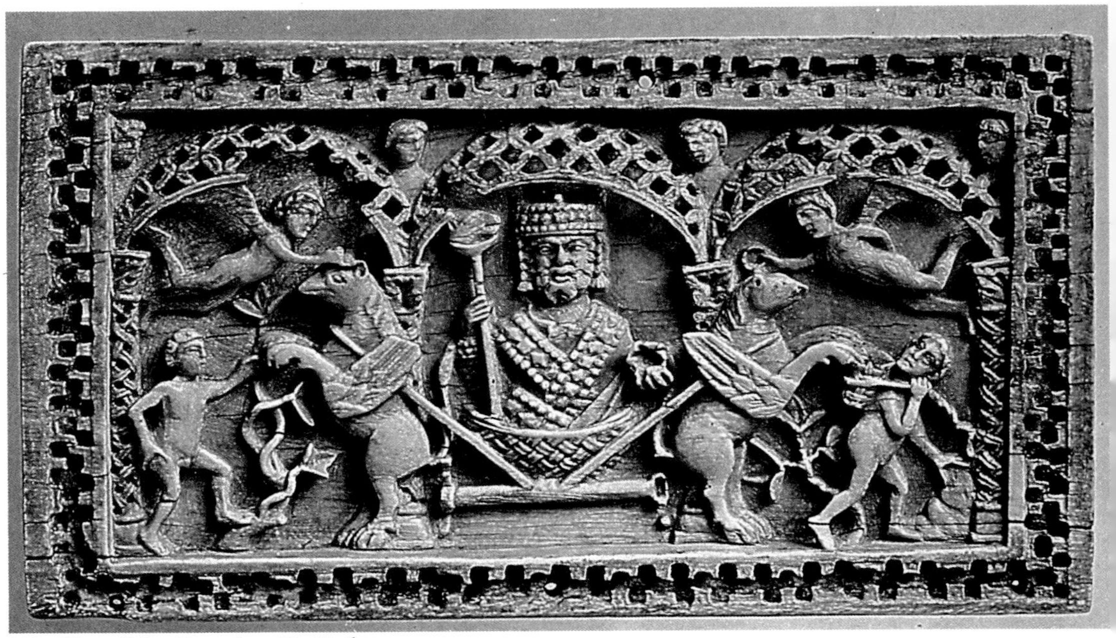

541 Himmelfahrt Alexanders. 10.–11. Jh.

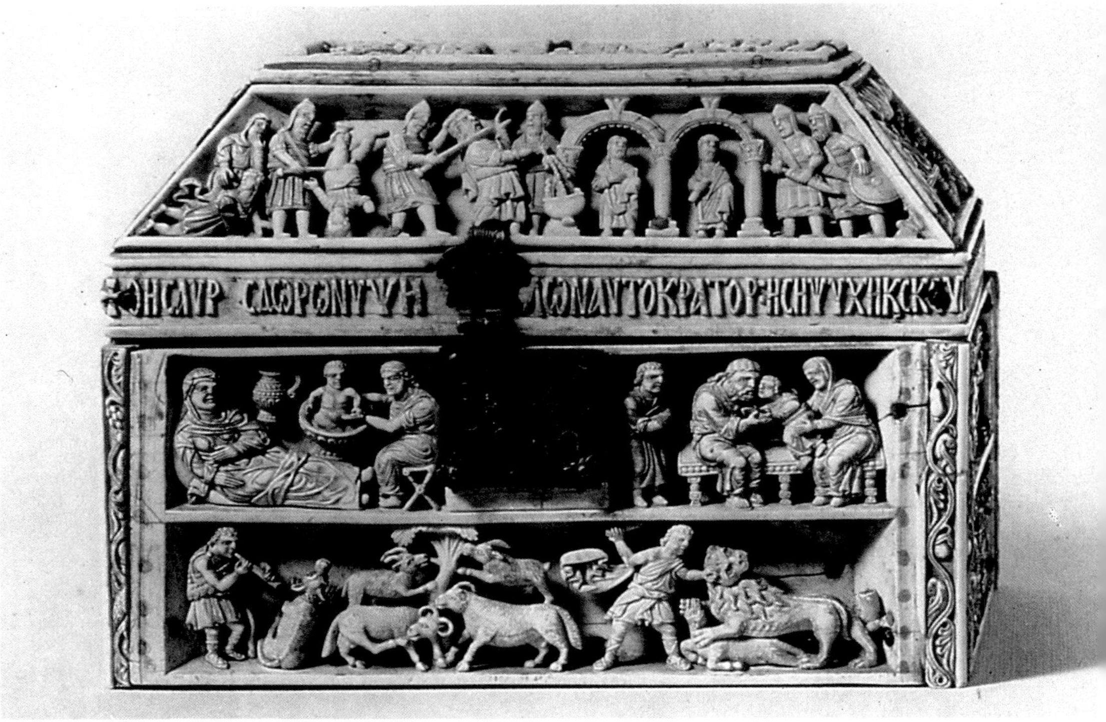

542 Geburt Christi und verschiedene Szenen. 12. Jh.

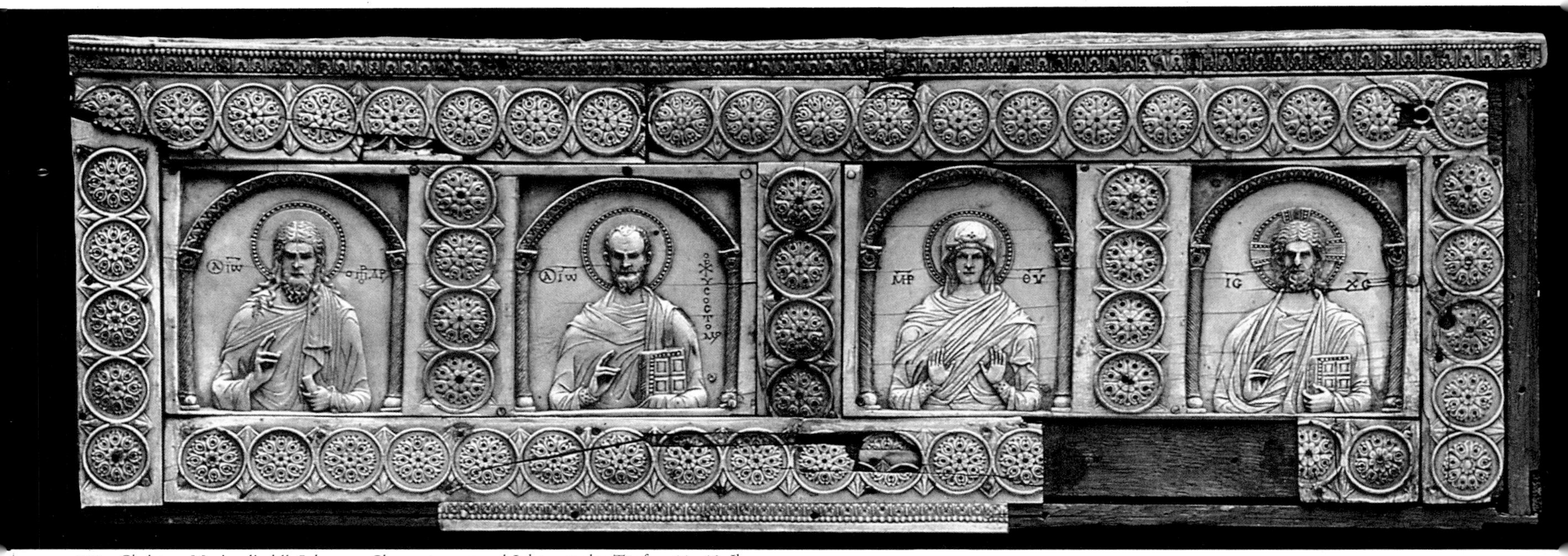

543 Christus, Maria, die hll. Johannes Chrysostomos und Johannes der Täufer. 11.–12. Jh.

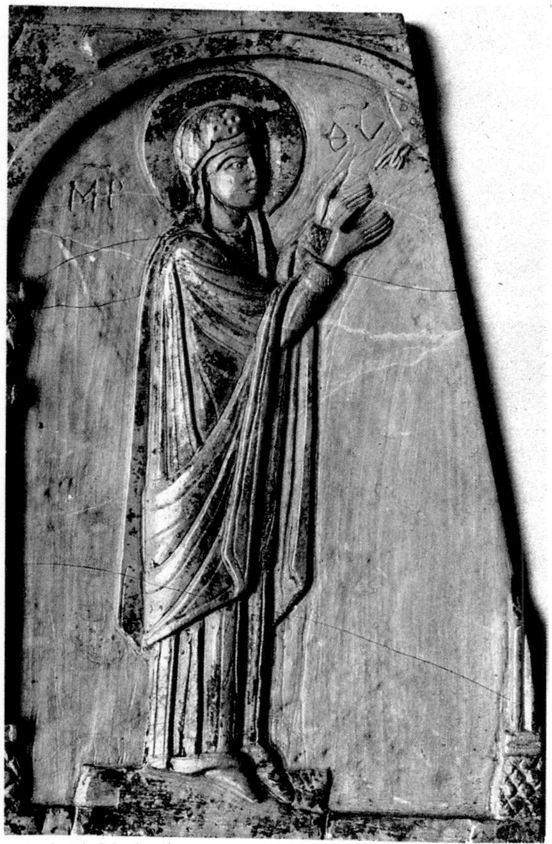

544 Maria, ihre Hände zu Gott erhebend. 11. Jh.

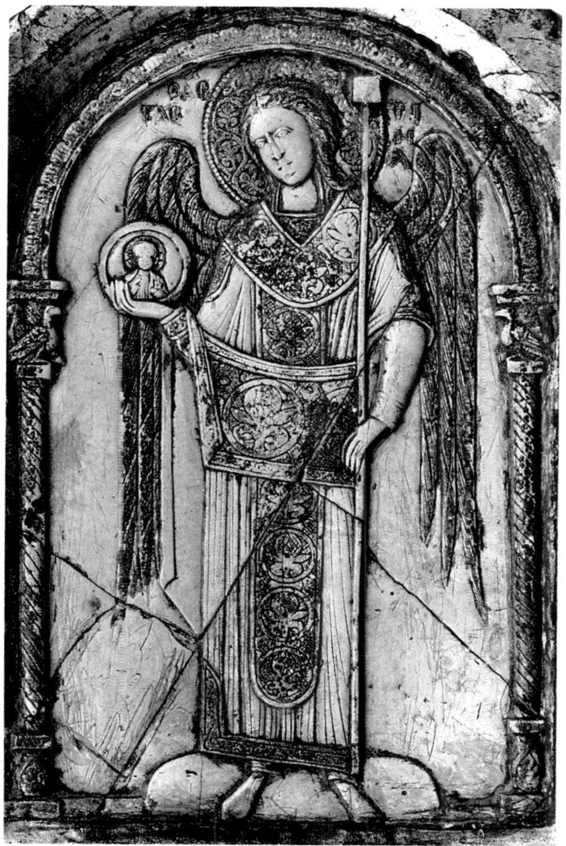

545 Erzengel Gabriel, ein Medaillon mit dem Brustbild Christi haltend. 12. Jh.

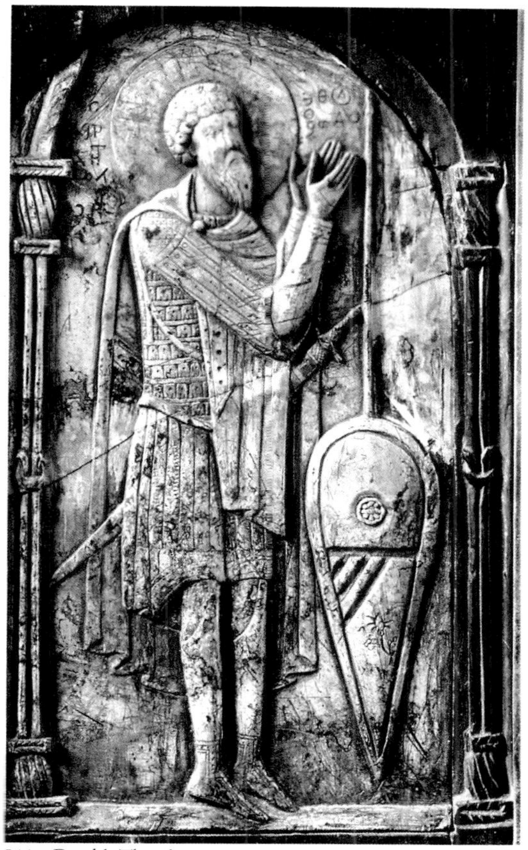

546 Der hl. Theodoros Stratelates. 11. Jh.

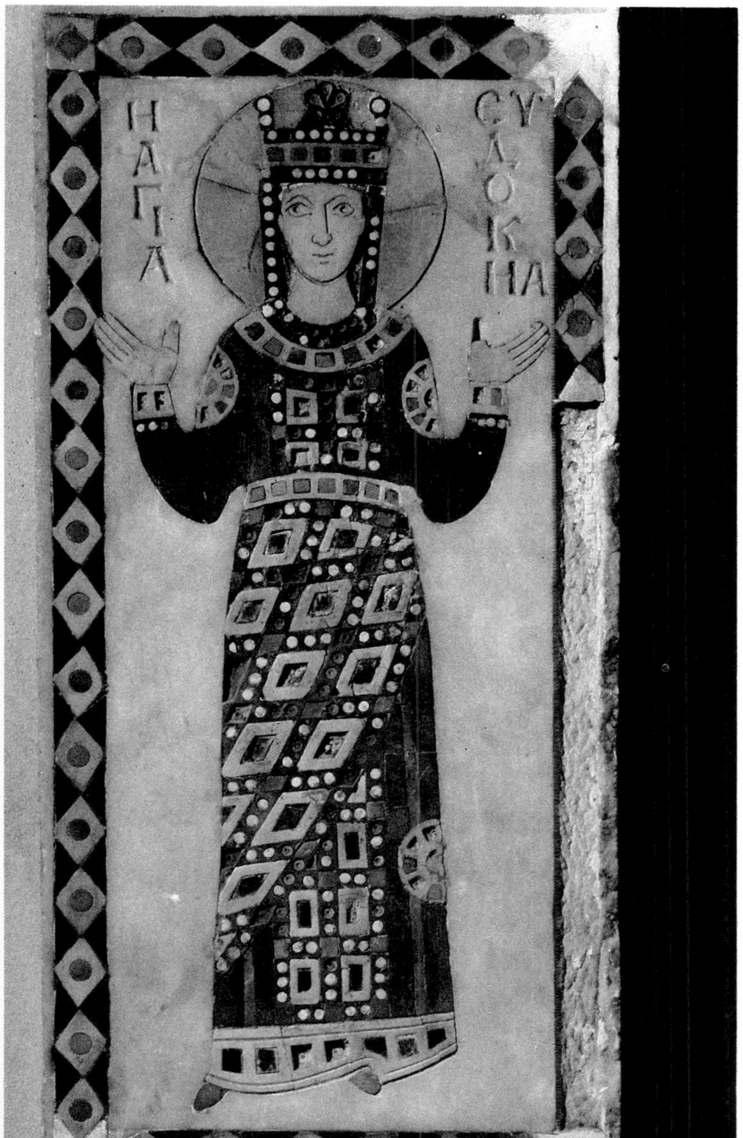

547 Die hl. Eudoxia. 10.–11. Jh.

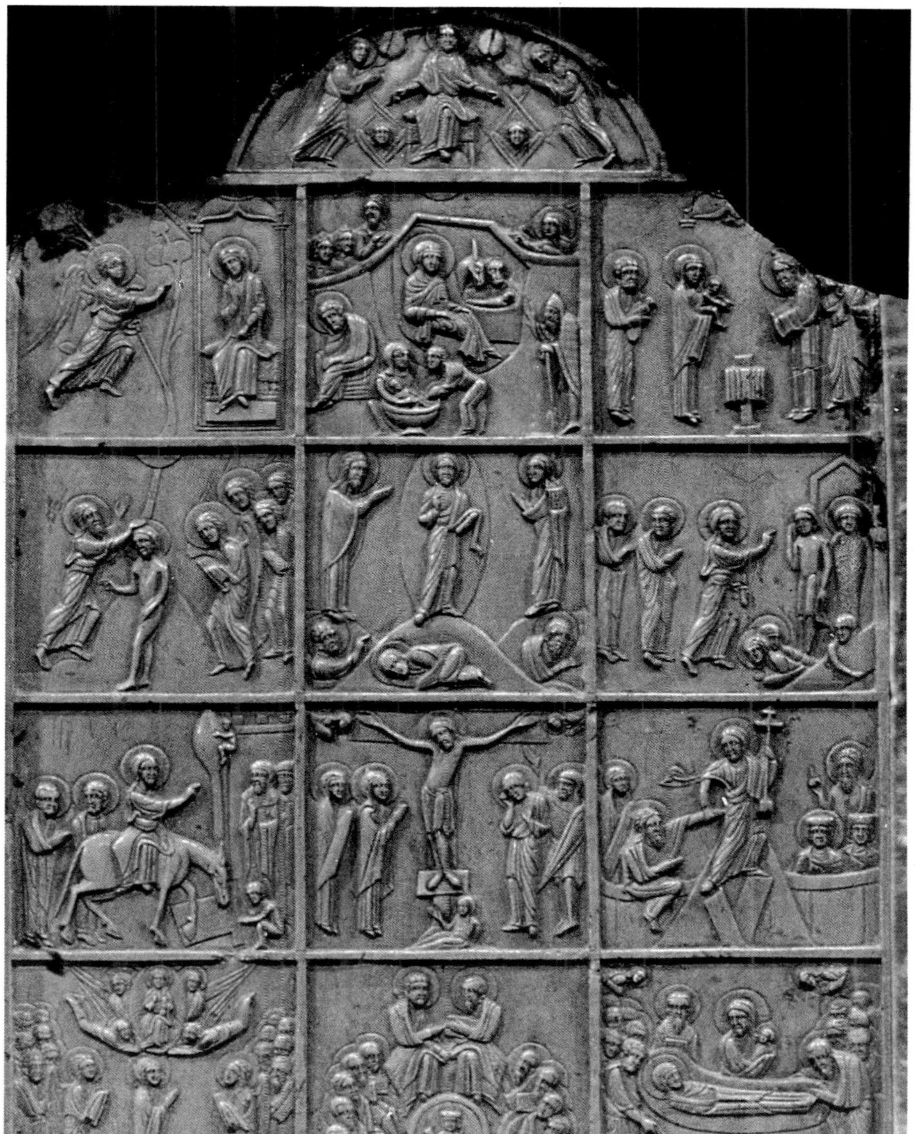

548 Die zwölf Großen Kirchenfeste. 12. Jh.

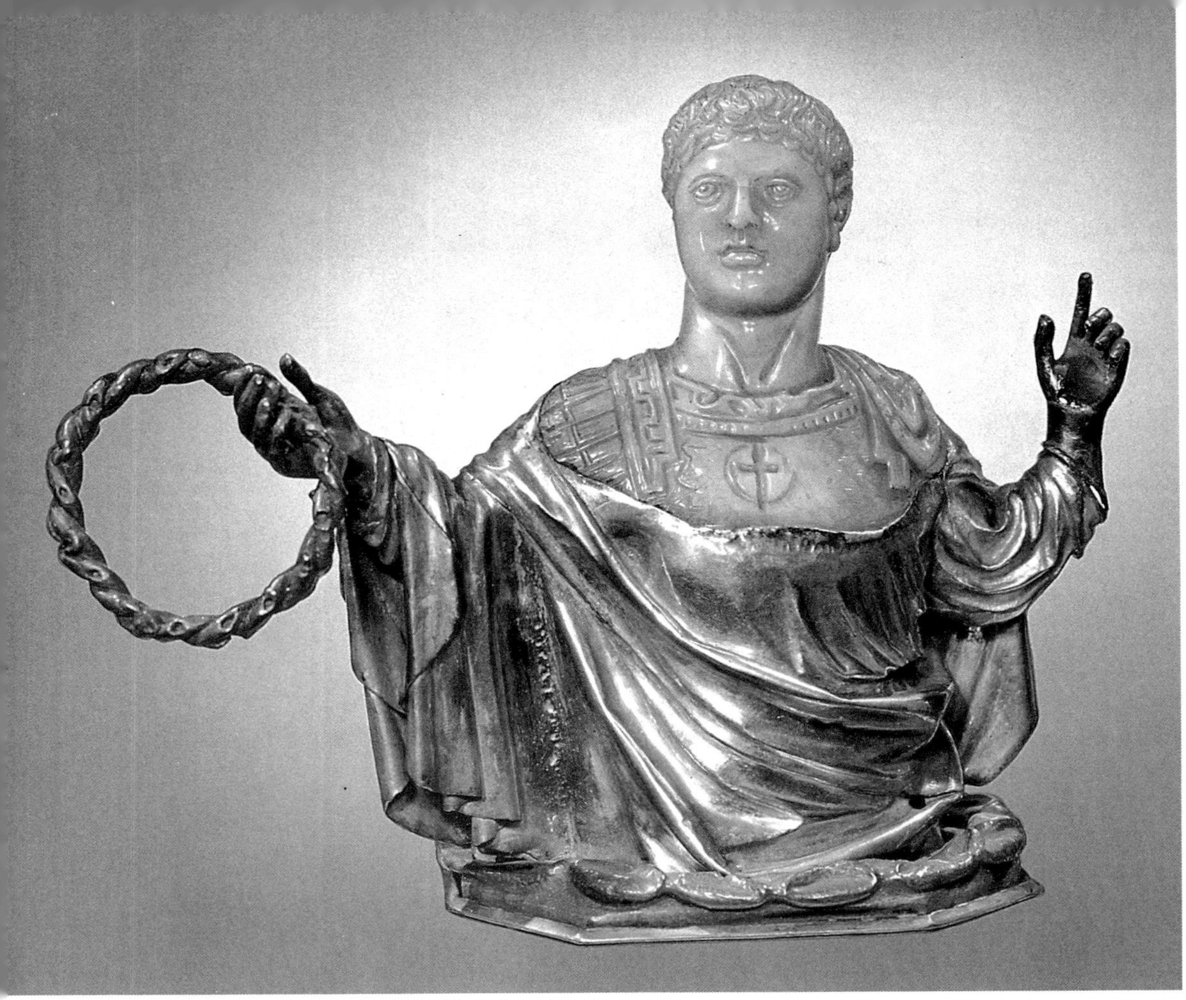

549 Konstantin I. (?) oder Konstantin II. (?). Anfang des 4. Jh.

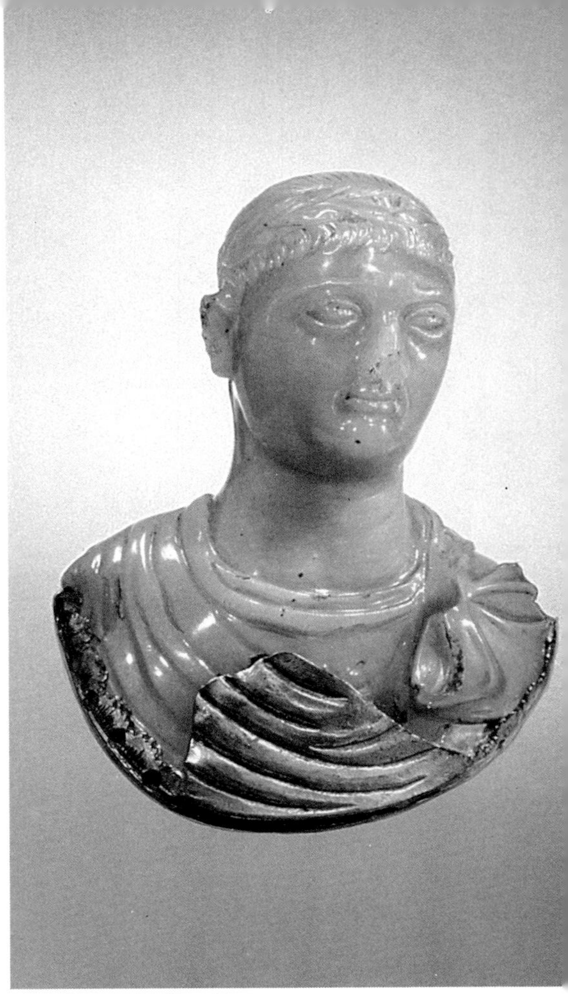

550 Konstantin (?). 4. Jh.

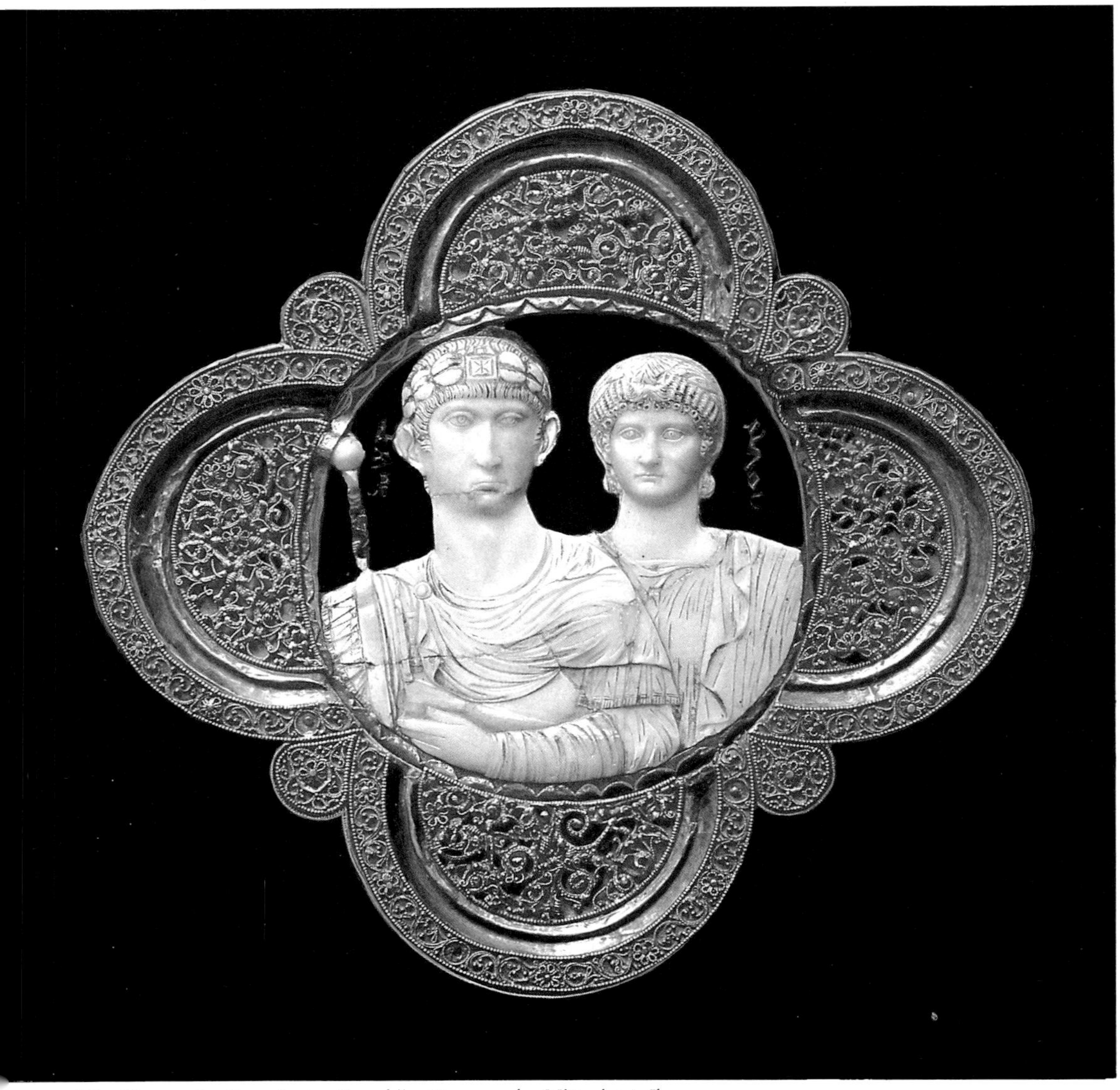

551 Konstantius II. und seine Gemahlin. Kurz vor der Mitte des 4. Jh.

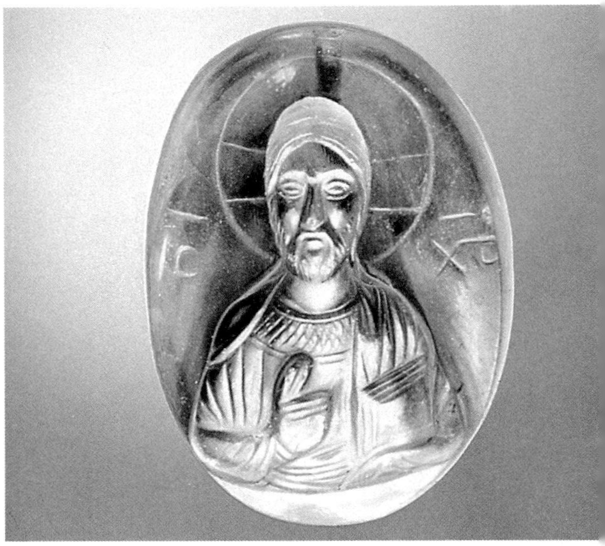

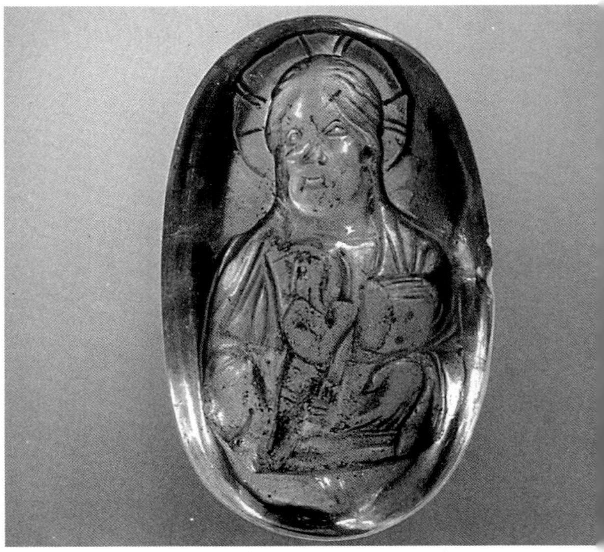

552 Segnender Christus. Konstantinopel. 10.–11. Jh.
553 Segnender Christus. 10.–11. Jh.

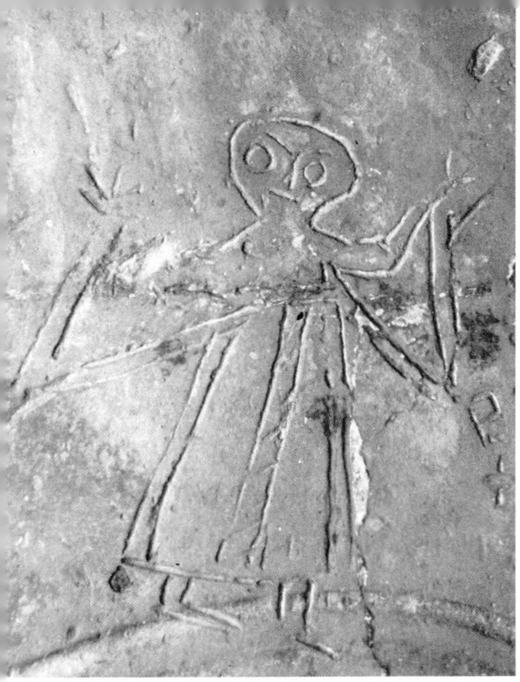

554 Karikatur des Areios. 4. Jh.

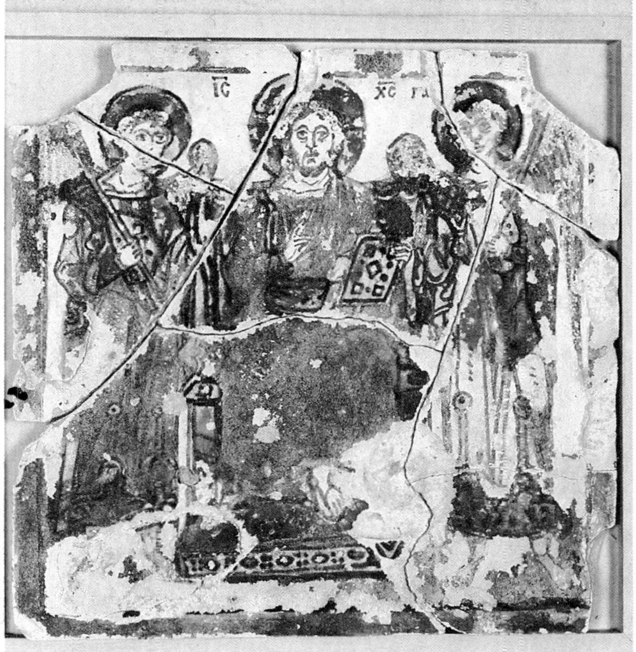

555 Thronender Christus, von zwei Erzengeln umgeben. Um 1000.

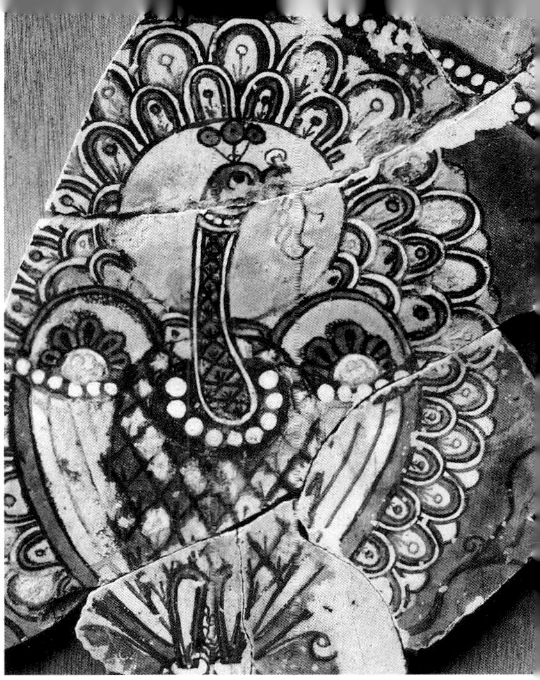

556 Pfau. 10.–11. Jh.

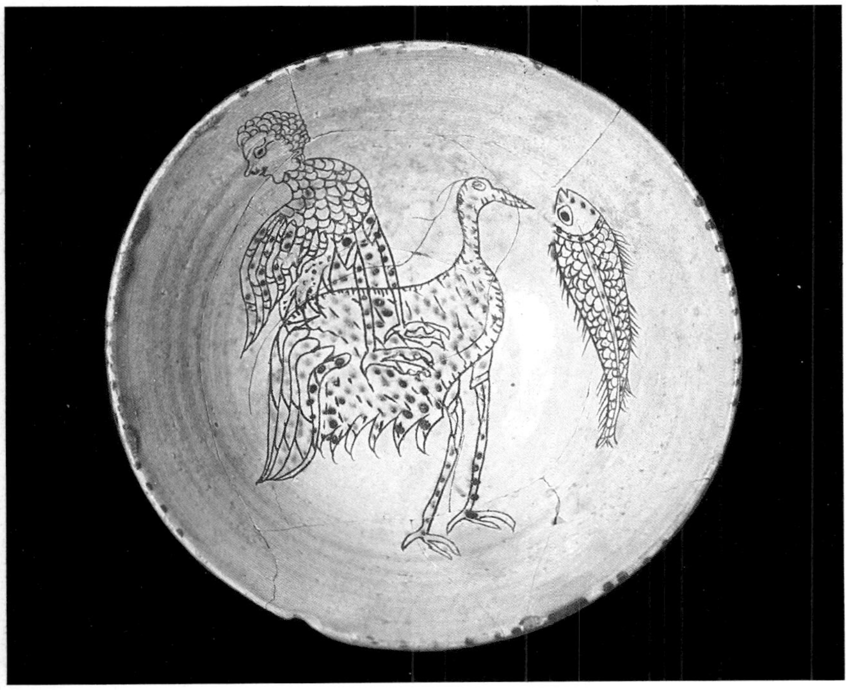

557 Fabelwesen. 12. Jh.

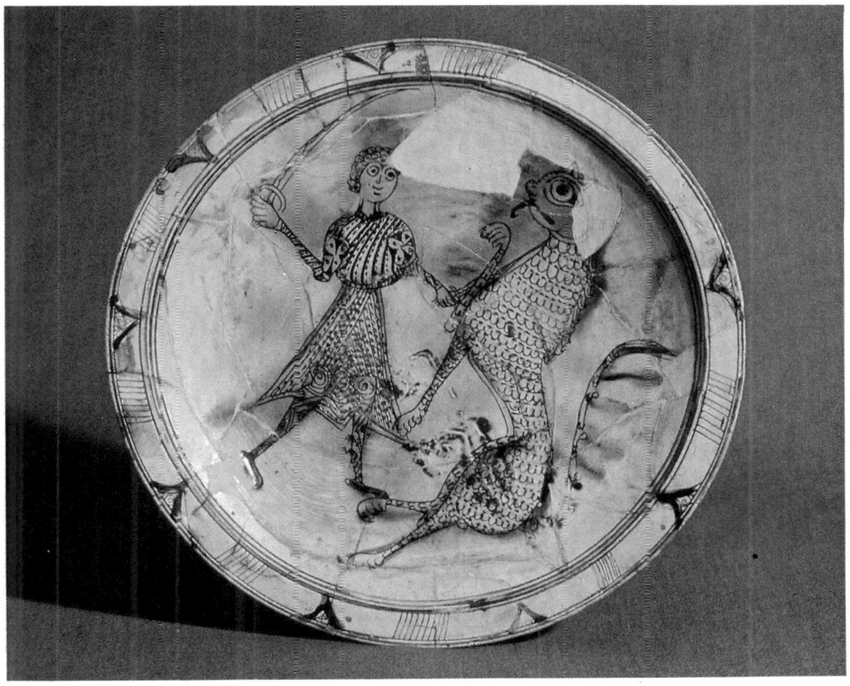

558 Mann, mit einem Tier kämpfend. 12. Jh.

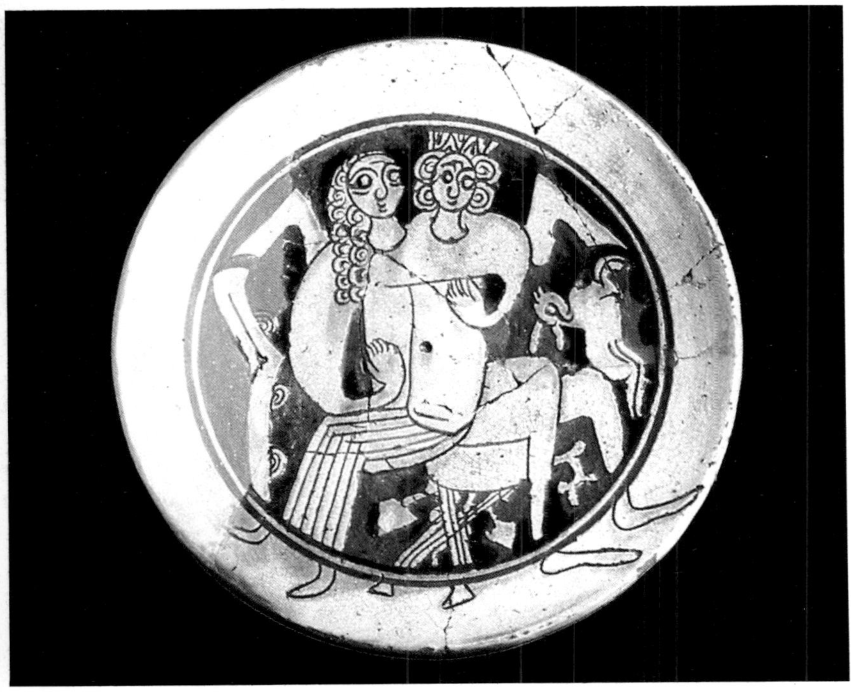

559 Digenes mit einer Prinzessin. „Digenes Akritas." Ende des 12. Jh.

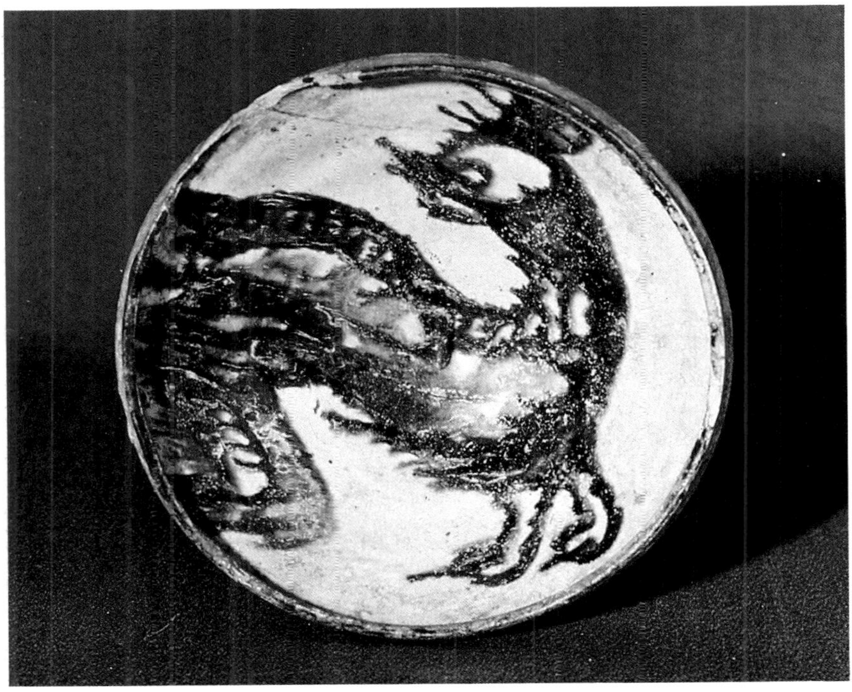

560 Fabelwesen. 12.–13. Jh.

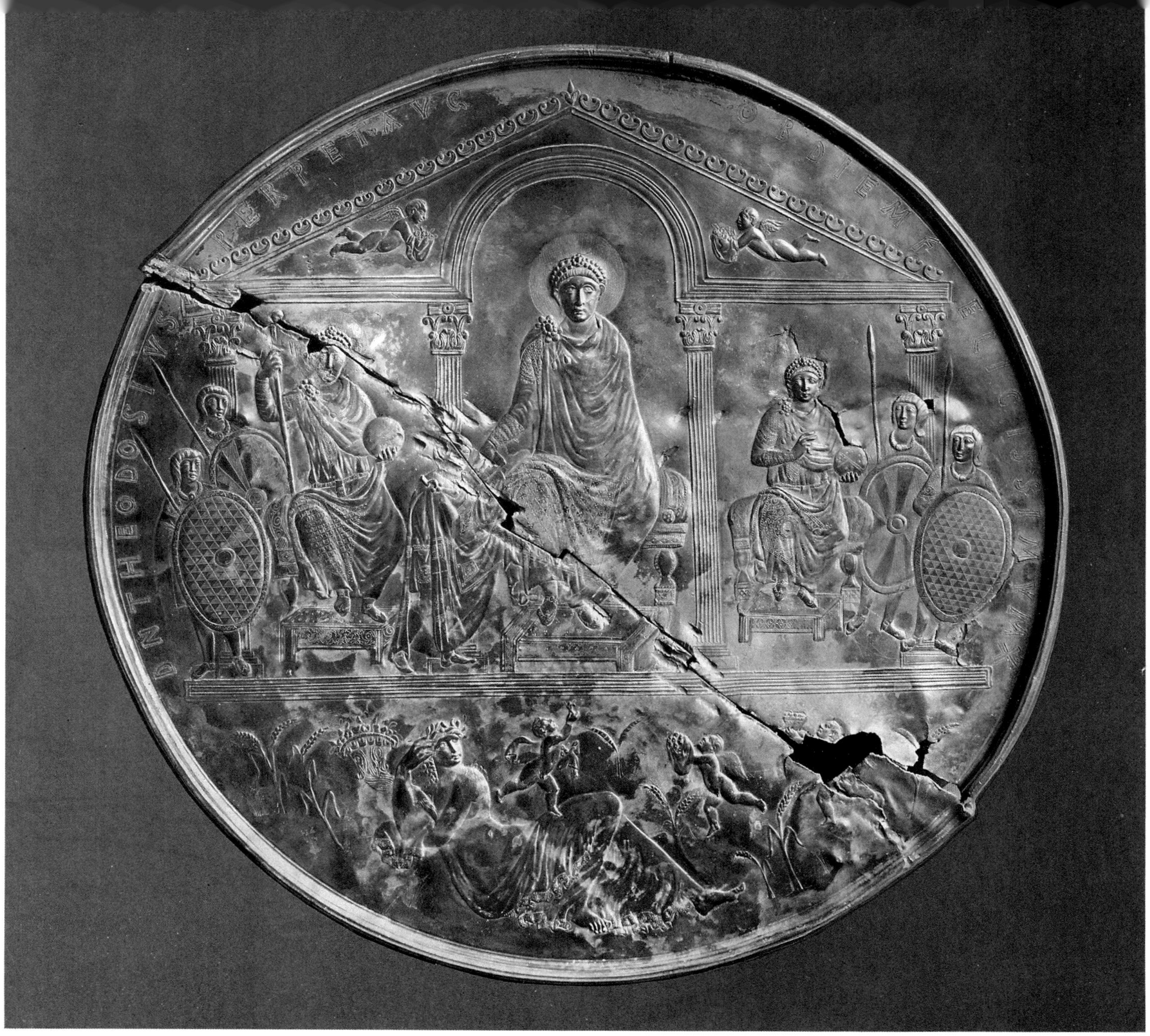

561 Missorium des Kaisers Theodosius I. 4. Jh.

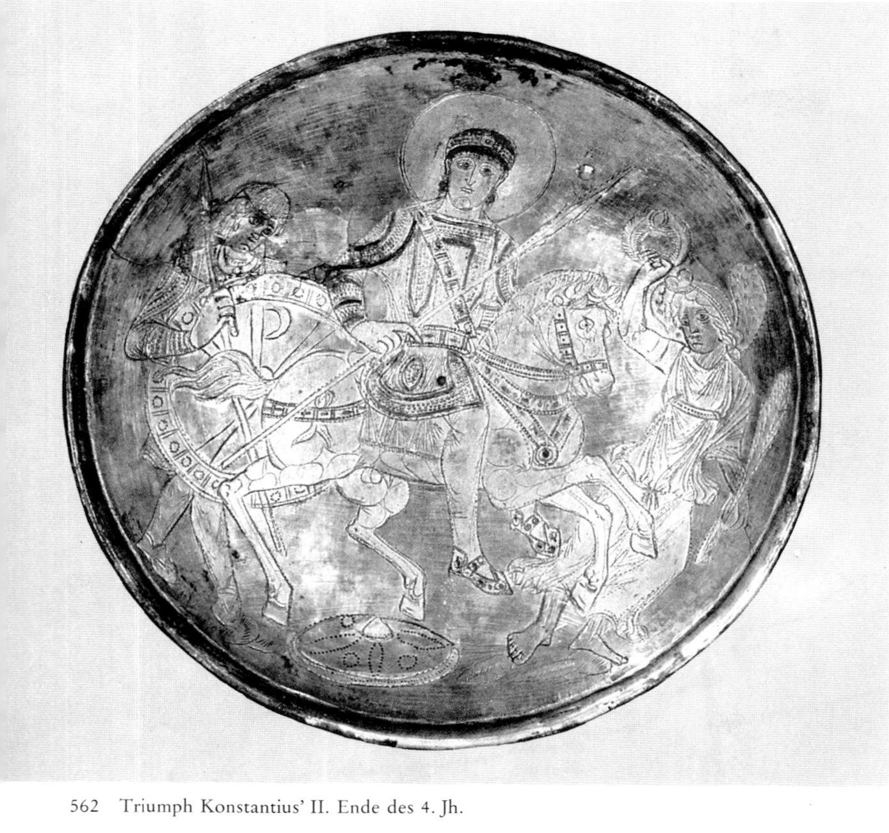

562 Triumph Konstantius' II. Ende des 4. Jh.

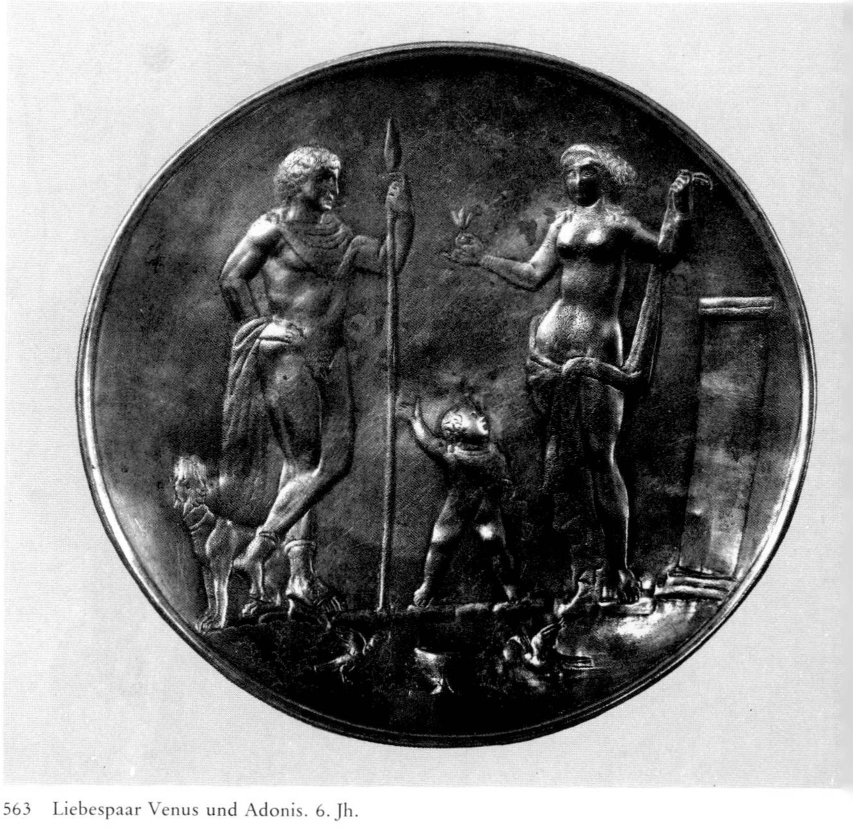

563 Liebespaar Venus und Adonis. 6. Jh.

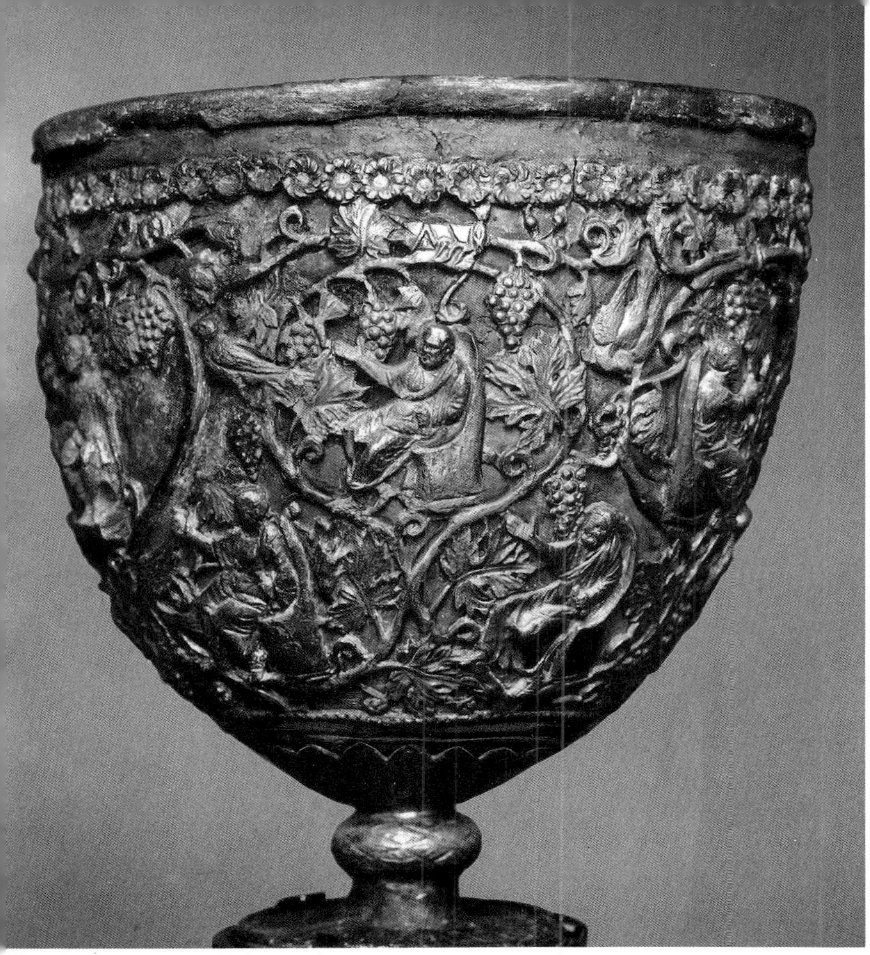

564 Christus (zweimal dargestellt), vier Evangelisten und sechs Heilige, in Rankenornamenten sitzend. Antiocheia. 5. Jh.

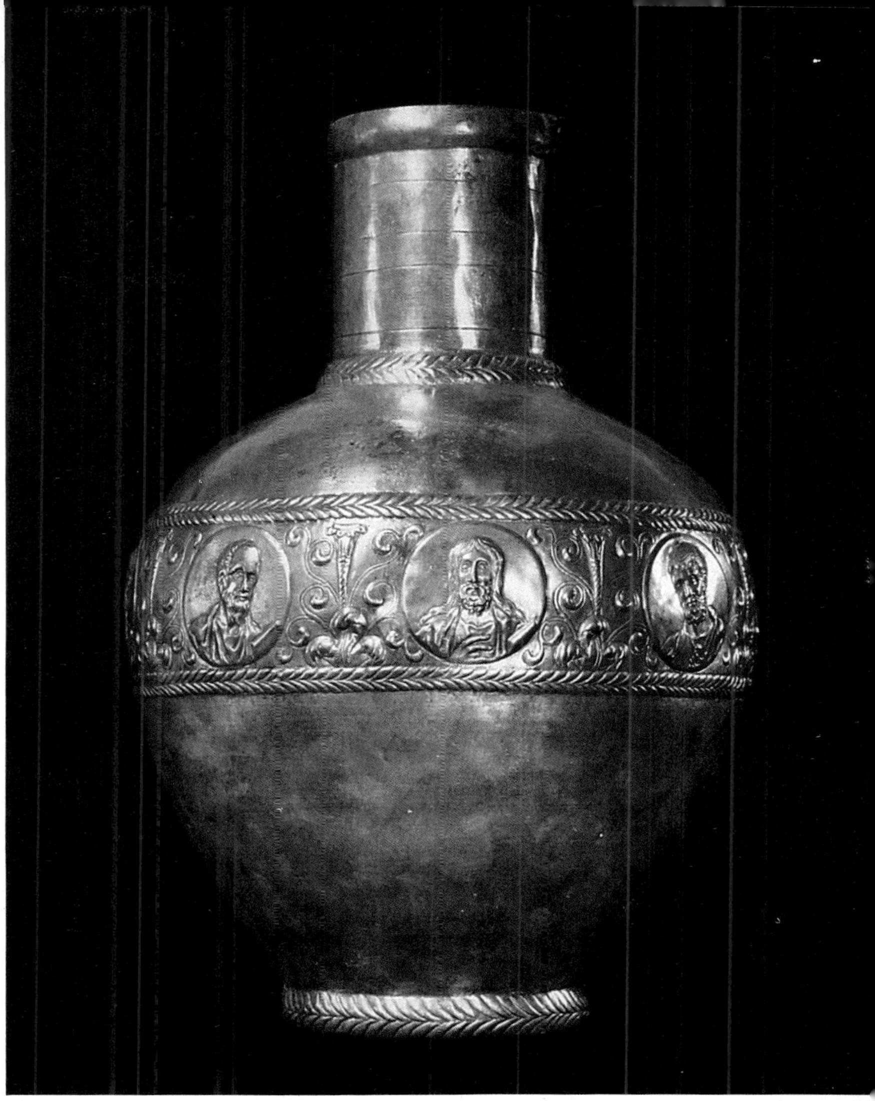

565 Christus zwischen den hll. Petrus und Paulus. Die beiden heiligen Johannes und Maria zwischen zwei Erzengeln. Emesa (heute Homs, Syrien) 6. Jh.

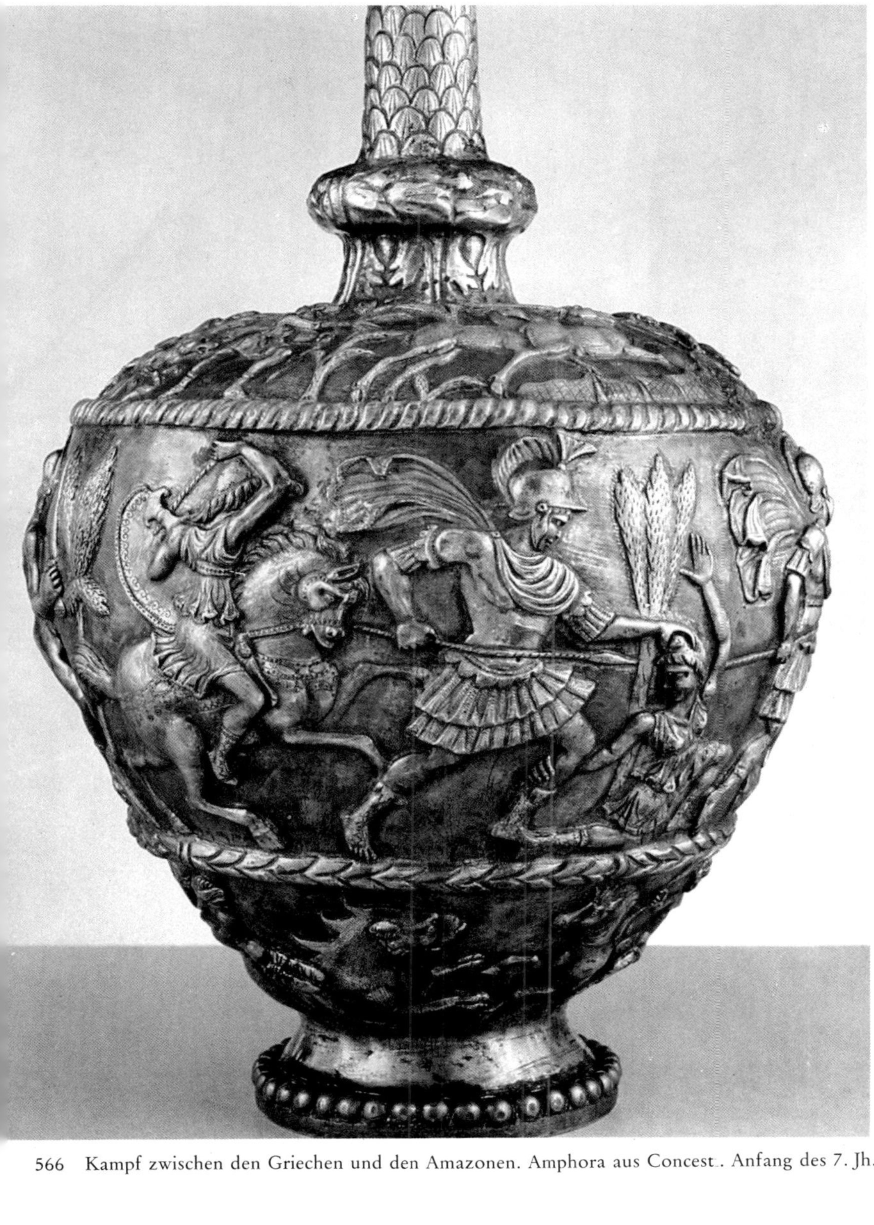

566 Kampf zwischen den Griechen und den Amazonen. Amphora aus Concesti. Anfang des 7. Jh.

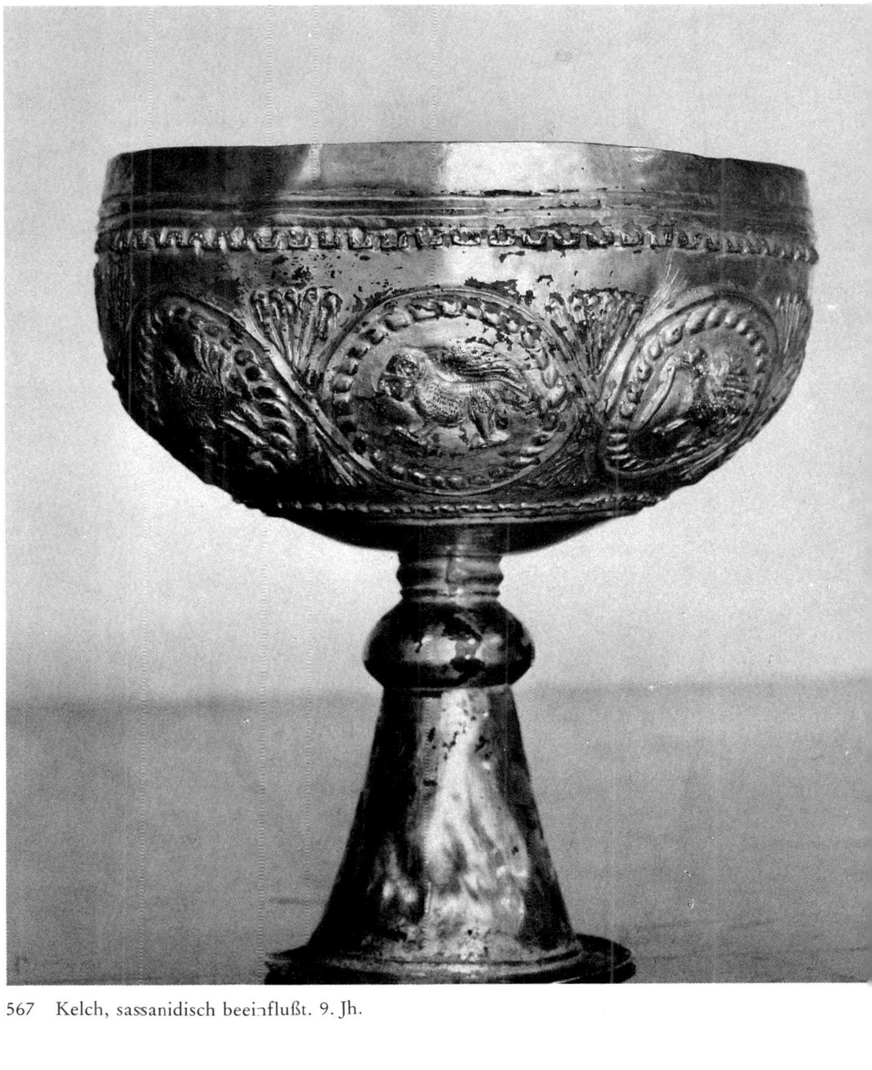

567 Kelch, sassanidisch beeinflußt. 9. Jh.

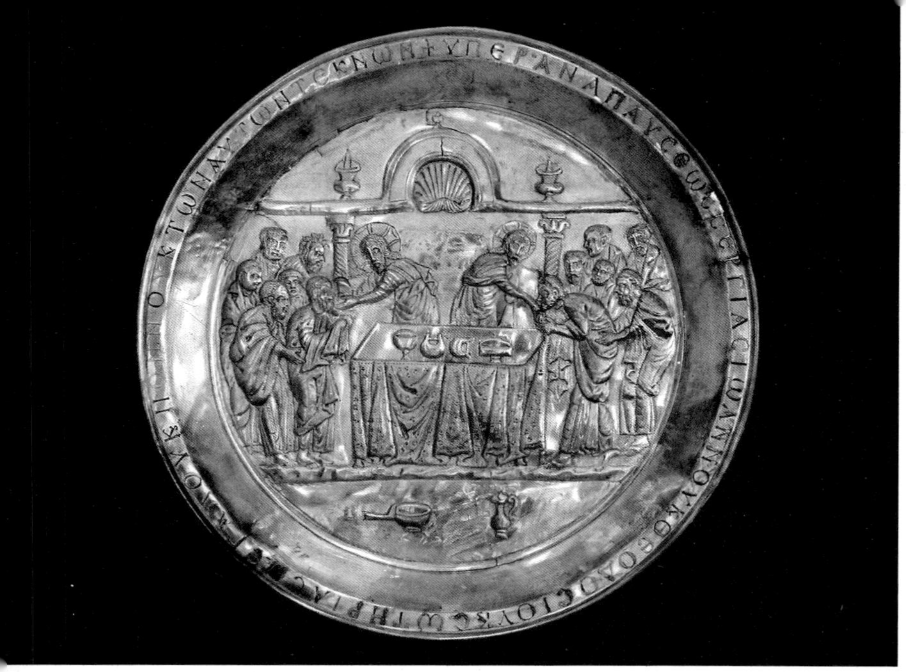

568 Letztes Abendmahl: Christus, zweimal dargestellt, teilt den Aposteln die Kommunion aus. Riha (Syrien). Ende des 6. Jh.

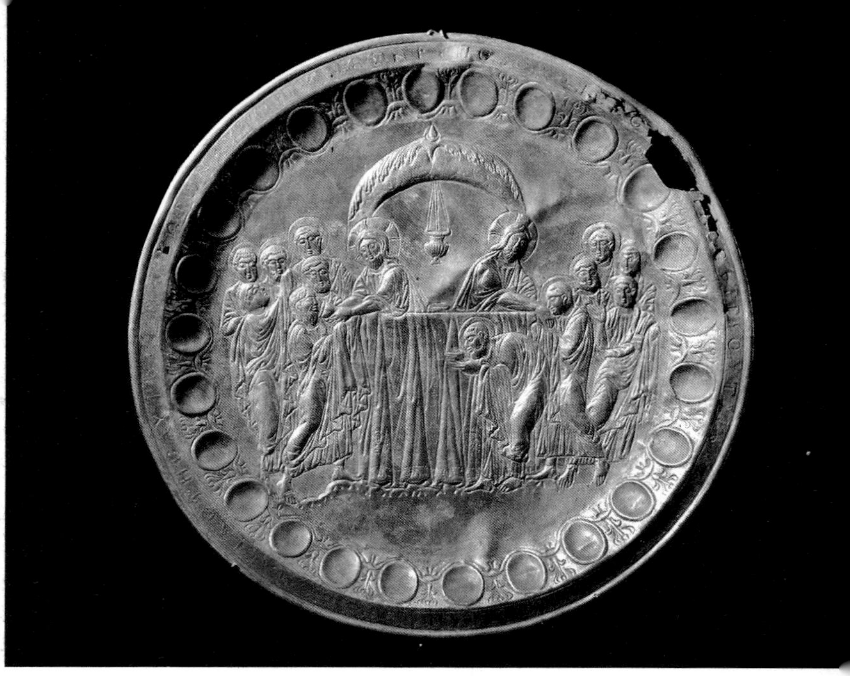

569 Letztes Abendmahl: Christus, zweimal dargestellt, teilt den Aposteln die Kommunion aus. 2. Hälfte des 6. Jh.

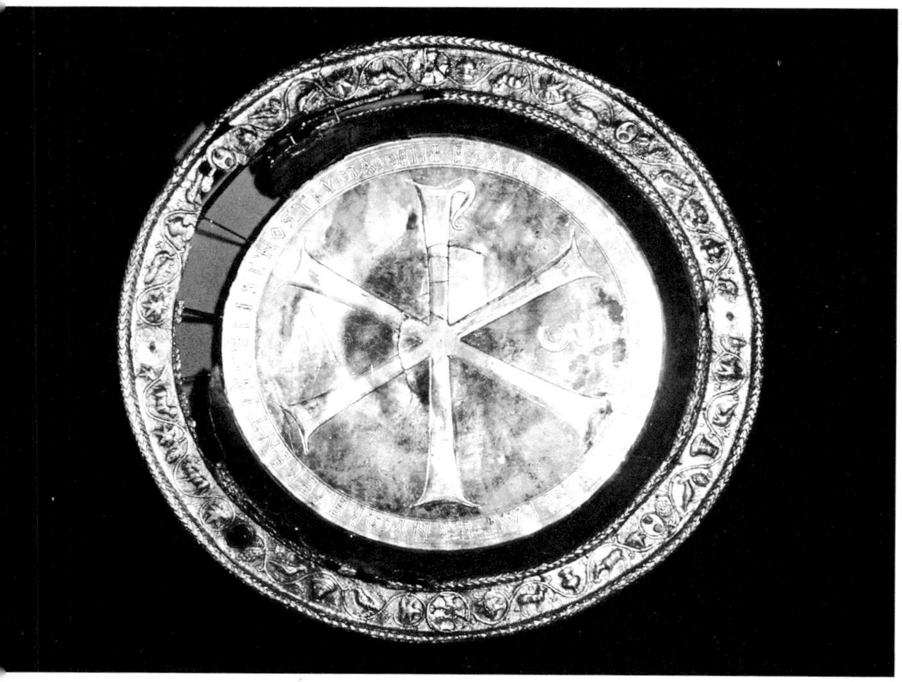

570 Christusmonogramm. „Teller des Bischofs Paternus." 491–518.

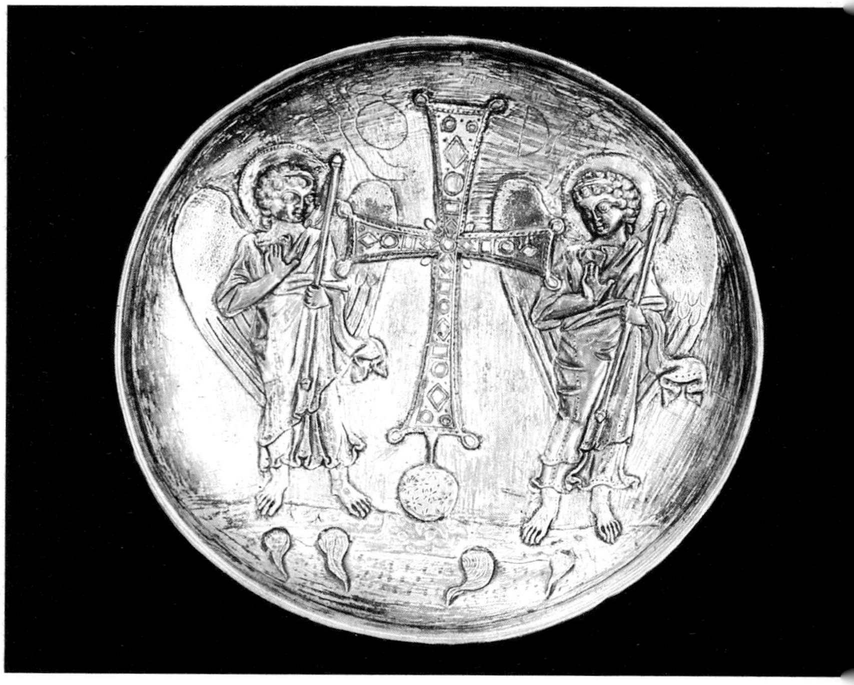

571 Kreuz, gestützt von zwei Engeln. 6. Jh.

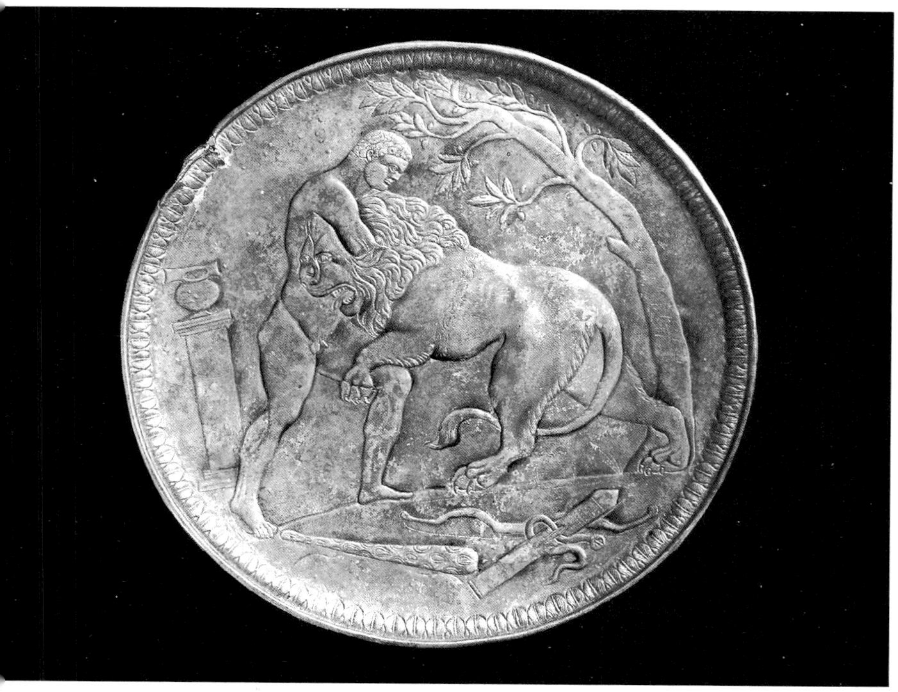

572 Herakles erwürgt den nemäischen Löwen. 6. Jh.

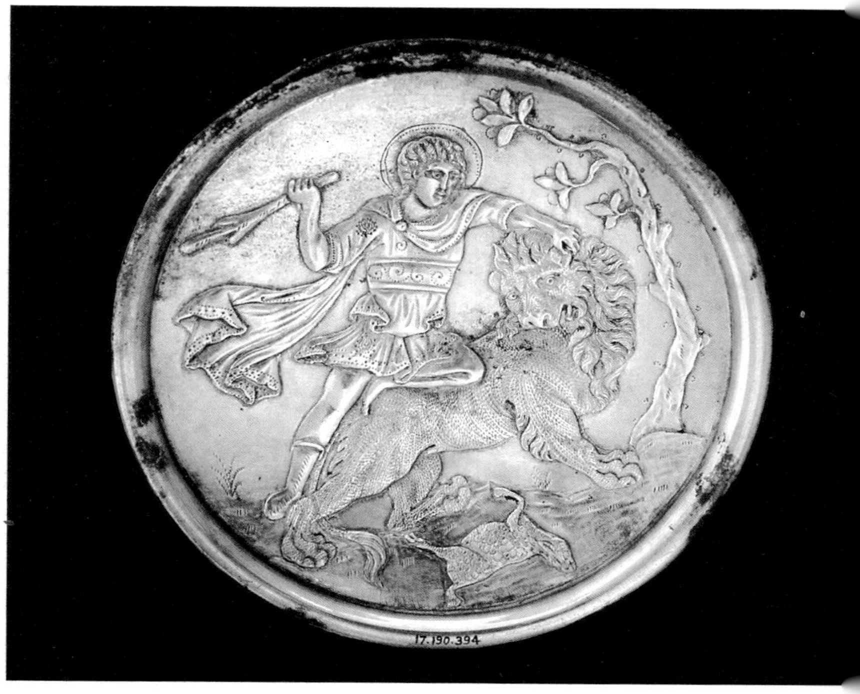

573 David tötet einen Löwen. Zypern. Anfang des 7. Jh.

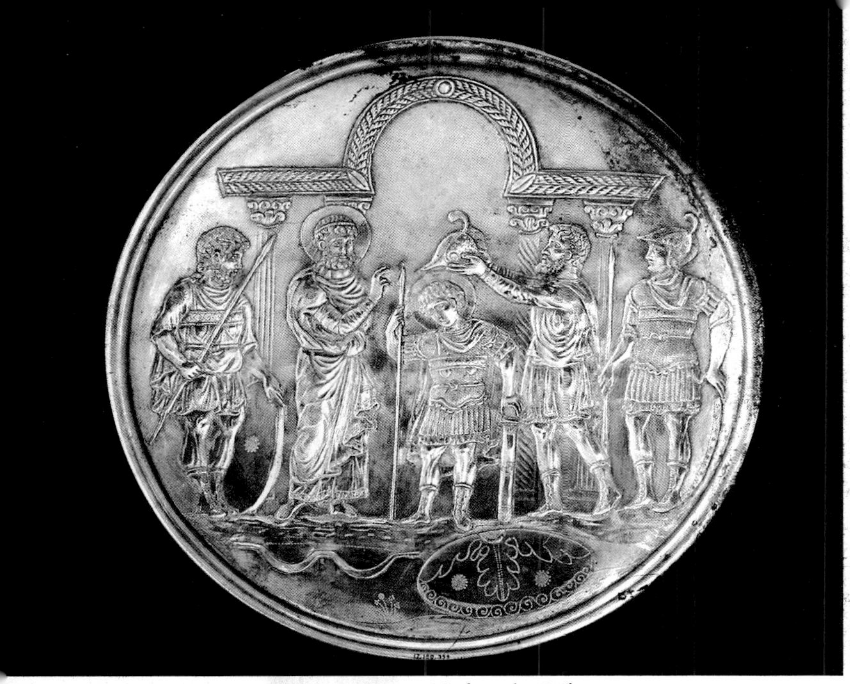

574 David legt die Rüstung Sauls an. Zypern. Anfang des 7. Jh.

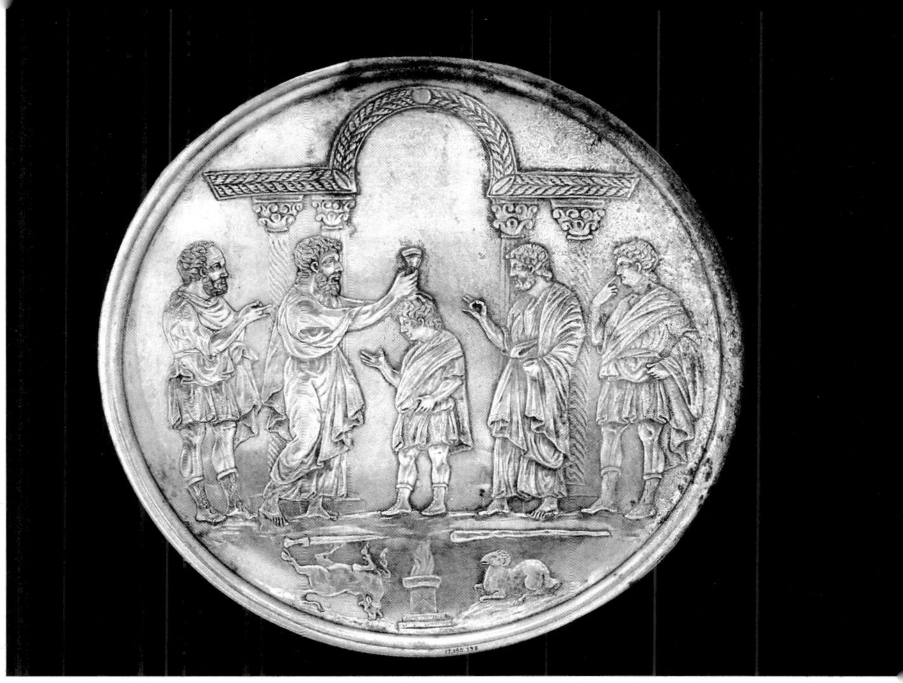

575 David wird von Samuel zum König gesalbt. Zypern. Anfang des 7. Jh.

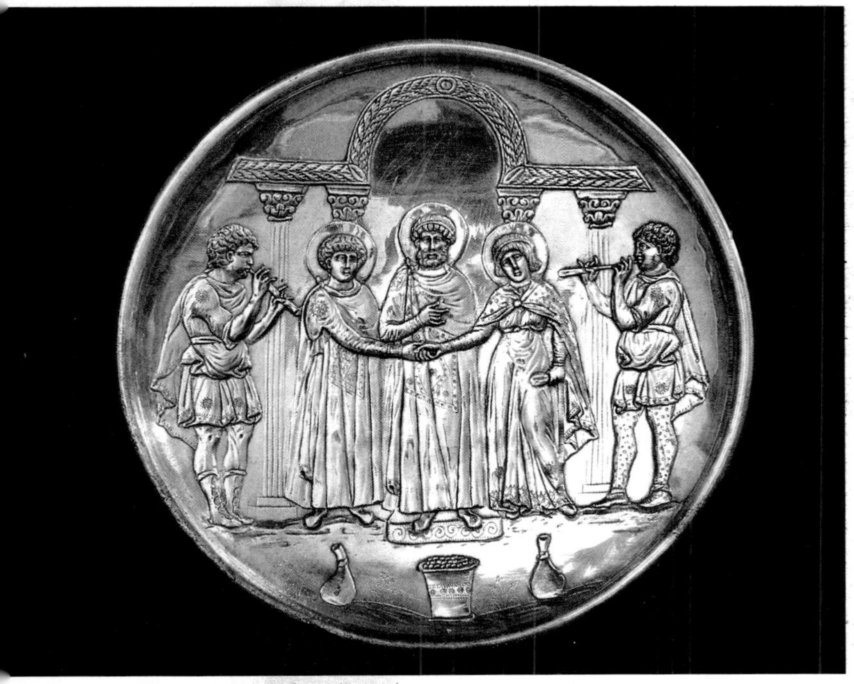

576 Vermählung Davids. Anfang des 7. Jh.

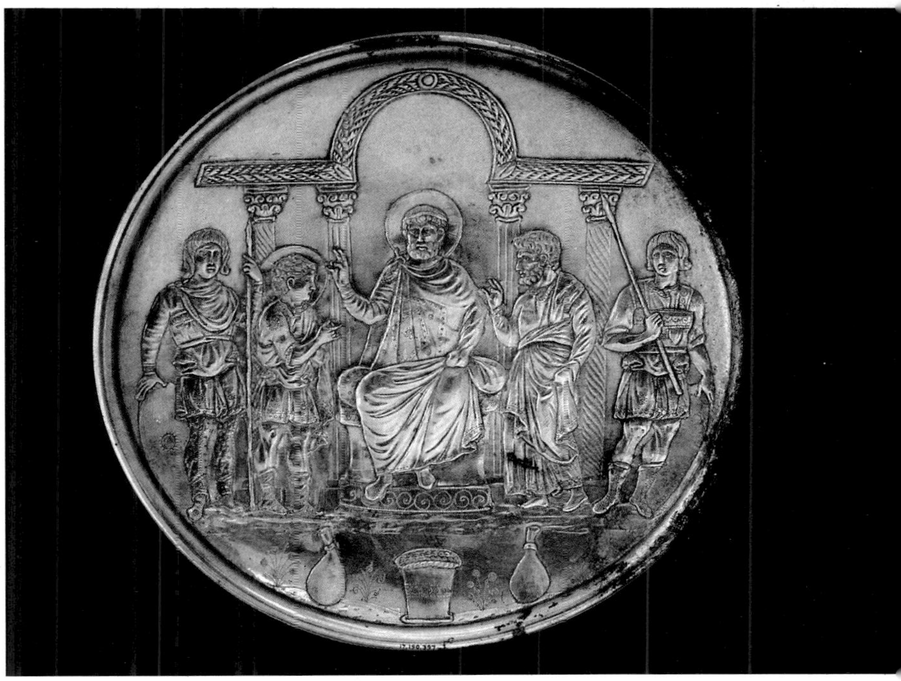

577 David vor Saul. Zypern. Anfang des 7. Jh.

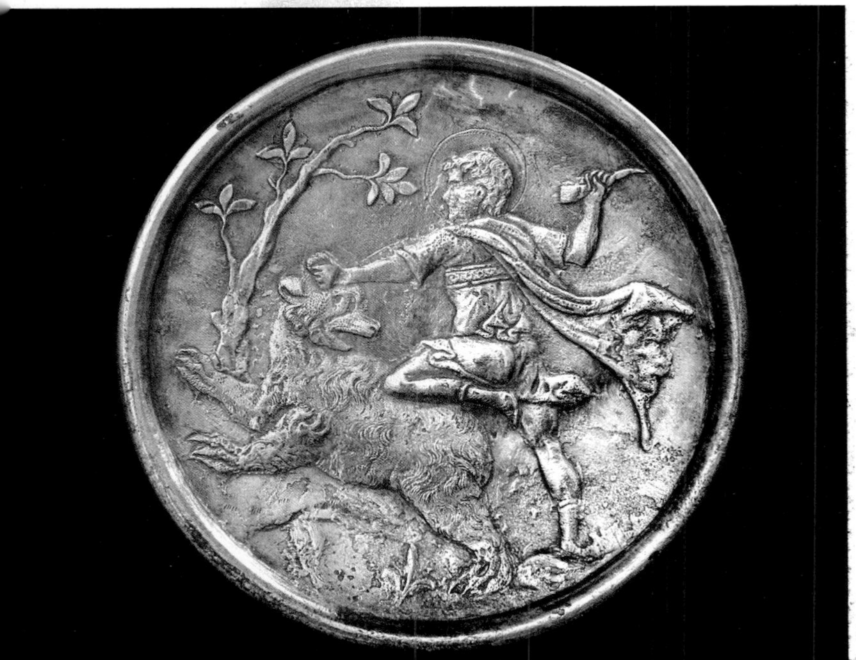

578 David tötet einen Bären. Anfang des 7. Jh.

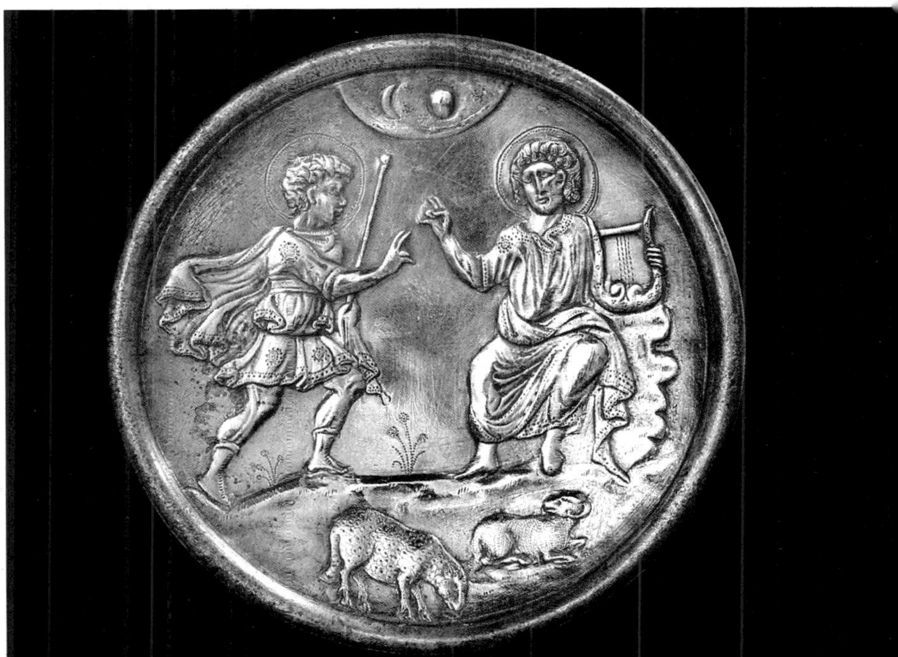

579 David und Samuel. Anfang des 7. Jh.

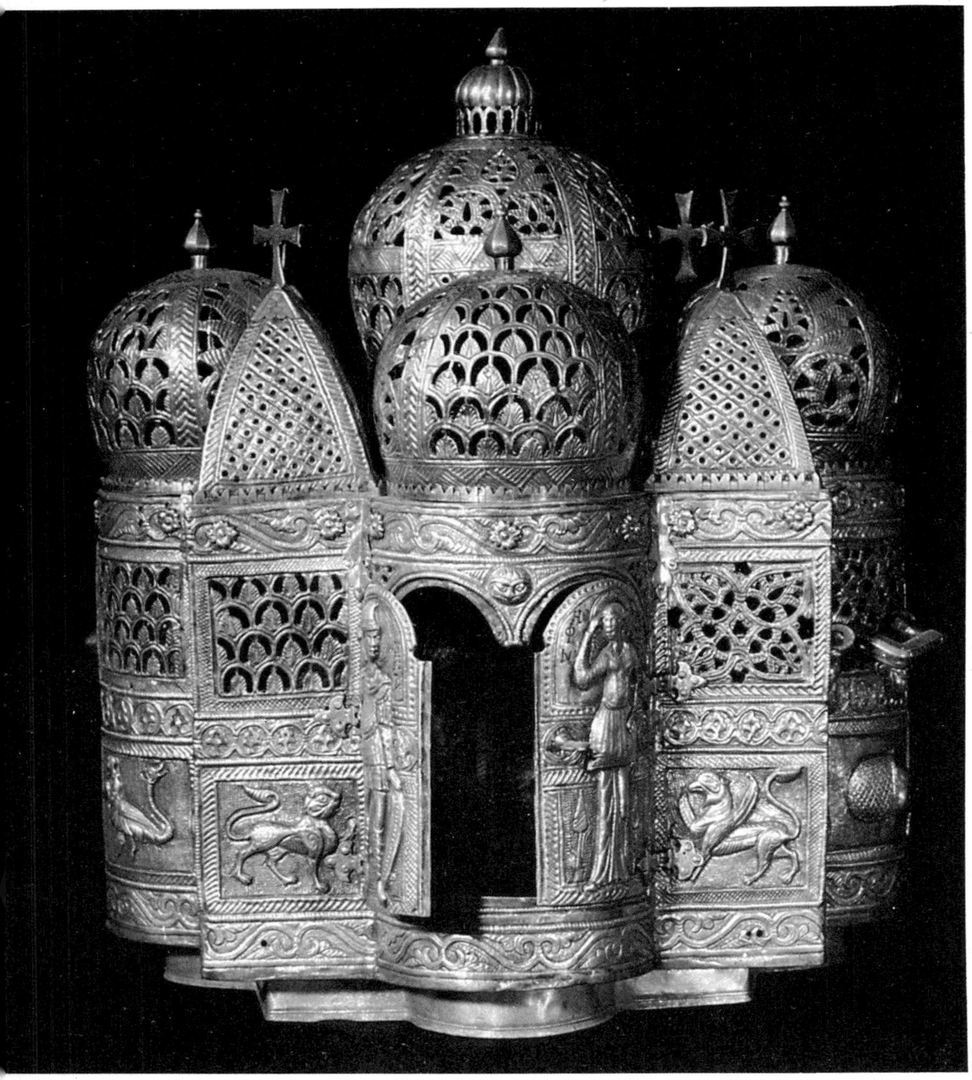

580 Räuchergefäß. 12. Jh.

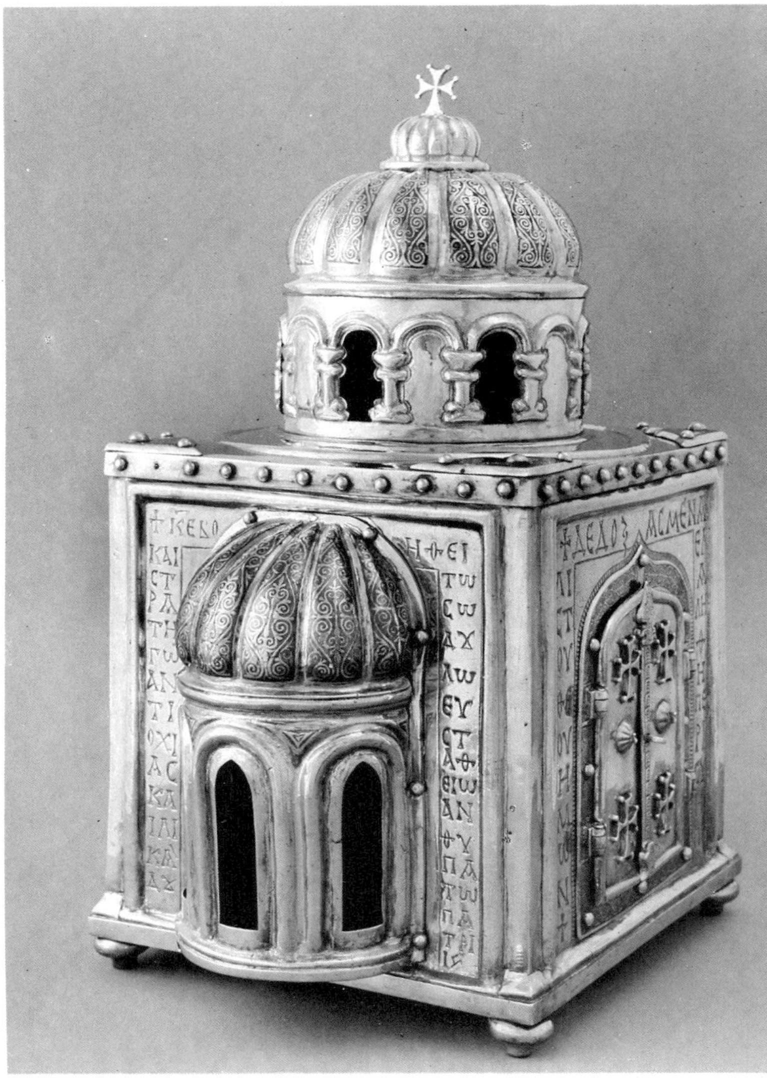

581 Räuchergefäß. Antiocheia (?). 10.–11. Jh.

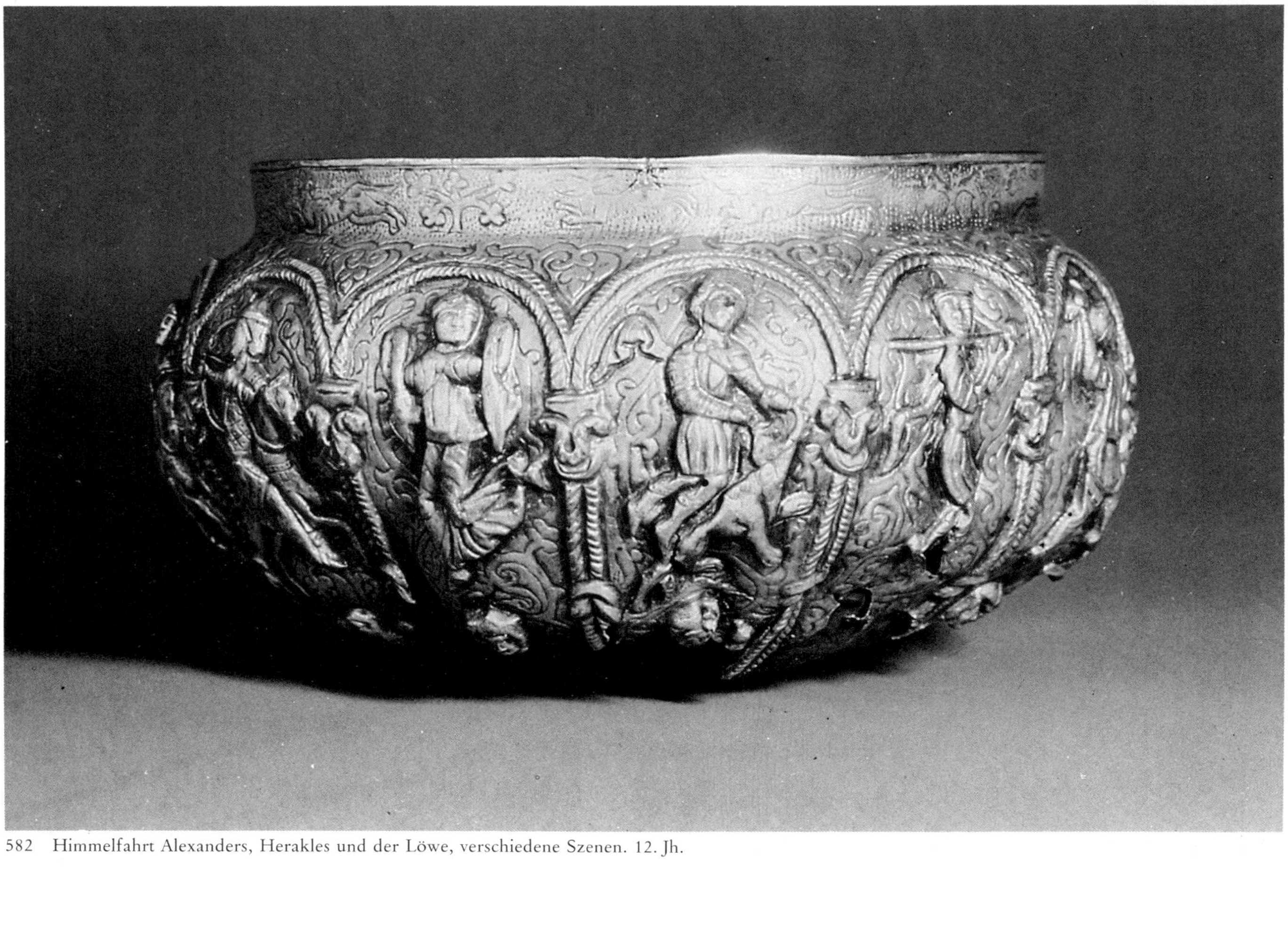

582 Himmelfahrt Alexanders, Herakles und der Löwe, verschiedene Szenen. 12. Jh.

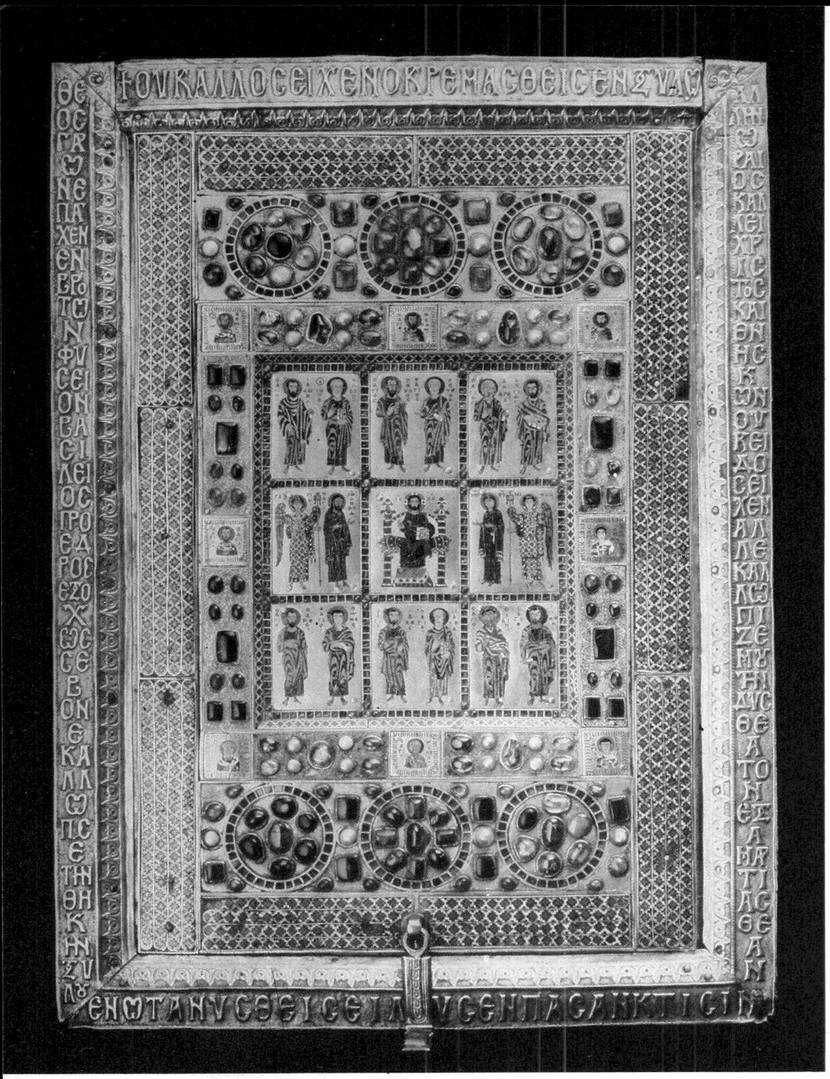

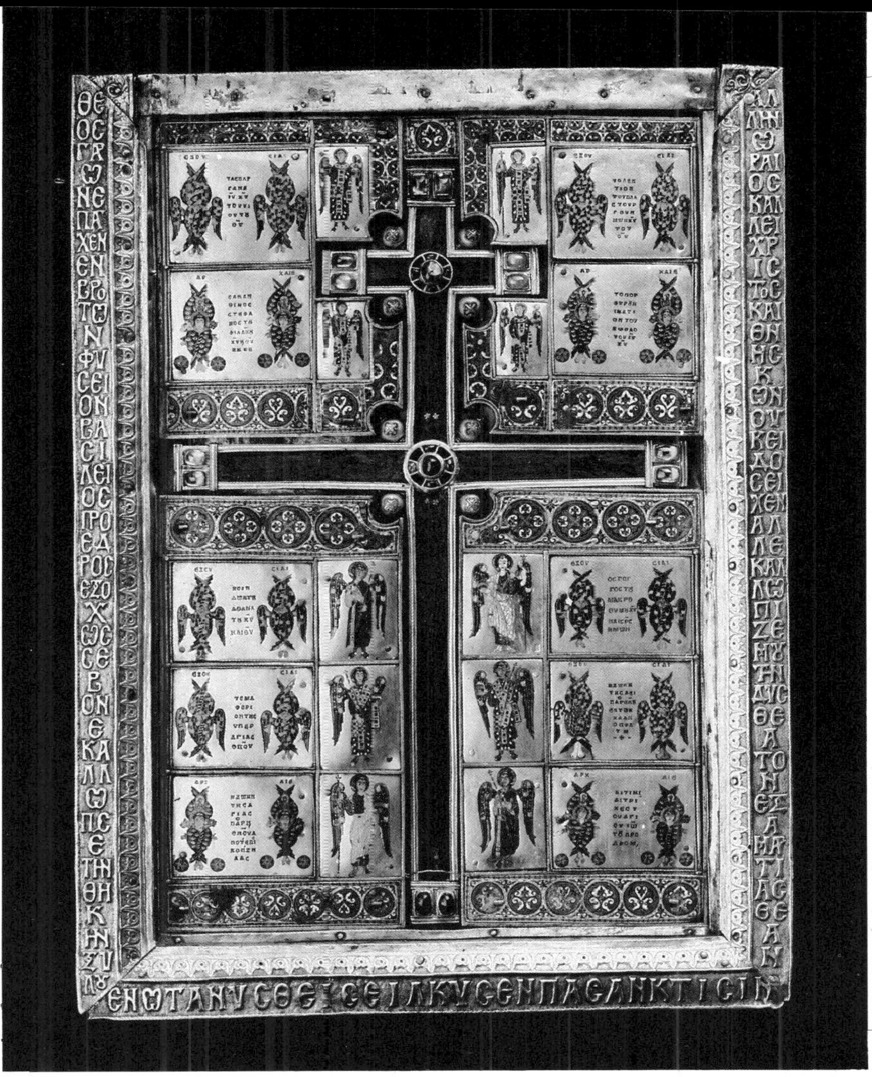

583, 584 Staurothek. Kreuzreliquiar zur Aufnahme einer Reliquie vom Kreuz Christi. Deckel und Bodeninnenseite. Konstantinopel. Um 950.

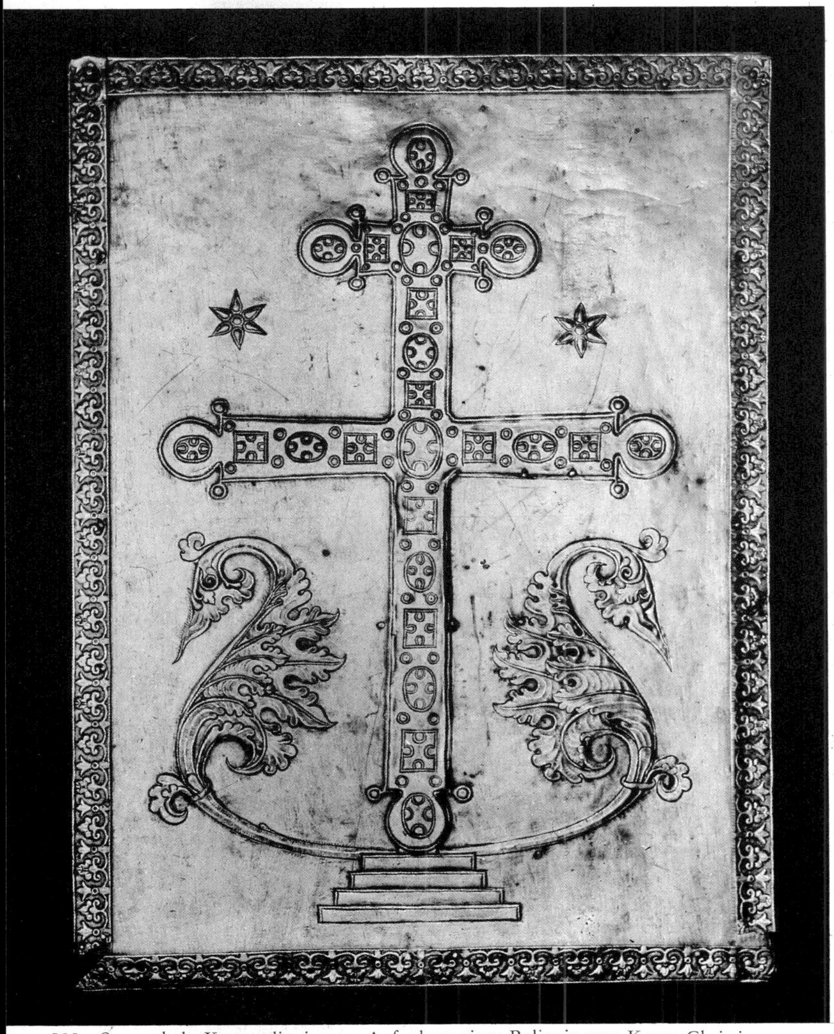

585 Staurothek. Kreuzreliquiar zur Aufnahme einer Reliquie vom Kreuz Christi. Bodenaußenseite. Konstantinopel. Um 950.

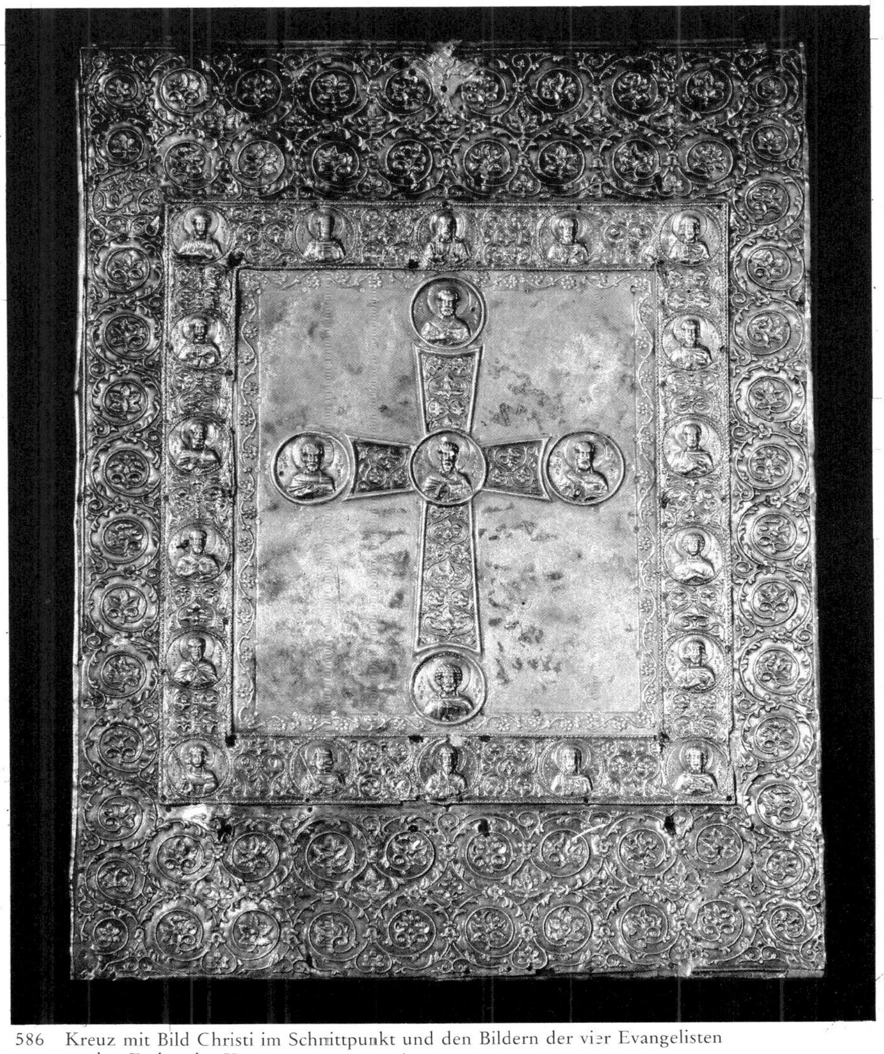

586 Kreuz mit Bild Christi im Schnittpunkt und den Bildern der vier Evangelisten an den Enden der Kreuzarme. 11.–12. Jh.

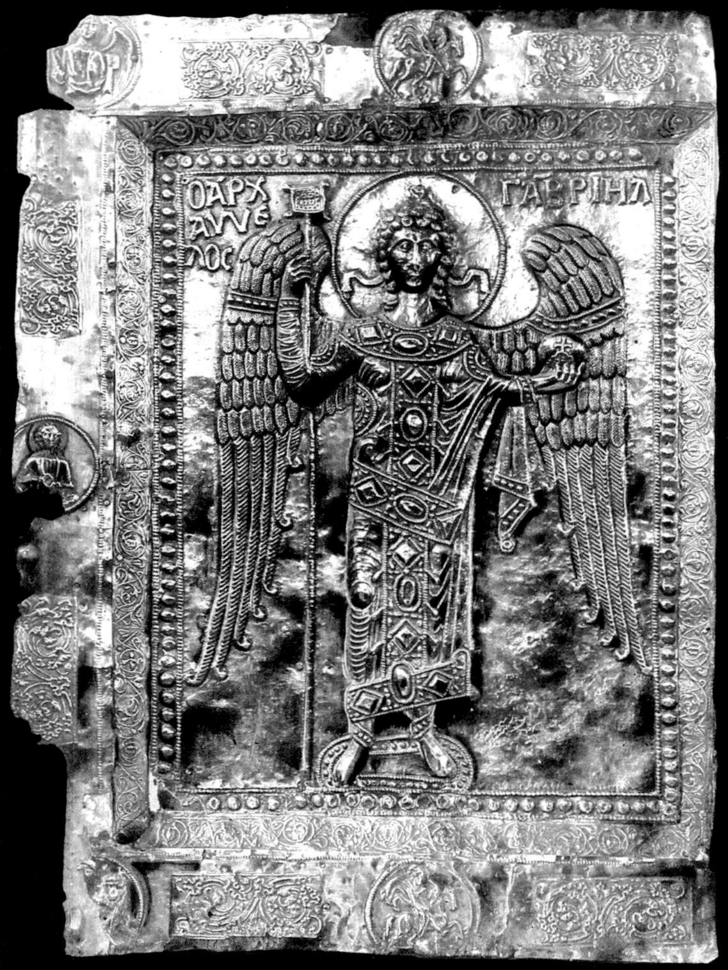

587 Erzengel Gabriel. 12. Jh.

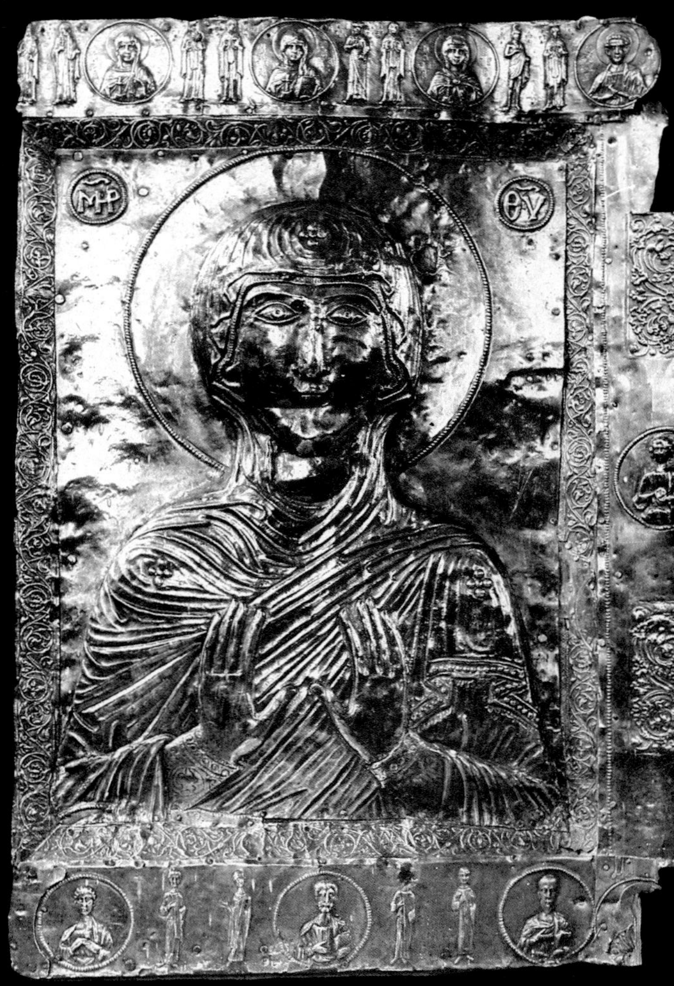

588 Maria Orans. 12. Jh.

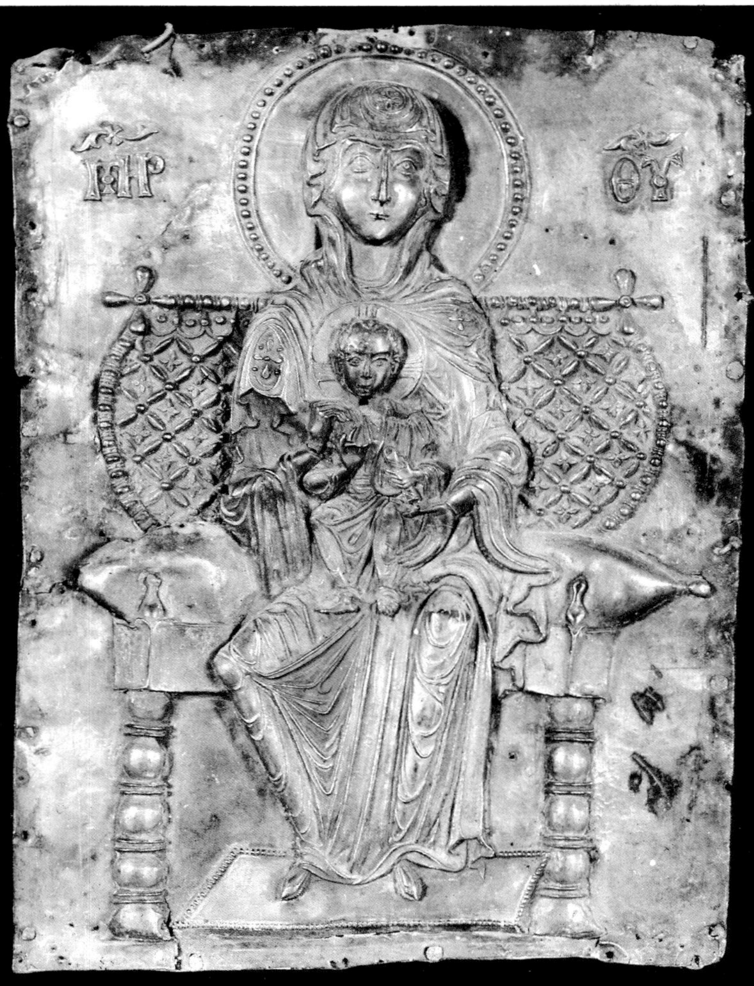

589 Maria mit dem Kind. 13. Jh.

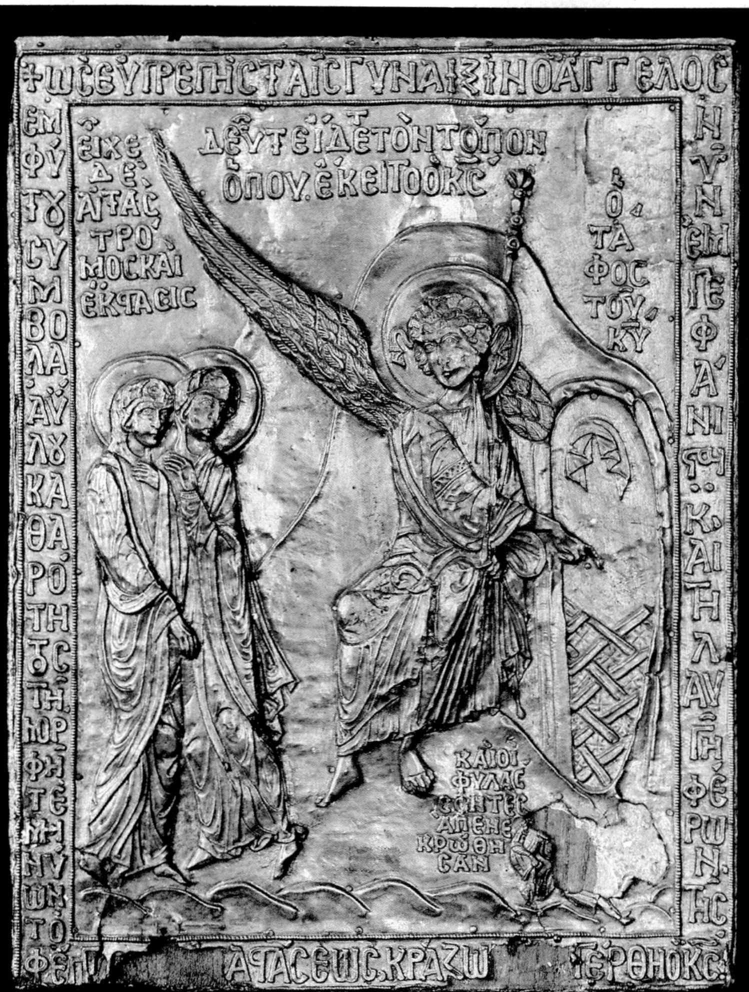

590 Die heiligen Frauen am Grab. 12. Jh.

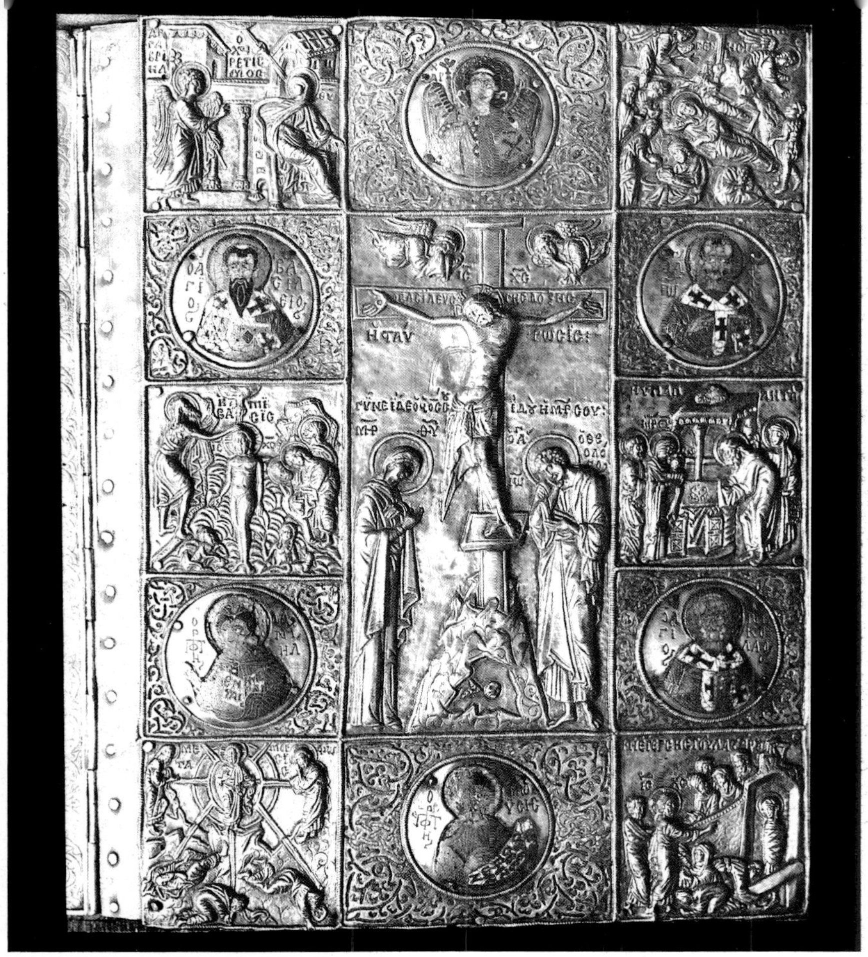

591 Kreuzigung und Kirchenfeste. 12.–13. Jh.

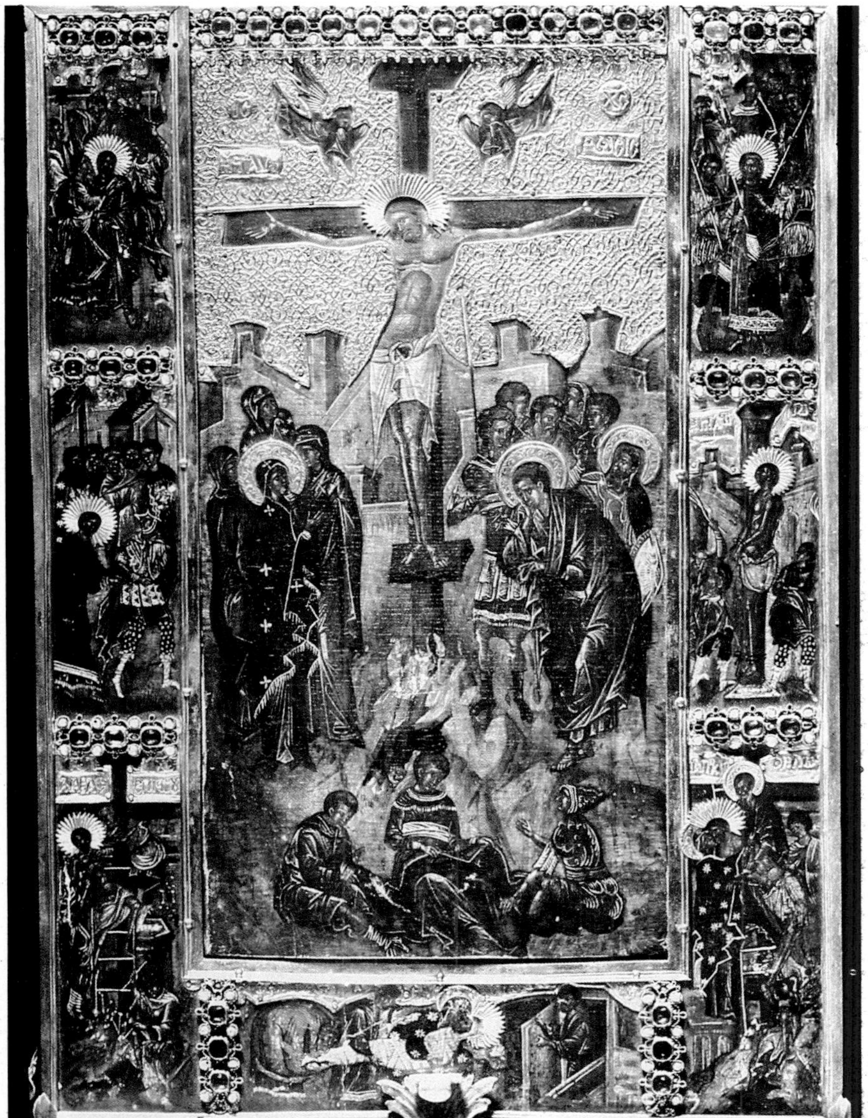

592 Kreuzigung. Reliquiar des Kardinals Bessarion. 15. Jh.

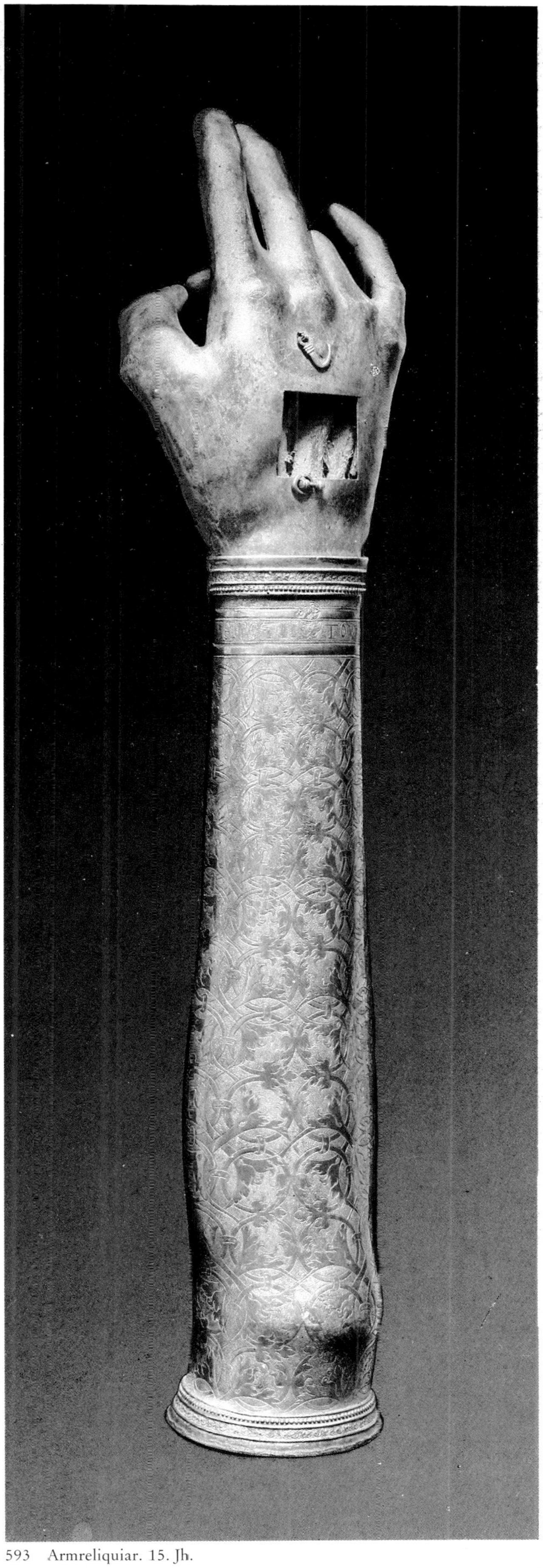

593 Armreliquiar. 15. Jh.

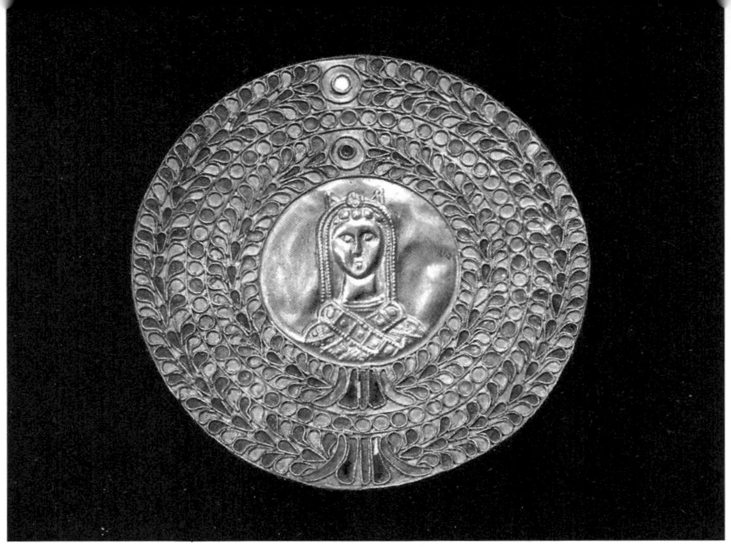

594 Medaillon der Licinia Eudokia. 5. Jh.

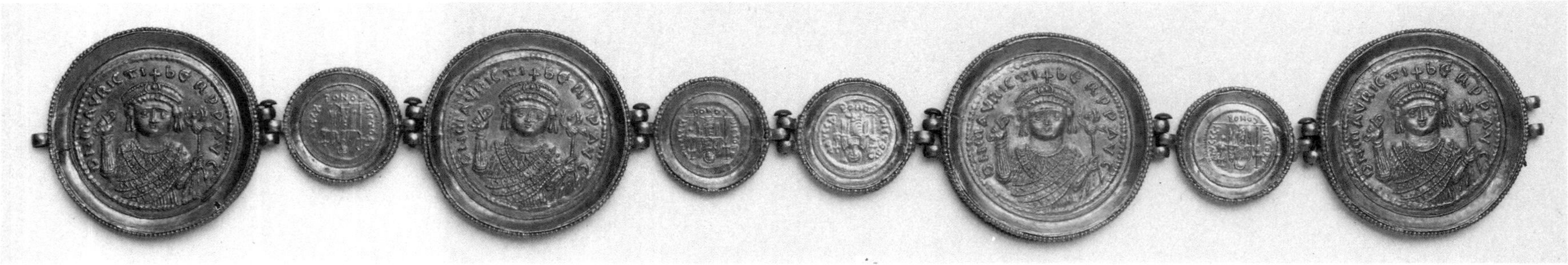

595 Gürtel. Zypern. Ende des 6.–7. Jh.

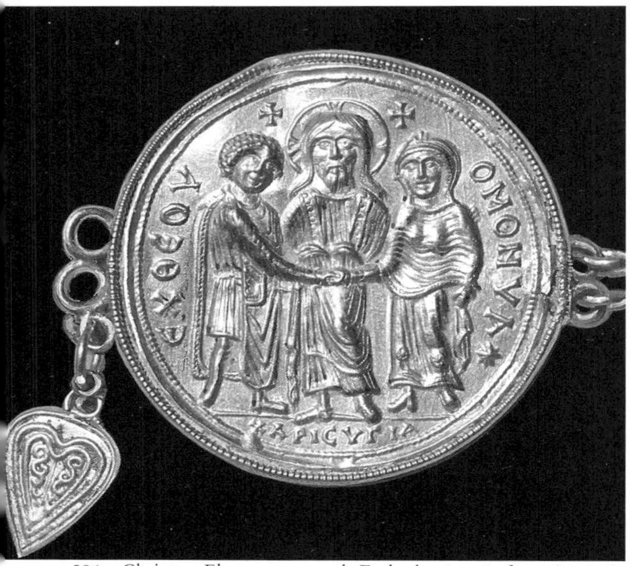

596 Christus, Ehepaar segnend. Ende des 6. – Anfang des 7. Jh.

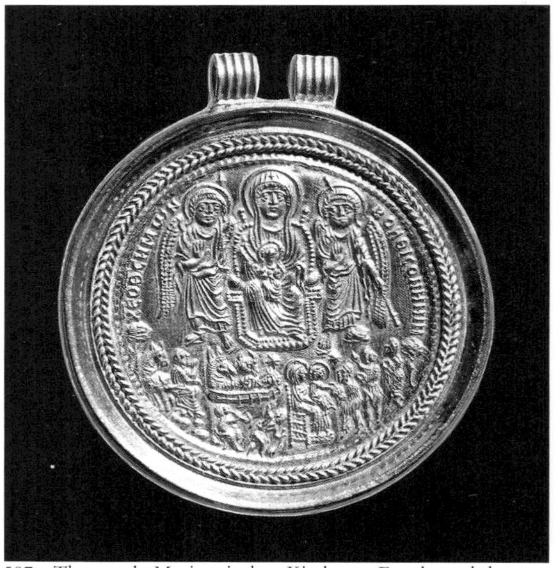

597 Thronende Maria mit dem Kind, von Engeln und den Magier-Königen umgeben. Zypern. Um 600.

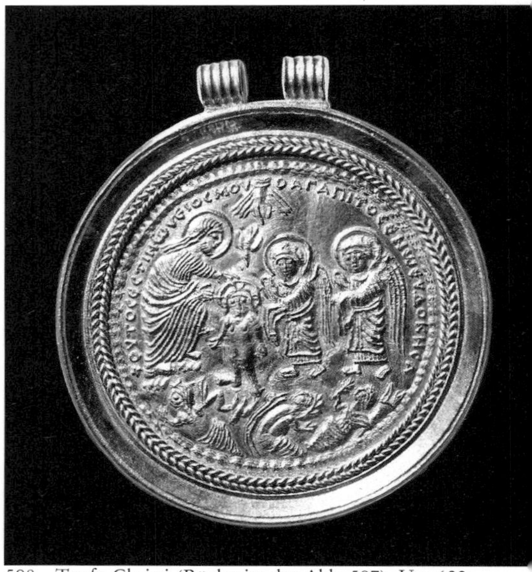

598 Taufe Christi (Rückseite der Abb. 597). Um 600.

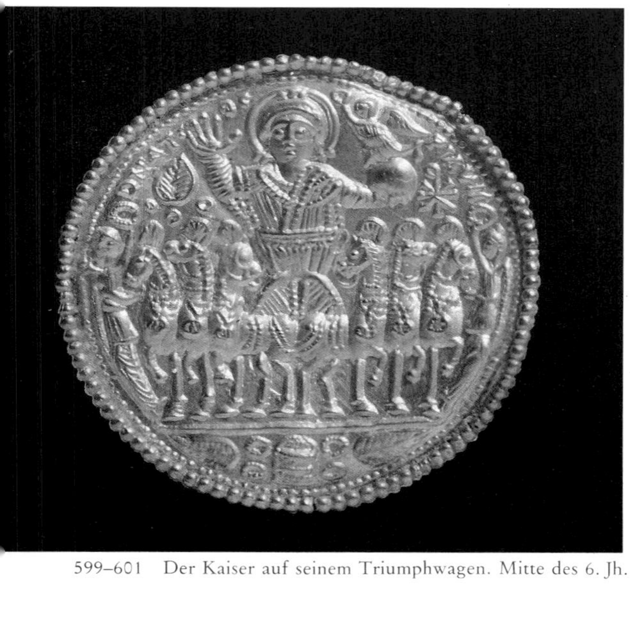

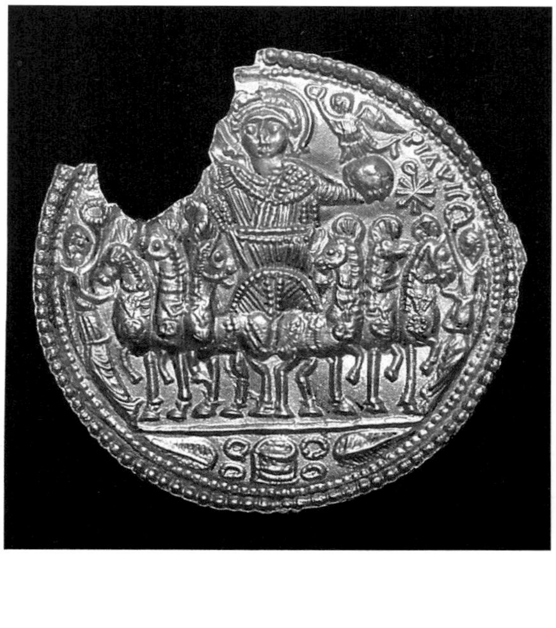

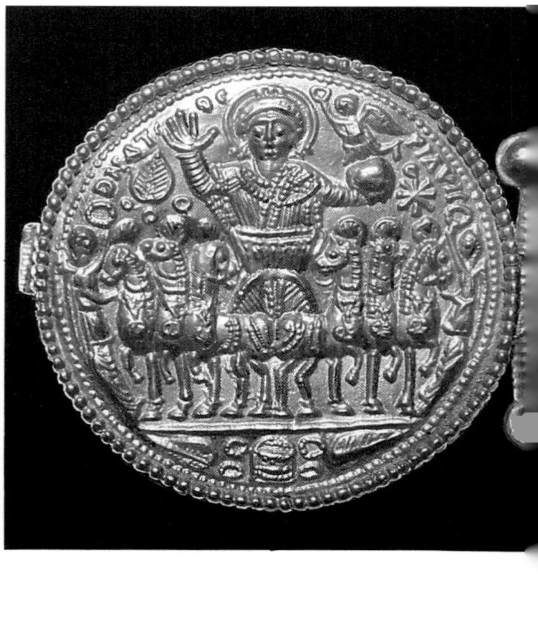

599–601 Der Kaiser auf seinem Triumphwagen. Mitte des 6. Jh.

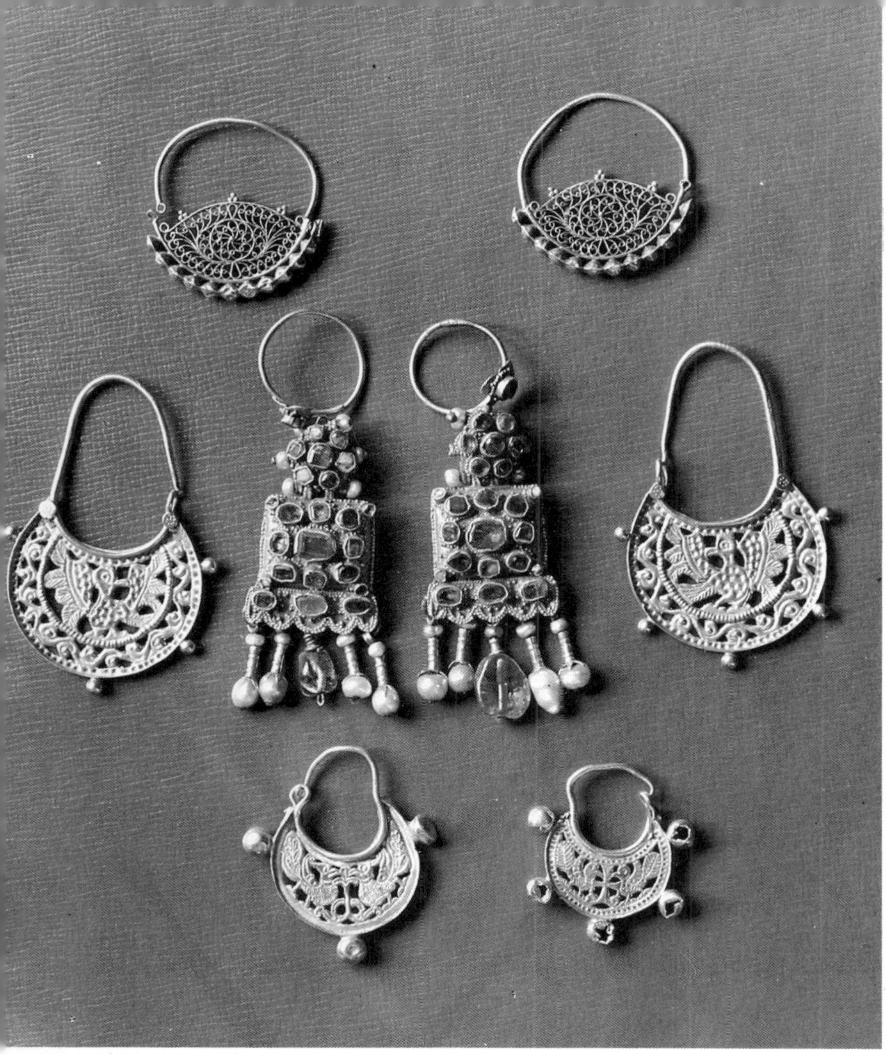

602 Ohrringe. 6.–7. Jh.

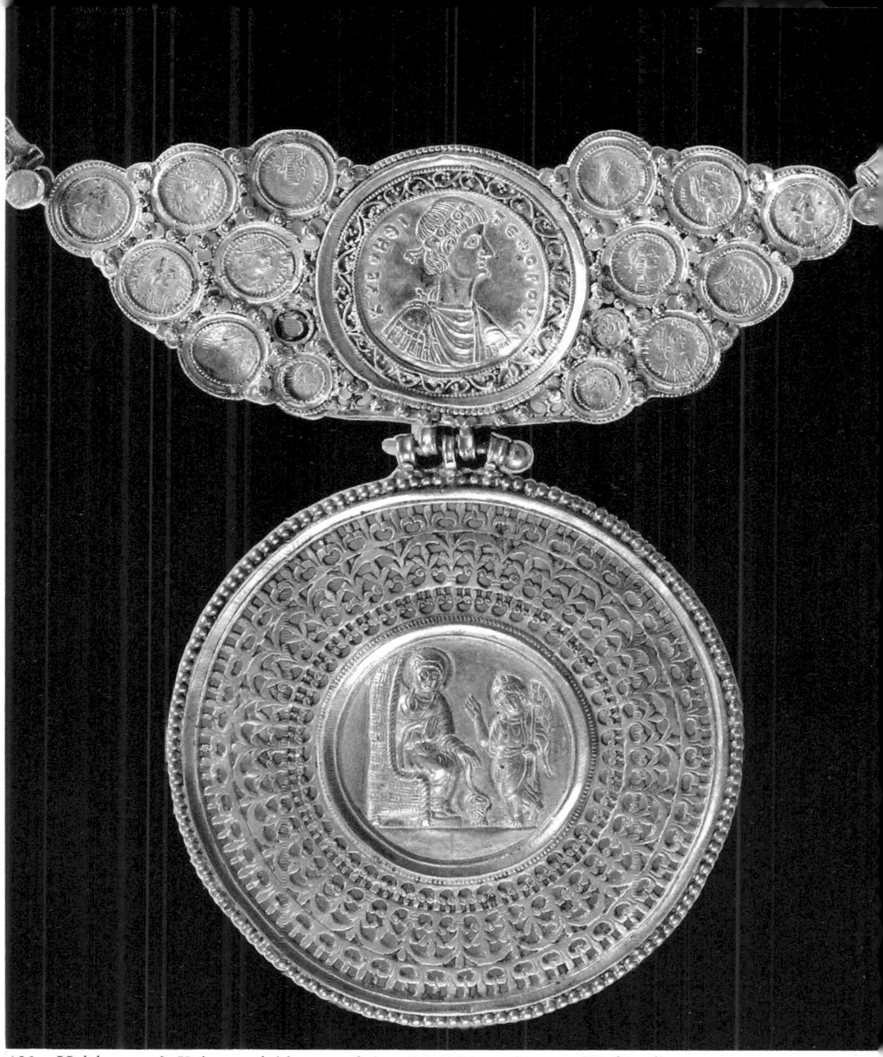

603 Halskette mit Kaisermedaillons; auf dem Medaillonanhänger: Verkündigung. Antinoë oder Assiut, Ägypten. 7. Jh.

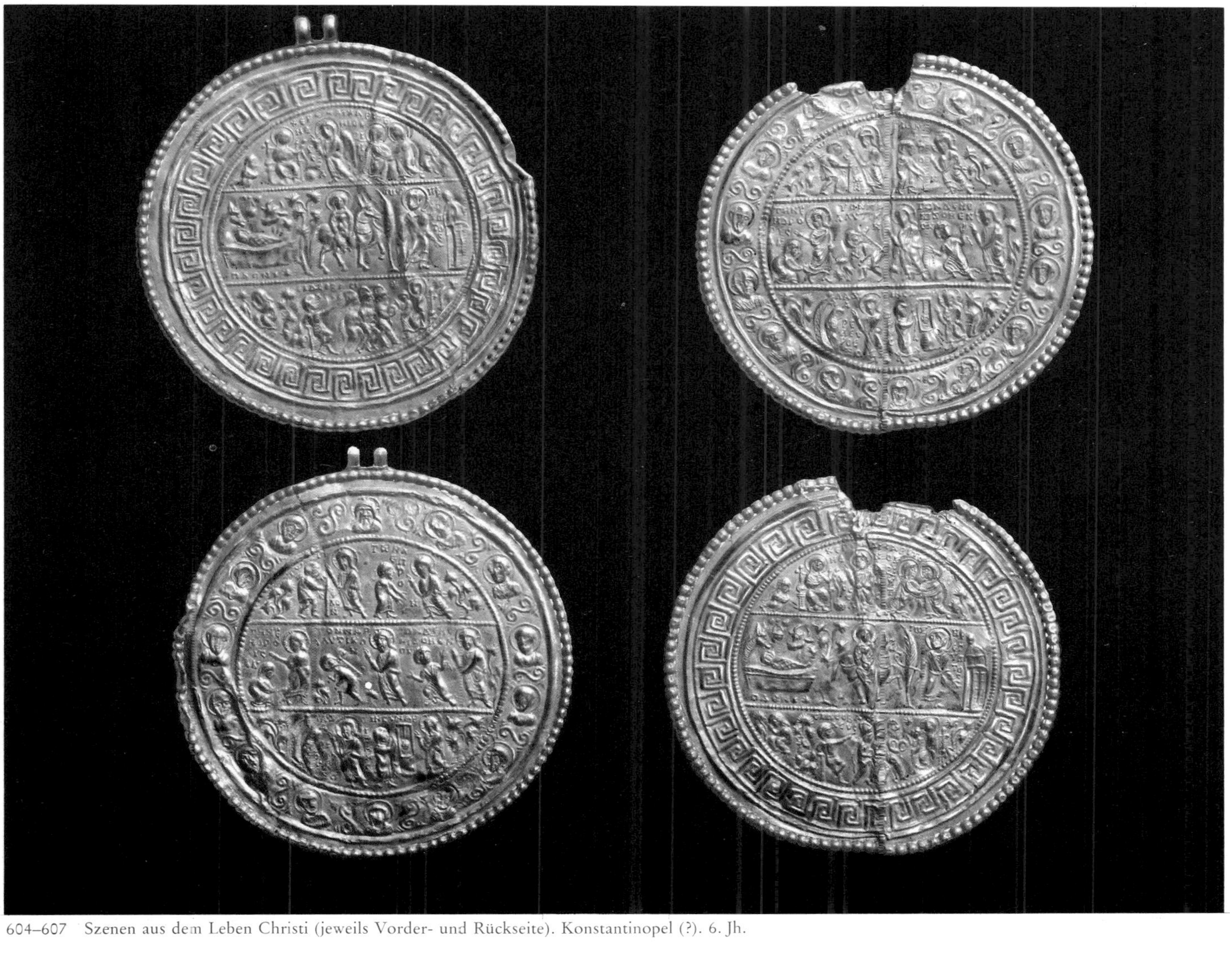

604–607 Szenen aus dem Leben Christi (jeweils Vorder- und Rückseite). Konstantinopel (?). 6. Jh.

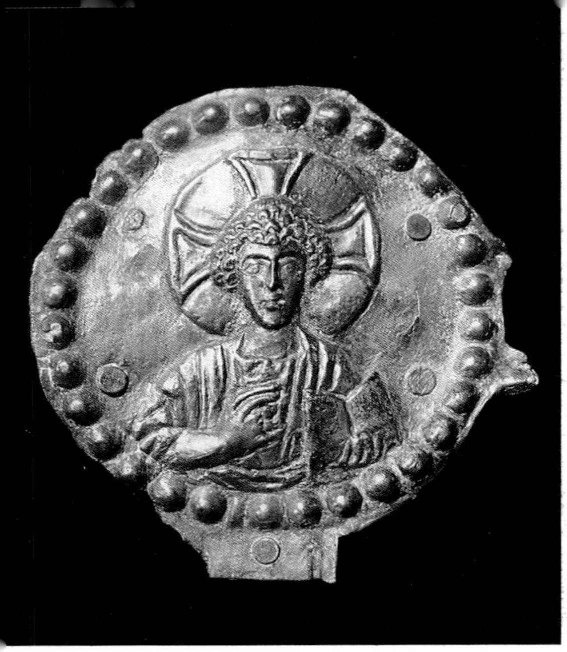

608 Segnender Christus. Syrien. 5.–6. Jh.

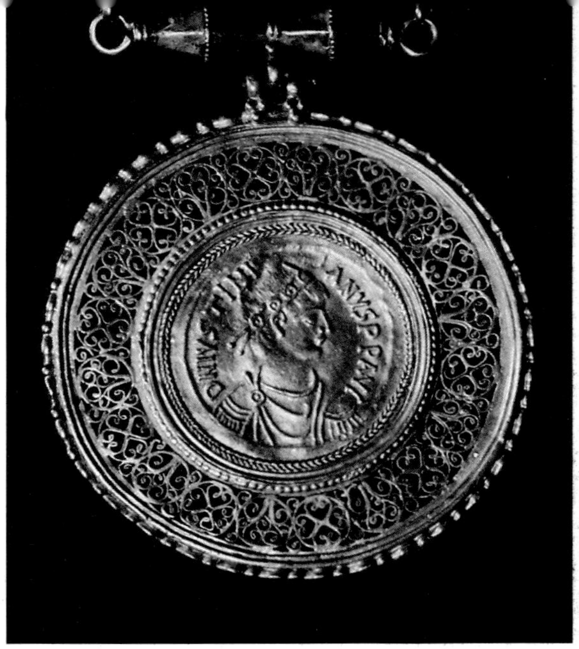

609 Justinian. Beirut. 6. Jh.

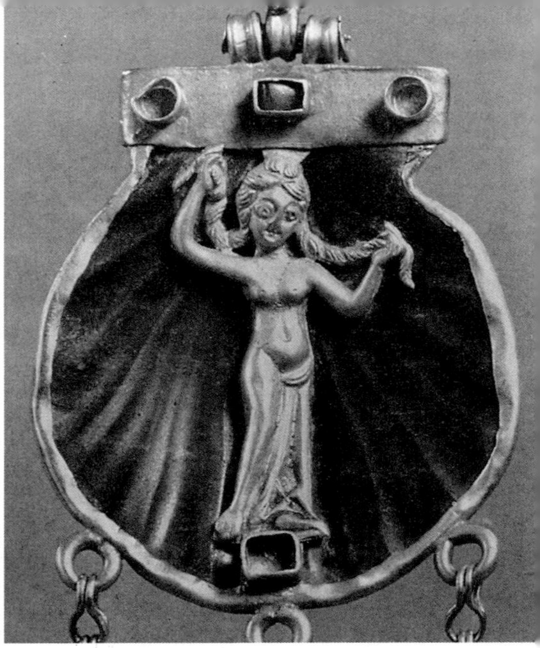

610 Venus, in einer Muschel stehend. 6.–7. Jh.

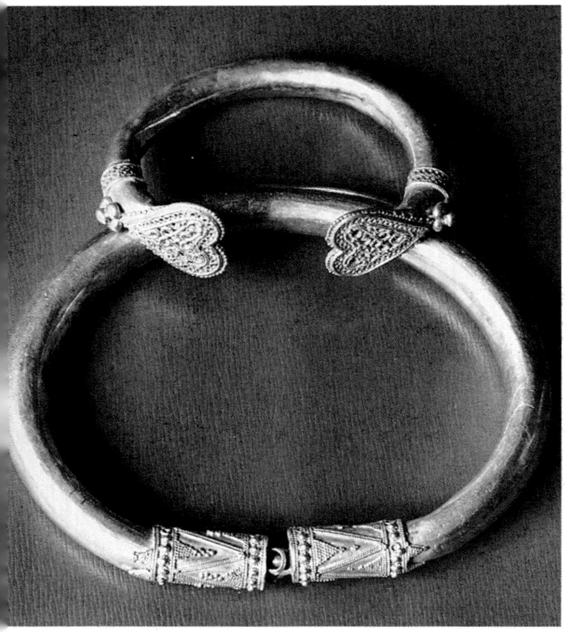

611 Zwei Armreifen. 6. Jh.

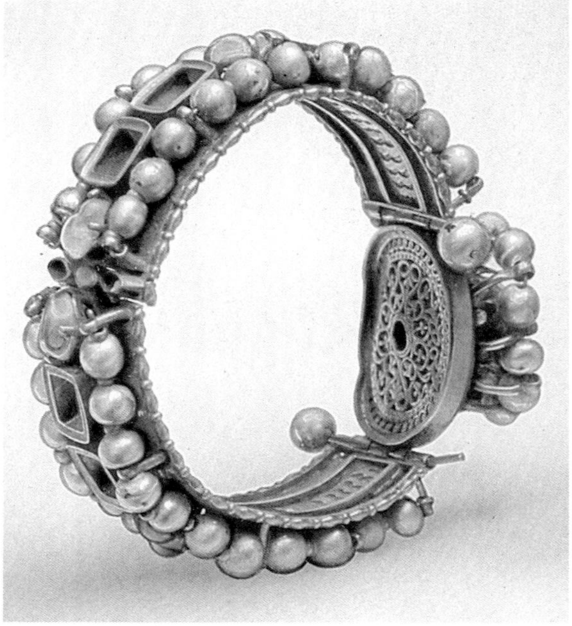

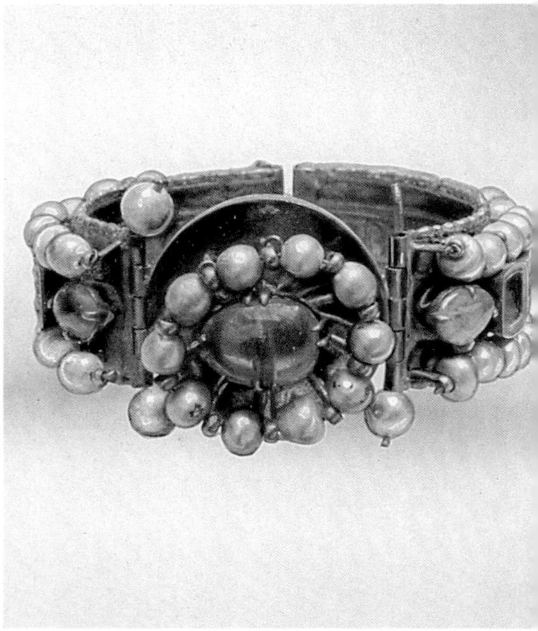

612, 613 Armreifenpaar. 6. Jh.

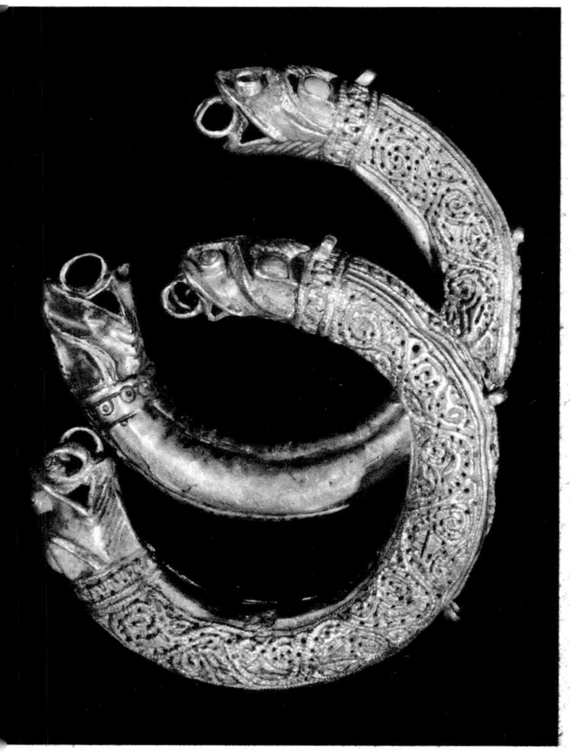

614 Ohrringe. 11. Jh.

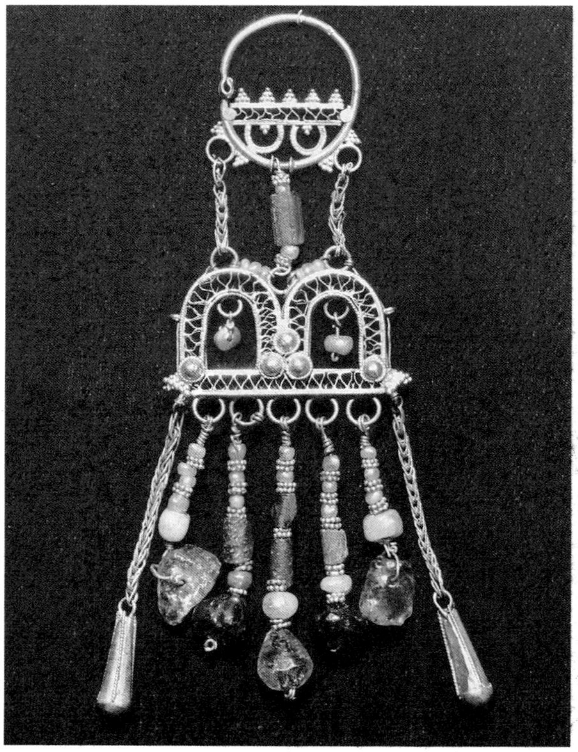

615 Ohrring oder Anhänger an einer Krone oder Haarschmuck. Kreta (?). 11.–12. Jh.

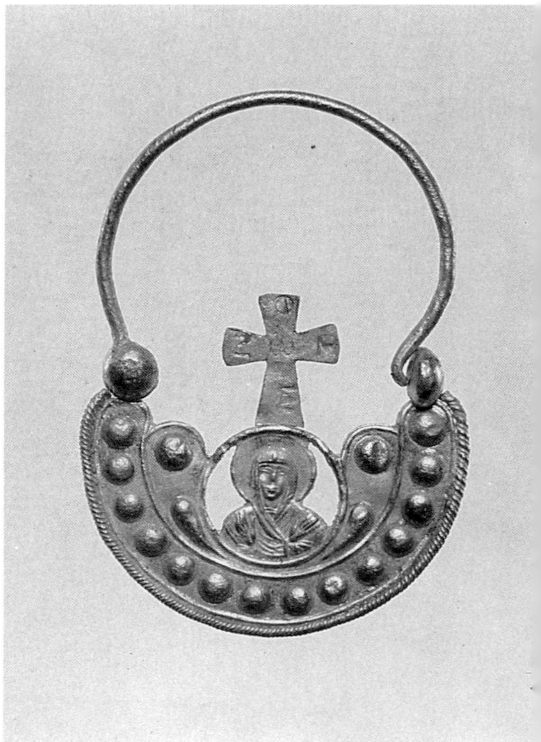

616 Ohrring. Konstantinopel. 11.–12. Jh.

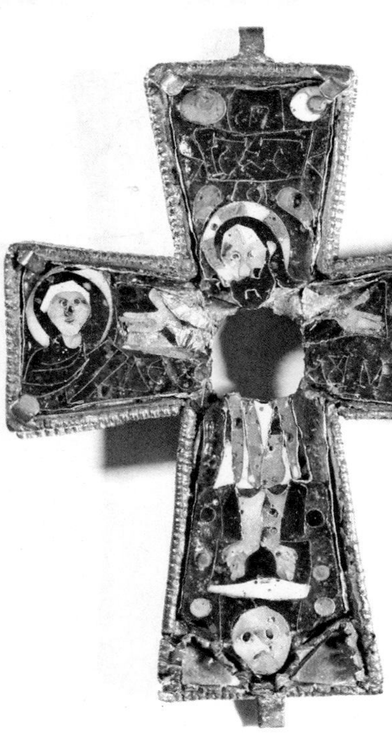
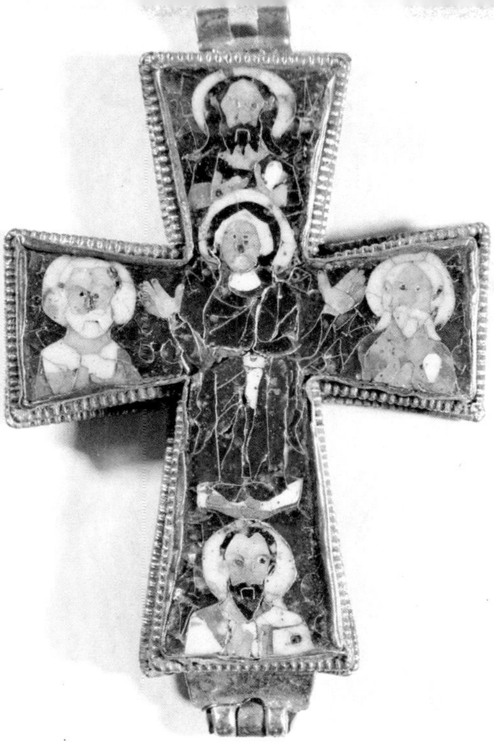

617, 618 Christus und Maria Orans. Vorder- und Rückseite eines Reliquienkreuzes. 8.–9. Jh.

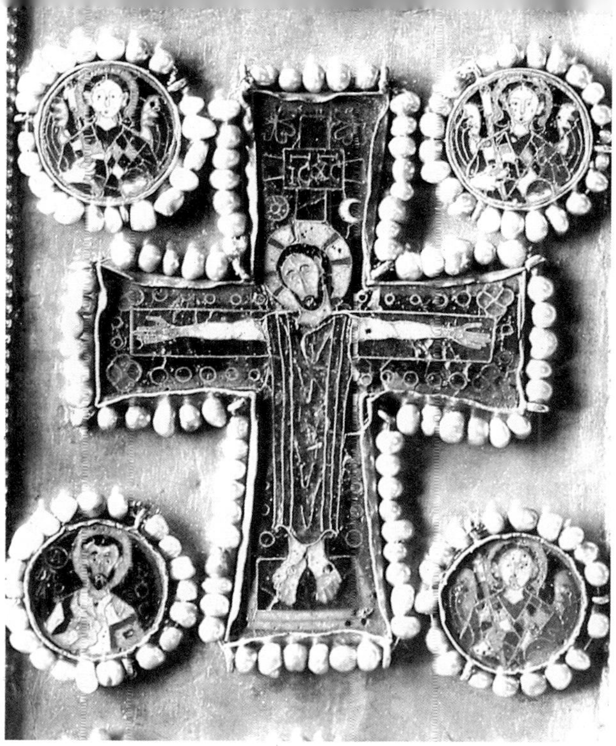

619 Christus am Kreuz. 9. Jh.

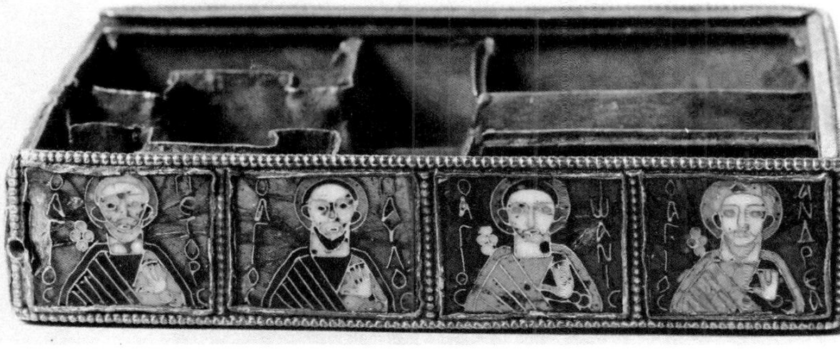
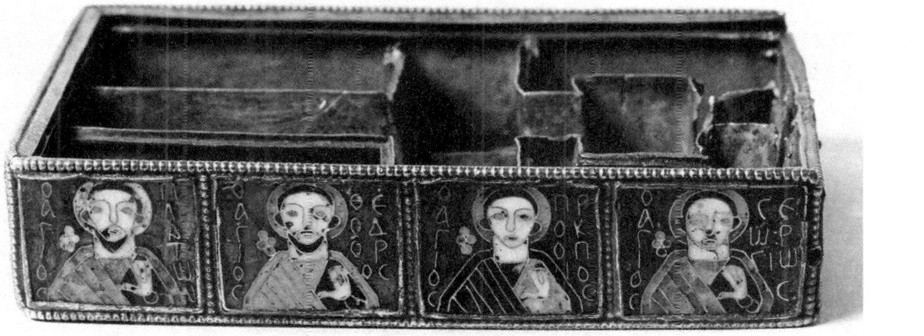

620, 621 Apostel. Längsseiten eines Reliquiars. 8.–9. Jh.

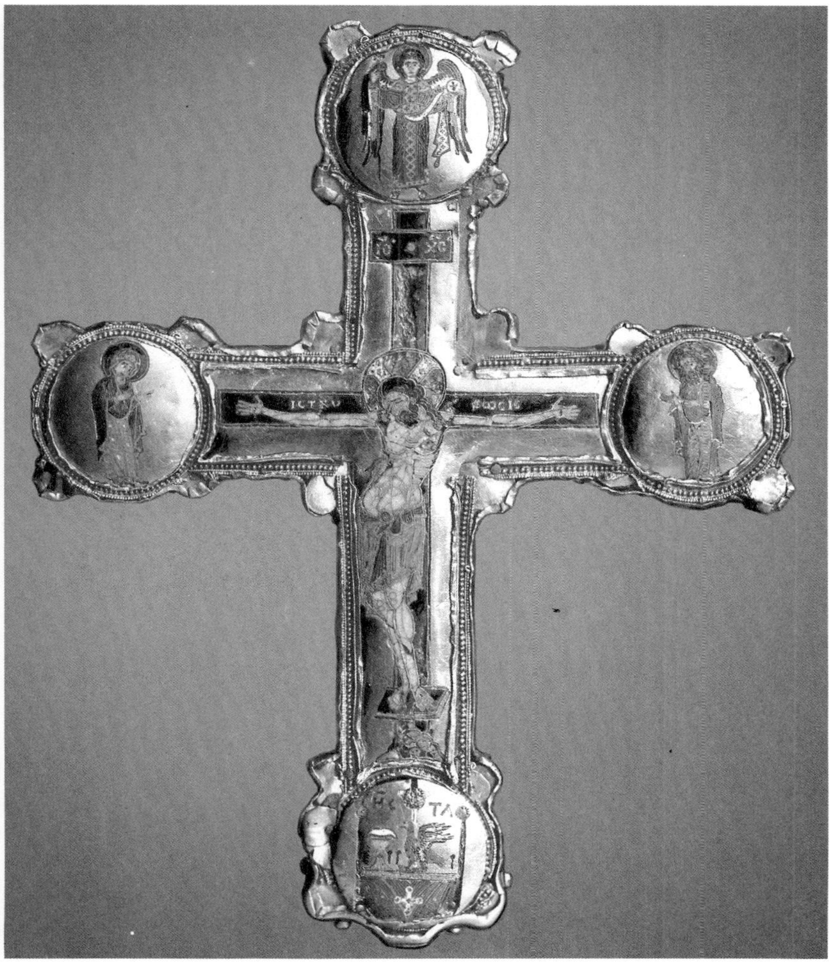
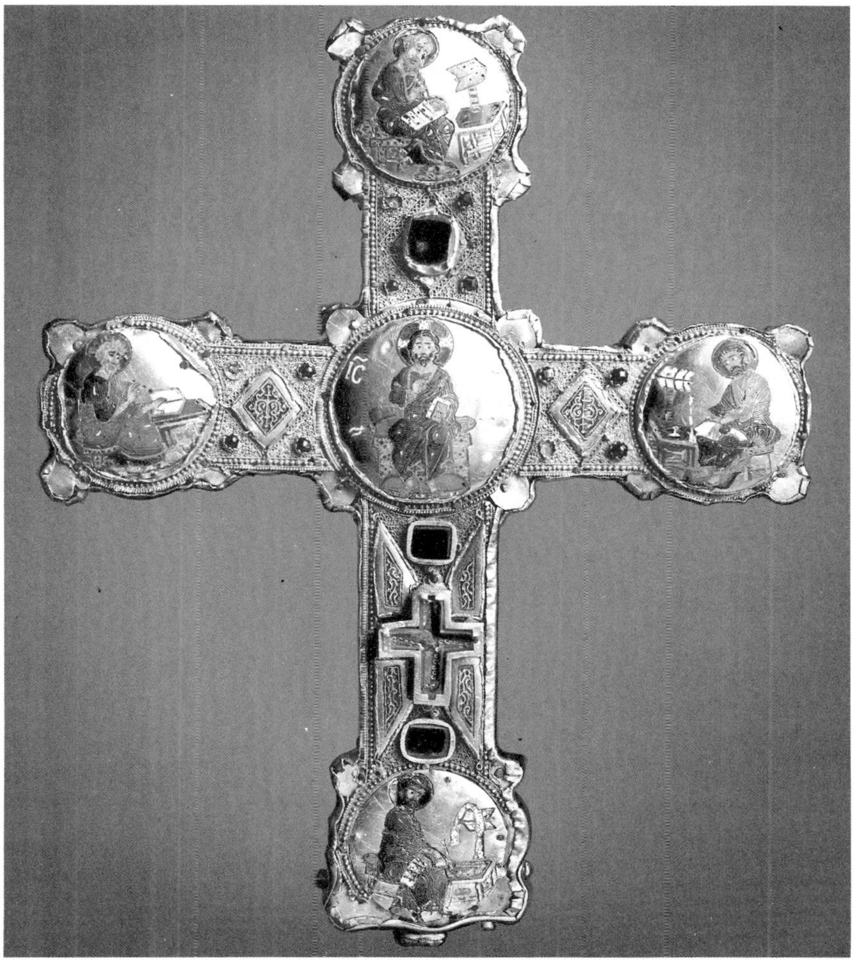

622, 623 Christus am Kreuz mit Deesis und Christus Pantokrator mit den vier Evangelisten. Vorder- und Rückseite eines Reliquienkreuzes. 12. Jh.

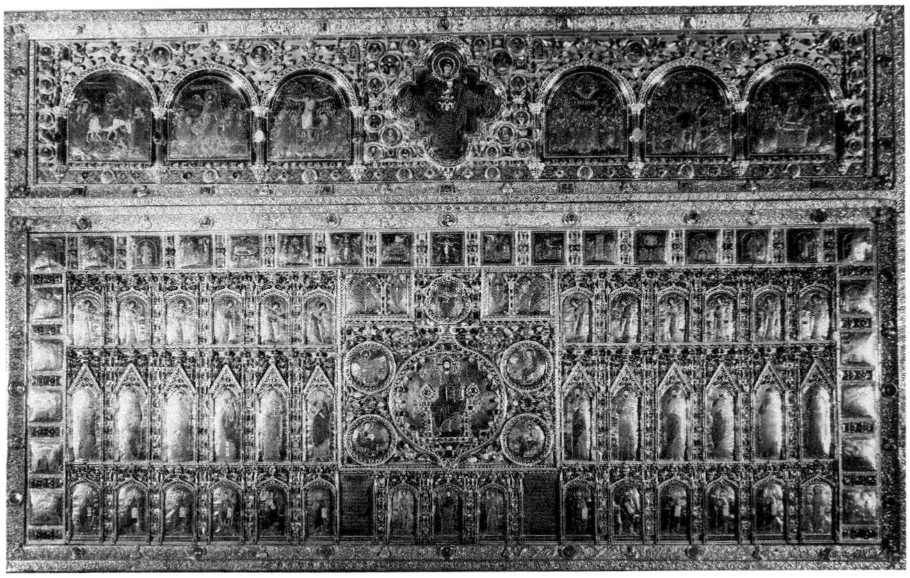

624 Pala d'oro. Gesamtansicht. Venedig.

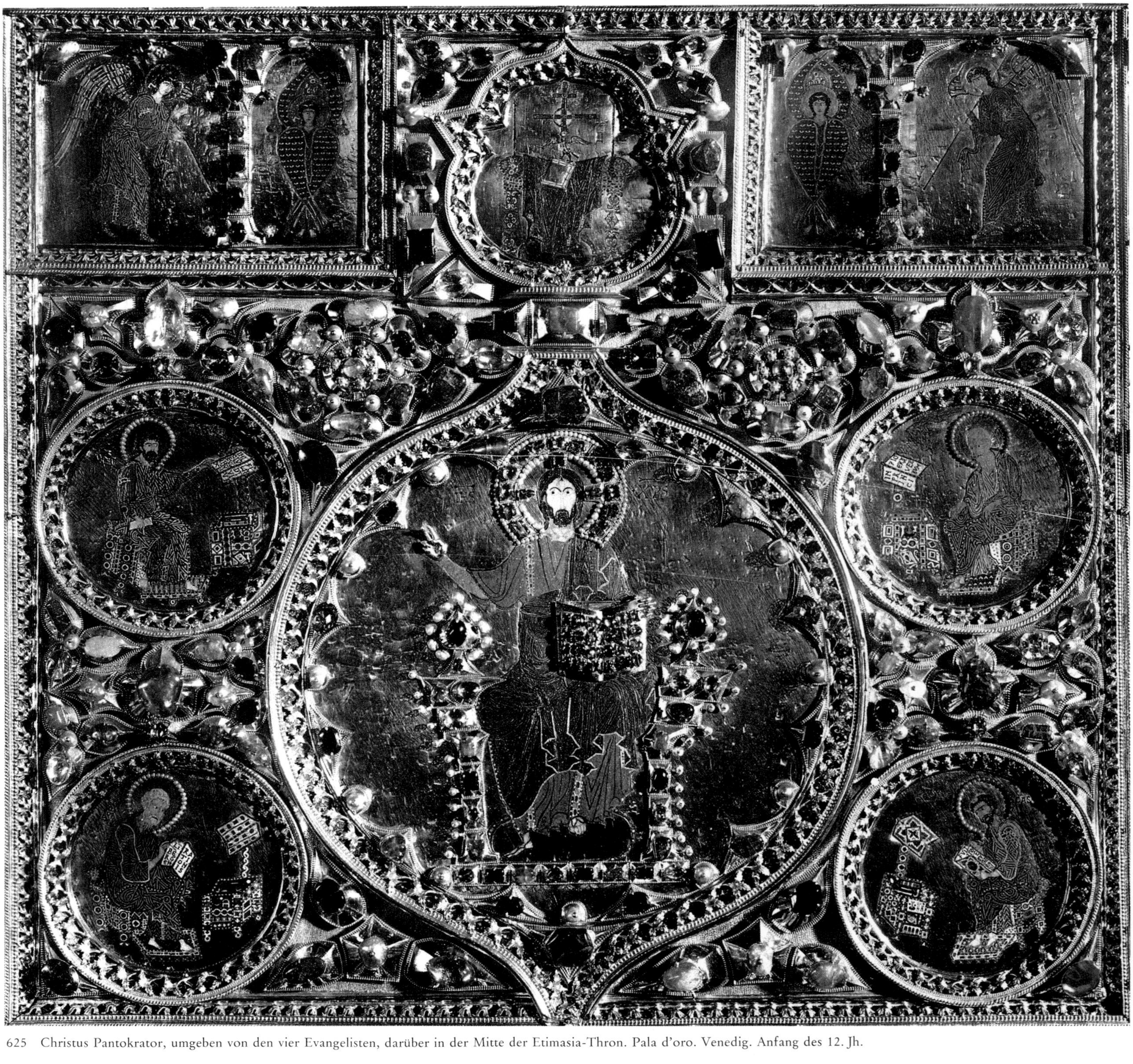

625 Christus Pantokrator, umgeben von den vier Evangelisten, darüber in der Mitte der Etimasia-Thron. Pala d'oro. Venedig. Anfang des 12. Jh.

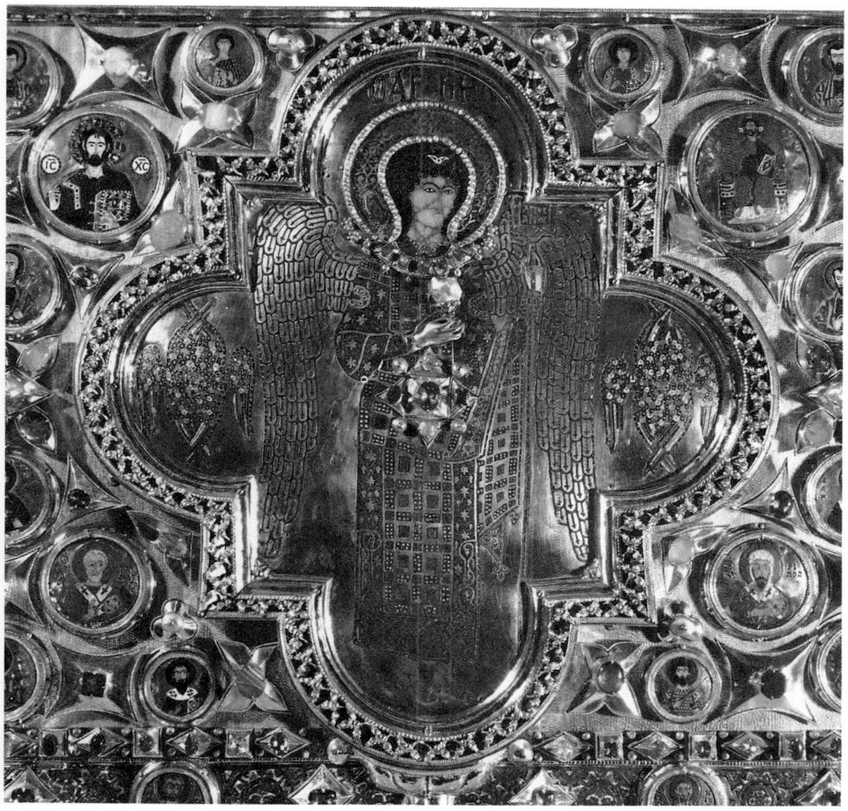

626 Erzengel. Pala d'oro. Venedig. 14. Jh.

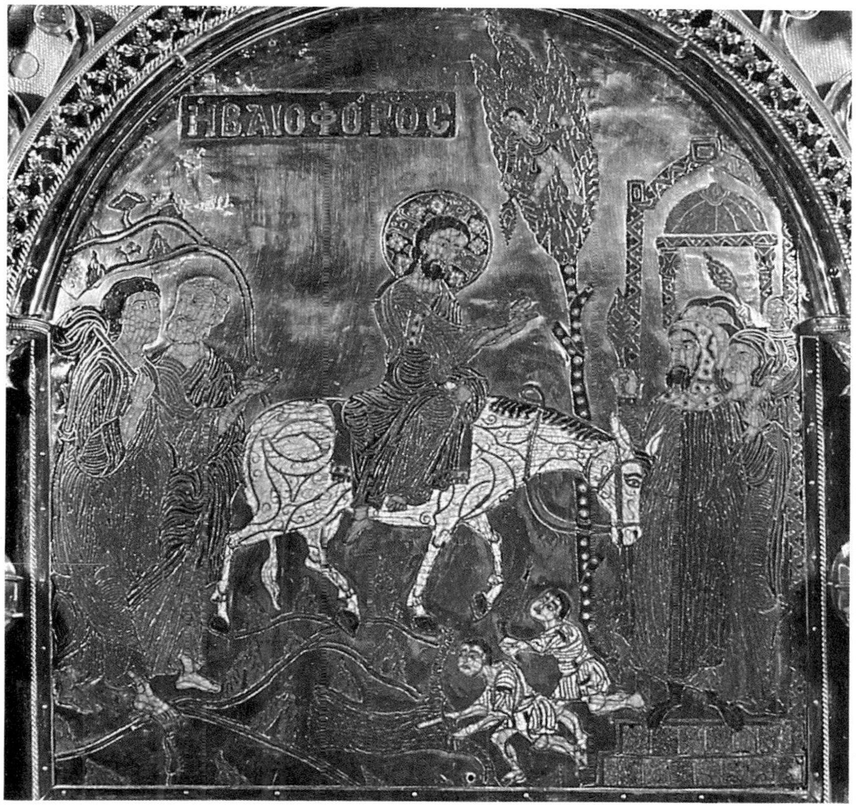

627 Einzug in Jerusalem. Pala d'oro. Venedig. 14. Jh.

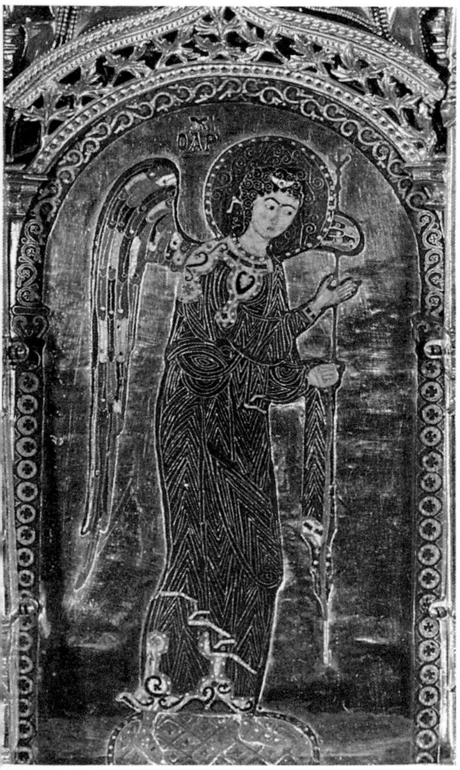

628 Erzengel. Pala d'oro. Venedig. 12. Jh.

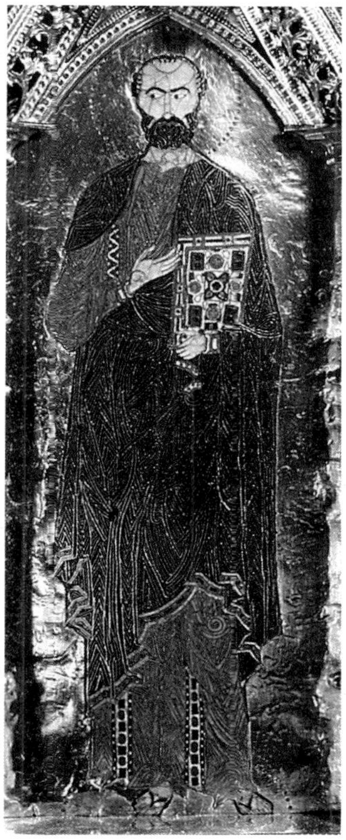

629 Patriarch. Pala d'oro. Venedig. 12. Jh.

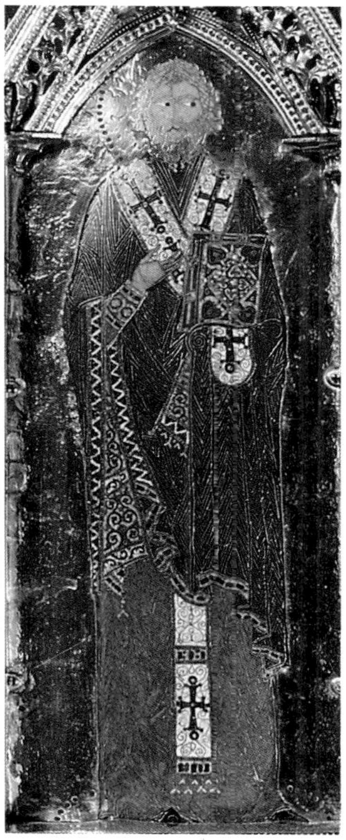

630 Patriarch. Pala d'oro. Venedig. 12. Jh.

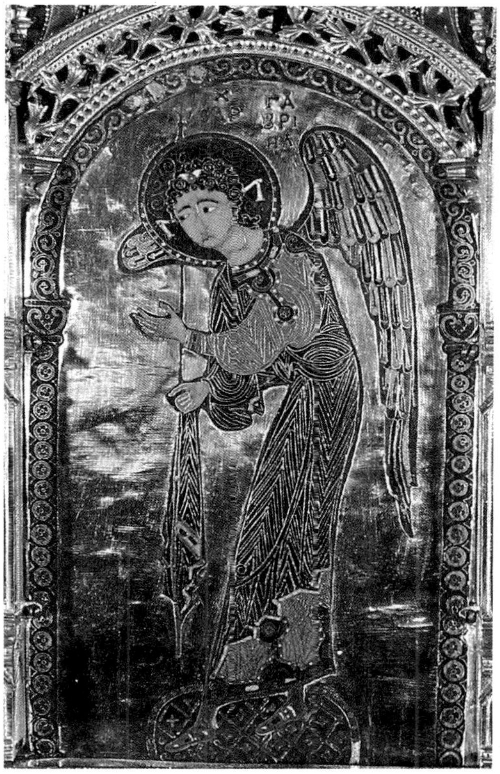

631 Erzengel Gabriel. Pala d'oro. Venedig. 12. Jh.

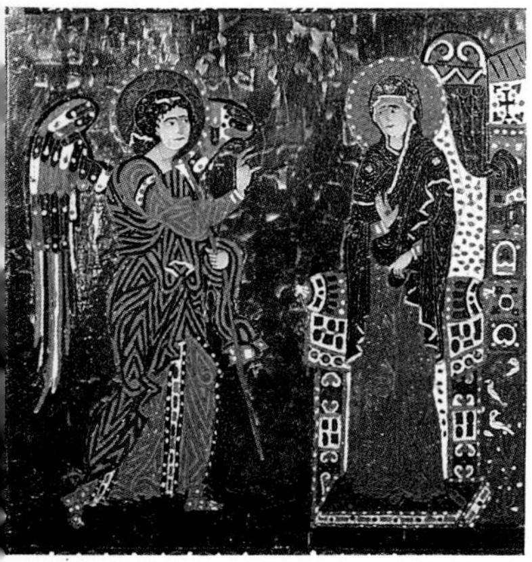

632 Verkündigung. Pala d'oro. Venedig. 12. Jh.

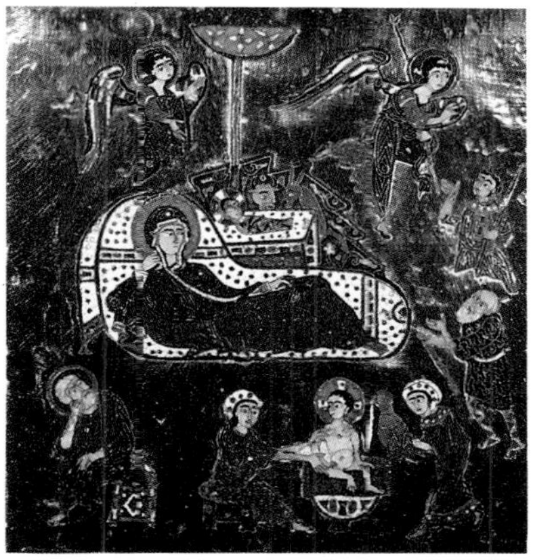

633 Geburt Christi. Pala d'oro. Venedig. 12./13. Jh.

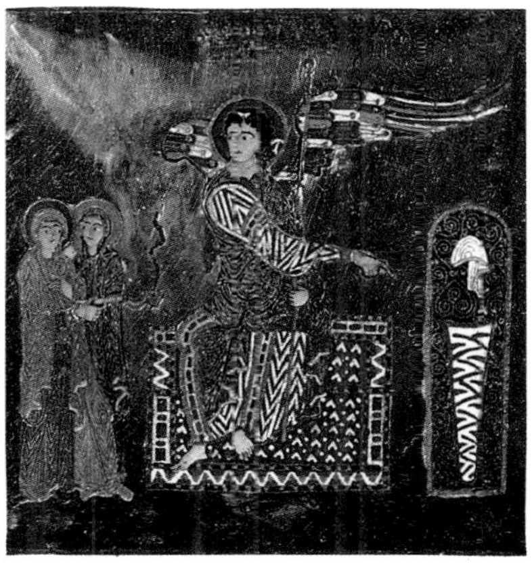

634 Auferstehung. Pala d'oro. Venedig. 12./13. Jh.

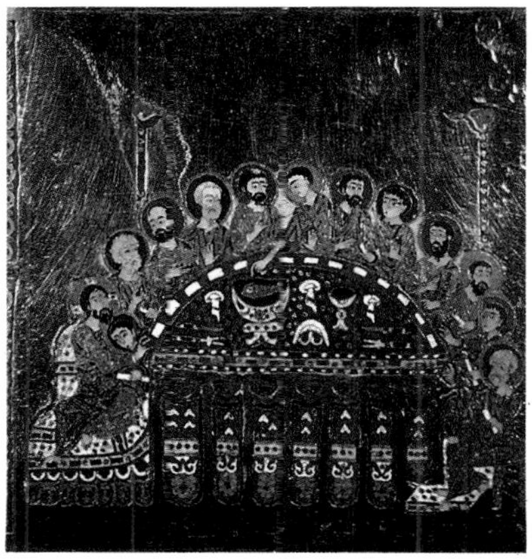

635 Letztes Abendmahl. Pala d'oro. Venedig. 12./13. Jh.

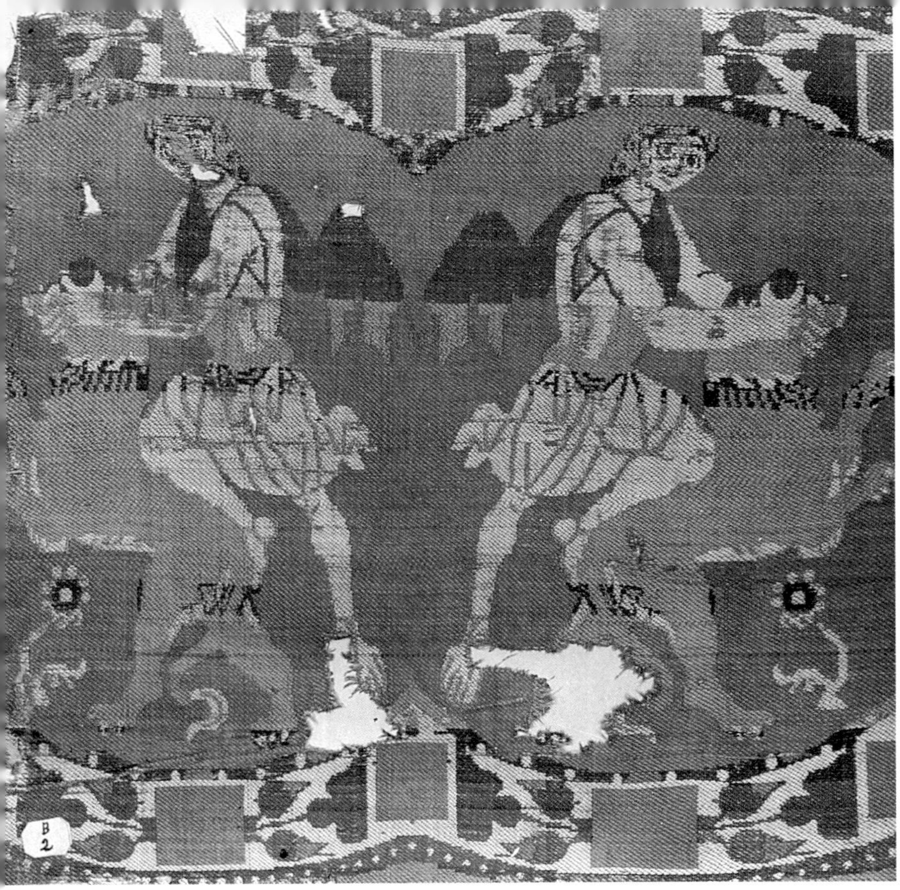

636 Löwenbändiger. Alexandreia (?). 7.–8. Jh.

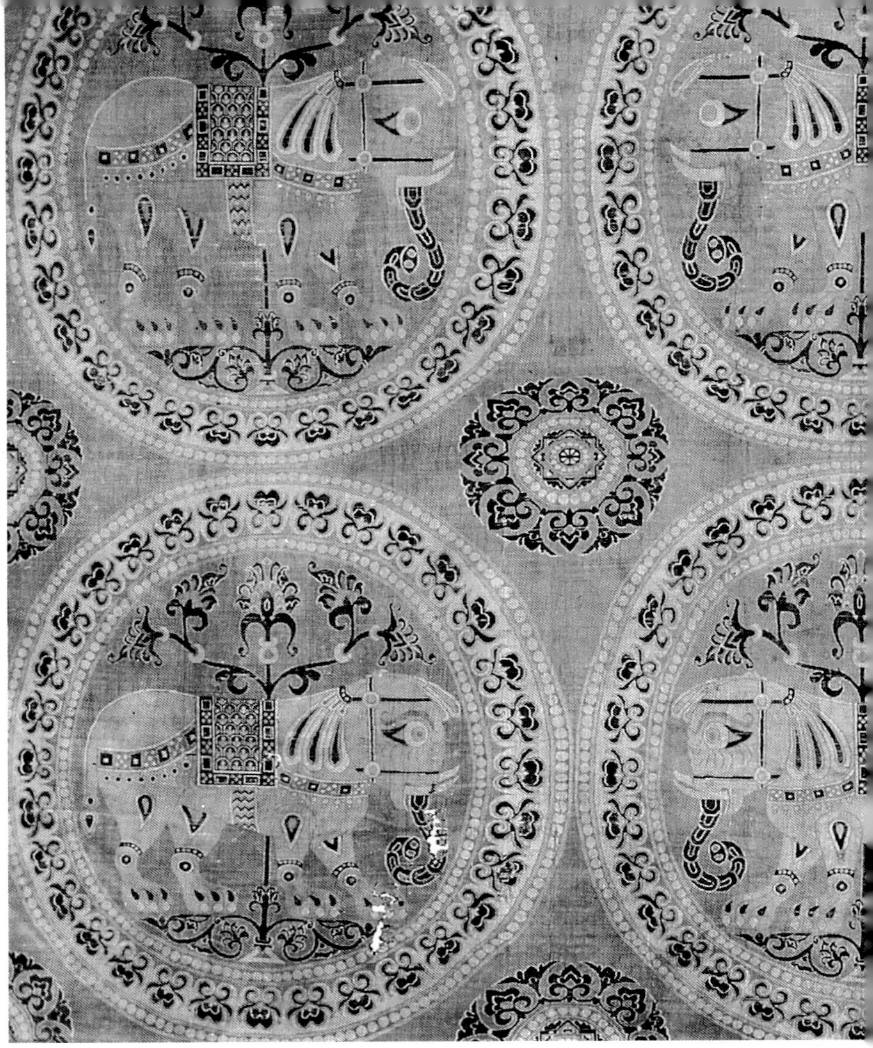

637 Medaillons mit Elefantendarstellungen. Aachen. 10. Jh.

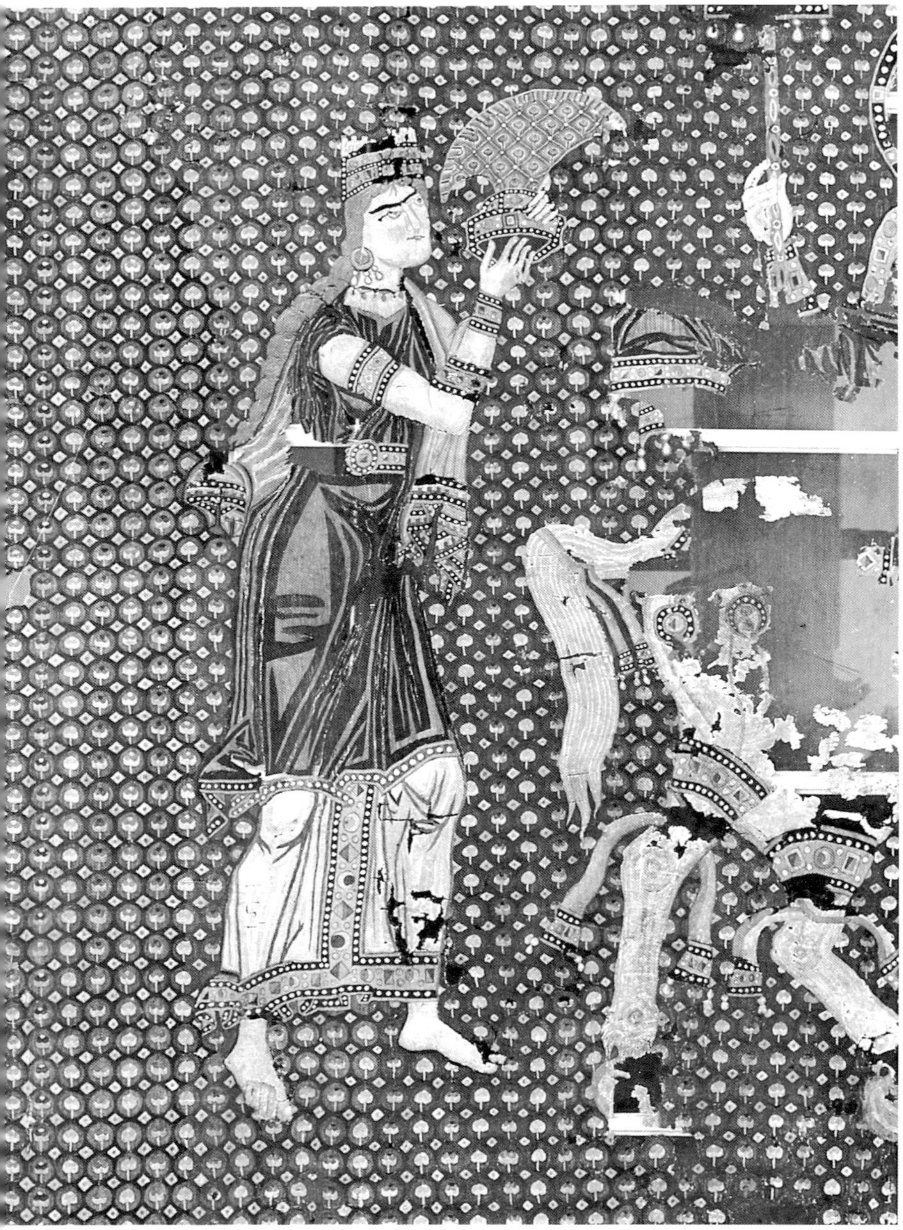

638 Triumph eines Kaisers. Konstantinopel. 11. Jh.

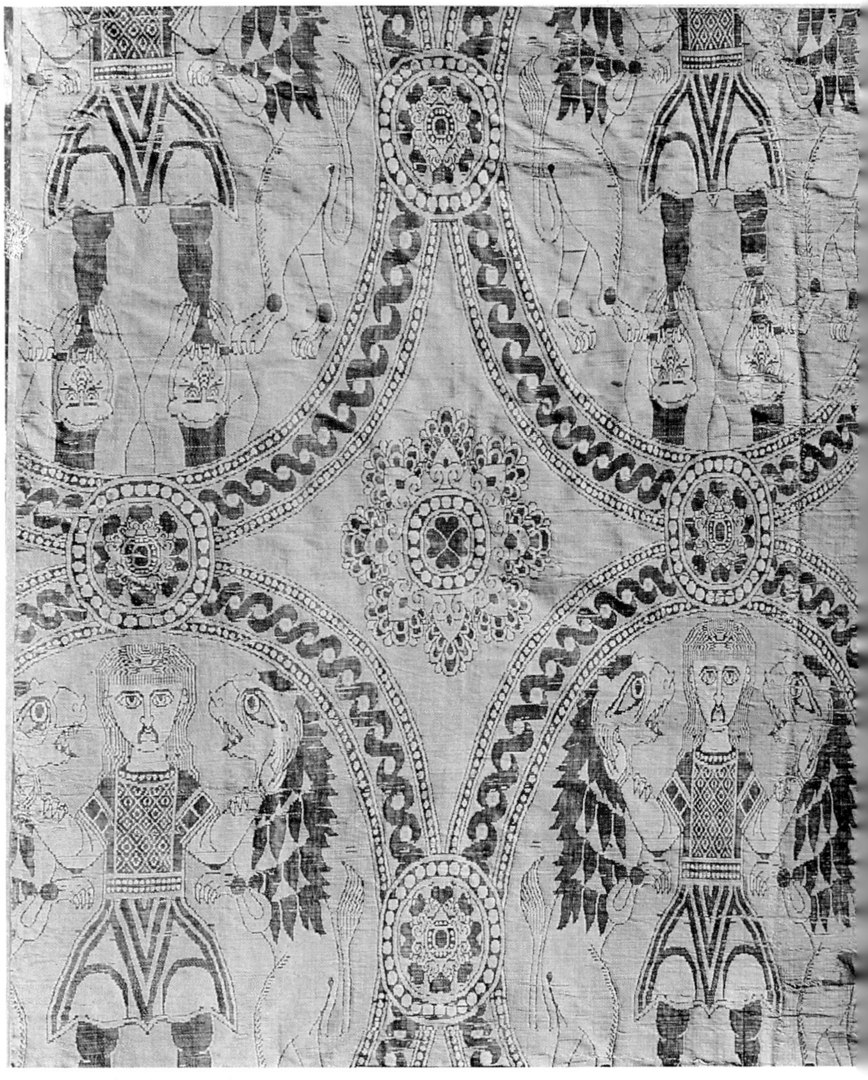

639 Löwenbändiger. 8. Jh.

BILDERKLÄRUNGEN

Abbildungen ohne Angabe des Photographen stammen von JEAN MAZENOD

169 Theodosius, den Spielen vorsitzend. Relief am Sockel des ägyptischen Obelisken. Stein. Höhe 6 m. 390–395. Istanbul, Hippodrom (At-Meydani-Platz). (Photo Michel Gaillard – Alain Mahuzier)

170 Ansprache an das Volk (oratio). Ausschnitt aus einem Flachrelief. 4. Jh. Rom, Konstantinsbogen. (Photo Anderson)

171 Verteilung der Unterstützungen (congiarium). Ausschnitt aus einem Flachrelief. 4. Jh. Rom, Konstantinsbogen. (Photo Anderson – Giraudon)

172 Städtischer Beamter. Marmor. Höhe 1,65 m. Aphrodisias. 4. Jh. Istanbul, Archäologisches Museum. (Photo Katia und Alain Mahuzier)

173 Städtischer Beamter. Marmor. Höhe 1,75 m. Aphrodisias. 4. Jh. Istanbul, Archäologisches Museum. (Photo Katia und Alain Mahuzier)

174 Valentinian II. Marmor. Höhe 1,70 m. Aphrodisias. Ende des 4. Jh. Istanbul, Archäologisches Museum. (Photo Katia und Alain Mahuzier)

175 Männliche Büste. Marmor. Höhe 45 cm. 5. Jh. Ephesos, Museum. (Photo Michel Gaillard – Alain Mahuzier)

176 Der Gute Hirte. Marmor. Höhe 68 cm. 5. Jh. Paris, Privatsammlung. (Photo Giraudon)

177 Männliche Büste. Marmor. Höhe 60 cm. 5. Jh. Ephesos, Museum. (Photo Michel Gaillard – Alain Mahuzier)

178 Kopf eines Mannes. Kalkstein. Palmyra. 4. Jh. Paris, Louvre. (Photo Giraudon)

179 Kopf eines Mannes. Marmor. Höhe 30 cm. Tortosa (heute Tartus, Syrien). Um 350–425. Paris, Louvre.

180 Kopf des Europios, eines Bürgers von Ephesos. Marmor. Höhe 32 cm. 5. Jh. Wien, Kunsthistorisches Museum. (Photo Giraudon)

181 Kopf des Arkadios. Marmor. Höhe 30 cm. Konstantinopel. Ende des 4. – Anfang des 5. Jh. Istanbul, Archäologisches Museum. (Photo Katia und Alain Mahuzier)

182 Kopf einer Kaiserin (Ariadne?). Marmor (die Nase ist ergänzt). Höhe 28 cm. Italien (?). Um 500 oder etwas später. Paris, Louvre (Schenkung Isaac de Camondo).

183 Kopf der Theodora (?). Marmor. Höhe 27 cm. Um 530. Mailand, Museum des Castello Sforzesco. (Photo Scala)

184 Kopf eines Mannes (Theoderich?). Bruchstück. Kalkstein. 5. Jh. Paris, Privatsammlung. (Photo der Sammlung)

185 Kopf eines Mannes. Marmor. Höhe 21 cm. 5. Jh. Ephesos, Museum. (Photo Michel Gaillard – Alain Mahuzier)

186 Kopf des Erzengels Michael. Marmor. 10. Jh. Istanbul, Archäologisches Museum. (Photo Hirmer)

187 188 Basis der Statue des Porphyrios (Wagenlenker), gefunden im Hippodrom. Marmor. Höhe 2,85 m. Konstantinopel. Ende des 5. Jh. Istanbul, Archäologisches Museum. (Photo Katia und Alain Mahuzier)

189 Magier-König. Ausschnitt aus einer Seite eines Ambo (Lesepults). Stein. Höhe 1,79 m. Thessaloniki. 6. Jh. Istanbul, Archäologisches Museum. (Photo Hirmer)

190 Maria, sitzend, mit dem Kind. Ausschnitt aus einer Seite eines Ambo. Stein. Höhe 1,79 m. Thessaloniki. 6. Jh. Istanbul, Archäologisches Museum. (Photo Hirmer)

191 Götter und Personen aus der Antike mit Theodosius und seiner Familie (?). Marmor. Größe 1,35 × 0,45 m. 4. Jh. Ephesos, Museum. (Photo Michel Gaillard – Alain Mahuzier)

192 Thronender Christus mit dem hl. Petrus. Aus der Johannes-Basilika des Studios-Klosters. Marmor. Höhe 1,09 m. Konstantinopel. Ende des 5. Jh. Istanbul, Archäologisches Museum. (Photo Katia und Alain Mahuzier)

193 Einzug Christi in Jerusalem. Aus der Johannes-Basilika des Studios-Klosters. Marmor. Höhe 1,50 m. Konstantinopel. Um 500. Istanbul, Archäologisches Museum. (Photo Katia und Alain Mahuzier)

194 Joseph im Gefängnis. Aus dem Martyrion von Seleukeia Pieria. Marmor, graviert. Höhe 25,8 cm. 6. Jh. Princeton, Universität. (Universitätsphoto)

195 Etimasia. Bruchstück, vielleicht von einer Brüstungsplatte. Marmor, graviert. Höhe 56 cm. Syrien. 6.–7. Jh. Paris, Louvre. (Museumsphoto)

196 „Christus von Psamatia". Bruchstück eines Sarkophags. Marmor. Höhe 1,42 m. Um 400. Berlin-Ost, Staatliche Museen. (Museumsphoto)

197 Segnender Christus, das Gesetz übergebend (traditio legis). Sarkophag. Marmor. 5. Jh. Ravenna, Nationalmuseum. (Photo Scala)

198 Thronender Christus mit den vier Evangelisten. Seite eines Sarkophags. Kalkstein. Höhe 1,30 m. Kleinasien, 6. Jh. Istanbul, Archäologisches Museum. (Photo Katia und Alain Mahuzier)

199 Das Lamm auf dem Paradiesberg. Sarkophag. Marmor. 5. Jh. Ravenna, Mausoleum der Galla Placidia. (Photo Scala)

200 Zwei Engel, einen Kranz mit dem Christusmonogramm haltend. „Sarigüzel-Sarkophag". Marmor. Höhe 93 cm. Kleinasien. 5. Jh. Istanbul, Archäologisches Museum. (Photo Katia und Alain Mahuzier)

201 Sarkophag, geschmückt mit Symbolen der Unsterblichkeit. Marmor. Höhe 90 cm. Kleinasien. 6. Jh. Istanbul, Archäologisches Museum. (Photo Katia und Alain Mahuzier)

202 Einander zugewandte Pfauen. Skulptierte Platte, wahrscheinlich von einer Balustrade (Chorschranke). Höhe 78 cm. 11. Jh. Istanbul, Archäologisches Museum.
(Photo Katia und Alain Mahuzier)

203 Hirsch und Hase. Bruchstück einer Platte. Marmor. Höhe 89 cm. 8. Jh. Istanbul, Archäologisches Museum.
(Photo Hirmer)

204 Hirschkuh, von einem Wolf angegriffen. Marmor. Höhe ca. 86 cm. 11. Jh. Istanbul, Archäologisches Museum.
(Photo Hirmer)

205 Tiere, zu beiden Seiten des Lebensbaumes einander zugewandt. Skulptierte Platte einer Balustrade (Chorschranke). Marmor. Höhe 86 cm. 10. Jh. Athen, Byzantinisches Museum.
(Photo Dominique Genet – Alain Mahuzier)

206 Kämpfende Tiere. Ausschnitt aus einem Flachrelief. Marmor. Gesamthöhe 45 cm. Griechenland (?). 10.–11. Jh. Paris, Louvre.

207 Löwe, eine Gazelle reißend. Skulptierte Platte einer Balustrade (Chorschranke). Marmor. 10. Jh. Athen, Byzantinisches Museum.
(Photo Dominique Genet – Alain Mahuzier)

208 Einander zugewandte Pfauen. Flachrelief. 12. Jh. Venedig, S. Marco.
(Photo Bestetti und Tumminelli)

209 Einander zugewandte Greife. Flachrelief. 12. Jh. Venedig, S. Marco.
(Photo Bestetti und Tumminelli)

210 Einander zugewandte Pfauen, trinkend. Flachrelief. 11. Jh. Torcello, Kathedrale.

211 Einander zugewandte Löwen. Flachrelief. 11. Jh. Torcello, Kathedrale.

212 Einander zugewandte Fabelwesen. Ausschnitte aus dem skulptierten Dekor. 10.–11. Jh. Athen, Gorgoepikoos-Kirche – Kleine Metropolis.
(Photo Katia und Alain Mahuzier)

213 Löwe, eine Hirschkuh reißend. Ausschnitt aus dem skulptierten Dekor. 10.–11. Jh. Athen, Gorgoepikoos-Kirche – Kleine Metropolis.
(Photo Katia und Alain Mahuzier)

214 Einander zugewandte und Rücken an Rücken stehende Fabelwesen. Ausschnitt aus dem skulptierten Dekor. 10.–11. Jh. Athen, Gorgoepikoos-Kirche – Kleine Metropolis.
(Photo Katia und Alain Mahuzier)

215 Maria Orans. Aus der Manganen-Kirche. Marmor. Höhe 98 cm. Konstantinopel. 11. Jh. Istanbul, Archäologisches Museum.
(Photo Katia und Alain Mahuzier)

216 Maria mit dem Kind. Flachrelief. Marmor. 11. Jh. Istanbul, Archäologisches Museum.
(Photo Katia und Alain Mahuzier)

217 Taufe Christi. Marmor. Höhe 97 cm. 11.–12. Jh. Rouen, Museum.
(Photo Ellebé)

218 Kaiser im Prunkmantel, mit Krone, Szepter und Weltkugel. Marmor, in Form eines Medaillons. Höhe 12,6 cm. 12. Jh. Washington, Dumbarton Oaks Museum.
(Museumsphoto)

219 Himmelfahrt Alexanders. Flachrelief. 12. Jh. Venedig, S. Marco.

220 Phönix, in einem Blumenbeet. Ausschnitt aus einem Mosaik. Daphni bei Antiocheia. 5. Jh. Paris, Louvre.
(Photo Giraudon)

221 Allegorische Figur: Der Überfluß. Ausschnitt aus einem Mosaik. Antiocheia. 6. Jh. Istanbul, Großer Palast, Museum.
(Photo Katia und Alain Mahuzier)

222 Orpheus bezaubert die Tiere. Ausschnitt aus einem Mosaik. Jerusalem. 5. Jh. Istanbul, Archäologisches Museum.
(Photo Boudot-Lamotte)

223 Pflanzlicher und architektonischer Dekor. Mosaik (Ausschnitt). Anfang des 8. Jh. Damaskus, Schatzhaus der Großen Moschee.

224 Rankenwerk mit männlichem Gesicht. Ausschnitt aus einem Mosaik. 5. Jh. Istanbul, Großer Palast.
(Photo Katia und Alain Mahuzier)

225 Der Engel erscheint Joseph (nach der Verkündigung, die links von dieser Szene dargestellt und hier nicht wiedergegeben ist). Ausschnitt aus dem Mosaik im oberen Streifen des Triumphbogens. 432–440. Rom, S. Maria Maggiore.
(Photo Alinari-Giraudon)

226 Das „Lied" des Moses. Ausschnitt aus einem Mosaik auf der Südwand des Mittelschiffs. 432–440. Rom, S. Maria Maggiore.
(Photo Anderson – Giraudon)

227 Christus und Maria, nebeneinander thronend. Ausschnitt aus dem Mosaik im oberen Streifen des Triumphbogens. 432–440. Rom, S. Maria Maggiore.
(Photo Anderson – Giraudon)

228 Die Bundeslade, von Priestern getragen. Ausschnitt aus einem Mosaik auf der Südwand des Mittelschiffs. 432–440. Rom, S. Maria Maggiore.
(Photo Anderson – Giraudon)

229 Aphrodosios zieht Jesus entgegen. Ausschnitt aus dem Mosaik im oberen Streifen des Triumphbogens (rechts). 432–440. Rom, S. Maria Maggiore.
(Photo Anderson – Giraudon)

230 Die Magier-Könige und die Schriftgelehrten bei Herodes (dieser ist auf der Abbildung nicht zu sehen). Ausschnitt aus dem Mosaik im zweituntersten Streifen des Triumphbogens (rechts). 432–440. Rom, S. Maria Maggiore.
(Photo Anderson – Giraudon)

231 Christus, auf dem Regenbogen sitzend. Apsismosaik. Ende des 5. – Anfang des 6. Jh. Thessaloniki, Hosios David.
(Photo Dominique Genet – Alain Mahuzier)

232 Ezechiel. Ausschnitt aus dem Apsismosaik. Ende des 5. – Anfang des 6. Jh. Thessaloniki, Hosios David.
(Photo Dominique Genet – Alain Mahuzier)

233 Habakuk oder Zacharias. Ausschnitt aus dem Apsismosaik. Ende des 5. – Anfang des 6. Jh. Thessaloniki, Hosios David.
(Photo Dominique Genet – Alain Mahuzier)

234 Der hl. Demetrios mit zwei Kindern. Mosaik an einem Nordwestpfeiler des Großen Martyrions. 7. Jh. bei Thessaloniki, Hagios Demetrios.
(Photo Dominique Genet – Alain Mahuzier)

235 Der hl. Demetrios zwischen einem Bischof und einem Beamten. Mosaik an einem Südwestpfeiler des Großen Martyrions. 7. Jh. Thessaloniki, Hagios Demetrios.
(Photo Dominique Genet – Alain Mahuzier)

236 Der hl. Sergios in Orantenhaltung. Mosaik an einem Pfeiler. Vor dem 7. Jh. (?). Thessaloniki, Hagios Demetrios.
(Photo Dominique Genet – Alain Mahuzier)

237 Prozession der Martyrer zum thronenden Christus, rechts Palast des Theoderich. Mosaik auf der Südwand des Mittelschiffs. 6. Jh. Ravenna, S. Apollinare Nuovo.
(Photo Scala)

238 Thronender Christus, von Engeln umgeben. Ausschnitt aus dem Mosaik auf der Südwand des Mittelschiffs. 6. Jh. Ravenna, S. Apollinare Nuovo.

239 Thronende Maria mit dem Kind, von Engeln umgeben. Ausschnitt aus dem Mosaik auf der Nordwand des Mittelschiffs. 6. Jh. Ravenna, S. Apollinare Nuovo.

240 Berufung des Petrus und des Andreas. Eine der Szenen mit Wundern und aus dem Leben Christi. Mosaik auf der Nordwand des Mittelschiffs. 6. Jh. Ravenna, S. Apollinare Nuovo.
(Photo Scala)

241 Scheidung der Schafe von den Böcken. Eine der Szenen mit Wundern und aus dem Leben Christi. Mosaik auf der Nordwand des Mittelschiffs. 6. Jh. Ravenna, S. Apollinare Nuovo.
(Photo Scala)

242 Taufe Christi, umgeben von Heiligen und dem Etimasia-Thron. Kuppelmosaik. Ende des 5. Jh. Ravenna, Baptisterium der Arianer.

243 Vier Engel, das Christusmonogramm tragend. Kuppelmosaik. 6. Jh. Ravenna, Erzbischöfliche Kapelle.

244 Verklärung Christi, durch das Kreuz symbolisch dargestellt; darunter der hl. Apollinaris in Orantenhaltung im Paradiesgarten. Apsismosaik. 6. Jh. Ravenna, S. Apollinare in Classe.
(Photo Scala)

245 Kaiserin Theodora und ihr Gefolge. Mosaik auf der Südwand des Presbyteriums. 6. Jh. Ravenna, S. Vitale.
(Photo Anderson – Giraudon)

246 Der hl. Vitalis, von einem Engel begleitet. Ausschnitt aus dem Apsismosaik, 6. Jh. Ravenna, S. Vitale.

247 Christus in der Glorie. Ausschnitt aus dem Apsismosaik. 6. Jh. Ravenna, S. Vitale.

248 Justinian und sein Gefolge mit dem Erzbischof Maximianus und weltlichen und geistlichen Würdenträgern. Mosaik auf der Nordwand des Presbyteriums. 6. Jh. Ravenna, S. Vitale.
(Photo Anderson – Giraudon)

249 Die Opfer Abels und Melchisedeks. Mosaik der Lünette der Südwand des Presbyteriums. 6. Jh. Ravenna, S. Vitale.

250 Kreuz. Mosaik auf der Südwestempore. 6.–7. Jh. Istanbul, Hagia Sophia.
(Photo Michel Gaillard – Alain Mahuzier)

251 Kreuz und Akanthusblätter. Mosaik (ikonoklastischer Stil). 7.–8. Jh. Istanbul, Hagia Sophia.
(Photo Michel Gaillard – Allain Mahuzier)

252 Maria mit dem Kind zwischen Kaiser Johannes II. Komnenos und Kaiserin Eirene. Mosaik auf der Südempore. 12. Jh. Istanbul, Hagia Sophia.
(Photo Michel Gaillard – Alain Mahuzier)

253 Thronender Christus zwischen Kaiser Konstantin IX. Monomachos und Kaiserin Zoe. Mosaik auf der Südempore. 11. Jh. Istanbul, Hagia Sophia.
(Photo Michel Gaillard – Alain Mahuzier)

254 Thronende Maria mit dem Kind. Apsismosaik. Um 850 Istanbul, Hagia Sophia.
(Photo Michel Gaillard – Alain Mahuzier)

255 Kaiser Alexander. Mosaik. Um 912. Istanbul, Hagia Sophia.
(Photo Michel Gaillard – Alain Mahuzier)

256 Der hl. Ignatios Theophoros. Mosaik im Hauptschiff. 10. Jh. Istanbul, Hagia Sophia.
(Photo Michel Gaillard – Alain Mahuzier)

257 Der hl. Ignatios der Jüngere. Mosaik im Hauptschiff. 10. Jh. Istanbul, Hagia Sophia.
(Photo Michel Gaillard – Alain Mahuzier)

258 Der hl. Johannes Chrysostomos. Mosaik im Hauptschiff. 10. Jh. Istanbul, Hagia Sophia.
(Photo Michel Gaillard – Alain Mahuzier)

259 Thronende Maria mit dem Kind zwischen Justinian und Konstantin, die ihr die Modelle der Hagia Sophia und der Stadt darreichen. Mosaik in der südlichen Vorhalle. Um 1000. Istanbul, Hagia Sophia.
(Photo Michel Gaillard – Alain Mahuzier)

260 Deesis. Mosaik auf der Südempore. Ende des 13. Jh. Istanbul, Hagia Sophia.
(Photo Michel Gaillard – Alain Mahuzier)

261 Der hl. Konstantin und die hl. Helena, beide das Kreuz haltend. Mosaik. 11. Jh. Hosios Lukas, Kloster.
(Photo Katia und Alain Mahuzier)

262 Der hl. Johannes Evangelist. Mosaik. 11. Jh. Hosios Lukas, Kloster.
(Photo Katia und Alain Mahuzier)

263 Der hl. Petrus. Mosaik. 11. Jh. Hosios Lukas, Kloster.
(Photo Katia und Alain Mahuzier)

264 Der hl. Paulus. Mosaik. 11. Jh. Hosios Lukas, Kloster.
(Photo Katia und Alain Mahuzier)

265 Der hl. Andreas. Mosaik. 11. Jh. Hosios Lukas, Kloster.
(Photo Katia und Alain Mahuzier)

266 Höllenfahrt Christi. Mosaik. 1042 bis 1048. Chios, Kloster Nea Moni.
(Photo Michel Gaillard – Alain Mahuzier)

267 Fußwaschung. Mosaik (Ausschnitt). 1042–1048. Chios, Kloster Nea Moni.
(Photo Michel Gaillard – Alain Mahuzier)

268 Geburt Christi und Verkündigung der Engel bei den Hirten. Mosaik. Um 1100. Daphni, Kirche.
(Photo Griechische Altertumsverwaltung)

269 Der Engel erscheint dem hl. Joachim. Mosaik (Ausschnitt). Um 1100. Daphni, Kirche.
(Photo Dominique Genet – Alain Mahuzier)

270 Verrat des Judas. Mosaik (Ausschnitt). Um 1100. Daphni, Kirche.
(Photo Dominique Genet – Alain Mahuzier)

271 Taufe Christi. Mosaik (Ausschnitt). Um 1100. Daphni, Kirche.
(Photo Dominique Genet – Alain Mahuzier)

272 Verklärung Christi. Mosaik (Ausschnitt). Um 1100. Daphni, Kirche.
(Photo Dominique Genet – Alain Mahuzier)

273 Darstellung Mariä im Tempel. Mosaik. Um 1100. Daphni, Kirche.
(Photo Dominique Genet – Alain Mahuzier)

274 Gebet der hl. Anna und Erscheinung des Engels bei Joachim. Mosaik. Um 1100. Daphni, Kirche.
(Photo Dominique Genet – Alain Mahuzier)

275 Verrat des Judas. Mosaik. Um 1100. Daphni, Kirche.
(Photo Dominique Genet – Alain Mahuzier)

276 Christus Pantokrator, umgeben von den vier Erzengeln. Mosaik in der Zentralkuppel. 11. Jh., der Mittelteil im 12 Jh. überarbeitet (Restaurierungen). Kiew, Hagia Sophia.
(Photo Alain Mahuzier)

277 Erzengel Gabriel aus der Verkündigung. Mosaik auf dem Triumphbogen. 11. Jh. Kiew, Hagia Sophia.
(Photo Alain Mahuzier)

278 Maria aus der Verkündigung, Wolle spinnend. Mosaik auf dem Triumphbogen. 11. Jh. Kiew, Hagia Sophia.
(Photo Alain Mahuzier)

279 Apostelkommunion. Mosaik (Ausschnitt). 11. Jh. Kiew, Hagia Sophia.
(Photo Alain Mahuzier)

280 Die hll. Laurentios, Basileios, Johannes Chrysostomos, Gregorios von Nyssa, Gregorios Thaumaturgos. Apsismosaik. 11. Jh. Kiew, Hagia Sophia.
(Photo Alain Mahuzier)

281 Christus in der Mandorla zwischen Maria und Johannes dem Täufer. Ausschnitt aus dem Mosaik des Jüngsten Gerichts. 12. Jh. (Restaurierungen im 19. Jh.). Torcello, Kathedrale.

282 Präsentation des Buches. Ausschnitt aus dem Mosaik des Jüngsten Gerichts. 12. Jh. (Restaurierungen im 19. Jh.). Torcello, Kathedrale.

283 Die Scharen der Auserwählten. Ausschnitt aus dem Mosaik des Jüngsten Gerichts. 12. Jh. (Restaurierungen im 19. Jh.). Torcello, Kathedrale.

284 Maria mit dem Kind. Apsismosaik. Gegen Ende des 12. Jh. Torcello, Kathedrale.
(Photo Anderson – Giraudon)

285 Maria Orans. Apsismosaik. Anfang des 13. Jh. Murano, SS. Maria e Donato.

286 Kreuzigung. Mosaik. 13. Jh. Venedig, S. Marco.

287 Versuchung und Einzug Christi in Jerusalem. Mosaik am Südbogen unter der Zentralkuppel. 13. Jh. Venedig, S. Marco.

288 Maria Orans. Mosaik in der Zentralkuppel. 13. Jh. Venedig, S. Marco.

289 Engel. Mosaik auf dem Pendentif der Westkuppel. 13. Jh. Venedig, S. Marco.

290 Christus Pantokrator, umgeben von Engeln und Erzengeln. Kuppelmosaik. 1129–1143. Palermo, Cappella Palatina.
(Photo Anderson-Viollet)

291 Taufe Christi. Mosaik. 1129–1143. Palermo, Cappella Palatina.
(Photo Anderson – Viollet)

292 Einzug Christi in Jerusalem. Mosaik. 1129–1143. Palermo, Cappella Palatina.
(Photo Anderson – Viollet)

293 Christus Pantokrator. Mosaik in der Apsiskonche. Ende des 12. – Anfang des 13. Jh. Cefalù, Kathedrale.
(Photo Anderson – Giraudon)

294 Maria, von Engeln umgeben. Apsismosaik. Ende des 12. – Anfang des 13. Jh. Cefalù, Kathedrale.
(Photo Anderson – Giraudon)

295 Der hl. Paulus. Apsismosaik. Ende des 12. – Anfang des 13. Jh. Cefalù, Kathedrale.
(Photo Anderson – Giraudon)

296 Der hl. Simon. Apsismosaik. Ende des 12. – Anfang des 13. Jh. Cefalù, Kathedrale.
(Photo Anderson – Giraudon)

297 Der hl. Bartholomäus. Apsismosaik. Ende des 12. – Anfang des 13. Jh. Cefalù, Kathedrale.
(Photo Anderson – Giraudon)

298 Der hl. Johannes Evangelist. Apsismosaik. Ende des 12. – Anfang des 13. Jh. Cefalù, Kathedrale.
(Photo Anderson – Giraudon)

299 Der hl. Andreas. Apsismosaik. Ende des 12. – Anfang des 13. Jh. Cefalù, Kathedrale.
(Photo Anderson – Giraudon)

300 Einander zugewandte Löwen. Mosaik im Prunkzimmer Rogers II. (Sala Ruggero). Um 1150. Palermo, Normannenpalast (Palazzo Reale).
(Photo Anderson – Viollet)

301 Einander zugewandte Schwäne. Mosaik im Prunkzimmer Rogers II. (Sala Ruggero). Um 1150. Palermo, Normannenpalast (Palazzo Reale).
(Photo Anderson – Viollet)

302 Trinkende Pfauen. Mosaik im Prunkzimmer Rogers II. (Sala Ruggero). Um 1150. Palermo, Normannenpalast (Palazzo Reale).
(Photo Anderson – Viollet)

303 Auf Vögel schießende Bogenschützen und einander zugewandte Pfauen. Mosaik. Um 1150. Palermo, Palast der Zisa.
(Photo Alinari – Viollet)

304 Szenen aus der Kindheit Mariens nach dem apokryphen Jakobusevangelium. Mosaik in der Narthexkuppel. 1315–1321. Istanbul, Chora-Kirche – Kariye Camii.
(Photo Michel Gaillard – Alain Mahuzier)

305 Verschiedene Szenen aus dem Leben Christi. Mosaik in der Exonarthexkuppel. 1315–1321. Istanbul, Chora-Kirche – Kariye Camii.
(Photo Michel Gaillard – Alain Mahuzier)

306 Geburt Christi. Mosaik. 1315–1321. Istanbul, Chora-Kirche – Kariye Camii.
(Photo Michel Gaillard – Alain Mahuzier)

307 Die Priester teilen Maria und den Jungfrauen Israels die Wolle aus, um damit den Vorhang des Tempels zu weben. Mosaik. 1315–1321. Istanbul, Chora-Kirche – Kariye Camii.
(Photo Michel Gaillard – Alain Mahuzier)

308 Theodoros Metochites reicht Christus seine Kirche dar. Mosaik. 1315–1321. Istanbul, Chora-Kirche – Kariye Camii.
(Photo Michel Gaillard – Alain Mahuzier)

309 Maria wird Joseph anvertraut. Mosaik. 1315–1321. Istanbul, Chora-Kirche – Kariye Camii.
(Photo Michel Gaillard – Alain Mahuzier)

310 Gebet der hl. Anna; auf dem Pendentif: Joachim in der Einöde; rechts: Begegnung Annas mit Joachim. Mosaik. 1315–1321. Istanbul, Chora-Kirche – Kariye Camii.
(Photo Michel Gaillard – Alain Mahuzier)

311 Christus Pantokrator. Mosaik. 1315 bis 1321. Istanbul, Chora-Kirche – Kariye Camii.
(Photo Michel Gaillard – Alain Mahuzier)

312 Christus und Maria. Mosaik. 1315 bis 1321. Istanbul, Chora-Kirche – Kariye Camii.
(Photo Michel Gaillard – Alain Mahuzier)

313 Marientod. Mosaik. 1315–1321. Istanbul, Chora-Kirche – Kariye Camii.
(Photo Michel Gaillard – Alain Mahuzier)

314 Apostelkommunion. Mosaik (Ausschnitt). 1315–1321. Istanbul, Chora-Kirche – Kariye Camii.
(Photo Michel Gaillard – Alain Mahuzier)

315 Hochzeit zu Kana. Mosaik auf dem Nordwestpendentif (Ausschnitt). 1315 bis 1321. Istanbul, Chora-Kirche – Kariye Camii.
(Photo Michel Gaillard – Alain Mahuzier)

316 Der hl. Petrus. Mosaik. 1315–1321. Istanbul, Chora-Kirche – Kariye Camii.
(Photo Michel Gaillard – Alain Mahuzier)

317 Heiliger, ein Kreuz haltend. Mosaik. 1315–1321. Istanbul, Chora-Kirche – Kariye Camii.
(Photo Michel Gaillard – Alain Mahuzier)

318 Christus. Mosaik auf dem Templon. 1315–1321. Istanbul, Chora-Kirche – Kariye Camii.
(Photo Michel Gaillard – Alain Mahuzier)

319 Maria mit dem Kind. Mosaik auf dem Templon. 1315–1321. Istanbul, Chora-Kirche – Kariye Camii.
(Photo Katia und Alain Mahuzier)

320 Der hl. Paulus. Mosaik. 1315–1321. Istanbul, Chora-Kirche – Kariye Camii.
(Photo Michel Gaillard – Alain Mahuzier)

321 Issachar, ein Vorfahre Christi. Mosaik. 1315–1321. Istanbul, Chora-Kirche – Kariye Camii.
(Photo Michel Gaillard – Alain Mahuzier)

322 Kopf eines heiligen Soldaten. Mosaik. 1315–1321. Istanbul, Chora-Kirche – Kariye Camii.
(Photo Michel Gaillard – Alain Mahuzier)

323 Chor der Engel. Fresko. 11. Jh. Capua, S. Angelo in Formis.
(Photo Scala)

324 Erzengel Michael. Fresko, 11. Jh. Capua, S. Angelo in Formis.
(Photo Scala)

325 Erzengel Gabriel, das Emblem Christi tragend. Fresko der Basilianer-Grotten. 11. Jh. (spätere Übermalungen). Mottola (Region Bari), Krypta S. Niccolò.
(Photo Soprintendenza Archeologica della Puglia)

326 Die hl. Paraskevi. Fresko der Basilianer-Grotten. 11. Jh. Mottola (Region Bari), Krypta S. Niccolò.
(Photo Soprintendenza Archeologica della Puglia)

327 Patriarch (?). Fresko. 11. Jh. Göreme (Kappadokien), Saklı Kilise.
(Photo Michel Gaillard – Alain Mahuzier)

328 Marientod. Fresko. 11. Jh. Göreme (Kappadokien), Saklı Kilise.
(Photo Michel Gaillard – Alain Mahuzier)

329 Kreuz. Fresko. 11. Jh. Göreme (Kappadokien), Saklı Kilise.
(Photo Michel Gaillard – Alain Mahuzier)

330 Kreuz und Heilige in Medaillons. Fresko. 11. Jh. Göreme (Kappadokien), Saklı Kilise.
(Photo Michel Gaillard – Alain Mahuzier)

331 Figürliche Szene (Letztes Abendmahl), einen anikonischen Dekor überlagernd. Fresko. Das Letzte Abendmahl aus der 2. Hälfte des 11. Jh., die untere dekorative Schicht aus früherer Zeit. Göreme (Kappadokien), Elmalı Kilise (Apfel-Kirche).
(Photo Michel Gaillard – Alain Mahuzier)

332 Kreuz, im Ikonoklastenstil. Fresko. 8.–9. Jh. (?). Göreme (Kappadokien), Kapelle 7.
(Photo Michel Gaillard – Alain Mahuzier)

333 Kreuzigung. Fresko. 11. Jh. Göreme (Kappadokien), Neue Tokali Kilise.
(Photo Michel Gaillard – Alain Mahuzier)

334 Segnung der Apostel. Fresko. 11. Jh. Göreme (Kappadokien), Neue Tokali Kilise.
(Photo Michel Gaillard – Alain Mahuzier)

335 Der wunderbare Fischfang. Fresko im Schiff. 11. Jh. Göreme (Kappadokien), Tokali Kilise.
(Photo Michel Gaillard – Alain Mahuzier)

336 Apostelkommunion. Fresko. 11. Jh. Göreme (Kappadokien), Kiliclar Kilise.
(Photo Michel Gaillard – Alain Mahuzier)

337 Erzengel Gabriel. Fresko. 11. Jh. Göreme (Kappadokien), Kiliclar Kilise.
(Photo Michel Gaillard – Alain Mahuzier)

338 Die hll. Onophrios und Thomas. Fresko. 11. Jh. Göreme (Kappadokien), Yilanli Kilise (Schlangenkirche).
(Photo Michel Gaillard – Alain Mahuzier)

339 Kreuzigung. Fresko. 11. Jh. Göreme (Kappadokien), Karanlik Kilise (Dunkle Kirche).
(Photo Henri de Ségogne)

340 Verrat des Judas. Fresko. 11. Jh. Göreme (Kappadokien), Karanlik Kilise (Dunkle Kirche).
(Photo Michel Gaillard – Alain Mahuzier)

341 Letztes Abendmahl. Fresko. 11. Jh. Göreme (Kappadokien), Karanlik Kilise (Dunkle Kirche).
(Photo Michel Gaillard – Alain Mahuzier)

342 Geburt und Waschung Christi. Fresko. 11. Jh. Göreme (Kappadokien), Karanlik Kilise (Dunkle Kirche).
(Photo Michel Gaillard – Alain Mahuzier)

343 Höllenfahrt Christi und Auferstehung der Toten. Fresko. 11. Jh. Göreme (Kappadokien), Karanlik Kilise (Dunkle Kirche).
(Photo Michel Gaillard – Alain Mahuzier)

344 Der hl. Joseph. Ausschnitt aus dem Fresko der Geburt Christi. 11. Jh. Göreme (Kappadokien), Karanlik Kilise (Dunkle Kirche).
(Photo Michel Gaillard – Alain Mahuzier)

345 Traum Josephs und Flucht nach Ägypten. Fresko. 11. Jh. Çavuşin (Kappadokien), Johannes-Kirche.
(Photo Michel Gaillard – Alain Mahuzier)

346 Thronender Christus und Maria mit dem Kind, in einer Szene zusammengefaßt. Fresko. 11. Jh. Çavuşin (Kappadokien), Johannes-Kirche.
(Photo Michel Gaillard – Alain Mahuzier)

347 Der hl. Johannes Evangelist. Fresko. 11. Jh. Eski Gümüs (Kappadokien), Kloster.
(Photo Michel Gaillard – Alain Mahuzier)

348 Maria. Fresko. 11. Jh. Eski Gümüs (Kappadokien), Kloster.
(Photo Michel Gaillard – Alain Mahuzier)

349 Höllenqualen der Verdammten. Fresko. 11. Jh. Peristrema-Ilhara (Kappadokien), Yilanli Kilise (Schlangenkirche).
(Photo Michel Gaillard – Alain Mahuzier)

350 Der hl. Epiphanios. Fresko. 11. Jh. Eski Gümüs (Kappadokien), Kloster.
(Photo Michel Gaillard – Alain Mahuzier)

351 Szene aus dem Leben Christi: die wunderbare Brotvermehrung. Fresko. 1263 bis 1280. Trapezunt, Hagia Sophia.
(Photo Ara Güler)

352 Die Symbole der vier Evangelisten. Fresko. 1263–1280. Trapezunt, Hagia Sophia.
(Photo Boudot – Lamotte)

353 Der hl. Symeon Stylites. Fresko. 1263 bis 1280, Trapezunt, Hagia Sophia.
(Photo Boudot – Lamotte)

354 Der hl. Symeon Stylites. Fresko. 1263 bis 1280. Trapezunt, Hagia Sophia.
(Photo Boudot – Lamotte)

355 Maria mit dem Kind. Apsisfresko. 1263–1280. Trapezunt, Hagia Sophia.
(Photo Boudot – Lamotte)

356 Erscheinung Christi. Fresko auf der Bema-Wand. 1263–1280. Trapezunt, Hagia Sophia.
(Photo Boudot – Lamotte)

357 Das Jüngste Gericht. Fresko in der Grabkapelle (Parekklesion). 1315–1321. Istanbul, Chora-Kirche – Kariye Camii.
(Photo Katia und Alain Mahuzier)

358 Christus erweckt die Tochter des Jairus von den Toten. Fresko in der Grabkapelle (Parekklesion). 1315–1321. Istanbul, Chora-Kirche – Kariye Camii.
(Photo Katia und Alain Mahuzier)

359 Prophezeiung des Jesaia: ein Engel tötet vor den Stadtmauern Jerusalems angreifende assyrische Soldaten. Fresko in der Grabkapelle (Parekklesion). 1315–1321. Istanbul, Chora-Kirche – Kariye Camii.
(Photo Katia und Alain Mahuzier)

360 Maria mit dem Kind. Kuppelfresko der Grabkapelle (Parekklesion). 1315–1321. Istanbul, Chora-Kirche – Kariye Camii.
(Photo Katia und Alain Mahuzier)

361 Erzengel. Kuppelfresko der Grabkapelle (Parekklesion). 1315–1321. Istanbul, Chora-Kirche – Kariye Camii.
(Photo Katia und Alain Mahuzier)

362 Ein heiliger Soldat und der hl. Sava. Kuppelfresko der Grabkapelle (Parekklesion). 1315–1231. Istanbul, Chora-Kirche – Kariye Camii.
(Photo Katia und Alain Mahuzier)

363 Kopf eines Patriarchen. Fresko in der Grabkapelle (Parekklesion). 1315–1321. Istanbul, Chora-Kirche – Kariye Camii.
(Photo Katia und Alain Mahuzier)

364 Kopf Mariens. Fresko in der Grabkapelle (Parekklesion). 1315–1321. Istanbul, Chora-Kirche – Kariye Camii.
(Photo Michel Gaillard – Alain Mahuzier)

365 Maria mit dem Kind. Fresko (Ausschnitt) in der Grabkapelle (Parekklesion). 1315–1321. Istanbul, Chora-Kirche – Kariye Camii.
(Photo Katia und Alain Mahuzier)

366 Kopf Christi aus der Auferstehung (Anastasis). Fresko (Ausschnitt) in der Apsishalbkuppel der Grabkapelle (Parekklesion). 1315–1321. Istanbul, Chora-Kirche – Kariye Camii.
(Photo Katia und Alain Mahuzier)

367 Christus Pantokrator. Kuppelfresko. 1192. Lagudera (Zypern), Panhagia-Arakiotissa-Kirche.
(Photo Katia und Alain Mahuzier)

368 Auferstehung: die heiligen Frauen vor dem leeren Grab. Fresko. 12. Jh. Kakopetria (Zypern), Aya-Theotokos-Kirche.
(Photo Katia und Alain Mahuzier)

369 Beweinung Christi (Threnos). Fresko. 12. Jh. Kakopetria (Zypern), Aya-Theotokos-Kirche.
(Photo Katia und Alain Mahuzier)

370 Maria mit dem Kind. Fresko. 1192. Lagudera (Zypern), Panhagia-Arakiotissa-Kirche.
(Photo Katia und Alain Mahuzier)

371 Geburt Christi. Fresko im südlichen Teil des Westgewölbes. 1192. Lagudera (Zypern), Panhagia-Arakiotissa-Kirche.
(Photo Katia und Alain Mahuzier)

372 Marientod. Fresko. Ende des 12. Jh. Kastoria, Hagios-Nikolaos-Kasnitzis-Kirche.
(Photo Katia und Alain Mahuzier)

373 Grablegung Christi. Fresko. Anfang des 14. Jh. Kastoria, Hagioi-Anargyroi-Kirche (Bettler-Kirche).
(Photo Katia und Alain Mahuzier)

374 Ein Heiliger. Fresko. Anfang des 14. Jh. Kastoria, Hagioi-Anargyroi-Kirche.
(Photo Katia und Alain Mahuzier)

375 Kopf eines Kaisers oder eines Königs. Fresko. Anfang des 14. Jh. Kastoria, Hagioi-Anargyroi-Kirche.
(Photo Katia und Alain Mahuzier)

376 Geburt Christi. Fresko. 2. Hälfte des 14. Jh. Mistra, Peribleptos-Kirche.
(Photo Katia und Alain Mahuzier)

377 Martyrium des hl. Demetrios. Fresko. 14. Jh. Mistra, Metropolis-Kirche.
(Photo Katia und Alain Mahuzier)

378 Heilung der Schwiegermutter des Petrus und eines Blinden. Fresko. 1. Hälfte des 14. Jh. Mistra, Brontocheion-Kirche.
(Photo Katia und Alain Mahuzier)

379 Heilung des Wassersüchtigen. Fresko. 14. Jh. Mistra, Metropolis-Kirche.
(Photo Katia und Alain Mahuzier)

380 Geburt Mariens. Fresko. Um 1350. Mistra, Hagia Sophia.
(Photo Alain Mahuzier)

381 Engel, im Großen Buch lesend. Fresko. 14. Jh. Mistra, Metropolis-Kirche.
(Photo Katia und Alain Mahuzier)

382 Jüngstes Gericht: Engel. Fresko (Ausschnitt). 14. Jh. Mistra, Metropolis-Kirche.
(Photo Katia und Alain Mahuzier)

383 Prozession der Martyrer. Fresko. 14. Jh. Mistra, Brontocheion-Kirche.
(Photo Katia und Alain Mahuzier)

384 Bischöfe. Fresko in der Apsis. 14. Jh. Mistra, Brontocheion-Kirche.
(Photo Katia und Alain Mahuzier)

385 Der hl. Joachim. Fresko. 15. Jh. Mistra, Pantanassa-Kirche.
(Photo Katia und Alain Mahuzier)

386 Apostelkommunion. Fresko (Ausschnitt). Mitte des 11. Jh. Ohrid, Hagia Sophia.
(Photo Josephine Powell)

387 Maria mit dem Kind. Fresko. Mitte des 11. Jh. Ohrid, Hagia Sophia.
(Photo Josephine Powell)

388 Engel. Fresko im Bema (Ausschnitt). Mitte des 11. Jh. Ohrid, Hagia Sophia.
(Photo Josephine Powell)

389 Maria und das Kind. Ausschnitt aus dem Fresko der Geburt Christi. 1164. Nerezi, Hagios-Panteleimon-Kloster. (Photo Josephine Powell)

390 Waschung Christi. Ausschnitt aus dem Fresko der Geburt Christi. 1164. Nerezi, Hagios-Panteleimon-Kloster. (Photo Josephine Powell)

391 Der hl. Triphonios. Fresko. 1164. Nerezi, Hagios-Panteleimon-Kloster. (Photo Josephine Powell)

392 Ein heiliger Krieger. Fresko auf der Südmauer. 1164. Nerezi, Hagios-Panteleimon-Kloster. (Photo Josephine Powell)

393 Frau, bei der Geburt hilfreich beistehend. Ausschnitt aus dem Fresko der Geburt Christi. 1164. Nerezi, Hagios-Panteleimon-Kloster. (Photo Josephine Powell)

394 Verrat des Judas. Fresko. Um 1235. Mileševo, Klosterkirche. (Photo Josephine Powell)

395 Der Würgengel. Fresko. Um 1235. Mileševo, Klosterkirche. (Photo Josephine Powell)

396 Der hl. Sava. Fresko. Um 1235. Mileševo, Klosterkirche. (Photo Josephine Powell)

397 Kaiser Konstantin. Fresko. Um 1235. Mileševo, Klosterkirche. (Photo Josephine Powell)

398 Frau, eine Vase tragend. Ausschnitt aus dem Fresko der Geburt Christi. 13. bis 14. Jh. Peć, Demetrios-Kirche. (Photo Josephine Powell)

399 Apostelkommunion. Fresko. Um 1265–1270. Sopočani, Dreifaltigskeitskirche. (Photo Scala)

400 Heiliger, das Bild Christi tragend. Fresko. Um 1265–1270. Sopočani, Dreifaltigkeitskirche. (Photo Scala)

401 Marientod: anwesende Apostel. Fresko (Ausschnitt). Um 1265–1270. Sopočani, Dreifaltigkeitskirche. (Photo Scala)

402 Drei Kirchenväter. Fresko. Um 1265–1270. Sopočani, Dreifaltigkeitskirche. (Photo Josephine Powell)

403 Taufe Christi. Fresko. 1191. Kurbinovo, Georgs-Kirche. (Photo Josephine Powell)

404 Höllenfahrt Christi. Fresko. 1191. Kurbinovo, Georgs-Kirche. (Photo Josephine Powell)

405 Besuch Mariens bei Elisabeth. Fresko. 1191. Kurbinovo, Georgs-Kirche. (Photo Josephine Powell)

406 Verklärung Christi. Fresko. 1191. Kurbinovo, Georgs-Kirche. (Photo Josephine Powell)

407 Apostel. Ausschnitt aus dem Fresko der Himmelfahrt Christi. 1191. Kurbinovo, Georgs-Kirche. (Photo Josephine Powell)

408 Darstellung Mariä im Tempel. Fresko. 1313–1314. Studenica, Joachim-und Anna-Kirche. (Photo Scala)

409 Geburt Mariens. Fresko. 1313–1314. Studenica, Joachim-und-Anna-Kirche. (Photo Scala)

410 Der hl. Johannes der Täufer. Fresko. 14. Jh. Studenica, Kirche. (Photo Scala)

411 Marientod. Fresko. Um 1320. Gračanica, Kirche. (Photo Dusan Ogrin)

412 Die göttliche Weisheit, darunter drei Kirchenväter. Fresko. Um 1320. Gračanica, Kirche. (Photo Dusan Ogrin)

413 Paradiesszene: Maria, von Engeln umgeben, der Schoß Abrahams und ein Heiliger. Fresko. Um 1320. Gračanica, Kirche. (Photo Dusan Ogrin)

414 Auferweckung des Lazarus. Fresko (Ausschnitt). Um 1320. Gračanica, Kirche. (Photo Josephine Powell)

415 Elias, von einem Raben ernährt. Fresko. Um 1320. Gračanica, Kirche. (Photo Dusan Ogrin)

416 Letztes Abendmahl und Fußwaschung. Seite eines Purpurevangeliars, folio 3. Höhe 30,7 cm. 6. Jh. Rossano, Diözesanmuseum. (Photo Scala)

417 Einzug Christi in Jerusalem. Seite eines Purpurevangeliars, folio 11. Höhe 30,7 cm. 6. Jh. Rossano, Diözesanmuseum. (Photo Scala)

418 Der gute Samariter. Seite eines Purpurevangeliars. Höhe 30,7 cm. 6. Jh. Rossano, Diözesanmuseum. (Photo Scala)

419 Gericht des Pilatus: Jesus und Barrabas vor den Juden. Seite eines Purpurevangeliars, folio 16. Höhe 30,7 cm. 6. Jh. Rossano, Diözesanmuseum. (Photo Scala)

420 Rebecca an der Quelle. Purpurhandschrift, Wiener Genesis, folio 7 recto. Anfang des 6. Jh. Höhe 31 cm. Wien, Nationalbibliothek. (Bibliotheksphoto)

421 Kanontafel (Konkordanztafel) mit Rundgiebel und zwei Evangelisten. „Rabula-Evangelium“, folio 10. Syrisch. Ende des 6. Jh. (niedergeschrieben 586). Florenz, Biblioteca Medicea Laurenziana. (Photo G. B. Pineider)

422 Himmelfahrt. Seite aus dem „Rabula-Evangelium“. Syrisch. Ende des 6. Jh. Florenz, Biblioteca Medicea Laurenziana. (Photo Alinari)

423 Juliana Anicia, begleitet von den allegorischen Gestalten: Phantasie und Aufmerksamkeit sowie von geflügelten Genien (kaum zu sehen). „De Materia Medica“ des Dioskurides, folio 6 verso. Höhe 37 cm. Um 512. Wien, Nationalbibliothek. (Bibliotheksphoto)

424 Dioskurides erhält von Euresis die Alraunwurzel. „De Materia Medica“ des Dioskurides, folio 4 verso. Höhe 37 cm. Um 512. Wien, Nationalbibliothek. (Bibliotheksphoto)

425 Herabkunft des Heiligen Geistes (Pfingsten). „Rabula-Evangelium“, folio 14 verso. Syrisch. Ende des 6. Jh. Florenz, Biblioteca Medicea Laurenziana. (Photo G. B. Pineider)

426 Ein Heiliger unter einem Portikus. Seite aus dem Menologion Basileios' II. (Vat., graecus 1613). Höhe 36,4 cm. 979–984. Rom, Vatikanische Bibliothek. (Bibliotheksphoto)

427 Christus zwischen den Aposteln, das Buch präsentierend. Menologion Basileios' II. (Vat., graecus 1613, folio 1). Höhe 36,4 cm. 979–984. Rom, Vatikanische Bibliothek. (Bibliotheksphoto)

428 Kreuzabnahme und Grablegung Christi durch Joseph von Arimathaia. Handschrift (ms. grec 74, folio 100). Höhe 25,5 cm. 11. Jh. Paris, Bibliothèque Nationale. (Bibliotheksphoto)

429 Kreuzigung Christi; darunter Ikonoklasten, das Bild Christi übermalend. Chloudow-Psalter (griech. 129, folio 67 recto). 9. Jh. Moskau, Historisches Staatsmuseum. (Photo Uneschtorgizdat)

430 Jüngstes Gericht. Handschrift (ms. grec 74, folio 51 verso). Höhe 25,5 cm. 11. Jh. Paris, Bibliothèque Nationale. (Bibliotheksphoto)

431 Pferde und Pferdeknecht. „De Venatione“ des Pseudo-Oppianos, folio 12 verso. 11. Jh. Venedig. Biblioteca Marciana. (Photo Oswaldo Böhm)

432 Horntiere. „De Venatione“ des Pseudo-Oppianos, folio 25. 11. Jh. Venedig, Biblioteca Marciana. (Photo Oswaldo Böhm)

433
434 Ländliche Szenen. Homilien des Gregorios von Nazianz (ms. grec 533, folio 34). Gesamthöhe der Seite 37 cm. 11. Jh. Paris, Bibliothèque Nationale. (Bibliotheksphoto)

435 Ländliche Szenen. Homilien des Gregorios von Nazianz (ms. grec 533, folio 34 verso). Gesamthöhe der Seite 37 cm. 11. Jh. Paris, Bibliothèque Nationale. (Bibliotheksphoto)

436 Der hl. Lukas. Codex 204. Ende des 10. Jh. Sinai, Katharinenkloster. (Photo Dominique Genet)

437 Der hl. Matthäus. Codex 204. Ende des 10. Jh. Sinai, Katharinenkloster. (Photo Dominique Genet)

438 Der hl. Markus. Codex 204. Ende des 10. Jh. Sinai, Katharinenkloster. (Photo Dominique Genet)

439 Die besiegten Bulgaren zu Füßen des Kaisers Basileios II. Psalter Basileios' II. (Codex graecus 17, folio 3). Höhe 39,5 cm. Um 1017. Venedig, Biblioteca Marciana. (Photo Scala)

440 Kaiser Nikephoros Botaneiates zwischen dem hl. Johannes Chrysostomos und dem Erzengel Michael. Sammlung von Predigten des hl. Chrysostomos (Coislin 79, folio 2 verso). Höhe 41,5 cm. 1078–1081. Paris, Bibliothèque Nationale. (Bibliotheksphoto)

441 442 Kanontafeln (Konkordanztafeln) der Evangelien. Handschrift (ms. grec 64, folios 3 verso und 4 verso). Höhe 19 cm. Anfang des 11. Jh. Paris, Bibliothèque Nationale. (Bibliotheksphoto)

443 Verzierung eines Lektionars. Homilien des Gregorios von Nazianz (ms. grec 543, folio 28). Höhe 26,5 cm. 12. Jh. Paris, Bibliothèque Nationale. (Bibliotheksphoto)

444 Verzierung eines Lektionars. Handschrift (ms. grec 311). Höhe 35,5 cm. 12. Jh. Paris, Bibliothèque Nationale. (Bibliotheksphoto)

445 Christus, inmitten seiner Apostel lehrend. Apostelgeschichte (ms. sup. grec 1262, folio 35). Gesamthöhe der Seite 24,5 cm. 1101. Paris, Bibliothèque Nationale. (Bibliotheksphoto)

446 Der hl. Lukas, von Rankenornamenten umrahmt. Codex 307, folio 157 recto. 14. Jh. Pistoia, Biblioteca Fabroniana. (Photo Berti)

447 Der hl. Johannes Evangelist; über ihm in der Mitte Christus, links Johannes der Täufer, rechts ein weiterer Heiliger. Evangelium (ms. grec 74, folio 64). Gesamthöhe der Seite 25,5 cm. Mitte des 11. Jh. Paris, Bibliothèque Nationale. (Bibliotheksphoto)

448 Der hl. Markus, von Rankenornamenten umrahmt. Codex 307, folio 101 recto. 14. Jh. Pistoia, Biblioteca Fabroniana. (Photo Berti)

449 Verzierung einer Lektionarseite für das Evangelium des hl. Matthäus. Evangelium (ms. grec 74, folio 10). Gesamthöhe der Seite 25,5 cm. Mitte des 11. Jh. Paris, Bibliothèque Nationale. (Bibliotheksphoto)

450 Szenen der Mildtätigkeit des Gregorios von Nazianz. Homilien des Gregorios von Nazianz (ms. grec 550, folio 251). Gesamthöhe der Seite 27 cm. 12. Jh. Paris, Bibliothèque Nationale. (Bibliotheksphoto)

451 Der hl. Matthäus. Codex Burney (19), folio 1 verso. 12. Jh. London, British Library. (Bibliotheksphoto)

452 Der hl. Matthäus. Evangelien und Apostelgeschichte (griech. 101, folio 10 verso). Höhe 24,2 cm. 13. Jh. Leningrad, Öffentliche Bibliothek. (Photo Uneschtorgizdat)

453 Evangelist. Handschrift (ms. grec 54, folio 278 verso). Höhe 33,5 cm. Letztes Viertel des 13. Jh. Paris, Bibliothèque Nationale. (Bibliotheksphoto)

454 Zwei Evangelisten. Apostelgeschichte und Briefe (Vat., graecus 1208, folio 1 verso). 1. Hälfte des 13. Jh. Rom, Vatikanische Bibliothek. (Bibliotheksphoto)

455 Johannes VI. Kantakuzenos als Mönch und als Kaiser. Handschrift (ms. grec 1242, folio 123). Höhe 35,5 cm. 1370–1375. Paris, Bibliothèque Nationale. (Photo Giraudon)

456 Hippokrates. Handschrift (ms. grec 2144, folio 10. Höhe 41,5 cm. Um 1342. Paris, Bibliothèque Nationale. (Photo Hirmer)

457 Kaiser Manuel II. und seine Familie, gesegnet von Maria und dem Kind. Vereinzeltes Folio der Werke des hl. Dionysios Areiopagites. Höhe 30 cm. Um 1405. Paris, Louvre. (Photo Giraudon)

458 Kaiser Manuel II. und seine beiden Söhne. Handschrift, Entwurf (ms. grec 1783). Gesamthöhe des Blattes 7,2 cm. Anfang des 15. Jh. (um 1400–1425). Paris, Bibliothèque Nationale. (Bibliotheksphoto)

459 Verklärung Christi. Handschrift (ms. grec 1242, folio 92 verso). Höhe 33,5 cm. 1370–1375. Paris, Bibliothèque Nationale. (Bibliotheksphoto)

460 Eine Heilige. Ikone. Temperamalerei. Höhe 25,8 cm. 5.–6. Jh. Paris, Bibliothèque Nationale, Cabinet des Médailles. (Bibliotheksphoto)

461 Bischof Abraham. Ikone. Temperamalerei. Höhe 37 cm. Kloster Bawit, Ägypten. 5. Jh. Berlin-Ost, Staatliche Museen. (Museumsphoto)

462 Christus Pantokrator. Ikone (Ausschnitt). Wachsmalerei. Gesamthöhe der Ikone 84 cm. 6. Jh. Sinai, Katharinenkloster. (Photo Dominique Genet)

463 Maria zwischen den hll. Theodoros und Georgios. Ikone (Ausschnitt). Wachsmalerei. Gesamthöhe der Ikone 68,5 cm. Ende des 6. Jh. Sinai, Katharinenkloster. (Photo Dominique Genet)

464 Die hll. Sergios und Bakchos (in der Mitte Christusmedaillon). Ikone. Wachsmalerei. Höhe 28,5 cm. Sinai. 6.–7. Jh. Kiew, Museum westlicher und orientalischer Kunst. (Photo Uneschtorgizdat)

465 Maria der Verkündigung. Ikone. Höhe 1,11 m. 12. Jh. Ohrid, Peribleptos-Kirche. (Photo Lauros-Giraudon)

466 Maria Orans von Jaroslawl. Ikone, sogenannter Platytera-Typ: Maria mit Clipeus Christi vor der Brust. Um 1200. Moskau, Tretjakow-Galerie. (Photo Uneschtorgizdat)

467 Gottesmutter von Wladimir („Wladimirskaja"). Ikone, sogenannter Glykophilusa-Typ: Maria, die Zärtliche. Gesamthöhe 1,04 m. 1. Hälfte des 12. Jh. Moskau, Tretjakow-Galerie. (Photo Uneschtorgizdat)

468 Gottesmutter des Zeichens. Ausschnitt aus der sogenannten Verkündigung von Ustiug. Jaroslawl. 12.–13. Jh. Moskau, Tretjakow-Galerie. (Photo A. P. N.)

469 Maria, Theophanes dem Griechen zugeschrieben. Ikone (Ausschnitt). Gesamthöhe 86 cm. Ende des 14. Jh. Moskau, Tretjakow-Galerie. (Museumsphoto)

470 Maria mit dem Kind. Mosaikikone. 12. Jh. Berg Athos, Kloster Chilandari. (Photo Katia und Alain Mahuzier)

471 Maria mit dem Kind. Mosaikikone. Gesamthöhe des Mosaiks 85 cm. Um 1065. Istanbul, Kirche des griechisch-orthodoxen Patriarchats. (Photo Katia und Alain Mahuzier)

472 Segnender Christus. Mosaikikone. Höhe 54 cm. 12. Jh. (um 1150). Florenz, Museo del Bargello. (Photo Louvre)

473 Der hl. Nikolaus. Mosaikikone. Höhe 19 cm. Ende des 13. – Anfang des 14. Jh. Kiew, Museum westlicher und orientalischer Kunst. (Photo Uneschtorgizdat)

474 Der hl. Johannes Chrysostomos. Mosaikikone. Höhe 18 cm. Um 1325 oder etwas später. Washington, Dumbarton Oaks Collection. (Museumsphoto)

475 Der hl. Nikolaus. Mosaikikone. Höhe 21,7 cm. 11. Jh. Patmos, Johannes-Kloster. (Photo Hirmer)

476 Der hl. Theodoros Stratelates. Mosaikikone. Höhe 9 cm. 14. Jh. Leningrad, Eremitage. (Photo Uneschtorgizdat)

477 Maria mit dem Kind. Mosaikikone. Höhe 100 cm. 14. Jh. Athen, Byzantinisches Museum. (Photo Katia und Alain Mahuzier)

478 Verklärung Christi. Mosaikikone. Höhe 52 cm. Ende des 12. – Anfang des 13. Jh.; diskutiertes Datum: vielleicht Ende des 13. Jh. (Restaurierungen). Paris, Louvre. (Photo Giraudon)

479 Kreuzigung Christi. Mosaikikone. Höhe 36,5 cm. Ende des 12. Jh. Berlin, Staatliche Museen Preußischer Kulturbesitz. (Photo Hirmer)

480 Die vierzig Martyrer von Sebaste. Mosaikikone. Höhe 22 cm. Um 1300. Washington, Dumbarton Oaks Collection. (Museumsphoto)

481 Verkündigung. Mosaikikone. Höhe 13,3 cm. 14. Jh. London, Victoria and Albert Museum.
(Photo Hirmer)

482 Maria mit dem Kind. Ikone. Schule von Thessaloniki. Höhe 85 cm. Um 1300. Athen, Byzantinisches Museum.
(Photo Dominique Genet – Alain Mahuzier)

483 Erzengel Michael. Ikone. Höhe 1,10 m. 14. Jh. Athen, Byzantinisches Museum.
(Photo Dominique Genet – Alain Mahuzier)

484 Maria mit dem Kind. Ikone. 14. Jh. Berg Athos, Kloster Chilandari.
(Photo Katia und Alain Mahuzier)

485 Christus Pantokrator. Ikone. 14. Jh. Berg Athos, Kloster Chilandari.
(Photo Katia und Alain Mahuzier)

486 Maria, Zuflucht der Christen (genannt Kataphigi), und der hl. Johannes Theologos (d. i. der Evangelist). Ikone. Höhe 93 cm. Ende des 14. Jh. Sofia, Archäologisches Museum.
(Photo Louvre)

487 Christus Pantokrator. Ikone. Höhe 1,06 m. Um 1363. Leningrad, Eremitage.
(Photo Uneschtorgizdat)

488 Ikonostase. Die Marien- und die Christus-Ikonen sind von Emanuel Tzanès. Kretische Arbeit. Um 1680. Athen, Byzantinisches Museum.
(Photo Dominique Genet – Alain Mahuzier)

489 Der hl. Johannes der Täufer. Ikone. Höhe 70,5 cm. 13. Jh. Sinai, Katharinenkloster.
(Photo Dominique Genet)

490 Der hl. Nikolaus. Ikone. Höhe 82 cm. 1. Hälfte des 13. Jh. Sinai, Katharinenkloster.
(Photo Dominique Genet)

491 Verkündigung. Ikone. Höhe 61 cm. Ende des 12. Jh. Sinai, Katharinenkloster.
(Photo Dominique Genet)

492 Verkündigung. Ikone. Höhe 92 cm. Klemens-Kirche in Ohrid. 14. Jh. Skopje, Stadtmuseum.
(Photo Hirmer)

493 Kreuzigung Christi. Ikone. 13. Jh. Athen Byzantinisches Museum.
(Photo Dominique Genet – Alain Mahuzier)

494 Geburt des hl. Johannes des Täufers. Ikone. Höhe 65 cm. 15. Jh. Leningrad, Eremitage.
(Photo Uneschtorgizdat)

495 Verklärung Christi, von Theophanes dem Griechen. Ikone. Um 1405. Moskau, Tretjakow-Galerie.
(Photo Uneschtorgizdat)

496 Vision des Propheten Ezechiel. Doppelseitige Ikone. Höhe 93 cm. 14. Jh. Sofia, Archäologisches Museum.
(Photo Louvre)

497 Marientod. Ikone. Höhe 45 cm. Erste Hälfte des 14. Jh. Moskau, Puschkin-Museum.
(Photo Uneschtorgizdat)

498 Die zwölf Apostel. Ikone. Höhe 38 cm. Anfang des 14. Jh. Moskau, Puschkin-Museum.
(Photo Uneschtorgizdat)

499 Auferweckung des Lazarus. Ikone. Höhe 53,5 cm. 14. Jh. Leningrad, Russisches Museum.
(Photo Uneschtorgizdat)

500 Höllenfahrt Christi. Ikone. Höhe 32,3 cm. 15. Jh. Leningrad, Eremitage.
(Photo Uneschtorgizdat)

501 Wiedereinsetzung der Bilder durch Kaiserin Eirene. Ikone von Emanuel Tzanfournaris (Wiederaufnahme eines alten Themas). Höhe 65 cm. Ende des 16. bis Anfang des 17. Jh. Athen, Museum Benaki, Sammlung Stathatos.
(Museumsphoto)

502 Gastfreundschaft Abrahams. Ikone. Höhe 33 cm. Ende des 14. Jh. Athen, Museum Benaki.
(Photo Katia und Alain Mahuzier)

503 Triumph eines Kaisers (vielleicht Justinians). Tafel des „Barberini-Diptychons". Höhe 34 cm. Ende des 5. oder des 6. Jh. Paris, Louvre.
(Photo Réunion des musées nationaux)

504 Ariadne, die Attribute einer Mänade haltend (Tamburin und Thyrsosstab). Elfenbein. Höhe 42 cm. Alexandreia (?). 6. Jh. Paris, Musée de Cluny.
(Photo Réunion des musées nationaux)

505 Der hl. Paulus, Episoden aus seinem Leben und verschiedene Personen. Tafel eines Elfenbein-Diptychons aus dem Westen (auf der anderen Tafel ist das Paradies dargestellt). Höhe 29,5 cm. Um 400. Florenz, Museo del Bargello.
(Photo Scala)

506 Tafel des Diptychons der Nikomachi und Symmachi. Elfenbein. Höhe 29,9 cm. Rom. Um 400. Paris, Musée de Cluny.
(Photo Réunion des musées nationaux)

507 Szene eines Wagenrennens in einem Hippodrom. Tafel des „Lampadii-Diptychons". Elfenbein. Höhe 29 cm. Westlicher Ursprung. 400–450. Brescia, Museo Civico dell'Età Cristiana.
(Photo Scala)

508 Szenen aus dem Leben Christi. Tafel eines Elfenbein-Diptychons aus St-Lupicin. Westlicher Ursprung. 6. Jh. Paris, Bibliothèque Nationale, Cabinet des Médailles.
(Photo Giraudon)

509 Szenen aus dem Leben Christi. Mittelstück des fünfteiligen Elfenbein-Diptychons aus Murano. Höhe 36 cm. Anfang des 5. Jh. Ravenna, Museo Nazionale.

510 Hochzeit zu Kana: Verwandlung von Wasser in Wein. Ausschnitt aus der Kathedra des Maximianus. Elfenbein. Um 546–556. Ravenna, Erzbischöfliches Museum.
(Photo Scala)

511 Johannes der Täufer mit dem mystischen Lamm und die vier Evangelisten. Ausschnitt aus der Kathedra des Maximianus. Elfenbein. Um 546–556. Ravenna, Erzbischöfliches Museum.
(Photo Scala)

512 Tafel des „Boethius-Diptychons". Elfenbein. Höhe 35 cm. Römischer Ursprung. 487. Brescia, Museo Civico dell'Età Cristiana.
(Photo Scala)

513 Segnender Christus und Maria mit dem Kind. Elfenbein-Diptychon. Höhe 29 cm. 564–565. Berlin, Staatliche Museen Preußischer Kulturbesitz.
(Photo Jörg P. Anders)

514 Tafel des „Anastasios-Diptychons". Elfenbein. Höhe 36 cm. Konstantinopel. 514. Paris, Bibliothèque Nationale, Cabinet des Médailles.
(Photo Giraudon)

515 Tafel des „Magnus-Diptychons". Elfenbein. Höhe 26,2 cm. Konstantinopel. 518. Paris, Bibliothèque Nationale, Cabinet des Médailles.
(Bibliotheksphoto)

516 Tafel des „Areobindus-Diptychons". Elfenbein. Höhe 36,2 cm. Konstantinopel. 506. Zürich, Schweizerisches Landesmuseum.
(Museumsphoto)

517 Kampfszenen, von der „Ilias" inspiriert. Seite eines Rosettenkästchens. Elfenbein. 10.–11. Jh. Paris, Musée de Cluny.
(Photo Réunion des musées nationaux)

518 Mythologische Szenen. Seitenansichten
519 des sogenannten Veroli-Rosettenkästchens. Größe 11,5 × 40,5 × 16,5 cm. 10. Jh. London, Victoria and Albert Museum.
(Museumsphoto)

520 Antikisierende Szenen. Seite eines Rosettenkästchens. Elfenbein. 10.–11. Jh. Cividale, Museum.
(Photo Oswaldo Böhm)

521 Jagdszenen und zwei Kaiser vor einer
bis Stadt. Seiten eines bemalten Elfenbein-
523 kästchens. Breite 26 cm. Höhe 14 cm. 10.–11. Jh. Troyes, Schatzkammer der Kathedrale.
(Photo Giraudon)

524 Adam und Eva arbeiten in der Schmiede; im Mittelfeld Figur, den Reichtum darstellend. Seite eines Rosettenkästchens. Elfenbein. Breite 46 cm, Höhe 12,7 cm. 11. Jh. Darmstadt, Hessisches Landesmuseum.
(Photo Giraudon)

525 Verschiedene orientalisierende Szenen. Rosettenkästchen. Elfenbein. Pisa, Museo Civico.
(Photo Alinari)

526 Deesis mit Engeln und Heiligen. Elfenbein-Triptychon. Konstantinopel. 10. Jh. (?). Rom, Vatikanische Museen.
(Photo Alinari)

527 Kreuz und Heilige. Elfenbein-Triptychon (Rückseite von Abb. 527). Konstantinopel. 10. Jh. (?). Rom, Vatikanische Museen.
(Photo Alinari)

528 Deesis zwischen Engeln und Heiligen. Sogenanntes Harbaville-Triptychon. Elfenbein. Höhe 24,2 cm. Konstantinopel. 10.–11. Jh. Paris, Louvre. (Photo Giraudon)

529 Kreuz und Heilige. Die Vegetation weist auf das Paradies hin. Sogenanntes Harbaville-Triptychon. Elfenbein. Höhe 24,2 cm. Konstantinopel. 10.–11. Jh. Paris, Louvre. (Photo Giraudon)

530 Verkündigung. Elfenbein. 11. Jh. Mailand, Castello Sforzesco, Museum. (Photo Scala)

531 Christus Pantokrator. Elfenbeinplatte. Höhe 15 cm. 9.–10. Jh. London, Victoria and Albert Museum. (Museumsphoto)

532 Einzug Christi in Jerusalem. Elfenbeinplatte. Höhe 18,4 cm. 10. Jh. Berlin, Staatliche Museen Preußischer Kulturbesitz. (Photo Hirmer)

533
534 Die zwölf Großen Kirchenfeste: Szenen aus dem Leben Christi und Mariens. Vorder- und Rückseite einer Elfenbeinplatte. Höhe 26,4 cm. 10.–11. Jh. Leningrad, Eremitage. (Photo Uneschtorgizdat)

535 Maria mit dem Kind (Hodegetria-Typ). Elfenbein. Höhe 26 cm. 11. Jh. Utrecht, Erzbischöfliches Museum. (Photo Giraudon)

536 Maria mit dem Kind. Elfenbein. 11. bis 12. Jh. London, Victoria and Albert Museum. (Photo Giraudon)

537 Der hl. Johannes der Täufer. Elfenbein. Höhe 24,2 cm. 10.–11. Jh. Liverpool, Museum. (Photo Giraudon)

538 Geburt und Waschung Christi. Elfenbein. Höhe 26,3 cm. Ende des 11. – Anfang des 12. Jh. Paris, Louvre, Sammlung Marquet de Vasselot. (Photo Giraudon)

539 Marientod. Elfenbein. 11. Jh. Darmstadt, Hessisches Landesmuseum. (Photo Giraudon)

540 Der Kaiser zu Pferd. Elfenbein. Teil vom Thronsessel Heinrichs II. 11. Jh. (?). Aachen, Domschatz. (Photo Ann Münchow)

541 Himmelfahrt Alexanders. Seite eines Elfenbeinkästchens. 10.–11. Jh. Darmstadt, Hessisches Landesmuseum. (Photo Giraudon)

542 Geburt Christi und verschiedene Szenen. Elfenbeinkästchen. 12. Jh. Rom, Palazzo Venezia. (Photo Scala)

543 Christus, Maria, die hll. Johannes Chrysostomos und Johannes der Täufer. Seite eines Rosettenkästchens. Elfenbein. Breite 49 cm, Höhe 12 cm. 11.–12. Jh. Florenz, Museo del Bargello. (Photo Hirmer)

544 Maria, ihre Hände zu Gott erhebend. Steatit. Bruchstück. 11. Jh. Paris, Louvre. (Photo Réunion des musées nationaux)

545 Erzengel Gabriel, ein Medaillon mit dem Brustbild Christi haltend. Steatit, vergoldet. Höhe 15,2 cm. 12. Jh. Fiesole, Museo Bardini. (Photo Hirmer)

546 Der hl. Theodoros Stratelates. Steatit. 11. Jh. Rom, Vatikanische Museen. (Photo Alinari)

547 Die hl. Eudoxia. Marmor, inkrustiert. Höhe 67 cm. 10.–11. Jh. Istanbul, Archäologisches Museum. (Photo Hirmer)

548 Die zwölf Großen Kirchenfeste. Steatit. 12. Jh. Toledo, Schatzkammer der Kathedrale. (Photo Fernando Garrido)

549 Konstantin I. (?) oder Konstantin II. (?). Chalzedon. Gesamthöhe 31 cm. Anfang des 4. Jh. Paris, Bibliothèque Nationale. (Bibliotheksphoto)

550 Konstantin (?). Quarz. Höhe 9,3 cm. 4. Jh. Paris, Bibliothèque Nationale, Cabinet des Médailles. (Bibliotheksphoto)

551 Konstantius II. und seine Gemahlin. Kamee. Sardonyx. Gesamthöhe (mit der mittelalterlichen Fassung) 30 cm. Kurz vor der Mitte des 4. Jh. Paris, Privatsammlung.

552 Segnender Christus. Saphir. Breite 2,3 cm, Höhe 3,3 cm. Konstantinopel. 10.–11. Jh. Washington, Dumbarton Oaks Collection. (Museumsphoto)

553 Segnender Christus. Amethyst. 10. bis 11. Jh. Paris, Louvre. (Photo Réunion des musées nationaux)

554 Karikatur des Areios. Gravierter römischer Ziegel. Höhe 42 cm. 4. Jh. Szeksgard (Ungarn), Balogh-Adam-Museum. (Museumsphoto)

555 Thronender Christus, von zwei Erzengeln umgeben. Keramikplatte. Höhe 17,1 cm. Um 1000. Baltimore, The Walters Art Gallery. (Museumsphoto)

556 Pfau. Bruchstücke einer Keramikplatte. Höhe (restauriert) 26 cm. 10.–11. Jh. Paris, Louvre. (Museumsphoto)

557 Fabelwesen. Keramikteller. 12. Jh. Korinth, Museum. (Photo Giraudon)

558 Mann, mit einem Tier kämpfend. Keramikteller. Durchmesser 31,5 cm. 12. Jh. Leningrad, Eremitage. (Photo Uneschtorgizdat)

559 Digenes mit einer Prinzessin (Szene aus dem Nationalepos der Byzantiner „Digenes Akritas“). Keramikteller. Ende des 12. Jh. Korinth, Museum. (Photo Katia und Alain Mahuzier)

560 Fabelwesen. Keramikteller. Durchmesser 15 cm. 12.–13. Jh. Leningrad, Eremitage. (Photo Uneschtorgizdat)

561 Missorium des Kaisers Theodosius I. Silberteller. Durchmesser 74 cm. 4. Jh. Madrid, Archäologisches Museum. (Photo Giraudon)

562 Triumph Konstantius' II. Gravierter Silberteller mit Vergoldung und Niello. Durchmesser 24,8 cm. Ende des 4. Jh. Leningrad, Eremitage. (Photo Uneschtorgizdat)

563 Liebespaar Venus und Adonis. Silberteller. Durchmesser 29 cm. 6. Jh. Paris, Bibliothèque Nationale. (Bibliotheksphoto)

564 Christus (zweimal dargestellt), vier Evangelisten und sechs Heilige, in Rankenornamenten sitzend. Silberkelch. Antiocheia. Höhe 19 cm. 5. Jh. New York, The Cloisters Museum. (Photo Giraudon)

565 Christus zwischen den hll. Petrus und Paulus. Die beiden heiligen Johannes und Maria zwischen zwei Erzengeln. Silbervase. Höhe 44 cm. Emesa (heute Homs, Syrien) 6. Jh. Paris, Louvre (Schenkung Durighello).

566 Kampf zwischen den Griechen und den Amazonen. Amphora aus Concesti. Silber. Höhe 42 cm. Anfang des 7. Jh. Leningrad. Eremitage. (Photo Uneschtorgizdat)

567 Kelch, sassanidisch beeinflußt. Gold. Höhe 16 cm. 9. Jh. Istanbul, Archäologisches Museum. (Photo Hirmer)

568 Letztes Abendmahl: Christus, zweimal dargestellt, teilt den Aposteln die Kommunion aus. Silberpatene, mit dem Prägestempel Justins II. Durchmesser 35 cm. Riha (Syrien). Ende des 6. Jh. Washington, Dumbarton Oaks Collection. (Museumsphoto)

569 Letztes Abendmahl: Christus, zweimal dargestellt, teilt den Aposteln die Kommunion aus. Silberteller, teilweise vergoldet. Durchmesser 37 cm. 2. Hälfte des 6. Jh. Istanbul, Archäologisches Museum. (Photo Hirmer)

570 Christusmonogramm. „Teller des Bischofs Paternus“. Silber, vergoldet. Durchmesser 61 cm. 491–518. Leningrad, Eremitage. (Photo Uneschtorgizdat)

571 Kreuz, gestützt von zwei Engeln. Silberteller, vergoldet. Durchmesser 18,6 cm. 6. Jh. Leningrad, Eremitage. (Photo Uneschtorgizdat)

572 Herakles erwürgt den nemäischen Löwen. Silberteller. Durchmesser 60 cm. 6. Jh. Paris, Bibliothèque Nationale, Cabinet des Médailles. (Photo Giraudon)

573 David tötet einen Löwen. Silberteller. Durchmesser 14 cm. Aus dem Zypern-Schatz. Anfang des 7. Jh. New York, Metropolitan Museum of Art (Schenkung J. Pierpont Morgan). (Museumsphoto)

574 David legt die Rüstung Sauls an. Silberteller. Durchmesser 26,5 cm. Aus dem Zypern-Schatz. Anfang des 7. Jh. New York, Metropolitan Museum of Art (Schenkung J. Pierpont Morgan). (Museumsphoto)

575 David wird von Samuel zum König gesalbt. Silberteller. Durchmesser 26,5 cm. Aus dem Zypern-Schatz. Anfang des 7. Jh. New York, Metropolitan Museum of Art (Schenkung J. Pierpont Morgan). (Museumsphoto)

576 Vermählung Davids. Silberteller. Durchmesser 26,8 cm. Anfang des 7. Jh. Nikosia, Antiken-Museum. (Photo Hirmer)

577 David vor Saul. Silberteller. Durchmesser 26,5 cm. Aus dem Zypern-Schatz. Anfang des 7. Jh. New York, Metropolitan Museum of Art (Schenkung J. Pierpont Morgan). (Museumsphoto)

578 David tötet einen Bären. Silberteller. Durchmesser 14,1 cm. Anfang des 7. Jh. Nikosia, Antiken-Museum. (Photo Hirmer)

579 David und Samuel. Silberteller. Durchmesser 14,1 cm. Anfang des 7. Jh. Nikosia, Antiken-Museum. (Photo Hirmer)

580 Räuchergefäß. Silber ziseliert und gehämmert, mit den allegorischen Figuren der Tapferkeit und Klugheit. Höhe 36,5 cm, Durchmesser 30 cm. 12. Jh. Venedig, Schatzkammer von S. Marco.

581 Räuchergefäß. Vergoldetes Silberreliquiar mit Niello. Höhe 39 cm. Antiocheia (?). 10.–11. Jh. Aachen, Domschatz. (Photo Ann Münchow)

582 Himmelfahrt Alexanders, Herakles und der Löwe, verschiedene Szenen. Getriebene Silberschale, vergoldet. Höhe 9 cm, Durchmesser 13,8 cm. 12. Jh. Leningrad, Eremitage. (Photo Uneschtorgizdat)

583 bis 585 Staurothek. Kreuzreliquiar zur Aufnahme einer Reliquie vom Kreuz Christi. Deckel und Boden (Innen- und Außenseite). Holz, mit vergoldetem Silberblech beschlagen, Deckel mit Zellenschmelz und Edelsteinen geschmückt. Größe 35 × 48 cm. Konstantinopel. Um 950. Limburg, Domschatz. (Photo Alberto Luisa)

586 Kreuz mit Bild Christi im Schnittpunkt und den Bildern der vier Evangelisten an den Enden der Kreuzarme. Reliquiar. Silber. Höhe 47,6 cm. 11.–12. Jh. Venedig, Schatzkammer von S. Marco.

587 Erzengel Gabriel. Platte aus der Altartafel (Pala). Silber. 12. Jh. Caorle. (Photo Oswaldo Böhm)

588 Maria Orans. Platte aus der Altartafel (Pala). Silber. 12. Jh. Caorle. (Photo Oswaldo Böhm)

589 Maria mit dem Kind. Platte aus der Altartafel (Pala). Silber. Höhe 23 cm. 13. Jh. Torcello. (Photo Oswaldo Böhm)

590 Die heiligen Frauen am Grab. Deckel eines Reliquiars. Silber, getrieben. Höhe 42 cm. 12. Jh. Paris, Louvre (aus der Schatzkammer der St-Chapelle oder der Schatzkammer von St-Denis). (Photo Giraudon)

591 Kreuzigung und Kirchenfeste. Buchdekkel eines Evangeliars. Silber, vergoldet. 12.–13. Jh. Venedig, Biblioteca Marciana. (Photo Oswaldo Böhm)

592 Kreuzigung. Reliquiar des Kardinals Bessarion. Vergoldetes Silber und bemaltes Holz, mit Goldschmiedearbeiten und Edelsteinen geschmückt. Höhe 47 cm. 15. Jh. Venedig, Gallerie dell'Accademia. (Photo Oswaldo Böhm)

593 Armreliquiar. Gold. 15. Jh. Istanbul, Museum Topkapı Sarayı. (Photo Hirmer)

594 Medaillon der Licinia Eudokia. Gold. Durchmesser 6,5 cm. 5. Jh. Paris, Bibliothèque Nationale, Cabinet des Médailles. (Bibliotheksphoto)

595 Gürtel. Gold. Länge 64,5 cm. Gefunden in Karavas bei Kyrenia auf Zypern. Ende des 6.–7. Jh. New York, The Metropolitan Museum of Art (Schenkung J. Pierpont Morgan). (Museumsphoto)

596 Christus, Ehepaar segnend. Mittleres Medaillon eines Hochzeitsgürtels. Gold. Ende des 6. – Anfang des 7. Jh. Washington, Dumbarton Oaks Collection. (Museumsphoto)

597 Thronende Maria mit dem Kind, von Engeln und den Magier-Königen umgeben. Goldmedaillon. Durchmesser 6,5 cm. Gefunden auf Zypern. Um 600. Washington, Dumbarton Oaks Collection. (Museumsphoto)

598 Taufe Christi (Rückseite der Abb. 597). Goldmedaillon. Durchmesser 6,5 cm. Um 600. Washington, Dumbarton Oaks Collection. (Museumsphoto)

599 bis 601 Der Kaiser auf seinem Triumphwagen. Goldmedaillons, zweifellos von Armbändern stammend. Durchmesser ca. 4,5 cm. Mitte des 6. Jh. Washington, Dumbarton Oaks Collection. (Museumsphoto)

602 Ohrringe. Gold und Steine. 6.–7. Jh. Istanbul, Archäologisches Museum. (Photo Hirmer)

603 Halskette mit Kaisermedaillons; auf dem Medaillonanhänger: Verkündigung. Gold. Durchmesser 23,5 cm. Antinoë oder Assiut, Ägypten. 7. Jh. Berlin, Staatliche Museen Preußischer Kulturbesitz. (Photo Jutta Tietz-Glagow)

604 bis 607 Szenen aus dem Leben Christi. Goldmedaillons (jeweils Vorder- und Rückseite). Durchmesser 8 cm. Konstantinopel (?). 6. Jh. Istanbul, Archäologisches Museum. (Photo Giraudon)

608 Segnender Christus. Silbermedaillon (zweifellos vom Schnittpunkt der Arme eines Kreuzes), teilweise vergoldet. Durchmesser 15 cm. Syrien. 5.–6. Jh. Paris, Louvre (Schenkung Bokanowski, früher Sammlung A. Kann).

609 Justinian. Goldmedaillon. Durchmesser 7,6 cm. Beirut. 6. Jh. Paris, Louvre (Schenkung Sammlung de Clercq)

610 Venus, in einer Muschel stehend. Goldanhänger. 6.–7. Jh. Washington, Dumbarton Oaks Collection. (Museumsphoto)

611 Zwei Armreifen. Gold. Durchmesser 12,7 und 7,6 cm. 6. Jh. Istanbul, Archäologisches Museum. (Photo Hirmer)

612 613 Armreifenpaar. Gold, mit Perlen und Saphiren geschmückt. 6. Jh. New York, Metropolitan Museum of Art (Schenkung J. Pierpont Morgan) (Museumsphoto)

614 Ohrringe. Gold. 11. Jh. Athen, Nationalmuseum, Sammlung Stathatos) (Photo Hirmer)

615 Ohrring oder Anhänger einer Krone oder Haarschmuck. Gold, Steine und Perlen. Höhe 10 cm. Kreta (?). 11.–12. Jh. Athen, Nationalmuseum, Sammlung Stathatos. (Photo Hirmer)

616 Ohrring. Gold. Konstantinopel. 11. bis 12. Jh. Washington, Dumbarton Oaks Collection. (Museumsphoto)

617 618 Christus und Maria Orans. Vorder- und Rückseite eines Reliquienkreuzes. Zellenschmelz. Höhe 8,5 cm. 8.–9. Jh. London, Victoria and Albert Museum. (Photo Hirmer)

619 Christus am Kreuz. Deckel eines Evangeliars (Ausschnitt). Zellenschmelz und Steine. Gesamthöhe 26 cm. 9. Jh. Venedig, Biblioteca Marciana. (Photo Oswaldo Böhm)

620 621 Apostel. Längsseiten eines Reliquiars. Silber, vergoldet, nielliert und emailliert. 8.–9. Jh. New York, Metropolitan Museum of Art (Schenkung J. Pierpont Morgan). (Museumsphoto)

622 623 Christus am Kreuz mit Deesis und Christus Pantokrator mit den vier Evangelisten. Vorder- und Rückseite eines Reliquienkreuzes. Silber, vergoldet und emailliert. Höhe 26 cm. 12. Jh. Cosenza, Schatzkammer der Kathedrale. (Photo Giraudon)

624 Pala d'oro. Gesamtansicht. (Ursprünglich 976). Zu späteren Zeiten mehrmals restauriert und ergänzt. Venedig, S. Marco. (Photo Archivio della Procuratoria San Marco)

625 Christus Pantokrator, umgeben von den vier Evangelisten, darüber in der Mitte der Etimasia-Thron. Emailbilder. Ältester Teil der heutigen Pala d'oro: Anfang des 12. Jh. Venedig, S. Marco. (Photo Oswaldo Böhm)

626 Erzengel. Emailplatte der Pala d'oro. 14. Jh. Venedig, S. Marco. (Photo Archivio della Procuratoria San Marco)

627 Einzug in Jerusalem. Emailplatte der Pala d'oro. 14. Jh. Venedig, S. Marco. (Photo Archivio della Procuratoria San Marco)

628 Erzengel. Emailplatte der Pala d'oro. 12. Jh. Venedig, S. Marco. (Photo Archivio della Procuratoria San Marco)

629 Patriarch. Emailplatte der Pala d'oro. 12. Jh. Venedig, S. Marco. (Photo Archivio della Procuratoria San Marco)

630 Patriarch. Emailplatte der Pala d'oro. 12. Jh. Venedig, S. Marco. (Photo Archivio della Procuratoria San Marco)

631 Erzengel Gabriel. Emailplatte der Pala d'oro. 12. Jh. Venedig, S. Marco. (Photo Archivio della Procuratoria San Marco)

832 Verkündigung. Emailplatte der Pala d'oro. 12. Jh. Venedig, S. Marco. (Photo Archivio della Procuratoria San Marco)

633 Geburt Christi. Emailplatte der Pala d'oro. 12./13. Jh. Venedig, S. Marco. (Photo Archivio della Procuratoria San Marco)

634 Auferstehung mit dem Erzengel und den heiligen Frauen am Grab. Emailplatte der Pala d'oro. 12./13. Jh. Venedig, S. Marco. (Photo Archivio della Procuratoria San Marco)

635 Letztes Abendmahl. Emailplatte der Pala d'oro. 12./13. Jh. Venedig, S. Marco. (Photo Archivio della Procuratoria San Marco)

636 Löwenbändiger, Seidenstoff. Alexandreia (?). 7.–8. Jh. Lyon, Musée Historique. (Photo Giraudon)

637 Medaillons mit Elefantendarstellungen. Seidenstoff. Aus dem Grab Karls des Großen. 10. Jh. Aachen, Schatzkammer des Münsters. (Photo Ann Münchow)

638 Triumph eines Kaisers. Seidenstoff (Ausschnitt). Gesamthöhe 2,27 m. Konstantinopel. 11. Jh. Bamberg, Domschatz. (Photo Marianne Stöckmann – Bayerisches Nationalmuseum)

639 Löwenbändiger. Grabtuch des hl. Viktor. Seide. Gesamthöhe 1,62 m. 8. Jh. Sens, Schatzkammer der Kathedrale. (Photo Giraudon)

BEDEUTENDE
BYZANTINISCHE BAUDENKMÄLER

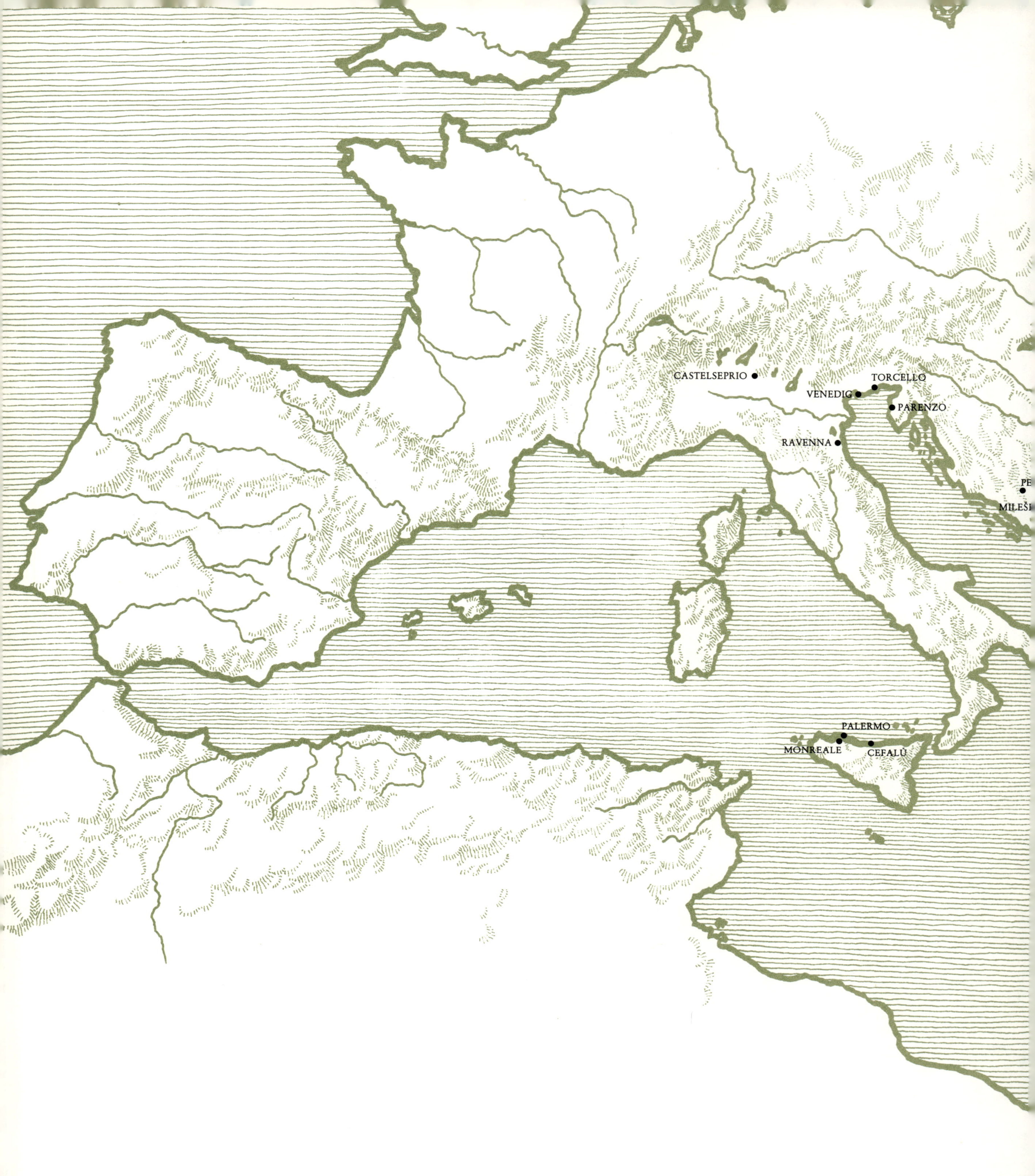
CASTELSEPRIO
TORCELLO
VENEDIG
PARENZO
RAVENNA
PALERMO
MONREALE
CEFALÙ

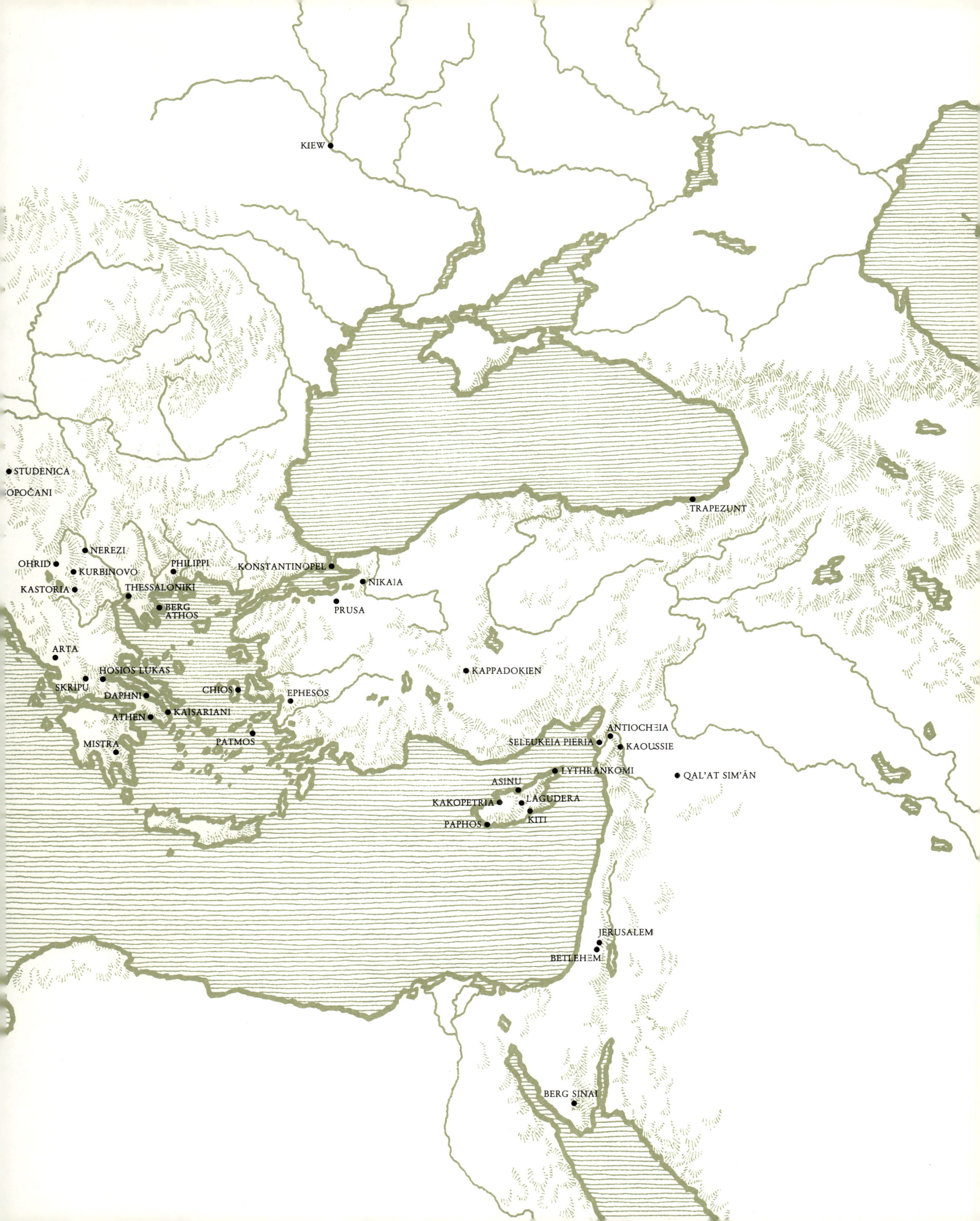
KIEW
STUDENICA
SOPOĆANI
NEREZI
OHRID
KURBINOVO
PHILIPPI
KONSTANTINOPEL
NIKAIA
KASTORIA
THESSALONIKI
BERG ATHOS
PRUSA
TRAPEZUNT
ARTA
HOSIOS LUKAS
SKRIPU
DAPHNI
CHIOS
EPHESOS
KAPPADOKIEN
KAISARIANI
ATHEN
PATMOS
MISTRA
ANTIOCHEIA
SELEUKEIA PIERIA
KAOUSSIE
LYTHRANKOMI
QAL'AT SIM'ĀN
ASINU
KAKOPETRIA
LAGUDERA
KITI
PAPHOS
JERUSALEM
BETLEHEM
BERG SINAI

INHALT

DIE AUFNAHMEN DER BEDEUTENDEN BYZANTINISCHEN BAUDENKMÄLER STAMMEN VON:
Henri de Segogne 642, 643, 645, 656, 694, 710, 711, 715, 725, 736, 742, 764, 766, 767, 768 – Katia und Alain Mahuzier 644, 660, 667–669, 685, 713, 718, 787–789, 791, 793, 794, 796, 799, 801–804, 805–807, 813–815, 817, 818, 820, 824, 825, 826–829, 831, 832, 834, 838, 841, 842, 844, 845, 849, 850, 878, 880–883 – Michel Gaillard – Alain Mahuzier 646–651, 653–655, 662, 663, 666, 671–674, 677, 678, 682, 683, 687, 689, 692, 693, 700, 703, 704, 719, 721, 722, 723, 727–733, 735, 738, 739, 741, 745, 747, 750–752, 753, 756, 875 – Hirmer 657, 861 – Alain Mahuzier 661, 697, 707, 712, 714, 716, 734, 749, 810, 872, 874, 886, 961, 963, 964 – Emmanuel Boudot-Lamotte 679, 701, 836, 860, 869, 871, 892 – Georges Pillement 760, 763, 937, 950, 951 – Princeton University 770, 772 – Israelisches Reisebüro, Paris 773, 774 – Sammlung Viollet – Roger – Viollet 776, 835 – Dominique Genet 781, 780 – Raymond Collet 782, 784, 941, 944, 947, 955, 956 – Louvre 808 – Verwaltung der Griechischen Altertümer 811 – Dominique Genet – Alain Mahuzier 852, 853, 856, 858, 863, 864, 867, 868 – Orlandos – Cahiers Archéologiques 876 – Bruno Balestrini – Electa Editrice 887 – Scala 888, 900, 907, 943, 952 – Anderson – Giraudon 889, 893, 914, 915, 918 – Alinari – Viollet 891 – Anderson – Viollet 890 – Roger – Viollet 895 – Alinari – Giraudon 894 – Jean Mazenod 896, 898, 899, 901–912, 914, 917, 919–927, 932–935 – Procuratoria di S. Marco, Venedig 928, 931 – Pierre Verger – Multiphoto 929 – Joséphine Powell 936, 940, 946, 953, 958 – Dusan Ogrin 939 – A. P. N. 965

DIE AUFNAHMEN DER CHRISTUS- UND MARIENBILDNISSE UND DER KAPITELLE STAMMEN VON:
Jean Mazenod 966, 974, 976, 995 – Scala 967 – Dominique Genet 968 – Verwaltung der Griechischen Altertümer 969 – Louvre 970, 991 – Joséphine Powell 971, 977 – Anderson-Giraudon 972 – Michel Gaillard – Alain Mahuzier 973, 981–985, 989, 990, 992, 1000, 1001, 1003, 1004 – Giraudon 975 – Uneschtorgizdat, Moskau 978 – Dominique Genet – Alain Mahuzier 979, 994 – Oswaldo Böhm 980 – Jean Dominique Rey 986 – Hirmer 987 – Katia und Alain Mahuzier 988, 993, 998, 999, 1002 – Bestetti – Tuminelli 996, 997

Die Planzeichnungen der Gebäulichkeiten wurden speziell für dieses Werk angefertigt von
PIERRE und LILIANE GIROUX, Architekten D. P. L. G.

Die Karte der Orte der byzantinischen Baudenkmäler stammt von
JEAN MAZENOD

KONSTANTINOPEL

TOPOGRAPHIE

Die Stadt liegt auf einer Landzunge zwischen dem Goldenen Horn und dem Marmarameer und erstreckt sich in nordöstlicher Richtung dem Ufer des Bosporus entlang. Auf der Halbinsel, die von dem kleinen Fluß Lykos durchquert wird, erheben sich sieben Hügel. Die alte griechische Kolonie Byzanz (7. Jh. v. Chr.) wurde im Jahre 196 von dem siegreichen Septimius Severus zerstört, gegen 200 wiederaufgebaut und befestigt. Unter Konstantin wurde die Stadt im Jahre 330 die neue Hauptstadt des Oströmischen Reiches mit dem Namen Konstantinopel.

Unter Septimius Severus war die alte Agora zum *Tetrastoon,* dem von vier Säulenhallen umgebenen monumentalen Stadtzentrum, geworden, von dem eine breite, säulengesäumte Straße ausging. Das Zentrum umfaßte unter anderem ein Theater, das Hippodrom und die Thermen des Zeuxippos, die mit bedeutenden antiken Plastiken dekoriert waren. Bei der Anlage der neuen Hauptstadt war der Stadtplan aus der severischen Zeit zu einem großen Teil bestimmend. Konstantin ließ das *Tetrastoon* neu gestalten und nannte es *Augusteon.* Dieser rechteckige, mit Marmorplatten gepflasterte Platz war mit einer zweistöckigen Säulenhalle, die auch im oberen Stockwerk einen Wandelgang hatte, und mehreren Gebäuden umgeben. Konstantin hatte nicht nur die Thermen des Zeuxippos, die im Jahre 330 feierlich eröffnet wurden, ausgebaut und das Hippodrom vergrößert, sondern auch die große kaiserliche Residenz, den Großen oder Heiligen Palast, und das Senatsgebäude errichtet; später, im Jahre 360, wurde unter Konstantius die erste Hagia Sophia eingeweiht.

Vom *Augusteon* ging die breite, säulengesäumte Hauptstraße (*Regia* oder *Mese*) aus, die nach Westen zu einem ebenfalls mit Marmorplatten gepflasterten elliptischen Forum führte. Hier war die Straße aus der severischen Zeit zu Ende. In der Mitte erhob sich eine Porphyrsäule mit dem Standbild Konstantins als Apollon-Helios. Das Forum war auch mit anderen Statuen geschmückt, z. B. der Gruppe, die aus Konstantin, seiner Mutter Helena und der Tyche der Stadt bestand. In der gleichen Richtung führte die *Mese* zum *Forum Tauri* weiter, das während der Regierung Theodosius' I. gebaut und im Jahre 393 eingeweiht wurde (heute Beyazid-Platz). Dorthin gelangte man durch einen

641 KONSTANTINOPEL. LAGEPLAN
(nach E. Mamboury und A. Guillou)

A. Atik Mustafa Paşa Camii
B. Chora-Klosterkirche. Kariye Camii
C. Pantepoptes-Klosterkirche. Eski Imaret Camii
D. Pantokrator-Klosterkirche. Zeyrek Kilise Camii
E. Theodosia-Kirche. Gül Camii
F. Akataleptos-Klosterkirche. Kalenderhane Camii
G. Theodor-Klosterkirche. Kilise Camii Molla Gürani Camii
H. Myrelaion. Bodrum Camii
I. Andreas-en-Krisei-Klosterkirche. Koça Mustafa Paşa Camii
J. Euphemia-Kirche (beim Hippodrom)
K. Hagios Georgios in den Manganen
L. Hagia Eirene
M. Johannes-Prodromos-Kirche des Studios-Klosters. Imrahor Mescidi
N. Menas-Kirche
O. Sergios-und-Bakchos-Kirche. Küçük Aya Sofya Camii
P. Theotokos-Chalkoprateia-Kirche. Acem Ağa Mescidi
Q. Theotokos Muchliotissa. Panhagiotissa. Kanli Kilise
R. Theotokos-Pammakaristos-Klosterkirche und Christus-Logos-Kirche. Fethiye Camii
S. Theotokos-Panachrantos-Kirche und Johannes-Prodromos-Kirche des Lips-Klosters – Fenari Isa Camii
T. Topkapı Sarayı
U. Mauer des Septimius Severus

1. Blachernen-Tor
2. Blachernen-Palast
3. Gyrolimne-Tor
4. Egrikapi-Tor
5. Tekfur Sarayı. Porphyrogennetos-Palast
6. Tekfur-Sarayı-Tor
7. Charisios-Tor
8. Pempton-Tor
9. Romanos-Tor
10. Polyandrou-Tor
11. Sigma-Tor
12. Pighi-Tor
13. Xylokerkos-Tor
14. Goldenes Tor
15. Christus-Tor
16. Marmorturm
17. Aetios-Zisterne
18. Mokios-Zisterne
19. Yedikule-Tor
20. Aspar-Zisterne
21. Markianos-Säule
22. Philadelphion
23. Forum Amastrianum
24. Forum Bovis
25. Arkadios-Säule
26. Forum Arcadii
27. Seemauer am Goldenen Horn
28. Valens-Aquädukt
29. Mese
30. Forum Tauri
31. Seemauer am Marmarameer
32. Konstantin-Säule. Çemberlitaş
33. Forum Constantini
34. Binbir-Direk-Zisterne
35. Hippodrom
36. Goten-Säule
37. Augusteon
38. Yerebatan-Sarayı-Zisterne
39. Ägyptischer Obelisk
40. Schlangensäule
41. Säule Konstantins VII. Porphyrogennetos
42. Großer Palast
43. Bukoleon-Palast

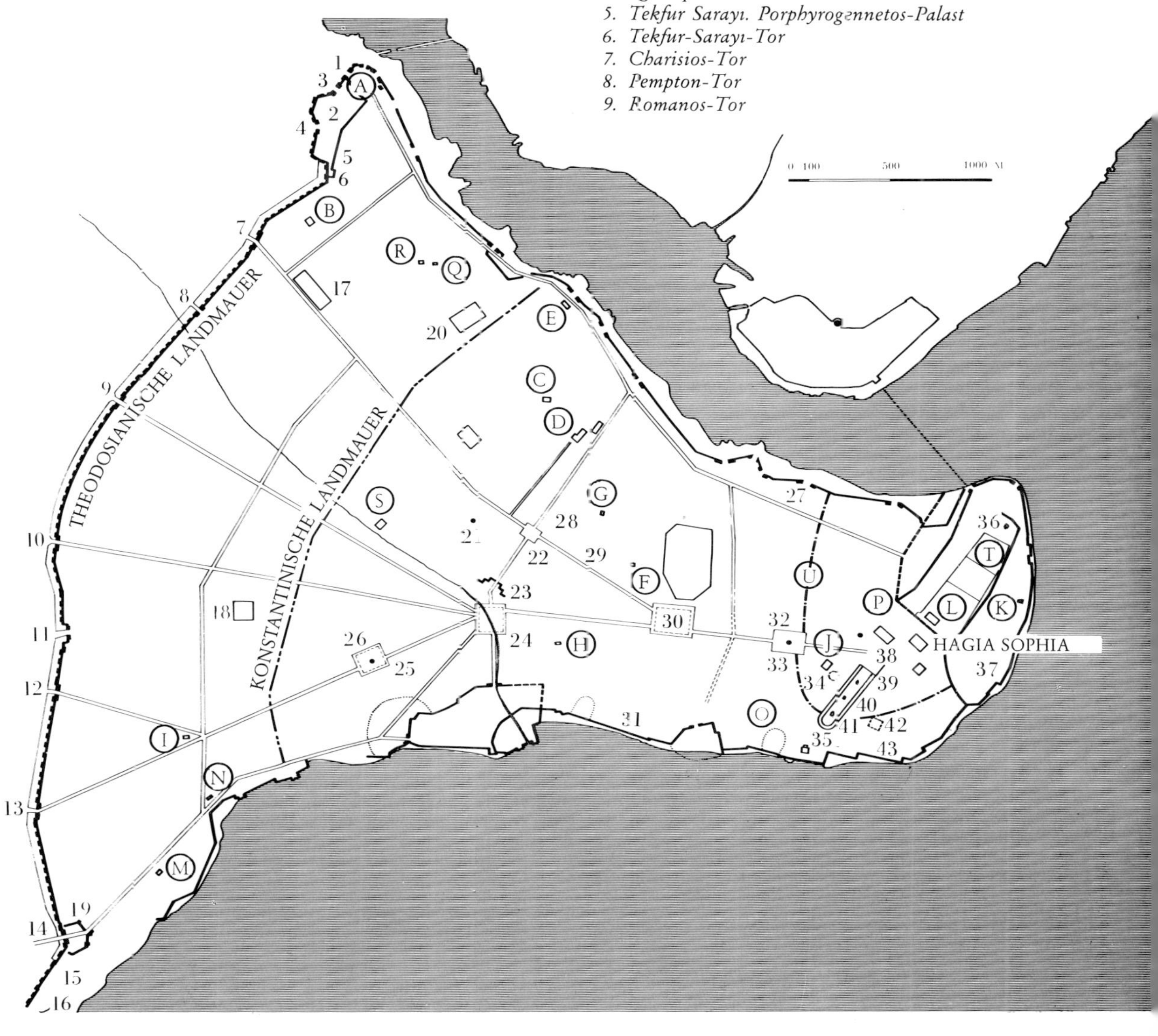

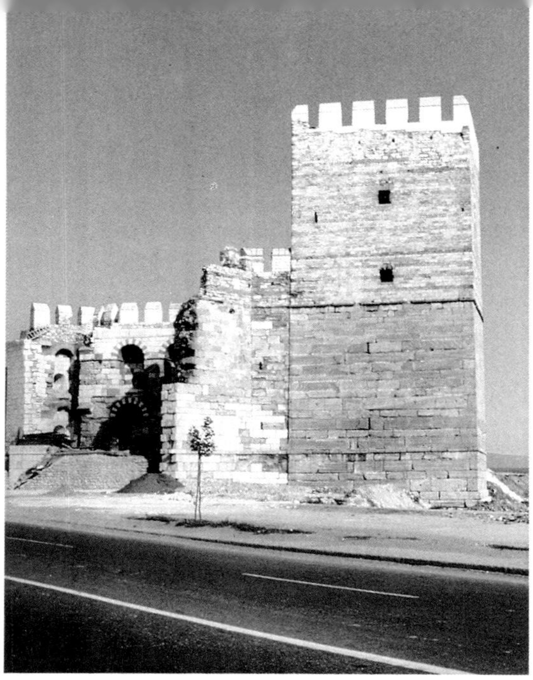

642 KONSTANTINOPEL. MARMORTURM

643 KONSTANTINOPEL. CHRISTUS-TOR

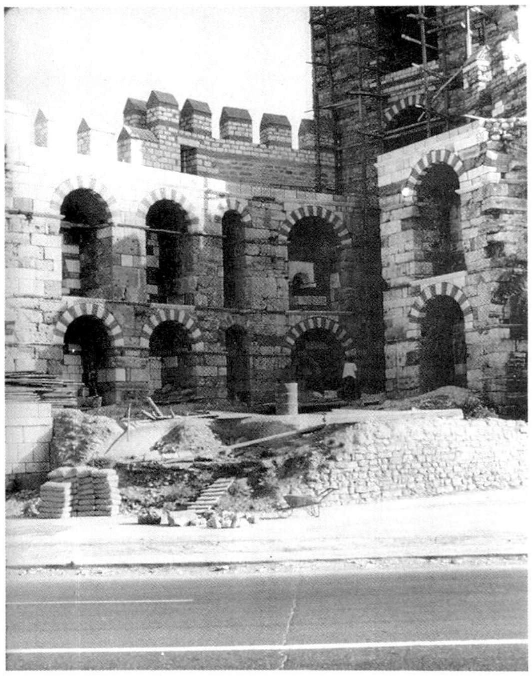

Triumphbogen, von dem Säulenfragmente erhalten sind. Nach den alten Quellen waren dort mehrere Kunstwerke aufgestellt, die von der Säule in der Mitte des Platzes überragt wurden. Auf einem spiralförmig verlaufenden Reliefband, für das die Trajanssäule in Rom als Vorbild gedient hatte, waren die Feldzüge des Kaisers gegen die Goten dargestellt. Die Säule trug ein Standbild Theodosius' I. Einige Flachreliefs sind noch erhalten.

Es gab auch andere Reiterdenkmäler: die Flachreliefs am Sockel eines dieser Denkmäler stellten anscheinend die letzten Ereignisse der Stadt dar; er wurde von den Kreuzfahrern im Jahre 1204 eingeschmolzen. Vom *Forum Tauri* erreichte man nach Westen das *Philadelphion,* einen großen Platz, auf dem zwei Porphyrsäulen standen. Die Säulen waren mit Plastiken der Söhne Konstantins I. (der Tetrarchengruppe, die sich heute in Venedig befindet) geschmückt. Hier teilte sich die Mese in eine südwestlich und eine nordwestlich verlaufende Straße. Die nach Südwesten führende Straße verband das *Forum Amastrianum* (das mit Statuen des Apollon, des Zeus-Helios und des Herakles sowie mit einigen Tierplastiken heidnischen Ursprungs geschmückt war) mit dem *Forum Bovis* (so genannt wegen eines dort aufgestellten Verbrennungsofens in Form eines Stierkopfes, der aus Pergamon stammte und im 7. Jh. zerstört wurde) und dem *Forum Arcadii* (in dessen Mitte eine spiralförmig dekorierte Säule mit dem Standbild des Arkadios aufgestellt war; die Basis der Säule ist erhalten). Der ganze Platz war von einer statuengeschmückten Säulenhalle umgeben. Von der anderen Seite dieses Forums führte die *Mese* durch ein Tor der konstantinischen Stadtmauer in südwestlicher Richtung weiter zum Goldenen Tor. Dies war der übliche Weg der Triumphzüge. Die in nordwestlicher Richtung verlaufende Straße führte zur Apostelkirche und endete beim Charisios- oder Adrianopolis-Tor. Charakteristisch für die von Konstantin in vierzehn Regionen eingeteilte Stadt waren die durch das hügelige Gelände bedingten großen Terrassenanlagen, die untereinander durch Treppenaufgänge verbunden waren. Außer der *Mese* waren auch viele andere Straßen von Säulenhallen gesäumt: nach den literarischen Quellen gab es 53 Straßen mit Säulenhallen und 117 Treppenaufgänge. Die Säulenhallen bargen oft kleine Läden. Hinter ihnen standen Häuser, die das Tageslicht nur durch Innenhöfe bekamen.

Diese Hauptzüge der Topographie Konstantinopels reichen bereits bis ins 4. Jh. zurück. Im Laufe der Jahrhunderte wurde die Stadt mehrfach umgestaltet und immer wieder durch neue Bauten bereichert. Nach dem Bau der Befestigungsmauer Theodosios' II. betrug die Fläche der Stadt etwa 13 km² – eine Fläche, die zugleich aber auch aus Ackerland bestand.

Unglücklicherweise wurde mehr als die Hälfte der Stadt im Jahre 1204 von den Lateinern niedergebrannt, und nach der Eroberung durch die Türken im Jahre 1453 war alles, was der Stadt ursprünglich Glanz verliehen hatte, entweder verschwunden oder lag in Ruinen.

FESTUNGSMAUERN

Die Festungsmauern Konstantinopels entwickeln sich parallel mit der Stadt. Heute stehen nur noch die, welche die Türken bei der Eroberung der Stadt im Jahre 1453 vorgefunden haben. Die riesige Festungsmauer (ca. 19,5 km), die mit fast 400 Türmen bewehrt und von 50 Toren durchbrochen war, erstreckte sich in ziemlich geradlinigem Verlauf vom Marmarameer, der Propontis, bis zum Goldenen Horn.

Die Festungsmauern lassen sich in drei Gruppen einteilen: die Landmauern, die Seemauer am Marmarameer und die Seemauer am Goldenen Horn.

DIE LANDMAUERN

Die von Septimius Severus mehr als 300 m westlich der griechischen Mauer erbaute Stadtmauer fing beim Goldenen Horn neben der heutigen Galatabrücke an und endete beim Marmarameer. Konstantin schob sie um etwa 2,8 km in westlicher Richtung vor: es ist nicht genau bekannt, wann sie zerstört wurde und ganz verschwunden ist. Die wichtigste Landmauer ist diejenige, die unter Theodosios II. (408–450) etwa 1500 m von der des Konstantin entfernt gebaut wurde. Die erste Bauphase wurde 413 unter der Leitung des Präfekten Anthemios abgeschlossen. Spezialisten und 1600 Männer von den Zirkusparteien des Hippodroms hatten am Bau der Mauer gearbeitet. Dieses erste Befestigungssystem bestand nur aus einer einfachen Mauer, die mit 95 Türmen verstärkt war. Ein Erdbeben zerstörte im Jahre 447 den größten Teil der Mauer mit 57 Türmen. Im selben Jahr war Theodosios zur gleichen Zeit in Thrakien von Attila besiegt worden: der Gerichtspräfekt Konstantin, der einen neuen Angriff befürchtete, ließ innerhalb von zwei Monaten die Mauer wiederherstellen (Inschrift am *Mevlevihane-Tor*) und zugleich das *Exoteichion* (die äußere Mauer) mit 82 kleineren Türmen erbauen und das Ganze mit einem breiten Graben umgeben.

Im Laufe der Jahrhunderte wurde die Mauer von Justin II. (565–578), Leon III. (717–741), Konstantin V. (741–775) und schließlich, nachdem von Konstantin IX. und Basileios II. zahlreiche Türme errichtet worden waren,

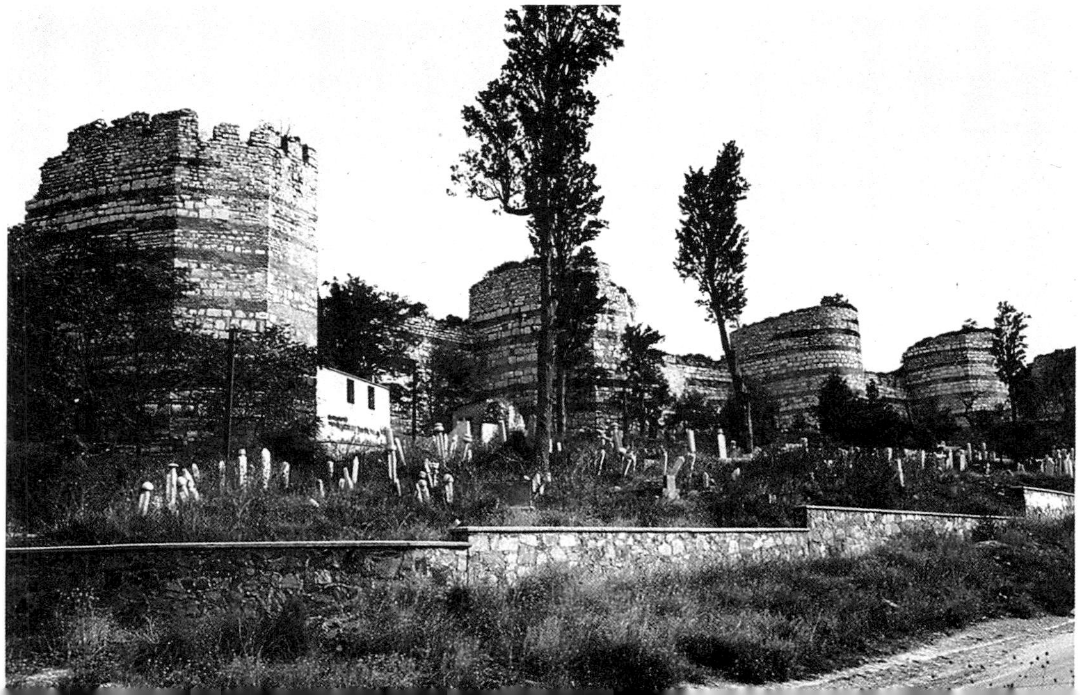

644 KONSTANTINOPEL. LANDMAUER THEODOSIOS' II.

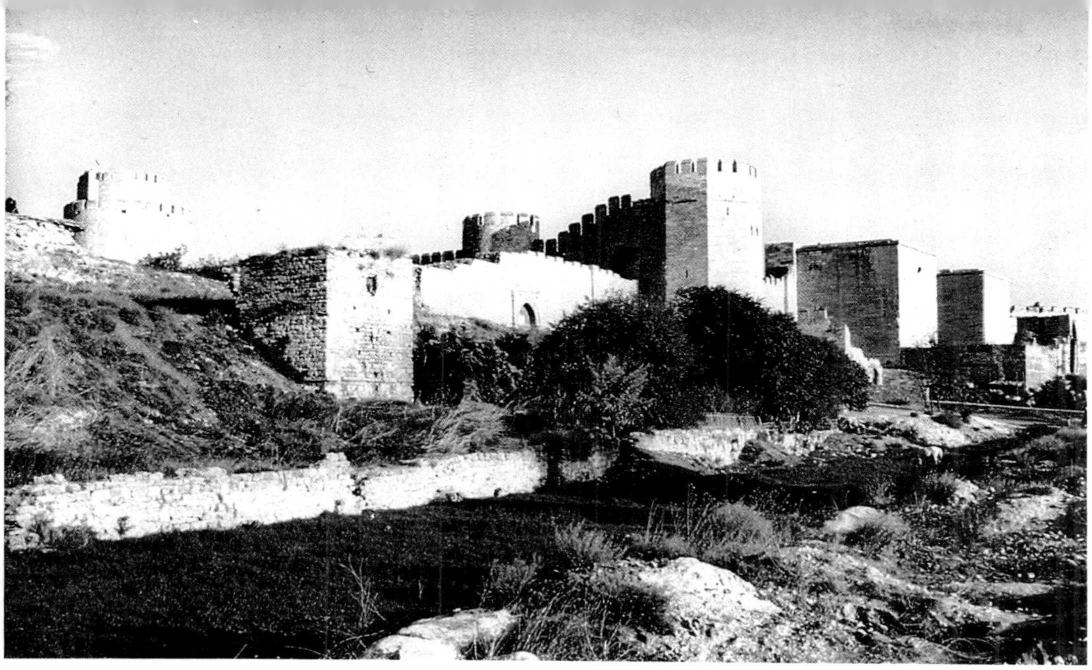

645 KONSTANTINOPEL. BYZANTINISCHE BEFESTIGUNGSMAUERN

646 KONSTANTINOPEL. GOLDENES TOR

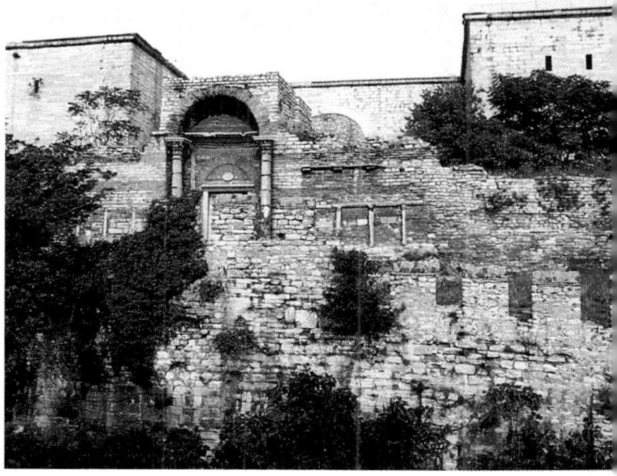

noch von Johannes VIII. Palaiologos (von 1431 bis 1444) und Konstantin Dragases (von 1448 bis 1453) ausgebessert. Die theodosianische Landmauer, die, wenn auch in schlechtem Zustand, noch erhalten ist, besteht aus mehreren Teilen:

1. dem *Esoteichion* oder der inneren Mauer. Es hat eine Höhe von 13 m, eine Stärke von 5 m und ist mit 96 zwei- oder dreistöckigen Türmen unterschiedlicher Formen, die eine Höhe von 15 bis 23 m und eine Breite von 8 bis 10 m haben, bewehrt;
2. einem ersten *Peribolos* vor der Hauptmauer. Er steht durch 15 militärische Tore und 5 Stadttore, deren Breite 20 m beträgt, mit der Stadt in Verbindung;
3. dem *Exoteichion* oder der äußeren Mauer. Es hat eine Höhe von 8 m, eine Stärke von 2 m und ist mit 82 Türmen unterschiedlicher Formen, die eine Höhe von 10 m und eine Stärke von 5 m erreichen (56 sind noch erhalten), bewehrt;
4. einem zweiten *Peribolos* vor der äußeren Mauer mit einer Breite von 14 m;
5. dem Graben mit einer Breite von 20 m, einer Tiefe von 7 m. Er ist nach innen und außen mit 3 m hohen Böschungsmauern versehen, von 19 Diataphrismata unterbrochen und mit Brücken ausgestattet.

Der Verlauf der theodosianischen Landmauer beginnt an der südwestlichen Ecke der Stadt, wo die Seemauer am Marmarameer mit der Landmauer aufeinandertrifft: der markanteste Punkt dieser Stelle ist der *Marmorturm.* Es folgen mehrere Tore aufeinander, die oft durch die sich auf verschiedene Instandsetzungen beziehenden Inschriften näher bezeichnet sind: das *Christus-Tor* (das seinen Namen nach dem Christus-Monogramm über dem Tor erhielt) oder das Erste Militärtor – das *Goldene Tor* zwischen dem achten und dem elften Turm. Die dreifache Arkade wird von zwei viereckigen Marmorpylonen flankiert; das Tor wurde nach den ehemals vergoldeten Türflügeln benannt. Durch dieses Tor zogen neugewählte oder siegreich heimkehrende Kaiser in die Stadt ein. Durch die Inschrift über der Mittelpforte war es möglich, das Goldene Tor in die Zeit Theodosios' II. zu datieren, der es in seine Mauer einbeziehen ließ. Die drei Arkaden wurden wahrscheinlich von Isaak II. Angelos gebaut. – *Yedikule-Tor* (Schloß der sieben Türme) – *Xylokerkos-Tor* (*Belgrad Kapisi*) – *Pighi-Tor* (*Silivri Kapisi*) – *Sigma-Tor* (wegen der Form der Mauer an dieser Stelle) – *Polyandrou-Tor* (*Mevlevihane Kapisi*), auch Rhesion- oder Rhegion-Tor – *Militärtor* – *Romanos-Tor* (*Topkapi*). Der Teil zwischen dem Romanos- und dem *Mevlevihane-Tor* bildet das *Mesoteichion* oder den mittleren Abschnitt der Landmauer. – *Pempton-Tor* (*Sulukule Kapisi*) – *Charisios-* oder *Adrianopolis-Tor* (*Edirne Kapisi*), durch das Sultan Mehmed II. Fatih im Jahre 1453 die Stadt betrat – *Kerkoporta* – *Tekfur-Sarayı-Tor.* – An der Stelle, wo heute der Graben endet, d. h. an der inneren Ecke des *Tekfur Sarayı,* beginnt die Mauer, die von Manuel II. Komnenos gebaut wurde, um den *Blachernen-Palast* zu entlasten. Sie heißt *Monoteichion* oder einfache Mauer und hat eine Höhe von ca. 18 m, eine Stärke von 4 m; sie hat keinen Graben und ist an der Innenseite durch zahlreiche Strebemauern und an der Außenseite durch 13 Türme, von denen 6 an der Strecke bis zum *Egrikapi-Tor* errichtet sind, verstärkt. Das *Egrikapi-Tor* und das *Gyrolimne-Tor* zwischen dem fünften und dem sechsten Turm sind die einzigen Tore dieser Mauer. Die folgenden Tore gehören zum äußersten nördlichen Teil, der von Andronikos II. Palaiologos und von Johannes VII. Palaiologos wiederhergestellt wurde.

Die Befestigungsmauer, die an der Nordecke des Blachernen-Palastes beginnt und bis zum Goldenen Horn verläuft, besteht aus zwei parallelen Mauern. Ihre letzten Teile sind miteinander verbunden, wodurch eine Art Zitadelle entsteht. In der Mitte befand sich das heute verfallene *Aghiasma* des hl. Basileios. Die innere Befestigungsmauer wurde 627 von Herakleios zur Abwehr der Awaren und der Perser gebaut. Die drei Türme, mit denen sie verstärkt ist, sind sehr schön. Leon V. der Armenier (813–820) ließ im Jahre 813 an der Außenseite und in der Nähe des *Blachernen-Tors* eine neue, niedrigere Mauer mit vier kleinen Türmen errichten. Das *Blachernen-Tor,* das heute nur in dem unter Herakleios gebauten Teil offen ist, durchbrach beide Mauern. An der Nordspitze der Zitadelle schließen die beiden Mauern an die Seemauer am Goldenen Horn an. Die Mauern wurden von Michael II. (820–829), Theophilos (829–842), der auf der späteren Mauer heute noch vorhandene Türme errichten ließ, und schließlich von Romanos I. (920–944) wiederhergestellt. Die Inschriften an den Türmen des *Blachernen-Tores* bestätigen diese Instandsetzungen.

DIE SEEMAUER AM GOLDENEN HORN

Diese heute größtenteils zerstörte Mauer begann an der Sarayı-Spitze, wo die Mauer am Marmarameer endete. Sie zog sich am Goldenen Horn entlang und schloß an der Nordwestecke der Stadt an die theodosianische Landmauer an. Sie wurde zum Teil von Konstantin errichtet und unter Theodosios II. im Jahre 439 durch den Präfekten Kyros von Panapolis bis zum Anschluß an die Landmauer beim Blachernen-Viertel verlängert. Oft durch Erdbeben zer-

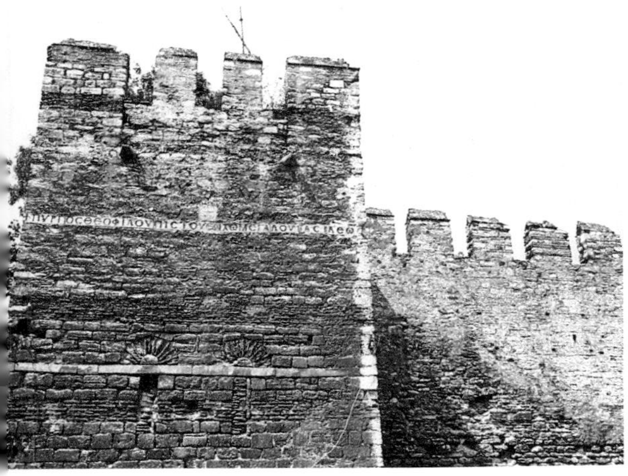

647 KONSTANTINOPEL. SEEMAUER

stört, wurde sie von Justinian (527–565), Leon III. dem Syrer (717–741), Michael und Theophilos (820–842), Johannes VI. Kantakuzenos (1341–1355) und danach von den Sultanen bis in das 18. Jh. immer wieder instand gesetzt.

Dieses Befestigungswerk bestand nur aus einer einzigen, 10 m hohen und 5 km langen Mauer. Sie war mit 110 Türmen verstärkt und hatte 14 Tore sowie einige geheime Ausfallpforten. Die Mauer schloß an der Außenseite zwei Häfen ein, ein dritter lag innerhalb der Mauer.

DIE SEEMAUER AM MARMARAMEER

Diese Mauer erstreckt sich vom *Marmorturm* beim *Yedikule-Tor* bis zur Sarayı-Spitze, wo sie auf die Mauer am Goldenen Horn trifft; sie ist auf einer Länge von 8 km, wenn auch sehr schadhaft, erhalten. Der Bau dieser Seemauer ist mehreren Kaisern zu verdanken: zunächst Septimius Severus, dann Konstantin dem Großen, der die Mauer bis zum Etyemez-Viertel verlängerte, und Theodosios II., der sie von hier bis zum Yedikule-Tor verlängerte. Die Mauer erlitt oft Erdbebenschäden, die jeweils von Justinian (527–565), Leon dem Syrer (717–741), besonders Theophilos und Michael (825–842) und später von den Sultanen behoben wurden. Diese Wiederherstellungsarbeiten sind durch Inschriften an den Türmen belegt. Die 12–15 m hohe Mauer war durch 188 Türme verstärkt, hatte 8 Tore sowie zahlreiche geheime Ausfallpforten und schloß fünf Häfen ein.

WASSERVERSORGUNG

Seit frühester Zeit war die Wasserversorgung Konstantinopels dank einem perfekt geplanten und durchgeführten Wasserleitungssystem und der Errichtung zahlreicher öffentlicher und privater Zisternen sichergestellt.

Aus antiken Chroniken ist die Anlage der Wasserkanäle in der Stadt bekannt, die von Hadrian begonnen, dann von Konstantin dem Großen, Valens (der einen Aquädukt errichten ließ, von dem heute noch große Teile erhalten sind) und Theodosius I. weiter ausgebaut wurde. Valentinian III. und Markianos erließen 451 ein Gesetz zur Instandhaltung der Wasserleitungen: diese erfolgte unter Justinian, Justin II., nach der Zerstörung durch die Awaren während der Belagerung im Jahre 726 unter Konstantin V. Kopronymos 748, später unter Michael IV. 1034 und bis in die Zeit Andronikos' I. Das Wasserleitungssystem wurde von den Sultanen erneuert.

Während sämtlicher Epochen wurden Zisternen, sowohl private wie öffentliche, überdeckte wie offene, gebaut. Die offenen Zisternen waren hauptsächlich oben auf den Hügeln in der Nähe der Landmauern angelegt; von hier aus wurde das Wasser durch zahlreiche unterirdische Kanäle in die überdeckten Zisternen in der Stadt geleitet. Später wurden sie aufgegeben und in Gärten umgewandelt.

DER VALENS-AQUÄDUKT

Der von Valens (364–378) im Jahre 368 gebaute Aquädukt wurde von Justinian im 6. Jh., von Justin II. im Jahre 576, der auf der Oberseite zwei voneinander getrennte, parallel verlaufende Leitungen anlegen ließ, von Konstantin V. Kopronymos 758 und von Basileios II. 1019 und dann auch während der osmanischen Zeit bis in das 17. Jh. erneuert. Ein Teil des Aquädukts wurde 1912 durch Erdbeben zerstört. Das aus verschiedenen Quellen zufließende Wasser wurde vom Aquädukt über das Tal zwischen dem dritten und dem vierten Stadthügel geführt und auf dem dritten Hügel (in der Nähe des heutigen Beyazit-Platzes) in einer großen Zisterne, dem *Nympheion*, gesammelt, von wo es an verschiedene Stellen in der Stadt verteilt wurde.

Der heute teilweise zerstörte Aquädukt verlief in gerader Linie, er war ursprünglich 1 km lang, heute sind nur noch rund 920 m erhalten. Nach zunächst sechzehn einfachen Bögen ist der Aquädukt zweigeschossig aufgebaut; das untere Stockwerk ist aus großen regelmäßigen Steinblöcken errichtet, während das zweite aus miteinander durch Eisenklammern verbundenen Steinen besteht. An diesem Teil erreicht er eine Höhe von ca. 27 m.

OFFENE ZISTERNEN

DIE AETIOS-ZISTERNE

Sie wurde um 421 von dem Präfekten Aetios als rechteckige Anlage von 244 × 85 m gebaut. Ihre 5,20 m starken Mauern bestehen aus mehreren abwechselnden Schichten von je vier Back- und zehn Hausteinen. Sie war wahrscheinlich 15 m hoch.

648 KONSTANTINOPEL. VALENS-AQUÄDUKT

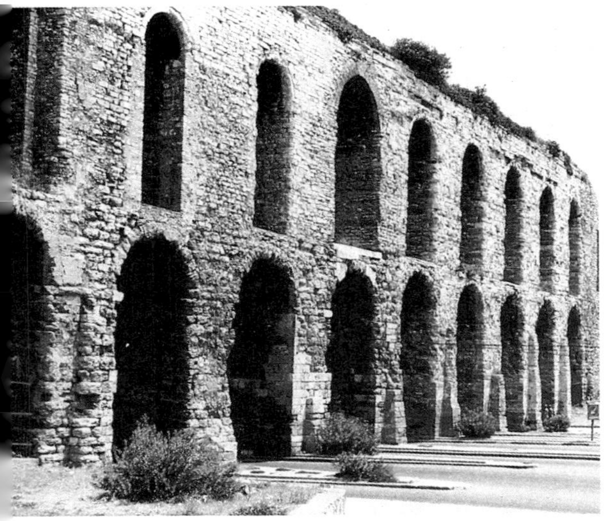

DIE ASPAR-ZISTERNE

Sie wurde 459 von dem gotischen Feldherrn Aspar gebaut. Diese Zisterne ist quadratisch angelegt mit einer Seitenlänge von 152 m, das Mauerwerk besteht aus regelmäßig abwechselnden Schichten von je fünf Back- unf fünf Hausteinen. Sie erreichte eine Höhe von 10,80 m und ist heute nur noch 8 m hoch. Die Innenflächen sind durch Bögen gegliedert. Sie wurde schon in byzantinischer Zeit nicht mehr benutzt.

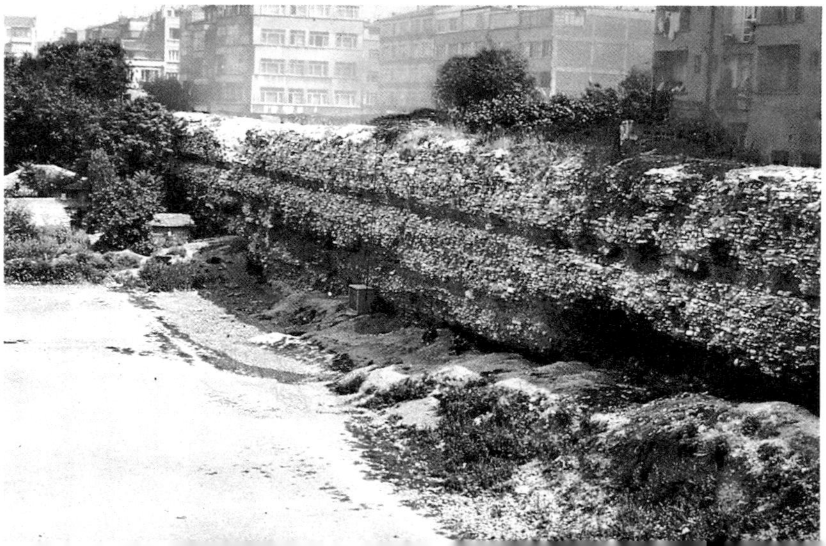

649 KONSTANTINOPEL. MOKIOS-ZISTERNE

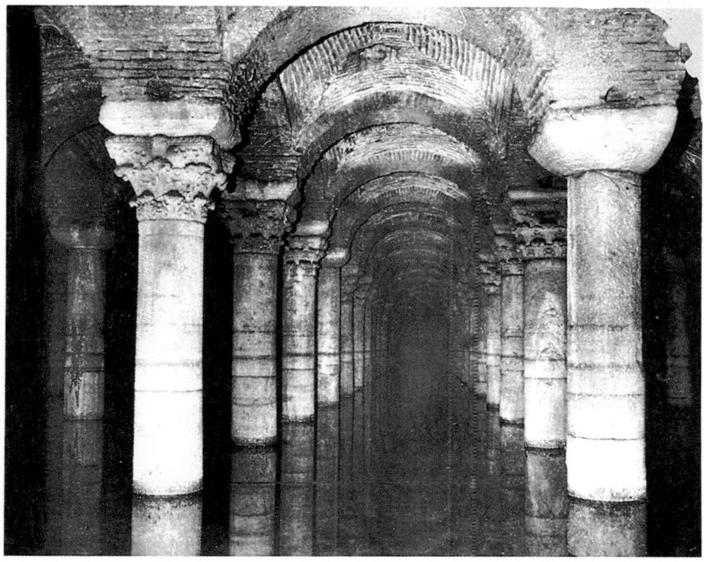

650 KONSTANTINOPEL.
YEREBATAN-SARAYI-ZISTERNE

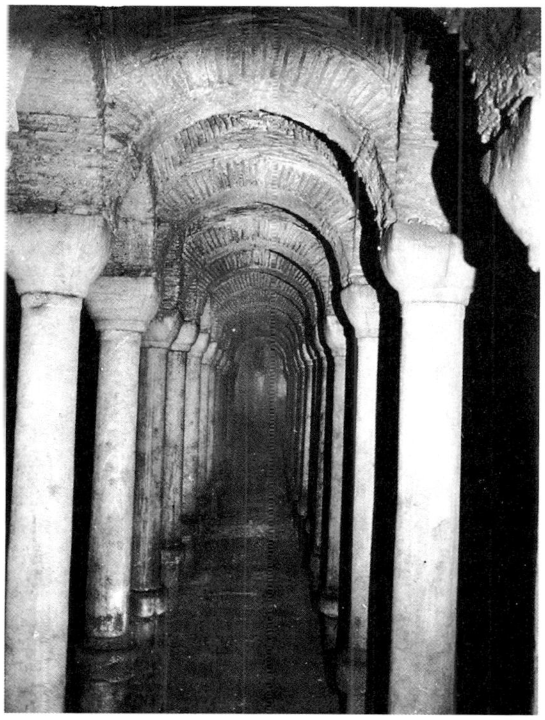

651 KONSTANTINOPEL.
BINBIR-DIREK-ZISTERNE

DIE MOKIOS-ZISTERNE
Sie wurde von Anastasios I. (491–518) gebaut und nach der Kirche des hl. Mokios in der Nähe ihrer Südwestecke benannt. Sie hat die Form eines Rechtecks von 170 × 147 m, ihre Mauern sind 6 m dick und 10,50 m hoch.

GEDECKTE ZISTERNEN

DIE YEREBATAN-SARAYI-ZISTERNE *(Versunkenes Schloß)*
Südöstlich der Hagia Sophia in einem großen, von Säulenhallen umgebenen Hof, der sogenannten Basilika, baute Justinian nach 532 diese große Zisterne. Nach Prokop war sie mit einer Sitzstatue des Salomon geschmückt.

Ihr Wasser wurde über den Hadrians- und den Valens-Aquädukt geleitet, sammelte sich in den Zisternen des Großen Palastes und anderer Gebäude auf dem ersten Stadthügel und floß dann in die Gärten des Sarayı.

Sie war als Rechteck von 140 × 70 m angelegt, in dem 336 Säulen auf zwölf Reihen zu je 28 Säulen verteilt waren. Neunzig Säulen wurden im letzten Jahrhundert eingemauert. Die Säulen waren 8 m hoch und trugen auf korinthischen Kapitellen Kreuzgewölbe aus Backstein. Bei diesen Kapitellen aus dem 5. Jh., die alle gleich sind, handelt es sich wahrscheinlich um überzähliges Baumaterial.

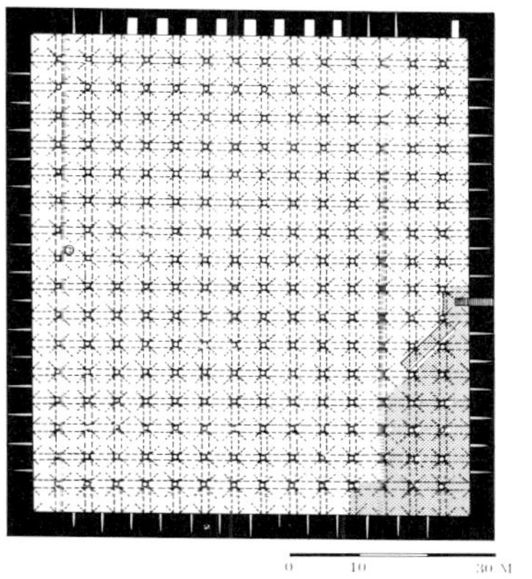

652 KONSTANTINOPEL.
BINBIR-DIREK-ZISTERNE.
Grundriß

DIE BINBIR-DIREK-ZISTERNE *(Tausendundeine Säule)*
Die Zisterne wird Philoxenos, einem Senator unter Konstantin, zugeschrieben, aber ihre Bauform wie die zahlreichen gestempelten Backsteine legen eine spätere Datierung (in das 6. Jh.) nahe. Die 64 × 56,40 m große Zisterne hat 16 Reihen zu je 14, also insgesamt 224 Säulen, von denen heute noch 212 erhalten sind. Die Säulen bestehen aus zwei übereinandergesetzten Schäften, die durch angearbeitete steinerne Ringe ineinandergefügt sind. Die Säulen sind 12,40 m hoch, daraus ergibt sich für die Zisterne eine Gesamthöhe von 15 m. Die Kämpferkapitelle sind schmucklos; in die meisten haben die Steinmetzen die Anfangsbuchstaben ihrer Namen eingeritzt. Die Zisterne steht seit byzantinischer Zeit leer.

SÄULEN

DIE ARKADIOS-SÄULE
Die Säule, die früher in der Mitte des *Forum Arcadii* stand, war im Jahre 402 von Kaiser Arkadios als Denkmal für seine Siege über die Goten (394–395) errichtet worden. 421 ließ Theodosios II. das Standbild seines Vaters auf der Säule aufstellen.

Im Jahre 740 wurde die Säule durch ein Erdbeben schwer beschädigt, 1715 wurde sie aus Sicherheitsgründen abgetragen. Heute sind nur noch der beschädigte Sockel und einige skulptierte Fragmente erhalten, die im Archäologischen Museum aufbewahrt werden.

Mehrere Zeichnungen aus dem 16. und dem 17. Jh. geben eine Vorstellung von ihrem ursprünglichen Aussehen. Sie ist der Trajanssäule in Rom so ähnlich, daß sie als eine getreue Imitation anzusprechen ist. Sie bestand aus einem 9 m hohen und im Geviert 6 m messenden Marmorsockel sowie einer Basis, auf der der Säulenschaft (mit 4 m Durchmesser) stand. Die Gesamthöhe betrug 50 m. Der Schaft bestand aus 21 Marmortrommeln mit Flachreliefs, die die obenerwähnten historischen Ereignisse in der üblichen triumphalen Ikonographie wiedergaben.

653 KONSTANTINOPEL. KONSTANTIN-SÄULE

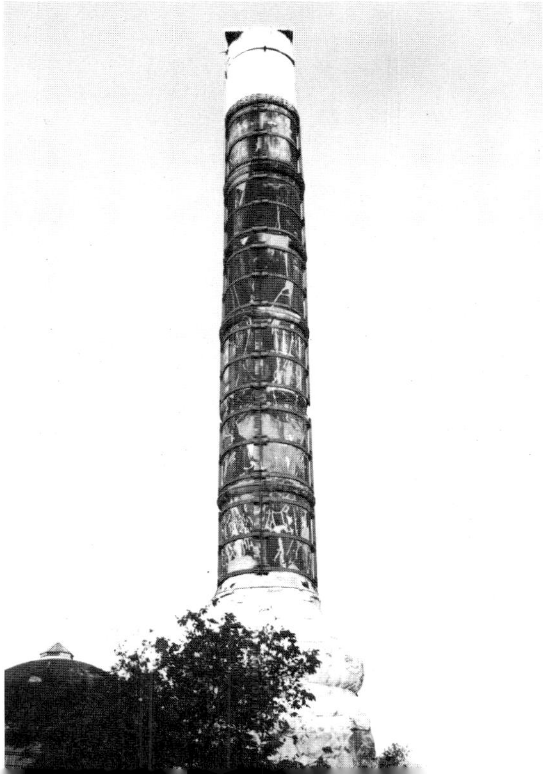

DIE KONSTANTIN-SÄULE *(Çemberlitaş, Verbrannte Säule)*
Die Säule wurde 328 von Kaiser Konstantin in der Mitte des *Forum Constantini* errichtet. Ursprünglich trug eine große, fünfstufige Plattform einen Sockel aus weißem Marmor, auf dem sich die aus sieben Porphyrtrommeln bestehende Säule erhob. Sie trug auf einem großen Kapitell die Kolossalstatue aus vergoldeter Bronze des als Apollon-Helios dargestellten Kaisers.

Im Jahre 416 ließ Theodosios II. die Säulentrommeln durch Eisenreifen sichern. 1106 wurde die Statue von einem heftigen Sturm umgedrückt. Manuel I. Komnenos (1143–1180) ließ die Säule wieder instand setzen und mit einem gemauerten Abschluß versehen, auf dem sich ein großes vergoldetes Kreuz erhob. (Eine Inschrift erinnert an diese Restaurierung.) Nach dem Brand im Jahre 1779 wurden die Eisenringe erneuert, und der Sockel wurde mit Mauerwerk verkleidet, das noch erhalten ist.

Heute ist die Säule mit nur noch sechs Trommeln 34,80 m hoch. Um die Fugen zu verdecken, wurde das obere Ende jeder Trommel mit Lorbeerkränzen, die früher vergoldet waren, verziert.

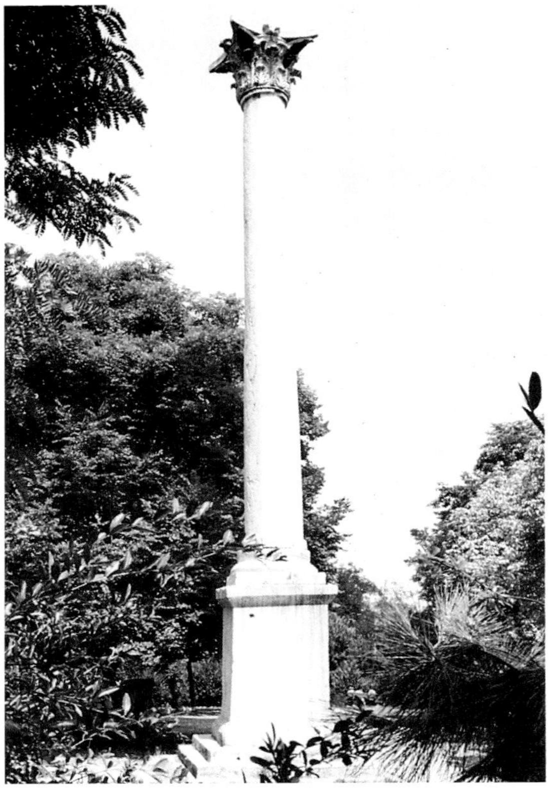

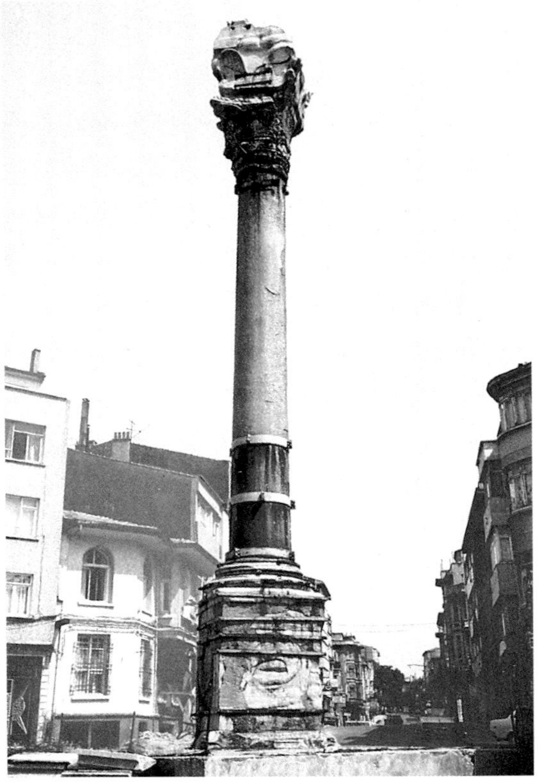

654 KONSTANTINOPEL. GOTEN-SÄULE

655 KONSTANTINOPEL. MARKIANOS-SÄULE

DIE GOTEN-SÄULE
Die Säule hat ihren Namen von einer an ihrem Sockel eingravierten, lateinischen Inschrift (*Fortunae reduci obdevictos Gothos*). Sie wurde sowohl Claudius II. Gothicus (268–270) als auch Konstantin dem Großen zugeschrieben. Früher gehörte sie zur *Spina* des *Theatron Minor,* das im Jahre 196 von Septimius Severus (193–211) gebaut wurde.

Die monolithische Granitsäule ist 15 m hoch und wird von einem korinthischen Kapitell gekrönt. Nach Nikephoros Gregoras stand ursprünglich die Statue des mythischen Stadtgründers Byzas aus Megara auf dieser Säule.

DIE MARKIANOS-SÄULE
Diese Säule stand im sogenannten *Constantinianae*-Viertel auf einem freien Platz, dessen Stützmauer gefunden wurde. Die 10 m hohe monolithische Säule aus syenitischem Granit steht auf einem dreistufigen Marmorsockel. Sie wird von einem korinthischen Kapitell bekrönt. Der darüberliegende Kämpfer mit Adlern an den Ecken trug ursprünglich das Standbild des Kaisers Markianos (450–457). An der Nordseite des Sockels sind skulptierte Fragmente zu erkennen: zwei Siegesgöttinnen (eine ist gut erhalten) tragen einen girlandengeschmückten Clipeus mit einem Monogramm in der Mitte. Die lateinische Inschrift am Sockel bestand aus eingedübelten Bronzebuchstaben und ist dank den Dübellöchern noch erkennbar. Von daher ist bekannt, daß die Säule von dem Präfekten Tatianos (Dezember 450 – Juli 452) zu Ehren des Kaisers Markianos errichtet worden ist.

HIPPODROM

Der Hippodrom befand sich auf einem großen Gelände, dem heutigen Sultan-Ahmed-Platz (At Meydani). Diese riesige Anlage, die im Jahre 203 von Septimius Severus begonnen wurde, erhielt unter Konstantin, der sie erweitern und umgestalten ließ, ihre endgültigen Ausmaße mit einer Länge von 480 m und einer Breite von 117,50 m. Sie konnte über 100 000 Menschen fassen. Ihre Form war die eines verlängerten U (eine Art Rechteck mit einem halbkreisförmigen Abschluß an einem Ende) wie bei allen Rennbahnen der griechisch-römischen Antike. Die Zuschauer saßen auf etwa 40 stufenweise ansteigenden Sitzreihen, die sich der Form des Hippodroms anpaßten. In jüngerer Zeit durchgeführte Ausgrabungen haben ergeben, daß diese Sitzreihen auf Arkaden ruhten und daß zwischen den Pfeilern Zimmer ausgebaut waren, die an den Längsseiten parallel zueinander lagen. Die 25 Zimmer an der Südseite waren konzentrisch angelegt. Jedes Zimmer hatte eine Tür und ein Fenster.

Diese Räume gingen auf einen großen inneren Gang hinaus, der um den ganzen Hippodrom führte und die Zimmer mit der Rennbahn verband. Ein zweiter Gang an der Außenseite, der mit blauen Kalksteinplatten gepflastert war und eine Holzdecke hatte, diente dem Gebäude als eine Art Eingangshalle, in der die Händler ihre Verkaufsstände hatten. Die Zuschauer erreichten die Sitzreihen über zahlreiche Treppen mit verzierten Geländern. Oberhalb der Treppen befand sich eine Wandelhalle (zerstört im Jahre 1550) mit Säulen, in der eine ganze Anzahl von Skulpturengruppen aufgestellt war.

An der Nordseite, wo heute der Brunnen Kaiser Wilhelms II. steht, schloß der Eingangstrakt den Hippodrom ab, den die Zuschauer durch gewölbte Durchgänge betraten. Hier war auch die Loge, von der aus das Signal für den Beginn der Spiele gegeben wurde. Auf einem Turm war das berühmte Viergespann mit den vergoldeten Pferden aufgestellt, die jetzt in Venedig sind. Diesem Teil gegenüber lag die halbkreisförmige Südseite, die sogenannte *Sphendone* (Schleuder). In der Mitte des Ostseite grenzte das *Kathisma,* ein Wohngebäude des Großen Palastes, unmittelbar an den Hippodrom an. Von der offenen Loge des Kathisma aus konnten der Kaiser und seine Familie den Spielen folgen. Die Kaiserloge hatten aber aus Sicherheitsgründen keinerlei Verbindung mit der Kampfbahn. Diese war in ihrer Längsachse durch die *Spina,* die mit mehreren Statuen geschmückt war, geteilt. Heute sind nur noch die Säule Konstantins VII. Porphyrogennetos und die Schlangensäule sowie der Obelisk erhalten.

Schon unter den Lateinern war der Hippodrom eine Ruine, und sein Verfall schritt während der Zeit der Palaiologen noch weiter voran.

DIE SÄULE KONSTANTINS VII. PORPHYROGENNETOS

Die Errichtung dieser gemauerten, 32 m hohen Säule wird meist dem Kaiser zugeschrieben, dessen Namen sie trägt. Tatsächlich muß die Säule aber schon unter Theodosius I. oder unter Konstantin entstanden sein, denn eine Inschrift an ihrem Sockel erinnert daran, daß sie eingestürzt war und von Konstantin VII. Porphyrogennetos (913–959) wieder instand gesetzt und mit vergoldeten Bronzeplatten belegt wurde. Aus diesem Grund ist eine frühere Entstehungszeit anzunehmen.

DIE SCHLANGENSÄULE

Die Säule ist aus drei ineinandergewundenen Schlangenleibern aus Bronze gebildet. Ihre auseinandergespreizten Schwänze formen die Basis, während die Köpfe ursprünglich einen goldenen Dreifuß trugen, auf dem wiederum eine Bronzeschale ruhte. Dieses Denkmal stammte aus dem Apollontempel in Delphi, für den es nach den Perserkriegen gestiftet worden war. Die 31 griechischen Stadtstaaten, die in der Schlacht bei Plataiai im Jahre 479 v. Chr. die Perser besiegt hatten, ließen das Denkmal aus den erbeuteten Bronzewaffen gießen. Ihre Namen sind auf den unteren Windungen der Schlangenleiber eingraviert. Konstantin ließ das berühmte Denkmal von Delphi nach Konstantinopel bringen. Die heute fehlenden Schlangenköpfe wurden wahrscheinlich im Jahre 1700 endgültig entfernt. Der Oberkiefer eines dieser Köpfe wurde 1847 in der Nähe der Hagia Sophia gefunden und befindet sich heute im Archäologischen Museum in Istanbul.

DER ÄGYPTISCHE OBELISK

Pharao Thutmosis III. (1549–1503 v. Chr.) hatte diesen Obelisken, dessen ursprüngliche Basis fehlt, in Deir-el-Bahrei aufstellen lassen. Der Obelisk war ungefähr dreimal so hoch wie heute (20 m). Er wurde während des 4. Jh. nach Konstantinopel gebracht, jedoch erst im Jahre 390 von Theodosius I. an seinem jetzigen Standort aufgestellt. Er steht auf einer mit Flachreliefs geschmückten Basis. Sie zeigen den Kaiser und Persönlichkeiten aus seiner nächsten Umgebung in der Kaiserloge des *Kathisma* am Hippodrom: als Zuschauer der Spiele, beim Errichten des Obelisken, bei der Krönung der Sieger und bei der Entgegennahme der Huldigungen unterworfener Völker. Zwei Inschriften, eine griechische und eine lateinische, besagen, daß Theodosius unter dem Präfektorat des Proclus die Basis ausführen ließ, und geben die genaue Zeit an, die für die Aufstellung des Obelisken benötigt wurde (nach der lateinischen Inschrift dreißig, nach der griechischen zweiunddreißig Tage).

656 KONSTANTINOPEL. SULTAN-AHMED-PLATZ (*At Meydani*). *Links: ägyptischer Obelisk*

657 KONSTANTINOPEL. SOCKEL DES ÄGYPTISCHEN OBELISKEN (*Theodosius-Obelisken*)

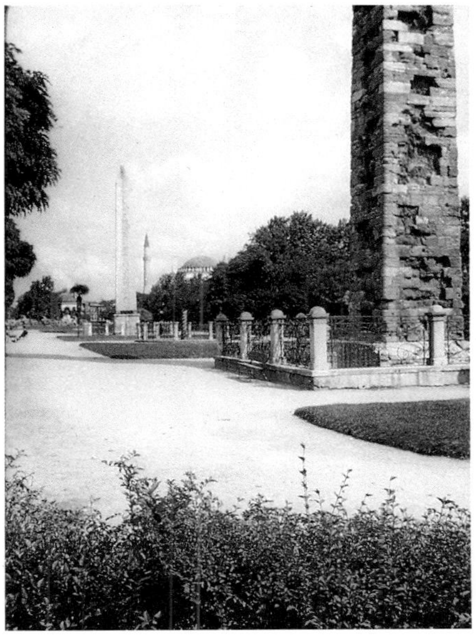

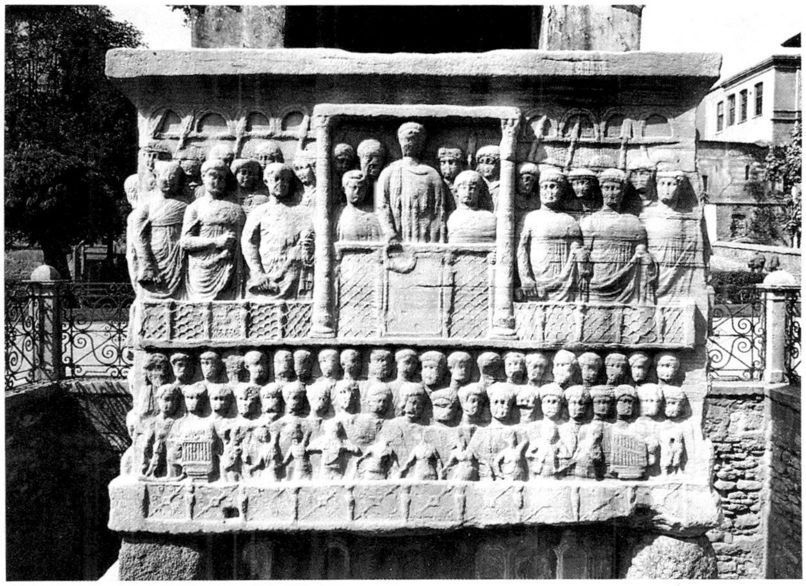

PALÄSTE

DER GROSSE PALAST

Der kaiserliche Wohnsitz, auch Heiliger Palast genannt, kann nicht als ein einzelnes Gebäude betrachtet werden, sondern er bestand aus einer ganzen Anzahl verschiedenartiger Einzelbauten, Kirchen, Kapellen, Repräsentationspalästen, Lustpavillons und privaten Wohnungen, die durch Galerien miteinander verbunden oder durch Gärten und Höfe voneinander getrennt und über ein ca. 400 000 m² großes, in mehreren Terrassen meerwärts abfallendes Gelände verteilt waren. Der erste Palast wurde von Konstantin gebaut und nachher von verschiedenen Kaisern erweitert und verschönert. Den Höhepunkt ihrer Pracht erreicht die Palastanlage im 10. Jh. Während der folgenden Zeit bevorzugten die Komnenen oft den Blachernen-Palast. Während der lateinischen Besetzung vernachlässigt, wurde er wieder zum Wohnsitz der Palaiologen. Wegen mangelnder Instandhaltung und auch aufgrund zahlreicher Erdbeben verfiel jedoch der Palast, bis er vollständig in Trümmern lag. Bei der Ankunft der Osmanen waren die verschiedenen Gebäude, aus denen er bestanden hatte, bereits verlassen oder wurden für andere Zwecke benutzt.

Es gibt keinen exakten topographischen Plan dieses weitläufigen Gebäudekomplexes. Die einzige erhaltene Informationsquelle ist das „Zeremonienbuch" Konstantins VII. Porphyrogennetos, in dem die verschiedenen Einzelgebäude des Großen Palastes, wie sie im 10. Jh. bestanden haben, und in der Reihenfolge, wie sie von den kaiserli-

658 KONSTANTINOPEL. GROSSER PALAST. *Rekonstruktion (nach A. Vogt)*

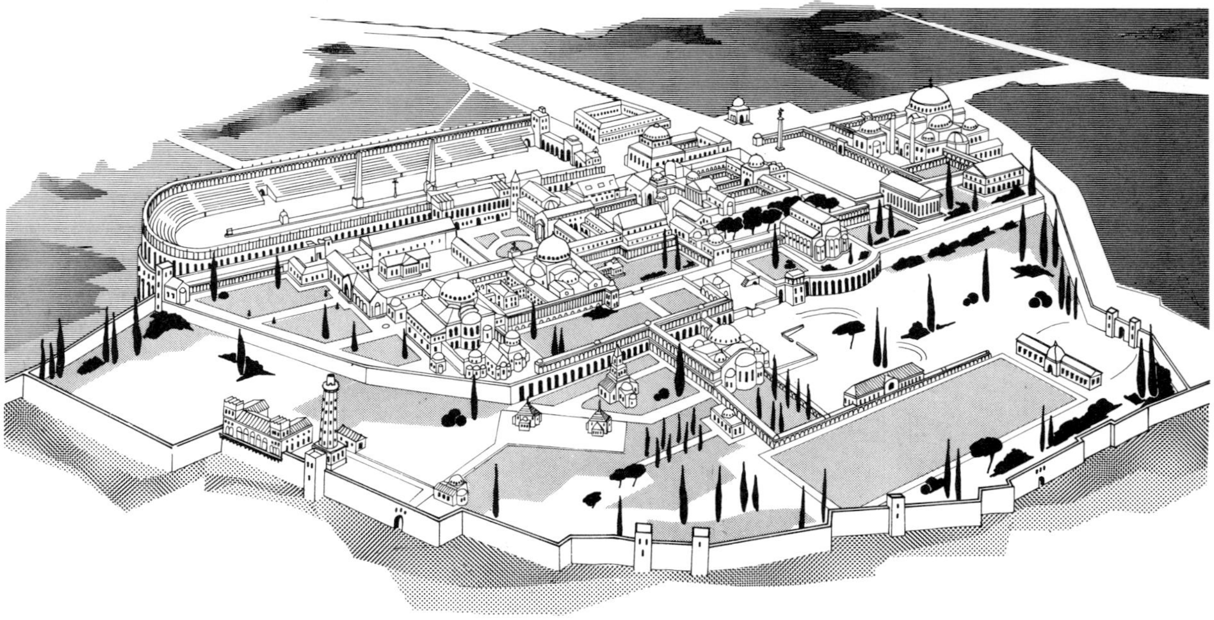

chen Kortegen durchschritten wurden, beschrieben sind. In die konstantinische Zeit lassen sich die folgenden Gebäude datieren: die *Chalké*, die *Daphne* und die *Magnaura*.

Vom Augusteon-Platz aus betrat man die *Chalké*, die große Eingangshalle des kaiserlichen Wohnsitzes. Sie erhielt diesen Namen entweder wegen der Bronzetüren am Eingang oder wegen der Deckenverkleidung aus vergoldeter Bronze. Das Gebäude wurde während des Nika-Aufstandes im Jahre 532 niedergebrannt und von Justinian wiederaufgebaut. Er ließ es mit Mosaiken, auf denen seine Siege dargestellt waren, ausschmücken. Nach Süden hin lagen hinter der *Chalké* militärische Unterkünfte (*Scholae, Numera*). Verließ man diese Gebäude, gelangte man in den prächtigen *Triklinos,* in dem die Staatsempfänge stattfanden und nach antikem Vorbild Bankettklinen – hier 19 an der Zahl, von denen jede für 12 Gäste Platz hatte, aufgestellt waren. Anschließend folgte der *Daphne-Palast,* der entweder nach der hier aufgestellten Statue der Nymphe oder nach den Lorbeerkränzen, die der Kaiser jeweils am 1. Januar an die Senatoren verteilte, benannt war. Dieser Palast bestand aus zahlreichen Sälen, Wohnungen und Kirchen, und hier spielten sich auch die großen Zeremonien ab. Der von Justin II. gebaute *Chrysotriklinos* war der Thronsaal, ein achteckiger Raum, in dessen Wandflächen halbrunde Nischen eingelassen waren und der von einer Kuppel mit 16 Fenstern überwölbt war. Der Thron stand in der Ostnische, deren Konche mit einem Mosaik des thronenden Christus geschmückt war. Um diesen Saal gruppierten sich die Wohnungen des Kaisers und der Kaiserin. Östlich der *Chalké* lag auf der zweiten Terrasse des Abhangs zwischen dem Hippodrom und dem Meer der *Magnaura-Palast.* Hier gab der Kaiser seine Audienzen in einem Saal, der wie eine dreischiffige Basilika gebaut war. Der Große Palast enthielt auch einen kleinen überdachten Hippodrom und das *Tzykanisterion,* das für Polospiele diente. Theophilos (829–842) ließ neben der Daphne den *Trikonchos* oder *Dreikonchensaal* (Thronsaal mit Goldmosaiken im Gewölbe), das *Sigma* (halbkreisförmige Säulenhalle mit einer goldmosaikgeschmückten Decke) und das *Mysterion* bauen, das unter dem *Sigma* lag und wo akustische Effekte erzeugt wurden. Vom *Sigma* aus stieg man zur *Phiale,* einem bronzenen Springbrunnen, der mit einem vergoldeten Pinienzapfen geschmückt war, hinab. Er stand mitten im Hof und war von stufenförmig geordneten marmornen Sitzbänken umgeben. Im großen Saal der *Magnaura* hatte Theophilos den sogenannten Salomonthron aufstellen lassen. Dieser hatte zu beiden Seiten goldene Löwen und wurde von einer goldenen Platane, deren Zweige mit Vögeln verziert waren, beschattet. Bei den Audienzen sangen die Vögel, und die Löwen fingen an, sich zu bewegen, während der Thron sich hob. Im 10. Jh. erreichte die Pracht des *Großen Palastes* ihren Höhepunkt. Basileios I. ließ unter anderem das *Kainourgion* (Saal in der Form einer Basilika mit 16 Säulen aus verschiedenem Material und von variierender Gestaltung; an den Wänden waren die Feldzüge des Kaisers in Mosaik dargestellt), den *Aëtos* (Adler), das *Oratorium* und die *Nea* (die *Neue Kirche*) bauen. Diese Kirche, die am Ende des 15. Jh. zerstört wurde, hatte fünf mit Mosaiken geschmückte Kuppeln. Die Wände

659 KONSTANTINOPEL. GROSSER PALAST. *Plan*
A. Hippodrom
B. Kathisma
C. Daphne
D. Triklinos der 19 Klinen
E. Sigma
F. Trikonchos
G. Chrysotriklinos
H. Bukoleon-Palast
I. Milion
J. Regia
K. Thermen des Zeuxippos
L. Chalké
M. Magnaura
N. Augusteon
O. Patriarchat
P. Hagia Sophia

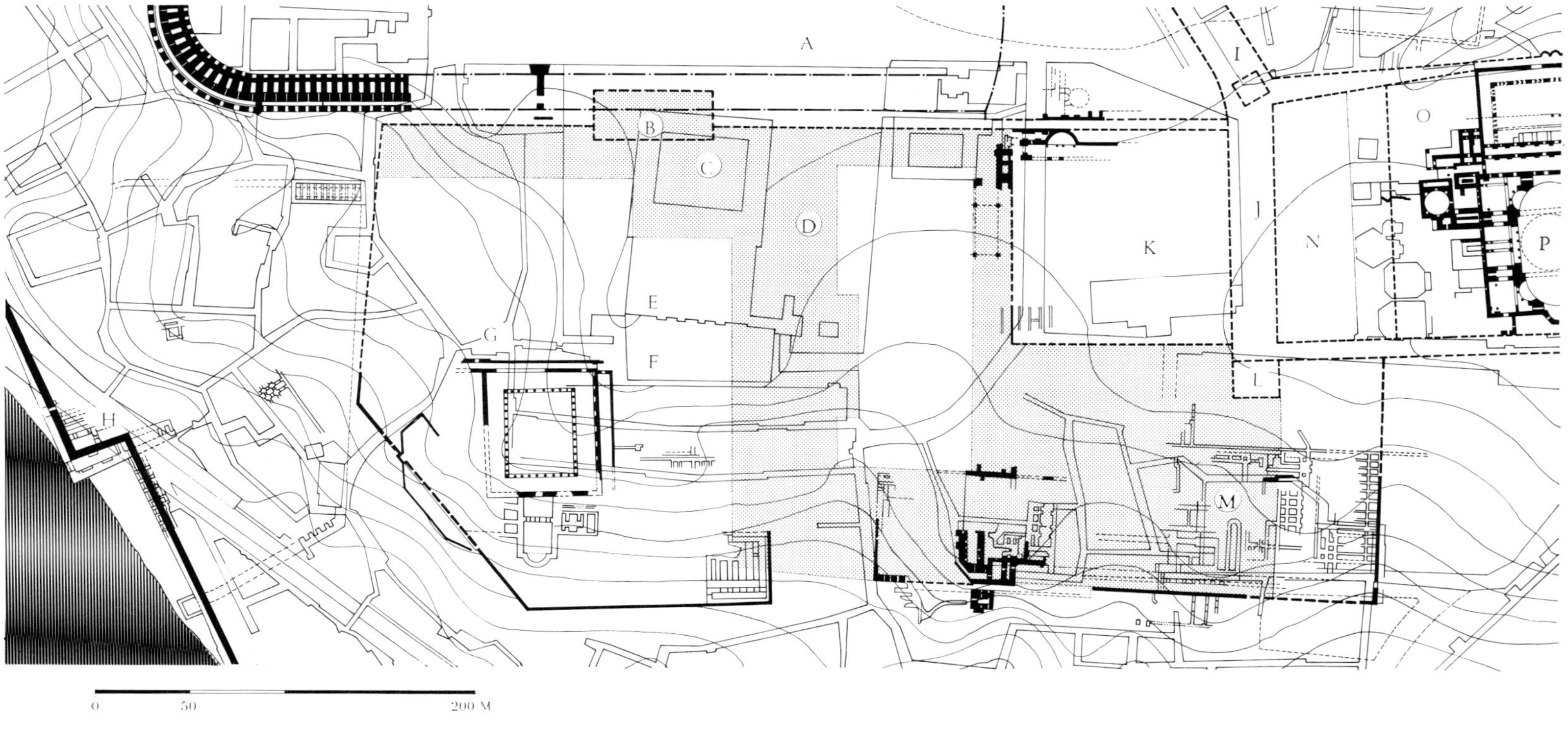

waren mit verschiedenfarbigem Marmor verkleidet, der Fußboden bestand aus Marmor und aus Mosaik, während der Altar und das *Synthronon* mit Gold, Silber und Edelsteinen geschmückt wurden. Jeder Kaiser ließ seinerseits neue Bauwerke errichten oder Instandsetzungsarbeiten durchführen.

Seit dem 19. Jh. haben viele Autoren anhand der zur Verfügung stehenden Quellen versucht, die verschiedenen zum Großen Palast gehörenden Gebäude zu lokalisieren. Sie sind jedoch zu keinen definitiven Ergebnissen gekommen, da im Untergrund der Stadt nie systematische Ausgrabungen durchgeführt worden sind.

Immerhin ist bekannt, daß der Große Palast das Gelände zwischen der Hagia Sophia und der Sultan-Ahmed-Moschee in Anspruch nahm. An der Südseite dieser Moschee wurde bei Ausgrabungen im Jahre 1935 ein außergewöhnliches Mosaik gefunden. Es schmückte an vier Seiten den Fußboden eines Peristyls (64 × 54 m), das im Südosten in eine Art Zeremoniensaal mit einer Apsis und im Nordwesten in einen langen Gang überging.

Die archäologischen Funde verbieten es, dieses Mosaik trotz der zwischen dem 5. und dem 7. Jh. schwankenden Datierungen, die vorgeschlagen wurden, früher als ins 6. Jh. zu datieren. Eine Folge verschiedener Bilder ist auf drei parallel verlaufende Zonen auf weißem Grund verteilt (Jagd- und Fischfangszenen, mythologische Themen, Tierkämpfe, Spiele im Hippodrom). Ein Rahmen aus Bändern und Akanthusblättern mit eingefügten Masken, Vögeln und Früchten umgibt diese Szenen, die durch Bäume und Felsen unterteilt sind.

Bei den Ausgrabungen wurden auch Teile eines großen Gebäudes, das aus zwei gleich weit von der Mitte entfernten Flügeln besteht, freigelegt. Im Zentrum sind die beiden Flügel durch einen Gebäudeteil verbunden, der mit der Südostseite des Peristyls parallel läuft. Durch seine drei bogenförmigen Öffnungen führten drei Wege, die 10 m unter dem heutigen Bodenniveau liegen. Schon in konstantinischer Zeit dürften dieses Bauwerk monumentale Propyläen gewesen sein, die den Palast mit dem Bukoleon-Hafen verbanden. Sie wurden sicher mehrfach umgestaltet und bis zum 13. Jh. verwendet.

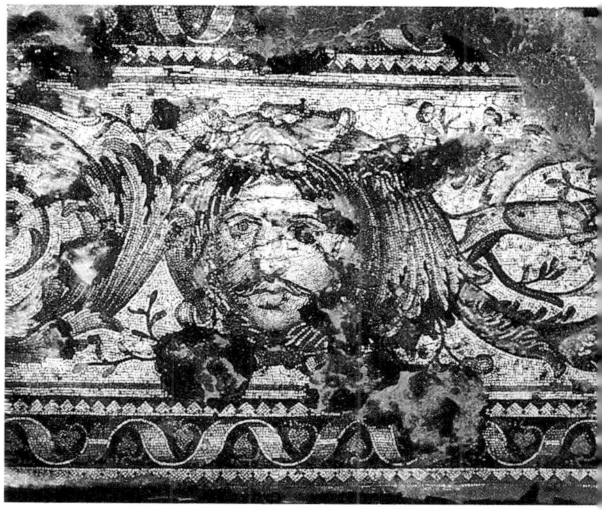

560 KONSTANTINOPEL. GROSSER PALAST.
Mosaikbordüre (Ausschnitt)

DIE PALÄSTE IM BLACHERNEN-VIERTEL

Das Blachernen-Viertel wurde von Theodosios II. gebaut. Im Laufe der Jahrhunderte wurden in dem Viertel verschiedene weitere Paläste errichtet: so ließ Leon I. (457–474) zunächst zwei *Triklinoi* bauen, einen auf den Emporen der zur Marienkirche bei den Blachernen oder Kirche des Heiligen Schreins (457), die ein Reliquiar mit einem Muttergottesgewand barg, gehörenden Hagios-Soros-Kapelle und einen zweiten, der *Donau-Triklinos* genannt wurde. Später wurde von Anastasios I. (491–518) noch ein Triklinos gebaut, der mit dem *Donau-Triklinos* durch eine Säulenhalle in Verbindung stand und von Herakleios 627 erweitert wurde. Das Gebäude diente den Kaisern als Lustschloß und Erholungsort. Vor dem 10. Jh. wurde ein weiterer Triklinos, *Ozean* genannt, gebaut. Das Blachernen-Viertel wurde durch die von Herakleios errichtete Mauer in das Stadtgebiet einbezogen. Schon am Endes des 11. Jh. ließ Alexios I. (1081–1118) in der Nähe der Mauer unweit des Platzes, an dem heute die Ayvas-Efendi-Moschee steht, einen Palast errichten, in dem er 1096 die Anführer des ersten Kreuzzuges empfing.

Während der Regierungszeit Manuels I. Komnenos (1143–1180) verließ der Hof endgültig den Großen Palast und nahm seinen Sitz im Blachernen-Palast. Manuel ließ den *Alexios-Palast* durch einen Empfangssaal erweitern, der mit Mosaikdarstellungen seiner Siege geschmückt wurde. Zu Ehren seiner Gemahlin, Bertha von Sulzbach, ließ er einen weiteren, noch viel prachtvolleren Palast, den *Hettit-Palast* oder *Hohen Palast,* errichten und umgab das Ganze mit einer Mauer. Dieser Palast lag in der Nähe des Kiliomenei-Tores. E. de Deuil berichtet, daß er sehr hoch gelegen und auf hohen Galerien mit Backsteingewölben errrichtet war. Nach Benjamin aus Tudela waren die Wände mit Goldmosaiken verkleidet, auf denen die Siege des Kaisers und seiner Vorfahren dargestellt waren. Diese Paläste wurden nacheinander auch von den Lateinern, die sie in einem verkommenen Zustand hinterließen, und von den Palaiologen bewohnt. Nach der Eroberung im Jahre 1453 waren sie dem Verfall anheimgegeben.

Vom *Alexios-Palast* wurden bei Ausgrabungen die nördliche und die östliche Grenzmauer, einige Galeriegewölbe, Säulen und Wandflächen freigelegt. Vom *Manuel-Palast,* der auf einem hochgelegenen Platz oberhalb der Strebemauern errichtet war, wurden bei den Ausgrabungen Gänge und an der Nordseite zweistöckige Konstruktionen mit Bögen gefunden. Die Reste der Palastbauten lassen sich jedoch meistens nicht miteinander in Verbindung bringen.

DER BUKOLEON-PALAST

Die Seepaläste waren auf dem Gelände zwischen der heutigen Sultan-Ahmed-Moschee und dem Marmarameer in einem eigenen Bezirk, der aber an denjenigen des Großen Palastes angrenzte, errichtet.

Der Palastkomplex lag oberhalb des künstlich angelegten kaiserlichen Bukoleon-Hafens. Dieser wurde nach der Skulptur eines von einem Löwen geschlagenen Stieres, die früher auf einer gegenübergelegenen kleinen Insel stand, benannt. Die in den literarischen Quellen (Anna Komnene) genannten Paläste, d. h. derjenige, der Theodosios II. zugeschrieben wird und sich in der Nähe des Ufers befand, sowie weiter östlich der *Porphyra-Palast* und der *Hormisdas-Palast,* gehörten sicher zur größeren Anlage, die unter dem Namen *Bukoleon-Palast* bekannt ist. Der Platz west-

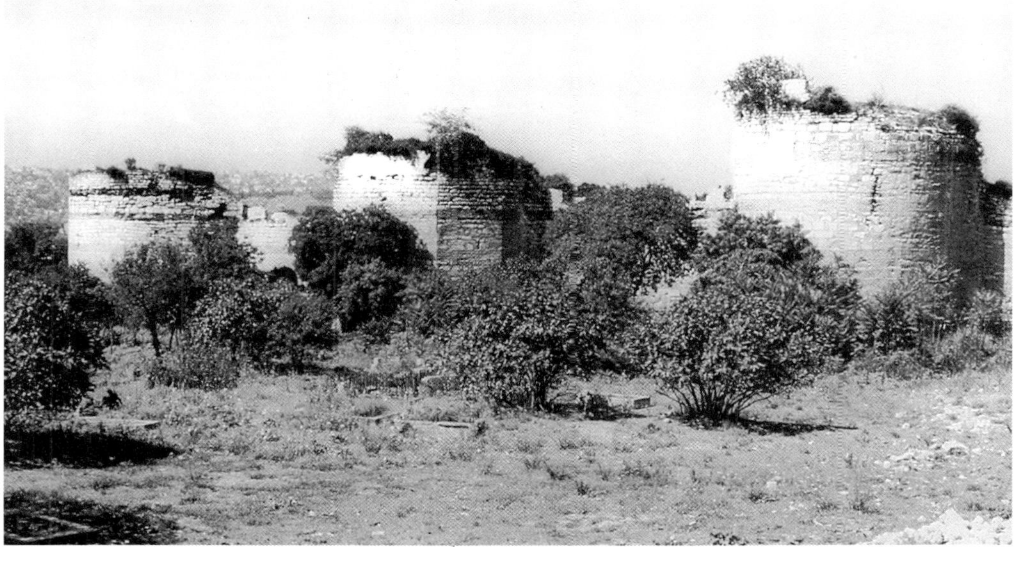

661 KONSTANTINOPEL.
BLACHERNEN-MAUER

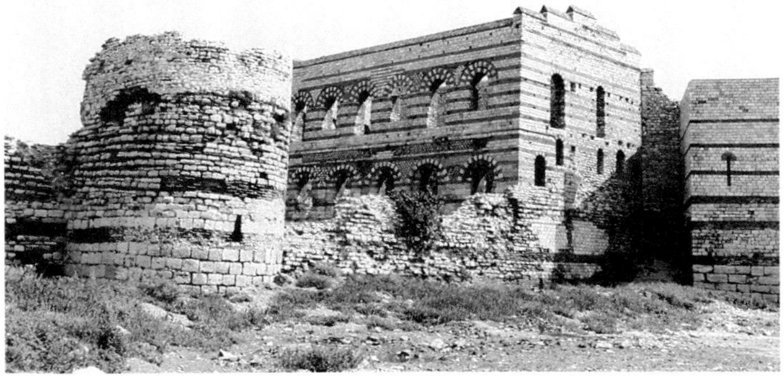

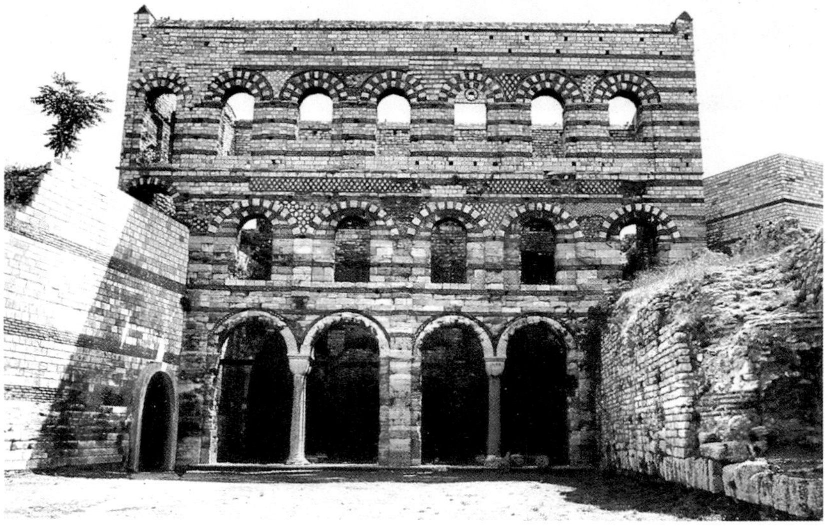

662 KONSTANTINOPEL. TEKFUR SARAYI.
Gesamtansicht

663 KONSTANTINOPEL. TEKFUR SARAYI.
Fassade

lich davon wurde während des 10. Jh. von Nikephoros Phokas, der auch die Nebengebäude errichten ließ, mit turmbewehrten Mauern befestigt.

Am Bukoleon-Kai war das *Löwentor* (*Porta Leonis,* heute Catladi Kapi) einer der Zugänge zum Hafen. Es ist ein mit Akanthusblättern geschmücktes Portal, das ein Monogramm Justinians trägt, und wurde nach den beiden skulptierten Löwen, mit denen das Portal auf der Seeseite geschmückt war, benannt. Dieses Tor öffente sich auf einen Gang, von dem aus man über eine monumentale Treppe, die in einem Eckturm nach oben führte, in den eigentlichen Bukoleon-Palast gelangte. Heute ist nur noch die rechteckige Terrasse mit einem Portikus zu erkennen, die wahrscheinlich nach der Regierungszeit Justinians oberhalb der theodosianischen Landmauer angelegt wurde. Die Terrasse wurde wahrscheinlich im 7. Jh. überdacht und in eine *Loggia* mit drei Fenstern umgestaltet, die gesimsartig ausgearbeitete Stürze hatten. Der Palast wurde während der Zeit der Palaiologen verlassen.

DER PORPHYROGENNETOS-PALAST *(Tekfur Sarayı)*

Dieser Palast ist als einziges erhaltenes Beispiel für Privatbauten aus der Zeit der Palaiologen unter dem Namen Porphyrogennetos-Palast bekannt und wahrscheinlich nach dem dritten Sohn Michaels VIII. benannt. Aus diesem Grund wird der Palast in die Jahre zwischen 1261 und 1291 datiert. Er diente als kaiserliche Residenz während der letzten Jahrhunderte des Reiches.

Der Palast schließt am äußersten Ende an die theodosianische Landmauer an und ist ein rechteckiger dreigeschossiger Bau. Jedes Geschoß bestand aus einem einzigen Saal. Die Hofseite ist mit Tür- und Fensteröffnungen reich gegliedert. Das 17 m lange Erdgeschoß, in das vom Hof aus zwei von Würfelkapitellen getragene Doppelarkaden führen, war mit sechs Kuppeln überwölbt. Das erste Obergeschoß hat vier Fenster mit gemauerten Blendnischen. Seitlich davon führt je eine Tür auf die Hofmauern. Das zweite Obergeschoß von 23 m Länge hat drei Fenster auf der Stadtseite, sechs Fenster und eine Tür auf der Hofseite. Bei diesem Geschoß sind noch Reste einer an der Südfassade vorspringenden Apsis zu sehen, während der Balkon an der Ostseite, der auf in Löwen-, Widder- oder Adlerköpfe endenden Konsolen aufruhte, verschwunden ist. Das Gewölbe des Erdgeschosses wurde von Säulen gestützt, das erste Obergeschoß hatte eine flache Holzdecke und das zweite ein spitzes Dach mit zwei Schrägen. Die Dekorationen an den Außenseiten des Palastes verdienen Beachtung, da sie für diese Periode der byzantinischen Architektur charakteristisch sind. Die Mauern bestehen aus abwechselnden Bruchstein- und Backsteinschichten, ebenso wechseln an den doppelten Archivolten der Fenster die verschiedenfarbigen Bogensteine aus Marmor mit Backsteinen ab. Die Zwickel zwischen den Fenstern und ein breites Band zwischen den beiden Obergeschossen sind mit Rauten, Rosetten und einem schachbrettartigen Muster dekoriert. Auch Fayenceplatten waren eingelassen. Das Monogramm der Palaiologen ist auf den Wandplatten noch zu erkennen.

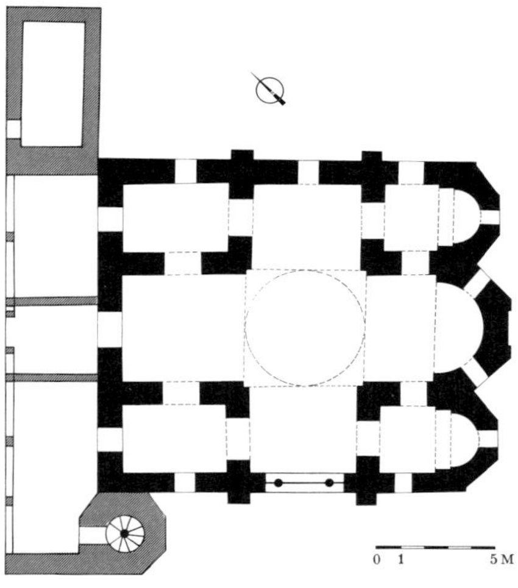

664 KONSTANTINOPEL.
ATIK MUSTAFA PAŞA CAMII.
Grundriß.
(nach J. Ebersolt)

KIRCHEN

ATIK MUSTAFA PAŞA CAMII

Von der ursprünglichen byzantinischen Kirche des Blachernen-Viertels ist weder der Name noch der Gründer mit Sicherheit bekannt. Zunächst wurde sie mit der Petros-und-Markos-Kirche, die von den Patriziern Galbios und Kandidos während der Regierungszeit Leons I. (457–475) gegründet wurde, identifiziert, dann mit der Klosterkirche, die von der Tochter des Kaisers Theophilos (829–842) der hl. Thekla geweiht wurde. Dieses Kloster wurde aufgrund eines Gelübdes 1059 von Isaak I. Komnenos (1057–1059) restauriert und nach den Beschreibungen der alten Autoren wundervoll dekoriert. In neuester Zeit glaubte man darin eines der beiden Klöster zu erkennen, die den hll. Kosmas und Damianos geweiht waren, und ganz besonders dasjenige, das von Theodora, der Gemahlin Michaels VIII. Palaiologos, neu gebaut worden war. Nach der Eroberung durch die Türken wurde die Kirche von Mustafa Paşa in eine Moschee umgewandelt. Bei einem Brand im Jahre 1729 wurde sie beschädigt, danach wiederaufgebaut und erlitt bei dem großen Erdbeben des Jahres 1894 erneut Schäden.

Die Kirche vertritt den Typus der frühen Kreuzkuppelkirche, wobei das griechische Kreuz für den Grundriß maßgebend war. Die Kreuzform wurde nicht durch Säulen, sondern durch Eckmauern bestimmt. Die Kreuzarme, von denen der nordwestliche länger ist als die anderen, sind mit Tonnengewölben bedeckt. Der ursprüngliche Narthex ist verschwunden, der heutige stammt aus türkischer Zeit, ebenso mehrere Fenster, einige Dächer und die niedrige Kuppel auf dem fensterlosen Tambour. Die ursprüngliche Kuppel war vermutlich höher, hatte einen Durchmesser von 5 m und war mit Fenstern ausgestattet. Die Ostseite ist mit drei halbkreisförmigen, gleich großen Apsiden abgeschlossen. Die seitlichen Apsiden haben ein einziges, schmales Mittelfenster und darüber drei weitere Fenster, während die mittlere Apsis unten drei und darüber nochmals drei kleinere Fenster aufweist. An der Südseite wurden 1957 Fresken mit Darstellungen der hll. Kosmas, Damianos und Michael entdeckt.

DIE CHORA-KLOSTERKIRCHE *(Kariye Camii)*

Die Kirche *Christus in Chora* („auf dem Felde") verdankt ihren ursprünglichen Namen dem außerhalb der konstantinischen Mauern gelegenen Standort des alten Klosters, zu dem sie gehörte. Von dieser ersten Kirche ist keine Spur erhalten. Auch das heutige Gebäude hat, wenn auch im streng symbolischen Sinn, die Weihe an Christus beibehalten. Bis zum Tag ihrer Entdeckung im Jahre 1860 als Moschee verwendet, wurden seither an der Kirche mehrmals Ausgrabungen und Restaurierungen vorgenommen, durch welche die prachtvolle Ausschmückung der Kirche ans Licht gebracht wurde. Die Kirche wurde zuerst von Maria Dukas, der Schwiegermutter Alexios' I. Komnenos, zwischen 1077 und 1081 errichtet. Sie wurde auf dem Grundriß einer Kreuzkuppelkirche mit vier Säulen gebaut. Da jedoch die Fundamente der östlichen Gebäudeteile vermutlich nicht solide genug waren, wurde eine Umgestaltung notwendig. So wurde an der Ostseite die heutige mittlere Apsis mit einem Tonnengewölbe errichtet. Die Mauern des Kirchenschiffs wurden beibehalten, an den Ecken aber durch Pfeiler verstärkt, welche die Bögen einer viel größeren Kuppel mit ca. 7 m Durchmesser stützten.

Der südliche Teil enthielt eine schmale Kapelle, von der Spuren erhalten sind, sowie eine Galerie zwischen dem Kirchenschiff und der heutigen Seitenkapelle, die aus späterer Zeit stammt. Isaak Komnenos hat diesen ersten Umbau (um 1200), für den die „zurückgesetzten" Ziegelsteine charakteristisch sind, ausführen lassen. Später wurden der Esonarthex und die kleineren seitlichen Apsiden neu gebaut; nördlich des Kirchenschiffs wurde ein Nebengebäude, das eine von einem Tonnengewölbe bedeckte Empore enthielt, errichtet; weiter kamen ein Exonarthex und ein Parekklesion hinzu. Diese Form der Kirche besteht bis heute. Die Kombination von alten und neuen Bauteilen hat selbstredend Unregelmäßigkeiten im Gefolge: so haben z. B. die beiden Kuppeln des Esonarthex verschiedene Durchmesser, und die Joche zwischen den Gewölben weisen hier wie im Exonarthex unterschiedliche Dimensionen auf. Während der türkischen Zeit wurde im Exonarthex ein großes Fenster zugemauert. Die horizontale Linie des Tambours ersetzte die ursprüngliche, etwas gewellte Kontur aus der postbyzantinischen Zeit. Das *Parekklesion* ist eine langgestreckte, einschiffige Kapelle mit einer großen, vorspringenden Apsis mit mehreren Wandflächen und mit einem Narthex. Eine dreifache Arkade, die von zwei Säulen getragen wird, trennt den Narthex vom Naos. Darunter liegt eine Krypta. Der längliche Naos wird durch einen Querbogen in zwei quadratische Gewölbeabschnitte geteilt. Der erste ist von einer großen Kuppel überwölbt, die auf einem hohen, von Fenstern durchbrochenen Tambour ruht. Das *Parekklesion* wurde rechtwinklig mit dem Exonarthex bei gleichzeitiger Erneuerung der Hauptkuppel zwischen 1315 und 1321 von Theodor Metochites (1270–1332), der Großlogothet (Finanzminister) und später, unter Andronikos II., Erster Minister war, angebaut. Eine bedeutende Persönlichkeit der byzantinischen Renaissance, war er ein Mann von ausgesuchter Bildung: er war zugleich Schriftsteller, Theologe, Philosoph, Dichter und Amateurastronom. Er machte dem Chora-Kloster dank seinem riesigen Vermögen, das er bei der Ausübung seiner verschiedenen Ämter erworben hatte, mehrere Stiftungen. Sein Name bleibt besonders mit dem prachtvollen Dekor des *Parekklesions* und der Kirche verbunden, wo sein Bildnis die Wand über dem Portal des Hauptschiffes schmückt. Das ikonographische Programm der Mosaiken kann nach ihrer Thematik und ihrer Anordnung in der Kirche in sechs Gruppen eingeteilt werden.

I. *Sechs Votivbilder* (Esonarthex und Exonarthex). In der Lünette über dem Portal des Esonarthex ist der Christus Pantokrator dargestellt, dem die Kirche gemäß folgender Inschrift geweiht ist: „Jesus Christus, Feld (chora) des Lebens". Eine sich auf das Mysterium der Inkarnation beziehende Inschrift ist dem Bild Mariens mit den Engeln über dem Hauptportal der Kirche beigegeben: ihr ist die Kirche an zweiter Stelle geweiht. In der Lünette über dem Portal des Hauptschiffes bringt Theodor Metochites dem thronenden Christus das Modell seiner Kirche dar; die Inschrift lautet: „Der Gründer, Logothet des Genikou (der Steuern), Theodoros Metochites". An der Ostwand des südlichen Gewölbefeldes sind eine Deesis mit dem „Christus Chalkites" und darunter zwei Spender dargestellt: Isaak Komnenos und eine Frau, die, nach der fragmentarisch erhaltenen Inschrift zu schließen, entweder Maria, die Halbschwester Andronikos' II., Königin der Mongolen, oder auch eine andere Maria, nämlich die illegitime Tocher des gleichen Kaisers und Gemahlin eines Mongolenkhans, sein könnte.

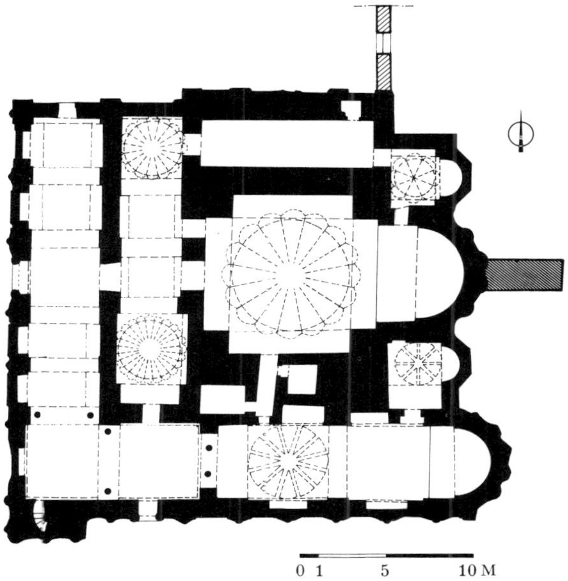

665 KONSTANTINOPEL.
CHORA-KLOSTERKIRCHE.
Grundriß
(nach W. Müller-Wiener)

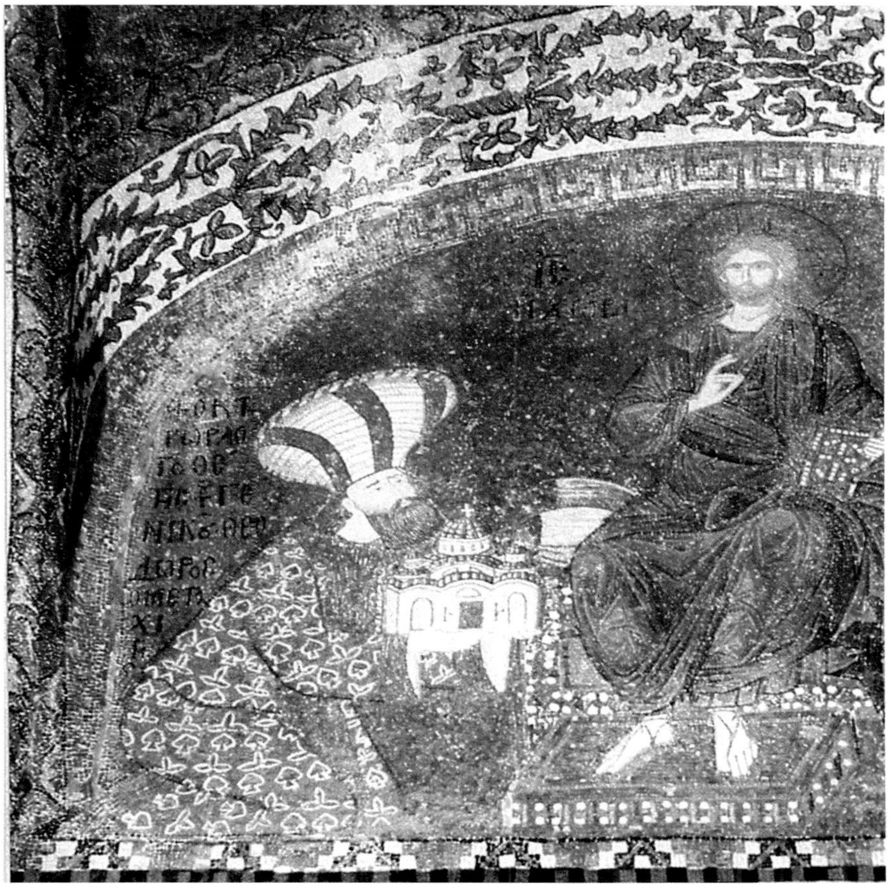

666 KONSTANTINOPEL.
CHORA-KLOSTERKIRCHE.
Der Stifter Theodoros Metochites bietet Christus das Modell seiner Kirche dar

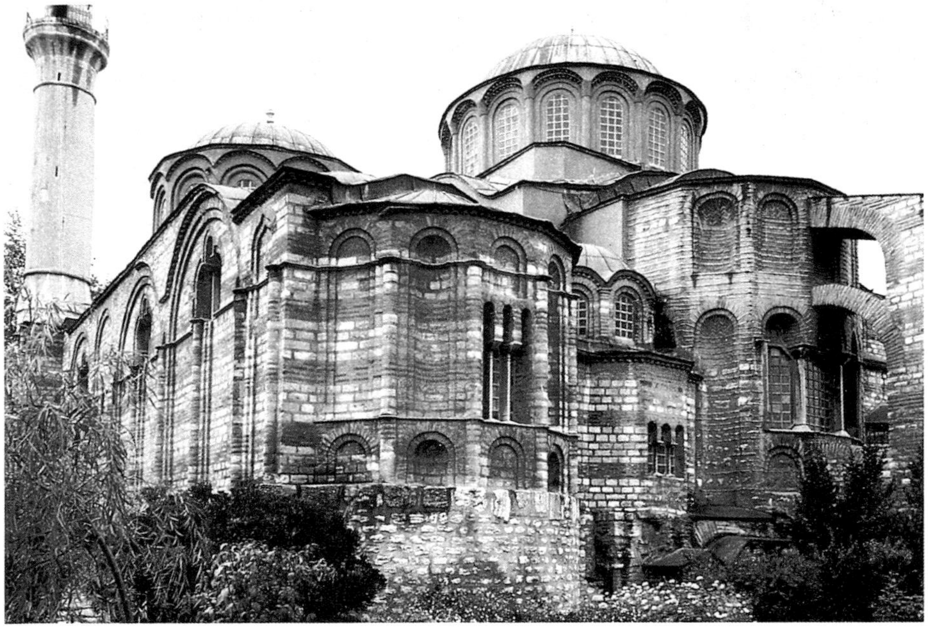

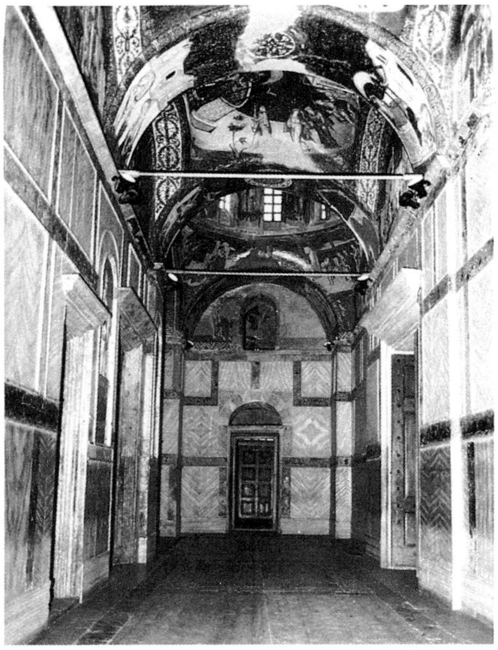

667 KONSTANTINOPEL. CHORA-KLOSTERKIRCHE. *Außenansicht*

668 KONSTANTINOPEL. CHORA-KLOSTERKIRCHE. *Südseite des Exonarthex*

II. *Stammbaum Christi* (zwei Kuppeln des Esonarthex).

III. *Zyklus des Marienlebens* (die ersten drei Gewölbefelder des Esonarthex). Die Hauptquelle dieses Zyklus ist das apokryphe Jakobusevangelium (Protoevangelium), das die Geburt Mariens und ihr Leben von der Zurückweisung der Opfergaben Joachims an bis zur Geburt Christi erzählt. Von den ursprünglich zwanzig Szenen, von denen viele auch im Giotto-Zyklus in Padua behandelt werden, sind neunzehn erhalten, manchmal in fragmentarischem Zustand. Die erste Szene zeigt die „Zurückweisung der Opfergaben Joachims", die letzte den „Vorwurf Josephs gegenüber Maria".

IV. *Zyklus der Kindheit Christi* (Lünetten des Exonarthex). Der Zyklus besteht aus dreizehn den Evangelien entnommenen Szenen, die dank den Inschriften leicht identifizierbar sind.

V. *Zyklus der Wunder Christi* (Gewölbe des Exonarthex und viertes Gewölbefeld des Esonarthex). Der unglücklicherweise stark beschädigte Zyklus mit sechzehn Bildern im Exonarthex beginnt mit „Christus unter den Schriftgelehrten" und endet mit der „Heilung verschiedener Krankheiten" (Mt. 15,30).

VI. *Drei Bildtafeln* (Kirchenschiff). Die „Dormitio Virginis" (Koimesis) am mittleren Portal des Narthex ist vom apokryphen Johannesevangelium inspiriert. Der Zyklus der „Zwölf großen Kirchenfeste", der diese Szene abschließt, hätte sicher im Schiff dargestellt werden sollen. Links und rechts des Bema sind „Christus", mit einem aufgeschlagenen Evangelium in der Hand (Mt. 11,28), und „Maria Hodegetria" (die Wegweiserin) dargestellt. Das allgemeine Thema des ikonographischen Programms sind die Erwartung des Sohnes Gottes und seine Menschwerdung, ein Thema, das der Liturgie der sechs Wochen vor Weihnachten entspricht. Innerhalb eines größeren Dekors, der sich über die mit vielfarbigen, früher vergoldeten und bemalten Marmorplatten verkleideten Wände und die früher mit Glasmalereien geschmückten Fenster erstreckt, fallen die Mosaiken als eins der schönsten Beispiele der Kunst der Palaiologenzeit auf. Alle ihre Elemente sind hier vertreten: der erzählende Charakter wird hervorgehoben; die Abgrenzung jeder Szene durch einen Hintergrund, dessen Elemente sich an antike Vorbilder anlehnen; die Eigenständigkeit des bildlichen Raumes im Verhältnis zum architektonischen Raum; die auf verschiedenen, aber gleichzeitigen Fluchtpunkten beruhende Perspektive; die Vorliebe für die direkte Beobachtung der Wirklichkeit (wie z. B. bei der Szene des „Kindermordes"); eine klassische Einheitlichkeit, die in der antiken Tradition wurzelt.

669 KONSTANTINOPEL. CHORA-KLOSTERKIRCHE. *Stammbaum Christi (Kuppel des Esonarthex)*

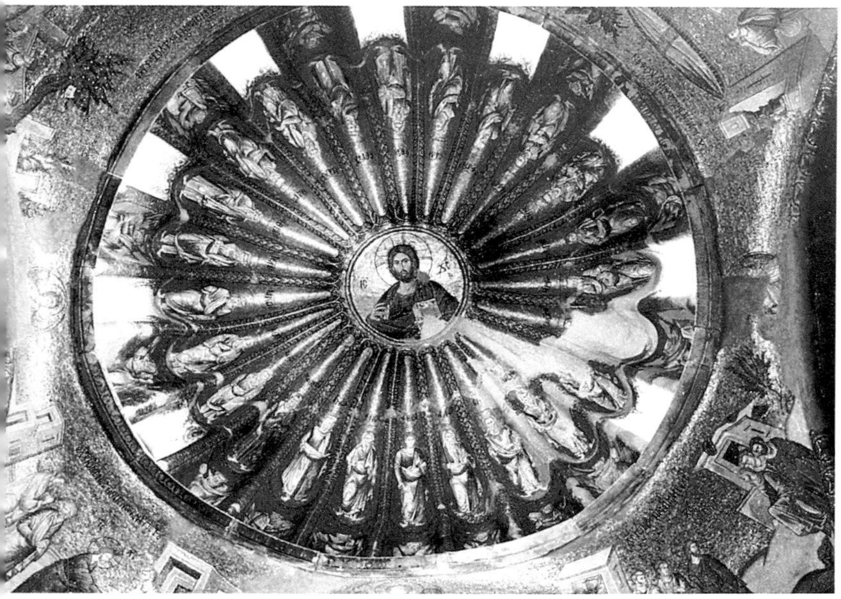

670 KONSTANTINOPEL. CHORA-KLOSTERKIRCHE. *Längsschnitt (nach A. Van Millingen)*

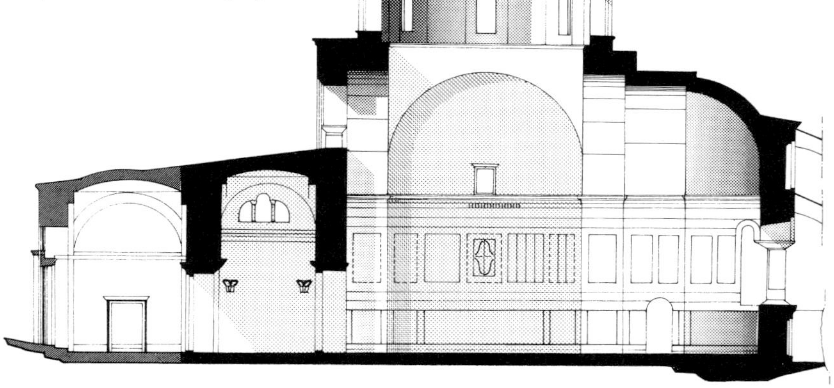

Die Fresken, die das *Parekklesion* schmücken, wurden zwischen 1320 und 1321 ausgeführt. Die Kartons sind sehr wahrscheinlich das Werk des gleichen Künstlers wie die Mosaiken. Die Auswahl der Bilder ist in Übereinstimmung mit der Funktion der Kapelle als Grablege getroffen worden:

I. *Szenen der Auferstehung.* Die „Anastasis" in der Apsishalbkuppel ist das Meisterwerk der Kariye Camii. Die Dreieckskomposition zeigt in ihrem Aufbau eine außerordentliche Ausgewogenheit. Die Dynamik konzentriert sich in der Gestalt Christi, der Adam und Eva aus ihren Gräbern herauszieht. An den beiden Seiten des *Bema* sind die „Auferweckung des Sohnes der Witwe" und die „Auferweckung der Tochter des Jairus" dargestellt.

II. *Das Jüngste Gericht* (Mittelgewölbe und anschließende Lünetten). Die Szene, deren Titel in der Mitte geschrieben steht, stellt Christus als Richter dar; hinter ihm steht der leere *Etimasia*-Thron, der für die Wiederkehr Christi vorbereitet ist; vor dem Thron knien Adam und Eva. In den Lünetten sind die „Qualen der Verdammten" und der „Einzug der Auserwählten im Paradies" dargestellt.

III. *Maria und ihre Vorausbilder* (westliches Gewölbefeld). Dieser Zyklus verherrlicht Maria als Beschützerin und Fürbitterin. Sie ist in der Kuppel mit dem Kind und von den zwölf Aposteln umgeben dargestellt; an den Pendentifs sind vier Hymnendichter dargestellt: Johannes von Damaskus, Kosmas, Joasaph, Theophanes. Die Lünetten und die Bögen sind mit Szenen aus dem Alten Testament bedeckt, wie „Traum Jakobs und sein Kampf mit dem Engel", „Mose und der brennende Dornbusch", „Überführung der Bundeslade und liturgischer Gegenstände in den Tempel Salomons", „Aron und sein Sohn vor dem Altar" usw., die nach den eben genannten Hymnendichtern als symbolische Präfigurationen Mariens interpretiert werden. In der unteren Bildzone der Nord-, Süd- und Westwand ist eine lange Reihe von Heiligen und Martyrern dargestellt, während auf der Bildzone in der Apsis sechs Kirchenväter und auf der südlichen unteren Zone des Bema die Theotokos Eleusa (die Barmherzige) dargestellt sind.

Von den Gräbern in der Seitenkapelle, die ursprünglich mit Fresken oder Mosaiken geschmückt waren, ist besonders das erste an der Nordwand zu erwähnen, in dem Theodoros Metochites begraben war.

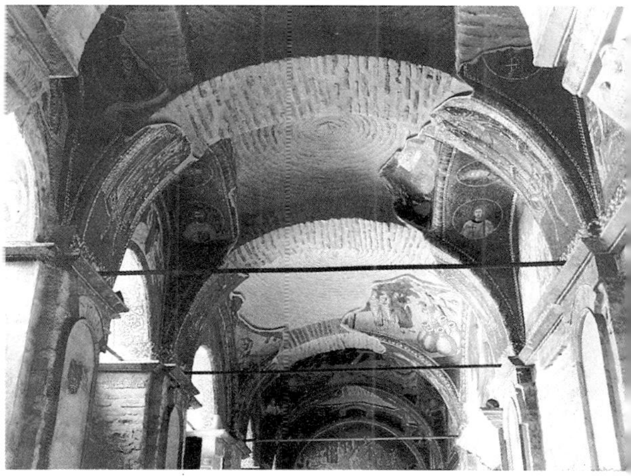

671 KONSTANTINOPEL. CHORA-KLOSTERKIRCHE. *Gewölbe des Exonarthex: Wunder Christi*

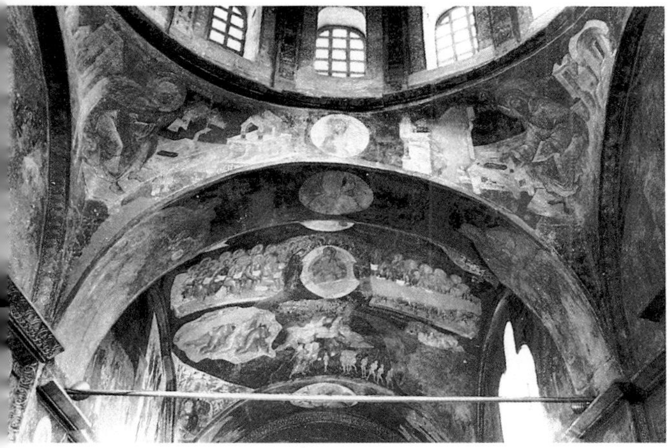

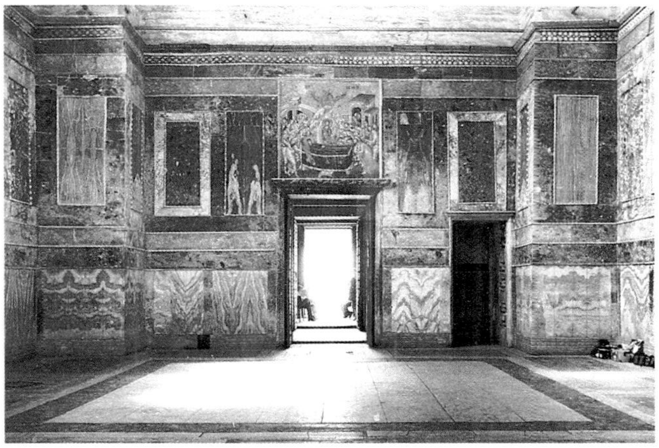

672 KONSTANTINOPEL. CHORA-KLOSTERKIRCHE. *Jüngstes Gericht (Parekklesion)*

673 KONSTANTINOPEL. CHORA-KLOSTERKIRCHE. *„Dormitio Virginis"*

DIE PANTEPOPTES-KLOSTERKIRCHE *(Eski Imaret Camii)*

Die Kirche gehört zum Kloster Christus Pantepoptes (der Allessehende), das zwischen 1085 und 1090 von Anna Dalassena, der Mutter Alexios' I. Komnenos, gegründet wurde. Anna zog sich in das Kloster zurück und starb hier im Jahre 1105. Die Kirche wurde unter Mehmed II. in eine Moschee umgewandelt.

Ein vollkommenes Beispiel für die Architektur des 11. Jh., ist die Kirche nach dem Grundriß der Kreuzkuppelkirche mit vier Säulen gebaut (die ursprünglichen Säulen wurden während der türkischen Zeit entfernt und durch die heute noch existierenden achteckigen Pfeiler ersetzt). Sie hat einen Exonarthex mit drei Gewölbefeldern (wahrscheinlich aus späterer Zeit) und einen Esonarthex mit einer sich mittels eines *Tribelons* auf das Kirchenschiff öffnenden Empore; die Prothesis und das Diakonikon sind in Form von Kapellen mit vier Konchen gebaut. Bemerkenswert sind die Türrahmen aus rotem Marmor im Exonarthex. Von den drei Apsiden haben nur die beiden seitli-

674 KONSTANTINOPEL. PANTEPOPTES-KLOSTERKIRCHE. *Gesamtansicht*

675 KONSTANTINOPEL. PANTEPOPTES-KLOSTERKIRCHE. *Grundriß (nach J. Ebersolt)*

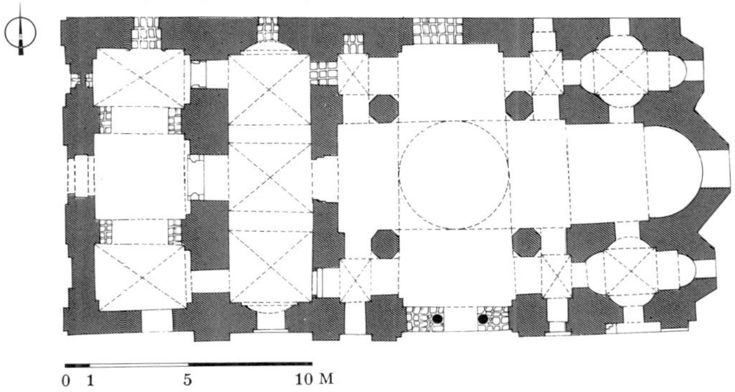

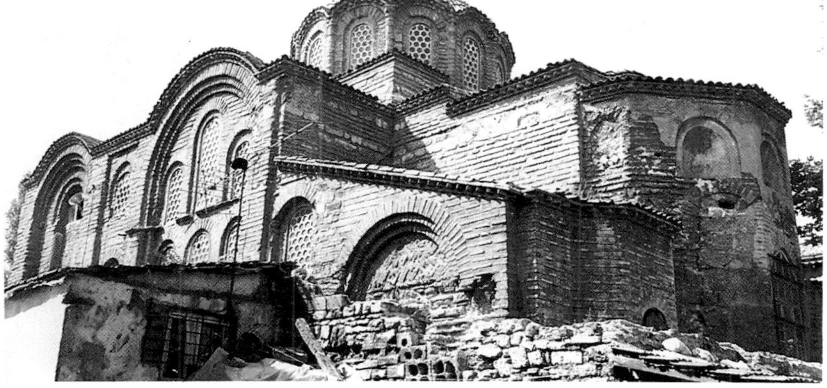

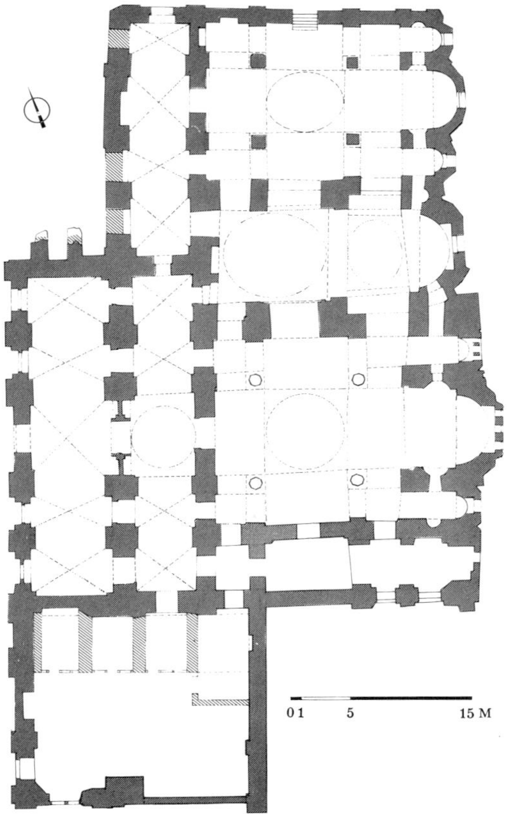

676 KONSTANTINOPEL.
PANTOKRATOR-KLOSTERKIRCHE.
Grundriß
(nach J. Ebersolt und W. Müller-Wiener)

chen die ursprünglichen Fenster mit Marmorgesims beibehalten: alle sind außen mit Nischen geschmückt. Die Zentralkuppel hat einen Durchmesser von 4,45 m. Sie ruht auf einer zwölfseitigen Basis und hat einen ziemlich hohen Tambour, der von zwölf Fensteröffnungen durchbrochen ist. Das Kranzgesims, von dem der Tambour gestützt wird, ist mit Mäandern, Blüten und Palmetten verziert.

Die Außenmauern der Kirche zeigen „zurückgesetzte" Backsteinreihen und sind um die ganze Kirche mit Blendnischen, Medaillons, Mäandern und Palmetten geschmückt.

DIE PANTOKRATOR-KLOSTERKIRCHE *(Zeyrek Kilise Camii)*

Dieses große Klostergebäude besteht aus drei einander gegenüberliegenden Kirchen: der südlichen Kirche, die dem Christus Pantokrator geweiht war und von Kaiserin Eirene (1118–1124) erbaut wurde; der nördlichen Kirche, die der Theotokos Eleusa (der Barmherzigen) geweiht war; und einer zwischen diesen beiden nach dem von Johannes II. genehmigten *Typikon* errichteten Kapelle, die zum kaiserlichen Mausoleum bestimmt und dem hl. Michael geweiht war. Die beiden letzten Gebäude wurden von Johannes II. vor 1136 gebaut. Das von ihm verfaßte *Typikon* (1136) gibt Auskünfte über das Kloster, das eins der wichtigsten der Stadt war und nicht der Jurisdiktion des Patriarchen und des Stadtpräfekten unterstand. Es hatte anscheinend für 700 Mönche Platz. Als Nebengebäude werden unter anderem ein Krankenhaus, ein Bad und ein Hospiz erwähnt. Nach der türkischen Eroberung wurden die Klosterzellen zu einer *Medrese* umgewandelt und sind allmählich verschwunden; Mehmed II. wandelte das Gebäude in eine Moschee um.

Die südliche Kirche, die größte und zugleich die älteste, ist in Konstantinopel das wichtigste Beispiel für den Grundriß der Kreuzkuppelkirche. Sie hatte vier Säulen aus rotem Marmor mit über 2 m Durchmesser, die im 19. Jh. durch Steinpfeiler ersetzt wurden. Die Zentralkuppel hat einen Durchmesser von 7 m und ist von sechzehn Fenstern durchbrochen. Von den Emporen ist nur noch die an der Südseite erhalten. Als die Bauarbeiten der Kirche schon abgeschlossen waren, wurde ein Exonarthex hinzugefügt, und zur gleichen Zeit wurde über dem mittleren Abschnitt des Esonarthex, der in fünf Gewölbeabschnitte unterteilt war und eine Empore hatte, eine Kuppel errichtet. Im Inneren sind die Marmorverkleidungen der Apsiswände noch erhalten, ursprünglich waren auch die Wände des Kirchenschiffes oberhalb eines Bandes aus grünem thessalischem Bruchstein in dieser Weise verkleidet. Die Verbindungstür zwischen den beiden Narthizes ist rechts und links mit zwei roten monolithischen Marmorblöcken eingefaßt. 1954 wurde ein sehr schönes Pflaster unter dem Fußboden entdeckt: ein großes quadratisches Mittelfeld, das aus fünf Medaillons und vier durch eine Flechtdekoration miteinander verbundenen Quadraten besteht, ist von einer grünen Einfassung umrandet. Um dieses Werk in der Art des „Opus alexandrinum" und des „Opus sectile" zu gestalten, wurden grüner und roter Porphyr, gelber Marmor, thessalischer Verde-antico-Marmor und weißer Dolomit verwendet. Abgebildet sind die Jahreszeiten, die Tierkreiszeichen und die Geschichte Samsons.

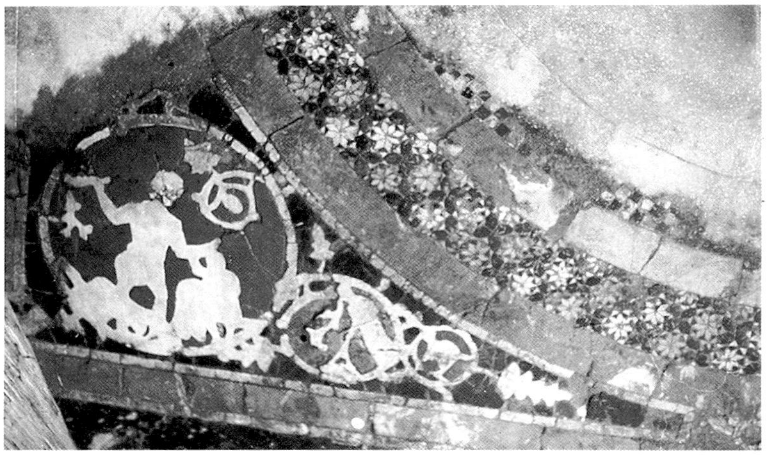

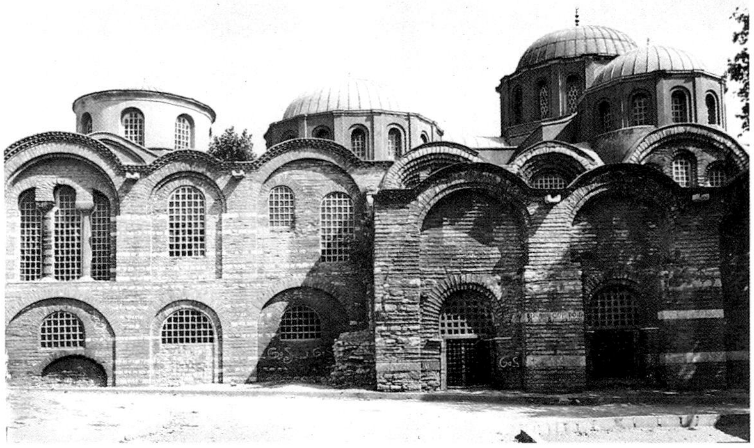

677 KONSTANTINOPEL.
PANTOKRATOR-KLOSTERKIRCHE.
Geschichte Samsons
(Ausschnitt in der südlichen Kirche)

678 KONSTANTINOPEL.
PANTOKRATOR-KLOSTERKIRCHE.
Gesamtansicht von Südwesten

Eine andere sehr wichtige Entdeckung war die von Fragmenten figurengeschmückter Glasfenster, die mit Emaille bemalt waren. Diese Fenster sind während der lateinischen Besetzung eingesetzt worden.

Die Nordkirche, die kleiner und weniger reich ausgestattet ist, wurde ebenfalls nach dem Grundriß der Kreuzkuppelkirche mit vier Säulen gebaut. Während der türkischen Zeit wurden die Säulen durch Steinpfeiler ersetzt. Der Narthex hat eine Empore. Vom Dekor lassen sich Mosaikreste an einem Fenster und auf der Höhe der Empore ein Gesims, das ursprünglich wahrscheinlich bemalt und mit verschiedenen dekorativen Elementen geschmückt war, erkennen.

Die Grabkapelle ist einschiffig und hat zwei elliptische Kuppeln. Der Narthex besitzt ebenfalls eine Empore. Die Kapelle hatte ein Pflaster, das ähnlich dem in der Südkirche in „Opus sectile" gestaltet war. In dieser Kapelle wurden die Komnenen und später die Kaiser der Palaiologendynastie beigesetzt: im mittleren Teil, der mit sieben Kuppeln überwölbt war, wurde die Grabstätte Manuels I. (1143–1180) errichtet. Die Kapelle ist der einzige Teil der Gesamtanlage, der heute als Moschee verwendet wird.

Der Westfassade des Gebäudekomplexes, der nach außen einen reichen Dekor aus Blendnischen aufweist, ist ein Atrium mit zwei Fialen vorgelagert.

DIE THEODOSIA-KIRCHE *(Gül Camii)*

Die Kirche konnte noch nicht sicher identifiziert werden. Wenn es schon zweifelhaft ist, daß sie mit der Euphemia-Kirche, die von Basileios I. (867–886) als Nebengebäude eines Klosters im Petrion-Viertel errichtet und später der hl. Theodosia geweiht wurde, deren Reliquien in der Kirche aufbewahrt wurden, identisch ist, dann läßt sich auch

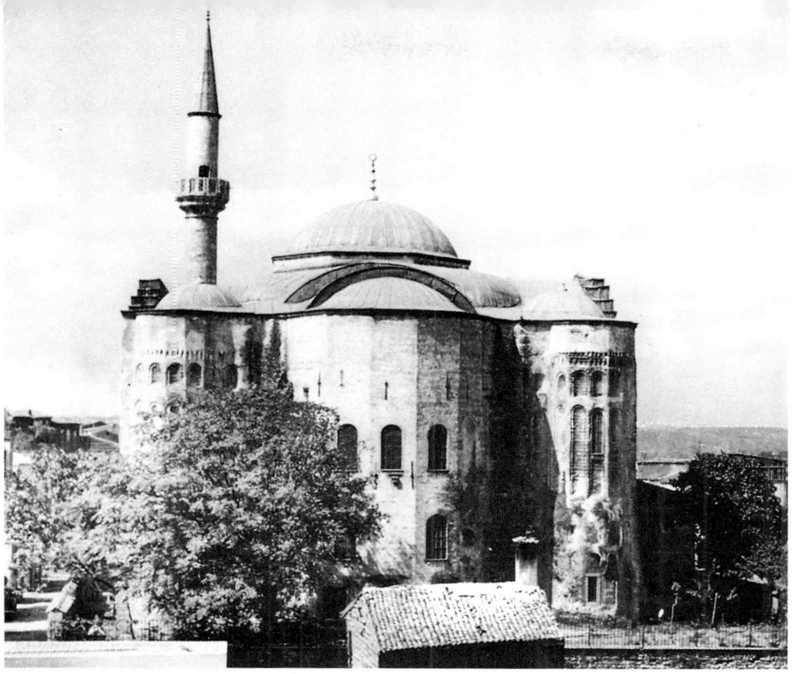

679 KONSTANTINOPEL. THEODOSIA-KIRCHE.
Gül Camii. Ostansicht

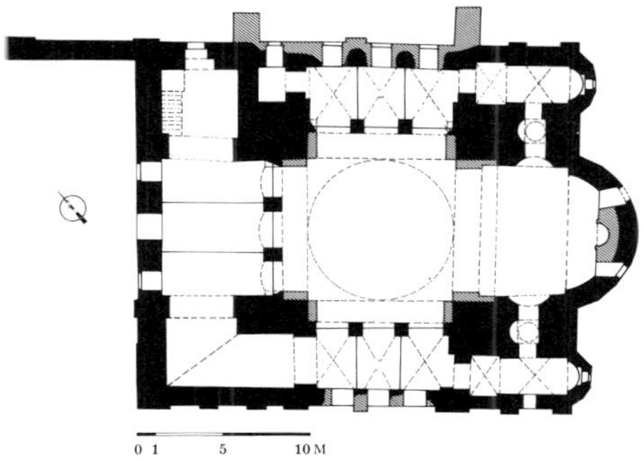

680 KONSTANTINOPEL. THEODOSIA-KIRCHE.
Gül Camii. Grundriß
(nach J. Ebersolt)

die neuere Identifizierung mit der Christus-Euergetes-Kirche durch literarische Quellen nicht bestätigen. Unter Selim II. (1566–1574) wurde sie dem griechischen Kult entzogen und unter Ahmed I. (1603–1617) in eine Moschee umgewandelt. Sie wurde oft umgebaut und tiefgreifend verändert. Aus dieser Zeit stammen die Zentralkuppel und ihr von vier Bögen getragener Unterbau, eine große Zahl von Fenstern und die hölzerne Vorhalle, die den ursprünglichen Narthex ersetzt hat. Trotz dieser starken Veränderungen läßt sich die ursprüngliche Bauform noch erkennen.

Die Untersuchung des Mauerwerks, bei dem „zurückgesetzte" Backsteinschichten mit Bruchsteinschichten abwechseln, hat es ermöglicht, die Kirche annähernd zwischen 1000 und 1050 zu datieren. Auf hohen Grundmauern errichtet, hat die Kirche den Grundriß einer Kreuzkuppelkirche des „halbbasilikalen" Typus. Sie ist von einer Zentralkuppel, die an den Gebäudeecken von vier kleinen, flachen Kuppeln umgeben ist, überwölbt. In drei Kreuzarmen sind von Pfeilern gestützte Emporen eingebaut. Das Sanktuarium auf der Ostseite hat ein Tonnengewölbe; die Prothesis und das Diakonikon gehören mit ihren kleinen Kapellen im oberen Geschoß auch zu den ältesten bestehenden Bauteilen.

Die unregelmäßige mittlere Apsis ist eine spätere byzantinische Umgestaltung. Die polygonalen Außenwände der drei Apsiden sind durch einen Dekor aus übereinanderstehenden Blendnischen reich gegliedert.

DIE AKATALEPTOS-KLOSTERKIRCHE *(Kalenderhane Camii)*

Diese Kirche wurde zunächst mit der Maria-Diakonissa-Kirche, die gegen 600 während der Regierungszeit des Kaisers Maurikios (582–600) vom Patriarchen Kyriakos gebaut wurde, dann mit der Kirche des Akataleptos-Klosters aus der zweiten Hälfte des 9. Jh. identifiziert. Beide Datierungen haben sich nach unlängst ausgeführten Untersuchungen als zweifelhaft erwiesen. In der Südostkapelle und über dem Haupteingang zum Narthex sind Fresken mit dem Bild der Gottesmutter und der Inschrift „Kyriotissa" (Herrin) entdeckt worden. Wahrscheinlich handelt es sich dabei um die ursprüngliche Weihinschrift. Die Kirche wurde unter Mehmed II. in eine Moschee umgewandelt. Neue Ausgrabungen haben Keramikgegenstände zutage gefördert, mit deren Hilfe sich der Baukomplex mit Sicherheit in das Ende des 12. Jh. datieren läßt. Es ist nun auch möglich, die Teile, die vor oder nach dieser Hauptphase entstanden sind, genau zu unterscheiden. Die Kirche hat den Grundriß einer Kreuzkuppelkirche, der durch Eckmauern betont wird, und tonnenüberwölbte Kreuzarme. Sie ist von einer Kuppel mit einem Durchmesser von 7,80 m überragt, deren flache Kalotte auf einem niedrigen Tambour mit Fensteröffnungen ruht. Das Bema ist zwischen dem östlichen Kreuzarm und den Halbkreis der Apsis eingeschoben. Im Westen ist ein Narthex mit einer Empore, die mit Kreuzgewölben überdeckt ist, vorgelagert; der Exonarthex stammt aus späterer Zeit.

Bei den Ausgrabungen, die an der Ostseite der Kirche durchgeführt wurden, fand man die Reste einer über den Thermen aus dem 4. und dem 5. Jh. errichteten Apsidialkirche aus dem 6. Jh. Im Süden wurde im 7. Jh. eine andere, größere Kirche gebaut. Ihr tonnenüberwölbtes Sanktuarium und ihre Apsis wurden in das heutige Gebäude, das am Ende des 7. Jh. entstanden ist, mit einbezogen. Auch die beiden Kapellen sind zu dieser Zeit gebaut worden.

681 KONSTANTINOPEL.
AKATALEPTOS-KLOSTERKIRCHE.
Kalenderhane Camii. Längsschnitt
(nach J. Ebersolt)

682 KONSTANTINOPEL.
AKATALEPTOS-KLOSTERKIRCHE.
Kalenderhane Camii. Ansicht von Südwesten

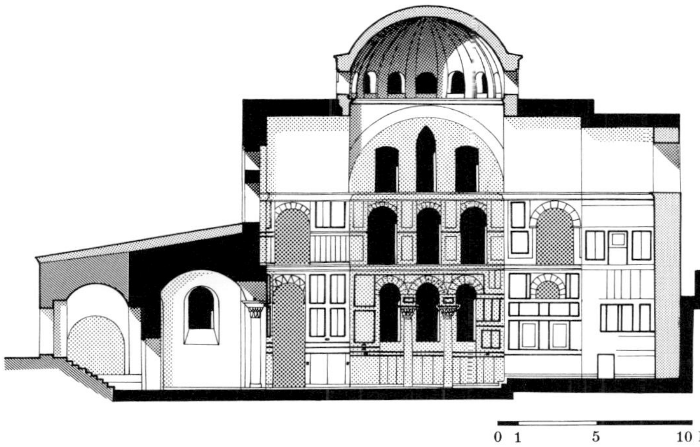

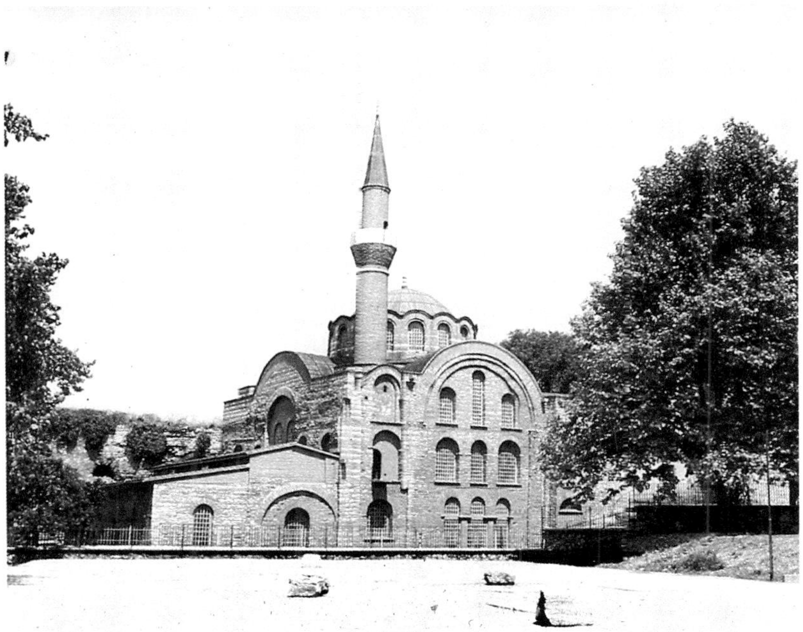

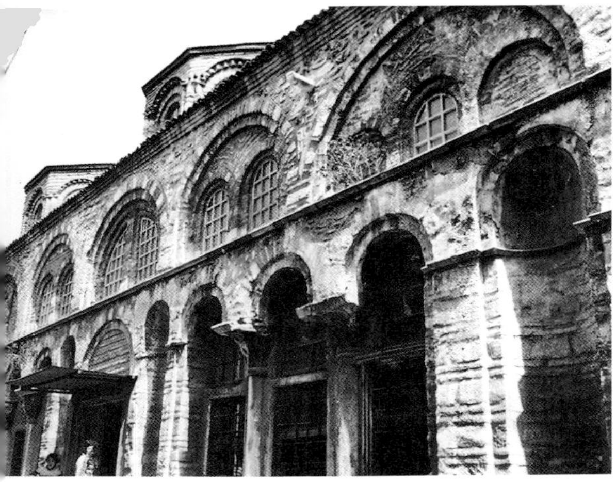

683 KONSTANTINOPEL. THEODOR-KLOSTERKIRCHE. *Kilise Camii. Westfassade*

Die Wände des Kirchenschiffs waren mit vielfarbigen Marmorplatten verkleidet. Während der türkischen Zeit wurden die Pfeiler zu beiden Seiten der Apsis mit Teilen der Ikonostase und von Türstürzen in Form skulptierter Akanthusblätter verziert. Am oberen linken Sturz ist eine „Deesis", an der entsprechenden Stelle am rechten Pfeiler eine „Etimasia" dargestellt: sie stammen aus dem 13. oder 14. Jh. Das Mosaik mit der „Darstellung im Tempel" stammt aus der vorikonoklastischen Phase des Gebäudes. Eine der Kapellen ist mit dem ältesten bekannten Freskenzyklus des Lebens des hl. Franziskus von Assisi ausgeschmückt.

DIE THEODOR-KLOSTERKIRCHE *(Kilise Camii – Molla Gürani Camii)*
Es bleibt ungeklärt, ob es sich bei dieser Kirche um ein byzantinisches Bauwerk handelt, obwohl man glaubte, in ihr die Theodoros-Kirche zu erkennen. Ihre Umwandlung in eine Moschee erfolgte während der Regierungszeit Mehmeds II.

Die Gestaltung des östlichen Teiles erlaubt, den Hauptteil der Kirche in das Ende des 11. Jh. bis Anfang des 12. Jh., den Exonarthex mit der durch Bögen gegliederten Fassade und dem Mauerwerk aus Bruch- und Backsteinschichten in das 14. Jh. zu datieren. Die Kirche hat den Grundriß einer Kreuzkuppelkirche und tonnenüberwölbte Kreuzarme. Der Esonarthex hat drei Gewölbeabschnitte, von denen der mittlere mit einer Kuppel überwölbt ist. Die Apsis auf der Ostseite ist außen mit zwei niedrigen Arkadenreihen geschmückt; in die oberen Arkaden sind Nischen eingelassen, die unteren haben Fenster. Bis zu Beginn des 19. Jh. stand an der Südseite der Kirche ein Gebäude, dessen Fassade eine von vier Säulen gestützte Arkade hatte. Der Exonarthex aus dem 14. Jh. ist an seiner Westfassade durch zwei dreifache Arkaden zu beiden Seiten des Mittelportals und fünf darüberliegende Bogenfenster gegliedert. Die Fenster stimmen mit den fünf Gewölbeabschnitten des Exonarthex, von denen drei mit Kuppeln überwölbt sind, überein. Die skulptierten Steinplatten der Interkolumnien, die Säulen und die Kapitelle des Kircheninnenraums sind wiederverwendetes Material, das wahrscheinlich aus dem 6. Jh. stammt. Im Jahre 1937 konnten in den Kuppeln Mosaiken aus der Entstehungszeit der Kirche freigelegt werden. In der südlichen Kuppel ist Maria mit dem Kind, von Propheten umgeben, dargestellt; in der mittleren Kuppel war das von einem Regenbogen umgebene Antlitz Christi, in der nördlichen der Stammbaum Christi dargestellt.

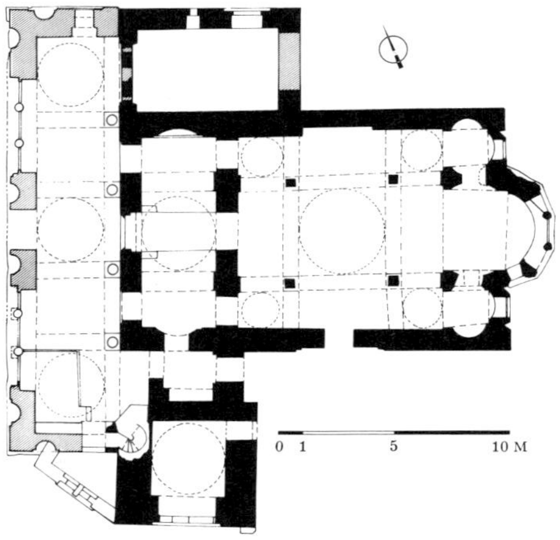

684 KONSTANTINOPEL. THEODOR-KLOSTERKIRCHE. *Kilise Camii. Grundriß (nach J. Ebersolt)*

685 KONSTANTINOPEL. MYRELAION. *Bodrum Camii. Ansicht von Nordwesten*

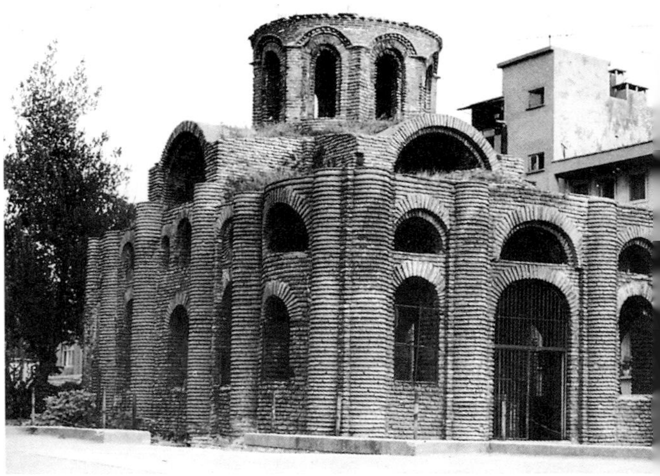

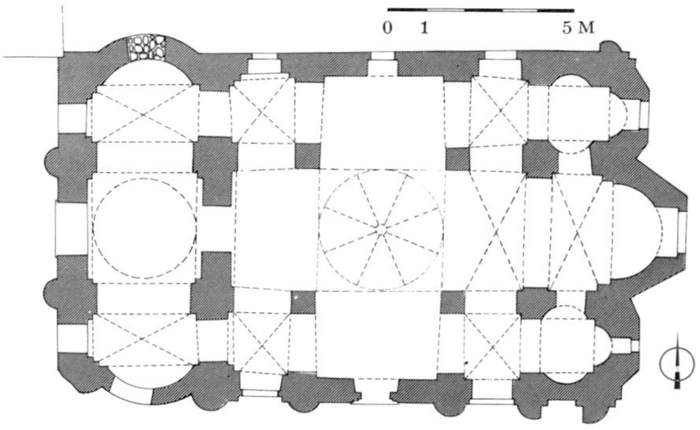

686 KONSTANTINOPEL. MYRELAION. *Bodrum Camii. Grundriß (nach J. Ebersolt und W. Müller-Wiener)*

MYRELAION *(Bodrum Camii)*
Der Armenier Romanos I. Lakapenos, der 920 zum Kaiser gewählt wurde, baute, nachdem sein Palast in ein Kloster umgewandelt worden war, daneben zwischen 920 und 922 die Myrelaion-Kirche. Verschiedene Mitglieder seiner Familie wurden dort beigesetzt. Unter Beyazid II. (1481–1512) wurde die Kirche in eine Moschee umgewandelt. Durch Brand in den Jahren 1784 und 1912 beschädigt, litt sie aber besonders durch die in den sechziger Jahren unseres Jahrhunderts schlecht durchgeführte Restaurierung. Das Gebäude steht auf einer Grundmauer, deren einziger Zweck sehr wahrscheinlich darin bestand, das Niveau zwischen der Kirche und dem Lakapenos-Palast auszugleichen. In früherer Zeit führte ein enger, nicht überdachter Umgang rund um den Gebäudekomplex. Die Kirche ist aus Backstein gebaut, die Grundmauer aus Abgleichschichten aus Backsteinen, die mit Bruchsteinschichten abwechseln. Beide Mauerteile stammen aus der gleichen Zeit. Die bei Ausgrabungen gefundenen Keramiken bestätigen die Datierung in das 10. Jh. Die Kirche hat den Grundriß einer Kreuzkuppelkirche mit vier Marmorsäulen (in türkischer Zeit durch Pfeiler ersetzt), welche die Kuppel stützen. Die Kuppel setzt sich aus acht konkaven Segmenten zusammen; ihre Fenster waren ursprünglich von Blendbögen umrahmt. Der Narthex hat drei Gewölbeabschnitte.

687 KONSTANTINOPEL. MYRELAION. *Bodrum Camii. Zisterne*

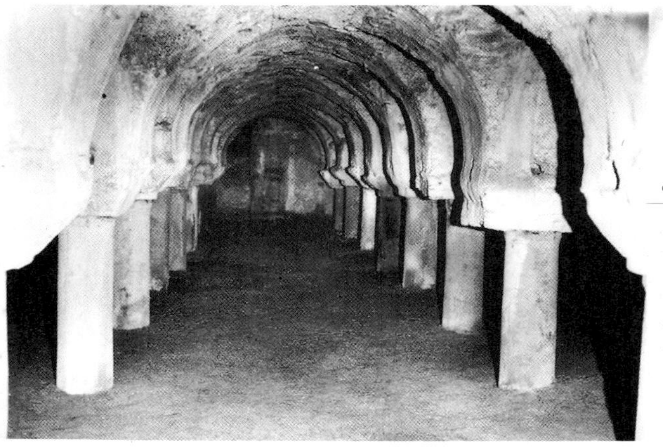

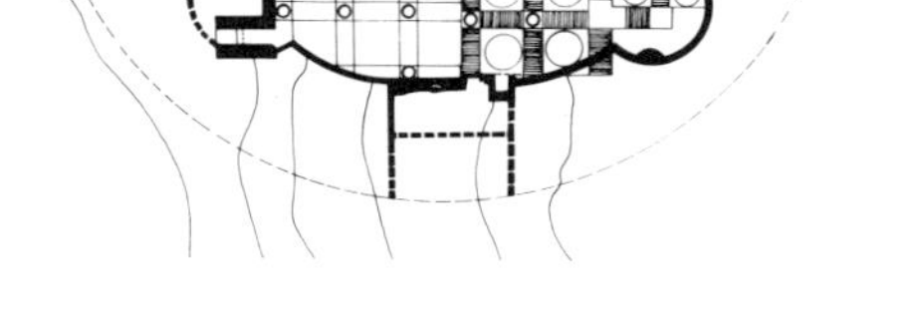

688 KONSTANTINOPEL. MYRELAION. *Bodrum Camii. Zisterne Grundriß (nach E. Mamboury)*

Die vorspringenden, halbkreisförmigen Apsiden werden jeweils durch ein Fenster erhellt. Durch große Rundbogenfenster und darüberliegende halbkreisförmige Fenster drang das Licht auch in den Naos. Die Innenwände waren mit einem Mosaikdekor, einer Marmorwandverkleidung und Keramikbändern ausgeschmückt. Die Außenmauern sind durch Rundbögen, Nischen und halbrunde Pilaster reich gegliedert. Die Grundmauer hat genau den gleichen Grundriß wie die Kirche, abgesehen von der Apsis, die fehlt. Auf der linken Wand wurden Spuren von Fresken (eine kniende Orante) gefunden.

Der große Rundbau (5. Jh.) neben der Kirche wurde von Romanos I. Lakapenos in eine Zisterne umgewandelt. Sie hat 75 Säulen verschiedener Ordnungen mit wechselnden Kapitellen sowie halbkugelförmige Kuppeln oder Kreuzgewölbe. Auf dem Platz über dieser Rotunde nahm der Palast den östlichen Teil ein, während der westliche als Garten angelegt war.

ODALAR CAMII

Es handelt sich um eine der beiden Kirchen, die im Jahre 1475 den Lateinern überlassen wurde und von den Dominikanern unter dem Namen „Maria von Konstantinopel" benutzt wurde. 1640 wurde sie in eine Moschee umgewandelt, 1919 durch einen Brand zerstört. Sie ist vor allem unter dem Namen Odalar Camii bekannt, der sich von ihrem Standort zwischen zwei Janitscharenkasernen herleitet. Man hat sie mit der Theotokos-de-Kellarias-Kirche oder auch der Theotokos-Kecharitomene-Kirche identifizieren wollen. Die letztgenannte Kirche wurde von Eirene, der Gemahlin Alexios' Komnenos, in den Ruinen der älteren Theotokos-Kirche von Petra (dem heutigen in Ruinen liegenden Belgrat nördlich von Istanbul) gebaut. Das Mauerwerk der Ruine mit „zurückgesetzten" Backsteinschichten weist das Gebäude dem 12. Jh. zu. Die Kirche hatte die Form einer Kreuzkuppelkirche und besaß drei polygonale Apsiden. Ihre Kuppel ruhte auf Pendentifs. Die in den dreißiger Jahren durchgeführten Ausgrabungen haben erwiesen, daß im 7. Jh. eine erste Kirche gebaut wurde: aus dieser Zeit existiert in der Apsis der Krypta noch eine Mariendarstellung. Über dieser Kirche wurde im 12. Jh. eine neue errichtet, von der einige Fresken (eine Deesis, der hl. Merkurios) gefunden wurden. Nach einem Brand wurde diese Kirche im 13. Jh. wiederaufgebaut. Aus diesem Bau stammt ein fragmentarischer Freskenzyklus aus dem Leben und der Kindheit Mariens. Östlich der Kirche befand sich ein dem hl. Johannes geweihtes *Aghiasma,* im Süden sind noch die Ruinen der Kasim-Äga-Moschee zu sehen, die im Jahre 1894 durch ein Erdbeben zerstört wurde. Weiter nach Süden liegt eine Zisterne mit 28 Säulen verschiedener Größe, deren Kapitelle reich dekoriert sind.

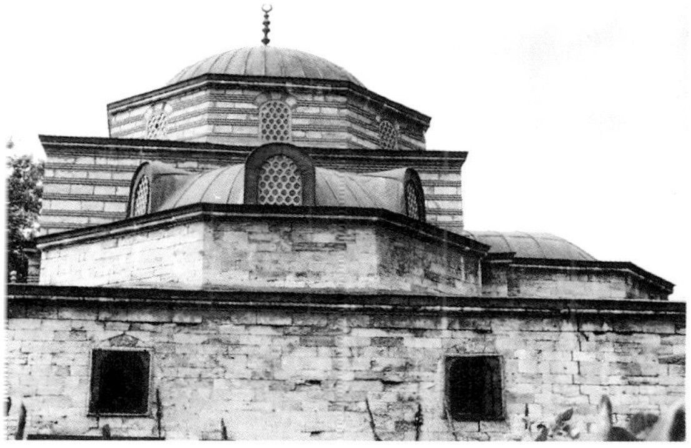

689 KONSTANTINOPEL. ANDREAS-EN-KRISEI-KLOSTERKIRCHE
Südseite

DIE ANDREAS-EN-KRISEI-KLOSTERKIRCHE *(Koça Mustafa Paşa Camii)*

Die Geschichte dieses Gebäudes ist kaum bekannt. Wahrscheinlich handelt es sich um die Kirche des Andreas-Klosters, das von Arkadia, der Schwester Theodosios' II., gegründet wurde. Dieses Kloster wurde in ein Nonnenkloster umgewandelt und gegen 767 dem hl. Andreas von Kreta, einem Märtyrer aus der ikonoklastischen Zeit, geweiht. Die von Basileios I. im 9. Jh. restaurierte Kirche wurde kurz nach 1284 von Theodora Raoulaina, der Nichte Michaels VIII., neu aufgebaut und vergrößert. Unter Beyazid II. ordnete der künftige Großwesir Mustafa Paşa im Jahre 1490 die Umwandlung in eine Moschee an.

Bei dieser Umwandlung wurde die früher ostwestlich ausgerichtete Kirche nordsüdlich orientiert; an der Nordfassade entlang wurde ein Narthex angebaut; der Haupteingang im Westen wurde zugemauert und ein Minarett errichtet; die Innenwände wurden mit Gips, die Außenseiten mit Kalk verputzt. Die Kirche bekam die heutige Dreikonchenform; die mittlere Kuppel ist also türkisch wie die beiden Halbkuppeln im Norden und Süden. In der ursprünglichen Kirche lief um das Mittelschiff sehr wahrscheinlich ein Umgang. Von der Nord-, West- (als einzige noch erhalten) und Südseite her öffnete sich dieser Umgang auf das Zentralschiff durch eine dreifache, von zwei Säulen gestützte Arkade. Die Kapitelle in der Kirche stammen aus dem 5.–6. Jahrhundert.

690 KONSTANTINOPEL. ANDREAS-EN-KRISEI-KLOSTERKIRCHE
Grundriß
(nach J. Ebersolt und W. Müller-Wiener)

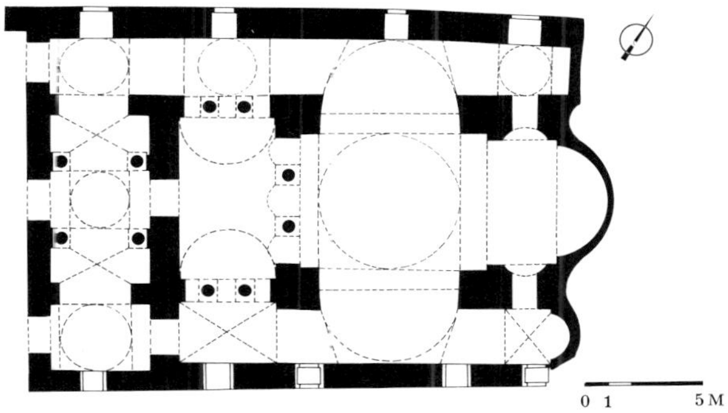

DIE EUPHEMIA-KIRCHE

Die Reste eines Gebäudes in der Nähe des Hippodroms sind fälschlicherweise mit den Ruinen eines römischen Bades aus dem 4. Jh., von dem der ursprüngliche Saal im 5. Jh. ein der hl. Euphemia geweihtes Martyrion gewesen sein soll, identifiziert worden. Bei den im Jahre 1942, von 1950 bis 1952 und 1964 durchgeführten Ausgrabungen wurde hingegen ein großer Gebäudekomplex freigelegt, der dank einer Inschrift an einer Säulenbasis keine Zweifel zur Frage der Identifizierung bestehen läßt: es handelt sich um den zwischen 416 und 418 errichteten Palast des Antiochos, *praepositus sacri Cubiculi* unter Theodosios II. (408–450). Der Empfangssaal wurde im 6. Jh. in ein christliches Heiligtum umgewandelt, das bis zur Eroberung benutzt und wahrscheinlich bei einem Brand zerstört wurde. In dieses Heiligtum wurden während der Sassanideneinfälle zu Beginn des 7. Jh. die Reliquien der Heiligen, die früher in ihrer Kirche in Chalkedon aufbewahrt worden waren, übergeführt. Nach den zeitgenössischen Quellen wurden diese Reliquien in einem Kästchen unter den Altar gelegt.

Der Saal hatte einen sechseckigen Zentralgrundriß mit einem Durchmesser von 10,40 m. In jede Seite war eine große Nische eingelassen. Die Umwandlung lief auf eine einfache Verlagerung der Achse hinaus: in der Westnische wurde ein neuer Eingang durchgebrochen. Rechts und links vom Eingang führten Wendeltreppen nach oben. Die Ostnische, ein halbrunder Raum, mit einem marmorverkleideten *Synthronon* und einem innenliegenden Durchgang wurde zur Apsis. Im Bema wurden Spuren des Altars, dessen ursprüngliche Form nicht bekannt ist, und des *Ciboriums* gefunden. Die vier ursprünglichen, kleinen runden Räume zwischen den Konchen dienten später für vier

691 KONSTANTINOPEL. EUPHEMIA-KIRCHE
Grundriß
(nach Naumann und Duyuran
bei W. Müller-Wiener)

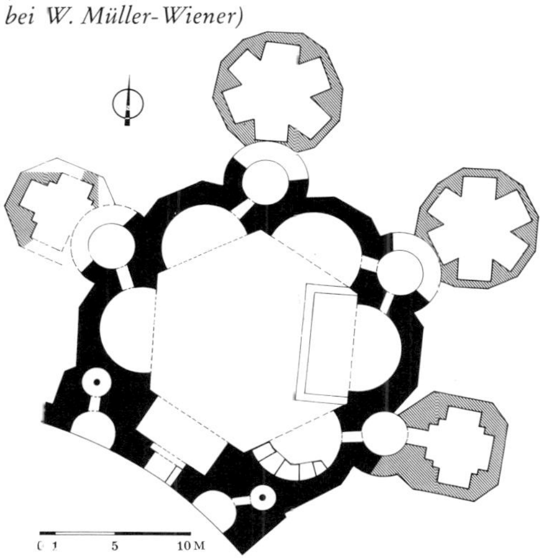

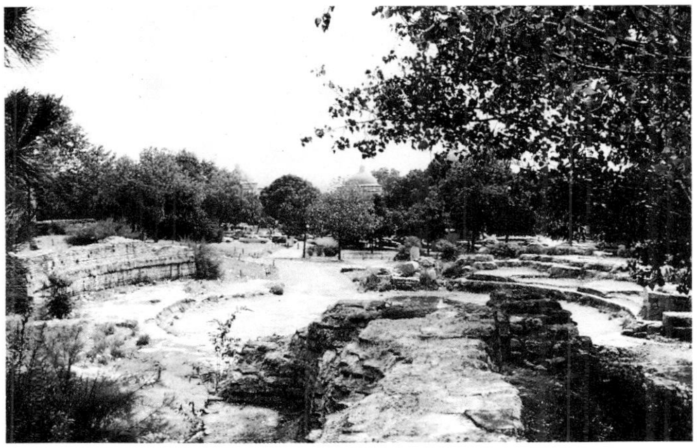

692 KONSTANTINOPEL. EUPHEMIA-KIRCHE.
Grundmauern

sechseckige Mausoleen als Vorhallen. Zwei Mausoleen hatten einen kreuzförmigen, zwei einen strahlenförmigen Grundriß. Das Grab des Metropoliten Stephanos von Chalkedon liegt in einem der beiden *Arcosolia* der Südostkonche, während die Westkonche aufgrund ihrer prunkvollen Ausgestaltung wahrscheinlich die Grabstätte der hl. Euphemia gewesen ist. Das *Martyrion* war sehr reich ausgeschmückt, wie sich an einem ursprünglich mit verschiedenfarbigen Steineinlagen verzierten Säulenschaft feststellen läßt. An einem Teil der Wände wurde ein sehr schöner Freskenzyklus aus dem Ende des 13. Jh. entdeckt. Auf einer in zwei übereinander laufende Zonen geteilten Wandfläche sind vierzehn Szenen aus dem Leben und dem Martyrium der hl. Euphemia dargestellt.

Die Ikonographie, die für die Darstellung ihres Lebens verwendet wurde, entspricht der in der byzantinischen Kunst für die Darstellungen des Marienlebens gebrauchten Ikonographie, während die Szenen ihres Martyriums anscheinend von Buchmalereien, die diesem Thema gewidmet sind, angeregt wurden. Der Zyklus wurde von zwei oder drei Malern der gleichen Werkstatt ausgeführt. Auch das Fresko am großen Südostbogen ist eine Arbeit der gleichen Werkstatt: die hl. Euphemia stellt den kniend abgebildeten Stifter, den Metropoliten von Chalkedon, der von zwei Bischöfen begleiteten Gottesmutter vor. Die stilistischen Elemente der palaiologischen Kunst, die auf dem Gewand (*Polystaurion*) des Stifters durch eins der zu dieser Zeit üblichen Metropoliteninsignien vermehrt werden, erlauben eine Datierung dieser Fresken in das Ende des 13. Jh. Das 2,30 × 1,37 m große Bild, das die „Vierzig Martyrer aus Sebaste“ darstellt, stammt hingegen aus dem Jahre 1300. Bemerkenswert ist auch der monumentalere Stil des Freskos, das in einer Grabnische eines außerhalb der Kirche an der Südwestseite entlangführenden alten Durchgangs ausgeführt wurde. Bei den Ausgrabungen wurde auch ein Fragment einer Marmorikone mit dem Bild entweder der Gottesmutter oder der hl. Euphemia als Orante gefunden.

HAGIA EIRENE

Diese Kirche existierte schon während der ersten christlichen Jahrhunderte als kleines Heiligtum, das Konstantin vergrößerte und dem Göttlichen Frieden (Eirene) weihte. Sie war die Kathedrale der Stadt bis zum Jahre 360, als die Bauarbeiten der ersten Hagia Sophia beendet waren, und auch während der Zeit, als diese nach dem Brand im Jahre 404 wiederaufgebaut wurde. In der Hagia Eirene tagte unter Theodosius I. 381 das zweite Ökumenische Konzil: es bestätigte die Beschlüsse von Nikaia und formulierte das Glaubensbekenntnis, das als „Nicäno-Constantinopolitanum“ bezeichnet wird.

Die Hagia Eirene teilte bis zur Eroberung die Schicksale der Hagia Sophia. Zusammen bildeten sie die sogenannte „*Megale Ekklesia* – die Große Kirche“; sie hatten einen gemeinsamen Hof, gehörten zum gleichen Patriarchat und wurden von den gleichen Priestern versorgt. Auch die Hagia Eirene brannte beim Nika-Aufstand (18. Januar 532) ab. Das heutige Gebäude wurde unter Justinian im Jahre 532 wiederaufgebaut: sie wurde nach der Hagia Sophia die größte Kirche Konstantinopels. Die beiden anderen Bauperioden datieren aus dem Jahre 564 nach einem zweiten Brand, bei dem das Atrium sowie ein Teil des Narthex beschädigt wurden, und aus dem Jahre 740, als sie nach einem Erdbeben durch Leon III. oder Konstantin V. Kopronymos wiederaufgebaut und erweitert wurde. Nach der Eroberung der Türken wurde sie in ein Waffen- und Munitionsdepot umgewandelt, bis 1939 diente sie als Armeemuseum. Heute wird sie nicht benutzt und wird von der Leitung des Museums der Hagia Sophia betreut. So wurde ihre ursprüngliche Gestalt aus der justinianischen Zeit wiederhergestellt, ohne daß jedoch die Instandsetzungen des 8. Jh. und die Hinzufügungen der türkischen Zeit beseitigt worden wären.

Der Kirche ist ein Atrium vorgelagert – das einzige, das in Istanbul zwar noch vollständig, aber in veränderter Form erhalten ist: eine doppelte Säulenhalle, deren innerer Teil sowie einige äußere Gewölbeabschnitte aus türkischer Zeit sind. Im südlichen Seitenschiff wechselten die Pfeiler jeweils mit zwei Säulen, die wie im Atrium der Hagia Sophia dreifache Bögen trugen: das Ganze wurde im Jahre 740 wahrscheinlich durch einen großen Bogen ersetzt. Dieser Südarkade dürfte eine ähnlich gestaltete Nordarkade entsprochen haben. Wie der westliche Abschluß des Atriums gestaltet war, ist jedoch nicht bekannt. Sein Mauerwerk besteht aus Backsteinschichten, die durch einige Streifen aus grünem Stein etwas aufgelockert werden. Die Südmauer des Atriums setzt sich in der Südmauer des Narthex fort; beide Mauern stammen aus der ersten oder zweiten justinianischen Bauphase. Vom Atrium aus gelangte man ursprünglich durch fünf Eingänge, von denen heute jedoch zwei zugemauert sind, in den Narthex. Von hier aus betrat man die Kirche durch weitere fünf Eingänge: drei davon führen in das Mittelschiff und sind heute noch in Gebrauch; zwei, die jetzt aber durch eine monumentale Holztreppe versperrt sind, bildeten den Zugang zu den Seitenschiffen. Der 35,70 m lange und 5 m breite Narthex ist tonnenüberwölbt und mit großen Emporen ausgestattet, deren Fußböden mit sechseckigen Ziegelsteinen gepflastert sind. Die eigentliche Kirche besteht aus einem großen Mittelschiff, das ohne Apsis 40,86 m lang und von Mauer zu Mauer 28,73 m breit ist. Von den Seitenschiffen ist es durch je eine Reihe Kalksteinpfeiler und -säulen abgetrennt. Die Säulenbasen liegen verschieden

693 KONSTANTINOPEL. HAGIA EIRENE.
Dekor der Apsiskonche

694 KONSTANTINOPEL. HAGIA EIRENE.
Außenansicht von Südosten

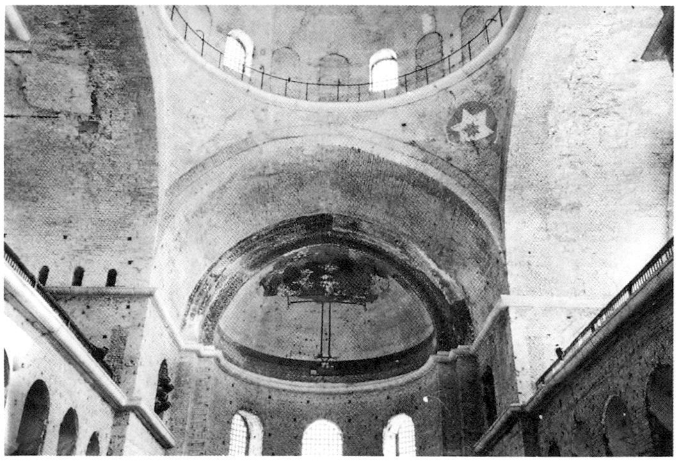

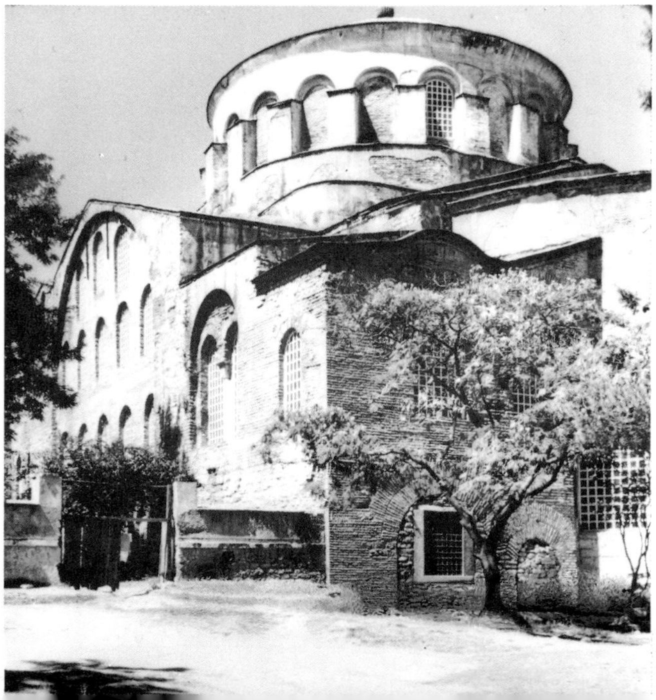

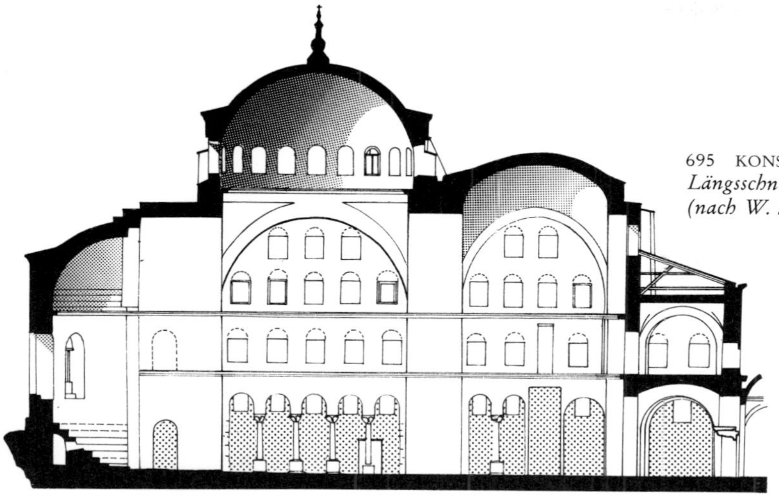

695 KONSTANTINOPEL. HAGIA EIRENE.
Längsschnitt
(nach W. S. George)

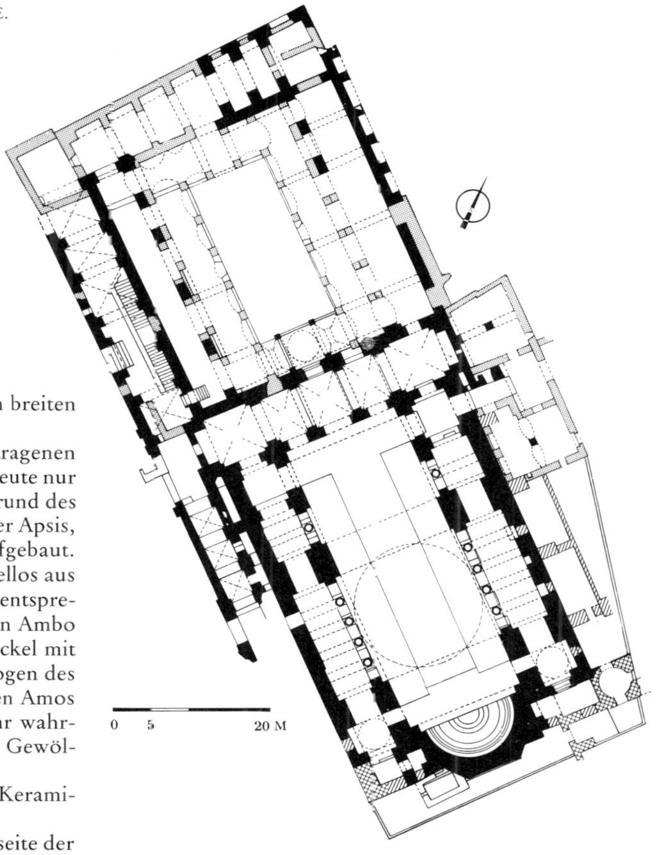

696 KONSTANTINOPEL. HAGIA EIRENE.
Grundriß
(nach W. Müller-Wiener)

hoch; einige Kapitelle tragen die Monogramme des Kaisers Justinian und der Kaiserin Theodora. Die 5 m breiten Seitenschiffe sind mit tonnenüberwölbten Emporen ausgestattet.

Eine große Kuppel mit einem Durchmesser von 16 m überwölbt auf einem hohen, von Pendentifs getragenen Tambour den östlichen Teil des Mittelschiffs. Von den ursprünglich zwanzig Fenstern des Tambours sind heute nur noch sechs offen. Eine zweite niedrigere Kuppel von elliptischer Form erhebt sich über dem Westteil. Aufgrund des Mauerwerks sind die Westkuppel ebenso wie die Umbauten der Hauptkuppel in das 8. Jh. zu datieren. In der Apsis, deren Fußboden um eine Stufe erhöht und mit großen Steinplatten gepflastert ist, ist ein *Synthronon* aufgebaut. Seine Sitze sind von einem unter den äußeren Reihen entlangführenden Umgang aus erreichbar. Das zweifellos aus dem 6. Jh. stammende Synthronon hat heute sechs Stufen, die jedoch nicht dem ursprünglichen Grundriß entsprechen. Vor dem Synthronon dürfte der Altar gestanden haben; in den zeitgenössischen Quellen ist auch ein Ambo erwähnt. In der Apsiskonche ist ein großes schwarzes Kreuz auf Goldgrund dargestellt, das auf einem Sockel mit vier Stufen steht und von geometrischen Bändern und einer Inschrift (Ps. 65,5–6) umrahmt ist. Auf dem Bogen des Bema ist ein Mosaik mit dem Text des Psalmverses 22,21 und des Verses 9,6 aus dem Buch des Propheten Amos angebracht, das ein bedeutendes Werk der ikonoklastischen Kunst ist. Aus der gleichen Zeit stammt sehr wahrscheinlich der aus gemalten Kreuzen und abstrakten Motiven bestehende Dekor, der in jüngster Zeit in den Gewölben des südlichen Seitenschiffs entdeckt wurde.

Bei Ausgrabungen wurden 45 cm unter dem heutigen Fußbodenniveau des Mittelschiffs Fragmente alter Keramiken und eines schwarzweißen Fußbodenmosaiks mit Mäandern und geometrischen Mustern gefunden.

Bei den Ausgrabungskampagnen, die von 1946 bis 1949 durchgeführt worden sind, wurden an der Außenseite der Hagia Eirene an der Nordostecke ein *Skeuophylakion* (Schatzkammer), dessen Grundriß aus einem in ein Quadrat einbeschriebenen Kreis (4 m Durchmesser) besteht, sowie ein Marmorfußboden gefunden. Im Süden konnte durch die Grabungen nachgewiesen werden, daß die Hagia Eirene und die Hagia Sophia einen geschlossenen Gebäudekomplex bildeten. Andere ausgegrabene Gebäudeüberreste dürften zum Samson-Hospiz gehört haben. Prokop berichtet, daß dieses Gebäude während des Nika-Aufstandes im Jahre 532 zerstört und danach von Justinian wiederaufgebaut und vergrößert wurde. Ein breiter Gang verbindet die Hagia Eirene mit dem Hospiz. In der Nähe wurde ein *Martyrion* mit drei Nischen gefunden. Außer verschiedenen Münzen aus der Zeit von der Regierung Justins I. bis zum 14. Jh. sowie Keramikgegenstände wurden auch Spuren von Fresken und im Osten ein überwölbter Aufgang, der ursprünglich zu den Emporen der Kirche führte, gefunden.

HAGIOS GEORGIOS IN DEN MANGANEN

Die Grundmauern der Kirche Hagios Georgios wie auch Reste anderer Denkmäler wurden im Manganen-Viertel von der französischen Armee während der Besetzung der Stadt in den Jahren 1922–1923 freigelegt. Der Platz, auf dem seither ein türkisches Militärdepot liegt, konnte nie gründlich untersucht werden.

Die Kirche Hagios Georgios war einschließlich des Narthex ein 23 × 33 m großes Gebäude. Sie wurde von Konstantin IX. Monomachos (1042–1055) nach dem Grundriß der Kreuzkuppelkirche gebaut; die Zentralkuppel hatten einen Durchmesser von 10 m. Der Kirche war ein Atrium vorgelagert.

Von einem Denkmal, das mit dem *Philanthropos-Kloster* in Verbindung gebracht wurde, sind nur die Grundmauern erhalten; diese stammen sicher eher von den Umbauten des Klosters, die nach 1308 von Eirene durchgeführt wurden, als von dem ursprünglichen, unter Alexios I. Komnenos errichteten Gebäude.

Eine dritte Ruine weist einen sechseckigen Grundriß mit Nischen auf. Das ursprüngliche Bauwerk stammt aus dem 5. Jh., während der vor ihm liegende halbrunde Hof später entstanden ist. Es handelt sich um ein *Aghiasma*, das wahrscheinlich zu dem der Hodegetria-Kirche angeschlossenen Kloster gehörte.

Im gleichen Viertel hatte Basileios I. einen fünfstöckigen *Palast* errichten lassen, den Isaak II. Angelos (1185–1195) jedoch zerstören ließ und von dem nur noch die Grundmauern erhalten sind.

DIE JOHANNES-PRODROMOS-KIRCHE DES STUDIOS-KLOSTERS *(Imrahor Mescidi)*

Die Kirche gehörte zu einem der bedeutendsten Klöster von Konstantinopel, das zwischen 454 und 463 von dem Patrizier und ehemaligen Konsul Studios gegründet wurde.

Die Basilika ist wegen der Ausgewogenheit der Proportionen und der Eleganz der einzelnen Elemente bemerkenswert. Ihr Mauerwerk besteht aus fünf Backsteinschichten, die mit drei Bruchsteinschichten abwechseln. Sie öffnete sich auf ein quadratisches Atrium, dessen Nordmauer erhalten ist und dessen ursprünglicher Ostflügel den heutigen Narthex bildet. Dieser ist in drei Gewölbeabschnitte unterteilt. Der mittlere wird von vier Säulen mit korinthischen Kapitellen getragen. Den mit Akanthusranken verzierten Kapitellen liegt ein in feiner plastischer Arbeit ausgeführter horizontaler Architrav auf. Fünf schöne, marmorumrahmte Portale führen in die Kirchenschiffe, die durch zwei Reihen von je sieben Säulen aus thessalischem Verde-antico-Marmor voneinander abgegrenzt waren. Die Säulen trugen Kompositkapitelle und einen Architrav. Der Narthex wie die Seitenschiffe waren mit Emporen ausgestattet, zu denen in den Seitenräumen des Narthex zwei Treppen hinaufführten. Die Basilika besaß keine *Pa-*

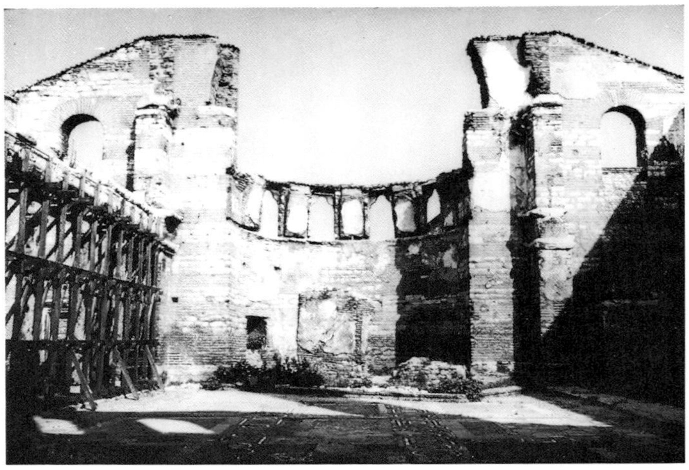

697 KONSTANTINOPEL.
JOHANNES-KIRCHE DES STUDIOS-KLOSTERS.
Innenraum der Basilika

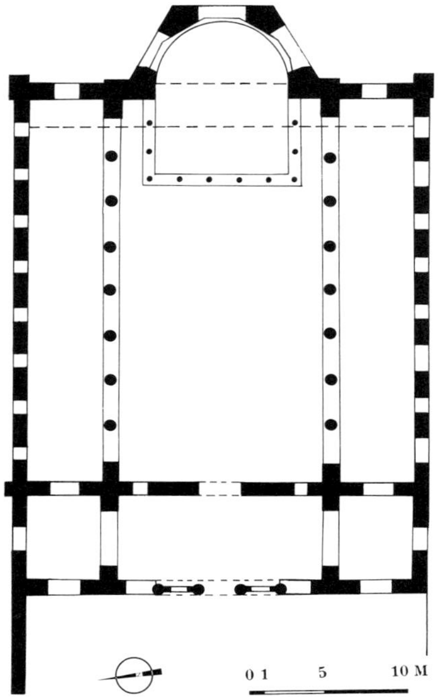

698 KONSTANTINOPEL.
JOHANNES-KIRCHE DES STUDIOS-KLOSTERS.
Grundriß
(nach W. Müller-Wiener)

stophoria. Die Funktion der beiden Türen, die am Ende der Seitenschiffe nach außen führten, ist nicht bekannt. Die innen halbrunde, außen polygonale Apsis erhielt durch drei große Fenster Licht.

Die Basilika besaß das für die Liturgie erforderliche *Synthronon.* Es öffnete sich zum Mittelschiff hin über einen Stylobat aus Verde-antico-Marmor und gab in der Mitte über eine Treppe zu einer kreuzförmigen Krypta Zutritt. Die Wände der Krypta, die bei den Ausgrabungen im Jahre 1913 entdeckt wurde, waren mit Marmorplatten verkleidet. Über der Krypta befanden sich der Altar und das *Ciborium.*

Die Architektur der Basilika ist vollkommen gegliedert und reich dekoriert: besonders anzumerken ist, daß es sich bei allen Bauelementen aus Marmor (Säulenschäfte, Kapitelle, Architrave) nicht um wiederverwendetes Material handelt, sondern daß sie für dieses Gebäude hergestellt wurden. Der Fußboden des Hauptschiffes ist mit vielfarbigen Flechtmustern auf manchmal mit bildlichen Darstellungen geschmückten Quadraten oder Rechtecken dekoriert und stammt wahrscheinlich aus dem 11. Jh. Die Apsis, ihre Halbkuppel sowie der Triumphbogen waren mit Mosaiken geschmückt, während die Wände mit verschiedenfarbigen Marmorplatten verkleidet waren. Bei den Ausgrabungen zu Beginn unseres Jahrhunderts wurden mehrere skulptierte Relieffragmente aus dem 5. Jh. gefunden, die heute im Antikenmuseum aufbewahrt werden.

Von dem zur Kirche gehörenden Kloster besteht heute nur noch eine südöstlich der Kirche gelegene Zisterne (18,60 × 16,65 × 26,40 m) mit 24 Säulen, die sehr schöne korinthische Kapitelle haben.

Das Kloster gehörte den sogenannten *Akoimeten*-Mönchen, dem „Orden der Schlaflosen“, die in drei Schichten Tag und Nacht Gottesdienst abhielten. Es spielte im Leben des Reiches eine sehr wichtige Rolle, da die Mönche unter Führung des Theodoros (798–826) gegen die Bilderstürmer Stellung bezogen. Seit dieser Zeit wurde es zu einem theologischen und künstlerischen Zentrum. Es wurde besonders wegen der Herstellung von Ikonen und Handschriften, der Abschriften alter Texte und auch wegen einer der ersten Ordensregeln (*Typikon*), die in dem Kloster verfaßt wurde und später als Vorbild diente, berühmt. Die Kirche und das Kloster besaßen Asylrecht; hier beschlossen Würdenträger wie Leon Monsilos (902), Gregoras, der Patrizier Konstantin Diogenes (1023) usw. und Kaiser wie Michael V. (1041), Isaak Komnenos (1055), Michael VII. (1078) ihre Tage. Die während der lateinischen Besetzung stark verfallene Kirche wurde im Jahre 1293 von Konstantin Palaiologos restauriert. Nach der Eroberung wurde das Kloster allmählich verlassen und, ebenso wie die Kirche, die unter Beyazid II. in eine Moschee umgewandelt worden war, beim Erdbeben im Jahre 1894 vollständig zerstört.

699 KONSTANTINOPEL. MENAS-KIRCHE.
Grundriß
(nach Karnapp bei W. Müller-Wiener)

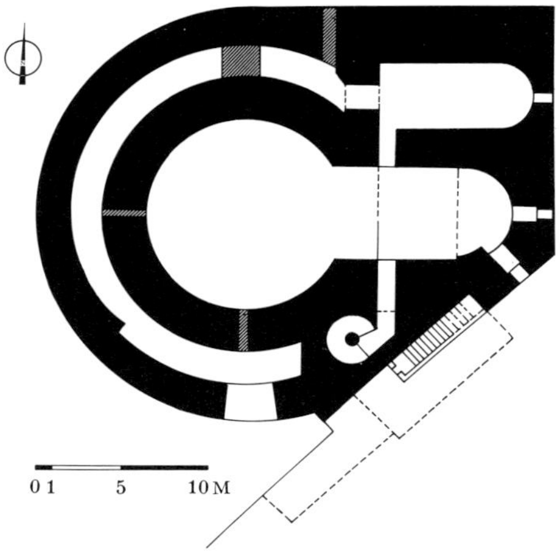

DIE MENAS-KIRCHE

Unter der heutigen, aus dem 19. Jh. stammenden Menas-Kirche wurden 1935 die Grundmauern eines alten byzantinischen Bauwerks entdeckt. Durch die Untersuchung des Mauerwerks, das aus abwechselnden Bruchstein- und Backsteinschichten besteht, konnte der Bau zwischen das Ende des 4. Jh. und den Anfang des 5. Jh. datiert werden. Die Wissenschaftler glauben das Gebäude mit dem *Martyrion der hll. Karpos und Paphylos* identifizieren zu können, das sich nach den zeitgenössischen Quellen an diesem Ort befunden haben soll. Mangels genauer topographischer Angaben bleibt diese Identifizierung aber zweifelhaft.

Vom eigentlichen Gebäude sind keinerlei Spuren erhalten. Seine Grundmauern bilden eine Krypta, die aus einem runden Saal mit einem Durchmesser von 12 m besteht. Sie ist von einer 5,70 m hohen Kuppel überwölbt und von einem 2,50 m breiten, tonnenüberwölbten Gang umgeben. Der Saal geht auf der Ostseite in ein Bema mit Tonnengewölbe und eine Apsis über. Rechts ist eine Wendeltreppe eingebaut, die nach oben in die Kirche führen mußte, links ein kleiner Raum, der ebenfalls eine Apsis hat.

DIE POLYEUKTOS-KIRCHE

Die Kirche wurde von Anicia Juliana, einer Dame der hohen Aristokratie von Konstantinopel, zwischen 524 und 527 errichtet. Einige in Saraçhane gefundene Marmorfragmente mit einer Weihinschrift, die sich auf ein Epigramm der Pfälzischen Anthologie (I, 10) bezieht, haben die Identifizierung der Polyeuktos-Kirche ermöglicht. Untersuchungen von Münzen, Keramiken und Ziegelstempeln bestätigen die Datierung. Die Kirche existierte im 10. Jh. wahrscheinlich noch, wurde aber im Lauf des 11. Jh. verlassen; das Atrium wurde im 12. Jh. zerstört, und die Kirche muß gegen 1200 eingestürzt sein. Die Ausgrabungen der letzten Jahre haben erwiesen, daß das Gebäude sehr groß gewesen ist. Bedauerlicherweise sind aber nur noch die Grundmauern erhalten.

Die Kirche lag über einem Mittelgang, der zu einer unter dem Bema liegenden Krypta führte, und über zwei weiteren, parallellaufenden, tonnenüberwölbten Gängen. Vor dem Narthex befand sich ein Atrium mit einem 5 m tiefer liegenden Fußboden. Vom Atrium aus konnte der unter dem Narthex verlaufende wie der zur Krypta führende Gang betreten werden, während in der Mitte eine Treppe zur höher gelegenen Kirche führte. Die Kirche hatte einen quadratischen Grundriß mit einer Seitenlänge von 52 m (ausschließlich des Narthex und der Apsis). Ihr Mittelschiff war viel breiter als die Seitenschiffe, von denen es durch 7 m starke Mauern abgetrennt war, und von einer Kuppel mit einem Durchmesser von ca. 20 m überwölbt. In der Mitte des Hauptschiffs wurden die Reste des Ambos gefunden. Die 15 m breite, nach außen vorspringende Apsis war auf beiden Seiten von Exedren flankiert; das Kirchenschiff war mit mindestens sechs weiteren Exedren ausgestattet.

Der Innenraum war außerordentlich reich ausgeschmückt. Nach den schriftlichen Quellen war das Gewölbe des Narthex mit Mosaikdarstellungen von der Bekehrung und der Taufe Konstantins geschmückt. Vom Fußbodenmosaik sind nur noch Fragmente erhalten. Die Wände waren mit Marmor aus verschiedenen Ländern verkleidet: rotem Porphyr aus Ägypten, Verde-antico-Marmor aus Thessalien, gelbem Marmor aus Numidien, grünem Porphyr aus Lakonien in Südgriechenland. Die Marmorbrüche der Prokonnesos, der Insel Marmara, lieferten den weißen, grau-blau geäderten Marmor, aus dem fast alle architektonischen Teile hergestellt waren. Die geometrischen, pflanzlichen oder auch von der sassanidischen Kunst angeregten orientalischen Motive des plastischen Dekors sind sehr abwechslungsreich gestaltet. Die Nische in der Mitte einer dreifachen Bogenstellung, aus der jede Exedra bestand, war mit einem radschlagenden Pfau ausgeschmückt, dessen Augen mit Glas eingelegt waren (davon sind Fragmente erhalten). Bemerkenswert sind die mit Palmen und Blattwerk geschmückten Kapitelle, die mit Monogrammen, Füllhörnern, sassanidischen Palmetten oder radschlagenden Pfauen verzierten Gesimse, eine mit Vasen geschmückte Chorschrankenplatte (die in die Pantokrator-Kirche gebracht worden ist), der Schaft einer mit Amethysten eingelegten Säule, die wahrscheinlich zum *Ciborium* gehörte. Die kleinen, grob gearbeiteten Platten mit Brustbildern Christi und der Apostel stammen aus späterer Zeit. Als die Kirche im Laufe des 11. Jh. aufgegeben wurde, verschwanden viele der skulptierten Teile. Später, nach dem vierten Kreuzzug, wurden die *Pilastri Acritani* nach Venedig (San Marco) gebracht.

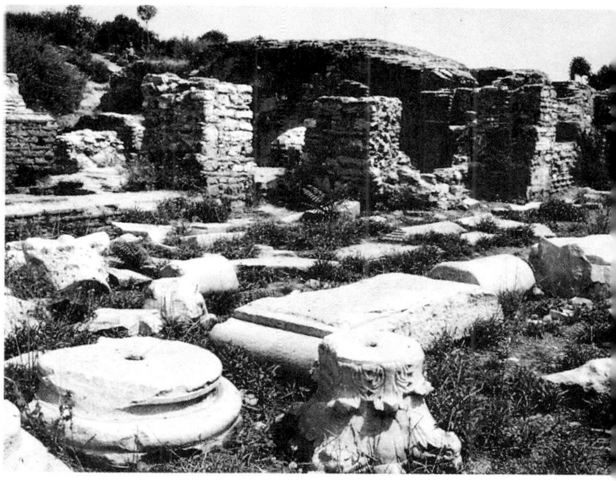

700 KONSTANTINOPEL. POLYEUKTOS-KIRCHE.
Ruinen der Kirche

DIE SERGIOS-UND-BAKCHOS-KIRCHE *(Küçük Aya Sofya Camii)*

Die Kirche wurde zwischen 527 und 536 im Hormisdas-Palast gebaut. Dieser lag am Ufer des Marmarameeres unterhalb des Hippodroms und diente während der Herrschaft Justins II. dem Thronfolger Justinian als Wohnsitz, den er auch nach seiner Thronbesteigung beibehielt. Der von Theodora in ein monophysitisches Kloster umgewandelte Palast hatte nach den historischen Quellen bereits eine den Aposteln Petrus und Paulus geweihte Basilika (gebaut 518–519), die nördlich an die Sergios-und-Bakchos-Kirche angrenzte und mit dieser das Atrium und den Narthex gemeinsam hatte. Diese Kirche soll, wie berichtet wird, ein Weihgeschenk an die beiden Heiligen sein, die sich in einem Traum für Justinian eingesetzt hätten. Justinian sei in eine Verschwörung gegen Kaiser Anastasios I. (491–518) verwickelt gewesen, zum Tode verurteilt, im letzten Augenblick aber begnadigt worden. Der Kaiser begab sich mit seinem Hof jeweils am Ostersonntag in dieses Heiligtum, das vom 12. Jh. an von Pilgern stark besucht wurde. Nach der Eroberung wurde die Kirche unter Sultan Beyazid II. (1481–1512) in eine Moschee mit dem Namen *„Küçük Aya Sofya* – Kleine Hagia Sophia" umgewandelt. Von der Petrus-und-Paulus-Basilika besteht heute nur noch die Nordmauer mit eingelassenen Bögen, die in die Südfassade der Sergios-und-Bakchos-Kirche einbezogen worden ist.

Was die Architektur betrifft, bildet der Gebäudegrundriß ein unregelmäßiges Viereck, dem ein Oktogon einbeschrieben ist. Dem Gebäude sind ein Narthex und ein Portikus mit sechs Säulen, die während der türkischen Zeit an der Stelle des alten Atriums gebaut wurde, vorgelagert. Auch das Oktogon ist unregelmäßig: seine Ostseite ist viel länger als die Westseite. Dieser Mangel an Symmetrie beruht wahrscheinlich auf der Mitarbeit wenig fähiger Baumeister.

Um den oberen Umgang zu stützen, wurden in den Zwischenräumen zwischen den acht gemauerten Pfeilern, die den Kern der Kirche bilden, je zwei Säulen errichtet. Die Zwischenräume sind an den Ecken zu halbrunden Exedren ausgebildet, am östlichen Teil geht das Oktogon in das tonnenüberwölbte Bema über. Eine gemauerte Treppe rechts im Narthex führt zu den Emporen. Die vorspringende Apsis bildet nach außen ein dreiseitiges Polygon.

Die Kuppel ruht auf dem Oktogon und ist nicht durch Pendentifs gestützt. Von ihren sechzehn wechselweise gebogenen und geraden Segmenten sind die letzteren von Fenstern durchbrochen.

Vom ursprünglichen Dekor sind nur noch die plastischen Teile erhalten. Nach Prokop waren die Wände mit farbenprächtigem Marmor verkleidet, die Kuppel war mit Mosaiken geschmückt, und überall glänzte es von Gold. Heute ist der Verputz mit türkischem Dekor versehen.

Die Säulen sind abwechselnd aus Verde-antico-Marmor und rotem Synnada-Marmor. Die untere Säulenreihe mit Korbkapitellen stützt einen friesgeschmückten Architrav, auf dem in einer langen Inschrift das kaiserliche Paar verherrlicht wird. Einige Kapitelle tragen die Monogramme Justinians und Theodoras. Die obere Säulenreihe hat Kämpferkapitelle des ionischen Typus, die gemauerte Archivolten tragen. Darüber verläuft ein Marmorgesims als

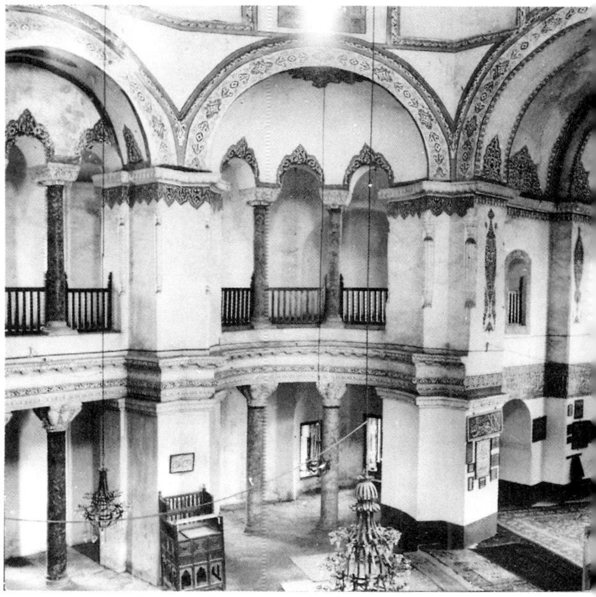

701 KONSTANTINOPEL.
SERGIOS-UND-BAKCHOS-KIRCHE.
Exedra im Innenraum

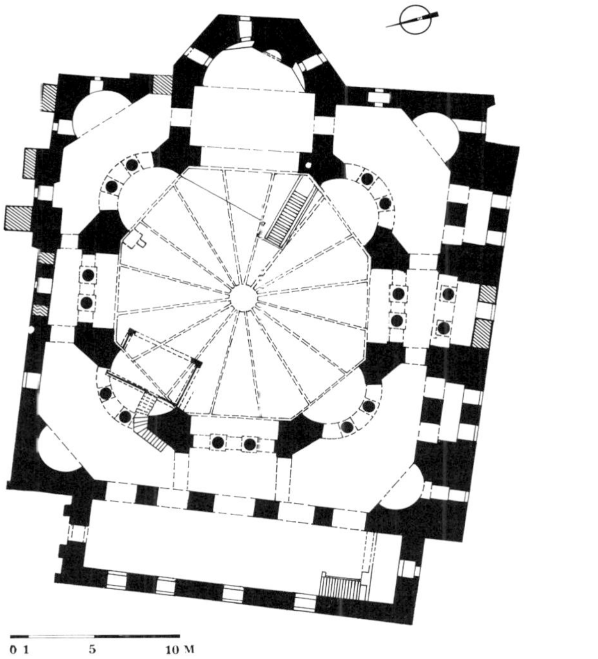

702 KONSTANTINOPEL.
SERGIOS-UND-BAKCHOS-KIRCHE.
Grundriß
(nach W. Müller-Wiener)

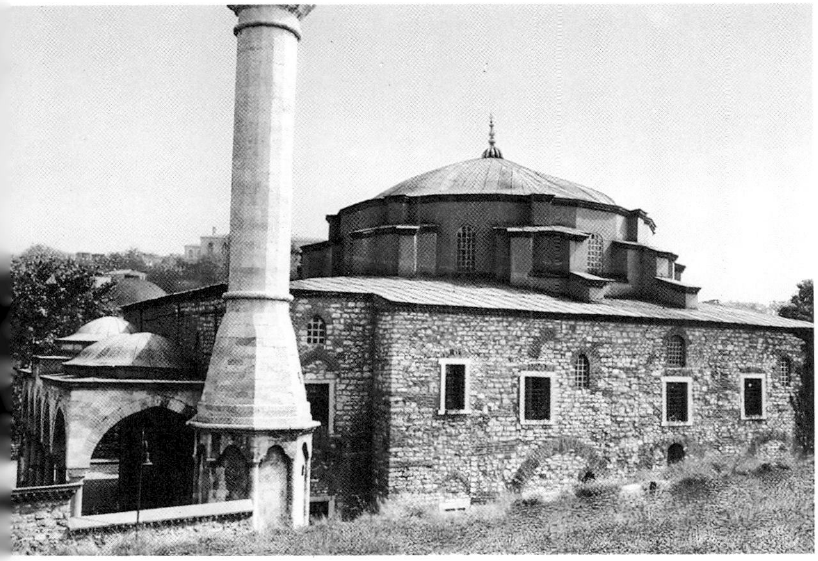

703 KONSTANTINOPEL.
SERGIOS-UND-BAKCHOS-KIRCHE.
Ansicht von Südwesten

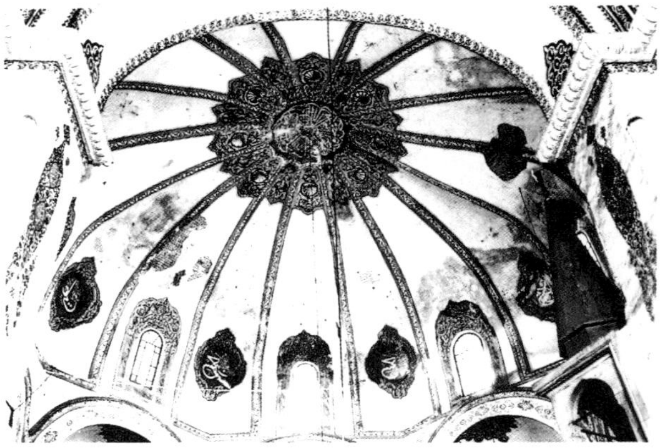

704 KONSTANTINOPEL.
SERGIOS-UND-BAKCHOS-KIRCHE.
Zentralkuppel

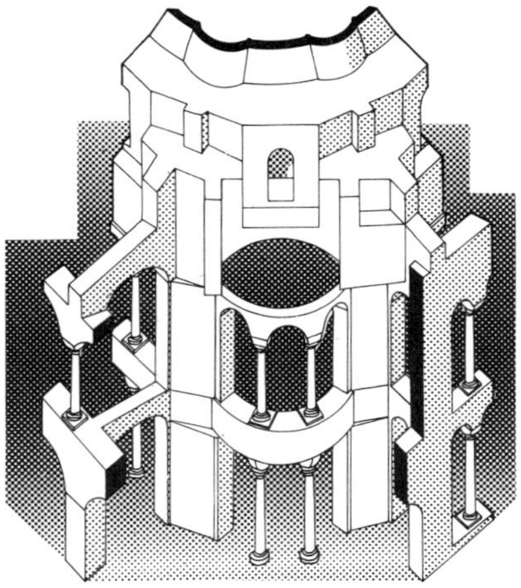

705 KONSTANTINOPEL.
SERGIOS-UND-BAKCHOS-KIRCHE.
Axionometrische Darstellung
Ausschnitt
(nach A. Van Millingen)

Trennlinie zwischen Mauern und Pfeilern sowie der Gewölbebasis. Der Fußboden des Erdgeschosses und der Emporen war sicher mit Marmorplatten belegt; die Ziegelsteinbeläge, die heute zu sehen sind, stammen aus türkischer Zeit. Beim Bau des *Minbars* wurden, wie vor kurzem nachgewiesen werden konnte, zwei durchbrochene Steinplatten aus dem 6. Jh. und für das 50 m von der Kirche entfernte Bad zwei Platten aus dem 12. Jh. wiederverwendet. Ursprünglich waren sie wahrscheinlich bei der byzantinischen Restaurierung der Kirche verwendet worden.

HAGIA SOPHIA *(Aya Sofya Camii)*
Die erste Hagia Sophia, die unter dem Namen *„Megale Ekklesia* – Große Kirche" bekannt ist, wurde von Konstantius II. errichtet und am 15. Februar 360 geweiht. Nachdem sie im Jahre 404 bei einem Brand zerstört worden war, wurde sie 415 von Theodosios II. neu aufgebaut und geweiht; Reste des Torbaues, der dem mit Plastiken ausgeschmückten Atrium vorgelagert war, gehen in diese Zeit zurück. Während des Nika-Aufstandes im Jahre 532 wurde die Kirche von neuem zerstört. Der großartige, noch im gleichen Jahre begonnene Wiederaufbau ist Kaiser Justinian zu verdanken. Am 26. Dezember 537 wurde die neue Hagia Sophia feierlich geweiht und war von diesem Augenblick an religiöses Zentrum des Byzantinischen Reiches. Mit der Ausführung des Bauwerks waren die beiden Architekten Anthemios von Tralles (Lydien) und Isidoros von Milet beauftragt worden. In den zeitgenössischen Texten werden sie als *Mechanikoi* oder *Mechanopoioi* bezeichnet, was darauf hinweist, daß sie Mathematiker waren. Ohne Zweifel sind sie aus diesem Grund mit dem Wiederaufbau der Hagia Sophia betraut worden. Anthemios hat auch wissenschaftliche Abhandlungen geschrieben; so ist von seiner Schrift über Brennspiegel ein Bruchstück unter dem Titel *„Peri paradoxōn machanematōn* – Über paradoxe Vorrichtungen" erhalten. Der heutige Eingang zur Kirche liegt an der Südseite, ursprünglich befand er sich im Westen an der Stelle, an der dem Gebäude ein Atrium (ein Pfeiler im Wechsel mit zwei Säulen) vorgelagert war. Von hier aus führten fünf monumentale Eingangstüren in den Exonarthex. Diese Türen sind erst bei der zweiten Weihe durch Justinian durchgebrochen worden, wie unlängst nachgewiesen werden konnte. Vom Exonarthex führen weitere Türen zum Esonarthex, der 60 m lang und 11 m breit ist: die drei mittleren Bronzetüren stammen aus justinianischer Zeit. An der Nordseite des Esonarthex geht eine Tür zur Treppe, die auf die Emporen führt, die zweite Tür an der Südseite (die *Schöne Tür* oder *Kaisertür*) war in früheren Zeiten dem Kaiser vorbehalten. Diese Tür verbindet die südliche Vorhalle, durch die man heute die Kirche betritt, mit dem Esonarthex. Die ziselierten Bronzetürflügel ließ Theophilos im Jahre 839 einsetzen, wie in Silber eingelegte Monogramme bestätigen. Wahrscheinlich wurden diese Türen von anderswo herbeigebracht, und um sie in der Hagia Sophia wiederverwenden zu können, wurden sie auf einen Holzrahmen montiert und mit neuen, stilistisch verschiedenen Bronzeplatten beschlagen. Vom Esonarthex aus führen neun monumentale Eingangsportale in Dreiergruppen in das Kirchenschiff. Die mittlere Gruppe, das sogenannte *Kaisertor,* war dem Hof vorbehalten.

Die Hagia Sophia ist eine Kuppelbasilika, die ihren besonderen Charakter gerade den Ausmaßen und der kühnen Konzeption der Kuppel verdankt. Weitgespannte Bögen tragen auf allen vier Seiten die Kuppel, die inneren Wände und Säulen spielen dabei für die Stabilität des Gebäudes nur eine untergeordnete Rolle. Nach einem Erdbeben im Jahre 553 und einem zweiten im Jahre 557 stürzte am 7. Mai 558 der östliche Teil der Kuppel zusammen mit dem Bogen und der Halbkuppel ein. Justinian beauftragte Isidoros den Jüngeren, den Neffen des Isidoros von Milet, mit dem Wiederaufbau. Am 23. Dezember 563 wurde die Hagia Sophia erneut eingeweiht. In den Jahren 989 und 1346 stürzte die Kuppel teilweise noch einmal ein. Beim Wiederaufbau wurde das Werk des Isidoros aber kaum verändert. Die Kuppel des Anthemios war etwa 7 m niedriger als die heutige; sie war auf einer elliptischen Basis errichtet. Die heutige Kuppel mißt 31 m im Durchmesser. Die vier Bögen, auf denen sie ruht, werden von vier gewaltigen

706 KONSTANTINOPEL. HAGIA SOPHIA.
Grundriß
(nach A. Grabar und R. L. van Nice)

707 KONSTANTINOPEL. HAGIA SOPHIA.
Gesamtansicht

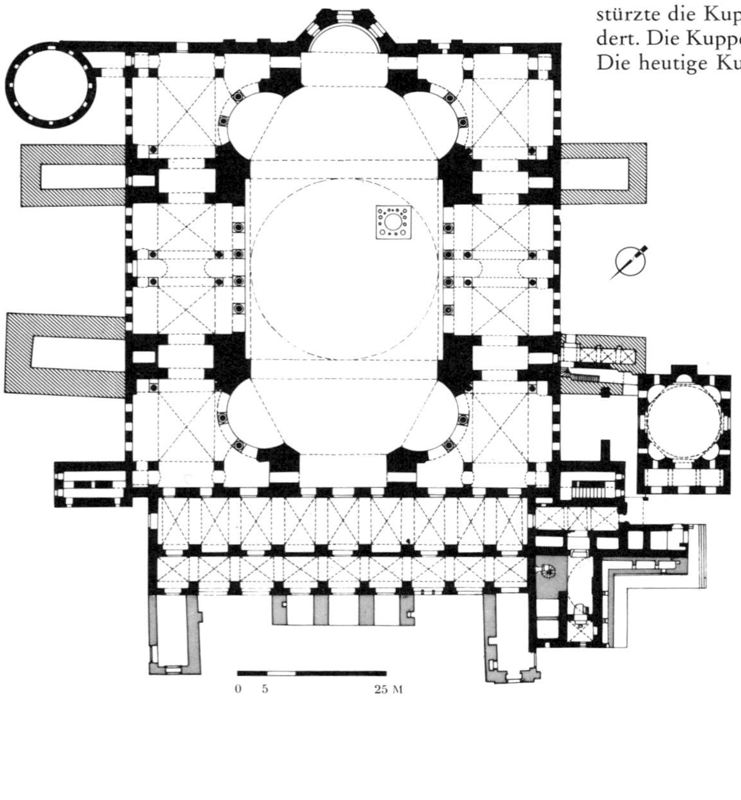

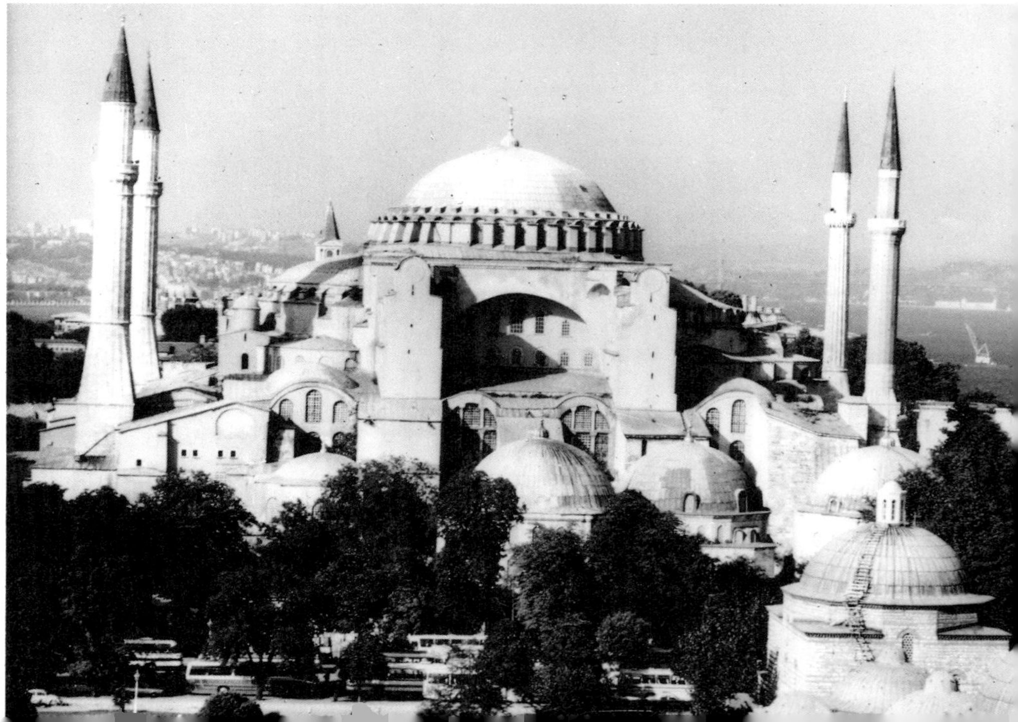

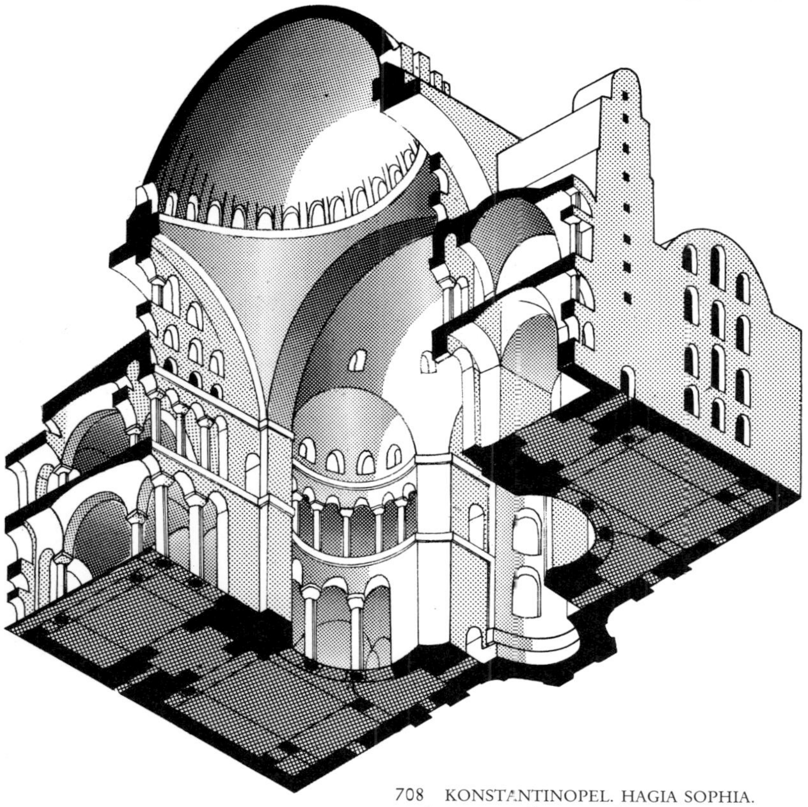

708 KONSTANTINOPEL. HAGIA SOPHIA.
Axionometrische Darstellung
(nach R. Krautheimer)

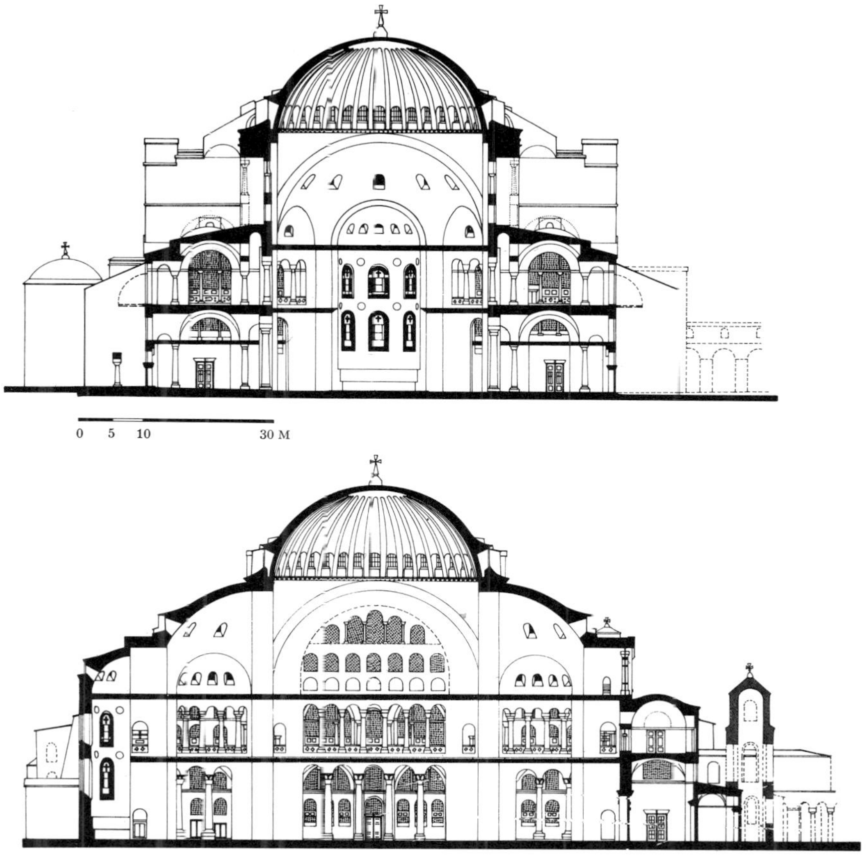

709 KONSTANTINOPEL. HAGIA SOPHIA.
Quer- und Längsschnitt
(nach A. Grabar)

Steinpfeilern gestützt. Pendentifs leiten in den Ecken zur Kuppel über. Die Innenfläche ist durch vierzig Rippen strahlenförmig unterteilt. Vierzig Fenster, von denen bei der Restaurierung im 10. Jh. an der Westseite vier Fenster verschlossen wurden, durchbrechen an der Basis die Kuppelwand. Die Wandflächen innerhalb der großen Bögen der Nord- und der Südwand sind von zwei Fensterreihen durchbrochen und werden von zwei übereinanderliegenden Säulenreihen gestützt. Die Türken haben die Höhe der Fenster verringert. Im Westen und im Osten wird die Kuppel von zwei Halbkuppeln abgestützt, die fünf Fenster haben und von je zwei kleineren Halbkuppen über den beiden seitlichen Exedren und den beiden in der Längsachse liegenden Bögen getragen werden. Das im Osten sich an das Mittelschiff anschließende Halbrund setzt sich in der mittleren Apsis fort. Die vier Exedren an den Ecken verleihen dem Mittelschiff einen strahlenförmigen Grundriß. Die Mittelräume der Seitenschiffe sind mit zwei durch ein Tonnengewölbe getrennte Kreuzgewölbe überdeckt. Der Reichhaltigkeit des für die Säulen verwendeten Materials ist erstaunlich. Die Säulen wurden ohne Zweifel für die Hagia Sophia hergestellt und sind nicht, wie verschiedentlich behauptet wird, aus anderen Ländern herbeigeschafft worden. Die acht monolithischen Säulen des Mittelschiffs, die sechzehn Säulen der Seitenschiffe und die vierzig Säulen der Emporenarkaden sind alle aus dem thessalischen Verde-antico-Marmor hergestellt. Für die Säulen auf den Emporen, die Pfeiler und die Tür- und Fensterumrahmungen wurde prokonnesischer Marmor verwendet. Paulos Silentiarios erwähnt auch den grünen Porphyr aus dem Taygetos-Gebirge, den bunten aus Hierapolis, den roten Synnada-Marmor, den gelben Marmor aus den Steinbrüchen bei Simitthus, einer Stadt in der Nähe des heutigen Tunis, und den glänzenden Onyx: diese Gesteinsarten wurden alle als Verkleidungen für die Pfeiler und die Mauern verwendet. Die acht Säulen der Exedren sind aus ägyptischem Porphyr hergestellt. Da dieser im 5. Jh. jedoch nicht mehr gebrochen wurde, handelt es sich hier um ältere Säulen, die wiederverwendet wurden. Die Felder über dem *Kaisertor* und das quadratische „Opus alexandrinum" auf dem Fußboden im südöstlichen Teil des Mittelschiffes bestehen aus verschiedenen Marmorsorten. Die wundervollen Kapitelle kann man in mehrere Gruppen einteilen: die Hauptgruppe bilden die mit Akanthusblättern

710 KONSTANTINOPEL. HAGIA SOPHIA.
Vorhalle.
Mosaik über der südlichen Eingangstür:
die „Theotokos zwischen Konstantin und Justinian"

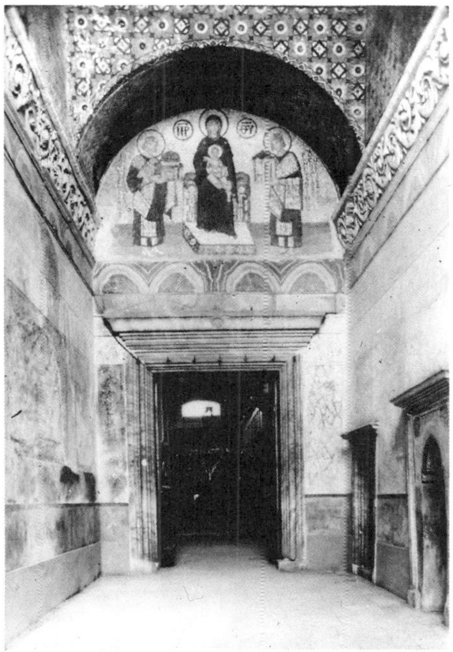

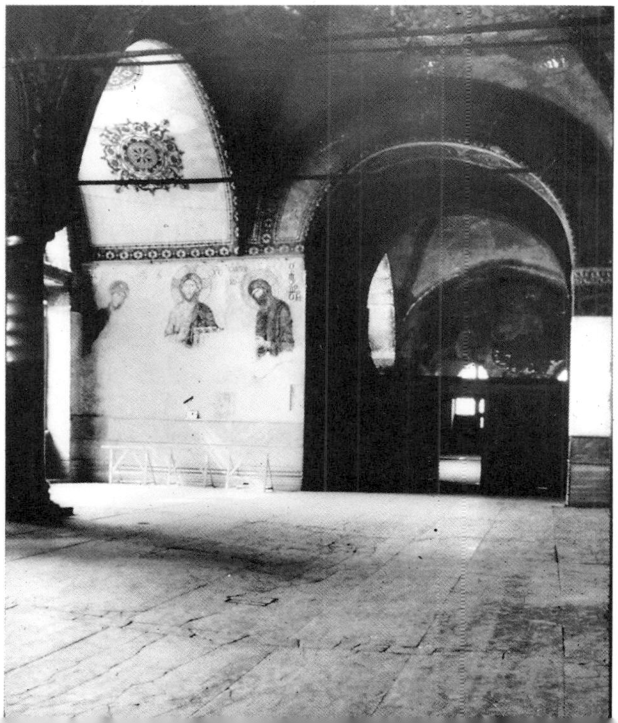

711 KONSTANTINOPEL. HAGIA SOPHIA.
Südempore: die „Deesis"

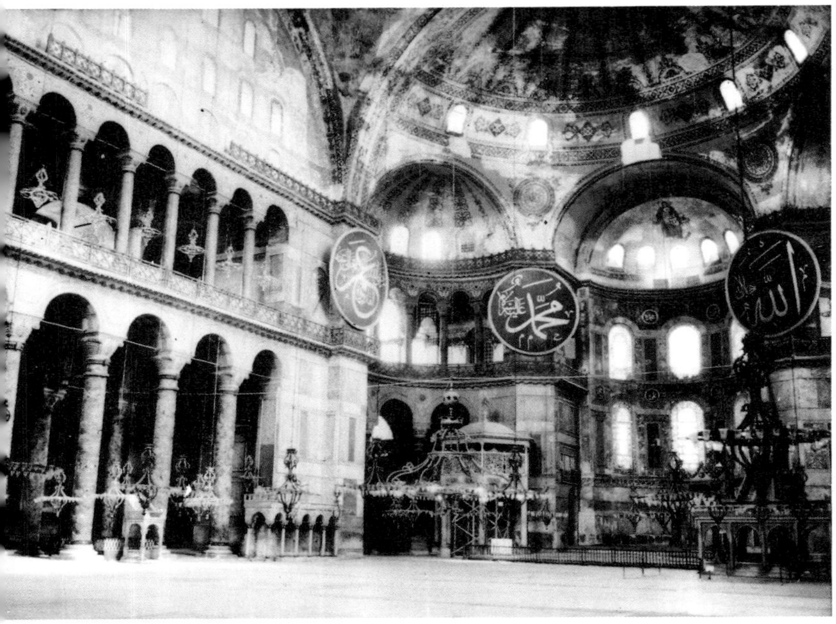

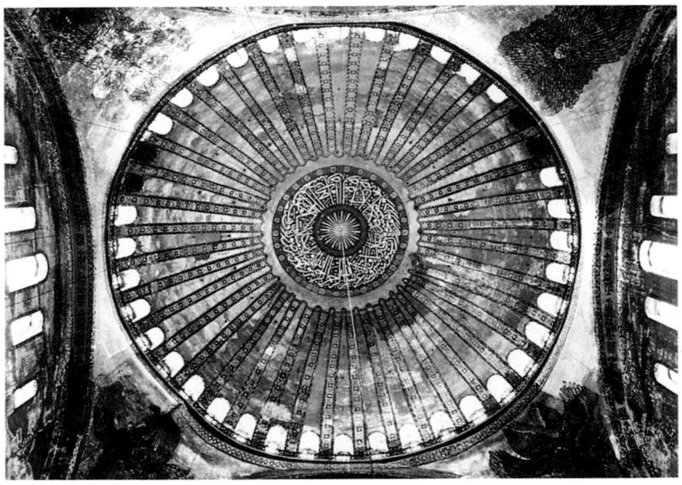

712 KONSTANTINOPEL. HAGIA SOPHIA.
Innenraum (Ausschnitt)

713 KONSTANTINOPEL. HAGIA SOPHIA.
Zentralkuppel

714 KONSTANTINOPEL. HAGIA SOPHIA.
Vorhalle.
Mosaik über der südlichen Eingangstür: die „Theotokos" (Ausschnitt)

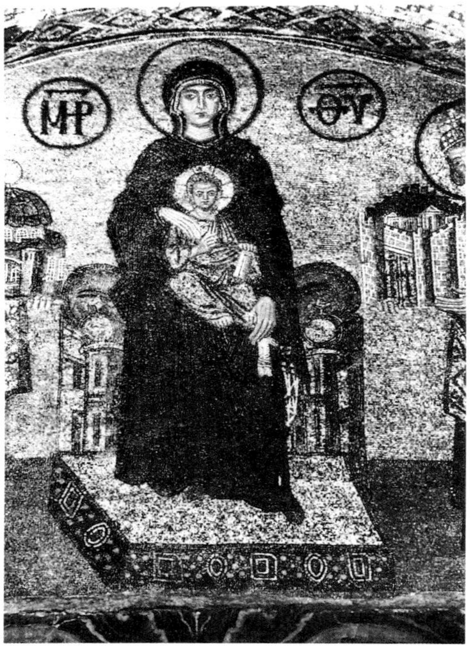

715 KONSTANTINOPEL. HAGIA SOPHIA.
Säulenstellung der Nordempore.

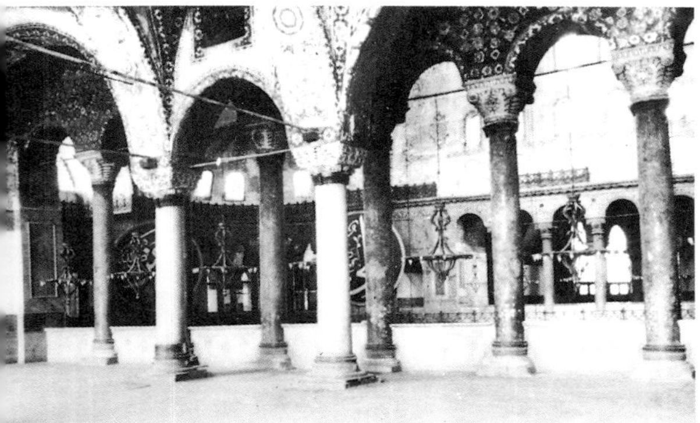

verzierten Kämpferkapitelle, während die Kapitelle der Säulen auf den Emporen, die vom Kirchenschiff aus nicht gesehen werden können, dem ionischen Typus zugehören. Häufig begegnen auf den Kapitellen die Monogramme Justinians und Theodoras mit ihren Titeln „Basileus" und „Augusta". Ursprünglich waren die Kapitelle wahrscheinlich vergoldet. Weiter schreibt Paulos Silentiarios, daß in der Kirche ein goldener Altartisch mit Einlegearbeiten aus Edelsteinen und Email unter einem *Ciborium* mit pyramidenförmigem Dach stand, das von vier vergoldeten Silbersäulen getragen wurde. Dahinter befand sich in der Apsis der Patriarchenthron, der ebenfalls aus vergoldetem Silber war. Die Apsis hatte ein aus sieben Stufen bestehendes *Synthronon.* Das Bema, der erhöhte Altarraum, war durch ein Transept mit 12 Säulen von der Kirche getrennt. Vom Bema aus führte in westlicher Richtung ein Gang zum ellipsenförmigen goldenen Ambo, der mit wertvollen Perlen geschmückt war.

Die Hauptfassade der Hagia Sophia war mit prokonnesischen Marmorplatten verkleidet. Die Kirche war ringsum von Gebäuden eingeschlossen: auf der Südseite stand der Patriarchenpalast, von dem aus die Galerie der Kirche direkt zu erreichen war; die Nordseite zeigt heute nur noch verfallene Bögen; im Osten befanden sich Kapellen und Nebengebäude und im Nordosten das kreisrunde *Skeuophylakion,* die vorjustinianische Schatzkammer der Hagia Sophia.

Von der Kirche nicht weit entfernt ist das alte *Baptisterium,* das im Jahre 1639 in ein Mausoleum ungewandelt wurde. Um welches der beiden in den zeitgenössischen Texten erwähnten Baptisterien es sich handelt, ist nicht bekannt.

Das Mauerwerk läßt darauf schließen, daß das Gebäude früher als die nahegelegene Kirche zu datieren ist. Es hat einen dreigeteilten Narthex mit Kreuzgewölben und besteht aus einem oktogonalen Raum mit abwechselnden rechteckigen und halbrunden Nischen. Die etwas tiefere östliche Nische bildet eine kleine Apsis. Über dem Baptisterium erhebt sich ohne Tambour eine auf Pendentifs ruhende flache Kuppel. Der zweistöckige Portalvorbau an der Nordfassade ist wahrscheinlich der Rest einer Säulenhalle, die früher um das Baptisterium geführt hat; in der Vorhalle steht der Taufstein.

Die Hagia Sophia, die in der Zeit zwischen der Eroberung und dem Jahre 1935 als Moschee gedient hat, ist mehrfach verändert worden: die kräftigen, von Andronikos Palaiologos im Jahre 1317 nach dem Erdbeben des Jahres 1305 errichteten Strebepfeiler, die das Gebäude an den Außenseiten stützen, wurden unter den Türken restauriert. Von den vier Minaretten haben Mehmed II. Fatih eins an der Südostecke, Beyazid II. eins an der Nordostecke und Murat III. zwei auf der Westseite errichtet.

Regelmäßig wiederkehrende Restaurierungen waren immer gewährleistet. Zuletzt wurde die Hagia Sophia in den Jahren 1847–1849 von den italienischen Architekten Fossati gründlich restauriert.

Die Ausführung des *Mosaikdekors* erstreckt sich über den Zeitraum zwischen dem 9. und dem 14. Jh. Eine Fläche von etwa 2300 m² ist mit einem abstrakten Dekor aus justinianischer Zeit bedeckt: unter anderem in der Vorhalle nach der *Schönen Tür,* an den Gewölben und Fensterbögen des Esonarthex, in den Lünetten über den vom Esonarthex in das Kirchenschiff führenden Türen, in den Laibungen der Seitenschiffbögen, an den Rippen der großen Kuppel und schließlich an den Umrahmungen der Apsishalbkuppel, der Fenster und der Exedren. Am besten läßt er sich mit sassanidischen und koptischen Textilien vergleichen. Wahrscheinlich gab es in der justinianischen Zeit keinen figürlichen Dekor; nach den zeitgenössischen Quellen war in der Kuppel nur ein einziges Kreuz dargestellt.

Dekor des 9. und 10. Jahrhunderts
Während der gemeinsamen Regierung Michaels III. und Basileios' I. wurde, wie es auch die Weihinschrift besagt, das ursprüngliche Kreuz in der Apsiskonche durch das Bild „Maria mit dem Kind" ersetzt. Diese Darstellung und die der Erzengel Michael und Gabriel (an den Anfängern des Triumphbogens), von denen nur noch Gabriel gut erhalten ist, wurden im Jahre 867 vollendet. Die Zeichnungen, die während der Restaurierungen der Brüder Fossati gemacht wurden, zeigen, daß in den Nord- und Südtympana sechzehn Propheten und vierzehn Kirchenväter dargestellt waren. Heute sind dank der unternommenen Reinigungsarbeiten im Nordtympanon Johannes Chrysostomos, Ignatios von Antiocheia und Ignatios Theophoros zu sehen. Ignatios Theophoros, der 877 gestorben war, wurde 886 heiliggesprochen, somit ist eine Datierung der Mosaiken ins Ende des 9. Jh. möglich. Bei den Restaurierungsarbeiten, die in den Jahren 1950–1954 in einem überwölbten Raum im südlichsten Teil der Westempore, früher *Sekreton* des Patriarchenpalastes, durchgeführt worden sind, wurden Mosaikfragmente einer Deesis und einer Anzahl Brustbilder oder ganzfigürlicher Darstellungen entdeckt: Ezechiel, der Martyrer Stephanos, Kaiser Konstantin, die Apostel, die vier Patriarchen Germanos, Tarasios, Nikephoros, Methodios, die den Ikonoklasmus bekämpft haben und in den Halbgewölben dargestellt sind. Methodios starb im Jahre 847, somit besitzen wir für die Ausführung der Mosaiken einen *Terminus post quem.* Die Bildnisse dieser geschichtlich bedeutenden Patriarchen sind auch eine Illustration des *Synodikons,* das in der orthodoxen Liturgiefeier verwendet wurde.

Die vier „Seraphim" an den Pendentifs können mit einem Bild Christi, das in der Hauptkuppel in ein Medaillon gefaßt war und kurz nach 1355 durch einen neuen Pantokrator ersetzt wurde, bei den Restaurierungen der Brüder Fossati also bereits verschwunden war, in die zweite Hälfte des 9. Jh. datiert werden. Nur die Seraphim im östlichen Teil sind erhalten, sie gehören aber in die Zeit der nach dem Erdbeben des Jahres 1346 durchgeführten Restaurierung (zwischen 1346 und 1355). Das ganzfigürliche Bildnis des Kaisers Alexander an der Ostseite des nordwestlichen Pfeilers der Nordempore wurde zwischen 912 und 913, also während seiner Regierung, ausgeführt. Aus der ersten Hälfte des 10. Jh. stammt das Bildfeld mit Leon VI. dem Weisen (886–912), der sich vor dem thronenden Christus zu Füßen geworfen hat; rechts und links von Christus weisen Maria und Gabriel, die in Medaillons gefaßt sind, auf die Inkarnation hin (Narthex, Lünette über dem *Kaisertor*). Das Mosaik in der Lünette über der Eingangstür von der südlichen Vorhalle in den Narthex zeigt Konstantin, der der Theotokos das Modell seiner neuen Hauptstadt, und Justinian, der ihr das Modell der Hagia Sophia darbietet. Nach der Paläographie der Inschriften zu schließen stammt das Mosaik aus dem 10. Jh. Es wurde wahrscheinlich bei der Neueröffnung der Kirche im Mai 994 angebracht, nachdem die Erdbebenschäden des Jahres 989 behoben worden waren.

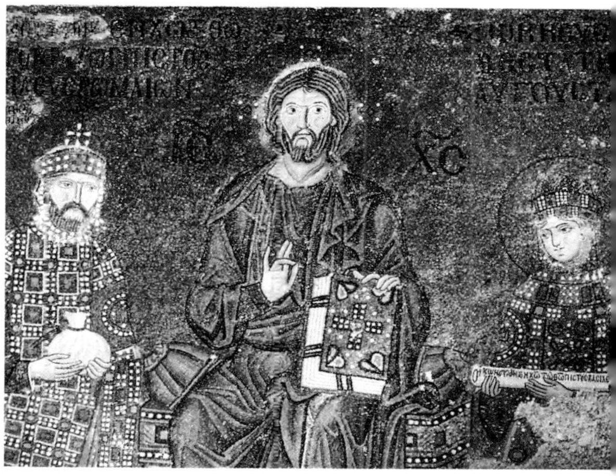

716 KONSTANTINOPEL. HAGIA SOPHIA.
Mosaik: der thronende Christus zwischen Zoe und Konstantin IX. Monomachos

Dekor des 11. und 12. Jahrhunderts

Zwei Votivmosaiken umrahmen ein Fenster der Südmauer und eins in der Südempore. Das erste wurde zwischen 1028 und 1042 ausgeführt und stellt den thronenden Christus zwischen Zoe (1028–1050) und Konstantin IX. Monomachos (1042–1055) dar. Das Mosaik wurde wahrscheinlich vom Patriarchen zur Erinnerung an die von den Herrschern an die Kirche gemachten Stiftungen bestellt. Die Kaiserin hält eine Privilegienbulle in Händen, während ihr Gemahl ein *Apokombion* (Geldbeutel, der etwa 720 Goldmünzen enthält) darbietet. Die Inschrift mit dem Namen dieses Kaisers sowie die Köpfe der drei abgebildeten Personen wurden wieder instandgesetzt. In der Tat stellte das Mosaik ursprünglich den ersten Gemahl der Kaiserin Zoe, Romanons III. Argyros (1028–1034) dar, wurde aber überarbeitet, so daß es die Züge ihres neuen Gemahls wiedergab. Auch der Kopf der Kaiserin wurde restauriert, nachdem er durch Michael V. (1041–1042), der sie in die Verbannung geschickt hatte, zerstört worden war. In jüngerer Zeit wurde die Meinung vertreten, das ursprüngliche Bild der Zoe stamme von einem anderen Bildfeld, ebenso wie das Bild Christi. Das zweite Votivmosaik zeigt Maria mit Kind zwischen Johannes II. Komnenos und seiner Gemahlin Eirene. Der Kaiser trägt ein *Apokombion,* die Kaiserin hält eine Stiftungsurkunde in der Hand. Das Mosaik wurde zur Thronbesteigung Johannes' II. im Jahre 1118 ausgeführt. 1122 wurde das Bild ihres Sohnes Alexios, der zu dieser Zeit Mitregent wurde, auf dem anschließenden Wandpfeiler hinzugefügt.

Dekor des 13. und 14. Jahrhunderts

Der Dekor der Kirche endet mit einer sehr schönen Deesis in der Südempore, die aber etwas fragmentarisch erhalten ist. Sie ersetzte ein älteres Mosaik und markiert die Anfangsphase der palaiologischen Kunst. Wahrscheinlich wurde das Werk vor 1300 ausgeführt, auf jeden Fall aber nach der Rückeroberung Konstantinopels im Jahre 1261 durch Michael VIII. Palaiologos.

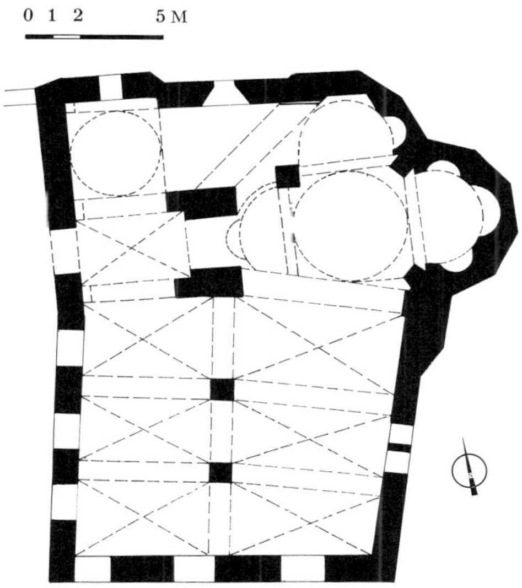

717 KONSTANTINOPEL.
THEOTOKOS-PANHAGIOTISSA-KLOSTERKIRCHE.
Muchliotissa. Grundriß
(nach A. Van Millingen)

THEOTOKOS-CHALKOPRATEIA-KIRCHE *(Acem Ağa Mescidi)*

Marienkirche der Kupferschmiede

Diese Basilika wurde im 5. Jh. (zwischen 450 und 460) in der Nähe der Hagia Sophia errichtet. Hinsichtlich ihrer Gründung gehen die Berichte der zeitgenössischen Quellen auseinander: sie wird nacheinander Verina, der Gemahlin Leons I. (457–474), oder Pulcheria, der Gemahlin Markianos' (450–457), die eine Synagoge am Kupfermarkt (Chalkoprateia) umgewandelt haben soll, zugeschrieben. Codinus schreibt diese Umwandlung Kaiser Theodosios II. (408–450), Theophanes Kaiser Justin II. (567–578) zu, der im Gegenteil die Kirche nach einem Erdbeben mit Sicherheit restaurierte und sie um eine Kapelle, in der das Gewand und der Gürtel der Gottesmutter aufbewahrt und verehrt wurden, erweiterte. Sie diente nach dem Nika-Aufstand (532) als Patriarchatskirche. Im 9. Jh. ließ Basileios I. (867–886) die beiden seitlichen Apsiden vergrößern und das Dach erhöhen. Diese Basilika, die in byzantinischer Zeit von sehr großer Bedeutung war (mehrere religiöse Feste wurden dort in Anwesenheit des Kaisers und des Hofes gefeiert), lag am Ende der lateinischen Besetzung in Trümmern. Die Moschee, die 1486 in der Apsis und im Bema eingerichtet worden war, wurde zu Beginn unseres Jahrhunderts aufgegeben. Sie fiel dem Ruin anheim. Die Überreste wurden erst 1920 identifiziert.

Die Basilika hat eine vorspringende außen polygonale Apsis mit drei Mauerseiten, die aus Backstein gebaut ist und die man noch sehen kann. In die Apsis war ein *Synthronon* eingebaut. Der Altar stand über einer kreuzförmig angelegten Krypta, die ausgegraben wurde. Die Kirchenschiffe waren mit Emporen ausgestattet; vor der Kirche lag ein Atrium. Ihr Grundriß erinnert sehr an den der Johannes-Kirche des Studios-Klosters: bei beiden Kirchen sind die Breite und die Dimensionen der Apsis identisch. Von der Ausschmückung sind keine Reste erhalten. An die Nordmauer des Atriums schließen die Grundmauern eines oktogonalen Backsteingebäudes mit vier halbrunden Nischen an. Mit diesem mittleren Bauteil sind an vier Seiten längliche, rechteckige Räume verbunden. Aus Versehen wurde dieses Gebäude zunächst für das Baptisterium der Basilika gehalten, konnte dann aber doch als Kapelle des hl. Jakobus identifiziert werden.

Die zeitgenössischen Quellen bestätigen, daß diese Kapelle im Atrium der Theotokos-Chalkoprateia-Kirche gestanden hat und von Justin II. errichtet worden ist. Die Fresken, mit denen sie geschmückt ist, lassen sich stilistisch und wegen des Charakters der Inschriften in die palaiologische Zeit zurückführen. Von einem einst sicher vollständigen Zyklus sind noch die Darstellung von zwei „Weisen auf ihren Pferden", ein Fragment der „Geburt Christi" (am mittleren Pfeiler des Oktogons, der westlichen Exedra gegenüber) und ein Fragment der „Ermordung des Zacharias im Tempel" in der östlichen Exedra erhalten.

718 KONSTANTINOPEL.
THEOTOKOS-PANHAGIOTISSA-KLOSTERKIRCHE.
Muchliotissa. Außenansicht

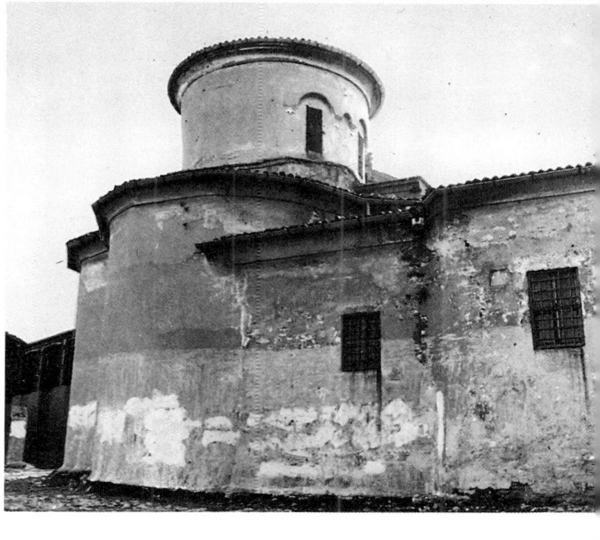

THEOTOKOS-PANHAGIOTISSA-KLOSTERKIRCHE *(Muchliotissa – Kanli Kilise)*

Marienkirche der Mongolen

Diese byzantinische Kirche ist als einzige bis heute in griechischen Händen verblieben. Die Tradition, nach der Maria Palaiologina, Tochter Michaels VIII. (1261–1282) und Gemahlin des Mongolenkhans Abagu, die Gründerin der Kirche gewesen sei, ist heute als falsch erkannt. In Wirklichkeit gehörte die Kirche zu dem um 1261 gegründeten Kloster, das 1266 von Isaak Komnenos, dem Onkel Michaels VIII., vergrößert und verschönert wurde, aber sehr wahrscheinlich handelt es sich nur um die Restaurierung eines am gleichen Ort gelegenen Klosters, das schon seit dem 10. Jh. bestanden hatte. Maria kehrte 1281 als Witwe nach Konstantinopel zurück und lebte als Nonne in diesem Kloster.

Das Gebäude wurde durch spätere Anbauten, besonders durch einen überwölbten Flügel an der Südseite und durch eine Säulenhalle vor dem Narthex, stark verändert. Sein ursprünglicher Grundriß war der einer Vierkonchenanlage. Sie war mit einer Zentralkuppel auf einem hohen Tambour, der auf vier Halbkuppeln ruhte, überragt, besaß aber weder *Pastophoria* noch einen Narthex. Jede Konche hatte außen fünf Seitenflächen, innen drei halbrunde Nischen. Heute sind von diesem alten Teil nur noch zwei Konchen erhalten. Der Narthex, der in drei Gewölbejoche unterteilt war, wurde wahrscheinlich während der palaiologischen Zeit angebaut. Nach einer neuen Hypothese diente das ursprüngliche Gebäude als Mausoleum und wurde später durch Hinzufügen des Narthex in eine Kirche umgewandelt. Die Wände sind verputzt; die Marmorverkleidungen sind verschwunden. Die Kirche besitzt eine schöne Mosaikikone aus dem 11. Jh. mit einer Darstellung der Theotokos Pammakaristos. An der späteren Umfassungsmauer befindet sich dem Eingang gegenüber ein skulptiertes Relief des Christus-Emanuel aus der palaiologischen Zeit.

719 KONSTANTINOPEL.
THEOTOKOS-PAMMAKARISTOS-KLOSTERKIRCHE.
Parekklesion. Ansicht von Südwesten

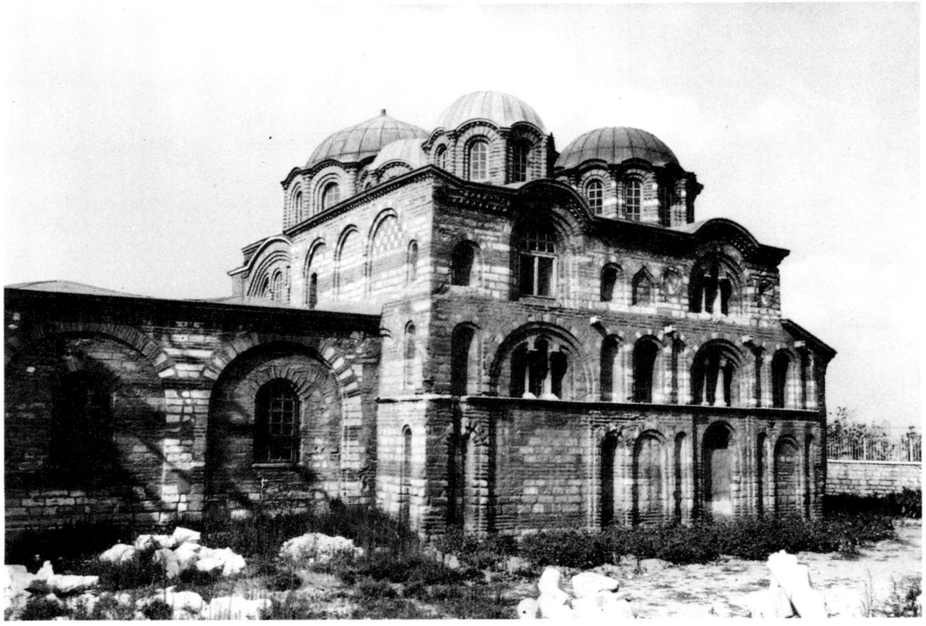

720 KONSTANTINOPEL.
THEOTOKOS-PAMMAKARISTOS-KLOSTERKIRCHE.
Grundriß
(nach W. Müller-Wiener)

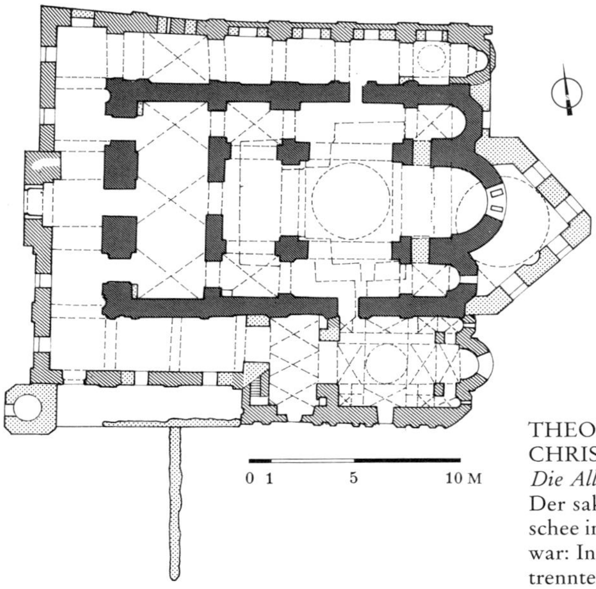

THEOTOKOS-PAMMAKARISTOS-KLOSTERKIRCHE UND
CHRISTUS-LOGOS-PAREKKLESION *(Fethiye Camii)*
Die Allerseligste Gottesmutter und Christus Logos

Der sakrale Baukomplex – die eigentliche Kirche und ein *Parekklesion* – wurde seit der Umwandlung in eine Moschee im Jahre 1586 mehrfach verändert, nachdem es seit 1456 Sitz des griechisch-orthodoxen Patriarchats gewesen war: Innenmauern wurden abgetragen, die dreifachen Arkaden, die an drei Seiten das Kirchenschiff vom Umgang trennten, wurden durch Bögen ersetzt, und auch die Apsiden wurden zerstört, um einen quadratischen Raum mit Kuppel zu erhalten. Die unlängst durchgeführten Restaurierungsarbeiten haben schließlich den ursprünglichen Zustand der Architektur sowie die verschiedenen Bauphasen wieder sichtbar gemacht. Die Hauptkirche wurde von Johannes Komnenos und seiner Gemahlin, Anna Doukaina, im zweiten Viertel des 12. Jh. errichtet. Mehrere Beweisstücke unterstützen diese Datierung: zunächst die Namen der Stifter selbst, die in einer Inschrift am Gesims des Bema erhalten sind, dann das Mauerwerk, bei dem die Technik der „zurückgesetzten" Backsteine als Gestaltungselement verwendet wurde, und schließlich die Nischen an der Außenwand. Der ursprüngliche Grundriß hatte einen Chorumgang, dem an der Westseite ein Narthex vorgelagert war: der von einer Kuppel überwölbte mittlere Raum war in der Tat an drei Seiten von einer dreifachen Arkade abgegrenzt, während die Ostseite mit drei Apsiden abgeschlossen war. Vom Mosaikdekor ist an einem Bogen ein pflanzliches Ornament erhalten. Zwei Mosaikikonen, die heute im Griechischen Patriarchat in Istanbul aufbewahrt werden, stammen sicher aus dieser Kirche. Sie stellen die Theotokos Pammakaristos und Johannes den Täufer dar, zu dessen Füßen eine Gestalt, wahrscheinlich Johannes Komnenos, fragmentarisch erhalten ist.

Zu Anfang des 14. Jh. (um 1310) wurde zu Ehren des Protostrators Michael Dukas Glabas Tarchaneiotes von seiner Witwe an der Südostseite eine Grabkapelle *(Parekklesion)* angebaut, wie in einer Inschrift an der Süd- und

721 KONSTANTINOPEL.
THEOTOKOS-PAMMAKARISTOS-KLOSTERKIRCHE.
Innenansicht.

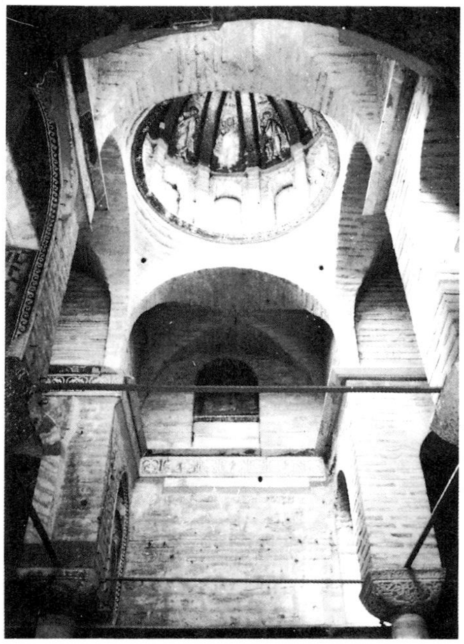

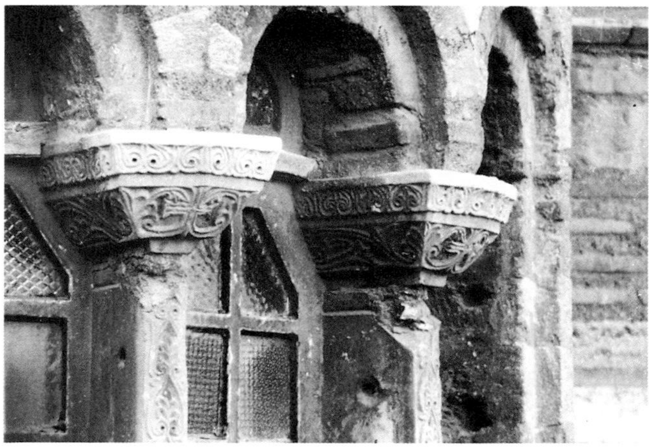

722 KONSTANTINOPEL.
THEOTOKOS-PAMMAKARISTOS-KLOSTERKIRCHE.
Arkaden-Kapitelle an der Außenwand

Westfassade festgehalten ist. Das *Parekklesion* war als kleine, selbständige Kreuzkuppelkirche mit vier Säulen aus prokonnesischem Marmor konzipiert. Der Narthex ist zweigeschossig, die obere Empore ist von zwei kleinen Kuppeln überwölbt. An den Ostwänden des Narthex sind noch zwei *Arkosolgräber* zu sehen; im Westen war ein drittes vorhanden. In der zweiten Hälfte des 14. Jh. wurde um die Kapelle ein Chorumgang gebaut, was der Grund für das Verschwinden der Westfassade war. Die Außenseiten sind mit abwechselnden Bögen, länglichen Nischen und konkaven Medaillons lebhaft aufgelockert.

Die Restaurierungsarbeiten haben die Schönheit des Mosaikdekors im *Parekklesion* aus der gleichen Zeit wieder zur Geltung gebracht. In der Kuppel ist der Christus Pantokrator, von zwölf Propheten umgeben, nach einer eher klassisch anmutenden Ikonographie dargestellt.

Die Apsis ist mit einer Deesis ausgeschmückt, bei der Maria und Johannes der Täufer von Christus getrennt dargestellt sind, um seine Rolle innerhalb des dekorativen Programms auf diese Weise deutlich hervorzuheben. Die *Prothesis,* das *Diakonikon* und zwei Eckfelder der Ostseite des Hauptschiffs sind mit Bildnissen verschiedener Bischöfe ausgeschmückt, die mit Inschriften versehen sind.

Desgleichen sind die Abschnitte der West- und Südwestwand des Schiffs mit Bildnissen von Mönchen und Heiligen geschmückt. In der östlichen Lünette des südlichen Kreuzarms ist die Taufe Christi, dargestellt, während in der Lünette des nördlichen Arms nur noch Fragmente der Himmelfahrt Christi erhalten sind. Zweifellos war einst der vollständige Zyklus der Zwölf Kirchenfeste (Dodekaorton) in den Lünetten ausgeführt. Das *Parekklesion* ist Christus geweiht, wofür auch sein Bild in der Mittelkonche ein Beweis ist. Sein Beiname „Hyperagathos" in der Apsis ist den Texten des Trauergottesdienstes entnommen und steht somit in engem Zusammenhang mit der Funktion der Kapelle. Selbst die Deesis ist als Hinweis auf das Jüngste Gericht eine Ikonographie, die mit Trauer und Begräbnis verbunden ist. Auch die Heiligen und Mönche sind zugegen, um für das Seelenheil der Verstorbenen Fürbitte einzulegen. An der Wand, die ursprünglich die Außenmauer des Naos war, wurden Reste von Fresken mit Figuren und Dekorationsmotiven entdeckt, für die eine Datierung in das Jahr 1290 vorgeschlagen wird. Dargestellt sind insbesondere „Maria im Kämmerlein" und der hl. Petrus, zwei Motive, die zu einem Zyklus des Marientodes (Dormitio Virginis) gehören, und „Maria, die Verschlossene Pforte".

THEOTOKOS-PANACHRANTOS-KIRCHE – JOHANNES-PRODROMOS-KIRCHE DES LIPS-KLOSTERS *(Fenari Isa Camii)*

Zwei aus verschiedenen Zeiten stammende Kirchen bilden gemeinsam diesen Gebäudekomplex, der im Jahre 1496 in eine Moschee umgewandelt und besonders bei der im Jahre 1636 nach einem Brand durchgeführten Wiederinstandsetzung verändert wurde.

Die Nordkirche ist eins der bekanntesten Beispiele der byzantinischen Architektur. Sie wurde 907 von dem Patrizier Konstantinos Lips, einem hohen Beamten am Hofe Leons VI., errichtet und der Theotokos Panachrantos (Immaculata oder Unbefleckte Jungfrau) geweiht: der Name des Stifters steht auf einem um die Apsiden laufenden Fries. Lange glaubte man, es handle sich um eine fünfschiffige Kirche, in Wirklichkeit ist ihr Grundriß aber der der Kreuzkuppelkirche mit Zentralkuppel (3,80 m Durchmesser). In der türkischen Zeit wurde sie völlig erneuert, wobei die ursprünglichen Säulen durch Bögen ersetzt wurden. Zu beiden Seiten des Bema befinden sich die *Prothesis* und das *Diakonikon.* Im südlichen Teil des Narthex, der drei Gewölbejoche hat, führt ein Treppenturm auf das Dach. Auf der Kirche sind vier kleine Kapellen um die Zentralkuppel angeordnet, zwei über dem Narthex und zwei über den *Pastophoria* (eine Art Sakristeien). Die Kapellen an der Westseite waren durch einen heute verschwundenen Gang miteinander verbunden und konnten über ein Treppenhaus erreicht werden, während man zu den beiden Ostkapellen über zwei vorspringende Außengalerien am Nord- und am Südtympanon gelangte. Von außen waren auf der Kirche fünf Kuppeln zu sehen. Die Mosaikausschmückung ist verschwunden, aber der außerordentliche Reichtum des plastischen Dekors ist heute noch zu bewundern, z. B. das Kranzgesims an der Kuppelbasis, der mit sechs einander ansehenden Adlern verziert ist; ein zweites Kranzgesims an den Bogenanfängen, wo jedes Dreieck ein verschiedenes Motiv enthält und schließlich der wundervolle Dekor am steinernen Fensterkreuz in der Apsis. Diese Reliefs wurden sicher durch den Dekor der Polyeuktos-Kirche angeregt, von dem sich ein skulptiertes Fragment hier wiederfindet. Mehrere alte Inschriften auf den Marmorblöcken weisen darauf hin, daß es sich um wiederverwendetes Baumaterial handelt. Die islamische Kunst hat die Einlegetechnik, in der die Eudoxia-Ikone (Antikenmuseum) angefertigt wurde, und die polierten Fayenceplatten, die wahrscheinlich für Einfassungen verwendet wurden, beeinflußt.

Die Johannes-Prodromos-Klosterkirche wurde von Theodora, der Gemahlin Michaels VIII., einige Jahre vor der Abfassung des *Typikons* (1282) errichtet. Sie wurde unmittelbar an der Südseite angebaut, gleichzeitig mit einem überwölbten Gang, der den ganzen Gebäudekomplex an der Süd-, Ost- und Westseite umschloß. Die Kirche selbst hat ebenfalls einen Umgang: eine dreifache, von zwei Säulen (bei der Restaurierung 1636 entfernt) gestützte Ar-

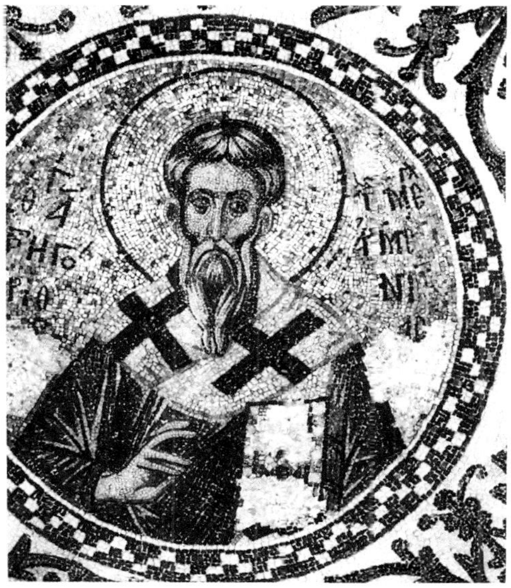

723 KONSTANTINOPEL.
THEOTOKOS-PAMMAKARISTOS-KLOSTERKIRCHE.
Mosaik: Gregorios der Armenier

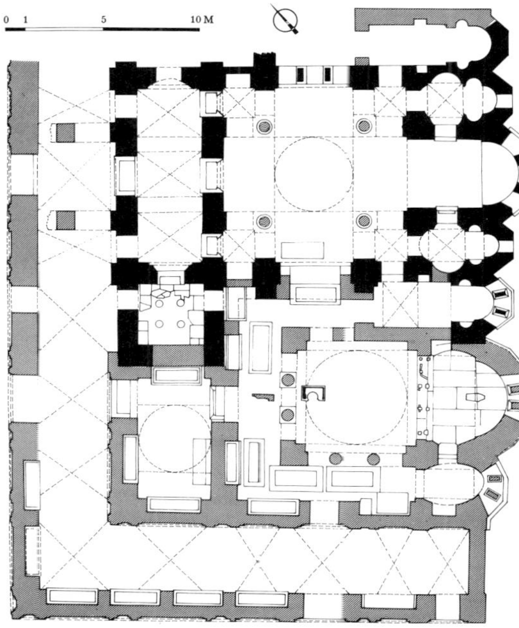

724 KONSTANTINOPEL.
THEOTOKOS-PANACHRANTOS-KLOSTERKIRCHE UND JOHANNES-KIRCHE DES LIPS-KLOSTERS.
Grundriß
(nach A. H. S. Megaw)

725 KONSTANTINOPEL.
THEOTOKOS-PANACHRANTOS-KLOSTERKIRCHE UND JOHANNES-KIRCHE DES LIPS-KLOSTERS.
Außenansicht. Ostseite

726 KONSTANTINOPEL.
THEOTOKOS-PANACHRANTOS-KLOSTERKIRCHE UND JOHANNES-KIRCHE DES LIPS-KLOSTERS.
Rekonstruktion
(nach J. Rebière)

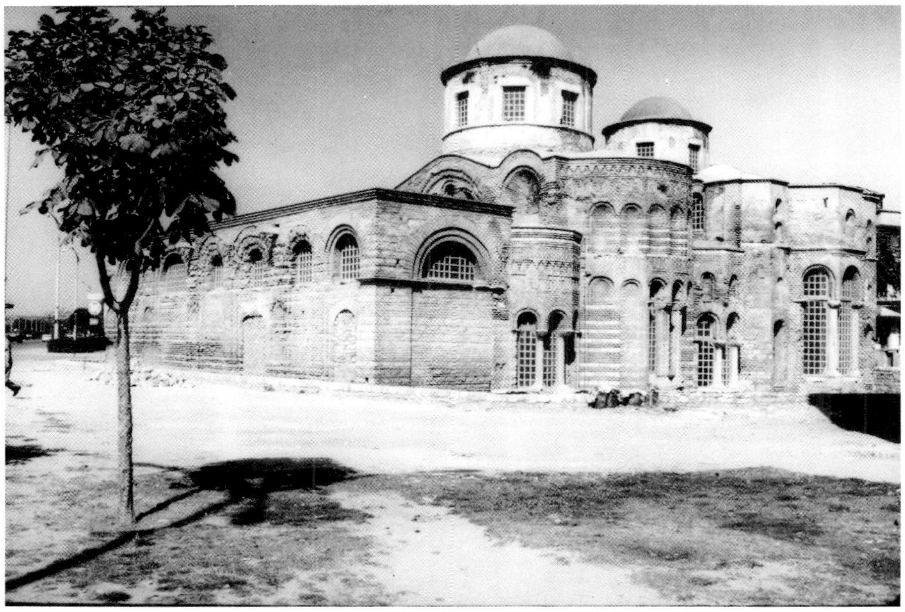

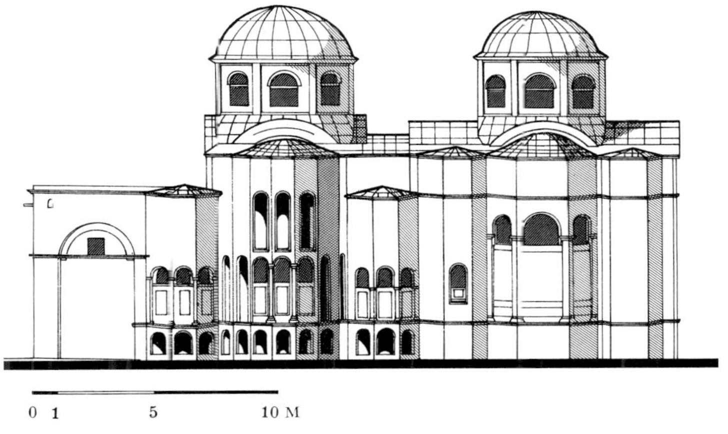

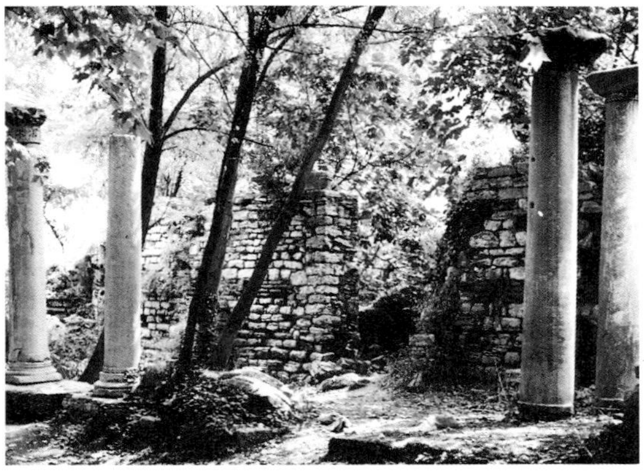

727 KONSTANTINOPEL. TOPKAPI SARAYI.
Säulen der Kirche

kade, die sich an der Nord-, West-und Südseite auf den Mittelraum öffnet. Die Kuppel wird von vier Steinpfeilern gestützt. Der Kirche ist ein Narthex mit Kuppel vorgelagert, der sich wegen des Treppenhauses der Nordkirche jedoch nicht über die ganze Länge des Naos erstreckt. In der Kirche sind mehrere *Arkosolgräber* errichtet: fünf im Naos, vier im Narthex und sieben im Umgang. Der plastische Dekor ist der gleiche wie der der Nordkirche. Vom Fußbodenbelag ist ein mit Flechtmustern dekoriertes Bruchstück erhalten geblieben. Die Außenmauern sind reich mit Nischen und waagerechten, um das ganze Gebäude laufenden Marmorbändern verziert.

TOPKAPI SARAYI
Dank den im Jahre 1937 durchgeführten Ausgrabungen wurden im zweiten Hof des Topkapı Sarayı die Reste einer Kirche gefunden, die mit einer Länge von 35 m und einer Breite von 21 m die kleinste der alten Kirchen Konstantinopels ist. Sie wird zwar in die Mitte des 5. Jh. datiert, wann sie aber zum ersten Mal geweiht wurde, ist noch unbekannt. Die Kirche war durch zwei Säulenreihen mit je sechs Säulen unterteilt.

Vom Atrium führten drei Eingänge zu dem an der Westseite liegenden Narthex. Zwischen dem Ende des Hauptschiffes und der Apsis befand sich ein Bema, das nach innen halbkreisförmig, nach außen polygonal mit drei Wandflächen gestaltet war. Unlängst wurde die Hypothese aufgestellt, es habe zu beiden Seiten des Bema und der Apsis zwei vorspringende *Pastophoria* gegeben.

Bei den Ausgrabungen wurden auch Überreste von Platten einer Brüstung, die mit durchbrochenen Motiven geschmückt sind, ein Kompositkapitell, ein weiteres Kapitell mit rechteckigem Querschnitt und Reste eines in „Opus sectile" gearbeiteten Fußbodenbelags (Mitte des 5. Jh.) mit geometrischem Dekor gefunden. Unter dem Fußboden wurden Gräber aus dem 12. Jh. entdeckt, die mit Inschriften versehen waren. Auch mehrere Münzen, besonders aus dem 5. Jh., sowie eine große Menge von Fayence-Verkleidungsplatten aus dem 10. und dem 11. Jh. wurden gefunden.

KLEINASIEN

BRUSSA *(Bursa)*

Die Stadt war eins der byzantinischen Zentren in Bithynien. Im 7. und zu Beginn des 8. Jh. wurde sie von den Arabern überfallen und verwüstet. Im Jahre 1075 nahmen die türkischen Seldschuken die Stadt ein, mußten sie aber im Jahre 1097 vor den heranrückenden Kreuzfahrern wieder räumen. Nach diesem Rückschlag wurde die Stadt heftig von den Türken und Byzantinern umkämpft. Schließlich konnte Kaiser Alexios Komnenos die byzantinische Oberhoheit über dieses Gebiet festigen. Unter Theodoros I. Laskaris wurde Nikaia Hauptstadt und Mittelpunkt des Widerstandes gegen die Lateiner. 1326 bemächtigten sich die Türken der Stadt Brussa, die nun unter dem Namen Bursa Hauptstadt des Osmanenreiches wurde. Bei den Erdbeben der Jahre 1801 und 1955 wurde die Stadt stark beschädigt.

Das *Hisar-Viertel* nimmt das Gelände der alten befestigten römischen und byzantinischen Stadt ein. Stellenweise sind die mit einigen Türmen verstärkten Befestigungsmauern noch zu sehen: aus der byzantinischen Zeit sind außer einem Teil der Zitadelle nur noch wenig Überreste vorhanden. Durch die Mauer führten vier Tore: das Kaplica-Kapisi-Tor im Nordwesten, das Hisar-Kapisi-Tor im Nordosten, das Yer-Pai-Tor im Südosten und das Zindon-Dapisi-Tor im Südwesten. Zwischen den beiden zuletzt genannten Toren wurde im 9. Jh. die Stadtmauer durch eine zweite Mauer mit einem tiefen Graben verstärkt. Außerhalb der Stadt erstreckte sich an einer Seite der Stadtmauer entlang der byzantinische Hippodrom.

Byzantinische Elemente finden sich an mehreren Stellen der Stadt, wie z. B. Im *Mausoleum Murats II.* eine monolithische Porphyrsäule mit Kapitell oder im *Yenikaplica-Thermalbadehaus* ein Marmorbecken, das von vier byzantinischen Säulen, welche die Kuppel stützen, umgeben ist. Das *Eskikaplica-Thermalbadehaus*, eine Anlage aus dem 14. Jh., weist byzantinische Bestandteile auf, wahrscheinlich Reste des prachtvollen kaiserlichen Bades, das nach Prokop an dieser Stelle von Justinian angelegt worden war. Das *Orhan-Gazi-Mausoleum* wurde auf einer byzantinischen Kirche errichtet, die wahrscheinlich eine basilikale Form hatte. Die geometrischen Mosaikornamente des Fußbodens, von dem noch Bruchstücke vorhanden sind, bestätigen dies.

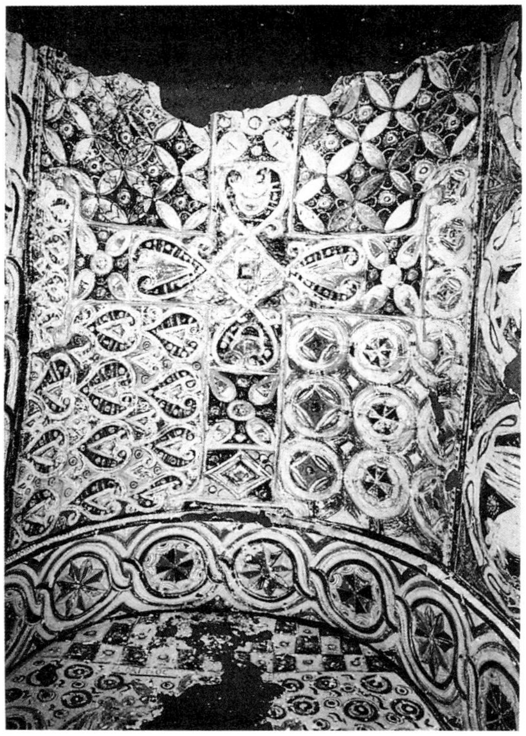

728 KAPPADOKIEN. PERISTREMA.
Dekor in der Kirche von Ihlara (Ausschnitt)

KAPPADOKIEN

Das Gebiet der kappadokischen Höhlenkirchen liegt im Zentrum der anatolischen Hochebene zwischen den Städten Aksaray, Kayseri und Niğde. Vor Millionen von Jahren überschütteten dieses Gebiet drei große Vulkane mit Lava, Asche und riesigen Felsbrocken. Natürliche, sehr starke Erosion, bei der die weichen Schichten der Erdoberfläche verändert oder abgetragen wurden, die härteren in ihrer Form aber erhalten blieben, schuf diese außergewöhnliche Landschaft mit ihren bizarren Formationen.

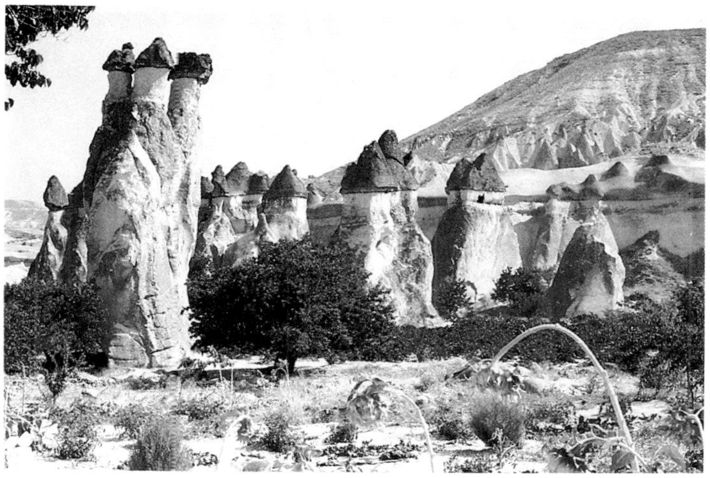

729 KAPPADOKIEN. TALKESSEL VON ZELVE

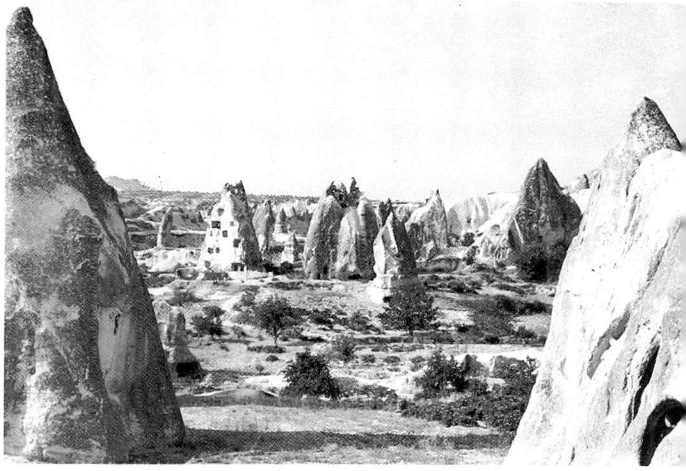

730 KAPPADOKIEN. ZENTRUM VON MAÇAN

Kappadokien erlebte eine wechselvolle Geschichte. Nacheinander besetzten Hethiterstämme und Phryger die Region, bis sie von den Persern erobert wurde, deren Oberherrschaft Alexander der Große ein Ende setzte. Mit dem Aufstieg Roms wurde Kappadokien zur römischen Provinz und erlebte während der spätrömischen Zeit und am Anfang des Byzantinischen Reichs eine Zeit des Wohlstandes. 647 eroberten die moslemischen Araber bei der ersten Invasionswelle unter dem syrischen Statthalter Mu'āwiya die Stadt Kaisareia, das alte Mazaka, die sie in einer zweiten 726 noch einmal eroberten. Die entscheidende Wende in den byzantinisch-arabischen Auseinandersetzungen trat 863 unter Michael III. mit dem Sieg über Omar, den Emir von Melitene, ein. Dieser Sieg bedeutete den Anfang der mehr als hundertjährigen byzantinischen Herrschaft.

Von der Mitte des 10. Jh. bis ins dritte Viertel des 11. Jh. erlebte Kappadokien eine Zeit des Friedens und des Wohlstandes, bis die seldschukischen Türken einfielen und 1067 Kaisareia besetzten.

1071 besiegte Alp Arslan den oströmischen Kaiser Diogenes bei Mantzikert nördlich des Van-Sees. Dieser Sieg bedeutet das Ende der byzantinischen und den Anfang der türkischen Herrschaft.

Das Christentum fand sehr früh Eingang in dieses kappadokische Gebiet, das im 4. Jh. zu den wichtigsten Zentren der Region gehörte. Es war ständig schweren Verfolgungen ausgesetzt. So sahen sich die Christen veranlaßt, ihre bisherigen Wohnstätten aufzugeben und in abgelegenen oder schwer zugänglichen Gegenden neue Unterkunftsmöglichkeiten zu suchen. Auf diese Weise kamen wahrscheinlich die ersten Siedler in die Region von Göreme, die mit ihren natürlichen Höhlen dazu wie geschaffen war.

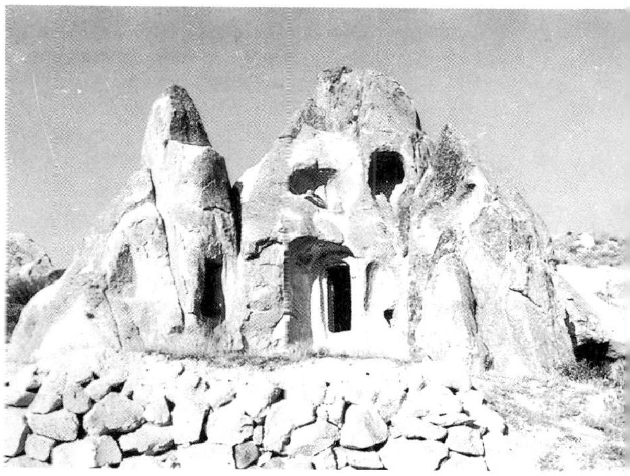

731 KAPPADOKIEN. GÖREME.
Eustathios-Kirche

ARCHITEKTUR

In Kappadokien entwickelten sich verschiedene Siedlungstypen, deren Aufbau und Aussehen von den örtlichen Gegebenheiten abhängen. Die Wohnungen, Kirchen und Klöster wurden in den weichen Tuff der Felswände, der einzelstehenden, auf natürliche Weise entstandenen Felskegel gehauen und in die Erde gegraben. Haupttypen sind: die Siedlung des alten Zelve, welche die Tuffwände der Täler entlang und in den Wänden entstanden ist; die „Wand"-Siedlung, die sich über die steil abfallenden Vorberge erstreckt und in der die Behausungen auf verschieden hohem Niveau ausgehöhlt wurden; die „kegelförmige" Siedlung in der Landschaft der natürlichen Bergkegel, in deren Innerem die Wohnräume ausgehöhlt wurden; die „schloßartige" Siedlung, sie wird wegen der durch die Verteilung der Häuser an den Abhängen der Hügel entstandenen Form so genannt; die „unterirdische" Siedlung, die bis zu einer Tiefe von zehn Stockwerken in den weichen Tuff getrieben wurde und sich über eine Fläche von einigen Kilometern erstreckt.

Besonders berühmt ist diese Region wegen ihrer Klosterkirchen, von denen die bekanntesten in der Nähe zweier vulkanischer Bergmassive liegen: des Argeios-Berges im Osten unweit von Kayseri mit den Tälern von Ürgüp, Ortahisar, Göreme und Soğanli und im Westen des Massivs des Hasan Dağ in der Nähe von Aksaray mit dem Peristrema-Tal. Selbst wenn diese Kirchen ziemlich verstreut sind, wurden doch gewisse geographische Anhaltspunkte festgelegt, nach denen diese Höhlenkirchen gruppiert werden. Man unterscheidet folgende Klostersiedlungen: den *Talkessel von Zelve,* der einer der phantastischsten Plätze ist; das *Zentrum von Çavuşin* mit einem eher eremitischen Charakter; das *Zentrum von Maçan,* das sich mit Göreme als einziges seit der frühchristlichen Zeit nachweisen läßt; das *Zentrum von Göreme,* wo die Klostersiedlung von sehr großer Bedeutung war; die *Gegend von Ürgüp,* die durch kleine, verstreute monastische Gruppen charakterisiert ist; das *Zentrum von Mavrucan;* das *Tal von Soğanli,* dessen Klöster von der protobyzantinischen Zeit bis ins 13. Jh. hinein ohne Unterbrechung besiedelt waren; das *Peristrema-Tal,* wo die in den Felsenwänden ausgehöhlten Kirchen sich zwischen den beiden Dörfern Beliseerma im Norden und Ihlara im Süden konzentrierten. Es konnte nachgewiesen werden, daß Mönche hier ununterbrochen bis ins 15. Jh. gelebt haben.

732 KAPPADOKIEN. GÖREME.
Eustathios-Kirche. Dekor in den Gewölben

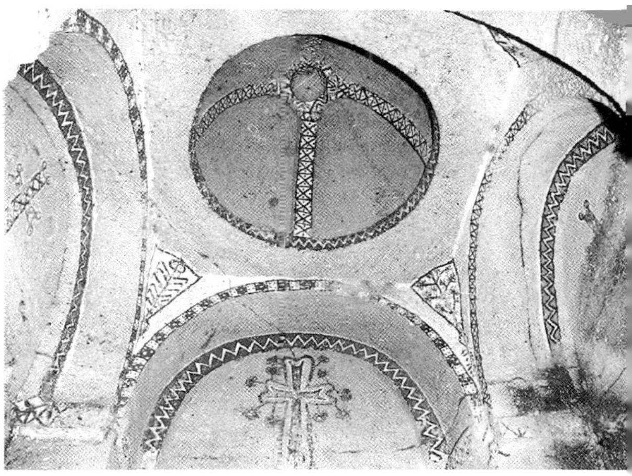

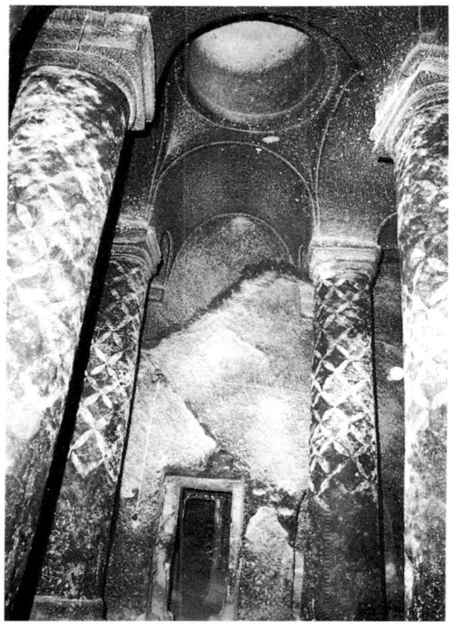

733 KAPPADOKIEN. ESKI GÜMÜS.
Innenraum der Kirche

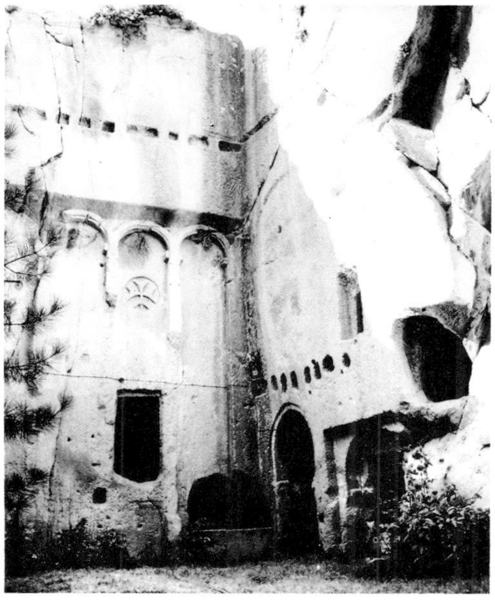

734 KAPPADOKIEN. ESKI GÜMÜS.
Eingang der Kirche

735 KAPPADOKIEN. ÇAVUŞIN.
Eingang der Johannes-Kirche

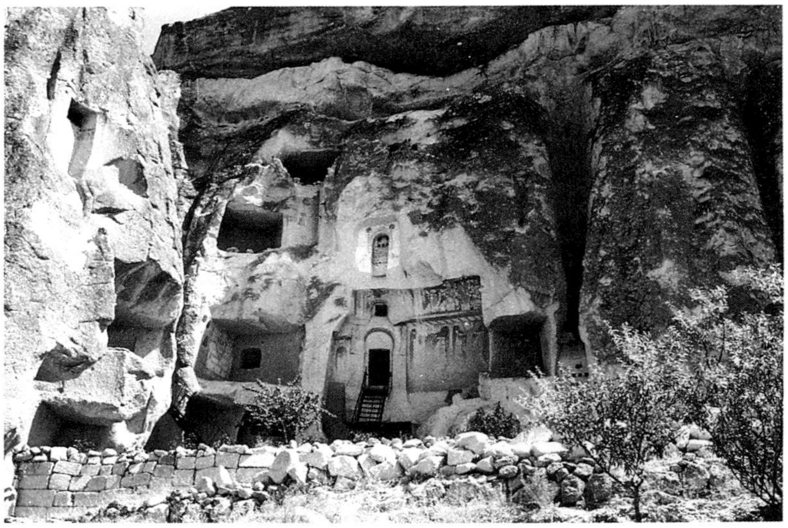

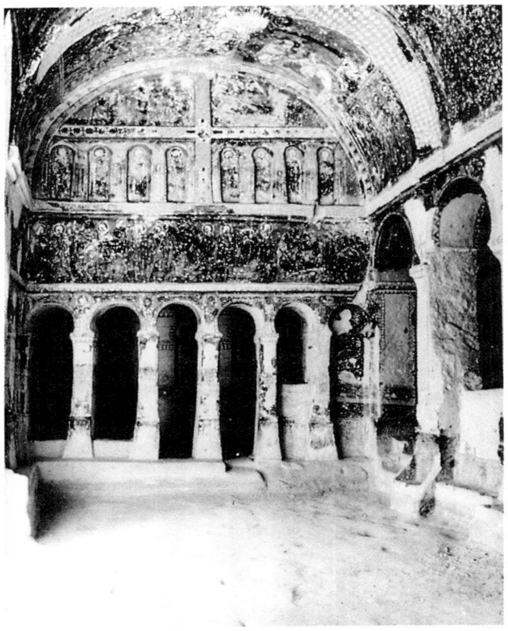

736 KAPPADOKIEN. GÖREME.
Dekor der neuen Kirche von Tokali

737 KAPPADOKIEN. GÖREME.
Grundriß der Neuen Kirche von Tokali

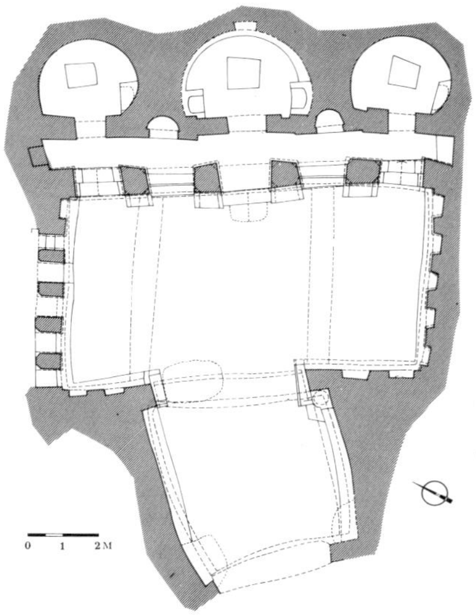

Da die Kirchen stark variierende Formen aufweisen, können mehrere Typen unterschieden werden. Der Typus, der am häufigsten vorkommt und der wichtigste ist, ist die aus der Frühstufe bekannte einschiffige Basilika mit Apsis – die Saalkirche. Das rechteckige Schiff, das gewöhnlich ein Tonnengewölbe besitzt, hat manchmal niedrigere Dekken. Bei diesem Typus, der eher zu den Kapellen zählt (mit Ausnahme der *Taubenschlag-Kirche von Çavuşin),* gibt es weder eine Ikonostase noch Seitenapsiden – oder wenn überhaupt, dann nur solche, die zu einfachen Nischen reduziert sind. Diese einschiffigen Kapellen sind manchmal durch einen Transversalbogen in zwei Gewölbeabschnitte unterteilt *(Barbara-Kapelle von Soğanli)* oder manchmal mit Seitennischen ausgestattet *(Tavşanli Kilise).* Zu diesem Typus zählt auch die Kirche mit zwei durch mehrere Arkaden miteinander verbundenen Schiffen, von denen das zweite meist eine Grabkapelle ist *(Balli Kilise)* sowie die dreischiffige Kirche *(Johannes-Kirche von Çavuşin).* Für den zweiten Typus, der häufig in Göreme vorkommt, ist die rechteckige Kirche mit einem tonnenüberwölbten Querschiff mit drei Apsiden charakteristisch *(Neue Kirche von Tokali).* Zum dritten Typus gehört die kreuzförmige Kirche ohne Säule, d. h. mit dem Grundriß des „freien Kreuzes" (Tağar). Eine Kuppel oder eine Kalotte überwölbt den Mittelraum, die Kreuzarme haben Tonnengewölbe: bei mehreren kleinen Kapellen in Göreme wird die Kalotte von einem konischen oder pyramidenförmigen statt von einem zylindrischen Tambour getragen. Manchmal haben die etwas größeren Kirchen seitliche Apsiden, wodurch die Kirche den Grundriß einer Dreikonchenanlage bekommt *(Ortaköy).* Zum letzten Typus schließlich gehören Kirchen mit Säulen und mehreren Kuppeln: es ist der Grundriß der Kreuzkuppelkirche *(drei Kirchen in Göreme).* Sehr oft erscheint dieser byzantinische Typus in einer abgewandelten Form. Der Unterschied zwischen den Kreuzarmen und den leeren Räumen der vier Ecken wird undeutlicher gemacht; die Decken sind mit Ausnahme der mittleren alle gleich hoch. Von seltenen Ausnahmefällen abgesehen, schließt die Ikonostase die mittlere Apsis ab. Manchmal lassen sich Abweichungen von diesem Typus feststellen, wie in *Soğanli,* wo eine Kapelle nur drei Säulen hat, oder auch in der *Çarikli-Kirche* in Göreme, die nur die beiden Säulen der Ostseite hat. Im Inneren der Kirchen ist die Ausschmückung schlicht; sie besteht beinahe ausschließlich aus Pilastern, rechteckigen Bandgesimsen, Kapitellen, die oft zu einer viereckigen Deckplatte (Abakus) reduziert sind, Bogenfriesen und oft aus Wandnischen, die als Grabstätten dienten.

DER GEMALTE DEKOR

Um einen Überblick über die gemalte Ausschmückung zu gewinnen, empfiehlt sich wegen des extremen Reichtums und wegen der großen Zahl von Höhlenkirchen eine chronologische Klassifizierung.

Die Zeit vor dem 9. Jahrhundert

Die Wissenschaftler neigen dazu, die sogenannten präikonoklastischen und ikonoklastischen Kirchen zu dieser Gruppe zu zählen. Sie zeichnen sich besonders durch einen Bestand von gewissen Ornamenten frühchristlichen Charakters aus, wie z. B. die Weinrebe (Nordapsis der *Kirche Nr. 4 von Zelve)* und die Weinranken, die in den Gewölben bei den großen, gemalten Kreuzen als Hintergrund dienen *(Stephanos-Kirche von Cemil);* Kreuz und Palmen, Flechtmuster, Medaillonfriese *(Kirche Nr. 3 von Güllu Dere).* Die präikonoklastischen Kirchen haben nicht immer ein zusammenhängendes Programm: gewöhnlich werden im Sanktuarium der Triumph Christi *(Johannes-Kirche von Çavuşin),* des Kreuzes *(Stephanos-Kirche von Cemil)* oder der thronenden Maria *(Kirche Nr. 2 von Güllu Dere),* in der Kuppel Christus in seiner Herrlichkeit *(Daniel-Kirche von Peristrema)* dargestellt; am unteren Teil der Gewölbe befinden sich manchmal einige Szenen aus dem Christusleben *(Açikel Aga Kilise)* vor allem solche mit symbolischem Charakter; an den Wänden gibt es Votivkreuze und symbolische Darstellungen des ewigen Heils *(Stephanos-Kirche).* Von allen diesen Kirchen wird die *Basileios-Kirche von Sinassos* als eins der seltenen Beispiele einer mit Sicherheit ikonoklastischen Inspiration angesehen: das Kreuz ist das Hauptmotiv der gemalten Ausschmückung. An der Decke hebt sich ein großes, gemmenverziertes Kreuz vom schachbrettartigen Hintergrund ab, der von einem Flechtband umrahmt ist. Drei von Blattwerk umgebene Kreuze schmücken die Apsiswand, und in der Konche sind drei weitere Kreuze mit den Namen Abrahams, Isaaks und Jakobs gemalt, die als deren symbolische Darstellungen zu verstehen sind; schließlich gibt es an der Westwand in der Nähe eines Kreuzes eine Inschrift mit einem umstrittenen ikonoklastischen Inhalt.

738 KAPPADOKIEN. GÜLLU DERE.
Dekor der Decke in der Kirche Nr. 3

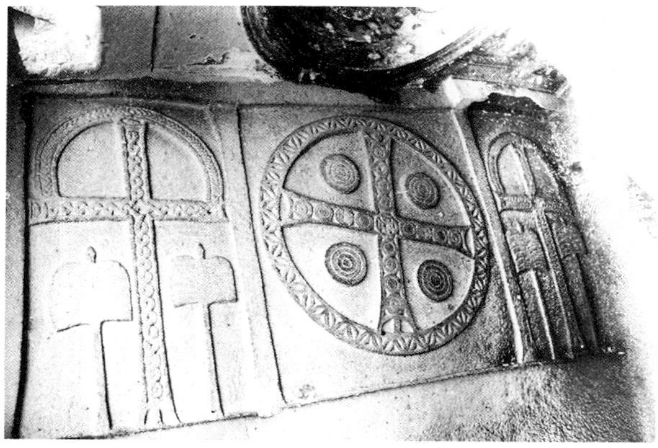

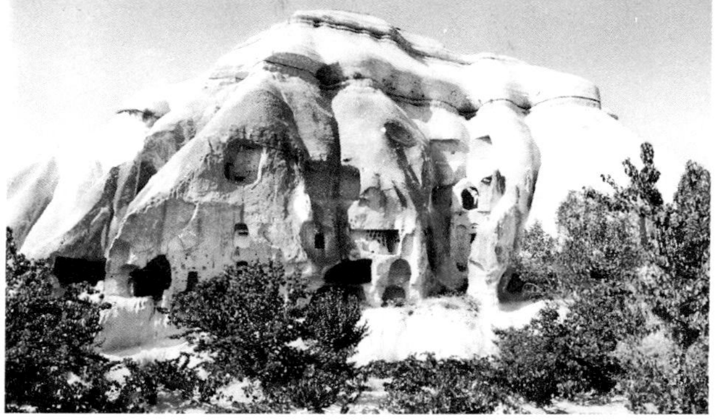

739 KAPPADOKIEN. GÜLLU DERE.
Eingang

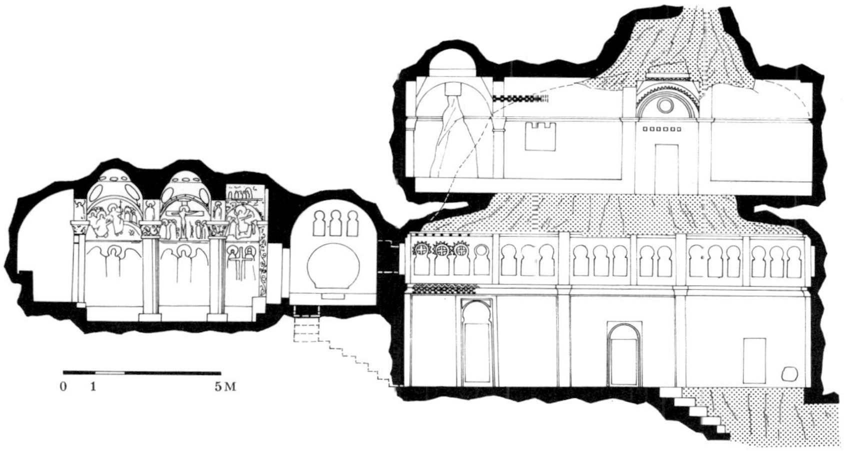

740 KAPPADOKIEN. GÖREME.
Karanlik Kilise.
Längsschnitt der Säulenkirche

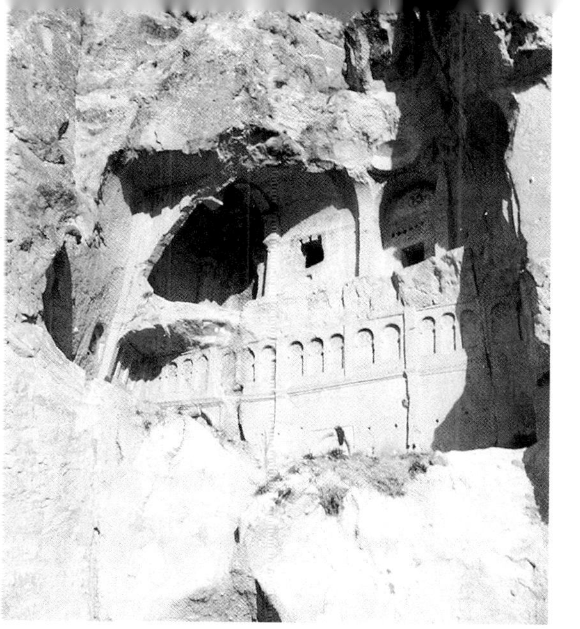

741 KAPPADOKIEN. GÖREME.
Karanlik Kilise.
Eingang der Kirche

Diese Zuschreibung mehrerer Kirchen an die ikonoklastische Zeit bleibt durchaus hypothetisch, denn einerseits ist bisher keine datiert worden, und andererseits ist das häufige Vorkommen der Kreuzdarstellung für diese Zeit (des Ikonoklasmus) nicht spezifisch.

Die Zeit zwischen der zweiten Hälfte des 9. und der ersten Hälfte des 10. Jahrhunderts
Diese sehr umfangreiche Gruppe enthält insbesondere kleine, einschiffige Kapellen mit einem Dekor des erzählenden Typus. An den Wänden und an den Gewölben sind in übereinanderlaufenden Zonen, von links nach rechts von der rechten Seite in der Nähe des Sanktuariums ausgehend, Szenen aus der Kindheit und aus dem späteren Leben Christi dargestellt, eine Illustration, die sich nach den kanonischen, mehr aber noch nach den apokryphen Evangelien, wie z. B. dem Jakobusevangelium, den Evangelien des Nikodemus oder des Pilatus, ausrichtet. Andere Erzählungen kommen selten vor. Die Apsis ist von einer triumphalen Erscheinung des thronenden Christus beherrscht. Stilistisch gesehen, kann man bei den Malereien zwei Kategorien unterscheiden: eine erste Kategorie, die durch die Rückkehr zu protobyzantinischen Vorbildern gekennzeichnet ist und Merkmale der Anfänge der makedonischen Renaissance an sich trägt (vgl. *Kiliclar Kilise,* deren Kunst oft mit einer Schrift des Gregorios von Nazianz [ms. grec 510] [880-883] verglichen worden ist); und eine zweite Kategorie, die provinziellen Charakters ist und an gewisse Formen der mittelalterlichen christlichen Kunst mit einer betont linearen Schematisierung erinnert. Diese beiden Typen werden durch zwei Dekors aus der Regierungszeit Konstantins VII. Porphyrogennetos (913-920) veranschaulicht: die Darstellungen des *hl. Johannes in Güllu Dere* und in *Tavşanli Kilise.*

Die zweite Hälfte des 10. Jahrhunderts
Diese Zeit ist der Höhepunkt der makedonischen Renaissance, der Triumph des klassischen Stils. Die Kirchen sind weniger zahlreich als die der ersten Jahrhunderthälfte, vielleicht aufgrund des Edikts des Kaisers Nikephoros Phokas (964), das die Gründung neuer Klöster untersagte. Die Ikonographie gehört noch dem erzählenden Typus an, gewisse Themen gewinnen jedoch beträchtlich an Bedeutung, wie z. B. das Pfingstwunder oder die Aussendung der Apostel.

Von diesen Kirchen ist eine einzige datiert, und zwar *der Taubenschlag in Çavuşin* unweit Göreme, die dank den Bildnissen der kaiserlichen Familie auf die Jahre 964–965, als Kaiser Nikephoros Phokas sich in Kappadokien aufhielt, zurückgeführt werden kann. Ein anderer bedeutender Dekor ist derjenige in der *Neuen Kirche von Tokali,* die hinter einer Kapelle der vorangehenden Zeit ausgehauen wurde. Sie stand sicher in Verbindung mit einem großen Kloster oder mit einer Gruppe benachbarter Klöster. Noch einmal begegnet vor allem das Thema der Kindheit und des Lebens Christi; stilistisch gesehen, handelt es sich innerhalb der Fresken, die auf den Klassizismus des 10. Jh. hinweisen, um ein einmaliges Beispiel sehr qualitätsvoller Malerei.

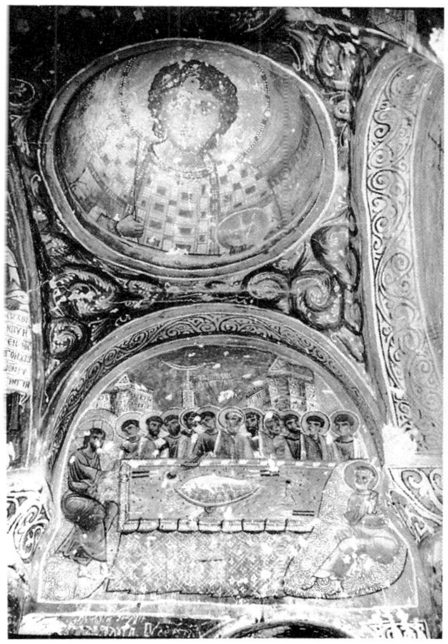

742 KAPPADOKIEN. GÖREME.
Karanlik Kilise.
Fresken aus dem 11. Jahrhundert

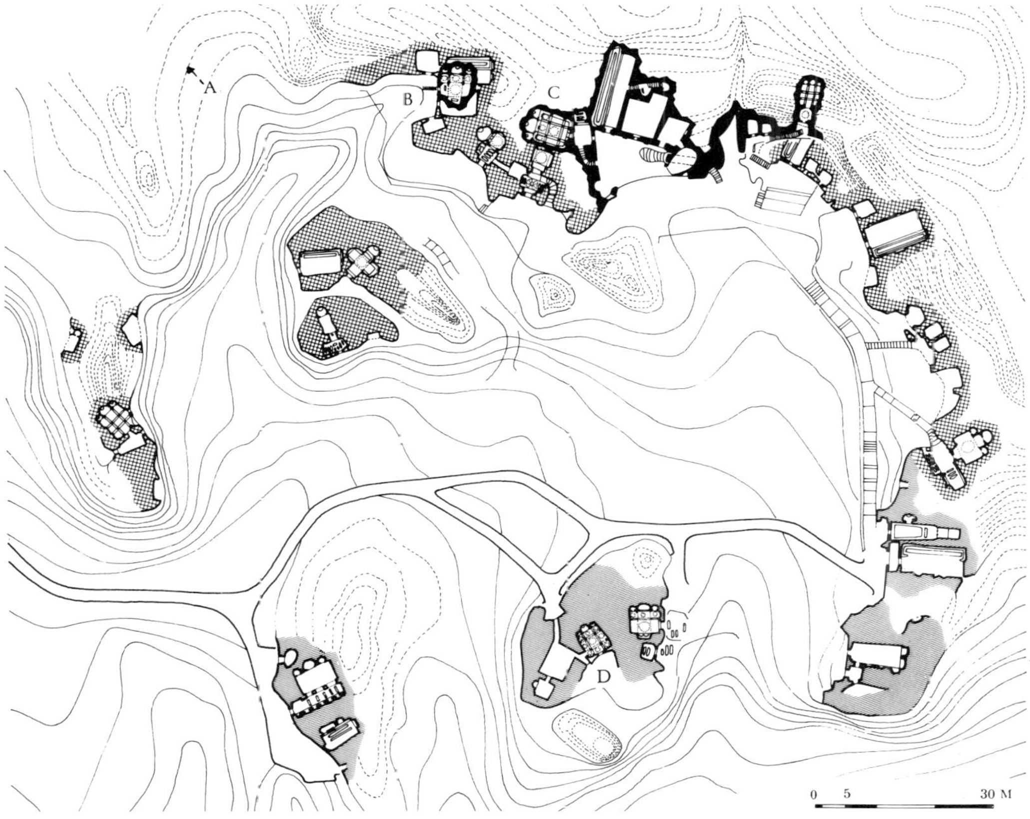

743 KAPPADOKIEN. PLAN DES TALS VON GÖREME
(nach Lithart und N. Thierry)
A. Tokali Kilise
B. Çarikli Kilise
C. Karanlik Kilise
D. Elmali Kilise

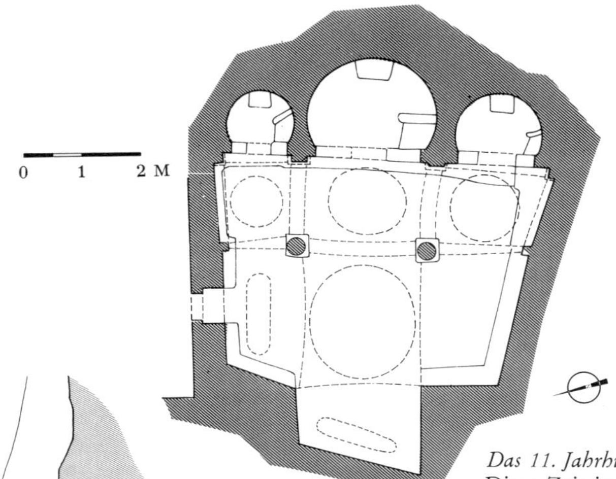

744 KAPPADOKIEN. GÖREME.
Çarikli Kilise.
Grundriß
(nach Lithart und N. Thierry)

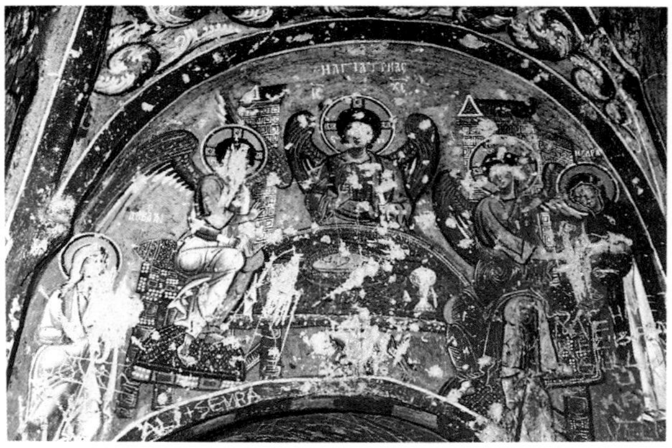

745 KAPPADOKIEN. GÖREME.
Çarikli Kilise.
Fresko: Gastfreundschaft Abrahams

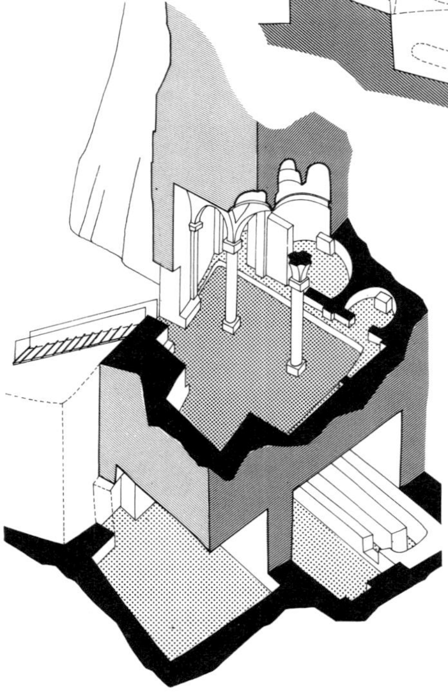

746 KAPPADOKIEN. GÖREME.
Çarikli Kilise. Axionometrischer Schnitt
(nach Lithart und N. Thierry)

Das 11. Jahrhundert

Diese Zeit ist durch einen starken Aufschwung monastischen Lebens gekennzeichnet. Einige Ausschmückungen wurden von reichen Stiftern, die zu diesem Zweck talentierte Künstler kommen ließen, in Auftrag gegeben. Das ikonographische Programm veränderte sich mit der Übernahme des Grundrisses der Kreuzkuppelkirche mit Zentralkuppel. Gewisse Kirchen, wie z. B. *Direkli Kilise* (976–1025), sind nur mit Heiligenbildern geschmückt. Was die anderen betrifft, so werden nicht mehr die sich auf das Leben Christi oder das Marienleben beziehenden Evangelientexte illustriert, sondern die großen liturgischen Feste: der früher erzählende Dekor nimmt theologischen und liturgischen Charakter an. Auch bei den Heiligendarstellungen tritt ein Wandel ein, und was dabei besonders auffallend ist, in der Apsis kommt die Darstellung der Deesis vor, während es sich sonst in der byzantinischen Welt um Maria mit dem Kind handelt. Der Stil kann klassisch sein, wie in der *Barbara-Kirche in Soğanli* (1006 oder 1021), oder auch realistischer, wie in der *Kerabas Kilise* (1060–1061). Die Malereien, die für die von der Hauptstadt stark beeinflußte Kunst dieser Zeit am charakteristischsten erscheinen, sind die der drei Säulenkirchen in Göreme: *Elmali Kilise* – die Apfel-Kirche, *Karanlik Kilise* – die Dunkle Kirche und *Çarikli Kilise* – die Sandalen-Kirche. Sie bilden dank den sehr begabten, aus derselben Schule kommenden Künstlern ein homogenes Werk. Dargestellt sind in den Gewölben und in den Laibungen Heilige und Propheten, in den Hauptapsiden die Deesis und in der nördlichen Seitenapsis die Theotokos, in der südlichen Abraham *(Karanlik Kilise)* oder der Erzengel Michael *(Elmali, Çarikli).* Eine letzte stilistische Tendenz veranschaulicht der Dekor in *Eski Gümüs,* der eine Schematisierung klassischer Vorbilder zeigt.

Das 13. Jahrhundert

Aus dem 12. Jh. existiert kein Dekor. Dies ist ohne Zweifel durch die ungünstige politische und militärische Lage zu erklären, die durch die Türkeninvasionen unter Konstantin X. Dukas (1059–1067) und später durch die Kämpfe gegen die Kreuzfahrer verursacht wurde. Aus dem 13. Jh. stammt der Dekor in der Kirche der *Vierzig Martyrer von Sebaste* in Suveç (1216–1217), deren in zeichnerischer wie in maltechnischer Hinsicht mittelmäßige Fresken Kompositionen des 11. Jh. nachahmen. Die Kirchen *Karsi Kilise* (1212) und *Kirk Dam Alti Kilise* (zwischen 1281 und 1304) sind durch Inschriften datiert.

Diese Beschreibung der kappadokischen Malerei abschließend, ist daran zu erinnern, daß diese Bilder hauptsächlich von Mönchen gemalt wurden. Es sind somit „Werke aus der Provinz", die sich in jeder Hinsicht von den Werken der großen kaiserlichen Werkstätten in Konstantinopel unterscheiden.

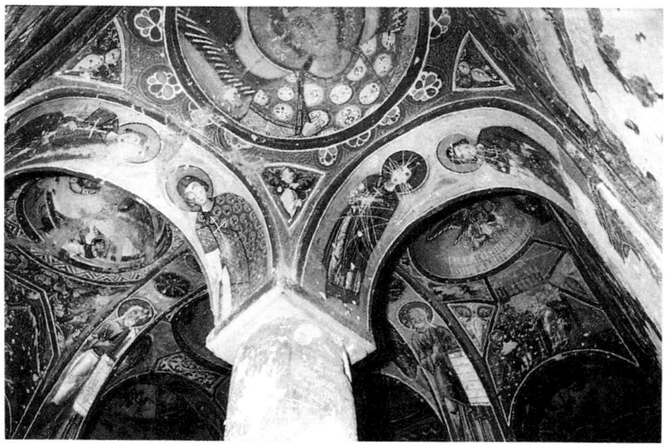

747 KAPPADOKIEN. GÖREME.
Emali Kilise. Innenraum.
Kuppeln und Bögen (Ausschnitt)

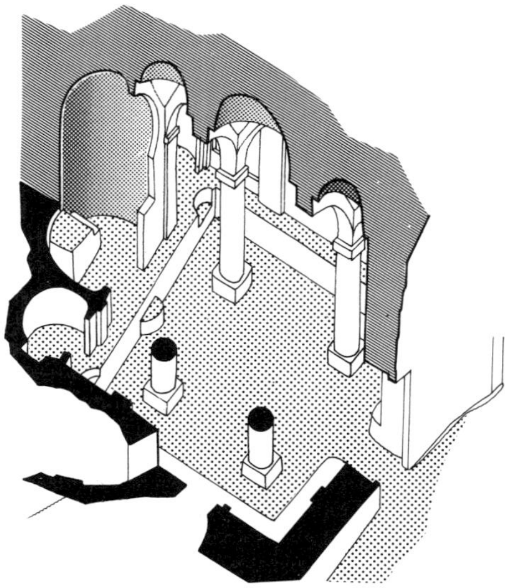

748 KAPPADOKIEN. EMALI KILISE.
Axionometrischer Schnitt

EPHESOS *(Ayasuluk, Selçuk)*

Die ionische Stadt Ephesos lag ursprünglich in einer tiefen Bucht an der Mündung des Kaystros, etwa in der Mitte der kleinasiatischen Westküste. Wahrscheinlich im 11. Jh. v. Chr. von griechischen Kolonisten unter Androklos gegründet, entwickelte sich Ephesos durch seine günstige natürliche Lage zu einem Haupthandelsplatz, an dem sich viele wichtige Handelswege kreuzten. Daraus erklärt sich, daß Ephesos zu einer der größten und reichsten Städte der antiken Welt wurde. Ephesos war auch ein bedeutendes geistiges und kulturelles Zentrum. Es entstand eine Reihe von Baudenkmälern und Tempeln, von denen das *Artemision* das großartigste gewesen ist. Ephesos wurde während der Eroberung Kleinasiens durch die Perser (546 v. Chr.) von den Truppen Kyros' des Großen eingenom-

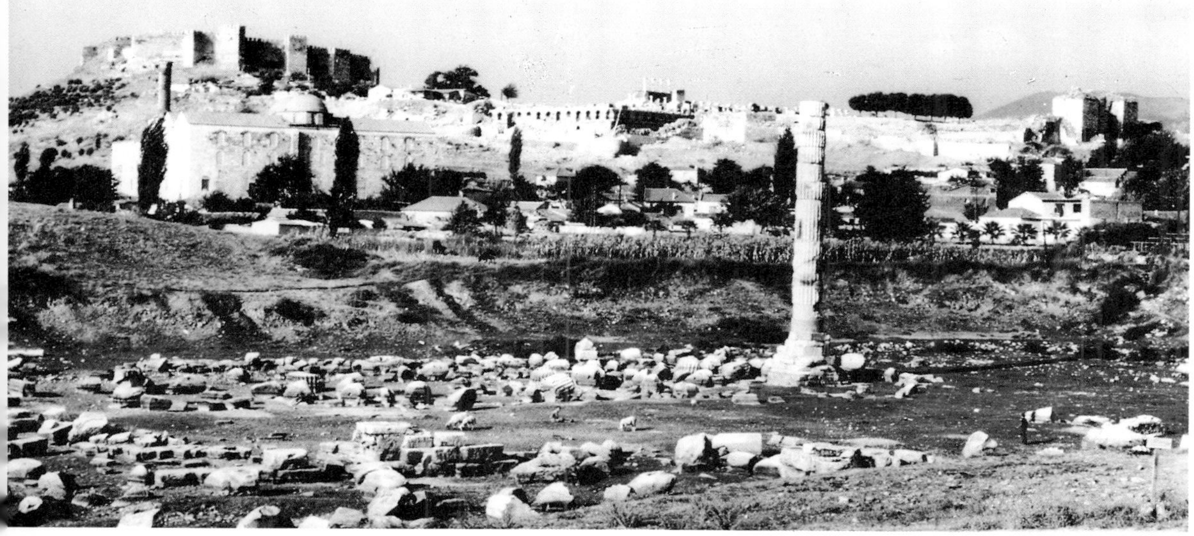

749 EPHESOS.
GESAMTANSICHT DER FESTUNGSANLAGE
auf dem Hügel von Ayasuluk

750 EPHESOS. VERFOLGUNGSTOR

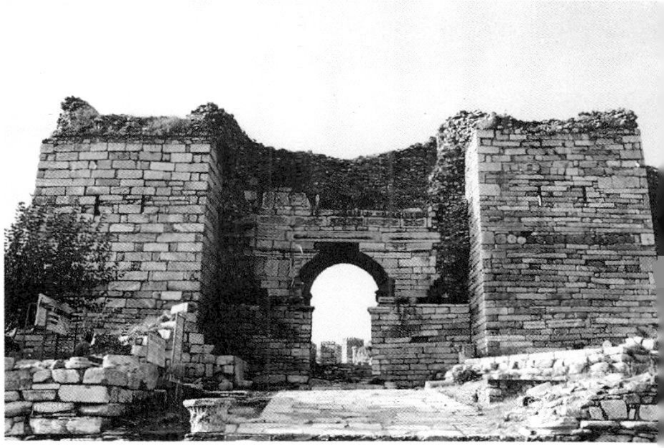

men. Mit der Befreiung der griechischen Siedlungen in Kleinasien durch Alexander den Großen im Jahre 334 v. Chr. war die Persermacht endgültig gebrochen. Nachdem der Diadoche Lysimachos (gest. 281 v. Chr.) bei der Reichsteilung nach Alexanders Tod Kleinasien erhalten hatte, kümmerte er sich als erstes um Ephesos: Da der alte Hafen allmählich verlandete, entstand anstelle der das ganze Gebiet verseuchenden Sümpfe ein neuer Hafen, und die Stadt wurde 2,5 km weiter südwestlich neu angelegt. Eine mächtige, 8 km lange Stadtmauer zwischen Pion- und Koressoshügel umschloß Hafen und Unterstadt. An dem neuen Platz erlebte Ephesos seine höchste Blüte. Unter Oktavian wurde es Hauptstadt der römischen Provinz Asia und zählte bis zu 200000 Einwohner.

Der Name Ephesos ist unlöslich mit der Ausbreitung des Christentums verbunden. Der Apostel Paulus wirkte drei Jahre (54–57) mit größtem Erfolg in der Stadt trotz der Gegnerschaft der Artemispriester. Ephesos wurde Mittelpunkt der kleinasiatischen Kirche. Im 4. Jh. war es Sitz einer mehrere Provinzen umfassenden Diözese. Kaiser Theodosios II. berief im Jahre 431 ein Konzil nach Ephesos ein, das den Nestorianismus verurteilte und Maria den Titel *„Theotokos* – Gottesmutter" zuerkannte.

Im 6. Jh. mußte die Stadt unter Justinian noch einmal ihren Standort wechseln: die malariaverseuchten Sumpfgebiete drohten wieder überhandzunehmen. Justinian ließ auf einem Hügel eine dem Apostel Johannes geweihte Basilika errichten, um die sich die Epheser niederließen. Auf dem Hügel wurde auch eine Festung genau an der Stelle errichtet, an der einst die Akropolis der von Andronikos gegründeten Siedlung stand. Johannes-Basilika und Festung wurden mit einer Mauer umgeben, von der Teile heute noch zu sehen sind. Dieses neue Ephesos nahm den Namen *„Hagios Theologos* – Johannes Theologos" (d. i. der Apostel Johannes) an, nach dem die Stadt von den Türken im 14. Jh. in „Ayasuluk" umbenannt wurde. Das „Tor der Verfolgung", durch das der Besucher heute die befestigte Stadt verläßt, stammt aus der byzantinischen Zeit. Auf dem Weg zwischen dem „Tor der Verfolgung" und dem unterhalb gelegenen Dorf stehen die Reste eines byzantinischen *Aquädukts.*

Bei den Ausgrabungen, die in den Jahren 1955–1956 im Gelände des antiken Ephesos durchgeführt wurden, sind nordöstlich der *Marienkirche (Konzilskirche)* Teile von byzantinischen *Thermen* (5. Jh.) entdeckt worden. Sie bestehen aus zwei nach verschiedenen Richtungen orientierten Teilen, die durch einen 50 m langen, mit Apsiden versehenen Gang miteinander in Verbindung stehen. Der erste Teil besteht aus den eigentlichen Bädern mit *Apodyterium* und *Caldarium.* Der zweite Teil enthält einen großen, rechteckigen Saal mit halbrunden Apsiden an den vier Ecken. Um diesen Kern der Thermen liegen mehrere Säle mit Apsiden und eine kleine Kapelle.

Im 10. Jh. war diese einst so blühende Stadt fast völlig verödet. Die Türken eroberten Ephesos erstmalig im Jahre 1090 und hielten sie bis 1097, dem Jahr, in dem Johannes Dukas sie zurückeroberte. Im Jahre 1304 wurde Ephesos endgültig von den Türken besetzt.

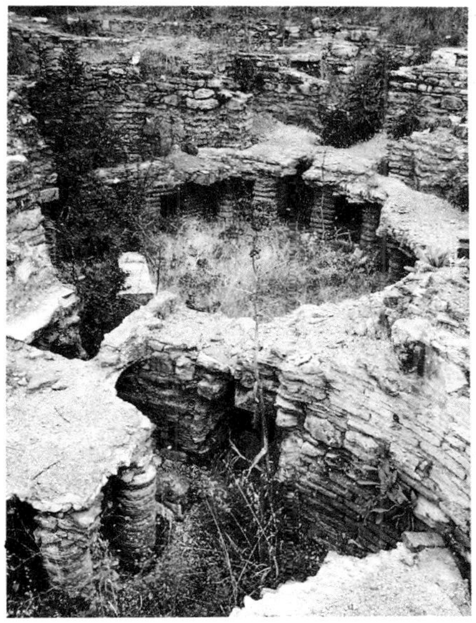

751 EPHESOS. ÜBERRESTE DER THERMEN

752 EPHESOS.
SÄULEN DER BYZANTINISCHEN THERMEN

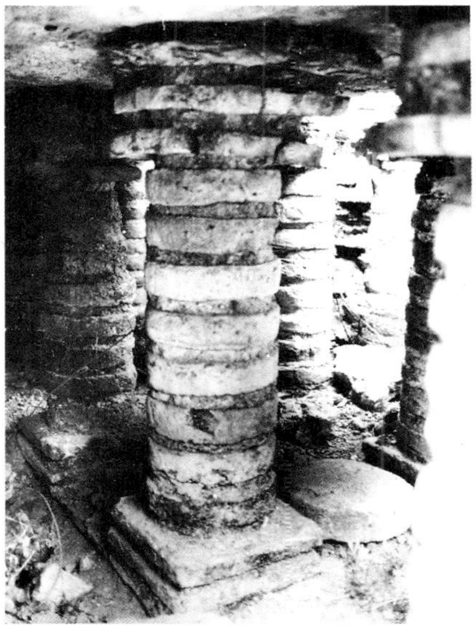

DIE JOHANNES-BASILIKA

Bei den Ausgrabungen, die am Standort der großen Kirche auf dem Hügel von Ayasuluk durchgeführt wurden, konnten drei verschiedene Bauperioden festgestellt werden. Im 4. Jh. wurde über dem Grab des hl. Johannes des Evangelisten ein *Tetrapylon* errichtet, eine Art viereckiges Mausoleum, dessen mittlerer Teil wahrscheinlich ein von vier Säulen gestütztes Kreuzgewölbe hatte, das an den vier Seiten durch Tonnengewölbe verstärkt wurde. Die Tonnengewölbe ruhten auf großen Pfeilern in den vier Ecken des Raumes. An der Ostseite kam etwas später eine Apsis hinzu.

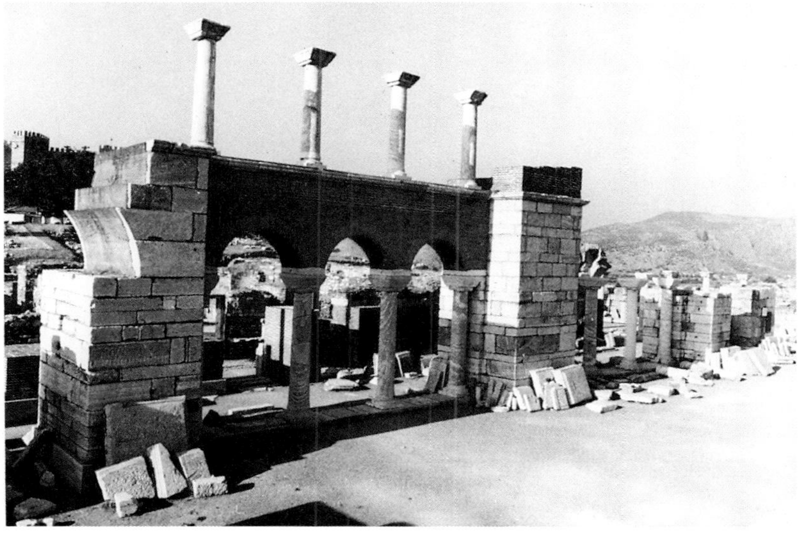

753 EPHESOS.
JOHANNES-BASILIKA.
Südwand des westlichen Gewölbeabschnitts

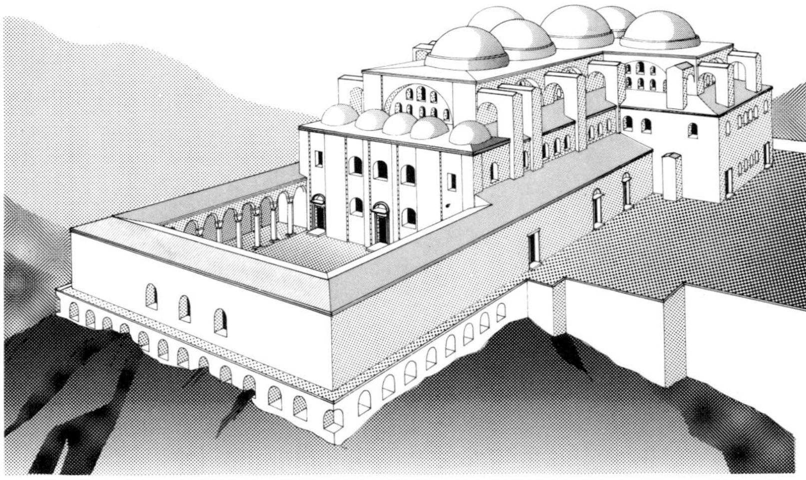

754 EPHESOS.
JOHANNES-BASILIKA.
Rekonstruktion
(nach H. Hörmann)

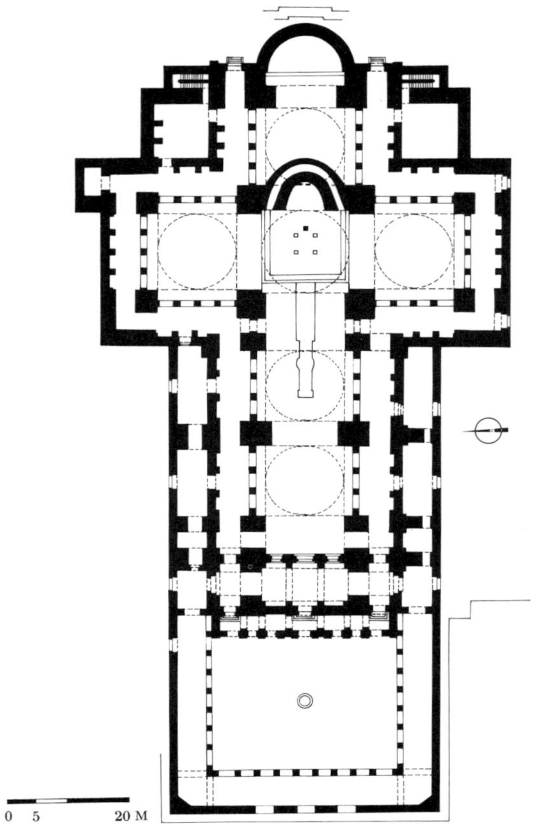

755 EPHESOS. JOHANNES-BASILIKA.
Grundriß
(nach J. Keil und C. Mango)

Zur Zeit Theodosios' II. (408–450) wurden um dieses *Tetrapylon* die vier Arme eines lateinischen Kreuzes jeweils in der Form einer mehrschiffigen Basilika gebaut: dreischiffig waren die im Norden, Süden und Westen (der westliche hatte auch einen Narthex und eine Eingangshalle), fünfschiffig die östliche Basilika, die mit einer Apsis abgeschlossen war. Der ganze Komplex war mit einem Holzdach bedeckt.

Kaiser Justinian und Theodora beschlossen noch vor dem Tod der Kaiserin (548), dieses Gebäude durch eine neue und größere Kirche zu ersetzen. Die dreischiffige Basilika hatte einen kreuzförmigen Grundriß und war über 130 m lang und 40 m breit. An der Eingangsseite waren ihr ein Narthex und ein Atrium vorgelagert. Zu beiden Seiten des Mittelschiffs hatte sie tonnenüberwölbte Emporen. Sechs große Kuppeln ruhten auf starken Pfeilern. Das Apostelgrab war mit einer zweistufigen Plattform abgedeckt, die mit einer Brüstung aus Steinplatten umgeben und gegen Osten durch ein halbkreisförmiges *Synthronon* abgegrenzt war. Vom Synthronon führte ein Gang in das Grabgewölbe. Die Basilika wurde im Jahre 565 vollendet. Vom inneren Dekor sind nur wenige Reste erhalten. Obwohl die ionischen Kapitelle, an denen die Monogramme des Kaiserpaares noch zu lesen sind, hohe Qualität zeigen, beschränken sich ihre Blütenornamente auf wenige Formen. Stellenweise sind noch Marmorplatten und Spuren der Mosaiken zu sehen, mit denen der Fußboden belegt war.

NIKAIA *(Iznik)*

Nikaia, das Zentrum von Bithynien, ist als Tagungsort zweier ökumenischer Konzilien bekannt: auf dem ersten, das Kaiser Konstantin d. Gr. im Jahre 325 einberief, wurde das Nikänische Glaubensbekanntnis gegen die Lehre des Areios verfaßt, das zweite Konzil von Nikaia, das siebte ökumenische, wurde von Kaiserin Eirene zur Beilegung des Bilderstreites einberufen. Zu Beginn des Jahres 1078 rief Nikephoros Botaneiates türkische Söldnertruppen zu Hilfe, um Michael VII. Dukas zu stürzen. Wahrscheinlich wurde Nikaia im gleichen Jahr noch von den türkischen Seldschuken genommen. Den Rittern des ersten Kreuzzuges gelang es jedoch im Juni des Jahres 1097, die Seldschuken in Nikaia zur Übergabe zu zwingen. Die Stadt wurde den Byzantinern zurückgegeben. Nach der Einnahme von Konstantinopel durch die Kreuzritter im Jahre 1204 suchte Theodoros I. Laskaris seine Zuflucht in Nikaia, wo er ein eigenes Kaiserreich gründete, dessen Hauptstadt Nikaia bis zur Wiedereinnahme Konstantinopels (1261) blieb. Nach der Einnahme Bursas (1326) durch den osmanischen Eroberer fiel auch Nikaia nach langer Belagerung in die Hände Sultan Orhans. Unter den Osmanen entstanden zahlreiche große Bauwerke.

Nikaia wurde gegen Ende der byzantinischen Herrschaft durch eine doppelte *Stadtmauer* geschützt, die stellenweise gut erhalten ist. Die hellenistische Befestigungsmauer ist verschwunden. Die innere, heute noch sichtbare Mauer ist wahrscheinlich im späten 3. Jh. von Kaiser Claudius gebaut worden; sie hat eine Länge von 4970 m. Die Stadtmauer bildete ein unregelmäßiges Polygon und hatte vier Tore, von denen drei noch erhalten sind: das *Yenişehir-Tor,* das *Istanbul-Tor* und das *Lefke-Tor.* Nach Erdbebenschäden in der Mitte des 6. Jh. wurde die Befestigungsmauer durch Justinian erneuert, der in der Stadt auch die *Thermen,* einen *Palast* und eine *Basilika* errichten ließ. Weitere Verbesserungen wurden angesichts der ersten Bedrohung der Stadt durch die Araber vorgenommen. Eine Inschrift erwähnt Instandsetzungsarbeiten in den Jahren 857–858 während der Regierungszeit Michaels III. Als Nikaia die Hauptstadt der von den Kreuzrittern aus Konstantinopel vertriebenen byzantinischen Kaiser wurde, ließ Theodoros I. Laskaris im frühen 13. Jh. eine konzentrische Vormauer errichten und die Hauptmauer höher ma-

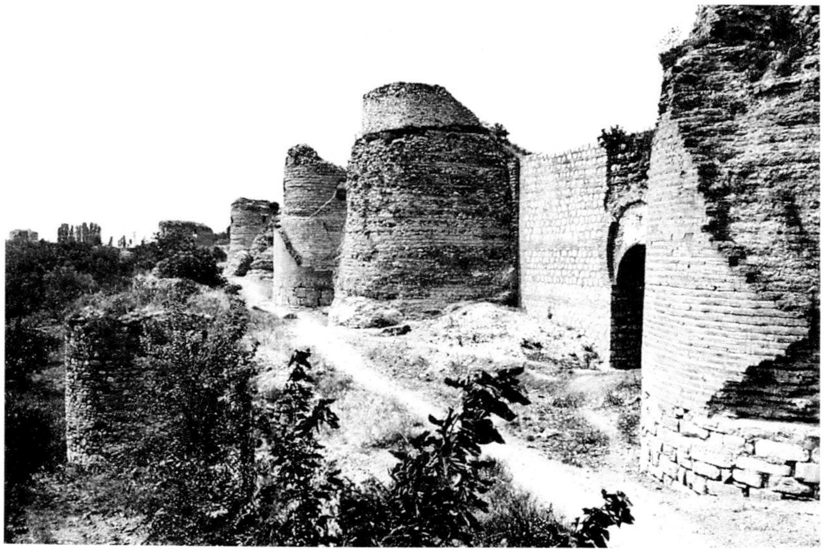

756 NIKAIA.
ANSICHT DER INNEREN STADTMAUER

chen. Am Fuß der neuen Mauer wurde ein tiefer Graben ausgehoben. Heute hat die erste Mauer über 110 Türme, die zweite beinahe 100. Der Abstand zwischen den beiden Mauern beträgt ca. 13–16 m. Die Außenmauer ist 6 m hoch und 1,60–2 m dick, die Innenmauer 9 m hoch und 3,70 m dick.

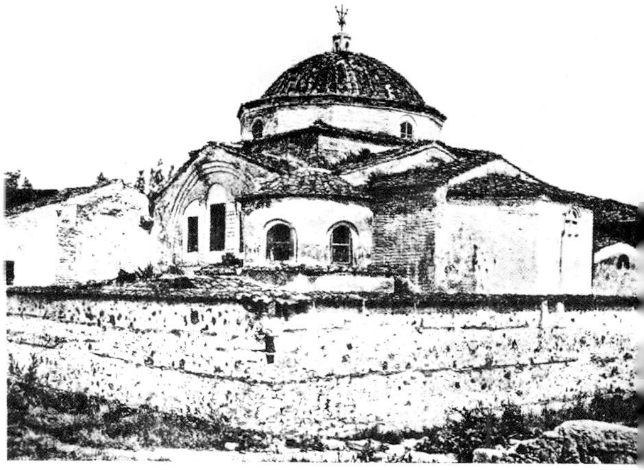

757 NIKAIA. KOIMESIS-KIRCHE.
Ansicht der Kirche von Südosten. Aufnahme aus dem Jahre 1912

DIE KOIMESIS-KIRCHE *(Dormitio Mariae)*
Da diese Kirche 1922 zerstört wurde, kann ihre ursprüngliche Form nur mit Hilfe einer photographischen Dokumentation und früherer Untersuchungen rekonstruiert werden. Heute bestehen nur noch die unteren Teile der Mauer, der Fußboden und einzelne Marmorbauteile. Sie hatte einen kreuzförmigen Grundriß mit einer Kuppel, die einen Durchmesser von 6 m hatte und von vier Pfeilern gestützt war. Sie wurde 1807 umgebaut und erhielt als Stütze vier Rundbögen, die durch einen Giebel verdeckt wurden. Nach dem Erdbeben im Jahre 1065 wurden diese Bögen gleichzeitig mit den Tympana und fast dem ganzen Narthex wiederaufgebaut. Die Seitenschiffe waren durch Arkaden, die von rechteckigen Marmorpfeilern gestützt wurden, vom Hauptschiff getrennt. Über den Arkaden befanden sich ursprünglich Emporen. Zu beiden Seiten der Apsis war je eine Kapelle eingebaut. Die Marmorkapitelle trugen das Monogramm des Mönchs Jakynthos, der die Kirche gegründet hatte. Für das Gründungsdatum erbringen die Mosaiken einen *Terminus ante quem:* das Jahr 730. Vor der ikonoklastischen Zeit waren oben am Bogen des Bema die Etimasia, an der Bogenbasis zwei Engelpaare, die Standarten mit dem dreifachen „Heilig"-Ruf in Händen hielten, und in der Apsis Maria, stehend, mit dem Kind dargestellt. Nach 843 ließ ein gewisser Naukratios das Kreuz, das während der ikonoklastischen Zeit die Apsis geschmückt hatte, durch eine ähnliche Darstellung Mariens ersetzen. Er brachte auch die vier Engel, die ebenfalls entfernt worden waren, wieder an ihren alten Plätzen an. Die Kirche muß demnach zwischen dem Ende des 7. und dem Anfang des 8. Jh. gegründet worden sein, wie auch durch ihr Mauerwerk bestätigt wird. In den Mosaiken des Narthex waren ein Brustbild der Maria Orans (Lünette über dem Eingangstor) und ein in einen Kreis einbeschriebenes Kreuz, das von Medaillons mit Brustbildern Christi, Johannes' des Täufers, Joachims, Annas und der Evangelisten umgeben war (Gewölbe und Pendentifs), dargestellt. Sie wurden zwischen 1065 und 1067 von dem Patrizier Nikephoros ausgeführt, der das Kloster der Theotokos, zu dem die Kirche gehörte, von Konstantin X. (1059–1067) als Schenkung erhalten hatte.

758 NIKAIA. KOIMESIS-KIRCHE.
Grundriß (nach T. Schmit)

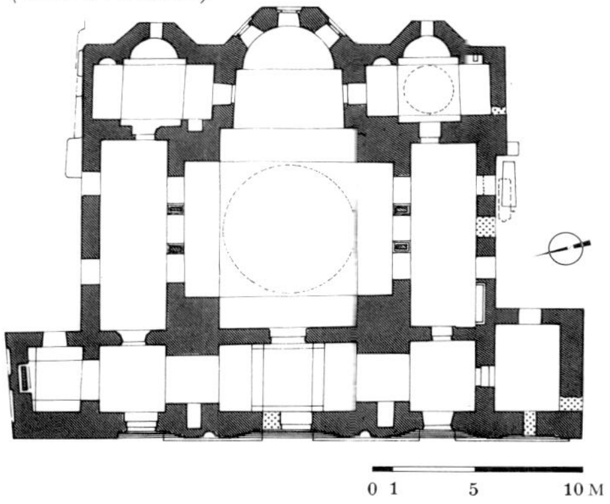

HAGIA SOPHIA
Bei den Ausgrabungsarbeiten im Jahre 1936 wurden die Reste zweier Gebäude freigelegt. Vom ältesten Bau, einer Basilika, stammt ein Marmormosaikfußboden und eine halbkreisförmige Apsis mit sechs Sitzreihen. Wahrscheinlich während der Regierungszeit Justinians gebaut, wurde sie bei einem Erdbeben im Jahre 1065 zerstört. Die neue Basilika wurde an der gleichen Stelle errichtet (11. Jh.), und bei dieser Gelegenheit wurde der Boden um 1,40 m erhöht. Die Basilika besaß einen Narthex; auf der Ostseite war sie mit einer Apsis, die von einer Prothesis und einem Diakonikon umgeben war, abgeschlossen. Vom Freskendekor ist heute nur noch ein Engel fragmentarisch erhalten. Die Fresken wurden wahrscheinlich im zweiten Viertel des 13. Jh. ausgeführt. Im Jahre 1331 wurde die Basilika in eine Moschee umgewandelt, die mit dem Niedergang der Stadt auch nicht mehr unterhalten wurde, so daß sie immer mehr verfiel.

759 NIKAIA. KOIMESIS-KIRCHE.
Mosaikdekor am Bogen des Bema (Ausschnitt)

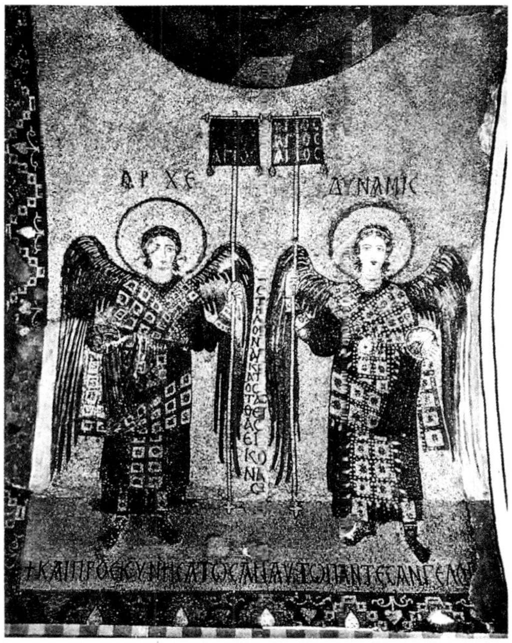

TRAPEZUNT *(Trabzon)*

Nach der Einnahme Konstantinopels durch die Kreuzritter im Jahre 1204 konnten zwei Söhne Kaiser Andronikos' I. Komnenos (1183–1185) nach Trapezunt flüchten, wo Prinz Alexios Komnenos ein neues Reich mit der Hauptstadt Trapezunt gründete und den Kaisertitel annahm. Die Komnenen hielten einen glanzvollen Hof; ihre Nachfolger regierten bis zum Jahre 1461, als es Mehmed II., dem Eroberer von Konstantinopel gelang, Trapezunt einzunehmen und dem Osmanenreich anzugliedern.

Die Stadt war wegen ihrer strategischen Lage am Schwarzen Meer und als Hauptwarenlager für den Handel auf dem Landweg mit Persien von großer Bedeutung. Der neue Kaiser ließ die Stadt durch eine Mauer, die in nordsüdlicher Richtung maximal 1 km lang war, befestigen. Dieses Festungswerk besteht aus drei Abschnitten: der am niedrigsten gelegene ist ein großer, fast quadratischer Platz, der auf seiner Nordseite ans Meer stößt. Die Mauern dieses Abschnitts stammen überwiegend aus späterer Zeit. Nach Süden anschließend und vom ersten Abschnitt durch eine Mauer getrennt, erhebt sich eine Zitadelle, die an der Ost- und Westseite durch tiefe Schluchten begrenzt ist. Von hier aus steigt der Boden über eine Reihe von Terrassen an. Im Norden trennte eine Mauer diese mittlere Zitadelle von der höhergelegenen, die in der Form eines Dreiecks angelegt und an den drei Seiten gut geschützt war. Im Süden war sie jedoch leichter zugänglich, und so kam es, daß sie von den Feinden meistens von dieser Seite aus angegriffen wurde. Innerhalb der Umfassungsmauer lagen die wichtigsten Verwaltungsgebäude und der *Palast,* von dem noch einige Reste, z. B. eine von zweiteiligen Fenstern durchbrochene Fassade, erhalten sind. Aus mittelalterlichen Quellen wissen wir, daß dieser Palast, der unter dem Namen der „goldene Palast der Komnenen" bekannt ist, besonders prunkvoll war: er hatte eine Marmortreppe, einen großen Saal mit Marmorfußboden und eine durch vier Marmorsäulen gestützte Kuppel. Die Wände waren mit Bildnissen der Komnenen-Kaiser geschmückt.

Die Befestigungsmauer war im Norden und im Süden durch eine Anzahl Türme verstärkt. Da sie größtenteils zerstört sind, läßt sich ihr ursprünglicher Verlauf nur noch schwer feststellen. Von den verschiedenen Gebäuden sind heute nur noch Mauern, Fenster und die Terrassen, auf denen sie gebaut waren, erhalten.

Von den Kirchen sind außer der *Hagia Sophia* und der *Panhagia Chrysokephalos* die *Anna-Kirche* (884–885), die *Eugenios-Kirche* (13. oder 14. Jh.) und die *Sabas-Kirche* zu nennen.

PANHAGIA CHRYSOKEPHALOS *(Fatih Camii)*
Die Kathedrale von Trapezunt war ehemals eine Klosterkirche und wurde 1461 in eine Moschee umgewandelt. Dieses große Gebäude, dem an der Nordseite ein tonnenüberwölbter Portikus vorgelagert ist, wurde nach dem Grund-

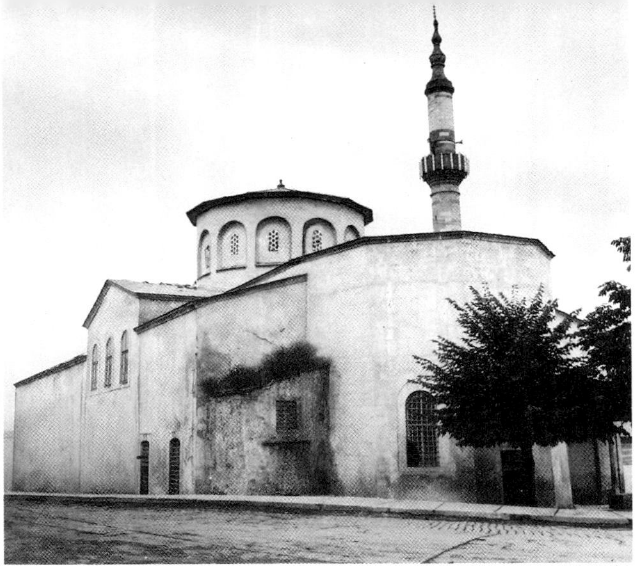

760 TRAPEZUNT. PANHAGIA CHRYSOKEPHALOS.

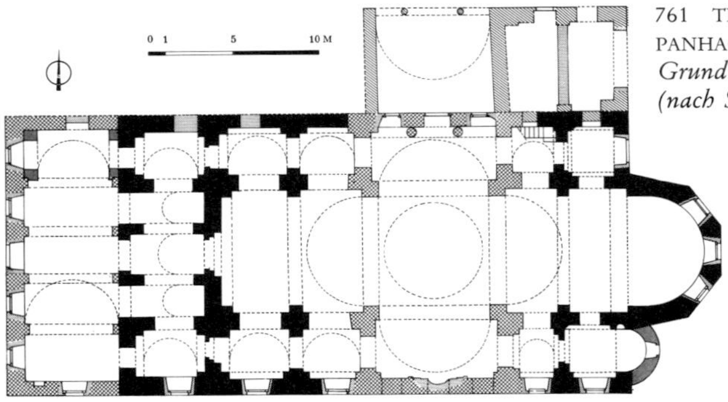

761 TRAPEZUNT. PANHAGIA CHRYSOKEPHALOS. *Grundriß (nach S. Ballence)*

riß der Basilika (Größe des Schiffes 24 × 15 m) gebaut, weist jedoch eine Reihe ungewöhnlicher Elemente auf. Sie hat über der Vierung eine Kuppel, die an der Außenseite einst mit vergoldeten Kupferplatten bedeckt war, und von daher hat die Kirche ihren Namen erhalten. Die Kuppel ruht auf einem Tambour mit umlaufendem Balkon. Zu den Emporen in den Kirchenschiffen führten Treppen an der Nord- und Südwand. Bei der Umwandlung der Kirche in eine Moschee wurde die Südtreppe entfernt, während die Nordtreppe in einen engen Raum ohne Öffnung auf das Kirchenschiff mündet, von dem eine von zwei Säulen getragene schmale Galerie zur Nordempore führt. Eine Seltenheit für Trapezunt sind der Exonarthex (als einziges Beispiel) und der Abschluß der Kirche mit einer einzigen Apsis, da alle anderen dreischiffigen Kirchen gewöhnlich mit drei Apsiden abgeschlossen sind. Die Apsis ist außen polygonal mit fünf Seiten, innen ist sie von der Prothesis und dem Diakonikon umgeben. Da die Kirche starken Veränderungen unterworfen worden war, hat man ihre verschiedenen Bauetappen zu rekonstruieren versucht. Demnach folgte auf eine erste Kirche, die an der gleichen Stelle stand und deren Bauzeit unbekannt war, eine Basilika, mit der das heutige Gebäude von der Apsis bis zum Narthex übereinstimmt (10. Jh.). Die Änderungen, die in der Folgezeit vorgenommen wurden, erstreckten sich auf das Errichten der Vierungskuppel und vielleicht auch auf den Exonarthex (12. Jh.). Später wurden die Klosterbauten im Nordosten wahrscheinlich um einige Teile erweitert (13. Jh.). Als nächstes wurden an der Nordseite eine Säulenhalle errichtet und die Fenster in der Apsis vergrößert (13. oder 14. Jh.). Schließlich wurde an der Südseite die Apsis angebaut (14. oder 15. Jh.).

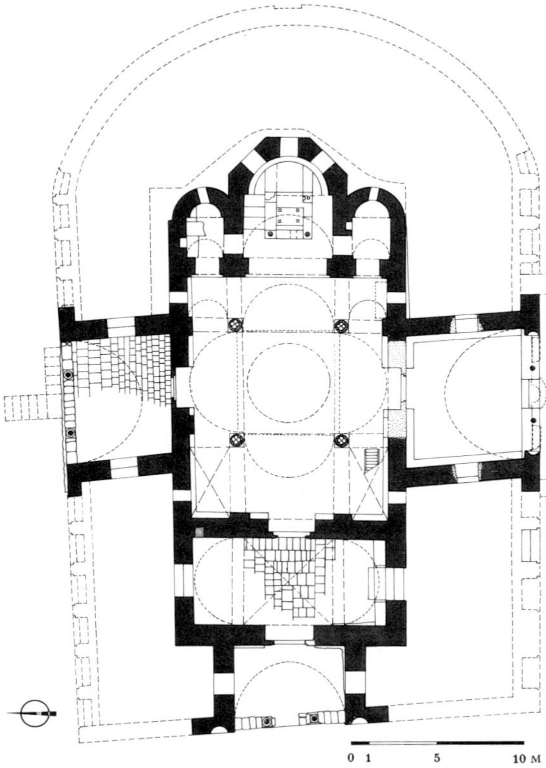

762 TRAPEZUNT. HAGIA SOPHIA. *Grundriß (nach D. Talbot Rice)*

HAGIA SOPHIA

In einer Entfernung von 2 km erhebt sich westlich der befestigten Stadt ein Gebäudekomplex, der aus einer Hauptkirche, einer kleineren, nördlich der größeren gelegenen Kirche, von der nur noch die Grundmauern erhalten sind, und aus einem Glockenturm (1427) besteht. Während der Restaurierungs- und Reinigungsarbeiten, die zwischen 1957 und 1962 dank der Unterstützung von Russel Trust durchgeführt wurden, war eine genaue Untersuchung der Hauptkirche möglich. Sie wurde nach 1250 von Manuel I. (1238–1263) gebaut, dessen Bildnis übrigens unter den Fresken erkennbar ist. Das Emblem der Komnenen ist am mittleren Fenster der Hauptapsis und am Tympanon der südlichen Eingangshalle angebracht. Die Terrasse, auf der die Kirche gebaut ist, wurde gegen Süden durch eine Stützmauer begrenzt, die verschüttet war, bei den Grabungen aber wieder gefunden wurde. In diese Mauer waren halbrunde Grabnischen eingelassen, deren Wände bemalt waren. Die Kirche ist nach dem Grundriß der Kreuzkuppelkirche gebaut; ihre Kuppel ruht auf einem hohen, zwölfseitigen Tambour. An der Ostseite ist die Kirche mit drei Apsiden, an der Westseite mit einem Narthex abgeschlossen. Die beiden seitlichen Apsiden sind außen rund, die mittlere Apsis ist polygonal. Drei große tonnenüberwölbte Säulenhallen umschließen die Kirche an der Nord-, Süd- und Westseite. Dieser Grundriß ist ein Einzelfall: es gibt tatsächlich bei keiner anderen byzantinischen Kirche etwas, was mit dieser Terrasse oder diesem Podium vergleichbar wäre. Auch sonst ist nirgends eine Kapelle über dem Narthex zu finden. Säulenhallen hingegen finden sich in Georgien wieder. Aus der Analyse des Niveaus der Grundmauer konnte geschlossen werden, daß der ursprüngliche Grundriß während der Bauarbeiten abgeändert wurde. An der Außenseite ist ein Teil der skulptierten Ausschmückung des Giebelfeldes der südlichen Eingangshalle erhalten. Der Dekor, der an den Dekor der Kirche von Aghtamar in Armenien erinnert, besteht aus einem Fries mit Szenen aus der Genesis. Die Säulen, die im Innern die Kuppel tragen, und die der Säulenhallen sind byzantinisch (5.–6. Jh.) und wurden hier wiederverwendet. Der skulptierte Dekor schließt auch Kapitelle aus dem Ende des 4. bis zum 9. Jh. mit ein, die ebenfalls wiederverwendet worden sind, sowie Gesimse mit Weinranken und Löwenköpfen, skulptierte Platten mit Kreuzen oder geflügelten Ungeheuern. Hinzu kommt ein in seldschukischem Stil skulptierter Dekor,

763 TRAPEZUNT. HAGIA SOPHIA. *Gesamtansicht von Südwesten*

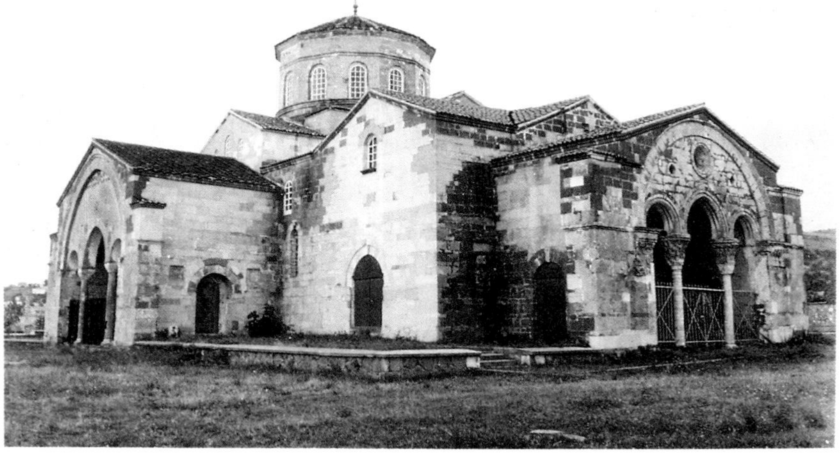

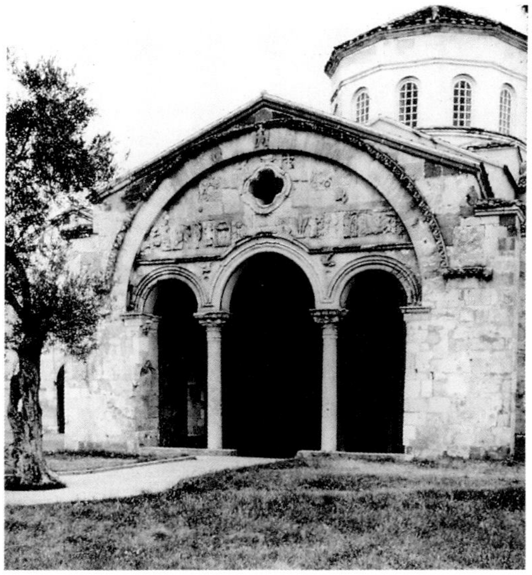

764 TRAPEZUNT. HAGIA SOPHIA. *Dekor an der Giebelwand der südlichen Portalvorhalle*

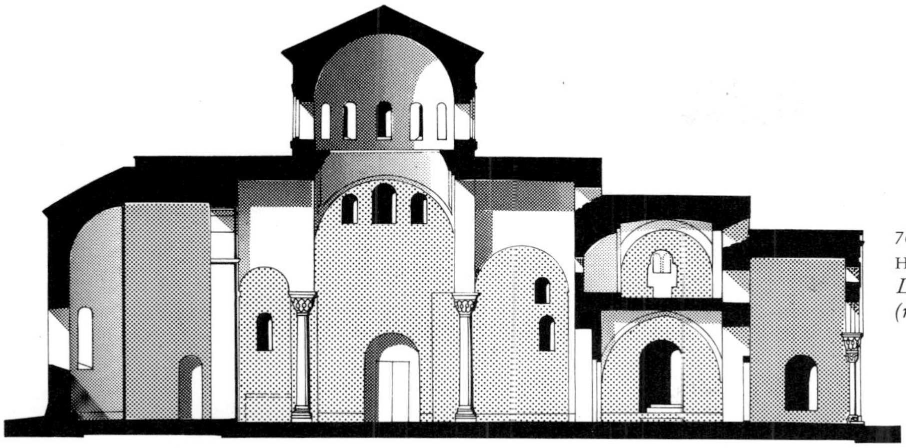

765 TRAPEZUNT. HAGIA SOPHIA. *Längsschnitt (nach D. Talbot Rice)*

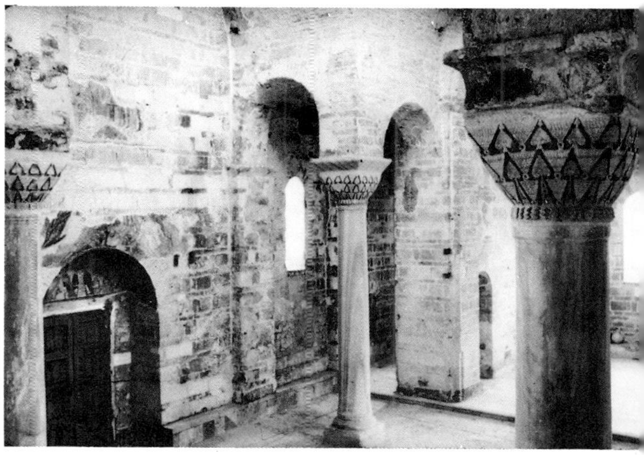

766 TRAPEZUNT. HAGIA SOPHIA. *Innenansicht. Seldschukischer Dekor*

der von seldschukischen Künstlern ausgeführt worden ist. Für den aus neunzehn verschiedenen Marmorarten bestehenden Fußboden wurde die Technik des „Opus alexandrinum" angewendet, das verschieden große, durch Flechtmuster miteinander verbundene Kreise zeigt, die sich um einen großen zentralen Kreis gruppieren.

Der in der byzantinischen Tradition stehende Freskendekor der Kirche wurde wahrscheinlich von einer Werkstatt ausgeführt, die von einem Meister geleitet wurde, der Schüler eines Malers in Konstantinopel war und vier Gehilfen zur Seite hatte. Ein großer Teil der Ausschmückung stammt aus den Jahren 1263–1270; der Narthex, ein Werk der gleichen Künstler, dürfte ein Jahrzehnt später und die westliche Vorhalle noch einmal zehn Jahre später entstanden sein. Die Kapelle im ersten Geschoß des Glockenturms ist aufgrund einer Inschrift in das Jahr 1443 zu datieren. Zu erwähnen sind die folgenden Fresken: Maria mit dem Kind, Erscheinung Christi nach der Auferstehung, Himmelfahrt (Sanktuarium); Szenen aus dem Zyklus der Kindheit Mariens (Seitenkapellen), Christus Pantokrator mit den Evangelisten, Lukas und die Geburt Christi, Markus und die Taufe, Matthäus und die Kreuzigung, Johannes und die Höllenfahrt Christi (Kuppel und Pendentifs); der Zyklus der Großen Kirchenfeste und der Passion (Naos), Deesis, einige Szenen aus dem Zyklus der Großen Kirchenfeste, Zyklus der Wunder Christi (Narthex); Fragmente des Jüngsten Gerichts (westliche Vorhalle), Hiob auf dem Misthaufen, Baum Jesse, der bruchstückhafte Zyklus der Präfigurationen Mariens (nördliche Vorhalle), Grabbildnisse (südliche Vorhalle).

Wegen der Bedeutung, die den Szenen der Passion und der Auferstehung beigemessen wurde, war die Kirche vielleicht als Grabdenkmal vorgesehen.

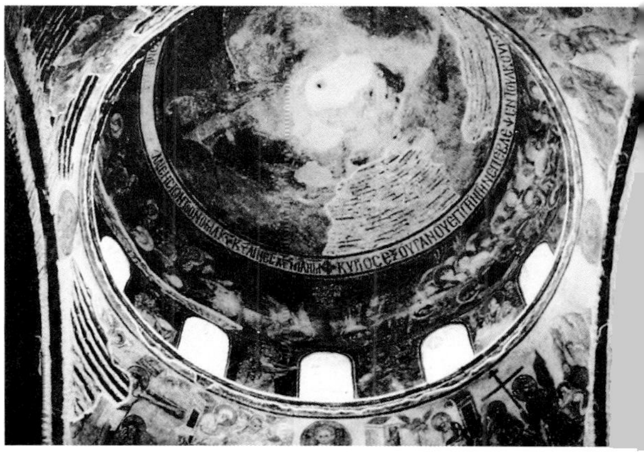

767 TRAPEZUNT. HAGIA SOPHIA. *Dekor der Kuppel*

SYRIEN – PALÄSTINA

ANTIOCHEIA *(Antakya)*

Die Stadt Antiocheia, eine Gründung Seleukos' I. Nikator, wurde im Jahre 300 v. Chr. feierlich eingeweiht. Sie liegt in der fruchtbaren Ebene des unteren Orontes-Tals am Fuße des Berges Silpios und an der Kreuzung der wichtigsten Straßen. Durch diese Lage bedingt, entwickelte sich die Stadt zu einem großen Handelszentrum, das durch den Hafen von Seleukeia Pieria direkte Verbindung zum Mittelmeer hatte. Ursprünglich lag die Stadt am linken Orontes-Ufer. Infolge des Zuzugs der Bevölkerung aus der Umgebung entstand auf der nahen Insel Orontes bald ein neues Stadtviertel. Nachdem Seleukos II. Kallinikos ein drittes und Antiochos IV. ein viertes Stadtviertel mit dem Namen Epiphania gegründet hatte, war der Name *Tetrapolis* gerechtfertigt. Jedes Viertel hatte seine eigene Wallmauer, jedoch war der ganze Stadtbereich von einer einzigen großen Hauptmauer umschlossen.

Syrien wurde im Jahre 64 v. Chr. von Pompejus zur römischen Provinz erklärt, Antiocheia wurde Hauptstadt der Provinz und blieb trotz zahlreicher Erdbeben Jahrhunderte hindurch ein äußerst bedeutsames Zentrum von Handel, Kunst, Literatur und Wissenschaften. Auch bei der Verbreitung des Christentums spielte es eine große Rolle. Die Apostel Petrus und Paulus hielten sich in der Stadt auf. Als tatsächliche Metropole des Orients, Sitz des „Comes orientalis" und eines Patriarchats war Antiocheia eine der großen Hauptstädte des byzantinischen Kaiserreichs: sie hatte im 6. Jh. ca. 300 000 – 400 000 Einwohner. Nach der justinianischen Zeit erlebte die Stadt unruhige Zeiten. Im Jahre 540 besetzte das Sassanidenheer unter Chosrau I. die Stadt. Justinian eroberte sie zurück, ließ die Mauern wiederaufrichten und gab ihr den Namen Theoupolis. Im Jahre 611 fielen die Sassaniden erneut ein. 637–638 eroberten die Araber die Stadt, die sie mehr als 300 Jahre besetzt hielten bis zur Rückeroberung durch die Byzantiner im 10. Jh. unter Nikephoros Phokas. Im Jahre 1084 folgte die Besetzung der seldschukischen Türken, 1098 die Besetzung der Kreuzfahrer, 1159 die Rückeroberung durch Manuel Komnenos. Im Jahre 1268 bemächtigte sich der ägyptische Sultan Baibars I. der Stadt. 1516 folgte wieder die Besetzung durch die Türken. Die Stadt Antiocheia, Zentrum und Vermittlerin griechischer Kultur, hatte nicht nur unter geschichtlichen Schicksalsschlägen zu leiden, sondern wurde auch durch häufige Erdbeben erschüttert. Das schwerste ereignete sich im Jahre 526.

Aufgrund der Ausgrabungen, die von 1932 bis 1939 von der Universität Princeton durchgeführt wurden, konnte die Topographie der Stadt einigermaßen geklärt werden.

Wie oben bereits erwähnt wurde, besaß jedes Stadtviertel eine eigene Mauer, während die ganze Stadt von einer gemeinsamen Hauptmauer umgeben war. Von dieser hellenistischen Anlage wurden nur einige Teilstücke entdeckt, wie z. B. das auf dem Berg Stauris, das von einer polygonalen Mauer aus dem 2. Jh. stammt. Justinian ließ die Stadt

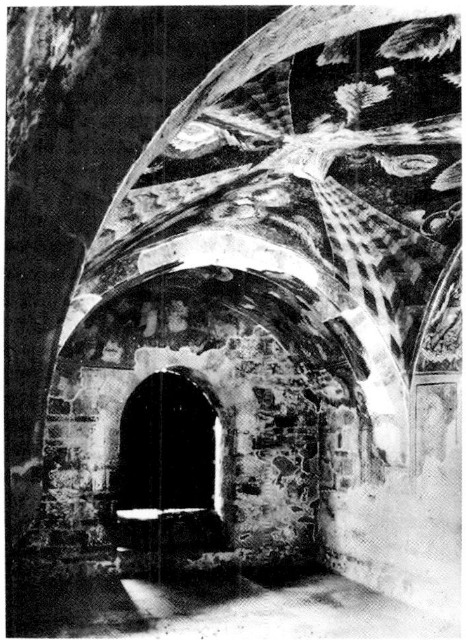

768 TRAPEZUNT. HAGIA SOPHIA. *Narthex (Ausschnitt)*

mit einer großen Mauer umgeben und verringerte dabei das Stadtgebiet insofern, als er die Insel Orontes ausklammerte. Der südliche Flußarm wurde wahrscheinlich in einen Graben umgewandelt. Diese Mauer, die bis ins Ende des letzten Jahrhunderts gut erhalten war, ist eins der beispielhaftesten Denkmäler der Stadt. Sie war durch massive, zweigeschossige Türme, von denen nicht viel erhalten ist, verstärkt und von fünf Haupttoren durchbrochen. Zahlreiche Ausfalltore kamen hinzu. Vom westlichen Tor zog sich die Mauer den Berg Silpios hinauf bis zu einem Felsvorsprung, auf dem eine mit vierzehn kleinen, runden Türmen verstärkte *Zitadelle* errichtet war, die aus der Zeit des Nikephoros Phokas (963–976) stammte. Das Tor an der Südecke war das Eingangstor. Zahlreiche Instandsetzungen wurden von Basileios II. (976-1023) und den Kreuzrittern durchgeführt.

Die ehemalige *Hauptstraße* (unterhalb der heutigen Hauptstraße und parallel zur nördlich von ihr verlaufenden Aleppo-Straße), nach der sich die anderen Verkehrsadern der Stadt richteten, stammt aus der hellenistischen Zeit. Bereits im 1. Jh. v. Chr. mehrmals verändert und neu gebaut, wurde sie zu Beginn des 2. Jh. n. Chr. von zwei großen Säulenhallen mit ca. 3200 Säulen aus grauem oder rosa Granit gesäumt, die diese Straße berühmt machten. Die Fahrbahn, die mit großen, harten Kalksteinplatten gepflastert war, besaß eine Breite von 9,60 m. Nach den Erdbeben der Jahre 526 und 528 ließ Justinian die Straße wie die Säulenhallen neu, jedoch in geringerem Umfang bauen. Nach der arabischen Eroberung beschränkte sich die Straße auf den Teil, den früher die westliche Säulenhalle eingenommen hatte.

Durch die Ausgrabungen konnte auch das Gebiet der verschwundenen Insel, auf der sich wahrscheinlich der *Palast der seleukidischen Könige (Regia)* neben dem *Palast der römischen Kaiser* erhob, bestimmt werden. Auch die Reste des *Theaters von Daphne* und zwei *Aquädukte* aus römischer Zeit wurden dabei gefunden. Das Wasser, das von dem Vorort Daphne hergeleitet wurde, speiste die zahlreichen Brunnen, die Nymphäen und öffentlichen Bäder, die oft mit Mosaikdarstellungen aus dem Bereich des Meeres geschmückt waren. Unter den Bädern war das sogenannte *Bad C* (zweite Hälfte des 4. Jh.) eins der wichtigsten: es war 40 × 90 m groß, enthielt im vorderen, nach Norden gelegenen Teil, ein oktogonales „Frigidarium“ (Kaltbad), in der Mitte ein „Tepidarium“ (lauwarmes Bad) und im rückwärtigen Teil eine aus mehreren Räumen bestehende Anlage, das „Caldarium“ (Warmbad). Bei den Ausgrabungen wurden auch Wohnhäuser aus der gleichen Zeit freigelegt, die ein- oder zweigeschossig und rechteckig sind und im oberen Geschoß manchmal eine Loggia haben. Bei reicheren Häusern z. B. liegt in der Mitte das mit wundervollen Mosaiken geschmückte „Triclinium“, der Hauptraum, an den sich zwei weitere Säle anschließen; eine Tür führt zwischen zwei Säulen vom „Triclinium“ in einen langen Säulengang, der wiederum den Eingang zu einem „Nymphäum“ mit fünf mosaikgeschmückten Nischen bildet.

Die bescheideneren Häuser hatten dagegen neben dem „Triclinium“ meist nur einen Saal, hinter dem sich die etwas höher gelegenen, über Stufen erreichbaren Diensträume befanden. Mit der Zeit wurden die rechteckigen Räume durch kreuzförmige Säle ersetzt, wobei die vier Ecken zwischen den Kreuzarmen mit kleinen Räumen ausgefüllt wurden, so daß ein quadratischer Grundriß erreicht wurde. Die Mosaikfußböden waren mit feinsten geometrischen Mustern, pflanzlichen Motiven und mythologischen sowie allegorischen Darstellungen luxuriös ausgeschmückt. Besonders ist derjenige zu erwähnen, auf dem in der Mitte das symbolische Brustbild der „Magalopsychia“ zu sehen ist. Er vermittelt ein sehr lebendiges Bild von den Gebäuden der Stadt und vom Leben, das sich dort abgespielt hat.

Unter den verschwundenen Gebäuden ist neben den von Theodosius und Theodora gegründeten Basiliken das von Konstantin errichtete *Oktogon* erwähnenswert. Von diesem prachtvollen Bauwerk, über das Eusebios von Kaisareia (Palästina) eine Beschreibung hinterlassen hat, sind keinerlei Spuren erhalten. Im Jahre 327 von Konstantin der *Homonoia* geweiht, im Jahre 341 von Konstantius II. vollendet, wurde das Oktogon im Jahre 362 von Julian geschlossen. Im Jahre 526 wurde es durch ein Erdbeben schwer beschädigt. Dem achteckigen Steinbau mit einem Umgang und einer Empore waren Säulenhallen vorgelagert. Die Wände des Innenraums waren durch große, abwechselnd rechteckige und halbrunde Nischen gegliedert. Das Bauwerk war, vom Fußboden über die Wände bis in die von Säulen gestützte, vergoldete Kuppel mit kostbaren Materialien geschmückt. Aufgrund einer Darstellung auf einem Mosaik nimmt man an, daß dieses Gebäude einst auf der Orontes-Insel neben dem Kaiserpalast stand.

KAOUSSIÉ

DAS BABYLAS-MARTYRION

Das *Martyrion* wurde 379-380 von Meleikos, einem Bischof von Antiocheia, am rechten Ufer des Orontes im Vorort *Kaoussié* gebaut. Einige Jahre zuvor waren die Gebeine des Heiligen unter dem römischen Kaiser Julianus Apostata (361-363) von Daphne, wo sie anscheinend die Orakel des Apollon gestört hatten, nach Antiocheia überführt worden. Von dem im Jahre 1934 entdeckten Monument sind nur noch die Grundmauern erhalten.

Das kreuzförmige Gebäude barg das Grab, in dem der Gründer (gest. 381) und der hl. Babylas, sein Vorgänger

769 ANTIOCHEIA-KAOUSSIÉ.
BABYLAS-MARTYRION.
Grundriß
(nach J. Lassus)

770 ANTIOCHEIA-KAOUSSIÉ.
BABYLAS-MARTYRION.
Grundmauern und Fußbodendekor

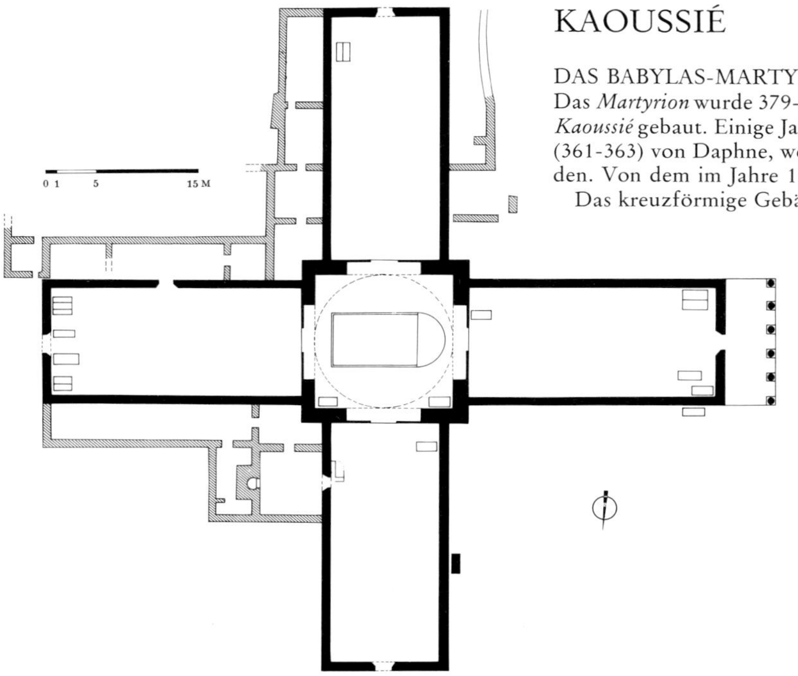

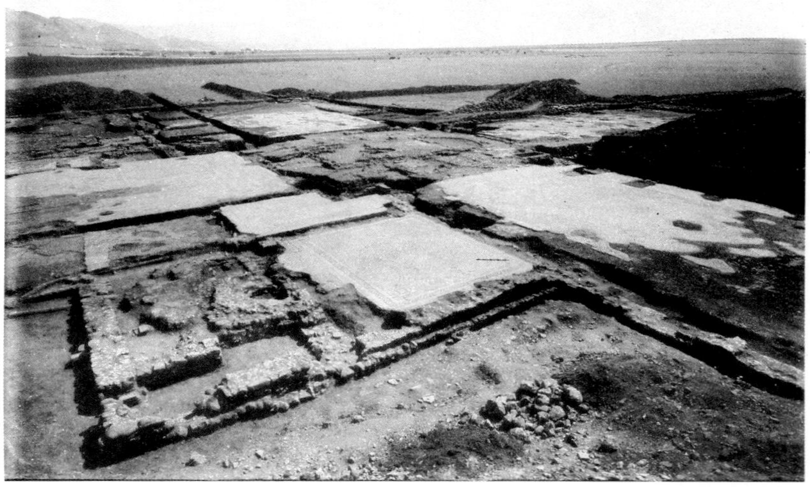

auf dem Bischofsstuhl von Antiocheia, beigesetzt worden waren. In der Mitte war der Fußboden in der Art einer rechteckigen Plattform um eine Stufe höher als der übrige Boden. Die Plattform war nach Westen durch eine Apsis abgeschlossen. An jeder Seite des quadratischen Mittelbaues führte ein auf Eckpfeilern ruhender Bogen mit einer Öffnung von 7,70 m in ein langes Einzelschiff (25 × 11 m) über. Der Mittelbau hatte einen Dachstuhl mit einem pyramidenförmigen Dach, die Schiffe hatten Dachstühle mit Satteldächern. In allen Schiffen waren Gräber angelegt worden. Der Fußboden der Vierung ist aus Marmor, in den Schiffen zeigt er einen schönen Mosaikdekor mit geometrischen Mustern. Anhand von Inschriften konnte er in das Jahr 387 datiert werden. In einer dieser Inschriften ist das Datum festgehalten, an dem zur Zeit des Bischofs Theodotos zwischen 420 und 429 das *Pistikon* zusammen mit einem *Baptisterium* an das Nordschiff angebaut wurde. Andere Nebengebäude, wie die Säulenvorhalle am Eingang des Westschiffs, die seitlichen Säulenhallen entlang dem Süd- und dem Ostschiff und die Wohnräume zwischen dem Süd- und dem Ostschiff, gehen auf das Ende des 5. Jh. zurück.

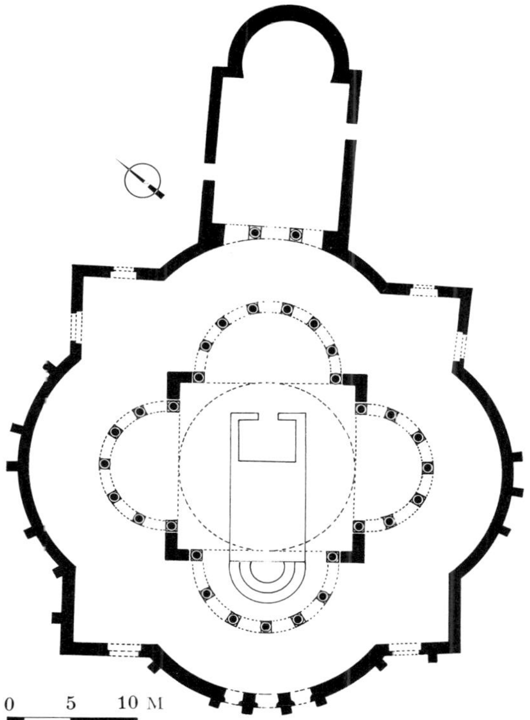

771 ANTIOCHEIA. SELEUKEIA PIERIA.
Martyrion. Grundriß
(nach E. B. Smith)

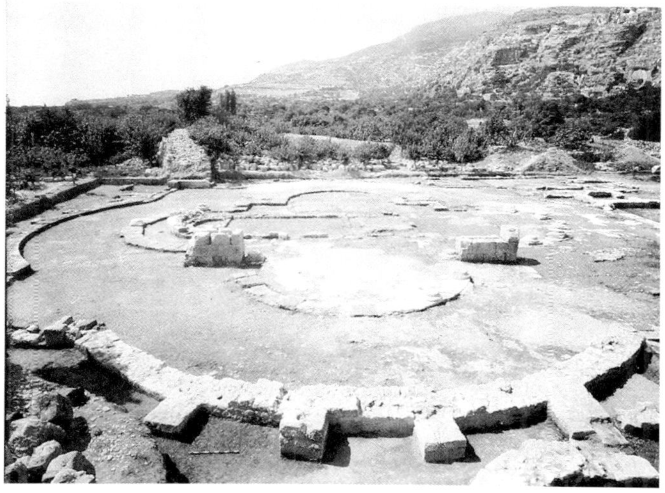

772 ANTIOCHEIA. SELEUKEIA PIERIA.
Martyrion. Grundmauern

SELEUKEIA PIERIA

DAS MARTYRION

Das *Martyrion* geht auf das letzte Viertel des 5. Jh. zurück. Aus seinen Ruinen kann auf drei verschiedene Bauphasen geschlossen werden. Der ursprüngliche Grundriß war der eines reichgeschmückten Zentralbaus (36 m Durchmesser) mit vier säulengestützten Exedren. Um diesen Bau führte ein Umgang, dessen Mauer die Außenmauer des Martyrions bildete, mit Eingängen an jeder Seite. Die Ostseite war zu einem Sanktuarium mit vorspringender Apsis ausgebaut. Der mittlere Raum sowie das Sanktuarium hatten einen Marmorfußboden, der Umgang und die Apsis Mosaikfußböden. In der zweiten und der dritten Bauphase, die als eine einzige Phase betrachtet werden, wurde das Martyrion, nachdem es wahrscheinlich durch das Erdbeben im Jahre 526 fast vollständig zerstört worden war, mit bedeutenden Erweiterungen neu aufgebaut. Nach dem Erdbeben im Jahre 528 kamen einige weitere Anbauten hinzu. Die Außenmauern und die Exedren wurden fast völlig neu errichtet; das Tor an der Südwestecke wurde geschlossen; an der Südseite wurde eine Kapelle angebaut; an der Nord- und der Südseite des wiederinstandgesetzten Sanktuariums wurden Räume mit kleinen Apsiden angebaut; im Norden wurde das Baptisterium errichtet. Die wichtigste Erweiterung, die sicher mit der zunehmenden Zahl der Priester und mit unterschiedlichen liturgischen Funktionen zusammenhing, bestand aus einem großen rechteckigen Aufbau mit Westapsis in der Mitte des Zentralbaues.

BETLEHEM

DIE GEBURTSKIRCHE

Die Kirche wurde über der Grotte, in der die Geburt Christi verehrt wird, errichtet. Eusebios von Kaisareia berichtet, daß die Kirche von Konstantin gebaut worden ist. Eutychios, im 10. Jh. melchitischer Patriarch von Alexandreia, erwähnt, daß Justinian sie im 6. Jh. abtragen ließ, um sie durch eine große Kirche zu ersetzen. Die Ausgrabungen bestätigen diese Angaben der literarischen Quellen. Es hat über der Geburtsgrotte zunächst tatsächlich einen kleinen heidnischen Rundtempel gegeben, der in eine erste Kirche umgewandelt wurde (2.-3. Jh.), dann eine Kirche mit oktogonaler Zentralkuppel (3.-4. Jh.), danach die konstantinische Basilika (geweiht im Jahre 326) und schließlich die heutige, justinianische Basilika.

Die *Kirche Konstantins,* von der die Hälfte des Grundrisses freigelegt wurde, enthielt in achsialer Anordnung ein Atrium, eine Basilika und ein Oktogon, das die Geburtsgrotte umschloß. Vom Atrium (45 × 28 m), das von überdeckten Säulenhallen umgeben und mit einem Mosaikfußboden geschmückt war, führten drei Tore in die fast quadratische (28,30 × 29 m), fünfschiffige Kirche. Auch die Kirche hatte einen Mosaikfußboden. Das Oktogon, das im Osten lag und wahrscheinlich durch Bögen mit den Kirchenschiffen in Verbindung stand, hatte an jeder Seite kleine Räume und war mit einem Holzdach gedeckt. Über drei Stufen gelangte der Besucher zu einer durch ein Gitter geschützten runden Öffnung, durch die er ins Innere der Geburtsgrotte sehen konnte. Die Kirche Konstantins ist wahrscheinlich nicht für liturgische Zwecke errichtet worden, denn bei den Ausgrabungen konnte weder ein Altar noch ein Eingang zur Grotte gefunden werden.

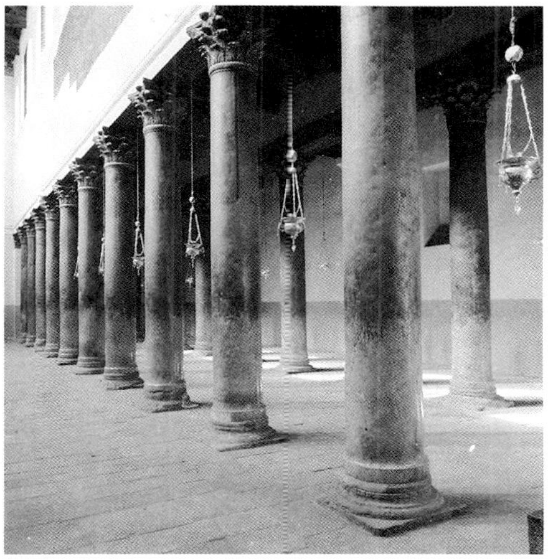

773 BETLEHEM. GEBURTSKIRCHE.
Säulenstellung

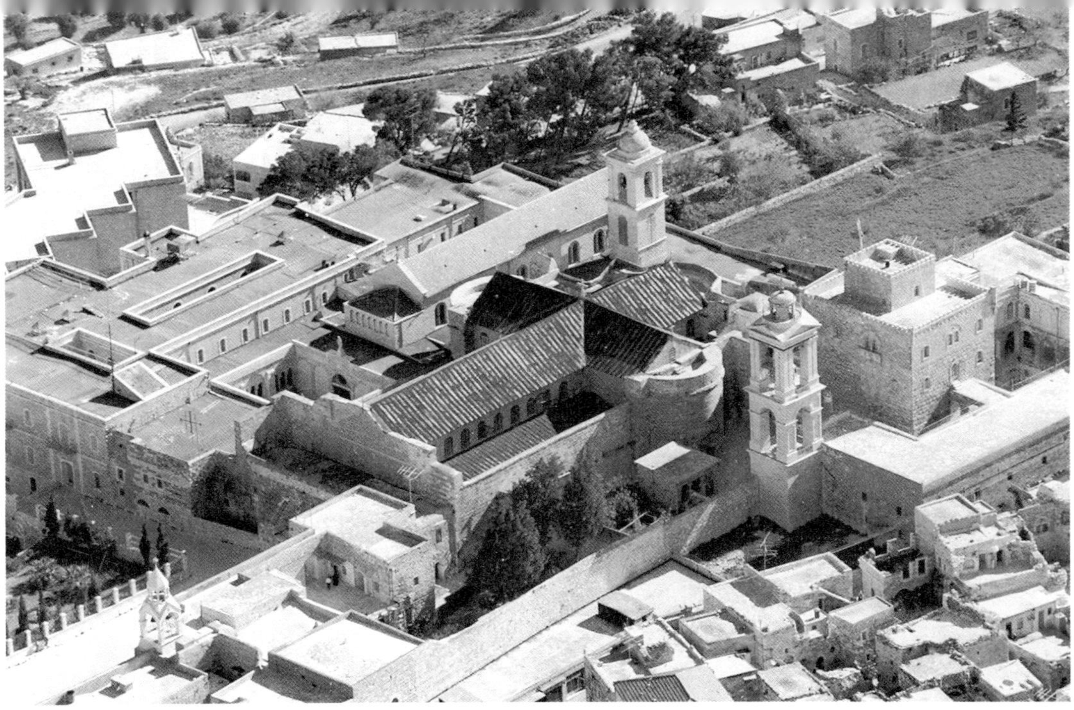

774 BETLEHEM. GEBURTSKIRCHE.
Luftbild

Die *Kirche Justinians* wurde zwischen 560 und 603-604 auf dem Grundriß aus dem 4. Jh. errichtet. Dabei wurden einige Änderungen vorgenommen.

Vom Atrium ist nur noch die Ostseite, aus der der heutige Narthex entstanden ist, erhalten. Von den alten Säulenhallen sind nur noch Trommeln und Basen übrig. Die Basilika (Gesamtlänge 53,90 m), die an der Westseite etwas größer ist als die konstantinische, hat ebenfalls fünf Schiffe und drei Tore. Der Fußbodenbelag war aus Marmor. Das Oktogon wurde durch ein Querschiff ersetzt, das eine etwas nach Osten vorgeschobene Hauptapsis und im Norden und Süden zwei neu hinzugekommene Apsiden hat, wodurch das Querschiff eine Dreikonchenform erhielt. Der Altar stand auf einer erhöhten Plattform über der Geburtsgrotte. Diese Plattform war an ihrer Ostseite halbkreisförmig abgeschlossen, in westlicher Richtung mußte sie sich über die ganze Fläche der Geburtsgrotte erstreckt und mit einem rechteckigen Abschluß geendet haben.

Wahrscheinlich wurden die Säulenschäfte, die heute zu sehen sind, aus der Basilika des 4. Jh. wiederverwendet; den Kapitellen haben jedenfalls die Kapitelle des 4. Jh. als Vorbilder gedient. Das Dach auf einem gezimmerten Dachstuhl wurde mehrmals restauriert: das heutige geht auf die in den Jahren 1671 und 1842 durchgeführten Instandsetzungen zurück. Die beiden Wände des Hauptschiffs sind mit Mosaiken aus dem Ende des 7. bis Anfang des 8. Jh. geschmückt. Auf der Südwand sind die ersten sechs ökumenischen Konzilien (4.-7. Jh.), auf der Nordwand sechs Provinzialsynoden des 3. und 4. Jh. dargestellt. Die Mosaiken auf der Südwand wurden zur Zeit der Kreuzzüge (1167-1169) unter getreuer Verwendung der alten Vorbilder neu geschaffen, um das 2. Konzil von Nikaia (787), das 7. ökumenische, einfügen zu können. Die Darstellungen der Konzilien von Nikaia (325), Ephesos, Chalkedon, des 1. (381) und des 3. Konzils (680) von Konstantinopel sind leider nur fragmentarisch erhalten. Nach den Beschreibungen in Werken aus dem 17. Jh. können sie aber rekonstruiert werden. Demnach ist jedes Konzil durch eine Doppelsäulenarkade, die sich über einem Altar erhebt, symbolisch dargestellt. Der Hintergrund ist mit Texten beschriftet, die den Namen des Konzils enthalten und eine Zusammenfassung der Konzilskanones bringen. Diese Texte sind in griechischer Sprache abgefaßt; in lateinischer aber nur der Text, der sich auf das 2. Konzil von Nikaia (787) bezieht. Die Flächen zwischen den Bildfeldern sind mit Darstellungen reichgeschmückter Kandelaber ausgefüllt, die sich aus Vasen, Akanthussträußen und anderen pflanzlichen Motiven zusammensetzen.

Die Mosaiken der Nordwand beziehen sich auf die Provinzialsynoden. Sie beginnen mit der Synode von Karthago und enden mit der Synode von Ankyra. Die Reihe enthält auch die Darstellungen der Provinzialsynoden von Gangrae, Sardika und Antiocheia. Diejenige von Laodikeia ist wie die Darstellung der 1. Synode von Karthago verschwunden. Diese Reihe ist in einem besseren Zustand. Der einzige Unterschied gegenüber der ersten Reihe besteht darin, daß die Kirchen in der Form eines Architekturaufbaus mit Kuppeln, Türmen und Dächern dargestellt sind. Wie die ökumenischen Konzilien sind sie mit griechischen Texten gleichen Inhalts versehen. Die abstrakte und symbolische Darstellung der Konzilien hängt mit dem islamischen Verbot anthropomorpher Abbildungen an den Kultstätten zusammen. Beide Reihen bilden ein homogenes theologisches Programm: in dem Zyklus finden die wesentlichen Punkte des orthodoxen Glaubens ihren höchsten Ausdruck.

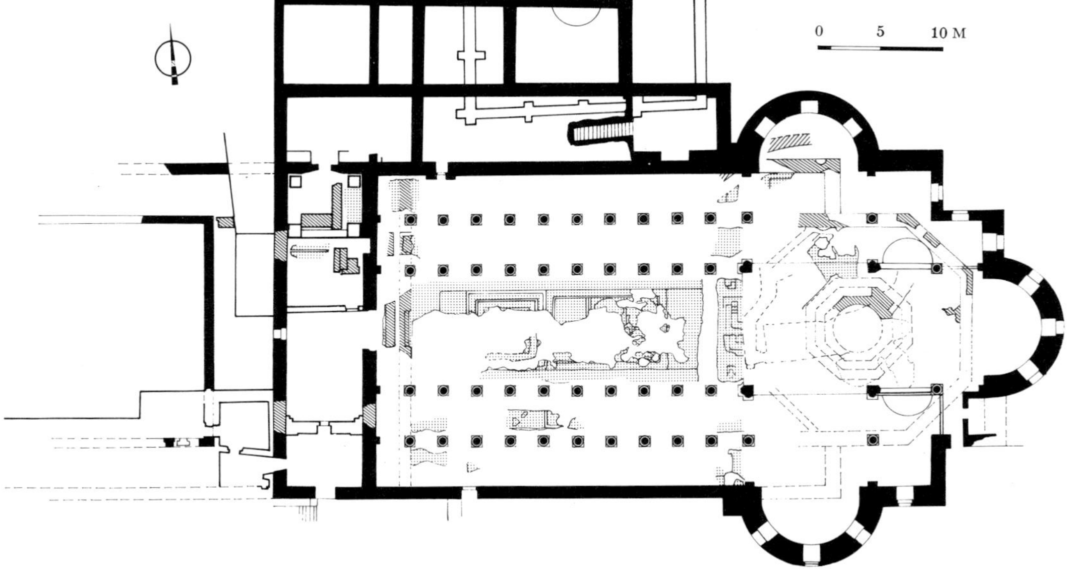

775 BETLEHEM. GEBURTSKIRCHE.
Grundriß
(nach M. Restle)

JERUSALEM

DIE HEILIG-GRAB-KIRCHE

Heute kommt der Besucher von der Christenstraße her durch eine Passage auf einen 30 × 15 m großen Vorplatz, an dessen gegenüberliegender Seite sich die 20 m hohe Südfassade mit dem Haupteingang erhebt. Das Eingangstor führt in das Querschiff einer romanischen Kirche mit Emporen, in der statt eines Hauptschiffs eine *Rotunde* die Blicke des Besuchers auf sich zieht. Im Mittelpunkt der Rotunde erhebt sich ein kleines barockes Gebäude aus dem 19. Jh. über der Stelle, an der der Tradition nach das Grab Christi lag.

Die Rotunde ist ein Teil eines Gebäudekomplexes, dessen Entwurf nach der „Vita Constantini“ des Eusebios von Kaisareia (Palästina) auf Konstantin den Großen zurückgeht. Dieses Gebäude war von Osten nach Westen orientiert. An der Ostseite waren der Basilika Propyläen und ein Atrium vorgelagert, nach Westen schlossen sich an die Basilika ein an drei Seiten von Säulenhallen umgebener Hof (Triptoporticus) und die Rotunde an. Die Basilika wurde im Jahre 333 vollendet, die Rotunde erst Ende des 4. Jh. Dieser Gebäudekomplex, der den Namen „Heiliges Grab“ erhielt, wurde bei der Eroberung Jerusalems durch die Perser im Jahre 614 ein erstes Mal in Brand gesteckt und von Abt Modestus im Jahr 620 restauriert. Im Jahre 810 wurde er durch ein Erdbeben beschädigt und wieder restauriert. Im Jahre 966 fielen die Holzkonstruktionen des Gebäudes einem neuen Brand zum Opfer. 1009 wurde die Anlage von Sultan El-Hakim zerstört, die Grabgrotte zertrümmert. Erhalten blieben nur einige Felsvorsprünge und die unteren Steinschichten der Rotunde. 1048 wurde die Rotunde von Konstantin IX. Monomachos wiederaufgebaut. Zu Beginn des 12. Jh. errichteten die Kreuzfahrer eine große romanische Kirche, die im Jahre 1149 vollendet und eingeweiht wurde. Sie erhielt eine Empore auf dem gleichen Niveau wie diejenige der Rotunde und einen großen Bogen, durch den die beiden Gebäude betreten werden konnten. In dieser Gestalt blieb das Bauwerk bis 1719 bestehen, erlitt dann aber 1808 durch einen Brand, 1927 durch ein Erdbeben, 1948 durch den Einschlag eines Geschosses während des jüdisch-arabischen Krieges und 1949 durch eine Feuersbrunst während der Restaurierungsarbeiten schwere Schäden.

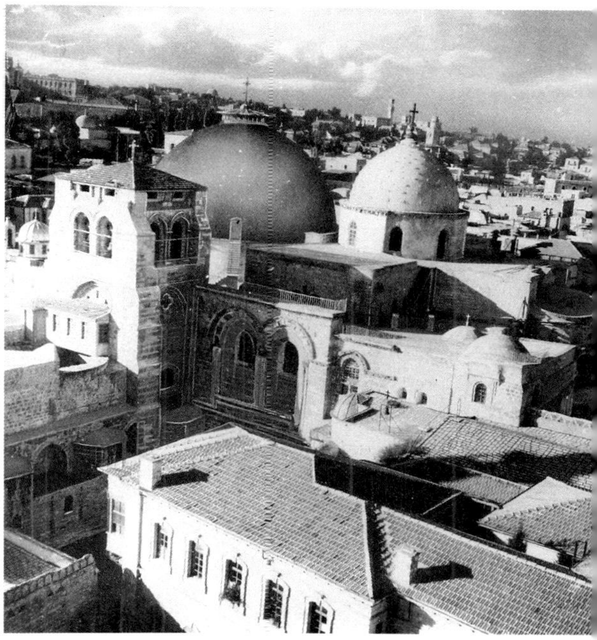

776 JERUSALEM. HEILIG-GRAB-KIRCHE.
Gesamtansicht

Die Rotunde der Anastasis

Die Rotunde wurde um das Grab Christi gebaut, das erst lange Jahre hindurch unter freiem Himmel verehrt worden war. Im Jahre 336 war sie noch nicht vollendet, wurde aber 350 jedenfalls bereits benutzt. Obwohl die Ausgrabungen noch unvollständig sind, kann der ursprüngliche Grundriß des 4. Jh. aufgrund archäologischer Untersuchungen der letzten Jahre rekonstruiert werden. Die große Rotunde (33,70 m Durchmesser) bestand aus einem zentralen Raum, in dessen Mittelpunkt sich eine kleine Aedicula mit einem konischen, von zwölf kleinen Säulen gestützten Dach über dem Grab erhob. Dieser kreisförmige Raum war von Arkadensäulen umgeben: die Verbindungslinien der Pfeilerpaare, die auf den Hauptachsen lagen, ergaben ein Kreuz, und die in den Diagonalen angeordneten Säulen-Dreiergruppen symbolisierten die Apostel. Ein halbkreisförmiger Umgang mit drei Apsiden und einer Empore umgab die westliche Hälfte dieses Raumes und grenzte auf der Ostseite mit einem rechteckigen Abschluß an die Eingangsfassade. Zwischen der Fassade und dem Umgang lagen nach Norden und Süden zwei Vorhallen. Hinsichtlich der Überdachung stützt sich die Rekonstruktion auf Berichte von Pilgern und auf die Ikonographie (wie z. B. die der Ampullen von Monza): die Rotunde war wahrscheinlich mit einer Holzkuppel bedeckt, die – was nicht sicher ist – in der Mitte eine Öffnung hatte. Dieser ursprüngliche Grundriß, wie er hier beschrieben wurde, stimmt mit der heutigen, auf Konstantin IX. Monomachos (1048) zurückgehende Anlage, die von den Kreuzfahrern beibehalten wurde, überein. Zu Anfang des 11. Jh. hatte er, wie gesagt, die Rotunde sowie den Hof (Triptoporticus), die Außenmauern und den unteren Säulengang restaurieren lassen; der obere Säulengang und die Fassade wurden wiederaufgebaut, die Kapellen an der Südseite und die Überdachung des Umgangs und der Empore neu gebaut. Aus dem 4. Jh. wurden bei den Ausgrabungen von der Außenmauer des Umgangs ein großer Teil von der Grundmauer bis zur Empore gefunden sowie einige Teile der Fassade, die drei Apsiden des Umgangs, drei Pfeilerpaare der Rotunde und Säulenbruchstücke aus rosafarbenem Stein, die bei den 1811 errichteten Pfeilern mitverwendet wurden. Die Ausgrabungen haben auch ergeben, daß im 4. Jh. über dem Grab, bereits bevor die Rotunde entstand, ein Bau, von dem zwei Mauern gefunden wurden, errichtet worden war.

777 JERUSALEM. HEILIG-GRAB-KIRCHE.
Grundriß
(nach Ch. Coüasnon)
A. Umgang – B. Rotunde
C. Atrium vor der Rotunde – D. Basilika
E. Atrium vor der Basilika – F. Eingang

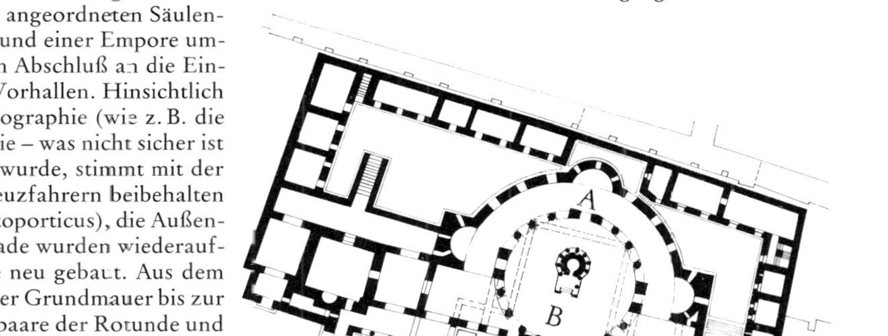

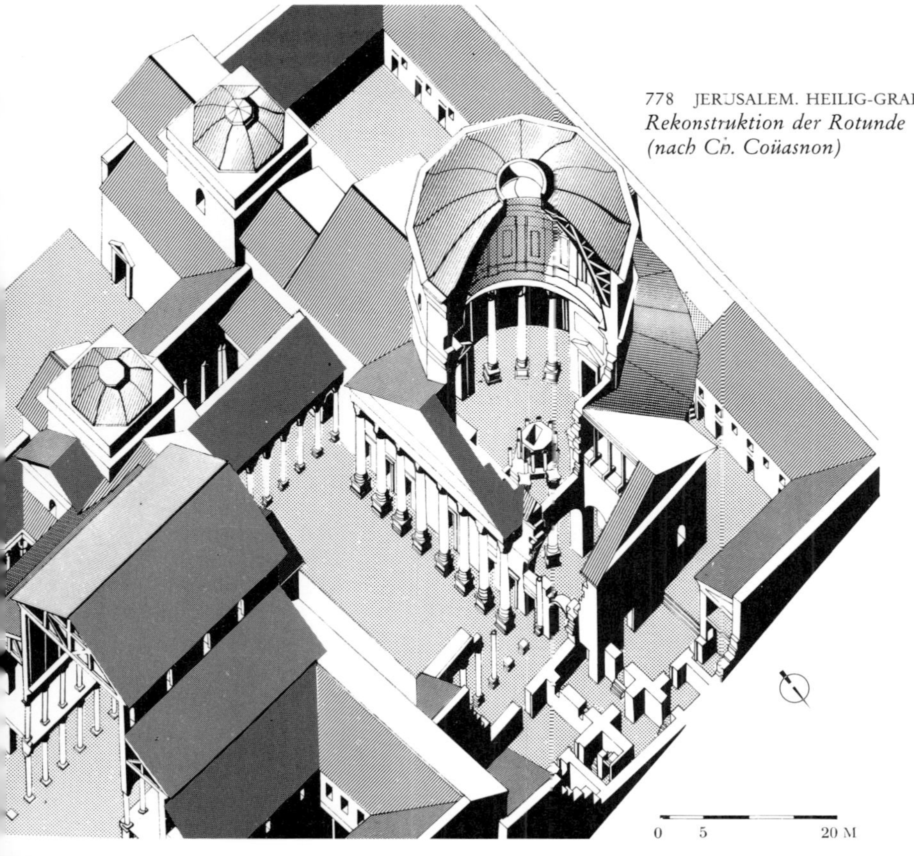

778 JERUSALEM. HEILIG-GRAB-KIRCHE.
Rekonstruktion der Rotunde
(nach Ch. Coüasnon)

Die Basilika
Mit dem Bau der Basilika wurde 325-326 begonnen, und ihre Weihe fand im Jahre 336 statt. Eine späte literarische Quelle überliefert den Namen des Architekten: Zenobius. Da das Gebäude im Jahre 1009 vollständig zerstört wurde, ist fast nichts davon erhalten, doch bestätigen die wenigen Reste die ausführliche Beschreibung des Eusebios von Kaisareia (Palästina). Der Basilika waren Propyläen und ein Atrium vorgelagert; sie hatte fünf Schiffe, die durch Säulen vom Hauptschiff und durch Pfeiler zwischen den Seitenschiffen voneinander getrennt waren. Über den Schiffen lagen Emporen. Den Abschluß bildete eine halbrunde Apsis, die mit zwölf in der Rundung stehenden Säulen geschmückt war. Die Säulen trugen zur Erinnerung an die zwölf Apostel silberne Becken. Die von Eusebios gebrauchte Bezeichnung „Hemisphäre", die sich auf diese Apsis bezog, ist fälschlicherweise auch als „kreisförmiges Gebäude" am Ende der Basilika, ähnlich dem Oktogon in Betlehem, interpretiert worden. Bei Ausgrabungen wurden die Apsis, zwei Säulen und ein Teil des Atriums mit seinen drei Toren, von denen zwei noch zu sehen sind, freigelegt. Die Seitenmauern der heutigen Helena-Krypta sind wahrscheinlich mit der erhaltenen Grundmauer für die Säulenreihe an dieser Seite des Hauptschiffes identisch. Nach den Ergebnissen der Ausgrabungen wäre diese Basilika eine Umwandlung der profanen Hadrians-Basilika, und sie hätte eine Größe von ca. 40 × 27 m gehabt.

SINAI

DAS KATHARINENKLOSTER
Das Kloster ist von Justinian in einem engen Tal am Fuße des Sinai gebaut worden. An dieser Stelle stand nach der Tradition der brennende Dornbusch, in dem sich Gott Mose geoffenbart hat. Zunächst der Theotokos geweiht, wurde es im 12. Jh. zusätzlich der hl. Katharina geweiht. Das Kloster wurde als Festung errichtet zum Schutz der Mönche und zur Abwehr der Araber, die in Palästina eindrangen. Innerhalb der hohen, trapezförmig angelegten Umfassungsmauer wurde aus Granitblöcken eine Basilika gebaut. Aus den Inschriften an den Bindern des noch erhaltenen ursprünglichen Dachstuhls geht hervor, daß beide Bauwerke von dem Architekten Stephanos aus Aïla zwischen 548 und 565 errichtet wurden. Die Kirche hat zu beiden Seiten der Westfassade je einen Turm. Man betritt durch eine Tür aus der Fatimidenzeit (11. Jh.) den Narthex, von hier durch eine byzantinische Tür (6. Jh.) die Kirche, die durch zwölf Granitsäulen in drei Schiffe geteilt ist. Die Kapitelle des Mittelschiffs haben verschiedene Formen und wurden wahrscheinlich an Ort und Stelle gearbeitet. Ein besonderes Merkmal dieser Kirche sind die fünf Kapellen, die sich in beiden Seitenschiffen öffnen. Das Hauptschiff ist an der Ostseite mit einer nach außen nicht vorspringenden Apsis abgeschlossen, hinter der die *Kapelle des brennenden Dornbusches* liegt. Sie ist mit blaugrünen Fayencen geschmückt und ist der heiligste Ort des Klosters, der nur ohne Schuhe betreten werden darf.

Motive aus der Tier- und Pflanzenwelt schmücken die Bildfelder an der Holztür zwischen dem Narthex und dem Hauptschiff, während die Türen der beiden Kapellen neben der Apsis aus Platten bestehen, die auf ein Holzgerüst montiert sind. Die Binder des Dachstuhls sind nach alexandrinischem Vorbild mit Rankenornamenten und Weinblättern, mit Tieren, Amoretten auf Schiffen und kreuztragenden Tritonen geschmückt. Eine hohe Ikonostase aus dem 17. Jh. verdeckt die Mosaiken, die in der justinianischen Zeit ungehindert zu sehen waren. Dieser Mosaikdekor, ein herrliches Beispiel der vorikonoklastischen Mosaikkunst, entfaltet sich in der Apsis, am Triumphbogen und auf der Stirnwand. Die Verklärung Christi in der Apsiskonche beherrscht den Hauptaltar: in der Mitte der Wölbung Christus in der Mandorla; zu seiner Linken Elias, darunter Johannes der Evangelist; zu seiner Rechten Mose, darunter Jakobus der ältere; zu seinen Füßen der liegende Petrus. Die Verklärung ist eher als innere Vision und nicht als physisches Phänomen, wie sie in der späteren Kunst dargestellt wird, zu verstehen. Mit ihr stimmt eine Reihe von Medaillons an der inneren Wölbfläche des Triumphbogens überein, die zu beiden Seiten des Christusmonogramms die Brustbilder der zwölf Apostel enthalten. Die Konche ist nach unten mit einer zweiten Reihe Medaillons abgeschlossen: hier schließen sich an das Brustbild Davids nach beiden Seiten die Brustbilder der fünfzehn Propheten an. Diese Reihe endet mit den Bildern des Diakons Johannes und des Hegumenos Longinos, während dessen Amtszeit die Mosaiken ausgeführt wurden. Auf der Stirnwand ist in der oberen Reihe Mose vor dem brennenden Dornbusch und der Empfang der Gesetzestafeln dargestellt. In den Zwickeln der Stirnwand sind links und rechts von einem Medaillon mit dem Lamm zwei Engel zu sehen, darunter Medaillons mit Brustbildern der Jungfrau und des Täufers, eine der ältesten *Deesis*-Darstellungen.

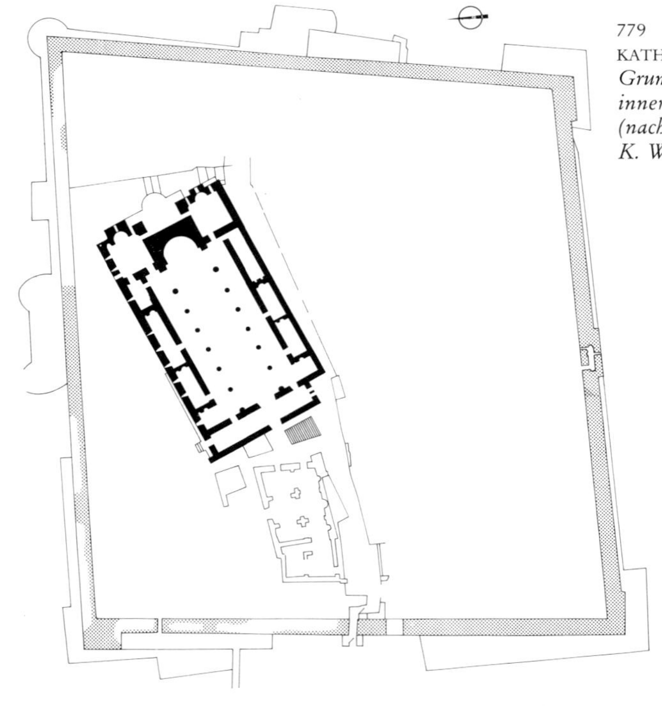

779 SINAI.
KATHARINENKLOSTER.
Grundriß der Kirche und Lage innerhalb der Klostermauern (nach G. Forsyth – K. Weitzmann)

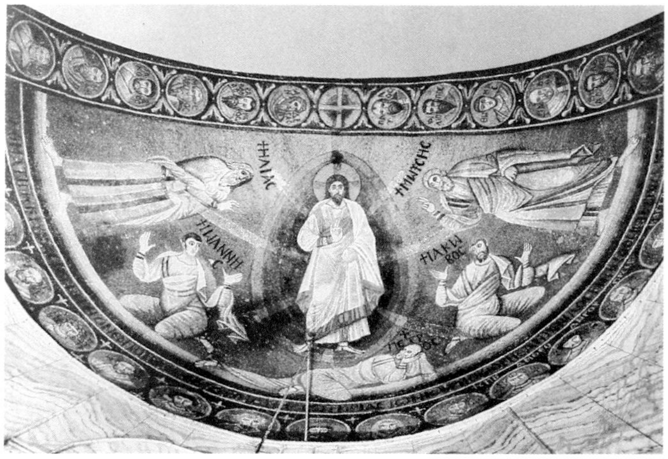

780 SINAI.
KATHARINENKLOSTER.
Mosaik: Verklärung Christi

781 SINAI. KATHARINENKLOSTER. *Luftbild*

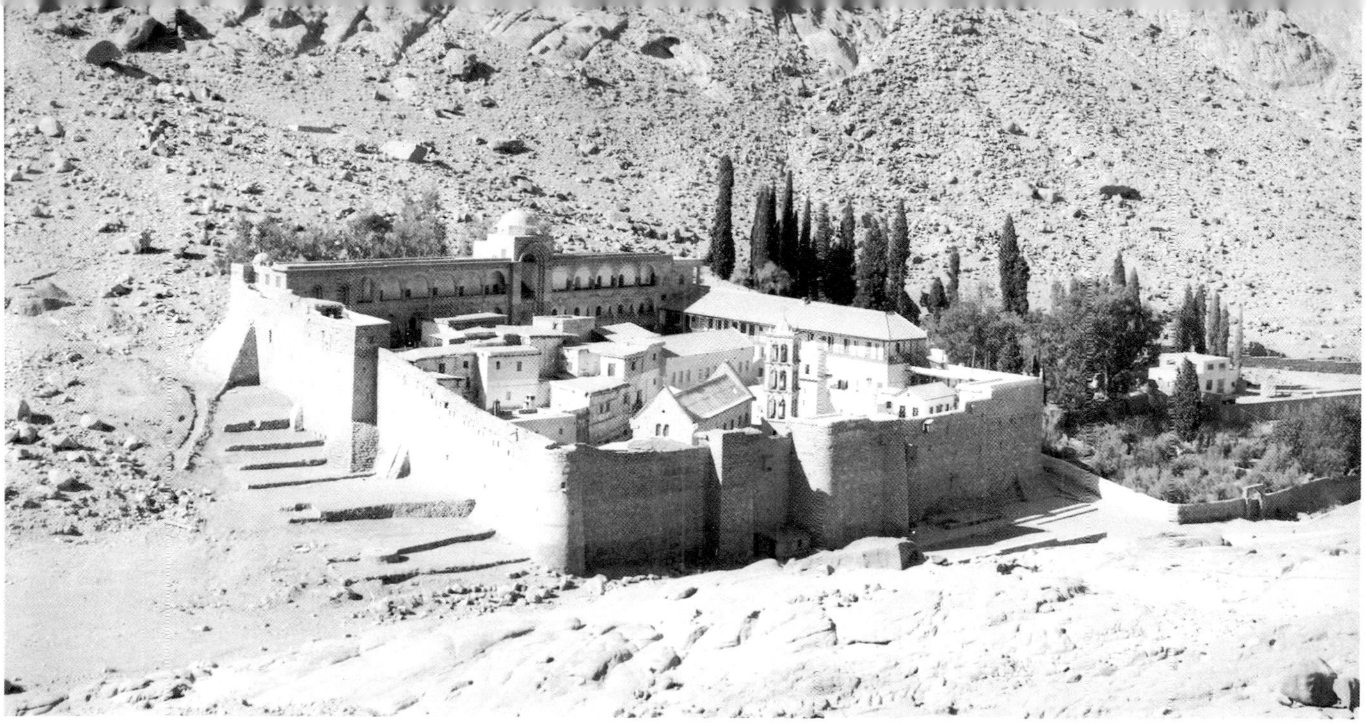

In jüngster Zeit glaubte man bei diesen Mosaiken unterschiedliche „Bedeutungsebenen" herauslesen zu können: eine eschatologische (die Verklärung, die wegen des fehlenden Tabors als Abbild der Wiederkunft Christi gesehen wurde), eine dogmatische (die Verklärung als Veranschaulichung der doppelten Natur Christi), eine liturgische (die Darstellung der Deesis, der Engel und der Apostel, die in der Göttlichen Liturgie Fürbitte einlegen), eine topographische (die sich auf die beiden Szenen mit Mose auf dem Berg Sinai bezieht), eine typologische (diese beiden Szenen als Präfigurationen der Menschwerdung Christi) und eine kaiserliche (David, der als byzantinischer Kaiser dargestellt ist und auf Justinian anspielt).

Der Stil und die hohe Qualität dieser Mosaiken sprechen für eine Werkstatt in Konstantinopel, was auch mit dem kaiserlichen Charakter des Bauwerks übereinstimmt. Auch die korrekte Orthographie der Weihinschrift im unteren Rand der Apsiskonche bestätigt dies.

Das Opfer Abrahams und das Opfer Jephtes sind im Gegensatz dazu das Werk eines einheimischen Handwerkers aus dem 7. Jh. Sie sind auf zwei Tafeln, die an der Marmorverkleidung der Pfeiler links und rechts von der Apsis befestigt sind, in Wachsmalerei dargestellt.

Berühmt ist das Katharinenkloster auch wegen der zahlreichen Ikonen, die der Zerstörung während der ikonoklastischen Zeit entgangen sind, sowie der zahlreichen byzantinischen Ikonen aus dem 13.-15. Jh., Stücke von unschätzbarem Wert, die in der Bibliothek aufbewahrt werden.

Von den Universitäten Princeton und Michigan wurden von 1958 bis 1975 vier Ausgrabungskampagnen durchgeführt, die eine umfassende Restaurierung der ganzen Klosteranlage zur Folge hatten.

QAL'AT SIM'ĀN

DAS SIMEONSKLOSTER

Das Dorf Telanissos (Deir Sim'ān) verdankt seine Bedeutung und vielleicht auch seinen Ursprung den Pilgerströmen, die etwa fünfzehn Jahre vor dem Tod des hl. Symeon Stylites (des Säulenstehers) begannen und bis ins späte 7. Jh. fortdauerten. Wegen des großen Andranges fügten die Mönche den zwei oder drei Klöstern von Telanissos Pilgerhospize hinzu. Später folgten private Herbergen. Auf einem langen Bergrücken erheben sich ca. 100 m über der Talebene das *Martyrion* und das *Kloster des hl. Symeon,* die zusammen mit der *Klostergruft* den ersten Gebäude-

782 QAL'AT SIM'ĀN. SIMEONSKLOSTER. *Fassade der Südbasilika*

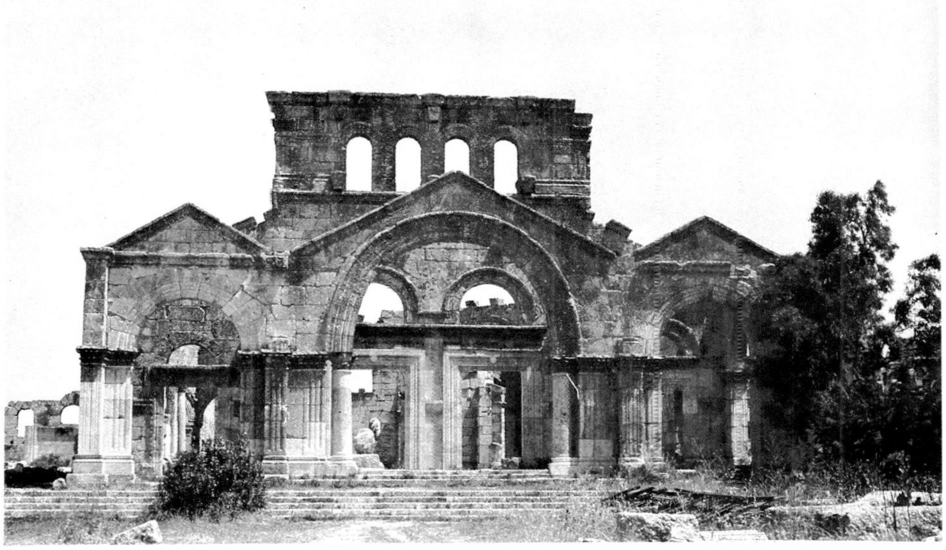

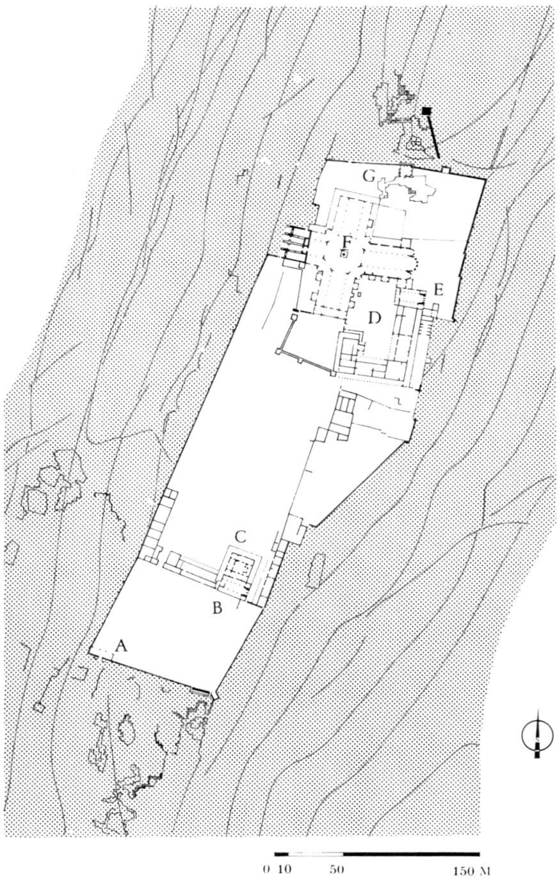

783 QAL'AT SIM'ĀN. SIMEONSKLOSTER.
Plan
(nach G. Tchalenko)
A. Eingangstor – B. Basilika
C. Baptisterium – D. Kloster
E. Kapelle – F. Martyrion
G. Klostergruft

komplex bildeten. Mittelpunkt und Niveau des Platzes, eine große, künstliche Plattform, waren vorgegeben, denn der Zweck der Anlage bestand in der Verehrung der Säule, auf der Symeon bis zu seinem Tod (459) gelebt hatte. Diese Säule stand auf einem Sockel von 4 m² Oberfläche, der aus dem Felsen gehauen worden war. Den Sockel und ein Fragment der Säule kann der Besucher heute noch sehen. Um die Säule wurde ein aus acht Eckpfeilern gebildetes Oktogon mit 10,30 m Seitenlänge errichtet. Man nimmt an, daß das Oktogon ursprünglich von einer Holzkuppel oder mit einem pyramidenförmigen, achtteiligen Dach bedeckt war. Diese Überdachung stürzte wahrscheinlich bei dem Erdbeben des Jahres 526 ein, denn als Evagrius im Jahre 560 des Martyrion besuchte, stand die Säule unter freiem Himmel. An das Oktogon als Zentralbau schließen sich kreuzförmig vier dreischiffige Basiliken an. Der Haupteingang führt durch drei von Dreiecksgiebeln gekrönte ungleich große Portale in eine monumentale Vorhalle. Von hier führen zwei größere Portale in das Hauptschiff, zwei kleinere in die Seitenschiffe der ca. 30 m langen Südbasilika. Die Westbasilika ist über einem stark abfallenden Gelände gebaut. Von ihrer Loggia aus schweift der Blick weit in die schöne Landschaft des Afrin-Tales. Die Ostbasilika ist mit ca. 43 m die längste Basilika. Sie enthält das Sanktuarium, das drei nach außen vorspringende Apsiden und zu beiden Seiten je eine Sakristei hat. Sie ist das älteste Beispiel einer solchen Anlage. Insgesamt 27 Türen führen von allen Seiten in das Heiligtum. Das angeschlossene Kloster bildet mit der Ost- und der Südbasilika einen rechteckigen Hof. Es besteht aus einem Gebäude mit einem Erdgeschoß und zwei Obergeschossen und liegt, nach vorne gezogen, rechts vom Haupteingang der Südbasilika. Es war von Säulenhallen umgeben. Die Anordnung der Innenräume ist durch Umbauten im Mittelalter verändert worden. Die Klosterkirche ist eine kleine, dreischiffige Basilika. Hinter diesem Gebäudekomplex befindet sich die Klostergruft, eine einschiffige Kapelle.

Den weitläufigen, trapezförmigen Klosterbereich nimmt in seinem nördlichen Teil der eben beschriebene Hauptkomplex ein. 200 m von der Vorhalle der Südbasilika entfernt, liegt im südlichen Teil der zweite Komplex mit *Klostergebäuden*, einer *Basilika* und dem *Baptisterium*. An der kurzen, tiefer gelegenen Südseite des Klosterbereichs erhebt sich das monumentale Eingangstor. Das Hauptgebäude des zweiten, nach Süden orientierten Komplexes ist das *Baptisterium*, das ein Quadrat mit 20 m Seitenlänge bildet. In die Mitte dieses Quadrates ist die kleinere eigentliche Taufkapelle gestellt, die außen ebenfalls quadratisch ist, innen jedoch ein Oktogon bildet. Die Taufkapelle ist im Norden, Westen und Süden von drei langgestreckten Nebenräumen umgeben, während die Ostseite mit einer Apsis und zwei kleinen Räumen abgeschlossen ist. Im Osten, Norden und Westen ist das Baptisterium mit Säulenhallen umgeben, während sich auf der Südseite eine dreischiffige Basilika anschließt. Zu beiden Seiten des Baptisteriums erheben sich drei lange rechteckige Klostergebäude, von denen das eine in der Verlängerung der Basilika und die beiden anderen quer zu dieser liegend und nach innen mit Säulenhallen ausgestattet gebaut wurden. Sie umrahmen gewissermaßen die ganze Anlage.

Die Bauarbeiten begannen wahrscheinlich frühestens im Jahre 476 mit dem Martyrion und dem Baptisterium. Nach ihrer Vollendung im Jahre 490 wurden die Arbeiten an den anderen Gebäuden fortgesetzt, und im ersten Viertel des 6. Jh. war die ganze Anlage fertiggestellt. Nur ein kaiserliches Bauunternehmen, bei dem mehrere tausend Arbeiter angestellt waren, konnte in so kurzer Zeit eine Anlage diesen Umfangs und unter so schwierigen Geländeverhältnissen erstellen. Vermutlich hat Kaiser Zenon (474-491) die Verantwortung für diese Unternehmen und die Finanzierung übernommen.

Im 10. Jh. führten die Byzantiner einige Veränderungen durch. Eine Befestigungsmauer umschloß ohne Unterbrechungen den ganzen Klosterbereich, in dem beide Baukomplexe zusammengefaßt wurden. Von dem kreuzförmigen Martyrion blieb nur die Ostbasilika für kultische Zwecke erhalten. Sie wurde in eine „echte" byzantinische Basilika mit einem Narthex umgewandelt; anstelle eines Atriums wurde das Oktogon in einen mit Steinplatten belegten Hof umgewandelt. Die zum Kloster gehörenden Gebäude wurden umgestaltet und neu eingerichtet.

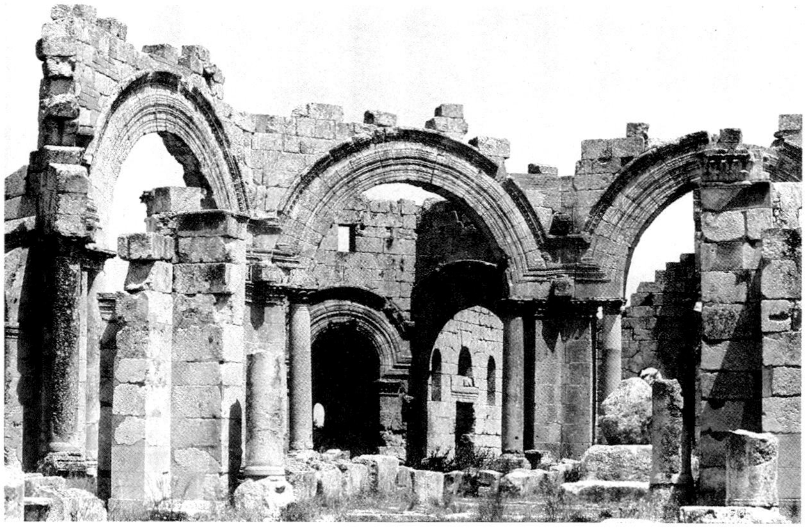

784 QAL'AT SIM'ĀN.
SIMEONSKLOSTER.
Bögen des Oktogons

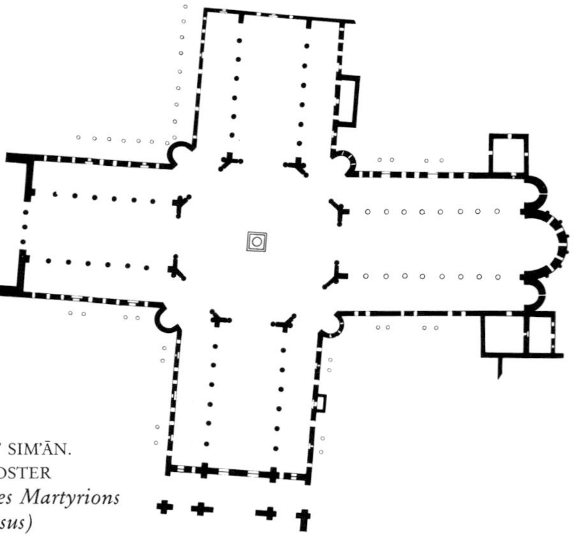

785 QAL'AT SIM'ĀN.
SIMEONSKLOSTER
Grundriß des Martyrions
(nach J. Lassus)

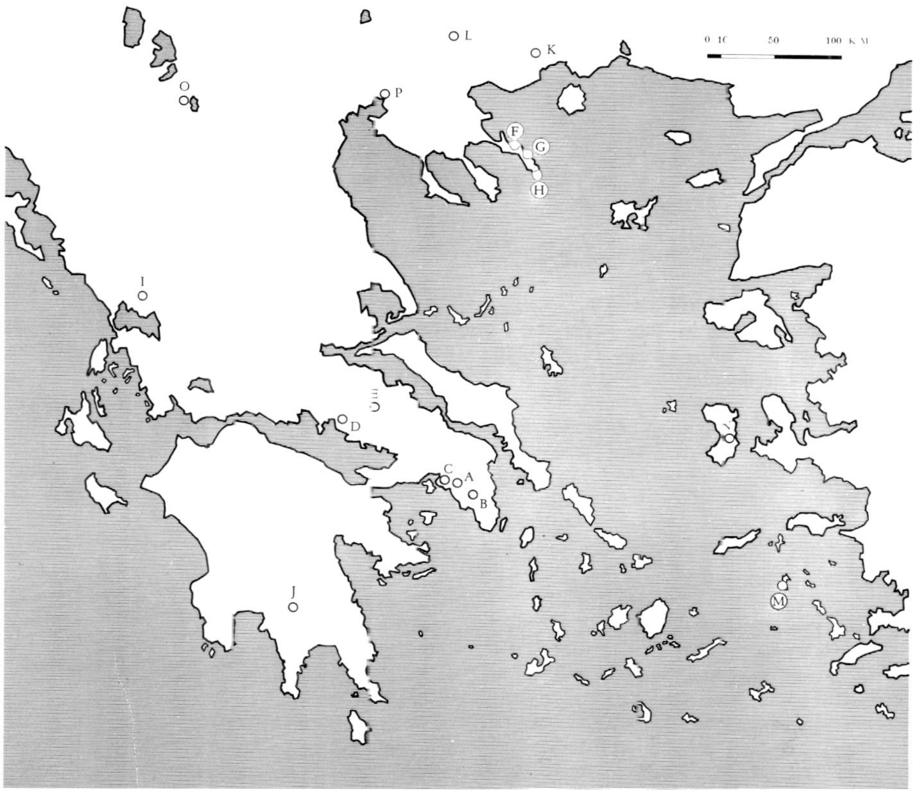

786 PLAN DER BYZANTINISCHEN BAUDENKMÄLER IN GRIECHENLAND
(nach Ch. und L. Bouras)

A.	*Athen*	J.	*Mistra*
B.	*Kaisariani*	K	*Philippi*
C.	*Daphni*	L.	*Serrhae*
D.	*Hosios Lukas*	M.	*Patmos*
E.	*Skripu*	N.	*Chios*
F. G. H.	*Berg Athos*	O.	*Kastoria*
I.	*Arta*	P.	*Thessaloniki*

GRIECHENLAND

ARTA *(Epeiros)*

Nach 1204 wurde die Stadt die Hauptstadt des byzantinischen Despotats Epeiros; in dieser Epoche erlebte sie ihre Blütezeit. Neben dem wichtigsten Bauwerk, der *Panhagia-Paregoretissa-Kirche,* sind noch zu erwähnen: in der Nähe der Stadt die *Kato-Panhagia-Kirche,* die vom Despoten Michael II. (1231-1271) erbaut wurde; in der Nähe von Trikkala die *Porta-Panhagia-Kirche,* die von Johannes III. Dukas (1238) errichtet wurde; in der Umgebung von Arta die *Blachernen-Kirche,* die Ende des 12. bis Anfang des 13. Jh. erbaut wurde.

Die beiden ersten haben den Grundriß einer dreischiffigen Basilika. Das Tonnengewölbe des mittleren Schiffes wird in der Vierung von einem anderen, etwas höheren Tonnengewölbe, das quer zum ersten verläuft, unterbrochen. Dadurch entsteht die Form eines griechischen Kreuzes ohne Kuppel, wobei jedoch in der *Kato-Panhagia-Kirche* die Kuppel wie eingezeichnet erscheint, denn das mittlere Joch des Querschiffs ist an der Kreuzungsstelle der Gewölbe 1,30 m höher als die beiderseits daran anschließenden Joche. Dieser Mangel an Einheitlichkeit ist für die beiden Gebäude charakteristisch. Ihre Außenseiten zeigen einen reichen sägezahnförmigen Dekor. Im Inneren der *Kato-Panhagia-Kirche* sind Reste von Wandmalerei erhalten, während die *Porta-Panhagia-Kirche* eine sehr schöne Ikonostase mit Mosaikikonen Christi und Mariens besitzt. Die *Blachernen-Kirche* scheint ursprünglich eine durch Säulenreihen unterteilte dreischiffige überwölbte Basilika gewesen zu sein. Später wurden drei Kuppeln errichtet. Die Bögen, von denen die Kuppeln gestützt wurden, spannten sich quer durch die Schiffe. Hinzu kamen auch kleine, sehr schlanke Säulen, die zwischen den einzelnen Säulenpaaren aufgestellt wurden. Auf diese Weise wurden das Hauptschiff und das südliche Seitenschiff in drei Gewölbejoche unterteilt, deren mittleres die Kuppel trug; das nördliche Seitenschiff weist hingegen vier Gewölbejoche auf, von denen das zweite von Westen von einer Kuppel überwölbt wurde und das dritte ein Tonnengewölbe erhielt. Die architektonische Gestaltung ist im Gegensatz zur reichen Ausschmückung des Innneren (Fußboden, Ikonostase, Reliefs an den Kaisergräbern) wenig sorgfältig konzipiert.

DIE PANHAGIA-PAREGORETISSA-KIRCHE

Die Kirche wurde zwischen 1283 und 1296 vom Despoten Nikephoros I. Komnenodukas (1271-1296) und seiner Gemahlin Anna Palaiologina gebaut. Da bekanntlich Beziehungen zwischen der kaiserlichen Familie und den Hohenstaufen auf Sizilien sowie der Familie Villehardouin bestanden, braucht es nicht zu verwundern, wenn die Archi-

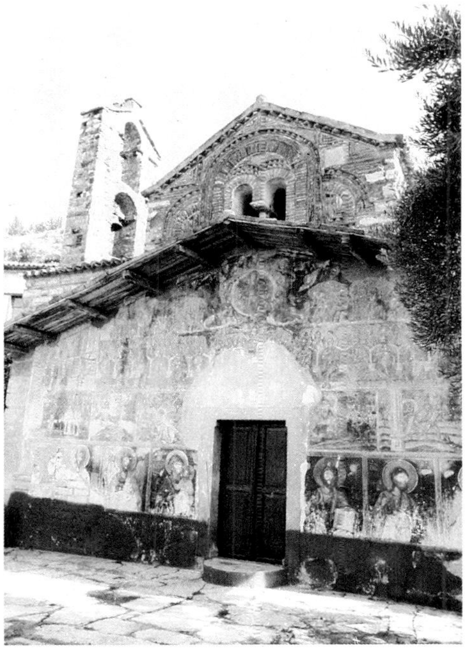

787 ARTA. KATO-PANHAGIA-KIRCHE.
Wandmalerei an der Westfassade

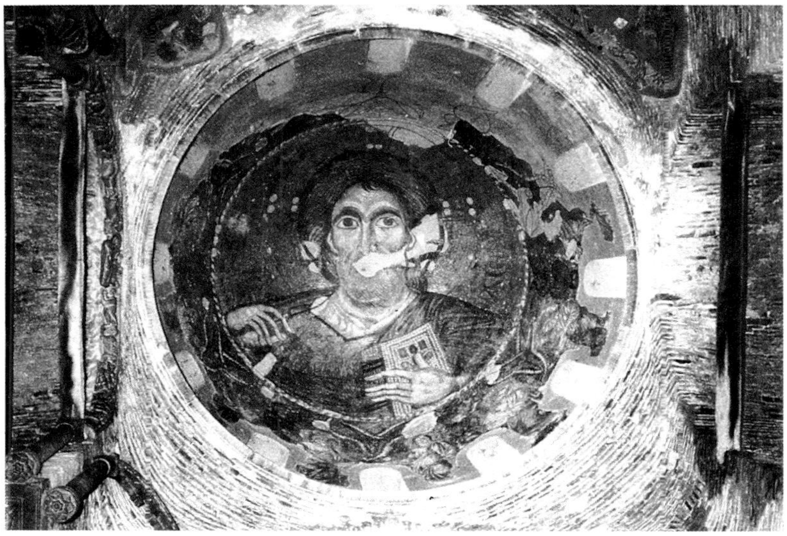

788 ARTA. PANHAGIA-PAREGORETISSA-KIRCHE.
Kuppel-Mosaik: Christus Pantokrator

789 ARTA. PANHAGIA-PAREGORETISSA-KIRCHE.
Ansicht von Nordosten

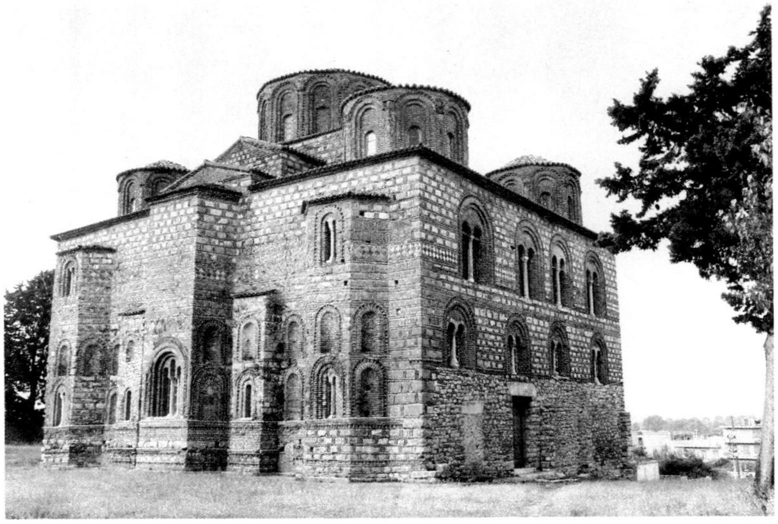

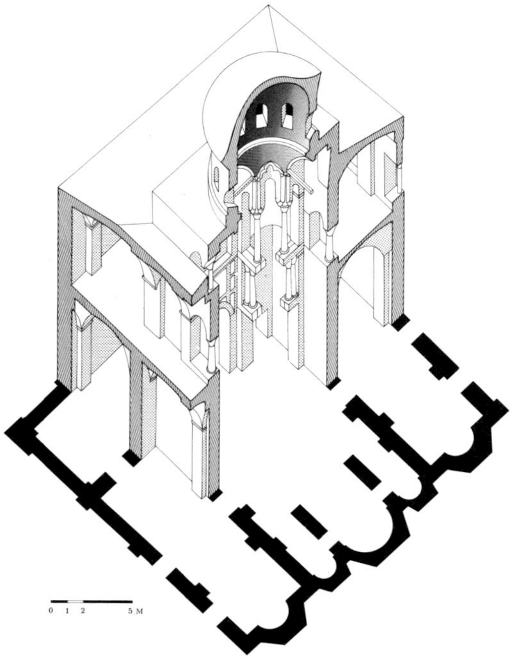

790 ARTA. PANHAGIA-PAREGORETISSA-KIRCHE.
Axionometrischer Schnitt
(nach W. F. Volbach)

tektur dieser Kirche typisch westliche Merkmale aufweist. Wir haben hier also ein Beispiel für den Mischstil einer Provinz, die einheimische Traditionen mit Einflüssen des lateinischen Westens zu verbinden verstand, obwohl sie ihre Blicke stets auf die Hauptstadt des Reiches gerichtet hielt.

Die *Panhagia-Paregoretissa-Kirche* war das *Katholikon* eines Klosters. Von außen gesehen, hat sie die Form eines großen Kubus mit drei nach Osten vorspringenden Apsiden; sie ist von sechs Kuppeln überragt, von denen sich die sechste, von dünnen Marmorsäulen gestützt, über der Achse der Fassade befindet. Auf die beiden Stockwerke über dem Erdgeschoß verteilen sich zweiteilige Fenster. Die an der Nord-, West- und Südseite errichteten Strebepfeiler dienten als Auflage für die hölzernen Dachbalken der Säulenhalle, die die Kirche einst auf drei Seiten umgab. Die oberen Stockwerke sind in Kästelmauerwerk aus Bruchsteinen ausgeführt, deren Lagen mit Schichten aus flachliegenden und hochgestellten Backsteinen abwechseln. Der Dekor der Mauerflächen, bestehend aus Sägezahnbändern in Backstein und Keramikornamenten, ist an der Ostseite besonders reich. Der gleiche Dekor findet sich auch in den Nischen wieder, mit denen die Apsis ausgestattet ist.

Im Inneren besteht die Kirche aus einem zentralen Raum, der im Osten durch drei Apsiden abgeschlossen ist, aus zwei Seitenschiffen, die als Kapellen eingerichtet (die nördliche ist den „Taxiarchen", die südliche dem hl. Johannes, dem Vorläufer des Herrn, geweiht) und ebenfalls mit Apsiden versehen sind, sowie aus einem Narthex. Über dem Narthex und den Seitenschiffen befinden sich Emporen; die Überdachung besteht aus Kreuzgewölben oder Kalotten. An jeder Mauer des Zentralraums (9,15 × 9,20 m) sind übereinander drei vorkragende Reihen von Säulchen errichtet worden, die im Erdgeschoß auf acht Pfeilern ruhen und sich auf horizontale Konsolen (in die Wände eingelassene Säulenschäfte aus Marmor) stützen. Auf diesen Säulen liegen die vier Tonnengewölbe auf; über der Kreuzungsstelle erhebt sich die Kuppel, deren Durchmesser dank dieser Lösung von 9,50 m auf 5,80 m reduziert werden konnte.

Die Säulen der beiden ersten Geschosse sind älter, da sie bei diesem Bauwerk wiederverwendet worden sind. Die beiden vorderen Bögen der Tonnengewölbe im Norden und Westen sind mit Hochreliefs (u. a. „Geburt Christi", „Mystisches Lamm", „Propheten", „Evangelisten") verziert, deren romanisch-gotischer Stil und Ikonographie keinerlei Zweifel in bezug auf die italienische Herkunft der Künstler aufkommen lassen. Im Gegensatz zum Dekor der oberen Teile der Kirche, die von der Kunst des lateinischen Westens stark beeinflußt sind, ist der plastische Dekor im Erdgeschoß rein byzantinisch. Ursprünglich waren die Wände des Naos bis auf die Höhe der Emporen mit Marmorplatten verkleidet. An der Westwand wurde diese Verkleidung durch einen Dekor aus eingetieften Reliefs noch reicher gestaltet. Über dem Eingangsportal ist ein Dekor aus Kreisen mit Tierdarstellungen oder Ornamenten zu sehen. Die Inschrift, die an dieser Stelle angebracht ist, bezieht sich auf die Gründung der Kirche.

Reste eines rein byzantinischen Mosaikdekors aus der gleichen Zeit sind in der Kuppel („Pantokrator"), an den Pendentifs („Evangelisten") und am Tambour („Propheten", zwischen deren Köpfen „Cherubim", „Seraphim" und ein Paar „Räder" eingefügt wurden) erhalten. Es sind auch noch Reste eines gemalten Dekors sichtbar (Konche der mittleren Apsis, Ikonostase, Wände des Naos, Narthex, Kapellen), die zu verschiedenen Zeiten nach dem 13 Jh. entstanden sind.

ATHEN

Der Verfall der antiken Stadt schritt langsam voran. In den Jahren 426 und 435 wurde durch die Dekrete Theodosios' II. die Schließung der antiken Heiligtümer verfügt. Im Jahre 529 mußten auf Anordnung Justinians die philosophischen Schulen ihre Tore schließen.

Auf Initiative der Kaiserin Eudokia (408–450) wurden neue Bauwerke errichtet und die alten wiederhergestellt. So wurde z. B. im Hof der *Hadriansbibliothek,* die schon restauriert worden war, eine Vierkonchenanlage mit einem prunkvollen Saal erstellt, der vielleicht als Vortragssaal gedient hat. Gegen die Mitte des 5. Jh. machte es die weitere Ausbreitung des Christentums unumgänglich, neue Kirchen zu bauen und antike Tempel in Kirchen umzuwandeln. Der Parthenon wurde allmählich in einen *Tempel der Maria Atheniotissa* umgewandelt, die Vierkonchenanlage bei der Hadriansbibliothek erfuhr einen Umbau zu einer dreischiffigen Basilika; unweit des Tempels des Olympischen Zeus entstanden zwei große Basiliken, von denen die bedeutendste, die am Ufer des Ilissos liegt und heute eine Ruine ist, im Inneren sehr reich ausgeschmückt war, wie aus dem Mosaikfußboden und den Bruchstücken der marmornen Wandverkleidung zu schließen ist. Nach zwei Jahrhunderten großer Unsicherheit, verursacht durch das Eindringen der Slawen im Norden, der Bulgaren in Attika und der Araber auf Kreta, verbesserte sich um die Mitte des 9. Jh. die Lage Athens zusehends. Die Stadt wurde Sitz des Metropoliten, und einige Inschriften bezeugen die rege

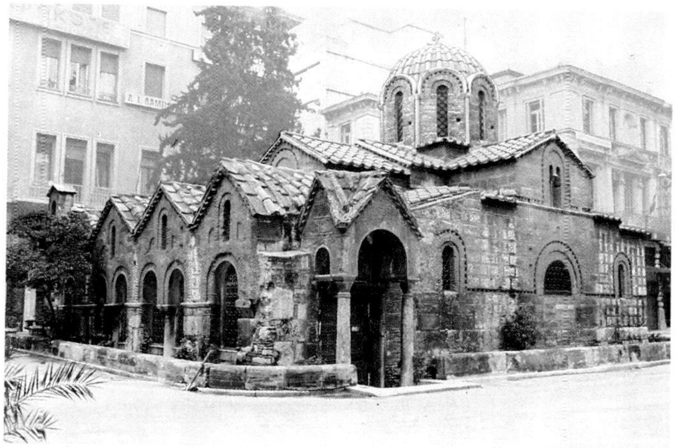

791 ATHEN. KAPNIKAREA-KIRCHE.
Südwestseite

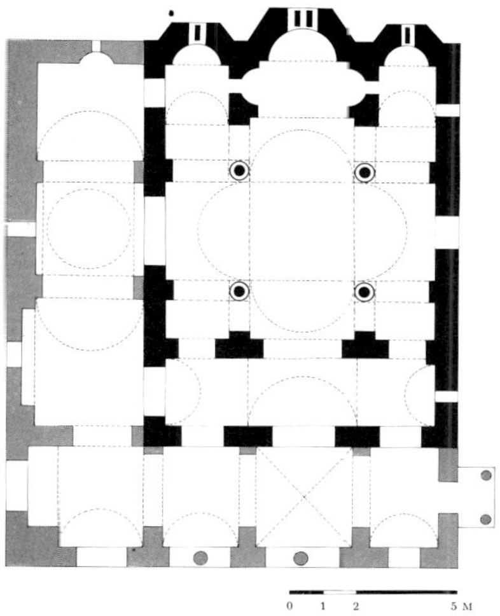

792 ATHEN. KAPNIKAREA-KIRCHE.
Grundriß
(nach I. Travlos)

Bautätigkeit dieser Zeit. Im Jahre 961 wurde Kreta von den Arabern befreit, und 1018 eroberte Basileios II. die Balkanhalbinsel und schlug die Bulgaren vernichtend: es war der Beginn besserer Zeiten, wie es auch die Kirchen und die Klöster aus dem 11. und 12. Jh. beweisen, die heute in der Stadt und ihrer Umgebung noch bestehen.

In der mittelbyzantinischen Zeit war die Akropolis der verwaltungsmäßige und kirchliche Mittelpunkt; der nun Maria geweihte Parthenon diente als Kathedrale. Die alte Zitadelle wurde durch die sogenannte *Rizokastron-Umwallung,* die eine Fläche von 430 × 280 m umschloß, verstärkt, während eine andere Mauer aus dem 3. Jh. die frühere Agora umgab.

Die Kirchen aus dem 9. Jh. waren kleine, dreischiffige Basiliken mit Holzdächern. Die Kirchen des 11. und des 12. Jh. hingegen wurden kunstvoller gestaltet. Es können zwei Typen unterschieden werden: der *quadratische Typus* mit kreuzförmigem Dach, bei dem die Zentralkuppel auf vier Tonnengewölben ruht und der im Inneren entweder vier Stützmauern, wie z. B. in der *Theodoren-Kirche* (um 1070), oder zwei Säulen und zwei Mauern oder auch nur vier Säulen als Stützen aufweist. Der zweite Typus ist die *achteckige Kirche* mit einer großen Kuppel auf niedrigem Tambour, der auf acht Bögen aufliegt, wie es in der *Erlöserkirche Likodimu* (1049 oder 1065) oder in *Daphni* zu sehen ist. Die hier erwähnten Beispiele sind konstantinopolitanischen Ursprungs; am häufigsten begegnen in Athen der Vier-Säulen-Typus und Oktogonalbauten. Die athenischen Kirchen übernehmen die griechische Art, die Mauerflächen mit einem spielerischen Ziegelsteindekor in der Technik der Einteilung in Felder zu verzieren: jeder Haustein wird von horizontal oder vertikal angeordneten Ziegelsteinen eingefaßt. Schräg gestellt, umrahmen sie als Sägezahnverzierung Türen und Fenster oder unterteilen die Mauerflächen in verschiedene Zonen. Manchmal wurden Ziegelsteine so zwischen den Hausteinen eingefügt, daß sie griechische Buchstaben oder kufische Schriftzeichen bildeten.

DIE KAPNIKAREA-KIRCHE

Diese der Darstellung Mariä im Tempel geweihte Kirche ist einem anonymen „Kapnikaros" (Aufseher der Feuerstellensteuer) zu verdanken. Sie muß, nach dem Mauerwerk zu urteilen, um 1060-1070 erbaut worden sein; dieses besteht in den unteren Teilen aus großen Hausteinen und darüber aus Mauerwerk mit Ziegelsteinmusterung. Der Grundriß ist der einer Kreuzkuppelkirche, das Tonnengewölbe auf der Ostseite ist etwas verlängert, um dem Sanktuarium mehr Schutz zu bieten.

Im 12. Jh. wurde wahrscheinlich der Exonarthex angefügt: dieser besteht auf der Westseite aus einer offenen Säulenhalle mit zwei Säulen, aus einer kleinen Säulenhalle an der Südseite und schließlich aus dem *Parekklesion.* An den Außenmauern wird ein rhythmisches Spiel mit flächenhaften räumlichen Strukturen vorgeführt. Die Ostseite zeigt ein dreigeteiltes, von Sägezahnverzierungen eingerahmtes Fenster, und weiter oben verläuft ein horizontaler Streifen im gleichen Muster. Die Westfassade wird durch zahlreiche Öffnungen in der Mauerfläche und durch die Abfolge der Satteldächer über dem Exonarthex belebt. Im unteren Teil der Mauern ist auf einem Sockel aus großen Steinblöcken eine Verzierung mit einander berührenden Kreuzen angebracht.

793 ATHEN.
PANHAGIA-GORGOEPIKOOS-KIRCHE.
Skulptierte Platte

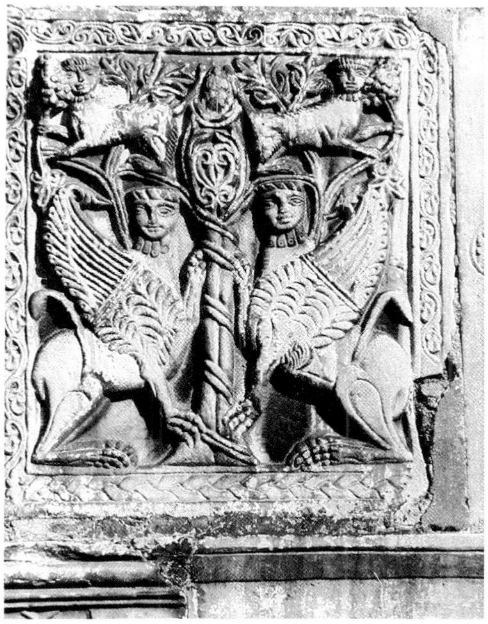

DIE PANHAGIA-GORGOEPIKOOS-KIRCHE *(Kleine Metropolis)*

Diese kleine Kirche (die Allerseligste Gottesmutter, die schnell erhört), das ehemalige *Katholikon* eines Nikolaus-Klosters, fällt wegen ihrer ausgeglichenen und doch in so bescheidenen Dimensionen gestalteten Formen, besonders aber wegen des plastischen Dekors an ihren Fassaden auf. Gerade dieser Dekor ermöglicht auch eine Datierung: die Reliefs an den Türeinrahmungen, die – mit einigen Ausnahmen, bei denen es sich um Wiederverwendungen handelt – während der Bauzeit der Kirche entstanden sind, zeigen besonders deutlich, daß das Bauwerk wahrscheinlich am Ende des 12. Jh. geschaffen wurde. Die zahlreichen, plastisch verzierten Platten, die in die Fassaden eingelassen sind, stammen aus verschiedenen Epochen. Diese Skulpturen, die von einem wiedererwachten Interesse für die Plastik zeugen – einer Tendenz, die mit der Neigung für die klassische Antike zusammentrifft –, sind sehr verschiedenartig: es gibt klassische griechische, römische, frühchristliche und byzantinische Reliefs, die sich sehr wahrscheinlich alle in Athen angesammelt hatten. Sie sind mit einem gewissen Bemühen um Genauigkeit und Symmetrie angebracht worden, einem Bemühen, das man auch an den kleinen Säulen und kranzgesimsartigen marmornen Umrahmungen der acht Flächen des Kuppeltambours wiederentdeckt.

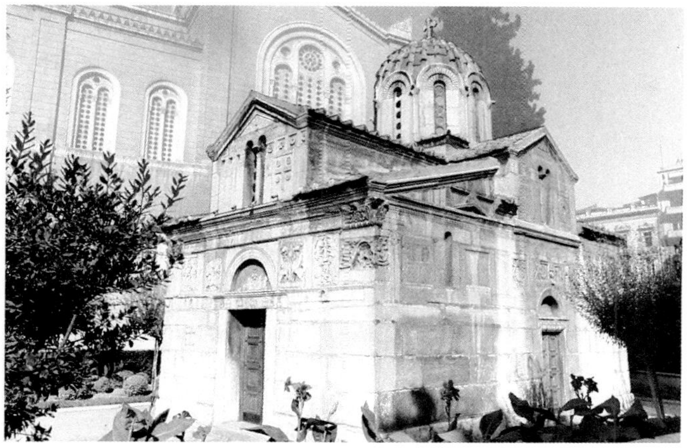

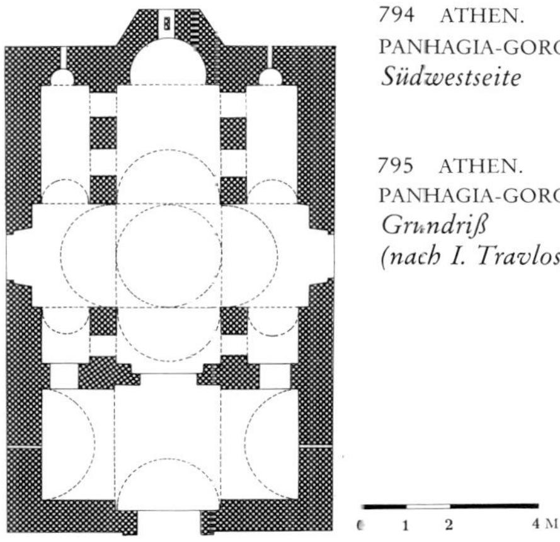

794 ATHEN.
PANHAGIA-GORGOEPIKOOS-KIRCHE.
Südwestseite

795 ATHEN.
PANHAGIA-GORGOEPIKOOS-KIRCHE.
Grundriß
(nach I. Travlos)

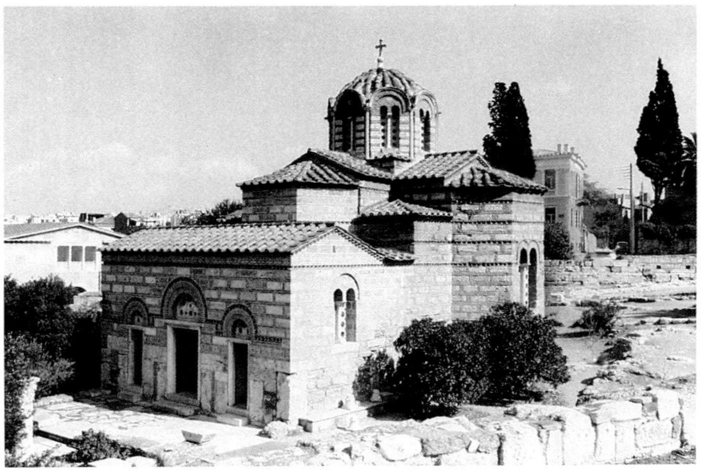

796 ATHEN. APOSTELKIRCHE.
Nordostseite

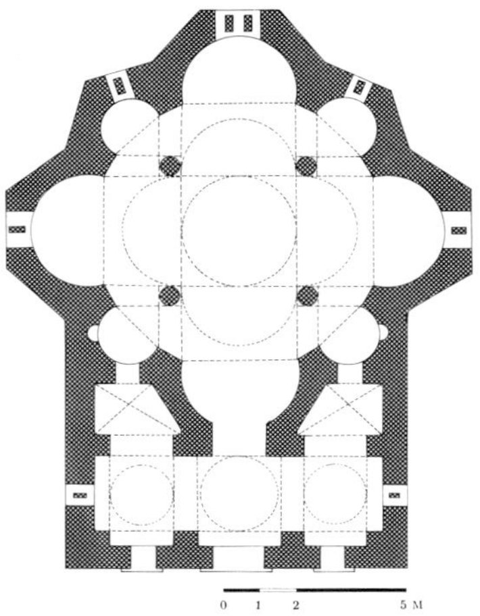

797 ATHEN. APOSTELKIRCHE.
Grundriß
(nach I. Travlos)

DIE APOSTELKIRCHE

Bei den Ausgrabungen, die während der letzten Jahre auf der Agora durchgeführt wurden, konnte die ursprüngliche Gestalt der Apostelkirche an der Südostseite der Agora untersucht werden. Durch diese Ausgrabungen und eine sorgfältige Restaurierung ließ sich nachweisen, daß die Kirche, am Fuß der Akropolis gelegen, am Ende des 10. oder am Anfang des 11. Jh. über einem Nymphaion des 2. Jh. n. Chr. errichtet wurde, wie man auch aus der Art des Mauerwerks, anhand der kufischen Ornamente und des Fenstertypus feststellen kann. Sie ist einer der Zeugen des neuen Wohlstands, zu dem Athen nach der Eingliederung der slawischen Eindringlinge und der Rückeroberung Kretas von den Arabern gekommen ist. Der Grundriß ist höchstwahrscheinlich das Werk eines sehr begabten Architekten. In diesem Bauplan wird ein einbeschriebenes griechisches Kreuz von einer Vierkonchenanlage umschlossen. An den unteren Teilen der Außenmauern sind große unregelmäßige Steine, an den oberen gezähnte Bänder aus Ziegelsteinen und pseudokufische Schriftzeichen zu beobachten. Das Gebäude wurde erstmals 1687 (Entstehungszeit der mittelmäßigen Fresken in der Kuppel und an der Ostwand), dann erneut 1826 während der Kämpfe zwischen Griechen und Türken und schließlich zwischen 1876 und 1882 umgebaut; damals vor allem wurde die Kirche mit umfangreichen Anbauten versehen, die dann bei den Restaurierungsarbeiten in jüngster Zeit wieder entfernt wurden.

KASTORIA

Kastoria liegt auf einer Landenge mit einer in einen See hinausragenden Halbinsel. Seine Geschichte als byzantinische Stadt beginnt während der Regierungszeit Justinians, als es stark befestigt wurde, wie Prokop berichtet. Aus dieser Zeit stammen die erhaltenen Stadtmauern. Es gibt weder ein eigentliches Stadtzentrum noch eine Hauptstraße. Der Mangel an Raum innerhalb der Mauer erklärt die Enge der Straßen, die man durch schöne Gestaltung der Bauwerke auszugleichen versuchte. Kastoria scheint seit dem 7. Jh. ein Ort der Verbannung für in Ungnade gefallene hohe Beamte des byzantinischen Hofes gewesen zu sein; einigen von ihnen ist sicherlich die Errichtung und Ausschmückung mancher Kirchen zu verdanken. Gegen die Mitte des 10. Jh. besetzten die Bulgaren Kastoria zum erstenmal, im Jahre 990 von neuem. Erst 1018 eroberte Basileios II. die Stadt zurück. 1083 war sie für einige Monate in normannischem Besitz. Im 12. Jh. wurde sie zum Zankapfel zwischen den Despoten von Epeiros und den Kaisern von Nikaia. Einen großen Aufschwung, von dem auch die erhaltenen Denkmäler zeugen, nahm sie nach der Wiedererrichtung des Kaisserreichs in Konstantinopel unter Michael VIII. Palaiologos. 1331 gelangte Kastoria unter die Herrschaft der Serben, die bis 1380 andauerte. Seit 1385 ist die Stadt türkisch. Nach der Eroberung durch die Türken ließen sich die Christen auf dem südöstlichen Teil der Halbinsel nieder, wo sie neue, mit Fresken geschmückte Kirchen errichteten. Erst 1912 wurde Kastoria an Griechenland zurückgegeben.

Die Anzahl der Kirchen aus der byzantinischen und nachbyzantinischen Zeit ist in Kastoria außerordentlich groß. Es handelt sich vor allem, wie auch die Inschriften beweisen, um private Stiftungen, die auf Initiativen der

798 KASTORIA. STADTPLAN
(aus: Reallexikon der byzantinischen Kunst, Bd. III)
A. Anargyroi-Kirche
B. Nikolaus-Kirche des Kasnitzes
C. Kumpelidike-Kirche
D. Taxiarchen-Kirche
E. Mavriotissa-Kirche

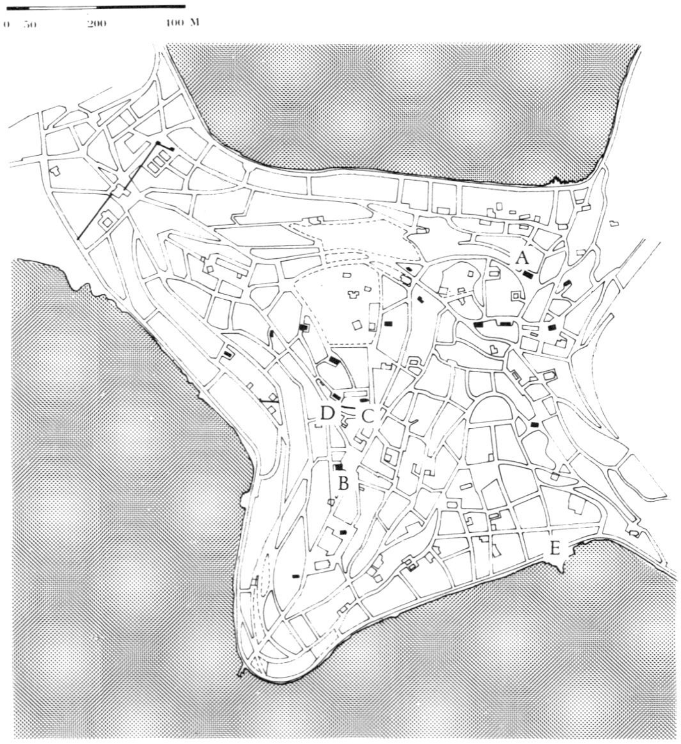

799 KASTORIA.
KUMPELIDIKE-KIRCHE.
Südwestseite

800 KASTORIA.
KUMPELIDIKE-KIRCHE.
Grundriß
(aus: Reallexikon der byzantinischen Kunst, Bd. III)

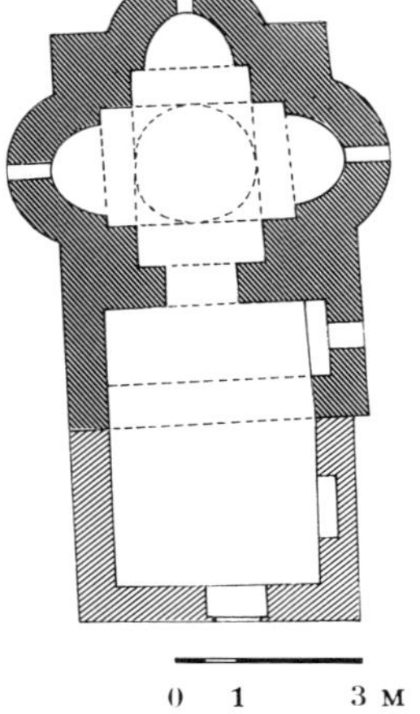

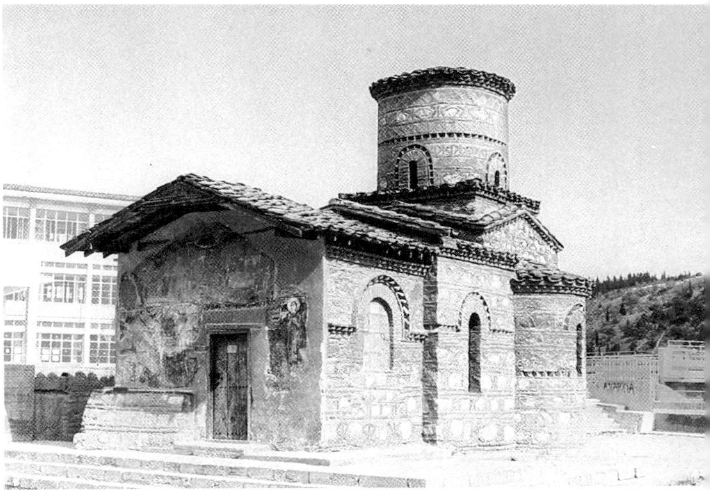

einheimischen Bevölkerung zurückzuführen sind Diese Kirchen sind nach dem Typus der dreischiffigen Basilika gebaut. Das etwas höher gelegene Mittelschiff wird durch Säulen oder Pfeiler von den Seitenschiffen getrennt; alle drei Schiffe haben Tonnengewölbe, und manchmal sind die Seitenschiffe mit einer Empore versehen. Dem *Naos* ist ein Narthex mit drei Schiffen oder einer Empore vorgelagert. Mit einer einzigen Ausnahme *(Kumpelidike)* besitzt keine der Kirchen eine Kuppel. Sehr charakteristisch ist das Mauerwerk, dessen gleich hohe Bruchsteinschichten meistens mit zwei, manchmal aber auch mit drei oder vier Backsteinschichten abwechseln. Die kreuzweise angeordneten Backsteine bilden eine Art Monogramm und keramisch-plastische Ornamente in Form geometrischer Reliefs und verzieren so die Mauerflächen.

Eine aus architektonischer Sicht einheitliche Gruppe vom Ende des 9. bis zum Anfang des 10. Jh. ist in der *Stephanos-Kirche*, der *Taxiarchen-Kirche* und der *Kumpelidike-Kirche* zu sehen. Die Kumpelidike-Kirche bildet, wie schon gesagt, mit ihrem Dreikonchengrundriß und ihrer hohen Kuppel die einzige Ausnahme vom Basilikatypus. Die Fresken im Innern stammen aus der ersten Hälfte des 14. Jh., die an der Außenseite von 1495-1496. Die *Taxiarchen-Kirche* ist eine Nachbildung – in geringeren Ausmaßen – der *Anargyroi-Kirche*, welche die größte Kirche Kastorias ist. Ihr keramischer Dekor ist weniger reich. Ihre Fresken werden inschriftlich ins Jahr 1359, also in die Regierungszeit Simeon Uraschs, datiert. Sie wurden von dem Priestermönch Daniel ausgeführt, der wahrscheinlich aus Konstantinopel gekommen war, wie man aus seiner großen Geschicklichkeit schließen kann.

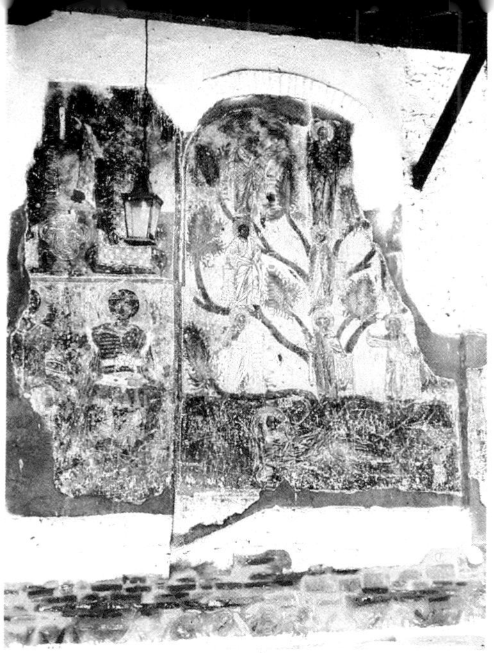

801 KASTORIA. MAVRIOTISSA-KIRCHE.
Fresko an der Fassade: Wurzel Jesse

DIE MAVRIOTISSA-KIRCHE

Das Kloster leitet seinen Namen von dem Dorf Mavrovo her. Es wurde sehr wahrscheinlich von Alexios I. Komnenos gegründet. Das Katholikon des Klosters, dem Gedächtnis des Marientodes (Dormitio Mariae, Koimesis) geweiht, ist eine einschiffige Basilika mit einem Narthex. Seine ältesten erhaltenen Teile (Ost- und Westmauer und Teile der Südmauer) sind aufgrund ihrer keramisch-plastischen Ausschmückung in die Mitte des 12. Jh. datiert worden. Die ursprüngliche Kirche hatte fast die gleichen Ausmaße wie die heutige, der Narthex war jedoch kleiner. Die Fresken in diesem alten Teil weisen große Ähnlichkeiten mit denen bekannter Kirchenbauten in Makedonien und auf Zypern auf (z. B. der *Georgs-Kirche* in Kurbinovo, der *Panhagia-Arakiotissa-Kirche* in Lagudera und sogar der *Anargyroi-Kirche)*, was dann mittels Vergleichs eine Datierung ins Ende des 12. Jh. ermöglicht. Die malerische Ausschmückung bietet sich so dar: Auf einem Teil der äußeren Südmauer des Narthex sind Propheten, die Wurzel Jesse, Maria, die hll. Demetrios, Georg, Petrus(?), mehrere Kaiser, Maria mit dem Kind, auf der Ostwand des Narthex die Taufe Christi, das Jüngste Gericht sowie Konstantin und Helena dargestellt; das Jüngste Gericht und Heilige sind an der Südwand des Narthex zu sehen; Marientod, Verrat des Judas, Kreuzigung, Fußwaschung und Pfingstwunder schmücken die Westwand der Kirche; deren Ostwand bedecken die Himmelfahrt, die Platytera mit Erzengeln und dem Stifter Manuel, der Christus-Emanuel mit den Evangelisten, Kirchenväter, die Verkündigung und Heilige. Das Katholikon wurde Anfang des 13. Jh. teilweise zerstört (Süd- und Nordmauer). Der Wiederaufbau und der Anbau einer Säulenhalle auf der Südseite sowie die Ausschmückung mit Fresken wurden vor 1265 nach dem Sieg des Großdomestikos Johannes Palaiologos über Michael II. Angelos bei Pelagonia durchgeführt. Die Porträts des Siegers sowie seines Bruders (Kaiser Michaels VIII. Palaiologos) sind auf der linken Seite der Darstellung der Wurzel Jesse (Außenseite der Südmauer des Narthex) zu sehen. Nachdem die Kirche Mitte des 14. Jh. schwer beschädigt worden war, wurde sie gegen 1375-1380 von Radoslaw Sapen wiederaufgebaut; Ende des gleichen Jahrhunderts erfuhr sie an der Nordostecke eine Erweiterung durch ein neues Gebäude. Die an die Südseite des Katholikons angeschlossene Johannes-Kapelle wurde ebenfalls in dieser Zeit oder auch Anfang des 16. Jh. errichtet. 1522 ließ sie der Protonotar Eusthatios mit Fresken schmücken.

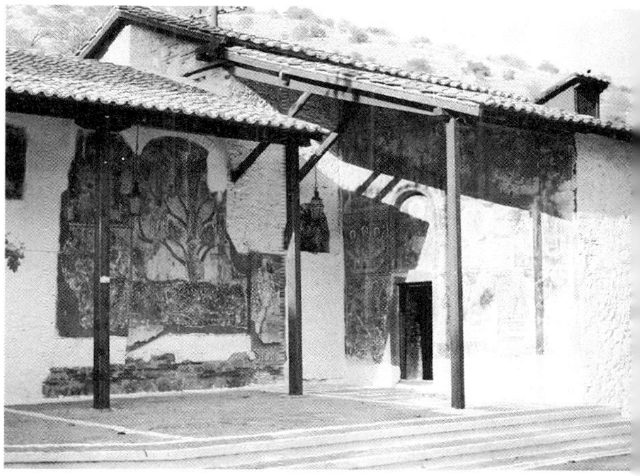

802 KASTORIA. MAVRIOTISSA-KIRCHE.
Eingang zur Kirche

DIE ANARGYROI-KIRCHE

Sie ist die größte Kirche Kastorias (11,35 × 10 m) und stammt wahrscheinlich aus der ersten Hälfte des 11. Jahrhunderts. Es handelt sich um eine Basilika mit drei durch Pfeiler voneinander getrennten Schiffen, deren mittleres höher ist. Sie ist mit Prothesis und Diakonikon versehen. Die Seitenschiffe sind tonnenüberwölbt und tragen Pultdächer. Der Narthex ist in drei Gewölbejoche unterteilt: das mittlere Joch besitzt ein Tonnengewölbe, die seitlichen haben Gratgewölbe. Das hier verwendete Mauerwerk kommt in Kastoria häufig vor, es ist mit dem Kästelmauerwerk verwandt.

Die Fresken verteilen sich auf sämtliche Wände. Aus dem 11. Jh. sind in einem eher provinziellen Stil an der Nordwand des Narthex noch Reste eines Freskos mit Konstantin und seiner Mutter Helena, am nördlichen Teil der Ostwand mit dem Motiv Konstantin als Diener Gottes erhalten. Die ganze Kirche wurde im 12. Jh. neu ausgemalt. Nichts davon ist an den Tonnengewölben übriggeblieben, da diese neu gebaut wurden; einige Teile des Narthex und die Seitenschiffe weisen spätere Malereien auf. Der Dekor aus dem 12. Jh. umfaßt folgende Bildinhalte: die hll. Anargyroi, die hll. Kosmas und Damianos, die hll. Paulus, Petrus und Nikolaus, die hll. Anargyroi, zu Gott betend (Außenseite, Tortympanon); Maria mit dem Kind, Erzengel, Christus-Emanuel, Etimasia, Altar mit Hostienteller und Kelch, Kirchenväter (Apsis); Deesis, Verkündigung, Kosmas, Damianos, Erzdiakon Stephanos, Erzdiakon Euplos (Ostwand); Geburt, Darstellung im Tempel, Verklärung, Einzug in Jerusalem, Verkündigung, Heimsuchung (Südwand); Auferweckung des Lazarus, Marientod, Maria und Erzengel (Westwand); Kreuzigung, Anastasis, Kreuzabnahme, Beweinung, die heiligen Frauen am Grabe, Himmelfahrt, Pfingstwunder (Nordwand); die Wunder

803 KASTORIA. ANARGYROI-KIRCHE.
Querschnitt
(aus: Reallexikon der byzantinischen Kunst, Bd. III)

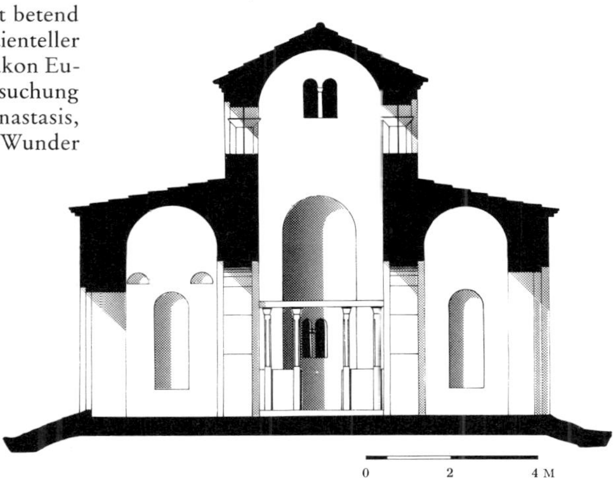

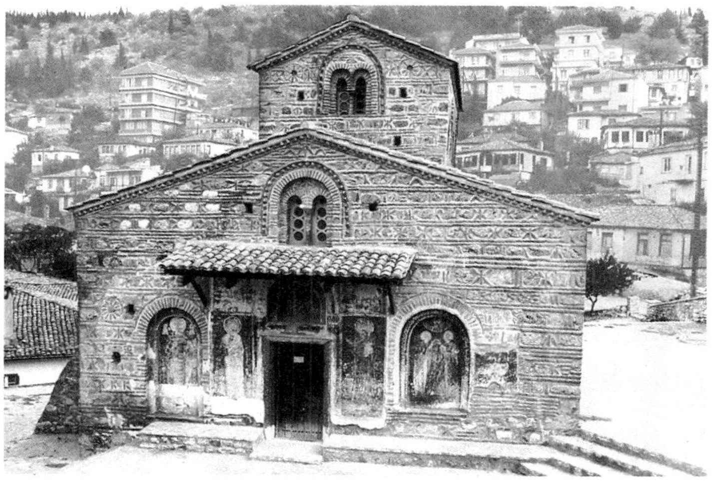

804 KASTORIA.
ANARGYROI-KIRCHE.
Westfassade

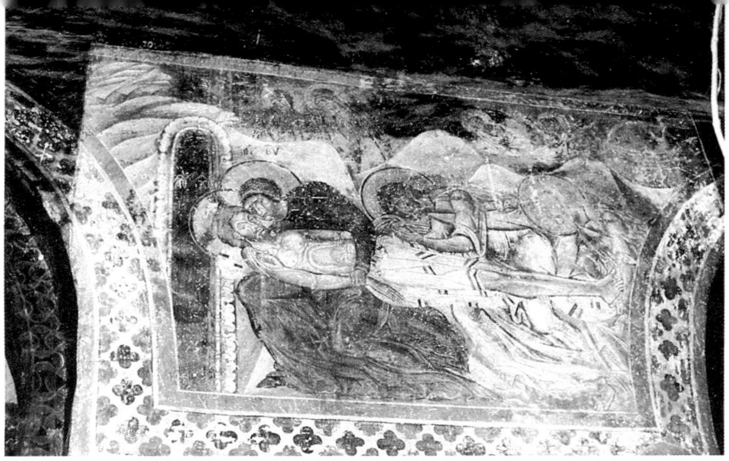

805 KASTORIA. ANARGYROI-KIRCHE.
Fresko: Grablegung

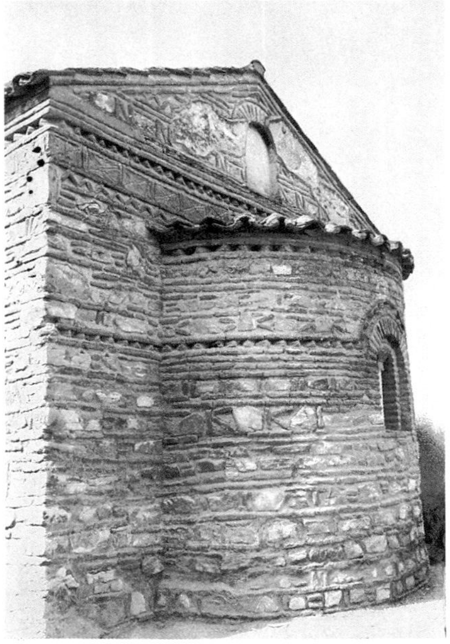

806 KASTORIA. NIKOLAUS-KIRCHE
Ostseite
Mauerschichten (Ausschnitt).

807 KASTORIA. NIKOLAUS-KIRCHE.
Westfassade

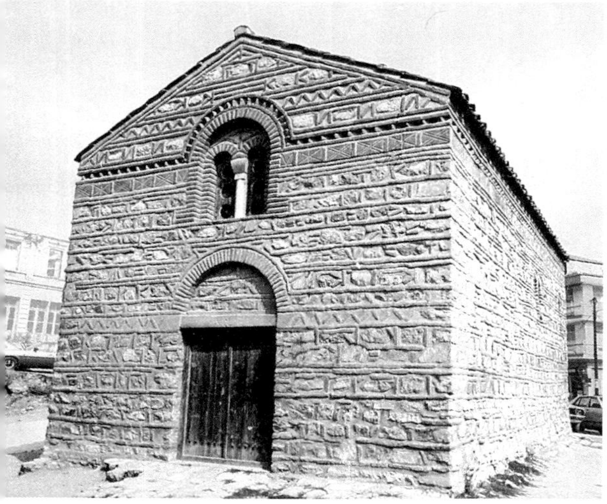

Christi, Joachim und Anna opfern im Tempel, die drei Jünglinge im Feuerofen (Narthex). Im nördlichen Seitenschiff befindet sich das Bildnis des Stifters, dem dieser Dekor des 12. Jh. zu verdanken ist und der mit seiner Familie Maria das Modell der Kirche darbietet.

Mangels Inschriften, die genaue Hinweise für die Datierung liefern, setzt man aufgrund stilistischer Untersuchungen die Entstehung dieses Bildzyklus um das Jahr 1180 an. Es besteht eine nahe Verwandtschaft mit den Malereien der Georgs-Kirche in Kurbinovo: es könnten sogar dieselben Künstler oder Künstler aus derselben Werkstatt sein, jedenfalls sind sie von denselben stilistischen Strömungen getragen.

DIE NIKOLAUS-KIRCHE DES KASNITZES

Die Kirche trägt den Namen ihres Gründers, der aufgrund der Weihinschrift bekannt ist: Nikephoros Kasnitzes „magistros". Bei der Kirche handelt es sich um ein einfaches, rechteckiges, einschiffiges Gebäude mit Tonnengewölbe (9 × 4,80 m).

Das Gebäude mit Holzdach betritt man durch einen Eingang in der Westmauer des Narthex. Beiderseits der Apsis sind kleine Nischen eingerichtet, die als Prothesis und Diakonikon dienen. Das Mauerwerk ist von der gleichen Beschaffenheit wie das der *Anargyroi-Kirche* und vieler anderer Kirchen der Stadt. Die Außenwände sind mit Blendnischen, geometrischen Mustern und Fresken verziert. Im Innern sind folgende Bildthemen ausgeführt: Deesis (Kuppel); Mandylion (Ostwand der Apsis); Maria und Erzengel, Kirchenväter (Apsis); Erzdiakon Romanos (Diakonikon); Zyklus der Großen Kirchenfeste (Ost-, Süd-, West- und Nordwand; nur die Taufe Christi ist in der Südostecke des Narthex dargestellt); Heilige und Martyrer (untere Bildzone der Nord- und Südwand). Im Dekor, der sich auf der Ost-, der Nord- und der Südwand des Narthex fortsetzt, fällt das Bild des Stifters der Kirche mit seiner Frau Anna auf.

Dieses Ausschmückungsprogramm wurde wahrscheinlich von einer einzigen Werkstatt im letzten Jahrzehnt des 12. Jh., jedenfalls gegen Ende dieses Jahrhunderts, ausgeführt. Der einheitliche Stil kann als eine Reaktion auf den Manierismus dieser Zeit (der z. B. in Kurbinovo und in der Anargyroi-Kirche zum Ausdruck kommt) betrachtet werden und läßt sich so mit dem monumentalen und plastischen Stil des 13. Jh. in Verbindung bringen.

DAPHNI

Die Klosterkirche, die gegen 1080 im Hof eines frühchristlichen Klosters errichtet wurde, ist dem Marientod geweiht. 1205 verwüsteten die Kreuzfahrer das Kloster; 1211 ließen sich dann die Zisterzienser darin nieder und paßten das Kloster ihrem Ritus an. Dabei verlor es den Glanz und den Reichtum früherer Zeiten. 1460 gaben es die Türken den Orthodoxen zurück. Nach verschiedenen Erdbeben wurde Ende des 19. Jh. mit umfangreichen Sicherungsarbeiten begonnen, die dann in den fünfziger Jahren unseres Jahrhunderts wiederaufgenommen wurden. Von den ehemaligen Klostergebäuden innerhalb der Umfassungsmauer sind außer der Kirche im Norden noch die Grundmauern eines Refektoriums mit Apsis und im Süden der Kreuzgang der Zisterzienser erhalten. Dem *Katholikon* ist ein Narthex vorgelagert, der im 13. Jh. teilweise baulich verändert wurde, als man der Westfassade die Spitzbögen einfügte. Bemerkenswert ist der Dekor der Apsisaußenwand, auf deren oberem Teil Mäanderbänder aus Ziegelsteinen von zwei Sägezahnfriesen eingefaßt sind. Die kufischen Schriftzeichen in Cloisonné-Technik kommen seltener vor. Der oktogonale kreuzförmige Grundriß und mit einer sechszehneckigen Kuppel unterscheidet sich hier in ihrem Aussehen von demjenigen der *Hosios-Lukas-Kirche:* Ausgewogenheit und Schlichtheit bestimmen hier das

808 DAPHNI. KIRCHE
Ansicht von Osten

809 DAPHNI. KIRCHE
Grundriß
(nach G. Millet und E. Stikas)

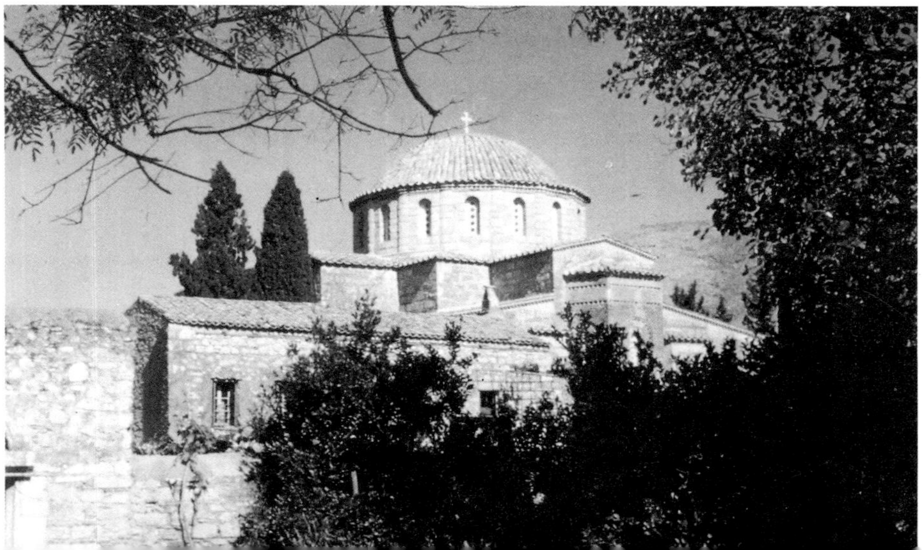

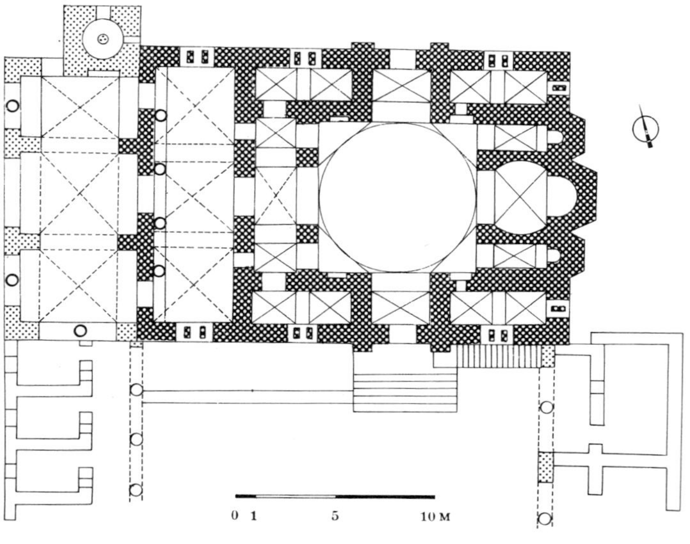

810 DAPHNI. KATHOLIKON.
Mosaik: der hl. Akindynos

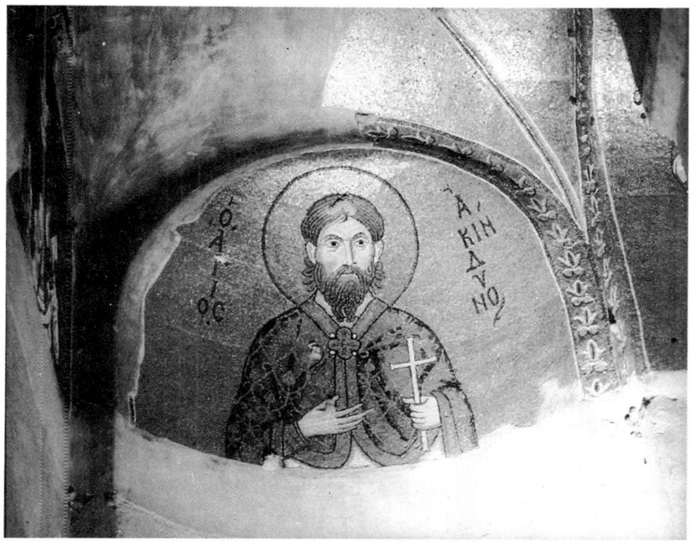

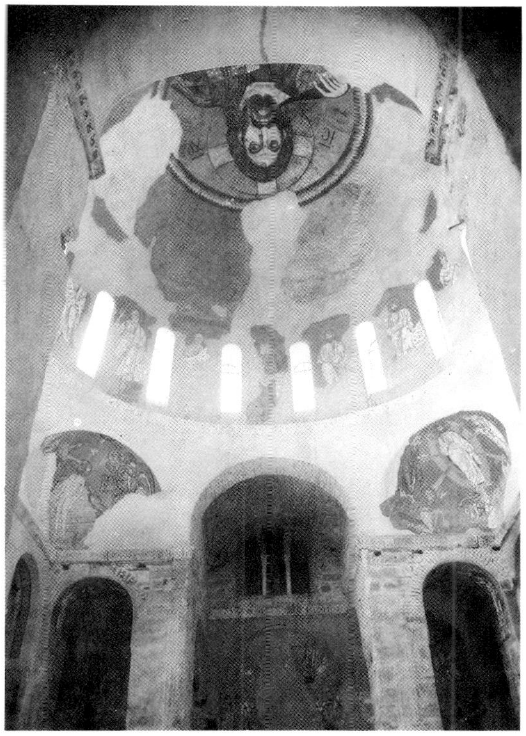

811 DAPHNI. DEKOR IM INNERN.
Westseite

Verhältnis der architektonischen Bauteile untereinander. Die künstlerische Gestaltung der Mosaiken stimmt mit der Eleganz der zeitgenössischen Architektur überein. Allgemein wird anerkannt, daß sie ein Werk von Künstlern aus Konstantinopel sind. Dadurch, daß sie ausschließlich an den Gewölben und an den oberen Wandzonen angebracht sind, die früher mit vielfarbigem Marmor verkleidet waren, stehen sie fest in der klassischen Tradition des 10. Jh.; die Geschmeidigkeit der Zeichnung und die Feinheit der Gestaltung sind gleichermaßen bewundernswert. Der Bildschmuck verteilt sich auf die Kuppel (Christus Pantokrator), den Tambour (Propheten), die Apsis (Maria, Etimasia), die Prothesis (Johannes der Täufer mit Aaron und Zacharias), das Diakonikon (hl. Nikolaus, Gregorios von Agrigent, Gregorios Thaumaturgos), das Querschiff (Szenen aus dem Leben Christi und aus dem Marienleben), auf das Wandfeld über der Eingangstür (Marientod) und schließlich auf den Narthex (Szenen aus dem Marienleben und aus dem Leben Christi).

HOSIOS LUKAS

Eine Kirche, die Maria geweiht ist und die gewöhnlich *Panhagia* genannt wird, und das dem hl. Lukas geweihte *Katholikon* sind seitlich eng miteinander verbunden. Ganz im Gegensatz zu dem, was lange behauptet wurde, haben unlängst (1963-1964) durchgeführte Restaurierungsarbeiten gezeigt, daß die Panhagia-Kirche die ältere von beiden ist.

812 HOSIOS LUKAS.
KATHOLIKON UND KIRCHE
Grundriß
(nach E. Stikas und C. Mango)

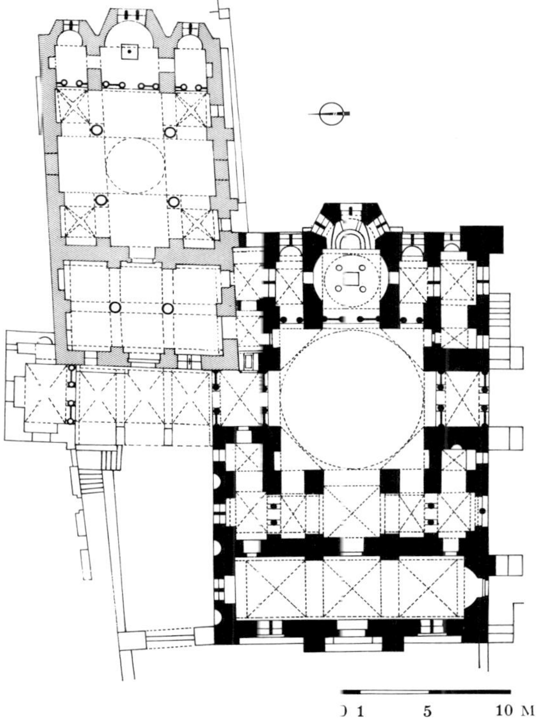

DIE PANHAGIA-KIRCHE

Nach der „Vita" des hl. Lukas kann sie mit der einzigen, der hl. Barbara geweihten Kirche des Klosters, in dem der hl. Lukas gewohnt hat, gleichgesetzt werden. Sie wurde mit Unterstützung des Kommandeurs des Helladischen Themas, des Protospatharios Krinites Arotras, gebaut. Im Jahre 946 begonnen, war die Kirche 955 vollendet. Die Cloisonné-Technik wurde für die Verzierung des Mauerwerks verwendet. Die keramisch-plastischen Zahnfriese betonen den horizontalen Charakter des Bauwerks; die Ziegelsteine bilden auf den umlaufenden Bändern komplizierte Muster und kufische Schriftzeichen. Die Kuppel (ihr oberer Teil ist vor 1745 abgeflacht worden) ruht auf einem marmornen, achteckigen Tambour mit zweiteiligen Fenstern. Die plastisch ausgeformten Stellen an den Tympana dieser Fenster waren früher aus Stuck, während das Tympanon selbst, damit dem islamischen Geschmack folgend, bemalt war. Der Einfluß der islamischen Baukunst ist übrigens bei diesem Dekor auffallend. Die Kirche hat einen scheinbar kreuzförmigen Grundriß, den sie der Hinzufügung der vier Eckräume verdankt: die beiden östlichen bilden die Prothesis und das Diakonikon, während die beiden westlichen Kapellen geworden sind. Im Inneren sind die großen Kapitelle an den Säulen, welche die Kuppel stützen, sehenswert; zwei von ihnen bieten eine originelle Version des korinthischen Typus. Bewundernswert sind auch die beiden mit aufrecht stehenden Akanthusblättern verzierten Stuckfriese, deren einer an der Basis des Tambours, der andere oben am Fuß des eigentlichen Kuppelgewölbes umläuft; ebenso muß man die Ikonostase aus weißem Marmor mit ihren dünnen, oktogonalen Säulchen, welche schöne Kapitelle tragen und das Gebälk stützen, als ein wahres Meisterwerk bezeichnen.

DAS KATHOLIKON

Seine Entstehungszeit bleibt ungewiß. Laut Aussage Cyriaks von Ancona (sie geht auf das Jahr 1436 zurück, in dem er diese Angabe in einem alten Text dieser Kirche entdeckte) sei sie von Konstantin IX. Monomachos (1042-1055) erbaut worden. Jüngst wurde in einem Werk, das auf das Zeugnis bestimmter liturgischer Texte (Gottesdienste, die am Jahrestag des hl. Lukas gefeiert wurden) Bezug nimmt, das Jahr 1011 vorgeschlagen, eine Datierung, die durch den Stil der Mosaiken bestätigt würde. Was die Zweckbestimmung dieses Katholikons betrifft, so berichtet die „Vita" des Heiligen, daß diejenigen, die ihn verehrten, kurz nach seinem Tod (953) über seinem Grab ein kleines, kreuzförmiges Martyrion errichteten. Als dieses mit der Zeit zu klein wurde, errichtete man an derselben Stelle das

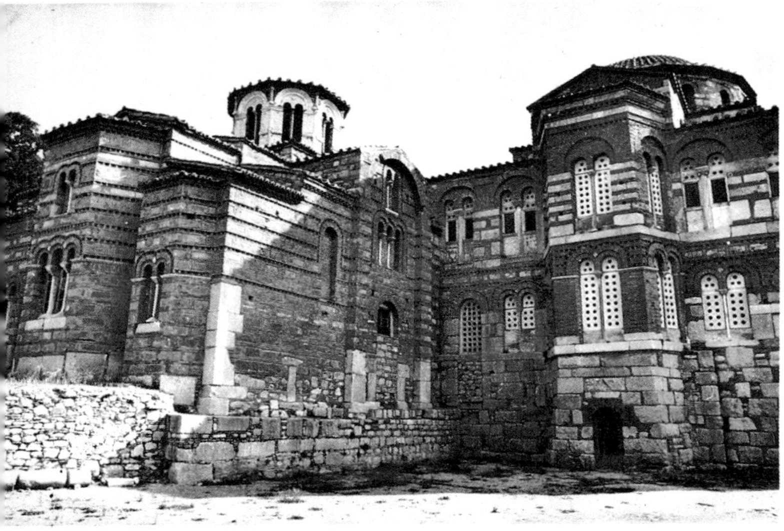

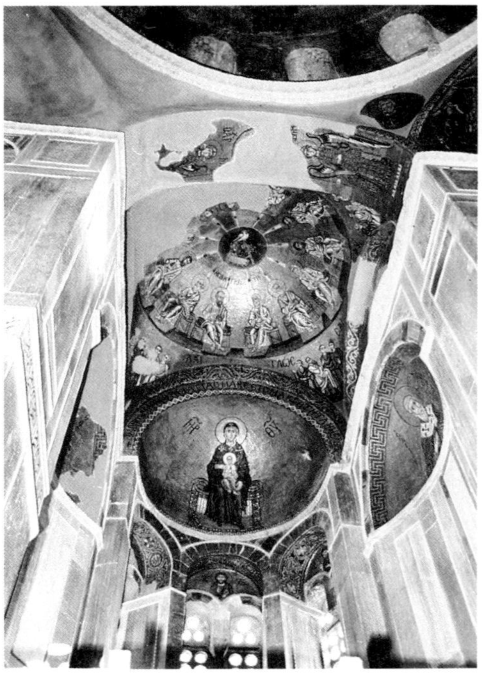

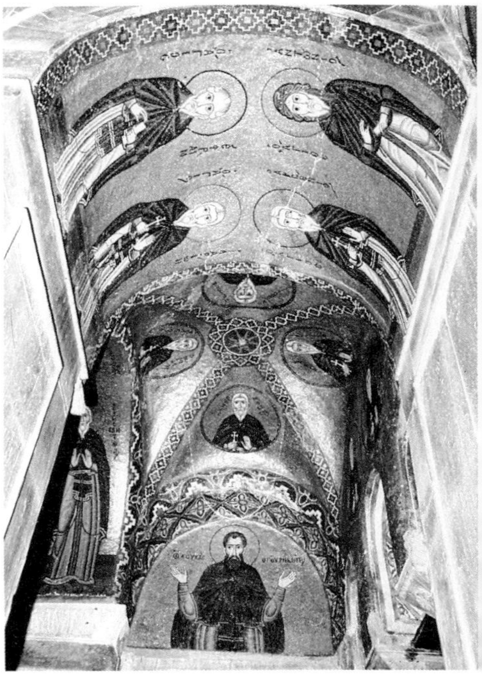

813 HOSIOS LUKAS. KIRCHE UND KATHOLIKON
Gesamtansicht

814 HOSIOS LUKAS. KATHOLIKON.
Dekor im Innern. Ostseite

815 HOSIOS LUKAS. KATHOLIKON.
Heiligenbildnisse

heutige Katholikon, das mit einer Krypta für das Grab des Heiligen ausgestattet wurde. Tatsächlich richtete man wenig später in einem Raum im Nordwesten des Gebäudes über der Krypta eine Art Martyrion-Kapelle mit einem Reliquiensarg unter einem Ciborium ein. Als man das kleine Martyrion durch ein größeres ersetzte, machte diese kleine Kapelle einem weitläufigen Bau Platz, der seitlich an die Panhagia-Kirche anstieß und sogar einen Teil seiner Nordmauer mit ihr gemeinsam hatte. Die Außenmauer des Katholikons wurde aus unregelmäßigen Steinen und unter mäßiger Verwendung von Backsteinen erstellt. Der Dekor konzentriert sich auf die Marmorplatten der Fenster, die mit Blattwerk- und Palmettenmotiven in flachem Relief verziert sind und auf diejenigen der Balustraden, auf denen vielfach das in einem Kreis eingeschlossene Christusmonogramm – manchmal mit einem Kreuz auf jeder Seite – dargestellt ist. Im Grundriß des Katholikons ist die quadratische Basis (9 m) durch vier Ecktrompen in ein Oktogon verwandelt worden. Dieses ruht auf acht Pfeilerpaaren, die durch die vier Ecktrompen und durch vier Bögen miteinander verbunden sind, ausgenommen die beiden Pfeiler der Westseite. Das Grundquadrat ist an der Nord-, Süd- und Westseite von drei Galerien mit Gratgewölben umgeben; die Galerien sind mit Emporen ausgestattet. Beiderseits der dreiteiligen Chorhaupts liegen zwei Kapellen. Die Bauformen, die hier vorkommen, sind konstantinopolitanischen Ursprungs, z. B. die Emporen und die Nischen, die sich in den Seitenwänden des Sanktuariums und des Narthex öffnen. Ein bewundernswertes und bedeutendes Werk ist die Ikonostase, die nur in einigen Einzelheiten von derjenigen der Panhagia-Kirche verschieden ist; zu nennen sind auch einige Fragmente aus skulptiertem weißem Marmor. Die Mosaiken, von Künstlern aus Konstantinopel geschaffen, bilden einen der vollständigsten und ältesten Zyklen innerhalb der byzantinischen Bildkunst. Der ikonographische Zyklus entfaltet sich von der Kuppel aus mit dem Christus Pantokrator (Fresko vom Ende des 16. Jh.; Kopie nach dem Original, da die Kuppel bei einem Erdbeben zerstört worden war) bis zur Apsis (Maria mit dem Kind und zwei Erzengeln, Pfingstwunder und Deesis), von da weiter über die Ecktrompen (Verkündigung, heute verschwunden; Geburt Christi, Darstellung im Tempel und Taufe Christi) und den Narthex (Kreuzigung, Höllenfahrt, Fußwaschung, ungläubiger Thomas) zur Prothesis und zum Diakonikon (die drei Jünglinge im Feuerofen, Daniel in der Löwengrube sowie Abraham und Melchisedek). Aus Respekt vor den einheimischen Kulturüberlieferungen haben die Künstler den lokalen Heiligen und den Mönchen einen Ehrenplatz zukommen lassen, wie man in den Apsiden des Nord- und Südarms und zweier westlichen Kapellen beobachten kann.

Der Freskenschmuck in der Nordwestkapelle, wo in der Nordmauer ein Arkosolgrab angelegt wurde, vermittelt eine Atmosphäre der Trauer, während die Ausschmückung in der Südwestkapelle anzuzeigen scheint, daß in diesem Raum die liturgische Wasserweihe und vielleicht sogar Taufen stattgefunden haben.

Die *Panhagia-Kirche* und das *Katholikon* liegen inmitten des Klosterhofes, um den sich die Nebengebäude gruppieren: die Mönchszellen an der Westseite, sie stehen über einen Gang, der eine offene Galerie bildet, mit dem Hof in Verbindung; das rechteckige *Refektorium,* das im 11. Jh. gebaut wurde, begrenzt die Südseite; ebenso die *Hestia* (die Klosterküche) und eine große, überdachte Zisterne.

816 KAISARIANI. KLOSTER.
Längsschnitt und Grundriß
(nach E. Stikas)

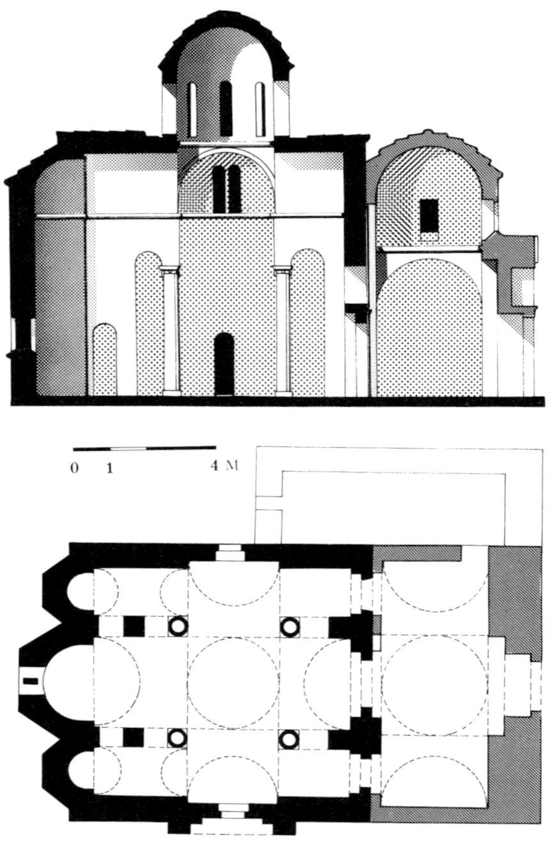

KAISARIANI *(Hymettos-Berg)*

Das Kloster Kaisariani in der Nähe Athens liegt etwa auf halber Höhe des Westhangs des Hymettos. Die heutige Kirche, die der Darstellung Mariä im Tempel geweiht ist, wurde im Laufe des 11. Jh. an der Stelle einer frühchristlichen Basilika gebaut, von der noch einige skulptierte Marmorteile erhalten sind. Um diese heutige Kirche herum wurde das Kloster gegründet. Diesem Katholikon liegt der Grundriß einer Kreuzkuppelkirche mit einem achteckigen Tambour zugrunde, dessen acht Mauerflächen von je einem Fenster durchbrochen sind. Später wurden weitere

Bauteile angefügt: der von einer niedrigen Kuppel überwölbte Narthex, eine Kapelle mit Tonnengewölbe und ein Glockenturm. Alle diese Teile sind aus unregelmäßigen Steinblöcken gebaut, während die Außenmauern der eigentlichen Kirche aus grünlichen, vierkantigen Hausteinen und Backsteinen bestehen. Die drei Schiffe, von denen die seitlichen mit Tonnengewölben ausgestattet sind, schließen mit Apsiden ab. Im Inneren ist ein Freskendekor aus dem 16. und 17. Jh. mit den Wundern Christi und dem Zyklus der Großen Kirchenfeste zu sehen.

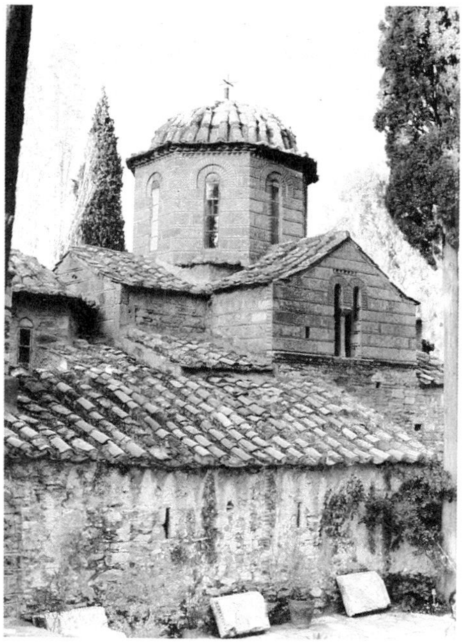

817 KAISARIANI. KATHOLIKON.
Südseite

MISTRA *(Peloponnes)*

Nachdem Guillaume de Villehardouin im Jahre 1249 Monemvasia eingenommen hatte, gründete er auf einem der letzten Ausläufer des Taygetos-Gebirges westlich von Sparta die Festung Mistra. Sie war das Zentrum des Prinzipats Morea und gelangte im Jahre 1262 wieder unter die Herrschaft der Byzantiner. Am Fuß der Zitadelle entstand eine Stadt, die Sitz der griechischen Verwaltung und des Erzbistums von Lakedaimonien wurde. Das Prinzipat wurde zunächst von Gouverneuren verwaltet, die nur für ein Jahr ernannt wurden, seit Andronikos II. Palaiologos (1282-1328) wurde die Amtszeit aber verlängert, und dadurch ergaben sich bessere Bedingungen für das Entstehen eines Hofes. 1348 wurde Morea in ein Despotat umgewandelt, was es zu einer Art Apanage für einen Prinzen der kaiserlichen Familie machte. So folgten aufeinander als Despoten zuerst die Kantakuzenen (bis 1383), dann die Palaiologen (bis 1460), bis Morea zur Zeit der Regierung des Demetrios unter türkische Herrschaft kam. Am Hof von Mistra entwickelte sich ein reges intellektuelles und künstlerisches Leben, und mehrere glänzende byzantinische Humanisten gehörten diesen Kreisen an. Der berühmteste von ihnen war zweifelsohne Gemistos Plethon (1360-1452), der dort einen von platonischem Gedankengut beeinflußten Spiritualismus lehrte, worin er das Christentum ablehnte und die Wiedereinführung eines geläuterten Heidentums befürwortete. Diese Lehre gewann viele gebildete Menschen als Anhänger, so z. B. den späteren Kardinal Bessarion und den Humanisten Johannes Argyropulos. Von 1687 bis 1715 gehörte Mistra den Venezianern, aber während der Zeit der zweiten türkischen Oberherrschaft setzte ein langsamer Verfall ein. Die Stadt wurde 1825 Opfer eines Brandes, und seither ist sie fast völlig verlassen.

Der Anblick Mistras als einer spätbyzantinischen Stadt ist packend und einzigartig. Von zwei Festungsmauern umgeben, wird die Stadt von der fränkischen Burg beherrscht. Sie wurde an einem sehr steilen Hang ohne Stadtplan gebaut. Um das eigentliche Zentrum, das aus einem Platz besteht, an dessen beiden Seiten sich der *Despotenpalast* erstreckt, liegen die Häuser und mehrere Klöster längs der engen Straßen.

PROFANARCHITEKTUR

Die Häuser, die alle an dem abschüssigen Hang des Hügels gebaut sind, haben im allgemeinen die Form eines langgestreckten Rechtecks und sind manchmal mit einem hohen, quadratischen Turm mit Schießscharten und Zinnen ausgestattet. Sie sind stets mit Dachstuhl und Satteldach gedeckt und bestehen aus einem Untergeschoß oder einem Erdgeschoß, einem Zwischengeschoß, einem oder zwei oberen Stockwerken, von denen das obere, der *Triklinos,* als Aufenthalts- und Empfangsraum der Hausbesitzer gedacht und nicht unterteilt war. Je nachdem, wie sich die Langseiten der rechteckigen Häuser zur Neigung des Hügels verhalten, lassen sich zwei Hauskategorien unterscheiden: bei der einen verlaufen die Langseiten senkrecht zum Hang, bei der anderen dagegen parallel.

Bei den Häusern der ersten Kategorie, wie z. B. dem Haus des *Frangopulos* und dem Haus der *Laskaris,* sind die Unterbauten, das Untergeschoß und das Zwischengeschoß, immer überwölbt. Dadurch, daß der Triklinos gegenüber den unteren Stockwerken etwas zurückversetzt ist, entsteht eine ziemlich breite, offene Terrasse, die an der Außenseite durch eine auskragende, von einer Reihe kleiner, auf Konsolen stehender Bögen getragene Balustrade abgeschlossen wird. Bei der Gestaltung der Fassaden wurde diejenige, die auf die Ebene ging, in einem Mauerwerk aus Quadersteinen mit scharfen Fugen errichtet, deren Anordnung ziemlich regelmäßig ist, während die seitlichen Fassaden das Mauergefüge des Triklinos außen sichtbar machen, d. h., die Wand besteht aus einer Reihe dicht aufschließender Bögen, deren Zwischenräume mittels einer dünneren Mauer geschlossen wurden. Auf diese Weise entstanden auf der Innenseite tiefe Nischen, die als Schränke benutzt wurden, außen aber kleine, eingetiefte Räume. An einigen Stellen wird diese Füllwand durch ein rechteckiges Fenster ersetzt. Bei den Häusern der zweiten Kategorie, für die der *Kleine Palast* als Beispiel dienen kann, gibt es nirgends überwölbte Räume, sondern die Stockwerke sind durch Holzfußböden voneinander getrennt, d. h., in das Mauerwerk der Langseiten sind Balken eingelassen, auf welche die Fußbodenplanken genagelt wurden. In seltenen Fällen wird die Fassade durch einen leicht vorspringenden Balkon belebt. Einfache Füllsteine ersetzen das Quadermauerwerk an den Fassaden, wo man erst im 15. Jh. die Bogenverzierung, die während des vorangehenden Jahrhunderts bereits am *Triklinos* aufgetreten war, sich allmählich über sämtliche Stockwerke hin ausbreiten sieht. Manchmal ist dem Erdgeschoß an der Langseite des Hauses eine Säulenhalle vorgelagert, deren Arkaden auf Pfeilern aufliegen; ihr Dach wird dann zu einem großen, offenen Balkon.

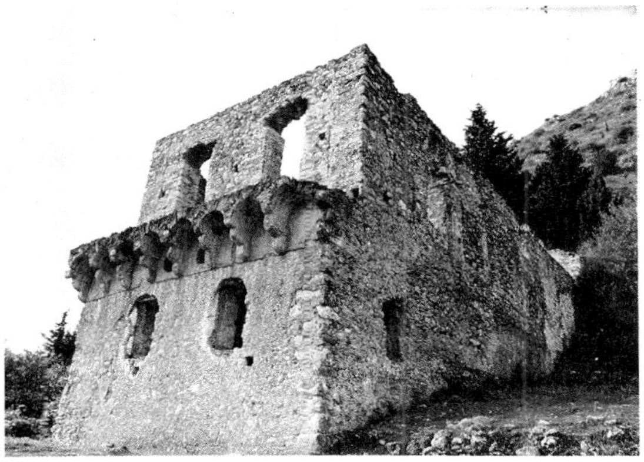

818 MISTRA. HAUS DES FRANGOPULOS.
Ruine

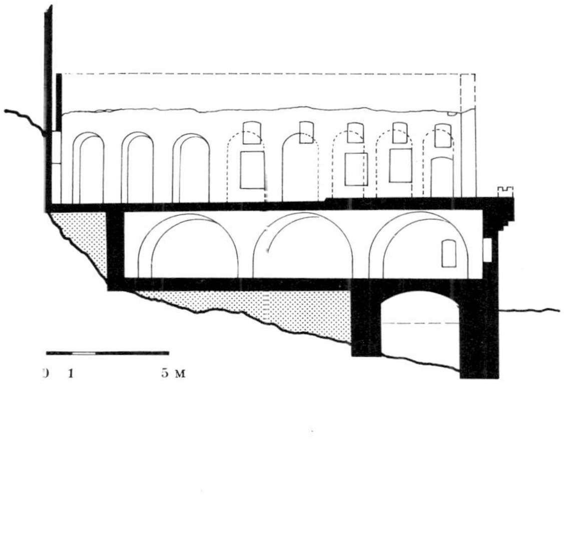

819 MISTRA. HAUS DES FRANGOPULOS.
Längsschnitt
(nach A. Orlandos)

DER DESPOTENPALAST

Seine Bauzeit erstreckt sich in Etappen über mehrere Jahre. Zunächst (1250-1350) war es ein rechteckiges, doppelstöckiges Gebäude mit einem einzigen tonnenüberwölbten Saal im Erdgeschoß (5,50 × 15 m), der durch einige lanzettförmige Fenster Licht erhielt; etwas entfernt davon lagen die Küchen, die im Untergeschoß Wasserreservoirs beherbergten. Während einer zweiten Bauphase (1350-1400) wurden diese beiden Gebäude miteinander verbunden. In ihrer Verlängerung im Westen wurde ein zweistöckiges Wohnhaus mit sechs Räumen unterschiedlicher Größe, einem seitlichen Turm und einer nach Norden offenen Säulenhalle gebaut. Im mittleren, 5 × 8 m großen Raum des ersten Stockwerks wurde eine Kapelle eingerichtet. Noch später (1400-1460) wurde an der Westseite des Platzes im

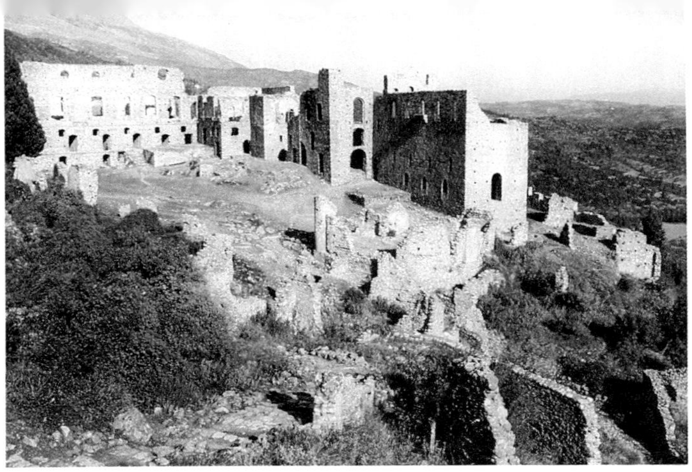

820 MISTRA. DESPOTENPALAST.
Gesamtansicht

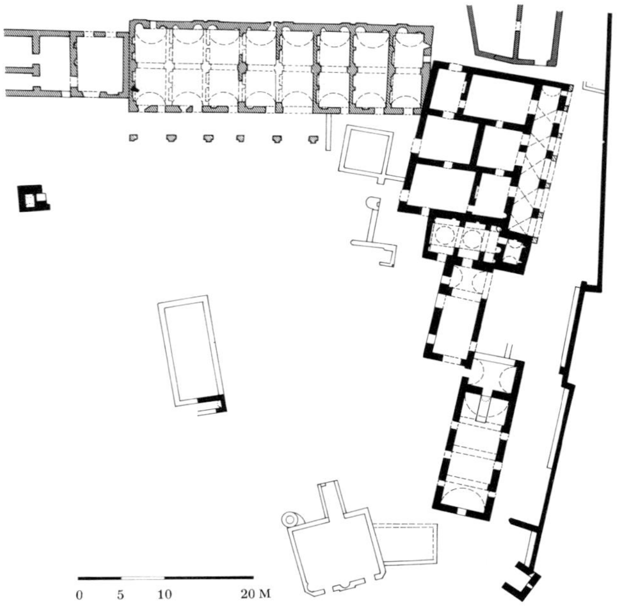

821 MISTRA. DESPOTENPALAST.
Grundriß
(nach G. Millet)

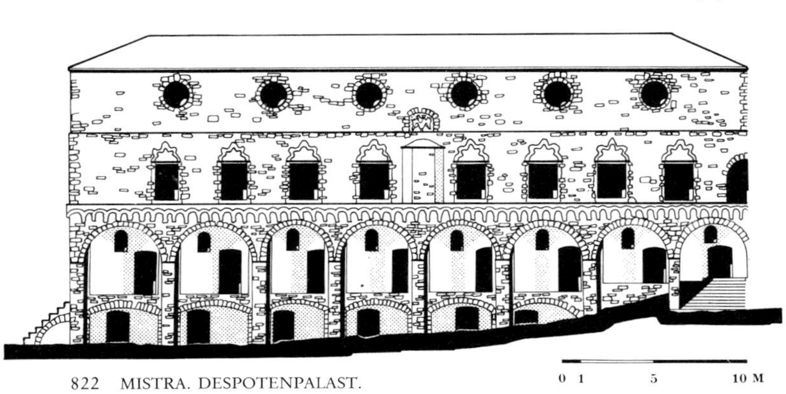

822 MISTRA. DESPOTENPALAST.
Rekonstruktion
(nach A. Orlandos)

rechten Winkel zum früheren Flügel ein großes, dreistöckiges Gebäude mit einem großen Audienzsaal (10,50 × 36,30 m) – einem Triklinos – errichtet, unter dem acht tonnenüberwölbte Räume, wahrscheinlich für die Dienerschaft und die Wache, ausgebaut wurden; an seiner Ostwand ist eine zweistöckige Säulenhalle vorgebaut. Oben an der Fassade öffnete sich eine Reihe Rundfenster (Ochsenaugen), und in der Mitte, zwischen den Fenstern des Thronsaales, war in einer vorkragenden Nische der Thron aufgestellt. Über der Nische waren die Wappen der Palaiologen angebracht; dreigezackte Spitzbögen schmückten die Fenster des Thronsaales.

Anscheinend lebte die kaiserliche Familie im mittleren Gebäude, in dem die Säle ohne Gänge direkt miteinander in Verbindung standen und ein Geheimgang in den Thronsaal führte. Die architektonischen Details verraten ganz eindeutig westlichen Einfluß, wie sich an der Verwendung der Bogenfriese und der Spitzbogenfenster feststellen läßt.

SAKRALARCHITEKTUR

DIE HODEGETRIA-KIRCHE

Die Kirche, die auch „Aphendiko-Kirche" genannt wird, gehört zum Brontocheion-Kloster. In einem Nebenraum ihres Narthex sind vier Goldbullen (kaiserliche Dekrete) dargestellt, auf denen die Besitztümer und die Steuerfreiheiten des Klosters verzeichnet sind. Die Kirche wurde gegen 1310 vom Hegumenos Pachomios, einem bedeutenden Humanisten und einer der bedeutendsten Persönlichkeiten Mistras, neben der *Theodoren-Kirche* gebaut. Ihre Architektur legt den sogenannten „Mistra-Typus" fest, der vielen anderen Kirchen als Vorbild gedient hat. Das

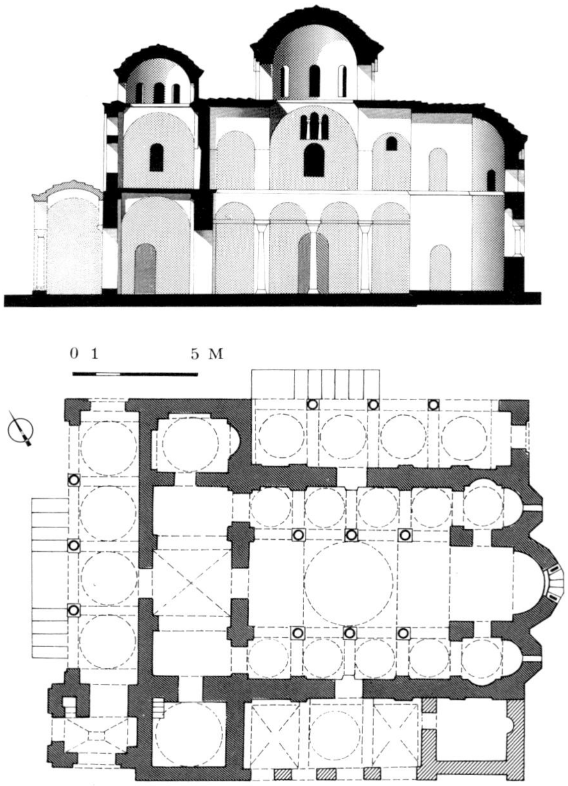

823 MISTRA.
HODEGETRIA-KIRCHE.
Oben: Längsschnitt
(nach Hallensleben
und C. Mango)
Unten: Grundriß
(nach G. Millet)

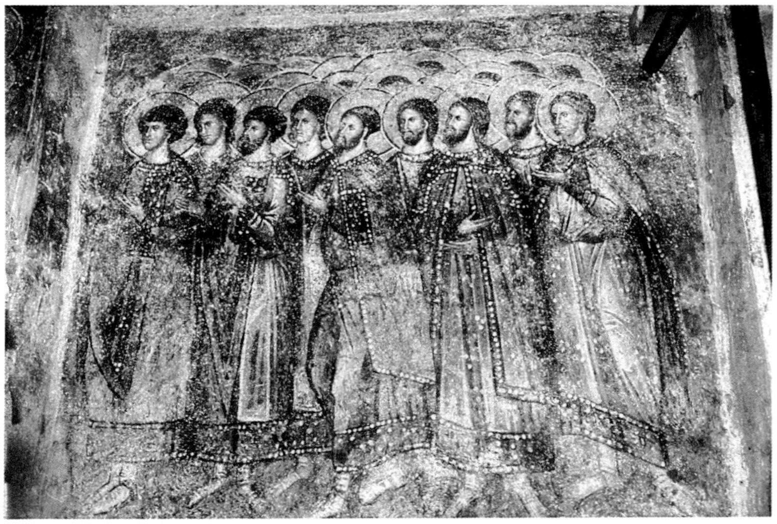

824 MISTRA.
HODEGETRIA-KIRCHE.
Fresko in der
Nordwestkapelle:
Martyrer

825 MISTRA.
HODEGETRIA-KIRCHE.
Gesamtansicht

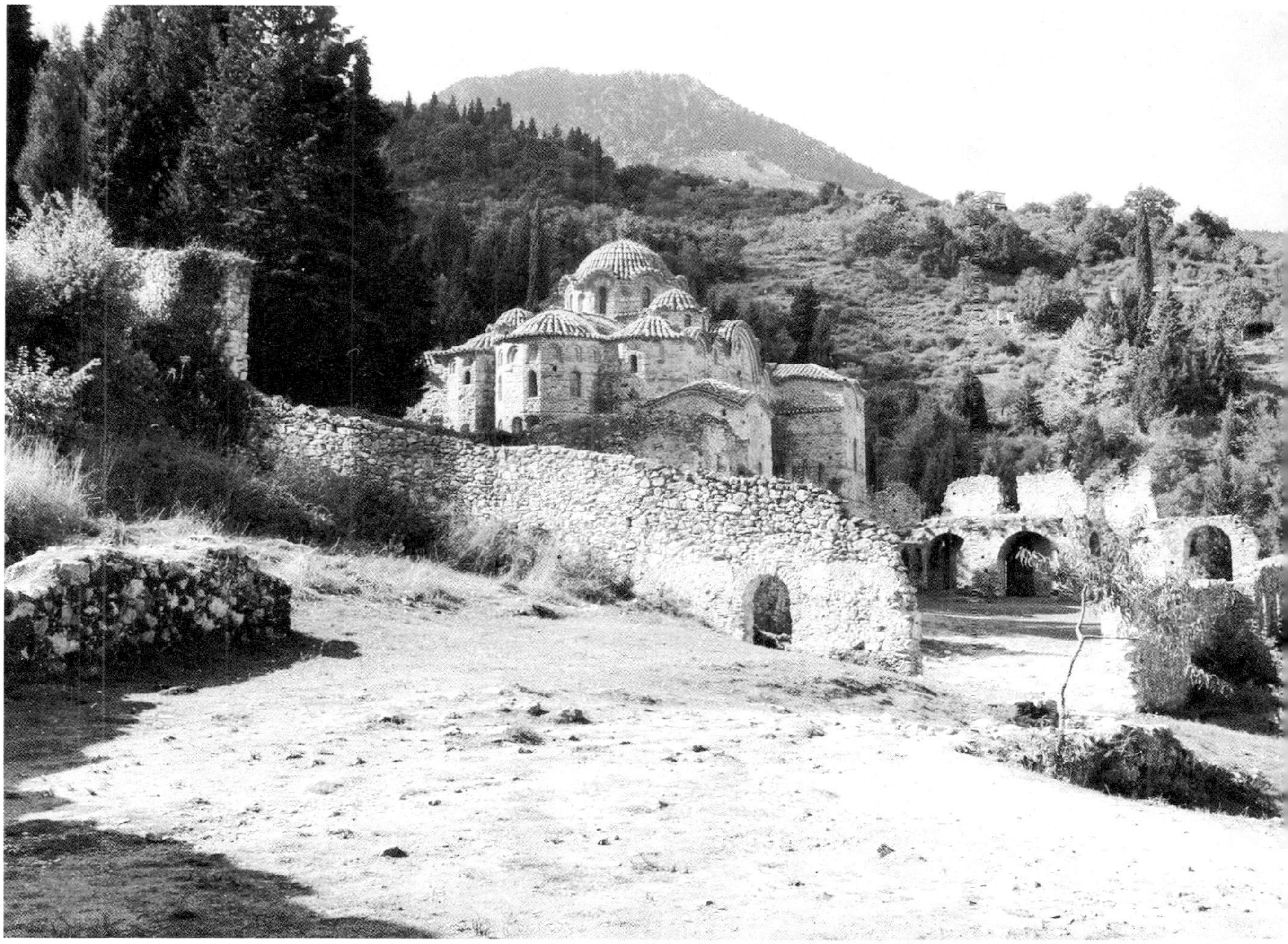

Charakteristische daran ist, daß über einer Basilika mit Emporen ein zweiter Bauteil mit dem Grundriß einer Kreuzkuppelkirche übergestülpt wird. Tatsächlich stellt das Erdgeschoß eine Basilika mit drei Schiffen dar, die durch Säulen voneinander getrennt sind. Dieser Grundriß wurde wahrscheinlich gewählt, um gemäß einem von der Hagia Sophia in Konstantinopel übernommenen Ritus feierliche Prozessionen zu ermöglichen. Über der Basilika liegt ein Emporengeschoß, von dem die Stützpfeiler der Kuppel ausgehen und das die Gestalt einer Kreuzkuppelkirche aufweist. Es wurde die Meinung vertreten, daß die Einführung der Emporen den Wunsch widerspiegle, das Hofzeremoniell von Konstantinopel zu übernehmen, und daß sie mit der Ernennung eines ständigen Gouverneurs für Morea in Verbindung zu bringen sei.

Jedenfalls lassen sich mehrere bauliche Einzelheiten auf die in der Hauptstadt gebräuchliche Architektur zurückführen, wie z. B. der Grundriß einer Kreuzkuppelkirche mit Hauptkuppel und vier Eckkuppeln, die Überdachung der Ecken zwischen den Kreuzarmen im zweiten Geschoß mit Kalotten, die siebeneckige Form der Apsis, die mit ausgleichenden Backsteinschichten abwechselnden Hausteine, die Säulenhallen, welche die Kirche an der Nord-, Süd- und Westseite umgaben, und schließlich auch die Marmorverkleidung im Inneren, die heute fast vollständig verschwunden ist. Die mit der Ausführung des Freskenschmucks, der zumeist schon während der Bauzeit der Kirche ausgeführt wurde, beauftragten Künstler kamen sehr wahrscheinlich aus Konstantinopel.

Einige Fresken sind erwähnenswert: in der Apsis Maria mit dem Kind, Letztes Abendmahl und Auferstehung, in den Tympana Geburt, Verklärung und Gespräch Christi mit den Aposteln, in den Kalotten der Kuppeln auf den Emporen Patriarchen des Alten Testaments, in der in eine Grabkapelle umgestalteten Südgalerie der Kirche Szenen aus der Kindheit Christi und ein Zyklus des Marientodes, in der an diese Galerie anschließenden Südostkapelle u. a. ein Zyklus der Offenbarung des hl. Johannes Euchaites, im Narthex ein Zyklus der Wunder Christi, in der Turmkapelle an der Nordseite des Narthex, die das Grab Theodoros' I. Palaiologos (1383-1407) birgt, das Doppelporträt Theodoros' als Despot und als Mönch, des Gründers, der Maria das Modell der Kirche darbietet, und eine Deesis.

DIE METROPOLIS

Sie ist die älteste Kirche Mistras. Sie wurde 1291-1292 von Erzbischof Nikephoros Moschopulos erbaut und dem hl. Demetrios geweiht. Sie gehört zum Typus der dreischiffigen Basilika mit Holzdach. Die Säulen und die Kapitelle bestehen aus wiederverwendetem Baumaterial und stammen aus einer frühchristlichen Basilika. Die ursprüngliche Ikonostase ist größtenteils erhalten. Sie ist an der Prothesis und am Diakonikon aufgestellt und enthält eine große Zahl ornamentaler Reliefs, die nicht sehr sorgfältig ausgeführt sind. Nach dem Vorbild der *Hodegetria-Kirche* ließ Erzbischof Matthäus in der ersten Hälfte des 15. Jh. die oberen Partien in ein Emporengeschoß mit dem Grundriß einer Kreuzkuppelkirche umgestalten. Der Freskenzyklus – wahrscheinlich das Werk einheimischer Künstler – ist in Stil und Ikonographie von einem gewissen Konservatismus geprägt. Sie können in zwei Gruppen eingeordnet

826 MISTRA. METROPOLIS.
Ostfassade

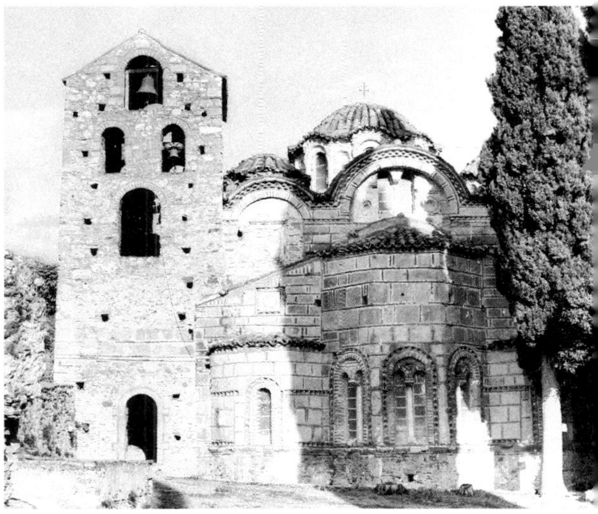

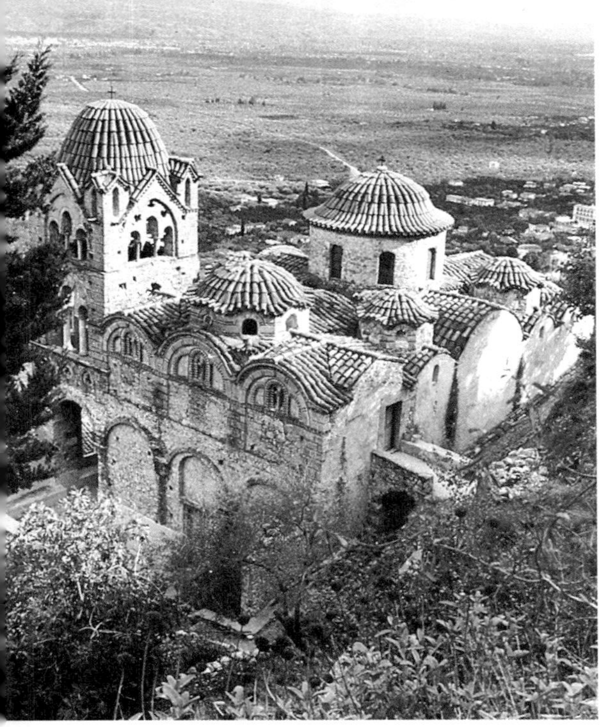

828 MISTRA. PANTANASSA-KIRCHE.
Luftbild

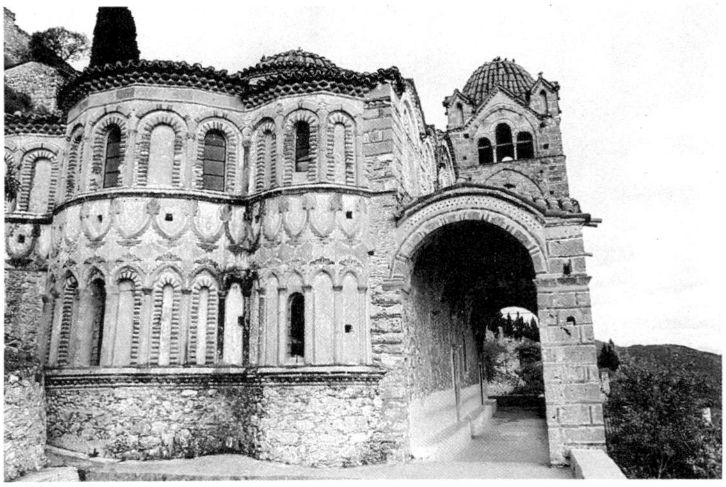

827 MISTRA. PANTANASSA-KIRCHE.
Dekor der Apsiden

werden: die eine, die mehr archaische Merkmale aufweist, umfaßt die Apsis (Christus, Maria, Eucharistie, Kirchenväter), die Prothesis und die Wände des Diakonikon und der Seitenschiffe (Szenen aus dem Leben des hl. Demetrios; aus dem Leben der hll. Kosmas und Damianos und aus dem Marienleben, Heilige, Propheten). Die andere Gruppe, bei der sich der Einfluß Konstantinopels stärker bemerkbar macht, bedeckt einen Teil des Mittelschiffs (Szenen aus dem Leben Christi) und des südlichen Seitenschiffs (u. a. Wunder Christi), die Wände des Diakonikons (Etimasia, Christus) und des Narthex (Jüngstes Gericht).

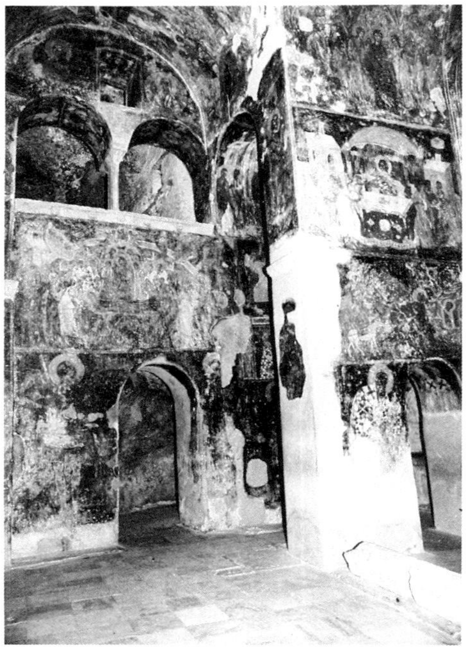

829 MISTRA. PERIBLEPTOS-KIRCHE.
Freskengeschmückte Wände im Innern (Ausschnitt)

DIE PANTANASSA-KIRCHE

Die Kirche des Pantanassa-Klosters wurde 1428 von Johannes Phrangopulos, dem Ersten Minister und Protostrator, gebaut. Nach dem Vorbild der *Hodegetria-Kirche* hat sie im Erdgeschoß einen basilikalen Grundriß, während das Emporengeschoß nach dem einer Kreuzkuppelkirche mit fünf Kuppeln gestaltet wurde. Dazu kommen noch, wie beim Vorbild, der Glockenturm und die Säulenhallen. Außen erinnert das Kästelmauerwerk an die „griechische Schule", während die siebeneckige Hauptapsis und die sechseckigen Nebenapsiden, die mit Fenstern zwischen säulengestützten Bögen dekoriert sind, an Konstantinopel erinnern. Der Glockenturm mit Spitzbögen und die gotischen Lanzettarkaden der Apsiden bezeugen hingegen ganz und gar fränkischen Ursprung. Die Fresken in den Emporen und an den Gewölben halten sich an ein ikonographisches Schema, das von der *Peribleptos-Kirche* übernommen wurde (nur die Illustrationen zum Akathistoshymnus, einem Hymnus zu Ehren Mariens, sind hier zusätzlich hinzugefügt worden), und an ein Programm für die Verteilung der Szenen, das der *Hodegetria-Kirche* entlehnt wurde.

DIE PERIBLEPTOS-KIRCHE

Die Kirche wurde während der Regierungszeit des Manuel Kantakuzenos (1348-1380) auf dem Grundriß einer Kreuzkuppelkirche errichtet. Wenn das Kästelmauerwerk, die dreieckigen Giebel und die nischenlosen Apsiden an die „griechische Schule" erinnern, so die fünfeckigen Apsiden und die seitlichen Säulenhallen an konstantinopolitanischen Einfluß. Die gleichen Merkmale sind auch in der zeitgenössischen *Evangelistria-Kirche* vorhanden, deren Fresken jedoch fast vollständig verschwunden sind. Die stilistischen und ikonographischen Gegebenheiten, ebenso ein Bild des Gründers und ein skulptiertes Monogramm der Familie des „Leon Mauropapa" gestatten es, die einigermaßen gut erhaltenen Fresken in die zweite Hälfte des 14. Jh. zu datieren. Die Dekoration spiegelt den Einfluß wider, den die hesychastische Lehre auf die byzantinische Kunst ausgeübt hat, wie sich in der Ikonographie dank der Verwendung verschiedener Themen von liturgischer Bedeutung feststellen läßt. Als Beispiele können die Fresken in der Apsis mit den dem Alten Testament entnommenen Vorbildern des eucharistischen Opfers (Gastfreundschaft Abrahams, Opfer Abrahams, drei Jünglinge im Feuerofen, die Anbetung der Eucharistie), weiter diejenigen in der Prothesis (Dreieinigkeit, Göttliche Liturgie) und im Diakonikon (liegender Christus-Emanuel, Josephszyklus, Passionsszenen), an den Wänden und Gewölben der Seitenschiffe und den Wänden des Mittelschiffs (Passionszyklus und Zyklus der Kindheit Mariens), im Mittelschiff (Zyklus der Großen Kirchenfeste und Heilige) und in der Kuppel (Pantokrator, Etimasia, Maria, Evangelisten) angeführt werden.

830 MISTRA. PERIBLEPTOS-KIRCHE.
Grundriß (nach G. Millet)

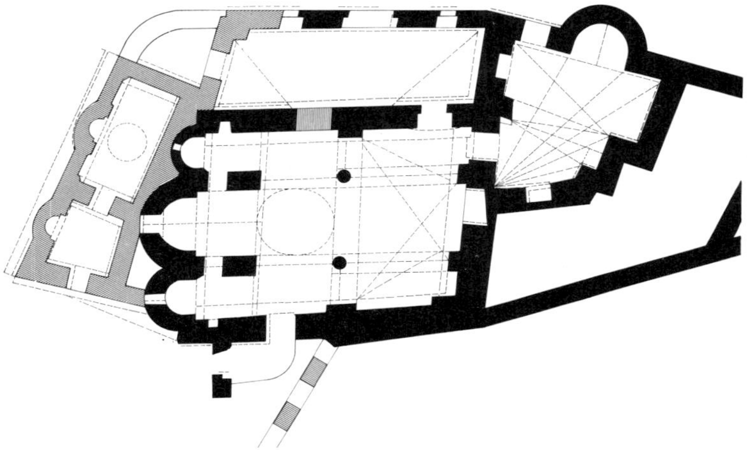

831 MISTRA. PERIBLEPTOS-KIRCHE.
Gesamtansicht der Ostseite

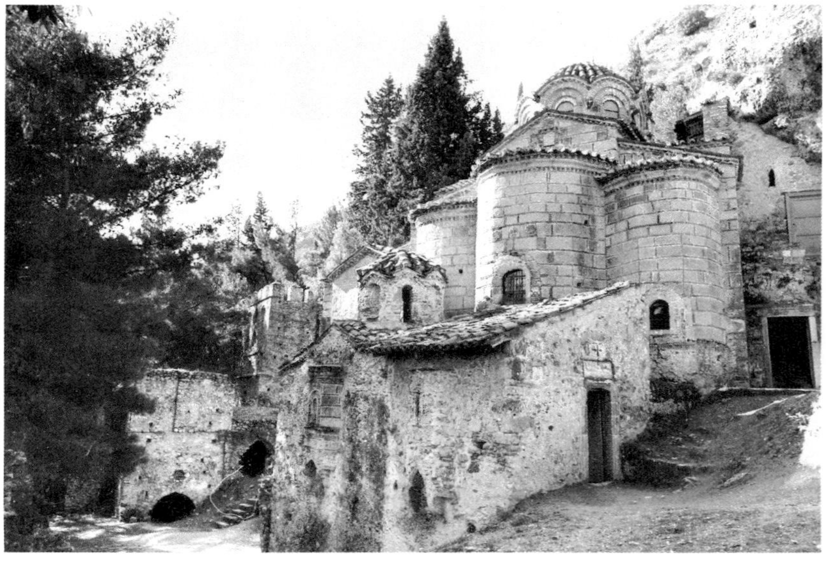

832 MISTRA.
THEODOREN-KIRCHE.
Ostfassade

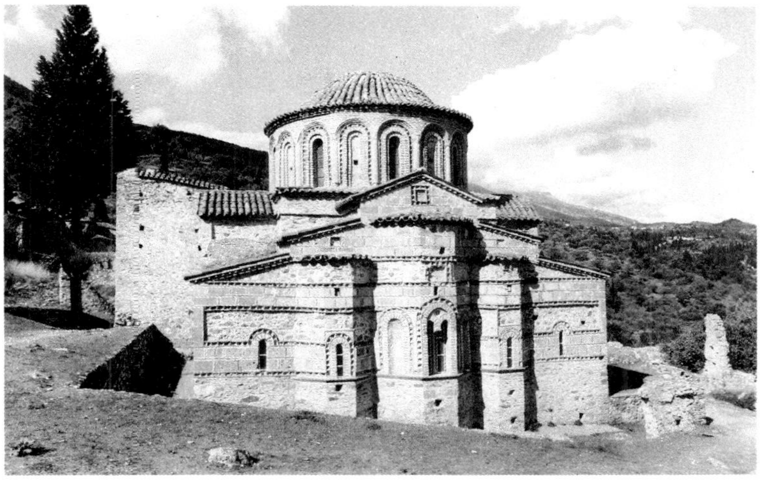

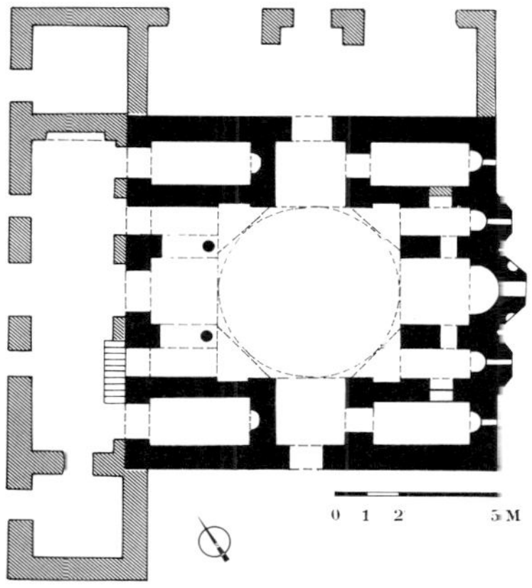

833 MISTRA. THEODOREN-KIRCHE.
Grundriß
(nach G. Millet)

DIE THEODOREN-KIRCHE
Die zum Brontocheion-Kloster gehörende Kirche wurde gegen 1290 vom Hegumenos Daniel begonnen und gegen 1295 von seinem Nachfolger Pachomios vollendet. Sie ist das letzte Beispiel einer griechischen Kirche mit oktogonalem Grundriß auf Ecktrompen. Von außen sieht sie besonders schön aus: ein Sägezahndekor umrahmt die Fensterbögen, und ein anderer Dekor aus keramisch-plastischen Elementen verziert die gekrümmten Giebel des Nord- und Südarms. Die Fresken sind größtenteils nur noch fragmentarisch erhalten. Einige Szenen sind jedoch erwähnenswert: Zyklus der Kindheit Mariens (Querschiffgewölbe), Pfingstwunder (Nordquerschiff), Manuel II. Palaiologos betend vor Maria (Nordostkapelle), Spuren eines Marienzyklus (Südostkapelle, um 1400), Fragmente eines Zyklus der Wunder Michaels und Gabriels (Kapelle im Norden des Narthex).

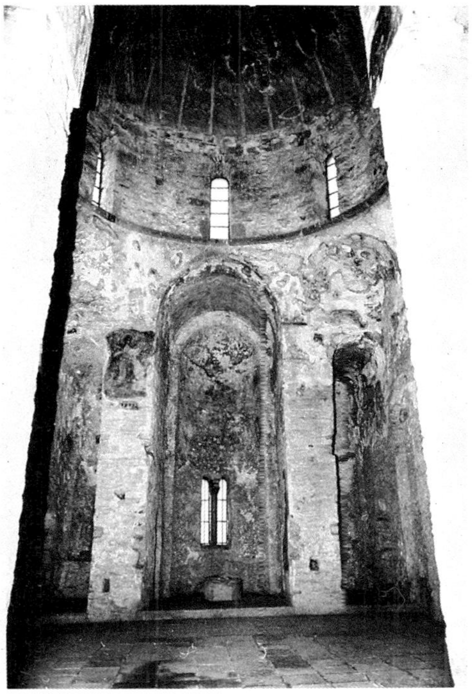

834 MISTRA. THEODOREN-KIRCHE.
Ostseite, innen

BERG ATHOS

Dieser Berg bildet eine Halbinsel, die vom Hagion-Oros-Golf, vom Rendina-Golf und vom Ägäischen Meer umgeben ist. Es ist nicht bekannt, wann das monastische Leben in diesem wichtigsten Zentrum des byzantinischen Mönchtums seinen Anfang nahm. Man weiß nur, daß von Athanasios Athonites kleine Gemeinschaften (Lauren) gebildet wurden und daß er 961 die *Große Laura* gegründet hat. Seitdem entstanden zahlreiche fromme Stiftungen, die von den Kaisern gefördert wurden. Der Athos erreichte um das 15. Jh. seine Blütezeit, der eine Periode des Niedergangs folgte. Nach der Eroberung Konstantinopels unterhielten die Mönche gute Beziehungen zum Sultan, was ihnen die Weiterführung dieses geistlichen Mittelpunkts der Orthodoxie ermöglichte. Heute ist die Halbinsel Teil des griechischen Staates, genießt jedoch eine gewisse Selbständigkeit. Es bestehen hauptsächlich zweierlei Formen mönchischen Lebens: die koinobitische (gemeinschaftliche) und die idiorrhythmische (eigenständige, mit Privateigentum); daneben finden sich noch Anachoreten (Einsiedler), Sarabaiten (in Ortschaften bei Familien lebend) und Gyrovagen (umherziehende Mönche). Es gibt heute zwölf Klöster, die der koinobitischen, und acht klösterliche Gemeinschaften, die der idiorrhythmischen Lebensweise folgen. Die koinobitischen Klöster werden von einem Hegumenos (Abt) geleitet, während den idiorrhythmischen Gemeinschaften ein dreiköpfiger Rat vorsteht, dessen Mitglieder Prohegumenoi genannt werden.

Im allgemeinen ist das Klostergebäude rechteckig oder trapezförmig und von einer mit Türmen bewehrten Umfassungsmauer umgeben, die einen offenen Platz mit der Bezeichnung Peribolos schützt. In der Mitte dieses Platzes erhebt sich das *Katholikon,* umgeben von den Nebengebäuden: der *Phiale,* in der das Weihwasser aufbewahrt wird; dem Glockenturm; der *Trapeza* (Refektorium von apsidialer Form), in der ein langer Tisch der Hauptachse entlang aufgestellt ist oder auch halbkreisförmige Tische *(Sigmata)* den Wänden entlang verteilt sind und in der sich außerdem noch ein Ambo für die Lesungen während der Mahlzeit befindet. Den Umfassungsmauern entlang wurden die Mönchszellen angeordnet, die mit Balkonen und Erkern ausgestattet sind. Alle Räume des Klosters sind eingewölbt.

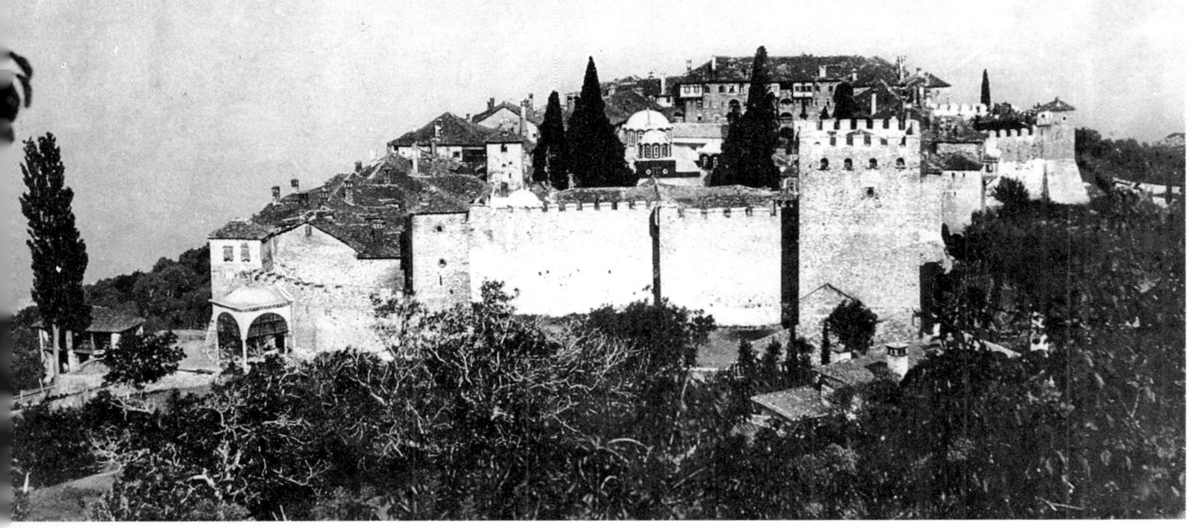

835 BERG ATHOS. GROSSE LAURA.
Gesamtansicht mit Umfassungsmauer

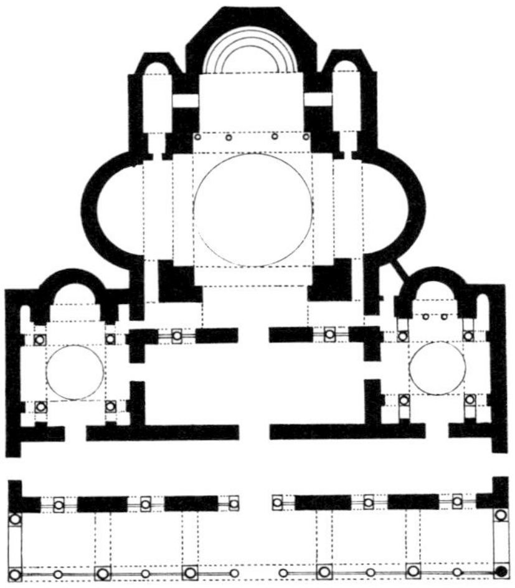

837 BERG ATHOS.
KATHOLIKON DER GROSSEN LAURA
Grundriß
(nach G. Millet)

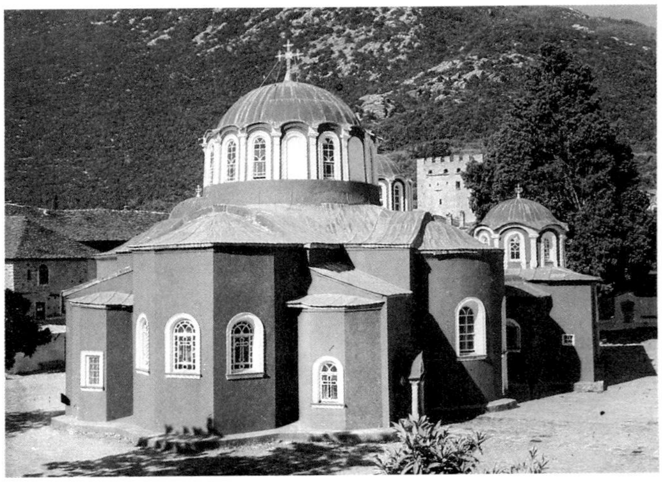

836 BERG ATHOS.
KATHOLIKON DER GROSSEN LAURA.
Nordostseite

Es gibt außerdem noch die *Archontaria* (Saal für die Gäste) und außerhalb der Umfassungsmauer manchmal ein *Nosokomion* (Krankenraum).

Die Architektur des Katholikon ist fast überall gleich. Dem Grundriß einer Kreuzkuppelkirche mit mehreren Kuppeln werden die für die Feier der Gottesdienste notwendigen Bauteile hinzugefügt: die Apsiden *(Choroi)* am Nord- und Südarm für die Responsorien der Chorsänger; der doppelte Narthex *(Lite)*, gewöhnlich in sechs überwölbte Joche unterteilt und für die Akoluthien (Folge von Gebeten zu festgelegten Stunden des Tages oder der Nacht) bestimmt; die Seitenkapellen *(Parekklesia)* mit dem Grundriß der Kreuzkuppelkirche. Vielleicht hat das Katholikon der Großen Laura, die das beste Beispiel dieser Bauform darstellt, für die anderen, später entstandenen Klosterkirchen, wie die des Klosters Vatopedi oder des Klosters Iviron, als Vorbild gedient. Unzählige Fresken schmücken die Katholika und die Refektorien der verschiedenen Klöster. Sie wurden oft von Künstlern aus Makedonien ausgeführt, und die ältesten von ihnen gehen wenigstens auf das Ende des 12. Jh. zurück (im alten Refektorium von Vatopedi). Die wichtigsten Zyklen aber sind aus der ersten Hälfte des 14. Jh. auf uns gekommen: der Zyklus in der Kirche des Protaton (des Amtsgebäudes des Oberabtes) in Karyes (gegen 1300), der ältesten Kirche auf

838 BERG ATHOS. KARYES.
Kirche des Protaton. Südostseite

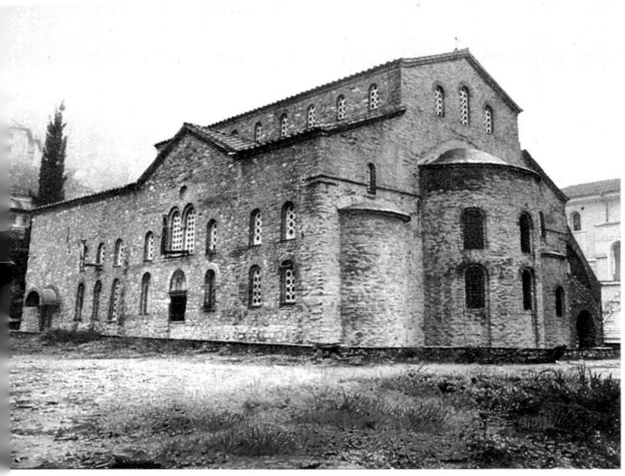

839 BERG ATHOS. KLOSTER CHILANDARI.
Längsschnitt
(nach D. Bogdanowitsch)

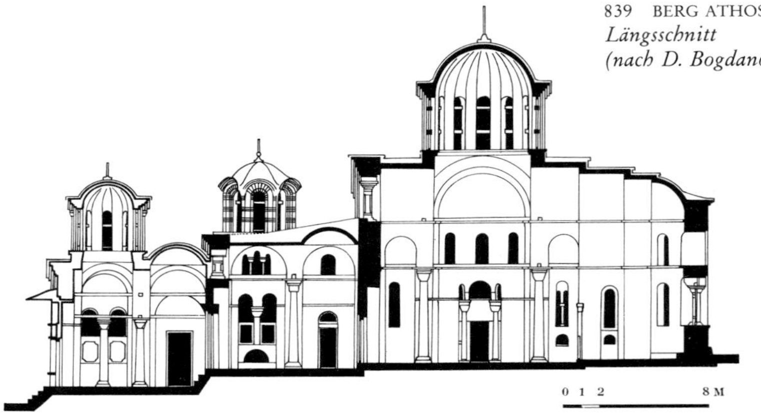

840 BERG ATHOS.
KLOSTER CHILANDARI.
Grundriß
(nach D. Bogdanowitsch u. a.)

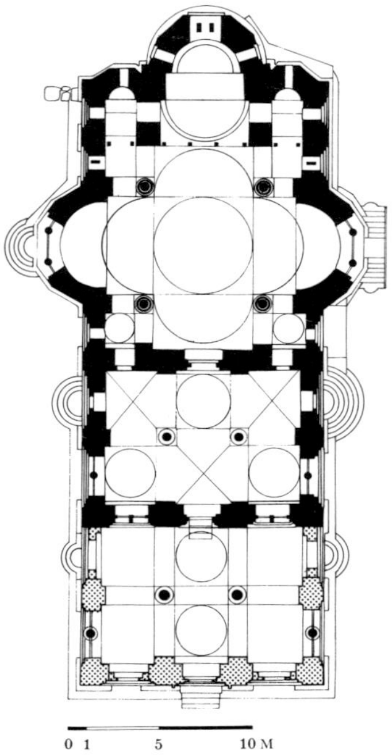

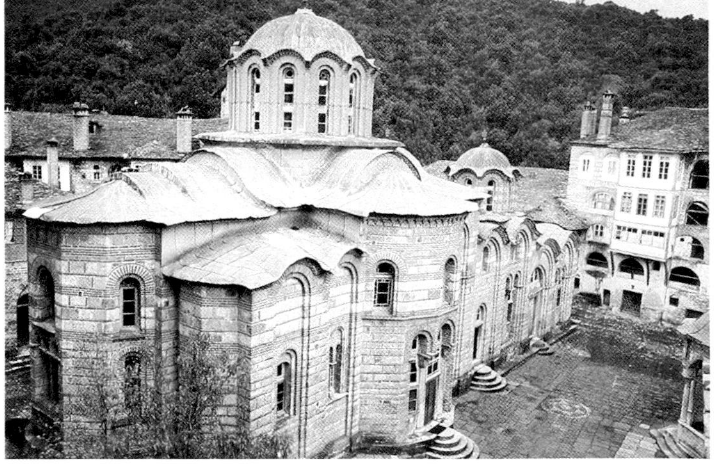

841 BERG ATHOS. KLOSTER CHILANDARI.
Katholikon

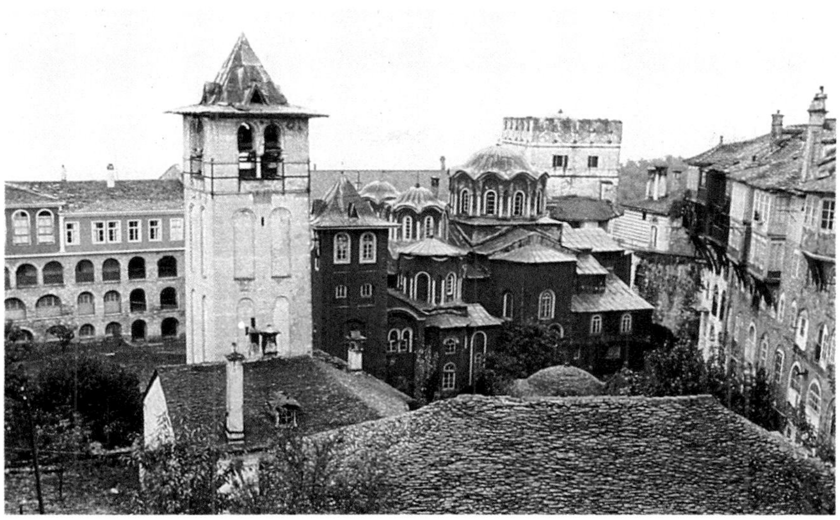

842 BERG ATHOS. KLOSTER VATOPEDI.
Gesamtansicht des Klosters

dem Athos – ein Zyklus, der einer Überlieferung nach einem aus Thessaloniki stammenden Künstler namens Manuel Panselinos zugeschrieben wird; der Zyklus im Katholikon der Laura (Anfang 14. Jh.); ein weiterer im Katholikon des Klosters *Chilandari,* eines serbischen Klosters, das dank der Gunst des Serbenkönigs Stephan Milutin 1292-1293 errichtet und 1303 ausgemalt wurde; schließlich der Zyklus des Katholikons von *Vatopedi,* dessen im Jahre 1312 ausgeführte Fresken 1789 und 1819 sorgfältig restauriert worden sind.

Das ikonographische Programm entwickelte sich mit einer gewissen Regelmäßigkeit folgendermaßen: der Pantokrator, umgeben von Maria und Johannes dem Täufer (Kuppel); Szenen aus dem Leben des jeweils verehrten Heiligen (Apsiden); Maria mit dem Kind, darunter Christus (Apsiskonche); die Großen Kirchenfeste (Schiff und Chor); Christus und Darstellungen der Konzile, des Lebens der Martyrer und des Jüngsten Gerichts (Narthex).

Alle Klöster bergen zahlreiche Kunstwerke, vor allem Ikonen, Handschriften und Silberschmiedearbeiten.

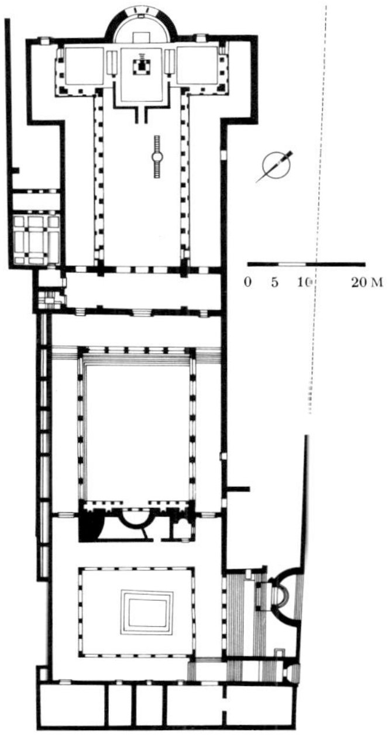

843 PHILIPPI. BASILIKA A.
Grundriß
(nach P. Lemerle)

PHILIPPI *(Makedonien)*

BASILIKA A

Über Philippi ist nicht sehr viel bekannt, obwohl es eine für die Geschichte des frühen Christentums wichtige Stadt war. Sie war mindestens bis zum Anfang des 6. Jh. von sehr wehrhaften Mauern umgeben.

Von der alten Basilika A bestehen nur noch der Grundriß und Bruchstücke ihrer einstigen Ausschmückung, die von ihrer ungewöhnlichen Schönheit zeugen. Sie lag nördlich der Via Egnatia. Ihre Länge, den Narthex inbegriffen, betrug 55 m. Ihre Datierung bleibt hypothetisch, da Inschriften wie historische Quellen fehlen, doch geht sie entweder auf das zweite Viertel oder das Ende des 5. Jh. oder etwa auf das Jahr 500 zurück. Der Komplex bestand aus einem Torbau und einem Säulenhof mit einer Zisterne, von dem aus zwei Tore in das Atrium führten. Dieses war auf drei Seiten mit Säulenhallen umgeben und auf der Ostseite mit einer monumentalen Fassade versehen, die an den beiden Seiten einer großen Exedra auch Nischen mit Brunnenanlagen hatte. Durch drei Türen hatte man von dort aus Zutritt zum Narthex, von wo sich ein Tribelon in das Mittelschiff und zwei Nebeneingänge in die Seitenschiffe öffneten. In einem Anbau am Nordschiff befand sich ein rechteckiger Raum, der vom Narthex aus durch eine Art Vorraum zugänglich war: wahrscheinlich handelte es sich um das Diakonikon. Der Naos umfaßte drei Schiffe, ein Transept und eine halbkreisförmig vorspringende Apsis, eine Empore über den Seitenschiffen und den Narthex. Das Transept setzte sich aus drei verschiedenen Teilen zusammen: dem Bema in der Mitte und an seinen beiden Seiten, den Parabemata, die wahrscheinlich für die Diakone während der Gottesdienste bestimmt waren (eine dreifache Aufteilung, die von der geometrischen Aufteilung des Mosaikfußbodens wiederaufgenommen wird).

Man kann noch eine Treppe sehen, die in die unter dem Altar liegende Krypta führte, wo die Reliquien aufbewahrt wurden. Ebenfalls sind die Basis, auf der die Platten der Chorschranken zur Abgrenzung des Chores angebracht waren, sowie in der Apsis das Synthronon und der Platz, auf dem der Bischofsthron gestanden hat, gut zu erkennen. Hinsichtlich der Ausschmückung ist zu erwähnen, daß für die Wände, den Altar, das Ciborium, den Fußboden und für die Säulen prokonnesischer Marmor verwendet wurde, ausgenommen die Säulen im östlichen Portikus des Atriums, die aus thessalischem Verde-antico-Marmor gearbeitet waren.

844 PHILIPPI. BASILIKA A.
Ruinen

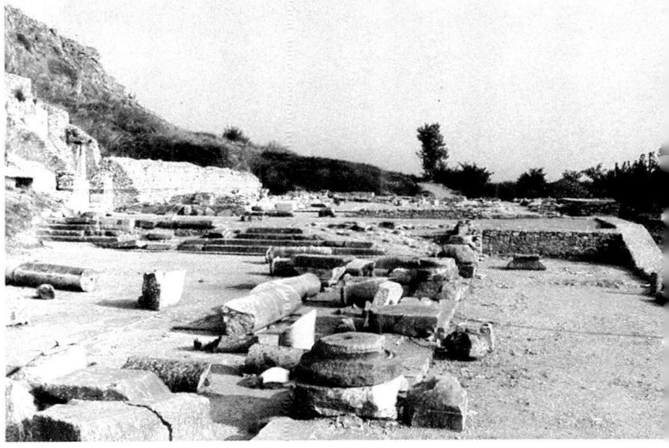

BASILIKA B

Die Basilika A wurde wahrscheinlich durch ein Erdbeben zerstört (vielleicht im Jahre 518). Für den Neubau wurde ein Platz südlich der Via Egnatia, und zwar genau auf dem südlichen Teil der Agora, bestimmt. Bei der Errichtung der Basilika wurden dann auch tatsächlich einige römische Bauwerke zerstört. Wegen der Anbauten an der Ostseite war sie umfangreicher als ihre Vorgängerin. Ihre Länge betrug einschließlich des Narthex 56 m. Sie wurde am Ende der ersten Hälfte des 6. Jh. errichtet. Noch bevor das Atrium und der Narthex vollendet waren, stürzte die große Kuppel ein; zu diesem Zeitpunkt wurden die Bauarbeiten unterbrochen. So blieb die Basilika, wahrscheinlich wegen

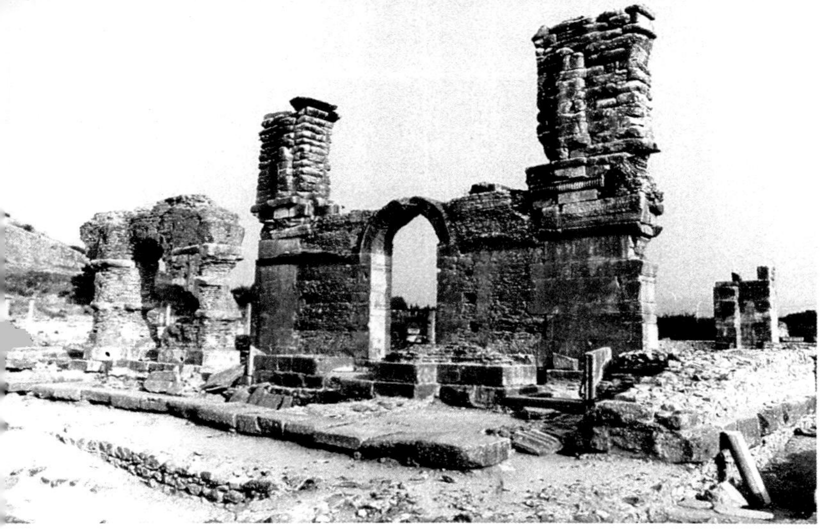

845 PHILIPPI. BASILIKA B.
Narthex. Ansicht von Westen

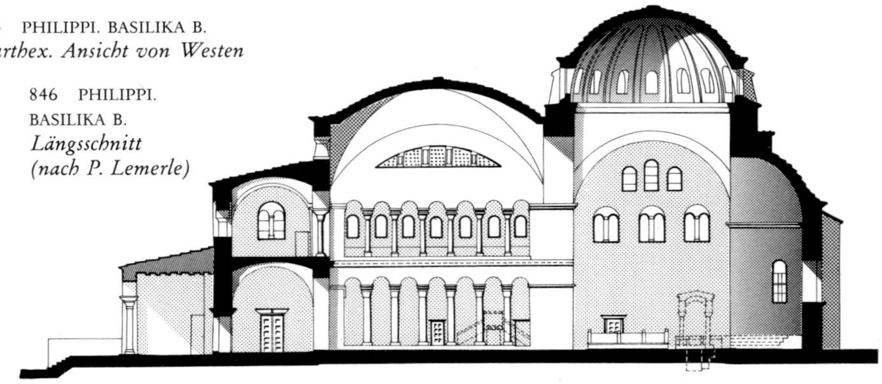

846 PHILIPPI. BASILIKA B.
Längsschnitt (nach P. Lemerle)

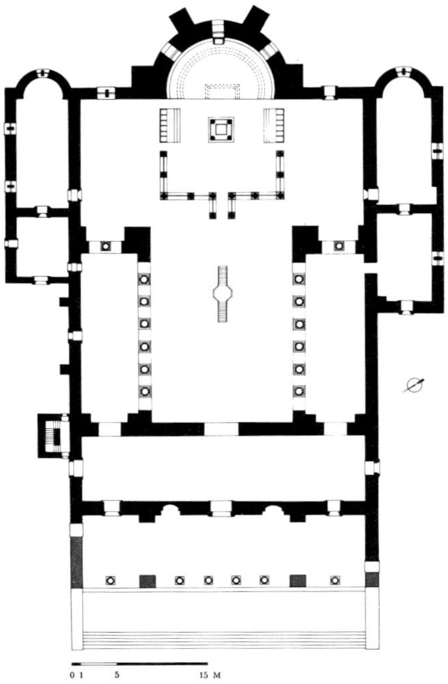

847 PHILIPPI. BASILIKA B.
Grundriß (nach P. Lemerle)

fehlender finanzieller Mittel, unvollendet. Während dreier Jahrhunderte, vielleicht sogar noch länger, blieb sie eine Ruine, ohne für religiöse Zwecke verwendet zu werden. Wahrscheinlich erst im 10. oder 11. Jh. wurden die mit Apsiden abgeschlossenen Anbauten und der Narthex als Kapellen benutzt. Abgesehen von den marmornen Pfeilern, war die Basilika aus Backsteinen gebaut. Von dem freien Platz vor der Basilika, der für ein Atrium bestimmt gewesen war, führten drei Eingänge in den Narthex, von hier drei weitere, bogenförmige Eingänge in den Naos. Dieser hatte drei Schiffe mit tonnenüberwölbten Emporen. Der Ambo stand in der Mittellinie des Hauptschiffs in der östlichen Hälfte. Östlich von zwei Pfeilern, die zusammen mit zwei anderen rechts und links von der Apsis die große Kuppel stützten, befand sich ein weiter rechteckiger Raum mit dem Bema in der Mitte; der Altar war mit einem Ciborium überdacht. Die Apsis wies drei Fenster auf. Im Norden und Süden des rechteckigen Raumes mit dem Bema liegen zwei kleine, mit Apsiden abgeschlossene Anbauten (Prothesis und Diakonikon), die anders als die beiden anderen Nebengebäude an der Westseite symmetrisch angeordnet waren. Von jenen beiden barg das nördliche ein Baptisterium. Im Vergleich zur Basilika A sind das Fehlen des Tribelon, die Plazierung des Ambo, der Raum zwischen dem Bema und der Prothesis und dem Diakonikon als Hinweise auf eine Änderung des an der Liturgie ausgerichteten Plans zu verstehen.

Die Basilika spiegelt eindeutig die Formensprache der großen justinianischen Kirchen wider. Sie zeigt auch in ihrem qualitativ hochentwickelten Dekor den direkten Einfluß Konstantinopels (was sich übrigens durch die damalige Abhängigkeit Ostmakedoniens von der Hauptstadt erklären ließe). Die Kapitelle sind außergewöhnlich: aus einheimischem Marmor hergestellt, schließen sie sich in der bildhauerischen Ausführung jedoch vollkommen denjenigen der Hagia Sophia an. Marmor wurde für die Verkleidungsplatten der Wände wie auch für die Säulen verwendet, und zwar weißer Marmor für die der Emporen und grüner für die des Mittelschiffs und des Bema.

SKRIPU *(Böotien)*

Aus den skulptierten Inschriften an den Außenmauern weiß man, daß die Kirche 873–874 von dem Protospatharios Leon der Theotokos zu Ehren errichtet wurde.

Als ein Beispiel der Kunst dieser Zeit in Griechenland stellt die Kirche ein Verbindungsglied zwischen der frühchristlichen Architektur und der byzantinischen Kunst nach dem 9. Jh. dar. Sie gehört einem Übergangstypus an, der durch die Verbindung der Kuppelbasilika mit der Kreuzkirche gekennzeichnet ist. Früher Katholikon eines Klosters (von dem nur das Portal und einige Kapitelle erhalten sind), hat sie vor dem Haupteingang an der Westseite ein von einem Bogen überwölbtes Propylon. Das Gebäude hat die Form eines Kreuzes (18,60 × 23,30 m), das von einer Kuppel überragt wird (Anfang des 18. Jh. umgebaut) und dessen Querarme gegenüber den Außenmauern der Seitenschiffe um 2,40 m überstehen. Die drei Schiffe haben alle Tonnengewölbe und sind durch hohe Zwischenwände voneinander getrennt, die an ihren äußeren Enden jeweils von Türen durchbrochen sind. Das Mittelschiff ist höher

848 SKRIPU. THEOTOKOS-PANHAGIA-KIRCHE.
Grundriß (nach M. G. Soteriou und C. Mango)

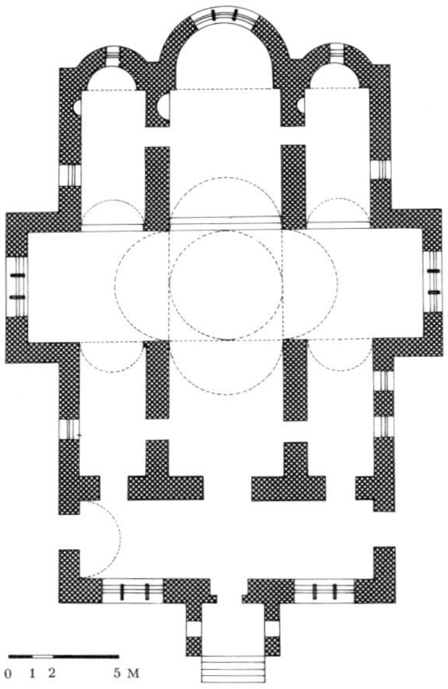

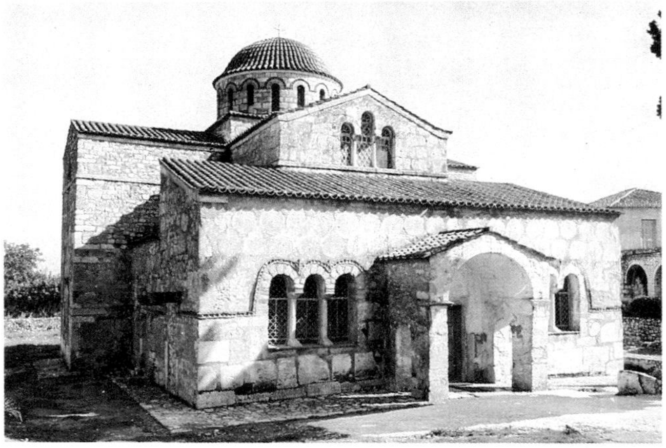

849 SKRIPU. THEOTOKOS-PANHAGIA-KIRCHE.
Gesamtansicht

als die Seitenschiffe, wie auch die Hauptapsis im Vergleich zu den beiden Nebenapsiden um einiges höher ist. Der an der Westseite gelegene Narthex hat drei Türen und ist mit einem Pultdach gedeckt. Der Innenraum erhält Licht durch Bogenfenster oder dreiteilige Fenster.

Das Gebäude wurde ausschließlich aus unterschiedlich großen Quadersteinen errichtet, die nach dem isodomischen System als Kästelmauerwerk angeordnet und verputzt wurden. Die Außenmauern wurden rundherum durch Bänder aus skulptiertem Marmor oder aus Backsteinen im Sägezahnmuster aufgelockert. An den Schmalseiten erscheinen Friese mit Inschriften, die sich auf die Gründung beziehen. Im Innenraum wird der Dekor durch andere Marmorbänder weitergeführt, die mit geometrischen und pflanzlichen Motiven geschmückt sind.

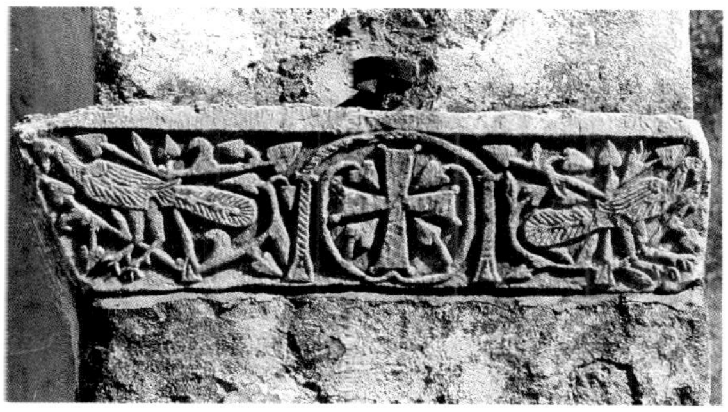

850 SKRIPU. SKULPTIERTER DEKOR
(Ausschnitt)

THESSALONIKI *(Makedonien)*

Die Stadt breitet sich an den Hängen eines ziemlich hohen westlichen Ausläufers des Kortiatsch-Berges aus, dessen beide bewaldete Gipfel auf seiner Ostseite in die Höhe ragen und schon vom Eingang zum Golf von Thermä her auszumachen sind. Ganz oben sieht man heute noch die Zitadelle. Die Stadt wurde 316 von Kassander gegründet, wurde Hauptstadt der römischen Provinz Makedonien und kaiserliche Residenzstadt unter Galerius zur Zeit der Tetrarchie (um 300 n. Chr.). Zweite Hauptstadt des byzantinischen Kaiserreiches, wurden ihre Sicherheit und ihr Wohlstand über die Zeiten hinweg durch eine *Stadtmauer* gewährleistet. Von der hellenistischen Umwallung sind nur stellenweise Teile erhalten, die in die byzantinische Mauer eingebaut wurden. Diese war ein Werk Theodosius' II. und wurde nach dem Zeugnis einer Inschrift von Hormisdas, der in den Jahren 447–448 Gerichtspräfekt war, nach dem Verlauf der alten Mauer errichtet. Sie ist trapezförmig und mehrmals restauriert und verändert worden. Die Befestigungsmauern, die heute noch stehen, haben eine Länge von etwa 4300 m, ursprünglich erreichte die ganze Mauer einschließlich der Seemauer jedoch eine Länge von 8 km. Da ein Teil der Stadt in der Ebene gebaut war, ein Teil sich aber den Berghang hinaufzog, wurden für den Verlauf der Mauerabschnitte verschiedene Systeme angewandt, z. B. die Mäanderform oder die Bastionsform oder auch eine Zickzackform. Wie in Konstantinopel gab es auch hier eine große Mauer, eine Vormauer und den Graben, der aber nur noch schwer erkennbar ist. Diese byzantinische Mauer besteht aus dreierlei Arten von Mauerwerk: aus kleinen Füll- und Ziegelsteinen, aus Teilen im Kleeblattzug (mit kleinen Bögen) oder nur aus Ziegelsteinen. Nach einer venezianischen Chronik des 15. Jh. soll es 40 Türme gegeben haben. Viele stehen heute noch, meistens sind sie zweigeschossig. Nach Westen zu sind zu erwähnen der *Turm Manuels Palaiologos,* nicht weit vom Eski-Delik-Tor, und gegen Osten der *Turm Andronikos' II. Palaiologos.* Mehrere Tore führten in die Stadt, genauerhin vier auf der Ostseite, dazu ein weiteres bei der Akropolis, das Anna Palaiologina 1355 bauen ließ und das heute hinter dem Ginghirli-Kule-Turm verborgen ist; auf der Nordseite öffneten sich vierzehn Tore, die alle für militärische Zwecke bestimmt waren, aber schon vor langer Zeit zugemauert wurden; auf der Westseite gab es zwei Tore, von denen das erste zerstört ist und das zweite (Yeni-Kapu) als das Litea-Tor der Byzantiner zu identifizieren ist. Die Seemauer hatte nach der Eroberung durch die Sarazenen im Jahre 904 mindestens zwei Tore. Die Akropolis besaß zwei große Tore und ein Ausfalltor. Das Tor, das heute als einziger Eingang dient, wurde an der Stelle des einen der beiden früheren geöffnet, während das andere, ca. 100 m vom jetzigen Tor entfernt, heute ganz zugemauert ist (die Spuren sind noch sichtbar) und einst wahrscheinlich den Haupteingang bildete. Das Ausfalltor liegt heute hinter einem viereckigen Turm.

Die Topographie der Stadt, die in ihren Anfangszeiten sehr regelmäßig angelegt gewesen sein muß, zu rekonstruieren ist schwierig. Hauptstraße war die *Via Regia,* die von den Römern *Via Egnatia* genannt wurde. Sie führte von Dyrrhachium nach Konstantinopel, durchquerte die Stadt von Westen nach Osten und bildete eine der wichtigsten Straßen. Sie wurde von den Byzantinern *Leophoros* genannt (heute: Große-Vardar-Straße). Die Stadt teilte sich in die Unterstadt am Meerufer, in die Oberstadt an den Berghängen und die Akropolis. In mehreren Vierteln gab es Straßen mit Säulengängen und zahlreiche Plätze, Gärten mit Quellen, Brunnen, die über eine Leitung mit Wasser vom Kortiatsch-Berg gespeist wurden; ein Zweig der Leitung führte auf die Akropolis, der andere in die Stadt. Bewundernswert ist u. a. die hoch oben auf der Akropolis gelegene Zitadelle, das *Heptapyrgion* (*Yedi-Kule* – Schloß der Sieben Türme), deren Umfassungsmauer mit sieben Türmen bewehrt ist (daher ihr Name).

851 THESSALONIKI. STADTPLAN
(Ausschnitt nach O. Trafali)
A. Akropolis
B. Zitadelle
C. Tor der Anna Palaiologina
D. Ginghirli-Kule-Turm
E. Turm Andronikos' II. Palaiologos
F. Turm des Manuel Palaiologos
G. Eski-Delik-Tor
H. Yeni-Delik-Tor
I. Litea-Tor (Yeni-Kapu)
J. Goldenes Tor (des Vardar)
K. Hosios David
L. Demetrios-Kirche
M. Apostelkirche
N. Rotunde des hl. Georg
O. Acheiropoietos-Basilika
P. Panhagia-Chalkeon-Kirche
Q. Hagia Sophia
R. Via Egnatia
S. Große-Vardar-Straße

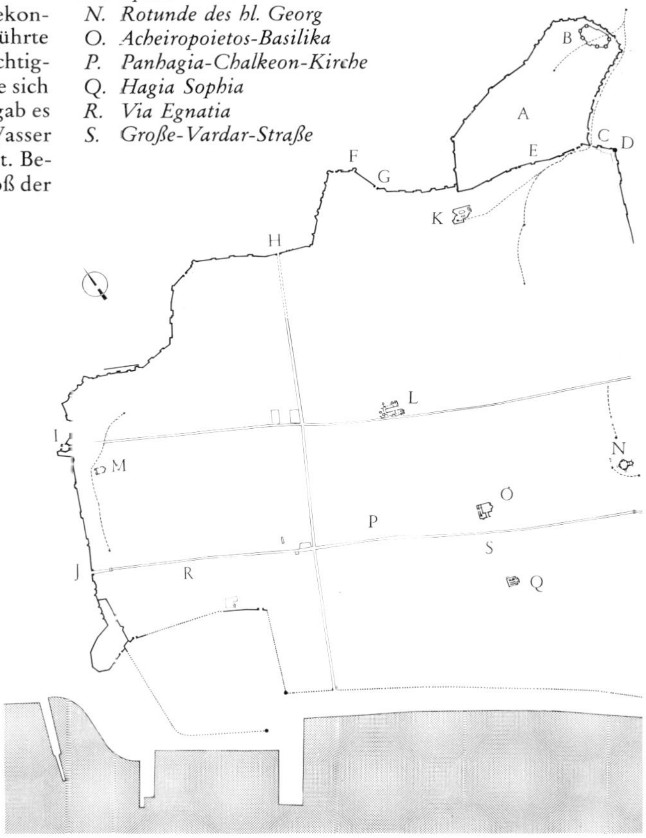

852 THESSALONIKI.
BYZANTINISCHE BEFESTIGUNGSMAUER

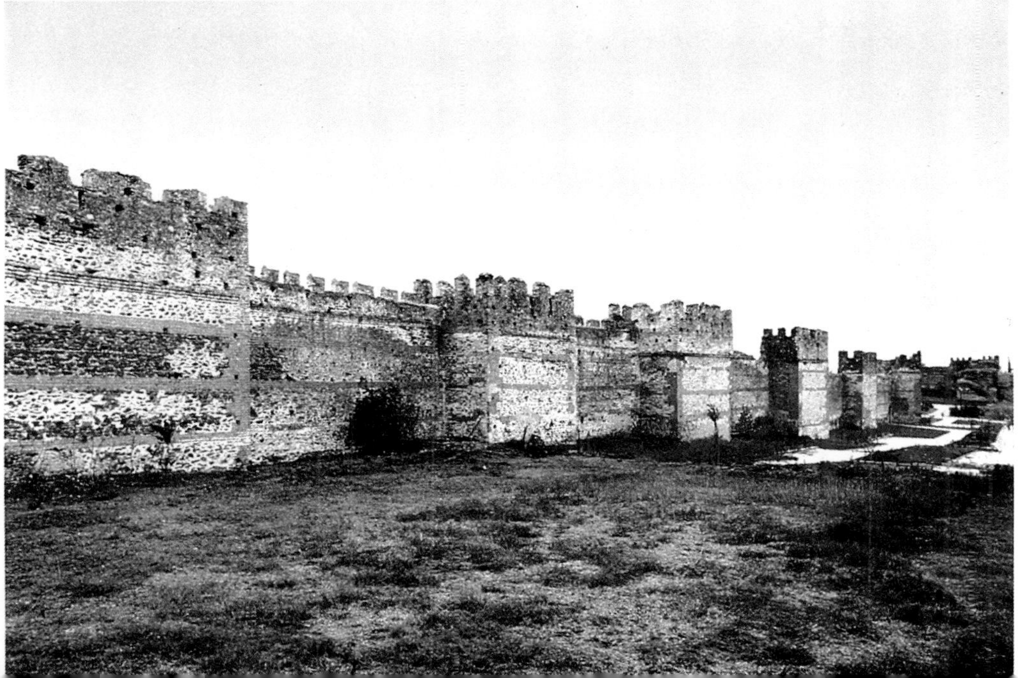

853 THESSALONIKI. ACHEIROPOIETOS-BASILIKA.
Südfassade

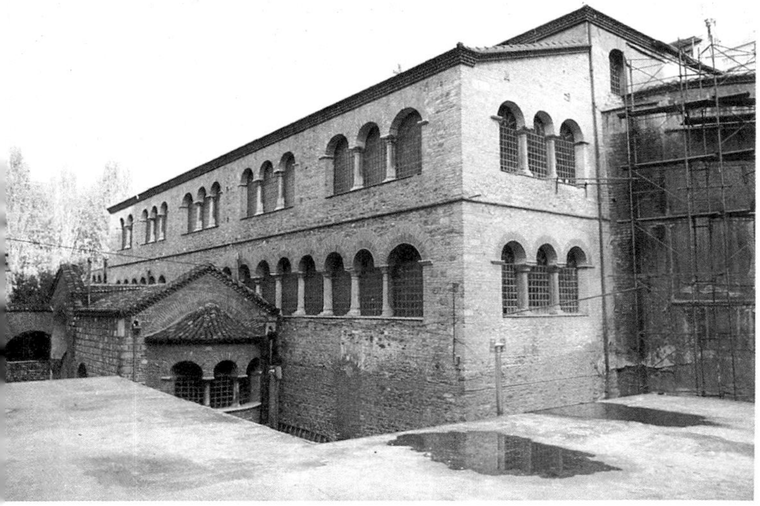

854 THESSALONIKI. ACHEIROPOIETOS-BASILIKA.
Rekonstruktion der Südfassade
(nach A. Orlandos)

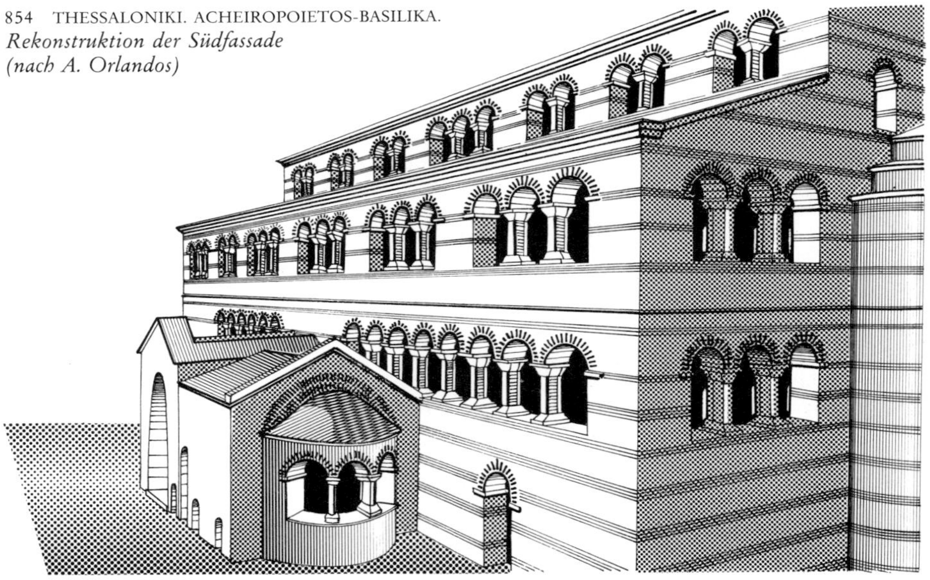

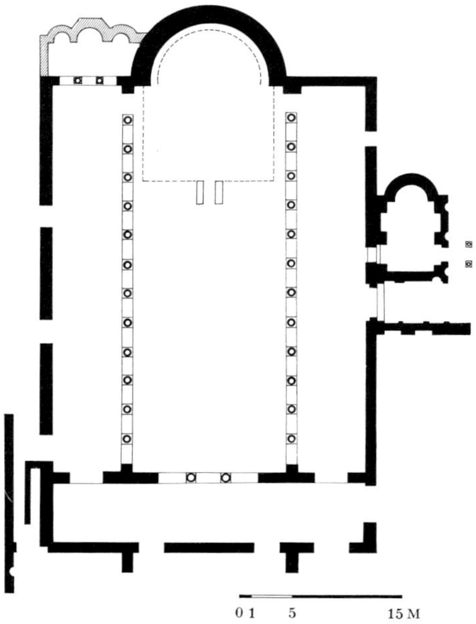

855 THESSALONIKI. ACHEIROPOIETOS-BASILIKA.
Grundriß
(nach Pelekanidis und C. Mango)

DIE ACHEIROPOIETOS-BASILIKA

Diese Basilika wurde gegen 450 errichtet. Es gibt jedoch bis zum 10. Jh. keine Nachrichten über das Bauwerk. 1430 wurde sie in eine Moschee umgewandelt, und nach 1912 ließen sie die Griechen gründlich restaurieren. Es handelt sich um eine Basilika, die in mehrfacher Hinsicht der *Johannes-Basilika* des Studios-Klosters in Konstantinopel sehr nahesteht. Sie war früher mit einem Exonarthex ausgestattet und hat drei Schiffe. Das Mittelschiff schließt mit einer Apsis ab. Der Narthex (28 × 7 m) ist ganz geschlossen und hat keinen Haupteingang, sondern nur vier Seitentüren. Eine dreifache Arkade *(Tribelon)* führt vom Narthex in die Kirche, die im Vergleich mit der erwähnten Johannes-Basilika in Konstantinopel größer ist (36 m lang ohne Apsis und 28 m breit) und infolgedessen zwölf und nicht nur sieben Säulen hat. Die Seitenschiffe waren gegenüber dem Mittelschiff mittels Steinplatten abgeschlossen, die in die Interkolumnien eingefügt waren. Offensichtlich wurde der Achse Hauptschiff–Sanktuarium größte Bedeutung beigemessen, und dies um die liturgische Vorschrift einhalten zu können, wonach die Apsis und das Mittelschiff für die Priester, die Seitenschiffe für die Männer und die Emporen für die Frauen bestimmt waren.

Eine äußere Treppe führte zu den Emporen über den Seitenschiffen – solche Emporen dürften sich auch über dem Narthex befunden haben. Die Apsis ist innen wie außen halbrund, während sie in der *Johannes-Basilika* des Studios-Klosters außen polygonal ist. Ausgrabungen im Presbyterium haben ergeben, daß ein *Synthronon,* eine niedrige Plattform, wahrscheinlich für den Bischofsthron, und an den beiden Seiten rechteckige Sitzplätze für die Priester vorhanden waren. In der Mitte der Plattform sind noch die Spuren eine *Ciboriums* nachweisbar. Eine Fülle von Licht konnte durch die zahlreichen und großen Fenster in den Kirchenraum dringen, der sehr reich ausgeschmückt war. Alle Säulen sind aus prokonnesischem Marmor, ausgenommen die des *Tribelon,* die wie die verschiedenartig gestalteten Kapitelle in thessalischem Verde-antico-Marmor ausgeführt waren. Der Fußboden des Mittelschiffs ist noch ursprünglich; er ist mit großen Marmorplatten belegt, während der der Seitenschiffe offensichtlich als „Opus sectile" gestaltet war. Die Wände der Seitenschiffe waren mit Marmor verkleidet. Vom ursprünglichen Mosaikdekor existiert nur noch der an den Keilsteinen der Arkaden; er zeigt aneinandergereihte Motive aus Blütengirlanden und Früchten, die aus blauen Vasen auf Goldgrund hervorquellen, sowie geometrische Muster, stilisierte Akanthusblätter, Vögel und Schlangen, die von Oktogonen umrahmt werden, und stellenweise das Christusmonogramm. Gegen 1230 wurde die Kirche mit Fresken ausgeschmückt.

DIE PANHAGIA-CHALKEON-KIRCHE *(Marienkirche der Kupferschmiede)*

Es handelt sich um eine Klosterkirche, deren ursprüngliche Benennung nicht mehr bekannt ist. Aus einer Inschrift an der Tür erfahren wir, daß ihre Errichtung im Jahr 1028 dem Protospatharios (Hofbeamten) Christophoros, Gouverneur von Langobardien (byzantinische Provinz in Süditalien), zuzuschreiben ist. Der von vier Säulen gestützten Kirche ist ein Narthex mit Empore vorgelagert, der von zwei Kuppeln überragt wird. Die achteckige Hauptkuppel über dem Naos ruht auf einem hohen Tambour. Für die Außenmauern wurden ausschließlich Ziegelsteine verwendet, deren Lagen durch zartrosa Mörtel miteinander verbunden wurden. Die Fassaden werden durch Pilaster, die oberhalb des Gesimses rund und unterhalb rechteckig sind, sowie durch das eigentümliche Spiel mit eingetieften Bögen und Blendbögen aufgelockert (mit Ausnahme der Ostseite). Die mit einem bogenartig verlaufenden, profilierten Kranzgesims geschmückten Kuppeln über dem Narthex sind abwechselnd mit Blendnischen und Bogenfenstern gegliedert, während der mit einem geraden, umlaufenden Gesims versehene Tambour der Zentralkuppel zwei Reihen Bogenfenster hat.

Im Innenraum entfaltet sich ein auf die verschiedenen Teile der Kirche folgendermaßen verteilter Freskenzyklus: Himmelfahrt Christi (Kuppel); Propheten und Cherubim (Pendentifs); Maria Orans zwischen zwei Erzengeln (Apsiskonchen); Apostelkommunion (unter den Gestalten des Brotes und des Weines, beiderseits in einen Kreis einbeschriebene Kreuze, Wand des Bema); Ausgießung des Heiligen Geistes (Gewölbe des Ostarms, fragmentarisch); Zyklus der Großen Kirchenfeste (in den Gewölben der anderen Arme; nur die folgenden Fragmente sind erhalten: Geburt Christi, Anbetung der Könige, Darstellung im Tempel, Verklärung, Einzug in Jerusalem, Kreuzigung, Marientod; Jüngstes Gericht (Narthex), das die älteste, vollständige Darstellung dieses Themas in der Monumentalmalerei ist. Der ikonographische Zyklus ist durch eine Mischung neuer und alter Elemente gekennzeichnet, wie z. B. die Darstellung der Himmelfahrt in der Kuppel, die nach dem alten Schema gestaltet ist, das früher in der Hagia Sophia angewendet wurde. Neuerdings wollte man darin das Werk einer einzigen Werkstatt sehen, deren Leiter die Arbei-

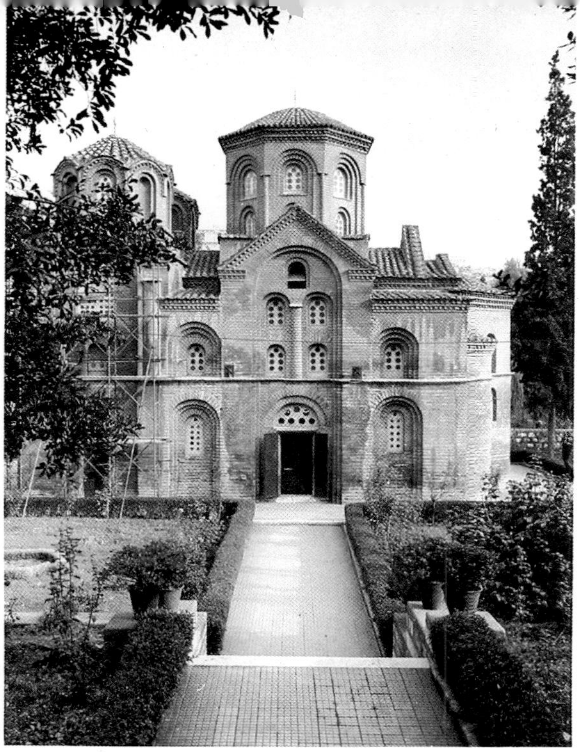

856 THESSALONIKI.
PANHAGIA-CHALKEON-KIRCHE.
Südseite

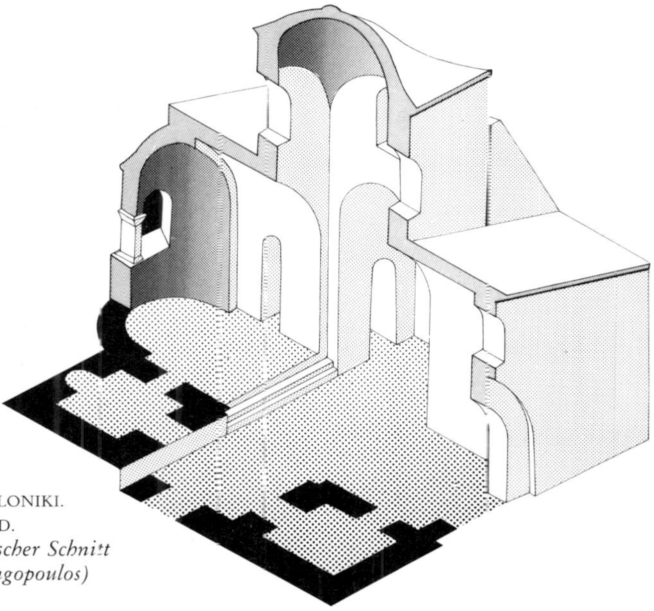

857 THESSALONIKI.
HOSIOS DAVID.
Axionometrischer Schnitt (nach A. Xyngopoulos)

ten seiner Mitarbeiter sehr genau überwacht hat. Stilistisch scheint sich dieses Werk unter die Werke der Kirchen in *Hosios Lukas,* der *Hagia Sophia* in Ohrid und des *Nea-Moni-Klosters* auf Chios einzureihen. Anlehnungen an die Kunst des kaiserlichen Hofes lassen vermuten, daß entweder Meister, die aus Kontantinopel hierhergekommen waren, oder wohl ganz einfach der Widerhall einer damals in der Hauptstadt üblichen Kunstsprache in einer einheimischen Werkstatt dieses Werk geschaffen haben.

DIE HOSIOS-DAVID-KIRCHE

Die Hosios-David- oder – seit dem Mittelalter – Christus-Kirche des Latomu-Klosters war ursprünglich wahrscheinlich dem Propheten Sacharja geweiht. Sie ist klein (14,75 m an jeder Seite und 4,50 m in der Mitte) und hat den Grundriß einer Kreuzkirche mit Zentralkuppel, von der heute nur noch die Pendentifs erhalten sind. Ihre Errichtung geht auf die letzten Jahre des 5. und den Anfang des 6. Jh. zurück, was sowohl durch ihr Mauerwerk wie vor allem durch die Ausschmückung ihrer Apsis nachweisbar ist, die eine Theophanie zeigt. Christus wird, in einer Aureole auf dem Regenbogen sitzend, zwischen den Symbolen der vier Evangelisten dargestellt. In der linken Hand hält er ein Pergament mit den Versen 25,9.10 aus Jesaja. Die beiden Figuren beiderseits dieser Szene konnten identifiziert werden: bei der einen handelt es sich um Ezechiel, bei der anderen entweder um Habakuk oder Sacharja. Darunter entströmen einem Erdhügel die vier Paradiesflüsse, und daneben ist die Personifizierung des Jordans erkennbar.

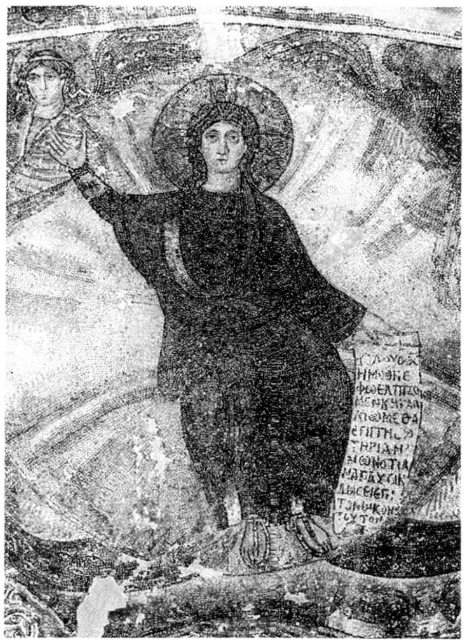

858 THESSALONIKI. HOSIOS DAVID.
Apsismosaik: Vision des Ezechiel (Ausschnitt)

ROTUNDE DES HL. GEORG

Die Rotunde wurde im Jahre 300 von Galerius errichtet, zweifellos eher im Hinblick darauf, ihm als Mausoleum zu dienen denn als Thronsaal für den kaiserlichen Palast, in dessen Nähe sie sich erhob. Durch Ausgrabungen konnte nachgewiesen werden, daß sie zu einem bestimmten Architekturkomplex gehörte, der zwischen 305 und 311 gebaut wurde. Sie war tatsächlich durch eine prunkvolle, über 90 m lange und über 30 m breite Straße mit Säulenhallen, eine Querstraße zur „Via Egnatia", mit dem Triumphbogen des Galerius verbunden. Ihr ursprünglicher Eingang befand sich an der Südseite, die auf diese Straße ging. Der Palast und der Hippodrom (von beiden Bauten sind Reste gefunden worden) breiteten sich an der Südseite der Rotunde aus, die, obwohl sie mit dem Triumphbogen in Verbindung stand, doch isoliert inmitten einer sakralen Umzäunung lag, in einem *Temenos,* der durch eine Mauer abgegrenzt wurde. Diese Mauer verlief im Osten und Westen in Krümmungen und bildete so zwei große Exedren. Im Inneren des großen, kreisförmigen Saales (Durchmesser 24,15 m) erhob sich eine ebenfalls kreisrunde Backsteinmauer (Stärke 6,30 m), die in ihrem unteren Teil acht Nischen mit Tonnengewölben bildete. Die symmetrische Anordnung dieser gleichförmigen Nischen sowie derjenigen an der Nord- und Südseite, die unterschiedliche Ausmaße

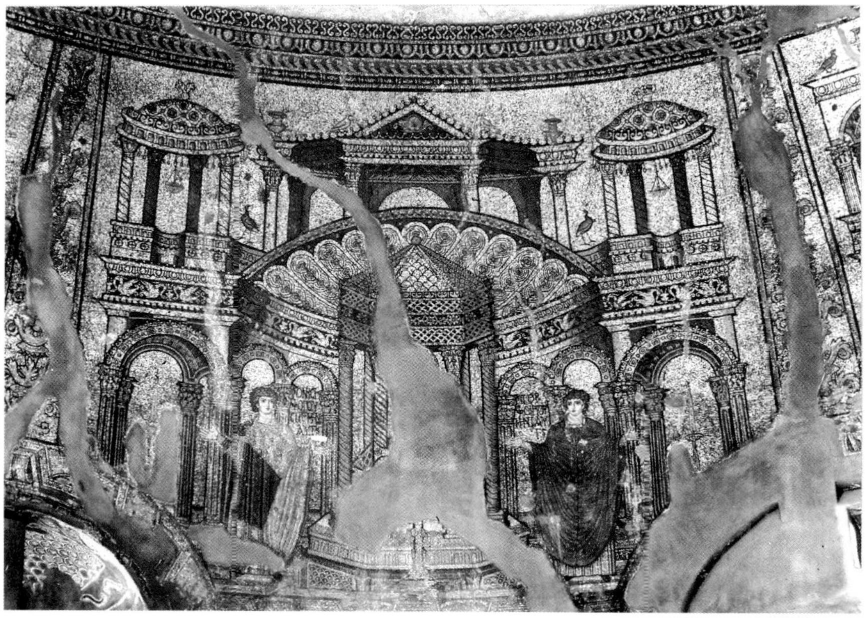

859 THESSALONIKI.
ROTUNDE DES HL. GEORG.
Mosaik: Stifter

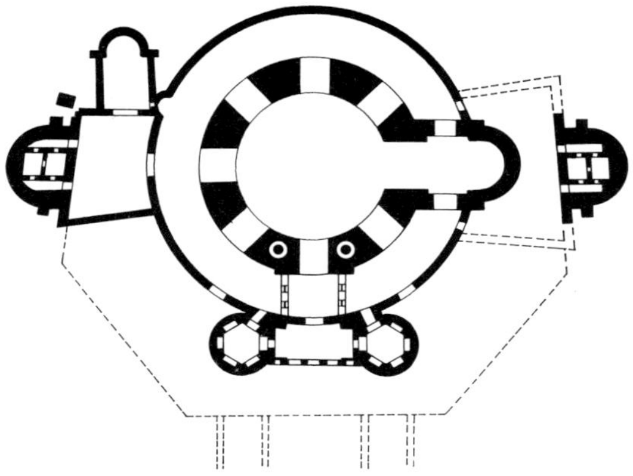

861 THESSALONIKI. ROTUNDE DES HL. GEORG.
Grundriß
(nach Dyggve und R. F. Hoddinot)

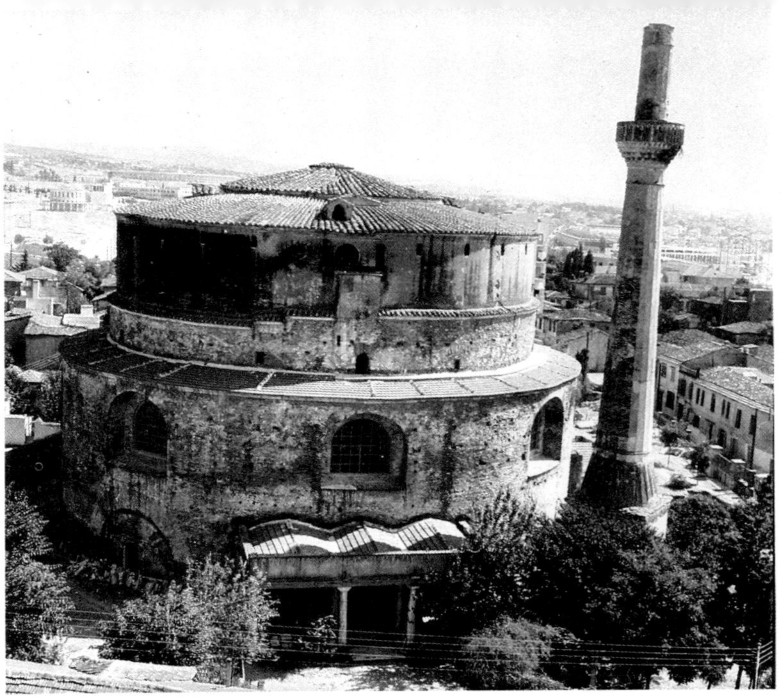

860 THESSALONIKI. ROTUNDE DES HL. GEORG
Außenansicht

hatten, weist darauf hin, daß die Hauptachse des Gebäudes genau in nordsüdlicher Richtung verlief. Über den Fenstern erhob sich die mit Dachziegeln bedeckte Kuppel. Das Gebäude wurde ausschließlich aus Backsteinen erbaut; nur im Inneren wurde für die Pfeiler zwischen den Nischen Marmor verwendet.

Unter Theodosius I. (379–395) oder – nach den Ergebnissen neuerer Untersuchungen – unter Theodosios II. (408–450) wurde die Rotunde in eine Palastkirche umgewandelt und der „*Dynamis Theou* – Kraft Gottes“ geweiht. In der Ostnische wurden eine tiefe Apsis und ein Chor eingerichtet, und um das ursprüngliche Gebäude wurde ein 7,80 m breiter Umgang gebaut, dessen Spuren noch zu sehen sind. Trotz der neuen Ost-West-Orientierung wurde der Haupteingang im Süden beibehalten, und eine Säulenhalle öffnete sich auf die ebenfalls mit Säulen gesäumte Straße. Ein konisches Dach ersetzte die ursprüngliche Kuppel. Spuren an der Außenseite zeigen, daß sich früher einmal an jedem Ende der Ost-West-Achse ein für den christlichen Kult bestimmtes, zweistöckiges Gebäude erhob, wodurch die Gesamtlänge des Bauwerks etwa 100 m betrug. Die Kirche wurde Ende des 16. Jh. in eine Moschee umgewandelt, dann 1912 wieder dem christlichen Kult zurückgegeben, bevor sie schließlich zum Museum bestimmt wurde. Vor dem ursprünglichen Eingang der Rotunde fand man zwei große Marmorblöcke, die als Basis des berühmten Ambo (heute im Museum von Konstantinopel) gedient haben. Die Innenwände waren mit Marmor verkleidet, während die Kuppel darüber mit Mosaiken aus der Zeit der Umwandlung der Rotunde in eine Palastkirche geschmückt ist, also etwa aus dem Jahr 450 oder aus den Jahren 442–443, oder auch, wie unlängst durchgeführte Untersuchungen bestätigen, aus dem Ende des 4. Jahrhunderts. Diese Mosaiken verteilen sich sowohl auf die Nischen wie auf die dafür in drei horizontale Abschnitte gegliederte Kuppel. Ein Dekor, der das Leben im Paradies symbolisiert, bestehend aus Vögeln und Früchten, die innerhalb geometrischer Muster verteilt sind, schmückt die Gewölbe der Nischen, die die Rotunde mit dem Umgang verbanden; nur der Schmuck dreier Nischen ist noch erhalten. Die Nische auf der Nord-Süd-Achse, durch die der Kaiser die Rotunde betrat, unterscheidet sich von den anderen dadurch, daß sie mit einem goldenen Kreuz auf Silbergrund geschmückt ist. Dank den Restaurierungsarbeiten kann man heute die Reste der Mosaiken in der Kuppel bewundern. Der erste Abschnitt, der am besten erhalten ist und ihren ganzen unteren Teil ausfüllt, besteht aus großen Bildfeldern auf Goldgrund. Gestalten in Orantenhaltung (kürzlich wurde geäußert, diese Gestalten seien die Stifter des Dekors, nicht aber Märtyrer aus einem liturgischen Kalender), frontal dargestellt, stehen vor Gebäuden, die mit unterschiedlichen Giebelfeldern, Muschelnischen und runden Pavillons geschmückt sind, welche Apsiden mit davorgestelltem Altar symbolisieren. Die Namen der dargestellten Personen sind in den Inschriften genannt: Leontios und Philemon, Philippos, Terimos und Kyrillos am südöstlichen und nordöstlichen Bildfeld; Onesiphoros und Porphyrios am südlichen, Basiliskos und Priskos am nördlichen, Kosmas und Damianos am südwestlichen, Ananias und ein Unbekannter am nordwestlichen sowie Eukarpion und ein Unbekannter am westlichen Bildfeld. Eine darüberliegende, konzentrische Bildszene enthielt Darstellungen von mehr als fünfzehn Personen, wahrscheinlich Aposteln und Propheten, von denen aber nur noch die Füße zu sehen sind. Im Kuppelzentrum ist der triumphierende Christus (es sind nur noch ein Teil der Aureole, der Hand und die Spitze des Zepters in der linken Hand erkennbar) in einem von Sternen und Girlanden umrahmten Medaillon dargestellt, das von einem Regenbogen überspannt ist, der von vier Engeln gehalten wird (nur ihre Gesichter sind erhalten).

862 THESSALONIKI. APOSTELKIRCHE
Grundriß
(nach Ch. Diehl u. a. und C. Mango)

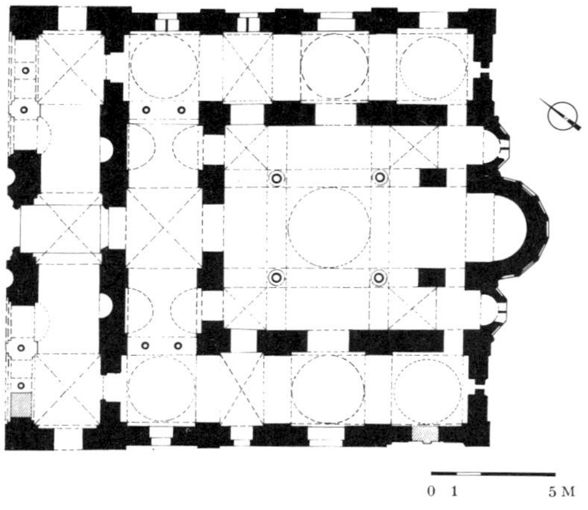

DIE APOSTELKIRCHE

Diese Kirche, das *Katholikon* eines ursprünglich Maria geweihten Klosters, wurde vom Patriarchen Niphon (1312–1315) gegründet, dessen Monogramm auf der Fassade des Narthex erhalten ist. Es handelt sich um eine Kreuzkuppelkirche mit vier Säulen und Zentralkuppel (50 m² für den Naos allein). Eine Galerie umschließt ihre Nord-, Süd- und Westseite und wird an den Ecken von vier Kuppeln gekrönt. Der nach Westen offene Portikus ist von zwei dreifachen Bögen beiderseits des Eingangs durchbrochen. Ursprünglich hatte die heute geschlossene Südwand der Kirche die Form einer offenen Säulenhalle. Das Ostjoch der Nordgalerie muß, wie aus den dort befindlichen Fresken zu schließen ist, als Johannes dem Täufer geweihte Kapelle gedient haben. Die Kapitelle der vier Säulen, die die Zentralkuppel stützen, stammen aus einer früheren Kirche. Das Bauwerk, für das ausschließlich Backsteine verwendet wurden, zeigt an seinen Außenmauern einen bemerkenswerten Dekor aus Backsteinen in sehr variationsreichen Mustern (Karomuster, Mäander, Kreisbögen usw.). Sie fallen an der mit drei Apsiden abgeschlossenen Chorhaupt besonders auf. Große, von Fenstern durchbrochene Arkaden nehmen die gesamte Höhe der Seitenwände der Galerie ein. Die Kuppeln ruhen auf achteckigen Tambouren, die höher als üblich sind; ihr oberer Rand ist girlandenartig verziert, während die Grate durch kapitellgeschmückte Säulchen hervorgehoben werden:

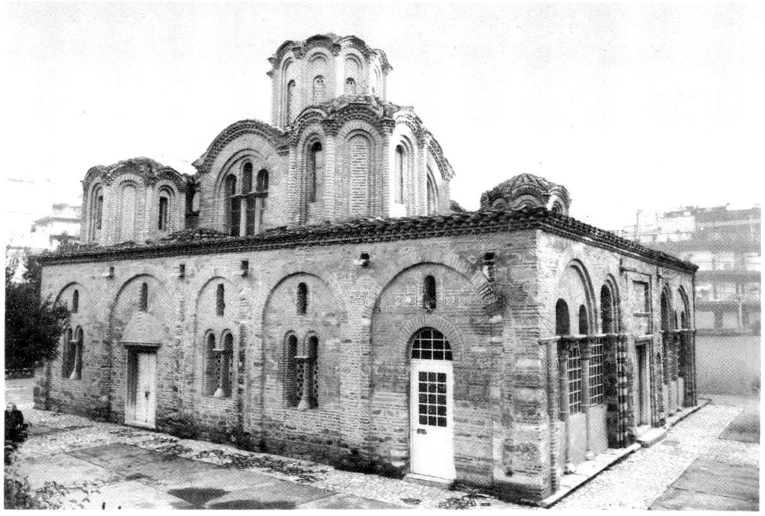

863 THESSALONIKI. APOSTELKIRCHE.
Nordwestfassade

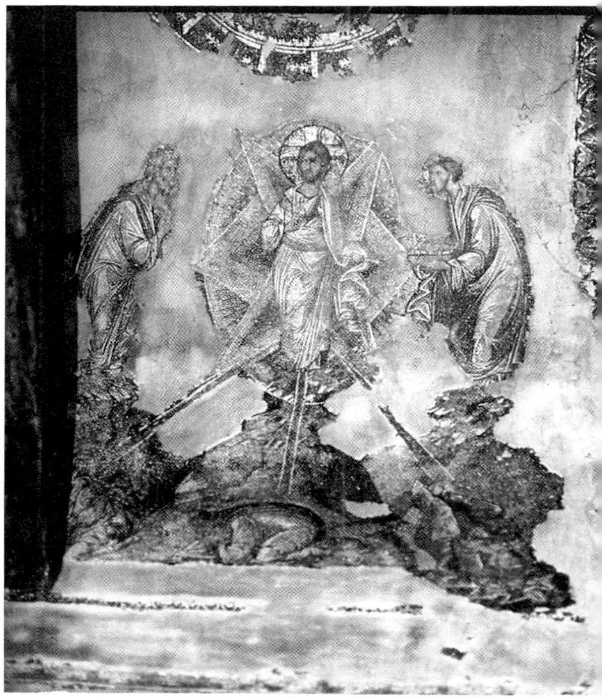

864 THESSALONIKI. APOSTELKIRCHE.
Mosaik: Verklärung Christi

ein Zahnschnittdekor aus Backsteinen läßt ihre oberen Bögen hervortreten. An diesem Bauwerk offenbaren sich eine große Harmonie und ein auffallender Sinn fürs Plastische.

Im Innenraum sind Fresken aus der Entstehungszeit der Kirche erhalten, allerdings in einem ziemlich schlechten Zustand. Sie bedecken die Wände unterhalb der Mosaiken und schmückten auch die Säulenhalle des zentralen Kirchenraums sowie den Narthex, die Prothesis und das Diakonikon. Aber das große Interesse an diesem Dekor wird hauptsächlich durch die Mosaiken von sehr hoher Qualität und ihre enge Verwandtschaft mit der Kunst der *Chora-Kirche,* der heutigen *Kariye Camii,* geweckt, da sie eins der wichtigsten Beispiele der Kunst der Palaiologenzeit darstellen. Sie wurden von Hegumenos Paulos angeregt und auf Anordnung Niphons in Auftrag gegeben. Leider sind sie nur fragmentarisch erhalten, ihr Goldgrund ist beinahe vollständig verschwunden. Als die Kirche 1432 in eine Moschee umgewandelt wurde, ist der gesamte Dekor mit einer dicken Putzschicht überdeckt worden. Bei den Restaurierungsarbeiten wurde die Schicht aber wieder entfernt, so daß man die Mosaiken heute wieder sehen kann. Erwähnenswert sind: der Pantokrator, umringt von Propheten (Kuppel und Tambour), die aufgrund der Prophezeiungen auf ihren Schriftrollen identifiziert werden können; die Evangelisten (Pendentifs) und – zwischen Matthäus und Johannes – das Mandylion (Schweißtuchbild); neun Szenen aus dem Zyklus der Großen Kirchenfeste (Gewölbe und Wände), Heilige und Martyrer (Wände, Bögen). Wahrscheinlich waren Künstler aus Konstantinopel an der Ausführung dieses Dekors beteiligt.

DIE DEMETRIOS-KIRCHE

Dieses große Martyrion wurde gegen Mitte oder Ende des 5. Jh. errichtet und dem hl. Demetrios geweiht. Sein Kult wurde von Sirmium, wo er ursprünglich verehrt worden war, wahrscheinlich um 442, als Thessaloniki Sitz einer Präfektur wurde, in diese Stadt übertragen. Der Legende nach hatte der Heilige den Martyrertod in Thessaloniki erlitten, und zwar in den Räumen der Heißwasseranlage der öffentlichen Thermen neben dem Hippodrom, und so wurde an dieser Stelle eine Basilika errichtet, die den gesamten Bezirk der ehemaligen Thermen in Anspruch nimmt. Dabei wurden an der Ostseite Teile des Untergeschosses der Thermen als Krypta beibehalten; sie liegt unter dem Bema. Jedoch Gegenstand kultischer Verehrung war bis ins 7. Jh. keineswegs diese Krypta, sondern ein sechseckiges, versilbertes *Ciborium* an der Nordseite des Mittelschiffs, unter dem nach allgemeiner Meinung die Reliquien des Heiligen aufbewahrt wurden.

Diese große, fünfschiffige Basilika, die ein nach Osten vorspringendes Transept hatte, wurde im 7. Jh. durch ei-

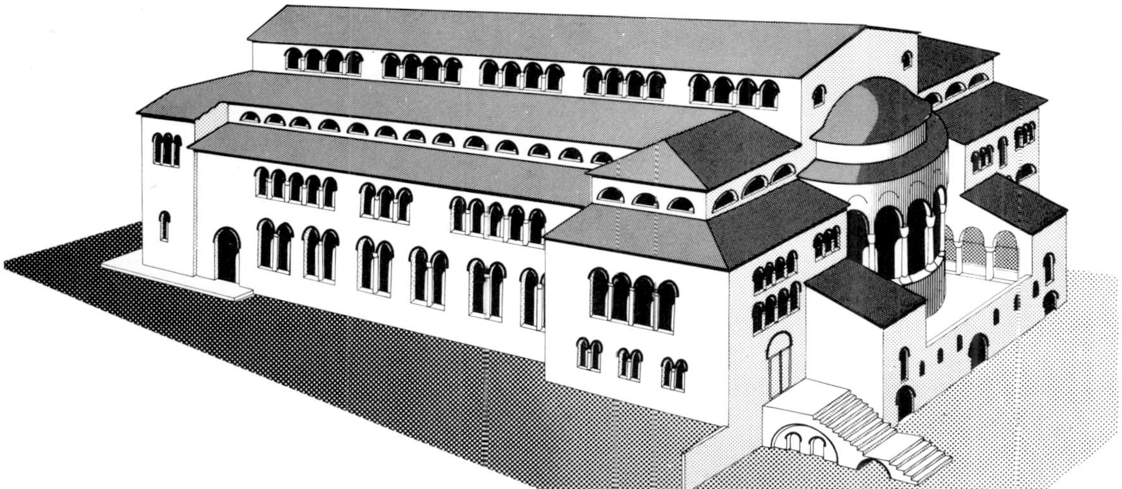

865 THESSALONIKI. DEMETRIOS-KIRCHE.
Rekonstruktion
(nach G. A. Soteriou und C. Mango)

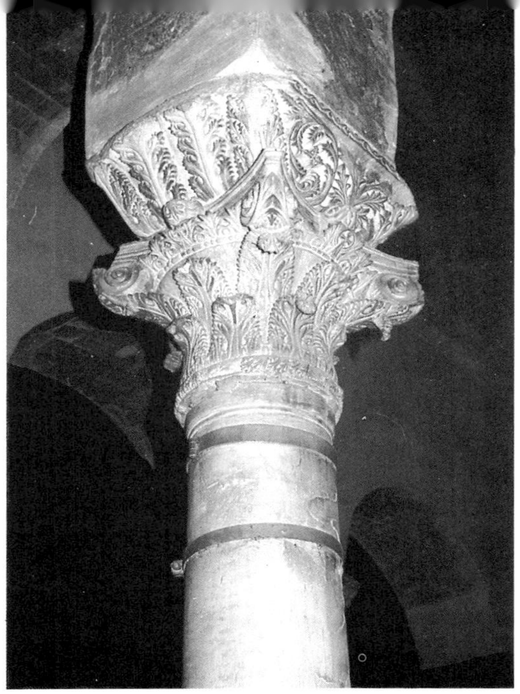

867 THESSALONIKI. DEMETRIOS-KIRCHE.
Kapitell im Sanktuarium

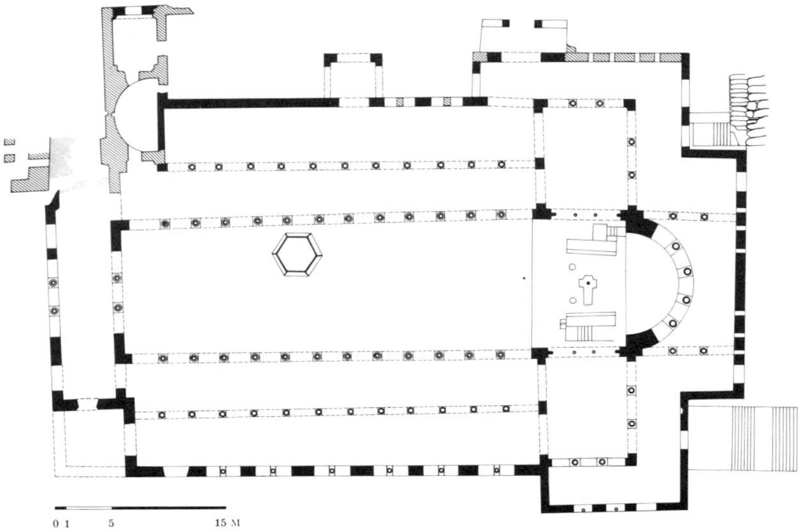

866 THESSALONIKI. DEMETRIOS-KIRCHE.
Grundriß (nach G. A. Soteriou und C. Mango)

nen großen Brand zerstört. Mit ihrem Wiederaufbau wurde sofort begonnen. Dabei wurde die ursprüngliche Anlage der früheren Kirche beibehalten, von der viele Bauteile noch an Ort und Stelle vorhanden waren. Beiderseits des Sanktuariums wurden zwei Kapellen errichtet, auch Emporen wurden eingebaut. 1493 wurde die Kirche in eine Moschee umgewandelt, aber 1912 wieder dem christlichen Kult zurückgegeben. Bei einem zweiten Brand im Jahre 1917 wurde sie erneut beschädigt: der ganze obere Teil stürzte ein, plastische Werke und Mosaiken, ebenso die Wandverkleidung aus polychromen Marmorplatten und andere Teile des Dekors wurden zerstört. Die 1949 vollendete Restaurierung hielt sich genau an die Basilika des 7. Jh. (50 × 30 m), der ein Narthex vorgelagert war. Die Kirchenschiffe sind durch grüne, rote und weiße Säulen voneinander getrennt, deren rhythmische Anordnung im Mittelschiff durch vier große Pfeiler unterbrochen ist. Auf dem Emporengeschoß sind die Säulen und Pfeiler in derselben Weise angeordnet. Die Säulen sind ungleich hoch, wie auch die Abstände von Säule zu Säule unterschiedlich weit sind. Die Kapitelle, von denen einige aus dem 6. Jh. stammen, sind verschiedenartig gestaltet. Die Säulenreihen wie auch die Marmorverkleidung an den unteren Teilen wurden wahrscheinlich nicht im 7. Jh. ausgeführt, obwohl sie zu dieser Zeit vielleicht etwas umgearbeitet wurden, sondern sie stammen aus der Basilika des 5. Jh. und wurden als Baumaterial wiederverwendet, ebenso wie auch zahlreiche Kapitelle und das Tribelon im östlichen Teil des Schiffs. Die Emporen der Seitenschiffe sind niedriger als die des Hauptschiffs. Halbkreisförmige Bögen, die sich auf Kämpfer in der Form umgekehrter Pyramiden stützen, verbinden die Säulen der Emporen. Das Sanktuarium nimmt die ganze Tiefe der Konche und die Breite des Mittelschiffs ein. Bezüglich der Apsis ließ die Untersuchung ihrer Arkaden und Mauern die Vermutung aufkommen, es sei schon im 5. Jh. an ihrer Stelle eher ein rechteckiges Sanktuarium mit Umgang vorgesehen gewesen. Südöstlich der Apsis liegt die kleine, dreischiffige Kapelle, die dem hl. Euthymios geweiht war und die mit interessanten Fresken aus dem Jahr 1303 geschmückt ist. Unter dem Sanktuarium erstreckt sich in den Ausmaßen des ganzen Querschiffes die *Krypta*, die wie schon gesagt wurde, zum Teil das Untergeschoß der ehemaligen römischen Thermen einnimmt. Die Krypta hat eine mittlere Konche und wird durch eine halbkreisförmige Pfeilerreihe und im Westen durch eine Mauer, in die Nischen eingelassen sind, abgegrenzt. In der mittleren Nische sieht man die Öffnung einer Leitung, durch die nach der Tradition wundertätiges Öl aus dem Grabmal des hl. Demetrios in ein langes, rechteckiges Becken und in einen runden Behälter floß. Wahrscheinlich seit dem 10. Jh. wurde der Heilige wegen dieses Öls verehrt, durch das Kranke Heilung erlangten.

Neben dem plastischen Dekor der Kapitelle, der Gesimse der Chorschranken, der Marmorverkleidung der Mauern, der Einlegearbeiten zwischen und über den Säulenbögen, die früher vorhanden waren, weist die Kirche auch einen reichen Freskenschmuck auf, der zwei profane Themen enthält: das Massaker an der Bevölkerung, die in der Kirche Zuflucht suchte, und der Einzug eines Kaisers mit Heiligenschein in die brennende Stadt. Man nimmt an, daß sich diese Szenen auf die Eroberung und Verwüstung Thessalonikis durch die Araber im Jahre 904 beziehen, und daß es sich bei dem nimbierten Kaiser um Leon den Weisen (886–912) handelt.

Die *Demetrios-Kirche* ist vor allem wegen ihres sehr beachtlichen Mosaikdekors berühmt. Er stammt aus verschiedenen Jahrhunderten. Vor allem die fragmentarischen Darstellungen des hl. Demetrios mit einem Engel und einer Frau, die ihr Kind zum hl. Demetrios bringt (Westseite des ersten Schiffes) gehen auf das Ende des 5. oder den Anfang des 6. Jh. zurück, während ein Bild des hl. Demetrios in Orantenhaltung (heute in der Krypta) wahrscheinlich ins Ende des 6. oder in den Anfang des 7. Jh. zu datieren ist.

Der Brand im Jahre 1917 zerstörte die Mosaiken des nördlichen Seitenschiffs, aber glücklicherweise waren schon Fotos davon gemacht worden; sie zeigten sehr häufig den hl. Demetrios, von den Stiftern und ihren Familien umgeben. Die Mosaiken aus dem 7. Jh., die der Besucher in der Kirche noch bewundern kann, sind nach dem Brand im 7. Jh. entstanden (nach 603, aber vor 649), sie befinden sich vornehmlich an den Pfeilern des Sanktuariums. Am Südwestpfeiler ist der hl. Demetrios zwischen einem Bischof und einem Beamten dargestellt, die eine Inschrift als Gründer der Kirche bezeichnet: Präfekt Leontios, der die Kirche im 5. Jh. hatte errichten lassen (möglicherweise könnte es sich auch um Leon handeln, der zur Zeit des Wiederaufbaus Eparch der Stadt gewesen ist), und Bischof Johannes von Thessaloniki, der sie im 7. Jh. wiederaufbauen ließ; auf der Ostseite desselben Pfeilers der hl. Demetrios und ein Diakon (allem Anschein nach ist in dem Diakon der schon erwähnte Leon dargestellt); auf der Westseite desselben Pfeilers der hl. Sergios; auf der Westmauer des Querschiffs (Ende 7.–8. Jh.) der hl. Demetrios mit vier kirchlichen Würdenträgern. Aus dem 10. Jh. stammt das Mosaik an der Südseite des Ostpfeilers mit Maria und mit Theodoros Stratelates.

Die Mosaiken, die richtige Wandikonen sind, wurden als Votivbilder gestiftet, um die Fürbitte des Heiligen zu erlangen, wie es auch die oft begleitenden Inschriften bestätigen. Auffällig ist die kompositionelle Symmetrie, die durch die starre, streng frontale Haltung der abgebildeten Personen noch betont wird.

868 THESSALONIKI. DEMETRIOS-KIRCHE.
Mosaik: der hl. Demetrios und ein Diakon

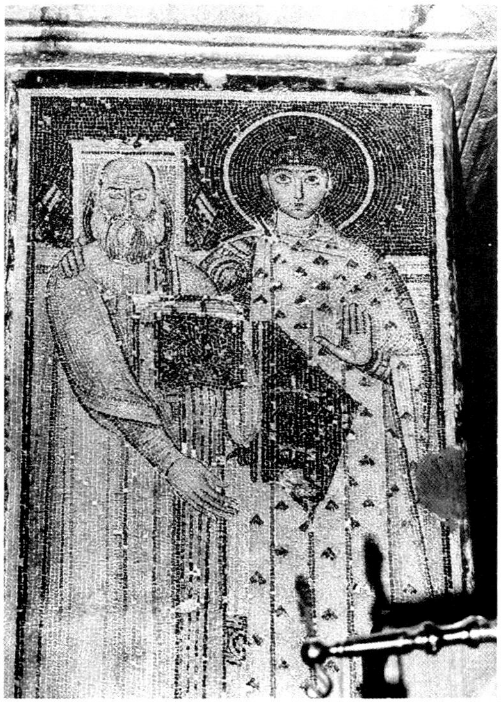

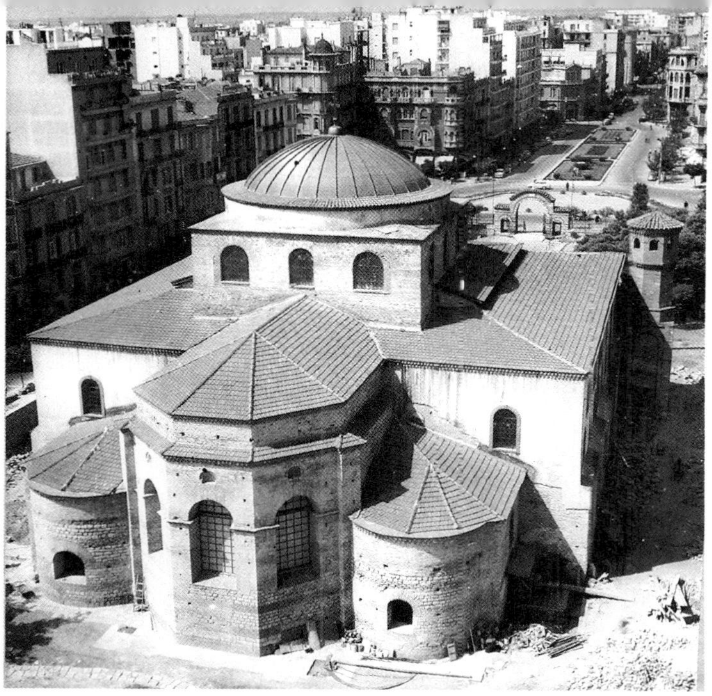

869 THESSALONIKI. HAGIA SOPHIA.
Ansicht von Osten

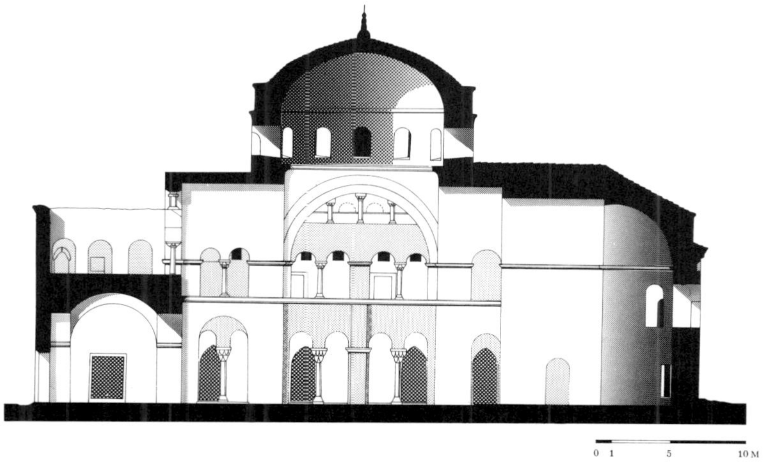

870 THESSALONIKI. HAGIA SOPHIA.
Längsschnitt
(nach Ch. Diehl u. a. und C. Mango)

871 THESSALONIKI. HAGIA SOPHIA.
Kuppelmosaik: Himmelfahrt

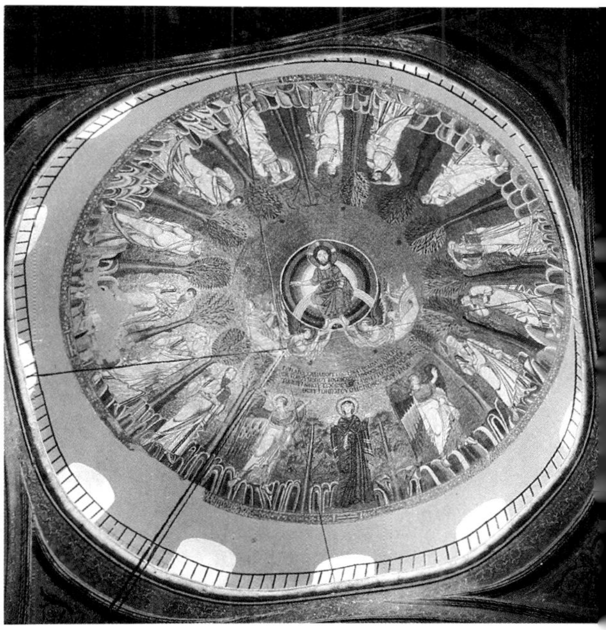

HAGIA SOPHIA
Diese große Kirche (35 × 43 m) wurde wahrscheinlich in den Jahren 780–797 erbaut. Zu dieser Zeit herrschte Konstantin VI., der mit Kaiserin Eirene zusammen in einer Inschrift des Bema genannt wird. Damals wurde ein erfolgreicher Angriff auf die in Griechenland eingedrungenen Slawen unternommen, und es ist gut möglich, daß diese Kirche als ein Denkmal für den errungenen Sieg zu betrachten ist. Ihr ist auf der Westseite ein Narthex angefügt, dem einst ein Artium vorgelagert war. Die Kirche erhebt sich an der Stelle eines Profangebäudes aus dem zweiten nachchristlichen Jahrhundert, von dem Mauerreste vor der Westfassade und an der Nordseite entlang entdeckt wurden. Der nicht besonders originelle Grundriß ist der einer dreischiffigen Kreuzkuppelkirche. Die Kuppel ruht auf vier Tonnengewölben, deren hohle Stützpfeiler ein Quadrat markieren. In den Säulenreihen, die die Seitenschiffe abgrenzen, wechseln Säulen und Pfeiler miteinander ab; Säulen und Kapitelle bestehen aus wiederverwendetem Material, wahrscheinlich aus dem 5. Jahrhundert. Die Emporen über den Seitenschiffen und dem Narthex hatten Holzdecken. Prothesis und Diakonikon liegen nicht auf der Achse der Seitenschiffe. Die Kirche stellt wahrscheinlich das beste Werk byzantinischer Kunst des 8. Jh. dar, und zweifellos verdanken wir sie nicht einem Architekten aus der Provinz.

Der Mosaikdekor des Kircheninneren besteht, um beim Tonnengewölbe des Chors zu beginnen, aus einem Motiv aus kleinen Rechtecken, die abwechselnd Kreuze und Efeublätter umschließen. Die abgebildeten Monogramme der Kaiserin Eirene, des Kaisers Konstantin VI. und des Theophilos (Teilnehmer am 2. Konzil von Nikaia 787) gestatten die Datierung dieses Dekors ins Jahr 784 und die Annahme, er sei anläßlich der Reise der Kaiserin nach Makedonien ausgeführt worden. Nach der Restaurierung der Bilder im Jahre 843 wurde in der Apsiskonche ein großes Kreuz, von dem noch Spuren erkennbar sind, durch die thronende Maria mit dem Kind ersetzt. Die in der Kuppel dargestellte Himmelfahrt Christi dürfte, wie aus einer fragmentarischen Inschrift hervorgeht, 885 entstanden sein. Ob die Vereinfachung der Formen und der lineare Charakter dieses Dekors für eine thessalonikische Schule kennzeichnend sind oder ob sie das Werk einer eher volkstümlichen Werkstatt in Konstantinopel sind, das ist eine Frage, die die Wissenschaft noch nicht hat beantworten können.

DIE GRIECHISCHEN INSELN

CHIOS

NEA MONI
Die Gründung des Klosters wird drei Einsiedlern aus Chios (Niketas, Johannes und Joseph) zugeschrieben. Sie fanden in den Zweigen einer Myrte, die inmitten eines brennenden Waldes vom Feuer verschont blieb, eine wundertätige Ikone der Theotokos. Dem damals auf Lesbos im Exil lebenden Konstantin IX. Monomachos hatten sie vorausgesagt, daß er wieder Kaiser sein werde, ein Ereignis, das im Jahre 1042 tatsächlich eintrat. Der Kaiser versprach daraufhin, an der Fundstelle der Ikone eine prachtvolle Kirche zu bauen. Er löste sein Versprechen ein, und so wurde der Bau zwischen 1042 und 1048 ausgeführt.

Monomachos machte dem Kloster mehrere Stiftungen und gewährte ihm verschiedene Privilegien, ein Beispiel, dem seine Nachfolger nacheiferten mit dem Ergebnis, daß das Kloster eins der berühmtesten und reichsten in der ägäischen Inselwelt wurde. Von den Goldsiegelbullen (kaiserliche Dekrete), die sich auf dieses Kloster beziehen, sind mehrere erhalten. Durch sie ist uns u. a. bekannt, daß Architekt wie Mosaikkünstler aus Konstantinopel kamen

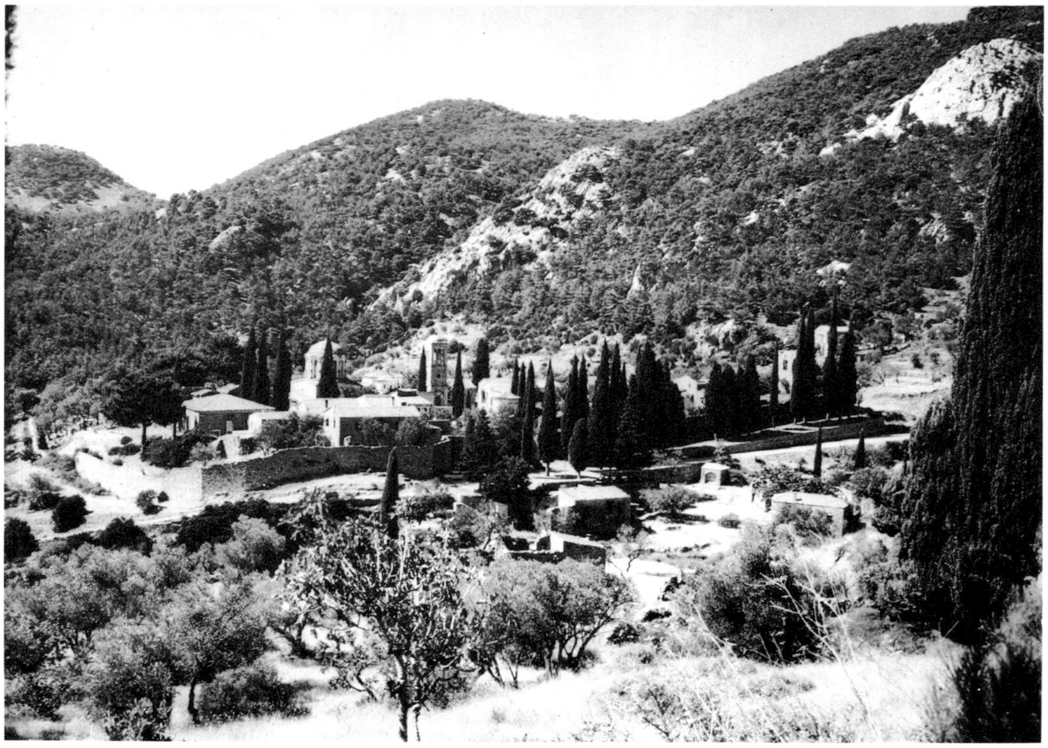

872 CHIOS. NEA-MONI-KLOSTER.
Gesamtansicht des Klosters

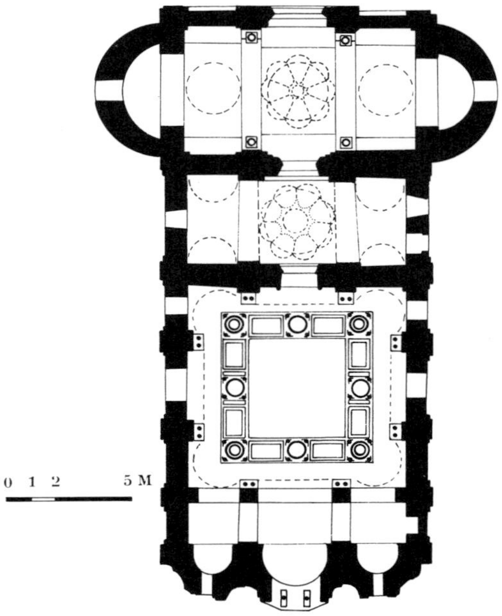

873 CHIOS. NEA-MONI-KLOSTER.
Grundriß der Kirche
(nach A. Orlandos und C. Mango)

und daß das Werk im Jahre 1055 vollendet wurde. Das Kloster kann tatsächlich als ein typisches Beispiel der hauptstädtischen Kunst betrachtet werden.

Während mehrerer Jahrhunderte war das *Nea-Moni-Kloster* das religiöse Zentrum der Insel. Sein Niedergang setzte im 19. Jh. aus wirtschaftlichen Gründen, aber auch infolge der türkischen Besetzung im Jahre 1822 ein. Das Katholikon wurde bei einem Brand zerstört, und das Kloster stand lange Zeit verlassen da. Das Erdbeben von 1881 führte zum Einsturz der Kuppel und des Gewölbes des Sanktuariums; die Mosaiken wurden stark beschädigt. Glücklicherweise konnten sie während der letzten Jahre restauriert werden.

Das *Katholikon* ist das wichtigste Beispiel für den oktogonalen Kirchentypus, der nur auf Chios und auf Zypern auftritt. Eigentlich ist nur das Stützsystem der Kuppel oktogonal. Das Katholikon besteht nämlich aus einem quadratischen Baukörper, der sich im oberen Teil aus vier halbkreisförmigen Nischen an den Ecken und aus vier größeren, aber weniger tiefen an den Seiten zusammensetzt. Vier Trompen über den Ecknischen führen das Quadrat in ein Achteck über, an dem acht Pendentifs in die Rundform der Kuppel von etwa 7 m Durchmesser überleiten. Die allgemeine Konzeption dieses einfachen, kuppelüberwölbten Quadrats hat ihren Ursprung in Konstantinopel. Die heutige Kuppel, durch deren Tambourfenster der Innenraum Licht erhält, unterscheidet sich ein wenig von derjenigen, die 1881 einstürzte. Diese hatte etwa die gleiche Höhe und war an der Außenseite des Tambours mit acht marmornen Ecksäulen verziert, während sie innen – wie auch die Kuppel des Esonarthex – gerippt und in den Ecken mit Marmor verkleidet war. Die Kirche hat drei Apsiden sowie einen Exonarthex und einen Esonarthex mit Zentralkuppel. Der während der Türkenherrschaft mit Fresken ausgeschmückte Exonarthex ist während der Regierungszeit der Theodora (1055–1056) erbaut worden. Er wird von drei Kuppeln überragt. Vier Säulen aus Porphyr und weißem Marmor stützten einst die mittlere Kuppel, die etwas höher ist als die anderen. Der Fußbodendekor ist als „Opus sectile" gestaltet. Die innere Ausschmückung des Katholikons zeugt von hoher Qualität; zu beachten sind die Marmortore der Eingänge, die rote Marmorverkleidung unterhalb der Mosaiken und der rote Marmorfußboden, ganz besonders aber die Mosaiken.

Leider sind die Mosaiken an verschiedenen Stellen infolge des Erdbebens abgefallen. Dieser Dekor, ein Werk der besten Künstler jener Zeit, erweist sich als sehr interessant, denn er steht, wie bereits erwähnt wurde, unmittelbar mit der Kunst Konstantinopels in Verbindung. Wahrscheinlich haben zwei oder auch mehrere Künstler gleichzeitig daran gearbeitet, die gleichwohl um eine vollkommene künstlerische Geschlossenheit in dem monumentalen und strengen Stil bemüht waren. Auch das ikonographische Programm zeigt eine beachtliche Geschlossenheit und Einheitlichkeit. Die Mosaiken, die uns aus der Zeit zwischen 1042 und etwa 1055 überkommen sind, nehmen das Mittelschiff und den Esonarthex ein: auf Goldgrund der von Engeln umgebene Pantokrator (einstmals in der zerstörten Kuppel); darunter die Brustbilder von acht Aposteln in Medaillons (oberhalb der Nischen und der Trompen; nur die Namen von drei der Gestalten sind erhalten); die Evangelisten und die Seraphim (Pendentifs; von den Seraphim sind zwei, von den Evangelisten Lukas und Markus erhalten); der Zyklus der Großen Kirchenfeste, der durch einige Szenen aus der Passion ergänzt ist (Nischen und Trompen des Naos, Esonarthex; von diesem Zyklus gingen die Geburt, teilweise auch die Verkündigung und die Darstellung im Tempel verloren); Maria Orans (Mittelapsis); die Erzengel Gabriel und Michael (Prothesis und Diakonikon); eine Reihe von Bildnissen verschiedener Heiliger, Säulenheiliger und Propheten (Arkaden des Esonarthex); Maria, von acht Soldatenheiligen umgeben (Zentralkuppel des Esonarthex); Joachim und Anna, Stephanos und Panteleimon in Medaillons (Pendentifs).

Der Zyklus symbolisiert das Dogma der Erlösung durch Christi Menschwerdung und seine Passion.

874 CHIOS. NEA-MONI-KLOSTER.
Mosaik in einer Nische: Anastasis – Auferstehung

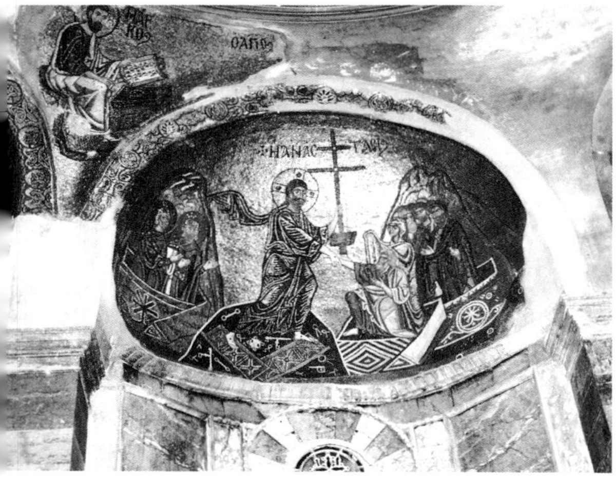

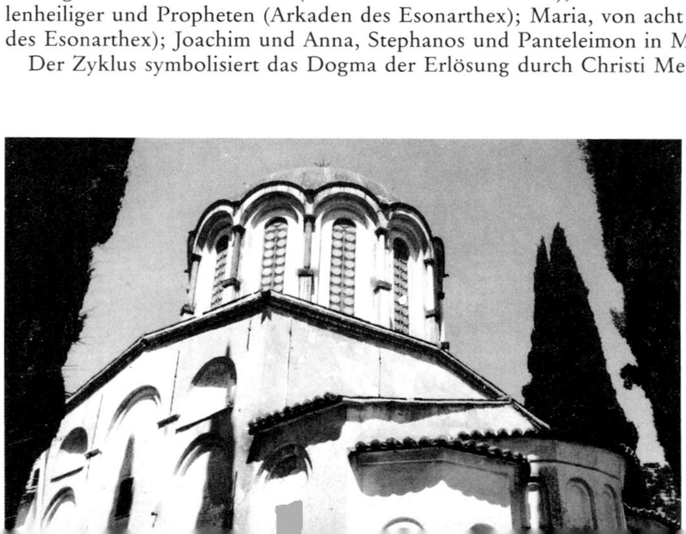

875 CHIOS. NEA-MONI-KLOSTER.
Kirche. Teilansicht

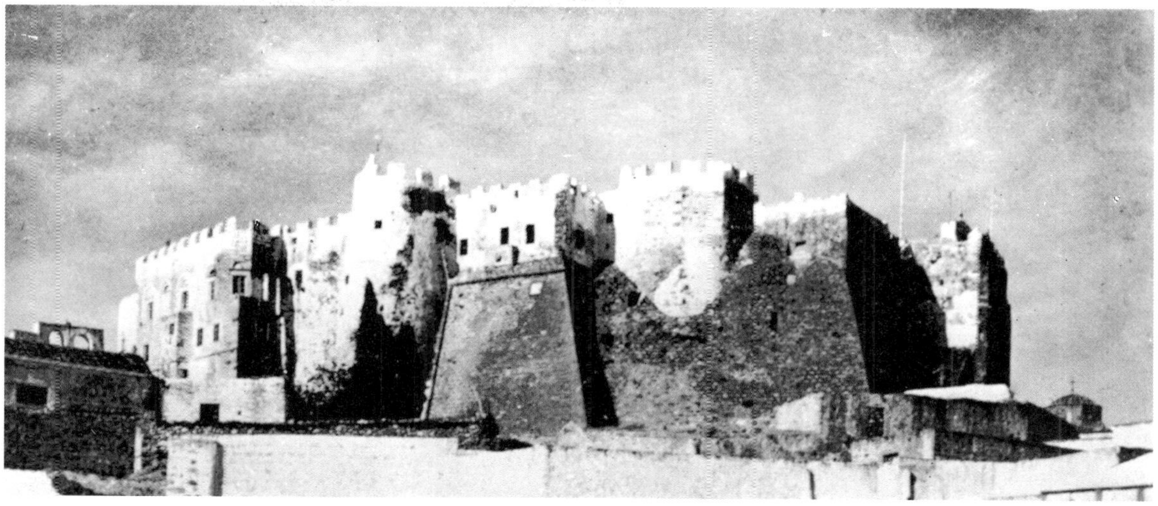

876 PATMOS. JOHANNES-KLOSTER.
Ansicht von Nordwesten

PATMOS

DAS JOHANNES-KLOSTER

Die Kloster-Burg von Patmos, die dem hl. Johannes Theologos, d. i. dem Evangelisten Johannes, geweiht ist, wurde gegen Ende des 11. Jh. errichtet, als Alexios I. Komnenos die Insel dem Mönch Christodoulos überließ (Goldsiegelbulle von 1088). Innerhalb der Umfassungsmauer liegen verschiedene zum Kloster gehörende Gebäude, von denen das *Katholikon* und das *Refektorium* die wichtigsten sind. Das Refektorium hat die Gestalt einer einschiffigen Basilika mit Kuppel (16,60 × 6,45 m) und ist mit Fresken aus dem Anfang und dem Ende des 13. Jh. ausgeschmückt (Szenen aus dem Leben und der Passion Christi). Das Katholikon erhebt sich über dem Grundriß einer Kreuzkuppelkirche mit vier Säulen (11,30 × 6,30 m) und ist an seiner Südseite um zwei Kapellen erweitert. Die an der Südwestecke gelegene Kapelle birgt das Grab des Gründers, des hl. Christodoulos. Die an die Südmauer angebaute Kapelle (3 × 8,20 m) ist von einem einzigen langgestreckten Gratgewölbe bedeckt, das an der Seite der Kirche von zwei schlanken, die mittlere Wand berührenden Säulen gestützt wird. Sie wurde Ende des 11. Jh. gebaut. Während einer Restaurierung im Jahre 1950 entdeckte man unter den mittelmäßigen Fresken des 18. Jh. die ursprüngliche malerische Ausschmückung: die von Erzengeln umgebene thronende Maria mit dem Kind (Ostmauer), Gastfreundschaft Abrahams (am halbkreisförmigen, sich bis an das Gewölbe erstreckenden Tympanon); hl. Jakobus (Nische in der Nordmauer, die als Prothesis diente); Darstellung Mariä im Tempel (Südmauer); mehrere Heilige und Bischöfe (Wände, Bögen und Gratgewölbe der Decke). Nach den Ergebnissen einer ikonographischen und stilistischen Untersuchung können die Fresken in die ersten Jahrzehnte des 13. Jh. (1210–1220) datiert werden.

877 PATMOS. JOHANNES-KLOSTER.
Grundriß (Teil)
(nach A. Orlandos)

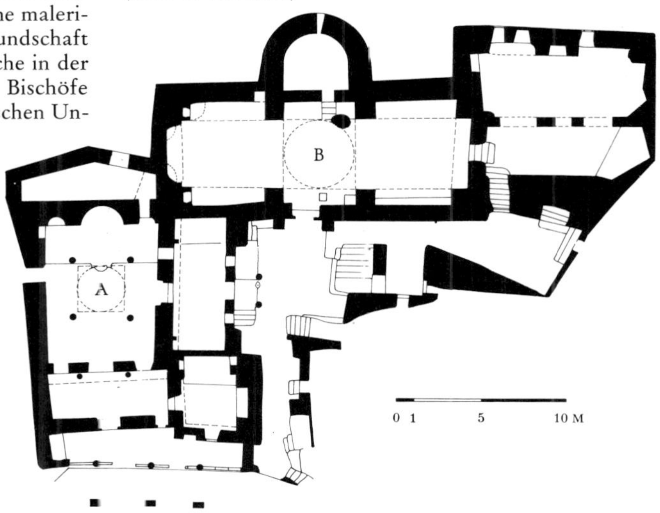

ZYPERN

In den Jahren 332 und 342 wurde die alte griechische Stadt *Salamis* durch ein Erdbeben vollständig zerstört. Konstantius II. (337–361) ließ sie wiederaufbauen und nannte sie *Constantia;* später wurde sie die Hauptstadt der Insel. Durch Ausgrabungen in Kurion und an anderen Orten der Insel ist uns ihr Reichtum an Baudenkmälern bekannt geworden. Schon am Ende des 4. Jh. war die Kirche auf Zypern fest eingebürgert und gut organisiert. Zu Beginn des 5. Jh. unternahm der Patriarch von Antiocheia den Versuch, sie unter seine Jurisdiktion zu bringen, aber schließlich erklärte Kaiser Zenon (479–491) die zypriotische Kirche für selbständig und verlieh ihrem Erzbischof kaiserliche Privilegien. Während der Regierungszeit Justinians (527–565) erlebte die Insel, die kirchlich unabhängig und rechtlich von Konstantinopel abhängig war, eine Periode großen Wohlstands. Im Jahrhundert darauf erfolgten jedoch die Invasionen der Araber, die erste im Jahre 647, die zweite zwischen 680 und 683. Aus der Zeit zwischen der Mitte des 7. Jh. und der Mitte des 10. Jh. blieben wenige Denkmäler erhalten. Da die Insel vom Kaiserreich abgeschnitten war, blieb sie während des Bilderstreits wenigstens von den kaiserlichen Anordnungen zur Zerstörung der Heiligenbilder verschont. Das byzantinische Kaiserreich wurde im Jahre 965 von Nikephoros Phokas endgültig wiederhergestellt. Alexios I. Komnenos (1081–1118) verlegte seine militärische Operationsbasis nach Zypern. Unter den Komnenen gestalteten sich die Beziehungen zwischen der Insel und der Hauptstadt enger. Es herrschte wieder Wohlstand auf der Insel, und zahlreiche Kirchen wurden in dieser Zeit gegründet; ihre Malereien sind ein Teil der byzantinischen Kunst zur Zeit ihrer höchsten Blüte, und sie sind um so mehr von besonderem Interesse, als in Konstantinopel selbst die Wandmalereien aus der Komnenen-Zeit beinahe vollständig verlorengegangen sind.

Zypern wurde durch Richard Löwenherz vom byzantinischen Kaiserreich abgetrennt und der französischen Dynastie der Lusignans (1192–1489) überlassen. Von 1489 bis zur türkischen Besetzung 1571 wurde die Insel von der Republik Venedig beherrscht. Die Ansiedlung der Lateiner auf der Insel unterbrach die Entwicklung der byzantinischen Kunst, ohne ihr jedoch ein Ende zu setzen; denn trotz der westlichen Einflüsse, die allmählich Einlaß fanden, hielten die Künstler an der byzantinischen Tradition fest.

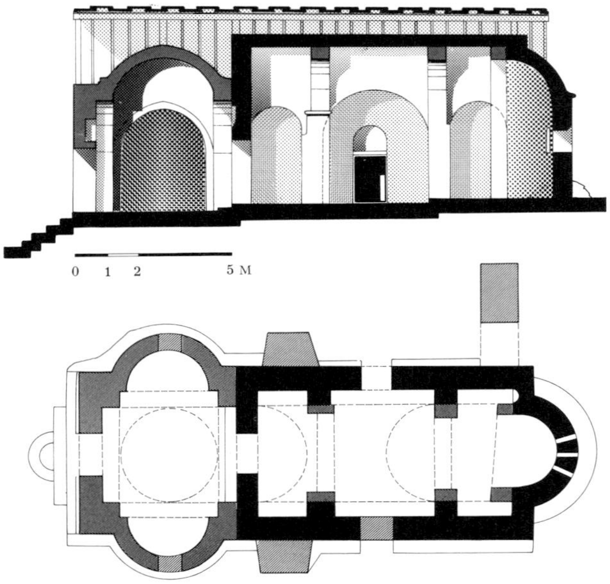

879 ASINU. PANHAGIA-PHORBIOTISSA-KIRCHE.
Längsschnitt und Grundriß
(nach E. Sotiriou und M. Sakopoulo)

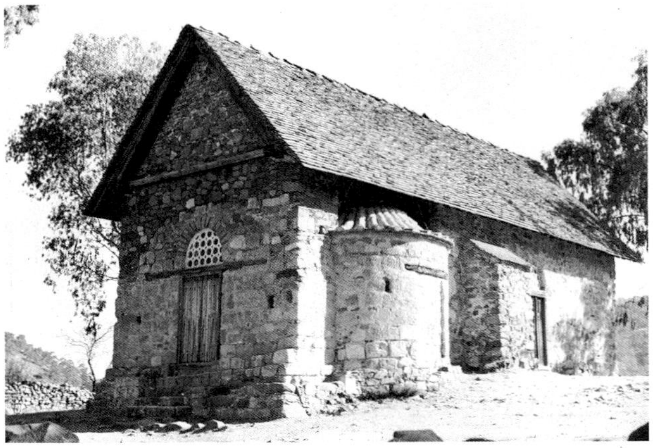

878 ASINU.
PANHAGIA-PHORBIOTISSA-KIRCHE.
Kirche aus dem Anfang des 12. Jh.
Ansicht von Südwesten

ASINU

DIE PANHAGIA-PHORBIOTISSA-KIRCHE

Sie ist ein rechteckiges einschiffiges, eingewölbtes Gebäude aus dem Anfang des 12. Jh. mit einem später hinzugefügten Narthex, der zwei Apsiden hat und von einer Kuppel überwölbt ist. Der Innenraum ist gänzlich mit Malereien ausgeschmückt, die seit dem Anfang des 12. Jh. ausgeführt wurden. Aus einer Inschrift in einer Nische im Südwesten des Schiffs sind sogar der genaue Zeitpunkt der Ausschmückung (1105–1106) und der Name des Stifters, des Beamten Nikephoros, bekannt. Er ist auf einem der Bilder zu sehen, wie er unter Vermittlung Mariens Christus das Modell der Kirche darreicht (Lünette über dem Südtor). Vom ursprünglichen malerischen Dekor ist heute nur noch wenig in gutem Zustand, und viele der Malereien sind nur noch fragmentarisch erhalten. Diese Fresken konzentrieren sich auf das Bema und auf das Westjoch des Schiffs. Am interessantesten ist unbestritten die Darstellung der Apostelkommunion (Bema), am besten erhalten die des Marientodes (über dem Westeingang des Schiffs). Erwähnenswert sind auch die Verkündigung (beiderseits der Apsis), die Himmelfahrt (Gewölbe über dem Altar), die Geburt Mariens und ihre Darstellung im Tempel (Nordost- und Südostnischen), die Vierzig Martyrer von Sebaste (Nordwestnische). Die Malereien spiegeln die klassische Stilrichtung jenes Zeitraums wider. Ihre Bedeutung besteht darin, daß sie das einzige datierte und zugleich das älteste Beispiel der Kunst der Komnenen-Zeit abgeben. Der Narthex ist mit Fresken aus dem Jahre 1333 verziert, deren Hauptthema das Jüngste Gericht ist. In der zweiten Hälfte des 14. Jh. wurden die Südapsis des Narthex und die Halbkuppel der Apsis des Bema ausgemalt. Das mittlere Joch des Schiffs wurde in der zweiten Hälfte des 15. Jh. neu gemalt.

KAKOPETRIA

DIE KIRCHE DES HEILIGEN NIKOLAUS VOM DACH

Diese Kirche ist ein kleines kreuzförmiges Gebäude mit einer von vier Säulen gestützten Zentralkuppel und tonnenüberwölbten Kreuzarmen. Sie wurde zu Beginn des 11. Jh. erbaut. Vom ursprünglichen Dekor, der aus der gleichen Zeit stammt, bestehen heute nur noch die Verklärung und die Auferweckung des Lazarus (Südseite des Westgewölbes), der Einzug in Jerusalem (gegenüberliegende Seite), das Fragment des Marientodes (Westlünette), vier Brustbilder von Martyrern und vier von „Prälaten" (innere Wölbflächen, Intrados, der Bögen) sowie der Kopf des Zacharias (Diakonikon). Obwohl sie nicht von sehr hoher Qualität sind, spiegeln die Malereien die Tradition der konstantinopolitanischen Kunst wider. Im Laufe der folgenden Jahrhunderte wurde die Ausschmückung der Kirche bis 1633 weiter ergänzt. Zu Beginn des 12. Jh. wurde der Narthex mit einer Kuppel errichtet und ausgeschmückt sowie der gesamte südöstliche Teil des Gebäudes neu gemalt. So haben wir hier ein typisches Beispiel der Kunst der frühen Komnenen-Zeit vor uns (Darstellung Mariä im Tempel, Vierzig Martyrer von Sebaste, Jüngstes Gericht). Große Teile des Narthex erfuhren vom Ende des 13. bis Anfang des 14. Jh. noch einmal eine malerische Überarbeitung, während die eigentliche Kirche im selben Zeitraum ebenfalls durch weitere Malereien bereichert wurde, von denen die Kreuzigung, die Auferstehung, das leere Grab (Gewölbe und Lünette des Nordarms) am interessantesten sind. Der Dekor des Diakonikons entstand im 14. Jahrhundert.

KITI

DIE PANHAGIA-ANGELOKTISTOS-KIRCHE

Sie ist ein kreuzförmiges Gebäude mit Kuppel aus dem 11. Jh., das auf den Trümmern einer alten byzantinischen Basilika errichtet wurde, von der nur noch die Apsis übriggeblieben ist. In der Apsiskonche ist das bedeutendste erhaltene Mosaik der Insel angebracht: Maria Hodegetria zwischen zwei Erzengeln. Es soll das einzige bekannte Bei-

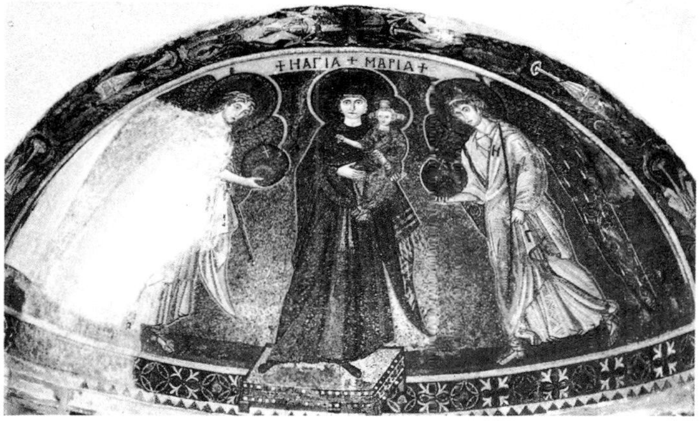

880 KITI. PANHAGIA-ANGELOKTISTOS-KIRCHE.
Mosaik: Maria Hodegetria, von Engeln umgeben

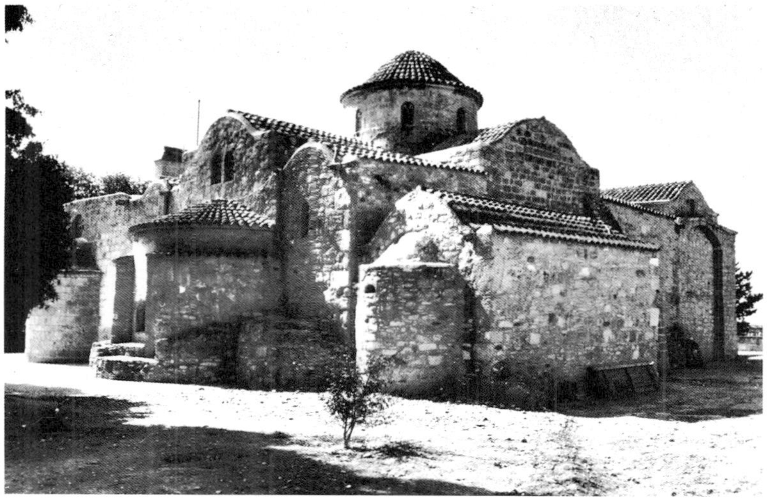

881 KITI.
PANHAGIA-ANGELOKTISTOS-KIRCHE.
Gesamtansicht

spiel der Hodegetria aus der vorikonoklastischen Zeit sein. So reichen denn auch die mannigfachen Datierungsvorschläge vom 5. bis ins 12. Jahrhundert. Als jedoch 1952 ein dekorativer Fries (Enten und Hirsche, die an von Akanthusblättern umrahmten Brunnen stehen) entdeckt wurde, der dem Apsisbogen entlanglief, ergab eine Analyse der allgemeinen Merkmale der gesamten Bildkomposition schließlich, daß sie ins Ende des 6. oder in die erste Hälfte des 7. Jh. zu datieren ist.

LAGUDERA

DIE PANHAGIA-ARAKIOTISSA-KIRCHE

Sie ist ein einschiffiges, eingewölbtes Gebäude mit Zentralkuppel und Arkadennischen in den Seitenwänden. Es beherbergt den vollständigsten Freskenzyklus aus der byzantinischen Zeit der Insel: er ist ein Beispiel für den klassischen Stil im Augenblick seiner höchsten Entfaltung und von so hervorragender Qualität, daß man die Urheberschaft eines Künstlers aus Kontantinopel durchaus in Betracht ziehen kann.

Nach einer Inschrift am Nordeingang wurde die Kirche im Jahre 1192 dank geldlicher Zuwendungen des Leon, Sohn des Authentes, ausgeschmückt. Der Dekor umfaßt folgende Bildinhalte: Pantokrator (Kuppel), Verkündigung (Pendentifs), Darstellung Mariä im Tempel (Lünette der Nordnische), Geburt Christi (Südseite des Westgewölbes), Auferstehung (Nordseite des Westgewölbes), Himmelfahrt (Ostgewölbe), Marientod (Lünette der Südnische), Maria zwischen Erzengeln (Apsis). Dieser Komplex ist dann von sehr große Bedeutung, wenn es darum geht, andere, nicht datierte Zyklen aus der gleichen Zeit zu bestimmen.

882 LAGUDERA.
PANHAGIA-ARAKIOTISSA-KIRCHE.
Fresko: Darstellung Mariä im Tempel

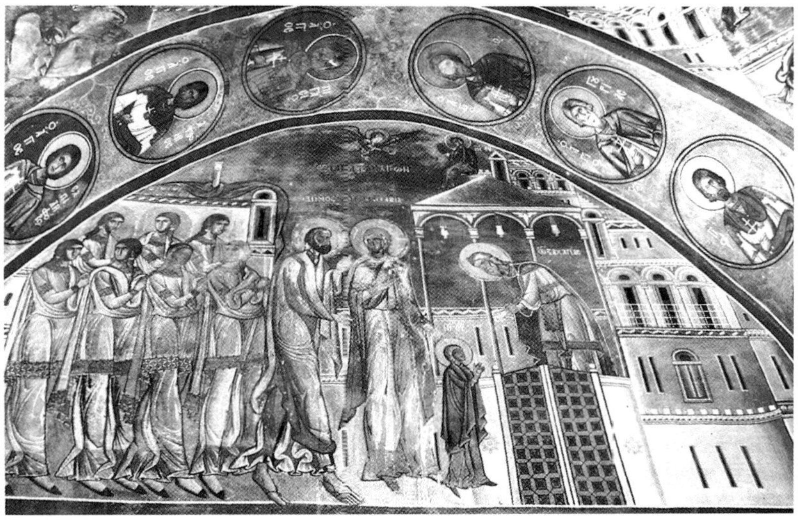

883 LAGUDERA. PANHAGIA-ARAKIOTISSA-KIRCHE.
Ziegelsatteldach mit Holzaufbau

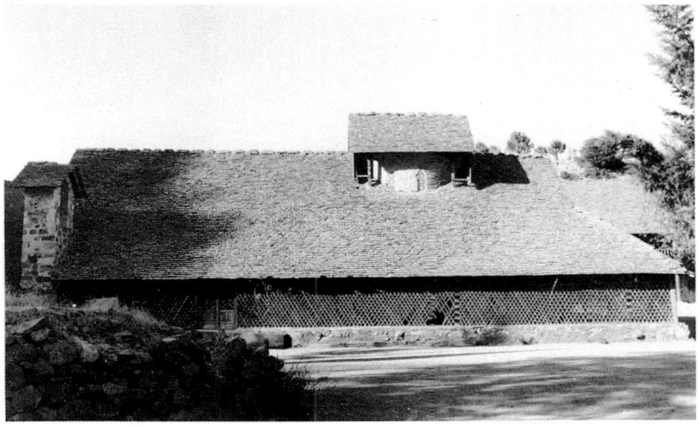

LYTHRANKOMI

DIE PANHAGIA-KANAKARIA-KIRCHE

Die Errichtung dieses Gebäudes erstreckt sich über eine lange Zeitspanne. Ursprünglich scheint es eine Basilika mit Holzdecke gewesen zu sein (5. Jh.); diese wurde im 7. Jh. von den Arabern zerstört und später in der Form einer dreischiffigen überwölbten Basilika mit Apsiden an der Ostseite wiederaufgebaut. Im 11. Jh. wurde das Mittelschiff

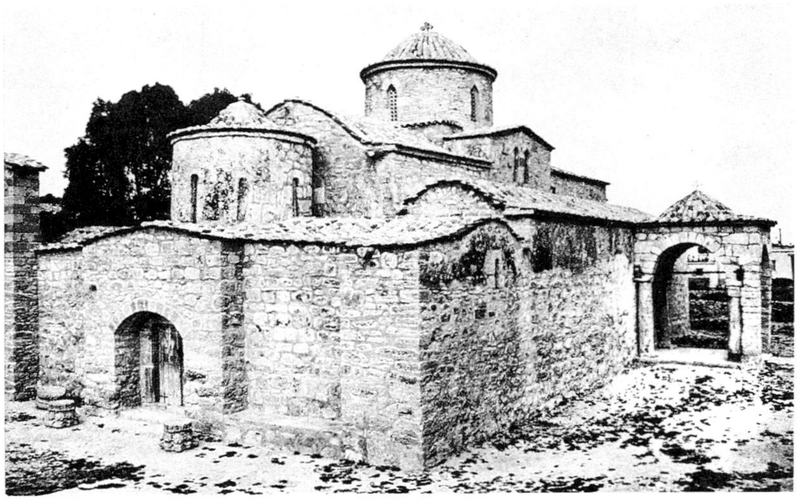

884 LYTHRANKOMI. PANHAGIA-KANAKARIA-KIRCHE.
Gesamtansicht

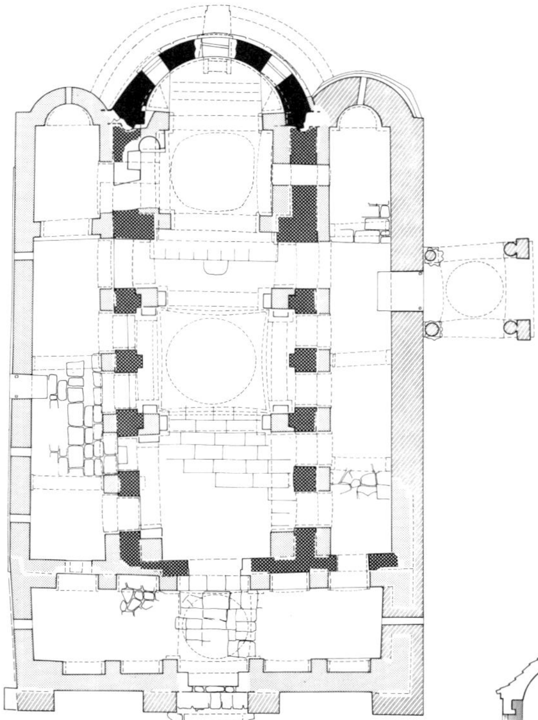

umgebaut und mit einer Kuppel ausgestattet. Der Narthex an der Westseite kam wahrscheinlich im 12. Jh. hinzu. Die Hauptapsis ist der einzige Teil, der von der alten byzantinischen Basilika übriggeblieben ist. In ihrer Konche ist die thronende Jungfrau mit dem Kind auf dem Schoß dargestellt. Diese Mittelfigur ist von den zwei begleitenden Engeln durch eine Mandorla, das Zeichen der göttlichen Herrlichkeit, getrennt, was den dogmatischen Charakter dieser Darstellung als Symbol der Menschwerdung unterstreicht. Sie ist somit nach dem Konzil von Ephesos (431) entstanden, auf dem Maria ausdrücklich als Gottesmutter anerkannt wurde, nachdem die nestorianische Irrlehre für häretisch erklärt worden war. Als Entstehungszeit dieser fragmentarischen Komposition, die technisch wie stilistisch eindeutig Ähnlichkeiten mit den Mosaiken in Ravenna aufweist, wird die erste Hälfte des 6. Jh. vorgeschlagen.

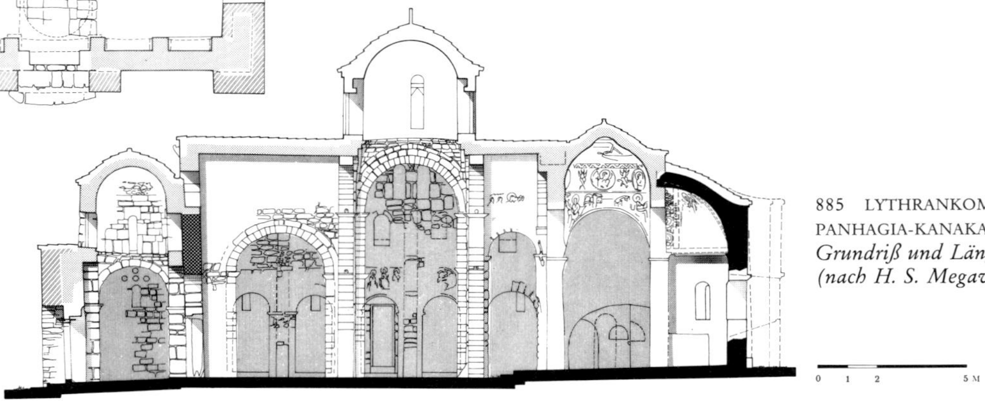

885 LYTHRANKOMI. PANHAGIA-KANAKARIA-KIRCHE.
Grundriß und Längsschnitt (nach H. S. Megaw und E. J. W. Hawkins)

886 PAPHOS. NEOPHYTOS-KIRCHE.
Nordseite der Kapelle

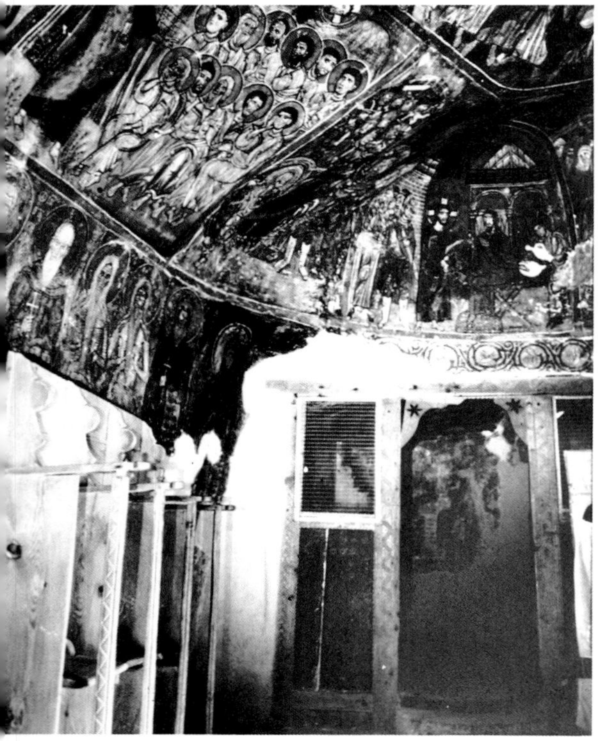

PAPHOS

DIE NEOPHYTOS-KIRCHE

Dieses Kloster ist eins der interessantesten Baudenkmäler der Insel. Vor allem zieht eine im Felsen ausgehöhlte Zelle, die aus der allerfrühesten Zeit des Klosters stammt, die Aufmerksamkeit auf sich: die Einsiedelei (Enkleistra), in der der Anachoret Neophytos bis zu seinem Tod gelebt hat. An diese Zelle grenzt die dem Heiligen Kreuz geweihte Höhlenkapelle. Zelle und Höhlenkapelle sind gänzlich mit Malereien bedeckt. Aus Inschriften geht hervor, daß der Dekor der Zelle und des Sanktuariums 1183 und derjenige der Kapelle 1196 ausgeführt wurden. Der Dekor der beiden ersteren ist mit „Theodoros Apsendes“ signiert, einem der ersten byzantinischen Künstler, dessen Name bekannt ist. Der „aristokratische“ Stil, der für die Überlegenheit des Klassizismus kennzeichnend ist, sowie die hohe Qualität lassen die Vermutung aufkommen, der Künstler habe seine Ausbildung in Konstantinopel erhalten. Die Ausschmückung der Kapelle hingegen weist einen linearen, konventionelleren Stil auf. Die Ikonographie der beiden Reihen kreist um das Thema der Kreuzigung, vor allem in der Kapelle, wo ein Zyklus der Passion dargestellt ist.

ITALIEN

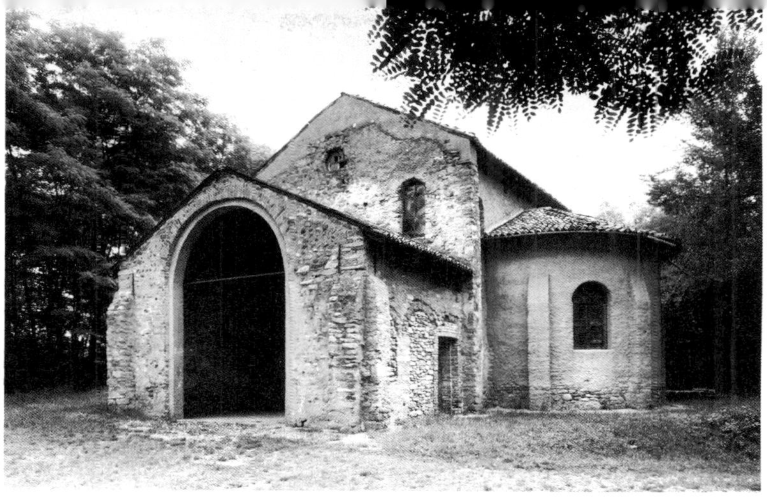

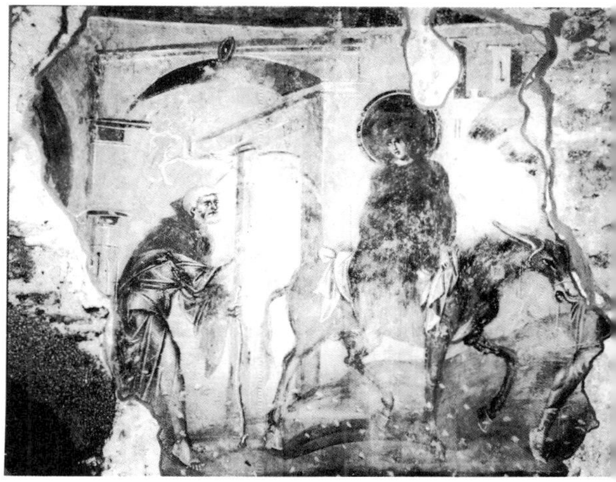

887 CASTELSEPRIO. S. MARIA FORIS PORTAS
Außenansicht

888 CASTELSEPRIO. S. MARIA FORIS PORTAS.
Fresko: Reise nach Betlehem

CASTELSEPRIO

DIE KIRCHE SANTA MARIA FORIS PORTAS

Im Mai 1944 wurde in der Kirche *S. Maria foris portas* ein byzantinischer Freskenzyklus entdeckt. Die Kirche war früher eine Dreikonchenanlage und liegt in der Nähe der Festung der langobardischen Könige im antiken Sibrium.

Die Kirche verlor nach der Zerstörung im Jahre 1287, als die Festung von Ottone Visconti erobert wurde, und während der etwa zweihundert Jahre völliger Vernachlässigung einen großen Teil ihrer Fresken. Erstmals wurden die erhalten gebliebenen Fresken im 15.–16. Jh. und dann wieder in der Gegenwart restauriert. Die Fresken bedekken die östliche Apsis und die innere Wölbfläche (Intrados) des Triumphbogens. Die Malereien verteilen sich auf zwei übereinander verlaufende Zonen und zeigen Szenen aus der Kindheit Christi (von der Verkündigung bis zur Flucht der Elisabeth und zum Tod des Zacharias). Darunter erstreckt sich ein Schmuckfries aus architektonischen Elementen, der sehr zerstört ist. Oberhalb der drei Fenster in der Apsis waren früher Medaillons angebracht, von denen heute nur noch das mit dem Brustbild Christi erhalten ist, während auf den übrigen wahrscheinlich Maria und Johannes der Täufer zu sehen waren. Die Etimasia, von schwebenden Engeln umgeben, ist an der Wölbfläche des Triumphbogens dargestellt. Die Apsiden der Nord- und der Südseite waren vielleicht ebenfalls ausgeschmückt.

Die Ikonographie der abgebildeten „evangelischen" Szenen, die sich auf einem Bandgesims ohne Unterbrechung aneinanderreihen, läßt stark den Einfluß des Protoevangeliums des Jakobus und des Pseudo-Matthäusevangeliums erkennen. Das Dogma der Menschwerdung erscheint als beherrschendes Thema der Darstellungen, wie sich aus der Motivwahl erschließen läßt, was übrigens gut mit der geistigen Verfassung einer Zeit übereinstimmt, in der man sich gegen die Ausbreitung des Arianismus in Norditalien zur Wehr setzen mußte.

Im Zusammenhang mit den Datierungsversuchen dieser sehr qualitätvollen Fresken kam es zu lebhaften Auseinandersetzungen; sie sind nämlich ein auffälliges Beispiel für den sich überall verbreitenden Klassizismus, innerhalb dessen sie eine besondere Stellung in der Geschichte der byzantinischen Malerei einnehmen. Die wissenschaftliche Kritik wollte sie dem 5. Jh., vornehmlich der Regierungszeit der Galla Placidia, oder aber dem Werk eines der konstantinopolitanischen Künstler aus der Zeit der makedonischen Renaissance (9.–10. Jh.) zuweisen. Heute wird übereinstimmend eine Datierung ins 7. Jh. vorgezogen, aus Gründen, die der Geschichte, der Ikonographie, der Paläographie und einer Untersuchung der angewandten Technik entnommen werden. Diese klassische Prägung entspricht in der Tat sehr wohl der antikisierenden Renaissance zur Zeit der Regierung des Kaisers Herakleios (610–641), was auch glaubwürdiger scheint, als die Entstehung der Fresken in die Regierungszeit der Eirene (780–802) zu verlegen, während deren ein neues Konzil in Nikaia der kultischen Verehrung sakraler Bilder einen neuen Aufschwung verliehen hatte.

CEFALÙ

DIE KATHEDRALE

Der Bau der *Kathedrale* von Cefalù begann im Juni 1131 unter der Herrschaft Rogers II. (1130–1154), der im Jahre 1130 vom Gegenpapst Anaklet II. gekrönt worden war.

Ihre Architektur weist westliche Merkmale auf: die Kirche hat das Aussehen einer romanischen Basilika mit Querschiff, zum Teil eingewölbt (*Presbyterium*, südliches Querschiff), zum Teil mit einem Holzdach (Schiff) gedeckt, das ursprünglich höher gewesen ist. Die Einzelheiten des Dekors, so die Säulen in den Ecken des östlichen Teils und die äußere Ausschmückung der Hauptapsis, sind typisch sizilianisch. Die zwei Türme zu beiden Seiten der Fassade ge-

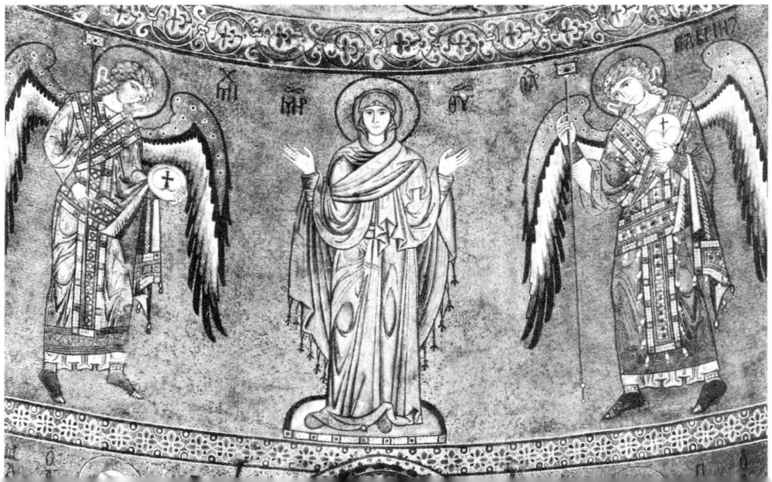

889 CEFALÙ. KATHEDRALE.
Apsismosaik: Maria Orans, von Engeln begleitet

hören zu einem in Süditalien verbreiteten Typus. Das Gebäude wurde außer den dekorativen Ergänzungen im 13. Jh. und in der Barockzeit auch sonst verändert: es ist eindeutig, daß der Plan ursprünglich keine Gewölbe vorsah.

Der östliche Teil der Kirche bis zur Vierung wurde 1148 vollendet. Nach dem Tod Rogers II. (1154) wurde unter seinem Nachfolger Wilhelm I. der Bauplan durch die Gewölbe und die Galerien des Querhauses erweitert. Die endgültige Weihe fand erst im Jahre 1267 statt.

Die Ausschmückung mit Mosaiken folgte chronologisch dem Bauverlauf. Während der ersten Bauperiode (1148) wurden die Apsismosaiken fertiggestellt, die unter Roger II. begonnen worden waren. Nach der Vollendung des Gewölbes im Presbyterium unter Wilhelm I. ging man an die Ausführung der Mosaiken der beiden unteren Zonen im Presbyterium selbst und – Ende der fünfziger Jahre oder zu Beginn des folgenden Jahrzehnts – derjenigen im Gewölbe; daran anschließend erfolgte die Dekoration der beiden Lünetten.

Stil wie Ikonographie sind gänzlich byzantinisch. Die Mitarbeit griechischer Künstler hingegen kann nur bei den Mosaiken des Pantokrators, unter dem die Maria Orans mit vier Erzengeln als Begleitfiguren abgebildet ist, und – noch weiter unten – der zwölf Apostel in der Apsis nachgewiesen werden. Diese Meister wurden zweifellos bei der Ausführung der Mosaiken des Presbyteriums durch sizilianische Künstler ersetzt. Die Darstellungen der Heiligen und die Brustbilder der Propheten (1170-1175) im Presbyterium weisen nämlich provinziellere Merkmale auf.

MONREALE

DIE KATHEDRALE

Mit dem Bau dieser *Kathedrale* wurde unter Wilhelm II. (1166–1189) in den Jahren 1172–1173 begonnen. Am Ende der siebziger Jahre war der Hauptteil vollendet, im Jahre 1189 waren aber weder die anderen Bauteile noch der Dekor fertiggestellt. Die Kathedrale, die zu einer Klosteranlage gehörte, ist geostet und bildet die nördliche Mauer des Kreuzgangs. Hier im Kreuzgang kann man die zahlreichen Doppelsäulen (216) und Kapitelle bewundern, deren Ikonographie an die der Mosaiken an den Wänden der Kirche erinnert. Vor der Kirche lag ursprünglich ein offenes Atrium, das von Arkaden umgeben war. Sie ist nach dem in normannischer Zeit wohlbekannten Grundriß einer Basilika gebaut, gemäß dem das Mittelschiff die dreifache Größe der Seitenschiffe hat. Diese Basilika mit Transept wird nicht von einer auf Gewölben ruhenden Kuppel überragt, sondern über der Vierung erhebt sich eine Laterne, an deren Fuß auf allen Seiten die Satteldächer des Haupt- und der Querschiffe anstoßen. Die Arme des Transepts sind als Seitenkapelle entworfen, die parallel zur West-Ost-Achse des Mittelschiffs verlaufen. Die beiden Kapellen sind gut gegliedert und überwölbt: dies ist das einzige Merkmal, das die Kathedrale mit dem für die byzantinische Kirche typischen kreuzförmigen Grundriß verbindet.

Der sich dem architektonischen Gefüge anpassende Mosaikdekor wurde zwischen 1180 und 1190 ausgeführt. Die ältesten Mosaiken befinden sich in der Apsis und im mittleren Presbyterium. Sehr schöne Arbeiten sind das Brustbild des segnenden Pantokrators in der Konche, in der darunterliegenden Bildzone die Theotokos Panachrantos mit dem Kind, von den Erzengeln Michael und Gabriel sowie Aposteln umgeben (dieser Streifen erstreckt sich bis zu den vordersten Pfeilern der Apsis und zur Nord- und Südmauer des Presbyteriums), und schließlich in der untersten Zone vierzehn Heilige, die alle in der lateinischen Kirche, ganz besonders aber auf Sizilien und in Italien verehrt wurden.

Der nächste Schritt folgt mit den Mosaiken im Bereich der Vierung, nämlich den Szenen aus dem Leben Christi von der Verkündigung an Zacharias bis Pfingsten (Seitenschiffe und die beiden Arme des Transepts), vor allem im Anschluß an das Lukasevangelium, jedoch auch unter Berücksichtigung der anderen Evangelien, aber nicht in der Reihenfolge der liturgischen Feste, wie sie in dieser Zeit üblich war, und Szenen aus der Genesis – von der Schöp-

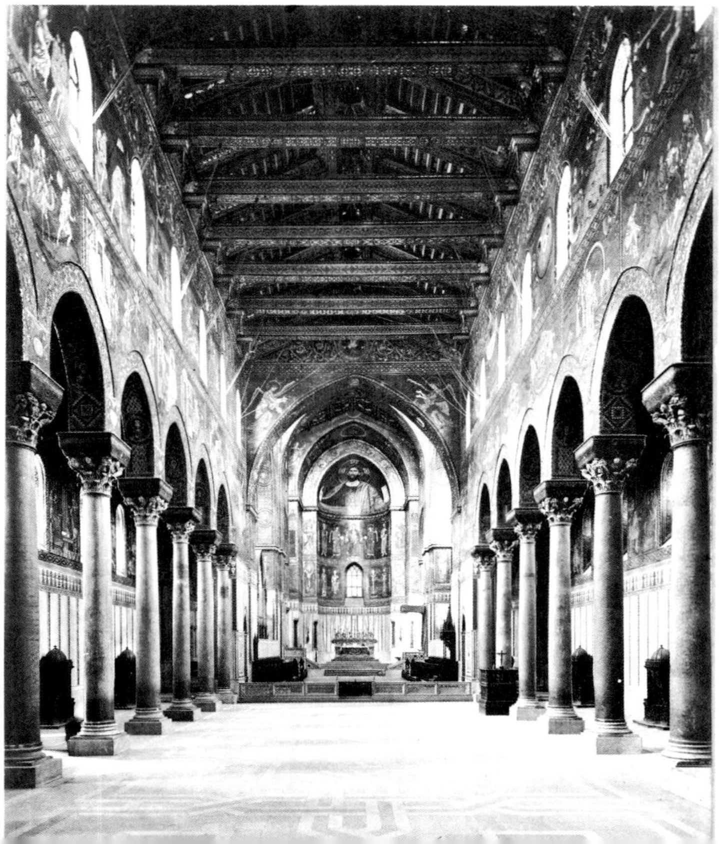

890 MONREALE. KATHEDRALE.
Innenansicht

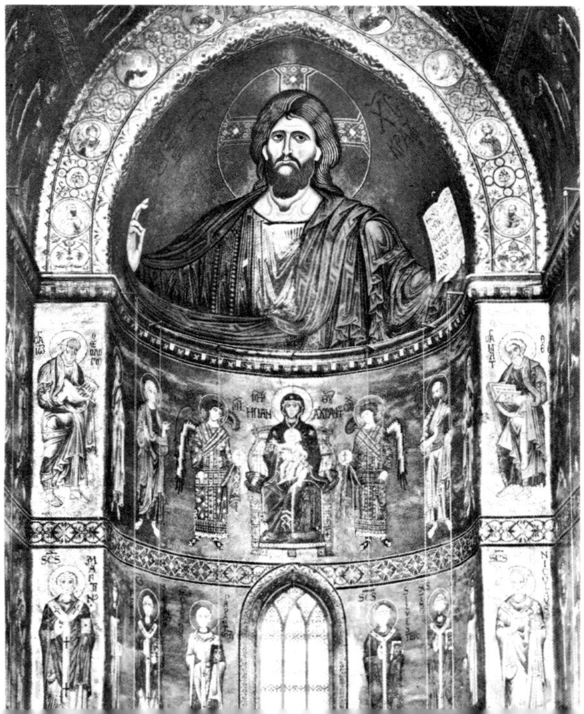

891 MONREALE. KATHEDRALE.
Apsismosaik: Christus Pantokrator

fung bis zu Jakobs Kampf mit dem Engel (Mittelschiff). Dann folgen Mosaiken mit den Darstellungen des Petrus und Paulus (seitliche Apsiden) und mit Ereignissen aus ihrem Leben (Kapellen). An den vorderen Pfeilern des Chors sind zwei Votivtafeln des Inhalts: „Wilhelm II. überreicht Maria die Kirche" und „Wilhelm II. wird von Christus gekrönt" angebracht. Trotz der unvermeidlichen Unterschiede in der Ausführung und der schlechter gewordenen Technik bewahrt der Dekor insgesamt eine beachtenswerte Einheitlichkeit in Stil, Ikonographie und Technik. Er wurde innerhalb einer nicht sehr langen Zeitspanne von einer Werkstatt griechischer Künstler, wahrscheinlich aus Konstantinopel, geschaffen, die vielleicht schon 1171–1172 nach Sizilien gekommen waren, zu einer Zeit also, als eine gegenseitige Annäherung zwischen dem normannischen und dem byzantinischen Hof eingetreten war; vielleicht aber waren sie, was noch glaubhafter erscheint, schon dort ansässig.

PALERMO

DIE CAPPELLA PALATINA

Die dem Apostel Petrus geweihte Cappella Palatina wurde zwischen 1132 und 1140 von Roger II. errichtet. Ihre Architektur spiegelt den traditionellen Typus der Basilika wider, jedoch mit einem starken Einfluß griechischer Bauformen, so der Kreuzkuppelkirche, obgleich diese nicht in Byzanz entwickelt wurde, sondern sich eher an Bautypen der östlichen Provinzen anlehnt. Die Kuppel ruht auf Trompen und nicht mehr auf Pendentifs – auf Trompen, die übrigens statt einer konischen Form eine halbkreisförmige Rundung aufweisen, wie sie in der arabischen Kunst üblich war. Der Innenraum der Kapelle setzt sich aus sieben Bauteilen zusammen: dem Mittelschiff, den beiden Seitenschiffen, den beiden Transepten, der Vierung und dem Presbyterium. Jeder Teil hat eine andere Dachform. Besondere Aufmerksamkeit verdienen die vergoldeten Holzstalaktiten im Gewölbe des Mittelschiffs, deren wabenartige Hohlräume mit einem außergewöhnlichen Miniaturdekor bemalt sind. Nach den literarischen Quellen wurde die Decke während der letzten Regierungsjahre Rogers II. geschaffen, aber es wäre genauso denkbar, daß sie aus der Zeit seines Nachfolgers stammt. Wie für andere architektonische Einzelheiten, z. B. die Spitzbögen, die Ecksäulen und die einzelnen Ornamente, hat die islamische Kunst auch Anregungen für diese Decke geliefert. Die oben bereits erwähnte Gliederung der Kapelle in sieben Bauteile wiederholt sich beim Fußbodenbelag: so taucht das byzantinische Muster aus kreisförmigen Motiven im „Opus sectile" der Vierung und des südlichen Seitenschiffs auf. Die architektonischen Veränderungen beschränken sich auf das Äußere sowie auf die Öffnungs- und Verschlußvorrichtungen der Türen und Fenster. Unter Wilhelm II. (1166–1183) wurde ein Pronaos hinzugefügt. An der Nordseite dürfte ursprünglich eine ähnliche Säulenhalle gestanden haben, wie sie heute an der Südseite anzutreffen ist.

Während der Regierung Rogers II. und noch vor 1143 wurden die Mosaiken im östlichen Teil der Kapelle (außer den Brustbildern der Propheten, die aus späterer Zeit sind) ausgeführt, wie eine Inschrift an der Kuppelbasis berichtet. Vom gesamten Dekor mutet dieser Teil am meisten griechisch an, aber architektonische Veränderungen haben Änderungen in der kanonischen Anordnung des byzantinischen Programms zur Folge. Unter dem Pantokrator, dem Erzengel und vier andere Engel zugeordnet sind, haben jetzt die Propheten und Johannes der Täufer ihren Platz. Sie wurden statt an den Mittelpfeilern zwischen den Fenstern am Oktogon angebracht, wo die Vollflächen mit den gerundeten Trompen abwechseln, denn die Kuppel ruht auf diesem und nicht, wie es beim griechischen Typus üblich ist, auf einem auf hohen Arkaden ruhenden dazwischengeschobenen Tambour. Die Evangelisten nehmen nach dem Vorbild der Kirchen mit Pendentifs die Ecktrompen ein. Der Zyklus der Großen Kirchenfeste (Bögen, Nord- und Südgewölbe sowie Nord- und Südmauer des Transepts) stammt aus der Zeit nach 1143. Die Kaiserloge lehnte sich an die Nordmauer an, und von dort aus konnte die gesamte Bildfolge der Südmauer betrachtet werden. Sie verherrlichte symbolhaft die Macht und Würde des Kaisers mittels Darstellungen, die den königlichen und triumphalen Charakter des Lebens Christi zum Ausdruck brachten, z. B. in der Flucht nach Ägypten, der Verklärung, dem Einzug in Jerusalem. Die beiden zuletzt erwähnten Szenen sowie die Taufe Jesu und die Auferweckung des Lazarus wurden zwischen 1154 und 1158 ausgeführt. Ebenfalls auf der Südmauer finden wir die Darstellungen zweier französischer Heiliger: die des Dionysius von Paris und die des Martin von Tours, was wahrscheinlich eine besondere Aufmerksamkeit Rogers seinem Verbündeten, Ludwig VII., gegenüber gewesen ist, als dieser 1149 einen Besuch auf Sizilien machte. In den Nebenapsiden sind die Apostel Paulus und Andreas abgebildet, während in der Hauptapsis ursprünglich wohl die Gestalt des Petrus zu sehen war, denn ihm ist die Kirche geweiht, aber sein Bild wurde während der Regierung Wilhelms I. (1154–1166) durch den Pantokrator ersetzt. In Wilhelms Regierungszeit lassen sich ebenfalls der Dekor des Mittelschiffs (Szenen aus der Genesis von der Schöpfung bis zum Kampf Jakobs mit dem Engel, aus den frühen sechziger Jahren des 12. Jh.) sowie auch die Ausschmückung der Seitenschiffe (Szenen aus dem Leben des Paulus und des Petrus, aus den frühen siebziger Jahren des gleichen Jahrhunderts) datieren. In diesem letzten Zyklus, der einen eindeutigen Einfluß seitens der Buchmalerei verrät, hat die bisher im wesentlichen byzantinische Ikonographie einen Prozeß der „Verwestlichung" durchgemacht, der wahrscheinlich auf das Wirken süditalienischer Künstler zurückzuführen ist. Dieser Prozeß ist übrigens auch daran erkennbar, daß verschiedene Heilige des lateinischen Westens dargestellt und von lateinischen Inschriften begleitet wurden (Tympana, innere Wölbfläche des Triumphbogens, Pfeiler der Arkaden, Nord- und Südmauer).

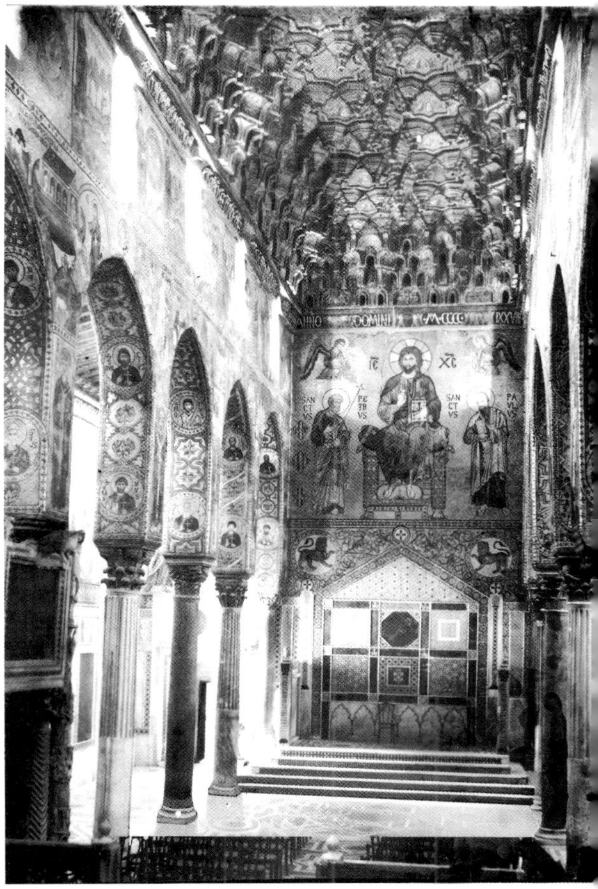

892 PALERMO. CAPPELLA PALATINA.
Mosaikdekor des Innenraums mit Stalaktitengewölbe. Ansicht von Westen

DIE MARTORANA

Die Kirche S. Maria dell'Ammiraglio wurde kurz vor 1143 vom Großadmiral Rogers II., Georgios von Antiocheia, errichtet. Das Gebäude hat den im byzantinischen Bereich weitverbreiteten Grundriß der Kreuzkuppelkirche mit drei halbkreisförmigen Apsiden. Gleichwohl weist sie in den architektonischen wie in den dekorativen Einzelheiten die Verwendung verschiedener für die „sizilianisch-arabische" Tradition kennzeichnender Elemente auf: Spitzbögen, Ecksäulen und vorspringende Trompen. Alle diese Bauteile sind auch in der *Cappella Palatina* vorhanden, doch ist hier im Gegensatz zur *Martorana* das Licht nicht so verschwenderisch und so gleichmäßig verteilt. 1146 wurden der Narthex, die Säulenhalle und ein Glockenturm errichtet. Die Kirche hat wegen umfassender Umbauten ihre ursprüngliche Form leider nicht bewahrt: 1588 wurden die Ostmauer und die Atriumsmauern mit ihrem gesamten Dekor abgerissen, um eine Erweiterung des zentralen Baukörpers zu ermöglichen, und im 18. Jh., als man die Bene-

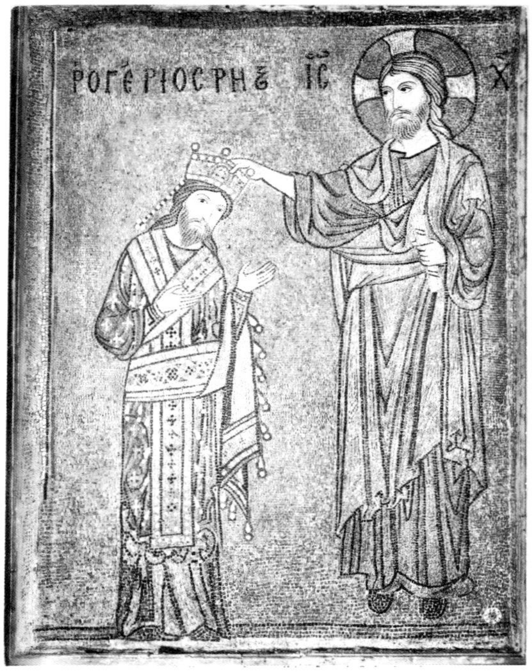

893 PALERMO. MARTORANA.
Mosaik auf der Westmauer des Narthex: Christus krönt Roger II.

dikt-Kapelle hinzufügte, wurden die Nordmauer und die Hauptapsis abgetragen, die beide mit Mosaiken überreich geschmückt waren.

Der Mosaikdekor, der zwischen 1143 und 1151 ausgeführt wurde, ist also größtenteils verlorengegangen. Das ikonographische Programm folgt in der Verteilung auf die verschiedenen Wandflächen dem byzantinischen Kanon, in völliger Übereinstimmung mit der Architektur übrigens, die gleichfalls typisch byzantinisch ist. In der Hauptapsis war Maria dargestellt. Die figürlichen Mosaiken enthalten folgende Themen: den thronenden Pantokrator, der von auf die Knie fallenden Erzengeln angebetet wird (Kuppel); die Evangelisten (Ecktrompen), acht Apostel (Gewölbe des Nord- und Südarms), Verkündigung und Darstellung im Tempel (Ost- und Westbögen der Vierung), Geburt Christi und Marientod (Gewölbe des Westarms). Der Marientod ist nach demjenigen in Daphni eine der ältesten Darstellungen dieses Themas in der Wandmalerei. Besonders an den Bögen befinden sich zahlreiche Medaillons mit Bildern von Heiligen, die immer mit einer griechischen Inschrift gekennzeichnet sind. Auf der Westwand des wiederaufgebauten Narthex lenken zwei Votivbilder unsere Aufmerksamkeit auf sich: „Christus krönt Roger II." und „Georgios von Antiocheia, in Verehrung zu Füßen Mariens liegend". Maria ist hier, wie es im Text des Schriftstücks heißt, das sie in der Hand hält, als Vermittlerin (aller Gnaden) dargestellt.

Die Mosaiken lassen die Verbindungen, die zu den Mosaiken der Cappella Palatina wie zu denjenigen von Cefalù bestanden, eindeutig erkennen, d. h., ihre Dekorationsschemata wurden von griechischen Künstlern entworfen, die wahrscheinlich aus der gleichen Werkstatt kamen und in jeder Hinsicht eine gemeinsame künstlerische Tradition sowie die gleiche technische Ausbildung hatten und über den gleichen Schatz an Vorbildern und Prototypen verfügten – Möglichkeiten, die von allen verschieden genutzt wurden. Diese griechischen Mosaikkünstler, die bis zum Ende der Regierungszeit Rogers II. tätig blieben, wurden danach durch sizilianische Künstler, ihre Schüler, ersetzt.

PARENZO *(Poreć)*

Die *Basilika* geht etwa auf die Mitte des 6. Jh. zurück. Nach der lateinischen Inschrift an der Basis der Apsiskonche faßte der Bischof Euphrasius, nachdem er die Basilika in stark verfallenem Zustand gesehen hatte, den Beschluß, sie völlig abzureißen, um eine neue und größere bauen und sie mit Mosaiken ausschmücken zu lassen. Die heutige Basilika hat drei Schiffe, die durch Säulen aus griechischem Marmor voneinander getrennt sind, sowie drei halbkreisförmige Apsiden. Die Hauptapsis springt nach außen vor. Die 418 Säulen tragen byzantinische Kapitelle unterschiedlicher Formen: Säulen wie Kapitelle bestehen aus prokonnesischem Marmor. Die inneren Wölbflächen (Intrados) der säulengestützten Bögen waren wie die Wände mit Stuck verziert (Reste davon sind noch an der linken Säulenreihe zu sehen). Den Fußboden bedeckte ursprünglich ein geometrisch gemustertes Mosaik. Im Westen ist der Basilika ein Atrium mit vier Säulenhallen vorgelagert, das noch erhalten ist. Dem Eingang gegenüberliegend erhebt sich das *Baptisterium* (der obere Teil wurde 1880 neu gebaut), das gleichfalls aus der Zeit des Bischofs Euphrasius stammt und in der Form eines Oktogons gebaut wurde (im Inneren wechseln halbkreisförmige und rechteckige Nischen einander ab). Dem gleichen Zeitraum gehören an das heutige bischöfliche Amtsgebäude *(Episcopium)* an der Atriumnordseite, das anfangs eine dreischiffige Basilika gewesen war, sowie die an der Ostseite gelegene *Cella trichora* (*Sacellum* des hl. Andreas). Der euphrasianische Gebäudekomplex, der auch noch weitere Bauten umfaßt, die bei Ausgrabungen entdeckt worden sind, wurde in folgenden Bauphasen errichtet: im Norden ein rechteckiger Teilbau (Ende 3. Jh.); Restaurierung dieses nördlichen Gebäudes und Errichtung eines weiteren rechteckigen Teilbaus mit Mosaikfußboden im Süden (Ende 4. Jh.); voreuphrasianische dreischiffige Basilika ohne Apsis und mit Mosaikfußboden, Nebengebäude im Norden und ein rechteckiges Gebäude mit Synthronon und Mosaikfußboden (etwa Mitte 5. Jh.).

Der Mosaikdekor entfaltete sich schon an der Außenseite. Am Tympanon der Westfassade über der Säulenhalle des Atriums war Christus inmitten von acht Aposteln dargestellt, während die vier übrigen Apostel weiter unten neben den beiden äußeren Fenstern standen; zwischen diesen und einem dritten, mittleren Fenster befanden sich die sieben Leuchter der Apokalypse. Der hintere Teil der Basilika war entsprechend dem Triumphbogen ebenfalls mit Mosaiken geschmückt. Der Dekor im Kircheninnern, der von einem deutlichen Einfluß Ravennas geprägt ist, wurde 1890–1897 leider ungeschickt restauriert. Bewundernswert sind unter anderem die Gestalt Christi, der zwischen den zwölf Aposteln auf dem Globus sitzt (Triumphbogen; ein roter Strich trennt den restaurierten Teil von dem unteren, der erneuert worden ist); dreizehn Medaillons mit Brustbildern heiliger Frauen, in deren Mitte das Lamm steht (es wurde vom Restaurator anstelle des Konstantin-Monogramms eingesetzt, innere Wölbfläche [In-

894 PARENZO. BASILIKA.
Dekor des Tympanons der Westfassade

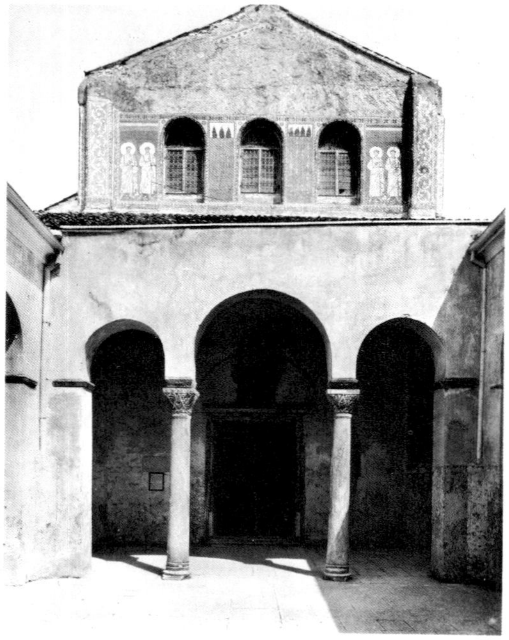

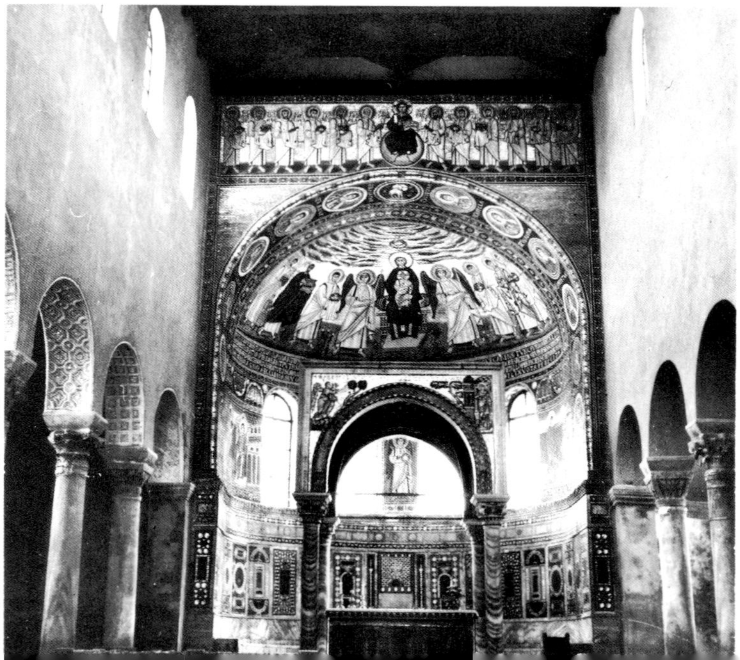

895 PARENZO. BASILIKA.
Dekor der Apsis und des Triumphbogens

trados] des Triumphbogens); die thronende Maria mit dem Kind und zwei begleitenden Engeln (Apsiskonche); vier Personen (der hl. Maurus, Hauptschutzpatron der Stadt, dem die Basilika geweiht worden war; Euphrasius, der das Modell der Kirche darbringt; der Erzdiakon Claudius, der Bauoberaufseher war; das Kind Euphrasius, Sohn des Erzdiakons) und drei Heilige (Eleutherius, Proiectus und Elpidius, weitere Schutzpatrone der Stadt); ein Erzengel, der zwischen Zacharias und Johannes dem Täufer steht (Mittelpfeiler zwischen den Fenstern der Apsis); Verkündigung und Heimsuchung (seitliche Bildfelder der Apsis); Brustbild Christi, der Kosmas und Damianos krönt, auf der einen Seite (linke Nebenapsis) und die ravennatischen Bischöfe Severus und Ursus auf der anderen (rechte Nebenapsis).

RAVENNA

Die geographische Lage machte die Stadt zu einem sehr wichtigen strategischen Bollwerk. Sie war an vielen Stellen durch Sümpfe vom Festland getrennt, die einen ausgezeichneten Schutz boten; zugleich hatte sie direkten Zugang zum Meer, was für ihre Entwicklung als Hafenstadt sehr günstig war. Anfangs des 5. Jh. verlegte Kaiser Honorius die Hauptstadt des Weströmischen Reichs von Mailand nach Ravenna. Nach seinem Tod erlebte die Stadt unter der Regierung der Galla Placidia eine Zeit großen Glanzes, von dem die damals errichteten Bauten heute noch Zeugnis ablegen. Das Jahr 476 bedeutete das Ende des Westreichs: 493 eroberte der arianische Ostgotenkönig Theoderich Ravenna. Dieser Herrscher gab der Bautätigkeit großen Auftrieb und ließ auch großzügige Verbesserungsarbeiten ausführen. Nach einer Zeit schwerer Auseinandersetzungen, die auf seinen Tod folgte (526), drang im Mai 540 Belisar, ein Feldherr Kaiser Justinians, in die Stadt ein und brachte sie unter byzantinische Herrschaft. Die Stadt wurde zunächst Sitz des kaiserlichen Präfekten und später auch des Exarchen. Unter der byzantinischen Herrschaft entstanden in Ravenna aufgrund seiner engen Beziehungen zur Hauptstadt bedeutende Kunstwerke, besonders unter Bischof Maximianus, der die Kirchenpolitik des oströmischen Kaisers guthieß und von ihm zum Primas von Italien ernannt wurde. In einem kaiserlichen Erlaß (561) wurde damals verfügt, daß der ehemalige Besitz der Arianer den Katholiken zufallen sollte; deswegen ließ Bischof Agnellus alle Kirchen neu weihen. Das 7. Jh. war dann einerseits durch die zunehmende Unabhängigkeit von Konstantinopel, andererseits vom Verfall der Autorität des Exarchen geprägt. Die Einnahme der Stadt durch den Langobarden Aistulf im Jahre 751 bedeutete das Ende der byzantinischen Herrschaft.

896 RAVENNA.
BAPTISTERIUM DER ARIANER.
Außenansicht

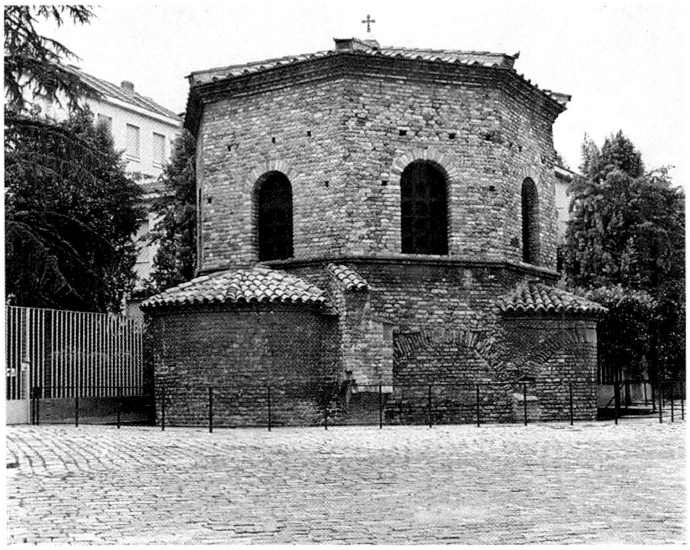

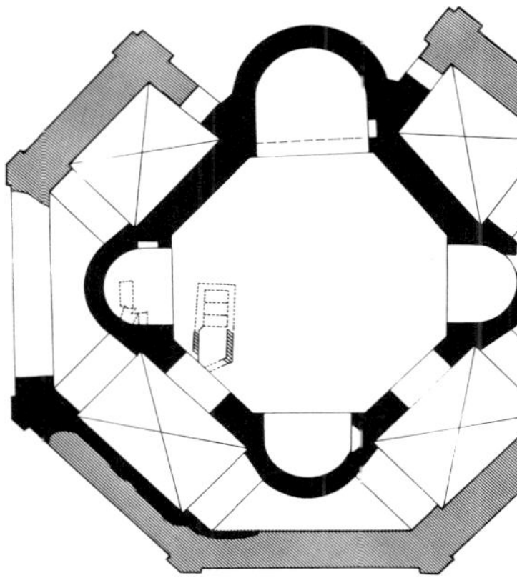

897 RAVENNA.
BAPTISTERIUM DER ARIANER.
Grundriß
(nach G. Gerola)

DAS BAPTISTERIUM DER ARIANER

Das Gebäude, das wahrscheinlich während der ersten Regierungsjahre Theoderichs (493–526) südöstlich der arianischen Kathedrale errichtet wurde, enthält innerhalb eines oktogonalen Grundrisses die heutige Vier-Apsiden-Anlage. Die Grundmauern liegen gegenüber dem derzeitigen Bodenniveau 2,31 m tiefer in der Erde. Ursprünglich war das Bauwerk an allen Seiten mit Ausnahme der Ostseite von einem Gang umgeben. Leicht geneigte Dachflächen bedecken die Ziegelsteinkuppel. Das Innere war anfangs in der Fensterzone mit polychromem Stuck geschmückt, an den Wänden mit Marmorplatten verkleidet. In den Apsiden waren Mosaiken angebracht, und Marmorfliesen bedeckten den Boden. Heute ist nur noch der Dekor der Kuppel erhalten, der ikonographisch unmittelbar von dem des Dombaptisteriums inspiriert ist. Um das Medaillon im Kuppelzentrum mit der Darstellung der Taufe Christi bewegt sich in zwei einander entgegengehenden Gruppen, die von Petrus und Paulus angeführt werden, der Triumphzug der Apostel, während Palmen die Teilnehmer voneinander trennen. Die Apostel treffen sich vor einem großen Thron, den ein Kreuz überragt, das die dritte, sichtbare Bildzone im Baptisterium der Kathedrale zusammenfaßt. Hier stößt man auf den gleichen Triumphalsymbolismus, der in der Prozession der Apostel um die Darstellung der Taufe zum Ausdruck kommt. Bezüglich der Datierung scheinen das Medaillon, der Thron mit Petrus und der Palme, Paulus und der ihm folgende Apostel einer ersten Phase unter der Regierung Theoderichs anzugehören, während der Rest, für den übrigens anderes Material verwendet wurde, der justinianischen Zeit zuzuweisen wäre.

898 RAVENNA.
BAPTISTERIUM DER ARIANER.
Kuppelmosaik: Taufe Christi

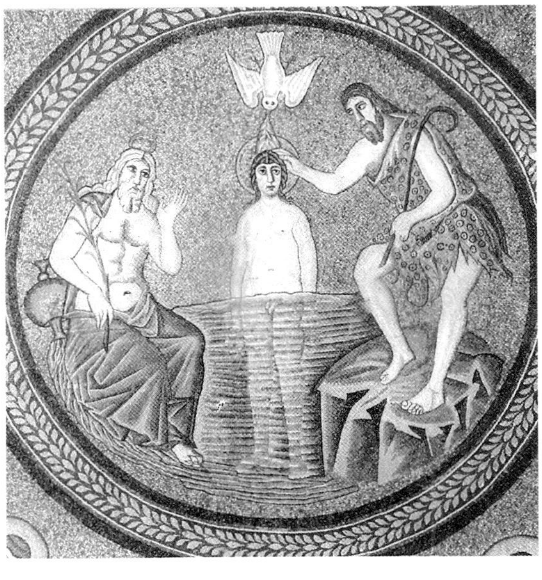

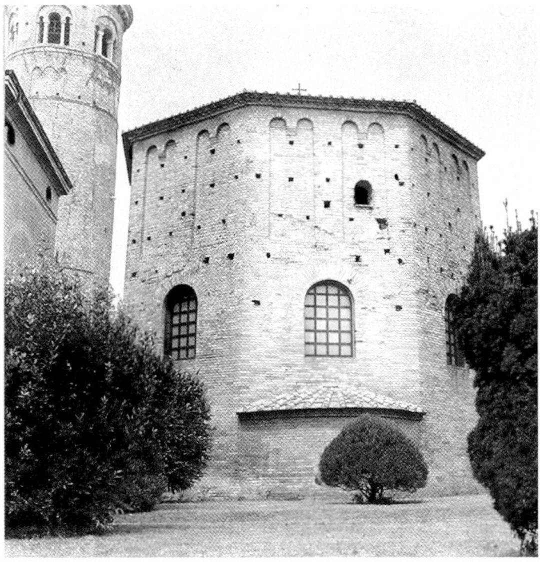

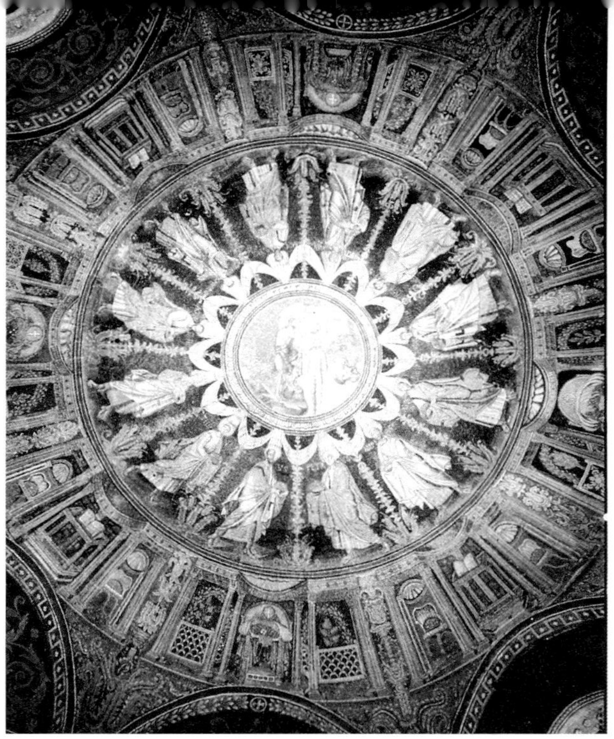

899 RAVENNA. BAPTISTERIUM DER ORTHODOXEN.
Außenansicht

900 RAVENNA. BAPTISTERIUM DER ORTHODOXEN.
Kuppelmosaik: Taufe Christi, umgeben von den zwölf Aposteln

901 RAVENNA. BAPTISTERIUM DER ORTHODOXEN.
Stuckrelief: Zwei Propheten

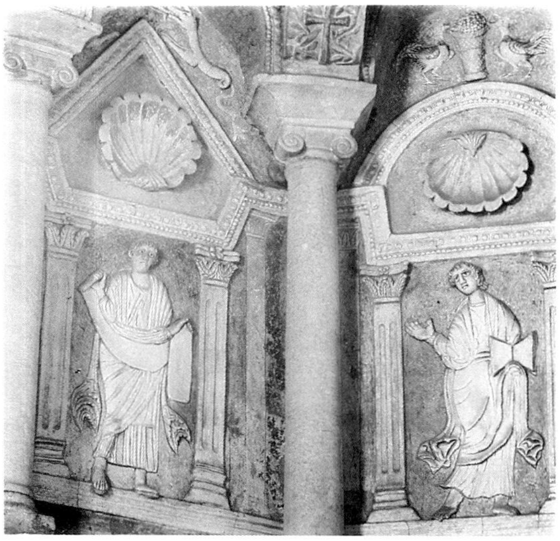

DAS BAPTISTERIUM DER KATHEDRALE *(oder Baptisterium der Orthodoxen)*
Das achteckige Gebäude geht auf die Zeit des Bischofs Ursus zurück. Sein ursprünglich 3 m tiefer liegendes Niveau entspricht dem der ersten Bischofskirche, die neben dem Baptisterium lag. Die frühere Holzüberdachung wurde durch die heutige Kuppel ersetzt, die außen über der Wölbung ein achteckiges Zeltdach erhielt; dieser Umbau wurde etwa im dritten Viertel des 5. Jh. vorgenommen. Die Kuppel baut sich aus einer doppelten Reihe übereinandergelegter konzentrischer Ringe auf, die nach einer nur im Westen üblichen Technik aus kleinen ineinandergesteckten Tonröhren bestehen, während ihr oberster Gewölbeteil mit großen Steinblöcken gedeckt ist. Im Inneren kam eine großartige Verschmelzung der architektonischen Struktur mit dem Mosaikdekor aus der Zeit Bischof Neons (um 458) zustande. Man erkennt eine erste Reihe an die Wände angelehnter Arkaden, die von Säulen aus dem Mittelalter gestützt werden. Diese haben die ursprünglichen Säulen ersetzt, deren Basen 3 m tiefer als das heutige Bodenniveau lagen. Der weitgehend restaurierte Mosaikdekor besteht aus Akanthusblättern und Gestalten in kirchlicher Gewandung. Über den Arkaden ist ein großer Bogen zur Stützung der Kuppel erkennbar, der drei weitere kleinere Bögen umfaßt: der mittlere Bogen überspannt ein Fenster, während die anderen Ädikulen bilden, in denen wahrscheinlich Prophetengestalten dargestellt sind. Dieser Dekor wurde ausschließlich in ehemals polychromem Stuck ausgeführt und bildet den Übergang zu demjenigen der Kuppel. In einem Medaillon im Scheitel der Kuppel, dem sich zwei weitere ringsum laufende Zonen anschließen, ist die Taufe Christi abgebildet. Die erste, unmittelbar ans Medaillon anstoßende zeigt eine Apostelprozession, die von Petrus und Paulus angeführt wird und deren einzelne Gestalten durch Leuchter in Form von Akanthusranken voneinander getrennt sind. Das darunter folgende Band setzt sich aus acht Bildfeldern zusammen, die ebenfalls durch Leuchter aus Akanthusranken voneinander getrennt sind. Jedes Bildfeld zeigt in der Mitte eine Exedra, worin abwechselnd Throne oder Altäre zu sehen sind. Das ikonographische Programm legt symbolisch den Heilsplan Gottes aufgrund der Taufgnade dar, die es ermöglicht, denselben Siegespreis wie die Apostel zu erlangen, nämlich den goldenen Kranz, das Zeichen ihres Sieges über den Tod durch das Martyrium, und so des ewigen Lebens und des Himmelreiches (Throne und Altäre) teilhaftig zu werden. Den Quellenangaben zufolge waren in den Apsiden der unteren Zone der Gute Hirte, die Fußwaschung, die Heilung des Gelähmten aus Kafarnaum und Christus, wie er auf dem See wandelt, angebracht.

DIE ERZBISCHÖFLICHE KAPELLE
Bischof Petrus II. (494–519) ließ diese Kapelle in seinem Palast errichten, und wie es bei Pfalzkapellen häufig der Fall war, wurde sie wahrscheinlich Christus geweiht. Deshalb ist die Verherrlichung Christi auch das Hauptthema ihres bildlichen Dekors. Die Kapelle besteht aus einer rechteckigen Vorhalle mit Tonnengewölbe und einem kreuzförmigen saalartigen Raum mit einer kleinen Apsis.

Im Vestibül ist auf der Lünette über dem Eingang Christus in der Gestalt eines Soldaten (der untere Teil ist erneuert) dargestellt, wie er mit den Füßen auf den Löwen und die Schlange, die Symbole des Bösen, tritt. Die Textstelle im Buch, das er in der Hand hält, ist eine Versicherung katholischer Rechtgläubigkeit dem Arianismus gegenüber. Das Gewölbe schmücken Ornamente aus Blumen, Vögeln und anderen Tieren, während auf den Wänden zwanzig lateinische Hexameter das märchenhafte Licht besingen, das von den Mosaiken ausgeht. Im eigentlichen Oratorium tragen vier Engel mit erhobenen Armen ein Medaillon mit dem Christusmonogramm (Scheitel des Mittelgewölbes); zwischen diese sind die Symbole der Evangelisten eingeschoben. Der Dekor setzt sich fort in den Medaillons mit dem Brustbild Christi und der ihn umgebenden Apostel (innere Wölbflächen, Intrados, der Bögen an der Ost- und Westseite) sowie in den je sechs Porträts heiliger Frauen und Männer (innere Wölbflächen der Bögen an der Süd- und Nordseite), die größtenteils während Restaurierungsarbeiten im 16. Jh. erneuert worden waren. Eine mosaikartige Wasserfarbenmalerei überzieht das Apsisgewölbe. Ursprünglich waren die anderen Lünetten mit Mosaiken geschmückt.

902 RAVENNA. ERZBISCHÖFLICHE KAPELLE.
Mosaik: Christus in der Gestalt eines Soldaten

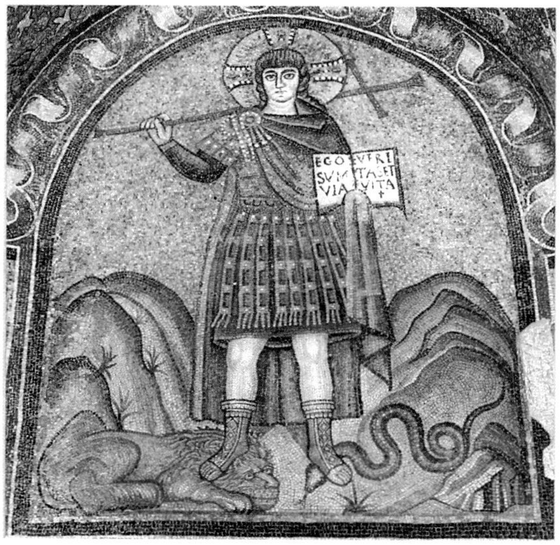

DAS MAUSOLEUM DER GALLA PLACIDIA
Zwischen 425 und 450 ließ Galla Placidia dieses Gebäude auf der Südseite des zur S.-Croce-Kirche gehörenden Narthex errichten. Nach einer literarischen Quelle aus dem 14. Jh. soll es gebaut worden sein, um als Grabstätte der Kaiserin zu dienen, woran man jedoch zweifeln kann, wenn man weiß, daß sie in Rom gestorben ist (450). Das Le-

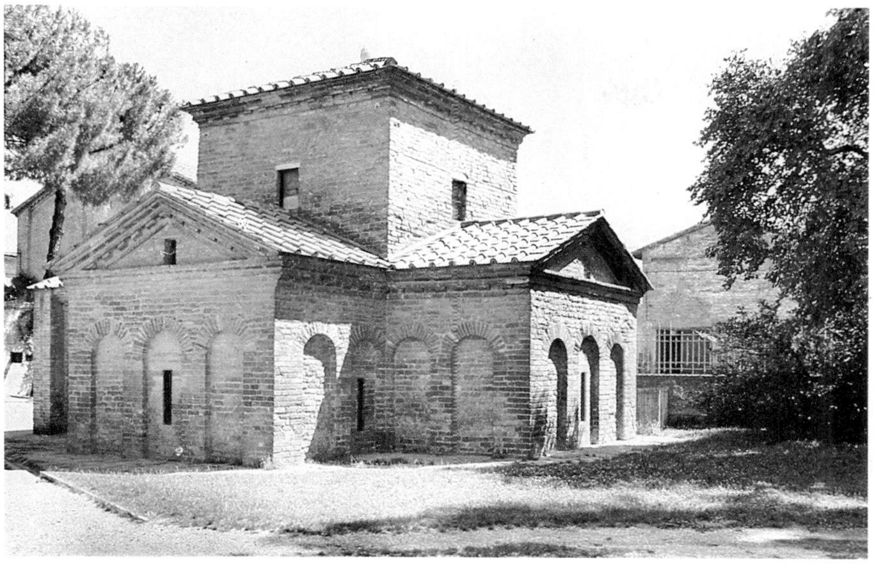

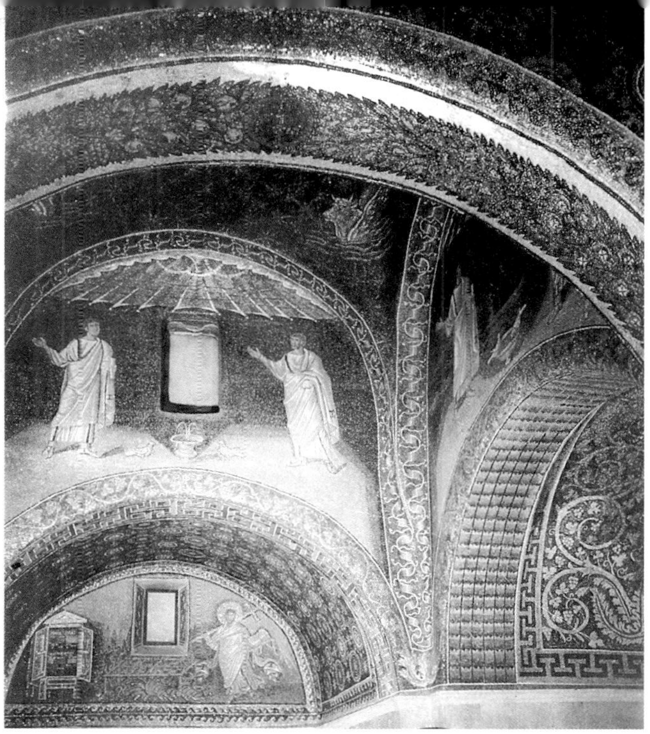

903 RAVENNA.
MAUSOLEUM DER GALLA PLACIDIA.
Außenansicht

904 RAVENNA. MAUSOLEUM DER GALLA PLACIDIA.
Mosaiken auf der Ostwand des Tambours: die hll. Petrus und Paulus; auf der Ostlünette: der hl. Laurentius

benssymbol (ein Pinienzapfen), welches das Gebäude krönt, sowie die Thematik des Ausschmückungsprogramms beweisen jedoch, daß es sich um ein Mausoleum handelt. Das Gebäude ist außen, die Fassade ausgenommen, auf allen Seiten mit Pilastern geschmückt. Sie ruhen unten auf einem Sockel, der heute 1,50 m tief in der Erde steckt und somit unsichtbar ist; oben gehen sie in regelmäßig aufeinanderfolgende Arkaden über. Ein quadratisches Türmchen schützt von außen die halbkugelförmige Kuppel, die nur von innen zu sehen ist und die sich über dem Schnittpunkt der Arme des kreuzförmigen Gebäudes (12,75 × 10,25 m) erhebt.

Im Inneren des durch vierzehn kleine Fenster erhellten Mausoleums, deren Alabasterplatten von einer Restaurierung in unserem Jahrhundert herrühren, sind die Wände unten mit gelbem sienesischem Marmor verkleidet, während die oberen Wandteile mit Mosaiken geschmückt sind, deren dominierender Blauton dem Raum eine feierliche und unirdische Atmosphäre verleiht.

Wenn auch Grundriß, äußere Gestaltung und Mauerwerk (hohe Backsteinlagen und schmale Mörtelschichten) an die Architektur des abendländischen Westens erinnern, so entstammt doch der Dekor der Kunst des kaiserlichen Hofes.

Im Scheitel der halbkugelförmigen Kuppel erhebt sich inmitten eines mit achthundert goldenen Sternen übersäten Himmels in Richtung Sonnenaufgang ein goldenes „lateinisches Kreuz" als Zeichen der Auferstehung. Der Dekor setzt sich fort in den Symbolen der Evangelisten (Pendentifs) und in den Gestalten der Apostel, die Beifallsgesten machen (jeweils zwei Apostel an den vier Wandflächen des Tambours): die hll. Petrus und Paulus sind auf der Ostseite leicht erkennbar. Über jedem Paar ist eine Muschel angebracht, während es unten durch Tauben, die Symbole für die Seelen der Auserwählten, getrennt wird. Die Tauben nähern sich einer mit Wasser gefüllten Brunnenschale, dem Symbol des ewigen Lebens. Die übrigen vier Apostel waren in den Tonnengewölben des Ost- und Westarms inmitten von Weinrebenlaub dargestellt, das ein Grabsymbol ist. Sterne, Goldkugeln und Blütenkronen überziehen die Gewölbe des Nord- und Südarms. Der Dekor der Lünetten verteilt sich folgendermaßen: Hirsche, die inmitten von Akanthusblättern an einer Quelle ihren Durst löschen – ein Symbol der Hoffnung auf das ewige Leben, wie es im Psalm 42,2 beschrieben wird (Ost- und Westlünette); der hl. Laurentius mit dem Prozessionskreuz und einem Evangelienbuch in der Hand (Attribute des Diakonats, dem er angehörte) sowie dem Rost an seiner Seite, worauf er

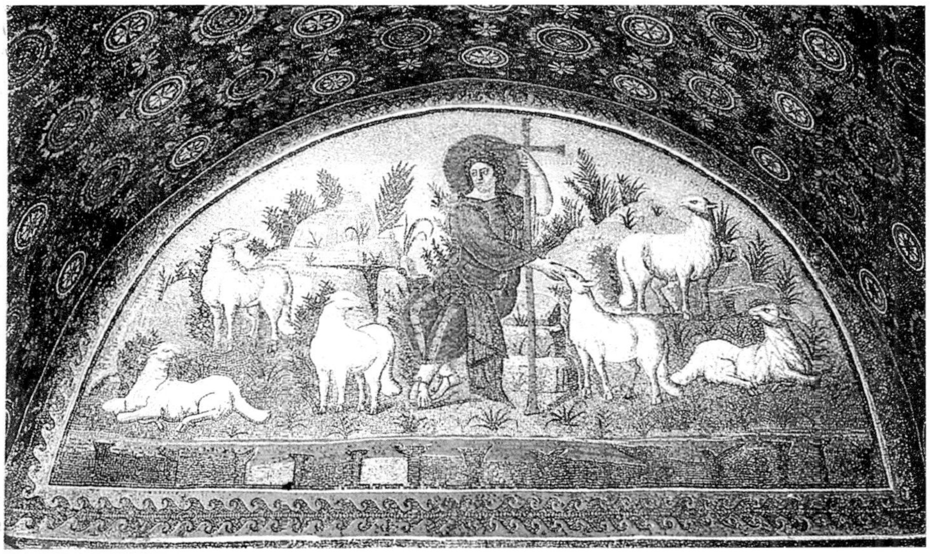

905 RAVENNA.
MAUSOLEUM DER GALLA PLACIDIA.
Mosaik: Christus, der Gute Hirte

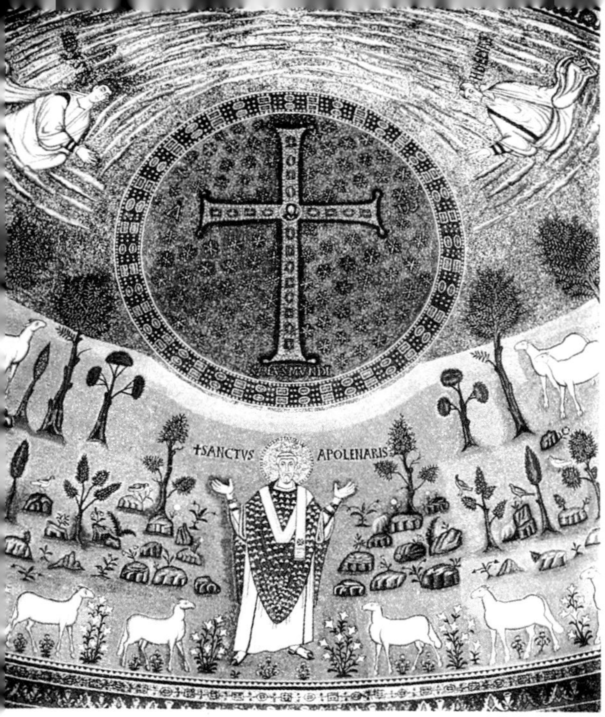

906 RAVENNA. S. APOLLINARE IN CLASSE.
Apsismosaik: Verklärung Christi, durch das Kreuz symbolisiert, und der hl. Apollinaris in Orantenhaltung

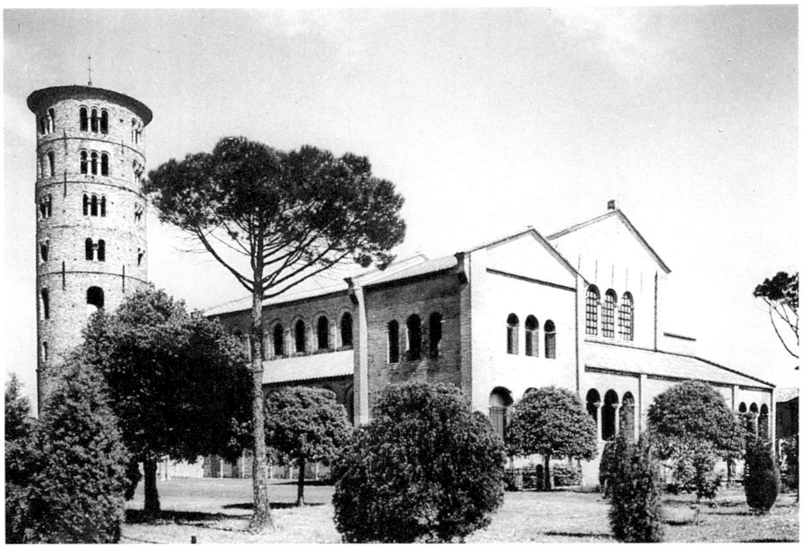

907 RAVENNA. S. APOLLINARE IN CLASSE.
Gesamtansicht der Kirche

gemartert wurde (Südlünette); der Gute Hirte in Purpurmantel und kaiserlicher Goldtunika, der in seiner linken Hand ein großes Kreuz hält (Lünette über dem nördlichen Eingang). So wird die Grabsymbolik des Dekors deutlich gemacht, und zwar im Sinn christlicher Todesüberwindung und Auferstehungshoffnung: einmal durch die Darstellung des Martyrers Laurentius, zum andern durch das Bild Christi als des Guten Hirten, dessen Zeichen, das Kreuz, seine Wiederkunft ankündigt, die von den Aposteln begrüßt und von den Evangelisten bezeugt wird.
Im Inneren des Mausoleums werden drei Sarkophage aufbewahrt. Es ist jedoch nicht bekannt, ob sie schon immer hier gestanden haben. Nach der Tradition soll derjenige, der unter der Südlünette aufgestellt ist und einen Deckel mit zwei Dachschrägen und Seitenakroteren hat, die sterbliche Hülle der Galla Placidia enthalten haben.

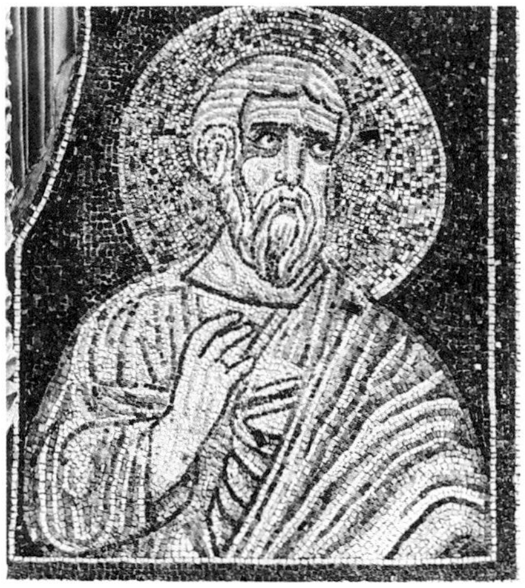

908 RAVENNA. S. APOLLINARE IN CLASSE.
Mosaik: der hl. Matthäus

SANT'APOLLINARE IN CLASSE

Die Kirche, die im alten Friedhof des einstigen Hafens Classis liegt, wurde vom Bischof Ursicinus (533–536) begonnen und 549 von Maximianus geweiht, der die Gebeine des Heiligen in diese Kirche überführen ließ. Sie wurde von Julianus Argentarius finanziert und ist wie alle von ihm gestifteten Bauten in Ravenna aus langen, schmalen Backsteinen erbaut. Der Glockenturm neben der Kirche stammt aus dem Ende des 10. Jahrhunderts. An ihren Außenmauern, die von zahlreichen großen Fenstern durchbrochen sind, hebt sich eine Arkadenreihe ab. Der Vorderseite, dort, wo sich heute der Narthex befindet, war ursprünglich ein Atrium mit vier Säulenhallen vorgelagert. Die Kirche ist über dem Grundriß einer Basilika gebaut (55,58 × 30,30 m); ihre drei Schiffe werden durch zwei Reihen von je zwölf Säulen aus prokonnesischem Marmor voneinander getrennt. Diese Säulen haben würfelförmige Basen und Akanthusblattkapitelle, denen ein Kämpfer aufliegt. Die innen halbkreisförmige, außen polygonale Apsis liegt zwischen der Prothesis und dem Diakonikon, die beide mit fünfeckigen Apsiden abgeschlossen sind. Vom Mosaikfußboden sind nur Fragmente erhalten, und die Marmorverkleidung der Wände wurde im 15. Jh. entfernt. Der herrliche Mosaikschmuck aber bedeckt den Triumphbogen und die Halbkuppel der Apsis, die verschiedenen Teile werden jedoch unterschiedlich datiert. Die Mosaiken in der Halbkuppel stammen aus dem 6. Jh. und zeigen folgende Darstellungen: unten den hl. Apollinaris in Orantenhaltung, auf den sich von beiden Seiten je sechs Schafe hinbewegen, welche die Gläubigen seiner Kirche bedeuten; oben die durch ein Kreuz symbolisch dargestellte Verklärung Christi. An den Fensterpfeilern sind Darstellungen der Bischöfe Severus (gegen 343), Ursus (gest. 429), Ecclesius (521–532), Ursicinus (533–536) und schließlich an den Seiten des Bogens die der Erzengel Michael und Gabriel zu sehen (ebenfalls aus dem 6. Jh.).

Die Bildfelder beiderseits der Apsis reichen hingegen in die zweite Hälfte des 7. Jh. zurück und somit in die Zeit des Erzbischofs Reparatus (671–677): das rechte zeigt die Opfer Abels, Melchisedeks und Abrahams, das linke Kaiser Konstantin IV. Pogonatos (668–685) mit seinen Brüdern Herakleios und Tiberios, die Bischof Reparatus die Privilegien der kirchlichen Eigenständigkeit Ravennas überreichen. Ebenso gehören die Szenen am oberen Teil des Triumphbogens mit einem Brustbild Christi, das von den Evangelistensymbolen umgeben ist, sowie die an den Ecksteinen, wo zwei Gruppen von je sechs Schafen als Symbolen der Apostel abgebildet werden, dem 7. Jh. an. Die beiden Bilder der Evangelisten Matthäus und Lukas stammen wahrscheinlich aus dem 12. Jahrhundert.

Die Verherrlichung der ganzen Kirche von Ravenna durch die Vermittlung ihres Schutzpatrons Apollinaris entspricht gut dem damaligen Erstarken der kirchlichen Autorität unter Kaiser Justinian.

909 RAVENNA. S. APOLLINARE NUOVO.
Mosaik im Hauptschiff: Maria mit dem Kind

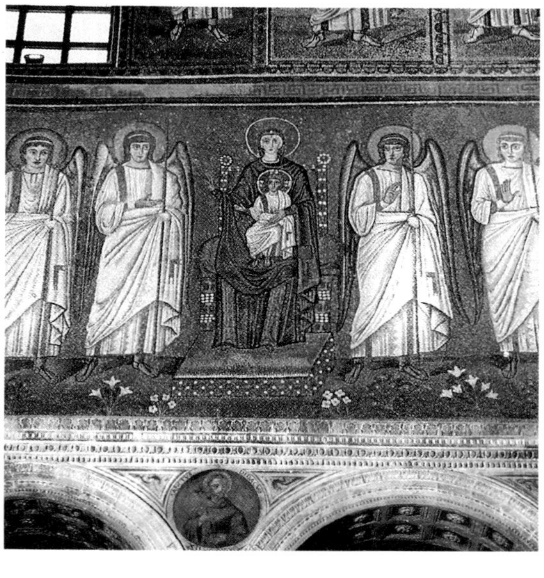

SANT'APOLLINARE NUOVO

Diese Kirche, die für den arianischen Kult bestimmt war, wurde während der Regierungszeit Theoderichs (493–526) in der Nähe seines Palastes errichtet. Sie war ursprünglich Christus geweiht, wurde aber nach dem Edikt Justinians aus dem Jahre 561 unter Erzbischof Agnellus (557–569) den Katholiken übergeben und von diesem dem hl. Martin von Tours geweiht, der die Häretiker bekämpft hatte. Gegen die Mitte des 9. Jh. bekam sie ihren heutigen Namen, als nämlich Bischof Johannes VII. die Gebeine des hl. Apollinaris von der Kirche der Hafenstadt Classis (dem Hafen von Ravenna) hierher überführen ließ, um sie den Überfällen der Seeräuber zu entziehen.

Außerhalb des eigentlichen Kirchenraums befinden sich ein Pronaos aus dem 16. Jh. sowie ein runder Glockenturm mit einfachen sowie doppelt oder dreifach geteilten Fenstern. Wahrscheinlich war der Fassade ursprünglich ein Atrium mit vier Säulenhallen vorgelagert. Die Kirche, deren Fußboden 1,20 m niedriger liegt als das umliegende Gelände, ist eine dreischiffige Basilika (42 × 21 m), die durch zwei Reihen von je zwölf Säulen unterteilt wird. 1950

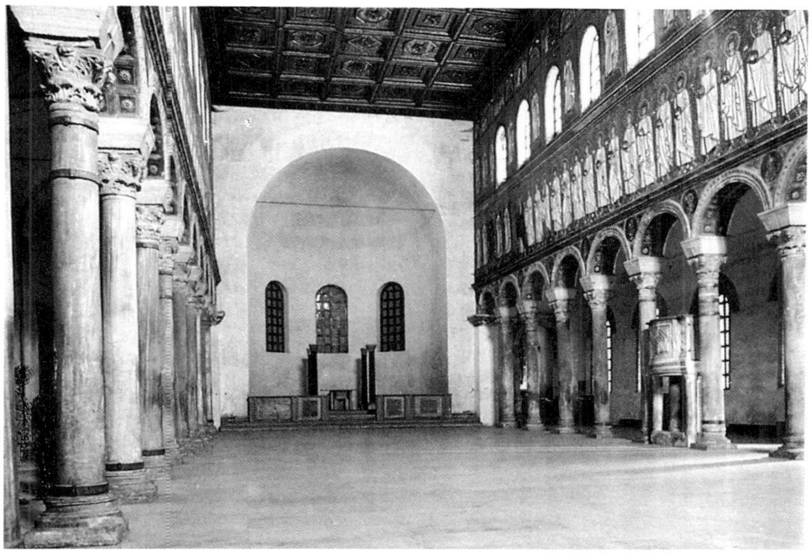

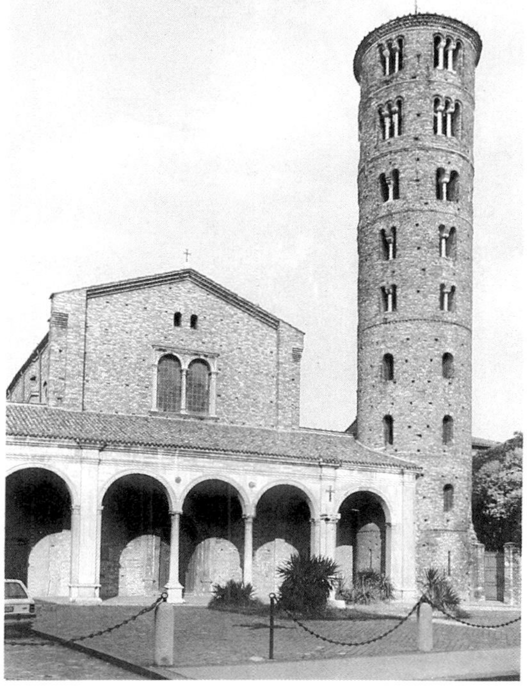

910 RAVENNA. S. APOLLINARE NUOVO.
Hauptschiff

911 RAVENNA. S. APOLLINARE NUOVO.
Eingangshalle und Campanile

wurde die ursprüngliche Halbkreisform des Apsisinneren wiederhergestellt, dessen Konche früher aus Tonröhren bestand. Obwohl die Basilika westlichen Typus ist, weist sie trotzdem östliche Merkmale auf, wie z. B. die polygonale Außenwand der Apsis und die Säulen aus griechischem Marmor, in die häufig Steinmetzsignaturen in griechischen Buchstaben eingemeißelt sind. Diese Zeichen kehren auch an mehreren korinthischen Kapitellen mit darüberliegendem Kämpfer wieder und bezeugen so die östliche Herkunft der Säulen.

Prachtvolle Mosaiken kleiden die Wände des Mittelschiffs und ursprünglich auch das Apsisgewölbe (thronender Christus) aus. Der Dekor läßt sich in drei horizontale Zonen einteilen. Im obersten Band illustriert eine Reihe von sechsundzwanzig Bildfeldern die Wunder Christi von der Hochzeit zu Kana (die im 19. Jh. sehr schlecht restauriert wurde) bis zur Heilung des Gelähmten in Bethesda (an der Nordwand) und die Passion vom Abendmahl bis zum ungläubigen Thomas (an der Südwand). Der Zyklus verherrlicht die Majestät Christi, dem die Basilika, wie schon erwähnt, ursprünglich geweiht war. In der mittleren Zone sind sechzehn Propheten- und Patriarchengestalten dargestellt. Sie scheinen in Nischen zu stehen, die von darüberliegenden Muscheln gebildet werden. Im untersten Band bewegen sich zwei Prozessionen auf den thronenden Christus und Maria mit dem Kind zu: die eine auf der Südseite besteht aus heiligen Männern, die von Martin von Tours angeführt werden, und dieser Zug ist am Ende von der Darstellung des Palastes Theoderichs begrenzt; die andere Prozession (auf der Nordseite) setzt sich aus heiligen Frauen zusammen, denen die Heiligen Drei Könige vorausgehen, und hier schließt der Zug mit einer Abbildung der Stadt Classis. Diese beiden Reihen gehen auf die Zeit des Agnellus zurück (556–569), der bei der Übergabe der Kirche an die Katholiken die früheren Darstellungen häretischer Gotenfürsten – Theoderichs (Südseite), seiner Gemahlin (Nordseite) und von Mitgliedern ihres Gefolges – entfernen ließ. Hinsichtlich der Ikonographie verraten nicht nur der Zug der Heiligen Drei Könige, die Christus und Maria ihre Geschenke darbringen, sondern auch die Gestaltung des Thrones Christi und der Bildzyklus der Wunder Christi aus den Evangelien einen konstantinopolitanischen Ursprung.

SAN VITALE

Diese dem Martyrer von Ravenna geweihte Kirche wurde von Bischof Ecclesius (521–532) in Auftrag gegeben und begonnen, ihre Bauzeit erstreckte sich jedoch über die Regierungszeit des Bischofs Ursicinus (533–536) hinweg bis in die des Bischofs Viktor (537–545), der sie vollendete. Bischof Maximianus weihte sie im Jahre 547 oder 548. Julianus Argentarius, ein griechischsprechender Orientale, finanzierte die Bauarbeiten, die sich auf 26 000 Goldscudi beliefen. S. Vitale war nicht, wie man einmal meinte, dazu bestimmt, als Palastkapelle zu dienen, sondern als *Martyrion*, und zwar als Ersatz für ein älteres Martyrion aus der ersten Hälfte des 5. Jahrhunderts.

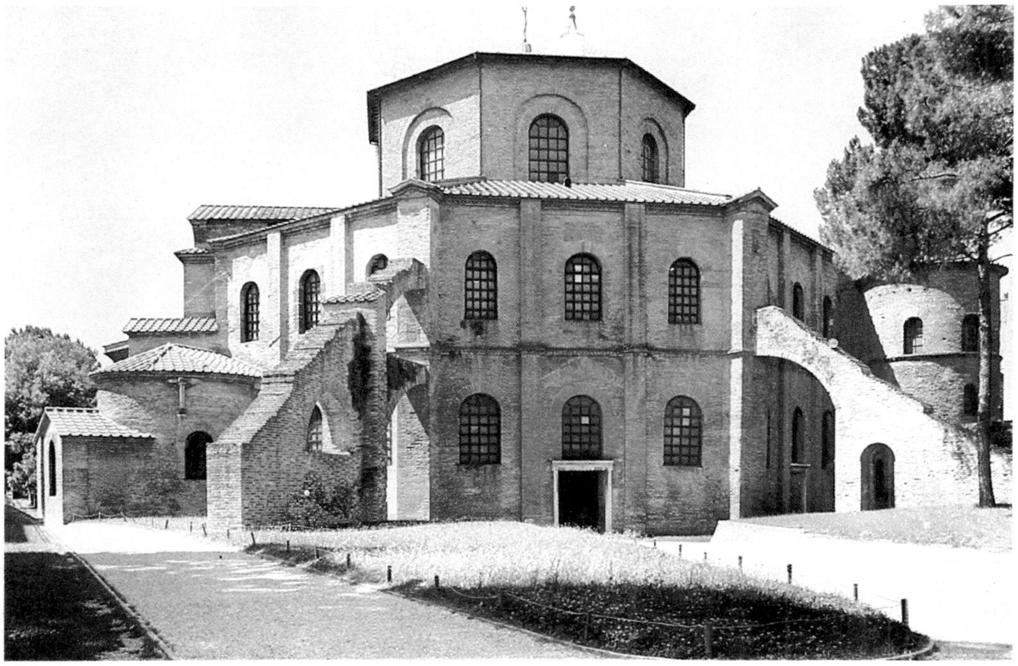

912 RAVENNA. S. VITALE.
Außenansicht. Nordseite

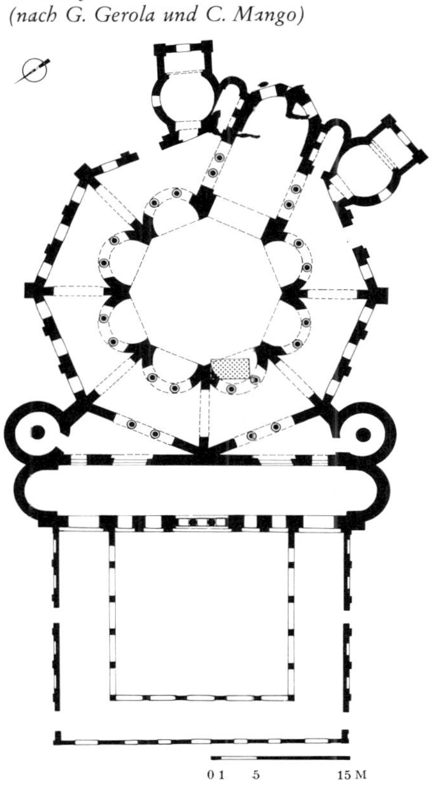

913 RAVENNA. S. VITALE.
Grundriß
(nach G. Gerola und C. Mango)

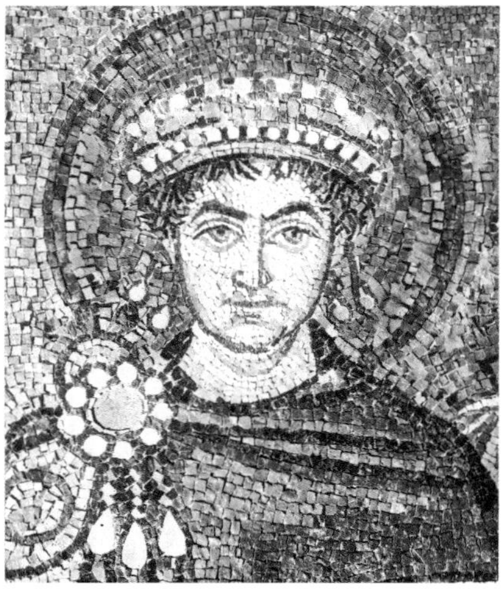

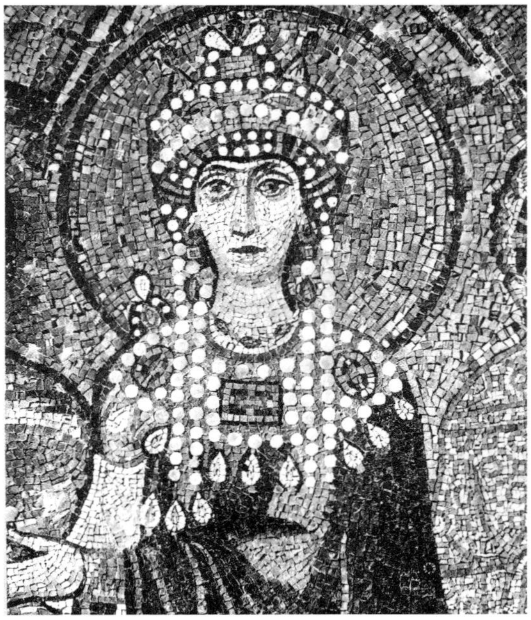

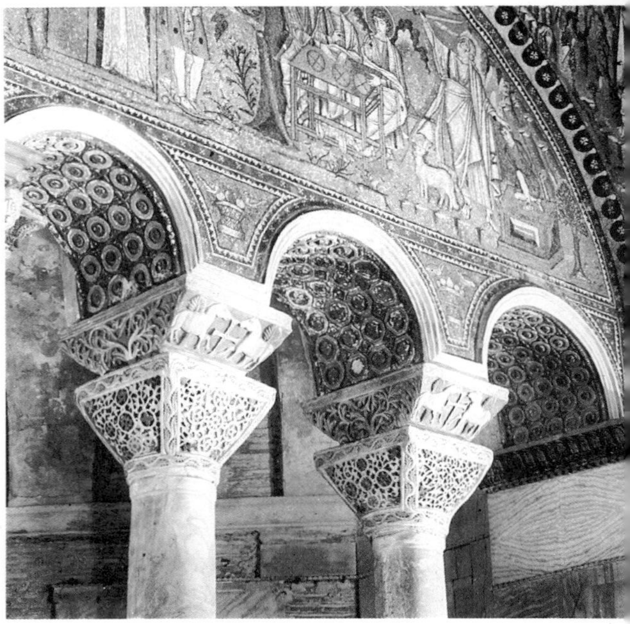

914 RAVENNA. S. VITALE.
Mosaik: Justinian

915 RAVENNA. S. VITALE.
Mosaik: Theodora

916 RAVENNA. S. VITALE.
Kapitelle und Mosaiken des Presbyteriums

917 RAVENNA. S. VITALE.
Innenraum mit einem Teil des Presbyteriums

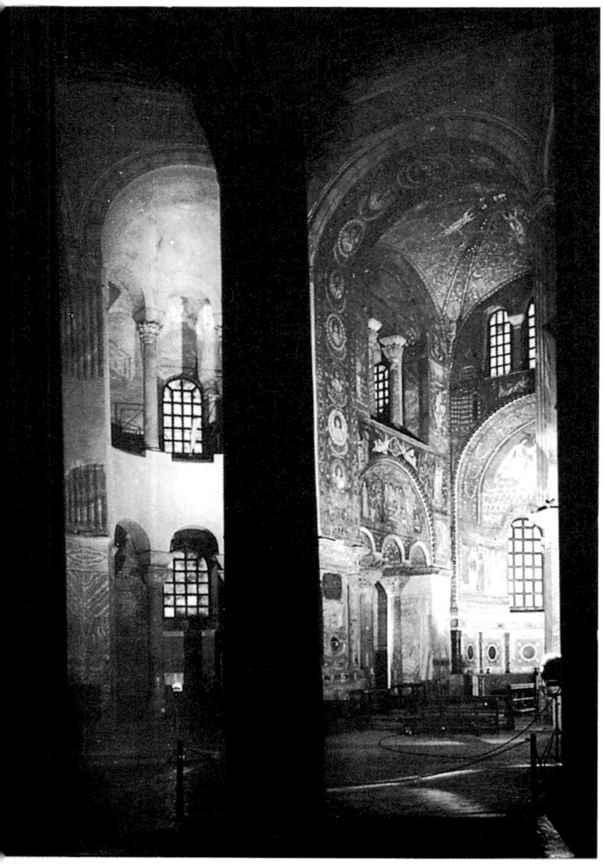

Schon von außen verrät der achteckige Bau die räumliche Aufteilung des Inneren: es sind zwei staffelartig aufeinandergestellte, oktogonale Baukörper erkennbar, von denen der obere mit Zeltdach die Kuppel birgt, während der andere, größere das als Umgang gestaltete Kirchenschiff mit der darüberliegenden Empore umgibt. An der südlichen Außenwand sind beiderseits der polygonalen Apsis, aber neben zwei je dazwischengeschobenen kleinen Räumen die über einem kreisförmigen Grundriß errichteten Pastophorien zu sehen. Auf der Westseite liegt der rechteckige, mit symmetrisch angelegten Exedren ausgestattete Narthex (heute bestehen nur noch die Exedren der Nordseite), dem früher ein Atrium mit vier Säulenhallen vorgelagert war. Es fällt auf, daß dieser Narthex nicht senkrecht zur Hauptachse der Kirche liegt, denn er lehnt sich nicht etwa an die der Apsis gegenüberliegende Seite des Oktogons an, sondern kommt damit nur an einer Ecke in Berührung. Dadurch entstehen zwei dreieckige Räume, in deren äußersten Ecken die beiden runden Treppentürme stehen, die als Aufgang zur Empore dienen.

Zwischen den acht Pfeilern, die das innere Oktogon bilden, liegen die Exedren, die sich über das Erdgeschoß und das Emporengeschoß erstrecken. Die Pfeiler sind ohne Unterbrechung bis zu den Ecktrompen hochgezogen. Oberhalb und zwischen den so gegliederten großen Nischen erhellen acht große Fenster den gesamten Raum. Erst über diesen Fenstern beginnt sich die Kuppel zu wölben.

Die architektonische Gestaltung des Gebäudes ist typisch byzantinisch. Man darf übrigens nicht vergessen, daß die Kirche in dem Augenblick begonnen wurde, als der Einfluß Justinians auf Ravenna vorherrschend wurde. Die Säulen und die Kapitelle (Kämpferkapitelle und korinthische Kapitelle) kommen aus den Marmorbrüchen der Insel Prokonnesos; charakteristisch konstantinopolitanisch ist sowohl die Baugliederung mit Atrium, Narthex und Emporen wie schließlich auch die Anwendung der dortigen Bautechnik (lange, schmale Backsteine, die bei sämtlichen von Julianus Argentarius finanzierten Bauwerken verwendet wurden). Die Kirche erinnert überdies wegen ihrer oktogonalen Form, die die Errichtung von Exedren zwischen den Säulen zuläßt und die letztlich auch für die Gestaltung des Umgangs und der Empore bestimmend ist, sehr an die Sergios-und-Bakchos-Kirche in Konstantinopel. Wegen der Vereinfachung der architektonischen Elemente und einer größeren Betonung der vertikalen Linien bietet sie jedoch eine bemerkenswerte Variante zur Kirche in der Hauptstadt. Von daher rührt der Eindruck von Harmonie und Einheitlichkeit des Raums, der hier so nachdrücklich spürbar ist. Anders als in der Sergios-und-Bakchos-Kirche tragen hier Umgang und Empore ursprünglich keine Gewölbe (die heutigen stammen aus dem Mittelalter), und das Hauptgewicht wird folglich ganz auf die Gebäudeteile gelegt, wo sich der Dekor entfalten kann; hier wechseln einander auch nicht halbkreisförmige und rechteckige Nischen ab, und die Wölbung der Kuppel beginnt nicht schon am unteren Teil der Fenster. Schließlich entspricht auch das für den abendländischen Westen typische Einfügen eines Wulsts über den Kapitellen dem Streben nach Vertikalität.

Die Ausführung wurde einheimischen Maurern anvertraut, was nicht nur in der eben erwähnten Betonung der vertikalen Linien zum Ausdruck kommt, sondern auch besonders in der Anwendung der Technik des Kuppelbaus, die für den Westen kennzeichnend ist (ineinandergesteckte Tonröhren, die in Doppelreihen zu konzentrischen Ringen gelegt sind). Im Inneren haben die Restaurierungsarbeiten am Anfang unseres Jahrhunderts den Fußboden (16. Jh.) und den Narthex wieder auf das ursprüngliche Niveau abgesenkt und dem Gebäude damit die Proportionen des 6. Jh. wie auch Teile seines Dekors wiedergegeben.

Der Mosaikfußboden des kreisförmigen Kirchenschiffs (Umgang) wurde bei der Gelegenheit nach der alten Vorlage erneuert; die Apsiszone erhielt wieder wie früher eine Marmorverkleidung. Es zeigte sich, daß eine ähnliche Verkleidung einst auch die Wände bedeckt hatte, später aber durch einen Stuckdekor ersetzt worden war und daß in die Fenster bunte diskusförmige Glasscheiben (heute im Nationalmuseum) eingelassen waren. Der Mosaikschmuck ist im Chor und in der Apsis angebracht. Die Szenen im Chor verteilen sich wie folgt: die Opfer Abels, Melchisedeks und Abrahams im Erdgeschoß (Tympana oberhalb der Arkaden); Jesaja, Mose und die Schafe Jethros, Mose zieht sich auf dem Berg Horeb die Schuhe aus (Ecksteine der Südseite); Jeremia, Mose empfängt das Gesetz (entsprechende Ecksteine der Nordseite); zwei fliegende Engel, die ein Medaillon halten, in das ein Kreuz einbeschrieben ist (über den Arkaden des Erdgeschosses, zwischen den Gruppen auf den Ecksteinen); Evangelisten, darüber ihre Symbole (Widerlager der oberen dreibogigen Arkaden); eine große Muschel (Tympanon dieser oberen Arkaden) und ein Dekor aus Weinranken, die aus Vasen entsprießen, denen Tauben zugeordnet sind (Gewölberücken dieser Dreierbögen); vier Engel, die mit erhobenen Armen das Zentralmedaillon mit dem Mystischen Lamm tragen, sie stehen in Gewölbefeldern, die mit Girlanden und Früchten vollständig überzogen sind (Gratgewölbe); in Medaillons gefaßte Brustbilder der Apostel, die das Bild Christi rechts und links einrahmen (innere Wölbfläche, Intrados, des Eingangsbogens). Die Apsis ist wie folgt ausgeschmückt: Christus, der auf dem Globus sitzt und dem zwei Engel beigesellt sind, reicht dem hl. Vitalis die Martyrerkrone, während zu seiner Linken Bischof Ecclesius ihm die Kirche darbietet (Konche); zwei Bildfelder beiderseits der drei Fenster haben die Stiftung des Hostientellers und des golde-

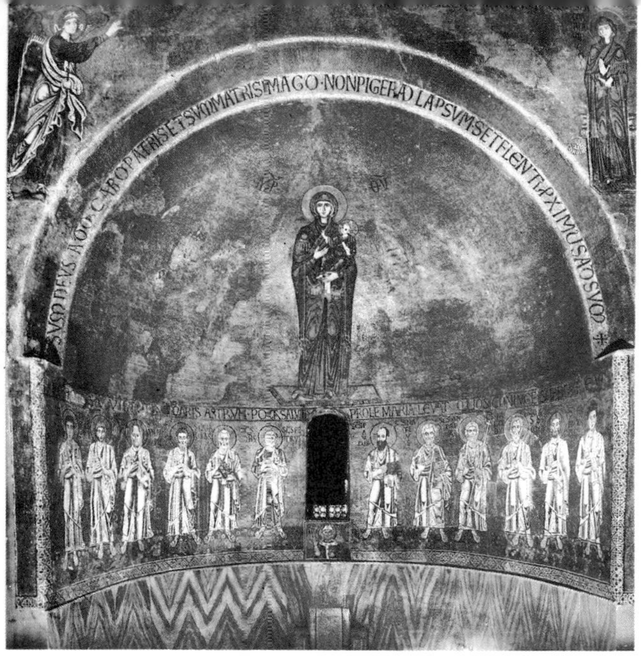

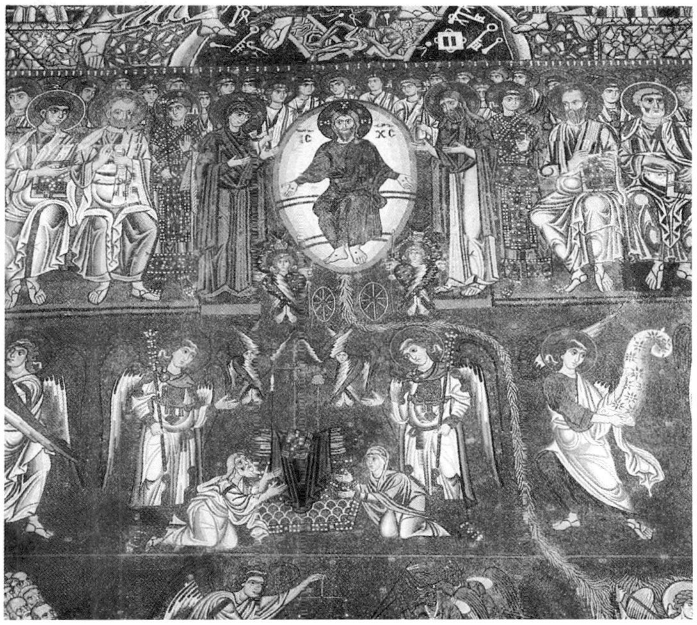

918 TORCELLO. KATHEDRALE.
Apsismosaik: Maria mit dem Kind und die zwölf Apostel

919 TORCELLO. KATHEDRALE.
Mosaik: das Jüngste Gericht

nen Kelchs als Thema, die das Kaiserpaar bei der Weihe der Kirche vornahm. Im Blickfeld auf der linken Seite scheint Kaiser Justinian in Begleitung von Laien und kirchlichen Personen Maximianus (der inschriftlich gekennzeichnet ist) den Gläubigen vorzustellen, den er zum Erzbischof ernannt hatte. Durch dessen gleichzeitige Bestellung zum Vertreter des Kaisers bekräftigte Justinian seine Macht über Ravenna, das vor nicht allzu langer Zeit dem Byzantinischen Reich wieder einverleibt worden war. Im rechten Bildfeld sehen wir an der Spitze eines Gefolges von sechs Hofdamen die Kaiserin Theodora mit dem Goldkelch in der Hand; vor ihr her gehen ein Diakon und ein Subdiakon, der den Vorhang am Kircheneingang zur Seite schiebt.

Diese beiden Szenen – deren Kartons vielleicht in Konstantinopel angefertigt worden waren – lassen sich gut mit der eucharistischen Symbolik der Opferszenen aus dem Alten Testament im Chor in Beziehung bringen, da diese Opfer, auf die während des Hochgebets (Epiklese) vom Priester hingewiesen wird, gerade als Vorausbilder der Eucharistie gelten: das Weiterbestehen des Reiches Christi auf Erden wird durch die fromme und von der Vorsehung gewollte Anwesenheit des Kaisers gewährleistet.

TORCELLO

Die Kathedrale wurde im 11. Jh. errichtet und der Aufnahme Mariens in den Himmel geweiht. Im Diakonikon fällt ein schöner Mosaikdekor aus dem 11. Jh. auf, der den thronenden Christus zwischen zwei Erzengeln und darunter die hll. Gregor, Martin, Ambrosius und Augustinus zeigt. Aus der gleichen Zeit stammen die Mosaiken der Hauptapsis: ein aus zwölf Aposteln bestehender Fries, darüber Maria mit dem Kind auf Goldgrund, die 1190 die frühere Pantokratordarstellung ersetzt hat. Ebenfalls in die zweite Hälfte des 12. Jh. sind die Verkündigung am Triumphbogen und das Jüngste Gericht an der Westmauer (oberhalb des Eingangs) zu datieren. Diese letzte Darstellung ist in fünf Zonen unterteilt, von denen die beiden ersten Mitte des 19. Jh. schlecht restauriert und in beträchtlichem Umfang erneuert wurden. Eine genaue Untersuchung der angewandten Technik hat es ermöglicht, darüber Klarheit zu gewinnen. Dabei wurde deutlich, daß zwei Werkstätten an der Ausführung beteiligt waren. Im 12. Jh. wurden folgende Teile dieses Mosaiks wiederhergestellt: einige Köpfe der Apostelgruppe auf der rechten Seite und die ganze Gruppe auf der linken außer den Köpfen, der obere Teil der Szene mit dem Meer, das die Toten wieder herausgibt,

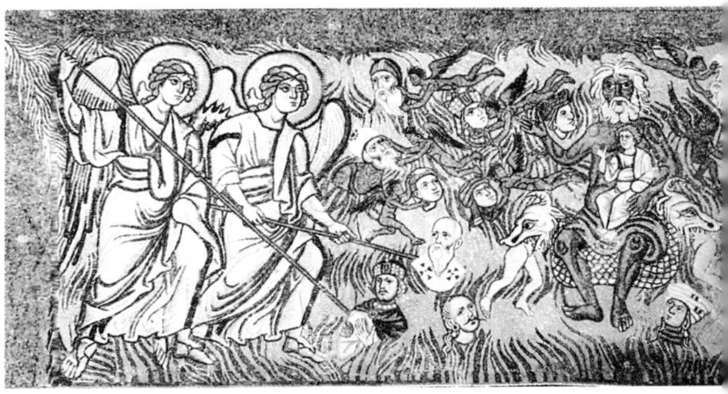

920 TORCELLO. KATHEDRALE.
Mosaik: das Jüngste Gericht, Ausschnitt: die Hölle

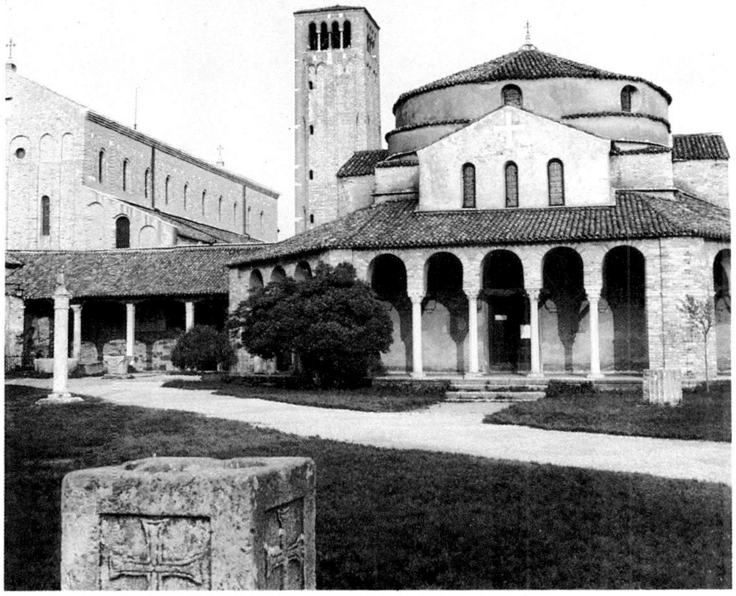

921 TORCELLO.
Links: die Kathedrale; Rechts: die Kirche S. Fosca

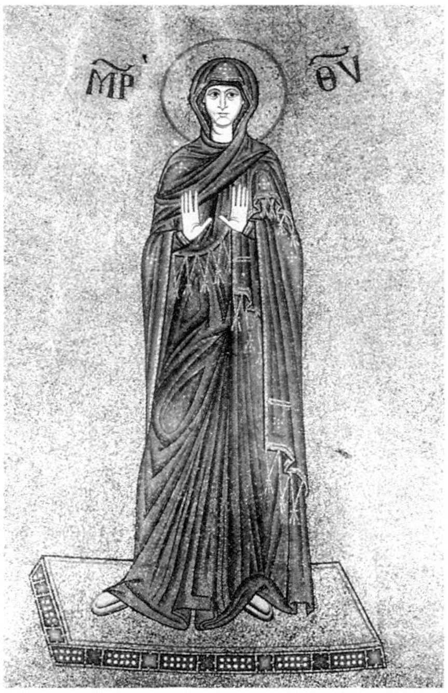

922 MURANO. KIRCHE SS. MARIA E DONATO.
Apsismosaik: Maria

das Seelenwägen und der Oberkörper der Maria Orans. Der Rest gehört, abgesehen von gelegentlichen Restaurierungen, zum ursprünglichen Dekor (11. Jh.). Ohne Zweifel hat ein griechischer Künstler die oberen Zonen ausgeführt, während wir die Gestalten der Engel und der Apostel wahrscheinlich an Ort und Stelle ausgebildeten Venezianern verdanken.

Ebenfalls das Werk eines westlichen Künstlers ist die Ende des 12. oder Anfang des 13. Jh. neugestaltete Maria in der Apsis der Kirche SS. Maria e Donato in Murano.

VENEDIG

Venedig war ein altes Herzogtum im Exarchat Italien, und wie man weiß, ließ Bischof Ursus unter dem Dogen Agnellus Partecipacius (811–827) in Olivolo die *Petrus-Kathedrale,* in die die Reliquien der hll. Sergios und Bakchos überführt wurden, wiederaufbauen oder vergrößern. Der Grundriß dieses Gebäudes ist nicht bekannt, auch nicht jener der herzoglichen *Theodor-Kapelle,* die von dem Griechen Narses errichtet wurde und deren Malereien, Säulen und Marmorverkleidungen die literarischen Quellen erwähnen. Eine dem *hl. Zacharias geweihte Kirche* wurde unter dem Dogen Justinianus Partecipacius (827–829) erbaut, der sich nach einer Reise nach Konstantinopel als „kaiserlicher Konsul und untertäniger Herzog von Venedig" bezeichnete. Nach den Quellen hat Kaiser Leon V. der Armenier bei dieser Gelegenheit nicht nur Gold und Geld, sondern auch die Architekten für den Bau dieser Kirche geschickt. Sie wurde jedoch bei einem Brand im Jahre 1105 zerstört. Enge Beziehungen mit der Hauptstadt bestanden also schon zu dieser Zeit (9. Jh.). Venedig, das durch diplomatische und wirtschaftliche Interessen mit Konstantinopel verbunden war (ein erstes Abkommen wurde 992 geschlossen), gelang es, sich große Privilegien von der Hauptstadt zu verschaffen, die es bis in das 15. Jh. beibehalten konnte.

923 VENEDIG. S. MARCO.
Mosaik: Löwe, Symbol des Evangelisten Markus

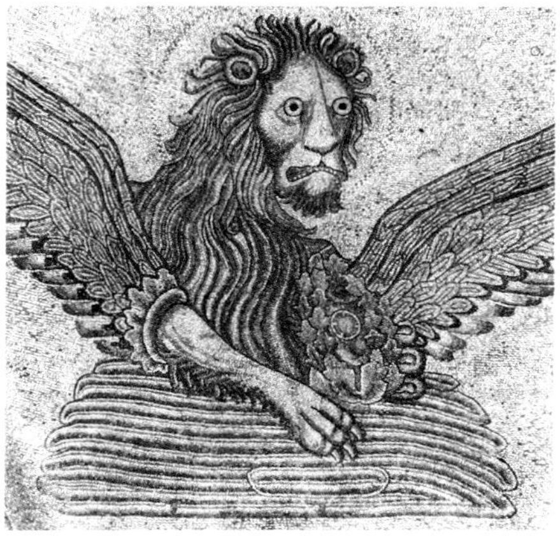

SAN MARCO

Die Baugeschichte dieser Kirche beginnt etwa um das Jahr 830: durch eine testamentarische Verfügung des Justinianus Partecipacius nämlich wurde sein Nachfolger Johannes (829-836) mit ihrer Errichtung beauftragt. Zwei Kaufleute, Buono da Malamocco und Rustico da Torcello, hatten soeben – im Jahre 828–829 – die Gebeine des hl. Markus, der nach der Legende Gründer des Patriarchats von Aquileia und Grado war, von Alexandreia nach Venedig gebracht. Die neue Kirche war zum Aufbewahrungsort dieser Reliquie bestimmt. Wahrscheinlich wollte Venedig als Schutzmacht des Patriarchats von Grado durch diese Geste seinen Anspruch zur Geltung bringen, die Oberhoheit über Grado zu behaupten, und zwar gegenüber dem rivalisierenden Patriarchat von Aquileia, das unter langobardischem Einfluß stand. Die Kirche wurde während eines Volksaufstandes im Jahr 976 durch Brand schwer beschädigt. Ausgrabungen, die 1950 durchgeführt wurden, haben ergeben, daß sie über einem kreuzförmigen Grundriß erbaut war und daß wahrscheinlich aus Holz konstruierte Kuppeln die Kreuzarme überwölbten – eine Nachbildung der *Apostelkirche* in Konstantinopel also. Unter dem Dogen Domenico Contarini (1042–1071) wurde *S. Marco* neu errichtet, und das geschah in einer Zeit, in der Venedig eine Erweiterung seines Gebietes und politisch zunehmend an Bedeutung gewann. Die Bauarbeiten, die um 1063 in Angriff genommen worden waren, wurden unter Domenico Selvo (1071–1084) weitergeführt und unter Vitale Falier (1086–1096) abgeschlossen. Der ersten Weihe im Jahre 1073 folgte 1093–1094 die feierliche Konsekration. Aufs 12. Jh. gehen zurück die Marmorverkleidungen der Pfeiler und der Außenmauern (gegen 1150) und der erste Teil der Ausschmückung mit Mosaiken (1106). Nach 1204 wurde der Narthex erweitert, der in der Länge ursprünglich auf die Breite der Fassade beschränkt war, und umfaßte nun auf drei Seiten den westlichen Arm der Kirche; im zweiten Viertel desselben Jahrhunderts wurde er außen mit Nischen, Säulen, Brüstungen, Marmorplatten und plastischem Dekor versehen. Die damalige äußere Gestalt der Kirche wird in einem Mosaik der Lünette über der S.-Alipio-Tür (linke Tür des Narthex) vorgeführt. Im Laufe

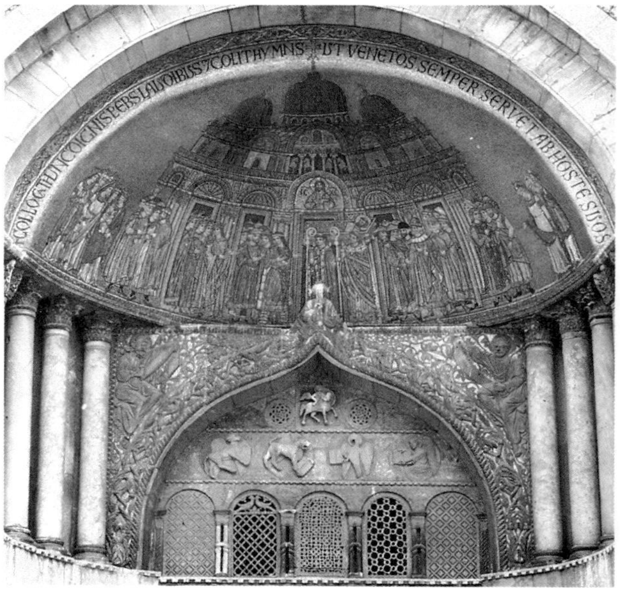

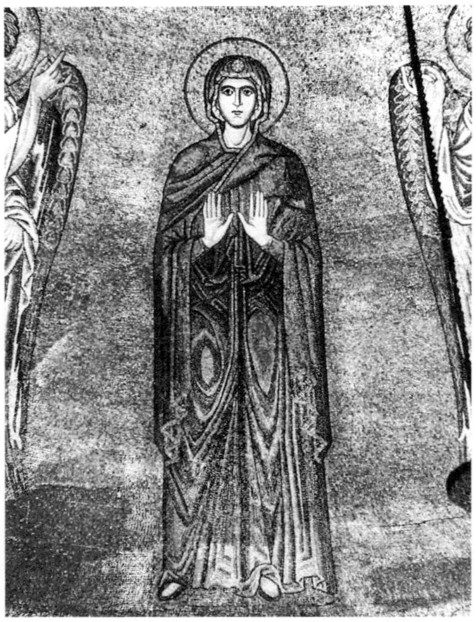

924 VENEDIG. S. MARCO.
Mosaik der Lünette über der S.-Alipio-Tür: Übertragung der Gebeine des hl. Markus

925 VENEDIG. S. MARCO.
Mosaik in der Hauptkuppel: Maria (Ausschnitt)

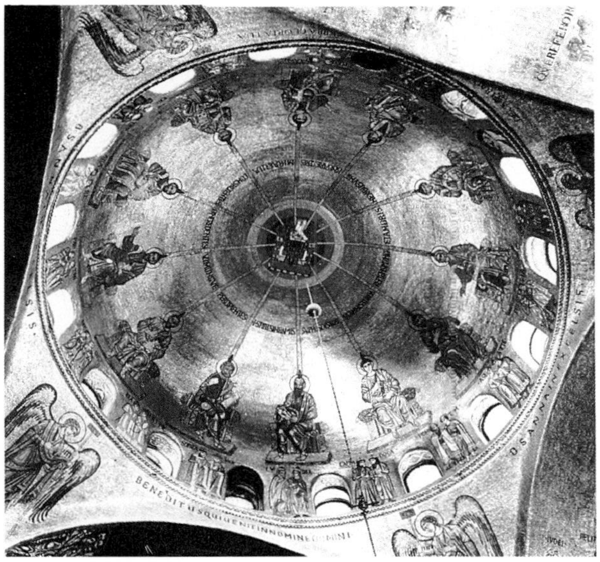

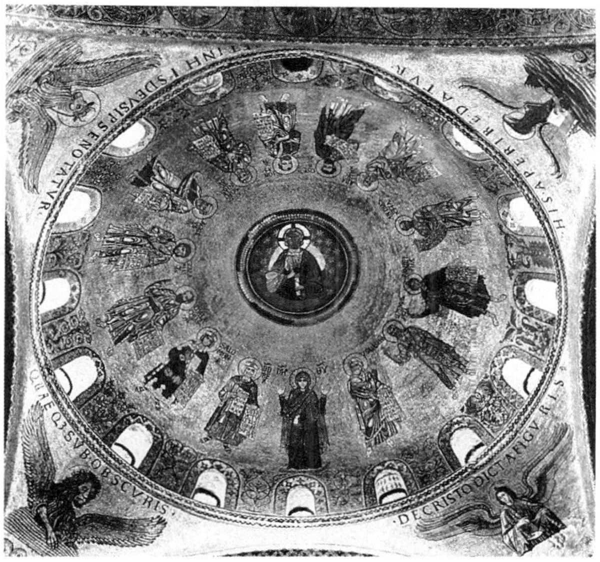

926 VENEDIG. S. MARCO.
Mosaik in der Westkuppel: das Pfingstwunder

927 VENEDIG. S. MARCO.
Mosaik in der Ostkuppel: Christus-Emanuel

der folgenden Jahrhunderte wurden die Fassaden auch mit Elementen der späteren Kunstrichtungen bereichert, die Zeugen der frühen westlichen Kunstrichtungen, von der Gotik bis zur Renaissance wie auch der des 17. Jh. sind, ohne jedoch die ursprüngliche Gestalt der Kirche zu beeinträchtigen, in der sich mittelbyzantinische und frühbyzantinische Stilelemente in vollkommener Weise miteinander verbinden konnten. Der kreuzförmige Grundriß mit fünf Kuppeln ist der gleiche wie bei der ersten Kirche des 9. Jh., die beinahe gleich groß gewesen war und deren Reste allem Anschein nach unter den Hauptpfeilern liegen. Als Vorbild hat also auch diesmal die *Apostelkirche* gedient, eine Wahl, die sich hauptsächlich aus politischen Gründen erklären läßt: bezüglich dieses Rückgriffs auf einen alten architektonischen Typus darf man auch nicht Venedigs Anspruch außer acht lassen, sich als Erbin und Verwalterin einer glorreichen Vergangenheit zu sehen. Von ihrem Vorbild hat die Markuskirche den Grundriß, die Abmessungen und die säulengestützten Emporen übernommen, aber während in der Kirche in Konstantinopel zwei Säulenreihen übereinandergestellt waren, beschränkte man sich in der Markuskirche auf eine. Die Backsteinkuppeln ruhen auf Tambouren, die mit kleinen Fenstern ausgestattet sind. Sie wurden im 13. Jh. unter dem Einfluß der islamischen Kunst höher gebaut und mit Bleikappen überdeckt, denen Laternen aufgesetzt wurden. Das Verhältnis zwischen

928 VENEDIG. S. MARCO.
Hypothetische Rekonstruktion der Basilika des 12. Jh. (nach Ongania, 1892)

929 VENEDIG. S. MARCO.
Hauptfassade

930 VENEDIG. S. MARCO.
Grundriß (nach O. Demus und C. Mango)

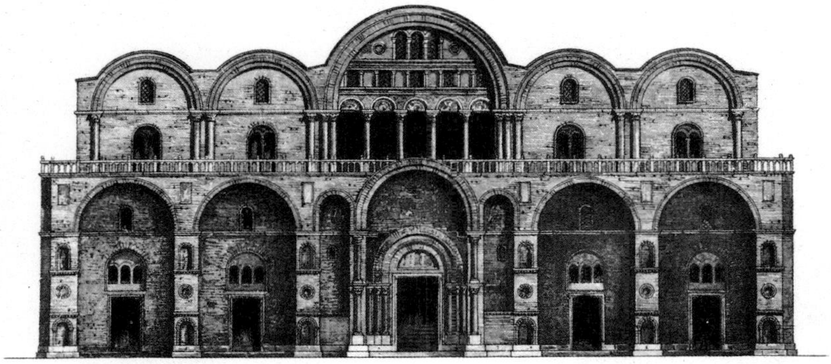

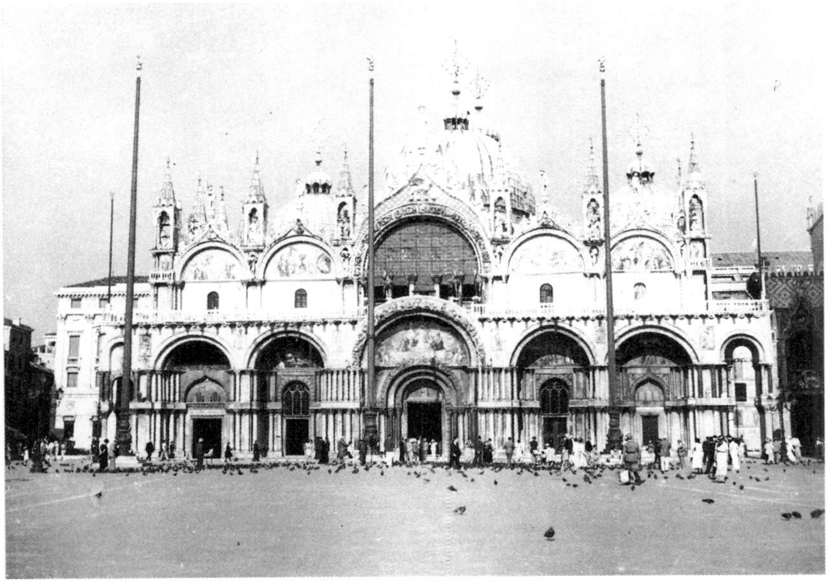

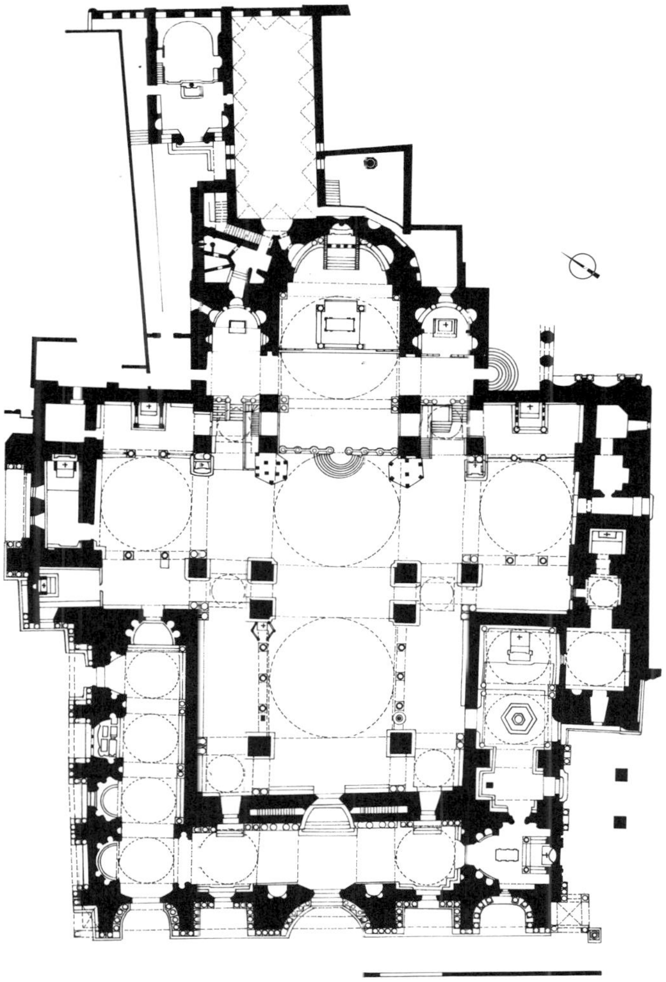

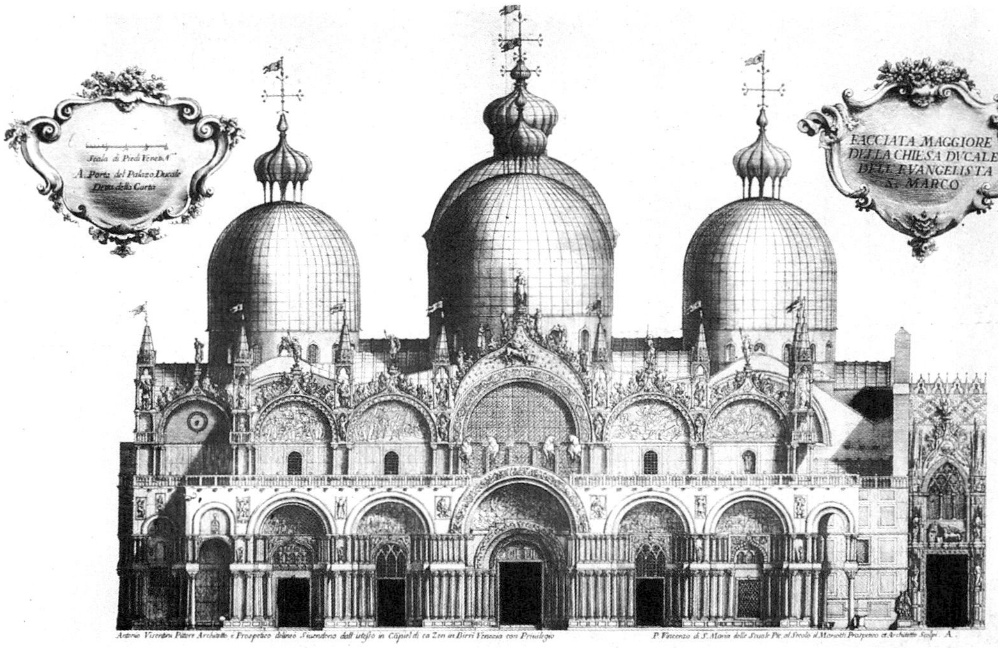

931 VENEDIG. S. MARCO.
Ansicht der Hauptfassade, von Antonio Vicentini (2. Hälfte des 18. Jh.)

Raum und Masse sowie auch die Marmorverkleidung der Wände sind typische Merkmale der justinianischen Zeit. Die byzantinische Architektur dieser Zeit spiegelt sich nichtsdestoweniger auch wider im Dekor der Friese über den Arkaden, in der Ausführung der Gesimse über den Brüstungen, im Marmordekor an den Basen der Hauptpfeiler wie auch in der zweistöckigen Fassade, wo sich Nischen und Arkaden ineinanderfügen, und in der in der gleichen Weise gestalteten Apsis. Der westliche Einfluß fällt besonders bei der aus Norditalien stammenden Bautechnik auf: der Mörtel ist feiner, und die Backsteine sind dicker als diejenigen, die in Byzanz verwendet wurden; außerdem sind diese in den Kuppeln nach westlicher Übung in konzentrischen Lagen vermauert und nicht strahlenförmig, wie es im Osten der Brauch ist. Die Gestaltung der Kapitelle, die teilweise Vorbilder aus dem 6. Jh. wiederaufnehmen, ist wie auch die der Säulenbasen langobardische Arbeit. Der Grundriß selbst scheint sich dem romanischer Basiliken angeglichen zu haben (zum Beispiel in der Verlängerung des Mittelschiffs).

Im Inneren ist der Mosaikdekor vorherrschend: er paßt sich der Architektur an und unterstreicht in einem unaufhörlichen Spiel von Licht und Schatten deren Rhythmus. Er bedeckt die gesamten oberen Raumpartien, während die unteren Teile mit Marmor verkleidet sind. Die alte Ausschmückung aus der Zeit des Dogen Domenico Selvo, die nach den Quellen von Mosaikkünstlern aus Konstantinopel vollendet worden war, ging bei dem Brand im Jahre 1105 verloren. Es sind nur noch zwei Fragmente davon erhalten (an der Südseite eines Pfeilers rechts vom Chor), die zu einer Kreuzigung oder einer Kreuzabnahme gehörten. Die Mosaiken, die heute die Bewunderung der Betrachter erwecken, wurden in der Zeitspanne vom 12. bis zum 14. Jh. ausgeführt, und zwar hauptsächlich während der Amtszeit des Dogen Andrea Dandolo (1343–1354), wenn man von denen aus dem 15. Jh. und aus der Barockzeit absieht, die keine Aussagen über die byzantinische Kunst vermitteln.

Da die Datierung umstritten ist, werden für die hier aufgeführten Zyklen, die zu den bedeutendsten gehören, keine genauen Daten genannt.

Mosaiken des 12. Jahrhunderts

Die hll. Petrus, Markus, Hermagoras, Nikolaus (Apsis) unter dem wahrscheinlich im Jahre 1506 erneuerten Bild Christi; Maria mit dem Kind und die hll. Petrus, Paulus, Lukas und Johannes (Arkaden des halbkreisförmigen Raums beiderseits des vom Narthex ins Kirchenschiff führenden Haupteingangs).

932 VENEDIG. S. MARCO.
Blick in die Kuppeln und Gewölbe

933 VENEDIG. S. MARCO.
Mosaik der Hauptkuppel: Szene aus dem Leben Christi (Ausschnitt)

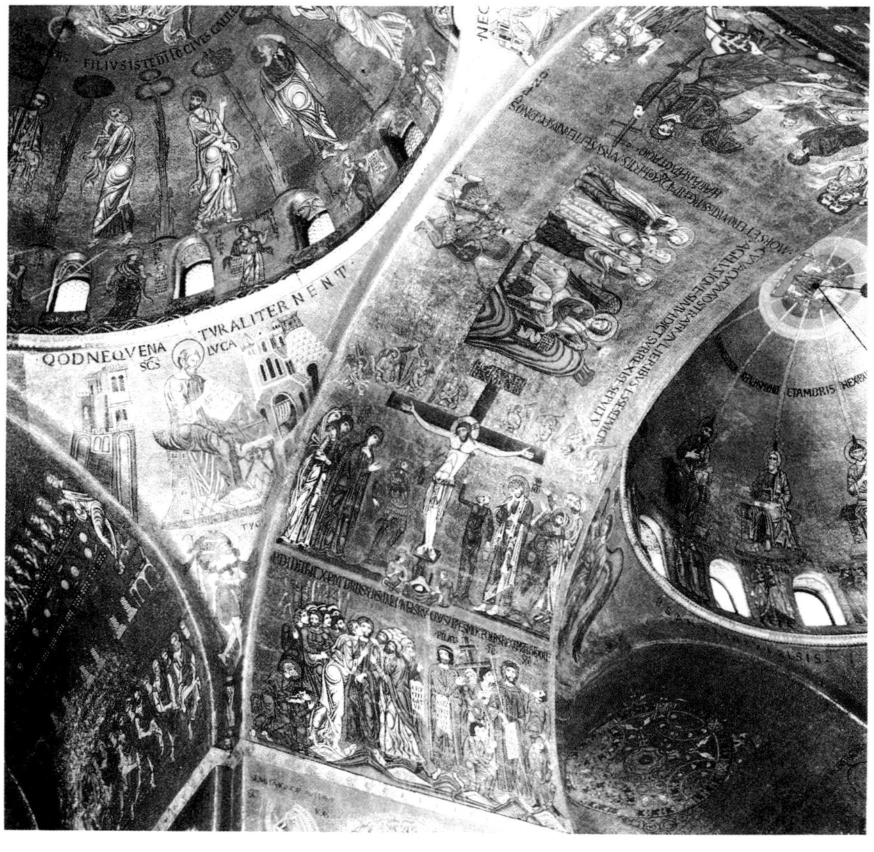

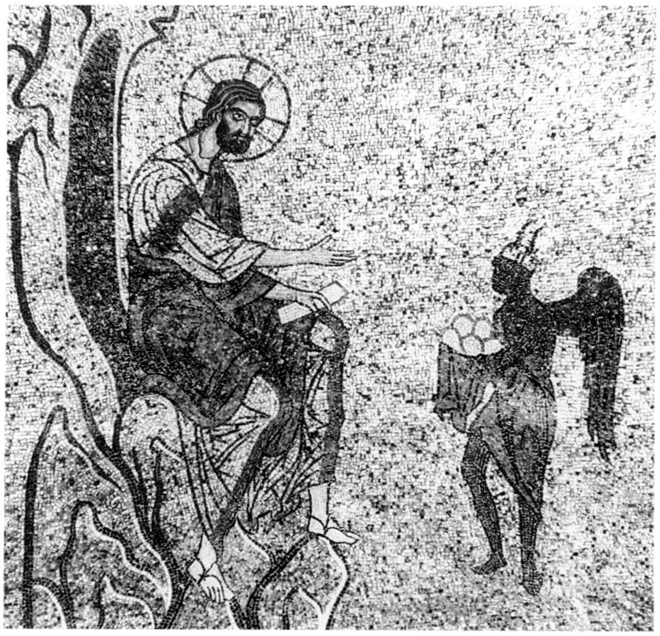

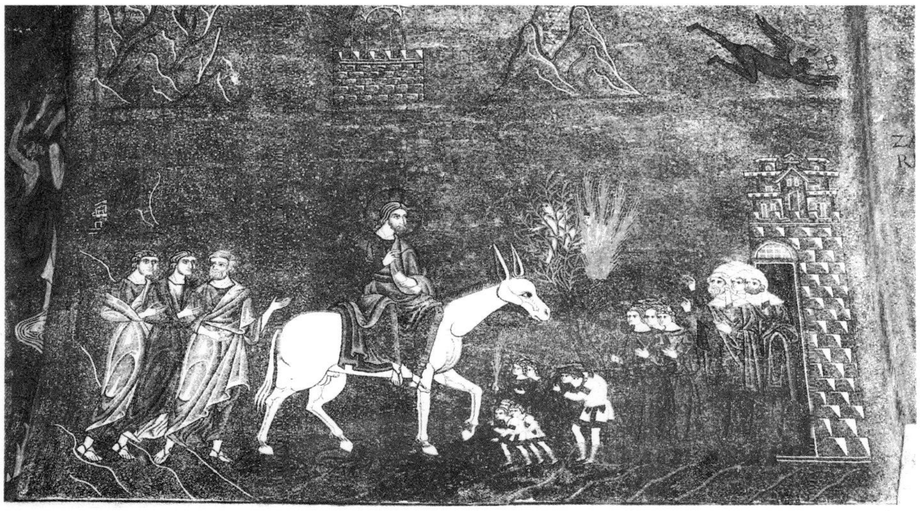

934 VENEDIG. S. MARCO.
Mosaik der Hauptkuppel:
Einzug Christi in Jerusalem (Ausschnitt)

Mosaiken der zweiten Hälfte des 12. bis zum Anfang des 13. Jahrhunderts
Christus-Emanuel (Ostkuppel) mit Symbolen der Evangelisten (Pendentifs); Himmelfahrt (Zentralkuppel), die Sieben Tugenden und die Neun Glückseligkeiten (Fensterpfosten); Pfingstwunder (Westkuppel) mit den Engeln (Pendentifs); Leben des Evangelisten Johannes (Kuppel des Nordarms); die hll. Leonhard, Nikolaus, Klemens und Blasius (Kuppel des Südarms); Szenen aus dem Leben Christi und der Passion (Gewölbe, welche die Zentralkuppel tragen).

Mosaiken des 13. Jahrhunderts
Szenen aus dem Pentateuch (West- und Nordarm des Narthex). Die Dekorierung des Narthex geschah in zwei Etappen: während der einen wurden die drei ersten Kalotten, während der anderen die drei übrigen wie folgt ausgeschmückt: Schöpfung, die Geschichte von Kain und Abel, die Geschichte Noahs (erste Kalotte und die dazugehörende Lünette, um 1220); die Geschichte Abrahams (zweite Kalotte, um 1230); die Geschichte Josephs (dritte Kalotte, um 1230; vierte Kalotte, um 1260–1270; fünfte Kalotte, um 1270–1280); die Geschichte des Mose (sechste Kalotte, um 1280–1290); Szenen, die sich auf die Reliquien des hl. Markus beziehen (Fassade und Südtransept, um 1270); Szenen aus dem Leben des hl. Markus (Zeno-Kapelle, um 1270).

Mosaiken des 14. Jahrhunderts
Das *Baptisterium* wurde 1343–1354, die *Isidor-Kapelle* um 1355 ausgeschmückt. Die politische Lage begünstigte, wie die Urkunden berichten, das Wirken byzantinischer Künstler in Venedig, zu denen sich bald einheimische Schüler in die Lehre begaben. Das ermöglichte eine Beziehung zwischen der venezianischen Kunst und Kultur, die ihren Ursprung in Ravenna hatte, und der byzantinischen Kunst, deren Einflüsse im Laufe der Zeit sehr unterschiedlichen Charakters waren und allmählich mit den Stilelementen der westlich-abendländischen Kunst verschmolzen sind. Die Mitarbeit von Künstlern unterschiedlicher Herkunft und Ausbildung erklärt hinreichend die Mannigfaltigkeit im Stil und in den verschiedenen ikonographischen Richtungen, doch besteht in allem ein einheitliches Gestaltungsprinzip.

Wie schon bei der Architektur ist auch in der Ikonographie eine Rückwendung zur Vergangenheit des Ostens feststellbar: so hat beispielsweise eine illuminierte Handschrift aus dem 5.–6. Jh. (British Museum, Cotton Bible) die Vorlage für die Szenen aus der Genesis im Narthex abgegeben.

Die Markuskirche gibt uns auch die Möglichkeit, hervorragende Werke der byzantinischen Kunst aus Konstantinopel zu bewundern. Hier sind die Bronzepferde, die aus dem Hippodrom der Hauptstadt stammen, und die Tetrarchengruppe zu erwähnen. Das sogenannte *Klemens-Tor* (3,02 × 1,62 m), das im Jahre 1080 für einen anonymen Stifter in Konstantinopel ausgeführt wurde, besteht aus achtundzwanzig Tafeln, auf denen jeweils ein Heiliger, dessen Name auf griechisch danebensteht, in einer Ädikula dargestellt ist. Das mittlere Tor der Säulenhalle, das von Leo da Molino, einem reichen Kaufmann, der Beziehungen zum Osten hatte und um 1138 gestorben ist, gestiftet wurde, ist viel größer (4,51 × 2,75 m): es setzt sich aus achtundvierzig Tafeln zusammen, die mit lateinischen Inschriften versehen sind. Aufgrund einer genauen Untersuchung der angewandten Technik scheint dieses Werk venezianischen Ursprungs zu sein. Das bekannteste Kunstwerk von S. Marco ist ohne Zweifel die *Pala d'oro,* eine Altartafel aus Gold- und Silberplatten sowie Zellenschmelz. Sie wurde vom Dogen Ordelaffo Falier (1102–1118) in Konstantinopel in Auftrag gegeben. Sie ist mehrmals umgearbeitet worden, vor allem 1209 unter dem Dogen Pietro Zani, und dabei wurden im oberen Teil sechs weitere Platten (mit den letzten Großen Kirchenfesten) hinzugefügt, wahrscheinlich aber auch Bestandteile einer früheren Pala, die der Doge Pietro II. Orseolo (991–1009) Ende des 10. Jh. aus der Hauptstadt hatte kommen lassen, mitverwendet. Im Jahre 1345 wurde sie unter dem Dogen Andrea Dandolo restauriert und mit der heutigen Umrahmung versehen. Die mittlere Bildplatte stammt aus der Zeit des Ordelaffo Falier: über dem Christus Pantokrator steht der Etimasia-Thron, darunter ist Maria abgebildet. Sie war früher von den Bildnissen Alexios' I. Komnenos (1081–1118) und seiner Gemahlin Eirene umgeben, aber nach der Eroberung Konstantinopels 1204 wurde das Bild des Kaisers durch eine Platte mit Ordelaffo Falier ersetzt.

Die Schatzkammer birgt eine große Zahl an Werken von außerordentlicher Qualität, z. B. folgende Stücke: die sogenannte Votivkrone Leons VI. des Weisen aus vergoldetem Silber, eine Glasschale mit aufgemalten Emaillefiguren, Hostienteller aus Alabaster mit einem emaillierten Christusmedaillon sowie mehrere Kelche mit Emaildekor, Ikonen in Gold oder vergoldetem Silber und Buchdeckel.

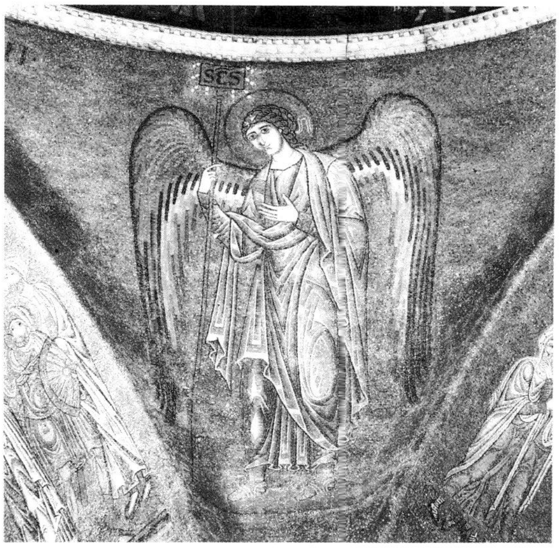

935 VENEDIG. S. MARCO.
Mosaik an einem Pendentif der Westkuppel: Engel

SERBIEN UND NORDMAKEDONIEN *(Jugoslawien)*

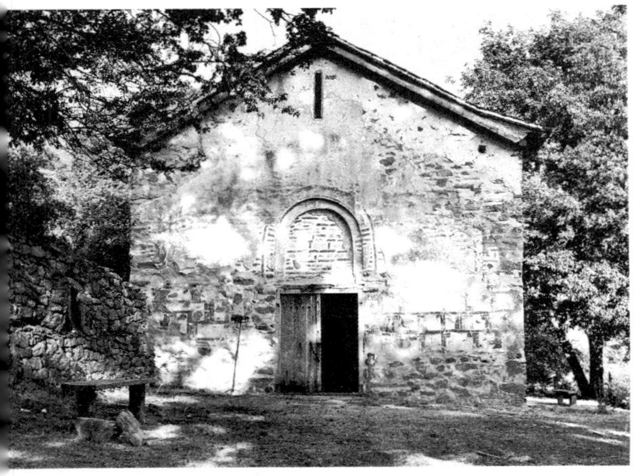

936 KURBINOVO. GEORGS-KIRCHE.
Eingangsseite

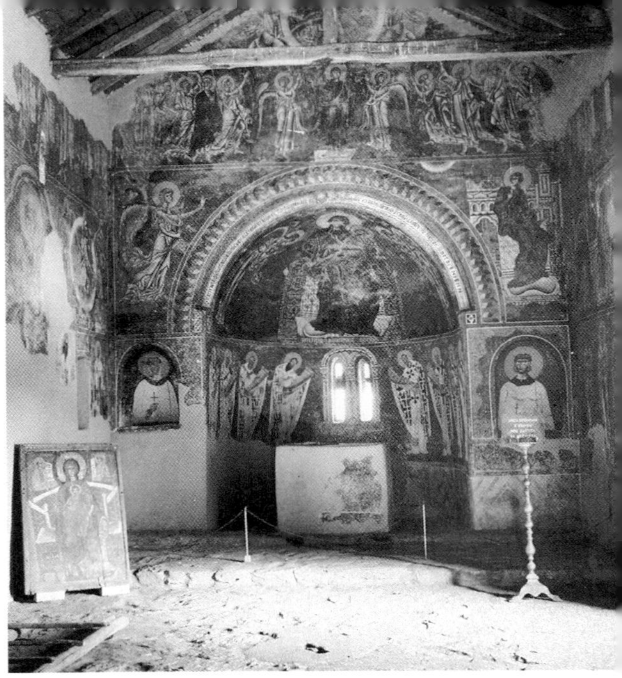

937 KURBINOVO. GEORGS-KIRCHE.
Fresken der Stirnwand und der Apsis

KURBINOVO

DIE GEORGS-KIRCHE

Aufgrund einer Inschrift können die Fresken in der *Georgs-Kirche* ins Jahr 1191 datiert werden. Der Dekor geht von der Apsis aus und zeigt folgende Bildinhalte: die thronende Maria, die von Engeln umgeben ist, dann Kirchenväter, das Niederlegen des toten Christus auf den Altar, an den Seiten des Triumphbogens den Erzengel Gabriel und Maria, in den Nischen des Diakonikons und der Prothesis Diakone. Die Wände sind in drei Zonen eingeteilt: in der oberen erkennt man die Propheten, Szenen aus dem Marienleben und dem Leben Christi und verschiedene Heilige. Die Fresken zeugen von einem betont manieristischen Stil, der mittels der linearen Stilisierung der Komnenen-Zeit erreicht wurde.

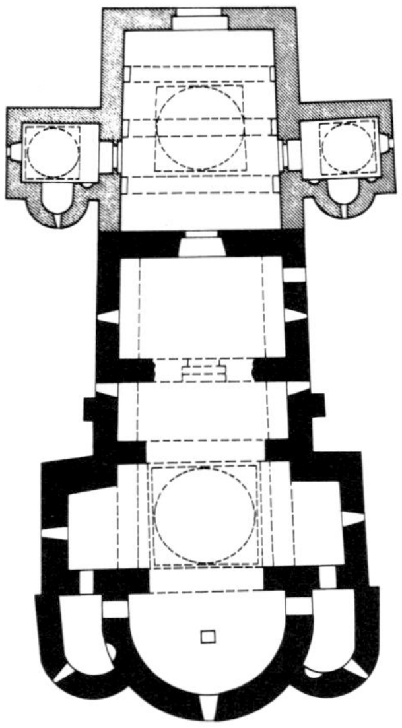

MILEŠEVO

DIE HIMMELFAHRTSKIRCHE

Die Klosterkirche von Mileševo, die der Himmelfahrt Christi geweiht ist, liegt in der Nähe von Prijepolie. Sie wurde von König Wladislaw I. (1234–1243) erbaut. Als Entstehungszeit der Ausschmückung wurde lange die Zeit zwischen 1234 und 1236 oder zwischen 1228 und 1234 angenommen. Neuerdings wurde eine Datierung in die Zeit vor 1228 vorgeschlagen.

Die Malereien der Kirche und ihres Narthex stammen ungefähr aus dem Jahre 1230, während die des Exonarthex (Szenen aus dem Jüngsten Gericht) etwa in den fünfziger Jahren des 13. Jh. vollendet wurden. Im 16. Jh. wurden die oberen Teile des Gebäudes mit ihren Malereien einer Renovierung unterzogen, während man im 17. Jh. andere

938 MILEŠEVO. HIMMELFAHRTSKIRCHE.
Grundriß (nach Deroko, R. Hamann-MacLean und H. Hallensleben)

939 MILEŠEVO. HIMMELFAHRTSKIRCHE.
Ostseite

940 MILEŠEVO. HIMMELFAHRTSKIRCHE.
Fresko: Jüngstes Gericht (Ausschnitt)

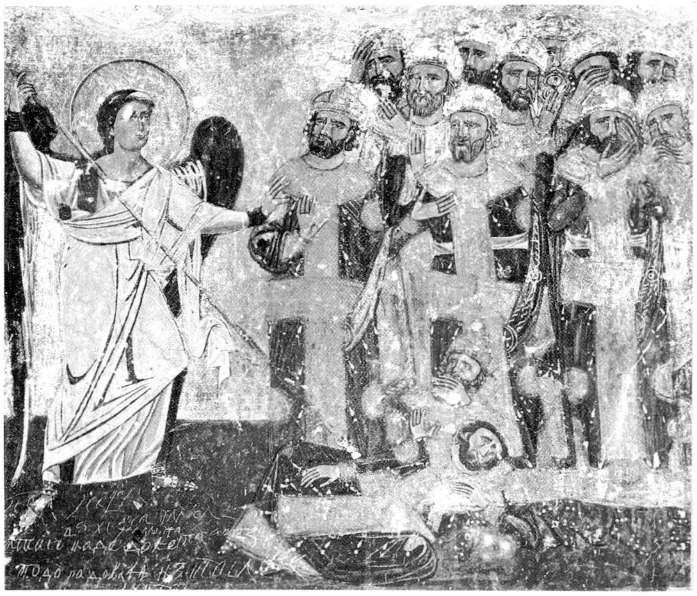

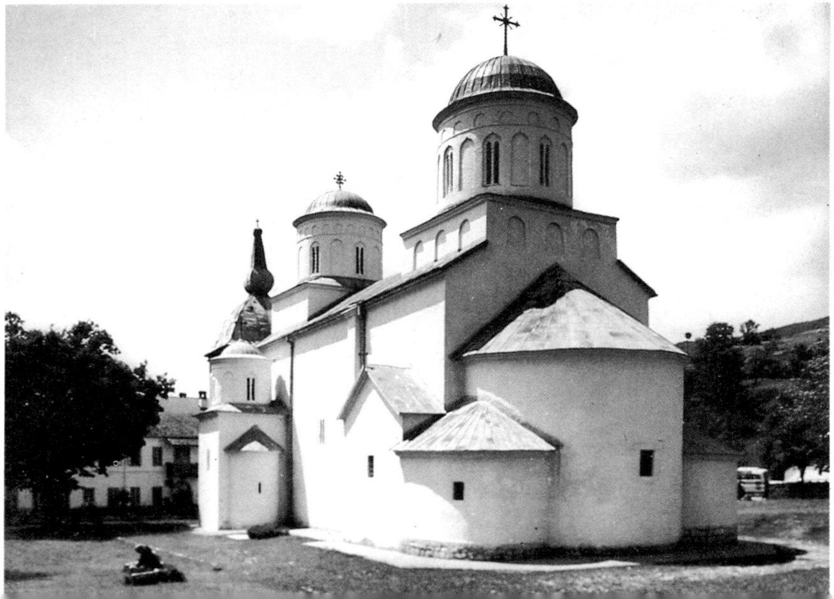

Fresken an den Pfeilern und im Diakonikon neu malte. Der Dekor zeigt Bischöfe und Patriarchen (Apsis) sowie Heilige, dazu Szenen aus den Evangelien und wie der Stifter, der von Maria eingeführt wird, Christus das Modell der Kirche darbietet (Naos). Von den Malereien in der Kuppel sind nur noch Fragmente der Evangelisten (Pendentifs) erhalten. Der Narthex wird von Szenen aus der Passion Christi, von Heiligen, sieben der Nemanjiden-Herrscher sowie vom hl. Konstantin und der hl. Helena eingenommen.

Die Malereien von Mileševo, die sich gegen einen Goldgrund abheben, sind als Nachahmung frühchristlicher Mosaiken, besonders jener in Thessaloniki, zu sehen. Der byzantinische Einfluß offenbart sich in einer vorherrschend klassischen Gesinnung und einer ausgeprägten Neigung zum Realismus. Die Mitarbeit talentierter Künstler griechischer Herkunft kann wahrscheinlich auch dadurch als bewiesen gelten, daß in den Inschriften, die neben den drei Heiligen angebracht sind, bei den Abkürzungen der jeweiligen Namen – Georg, Demetrios und Theodoros – die griechische Sprache verwendet wurde.

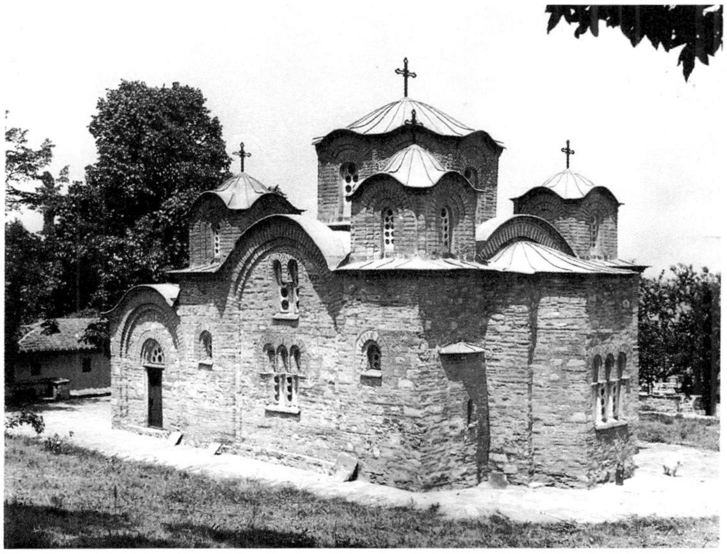

941 NEREZI. PANTELEIMON-KIRCHE. *Nordostseite*

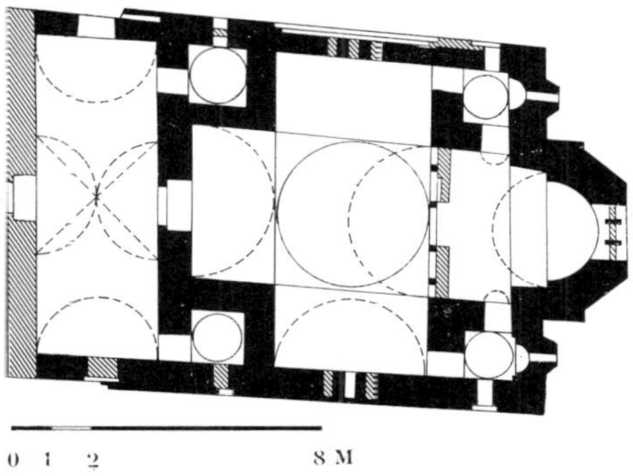

942 NEREZI. PANTELEIMON-KIRCHE. *Grundriß (nach G. Bosković, R. Hamann-MacLean und H. Hallensleben)*

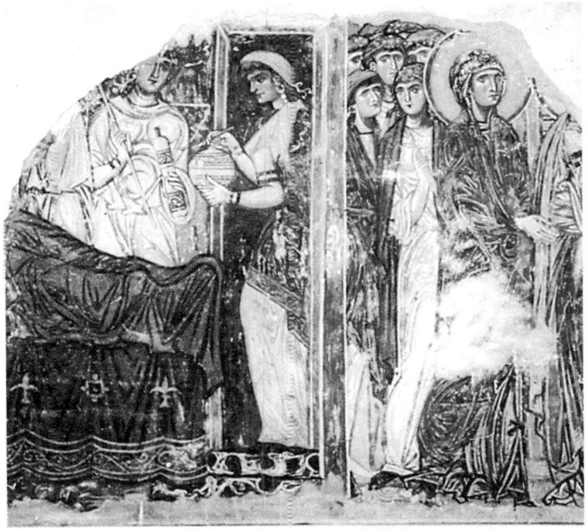

943 NEREZI. PANTELEIMON-KIRCHE. *Fresko: Geburt Mariens (Ausschnitt)*

NEREZI

DIE PANTELEIMON-KIRCHE

Die Kirche des Panteleimon-Klosters in der Nähe von Skopje wurde 1164 vom Fürsten Alexios Komnenos errichtet, wie aus einer griechischen Inschrift über dem Eingang zum Narthex hervorgeht.

In der Architektur ist ein gewisser provinzieller Konservatismus (z. B. bei den Eckfeldern des Grundrisses, die noch durch Mauern vom Kirchenschiff abgetrennt werden) unverkennbar, zugleich tritt in diesem Bau insgesamt eine Geschmacksrichtung zu Tage, die so zu dieser Zeit in Konstantinopel nicht vorhanden war (z. B. das horizontal verlaufende Gesims am Mitteltambour, die dreieckigen Giebelfelder der vier Ecktamboure und des Nord- und Südarms der kreuzförmigen Kirche sowie die dreiflächige Apsisaußenmauer ohne schmückende Arkaden). Die außerordentliche Qualität der Fresken im Inneren der Kirche läßt sich zweifellos durch Mitarbeit aus Konstantinopel zugezogener Künstler erklären.

Der Dekor entfaltet sich im Kirchenraum wie folgt: zunächst in der Apsis (Abendmahl, Heilige, Etimasia), dann in den Konchen des Diakonikons (Brustbild Johannes' des Täufers) und der Prothesis (Brustbild der Maria Orans), weiter an den Seiten des Templon (Maria mit dem Kind und der hl. Panteleimon) an den Wänden entlang (in drei Zonen; Gestalten verschiedener Heiliger und Szenen aus den Evangelien, von denen einige besonders bemerkenswert sind: die Geburt Mariens, die Darstellung Mariä im Tempel, die Verklärung, die Kreuzabnahme und die Grablegung oder Beweinung Christi) und schließlich im Narthex (früher mit Szenen aus dem Leben des hl. Panteleimon ausgeschmückt), während in den Seitenkapellen noch Heilige, der Pantokrator und Christus als Hoherpriester zu sehen sind. Dieser Bildkomplex, ein wahres Meisterwerk der byzantinischen Malerei in Makedonien, vermittelt mit seinem Linearismus und seinem Streben nach Realismus den Eindruck vollendetster Verwirklichung der künstlerischen Strömungen am Ende der Komnenen-Zeit.

OHRID

DIE KLEMENS-KIRCHE

Diese Kirche, die ursprünglich der Maria Peribleptos geweiht war, wurde 1295 von dem Großheteriarchen Progonos Sgouros, einem hohen byzantinischen Würdenträger (wie ihn die Weihinschrift kennzeichnet), unter Andronikos II. errichtet. Zu dieser Zeit gehörte die Stadt Ohrid, die im Jahre 1334 von den Serben erobert wurde, noch zum Byzantinischen Reich, und somit nimmt die Kirche in Architektur und Ausschmückung den ihr gebührenden Platz in der byzantinischen Welt ein. An den Außenmauern der Kirche kann man die dekorativen Friese, die in vertieftem

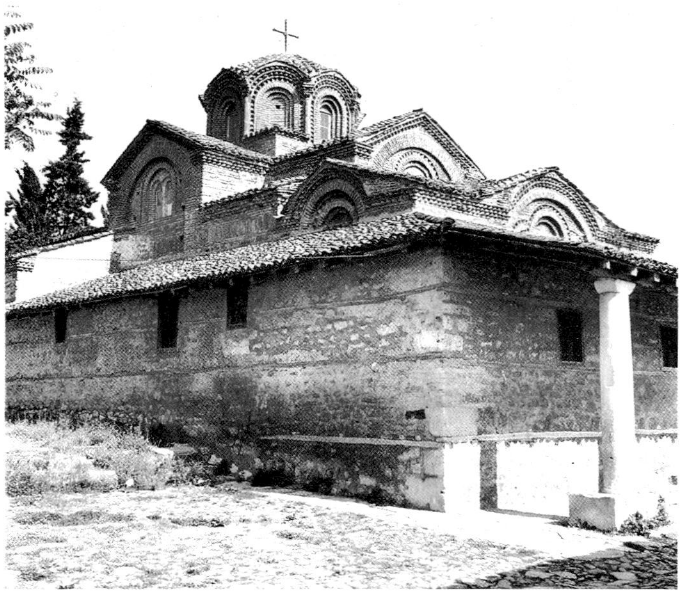

944 OHRID. KLEMENS-KIRCHE.
Außenansicht

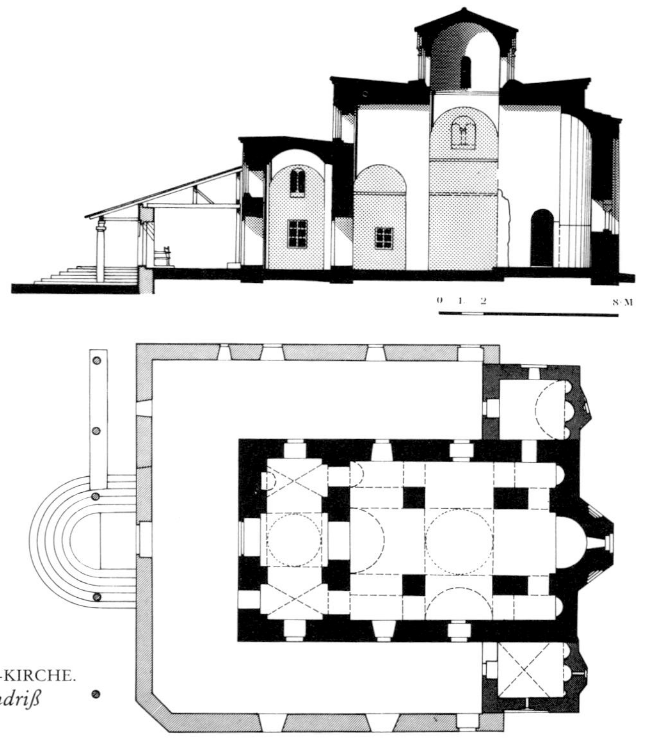

945 OHRID. KLEMENS-KIRCHE.
Längsschnitt und Grundriß (nach G. Bosković)

Relief gearbeitet sind, und das Gefüge der gleichartig verzierten Nischen bewundern. Im Inneren fallen die schönen Fresken, ein Werk des Michael und des Eutychios, deren Signaturen auf griechisch beigefügt sind, besonders auf, wo deutlich der Versuch gemacht wird, die Formen plastisch wiederzugeben. Sie bedecken die Apsis (Maria Orans, Apostelkommunion, Heilige) und die Konche (Brustbild des hl. Johannes), die Prothesis (unter anderem das Mahl zu Emmaus, die letzten Szenen aus dem Marienzyklus, die Vision des hl. Petrus von Alexandreia), das Diakonikon (Leben des Vorläufers Johannes), den Naos (drei Zonen: Heilige, Marienleben, Passionszyklus), die Gewölbe (Zyklus der Großen Kirchenfeste, Wunder und Gleichnisse Christi), die Kuppel (Pantokrator) und den Narthex (Heilige, symbolische Szenen, Szenen aus dem Alten Testament).

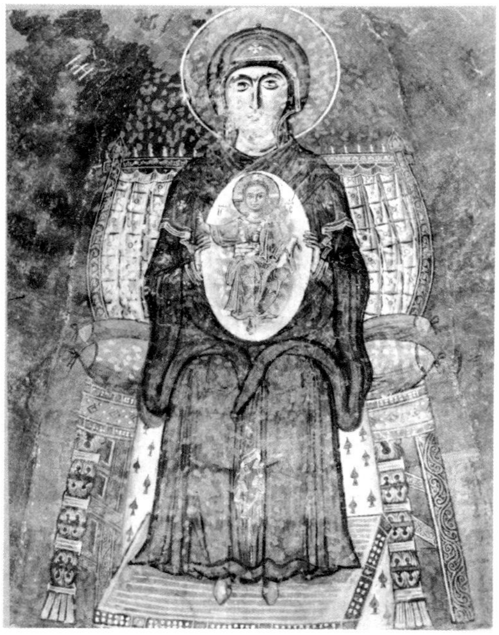

946 OHRID. HAGIA SOPHIA.
Fresko in der Apsiskonche: Maria mit dem Kind

HAGIA SOPHIA

Die wahrscheinlich Ende des 9. Jh. erbaute Kirche der Göttlichen Weisheit wurde zwischen 1035 und 1056 vom Erzbischof Leon wiederaufgebaut. Im 12. Jh. wurden zwei Kapellen angefügt, eine weitere im 14. Jh. unter Erzbischof Gregorios I., der auch die Kirche durch einen Exonarthex mit Emporen und zwei Kuppeln erweitern ließ. Mit Fresken aus dem 11. und 12. Jh. sind Chor und Mittelschiff ausgestattet (jedoch findet man auch unter den Gewölben des Exonarthex Malereien aus dem 13. Jh.), wo nachstehende Themen behandelt werden: Szenen aus dem Alten Testament, die Basileios-Liturgie und die Erscheinung Christi vor dem Apostel Johannes (diese beiden Themen sind selten), die Apostelkommunion und, was besonders interessant ist, eine Bildnisreihe der heiligen Patriarchen von Konstantinopel, der heiligen römischen Päpste und der Patriarchen von Alexandreia, Antiocheia und Jerusalem (Chor). Man mag sich in diesem Zusammenhang vergegenwärtigen, daß Ohrid damals, nachdem es im Jahre 1016 von Basileios II. den Bulgaren wieder entrissen worden war, gerade zum Sitz eines dem Kaiser unmittelbar unterstellten selbständigen Erzbistums geworden war. Das ikonographische Programm der Malereien aus dem 11. Jh. ist leicht zu verstehen, wenn man sich daran erinnert, daß Erzbischof Leon den Patriarchen Michael Kerullarios in seiner Polemik gegen Papst Leo IX. unterstützt hat: aus dem Grund bringt der Dekor des Chorhaupts die politische und geistige Autorität Konstantinopels über Ohrid in Erinnerung und zeigt zugleich, daß die selbständigen Erzbischöfe der Stadt für das wiedergewonnene Gebiet die gleiche Rolle spielten wie ehedem die Patriarchen von Konstantinopel, deren Erben sie für ihren Bereich waren; gleichzeitig besagte dieses Bildprogramm, daß Leon der Verwalter der wahren Lehre war, wie sie die sieben ökumenischen Konzilien festgelegt hatten.

Zwischen 1347 und 1350 wurde die dem hl. Johannes dem Täufer geweihte Kapelle im oberen Geschoß des Narthex ausgeschmückt. Dieser Dekor enthält unter anderem Szenen aus dem Zyklus der Großen Kirchenfeste, Geburt

947 OHRID. HAGIA SOPHIA.
Ansicht des Narthex

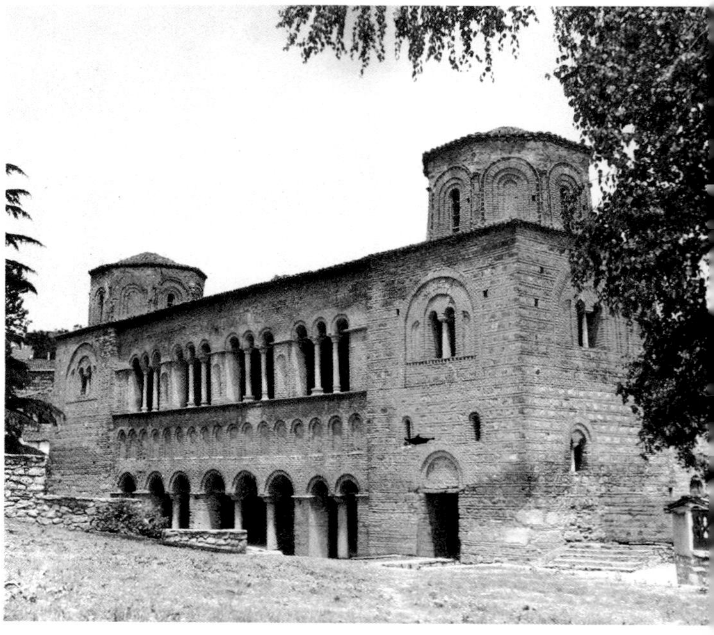

948 OHRID. HAGIA SOPHIA.
Grundriß (nach G. Bosković)

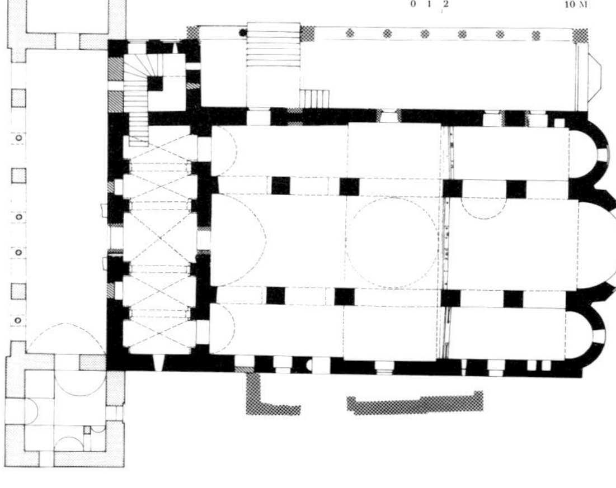

und Tod des Vorläufers Christi, die Brustbilder des Stifters Johannes Olivier und seiner Familie und das des Erzbischofs Nikolaus (diese Personen sind ganz auf Johannes den Täufer, der mit Flügeln versehen ist, ausgerichtet).

Andere Teile des Dekors im oberen Geschoß des Narthex stammen aus dem 14. Jahrhundert. Einer der Maler, der an diesem Werk gearbeitet hat, hat uns seinen Namenszug hinterlassen: Johannes Theorianos. Das Jüngste Gericht, Szenen, die von den Texten der Messe für Sterbende angeregt wurden, die Illustration der Predigt des Johannes von Damaskus über den Tod Mariens vervollständigen die bildliche Ausgestaltung dieser Kirche.

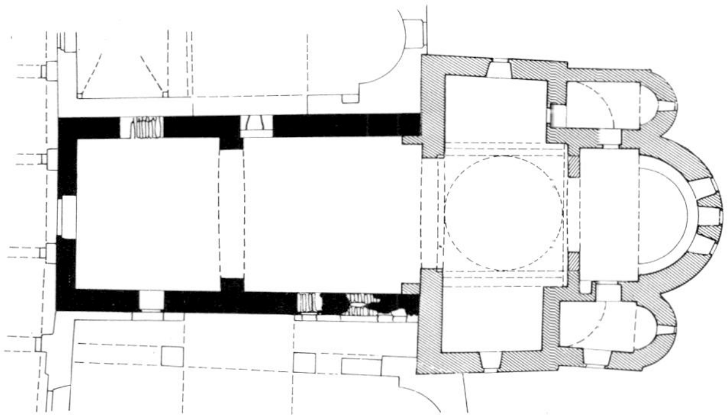

949 PEĆ. PATRIARCHATSKIRCHEN.
Grundriß der Apostelkirche
(nach Deroko, R. Hamann-MacLean und H. Hallensleben)

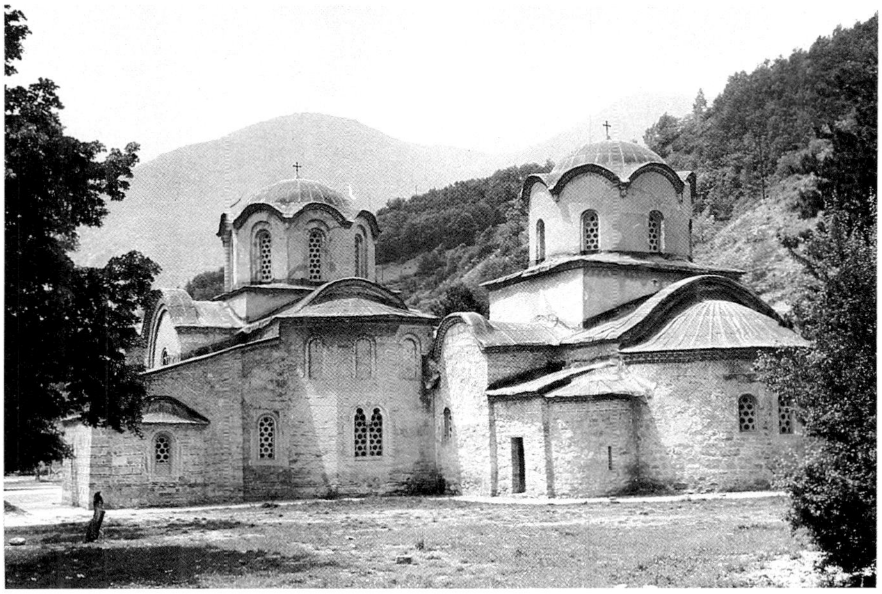

950 PEĆ.
PATRIARCHATSKIRCHEN.
Gesamtansicht

951 PEĆ. PATRIARCHATSKIRCHEN.
Fassade (Ausschnitt)

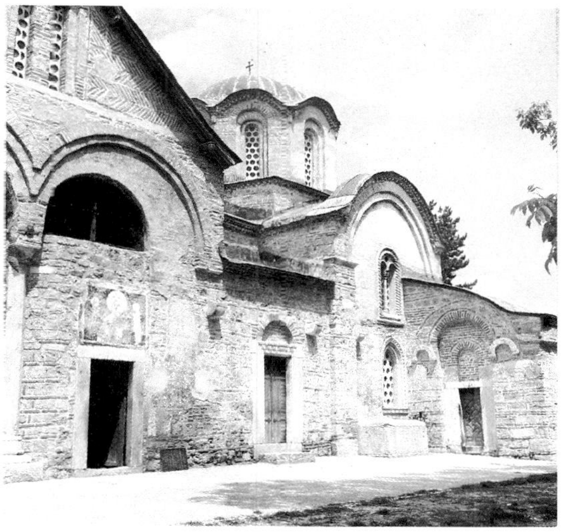

PEĆ

DIE PATRIARCHATSKIRCHEN

Das Kloster war der Sitz des Erzbischofs und des serbischen Patriarchen. Der Gebäudekomplex umfaßt drei Kirchen mit einem Narthex, eine kleinere Kapelle und Gebäude, die den Mönchen als Wohnungen dienten

DIE APOSTELKIRCHE

Die Kirche wurde sehr wahrscheinlich zwischen 1120 und 1130 erbaut, während die Fresken etwa im zweiten Viertel des 13. Jh. gemalt wurden. Sie schmücken das Bema und die oberen Teile des Ostjochs des Naos; u. a. sind folgende Themen dargestellt: Szenen aus den Evangelien und aus dem Alten Testament, Heilige und Patriarchen sowie der Alte der Tage.

Andere Malereien aus dem 14. Jh., welche die vorigen zum Teil überdecken (diese scheinen jedoch unbeschädigt zu sein), füllen alle anderen Teile des Naos; u. a. sind zu sehen: Bildnisse der Nemanjiden, ein thematisch stark aufgegliederter Passionszyklus und ein unvollständiger Zyklus über den Akathistoshymnus. Ein weiterer Teil dieser Fresken besteht aus einer dritten Malereischicht aus dem 16. und 17. Jh.; dieser Teil umfaßt vor allem Passionsszenen, Bildnisse der Nemanjiden und eine Szene, die den Tod Savas II. darstellt.

DIE DEMETRIOS-KIRCHE

Die Kirche wurde zwischen 1316 und 1324 erbaut. Die ältesten Malereien stammen aus der Zeit zwischen 1338 und 1346. Der Dekor entfaltet sich im Sanktuarium (u. a. Maria und ihre Darstellung im Tempel, die Höllenfahrt Christi, die Vision des hl. Petrus von Alexandreia) und im Naos (Passionszyklus, einige der Großen Kirchenfeste, die beiden ersten ökumenischen Konzilien und die beiden Nationalkonzilien unter der Leitung des hl. Sava von Serbien und Stephan Nemanjas). In der Apsis ist in griechischer Schrift die Signatur eines der bedeutendsten Künstler, des Malers Jovan, zu erkennen.

DIE HODEGETRIA-KIRCHE

Das Gebäude wurde von Erzbischof Danilo II. zwischen 1324 und 1337 errichtet und gegen 1330 mit der Apostelkirche verbunden. Der Narthex, der die drei Patriarchatskirchen miteinander verbindet, stammt aus der gleichen Zeit. Er war ursprünglich als Atrium gestaltet und wurde erst gegen 1560 geschlossen. Seine Ausschmückung erfolgte im 14. und 17. Jh. und bietet u. a. folgende Bildinhalte: Maria als Quelle des Lebens, Maria Lactans, Stammbaum der Nemanjiden. Die Fresken in der Kirche wurden größtenteils zu Lebzeiten des Gründers, des Erzbischofs Danilo II., gemalt, der hier selbst dreimal dargestellt ist. Des weiteren sind Szenen aus dem Auferstehungszyklus, aus einem anderen Zyklus zum Thema Anna und Joachim, das Pfingstwunder und die Himmelfahrt dargestellt. Folgende Bildzyklen, die ebenfalls zum ursprünglichen Dekor gehören, schmücken die Seitenschiffe: Szenen aus dem Leben des hl. Arsenius (Nordkapelle) und Szenen aus dem Leben des Vorläufers Johannes (Südkapelle). Die Kuppel schmückt eine Darstellung des Pantokrators, im Naos hingegen kann man je einen Zyklus der Großen Kirchenfeste, der Passion und der Auferstehung bewundern. Dieses letzte Thema ist ausführlicher entfaltet, als es gewöhnlich der Fall ist.

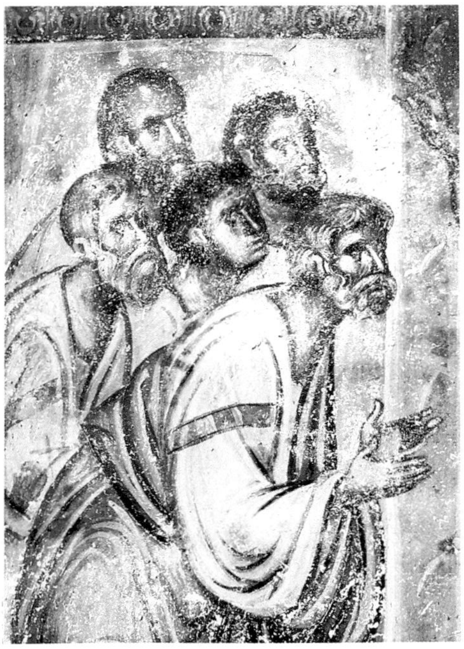

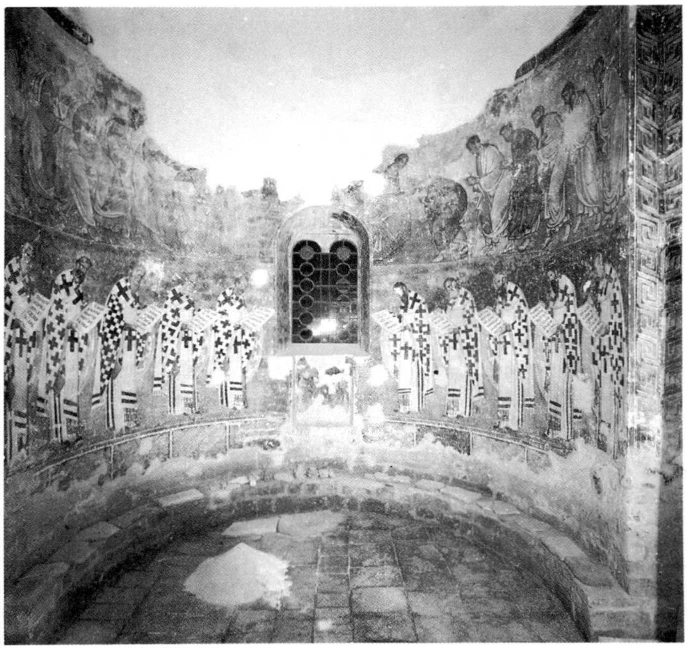

952 SOPOČANI. DREIFALTIGKEITSKIRCHE.
Fresko: Marientod (Ausschnitt)

953 SOPOČANI. DREIFALTIGKEITSKIRCHE.
Fresko in der Apsis

SOPOČANI

DIE DREIFALTIGKEITSKIRCHE

Diese Kirche, die in der Nähe von Novi Pazar an der Raška liegt, wurde von Stephan Urosch I. gebaut. Sie war als königliches Mausoleum angelegt und barg die sterblichen Überreste Stephans des Erstgekrönten, seiner Gemahlin, des Bischofs Joanikije, Uroschs selbst und eines Sohnes des Vuk (Narthex). Die Baudaten sind nicht genau bekannt, und auch hinsichtlich der Datierung der Ausschmückung gibt es keine volle Sicherheit, obwohl angenommen wird, daß sie gegen 1265–1270 abgeschlossen war. Der Exonarthex, der vor 1338 angebaut wurde, erhielt um 1346 seinen Dekor. Das ikonographische Programm der Kirche ist auffallend vielseitig: Pfingstwunder, Apostelkommunion, Lamm Gottes (Apsis); Szenen aus der Passion Christi (Sanktuarium); Szenen aus der Kindheit Mariens (Prothesis), alle Ende 13. Jh.; Deesis, Mandylion (Schweißtuchbild), Geburt und Bischofsweihe des hl. Nikolaus (Diakonikon: Georgs-Kapelle, Ende 13. Jh.); die Vierzig Martyrer von Sebaste, die Gastfreundschaft Abrahams, die Taufe Christi (Transept); Szenen aus dem Zyklus der Großen Kirchenfeste, Bildnisse der Nemanjiden, Marientod (Süd- und Nordmauer des Schiffs). Zwischen 1370 und 1375 wurden die unteren Bildzonen im südwestlichen Teil des Schiffs ausgebessert. Besonders erwähnenswert sind der Zyklus der Josephsgeschichte und die sieben ökumenischen Konzilien (Narthex); die Szenen aus dem Leben des hl. Stephan (Nordkapelle); die Szenen aus dem Leben Simeon Nemanjas (Südkapelle). Diese Fresken sind Ausdruck höchsten Kunstschaffens in dieser Epoche: der Betrachter ist überwältigt von der Harmonie der Farben wie der Bildkompositionen, von der Fülle und vom gut herausgearbeiteten Faltenwurf der Gewänder, von der Entfaltung und Verteilung der Freskenzyklen im architektonischen Raum, vor allem aber beeindrucken ihn das Aufgreifen antiker Vorbilder nach Idee und Ausführung und das Gespür für alle Möglichkeiten, die sichtbare Welt darzustellen.

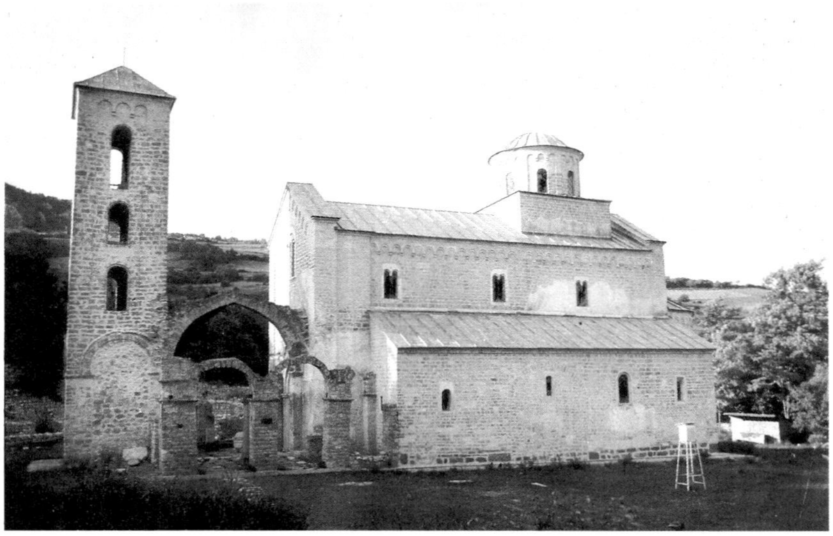

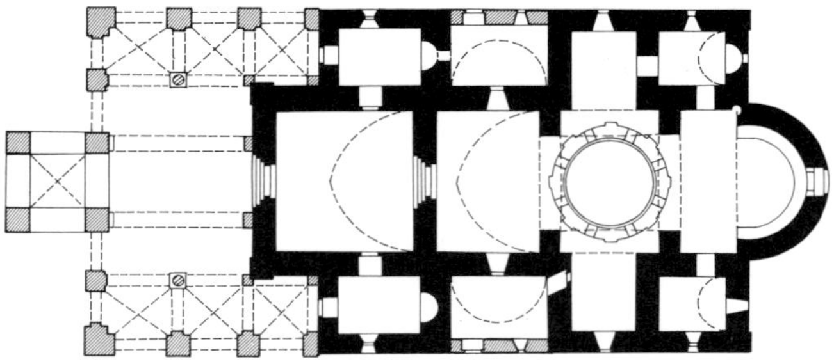

954 SOPOČANI. DREIFALTIGKEITSKIRCHE.
Grundriß
(nach Deroko, R. Hamann-MacLean und H. Hallensleben)

955 SOPOČANI. DREIFALTIGKEITSKIRCHE.
Ansicht der Südwestseite

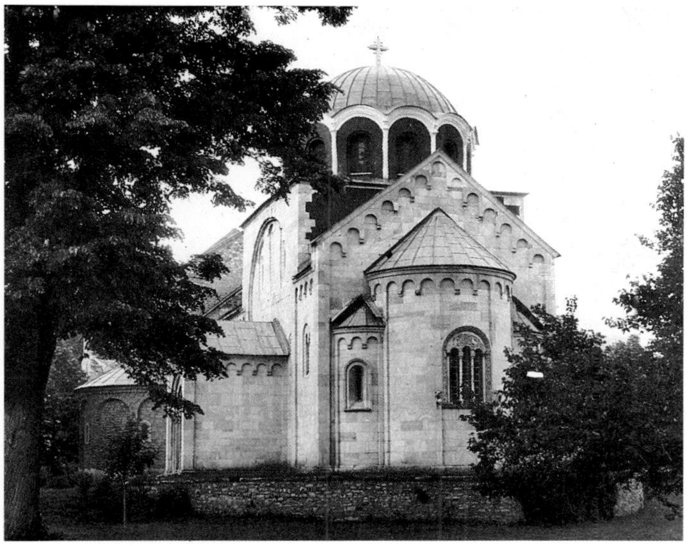

956 STUDENICA. MARIENKIRCHE. *Ansicht der Ostseite*

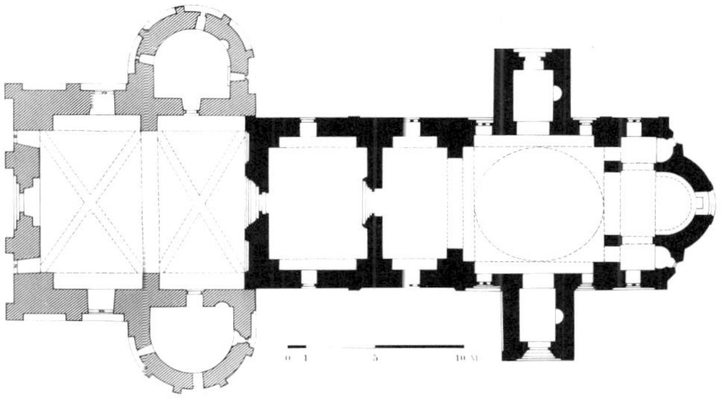

957 STUDENICA. MARIENKIRCHE. *Grundriß (nach V. Korač)*

958 STUDENICA. MARIENKIRCHE. *Fresko: Maria mit dem Kind (Ausschnitt)*

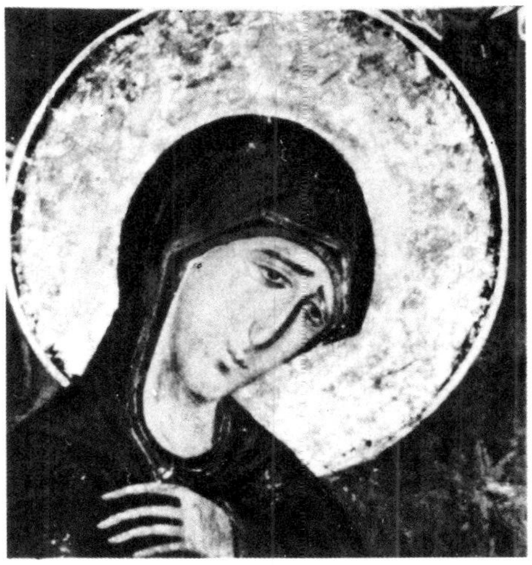

STUDENICA

DIE MARIENKIRCHE

Diese Kirche wurde zwischen 1183 und 1196 von Stephan Nemanja gegründet. Sie hat den Grundriß einer einschiffigen Basilika mit Kuppel und ist mit einem tiefen Narthex ausgestattet. Der äußeren Form nach gleicht sie einer romanischen Kirche: ein Satteldach bedeckt Kirchenschiff wie Narthex. Die skulptierten Portale sowie die kleinen Bögen an den Außenwänden sind ebenfalls romanisch. Die Ausschmückung wurde zwischen 1208 und 1209 – wie eine Inschrift in der Kuppel angibt – von den Söhnen Stephans, Vukan und Sava, vorgenommen. Heute kann man noch erkennen: die Apostelkommunion und die zelebrierenden Bischöfe (Apsis), Mariä Reinigung und Verkündigung (Triumphbogen), die Evangelisten und die Propheten (Kuppel), die Kreuzigung und mehrere Heiligengestalten (Westwand des Naos). 1233–1234 fügte der Enkel des Stephan Nemanja, Radoslaw, einen zur selben Zeit ausgeschmückten Narthex hinzu; von diesem Dekor sind noch erhalten: Heilige, die Maria Blacherniotissa, das Mandylion, ein Zyklus aus dem Leben Stephan Nemanjas und einige Bildnisse der Nemanjiden. Die Fresken sind das Werk eines griechischen Malers, dessen Name leider in einer lückenhaften Inschrift verlorengegangen ist.

RUSSLAND

KIEW

DIE MICHAELS-KIRCHE

Die in den Jahren 1935–1936 zerstörte Michaels-Kirche war 1108 errichtet worden. Ihre Architektur ist trotz mehrerer byzantinischer Vorbilder eine einheimische Schöpfung. Dies fällt ins Auge, wenn man die Oberfläche des zylindrischen Tambours betrachtet, die durch keine Pfeiler unterbrochen ist, die Anordnung der Fenster und die Gestaltung der Fassaden berücksichtigt, die in Arkaden von gleicher Höhe gegliedert sind. Der Mosaikdekor jedoch ist zweifellos byzantinischen Künstlern zu verdanken. Diese Mosaiken, die bei der Zerstörung der Kirche 1935 teils in die Hagia Sophia, teils in die Tretjakow-Galerie in Moskau gebracht wurden, sind ein Beispiel konstantinopolitanischer Kunst um das Jahr 1100 (Apostelkommunion, hl. Demetrios).

959 KIEW. MICHAELS-KIRCHE. *Rekonstruktion der Südfassade (nach M. K. Karger und C. Mango)*

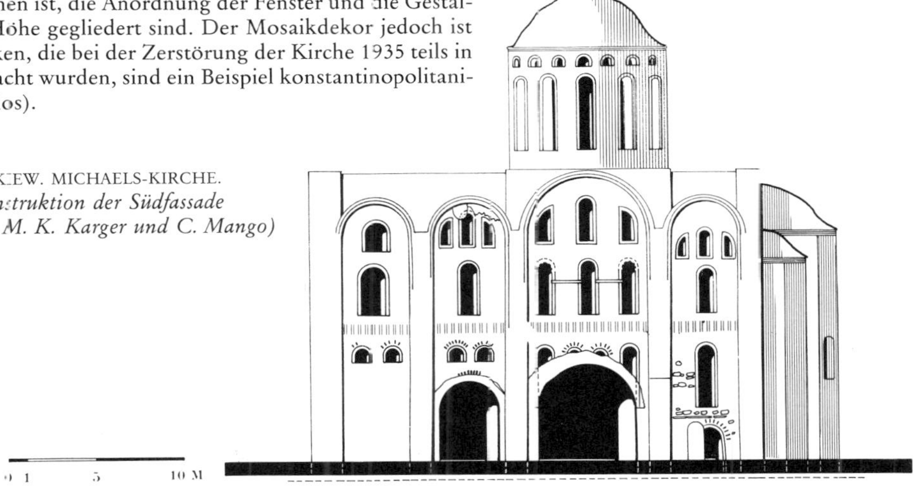

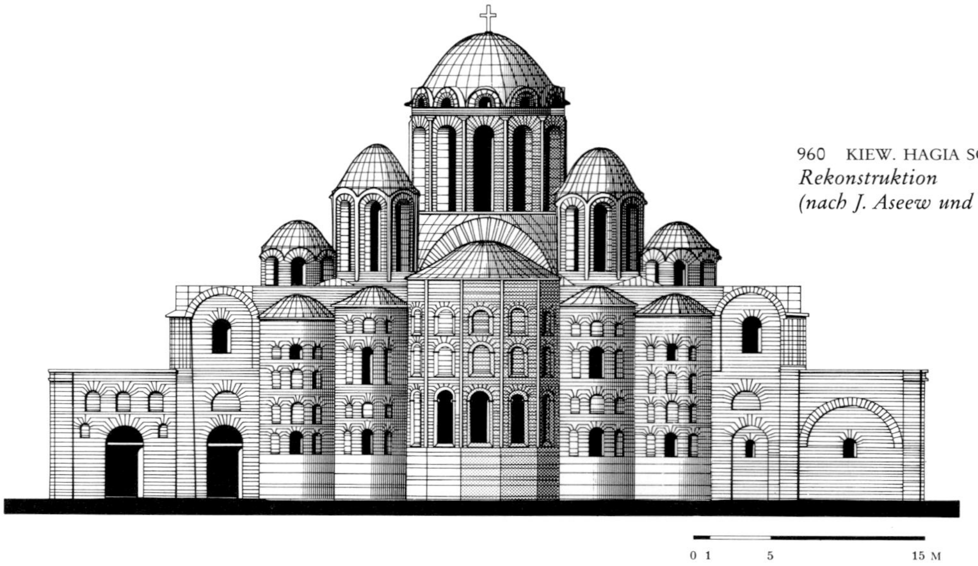

960 KIEW. HAGIA SOPHIA.
Rekonstruktion
(nach J. Aseew und C. Mango)

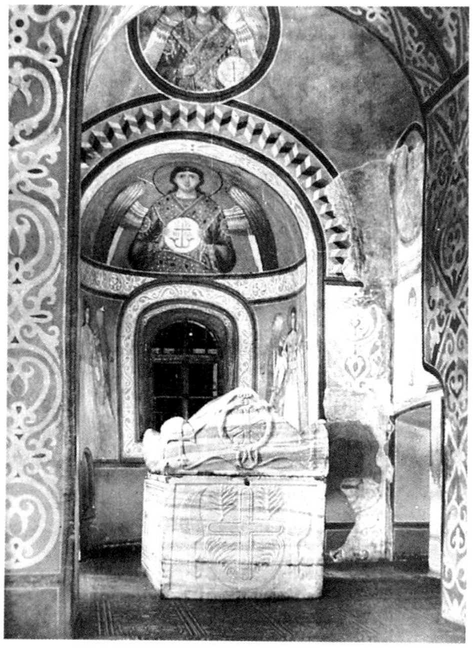

961 KIEW. HAGIA SOPHIA.
Dekor der Kapelle
mit dem Sarkophag Jaroslaws des Weisen

HAGIA SOPHIA

Die Kathedrale der Göttlichen Weisheit wurde zwischen 1040 und 1050 von Jaroslaw dem Weisen errichtet, dem auch die gleichzeitige Erweiterung der Stadt zuzuschreiben ist. Ihr ursprüngliches Aussehen wurde im 17. und 18. Jh. durch bauliche Umgestaltungen so beträchtlich verändert, daß ihr Äußeres barocken Charakter annahm. Durch zahlreiche Untersuchungen konnte jedoch ihre ursprüngliche Gestalt (30 × 39 m) wieder festgestellt werden. Sie wurde nach dem Grundriß eines griechischen Kreuzes gebaut und umfaßte fünf Schiffe, die jeweils an der Ostseite durch eine Apsis abgeschlossen und an ihren drei Außenseiten von einer Säulenhalle umgeben waren. Über den äußersten Schiffen sowie entlang der Westseite der Kirche verlief eine Empore. Diese Empore wurde, außer an der Ostseite, von drei oktogonalen Pfeilerpaaren gestützt. Gegen das Ende des 11. Jh. wurde eine zweite, breitere Empore an der Nord-, Süd- und Westseite entlang hinzugefügt, die über zwei unsymmetrisch angeordnete Treppentürme zugänglich war. Das gesamte Bauwerk wurde von dreizehn Kuppeln gekrönt.

Die Versuche, die Architektur der Hagia Sophia stilistisch zu definieren, haben immer wieder zu Auseinandersetzungen geführt, denn von wissenschaftlicher Seite wurde nacheinander vorgeschlagen, diese Kirche direkt mit Byzanz in Verbindung zu bringen oder im Gegensatz dazu ihre nächsten Vorbilder in den kaukasischen Kirchen zu suchen oder in ihr eine einheimische Schöpfung zu sehen, die nur Anregungen von Byzanz bekommen habe. Dieser Kirchenbau erweist sich jedoch in seinen Einzelheiten tatsächlich als typisch konstantinopolitanisch: der Grundriß, die Gestaltung der pyramidenförmigen Kuppeln, die Arkaden und die Nischen, die die Apsiden schmücken, der geometrische Dekor an den Gesimsen der Außenmauern, ebenso die Bautechnik und der Dekor des Innenraums – das alles sind Merkmale, welche die Kirche mit der Architektur der Hauptstadt verbinden, während die Unterschiede, die zwischen dieser Kirche und den Kirchen aus dem 11. Jh. in Konstantinopel bestehen, erstens nicht sehr zahlreich sind und sich zweitens als Probleme rein praktischer Art erweisen. Zunächst war da ein Materialproblem: da prokonnesischer Marmor fehlte, mußte mit Backsteinen und einheimischen Bruchsteinen gebaut werden; außerdem ergaben sich bei der Proportionierung der Kirche gewisse Probleme: da sie größere Dimensionen hatte als die Kirchen in Konstantinopel, gab man sich einfach damit zufrieden, die gleichen bekannten Formen zu vervielfachen, was die große Zahl der Schiffe und Kuppeln erklärt, wofür es in der Hauptstadt kein Beispiel gibt. In Anbetracht dessen ist es sehr wahrscheinlich, daß die Kathedrale das Werk eines byzantinischen Architekten ist, der nach den ihm vertrauten Vorstellungen gearbeitet hat. Der Dekor der Innenräume umfaßt Mosaiken und Fresken, die um 1040 entstanden sind, und einen Fußboden in „Opus sectile". Sehr wahrscheinlich sind die Künstler aus der Hauptstadt gekommen und haben einheimische Mitarbeiter herangezogen. Ausgrabungen haben ergeben, daß die Mosaiksteine am

962 KIEW. HAGIA SOPHIA.
Grundriß
(nach J. Aseew und C. Mango)

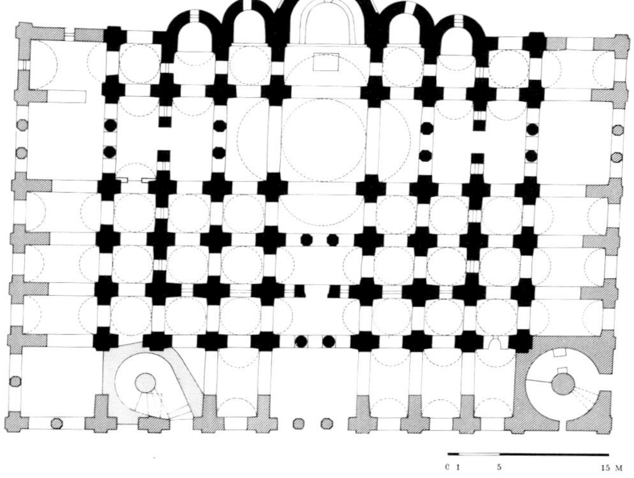

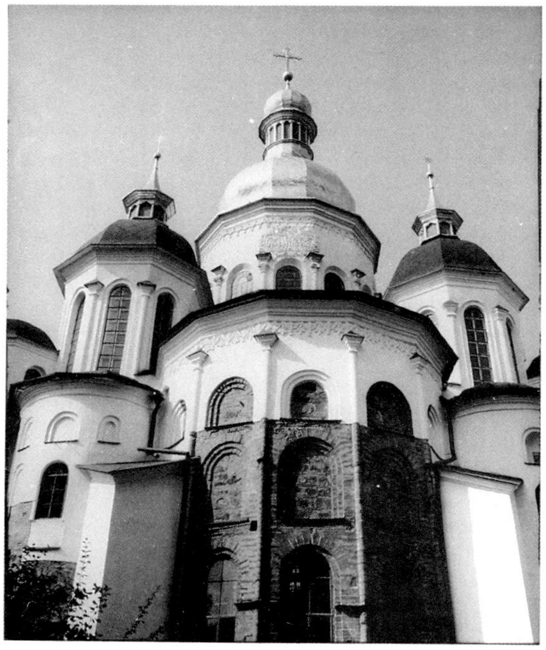

963 KIEW. HAGIA SOPHIA.
Außenansicht der Apsiden

Ort hergestellt wurden. Im Verlauf der seit 1952 durchgeführten Restaurierungen wurden die Übermalungen, die im 18. Jh. in Öl gemacht worden waren, entfernt, so daß man die Mosaiken heute wieder in ihrer ganzen Schönheit und Pracht bewundern kann. Sie schmücken die Zentralkuppel (Pantokrator, von Erzengeln umgeben; unten die Apostel) und das Sanktuarium. In der Apsiskonche sieht man die Maria Orans und darunter die Apostelkommunion (sechs Apostel auf jeder Seite); noch weiter unten, beiderseits der Fenster, sind die Kirchenlehrer der Ostkirche und zwei Diakone, Stephanus und Laurentius, dargestellt. Am Triumphbogen erkennt man in einem Medaillon die Deesis und an dessen Pfeilern die Verkündigung. Die Anordnung der Mosaiken folgt vollkommen dem in den Kirchen Konstantinopels gebräuchlichen Schema. Von den Fresken, die sechzehn Szenen aus dem Leben Christi zeigten, ist nur noch ein Teil erhalten. Weitere Fresken verteilen sich auch auf die Emporen, die Seitenschiffe und die Treppenhäuser: Szenen aus dem Alten Testament als Vorausbilder der Eucharistie (Empore); Jaroslaw und seine Gemahlin Eirene mit ihren Söhnen bieten Christus das Modell der Kirche dar (Westmauer des nicht mehr bestehenden Mittelschiffs und anschließende Nord- und Südmauer), nur die Gestalten der Söhne sind noch erhalten; Szenen aus dem Leben der hll. Petrus und Paulus (Prothesis); Szenen aus dem Leben Joachims und Annas (Diakonikon); Szenen aus dem Leben des hl. Georg (Nordschiff); Szenen, die sich auf den Erzengel Michael beziehen (Südschiff). Die Fresken an den Turmmauern schließlich zeigen Bilder aus dem Leben des Fürsten, der dem Lebensstil des Kaisers von Kontantinopel nacheifert. Sie haben Anregungen der profanen Malerei der Hauptstadt aufgenommen (Jagd-, Musik-, Tanz- und Theaterszenen) (Südwest- und Nordwestturm; zweite Hälfte des 11. bis Anfang des 12. Jh.).

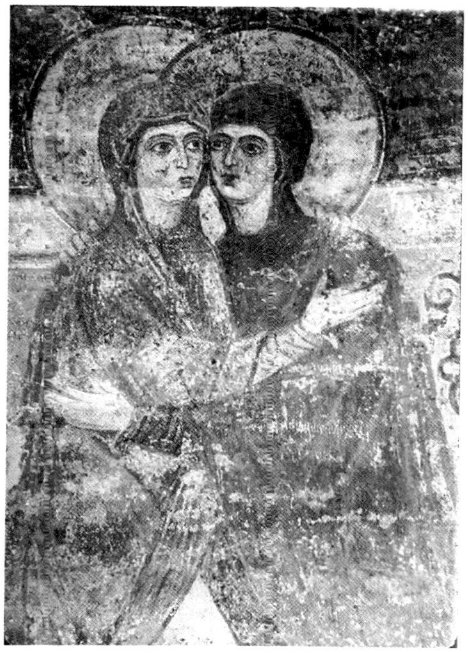

964 KIEW. HAGIA SOPHIA.
Fresko: Heimsuchung (Ausschnitt)

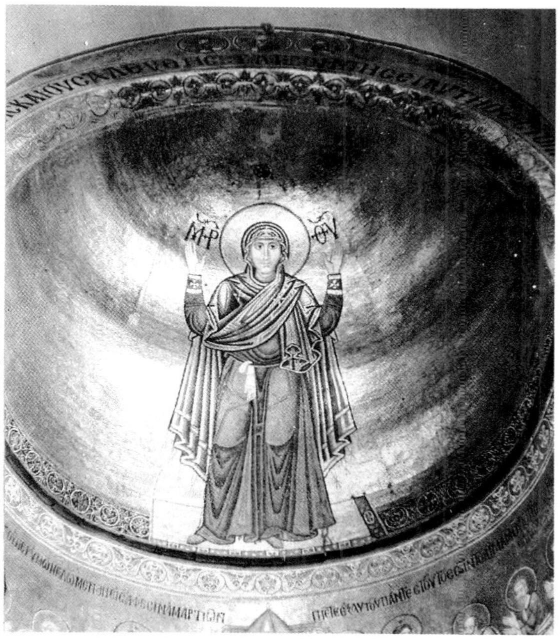

965 KIEW. HAGIA SOPHIA.
Mosaik in der Apsiskonche: Maria Orans

CHRISTUSBILDNISSE
MARIENBILDNISSE
KAPITELLE

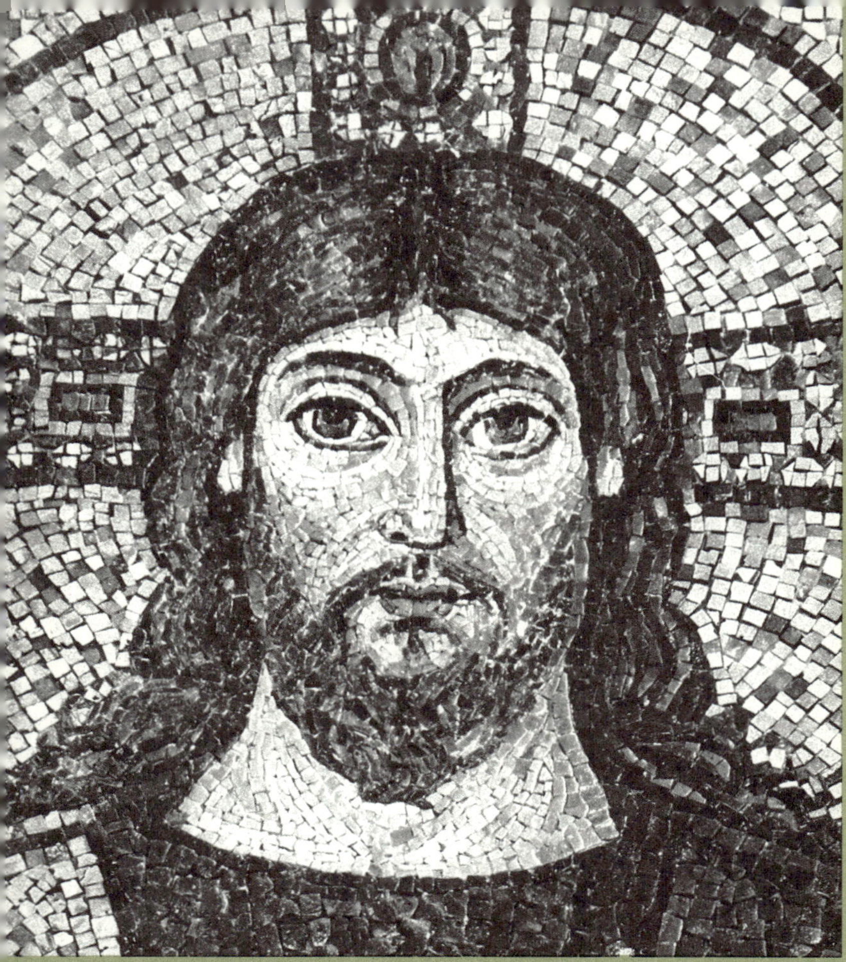

966 Thronender Christus. Mosaik (Ausschnitt). S. Apollinare Nuovo. Ravenna. 6. Jh.

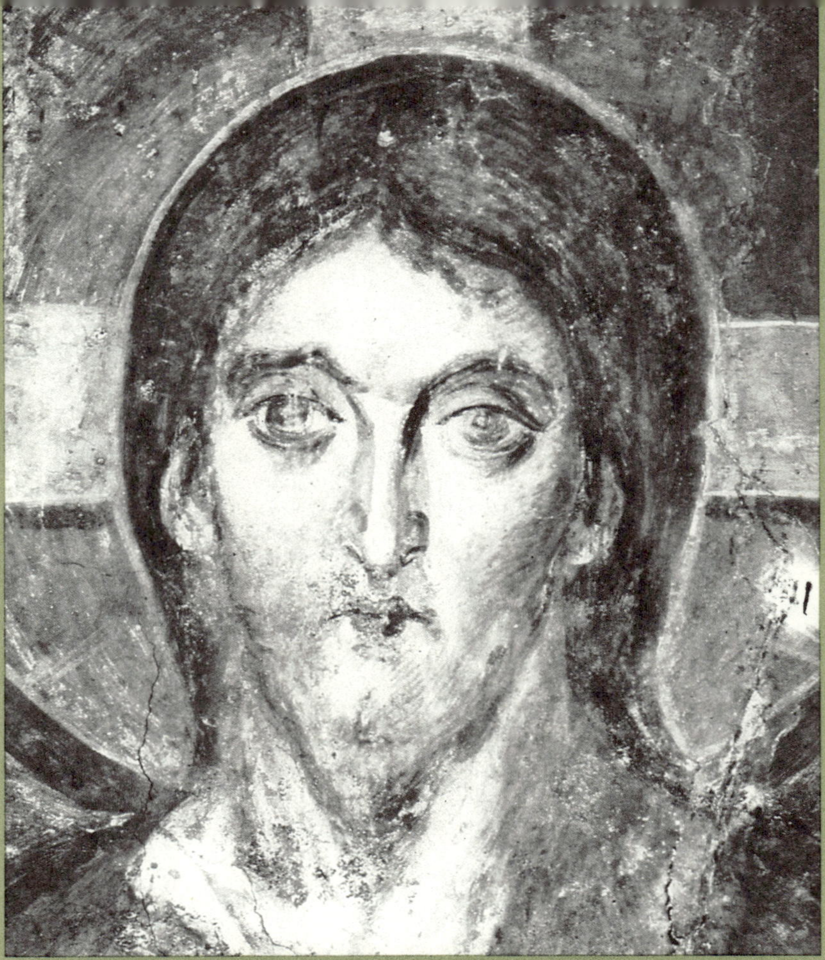

967 Christus. Fresko (Ausschnitt). Kirche S. Maria foris portas. Castelseprio. 7.–8. Jh.

968 Segnender Christus. Ikone in Wachsmalerei (Ausschnitt). Sinai 6. Jh.

969 Christus Pantokrator. Mosaik (Ausschnitt). Daphni. Um 1100.

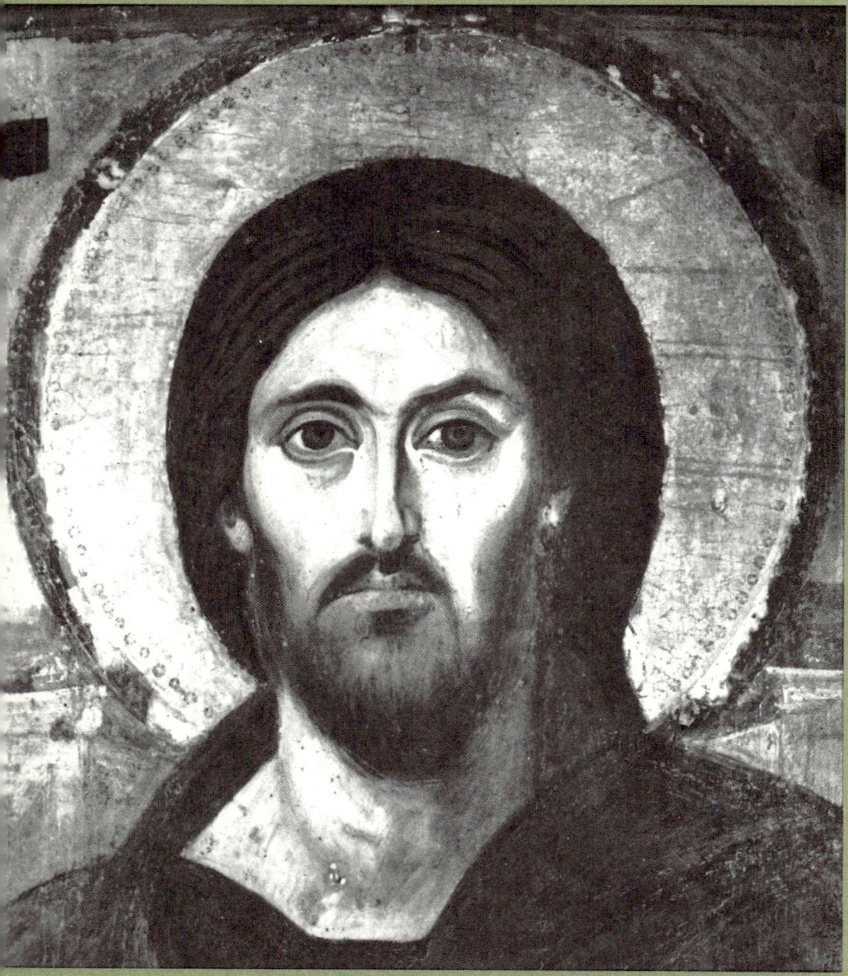

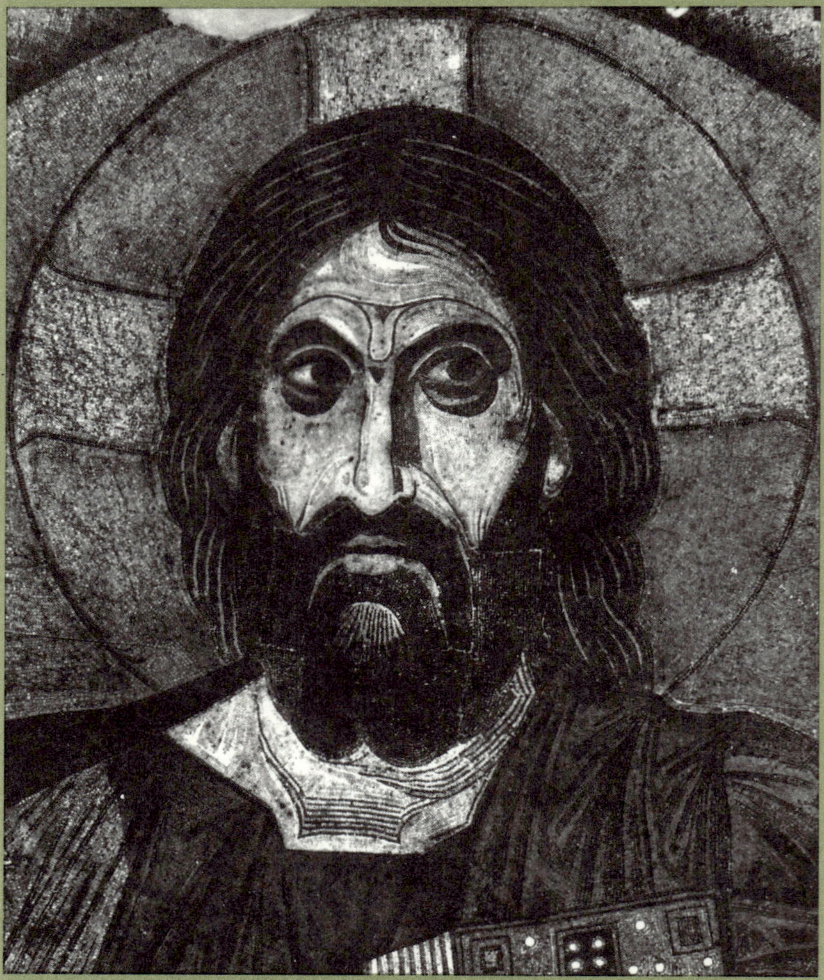

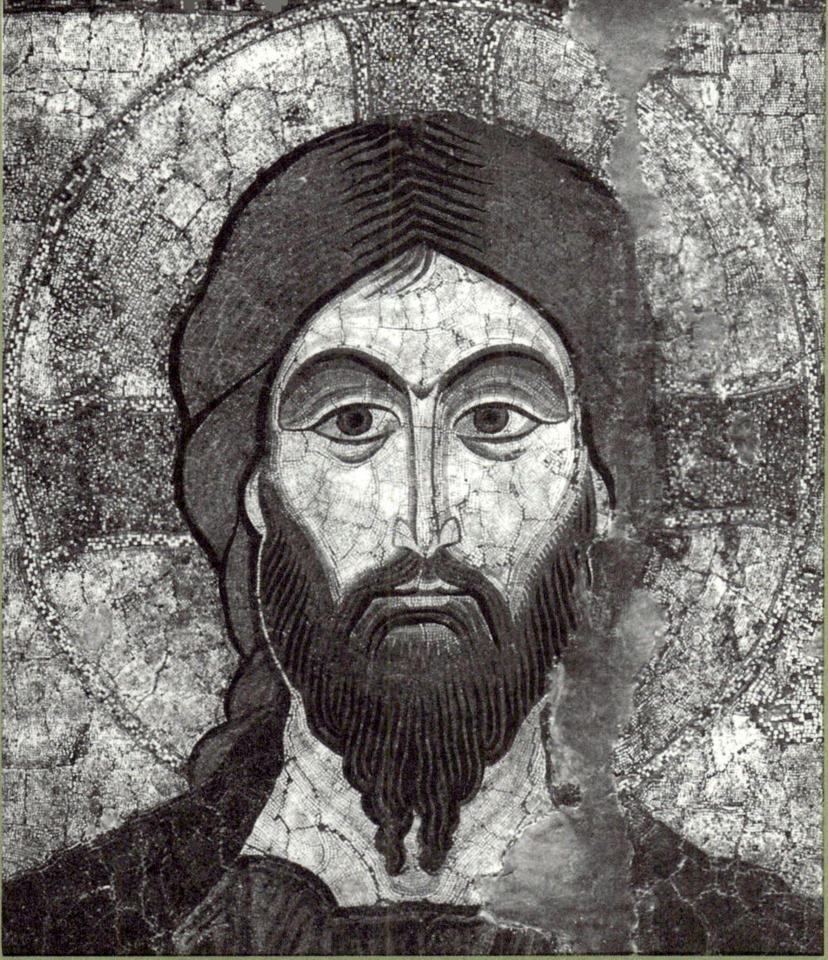

970 Segnender Christus. Mosaikikone (Ausschnitt). 12. Jh.

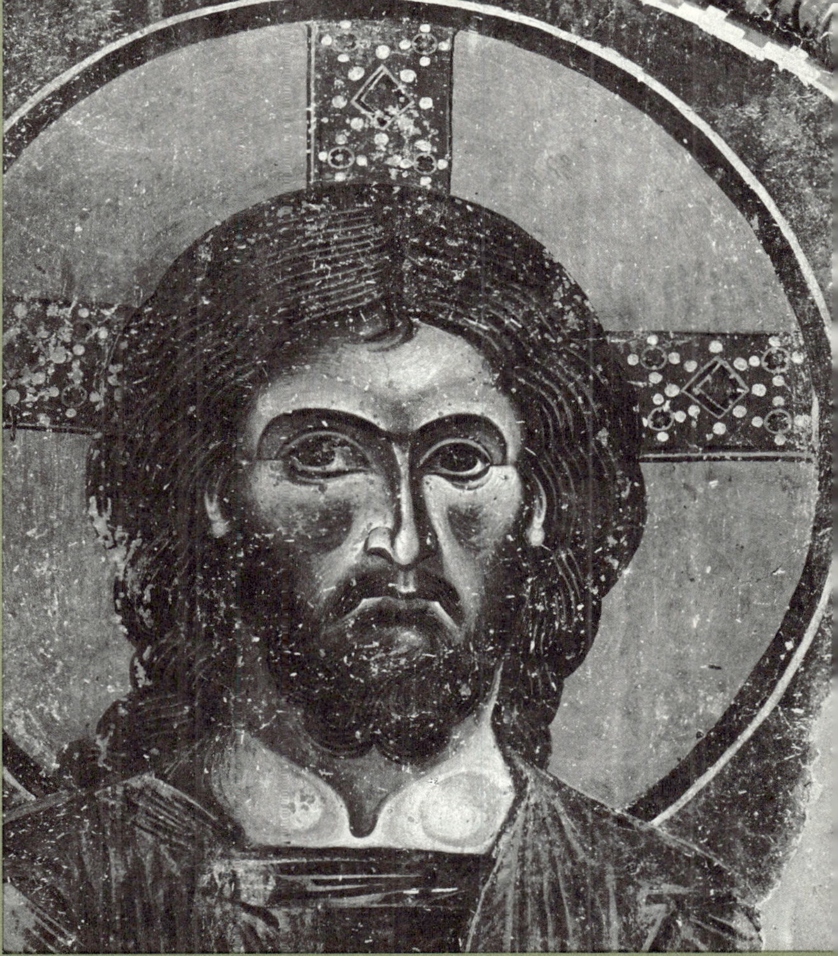

971 Christus. Fresko (Ausschnitt). Georgs-Kirche. Kurbinovo. 1191.

972 Christus Pantokrator. Mosaik (Ausschnitt). Kathedrale. Cefalù. Ende des 12. – Anfang des 13. Jh.

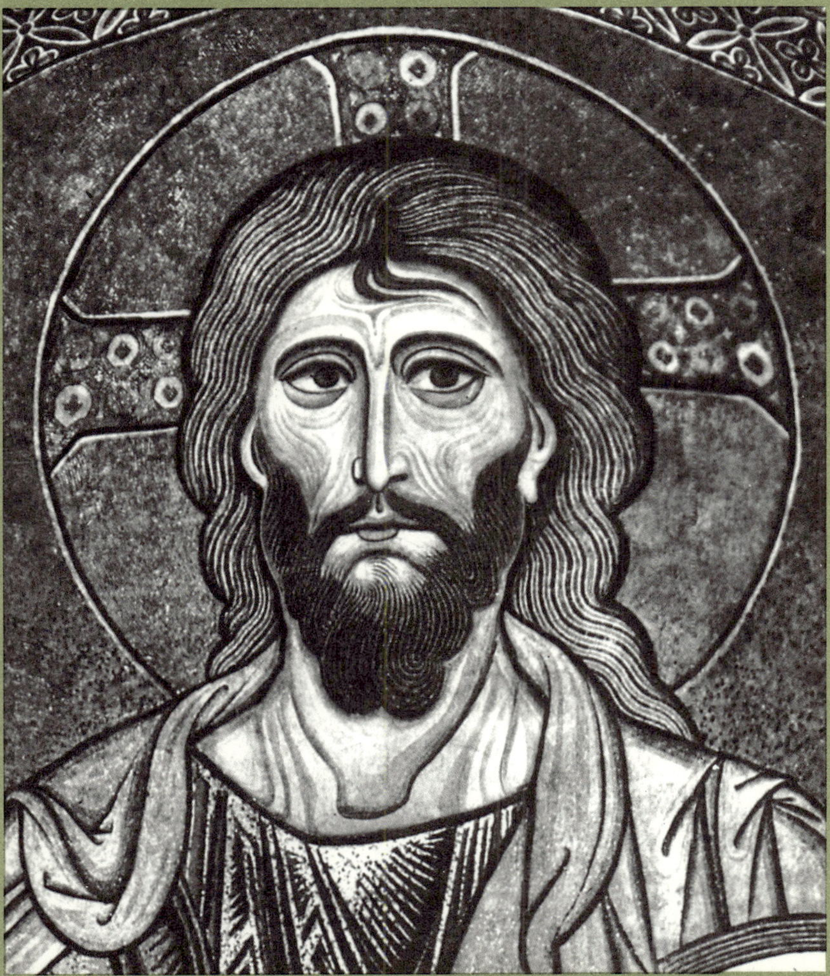

973 Christus Pantokrator. Mosaik (Ausschnitt) Theotokos-Pammakaristos-Kirche. Konstantinopel. 14. Jh

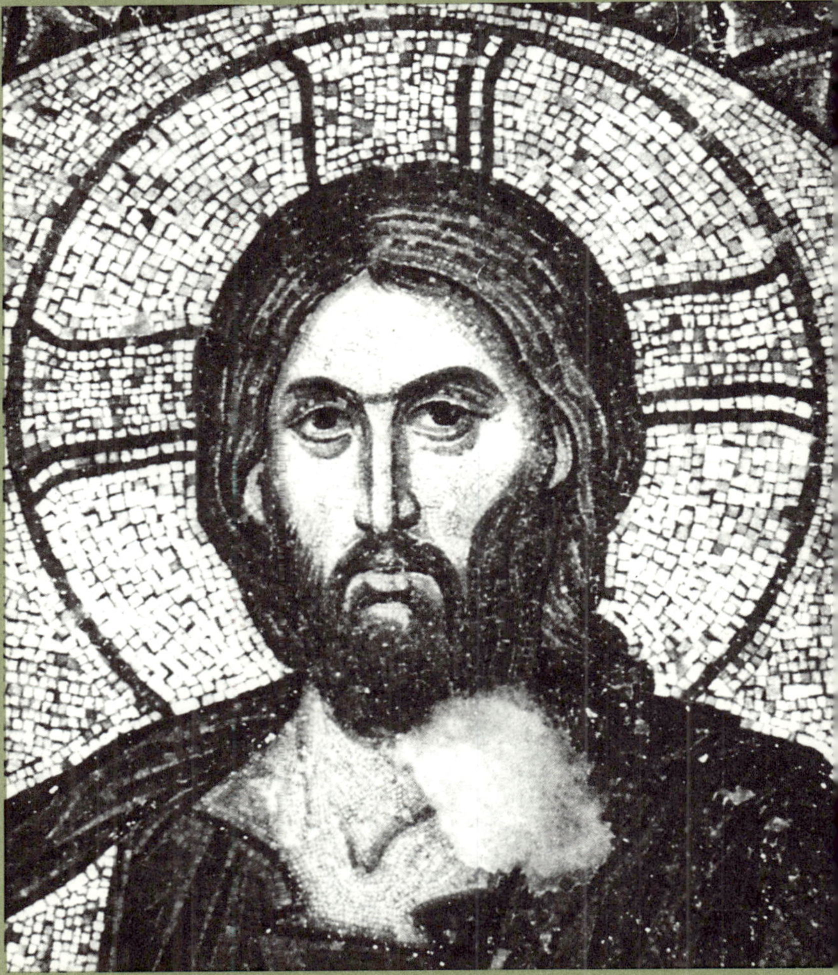

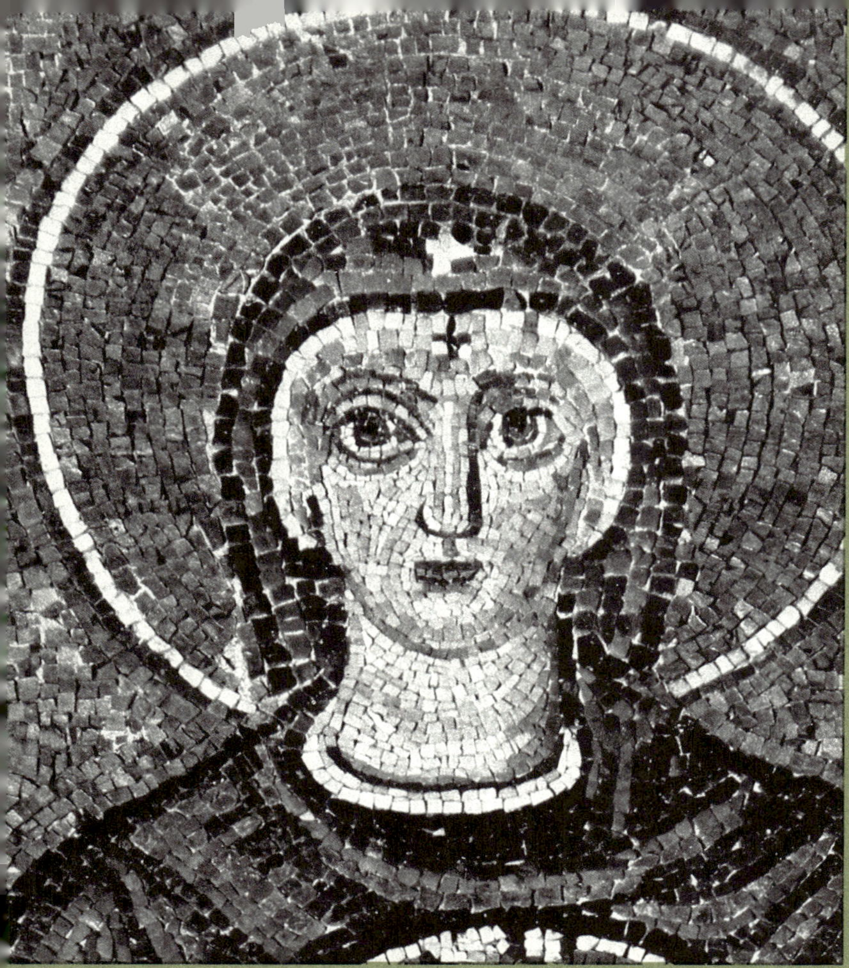

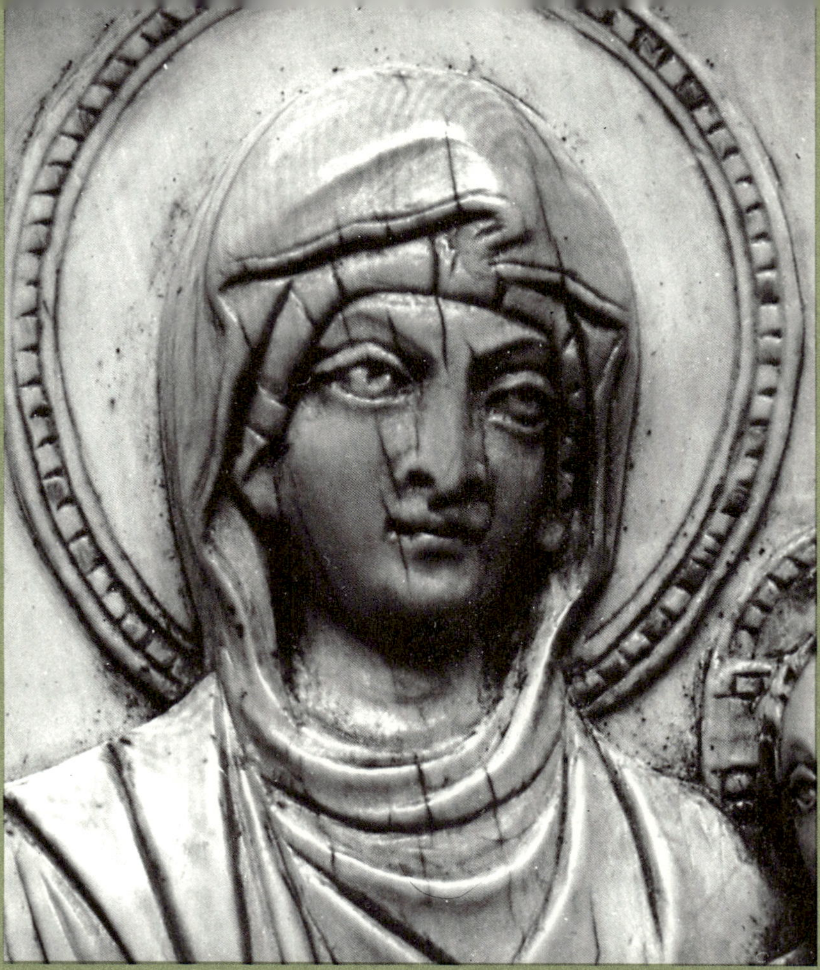

974 Maria mit dem Kind. Mosaik (Ausschnitt). S. Apollinare Nuovo. Ravenna. 6. Jh.

975 Maria mit dem Kind (Hodegetria). Elfenbein (Ausschnitt). 11. Jh.

976 Maria. Mosaik (Ausschnitt). Kathedrale von Torcello. 12. Jh.

977 Maria. Fresko (Ausschnitt). Panteleimon-Kirche. Nerezi. 1164.

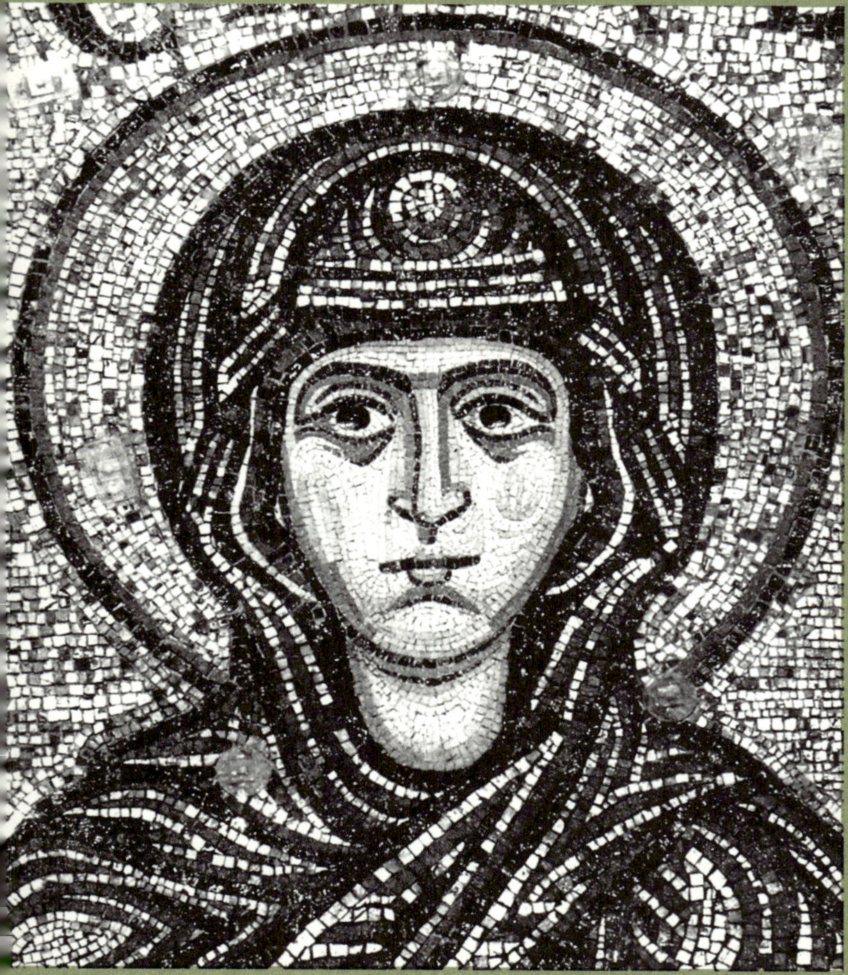

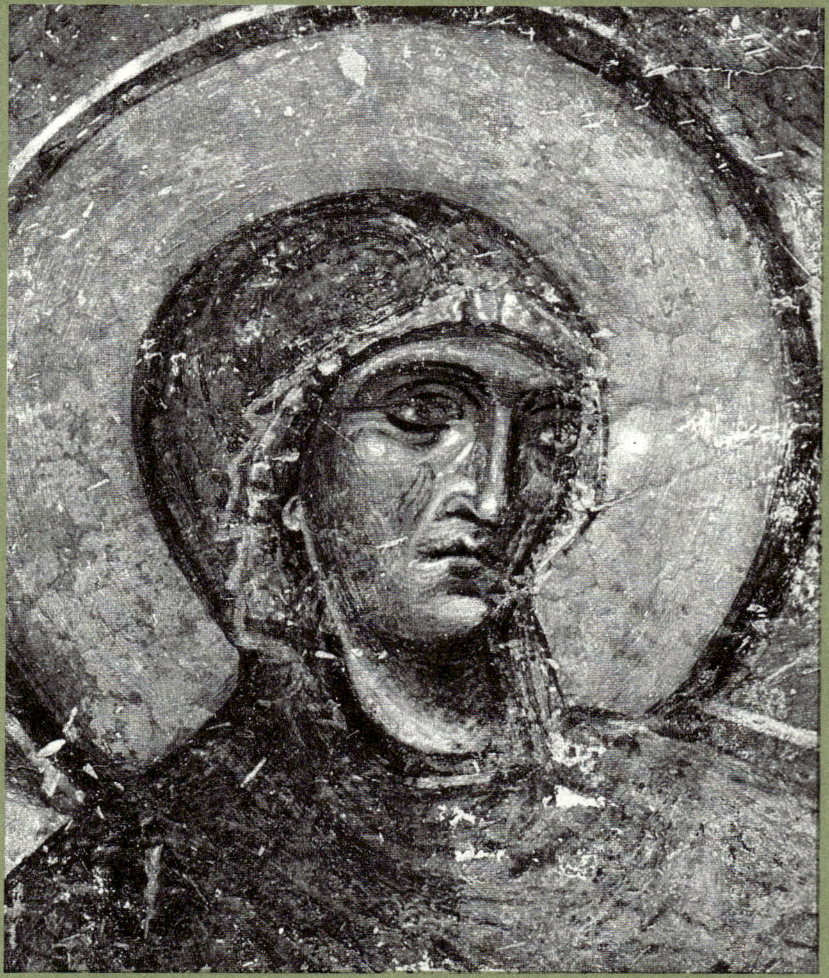

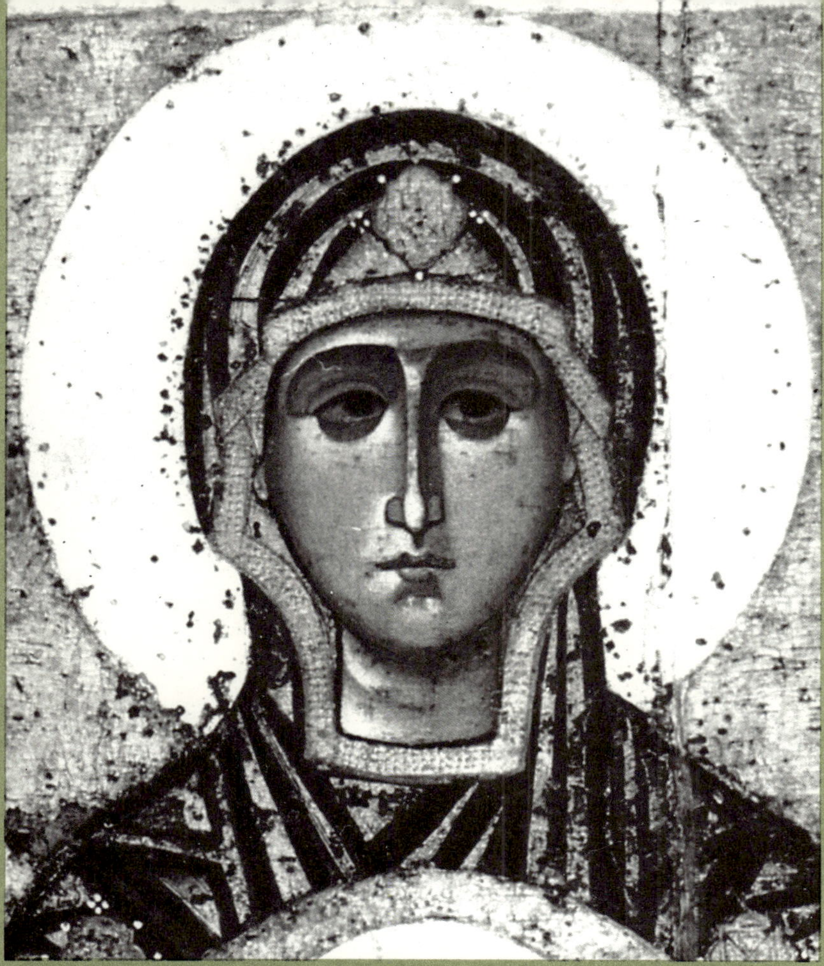

978 Maria mit dem Kind (Platytera). Ikone (Ausschnitt). Jaroslaw. Um 1200.

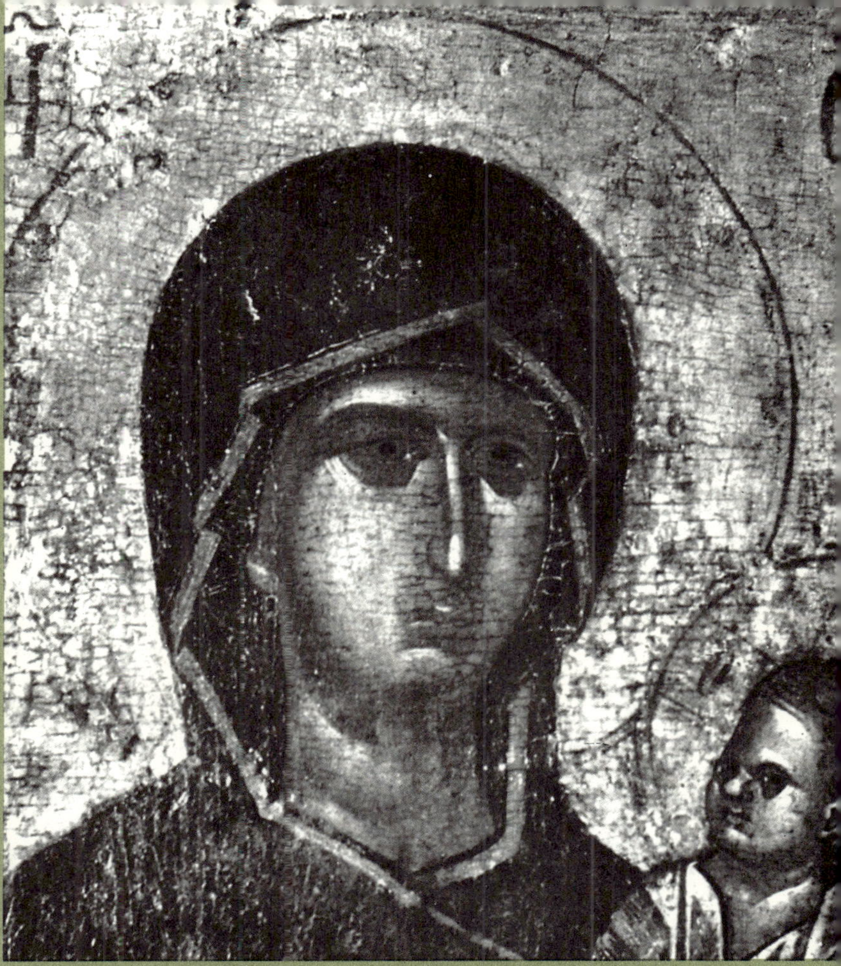

979 Maria mit dem Kind. Ikone (Ausschnitt). Makedonische Schule. 14. Jh.

980 Maria mit dem Kind. Silber (Ausschnitt). Torcello. 13. Jh.

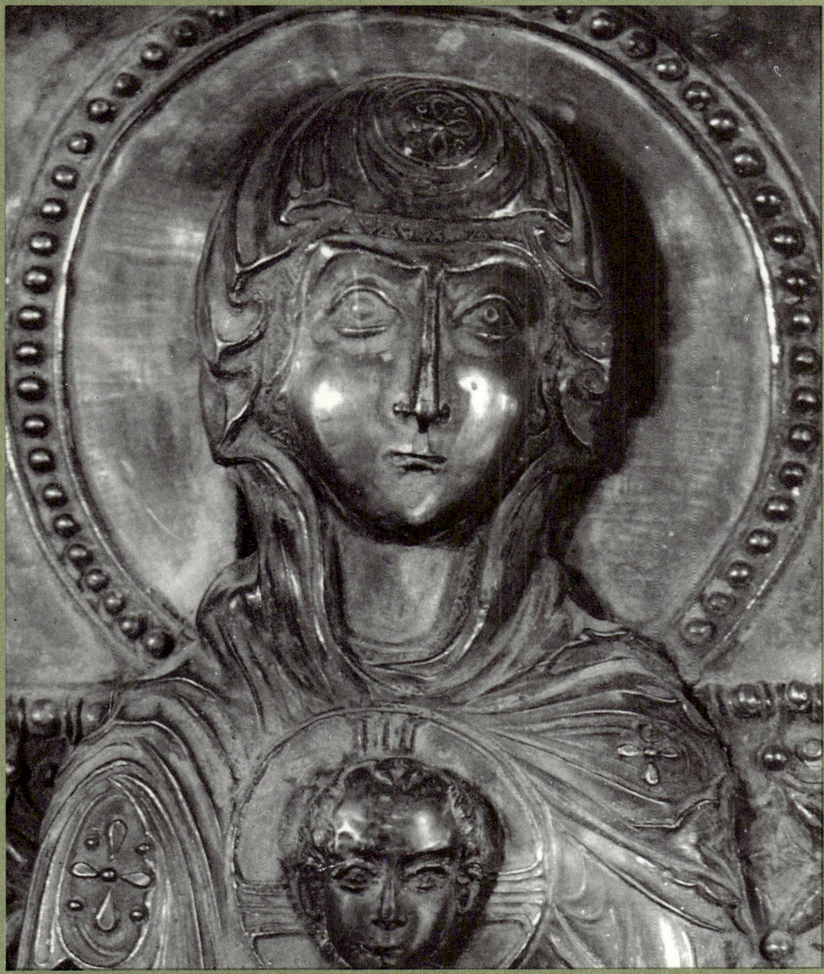

981 Maria mit dem Kind. Fresko (Ausschnitt). Chora-Kirche – Kariye Camii. Konstantinopel. 1315–1321.

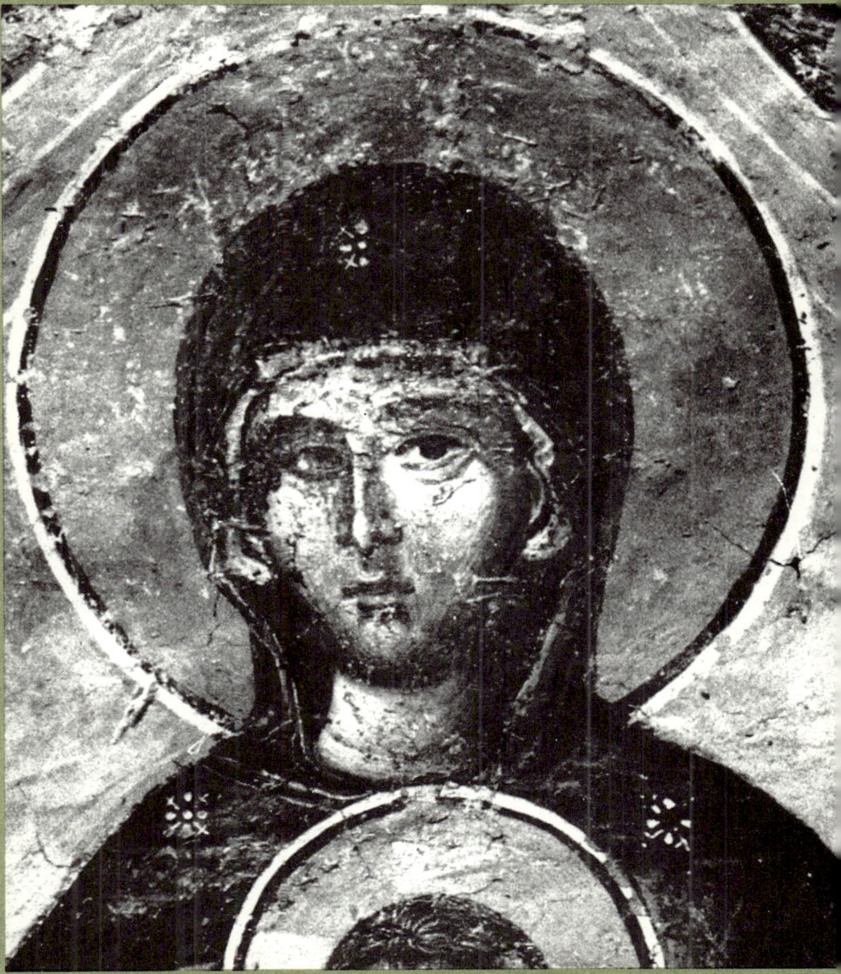

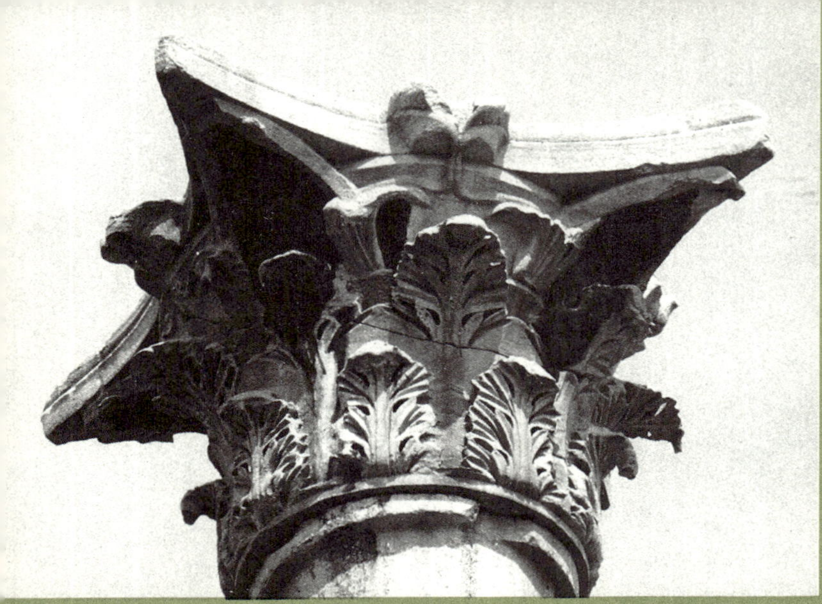

982 Kapitell der Goten-Säule. Marmor. Konstantinopel. 4. Jh.

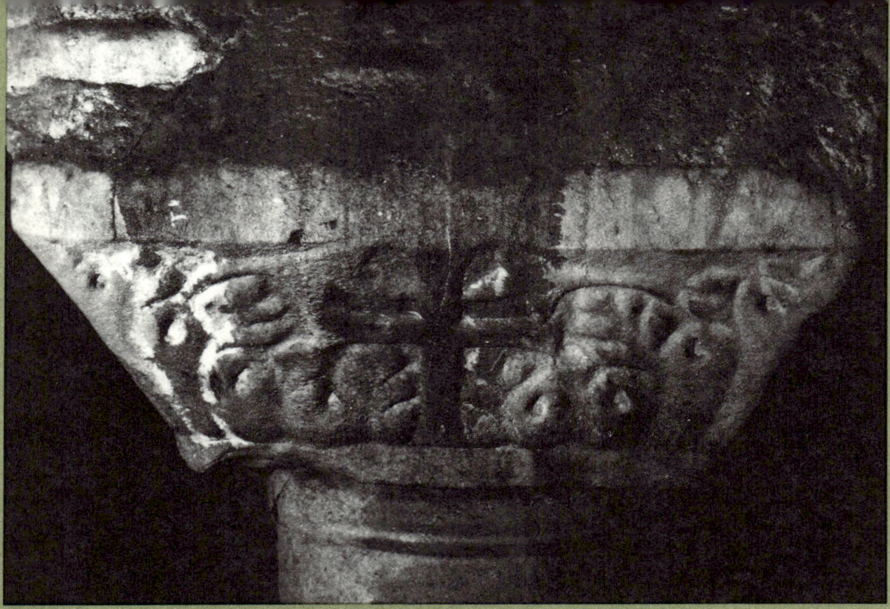

983 Kapitell. Marmor. Myrelaion-Zisterne. Konstantinopel. 4. Jh.

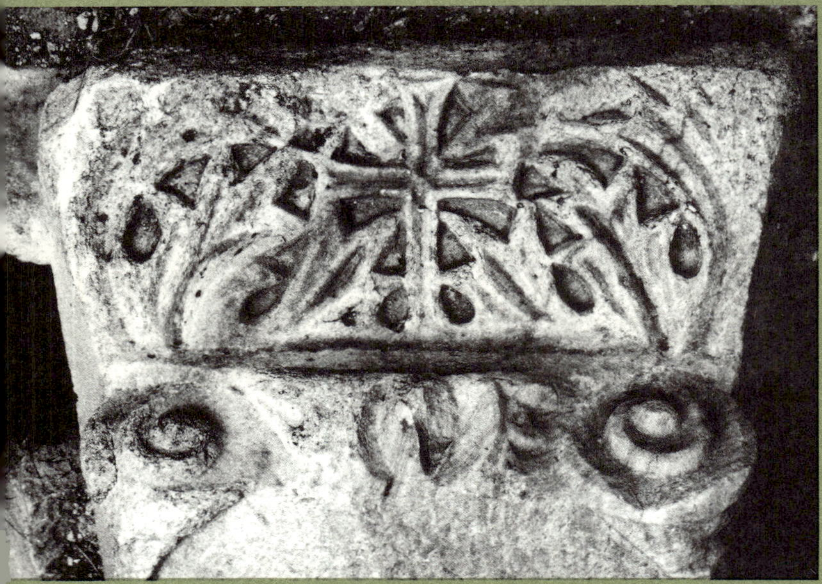

984 Kapitell. Johannes-Kirche des Studios-Klosters. Konstantinopel. 5. Jh.

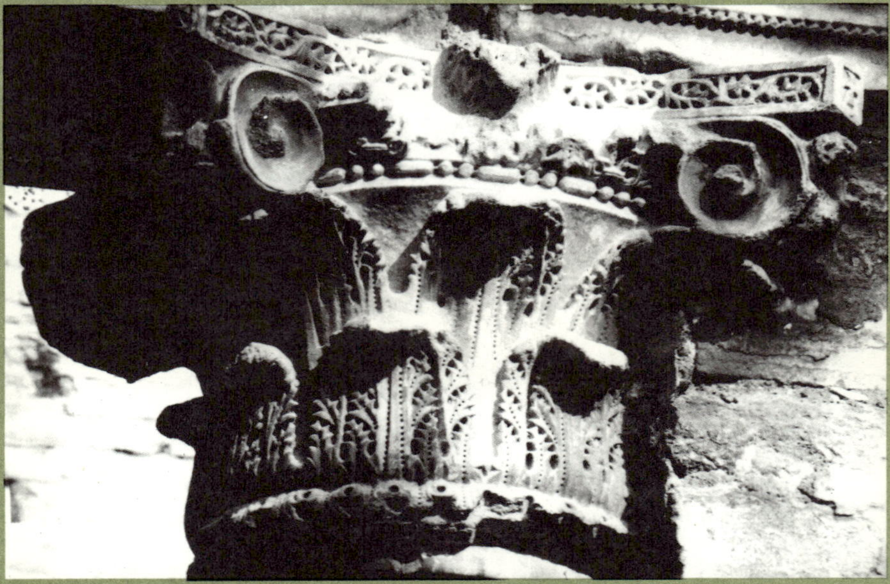

985 Kompositkapitell. Marmor. Johannes-Kirche des Studios-Klosters. Konstantinopel. 5. Jh.

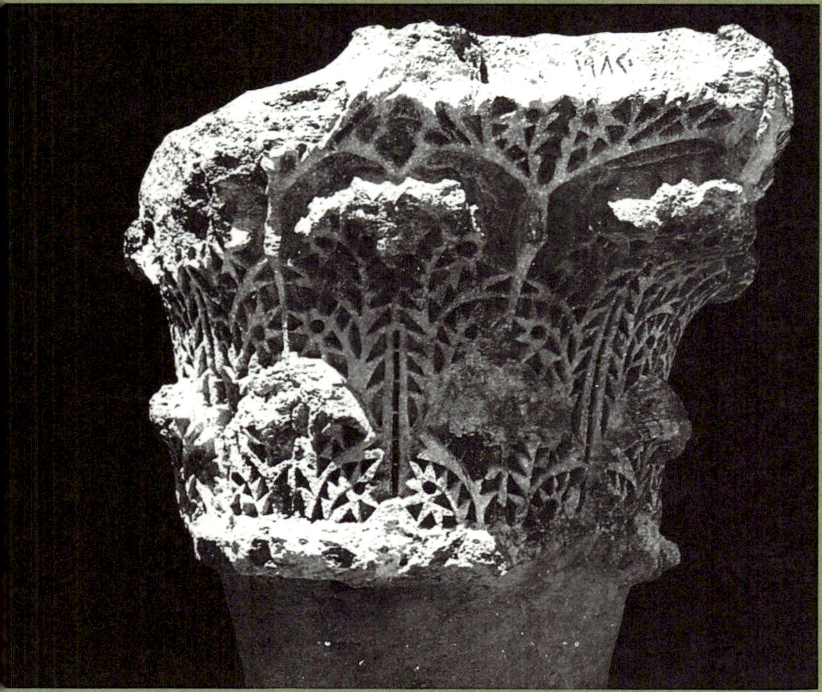

986 Kapitell korinthischen Typs. Marmor. Damaskus. 4. Jh.

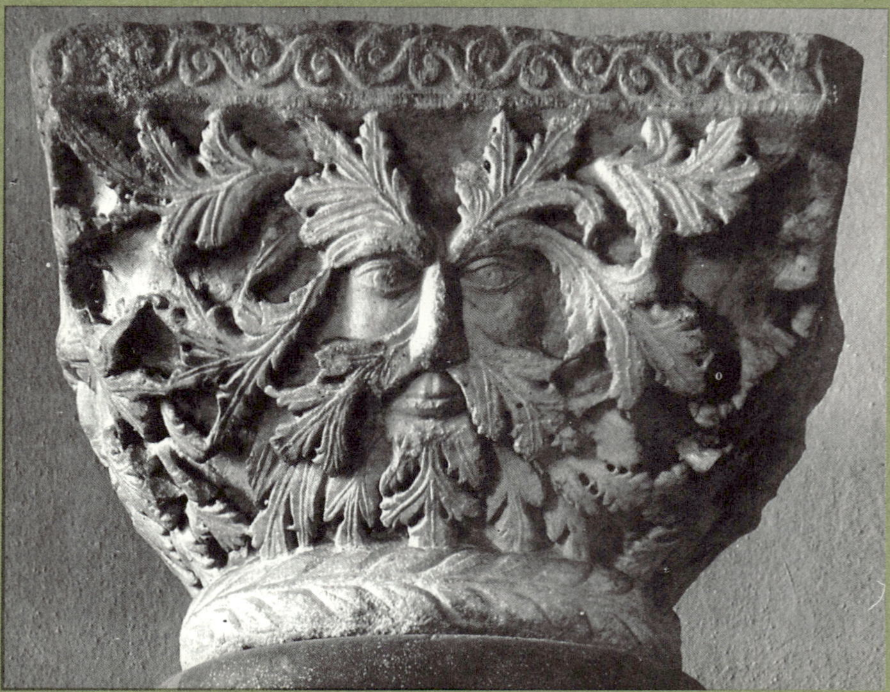

987 Kapitell mit pflanzlichem Dekor. Marmor. Konstantinopel. Ende des 5. – Anfang des 6. Jh.

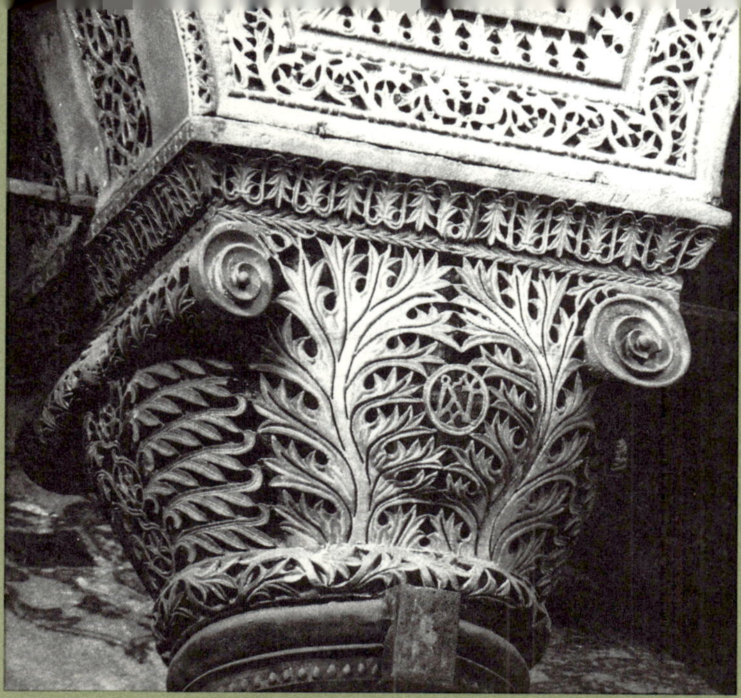

988 Kompositkapitell. Marmor. Hagia Sophia. Konstantinopel. 6. Jh.

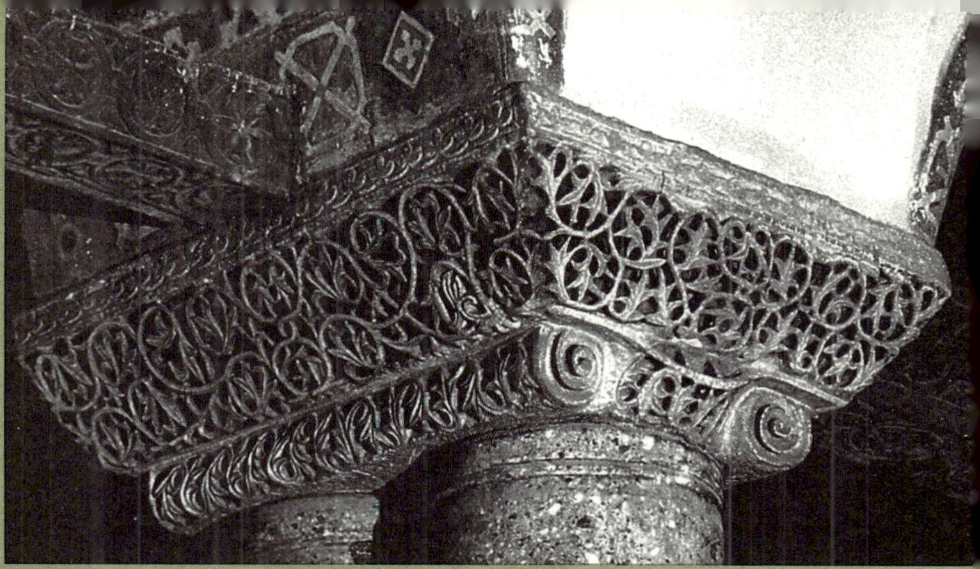

989 Kapitell auf einer Doppelsäule. Marmor. Hagia Sophia. Konstantinopel. 6. Jh.

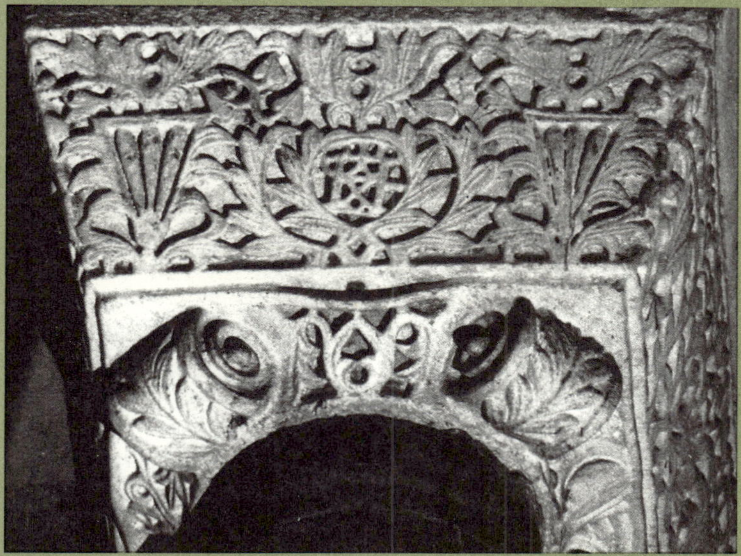

990 Kapitell mit Monogramm. Marmor. Sergios-und-Bakchos-Kirche. Konstantinopel. 6. Jh.

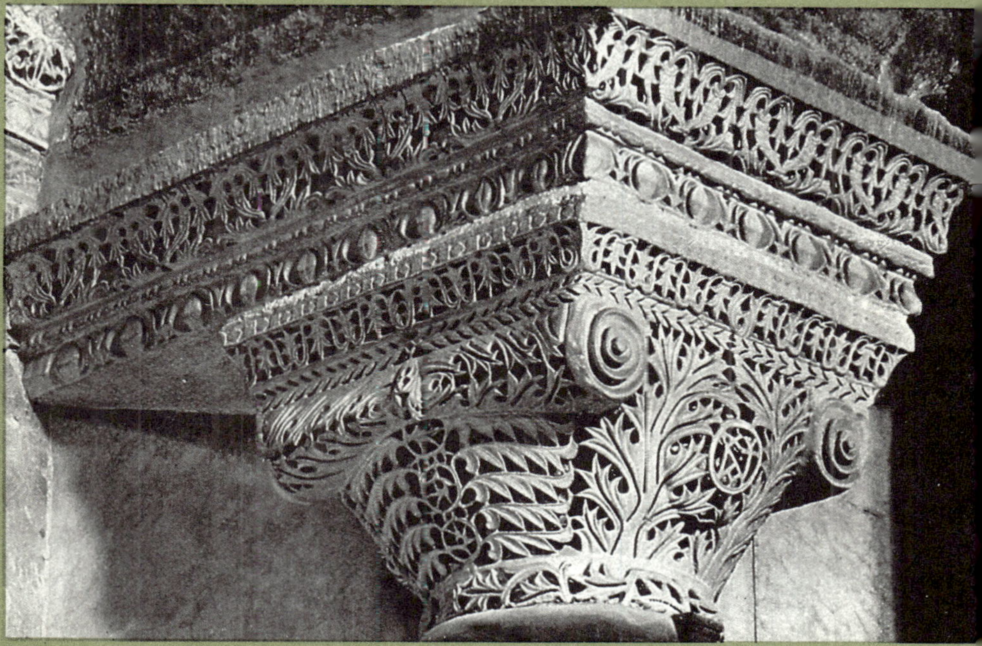

991 Kompositkapitell. Marmor. Hagia Sophia. Konstantinopel. 6. Jh.

992 Kapitell. Marmor. Hagia Sophia. Konstantinopel. 6. Jh.

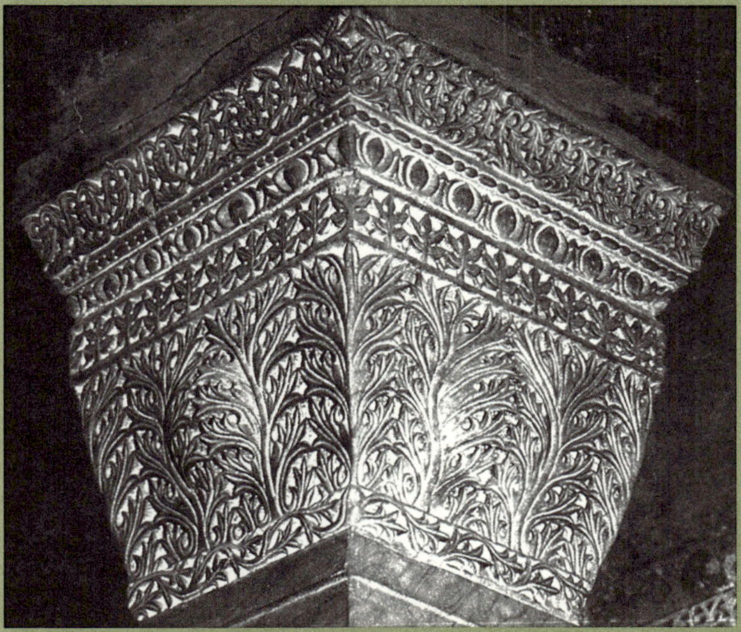

993 Kapitell mit Abakus. Marmor. Basilika B. Philippi. 6. Jh.

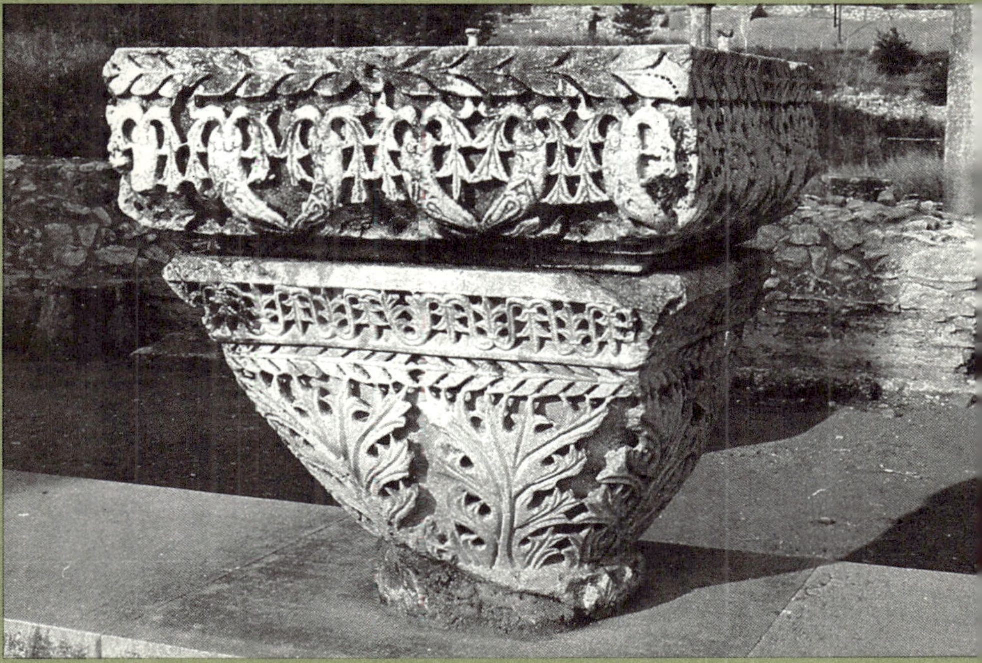

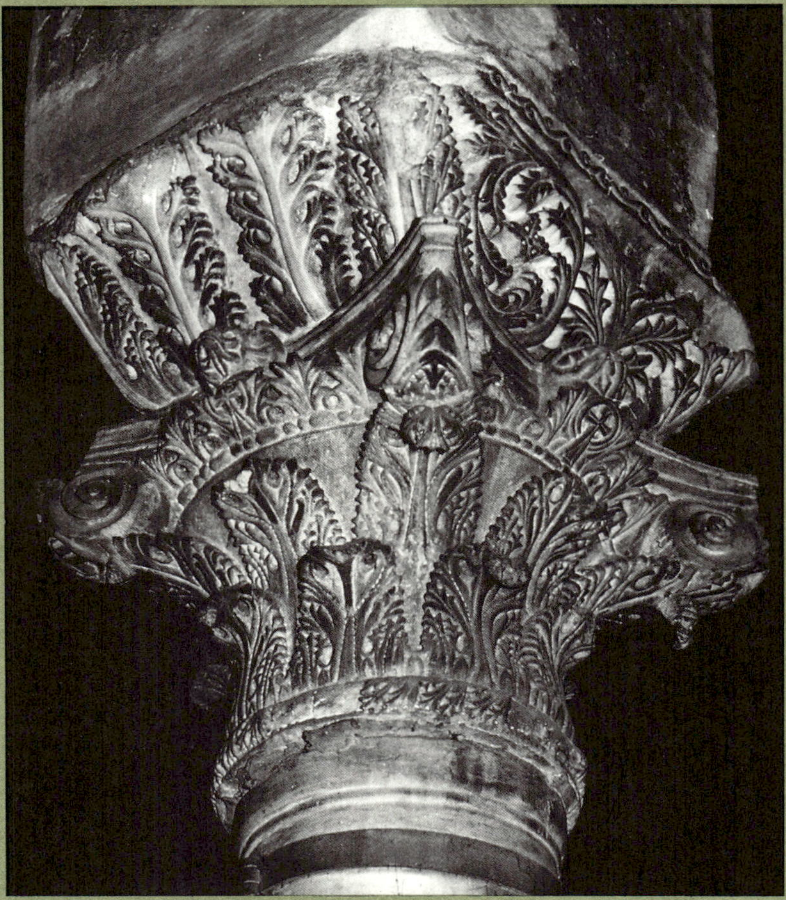

994 Korinthisches Kapitell mit Abakus. Marmor. Demetrios-Kirche. Thessaloniki. 6. Jh.

995 Kapitell, mit Pferden geschmückt. Marmor. S. Vitale. Ravenna. 6. Jh.

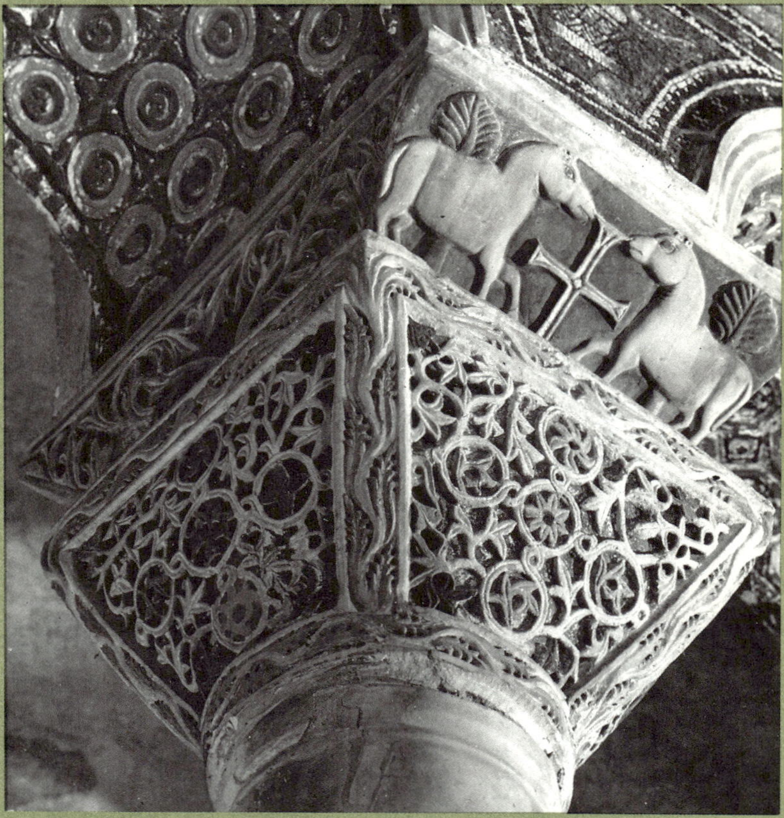

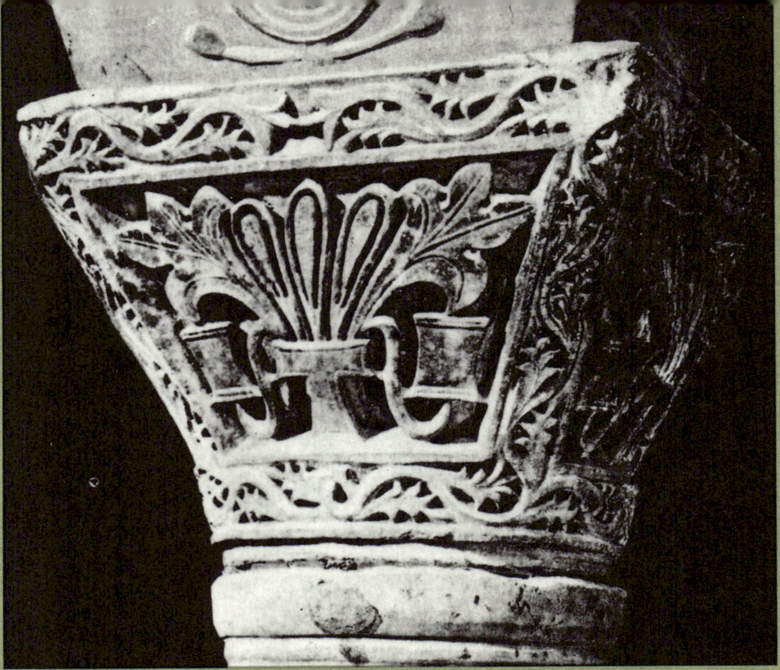

996 Kämpferkapitell. Marmor. Parenzo. 6. Jh.

997 Kämpferkapitell. Marmor. Parenzo. 6. Jh.

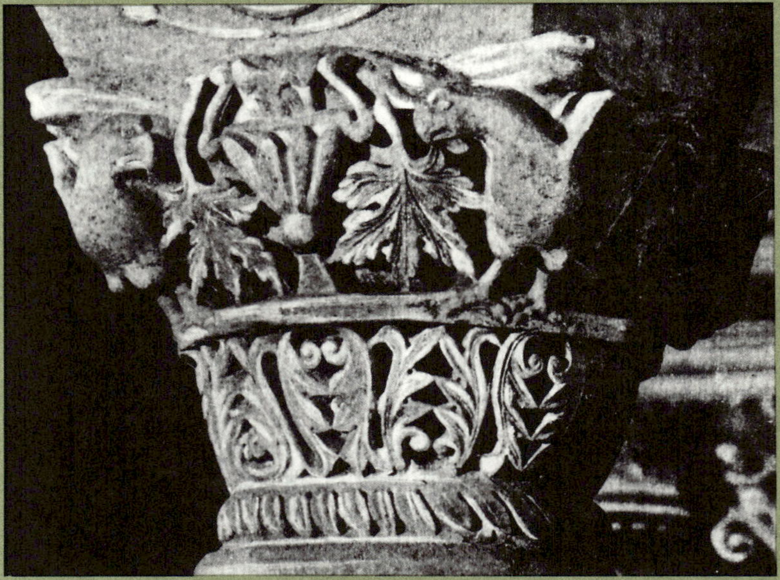

998 Kapitell mit dem Namen des Kaisers Herakleios. Marmor. Konstantinopel. 610–643

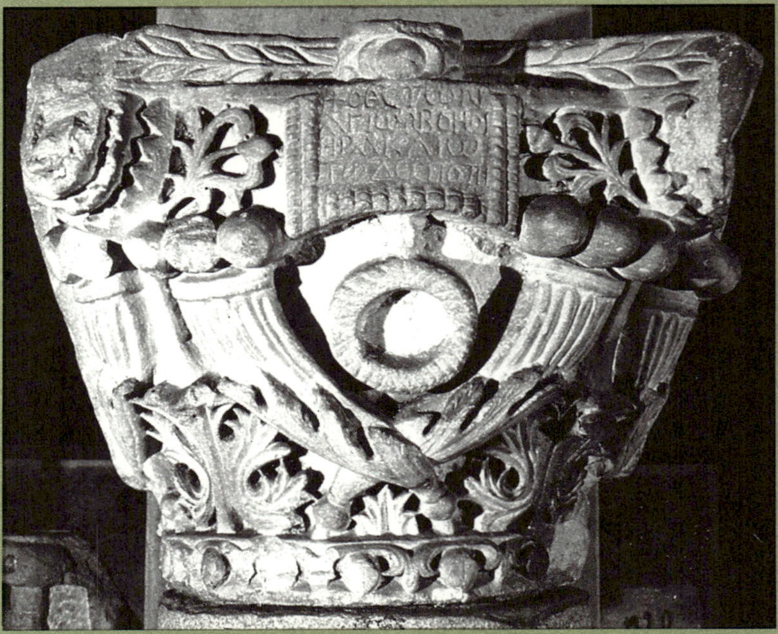

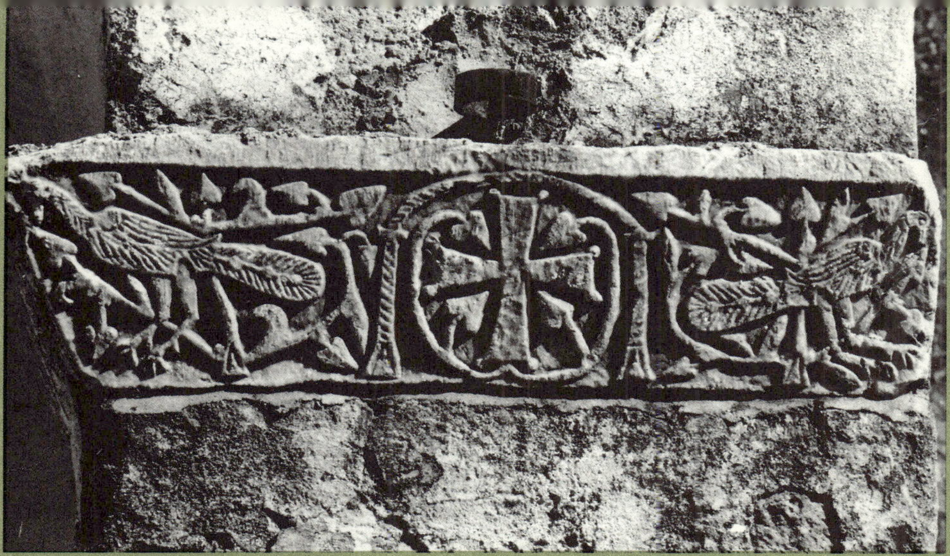

999 Kapitell mit Pfauen (Symbol der Ewigkeit). Marmor. Skripu. 9. Jh.

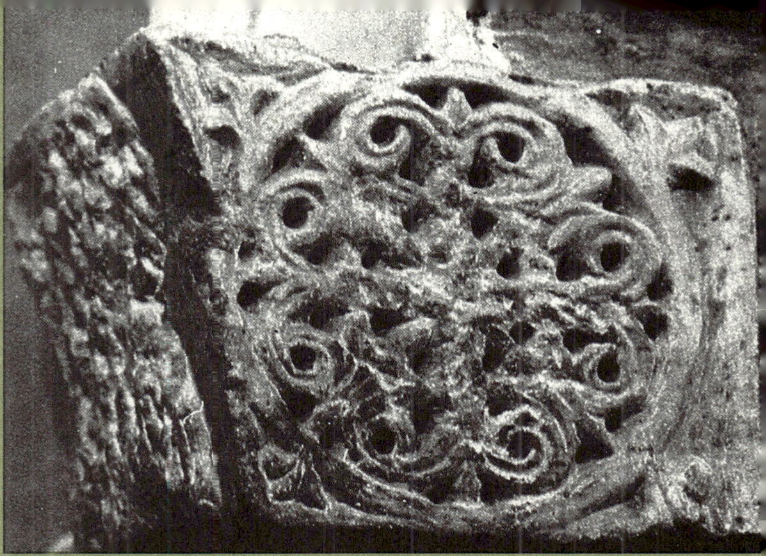

1000 Kapitell. Marmor. Chora-Kirche. Konstantinopel. 11. Jh.

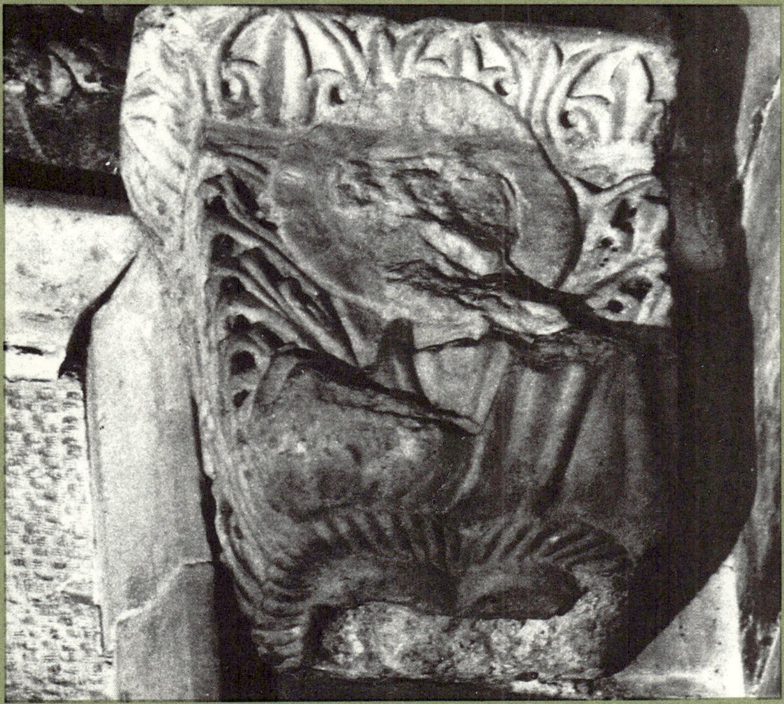

1001 Kapitell. Marmor. Chora-Kirche. Konstantinopel. 11. Jh.

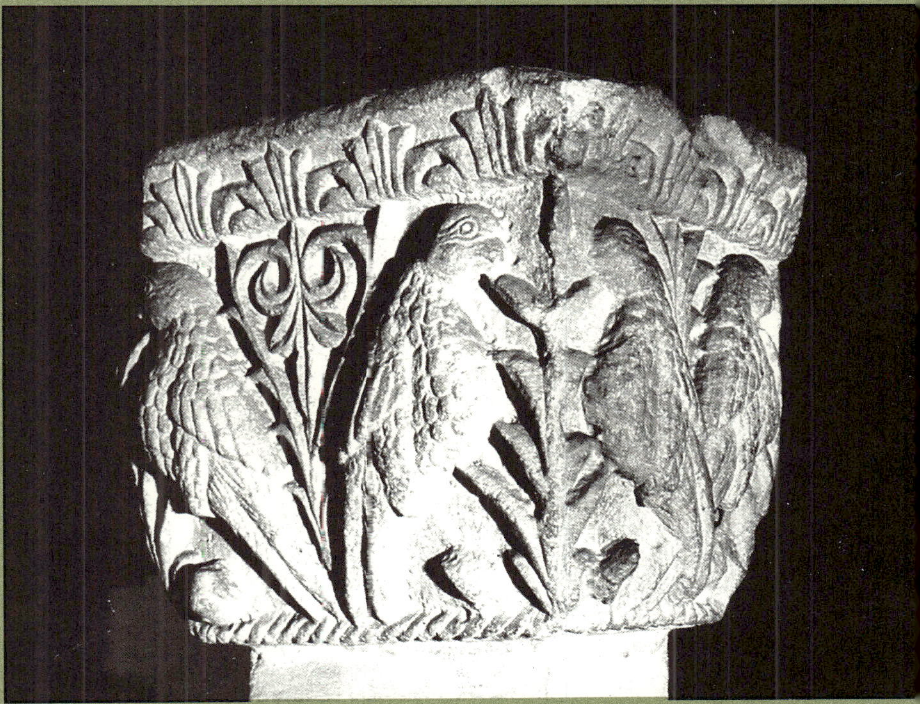

1002 Kapitell mit Falken. Marmor. Konstantinopel. 10.–11. Jh. (?)

1003 Kapitell mit Kreuz und Engel. Marmor. Chora-Kirche. Konstantinopel. 11. Jh.

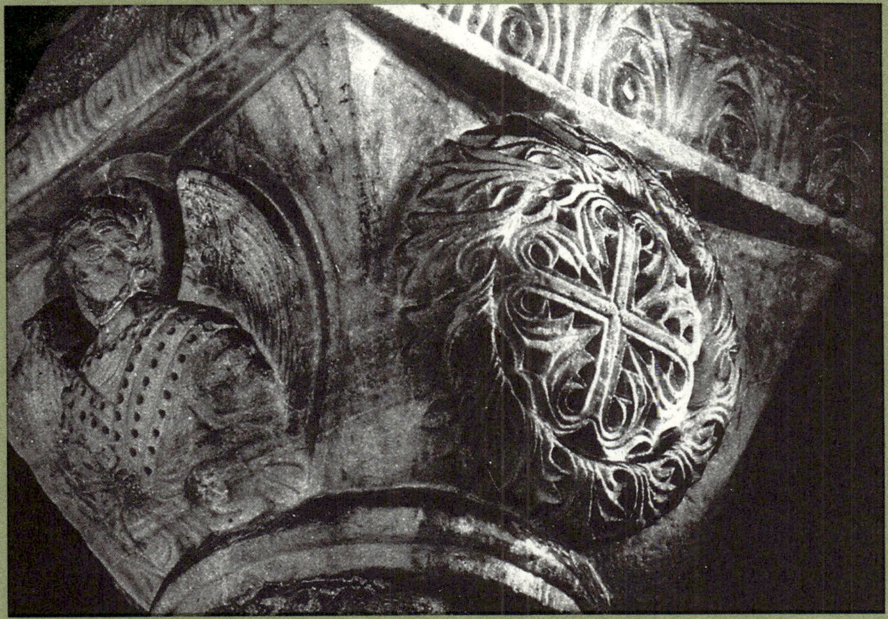

1004 Kapitell. Marmor. Theotokos-Pammakaristos-Kirche. Konstantinopel. Anfang des 14. Jh.

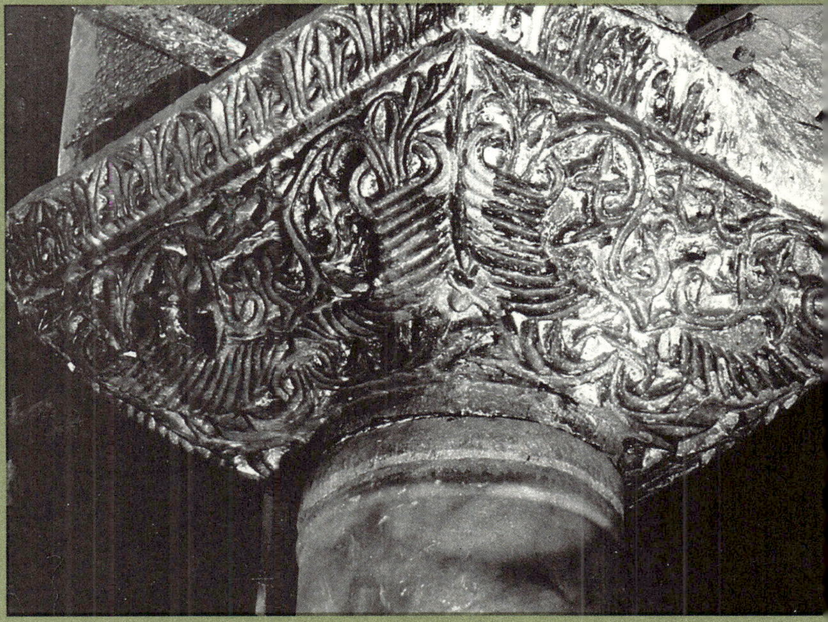

BYZANTINISCHE KAISER
PATRIARCHEN
DAS MÖNCHTUM
FELDHERREN
LITERATUR UND KUNST
ZEITTAFEL
DIE BYZANTINISCHEN DYNASTIEN

BYZANTINISCHE KAISER

Die Auswahl der nachstehend behandelten byzantinischen Kaiser wurde getroffen einmal in Hinsicht auf ihre besondere politische Bedeutung, zum anderen wegen ihrer Beziehung zu den in diesem Werk behandelten Kunstdenkmälern.

KONSTANTIN I. DER GROSSE *(285–337)*
Er war der Sohn des römischen Kaisers Konstantius I. (der später den Beinamen Chlorus erhielt) und der Kaiserin Helena (die der Legende nach das Kreuz Christi in Jerusalem aufgefunden hat). Konstantin wird 306 in Britannien von der Truppe zum Augustus ausgerufen. Die erste Zeit seiner Herrschaft als Mitglied der Tetrarchie (306–324) ist ausgefüllt mit Kriegszügen gegen die Franken und die Goten, besonders aber von Bürgerkriegen. 312 besiegt er seinen Rivalen Maxentius vor den Toren Roms in der Schlacht bei der Milvischen Brücke und gewinnt dadurch die Herrschaft über den Westen des Reiches (die Pars occidentalis). Vor der Schlacht soll ihm das Kreuzzeichen erschienen sein (mit der Aufschrift: „In diesem Zeichen wirst du siegen"), das er in Form des Christusmonogramms auf einer Fahne oder auf einem Schild anbringen ließ. In der christlichen Überlieferung wird damit die Hinwendung Konstantins zum christlichen Glauben in Verbindung gebracht. Die Taufe nahm er aber erst auf dem Sterbebett. 324 gewann er durch den Sieg über seinen Schwager Licinius, der über die Pars orientalis herrschte, die Alleinherrschaft. Später ließ er Licinius hinrichten. Noch im Jahre 324 begann Konstantin den Ausbau von Byzantion zur Residenz und weihte es 330 als neue Hauptstadt des Reiches (Konstantinopel). Zu seinen wichtigsten Regierungshandlungen gehört auch das Edikt von Mailand (313), das dem Christentum Gleichberechtigung mit den anderen Religionen des Reiches gewährte.
Konstantin wird seit dem 10. Jh. in der Ostkirche als Heiliger verehrt.

THEODOSIUS I. DER GROSSE *(347–395)*
Er wurde als Sohn des Comes Theodosius in Spanien geboren. 379 erhob ihn Kaiser Gratian zum Mitaugustus im Osten des Reiches. Theodosius bemühte sich, das Germanenproblem zu lösen und siedelte u. a. 382 Westgoten in Thrakien an, mit der Verpflichtung zum Heeresdienst. 394 vereinigte er als letzter Herrscher noch einmal das ganze Römische Reich.
Die Bedeutung des Theodosius, der sich 380 taufen ließ, liegt u. a. darin, daß er die Christianisierung vorantrieb (er brach mit der arianischen Tradition im Osten und erklärte durch ein Edikt das Nizänische Glaubensbekenntnis als für alle Untertanen verbindliches Bekenntnis), und darin, daß er ein umfangreiches Gesetzeswerk erließ. Als Erben des Reiches setzte er seine Söhne Honorius (im Westen) und Arkadios (im Osten) ein, was die endgültige Teilung des Römischen Reiches bedeutete, wenn auch die Idee der Reichseinheit fortbestand.

ARKADIOS *(regierte 395–408)*
Ältester Sohn Kaisers Theodosius' I. und nach dessen Tod der erste oströmische Kaiser. Er ordnete die Zerstörung der heidnischen Tempel an und bemühte sich um Durchsetzung der Orthodoxie gegenüber dem Arianismus. Arkadios war von schwacher Konstitution und überließ die Regierung weitgehend seinen Ministern Rufinus und Eutropios, schließlich seiner Gemahlin Eudokia I. Diese, die fränkischer Herkunft war, unterstützte den Arianismus und die gotische Partei am Hofe. Den Goten gelang es, weiter vorzudringen. Die Feindschaft der Eudokia (und die des Bischofs Theophilos von Alexandreia) trugen dem hl. Johannes Chrysostomos Verfolgung und Verbannung ein.

THEODOSIOS II. *(regierte 408–450)*
Sohn und Nachfolger des Arkadios. Er stand unter wechselndem Einfluß seiner Schwester Pulcheria und seiner Gemahlin Eudokia II. Unter seiner Regierung gab es zahlreiche religiöse Streitigkeiten. Theodosios verbot den Nestorianismus. Er begründete 425 durch Reorganisation und Erweiterung der Hochschule aus der Zeit Konstantins I. eine neue kaiserliche Universität, berief 431 ein ökumenisches Konzil nach Ephesos ein, erweiterte Konstantinopel beträchtlich und baute eine neue Stadtmauer. Epochemachend wurde die Kodifizierung des gesamten Römischen Rechts im Codex Theodosianus (438 publiziert).

MARKIANOS *(regierte 450–457)*
Er heiratete nach dem Tod Theodosios' II. dessen Schwester Pulcheria und gewann dadurch Zugang zum Thron. Das bedeutendste Ereignis seiner Regierungszeit war die Einberufung eines ökumenischen Konzils 451, ursprünglich nach Nikaia, das aber in Chalkedon tagte. Es formulierte das Dogma, daß in Jesus Christus zwei Naturen, die göttliche und menschliche, unvermischt und ungetrennt in einer einzigen Person und Hypostase enthalten sind. Das Konzil verurteilte damit zugleich den Monophysitismus und den Nestorianismus und beendete die christologischen Auseinandersetzungen des 4. und 5. Jahrhunderts. Die Folge war aber auch eine Vertiefung der Kluft zwischen dem byzantinischen Zeitraum und den orientalischen Provinzen des Reiches (Ägypten, Syrien), in denen man sich weiter zum Monophysitismus bekannte. Der 28. Kanon von Chalkedon räumte zwar dem Papst einen Ehrenvorrang ein, bestimmte aber im übrigen die völlige Gleichstellung der Bischöfe von Rom und Konstantinopel.
Markianos war ein bedeutender Feldherr. Er weigerte sich, den Hunnen (Attila) Tribut zu zahlen, wie es Theodosios II. getan hat. Im Inneren herrschte er klug und besonnen.

ANASTASIOS I. *(regierte 491–518)*
Seine Erhebung bedeutete das Ende der isaurischen Herrschaft. Anastasios brauchte aber bis zum Jahre 498, um den Widerstand der Isaurier (eines Volksstammes in Kleinasien) zu brechen. Obwohl er sich beim Regierungsantritt auf Verlangen des Patriarchen für die Orthodoxie ausgesprochen hatte, blieb er ein leidenschaftlicher Anhänger des Monophysitismus. Seine Regierungszeit war angefüllt mit Revolten und Bürgerkriegen. Dadurch entstand eine schwere Krise. Es stritten sich die Parteien der Blauen (die Orthodoxen) und der Grünen (die Monophysiten), die sich an die alten Parteien des Hippodroms und deren Farben und Namen anschlossen. Der Kaiser unterstützte die Grünen. Obwohl sich Anastasios als tüchtiger Administrator erwies, besonders auch im Finanzwesen, wurde das Reich doch mehr und mehr geschwächt. 513 brach eine Revolte in Thrakien aus, die auch Konstantinopel bedrohte und Anastasios zu gewissen Konzessionen zwang. Perser und Bulgaren drangen in das Reich ein, das er zerrüttet und bedroht hinterließ.

JUSTINIAN I. DER GROSSE *(482–565)*
Er wurde als Bauernsohn in Illyrien geboren, besaß eine hervorragende Bildung und wurde früh von seinem Onkel Justin I. als maßgebender Berater zugezogen. 521 wurde er mit dem Konsulat betraut und 527 Mitkaiser. Das Ziel seiner Politik war die Wiederherstellung des Imperiums in seinen alten Grenzen als ein einziges römisches und orthodox christliches Kaiserreich. Tatsächlich gelang ihm in lange dauernden Kriegen gegen die Vandalen in Nordafrika (533–548), gegen die Ostgoten in Italien (535–554) – mit Hilfe seiner Feldherren Belisar und Narses –, gegen die Westgoten in Spanien und in der Abwehr der von Norden vordringenden Slawen die Restauration eines das ganze Mittelmeerbecken umfassenden römischen Weltreichs. Dabei vernachlässigte Justinian aber den Schutz des Reiches nach Osten, was bald verheerende Folgen hatte. Im Innern mußte er zunächst mit schweren Unruhen fertig werden, die 532 in dem furchtbaren Nika-Aufstand in Konstantinopel kulminierten, der schließlich von Belisar im Hippodrom blutig niedergeschlagen wurde. Die Unerschrockenheit der Kaiserin Theodora, die von einfacher Herkunft war, rettete Justinian das Leben. Das hervorstechende Merkmal seiner Regierung ist die starke Betonung des kaiserlichen Absolutismus. Justinian setzte Verwaltungsreformen durch, er förderte Handel (u. a. mit China) und Gewerbe und gab dem zentralistischen Staat durch die Kodifikation des Römischen Rechts eine einheitliche Rechtsgrundlage. Das Gesetzeswerk (das Corpus Iuris Civilis) umfaßte den Codex Iustinianus, Digesten bzw. Pandekten und Institutionen, alle in lateinischer Sprache, später ergänzt durch griechische Novellen. Es wirkt bis heute in der Gesetzgebung der europäischen Völker weiter. Die Kirche fand in Justinian nicht nur ihren Beschützer, sondern (im Sinne des sog. Caesaropapismus) auch ihren Gebieter. Päpste und Patriarchen betrachtete er als seine Diener, griff in alle Einzelheiten des Kirchenlebens, der Kirchenverfassung und in Glaubensfragen ein. Streng ging er gegen die Reste des Heidentums vor (529 hob er die Philosophenschule in Athen auf). Mit den Monophysiten suchte er unter dem Einfluß der Theodora anfänglich zu einem Ausgleich zu kommen. Er berief das 5. ökumenische Konzil nach Konstantinopel (553). Die dortige Verurteilung der sog. Drei Kapitel (drei Schriften, die des Nestorianismus verdächtigt wurden) rief nur neue Streitigkeiten hervor. Justinians großartige Bautätigkeit (darunter die Hagia Sophia), seine zahlreichen Stiftungen trugen dazu bei, daß er als der eigentliche Begründer der byzantinischen Kultur gilt. Trotz zahlreicher zunächst großartiger Erfolge hinterließ Justinian aber ein im Innern zerrüttetes und von außen bedrohtes Reich.

JUSTIN II. *(regierte 565–578)*
Er war der Neffe Justinians I. Als dessen Nachfolger übernahm er ein schweres Erbe. 568 brachen die Langobarden in Italien ein, gegen die er sich mit den Franken verbündete, in Spanien griffen die Westgoten an. Im Osten verweigerte Justin den Persern die Tributzahlungen. Daraus entwickelte sich ein verheerender Krieg, in dem es vor allem um Armenien ging und der erst von späteren Kaisern zu Ende ge-

führt werden konnte. 574 erkaufte sich Justin den Frieden mit den Awaren, konnte jedoch nicht verhindern, daß sich Slawen in Illyrien niederließen. Wenige Jahre vor seinem Tod wurde Justin geisteskrank.

HERAKLEIOS *(regierte 610–641)*

Er wurde 575 als Sohn des gleichnamigen Exarchen von Karthago geboren. Als dieser sich gegen den Usurpator Phokas erhob, der das Reich in Anarchie gestürzt hatte, beauftragte er 610 seinen Sohn mit einer Flottenexpedition gegen Konstantinopel. Herakleios beendete das Schreckensregiment des Phokas und erhielt aus der Hand des Patriarchen die Kaiserkrone. Mit der Begründung der Dynastie des Herakleios, die bis 711 herrschte, begann die eigentliche Geschichte des Byzantinischen Reiches. Das Reich war im Inneren zerrüttet und von Slawen, Awaren und Persern bedroht. Herakleios gelang es, die Verwaltung völlig zu reorganisieren. Mit der Einführung der Themenverfassung (der Organisation des Reiches in große Verwaltungsbezirke, die Themen) gab er dem Reich die eigentliche politische Struktur, wenn diese auch erst nach und nach ihre endgültige Gestalt gewann. Herakleios nahm den Titel Basileus an. Er schaffte das Latein als Amtssprache ab und trug damit wesentlich zur Hellenisierung des Reiches bei. Die Hauptstadt wird mehrfach von Awaren und Persern bedroht. Es gelingt ihm, die Awaren zurückzudrängen, wird ihnen aber tributpflichtig (619). 622 begann er den Krieg gegen die Perser, die er aber erst nach mehreren Feldzügen, immer wieder im Rücken durch die Awaren bedroht, besiegen konnte. Ende 627 schlug er die Perser entscheidend bei Ninive. Anfang 628 wurde Chosrau II. gestürzt und ermordet. 630 begab sich Herakleios nach Jerusalem, wo er einen triumphalen Einzug hielt und das von Konstantin I. errichtete und von den Persern zurückeroberte Heilige Kreuz wiederaufrichtete. Die Thronfolge sicherte er dadurch, daß künftig der Sohn zum Mitkaiser erhoben werden soll. Das Ende seiner Regierungszeit war weniger glücklich. Seine Kinder aus der Ehe mit seiner Nichte Martina waren mit Erbkrankheiten belastet. Die arabische Bedrohung wurde wieder besorgniserregend, und das Reich konnte ihr nach 632 nur noch schwachen Widerstand leisten. 636 geht Syrien verloren, 637 fällt Jerusalem. Herakleios starb im Zustand tiefer Depression. Wenn es ihm auch nicht gelang, die kaiserliche Autorität und die Einheit des Reiches wieder voll herzustellen, auch nicht die religiösen Streitigkeiten zu bewältigen, so war er doch insgesamt der erste bedeutende Erneuerer des Reiches nach der auf Justinian I. folgenden Zeit des Verfalls und einer der bedeutendsten byzantinischen Kaiser. Mit seiner Regierungszeit verbindet sich eine gewisse klassizistische Erneuerung der Kunst.

LEON III. DER SYRER *(regierte 717–741)*

Er stammte aus Nordsyrien und war von niedriger Herkunft. Sein Aufstieg begann unter Kaiser Justinian II. Anastasios II. ernannte ihn 713 zum Strategen des anatolischen Themas, einer der größten und wichtigsten Provinzen des Reiches. Nach dem Sturz des Anastasios erhob er sich gegen den schwachen Theodosios III., der schließlich auf die Krone verzichtete. Leon wurde 717 zum Kaiser gekrönt und begründete damit die syrische Dynastie, die bis 802 herrschte. Kaum auf dem Thron, mußte er sich erneut gegen die arabische Gefahr wehren. Im August 718 mußten die Araber die Belagerung Konstantinopels aufgeben. Sie fielen jedoch seit 726 immer wieder in Kleinasien ein. Erst Leons Sieg 740 bei Akroinon sicherte Kleinasien gegen die Araber. Leon reorganisierte die Themenorganisation (einige über große Themen wurden geteilt) und vereinfachte und humanisierte die Rechtspflege durch Erlaß (wohl 726) der Ekloge, eines Gesetzbuches, bei dem es sich um einen in griechischer Sprache überarbeiteten Auszug aus dem Corpus Justinianum handelt, das im Ehe- und Strafrecht in wesentlichen Punkten volkstümlichen, z. T. hellenistisch bestimmten Rechtsauffassungen folgte.
Zu einem einschneidenden Ereignis seiner Regierung wurde der Beginn des Bildersturms (Ikonoklasmus). Aus vielfältigen Wurzeln und wohl auch aus persönlichen Gründen begann Leon in Parallele zu ähnlichen Bewegungen im Islam (723 hatte Kalif Yazid die Entfernung der Bilder aus allen christlichen Kirchen seines Herrschaftsbereiches befohlen) den Kampf gegen die Verehrung der Heiligenbilder. Leon handelte zunächst vorsichtig, nahm aber seit 726 offen Stellung gegen die Bilder und ließ eine vom Volk besonders verehrte Christusikone im Chalkoprateiaviertel entfernen. Das Volk tötete den Mann, der diesen Befehl ausführen sollte. Es scheint, als ob der kleinasiatische Klerus, vielleicht auch ein Erdbeben, die Entscheidung des Kaisers beeinflußt haben. Auch Einflüsse aus dem Judentum könnten eine Rolle gespielt haben. 730 berief er ein Silention (eine Versammlung kirchlicher Würdenträger) und erließ ein Dekret, das die Bilder verbot und die Nichtbeachtung des Verbots unter schwere Strafen stellte. Er setzte den Patriarchen Germanos I. ab und berief an dessen Stelle den willfährigen Anastasios zum Patriarchen von Konstantinopel. Die Päpste Gregor II. und Gregor III. (der Leon bannte) leisteten zähen Widerstand. Der Bilderstreit, der zugleich ein Kampf um den Kaiserkult und gegen das Mönchtum (theologischer Hauptgegner ist Johannes von Damaskus) war, stürzte das Reich über ein Jahrhundert in eine geistige Krise und in schwere politische Unruhen.

KONSTANTIN V. KOPRONYMOS
(regierte 741–775)

Konstantin, der Sohn Kaiser Leons III., übernahm 741 die Regierung, mußte sich aber erst in längeren Kämpfen 742–743 gegen den Usurpator Artabasdos (der vorher Leon auf den Thron geholfen und zum Dank dessen Tochter zur Frau erhalten hatte) durchsetzen. Als bedeutender Feldherr behauptete er sich in schweren Kämpfen gegen Araber und gegen Bulgaren (763 Sieg bei Anchialos). Mit dem Verlust des Exarchats Ravenna (751) brach die byzantinische Herrschaft in Italien zusammen. In seiner ikonoklastischen Überzeugung war Konstantin noch unerbittlicher als sein Vater. 754 berief er eine Synode nach Hieraia bei Chalkedon, die aufgrund eigener Schriften des Kaisers die Bilderverehrung als häretisch verurteilte und die Vernichtung aller religiösen Bilder forderte. Der Kampf wurde mit äußerstem Fanatismus geführt. Das Schreckensregiment des Kaisers trug ihm in der orthodoxen Geschichtsschreibung den Beinamen Kopronymos (Dreckkerl) ein.

EIRENE *(gest. 803)*

Sie stammte aus Athen (* um 752) und wurde die Gemahlin Kaiser Leons IV., der nur kurz regierte (775–780) und der an der ikonoklastischen Politik festhielt. Beim Tod Leons übernahm sie für ihren erst zehnjährigen Sohn Konstantin VI. die Regentschaft, mit dem sie auch offiziell den Thron teilte. Einen Umsturzversuch zugunsten des Cäsars Nikephoros schlug sie rasch nieder. Eirene war eine Anhängerin der Bilderverehrung und zeigte ihre Überzeugung offen, sobald sie die Staatsgeschäfte übernommen hatte. Da ein großer Teil der Armee und der hohen Beamtenschaft am Ikonoklasmus festhielt, ging sie vorsichtig ans Werk. 784 begünstigte sie die Erhebung des Tarasios zum Patriarchen von Konstantinopel. 786 berief sie im Einvernehmen mit Papst Hadrian I. ein ökumenisches Konzil nach Konstantinopel, das aber bald nach dem Zusammentritt in der Apostelkirche von ikonoklastischen Soldaten gesprengt wurde. Eirene ließ die ikonoklastischen Truppen nach Kleinasien übersetzen (angeblich, um dort gegen die Araber zu kämpfen) und verlangte bilderfreundliche Truppen von Thrakien in die Hauptstadt. 787 ergingen neue Einladungen zum Konzil, dieses Mal nach Nikaia. Dort wurde der Bilderkult wiederhergestellt. Die tolerante Haltung des Konzils erlaubte es, die Bilderfeinde wieder in die Kirchengemeinschaft aufzunehmen, nachdem sie der ikonoklastischen Lehre abgeschworen hatten. Konstantin VI. schloß sich der ikonoklastischen Opposition an. Als seine Mutter ihn zur Ehe mit einer Paphlagonierin zwang, vertiefte sich der Zwist zwischen ihnen. Als Eirene sich dann auch noch vom Heer die Herrschaft übertragen lassen wollte, setzte eine Gegenbewegung ein. Die Armee rief schließlich 790 Konstantin zum Alleinherrscher aus. Eirene mußte Konstantinopel verlassen. Doch erwirkten ihre Anhänger 792 ihre Rückkehr, und sie wurde wieder Mitregentin. Die Unzufriedenheit mit Konstantin aber wuchs; vor allem brachte er die orthodoxe Partei gegen sich auf, als er 795 seine Gemahlin verstieß und seine Geliebte, die Hofdame Theodote, heiratete und sie auch zur Augusta krönte. Eirene ließ ihn 797 blenden und regierte als „Basileus" allein das Reich. 802, als sich Eirene in Verhandlungen mit Karl dem Großen befand, der eine Heirat mit ihr erwog, um das Doppelkaisertum zu beseitigen, wurde sie durch eine Palastintrige zugunsten des Logotheten Nikephoros gestürzt und nach Lesbos verbannt.
Am Ende ihrer Regierung war das Reich wirtschaftlich geschwächt und erneut von den Arabern bedroht. Die Uneinigkeit mit der römischen Kirche bestand, trotz der Rückkehr zur Orthodoxie, weiter. Die Erinnerung an Eirene, die hart und herrschsüchtig war, blieb aber vor allem mit der Rückkehr zur Bilderverehrung verbunden, wenn diese auch erst 843 durch eine von der Regentin Theodora einberufene Synode endgültig war.
Eirene wird in der Ostkirche als Heilige verehrt.

LEON V. DER ARMENIER *(regierte 813–820)*

Er übernahm den Thron, nachdem der unfähige orthodoxe Kaiser Michael I. Rangabe gestürzt worden war. Leon erwies sich als entschiedener Gegner der Bilderverehrung, so daß die ikonoklastischen Streitigkeiten bald aufs neue ausbrachen. Seine Gegner waren Patriarch Nikephoros I., der 815 abgesetzt und verbannt wurde, und Theodoros Studites, der ins Exil gehen mußte. 816 berief Leon eine ikonoklastische Synode, die in der Hagia Sophia tagte. Sein anschließendes Vorgehen löste große Unzufriedenheit im Volke aus und brachte neue Unruhen. In der Weihnachtsnacht 820 wurde er von Anhängern Michaels II. in der Hagia Sophia ermordet. Leon war ein tüchtiger Feldherr. Er reorganisierte die Armee und führte erfolgreiche Kriege gegen die Bulgaren (817 Sieg bei Mesembria (sowie in Kleinasien und Sizilien gegen die Araber.

THEOPHILOS *(regierte 829–842)*

Theophilos, Sohn und Nachfolger Michaels II., setzte dessen ikonoklastische Politik fort. Der Bildersturm erlebte unter ihm einen letzten Höhepunkt, vor allem, nachdem 837 Johannes Grammatikos Patriarch von Konstantinopel geworden war. Theophilos mußte sich gegen erneute arabische Angriffe zur Wehr setzen (für deren Kunst und Wissenschaft er eine besondere Vorliebe zeigte) und 838 einen für das Reich ungünstigen Frieden schließen, bei dem auch Amorion, der Herkunftsort seiner Familie, verlorenging. Im Osten und Norden des Reiches baute er die Themenorganisation weiter aus.

MICHAEL III. *(regierte 842–867)*

Michael, der der amorischen Dynastie angehörte, war beim Tod seines Vaters Theophilos drei Jahre alt, und die Regentschaft übernahm für ihn seine Mutter Theodora. Ihre erste und vordringlichste Aufgabe sah die neue Regierung in der Wiedereinführung der Bilderverehrung. Johannes Grammatikos wurde als Patriarch von Konstantinopel abgesetzt und Methodios eingesetzt. Eine Synode im März 843 beschloß dann die Wiedereinführung der Bilder. Großen Einfluß auf die Staatsgeschäfte gewann der Logothet Theoktistos, ein Günstling der Theodora. Gegen die Ikonoklasten ging man mit Mäßigung vor, was den Widerstand der Studitenmönche hervorrief. Ein Zugeständnis bedeutete auch die Erhebung des Ignatios auf den Patriarchenthron, nachdem Methodios schon 847 gestorben war. 856 verschaffte ein Staatsstreich Michael die Alleinherrschaft. Die Regierung führte aber tatsächlich sein Onkel Bardas (mit dem Titel Caesar). 858 folgte auch ein erneuter Wechsel auf dem Patriarchenthron. Ignatios wurde zur Abdankung gezwungen zugunsten des Photios, des bedeutendsten aller Patriarchen von Konstantinopel, der aber durch seine Angriffe auf das Filioque und den Primat des Papstes die Spaltung zwischen der römischen und griechischen Kirche verschärfte. Seit 856 erlebte das Reich einen großen politischen und kulturellen Aufschwung. Ein Zentrum byzantinischer Wissenschaft und Bildung wurde die von Bardas im Magnaura-Palast begründete Hochschule. Nach außen nutzte Byzanz die Schwäche des abbasidischen Kalifats zu einem Gegenangriff auf die Araber. Der Bulgarenfürst Boris ließ sich taufen. Kyrillos und Methodios wurden zur Christianisierung zu den Slawen entsandt. 867 wurde Michael von dem Usurpator Basileios ermordet, nachdem dieser bereits 865 den Bardas hatte umbringen und sich zum Mitkaiser hatte einsetzen lassen.

BASILEIOS I. MAKEDON *(812–886)*

Basileios, ein Bauernsohn aus Makedonien, aber wahrscheinlich armenischer Herkunft, begründete die glanzvolle sog. makedonische Dynastie, die bis 1056 herrschte. Er war seit 866 Mitkaiser Michaels III., der ihn gefördert hatte, den er aber 867 ermorden ließ. Er heiratete dessen ehemalige Geliebte Eudokia Ingerina. Um seine Herrschaft zu sichern, machte er schon 869 seinen Sohn Konstantin zum Mitkaiser, 870 auch den zweiten Sohn Leon und um 879 (nach Konstantins Tod) seinen Sohn Alexander. Sofort nach seiner Thronbesteigung setzte Basileios den Patriarchen Photios ab (Verurteilung des Photios auf dem 8. ökumenischen Konzil zu Konstantinopel 869–870), setzte Ignatios wieder ein und nahm die Beziehungen zu Rom wieder auf. Die bulgarische Kirche erhielt eine gewisse Autonomie. Basileios unterstützte die Slawenmission von Kyrillos und Methodios. Er behauptete die maritime Hegemonie gegen die Sarazenen und stärkte den byzantinischen Einfluß in Kleinasien und in Italien. 827 wurde Photios nach dem Tod des Ignatios wieder als Patriarch eingesetzt und auf einer Synode (879–880) rehabilitiert. Basileios nahm eine Revision des justinianischen Rechts in griechischer Sprache in Angriff, die unter Leon VI. vollendet wurde (die sog. Basilika). Zu seiner Zeit erschien das Procheiron, ein kurzes Gesetzbuch, während ein zweiter Entwurf, die Epanagoge, zu der Photios als Einleitung eine Staatslehre zum Verhältnis Kaiser–Patriarch verfaßte, nie Gesetz wurde. Basileios starb durch einen Unfall. Sein Sohn Leon VI. regierte nach ihm (886–912).

ROMANOS I. LAKAPENOS *(regierte 920–944)* und KONSTANTIN VII. PORPHYROGENNETOS *(regierte 913–959)*

Konstantin Porhyrogennetos (der Purpurgeborene), Sohn Leons VI., kam mit acht Jahren auf den Thron. Seine Mutter, die Kaiserin Zoe, übte die Regentschaft aus (nach einer kurzen Regentschaft des Patriarchen Nikolaos Mystikos). Sie heiratete 919 Romanos Lakapenos, den Oberbefehlshaber der Flotte, der von einfacher Herkunft war. Er verheiratete Konstantin mit seiner Tochter, wurde selbst Caesar, dann Mitkaiser und stand seit 921 auch offiziell an erster Stelle. Durch eine Agrargesetzgebung versuchte Romanos den Kleingrundbesitz gegen die Magnaten zu schützen. Er führte eine zähe und erfolgreiche Politik gegenüber den Bulgaren und wies den Anspruch Boris Symeons auf den Titel „Kaiser der Römer und Bulgaren" zurück (Vertrag von 924). Nach der Befriedigung des Balkans und nach der Überwindung der unter Igor bis Konstantinopel vorgedrungenen Russen (941) begann er eine Offensive im Osten gegen die Araber. Der Feldherr Johannes Kurkuas führte einen raschen, siegreichen Feldzug, nahm 943 Edessa und zwang die Stadt zur Auslieferung des heiligen Mandylions, eines wundertätigen Bildes Christi, das 944 feierlich nach Konstantinopel gebracht wurde. Im selben Jahr wurde Romanos von seinen Söhnen, die er zu Mitregenten gemacht hatte, gestürzt und auf eine kleine Insel verbannt, wo er 948 starb. 945 gelang es Konstantin, die Söhne Romanos' zu vertreiben und allein zu herrschen. Er verstärkte die diplomatischen Beziehungen zum Westen (u. a. Heirat des Thronfolgers Romanos II. mit einer Tochter König Hugos von Italien; Gesandtschaften zu Otto I. dem Großen). Der Besuch der Fürstin Olga von Kiew 957 bereitete die Christianisierung Rußlands vor. Konstantin, als Herrscher schwach, trat vor allem als Literat hervor.

NIKEPHOROS II. PHOKAS *(regierte 963–969)* und JOHANNES TZIMISKES *(969–976)*

Phokas, eine kraftvolle Persönlichkeit vornehmer Herkunft, hatte als Feldherr Kreta (961), Kilikien und das syrische Aleppo erobert. Nach dem Tod Romanos' II. heiratete ihn die Kaiserinwitwe Theophanu, nachdem er von seinen Truppen in Kaisareia zum Kaiser ausgerufen und in Konstantinopel gekrönt worden war. Seine Machtübernahme bedeutete einen Sieg des Adels, und Phokas begünstigte im Gegensatz zu Romanos I. Lakapenos den Großgrundbesitz gegenüber dem Kleinbauerntum. 968 rief er gegen die Bulgaren Swjatoslaw von Kiew zu Hilfe. 969 brachte er Antiocheia in seinen Besitz. Kurz darauf fiel er einem Anschlag Johannes' I. Tzimiskes zum Opfer, der im Einvernehmen mit Theophanu handelte. In seiner asketischen Lebensführung vereinigte Nikephoros die Ideale des Kriegers und des Mönchs. Das ungesunde Anwachsen des kirchlichen und klösterlichen Grundbesitzes suchte er durch ein kühnes Gesetz (964) zu unterbinden. Andererseits war er ein Förderer des Mönchtums auf dem Berg Athos und Freund des hl. Athanasios. In diese Zeit der byzantinischen Machtentfaltung fiel auch die Erneuerung des abendländischen Kaisertums unter Otto I. dem Großen. Phokas weigerte sich aber, in Otto I. einen ebenbürtigen Herrscher anzuerkennen und behandelte eine Gesandtschaft Ottos 968 (unter Liutprand von Cremona) mit Hohn und Herablassung.
Johannes I. Tzimiskes konnte die von Phokas eroberten Gebiete halten und führte – ein ebenso bedeutender Feldherr wie Phokas – einen erfolgreichen Krieg gegen die Bulgaren. Im Osten stieß er bis nach Mesopotamien vor. Durch die Ehe seiner Nichte Theophanu mit Kaiser Otto II. erreichte er einen Ausgleich mit diesem. Im Innern nahm er gleich nach seiner Thronbesteigung die Gesetze gegen den Kirchen- und Klosterbesitz wieder zurück.

BASILEIOS II. BULGAROKTONOS *(regierte 976–1025)*

Man hatte sich daran gewöhnt, daß die Staatsgewalt von einem Feldherrn aus den Magnatenfamilien ausgeübt wurde, ohne die Kaiserrechte der legitimen Vertreter der makedonischen Dynastie formell anzutasten. Nach dem Tod des Johannes Tzimiskes machte dessen Schwager Bardas Skleros Ansprüche geltend, doch verschaffte der Parakoimomenos Basileios, ein Großonkel Basileios' II., diesem die Herrschaft (seinem Bruder Konstantin das Mitkaisertum), übte sie aber faktisch selbst aus. 985 stürzte Basileios II., der sich bald als von großer Willensstärke und Tatkraft erwies, seinen Großonkel, schickte ihn ins Exil, konfiszierte seine Güter und warf 987–989 Aufstände des Bardas Skleros und des Bardas Phokas nieder. 989 verheiratete er seine Schwester Anna mit dem Fürsten Wladimir von Kiew, der sich taufen ließ und damit das Kiewer Reich für die Christianisierung öffnete. Die neue Kirche unterstand dem Patriarchen von Konstantinopel. Damit wurde Rußland in den byzantinischen Kulturkreis einbezogen. Im Osten bemächtigte sich Basileios eines Teils von Armenien und Georgien und verteidigte Syrien gegen die Fatimiden. Hauptgegner blieben die Bulgaren, die er 1014 entscheidend bei Skopje besiegte. Basileios ging dabei mit außerordentlicher Grausamkeit vor (erhielt deswegen den Beinamen Bulgaroktonos = Bulgarentöter). 1018 wurde das Bulgarische Reich in das Byzantinische eingegliedert und in Themen eingeteilt, während die Kirche autokephal blieb. Basileios plante einen Feldzug nach Sizilien, der aber durch seinen Tod nicht mehr zur Ausführung kam. Das Byzantinische Reich stand auf der Höhe seiner Macht und seines Ansehens. Gegenüber den geistigen und künstlerischen Schöpfungen seiner Zeit blieb Basileios gleichgültig.

KONSTANTIN IX. MONOMACHOS *(regierte 1042–1055)*

Konstantin, Senator und typischer Vertreter der Beamtenaristokratie, kam durch Heirat mit der 64jährigen Kaiserin Zoe, zuvor Gemahlin der Kaiser Romanos II. Argyros (1028–1034) und Michael IV. (1034–1041), auf den Thron. Er war willensschwach und mußte sich gegen zwei Usurpatoren wehren: gegen den fähigen General Georgios Maniakes, der große Erfolge im Osten und auf Sizilien hatte, und gegen Leon Tornikes, der von Adrianopel bis zur Hauptstadt vordrang. 1045 wurde das armenische Königreich Ani dem Byzantinischen Reich einverleibt, das jetzt seine größte Ausdehnung seit der arabischen Expansion erreicht hatte. In den Seldschuken, Normannen und in den Steppenvölkern des Nordens erwuchsen aber damals neue Feinde. Von außerordentlicher Tragweite war der endgültige Bruch zwischen Rom und Konstantinopel durch den gegenseitigen Bannfluch des Kardinals Humbert von Silva Candida und des Patriarchen Michael Kerullarios (1054). Nach dem Tod des Kaisers übte Theodora, die Tochter Konstantins VIII., die Kaiserechte aus. Mit ihrem Tod (1056) erlosch die makedonische Dynastie.

ALEXIOS I. KOMNENOS
(regierte 1081–1118)

Nach dem Ende der makedonischen Dynastie (1056) erlebte das Byzantinische Reich eine längere Zeit des Verfalls, ja der Anarchie. Das Kaisertum war zum Zankapfel zwischen der Militäraristokratie und dem Beamtenadel geworden. Aus der Militäraristokratie stammte auch Alexios Komnenos, ein hervorragender Feldherr, zugleich ein wirklicher Politiker. Geschickt baute Alexios seine Machtposition aus. Verheiratet war er mit Eirene Dukas. Seine Schwiegermutter, die Kaiserin Maria, ehemalige Gemahlin der Kaiser Michael VII. und Nikephoros III. Botaneiates (der noch lebte), machte ihn zu ihrem Adoptivsohn, was ihm die Übernahme der Herrschaft erleichterte. Dennoch mußte er die Hauptstadt mit Gewalt einnehmen. Den aussichtslosen Kampf gab Nikephoros III. auf und ließ sich vom Patriarchen zur Abdankung bewegen. Alexios wurde 1081 gekrönt und begründete damit die Dynastie der Komnenen. Die dem Reich im Osten von den Seldschuken, im Westen von den Normannen drohenden Gefahren konnte Alexios abwehren und einen Teil der verlorenen Gebiete zurückerobern. Die Hilfe aber, die Venedig gegen die Normannen geleistet hatte, mußte teuer mit der Gewährung erheblicher Handelsprivilegien erkauft werden (1082). 1111 erhielt auch Pisa wichtige Handelsprivilegien. Das war der Beginn des Verfalls des wirtschaftlichen Wohlstands des Reiches. 1095 erhielten die Gesandten des Kaisers auf dem Konzil von Piacenza vom Papst Hilfe gegen die Türken. Damit löste Alexios unbeabsichtigt den 1. Kreuzzug aus, der von den Byzantinern als geschuldete Hilfe der Abendländer zur Vertreibung der Ungläubigen, von den Kreuzfahrern aber als Unternehmen zur Wiedergewinnung der heiligen Stätten für alle Christen aufgefaßt wurde. Damit entstand das weiter erwachsende Mißverständnis zwischen West und Ost. Die Kreuzfahrer eroberten Nikaia, siegten bei Dorylaion über die Seldschuken und errichteten 1099 das Königreich Jerusalem. Über die Rechtsstellung des normannischen Fürstentums Antiocheia entstanden neue Konflikte. Trotz dieser Schwierigkeiten konnte Alexios in Kleinasien wieder Fuß fassen und einen Teil der verlorengegangenen Größe des Reiches wiederherstellen. Auch im Innern konnte er die kaiserliche Autorität festigen, opferte dabei aber angesichts der Bedrängung von außen durch Säkularisierungen kirchliche Interessen rücksichtslos seinen politischen Zielen. Er bekämpfte aber häretische Bewegungen (u. a. die Bogomilen). Seinem Sohn Johannes II. Komnenos (1118–1143) konnte er die dynastische Erbfolge sichern. Seine Tochter Anna Komnene hat seine Regierungszeit in der „Alexias", einem interessanten, wenn auch leicht panegyrischen Werk, beschrieben.

MANUEL I. KOMNENOS
(regierte 1143–1180)

Er war der jüngste Sohn Johannes' II. Komnenos und noch sehr jung, als er nach dem Tod seiner beiden älteren Brüder die Herrschaft übernahm. Manuel war vielseitig begabt und gebildet. Er öffnete Byzanz dem Einfluß des Westens. Das Herrscherzeremoniell wurde mit ritterlichen Idealen verbunden (am Hofe wurden Ritterturniere veranstaltet). Manuel war in beiden Ehen mit abendländischen Prinzessinnen verheiratet (mit Bertha von Sulzbach, der Schwägerin Kaiser Konrads III., und mit Maria von Antiocheia). Für Byzanz stellt er einen neuen Herrschertypus dar. Manuel verfolgte ehrgeizige Pläne. Mit dem Deutschen Reich wollte er sich gegen die Normannen verbünden, wurde aber vom 2. Kreuzzug (1147–1149) überrascht. Während er sich gegen die Kreuzfahrer wehren mußte, griffen die Normannen unter Roger II. erneut an und besetzten Korfu, Korinth und Theben. Sie verschleppten byzantinische Seidenweber nach Palermo und machten der byzantinischen Seidenmanufaktur Konkurrenz. Manuel war von der Universalität des byzantinischen Kaisertums durchdrungen, die er erneut zu verwirklichen suchte. Es gelang ihm, in Süditalien wieder Fuß zu fassen. Er unterwarf Kilikien und setzte die byzantinische Oberhoheit über die geschwächten lateinischen Staaten des Orients durch. Auch auf dem Balkan festigte er die Machtstellung des Reiches. Gegen Venedig, das sich zuvor dem Bündnis gegen die Normannen angeschlossen hatte, und dem neue Handelskonzessionen gemacht worden waren, wurde 1171 ein Vernichtungsschlag geführt. Der Versuch aber, das Sultanat von Ikonion zu zerschlagen, schlug 1176 fehl. Die Armee des Kaisers erlitt eine schwere Niederlage. Kleinasien ging endgültig verloren. Am Ende seiner Regierung war das Ansehen des Reiches schwer erschüttert. Kaiser Friedrich I. forderte ihn gar zur Erweisung des schuldigen Gehorsams auf. Auch innenpolitisch waren die Folgen schwer. Das Militär als die herrschende Schicht im Staat verbrauchte die wirtschaftlichen Kräfte. Es begünstigte den Großgrundbesitz, vor allem den weltlichen.

THEODOROS I. LASKARIS
(regierte 1208–1222)

Am 13. 4. 1204 hatten die Kreuzfahrer auf dem 4. Kreuzzug Konstantinopel endgültig erobert (ein erstes Mal bereits 1203) und das Lateinische Kaiserreich begründet. Die Plünderungen und die Zerstörung unschätzbarer Kunstwerke versetzten der Stadt einen tödlichen Schlag. An der Peripherie der lateinischen Herrschaft entstanden drei Zentren des Griechentums: das Kaiserreich der Großkomnenen in Trapezunt, das Despotat Epeiros der Angeloi und Nikaia. Alle drei sahen sich als Fortsetzer der Reichstradition. Wichtig wurde vor allem Nikaia. Hier sammelte Theodoros Laskaris die nach dem Fall Konstantinopels nach Kleinasien geflüchteten Griechen und baute Nikaia seit 1204 zum Kern eines neuen byzantinischen Staates aus. Hierbei kam ihm der Umstand zustatten, daß die Lateiner Kleinasien vorläufig unbeachtet ließen. 1208 wurde er von dem neu gewählten Patriarchen Michael Autoreianos zum Kaiser gekrönt. Das Kaiserreich Nikaia erstreckte sich auf fast das ganze westliche Gebiet Kleinasiens. Es führte die byzantinische Tradition fort, solange die Hauptstadt des Reiches in der Hand der Lateiner war (bis 1261).

MICHAEL VIII. PALAIOLOGOS
(regierte 1261–1282)

Er stammte aus einer Familie, die mit den alten byzantinischen Dynastien verwandt war. Er selber heiratete Theodora Dukas, eine Großnichte Johannes' III. Dukas Vatatzes, des Nachfolgers Theodoros' I. Laskaris, und war dadurch der über Nikaia herrschenden Kaiserfamilie verbunden. Nach dem Tod Theodoros' II. Laskaris (1258) ließ er sich zum Mitkaiser des unmündigen Johannes IV. Laskaris erheben. 1259 gelang seinem Bruder Johannes Palaiologos ein entscheidender Sieg über Epeiros. Michael bereitete sich nun auf die Rückeroberung Konstantinopels vor. Er suchte dazu die Unterstützung Genuas und seiner Flotte (dem die bisherige Stellung Venedigs im Osten zugesichert wurde). Noch vor Durchführung des Vertrags fiel Konstantinopel überraschend am 25. Juli 1261. Das byzantinische Kaiserreich war wiederhergestellt. Michael VIII. ließ sich in der Hagia Sophia erneut krönen, seinen Sohn Andronikos zum Mitkaiser ausrufen und Johannes IV. blenden. Er wurde zum Begründer der Dynastie der Palaiologen, der letzten byzantinischen Dynastie, die fast zwei Jahrhunderte bis zur Eroberung Konstantinopels 1453 durch die Osmanen herrschte. Michael versuchte, Byzanz nochmals zu einer Großmacht zu machen. Ein besonders gefährlicher Feind erwuchs ihm in Karl I. von Anjou, der im Bunde mit Bulgaren, Serben und Albanern war. Karls Pläne für eine Kirchenunion unterstützte Michael aus diplomatisch-taktischen Gründen. Mit Erfolg hintertrieb er dadurch Angriffspläne Siziliens und einen Kreuzzug zur Wiederherstellung des lateinischen Kaiserreichs. Die Union, die 1274 auf dem Konzil von Lyon verkündet wurde (unter Anerkennung des päpstlichen Primats durch Byzanz und nachdem Michael und sein Sohn das Glaubensbekenntnis abgelegt hatten), wofür Papst Gregor X. Sicherheit vor den westlichen Mächten versprach, führte aber zu schweren Konflikten in Konstantinopel und untergrub die Autorität des Kaisers. Die Union blieb bedeutungslos. Erneuten Kreuzzugsplänen Karls von Anjou begegnete Michael durch Bündnisse mit den Ungarn, den Mamluken, der Goldenen Horde sowie mit Peter III. von Aragón. Letztlich rettete ihn die Sizilianische Vesper, ein Volksaufstand der Sizilianer (1282), der zur Vertreibung Karls von Anjou und zur Einsetzung Peters III. als König von Sizilien führte. Michael hat den byzantinischen Staat in gewissem Umfang noch einmal konsolidieren können, vor allem durch sein diplomatisches Geschick. Der erneute Verfall setzte aber nach seinem Tod rasch ein.

ANDRONIKOS II. PALAIOLOGOS
(regierte 1282–1328)

Andronikos, Sohn Michaels VIII. Palaiologos, gab die von seinem Vater aus diplomatischen Gründen verfolgte Unionspolitik auf, nachdem er durch die Sizilianische Vesper und die Absetzung Karls I. von Anjou die Gefahr für das Byzantinische Reich gebannt glaubte. Auf Drängen des byzantinischen Klerus setzte er den unionsfreundlichen Patriarchen Johannes XI. Bekkos ab und den unionsfeindlichen Patriarchen Josephos wieder ein. Im Innern von religiösen Streitigkeiten erfüllt, von außen durch zahlreiche Bedrohungen (Serbien eroberte Makedonien und Thessalien, Raubzüge der Katalanischen Kompanie, eine Söldnertruppe, die man gegen die weiter vordringenden Türken zu Hilfe gerufen hatte) geschwächt, bedeutete die Regierung des Andronikos den beginnenden Verfall des Byzantinischen Reiches. Andronikos, der seinen Sohn Michael IX. zum Mitkaiser gemacht hatte, der aber schon vor ihm starb (1320), wurde 1328 durch einen Bürgerkrieg zur Abdankung zugunsten seines Enkels Andronikos' III. (1328–1341) gezwungen.

JOHANNES VI. KANTAKUZENOS
(regierte 1341–1354)

Er war Leiter der Politik Andronikos' III. in der Zeit, als die Osmanen in Kleinasien und die Serben im nördlichen Griechenland vordrangen. Trotz weiteren inneren Verfalls des Reiches konnte er noch das Schlimmste verhüten. Beim Tod des Andronikos 1341 usurpierte er den Kaisertitel als Mitherrscher des noch unmündigen Johannes V. Palaiologos. Trotz jahrelanger schwerer Unruhen (Kampf des Grundadels gegen eine vom Volk unterstützte hauptstädtische Partei mit Eingreifen von Serben und Osmanen; soziale Bewegung der Zeloten in Thessaloniki) gelang es Johannes, nach blutigem Bürgerkrieg 1347 Konstantinopel zu erobern. Er wurde auf zehn Jahre zum Hauptkaiser (zum zweitenmal als Kaiser) gekrönt. Seine Tochter verheiratete er mit Johannes V. Es gelang Johannes VI. noch, die radikalisierten Zeloten niederzuwerfen, aber Serbien eroberte das Epeiros und Thessalien, und 1354 machten die Osmanen in Gallipoli ihre erste

Eroberung auf europäischem Boden. Der Kaiser wurde zur Abdankung gezwungen, Johannes V. Alleinherrscher. Johannes VI. zog sich als Mönch in das Manganenkloster in Konstantinopel zurück und wurde später Mönch auf dem Athos. Er verfaßte zahlreiche Streitschriften und vier Bücher Memoiren.

MANUEL II. PALAIOLOGOS
(regierte 1391–1425)
Manuel war eine fesselnde, gebildete und vor allem literarisch begabte Persönlichkeit, ein bedeutender Vertreter byzantinischer Kultur, die niemals glänzender war als im 14. Jahrhundert. Von ihm hat man gesagt, „daß er, wenn die Zeiten besser gewesen wären, das Reich gerettet hätte, wenn das Reich zu retten gewesen wäre". 1391 mußte er aus Brussa aus der Gewalt des Sultans Bajezid I. fliehen (Byzanz war seit 1387 ein tributpflichtiger osmanischer Vasallenstaat), um die Nachfolge seines Vaters, Kaiser Johannes' V. Palaiologos, antreten zu können. Das Reich bestand fast nur noch aus Konstantinopel und Morea, wo aber durch Reformen und Siedlungspolitik ein bedeutender Aufschwung einsetzte. 1393–94 unterwarfen die Osmanen die Hauptstadt einer Blockade. Manuel suchte Unterstützung im Westen. Der französische König Karl VI. kam ihm mit 1200 Soldaten zu Hilfe, die sich bis nach Konstantinopel durchschlugen, aber erfolglos gegen die Osmanen kämpften. In Begleitung des Marschalls Boucicauts reiste Manuel 1399 nach Italien, Frankreich, England und erneut nach Frankreich, wo er sich zwei Jahre in Paris aufhielt, als ob er nicht den Mut hätte, in das bedrohte Reich zurückzukehren. Man hatte Hilfe zugesagt, aber keine verbindliche Abkommen geschlossen. Die vernichtende Niederlage der Osmanen 1402 durch den Mongolenherrscher Timur Leng veranlaßte Manuel zur Rückkehr. Das Osmanische Reich fand sich in einer ernsten Krise, und dieser Umstand gab Byzanz nochmals eine Atempause. Athos und Thessaloniki (bis 1430) wurden zurückgewonnen. 1424 aber wurde Manuel dem Sultan Murad II. erneut tributpflichtig. Als er starb, war die politische und militärische Lage des Reiches hoffnungslos geworden. Seine Reise in den Westen aber hatte dort das Interesse für die griechische Kultur und Sprache geweckt und hat vielleicht mit zum Durchbruch der Renaissance beigetragen.

KONSTANTIN XI. PALAIOLOGOS
(1403–1453)
Konstantin, Sohn Manuels II. Palaiologos und der Helene Dragaš (nach seiner Mutter erhielt er den Beinamen Dragases), herrschte mit zwei Brüdern über das byzantinische Despotat Morea, das sich siegreich gegen die benachbarten lateinischen Kleinstaaten behauptete und fast die ganze Peloponnes unter seine Herrschaft brachte. 1449, einige Monate nach dem Tod des kinderlosen Kaisers Johannes VIII., wurde Konstantin auf den Kaiserthron berufen und gekrönt. Obwohl tapfer und energisch, mußte er dennoch machtlos zusehen, wie Sultan Mehmed II. die Eroberung der Hauptstadt vorbereitete. Konstantin setzte noch einmal alle Hoffnung auf die Hilfe des Abendlandes und versuchte, die Kirchenunion wiederzubeleben. Im Dezember 1452 traf der päpstliche Legat Kardinal Isidoros in Konstantinopel ein und las in der Hagia Sophia die römische Messe. Das Volk fühlte sich aufs höchste in seinem Glauben verletzt, und es entstand eine ungeheure Aufregung. Wenige Monate später und nach einigem Zögern (denn es gab am Hof des Sultans auch eine pro-christliche Partei) verkündete Mehmed II. am 27. Mai 1453 vor seiner Armee, daß der entscheidende Angriff auf Konstantinopel unmittelbar bevorstehe. In der Nacht zum 29. 5. nahm der Kaiser an der mit üblicher Pracht gefeierten Messe in der Hagia Sophia teil und begab sich dann nach einer letzten Beratung mit seinen Ministern zu den Befestigungsmauern, wo er im Kampf den Tod fand. Am 29. Mai 1453 fiel Konstantinopel. Das war zugleich das Ende des Byzantinischen Reiches. Drei Tage und drei Nächte plünderten die Türken die Stadt. Güter von unschätzbarem Wert wurden vernichtet.

PATRIARCHEN

Die Patriarchen von Konstantinopel haben nicht nur im religiös-kirchlichen, sondern oft auch im geistigen und politischen Leben des Kaiserreichs eine große Rolle gespielt.

JOHANNES I. CHRYSOSTOMOS
Heiliger, griechischer Kirchenvater
(344/354–407)
Er stammte aus Antiocheia, war zuerst Mönch in einem Kloster nahe seiner Heimatstadt, lebte seit 379 als Eremit, wurde 386 zum Priester geweiht und war danach zwölf Jahre Prediger an der Bischofskirche in Antiocheia. Sein Ruf als Prediger verbreitete sich bis nach Konstantinopel (im 6. Jh. erhielt er den Beinamen Chrysostomos = Goldmund). 898 wurde er zum Patriarchen der Reichshauptstadt ernannt. Er ließ Hospize und Spitäler für Arme und Kranke bauen. Seine asketische Strenge und seine sittenstrengen Forderungen brachten den undiplomatischen Mann in schwere Kämpfe mit dem intrigenreichen Hof. Eine von der Kaiserin Eudokia und einigen Bischöfen des Reiches gesteuerte Hetze führte 403 zu seiner Absetzung und zu einer dreimaligen Verbannung. Sein vor allem pastoral geprägtes Schrifttum umfaßt neben Abhandlungen und Briefen vor allem die auch religions- und kulturgeschichtlich bedeutenden Predigten. Die nach ihm benannte Chrysostomosliturgie geht auf ihn zurück, wenn sie auch in der heute noch verwendeten Form nicht als sein Werk gelten kann.

NIKEPHOROS I. *(750/758–828)*
Er war um 775–797 kaiserlicher Geheimsekretär, wurde später Eremit, dann Verwalter eines großen Hospitals in Konstantinopel. 806 ernannte ihn Kaiser Nikephoros I. noch als Laien und gegen den Widerstand kirchlicher Kreise zum Patriarchen. Im Bilderstreit trat er entschieden gegen das Bilderverbot auf, wurde deshalb 815 abgesetzt und verbannt. Neben Schriften, in denen er ebenfalls für die Bilderverehrung eintrat, verfaßte er 780–787 ein sehr sachliches Geschichtswerk für die Zeit von 602 bis 769.

PHOTIOS *(um 820–891)*
Photios, Neffe des Patriarchen Tarasios, wurde früh Professor für Philosophie an der kaiserlichen Hochschule in Konstantinopel und übernahm auch Hofämter (Leiter der kaiserlichen Kanzlei, Mitglied des Senats). 858 wurde er (noch als Laie) Nachfolger des verbannten Patriarchen Ignatios. Nach jahrelangem Streit um dessen Absetzung zwischen Rom und Konstantinopel auf dem Hintergrund des Streits um die Vorrechte der beiden Kirchen, der sich in der Frage der Christianisierung der Bulgaren zuspitzte, berief Photios mit Kaiser Michael III. 867 eine Synode nach Konstantinopel, die die „Neuerungen" der lateinischen Missionare (u. a. Einführung des Filioque in das Glaubensbekenntnis) verurteilte und offiziell den Bruch mit dem Papst vollzog. Der neue Kaiser Basileios I. Makedon aber setzte, um die Unterstützung der konservativen Kreise und des Papstes bemüht, Photios ab und Ignatios wieder ein. Auf dem 8. ökumenischen Konzil (869–870) in Konstantinopel wurde Photios exkommuniziert, aber die große Mehrheit der Bischöfe blieb ihm treu. Er wurde bald aus seinem Exil als Prinzenerzieher zurückgerufen und 877 wieder als Patriarch eingesetzt (offiziell rehabilitiert auf einer Synode 879–880, die das antiphotianische Konzil annullierte). In seinem zweiten Patriarchat bemühte sich Photios um Versöhnung mit allen Gegnern und machte auch dem Papst Zugeständnisse in bezug auf die Bulgaren, wurde aber 886 durch Kaiser Leon VI. erneut abgesetzt und verbannt.
Photios war ein – auch von seinen Gegnern – anerkannter vielseitiger Gelehrter und eine der bedeutendsten Persönlichkeiten der byzantinischen Geschichte. Von seinen Schriften ist besonders das „Myriobiblion" (Bibliotheca) bekannt, in dem er viele griechische klassische theologische u. a. Werke exzerpierte und würdigte.

BESSARION, KARDINAL *(1403?–1472)*
Er wurde 1423 Basilianermönch unter dem Namen Bessarion, 1431 Priester, nach philosophischen Studien 1437 Erzbischof von Nikaia. Auf dem Konzil von Ferrara-Florenz 1438–1439 setzte er sich für die Union der griechischen und lateinischen Kirche ein. Er wurde, nach Konstantinopel zurückgekehrt, 1439 Kardinal und übersiedelte 1443 nach Rom (1463 zum lateinischen Patriarchen von Konstantinopel ernannt). Bessarion, einer der führenden Humanisten, Förderer der Wissenschaften, war ein wichtiger Vermittler griechischer Kultur (besonders Platons) an den Westen. Seine bedeutende Bibliothek vermachte er S. Marco in Venedig.

DAS MÖNCHTUM

Im 3. Jh. entstand durch die Asketen (die im Frühchristentum einen eigenen Stand bildeten) in Ägypten das eremitische Mönchtum, das im hl. Antonios dem Großen (um 251–356) historisch faßbar wird. Er verschenkte seinen Besitz und wurde Einsiedler in der Libyschen Wüste, wo sich ihm zahlreiche Schüler anschlossen, die diese Form des Mönchtums bald über ganz Ägypten verbreiteten. Antonios gilt als der Vater des christlichen Mönchtums. Eine andere Grundform des Mönchtums schuf der hl. Pachomios der Ältere (um 287–347): das Koinobitentum (Koinobion = gemeinsames Leben), das eine größere Zahl von Mönchen zu einem Leben in Gemeinschaft unter einheitlicher Leitung vereinte. Eine Verbindung von eremitischem und koinobitischem Mönchtum kann man in der Laura (Lawra) sehen, einer Kolonie von Einsiedlerzellen und -grotten unter Führung eines gemeinsamen Abtes. Die erste Laura gründete um 328/335 Chariton in Pharan (Palästina). Dieser Form des Mönchtums begegnen wir später (seit dem 10. Jh.) auch auf dem Berg Athos wieder. Das klösterliche Mönchtum erlebte im 5. und 6. Jh. in Palästina und in Syrien eine erste große Blütezeit. Darüber berichtet Kyrillos von Skythopolis (um 524 – um 568/569) in einer Reihe von Mönchsviten, die auch Auskunft geben über die origenistischen Wirren des 6. Jahrhunderts. Die Lehren des Origenes (um 185 – um 254), die auf dem 5. ökumenischen Konzil 553 zu Konstantinopel verurteilt wurden, hatten zu Streitigkeiten im syrisch-palästinensischen Mönchtum geführt. Die bedeutendsten Gestalten des syrisch-palästinensischen Mönchtums waren der hl. Hieronymus (um 347–419/420) und der hl. Symeon Stylites (Säulensteher) der Ältere (gest. 459). Das Mönchtum breitete sich weiter in Kleinasien aus. Hatte es bei den Armeniern zu gewissen Übertreibungen geführt, so brachte es in Kappadokien, wo es anscheinend durch den hl. Basileios den Großen (um 330–379) eingeführt worden ist, bedeutende Persönlichkeiten hervor, darunter den hl. Sabas (439–532), der 483 das Kloster Mar Saba und sechs weitere Klöster gründete, und den hl. Theodoros Studites (759–826), der sich um die Wiederbelebung des alten asketisch-koinobitischen Ideals bemühte (studitische Reform), das die Mehrheit der byzantinischen Klöster erfaßte. Der eigentliche Vater aber des auf Pachomios zurückgehenden koinobitischen Mönchtums in Kleinasien war Basileios. Um 357 war er Mitbegründer eines Klosters, für das er „Regeln" entworfen hatte, die sich über ganz Kleinasien verbreiteten. Mehrere Klöster wurden auf Bergen gegründet (wie später auch in Griechenland die Athosklöster und die Meteoraklöster in Thessalien), darunter das am sogenannten „Wunderberg" bei Antiocheia vom hl. Symeon Stylites dem Jüngeren (521–592) gegründete Kloster, ebenso das vom hl. Auxentios (5. Jh.) am Fuß des später nach ihm benannten Mönchsberges in Bithynien gegründete Frauenkloster. Der Mönch Lazaros († 1054), ein Säulenheiliger, gründete in der Gegend von Ephesos drei Klöster, denen er eine feste Regel gab. Im 10. Jh. verließ der Mönch Athanasios (der Athonite) Bithynien und gründete auf dem Athos das erste Großkloster, die Große Laura, wie sie bis heute heißt.

In Konstantinopel hatte das Mönchtum größere Schwierigkeiten, sich durchzusetzen. Erst seit der Regierungszeit Kaiser Theodosius' I. (379–395) entstanden Klöster mit festen Regeln; das erste, das Kloster des Dalmatos, 382. Es fand aber rasch Nachahmer. 536 werden bereits 68 Klöster in der Hauptstadt erwähnt, in der auch einige Säulenheilige lebten. 463 gründete der ehemalige Konsul Studios ein Kloster, dem auch ein Akoimetenkloster angeschlossen war (Akoimeten = nicht Schlafende, d. h. die Mönche feierten eine ununterbrochene Liturgie in einander ablösenden Chören). Es wurde unter den Äbten Platon und Theodoros Studites, die sich kurz nach 798 mit ihrer Mönchskolonie von Sakkudion (in Bithynien) hierhin vor den räuberischen Sarazenen geflüchtet hatten, zum Muster des gesamten Mönchtums des byzantinischen Kulturkreises. Dem Kloster wird auch die ausschließliche Verwendung der Minuskelschrift für Handschriften zugeschrieben, während man vorher auch die Majuskel und die Unziale verwendet hatte. Die Autorität des Hegumenos (des Abtes) wurde gestärkt, er wurde von den Mönchen gewählt, unterstand aber dem Ortsbischof (seit der Komnenenzeit im 11. und 12. Jh. entzogen sich aber bestimmte Klöster der kirchlichen Autorität). Es gab keine Kongregation im eigentlichen Sinne, aber seit dem Konzil von Ephesos (431) übte der Hegumenos des Dalmatu-Klosters als „Exarch der Klöster" der Hauptstadt eine gewisse Autorität über die anderen Klöster aus. Der Mönch schenkte dem Kloster seine Habe. Er mußte ein dreijähriges Noviziat ablegen (von Kaiser Justinian I. festgelegt). Es gab Männerklöster und Frauenklöster, aber auch Doppelklöster, in denen Mönche und Nonnen in aneinander angrenzenden, aber getrennten Klostergebäuden lebten, mit gemeinsamem Abt und Besitz. Nach der ikonoklastischen Krise, in der das Mönchtum sich heldenhaft für die Bilderverehrung eingesetzt hatte, war es notwendig, das Mönchtum wieder straffer zu organisieren. Dazu war die Reform des Theodoros Studites willkommen. Die Bußvorschriften wurden wieder strenger; der Tagesablauf geregelt nach bestimmten Zeiten für Gebet, Arbeit und für die gemeinsamen Mahlzeiten. Sogar die Kleidung wurde gemeinsamer Besitz. Fast überall wurden neue Klöster gegründet, von Privatpersonen, hohen Beamten, Patriarchen, vom Kaiser oder von anderen Mitgliedern der kaiserlichen Familie, und deren Schutz unterstellt. Nikephoros II. Phokas (936–969) allerdings, durchaus ein Freund des Mönchtums, untersagte sowohl die Gründung neuer Klöster wie auch die Instandsetzung verfallener Gebäude, weil er die Zahl der Klöster für zu groß hielt. Basileios II. (976–1025) machte diese Verfügungen bald wieder rückgängig.

Seit dem 9. Jh. sind die *Typika* (Gründungsurkunden) von Klöstern bekannt. Sie geben wertvolle Aufschlüsse über Organisation, Gemeinschaftsleben und Gottesdienst. Große Bedeutung erlangten die Typika von Mar Saba und des Studios-Klosters (dieses Typikon war maßgebend für die Große Laura auf dem Athos). Unterstützt wurden die Hegumenoi in der Leitung des Klosters vom *Ekonomos,* seinem Stellvertreter, und vom *Dochiarios,* dem Verwalter. Wenn wir auch über die gewiß zahlreichen Frauenklöster weniger unterrichtet sind, so kennen wir doch auch hier einige Typika. Ein Priester (manchmal ein Eunuch) hatte Zutritt zum Kloster, um dort die Messe zu feiern. Die Vorsteherin wurde vom Konvent gewählt. Wie die Klöster im Abendland, nahmen auch die byzantinischen Klöster karitative Aufgaben wahr. Sie unterhielten im Zusammenhang mit dem Kloster Hospitäler für Kranke und Alte. Das wohl großartigste Beispiel für das Spitalwesen bietet das Pantokratorkloster in Konstantinopel. Das eigentliche Krankenhaus gliederte sich in fünf Sektionen, von denen eine den Frauen vorbehalten war. Im Gegensatz zum lateinischen Westen gab es bereits eine hohe Wertschätzung der Chirurgie. Auch ein Ambulatorium war eingerichtet. Das Hospital war verbunden mit einem Greisenhaus und einem Asyl für Epileptiker und Irre.

Ende des 12. Jh. machte Bischof Eusthatios von Thessaloniki (gest. 1193) in einer Abhandlung über die Reform des Klosterlebens kritisch auf dessen Mängel und Schwächen aufmerksam. Er stellte einen moralischen Verfall fest, der zum Teil darauf beruhte, daß sich viele nur zum Eintritt in ein Kloster entschlossen, um dadurch ihre materielle Existenz zu sichern. Das führte auch zu einem geistigen Verfall der Klöster. Eine andere Ursache des Verfalls bestand darin, daß Laien als Vorsteher eingesetzt wurden. Es war dies eine bequeme Art, zivile oder militärische Dienste zu belohnen. Johannes IV., Patriarch von Konstantinopel (1081–1118), protestierte energisch gegen diese Unsitte, die vor allem in der ikonoklastischen Zeit um sich gegriffen hatte. Nachdem dieser Mißbrauch abgeschafft worden war, setzte sich die Gewohnheit durch, renovierungsbedürftige Klöster reichen Bürgern anzuvertrauen, die nach Beendigung der Renovierung die Einkünfte des Klosters erhielten, während den Mönchen nur ein knapper Lebensunterhalt übrigblieb. Aus solchen Mißständen entstand auch die Praxis der *Idiorrhythmie* (erstmals gegen Ende des 14. Jh. auf dem Athos). Es handelte sich dabei um eine Aufsplitterung des Koinobions in kleine eigenständige Gruppen mit Privatbesitz des einzelnen Mönchs, gelegentlich auch mit Aufnahme einer Tätigkeit, mit der Geld verdient wurde. Die Mönche lebten als Eremiten im Klosterbezirk und verwirklichten die Gemeinschaft nur im Gottesdienst und in der Verwaltung.

Ein anderes Element, das das Klosterwesen beeinträchtigte, war der *Hesychasmus,* eine mystische Bewegung, die besonders das Mönchtum erfaßt hatte. Sie hatte sich vor allem unter dem Einfluß Symeons des Neuen Theologen (gest. 1022) entwickelt. Ihr Hauptvertreter war Gregor Palamas (1296/97–1359), der ihr eine theologische Begründung gab und sie im Hesychastenstreit gegen Barlaam verteidigte. Der Hesychasmus wurde 1351 von der orthodoxen Kirche anerkannt. Er ließ sich aber nie mit einem gemeinschaftlichen Leben verbinden, da seine Anhänger ein Leben in kontemplativer Einsamkeit bevorzugten. Alle diese Mängel und Schwächen dürfen aber nicht über die glanzvollen Seiten der byzantinischen Klöster als Stätten der Frömmigkeit und der Bildung hinwegtäuschen. Kaiser suchten ihren Rat (und fürchteten sie gelegentlich). Sie spielten eine wichtige Rolle in der öffentlichen Meinung, nicht nur im Bilderstreit. Ihre Hilfe wurde gegen häretische Lehren in Anspruch genommen.

Nach einem deutlichen Rückgang unter der lateinischen Herrschaft im 13. Jh. breiteten sich die Klöster wieder aus. Auch auf dem Athos erlebten sie eine neue, die zweite Blütezeit. Manchmal schlossen sich mehrere Klöster zu einem Verband zusammen. Auf dem Athos entstand eine fast unabhängige Mönchsrepublik mit dem *Protos* als Oberhaupt. Er besaß seit dem 14. Jh. große Befugnisse, und ihm wurden die höchsten kirchlichen Würden verliehen. Mehr Freiheit hatte das Mönchtum erhalten, nachdem es unter dem (ehemaligen) Einfluß des Theodoros gelungen war, die Macht des Kaisers auf die weltlichen Angelegenheiten zu beschränken. In der ikonoklastischen Zeit war es sogar vorgekommen, daß an einem Palmsonntag die Heiligen Bilder durch

die Straßen getragen wurden, was Theodoros ein nur kurzfristiges Exil einbrachte. Obwohl es auf dem Athos einen Klosterverband gab und auch andere Klöster sich ähnlich zusammenschlossen, entstanden doch – anders als im Abendland – keine religiösen Orden oder Kongregationen mit ihren unterschiedlichen Lebensformen und Ordensregeln. Vielleicht hat sich dies auf die Entwicklung des östlichen Mönchtums abträglich ausgewirkt.
Schließlich muß noch auf die geistige und künstlerische Bedeutung der Klöster hingewiesen werden. Sie besaßen Bibliotheken, die zum Teil, manchmal auch deren Kataloge, erhalten sind. Der Katalog des Johannesklosters auf Patmos, der 1201 erstellt wurde, umfaßt 330 Handschriften, von denen 267 auf Pergament, die übrigen auf Papier geschrieben wurden. Bei den meisten handelt es sich um religiöse Werke. Es gibt aber auch Handschriften von Werken des Aristoteles, Flavius Josephus, des Mönchromans Barlaam und Joasaph und von zwei profanen Chroniken. Der Anteil der Handschriften wird in anderen Klöstern ähnlich gewesen sein. Viele Handschriften sind von den Mönchen selbst illuminiert worden. Darunter befinden sich sehr kunstvolle Buchmalereien, die also nicht in kaiserlichen Werkstätten entstanden sind. Besonders die Klöster auf dem Athos und auf dem Sinai besitzen noch heute zahlreiche prachtvolle illuminierte Handschriften. Die Mönche haben auch die Kirchen ihrer Klöster mit Fresken und Ikonen ausgeschmückt. Sie sind namentlich kaum bekannt. Ihre künstlerisch hochstehenden Werke kann man aber noch in Makedonien, auf den Inseln und an anderen Orten bewundern. Fraglich ist es dagegen, ob die Mönche auch Mosaiken geschaffen haben. Es ist durchaus möglich, daß die Mosaiken des Nea-Moni-Klosters auf Chios oder die des Sinaiklosters einer auf diese Technik spezialisierten Künstlergruppe aus der Hauptstadt zuzuschreiben sind. Die Klöster haben also bis zum Ende des Byzantinischen Reiches eine bedeutende Rolle als Zentren der Kultur gespielt und zum Glanz von Byzanz beigetragen. Diese kulturelle Funktion ist in den orthodoxen Klöstern, die die Unruhen der modernen Zeit überstanden haben, weithin verlorengegangen, spielt jedenfalls nur noch eine geringe Rolle.

FELDHERREN

Die berühmtesten byzantinischen Feldherren gehörten der Regierungszeit Kaiser Justinians I. an: Belisar und Narses.

BELISAR *(um 500–565)*
Er schlug 532 in Konstantinopel den sogenannten Nika-Aufstand blutig nieder, eine Revolte der beiden (nach den Zirkusparteien benannten) politischen Gruppen der Blauen und der Grünen gegen den Kaiser. 534–535 zerstörte er das Vandalenreich in Nordafrika. 535–540 kämpfte er gegen die Ostgoten in Italien, eroberte Sizilien, Neapel und Rom, wo ihn König Witigis vergeblich belagerte, der ihm danach die Tore Ravennas öffnete, weil Belisar vorgab, König des ihm angebotenen Reiches der Goten und Italiker zu werden. Anschließend kämpfte er siegreich gegen die Perser, 544–549 erneut, aber mit wechselndem Erfolg wieder in Italien. Er kehrte enttäuscht nach Konstantinopel zurück. Als man ihn der Anstiftung zu einer Verschwörung bezichtigte, verlor er seine Ämter. Belisar hatte großen Anteil an der Ausdehnung des Reiches unter Justinian I.

NARSES *(um 480–574)*
Narses war ein Eunuch armenischer Herkunft, Günstling der Kaiserin Theodora. 532 trug er zum Scheitern des Nika-Aufstandes bei. 550 erhielt er als Nachfolger Belisars den Oberbefehl gegen die Ostgoten in Italien, dessen Eroberung er bis 555 vollendete und von wo er die nachrückenden Alamannen und Franken vertrieb. Er wurde mit der Verwaltung Italiens beauftragt und stellte die alten sozial-ökonomischen Verhältnisse wieder her; die von den Ostgoten enteignete großgrundbesitzende Aristokratie erhielt ihre Güter und Privilegien zurück.

LITERATUR UND KUNST

THEOLOGISCHE LITERATUR

Die byzantinische theologische Literatur läßt sich von der patristischen nicht genau abgrenzen. Andererseits ist es ein willkürlicher Ansatz, sie mit der Zeit des Ikonoklasmus (seit 730) beginnen zu lassen. Von den griechischen Kirchenvätern sind besonders zu nennen: Athanasios der Große (295–373), Gregorios von Nazianz (330–390), Gregorios von Nyssa (gest. 394), Basileios der Große (um 330–379) und Johannes I. Chrysostomos (344/354–407).
Am Übergang von der vorikonoklastischen zur ikonoklastischen Zeit steht Johannes von Damaskus (um 650 – um 750), dessen überlieferte Schriften den gesamten Bereich der Theologie seiner Zeit umfassen.
Die systematische Theologie der Zeit des Bilderstreits setzte die christologische Kontroverse fort. Zu den Verteidigern des Bilderkults gehörten u. a.: Germanos I. (gest. 733), Patriarch von Konstantinopel, Johannes von Damaskus, Theodoros Studites (759–826) und Patriarch Nikephoros I. (750/758–828). Besondere Bedeutung in dieser Zeit erlangten die Homiletik, die Hagiographie (die sich den Martyrern der Sarazenenherrschaft und den großen Bekennern des Ikonoklasmus widmet) und die Hymnographie. Die Theologie der Ikonoklasten ist nur fragmentarisch überliefert (besonders aufschlußreich die Schriften Kaiser Konstantins V.).
Die folgende Zeit (850–1050) ist stark von den dogmatischen Streitigkeiten um das Filioque bestimmt, wobei im Hintergrund die Frage nach dem päpstlichen Primat steht. Zu nennen sind hier besonders die Patriarchen Photios (um 820–891) und Michael Kerullarios (gest. 1058). Es ist zugleich die hohe Zeit der Hagiographie. Richtungweisend für die ganze spätere byzantinische Mystik wurde Symeon der Neue Theologe (949–1022).
Die Zeit bis zur lateinischen Eroberung Konstantinopels (1204), die im wesentlichen die Dynastien der Komnenen und der Angeloi umfaßt, bringt in der Polemik nichts Neues. Hervorzuheben ist Euthymios Zigabenos (Anfang 12. Jh.), einer der hervorragendsten Repräsentanten des konstantinopolitanischen Mönchtums. Seine „Dogmatikè Panoplia" enthält eine Zusammenfassung der Glaubenslehre und eine Widerlegung der Häresien. Es entstehen aber die großen Homiliare. Es ist auch die Zeit der Hauptblüte der Kanonistik und der großen klassischen Kommentatoren.
Unter dem Lateinischen Kaiserreich vertiefte sich die antilateinische Polemik.
Die spätbyzantinische theologische Literatur (1330–1453) beginnt mit dem Ausbruch der palamitisch-hesychastischen Streitigkeiten. Der Hesychasmus war eine mystische Bewegung, die sich besonders unter dem Einfluß Symeons des Neuen Theologen entwickelte. Ihr Hauptvertreter war Gregorios Palamas (1296/97–1359). Zu den Gegnern gehörten u. a. Barlaam (1250/90–1350), Gregorios Akindynos (um 1300 – nach 1347) und Nikephoros Gregoras (um 1295–1359/60). Der Hesychasmus wurde 1351 von der orthodoxen Kirche anerkannt. Die Hagiographie erlebte eine neue Blüte. Die Zeit kulminiert und endet mit einigen großen Theologengestalten, darunter Kardinal Bessarion, die das gesamte Wissen ihrer Zeit repräsentieren.

DER ERBAUUNGSROMAN „BARLAAM UND JOASAPH"

Er nimmt als der einzig erhaltene Roman eine Sonderstellung in der byzantinischen Literatur ein. Die Legende von einem Mönch Barlaam, der den Königssohn Joasaph gegen den Widerstand von dessen Vater zum Christentum und Mönchtum bekehrt, fand in der zu einem Mönchsroman erweiterten griechischen Fassung seit dem 11. Jh. weiteste Verbreitung im ganzen Abendland und übte durch Inhalt und

Form großen Einfluß auf die Dichtkunst und die Bildkunst aus. Wahrscheinlich handelt es sich bei der griechischen Fassung um ein Werk des Johannes von Damaskus, der die Buddhalegende und indische Fabeln mit christlichen theologischen und aszetischen Schriften zu einer geschlossenen Einführung in das Mönchsleben verarbeitete.

PROFANE LITERATUR

Sie hat keine besondere Rolle gespielt und wurde stark bestimmt durch die Nachahmung der klassischen antiken Vorbilder. Die Sprache entwickelte sich nicht wesentlich über die hellenistische Gemeinsprache (Koine) fort. In frühbyzantinischer Zeit standen heidnische und christliche Schriftsteller nebeneinander. Zu den heidnischen gehört u. a. Nonnos (5. Jh.) aus Panopolis in Ägypten, der aber zum Christentum übertrat. Sein Hauptwerk (vor der Bekehrung entstanden) sind die 48 Bücher „Dionysiaka" in Hexametern, worin er in einem farbenprächtigen und kunstvollen Stil die Geschichte des Dionysios schildert.
In der lebendig entwickelten Volkssprache entstand seit dem 12. Jh. eine meist anonyme Volksdichtung (Fabeln, Tiergeschichten, Märchen, Liebeslieder, darunter die Rhodischen Liebeslieder, ferner antike Sagenstoffe und abendländische Rittererzählungen). Der volkssprachlichen Dichtung gehört mit seinen Volksliedern auch das byzantinische Nationalepos „Digenis Akritas" an. Innerhalb der profanen Literatur entstanden auch zahlreiche chronikalische Werke.

PROKOPIOS VON KAISAREIA
(um 490 – nach 562)

Er war seit 527 Sekretär Belisars. In seinem Hauptwerk „Historikon" beschrieb er dessen Feldzüge. Er verfaßte ferner eine „Geheimgeschichte", „Historia arcana" (oder „Anekdota"), worin er, nicht unkritisch, Skandalgeschichten über Justinian, dessen Gemahlin Theodora und u. a. gegen Belisar sammelte. In seiner Schrift „De aedificiis" schilderte er die Bautätigkeit Justinians.

MICHAEL PSELLOS *(1018 – um 1078)*

Er war ein großer Staatsmann und Philosoph (bedeutendster Systematiker der griechischen Philosophie), aber auch ehrgeizig bis zur Charakterlosigkeit; schrieb das wichtige Memoirenwerk „Chronographia".

KONSTANTIN VII. PORPHYROGENNETOS
(Kaiser 913–959)

Er sammelte mit Gelehrten das praktische Wissen aus alten Quellen (u. a. über Landwirtschaft, Medizin, Naturwissenschaft, Kriegskunst), verfaßte selbst Reden (u. a. auf Johannes I. Chrysostomos, auf das Christusbild von Edessa), kirchliche Gedichte und eine Vita Basileios' I. Makedon. Mindestens veranlaßt wurden von ihm eine Darstellung über die Nachbarländer und -völker („De administrando imperio") und vor allem das sogenannte „Zeremonienbuch" („De ceremoniis aulae byzantinae"), eine detaillierte Schilderung des Hofzeremoniells seiner Zeit, ein Werk von unschätzbarem Quellenwert. Er regte auch eine verbesserte Ausgabe der Basiliken (Rechtssammlung) Kaiser Leons VI. an.

ANNA KOMNENE *(1083 – nach 1148)*

Sie war die älteste Tochter Kaiser Alexios' I. Nach einer von ihr gegen ihren Bruder Johannes mit Unterstützung der Mutter angezettelten, aber mißlungenen Verschwörung, die ihren Gemahl Nikephoros Bryennios auf den Thron bringen sollte, mußte sie sich in ein Kloster zurückziehen. Hier schrieb sie die „Alexias", eine ausführliche Geschichte ihres Vaters, in einem an der antiken Historiographie und Philosophie geschulten Stil. Trotz panegyrischer Tendenz und chronologischer Ungenauigkeit ist das Werk ein hervorragendes Denkmal des byzantinischen Humanismus und eine bedeutende Geschichtsquelle.

DIGENIS AKRITAS

Im 10. Jh. entstandenes byzantinisches Epos, das die Liebe und die Taten des gleichnamigen Helden in den Kämpfen des 8.–10. Jh. am Euphrat behandelt. Der Dichter hat darin über das ganze Byzantinische Reich verbreitete Volkslieder zu einer zusammenhängenden Geschichte verbunden. Von dem Werk sind mehrere Fassungen seit dem 12. Jh. bekannt.

LYRIK

PAULOS SILENTIARIOS *(6. Jh.)*

Er war Hofbeamter Kaiser Justinians I.; verfaßte in Hexametern eine kunstgeschichtlich wertvolle „Ekphrasis" (Beschreibung) der nach dem Einsturz von 558 wiederhergestellten Hagia Sophia (562). Von ihm sind auch 78 erotische Epigramme in der „Anthologia Palatina" (10. Jh.) bekannt.

ROMANOS DER MELODE, *Heiliger*
(Ende 5. Jh. – um 560)

Er war Kleriker in Konstantinopel, der bedeutendste Hymnendichter der frühbyzantinischen Zeit. Von seinen bilderreichen, kunstvoll aufgebauten Hymnen sind einige der Weltliteratur zuzurechnen. Vielleicht war er auch der Verfasser des „Akathistos-Hymnus".

AKATHISTOS-HYMNUS

Berühmter byzantinischer Kirchenhymnus (akathistos = nicht-sitzend [zu singen]), ein alphabetischer 24strophiger Lobgesang auf die Gottesmutter. Der Autor des besonders kunstvollen Hymnus ist unbekannt, manche Gründe sprechen für Romanos den Meloden.

DAS EPIGRAMM

Anscheinend war das Epigramm weit verbreitet. Im 10. Jh. wurden zahlreiche Epigramme in der „Anthologia Palatina" gesammelt, wahrscheinlich unter Konstantin VII. Porphyrogennetos. Eine weitere Anthologie stammt von dem Mönch und Schriftsteller Maximos Planudes (um 1260 – um 1310), der auch selbst Epigramme verfaßte.

KÜNSTLER

Auch in der byzantinischen Kunst sind wie in der abendländischen Kunst des Mittelalters (außer in Italien) die Namen von Malern, Bildhauern oder Goldschmieden nicht bekannt. Ein greifbarer Name in der Reihe sonst anonymer Künstler ist lediglich Theophanes der Grieche. Er hatte zuerst in Konstantinopel gemalt, wanderte dann aber um 1360 nach Nowgorod aus. Der größte Teil seines Werkes entstand so in Rußland. Es ist also fraglich, ob man ihn in diesem Zusammenhang nennen darf. Die russische Kunstgeschichte rechnet ihn zu den russischen Künstlern, wenn auch sein Werk stark griechisch-byzantinisch geprägt ist. Es sind auch nur wenige Künstlersignaturen bekannt (aus Makedonien und von einigen Buchillustrationen). Erst seit dem ausgehenden 15. Jh. sind die Namen von Künstlern überliefert.
Bei der Architektur verhält es sich etwas anders. Wir kennen zumindest die Namen der beiden Architekten, die die Hagia Sophia in Konstantinopel gebaut haben: Anthemios von Tralles und Isidoros von Milet. Über ihr beider Leben ist wenig bekannt. Anthemios war Mathematiker, Bildhauer und Architekt. Kaiser Justinian I. ließ ihn und Isidoros von Milet gleich nach dem Brand der ersten Hagia Sophia (531) nach Konstantinopel kommen. Anthemios wird der Entwurf zugeschrieben. Er starb bald nach Baubeginn, und Isidoros setzte den Bau fort und vollendete ihn 537. Als die Kuppel bereits 558 nach einem Erdbeben einstürzte, wurde sie von einem Neffen des Isidoros, Isidoros dem Jüngeren, erneuert.

ZEITTAFEL

DIE BYZANTINISCHEN KAISER

324–337	Konstantin I.
337–361	Konstantius II.
361–363	Julian Apostata
363–364	Jovian
364–378	Valens
379–395	Theodosius I.
395–408	Arkadios
408–450	Theodosios II.
450–457	Markianos
457–474	Leon I.
474	Leon II.
474–475	Zenon
475–476	Basiliskos
476–491	Zenon (nochmals)
491–518	Anastasios I.
518–527	Justin I.
527–565	Justinian I.
565–578	Justin II.
578–582	Tiberios I. Konstantinos
582–602	Maurikios
602–610	Phokas
610–641	Herakleios
641	Konstantin III. und Heraklonas
641	Heraklonas
641–668	Konstans II.
668–685	Konstantin IV.
685–695	Justinian II.
695–698	Leontios
698–705	Tiberios II.
705–711	Justinian II. (nochmals)
711–713	Philippikos
713–715	Anastasios II.
715–717	Theodosios III.
717–741	Leon III. der Syrer
741–775	Konstantin V. Kopronymos
775–780	Leon IV. der Chazare
780–797	Konstantin VI.
797–802	Eirene
802–811	Nikephoros I.
811	Staurakios
811–813	Michael I. Rangabe
813–820	Leon V. der Armenier
820–829	Michael II.
829–842	Theophilos
842–867	Michael III.
867–886	Basileios I. Makedon
886–912	Leon VI. der Philosoph oder der Weise
912–913	Alexander
913–959	Konstantin VII. Porphyrogennetos
920–944	Romanos I. Lakapenos
959–963	Romanos II.
963–969	Nikephoros II. Phokas
969–976	Johannes I. Tzimiskes
976–1025	Basileios II. Bulgaroktonos
1025–1028	Konstantin VIII.
1028–1034	Romanos III. Argyros
1034–1041	Michael IV.
1041–1042	Michael V.
1042	Zoe und Theodora
1042–1055	Konstantin IX. Monomachos
1055–1056	Theodora (nochmals)
1056–1057	Michael VI.
1057–1059	Isaak I. Komnenos
1059–1067	Konstantin X. Dukas
1068–1071	Romanos VI. Diogenes
1071–1078	Michael VII. Dukas
1078–1081	Nikephoros III. Botaneiates
1081–1118	Alexios I. Komnenos
1118–1143	Johannes II. Komnenos
1143–1180	Manuel I. Komnenos
1180–1183	Alexios II. Komnenos
1183–1185	Andronikos I. Komnenos
1185–1195	Isaak II. Angelos
1195–1203	Alexios III. Angelos
1203–1204	Isaak II. (nochmals) und Alexios IV. Angelos
1204	Alexios V. Murtzuphlos

DAS LATEINISCHE KAISERREICH VON KONSTANTINOPEL

1204–1205	Balduin I. von Flandern
1206–1216	Heinrich von Flandern
1217	Peter von Courtenay
1217–1219	Jolanthe
1221–1228	Robert von Courtenay
1228–1261	Balduin II.
(1231–1237	Johannes von Brienne)

DIE KAISER VON NIKAIA

1208–1222	Theodoros I. Laskaris
1222–1254	Johannes III. Dukas Vatatzes
1254–1258	Theodoros II. Laskaris
1258–1261	Johannes IV. Laskaris
1259–1261	Michael VIII. Palaiologos

DIE BYZANTINISCHEN KAISER

1261–1282	Michael VIII. Palaiologos
1282–1328	Andronikos II. Palaiologos
1328–1341	Andronikos III. Palaiologos
1341–1391	Johannes V. Palaiologos
1341 (1347)–1354	Johannes VI. Kantakuzenos
1376–1379	Andronikos IV. Palaiologos
1390	Johannes VII. Palaiologos
1391–1425	Manuel II. Palaiologos
1425–1448	Johannes VIII. Palaiologos
1449–1453	Konstantin XI. Palaiologos Dragases

Diese Herrscherliste wurde nach G. Ostrogorsky und nach der Encyclopaedia Hellenica erstellt.

DIE KAISER VON TRAPEZUNT

1204–1222	Alexios I. Komnenos
1222–1235	Andronikos I.
1235–1241	Johannes I.
1241–1263	Manuel I.
1263–1266	Andronikos II.
1266–1280	Georgios
1280–1298	Johannes II.
1298–1330	Alexios II.
1330–1332	Andronikos III.
1332	Manuel II.
1332–1340	Basileios
1341–1342	Anna Komnene
1342–1344	Johannes III.
1344–1349	Michael
1349–1390	Alexios III.
1390–1417	Manuel III.
1417–1446	Alexios IV.
1446–1458	Johannes IV.
1458–1461	David

Mehmed II. nimmt im Jahre 1461 Trapezunt ein, das bereits den Tataren oder den Türken seit der Mitte des 13. Jh. tributpflichtig war.

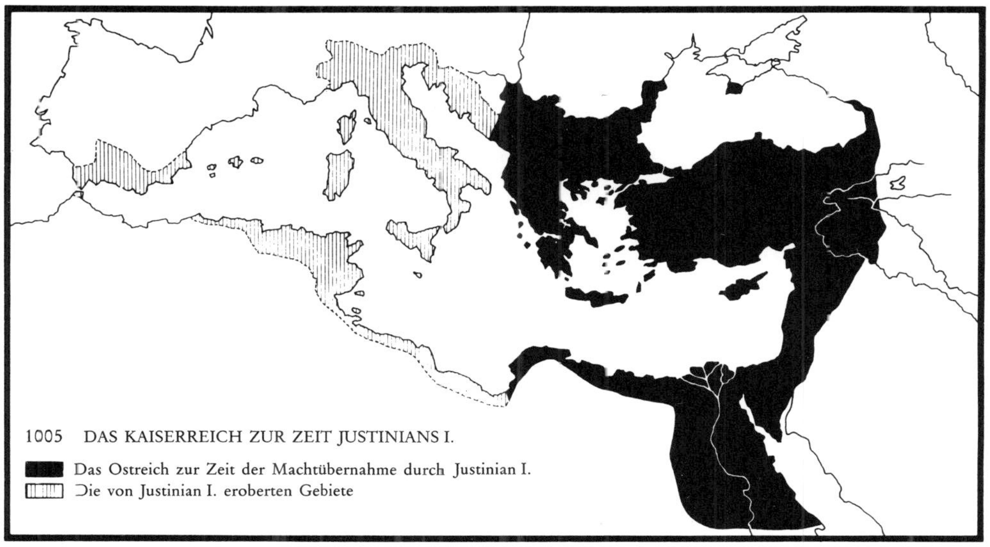

1005 DAS KAISERREICH ZUR ZEIT JUSTINIANS I.

Das Ostreich zur Zeit der Machtübernahme durch Justinian I.
Die von Justinian I. eroberten Gebiete

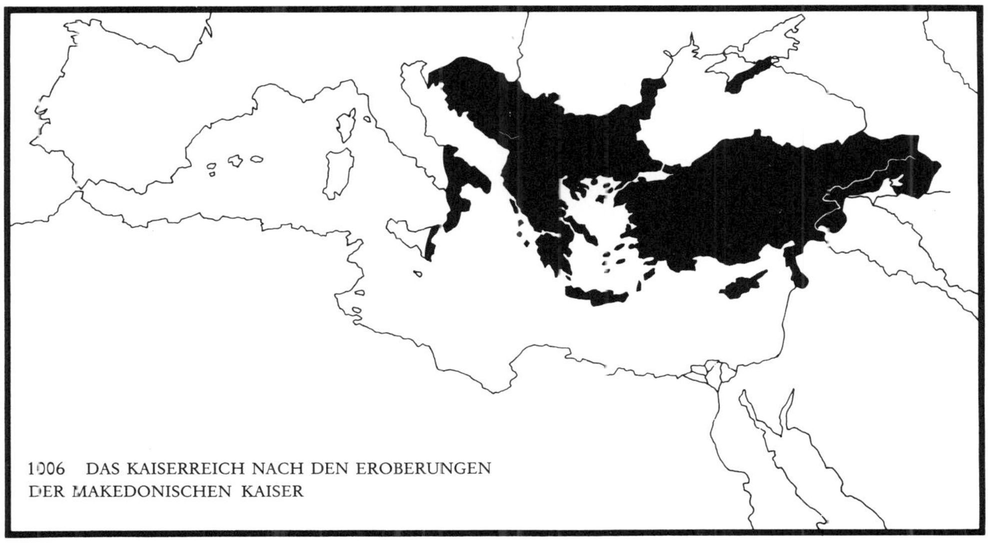

1006 DAS KAISERREICH NACH DEN EROBERUNGEN DER MAKEDONISCHEN KAISER

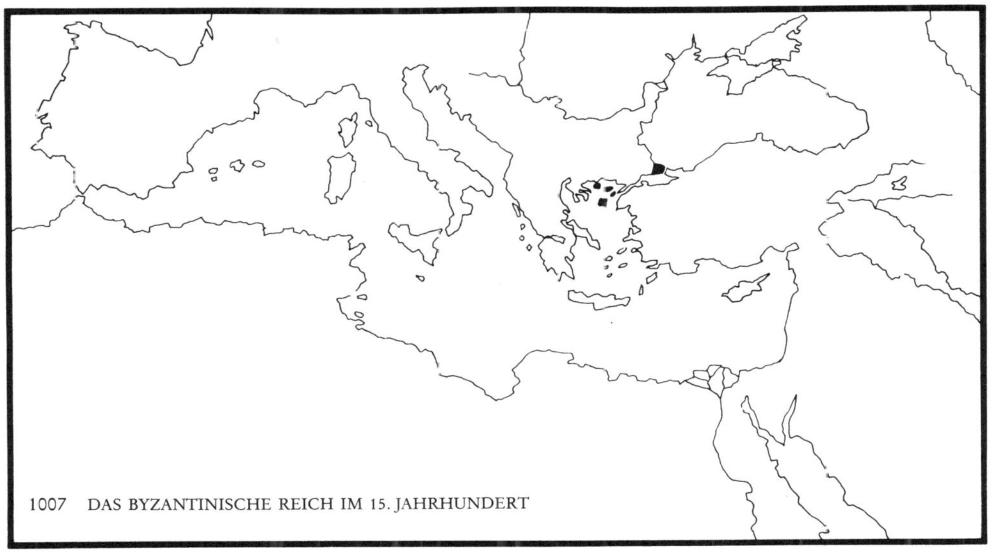

1007 DAS BYZANTINISCHE REICH IM 15. JAHRHUNDERT

DIE BYZANTINISCHEN DYNASTIEN

DYNASTIE DES HERAKLEIOS *(610–711)*

Herakleios
Konstantin III. und Heraklonas
Konstans II.
Konstantin IV.
Justinian II.

SYRISCHE DYNASTIE *(717–802)*

Leon III.
Konstantin V.
Leon IV.
Konstantin VI.
Eirene

AMORISCHE DYNASTIE *(820–867)*

Michael II.
Theophilos
Michael III.

MAKEDONISCHE DYNASTIE *(867–1056)*

Basileios I.
Leon VI.
Alexander
Konstantin VII.
Romanos I. Lakapenos
Romanos II.
Nikephoros II. Phokas
Johannes I. Tzimiskes
Basileios II.
Konstantin VIII.
Romanos III. Argyros – Theodora
Michael IV.
Konstantin IX. Monomachos

DYNASTIE DER DUKAS *(1059–1078)*

Konstantin X. Dukas
Romanos IV. Diogenes
Michael VII. Dukas
Nikephoros III. Botaneiates
Alexios I. Komnenos
(Gemahl einer Prinzessin der Dukas)

DYNASTIE DER KOMNENEN *(1081–1185)*

Isaak I.
Alexios I.
Johannes II.
Manuel I.
Alexios II.
Andronikos I.

DYNASTIE DER ANGELOI *(1185–1204)*

Isaak II.
Alexios III.
Alexios IV.
Alexios V. Murtzuphlos
Theodoros I. Laskaris
(Gemahl einer Prinzessin der Angeloi)
Michael VIII. Palaiologos

DYNASTIE DER LASKARIS *(1204–1261)*

Kaiserreich von Nikaia
Theodoros I.
Johannes III. Dukas Vatatzes
Theodoros II.
Johannes IV.
Michael VIII. Palaiologos
(Gemahl einer Prinzessin der Laskaris)

DYNASTIE DER PALAIOLOGEN *(1261–1453)*

Michael VIII.
Andronikos II.
Andronikos III.
Johannes V.
Johannes VI. Kantakuzenos
(Gemahl einer Prinzessin der Palaiologen)
Andronikos IV.
Johannes VII.
Manuel II.
Johannes VIII.
Konstantin XI.

GLOSSAR
BIBLIOGRAPHIE
REGISTER

GLOSSAR

A

Abakus	rechteckige oder quadratische Platte des Kapitells
Aghiasma	Wasserbecken für rituelle Reinigungszeremonien, die jeden Freitag stattfanden. Das Wasser strömte aus den Händen einer marmornen Marienstatue in das Becken
Agora	im alten Griechenland Marktplatz als Mittelpunkt des öffentlichen Lebens (Volksversammlungen), der Verwaltung, der Staatsgeschäfte und des Staatskultes
Ambo	Bühne für die Lesung; in frühchristlichen Kirchen oft mit zwei Aufgängen
Anapeson	Wachendes Auge; in der byzantinischen Ikonographie Typus des liegenden Christus-Emanuel
Anastasis	Auferstehung; in der byzantinischen Ikonographie Bezeichnung für die Höllenfahrt Christi (Christi Seele soll nach dem Tode in die Hölle abgestiegen sein, um die Gerechten zu befreien)
Apsis	auf halbrundem, recht- oder vieleckigem Grundriß errichtet, meist von einer Halbkuppel (daher auch Konche = Muschel genannt) überwölbter, zum Hauptraum sich öffnender Gebäudeteil; vom römischen Profan- und Sakralbau in den christlichen Kirchenbau (Basilika) übernommen; häufig außer der Hauptapsis auch Nebenabsiden (z. B. als Verlängerung der Seitenschiffe). Andere Bezeichnungen für Apsis: Exedra, Bema, Presbyterium
Architrav	Epistylion; waagerechter Balken über einer Säulen- oder Pfeilerreihe als Träger von Oberbau und Dach
Arcosolium	Arkosolgrab, Wandgrab; eine halbrunde überwölbte Wandnische mit der waagrecht angebrachten Verschlußplatte eines sargartig aus der Wand gehauenen Grabes; darüber ein flacher, zuweilen mit Fresken bemalter Bogen
Atrium	von Säulein umgebener Vorhof, besonders der frühchristlichen Basilika, in dem sich vor allem die Katechumenen aufhielten

B

Baptisterium	Taufbecken, auch Taufgebäude; seit dem 3. Jh. als selbständiger Bau bei oder als Nebenbau von Bischofs- und Hauptkirchen errichtet; Zentralbau, auch durch Nischen, Umgänge oder Nebenräume bereichert
Bema	s. Apsis

C

Camii	Moschee, in der der Freitagsgottesdienst gehalten wird
Chlamys	um die linke Schulter gelegter, rund geschnittener Überwurf der alten Griechen; von Reitern, Soldaten, Jägern und Reisenden getragen; auch Teil der byzantinischen Hoftracht (besonders lang)
Christogramm (Chrismon)	Monogramm Christi; am bekanntesten die Bildung aus den griechischen Buchstaben X und P = ☧
Ciborium	meist ortsfest aus Stein, Holz oder Metall errichteter Baldachin über einem Altar, einem Grab oder einer Statue

D

Deesis (griech. = demütige Bitte, Gebet)	Bildtypus der byzantinischen Ikonographie, die den Erlöser zwischen Maria und Johannes dem Täufer als Fürbittern darstellt; besonders häufig auf der Ikonostase griechischer und russischer Kirchen
Diakonikon	s. Pastophorion
Dreikonchenanlage	dreiapsidialer (s. Apsis) Abschluß einer kreuzförmigen Basilika; im östlichen Kirchenbau vorgebildet; s. auch Konche
Dormitio	s. Koimesis

E

Enkolpion	Kapsel mit Reliquien, die die Bischöfe frühchristlicher und mittelalterlicher Zeit auf der Brust trugen; auch Medaillon mit dem Muttergottesbild
Esonarthex	s. Narthex
Etimasia	besonders in der frühchristlichen und byzantinischen Kunst Motiv der Thronbereitung für die Wiederkehr Christi: unter dem Kreuz der leere Thron mit Lamm, Taube, Buch des Lebens, Leideswerkzeugen u. a.
Exedra	s. Apsis
Exonarthex	s. Narthex

H

Hegumenos	Abt eines orthodoxen Klosters

I

Ikonostase	in den Ostkirchen die hölzerne, mit Ikonen geschmückte dreitürige Bilderwand zwischen Altar und Gemeinderaum
isodomisches Mauerwerk	parallele Mauern, deren Zwischenraum mit losem Material aufgefüllt ist

K

Katholikon	Hauptkirche eines griechischen Klosters
Koimesis (Dormitio)	in der byzantinischen Kunst seit dem 6./7. Jh. als Entschlafung Mariens mit Aufnahme ihrer Seele in den Himmel oder in die Arme Christi
Konche (griech. = Muschel)	Bezeichnung für die Halbkuppel über der Apsis und die Apsis selbst; s. Dreikonchenanlage

M

Mandylion	Bezeichnung für Bild Christi. Nach der Abgar-Legende bat der kranke Abgar, König von Edessa (reg. 4 v. Chr. – 7 n. Chr.), in einem Brief um Heilung und erhielt durch einen Boten Christi Antwort und Bildnis. Erste Erwähnung bei Eusebios von Kaisareia.
Maphorion	weites, meist purpurfarbiges, Kopf und Schultern bedeckendes Tuch der Frauen; gehört auf Darstellungen der Gottesmutter zu ihrer Gewandung
Menologion	liturgisches Buch des orthodoxen Ritus, das für jeden Tag des Kirchenjahres das Leben eines Heiligen darstellt (beginnt mit dem September); auch Monats-Ikone: Bilder von Heiligen und ihren Festen, die jeweils in dem ihrem Festtag entsprechenden Monat vor dem Altar aufgestellt wurden
Miḥrab	Gebetsnische in der Moschee, nach Mekka orientiert

N

Naos	ursprünglich antike griechische Bezeichnung für den Raum im Tempel, in dem das Götterbild aufgestellt war; in der byzantinischen Kunst auf den inneren Bezirk der Kirche übertragen
Narthex	quergestellte Vorhalle der frühchristlichen und byzantinischen Kirchen; manchmal ein zweiter Narthex (Exonarthex = äußerer Narthex) dem eigentlichen Narthex (Esonarthex = innerer Narthex) vorgelagert
Nymphaion	ursprünglich Heiligtum der Nymphen, besonders an Quellen; später kunstvoll gestaltete antike Brunnen- und Wasseranlagen

O

Opus alexandrinum	ein aus quadratischen Steinchen ausgeführtes, ornamentiertes Fußbodenmosaik
Opus sectile	aus kleinen Marmorplatten ausgeführtes Fußbodenmosaik
Orans, Orante	männliche oder weibliche Gestalten im Gebetsgestus; ihre Arme sind erhoben bzw. seitlich ausgestreckt

P

Pantokrator (griech. = Allherrscher)	in der byzantinischen Kunst und ihrem Einflußbereich ikonographischer Typus des Christusbildes (Mosaik, Fresko, Relief): der Pantokrator meist als Halbfigur in einem Kreis, die rechte Hand segnend erhoben, in der linken das Evangelienbuch
Parekklesion	Seitenkapelle, Grabkapelle
Pastophorion	in frühchristlichen Kirchen, besonders des Ostens, Bezeichnung für zwei seit dem 4. Jh. zuerst in Syrien nachweisbare und mit einer Apsis abgeschlossene Nebenräume rechts und links vom Altarraum (Hauptapsis); der rechte, Diakonikon genannte Raum entspricht der Sakristei im Westen, der linke, Prothesis genannte Raum diente zur Vorbereitung der Opfergaben und zur Aufbewahrung der Hostien
Pendentif	Hänge- oder Gewölbezwickel in Form eines sphärischen Dreiecks, vermittelt zwischen Unterbau und Kuppel
Peribolos	mit Umfassungsmauern umgebener Außenhof einer frühchristlichen Basilika; seit dem 5. Jh. anstelle des Atriums
Presbyterium	s. Apsis
prokonnesischer Marmor	weißer, gelegentlich von blauen Adern durchzogener Marmor aus den Steinbrüchen der im westlichen Teil des Marmarameeres gelegenen Insel Prokonnesos (heute Insel Marmara)
Propylon	Eingangsbau zu antiken Tempeln und Palastanlagen; auch Bezeichnung für den säulengeschmückten Zugang zum Atrium der christlichen Basilika
Prothesis	s. Pastophorion
Protospatharios	Titel eines der Hofbeamten

S

Sarayı, Serail	Schloß, Palast des Sultans
Staurothek	kostbar ausgestatteter Reliquienbehälter zur Aufnahme des eigentlichen Reliquiars in Gestalt eines Kreuzes, das die Kreuzreliquie birgt
Stylobat	oberste Stufe des Unterbaues beim griechischen Tempel; auf dem Stylobat stehen die Säulen der Ringhalle
Synodikon	in der Ostkirche liturgisches Dokument; enthält Segnungen und Verurteilungen der häretischen Gegensätze und ihrer Vertreter, von Patriarch Methodios I. von Konstantinopel für das neue Hochfest „Sonntag der Orthodoxie“ zum Abschluß des Bilderstreits verfaßt; danach ständig verändert
Synthronon	in der Apsis halbkreisförmig, meist gestaffelt angeordnete Sitzbänke für den Klerus beiderseits der Bischofskathedra

T

Taxiarch	Unterfeldherr
Templon	seit dem 16. Jh. üblich gewordene Bezeichnung für die Ikonostase der byzantinischen Kirchen
Thema	Verwaltungseinheit des Byzantinischen Reiches unter einem Statthalter (Strategen), der militärische und zivile Gewalt besaß
Theotokos	Bezeichnung für Maria als Gottesgebärerin; der Begriff, zuerst von Hippolytos von Rom auf Maria angewendet, kommt bei vielen Kirchenvätern und -schriftstellern des 3. und 4. Jh. vor, wurde auf dem Konzil von Ephesos (431) sanktioniert
Transenna	durchbrochene Marmorplatte; aus solchen Platten waren in frühchristlichen Kirchen oft die Chorschranken zusammengesetzt; auch Bezeichnung für die Chorschranke selbst
Transept	Querschiff, Querhaus; im Kirchenbau, besonders bei der kreuzförmigen Basilika, der quer zum Langhaus verlaufende Raum zwischen Chor und Langhaus, der das letztere in der Vierung durchdringt
Tribelon	auf dem festländischen Griechenland Zugang vom Narthex zum Mittelschiff, der oft durch Säulen dreigeteilt war. Die Interkolumnien konnten durch Vorhänge geschlossen werden, die vor den Katechumenen den Teil der Liturgie verbargen, dem sie nicht beiwohnen durften.
Trikonchos	s. Dreikonchenanlage
Trompe	Bogen mit nischenartiger Wölbung über zwei rechtwinklig aneinanderstoßenden Mauern; oft als Überleitung von einem quadratischen Turmuntergeschoß ins Achteck verwendet oder um über einer quadratischen Vierung eine Kuppel über achtseitigem Grundriß zu errichten; s. auch Pendentif
Tympanon	Bogenfeld über einem Portal, oft mit Mosaiken, Wandmalereien oder Skulpturen geschmückt
Typikon	Gründungsurkunde eines Klosters mit Angaben über Organisation, Gemeinschaftsleben und Gottesdienst

V

Verde antico	gefleckter Stein von grüner Grundfarbe mit dunkelgrünen, weißen, schwarzen und tiefschwarzen Einschließungen; aus der Gegend von Larissa in Thessalien

BIBLIOGRAPHIE

In dieser Aufstellung sind die Hauptwerke aus neuerer Zeit und die wichtigsten älteren Werke zusammengestellt. Unberücksichtigt blieben die Artikel, für die wir entweder auf die Bibliographie der Spezialwerke oder auf die einschlägigen Periodika verweisen: die „Cahiers archéologiques“, die „Dumbarton Oaks Papers“ (die die Arbeiten der American School in Konstantinopel veröffentlichen), die „Dumbarton Oaks Studies“, die „Byzantinische Zeitschrift“ sowie die „Corsi di cultura nell'arte ravennate e bizantina“ usw.

Um auf dem neuesten Stand zu sein, haben wir auch Werke aufgenommen, die so spät erschienen sind, daß wir sie für diesen Band selbst nicht mehr auswerten konnten. Neben den rein wissenschaftlichen Publikationen haben wir auch einige Titel aufgeführt, die einer nicht fachkundigen Leserschaft den Zugang zur byzantinischen Kunst erleichtern sollen.

Hinsichtlich der Quellen können wir bei der Fülle des teilweise noch unerforschten Materials lediglich auf einige grundlegende Sammelwerke hinweisen: auf die „Patrologia Graeca“ von Migne (161 Bände) für diejenigen, die Zugang zum Text selbst haben, oder – wer die Texte mit Übersetzung benützen will – die „Sources chrétiennes“ (Paris), die die frühchristlichen Schriftsteller enthalten; die „Collection byzantine“ (Paris), Abteilung „Schöne Literatur“, die mehrere der wichtigsten Autoren umfaßt; die „Byzantinischen Geschichtsschreiber“ (Graz – Wien – Köln), wo die klassischen Geschichtsschreiber und andere Autoren zu finden sind, die unter einem besonderen Gesichtspunkt schreiben, z. B. Reisende und Diplomaten; schließlich die praktische Textsammlung J. P. Richters mit dem Titel „Quellen der byzantinischen Kunstgeschichte“ (Wien 1897).

ALLGEMEINE WERKE

Art de Cappadoce. Genf – Paris 1971.

Art et Société à Byzance sous les Paléologues (Actes de colloque des Études byzantines, Venedig 1968). Venedig 1971.

BAYNES, N. H. – MOSS, H. ST.: Byzanz. Geschichte und Kultur des Oströmischen Reiches. Aus dem Englischen übertragen von A. Hohlweg. München 1964.

BECK, H. G.: Kirche und theologische Literatur im byzantinischen Reich (Byzantinisches Handbuch im Rahmen des Handbuchs der Altertumswissenschaften, Bd. I, 2). München 1959.

BECKWITH, J.: The Art of Constantinople. London 1961.

– Early Christian and Byzantine Art. Harmondsworth 1979.

BON, A.: Byzanz. München – Genf – Paris 1972.

BRÉHIER, L.: La Civilisation byzantine, in: Le Monde byzantin, Bd. I. Paris 1950.

– L'art byzantin, in: Le Monde byzantin, Bd. III. Paris 1950.

Byzanz. Hrsg. F. G. Maier (Fischer Weltgeschichte, Bd. 13). Frankfurt a. M. 1973.

COCHE DE LA FERTÉ, É.: L'Art paléochrétien, in: Encyclopédie de la Pléïade, Histoire de l'Art, Bd. 2. Paris 1966.

DALTON, O. M.: Byzantine Art and Archeology. Oxford 1911.

– East Christian Art. Oxford 1925.

DEICHMANN, F. W.: Ravenna, 4 Bde. Wiesbaden 1970.

DELVOYE, CH.: L'Art byzantin. Paris 1967.

DEMUS, O.: The Church of San Marco (Dumbarton Oaks Studies, VI). Washington 1960.

DIEHL, CH.: Byzance. Grandeur et décadence. Paris 1920.

– Manuel d'art byzantin, 2 Bde. Paris ²1926.

– La Société byzantine à l'époque des Comnènes. Paris 1929.

DÖLGER, F.: Byzanz und die europäische Staatenwelt. Darmstadt ²1964.

DUTHUIT, G.: Byzance et l'art du XIIe siècle. Paris 1926.

EBERSOLT, J.: Constantinople byzantine et les voyageurs du Levant. Paris 1919.

FROLOW, A.: Art byzantin, in: Encyclopédie de la Pléïade, Histoire de l'Art, Bd. II. Paris 1966.

GRABAR, A.: L'Empereur dans l'art byzantin. Straßburg 1936, Nachdr. 1971.

– Byzanz. Die byzantinische Kunst des Mittelalters vom 8. bis zum 15. Jh. Aus dem Französischen übertragen von R. Voretzsch-v. Schaewen (Kunst der Welt). Baden-Baden 1964.

– Mittelalterliche Kunst Osteuropas (Kunst der Welt). Baden-Baden 1979.

– Die Kunst des frühen Christentums. Von den ersten Zeugnissen christlicher Kunst bis zur Zeit Theodosius' I. Aus dem Französischen übertragen von N. Brotze (Universum der Kunst, Bd. 9). München 1967.

– Die Kunst im Zeitalter Justinians. Vom Tod Theodosius' I. bis zum Vordringen des Islam. Aus dem Französischen übertragen von M. Restle (Universum der Kunst, Bd. 10). München 1967.

– Les Voies de la création en iconographie chrétienne. Paris 1979.

GOUBERT, P.: Byzance avant l'Islam, 2 Bde. Paris 1951 u. 1956–1965.

GUILLOU, A.: La Civilisation byzantine. Paris 1974.

HAUSSIG, H.-W.: Kulturgeschichte von Byzanz (Kröners Taschenausgaben). Stuttgart ²1966.

HUNGER, H.: Reich der neuen Mitte. Der christliche Geist der byzantinischen Kultur. Graz – Wien – Köln 1965.

HUSSEY, J. M.: Die byzantinische Welt. Aus dem Englischen übertragen von R. Voretzsch (Urban-Bücher). Stuttgart 1958.

JANIN, R.: Constantinople byzantin. Paris 1950.

KASHDAN, A.: Aufstieg und Untergang des Oströmischen Reiches. Berlin 1964.

KITZINGER, E.: Byzantine Art in the Making. London – Cambridge (Mass.) 1977 (3.–7. Jahrhundert).

– Byzantine Art in the Period between Justinian and Iconoclasme, in: Berichte zum XI. Internationalen Byzantinistenkongreß. 1958.

KUKULES, PH.: Leben und Kultur der Byzantiner, 6 Bde. Athen 1948–1955 (griech.).

LEMERLE, P.: Le Style byzantin. Paris 1943.

– Le Premier Humanisme byzantin. Paris 1971.

MAMBOURY, E.: Istanbul touristique. Istanbul 1951.

MANGO, C.: The Art of the Byzantine Empire. Sources and Documents. Englewood Cliffs (New Jersey) 1972.

MICHELIS, P. A.: An Aesthetic Approach to Byzantine Art. London 1955.

MILLET, G.: Recherches sur l'iconographie de l'Évangile. Paris 1916.

– L'art byzantin chez les Slaves, 2 Bde. (Byzance et l'Orient). Paris 1930 u. 1932.

MORAVCSIK, G.: Byzantinoturcica, 2 Bde. Berlin 1958.

MOREY, C. R.: Early Christian Art. Princeton 1953.

OHNSORGE, W.: Abendland und Byzanz. Darmstadt 1958.

OSTROGORSKY, G.: Geschichte des byzantinischen Staates. München ³1963.

PEIRCE, H. – TYLER, R.: L'art byzantin, 2 Bde. Paris 1932–1934.

RUNCIMAN, ST.: Byzantine Style and Civilisation. London 1975.
– The Byzantine Theocracy. Cambridge 1977.
SAS-ZALOZIECKY, W.: Die altchristliche Kunst. Die byzantinische Kunst. Hrsg. E. Th. Rimli und K. Fischer, Bd. II, Zürich 1959; Ullstein-Taschenbuchausgabe, 2 Bde. Frankfurt a. M. 1963.
SCHWEINFURTH, PH.: Grundzüge der byzantinisch-europäischen Kunstgeschichte. Berlin 1947.
– Die byzantinische Form. Mainz ²1954.
STERN, H.: L'Art byzantin. Paris 1966.
TALBOT RICE, D.: The Beginnings of Christian Art. London 1957 (bis in die nachbyzantinische Zeit).
– Kunst aus Byzanz. München 1959.
– The Byzantines. London 1962.
– Byzantinische Kunst. München 1964.
– Art of the Byzantine Era (World of Art). London ³1966.
TREITINGER, O.: Die oströmische Kaiser- und Reichsidee nach ihrer Gestaltung im höfischen Zeremoniell. Jena 1938, Neudruck Darmstadt 1956.
VASILIEW, A.: Histoire de l'empire byzantin. Paris 1932.
VILLETTE, J.: La Résurrection du Christ dans l'art chrétien du IIᵉ au VIIᵉ siècle. Paris 1957.
VOGT, A.: Constantin VII Porphyrogénète. Le Livre des cérémonies. Paris 1940.
VOLBACH, W. F.: Frühchristliche Kunst. München 1958.
VOLBACH, W. F. – LAFONTAINE-DOSOGNE, J.: Byzanz und der christliche Osten (Propyläen-Kunstgeschichte, Bd. 3). Berlin 1968.
WALTER, C.: Studies in Byzantine Iconography. Nachdr. London 1977.
WEITZMANN, K.: Greek Mythology in Byzantine Art. Princeton 1951.
WULFF, O.: Altchristliche und byzantinische Kunst. Handbuch der Kunstwissenschaft, Bd. 2: Die byzantinische Kunst von der ersten Blüte bis zu ihrem Ausgang. Wildpark – Potsdam 1924.
Für die russische Kunst ist empfehlenswert:
ALPATOW, M.: Histoire de l'art russe. Paris 1975.

AUSSTELLUNGSKATALOGE VON MUSEEN UND SAMMLUNGEN

Age of Spirituality. Late Antique and Early Christian Art, IIIʳᵈ to VIIᵗʰ Century. Metropolitan Museum 1979 (Ausstellungskatalog).
Art byzantin. Hrsg. G. Salles, F. Volbach, G. Duthuit. Paris 1933 (Ausstellungsalbum).
L'Art byzantin, art européen, catalogue de la IXᵉ exposition du Conseil de l'Europe. Athen 1964.
L'Art en Yougoslavie de la préhistoire à nos jours. Paris 1971. (Ausstellungskatalog).
BANCK, A.: Byzantine Art in the Collections of the Soviet Museums. Leningrad 1977.
CHATZIDAKIS, M.: Les Musées grecs: Musée Byzantin. Athen 1978.
COCHE DE LA FERTÉ, É.: L'Antiquité chrétienne au musée du Louvre, avec une préface de G. Salles. Paris 1958.
The Dumbarton Oaks Collection. Washington 1955 (Führer).
Early Christian and Byzantine Art. Baltimore 1974 (Ausstellungskatalog).
Exposition internationale d'art byzantin. Paris 1931 (rumänischer Katalog).
FIRATLI, N.: A Short Guide to the Byzantine Works of Art in the Archaelogical Museum of Instanbul. Istanbul 1955.
Frühchristlich-byzantinische Sammlung. Staatliche Museen zu Berlin, Berlin 1953 (Führer).
Icônes bulgares, IXᵉ–XIXᵉ siècles. Paris 1976 (Ausstellungskatalog des Petit Palais).
MENDEL, G.: Catalogue des sculptures ... du musée de Constantinople, 3 Bde. Konstantinopel 1912–1914.
MOREY, C. R.: Gli Oggetti di avorio e di osso del Museo Sacro Vaticano. Vatikanstadt 1936.
MÜLLER-CHRISTENSEN, S.: Sakrale Gewänder des Mittelalters. München 1955 (Katalog).
Les Objets byzantins et postbyzantins (mehrere Autoren). Collection Hélène Stathatos, Limoges 1957.
ROSS, C. M.: Catalogue of the Byzantine and Early Medieval Antiquities in the Dumbarton Oaks Collection, Bd. I: Metal Work, Ceramics etc. Washington 1962; Bd. II: Jewellery. Ebd. 1964.
SEGALL, B.: Katalog der Goldschmuckarbeiten im Museum Benaki. Athen 1958.
SOTERIOU, G.: Guide du Mesée Byzantin d'Athènes. Athen 1955.
Symbolisme cosmique et monuments religieux, 2 Bde. Paris 1953. (Ausstellungskatalog des Musée Guimet).
Venezia e Bisanzio. Venedig 1974 (Ausstellungskatalog).
VOLBACH, W. F.: Spätantike und frühmittelalterliche Stoffe. Mainz 1932 (Katalog).
– I Tessuti del Museo Sacro Vaticano. Vatikanstadt 1942.
WULFF, O.: Altchristliche Bildwerke. Staatliche Museen zu Berlin, Berlin 1909; Bd. II: Mittelalterliche Bildwerke. Ebd. 1911.
WULFF, O. – VOLBACH, W. F.: Ergänzungsband. Berlin 1932.

NACHSCHLAGEWERKE

AURENHAMMER, H.: Lexikon der christlichen Ikonographie. Wien (erscheint seit 1959).
CABROL, D. – LECLERCQ, H.: Dictionnaire d'archéologie chrétienne et de liturgie, 15 Bde. Paris 1907–1949.
DÖLGER, F. – SCHNEIDER, A. M.: Byzanz (Wissenschaftliche Forschungsberichte, Geisteswissenschaftliche Reihe, 5). Bern 1952.
KLAUSER, TH. (Hrsg.): Reallexikon für Antike und Christentum. Sachwörterbuch zur Auseinandersetzung des Christentums mit der antiken Welt, Bde. 1–5. Stuttgart (erscheint seit 1950).
KRAUS, F. X.: Real-Encyklopedie der christlichen Alterthümer, 2 Bde. Freiburg i. Br. 1882–1886.
VAN DER MEER, F. und MOHRMANN, CHR.: Bildatlas der frühchristlichen Welt. Gütersloh 1959.
Quellen der byzantinischen Kunstgeschichte. Bearbeitet von J. P. Richter (Quellenschriften für Kunstgeschichte und Kunsttechnik des Mittelalters und der Renaissance, N. F. 8). Wien 1897.
Reallexikon zur Byzantinischen Kunst. Hrsg. K. Wessel unter Mitwirkung von M. Restle, bisher 3 Bde. Stuttgart (erscheint seit 1966).

IKONOKLASMUS

ALEXANDRE, P. J.: The Patriarch Nicephorus of Constantinople. New York 1958.
BARION, H.: Quellenkritisches zum byzantinischen Bilderstreit. Römische Quartalschrift 38. Rom 1930.
V. CAMPENHAUSEN, H.: Die Bilderfrage als theologisches Problem der alten Kirche, in: Zschr. für Theologie und Kirche. 1952.
GRABAR, A.: L'Iconoclasme byzantin, dossier archéologique. Paris 1957.
Iconoclasm, 9ᵉ Symposium d'études byzantines, hrsg. v. A. Bryer – J. Herrin. Birmingham 1975.
OSTROGORSKY, G.: Studien zur Geschichte des byzantinischen Bilderstreits. Breslau 1929; Nachdruck Amsterdam 1964.

ARCHITEKTUR

AGNELLO, G.: L'architettura bizantina in Sicilia, Florenz 1932.
BALLANCE, S.: The Byzantine Churches of Trebizond, in: Anatolian Studies 10 (1960).
BETTINI, S.: L'architettura di San Marco. Padua 1946.
BOGDANOVIĆ, D. – DJURIĆ, V. – MEDAKOVITĆ, D.: Chilandri, Institut pour la protection des monuments culturels. Belgrad 1978.
BOGNETTI, G. P.: Castelseprio. Venedig 1960 (kunsthistorischer Führer).
BOSKOVIĆ, D.: L'Architecture médiévale d'Ochrid. Ohrid 1961.
BUDDE, L.: Göreme. Höhlenkirchen in Kappadokien. Düsseldorf 1958.
BURIAN, M. L.: Die Klosterkirche von Studenica. Zeulenroda 1934.
CHATZIDAKIS, M.: Die byzantinischen Denkmäler in Attika und Böotien. Architektur, Mosaiken, Wandmalerei. Athen 1956.
COÜASNON, C. DE: The Church of the Holy Sepulchre in Jerusalem. London 1974.
DAVIES, J. G.: The Origin and Development of Early Christian Church Architecture. London 1952.
DEICHMANN, F. W.: Studien zur Architektur Konstantinopels im 5. und 6. Jh. n. Chr. Baden-Baden 1956.
DIEHL, CH. – LE TOURNEAU, M. – SALADIN, H.: Les monuments chrétiens de Salonique, 2 Bde. Paris 1918.
EBERSOLT, J.: Le grand Palais de Constantinople et le Livre des ceremonies. Paris 1910.
– Monuments d'architecture byzantine. Paris 1934.
EBERSOLT, J. – THIERS, A.: Les églises de Constantinople. Paris 1913.
– Monuments d'architecture byzantine. Paris 1934.
ELTESTER, W.: Die Kirchen Antiochias im 4. Jh., in: Zschr. für die neutestamentliche Wissenschaft und die Kunde der älteren Kirche 38 (1937).
FORSYTH, G. u. H. – WEITZMANN, K.: The Monastery of Saint Catherine at Mount Sinai. The Church and Fortress of Justinian. Ann Arbor (Michigan) 1973.
GEORGE, W. S.: The Church of Saint Eirene at Constantinople. Oxford 1912.
GEROLA, G.: Il Sacello primitivo di S. Vitale, in: Felix Ravenna, Nr. 10 (1913).
The Great Palace of the Byzantine Emperors. 1st Report, Oxford 1947; 2nd Report, Edinburgh 1958.
HAMILTON, J. A.: Byzantine Architecture and Decoration. London 1933, Nachdr. 1956.
HODDINOT, R. F.: Early Byzantine Churches in Macedonia and Southern Serbia. London 1963.
KÄHLER, H.: Die Hagia Sophia. Mit einem Beitrag von C. Mango über die Mosaiken. Berlin 1967.
KALLIGAS, M.: Die Hagia Sophia von Thessaloniki. Würzburg 1935.
KARGER, M. K.: Das alte Kiew, 2 Bde. Moskau – Leningrad 1961. (russ.).
KEIL, J.: Forschungen in Ephesos. Wien 1951.
KORAĆ, V.: Les Origines de l'architecture de l'école de la Morava. Belgrad 1972.
KRAUTHEIMER, R.: Early Christian and Byzantine Architecture. London 1965, Harmondsworth 1979.
LASSUS, J.: Sanctuaires chrétiens de Syrie. Paris 1947.

LEMERLE, P.: Philippes et la Macédoine orientale à l'époque chrétienne et byzantine, 2 Bde. Paris 1945.
MACDONALD, W. L.: Frühchristliche und byzantinische Architektur. Bearbeitet von R. Poetzelberger. Ravensburg 1962.
MAMBOURY, R. – WIEGAND, TH.: Die Kaiserpaläste von Konstantinopel zwischen Hippodrom und Marmarameer. Berlin 1934.
MANGO, C.: Architettura bizantina. Mailand 1974.
– Materials for the Study of the Mosaics of St. Sophie at Istanbul (Dumbarton Oaks Studies, VIII). Washington 1962.
MATHEWS, T. F.: The Byzantine Churches of Istanbul. A Photography Survey. University Park – London 1976.
MAYER, R.: Byzantion, Konstantinopolis, Istanbul. Eine genetische Stadtgeographie in: Anzeiger der Akademie der Wissenschaften, Wien 71 (1943).
MILLET, G.: Monuments byzantins de Mistra. Paris 1910.
– L'école grecque dans l'architecture byzantine. Paris 1916.
MIRANDA, S.: Étude de topographie du Palais Sacré de Byzance. S.l.n.d. 1976.
MÜLLER-WIENER, W.: Bildlexikon zur Topographie, Istanbul. Tübingen 1977.
ORLANDOS, A.: Monuments byzantins. 1980.
OVADIAH, A.: Corpus of the Byzantine Churches in the Holy Land. Bonn 1970.
RANDI, A.: Basiliche e mausolei di Ravenna. Ravenna 1959.
SACOPOULO, M.: Asinou en 1106, in: Byzantion (1966).
SAS-ZALOZIECKY, W.: Geschichte der osteuropäischen christlichen Baukunst und ihre Abhängigkeit von Ost- und Westrom. Berlin 1930.
– Die byzantinische Baukunst in den Balkanländern und ihre Differenzierung unter abendländischen und islamischen Einwirkungen. München 1955.
SCHMIDT, T.: Die Koimesiskirche von Nikaia. Berlin 1927.
SCHNEIDER, A. M.: Die Hagia Sophia zu Konstantinopel. Berlin 1939.
– Das Architektursystem der Hagia Sophia, in: Oriens christianus 36. (1941).
– Byzanz. Vorarbeiten zur Topographie und Archäologie der Stadt, in: Instanbuler Forschungen 8. Berlin 1936; Nachdruck Amsterdam 1967.
STANGE, A.: Das frühchristliche Kirchengebäude als Bild des Himmels. Köln 1951.
STRZYGOWSKI, J. – FORCHHEIMER, PH.: Die byzantinischen Wasserbehälter von Konstantinopel. Wien 1893.
TAFRALI, O.: Topographie de Thessalonique. Paris 1913.
TALBOT RICE, D.: The Church of Hagia Sophia at Trebizond. Edinburgh 1968.
TCHALENKO, G.: Villages antiques de la Syrie du Nord (Institut français d'archéologie de Beyrouth, Bibliothèque archéologique et historique, I). Paris 1953–1958.
VAN MILLINGEN, A.: Byzantine Churches. London 1912.
VAN NICE, R. L.: Saint Sophia in Istanbul. An Architecture Survey (Dumbarton Oaks Studies). Washington 1965.
VENDITTI, A.: Architettura bizantina nell'Italia meridionale, Bd. I. Neapel 1967.

MOSAIKEN UND MALEREIEN

BETTINI, S.: La pittura bizantina, 2 Bd. Florenz 1938–1939.
– Frühchristliche Mosaiken. (Sammlung Parthenon). Berlin 1941.
– I mosaici di San Vitale di Ravenna. Mailand 1965.
– I mosaici medievali di San Marco. Mailand 1965.
BOURGUET, P. DU: La Peinture paléochrétienne. Paris 1965.
BOVINI, S.: Die Mosaiken von Ravenna. Mausoleum der Galla Placidia. Baptisterium der Kathedrale. Erzbischöfliche Kapelle. Baptisterium der Arianer. Sant'Apollinare Nuovo. San Vitale. Sant'Apollinare in Classe. Bearbeitet von I. Steidle. 4. Aufl. Würzburg o.J.
CHATZIDAKIS, M. – GRABAR, A.: Die Malerei im frühen Mittelalter. Bearbeitet von H. Gottschalk (Epochen der Kunst). Gütersloh 1965.
DEICHMANN, F. W.: Frühchristliche Bauten und Mosaiken von Ravenna. Baden-Baden 1958.
DEMUS, O.: Die Mosaiken von San Marco in Venedig, 1100–1300. Baden bei Wien 1935.
– The Mosaics of Norman Sicily. London 1949.
– Byzantine Mosaic Decoration. Aspects of Monumental Art in Byzantium. London ²1953.
DIEHL, CH.: La peinture byzantine. Paris 1933.
DIETZ, E. – DEMUS, O.: Byzantine Mosaics in Greece – Hosios Lucas and Daphni. Cambridge (Mass.) 1931.
DIONYSIOS, Hermeneia tes zographikes – Malerhandbuch des Malermönchs vom Berge Athos. Übersetzt von G. Schäfer, hrsg. von E. Trenkle. Neudruck München 1960.
DUFRENNE, S.: Les Programmes iconographiques des églises byzantines de Mistra. Paris 1970.
GRABAR, A.: Mosaiken und Wandmalerei, in: A. Grabar und C. Nordenfalk. Das frühe Mittelalter vom 4. bis zum 11. Jh. Genf 1957.
GRABAR, A. – CHATZIDAKIS, M.: Griechenland. Byzantinische Mosaiken. München 1959; Taschenbuchausgabe München 1964.
HAMANN-MACLEAN, R. – HALLENSLEBEN, H.: Die Monumentalmalerei in Serbien und Makedonien vom 11. bis zum frühen 14. Jh., 3 Bde. Gießen 1963.
IHM, CH.: Die Programme der christlichen Apsismalerei vom 4. Jh. bis zur Mitte des 8. Jh. Wiesbaden 1960.
JERPHANION, G. DE:. Une nouvelle province de l'art byzantin – Les Églises rupestres de Cappadoce, 2 Text-Bde. u. 3 Tafel-Bde. Paris 1925, 1935 u. 1925–1934, 1942.
KITZINGER, E.: The Mosaics of Monreale. 1961.
LEVI, D.: Antioch Mosaic Pavements, 2 Bde. Princeton 1947.
MANGO, C.: Materials for the Study of the Mosaics of St. Sophia at Istanbul (Dumbarton Oaks Studies 8). Washington (D.C.) 1962.
MILLET, G. – FROLOW, A.: La peinture du moyen âge en Yougoslavie, 4 Bde. Paris 1954–1969.
MILLET, G. – TALBOT RICE, D.: Byzantine Painting at Trebizond. London 1936.
MOURATOW, P.: La peinture byzantine. Paris 1928.
PAPADOPOULO, A.: L'Islam et l'art musulman. Paris 1976 (betrifft Moscheen mit byzantinischen Mosaiken).
PELEKANIDIS, St.: Kastoria, peintures byzantines. Thessaloniki 1953.
RESTLE, M.: Die byzantinische Wandmalerei in Kleinasien, 3 Bde. Recklinghausen 1967.
SCHWEINFURTH, PH.: Byzantinische Wandmalerei. Mainz 1947.
STERN, H.: Les Mosaïques de la Grande Mosquée de Cordoue. Berlin – New York 1976.
STYLIANOU, A. u. J.: The Painted Churches of Cyprus. London 1964.
TALBOT RICE, D.: Byzantine Paintings, the Last Phase. London 1968.
THIERRY, M. u. N.: Nouvelles Eglises rupestres de Cappadoce. Paris 1963.
UNDERWOOD, P. A.: The Kariye Djami, 4 Bde. London 1966–1973.
WHITTEMORE, TH.: The Mosaics of St. Sophia at Istanbul, 4 Bde. Oxford 1933–1952.
XYNGOPOULOS, A.: Thessalonique et la peinture macédonienne. Athen 1955.

IKONEN

FELICETTI-LIEBENFELS, W.: Geschichte der byzantinischen Ikonenmalerei. Olten – Lausanne 1956.
LANGE, R.: Die byzantinische Reliefikone. Recklinghausen 1964.
MIROVIĆ, L.: Die Ikonen der griechischen Maler in Jugoslavien und in den serbischen Kirchen außerhalb Jugoslaviens. Athen 1955.
PAPAGEORGIU, A.: Ikonen aus Zypern. München – Genf 1969.
SKROBUCHA, H.: Geist und Gestalt der Ikonen. Recklinghausen 1961.
SOTIRIOU, G. u. M.: Die Ikonen des Katharinenklosters am Sinai, 2 Bde. Athen 1956 u. 1958 (griech.).
TALBOT RICE, D.: Byzantine Icons. London 1959.
USPENSKI, L. – LOSKI, W.: Der Sinn der Ikonen. Bern – Olten 1952.
WEITZMANN, K.: Die Ikone. München 1978.
WEITZMANN, K. – CHATZIDAKIS, M. – MIATEV, K. – RADOJČIĆ, S.: Frühe Ikonen. Sinai, Griechenland, Bulgarien, Jugoslawien. Wien – München 1965.
WULFF, O. – ALPATOW, M.: Denkmäler der Ikonenmalerei in kunstgeschichtlicher Folge. Hellerau – Dresden 1925.

BUCHMALEREI

BUBERL, P.: Die Miniaturenhandschriften der Nationalbibliothek in Athen. Wien 1917.
– Das Problem der Wiener Genesis, in: Jahrb. der Kunsthistorischen Sammlungen in Wien, N. F. 10 (1936).
DIRINGER, D.: The Illuminated Book. Its History and Production. London 1958.
EBERSOLT, J.: La miniature byzantine. Paris 1926.
GERSTINGER, H.: Die griechische Buchmalerei, 2 Bde. Wien 1926.
– Die Wiener Genesis. Wien 1931.
GRABAR, A.: Miniatures byzantines de la Bibliothèque Nationale. Paris 1939.
– Les Peintures de l'évangéliaire de Sinope. Paris 1948.
HASELOFF, A.: Codex Purpureus Rossanensis. Berlin – Leipzig 1898.
LIKASCHOVA, V. D.: Byzantine Miniature. Moskau 1977.
NORDENFALK, C.: Die spätantiken Kanontafeln. Kunstgeschichtliche Studien, 2 Bde. Göteborg 1938.
OMONT, H.: Fac-similé des miniatures des plus anciens manuscrits grecs de la Bibliothèque Nationale. Paris 1902.
– Évangiles avec peintures byzantines au XIe siècle. Paris 1909.
The Treasures of Mount Athos, Illuminated Ms., Bd. I (mehrere Autoren), Athen 1973; Bd. II 1975.
WEITZMANN, K.: Die byzantinische Buchmalerei des 9. und 10. Jh. Berlin 1935.
– Illustrations in Roll and Codex. Princeton 1947.
– Aus den Bibliotheken des Athos. Illustrierte Handschriften aus mittel- und spätbyzantinischer Zeit. Hamburg 1963.
– Studies in Classical and Byzantine Manuscript. Illumination. Chicago 1971.
– The Frescoe Cycle of Sta. Maria di Castelseprio. 1951.
– Byzantine Book Illumination and Ivories. London 1980. Nachdr.
WEITZMANN, K. – LOERKE, W. – KITZINGER, E. – BUCHTAL, H.: The Place of Book Illumination in Byzantine Art. Princeton 1975.

PLASTIK

BETTINI, S.: La scultura bizantina, 2 Bde. Florenz 1944 u. 1946.
BRÉHIER, L.: La sculpture et les arts mineurs byzantins. Paris 1936, Nachdr. 1973.
DEMUS, O.: The Church of S. Marco in Venice. History, Architecture, Sculpture (Dumbarton Oaks Studies). Washington 1960.
GRABAR, A.: Sculptures byzantines de Constantinople. Paris 1963.
KOLLWITZ, J.: Oströmische Plastik der theodosianischen Zeit. Studien zur spätantiken Kunstgeschichte 12. Berlin 1941.
LANGE, R.: Die byzantinische Reliefikone. Beiträge zur Kunst des christlichen Ostens 1. Recklinghausen 1964.
WESSEL, K.: Byzantinische Plastik der palaiologischen Periode, in: Byzantion 36 (1966).

ELFENBEINARBEITEN

BECKWITH, J.: The Veroli Casket. London 1962.
CECCHELLI, C.: La Cattedra di Massimiano ed altri avori romano-orientali. Rom 1936–1944.
DELBRUECK, R.: Die Consulardiptychen und verwandte Denkmäler. Studien zur spätantiken Kunstgeschichte 2. Berlin – Leipzig 1929.
GOLDSCHMIDT, A. – WEITZMANN, K.: Die byzantinischen Elfenbeinskulpturen des 10. bis 13. Jh., 2 Bde. Berlin 1930–1934.
TEUBER-WECKERSDORFF, CH.: Das Diptychon als kunsthistorisches Problem. Diss. Innsbruck 1956 (masch.-schriftl.).
VOLBACH, W. F.: Elfenbeinarbeiten der Spätantike und des frühen Mittelalters. Mainz ²1952.
WEITZMANN, K.: Die Elfenbeinkästen aus der mittelbyzantinischen Zeit. Leipzig 1930.

GOLDSCHMIEDEARBEITEN – STOFFE – KERAMIK

COCHE DE LA FERTÉ, É.: Bijoux du haut moyen âge. Lausanne 1956.
– Le Camée Rothschild, un chef-d'œuvre du IVᵉ siècle. Paris 1957.
CRUIKSHANK, E. D.: Byzantine Silver Stamps. Washington 1961.
DENNISON, W.: A Gold Treasure of the Late Roman Period from Egypt. Studies in East Christian and Roman Art. New York – London 1918.
EBERSOLT, J.: Les Arts somptuaires de Byzance. Paris 1923.
VON FALKE, O.: Kunstgeschichte der Seidenweberei, 2 Bde. Berlin 1913.
GRABAR, A.: Les ampoules de Terre Sainte (Monza, Bobbio). Paris 1958.
MATZULEWITSCH, L.: Byzantinische Antike. Berlin 1929.
MILLET, G.: Broderies religieuses de style byzantin, 2 Bde. Paris 1947.
MORGAN, C. H.: The Byzantine Pottery, in: Corinth XI. Harvard 1942.
MURANO, M. – GRABAR, A.: Les Trésors de Venise. Genf 1963.
PASINI, A.: Il Tesoro di S. Marco. Venedig 1886 (Nachdr.).
RÜCKERT, R.: Zur Form der byzantinischen Reliquiare, in: Münchner Jahrbuch der bildenden Kunst 3, F. 8. München 1957.
SCHLUNK, H.: Kunst der Spätantike im Mittelmeerraum. Berlin 1939.
TALBOT RICE, D.: Byzantine Glazed Pottery. Oxford 1930.
TRENKLE, E.: Liturgische Geräte und Gewänder der Ostkirche. München 1962.
VOLBACH, W. F.: Metallarbeiten des christlichen Kultes in der Spätantike und im frühen Mittelalter. Mainz 1921.
– Spätantike und frühmittelalterliche Stoffe. Mainz 1932.
– Silber- und Elfenbeinarbeiten vom Ende des 4. bis zum Anfang des 7. Jahrhunderts, in: Akten, 7. Internat. Kongr. der Frühmittelalterforschung, 1958. Graz 1961.
VOLBACH, W. F. u. a.: La Pala d'Oro. Florenz 1966.
WESSEL, K.: Die byzantinische Emailkunst vom 5. bis 13. Jh. Recklinghausen 1967.

REGISTER

Die mit einem Stern * versehenen Seitenzahlen weisen auf die ausführliche Besprechung der Fundorte hin. Die Abbildungs-Nummern in *kursiv* bedeuten Farbtafeln.

A

B

C

J

K

L

M

N

T

U

V

W

Y

Z

DANKSAGUNG

Bei den vielfältigen Problemen, die ein so umfangreiches Werk wie das vorliegende mit sich bringt, haben wir während der ganzen Dauer der Vorbereitung und Erstellung der Dokumentation in den meisten Fällen eine tatkräftige und oft herzliche Unterstützung erfahren. Es ist uns daher ein großes Bedürfnis, vielen Persönlichkeiten, ohne die wir dieses Werk vielleicht nicht zu einem guten Ende hätten führen können, namentlich ganz besonders zu danken:

Herrn François Neel, Kulturrat an der französischen Botschaft in Athen
Herrn Georges Vial, Kulturattaché an der französischen Botschaft in Athen
Herrn Sacha Tolstoi, Kulturattaché an der französischen Botschaft in Thessaloniki
Herrn Boucher, Kulturattaché an der französischen Botschaft in Istanbul
Herrn Selçuk Bakkalbaşi, Presserat an der türkischen Botschaft in Paris
sowie den im Kulturdienst tätigen Mitarbeitern der zyprischen Botschaft in Athen.

In Griechenland, wo unsere Mitarbeiter oft sehr freundliche Aufnahme gefunden haben, gilt unser Dank:
Herrn Adrianopulos von der Verwaltung der Byzantinischen Altertümer im Kultusministerium in Athen; Herrn Lazaridis, Direktor des Byzantinischen Museums in Athen; Herrn Zelivorias, Direktor des Museums Benaki in Athen; Herrn Charles K. Williams von der American School of Classical Studies in Korinth.

In der Türkei haben wir wertvolle Unterstützung erfahren von:
Herrn Sabahattin Türkoğlu, Direktor des Museums der Hagia Sophia in Istanbul; Herrn Ismail Yildirim, Konservator des Museums der Kariye Camii in Istanbul; Herrn Ova Gürbüz, Direktor der Archäologischen Stätten von Göreme; Frau Taluy, den Herren Chalufour und Dournaud vom Kulturdienst der französischen Botschaft in Istanbul.

An dieser Stelle möchten wir ganz besonders für das Entgegenkommen und die Hilfsbereitschaft danken, die Alain Mahuzier und Dominique Genet bei der Durchführung ihrer Arbeit auf dem Berg Athos entgegengebracht wurden, so der Hagia Epistasia, Vater Basileios Grolimund und den Mönchen des Klosters Stauronikita, Vater Luka, Vater Chrysostomos sowie den Mönchen der Klöster Chilandari, Daphni, Dochiaru, Karye, Kutlumussu, Pantokrator, Hagios Panteleimon, Simonos-Petra, Vatopedi und Xenophon.

In gleicher Weise danken wir für die Aufgeschlossenheit, die wir in der Türkei erfahren durften von dem Ehrwürdigen Popen Vasilios Vermizoğlu der Blachernen-Kirche in Istanbul, dem Ehrwürdigen Popen Iririos Ioannidis der Hagios-Georgios-Kirche in Istanbul sowie dem Mufti von Eminönü, Herrn Recep Şehidöğlu in Istanbul.

Ganz besonderer Dank gebührt:
Vater Gumenios, Erzbischof des Katharinenklosters, der Dominique Genet wohlwollend aufgenommen hat, sowie P. Michel Lebordais, Herrn Marc Annebicque und der Communauté des Frères des Écoles Chrétiennes de Koronfish, die alle zum Gelingen der Aufgabe Dominique Genets auf dem Sinai beigetragen haben.

Auch in Italien hat die von Jean Mazenod geleitete Gruppe verständnisvolle Unterstützung gefunden. Die technischen Schwierigkeiten hätten vielleicht nicht gelöst werden können ohne die große Geduld der Verantwortlichen. So haben wir herzlich zu danken:
Herrn Renato Volo, Cancelliere Patriarcale dell'Ordinariato Patriarcale di Venezia; Herrn Francesco Valcanover, Soprintendente ai Beni Artistici e Storici di Venezia; Frau Bianca Maria Scarfi, Soprintendente per il Veneto e Friuli-Venezia Giulia; Herrn Professor Giandomenico Romanelli, Direktor der Civici Musei Veneziani d'Arte e di Storia; Herrn Dr. Gian Albino Ravalli Modoni, Direktor der Biblioteca Nazionale Marciana und Don Mario Ferrareze in Torcello sowie in Ravenna Frau Dr. Annamaria Iannucci, Soprintendente reggente per le provincie di Ravenna, Ferrara e Forli, und Herrn Dr. Francesco Zurli, Soprintendente per le provincie di Ravenna, Ferrara e Forli.

Auch die kirchlichen Persönlichkeiten haben unsere Bitten wohlwollend aufgenommen und die Arbeiten unseres Photographenteams sehr erleichtert. Unser besonderer Dank gilt:
Monsignore Mario Mazzotti, Monsignore Cesare Zanelli, Generalvikar der Diözese Ravenna, Don Giovanni Zanela von der Pfarrei S. Vitale, Don Zani vom Baptisterium der Orthodoxen und Don Arrigo Barboni von S. Apollinare Nuovo. In Venedig danken wir an erster Stelle Leon Gischia, sowie den Herren Giovanni Soccol, Federico Bondi, Giovanni Carandente und Vittorio Carrain.

Unser Dank gilt ferner den Damen und Herren im Louvre, Paris, die die Durchführung der Aufnahmen dort ermöglicht haben, so besonders: Herrn Jean René Gaborit, Chefkonservator in der Abteilung für Plastiken; Fräulein Lemaistre, Konservatorin in der Abteilung für Plastiken; Fräulein Catherine Metzger, Konservatorin in der Abteilung für griechische und römische Altertümer, und Fräulein Brigitte Taillez, Dokumentarin in der Abteilung für griechische und römische Altertümer.

Schließlich danken wir unseren Architekten Pierre und Liliane Giroux, die unter Leitung von Lucienne Mazenod und in Zusammenarbeit mit den Autoren in bewährter Weise alle Zeichnungen und Grundrisse ausgeführt haben.

Lucien Mazenod · Jean Mazenod